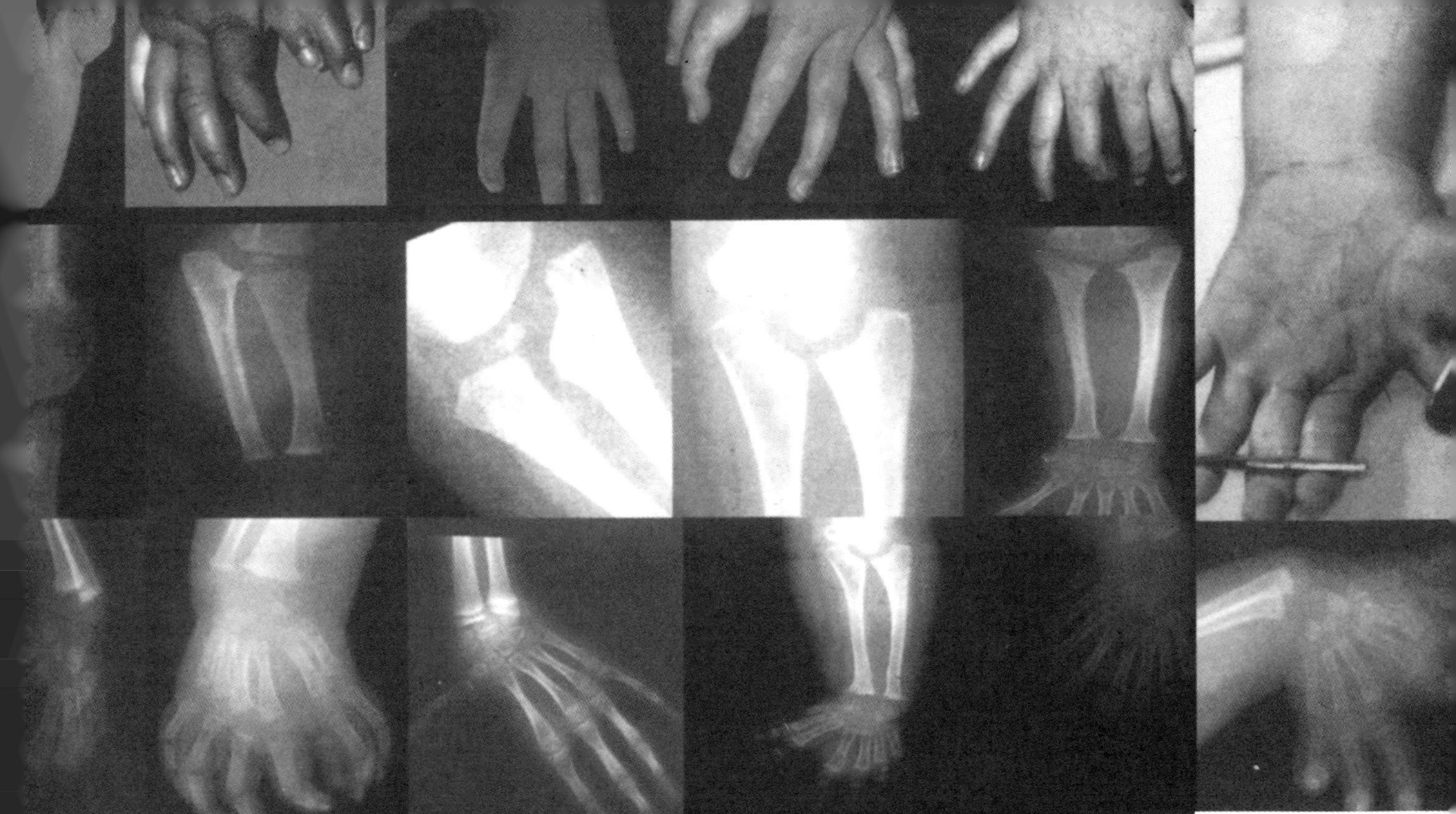

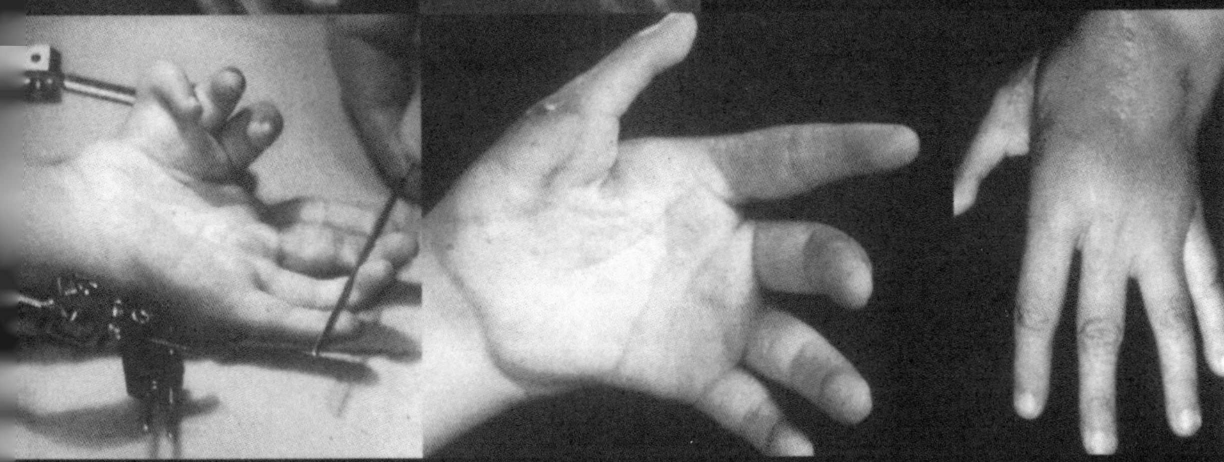

Uma série de mãos em espelho. O tratamento de uma, inicialmente usando distração para corrigir a posição do punho, seguida por transferências de tendão, ressecção dos dígitos acessórios e policização, mostrando o resultado final após correção com cinco anos de pós-operatório.

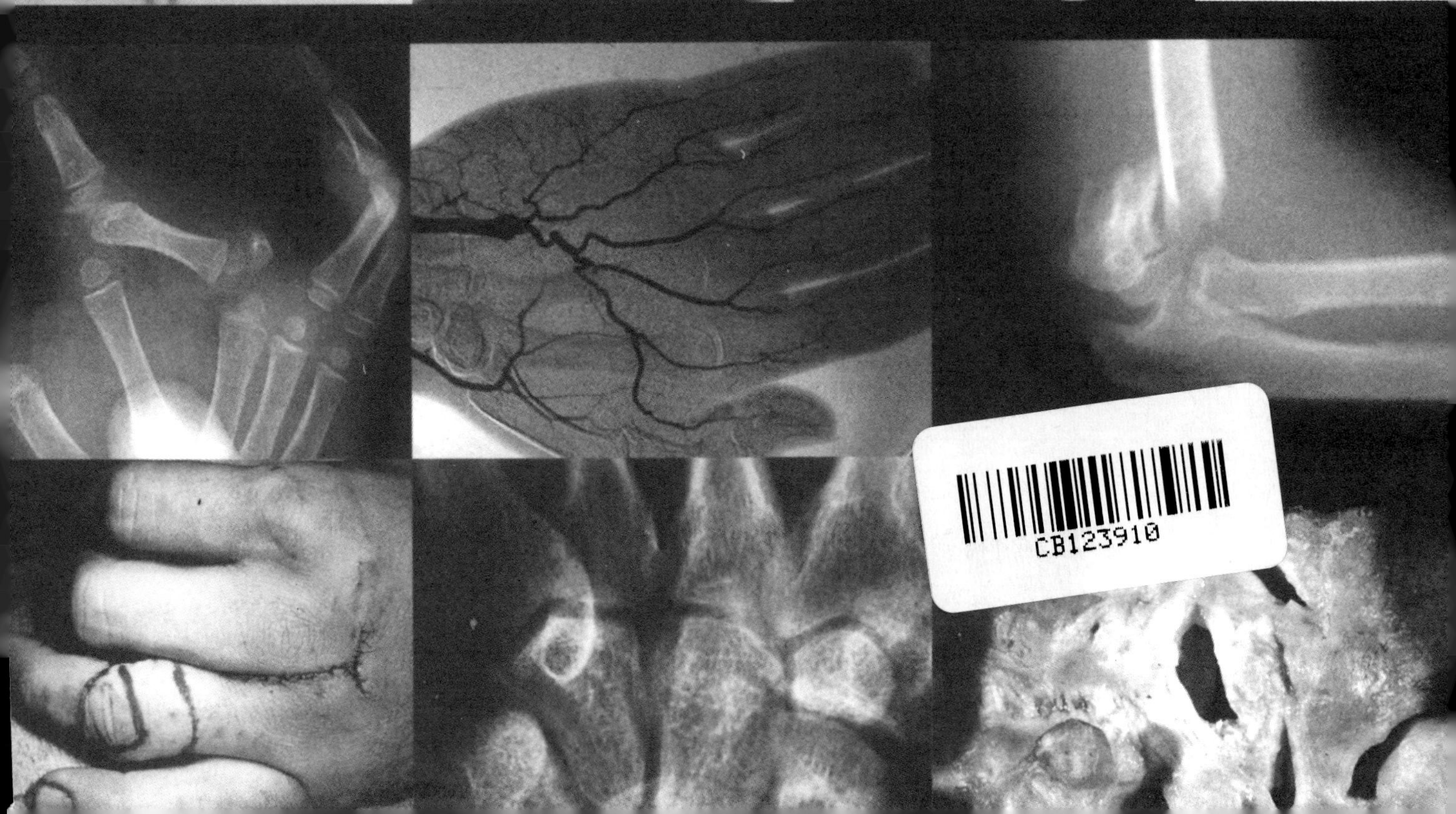

Lister

A MÃO

Lister

A MÃO

Diagnóstico e Indicações

Quarta Edição

Paul Smith, *MBBS, FRCS (Glas), FRCS (Eng)*
Consultant Plastic and Hand Surgeon
Mount Vernon Hospital and The Hospital for Sick Children, Great Ormond Street, London, UK

Revisão Técnica e Prefácio
Jefferson Braga Silva
Professor do Departamento de Cirurgia da Faculdade de Medicina da PUCRS
Doutor em Medicina pela UNIFESP
Membro Titular da Sociedade Brasileira de Cirurgia da Mão

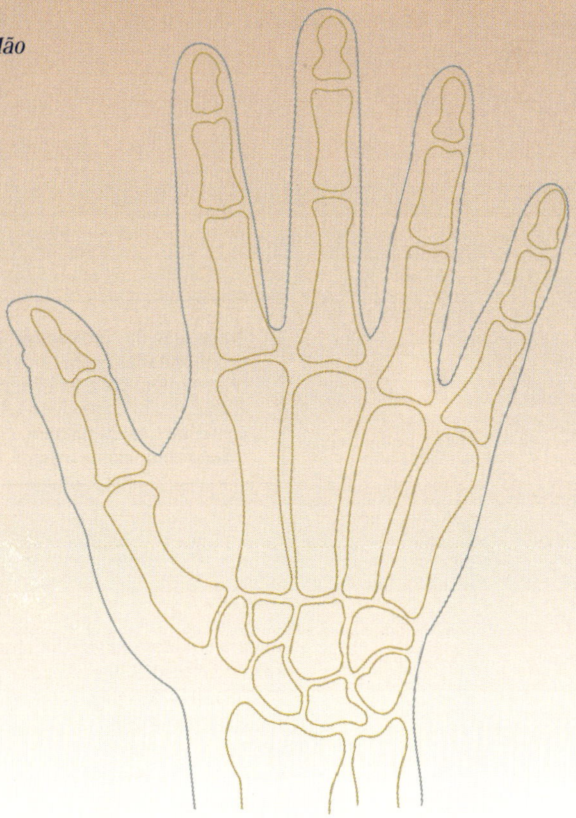

REVINTER

Título original em inglês:
Lister's *The Hand, Fourth Edition*

Lister *A Mão – Diagnóstico e Indicações, Quarta Edição*

ISBN 85-7309-709-4

Tradução
RÔMULO HENRIQUE GOMES MARQUES
Médico, RS

Revisão técnica
JEFFERSON BRAGA SILVA
Professor do Departamento de Cirurgia da Faculdade de Medicina da Pontifícia Universidade Católica do Rio Grande do Sul – PUCRS
Mestre em Neurociências – PUCRS
Doutor em Medicina – Escola Paulista de Medicina – UNIFESP
Membro Titular da Sociedade Brasileira de Microcirurgia Reconstrutiva – SBMR
Membro Titular da Sociedade Brasileira de Cirurgia da Mão – SBCM
Especialista em Cirurgia da Mão pela Federation of the European Societies for Surgery of the Hand – FESSH
Membro da Sociedade Francesa de Cirurgia da Mão – GEM
Membro da Sociedade Francesa de Microcirurgia – GAM
Membro da World Society for Reconstructive Microsurgey

A precisão das indicações, as reações adversas e as relações de dosagem para as drogas citadas nesta obra podem sofrer alterações.
Solicitamos que o leitor reveja a farmacologia dos medicamentos aqui mencionados.
A responsabilidade civil e criminal, perante terceiros e perante a Editora Revinter, sobre o conteúdo total desta obra, incluindo as ilustrações e autorizações/créditos correspondentes, é do(s) autor(es) da mesma.

Livraria e Editora REVINTER Ltda.
Rua do Matoso, 170 — Tijuca
20270-130 — Rio de Janeiro, RJ
Tel.: (21) 2563-9700
Fax: (21) 2563-9701
E-mail: livraria@revinter.com.br
www.revinter.com.br

Prefácio da Edição Brasileira

Quando a Editora REVINTER me convidou para fazer a revisão técnica da tradução de *LISTER's The Hand*, inicialmente o fascínio cedeu lugar à apreensão e ao receio de não ser fiel ou cometer erros que pudessem comprometer uma obra fascinante e valiosa. Ao iniciar o Capítulo 1, *Lesão*, a sensação de fascínio tomou conta da tarefa e ela se tornou prazerosa e educativa.

A associação de dois gênios da Cirurgia da Mão uniu a simplicidade com o rigor científico e tornou esta obra incomparável. Primeiramente, pela importância do tema abordado, *Diagnóstico e Indicações*, e, depois, pela dificuldade de expressar este pensamento. A arte de escrever simples não está ao alcance de todos, mas somente de alguns com pensamento privilegiado. **Graham LISTER** e **Paul SMITH** possuem este dom: o de ser simples ao transmitir as suas enormes experiências aos mais jovens.

Ao Capítulo 2, *Reconstrução*, foi acrescentado o tema de Transplante de Mão, assunto atual e controvertido, mas discutido de forma séria e responsável. No Capítulo 3, *Compressão Nervosa*, e no Capítulo 4, *Inflamação*, novamente a simplicidade e a clareza dos pensamentos foram elevados ao seu grau máximo.

A atualização geral e o acréscimo nas Referências Bibliográficas (um total de 3.082) foi uma constante em toda a obra. O rigor e a magnitude destas referências é algo que impressiona alguém que se dedica à questão científica da Cirurgia da Mão.

O Capítulo 5, *Artrite Reumatóide*, o Capítulo 6, *Tumores*, e o Capítulo 7, *Distúrbios Congênitos*, reúnem, de forma magistral, a experiência de dois ícones da Cirurgia da Mão. Estas experiências são transmitidas de maneira completa, unindo de forma didática toda uma bagagem de anos dedicados a esta especialidade. Dificilmente algum caso deixou de ser citado e todos foram alvo de uma observação criteriosa, com Referências Bibliográficas completas e atuais. O Capítulo 8, *Doença de Dupuytren*, que foi acrescentado às edições anteriores, sob o comando de **Paul SMITH**, mas, como ele mesmo cita, "... com as sugestões e observações de **Graham LISTER** ...", apresenta a mesma uniformidade de estilo, clareza e simplicidade dos demais; isto demonstra que a escolha de **SMITH** foi, mais uma vez, genial.

A obra traça uma correspondência cruzada com *GREENS' Operative Hand Surgery*, em uma tentativa de torná-la completa: *Diagnóstico, Indicações e Tratamento*, e, novamente, esta demonstração de humildade os fez GRANDES. Este prefácio me foi solicitado pela REVINTER e agradeço imensamente, também, pelo privilégio de ter feito a revisão técnica da tradução desta obra magnífica, que me proporcionou o contato com dois gênios da Cirurgia da Mão.

Jefferson Braga Silva

Apresentação

Sendo da opinião que poucos de nós melhoramos uma vez em nossas empreitadas acadêmicas assim que chegamos aos 60 anos, eu disse ao editor deste livro que a edição completada em 1992 era a última. Realmente, insisti que eles a chamassem assim, a última edição, em vez de Terceira. Este era um conceito estranho, que me agradou por sua originalidade e sua finalidade, o sinal de um trabalho completo, e esperançosamente bem feito. Eles recusaram.

Estávamos ambos corretos. Tendo recusado desempenhar qualquer papel na preparação desta quarta edição, eu, não obstante, recebia a oportunidade de ler os originais. Isto fiz com prazer inesperado, porque este é um livro bom, uma opinião claramente me serve, mas suavizada talvez pelo fato de que eu não abria as suas páginas há uma década. E o prazer era semelhante ao de encontrar um velho amigo que sofreu uma ritidoplastia qualificada e imperceptível. Ela se parece muito com a edição anterior; contudo, de alguma maneira, renovada e rejuvenescida; certamente merecedora, no caso do livro; e, como insistiu o editor, outra obra "de destaque" na sociedade de cirurgiões de mão.

Também terminei a tarefa com convicção renovada com relação aos méritos de uma segunda opinião e da declaração, desgastada, mas verdadeira, de que duas cabeças são melhores que uma. Porque Paul Smith demonstrou aqui uma de suas muitas habilidades; ele fez esta obra de aspecto velho parecer mais jovem e mais saudável sem prejudicar as boas características originais. Fez isto com o toque mais delicado, e com fatos e nuances adicionais que eu não tinha nem o conhecimento nem a experiência para contribuir, confirmando, coincidentemente, a minha idéia original: quando completei a última edição, realmente era hora de parar.

Conheci Paul Smith há mais de 20 anos, mas já o conhecia há mais tempo. Enquanto eu trabalhava com Ian McGregor quando ele iniciou o uso clínico do retalho inguinal no começo dos anos 1970, Paul elucidou a sua anatomia vascular. Seus achados publicados deram a base científica para aquela ferramenta cirúrgica inestimável. Paul Smith fez estas dissecações no Departamento de Anatomia da Universidade de Glasgow, de modo que estávamos separados por pouco mais de duas milhas. Mas nós nunca nos encontramos.

Um homem tranqüilo e humilde, com um sorriso pronto, Paul Smith é, no entanto, possuidor de opiniões fortes, firmes, declaradas. E estas opiniões são invariavelmente boas. É baseada no seu treinamento e experiência sem igual, em geral entre cirurgiões de mão: estagiário em cirurgia vascular e cirurgia do trauma; residente em cirurgia ortopédica com Athol Parkes (quem sozinho inspirou a primeira edição deste projeto); residente de cirurgia plástica com o programa em Duke, Carolina do Norte; residente sênior em Mount Vernon, Inglaterra; companheiro em microcirurgia com Bob Acland e em cirurgia da mão com Harold Kleinert, ambos em Louisville, Kentucky.

O leitor que está familiarizado com edições anteriores verá a mão de Paul na organização e apresentação desta quarta edição. Tabelas foram somadas ao longo desta edição. A osteoartrite é discutida em um local mais apropriado. À doença de Dupuytren foi dada a relevância que Nicholas Barton sugeriu uma geração atrás ao revisar a primeira edição. Mas é no conteúdo clínico que o estudante encontrará as mais valiosas melhorias. Estas são notáveis no capítulo de doença reumatóide, onde as seções sobre doença reumatóide juvenil, lúpus e psoríase foram todas ampliadas. Mas o mais surpreendente é o aumento na qualidade do texto dedicado a distúrbios congênitos: os conteúdos sobre mãos em clava radial e ulnar, malformações vasculares, macrodactilia, artrogripose e vários outros problemas foram todos melhorados. A prática de Paul, no hospital das crianças em Great Ormond Street, Londres, empresta autoridade a estas áreas; a natureza sem igual desta experiência é ilustrada no livro através de duas frases relativas a mão em espelho, modestamente separadas: "A incidência informada é de 60 casos em 300 anos..." e "Em um dos casos do autor da mão em espelho..." Na realidade, Paul Smith tem cinco casos sob os seus cuidados.

E eles estão nas melhores mãos. Assim como este livro que, juntamente com os muitos companheiros de microcirurgia da mão que praticaram ao meu lado, é o mais querido de minha descendência acadêmica. Parafrasear as palavras que usei ao fechar o prefácio da terceira, e minha última, edição, espero que o leitor obtenha tanto prazer e educação deste produto novo quanto eu. Posso voltar a perseguir os meus objetivos de pós-vida seguro de que *A Mão – Diagnóstico e Indicações* ainda é um bom livro. Um livro melhor.

Graham Lister

Prefácio

Foi com alguma hesitação que aceitei a sugestão do autor e o pedido do editor para revisar a terceira edição do famoso livro de Graham Lister. Medo de que eu não fizesse jus à tarefa e a preocupação de que encontraria pouco para alterar preocupavam a minha leitura inicial do texto.

A cirurgia da mão expandiu-se significativamente nos últimos sete anos – contudo, talvez nem tanto no caso de diagnóstico e indicações. As referências aumentaram novamente em 18%, de 2.618 para 3.082. Fomos seletivos por necessidade. Todas são agora incluídas abaixo de títulos no final do capítulo – uma tendência começada por Graham Lister na terceira edição, mas agora estendida para incluir todos os capítulos. As referências cruzadas à quarta edição de *Operative Hand Surgery* de Green estão incluídas como previamente. Para permitir ao leitor encontrar-se mais facilmente no texto, são incluídos títulos de seção ao topo das páginas da esquerda.

Outras mudanças organizacionais incluem o reposicionamento da osteoartrite e a inclusão de um capítulo sobre contratura de Dupuytren. Mudanças de contexto são encontradas em doença reumatóide, tumores, doenças congênitas, e adicionei o assunto de transplante de mão.

Reconheço que este trabalho não poderia ter sido realizado sem a ajuda destes que listo na página seguinte, mas neste momento gostaria, particularmente, de agradecer a Graham Lister por me confiar o seu trabalho, por sua leitura meticulosa e comentários inestimáveis sobre o novo texto, incitando alguma reflexão e revisão de minha parte. A terceira edição foi bem recebida; assim, qualquer crítica com relação à quarta edição deve ser dirigida a mim. Espero não ter interferido muito com o que era uma fórmula premiada.

Graham Lister considera este livro como a sua descendência acadêmica, mas é apenas um de muitos. Antigos companheiros de cirurgia de mão em todo o mundo, afortunados o bastante para ter-se beneficiado dos seus primeiros ensinamentos, agora dedicam-se entusiasticamente ao ensino de alunos de cirurgia da mão, todos se comportando como o cirurgião que eles sempre considerarão o seu mestre. Estes são a sua verdadeira descendência acadêmica. O livro trará, esperançosamente, àqueles que não compartilharam a *nossa* boa sorte, um gostinho da abordagem lógica à cirurgia da mão defendida por Graham Lister.

Paul Smith

Agradecimentos

Àqueles previamente lembrados por Graham Lister eu agradeceria novamente (Grace von Drasek-Ascher, o falecido Bud Wheeler, Sherman Coleman, Derek Priest, Danny Smith, Bruce Johnstone, Bruce Peat e Lois Thompson) – as suas contribuições permanecem inalteradas. A Plastic Surgical Charitable Foundation RAFT com base no Mount Vernon Hospital proporcionou um fluxo de estimulantes companheiros em pesquisa, interessados em biologia celular; um deles, Rajiv Grover, contribuiu com este conhecimento no Capítulo 6. Rachel Hall acumulou, incansavelmente, informações, permitindo-me analisar os resultados do nosso trabalho em Great Ormond Street – o primeiro hospital infantil. Ele permanece um ímã para crianças com distúrbios multissistêmicos e proporcionou a base para a alteração do Capítulo 7. Nicos Reissis amavelmente nos proporcionou algoritmos sobre o punho. Richard Osborne proporcionou o entusiasmo de um bibliotecário de primeira classe – ajudado por Jean Reid. Sue Forbes digitou e redigitou numerosos desenhos do texto. Usei algumas ilustrações de *Principles of Hand Surgery*, um texto que publiquei em conjunto com Burke e McGrouther. Paul Binhammer e Greg Dostal passaram um ano localizando e organizando os *slides* da coleção de Graham Lister; sem os seus esforços, esta edição não seria possível.

Finalmente, Norbert Kang, o meu assistente de pesquisa, empreendeu pesquisas na literatura, resumindo novidades importantes; seguiram-se discussões entre nós sobre os méritos de vários documentos e, com a sua ajuda inestimável, o autor foi capaz de desempenhar um verdadeiro papel editorial. Revisou, também, as referências; e, sem ele, esta empreitada não teria sido possível.

Sumário

Lister

A MÃO

Capítulo 1 Lesão

INTRODUÇÃO

Um terço de todas as lesões envolve a extremidade superior. A cada ano nos EUA há 16 milhões de lesões de extremidade superior suficientemente severas para restringir a atividade[1]. Lesões de mão resultam em mais dias de trabalho perdidos anualmente – novamente, cerca de 16 milhões – que qualquer outra forma de acidente profissional.

Em 1987 nos EUA, o custo total do trauma de extremidade superior foi de $42,4 bilhões[2]. Isto representa 20% de todos os pagamentos. Usando o escore de severidade da Escala Abreviada de Lesão[3] (na qual 5 representam o mais severo) em uma série[4], a carga média para lesões de extremidade com uma contagem de 1 ou 2 era $7,332, e $26,686 quando a contagem era 3. Nos 24 anos desde que estes números foram liberados, os custos aumentaram significativamente.

A lesão que os pacientes apresentam pode ser classificada como *maior* ou *menor*. Um critério comum para separar os dois é se elas exigem ou não cirurgia.

A lesão pode ser *aberta* ou *fechada*. Esta é uma distinção significante por várias razões. A primeira é mais aparente e mais provavelmente contaminada, e tornar-se infectada. Requererá anestesia e técnica estéril. Isto permite exploração (o segundo exame detalhado a seguir) e, então, em um grau variado, adia a decisão final em relação às indicações para o manejo. Por outro lado, a lesão fechada é mais sutil, e conseqüentemente mais propensa a passar despercebida. Abrir a mão aumenta a chance de infecção, aumenta a imobilização, constitui uma decisão de tal magnitude que só deve ser empreendida depois que as indicações estiverem claras na mente do cirurgião. Embora possam ser tomadas decisões adicionais com base no que é achado à exploração, conclusões relativas às indicações em lesões fechadas devem (por isto) ser feitas durante o exame inicial. Isto recebe ênfase adicional pelo fato de que em muitas lesões fechadas pode não haver nenhuma necessidade urgente de operar. Embora a cirurgia precoce seja (em geral) sempre desejável, as demandas colocadas sobre a sala cirúrgica e o cirurgião podem ser tais que ela não é praticável. O texto seguinte é organizado pensando nisto. Em lesões fechadas, as indicações para tratamento cirúrgico são decididas depois do exame inicial. Em feridas abertas, exploração cirúrgica sob controle de torniquete continua o exame, estabelece o diagnóstico e determina as indicações. Em lesões mais extensas, a maior inspeção é feita naquele segundo exame.

Como as feridas faciais, as da mão são ensangüentadas e óbvias. Isto pode enganar o profissional que faz a triagem em passar o paciente para um cirurgião especialista sem primeiro excluir outra lesão, mais crítica. Por sua vez, o especialista pode presumir que outra lesão já foi excluída e prosseguir com o tratamento, na pior das hipóteses sob anestesia geral, quando complicações viscerais ou cranianas podem desenvolver-se sem serem anunciadas por sintomas. A primeira responsabilidade de qualquer médico é que o paciente não deva sofrer prejuízo por sua atenção ou negligência. É então essencial que todo o médico que examine o paciente deve assegurar-se que nenhuma outra lesão mais urgente que a da mão ocorreu. O paciente com uma mão lesada embaixo de um carro ou através de um pára-brisa pode ter lesões pelo volante a vísceras torácicas e abdominais. O paciente com uma ferida por tiro na mão pode ter lesões penetrantes em vasos maiores. O paciente com uma lesão de tração do plexo braquial pode ter uma hemorragia meníngea. Com uma exceção, a laceração parcial de um vaso maior, as lesões de mão nunca são fatais, e esse fato deve ditar sua prioridade no manejo.

Em todo o texto, será presumido que foram excluídas outras lesões, ou que seu tratamento já foi planejado.

HISTÓRIA

Ao avaliar a mão ferida, dois problemas preocupam o examinador. Ao ser avaliado, dois problemas preocupam o paciente.

Primeiramente, o examinador tem que estabelecer, abrangente e precisamente, que estruturas foram feridas. Secundariamente, ele tem que decidir que passos imediatos deve dar para restauração total da função. Vários fatores desempenham um papel na tomada desta última decisão. Estes são:

- número e natureza das estruturas lesadas;
- perda irreversível de viabilidade de qualquer tecido;
- precisão com que a extensão desta perda de viabilidade pode ser determinada;
- tempo entre lesão e reparo;
- experiência do cirurgião.

Por outro lado, o paciente tem duas preocupações diferentes. Primeiramente, que efeito terá a lesão em sua vida cotidiana, imediatamente e a longo prazo? Secundariamente, o que será feito à sua mão, e será feito competentemente? Em resumo, ele requer informação e garantias.

A este contato inicial entre cirurgião e paciente há apenas alguns fatos altamente significativos que o examinador precisa saber do paciente. Uma história longa e formal não é necessária, porque traz apenas uma contribuição secundária à solução das principais preocupações do examinador e do paciente. Depois de introduções preliminares, a história (ainda sistemática e exaustiva em pontos significativos) deve ser coletada enquanto se examina a mão ferida.

Uma vez que decisões preliminares tenham sido tomadas com respeito à lesão, uma história detalhada e exame de outros sistemas devem ser empreendidos pelo cirurgião de mão ou por um colega da equipe. Em lesões abertas de extremidades maiores, deve-se prestar atenção particular em assegurar que nenhuma lesão fechada mais proximal passe despercebida. Luxação do ombro, avulsão do plexo braquial e lesões de coluna cervical podem todas estar presentes, porém assintomáticas. A decisão de empreender uma reconstrução distal maior deve ser tomada com o conhecimento de que uma lesão proximal existe, não na ignorância disto.

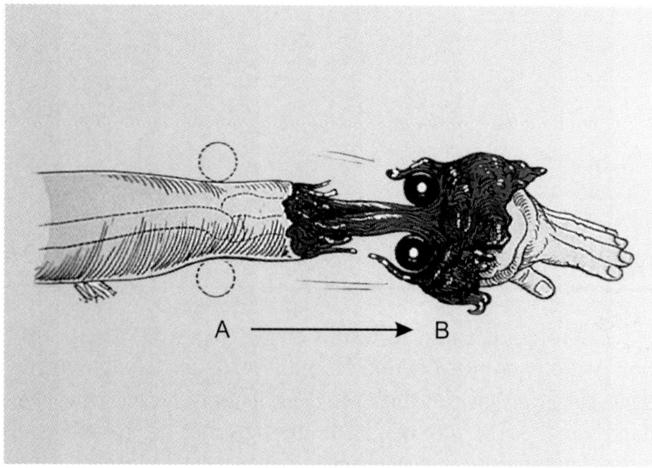

Fig. 1.1. Lesão de avulsão por rolamento. O braço é tracionado pelos rolamentos que, à medida que a vítima tenta retirar o membro, criam retalhos de avulsão de base distal (A → B).

ESTABELECENDO A NATUREZA DA LESÃO

Presumindo que o cuidado cirúrgico oferecido é de boa qualidade, durante a cirurgia e reabilitação, nada influencia mais que o mecanismo e a força da lesão para a recuperação eventual da função da mão.

- *O que aconteceu à sua mão?*

É provável que esta primeira pergunta extraia uma declaração geral do incidente e normalmente indicará a região da mão lesada e a natureza da força ofensora. Isto pode precisar ser esclarecido por perguntas adicionais antes do *mecanismo de lesão* ser completamente compreendido. Por exemplo, trabalhadores tenderão a usar jargão técnico ao se referir ao maquinário, e o examinador não deve deixar isto passar se estiver incerto das implicações. À medida que são recebidas as respostas, o cirurgião cataloga mentalmente a lesão provável que encontrará.

- *Tem rolamentos?*
- *De que é feita sua superfície?*
- *O que normalmente passa através deles?*
- *Qual é a abertura?*
- *Eles têm um mecanismo de liberação automático?*
- *Quanto demorou para que eles parassem uma vez que sua mão foi pega?*
- *Eles são quentes?*

Lesões por rolamentos[5,6] (Fig. 1.1) comumente produzem retalhos de avulsão, normalmente de base distal, e de viabilidade questionável. A viabilidade será comprometida posteriormente por queimaduras, por calor ou por fricção dos rolamentos sem liberação ou parada automática (Fig. 1.2). Dependendo da dureza dos rolamentos e do tamanho da abertura entre eles, fratura transversal ou cominutiva das falanges, normalmente proximal, ou dos metacarpianos pode ou não estar presente. Tendões e nervos podem estar intactos e contundidos, embora possam ter sofrido avulsão proximal ou distal. Os vasos estarão provavelmente rompidos ou trombosados,

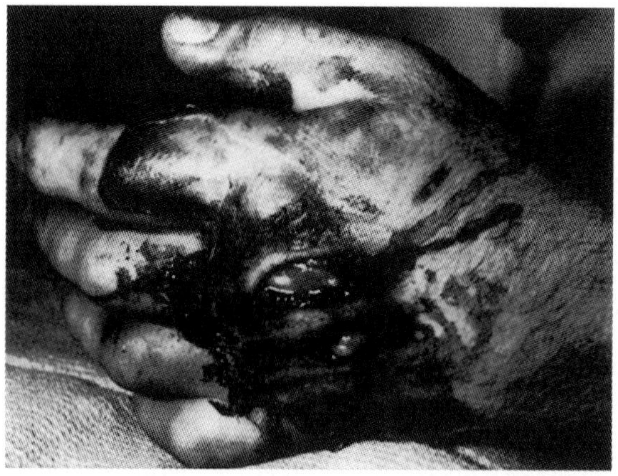

A

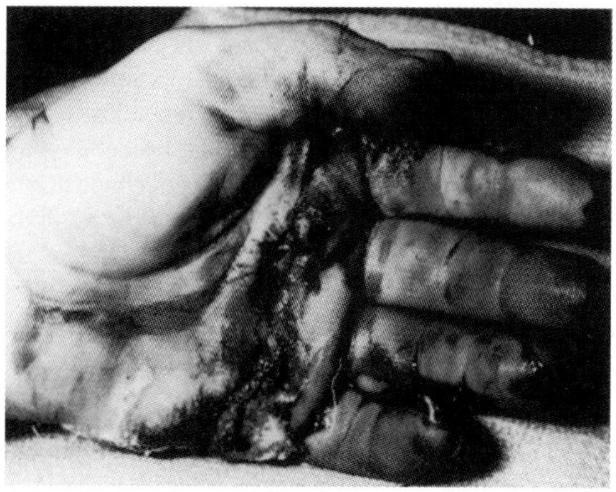

B

Fig. 1.2 A, B. Onde os rolamentos param e continuam girando, uma queimadura de espessura total é produzida, cujas margens são corroídas em um grau variado.

requerendo enxertos interposicionais para restabelecer o fluxo. Se a abertura entre os rolamentos é pequena, o esmagamento distal pode ser tão severo que impede uma revascularização com sucesso (Fig. 1.3).

- *Qual é, grosseiramente, a área e forma da prensa?*
- *O que ela faz?*
- *Qual é sua espessura quando está completa?* (isto é, Qual é o espaço mais estreito no qual sua mão foi comprimida?)

As prensas, enquanto dependendo do que elas produzem, podem infligir lesões moderadas a muito severas, mais comumente as últimas. Fraturas cominutivas e o esmagamento de tecidos moles são a regra nas lesões de grandes áreas (Fig. 1.4). Nas lesões menores, mais definidas, há uma maior probabilidade de divisão de tendões e nervos que em lesões por rolamento, e isto ocorre freqüentemente em dois níveis, correspondendo com cada lado do recesso da prensa.

- *Que tipo de serra?*
- *Qual é o feitio da lâmina? (Quantidade de deflexão nos dentes da serra de uma linha reta)*
- *O que você estava cortando?*

Lesões por serra resultantes de uma serra de metal de alta velocidade com um feitio estreito assemelhar-se-ão a um corte de faca. Por outro lado, serras de mesa e moto-serras usadas para madeira pesada removem uma "lasca" da madeira que é mais larga que a própria lâmina, e então destrói uma faixa de todas as estruturas (Fig. 1.5), o que impede a redução anatômica de fraturas e pode ditar o uso de enxertos para todos os tecidos feridos. Além disso, serras de feitio largo tanto avulsionam como cortam, produzindo lesão distante da ferida da pele que, em particular, torna a revascularização e o reimplante difíceis.

Acidentes no trabalho com madeira causam 720.000 lesões de mão por ano nos EUA. Em uma pesquisa[7], 60,5% foram sofridas por artesãos amadores; 42% envolviam a serra de mesa.

- *Ela tem uma lâmina afiada ou cega?*
- *Caiu sobre seu punho ou passou, removendo tecido, por sobre ele?*
- *Mostre-me a posição de sua mão quando deslizou sobre a faca.*

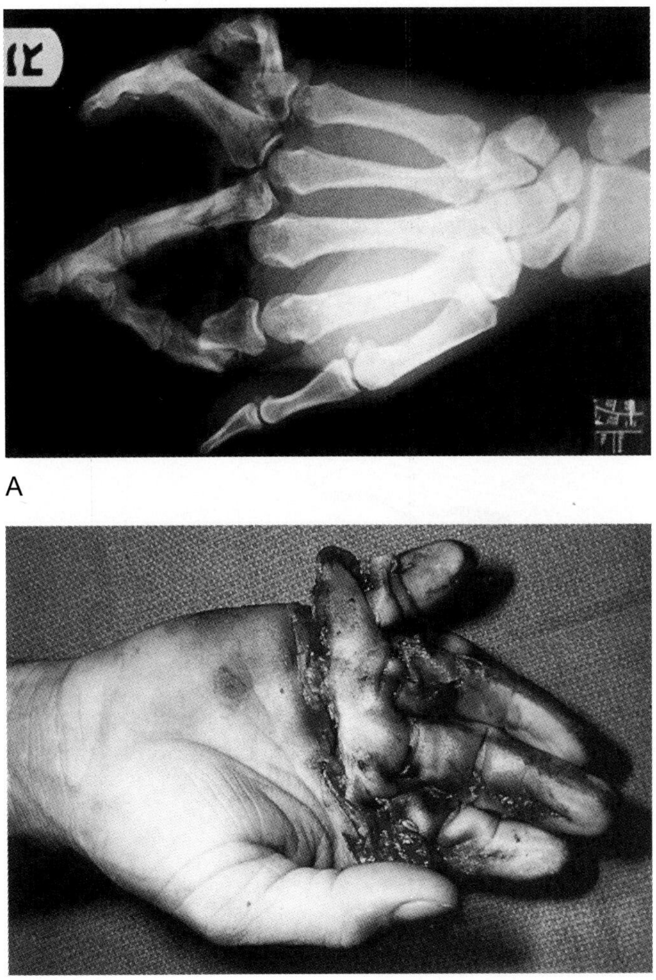

A

B

Fig. 1.3 A, B. A lesão aos dedos distalmente pode ser tão severa de modo a impedir a revascularização.

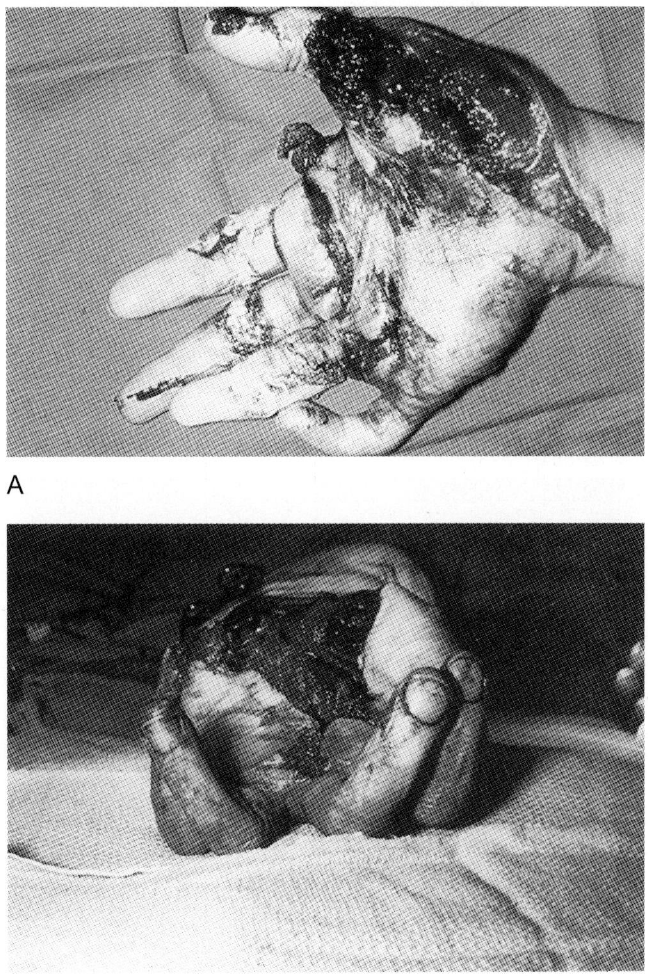

A

B

Fig. 1.4 A, B. Prensas de punção de grande área geram uma força tal que rompem totalmente o esqueleto e todos os tecidos moles.

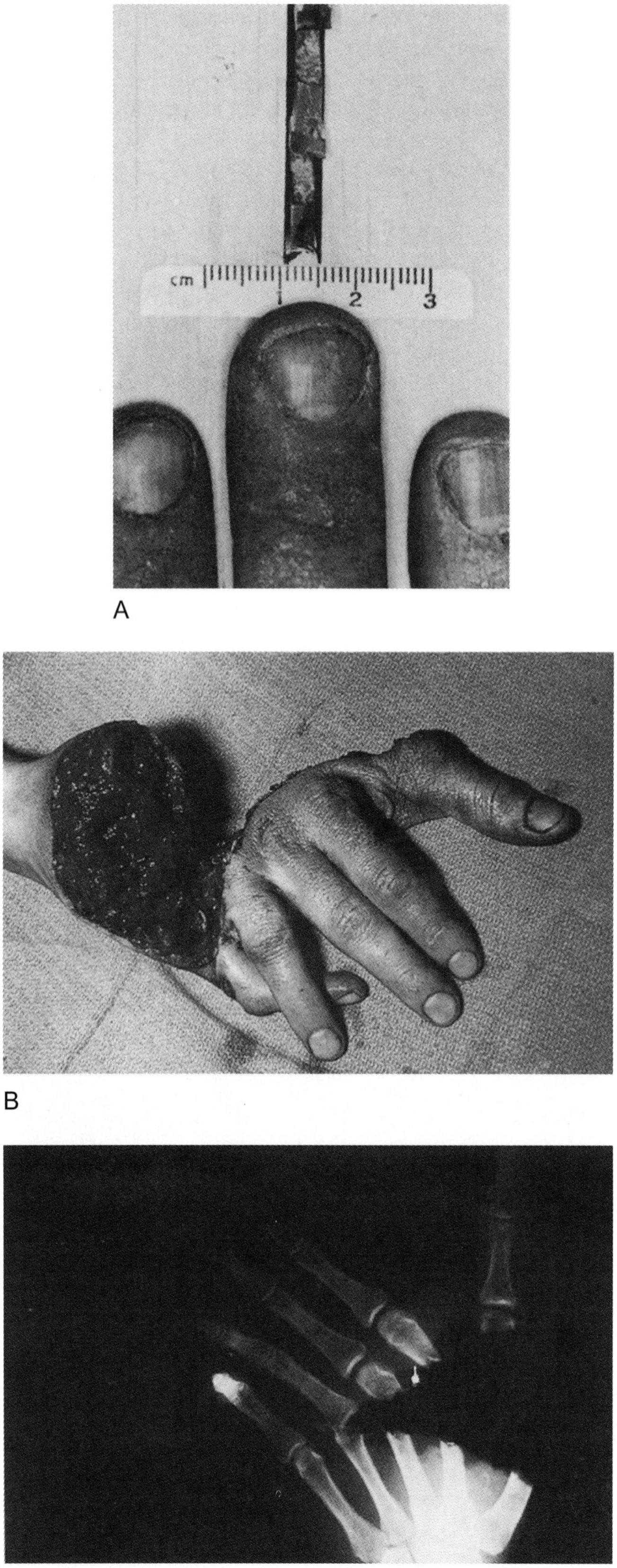

Fig. 1.5 A. Serrotes de mesa grandes têm um feitio largo que remove uma faixa de tecido e impede a coaptação exata de estruturas no reparo de amputações incompletas **(B, C)**.

Lacerações da mão podem ser produzidas pelo fatiamento com instrumentos afiados, sendo gerada pouca força, ou pelo efeito de guilhotina de objetos pesados com uma extremidade estreita. As lacerações comumente dividem os tendões, que normalmente estão sob tensão no momento da lesão. Os nervos serão divididos por uma ferida em fatia, mas como eles não estão esticados, eles podem não sofrer nenhuma lesão ou apenas lesão em continuidade em lacerações de guilhotina, sendo empurrados, mas não divididos pela extremidade principal do agente ofensor.

A relação do corte da extremidade distal dos tendões dos flexores dos dedos com a ferida de pele varia de acordo com a postura da mão no momento da lesão (Fig. 1.6). Quando punho e dedos estão completamente estendidos, como ao cair no chão ou repelindo um ataque com faca, a extremidade distal livre estará no mesmo nível da ferida da pele, até mesmo um pouco proximal a esta. Quando os dedos estão firmemente fletidos, como ao segurar uma faca de lâmina estreita que subseqüentemente deslizou, a extremidade distal cortada estará localizada *distal* à ferida da pele por uma distância que pode ser tão grande quanto a excursão máxima do tendão. Dependendo da idade, sexo, nível da ferida e o dedo envolvido, esta excursão pode ser de até 4 cm.

Levando a cabo o reparo de tendão primário, devem ser expostas as extremidade distal cortada e proximal recuperada para aproximar à extremidade distal. *A postura da mão no momento da lesão* é então importante no planejamento de qualquer incisão.

- *O que ficou preso em sua mão?*
- *Que tipo de ponta isso tem ?*
- *Em que direção estava apontando?*
- *Mostre-me como aconteceu.*

Lesões penetrantes na mão apresentam as mesmas implicações dos traumatismos no abdome ou pescoço. *Lesões penetran-*

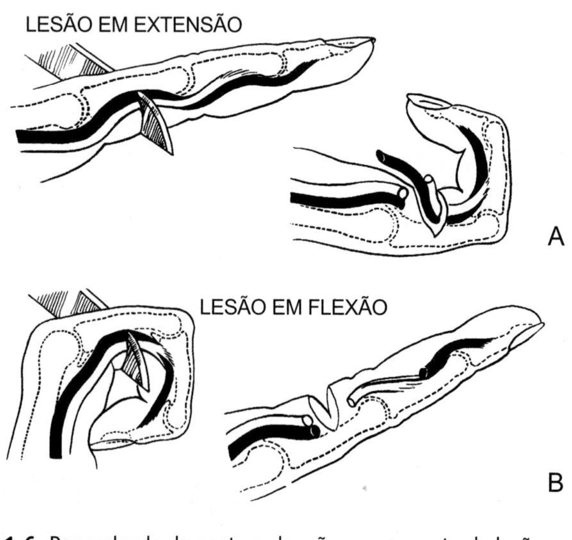

Fig. 1.6. Dependendo da postura da mão no momento da lesão, as extremidades do tendão distal podem estar na própria ferida quando o dedo for estendido na mesa cirúrgica. Alternativamente, se o dedo estava fletido completamente, então as extremidades do tendão estão longe da lesão da pele.

tes da mão levam às mesmas implicações sinistras de lesão profunda como faz lesões semelhantes ao abdome ou pescoço. Uma ferida de pele de aparência inocente pode esconder uma quantidade notável de lesão a estruturas profundas[8]. A exploração em tais situações é a regra absoluta (Fig. 1.7). Objetos de ponta cega afilados podem causar pouca lesão a estruturas profundas à pele, enquanto que as de vidro[9] que produzem uma ferida de aparência inocente na pele do antebraço comumente dividem todos os tendões flexores e os nervos (Fig. 1.8). Quando o ferimento por arma branca é infligido por uma lâmina afiada, estreita, segurada na mão dominante enquanto se trabalha um objeto segurado fortemente na mão não dominante ferida, os tendões estão sob muito maior risco que os nervos (Fig. 1.9). Isto é mais bem compreendido se a pessoa recordar a facilidade com que uma lâmina afiada cortará uma corda sob tensão em vez de uma que está frouxa. A lesão a estruturas profundas em ferimentos por arma branca pode ser distante da ferida de pele. Lacerações curtas, puntiformes sobre as articulações dos dedos, devem ser objeto de suspeita. Elas provavelmente terão sido infligidas por um dente humano, mas a vítima pode estar pouco disposta para admitir o fato. Tais lesões são freqüentemente precursoras de infecção resistente ao tratamento (pág. 319).

Lesões de arma de pressão (pág. 98) devem merecer grande respeito. Dependendo do agente injetado, elas podem ou não ser imediatamente dolorosas[10]. Quaisquer que sejam as queixas do paciente, a exploração deve ser empreendida e revelará freqüentemente uma surpreendente e ampla distribuição de material (Fig. 1.10).

- *Espingarda, revólver ou rifle?*
- *Distância e calibre?*

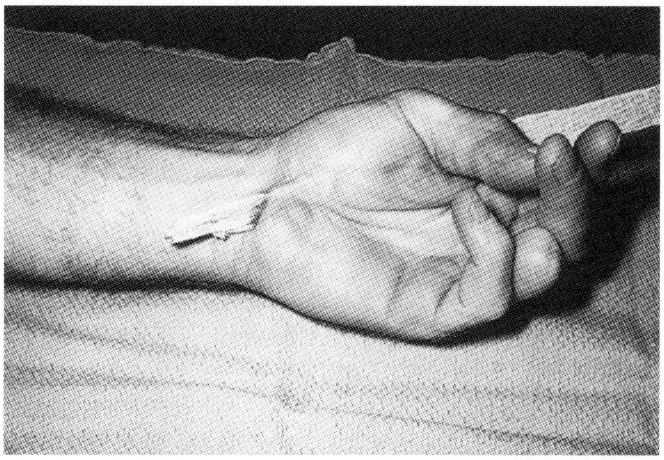

Fig. 1.7. A partir do conhecimento da anatomia, é evidente que esta ferida penetrante pode ter danificado as estruturas no primeiro espaço interdigital e o túnel carpal. Como em outras circunstâncias nas quais um corpo estranho penetrante ameaça estruturas vitais, a retirada cega do instrumento penetrante pode infligir lesão adicional. Além disso, ele deve ser removido por incisão cuidadosa e dissecação, longe de estruturas vitais.

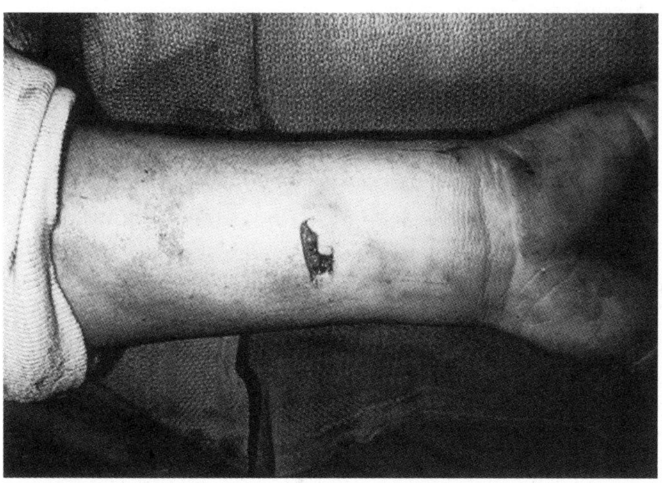

Fig. 1.8. Esta ferida de 2 cm na face anterior do antebraço escondia uma laceração de todos os oito tendões flexores dos dedos, do flexor radial do carpo e do nervo mediano.

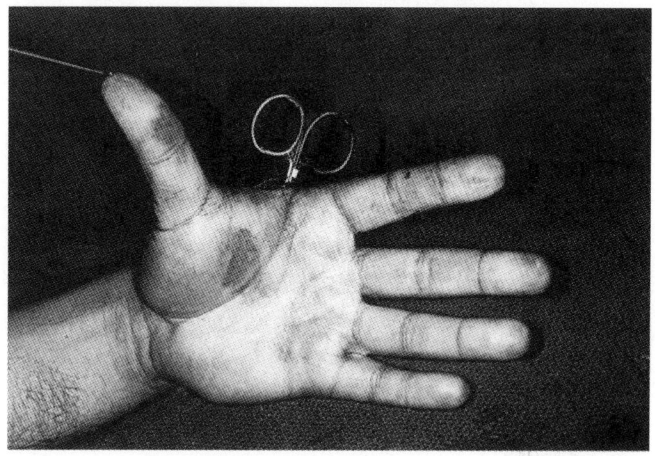

A

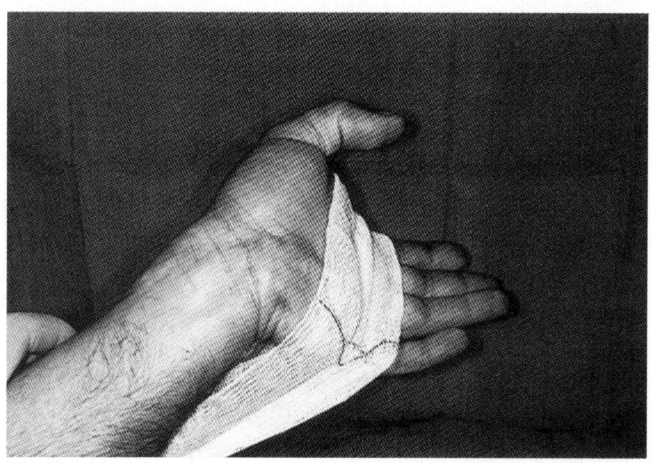

B

Fig. 1.9 A. Por uma ferida de entrada no primeiro espaço interdigital, uma lâmina afiada veio parar com sua ponta no canal de Guyon.
B. Com extensão total do punho, a postura dos dedos revela que todos os oito tendões flexores dos dedos foram divididos. Por outro lado, foram poupados todos os nervos e vasos. Note a flexão da articulação interfalangiana do dedo polegar, indicando um flexor longo do polegar intacto.

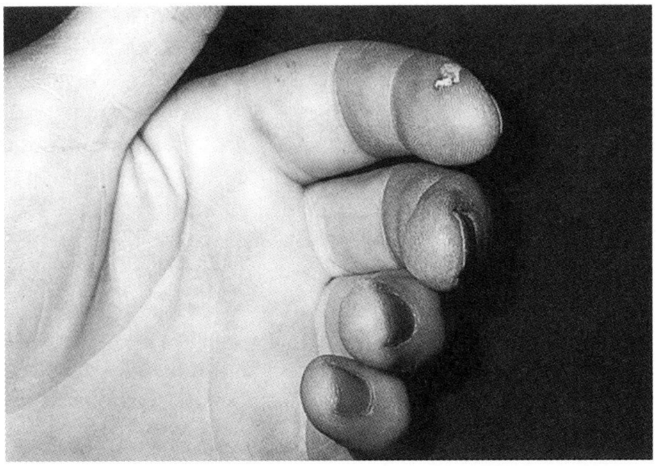

A

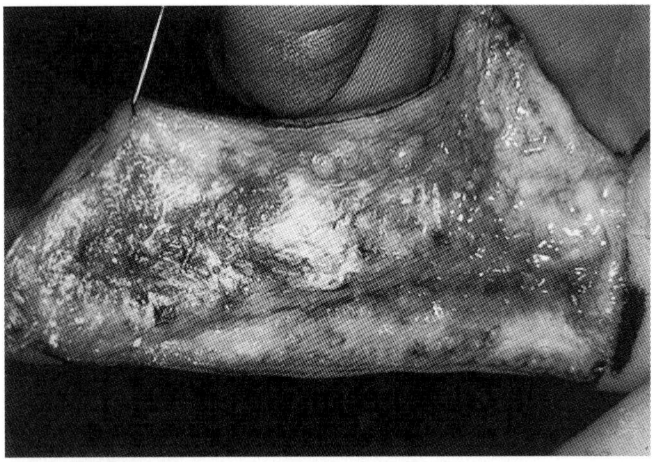

B

Fig. 1.10 A. Esta caracteristicamente imperceptível ferida na polpa do dedo indicador direito foi infligida por uma arma de tinta de alta pressão. **B.** A exploração imediata revelou que a tinta tinha dissecado ao longo de ambos os feixes neurovasculares do dedo indicador abaixo até a prega palmar distal. O debridamento precoce resultou em um dígito vitalizado com função moderadamente boa.

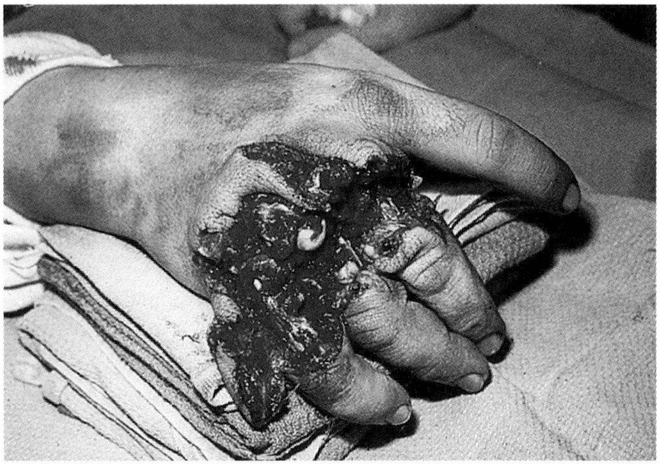

A

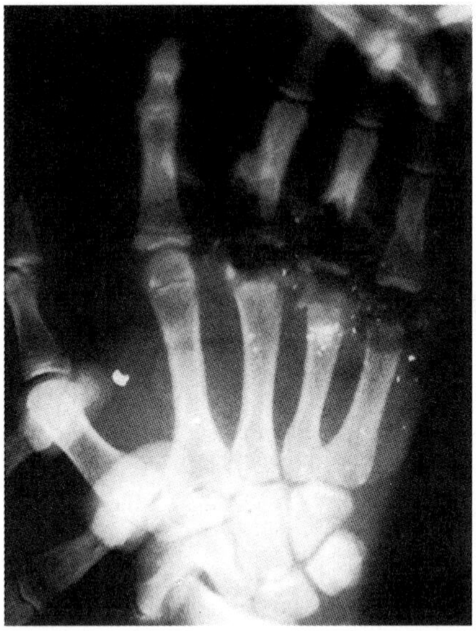

B

Fig. 1.11 A, B. Esta ferida foi infligida por um revólver de grande calibre. Removendo um bloco de tecido da região das articulações metacarpofalangianas.

Ferimentos por arma de fogo. A lesão causada por um *projétil*[11-15] está relacionada à energia cinética no momento do impacto, que é equivalente a $1/2MV^2$ onde M é massa, e V é velocidade. Assim, uma arma de alta velocidade causará mais lesão que uma de baixa velocidade (uma velocidade de 2000 pés/s (700 m/s) sendo a linha divisória, se distância e calibre são iguais (Fig. 1.11). Semelhantemente, uma massa grande a uma distância curta causará uma lesão devastadora até mesmo com uma arma de baixa velocidade – a espingarda é o exemplo principal (Fig. 1.12). Com uma lesão de alta energia a pessoa deve esperar cominuição e perda de osso, defeitos de pele significativos e uma incidência alta de lesão vascular e nervosa, freqüentemente em continuidade. As lesões de baixa energia, em contraste, freqüentemente apresentam-se como pouco mais que um corpo estranho nos tecidos (Fig. 1.13).

- *De que altura você caiu?*
- *Havia muita força atrás disto?*
- *Você percebeu que tinha quebrado algo?*
- *Você teve que parar o que estava fazendo?*

Lesão contusa, inclusive quedas. Quedas muito grandes sobre uma mão estendida são comumente associadas a fraturas supracondilares em crianças, lesões carpais em jovens e adultos de meia-idade (veja pág. 70) e fraturas de Colles em pessoas mais velhas. A força direta considerável de um objeto rombo produzirá uma fratura cominutiva, enquanto que fraturas de dedo em martelo e fraturas patológicas (comumente por encondromas na mão) requerem muito pouca força. O paciente freqüentemente não sabe em quais circunstâncias ele sofreu uma lesão. Até mesmo quando o paciente tem bastante dor, ele pode preferir esperar, porque a lesão está freqüentemente fechada. Nestas circunstâncias, as lesões permanecem não reconhecidas e despercebidas – o paciente nunca pode ser visto em uma sala de emergência, apresentando-se em vez mais tarde no consultório.

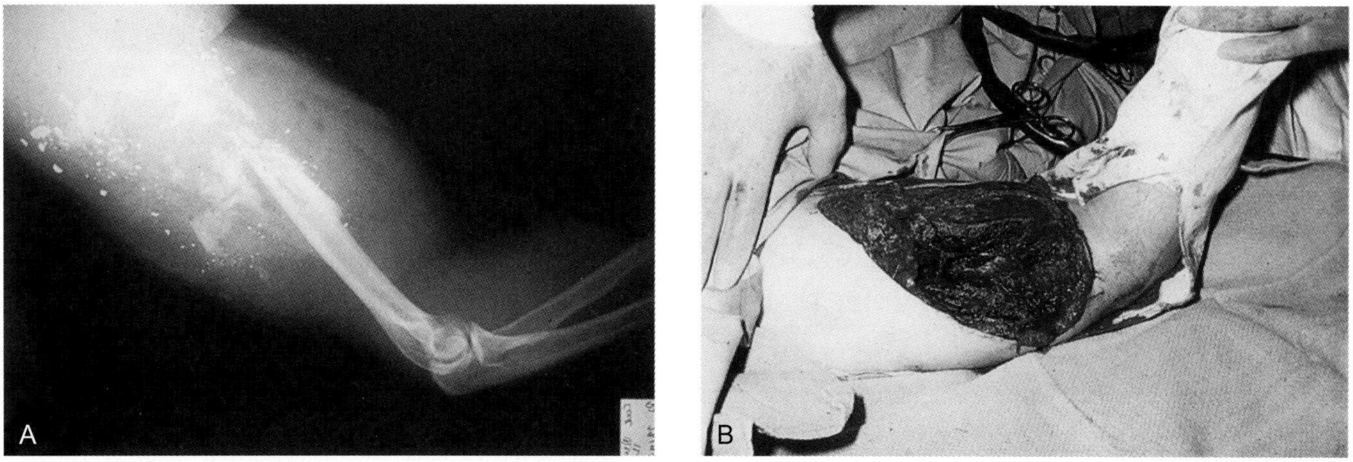

Fig. 1.12 A. Esta fratura cominutiva do úmero foi infligida com uma espingarda. **B.** Depois do debridamento, o defeito de tecido mole resultante estendia-se do ombro ao cotovelo.

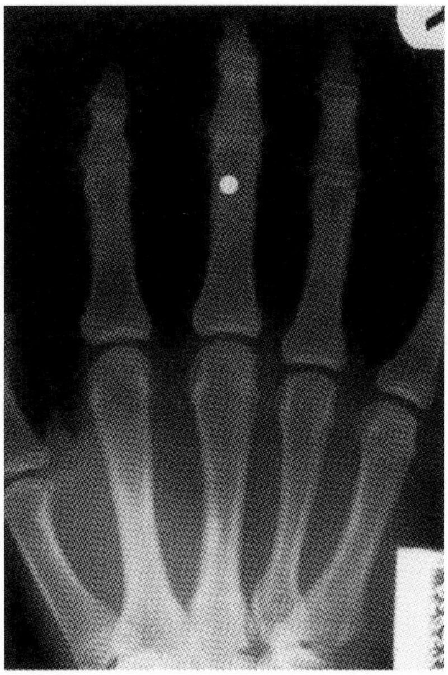

Fig. 1.13. Em contraste com as lesões de alta energia cinética das Figuras 1.10 e 1.11, este paciente que tinha sofrido uma lesão por arma de fogo apresentou-se com uma lesão puntiforme pequena, nenhuma perda de função e um corpo estranho visto na radiografia.

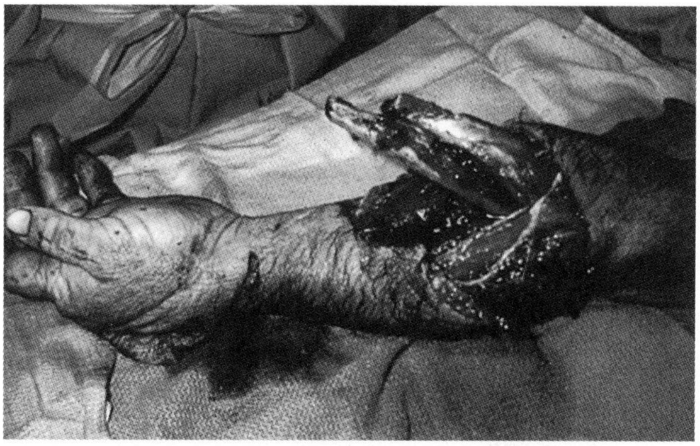

Fig. 1.14. Máquinas usadas para semear grãos causam lesões características que tipicamente são múltiplas e separadas por uma distância que iguala à dos giros espirais da lâmina.

Estes e outros mecanismos da lesão receberam estudo individual. Uma lista representativa, mas não exaustiva, é mostrada a seguir, e o leitor interessado deve buscar os artigos apropriados.

- pegador de milho[16-18];
- semeador[19,20] (fig. 1.14);
- cortador de madeira[21,22];
- cardador de lã[23];
- soprador de neve[24-26] (fig. 1.15);
- cortador de grama[27,28];
- bomba de cloreto de sódio[29] (fig. 1.16);
- escalador[30];
- atropelamento por automóvel[31-33] (fig. 1.17);
- ferramentas para trabalho com madeira[34];
- raios x[35];
- radiação eletromagnética[36];
- adição de droga[37-40];
- picada de serpente[41-44];
- picada de aranha[45];
- caratê[46-48];
- futebol[49];
- moedor de carne[50];
- manivelas[51];
- cordas[52,53];
- fios receptores de telefone público[54];
- microonda[55-57] (veja lesões térmicas, pág. 121).

Com experiência, o cirurgião aprende esperar mais lesões por cortador de grama no primeiro dia depois de um período de chuva primaveril, e mais acidentes de soprador de neve quando uma grande queda acontece, enquanto temperaturas estão relativamente quentes – ambas as circunstâncias ento-

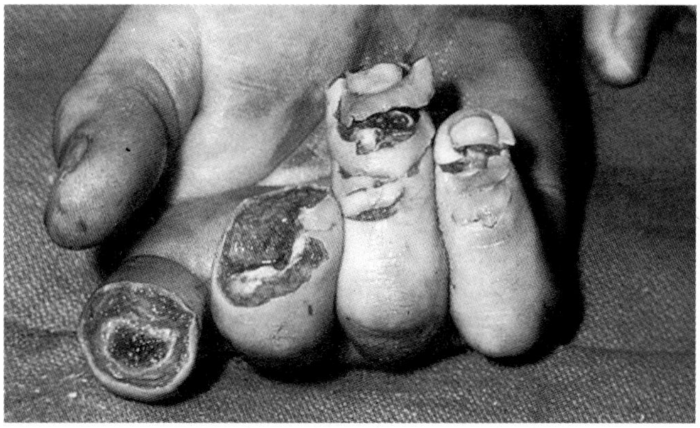

Fig. 1.15. Sopradores de neve e cortadores de grama, sendo de mecanismos semelhantes, produzem lesões semelhantes. As feridas são múltiplas, paralelas e separadas por uma distância que depende da velocidade da lâmina e com a qual os dedos foram postos inadvertidamente na máquina. Embora elas pareçam ser um corte limpo, há uma área de alta pressão de cada lado da lâmina, que produz lesão de tecidos moles adjacentes.

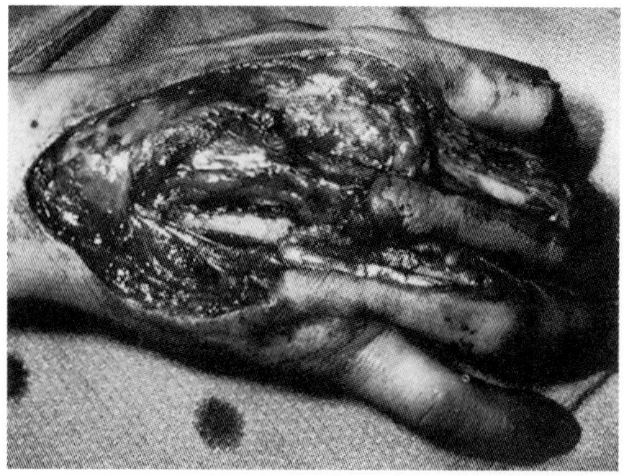

Fig. 1.17. Lesões por atropelamento por automóvel caracteristicamente infligem feridas abrasantes profundas do dorso da mão. A abrasão normalmente remove uma área grande de pele, tendões subjacentes e a superfície dorsal dos metacarpianos e falanges. Esta lesão foi debridada, e o reparo do músculo extensor dos dedos para o dedo mínimo já foi realizado.

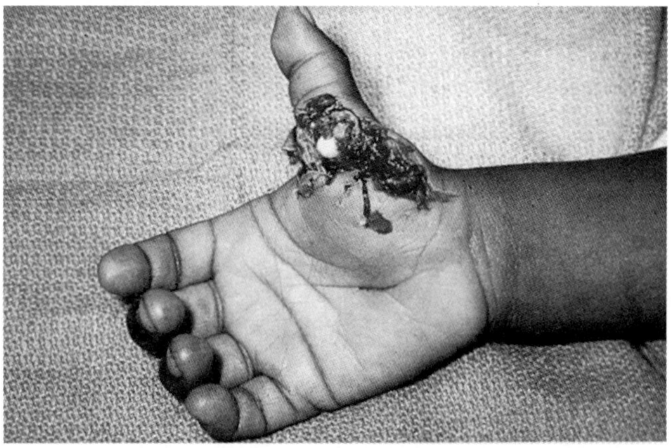

A

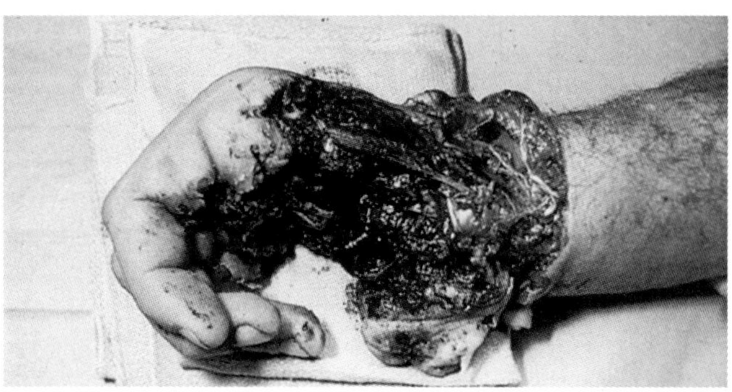

B

Fig. 1.16. A explosão de dispositivos manuais, sejam eles fogos de artifício ou bombas, produz uma lesão característica que fica principalmente situada no lado radial da mão. Com uma força menor o dedo polegar é deslocado dorsalmente **(A)**, enquanto que com explosivos mais poderosos **(B)**, o dedo polegar é completamente afastado, e a face radial e palmar da mão é mutilada severamente.

pem as máquinas repetidamente. Ele valoriza a importância da vestimenta em acidentes com pegador de milho e cortador de madeira, onde a severidade da lesão é multiplicada geometricamente se luvas são usadas – o cirurgião apenas tem que recordar de uma gaze em uma broca para entender este fato. Com a experiência, entende-se que o cirurgião compreensivamente faz menos perguntas do tipo detalhado anteriormente. Ele sabe a distância entre as mutilações de múltiplos níveis da trilhadeira, e que as amputações aparentemente "limpas" infligidas por serras de madeira pesadas têm zonas da lesão microvascular que estendem-se pelo menos 2 cm[58] de cada lado da lesão. Esta informação, seja ela obtida pela história seja pela experiência, é vital para o manejo do caso: vital no sentido verdadeiro, porque o conhecimento buscado pode revelar implicações de lesões não evidentes à inspeção da ferida ou exame radiológico. Tais lesões podem prejudicar a vitalidade, ou viabilidade, dos tecidos. Se não reconhecidas (e na maioria dos exemplos removidos), tais tecidos relativamente avasculares conduzirão à infecção, forma de cicatriz, e falha em atingir os objetivos funcionais do reparo primário.

TEMPO E TIPO DA LESÃO

A hora em que o paciente foi ferido e em que o paciente se apresentou deve ser anotada. Certas lesões requerem rapidez incomum e devem ser tratadas assim que elas são reconhecidas – *em ordem de urgência:*

- lesões vasculares que produzem hemorragia significativa;
- lesão ou comprometimento vascular maior (devido à fratura ou luxação) produzindo viabilidade duvidosa;
- síndrome de compartimento (pág. 38);

- macrorreimplante, ou seja, quando a parte amputada contém massa muscular significativa;
- queimaduras por ácido fluorídrico (pág. 122)[59];
- lesões de arma de pressão (pág. 98).

Sabe-se agora que não há nenhuma urgência extrema de reimplantar partes que contêm pouco ou nenhum músculo. Estes têm sido chamados *microrreimplantes* e têm sido executados com sucesso em vários centros de reimplante depois de mais de 24 h de frio e até mesmo de isquemia quente[60].

Como enfatizado anteriormente, lesões de mão devem receber prioridade na sala cirúrgica apropriada para a sua urgência. Porém, como 30% das lesões vistas na sala de emergência são de extremidade superior[1], faz sentido para o manejo manter pelo menos uma sala provida de pessoal e livre para cirurgia da mão se o hospital tiver um compromisso significativo com emergências.

Se deixada sem tratar, a mão sofrerá certas mudanças que podem influenciar sua eventual recuperação de função:

1. Vasos ocluídos como resultado de fraturas instáveis sofrem lesão permanente da íntima no local da oclusão e podem necessitar substituição; a isquemia na área que eles irrigam pode tornar-se irreversível; se esta inclui compartimentos musculares, necrose e contratura;
2. Contaminantes são incorporados aos tecidos.
3. Infecção.
4. O edema na mão aumenta, conduzindo a:
   (a) aumento na pressão intracompartimental, com as conseqüências descritas em 1;
   (b) adoção de posições articulares ditadas por frouxidão máxima dos ligamentos, como flexão de punho, extensão da articulação metacarpofalangiana, flexão da articulação interfalangiana e adução do dedo polegar. Se mantidas nesta posição, contraturas articulares acontecerão (pág. 179) – um evitável, e na verdade iatrogênico, desastre;
   (c) friabilidade de tecidos, que impedirá particularmente reparos de tendões, nervos e vasos;
   (d) dificuldade no fechamento da pele, ao ponto de prejudicar a circulação da pele.

SAÚDE GERAL, TERAPIA ATUAL, ALERGIAS CONHECIDAS

Além de minuciosamente excluir lesões associadas, uma história médica geral breve deve ser obtida e o exame executado, ambos com o objetivo de descobrir qualquer problema cardíaco ou respiratório que pode influenciar a escolha da anestesia. Poucas condições clínicas ou terapias com drogas interferirão com a cicatrização adequada, mas *diabetes* descontrolado, certas *condições de pele*, e uso de *esteróides* estão associados a uma taxa aumentada de sepse, enquanto distúrbios psiquiátricos ou deficiência mental podem limitar severamente a cooperação pós-operatória. Alergias conhecidas devem ser registradas.

HISTÓRIA SOCIAL

Muita ênfase foi colocada por alguns sobre a importância da ocupação na escolha do procedimento cirúrgico. Isto é verdade em cirurgia reconstrutiva da mão e é discutido mais completamente nessa seção. Na situação aguda é de menor significado, porque o objetivo deve ser sempre restabelecer função máxima à mão e fazer isso no tempo mais curto.

Porém, com o grande aumento no reimplante digital e revascularização na geração passada, a história social assumiu importância incomum.

ENCAMINHAMENTO PARA REIMPLANTE

Devem ser discutidos com o paciente e seus familiares os fatores funcionais, econômicos e cosméticos envolvidos no reimplante, e deve ser relacionado à situação individual do paciente. Deve ser dito que:

- o tempo médio sem trabalhar é de 7 meses;
- eles têm uma chance de 36-77% de ter apenas sensação protetora, e a velocidade média de recuperação de sensação é de 1,4 cm por mês;
- a tolerância ao frio está relacionada diretamente à recuperação da função do nervo;
- o movimento nas articulações da parte reimplantada será em média 50% do normal;
- cerca de 60% de pacientes requer mais adiante uma média de 2,5 operações;
- o custo total de reimplante excede o da revisão de uma amputação por um fator de 5-10 para uma amputação de punho, e 10-15 para uma amputação digital.

(Estes resultados são médias de dados não publicados pessoais e de relatos disponíveis em janeiro, 1991[61-68].)

Com os fatos acima, um trabalhador autônomo ou um com uma lesão não coberta por seguro (58% das amputações acontecem no local de trabalho[69]) podem preferir não sofrer reimplante, enquanto uma criança ou uma mulher jovem podem escolher fazê-lo.

Reimplantar todas as partes amputadas sem preocupação por fatores além da sobrevivência é um exercício mecânico, o trabalho de um técnico. Informar e discutir com o paciente, cobrindo todas as implicações, até mesmo ao ponto de tomar a sempre arbitrária decisão de *não* tentar reimplante requer conhecimento, tempo e tato. É justamente o trabalho de um médico.

Um número crescente de pacientes é encaminhado para reimplante por longas distâncias, envolvendo transporte aéreo privado caro. As contra-indicações para reimplante[70] devem ser buscadas cuidadosamente *antes da transferência*, para assegurar que nenhum paciente, portador de seguro ou Serviço de Saúde, incorra nesta despesa em uma procura mal informada para tratamento mal aconselhado. As contra-indicações são detalhadas na página 21.

Ao receber um encaminhamento para reimplante, devem ser apresentadas as seguintes perguntas e afirmações ao encaminhador:

- *Nós aceitamos o paciente com prazer, mas gostaríamos de fazer algumas perguntas.*
- *Qual é seu nome, o de sua instituição e o número do telefone?*
- *Como a amputação aconteceu?*
- *Há outras lesões em outro lugar no corpo?*
- *Quantos anos o paciente tem, e ele é em geral saudável?*
- *Esse membro está de outra forma intacto? E quanto às radiografias?*
- *Como você preparará o membro para a viagem?*

Com respeito à parte amputada:

- *Há outras lesões?*
- *Há contusões e onde?*
- *Quando você lava a ferida, há estruturas que oscilam da parte?*
- *Fale-me sobre a radiografia da parte amputada.*
- *Como você a transportará?*
- *Há uma chance boa/média/ruim de reimplante.*
- *Ficaremos felizes em examinar o paciente, mas por favor enfatize a ele e a família que até mesmo a decisão para tentar reimplante pode ser feita apenas aqui e, claro que, o sucesso não pode ser garantido. Eu posso esperar, ou você pode ligar de volta, se você deseja discutir se eles desejam vir ou não.*
- *Como o paciente será transportado?*
- *Você pode me dar um tempo calculado de chegada?*

A CONSULTA COM O PACIENTE

Como o processo de coletar a história foi acompanhado pelo exame inicial da mão, um diagnóstico (preciso em termos gerais) terá sido feito ao final da conversa com o paciente.

Informações suficientes para abordar as quatro preocupações detalhadas no começo da coleta da história terão sido colhidas. O cirurgião saberá que estruturas estão feridas e o que precisa ser feito. Alguma estimativa pode ser feita do impacto no modo de vida do paciente. A partir do comportamento do cirurgião, a maneira pela qual o exame foi feito, e o cuidado mostrado no aconselhamento que se segue, o paciente será tranqüilizado de que ele está em mãos competentes. A consulta deve resultar no paciente que confia no cirurgião. Ao contrário de prática difundida, é nesta conjuntura, mais talvez do que na sala cirúrgica, que o cirurgião assistente ou o consultor pode ajudar o paciente. Especialmente em lesões maiores, e certamente naquelas onde a amputação pode ser necessária ou onde foi julgado compassivo esperar para fazer o exame completo até que o paciente esteja anestesiado, o paciente é tranqüilizado se lhe apresentarem um médico cujos cabelos grisalhos e rugas faciais sugerem experiência e conhecimento, o que não pode ser transmitido pelo mais educado, mas de rosto jovem, residente.

Deve ser explicada a natureza da lesão em termos simples. Em geral, os pacientes entendem as palavras "pele" e "ossos", mas não "articulações", "tendões" ou "nervos". Eles, porém, geralmente entendem dobradiças, cordas e cabos elétricos, e estes podem servir como analogias úteis. Não apenas a lesão deve ser descrita em esboço, mas também o tratamento planejado, imediato e secundário, e (onde será empregado) a técnica de bloqueio regional. Embora qualquer linha de tratamento proposta deva ser esclarecida ao paciente, deve-se tomar cuidado em particular para assegurar que ele entende completamente a necessidade de amputação, enxertos de pele ou retalhos a distância.

Sempre que possível, decisões relativas à amputação devem ser tomadas no dia da lesão. Qualquer temporização através de debridamento inadequado, imobilização e um "**second-look**" proposto apenas dão falsas esperanças ao paciente e família de que o membro ou parte amputada pode ser salvo. Isso torna muito mais trágico qualquer anúncio tardio de que o membro não pode ser salvo, e é provável que suscite dúvidas em relação à equipe médica, com resultante perda da cooperação com o tratamento. Por estas e outras razões é que o anúncio tardio freqüentemente nunca é feito, e as esperanças do paciente são mantidas falsamente sem qualquer chance razoável de cumprimento. Ele é condenado a cirurgias múltiplas ao longo de um período prolongado com pouco ganho, ao fim do qual ele terá ficado dependente em um grau irreversível. Por outro lado, o paciente confrontado com uma imediata e bem argumentada decisão de remover uma extremidade inútil invariavelmente aceitará isto com coragem, freqüentemente com o comentário que ele tinha pensado nisto quando ele viu a lesão pela primeira vez. Depois de um período apropriado de aflição (que pode ser encurtado por esforços de reabilitação) ele pode retomar a um lugar modificado mas útil na comunidade, em uma fase muito mais precoce que seu colega menos afortunado, do qual a extremidade foi preservada por indecisão e (ironicamente) pensava-se ter tido *mais* sorte. Pelas razões previamente declaradas, a decisão é tomada melhor por, ou na presença do, cirurgião sênior. Ao paciente deve ser dada uma estimativa da sua permanência no hospital – caso não haja complicação. Possíveis complicações e seu manejo devem ser comentadas brevemente, entretanto não acentuadas indevidamente.

Quando possível, o tempo necessário para voltar ao emprego e recreação deve ser dado nas mesmas condições aproximadas. A dificuldade principal em fazer tal estimativa é a viabilidade duvidosa. Isto é provável quando ocorreu esmagamento, queimadura elétrica ou lesão por arma de pressão.

Quando a lesão é tão severa que o paciente improvavelmente poderá retomar ao emprego ou recreações anteriores, estas notícias devem ser retidas provavelmente até que o resultado do tratamento seja virtualmente certo e até que o paciente tenha se ajustado até certo ponto ao fato de que ele foi ferido.

Todo este diálogo e o exame preliminar ainda a ser descrito normalmente não levam mais que 10 minutos Ao término desse tempo foi feito o diagnóstico, o tratamento apropriado escolhido e, em certo exemplo começado, o paciente foi informado e suas ansiedades acalmadas até onde possível. Quando decisões significativas serão tomadas com participação racional do paciente, as dificuldades apresentadas por medicamentos prévios excessivos são evidentes. Se ele pode ser limitado à dose que aliviará sem nublar os sentidos até o final da discussão, o paciente ganhará a longo prazo. Em troca do sofrimento adicional, ele deve receber uma explicação e atenção.

ANATOMIA DE SUPERFÍCIE

Nesta conjuntura, quando a mão for inspecionada e palpada, é apropriado considerar onde certas estruturas estão localizadas em relação às marcas na superfície e pontos ósseos. Quando a posição da ferida de pele é então considerada junto com a natureza da lesão, serão despertadas suspeitas de que estruturas profundas específicas possam ter sido lesadas.

SUPERFÍCIE FLEXORA DO PUNHO

Há duas pregas de pele no punho. A prega distal recobre a margem proximal do retináculo flexor e a fileira proximal do carpo (Fig. 1.18). O retináculo flexor é uma faixa fibrosa forte de cerca de 3 cm de largura proximal para distal, que completa o túnel do carpo provendo o teto do canal formado pelos ossos do carpo. Em sua porca superficial insere-se o tendão do palmar longo, e, em parte, as origens dos músculos tenar e hipotenar. A membrana sinovial que envolve os flexores dos dígitos no túnel do carpo estende-se a um ponto 2-3 cm proximal à prega distal do punho.

Se o dedo polegar toca a ponta do dedo mínimo, e o punho é então fletido suavemente, o tendão do palmar longo se salienta claramente (Fig. 1.19). Este tendão está localizado superficial à fáscia profunda do antebraço. Está ausente em ambas as mãos em aproximadamente 16% dos indivíduos, e está presente em apenas uma das mãos em mais 14%. O nervo mediano está localizado sob a fáscia, imediatamente profundo ao tendão do palmar longo, correndo paralelo a este. O flexor radial do carpo está localizado profundamente ao lado radial do palmar longo em seu próprio túnel de fáscia profunda.

Com a mão aberta, a articulação interfalangiana proximal de cada dedo deve ser fletida por sua vez, enquanto observa-se o punho (Fig. 1.20). Será visto que o movimento de todos os tendões do flexor superficial dos dedos acontece no lado do *ulnar* do palmar longo e portanto do nervo mediano. O movimento dos tendões do flexor profundo dos dedos produzido, fletindo as articulações interfalangianas distais, é observado menos facilmente, mas pode não ser palpado. Uma vez mais, todo o movimento é para o lado *ulnar* do palmar longo. Assim, *todos os tendões flexores para os dedos estão localizados na metade ulnar do punho, junto com os nervos mediano e ulnar e a artéria ulnar*. Assim, a maior parte das estruturas vitais está localizada na parte do punho que é a mais vulnerável em quedas sobre objetos cortantes.

Enquanto se tenta fletir as articulações interfalangianas distais individualmente, um fato adicional será notado. Não é possível fletir as articulações interfalangianas distais dos

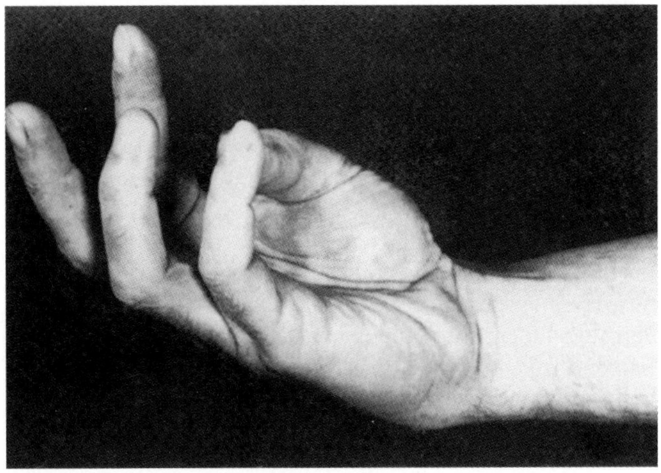

Fig. 1.19. Se o punho é fletido suavemente com o dedo polegar em contato com a ponta do dedo mínimo, o tendão do palmar longo, se presente, se salientará claramente.

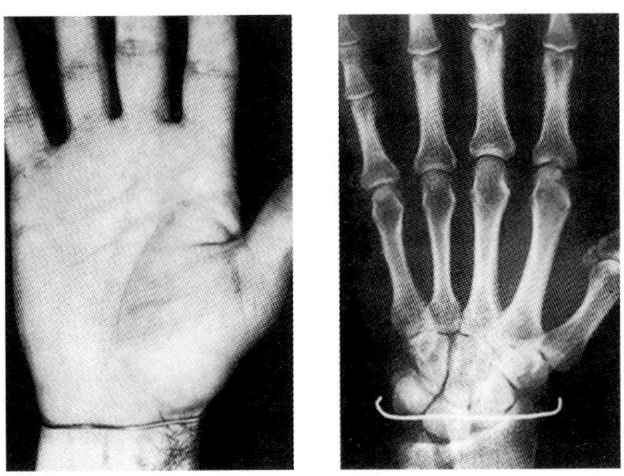

A B

Fig. 1.18. Um arame foi posicionado na prega do punho distal. O exame radiológico revela a relação da prega com o carpo.

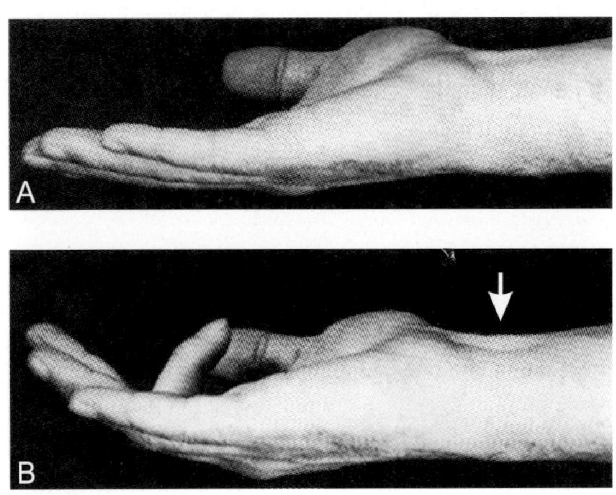

Fig. 1.20 A, B. Quando a articulação interfalangiana proximal de cada dedo é fletida separadamente, será visto que todo o movimento acontece no lado ulnar do tendão do palmar longo, que produz uma depressão nessa situação.

dedos médio, anelar e mínimo independentemente. Isto é porque os tendões do flexor profundo dos dedos que produzem este movimento têm um ventre muscular comum (Fig. 1.21). Se os dedos são *estendidos* agora fortemente e o *punho fletido* contra resistência, o flexor radial do carpo e flexor ulnar do carpo junto com palmar longo podem às vezes ser vistos e sempre palpados (Fig. 1.22). O flexor ulnar do carpo está localizado no lado ulnar dos tendões flexores dos dedos, e, em sua profundidade, um pouco radial, estão localizados o nervo e a artéria ulnar. O ramo sensorial dorsal do nervo ulnar surge cerca de 4-6 cm sobre o punho, e circundando a ulna profundamente ao flexor ulnar do carpo ele perfura a fáscia profunda para ganhar o tecido subcutâneo sobrejacente à cabeça ulnar.

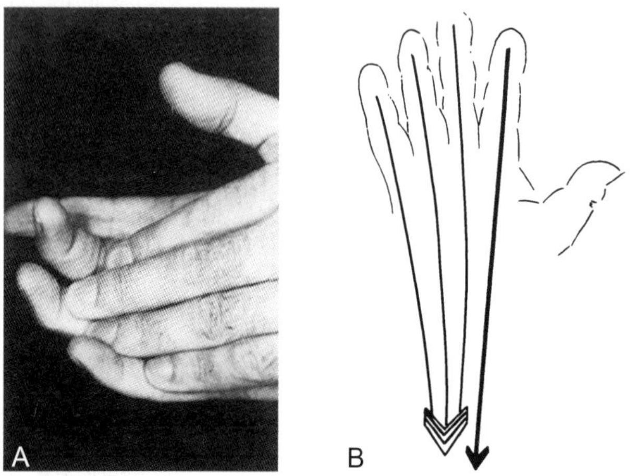

Fig. 1.21 A. Com o movimento da articulação interfalangiana proximal bloqueado, a flexão da articulação interfalangiana distal é produzida pelo flexor profundo dos dedos. Este movimento invariavelmente é acompanhado por flexão involuntária das articulações interfalangianas distais dos dedos adjacentes. **B.** Isto é devido ao fato de que os tendões destes três dedos ulnares se originam todos de um ventre muscular comum.

Ele prossegue distalmente para servir o dorso da mão e das falanges proximais dos dedos mínimo e anular. Está em risco durante a excisão da cabeça ulnar.

O tendão flexor ulnar do carpo pode ser seguido distalmente até sua inserção no osso pisiforme, que pode ser palpado na extremidade ulnar da prega distal do punho. O pisiforme na mão relaxada pode ser movido em uma direção radial pelo dedo polegar do examinador. Este movimento acontece na articulação piso-piramidal. Dois centímetros distal ao pisiforme, e um pouco radialmente, o gancho do hamato (também chamado hâmulo) pode ser sentido como uma crista proximal bem acolchoada na palma. Está localizado sob a linha de prega interrompida que corre da junção do palmar longo com a prega do punho em direção ao dedo mínimo e que demarca a margem ulnar da fáscia palmar e a face radial dos músculos hipotenares. Está localizado no ponto de bissecção de linhas desenhadas ao longo do lado ulnar do dedo anular abduzido e ao longo da superfície flexora do dedo polegar radialmente abduzido – a linha cardeal de Kaplan[71]. A inserção ulnar do retináculo flexor é no pisiforme e no gancho do hamato, e, então, todos os tendões flexores estão localizados no lado radial destes dois marcos. O nervo ulnar e a artéria, em contraste, vindo localizar-se no lado radial do pisiforme, a partir de seu curso sob o flexor ulnar do carpo, passam do lado *ulnar* do gancho do hamato, que está localizado entre estas proeminências ósseas em um canal separado nomeado em homenagem a Guyon [72-75] (Fig. 1.23). O *teto* do canal é formado pelo retináculo flexor (túnel do carpo) e pelo ligamento piso-hamato. O *teto* consiste na parte superficial do retináculo flexor, que é um espessamento localizado da camada de revestimento da fáscia antebraquial e distalmente a origem aponeurótica dos músculos hipotenares, ambos cobertos pelo palmar breve. Sobre este teto correm os ramos terminais do ramo cutâneo palmar do nervo ulnar[76]. O nervo ulnar se separa no canal, e se a palpação do gancho do hamato é repetida usando um movimento de rolagem firme da polpa do dedo polegar do examinador, o ramo motor profundo do nervo ulnar pode ser

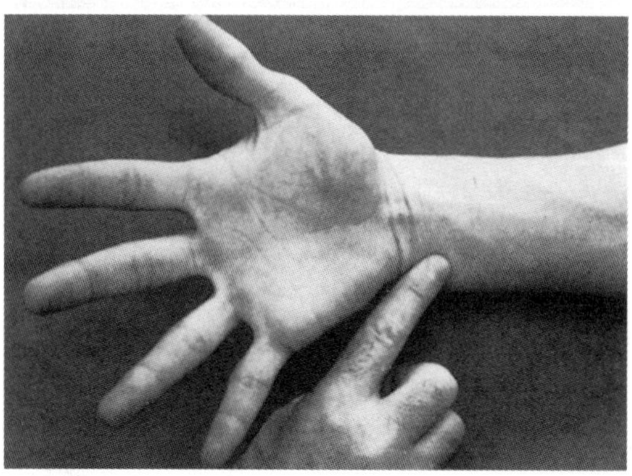

Fig. 1.22. A extensão forte dos dedos produz contração poderosa do flexor ulnar do carpo para estabilizar o punho. Como os flexores longos dos dedos estão relaxados, eles não obscurecem o tendão do punho.

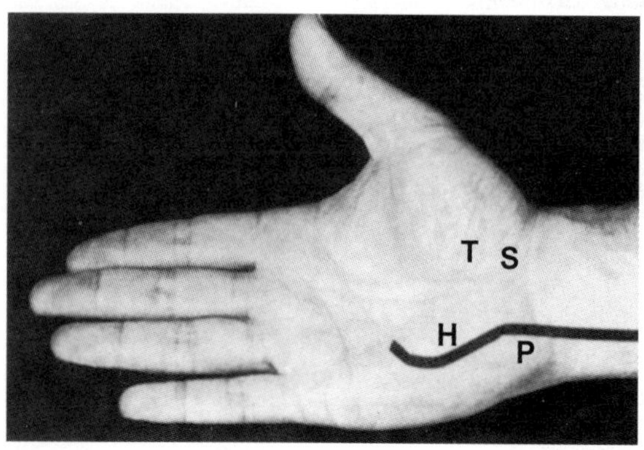

Fig. 1.23. O curso da artéria e nervo ulnar pode ser deduzido palpando o pisiforme (P) e o gancho do hamato (H). O retináculo flexor prende-se em sua extremidade ulnar a estas duas proeminências ósseas e na margem radial ao tubérculo do escafóide (S) e à crista no trapezóide (T).

sentido movendo-se de lado a lado sobre o gancho. Acompanhado pelo ramo profundo da artéria ulnar (que vai completar o arco palmar profundo profundamente aos tendões flexores) o ramo motor profundo do nervo ulnar passa entre o flexor e o abdutor dos dedos mínimos e perfura os dedos mínimos oponentes. Segue o arco palmar profundo para prover os músculos do primeiro espaço interdigital, abdutor do polegar e o primeiro interósseo dorsal. A artéria ulnar deixa o nervo um pouco além do gancho do hamato, virando radialmente um pouco distal ao retináculo flexor e superficial aos tendões flexores para formar o arco palmar superficial, do qual surgem as artérias digitais comuns do segundo, terço e quarto espaços interdigitais. A anatomia vascular da mão está sujeita a variações consideráveis[77,78].

O tendão flexor radial do carpo pode ser visto no lado radial do palmar longo e pode ser seguido até o marco ósseo mais óbvio na face flexora do punho e da mão, o tubérculo do escafóide, que marca o pólo distal daquele osso. O tendão flexor radial do carpo passa no lado ulnar do tubérculo, em seu próprio compartimento formado por duas camadas do retináculo flexor, e então sob a crista do trapezóide para inserir-se nas bases do segundo e terceiro metacarpianos. Esta última extensão distal do tendão para o escafóide Verdan chamou-se de "tendão esquecido" e é o local de inflamação na tendinite do flexor radial do carpo. É para o tubérculo do escafóide que todos os dedos apontam em flexão (Fig. 1.24). Imediatamente distal e um pouco radial ao tubérculo está localizada a escafo-trapezóide. A inserção radial do retináculo flexor é no tubérculo do escafóide e na crista do trapezóide. O ramo motor do nervo mediano, que está sujeito a muitas variações[79,80] na maioria dos casos, gira ao redor da margem distal do retináculo flexor na massa muscular tenar que recobre o tubérculo do escafóide, trapézio, trapezóide, e o primeiro metacarpiano. Isto ele faz no ponto em que uma linha desenhada distalmente do tubérculo do escafóide bissecta a linha cardeal de Kaplan. O eixo do ventre do abdutor curto do polegar, o músculo tenar mais importante funcionalmente e inervado somente pelo nervo mediano em 95% das mãos, corre do tubérculo no escafóide para a articulação metacarpofalangiana do dedo polegar. Entre os tendões do palmar longo e do flexor radial do carpo, o ramo palmar cutâneo do nervo mediano[81] emerge pela fáscia profunda cerca de 5-6 cm proximal à prega distal do punho para passar superficial à margem radial do retináculo flexor para servir distalmente a pele da palma (Fig. 1.25) freqüentemente até as falanges proximais. Este nervo é comumente lesado na liberação do túnel do carpo, embora tenha sido demonstrado que ele nunca passa para o lado ulnar de uma linha desenhada pela linha média do dedo anular[82].

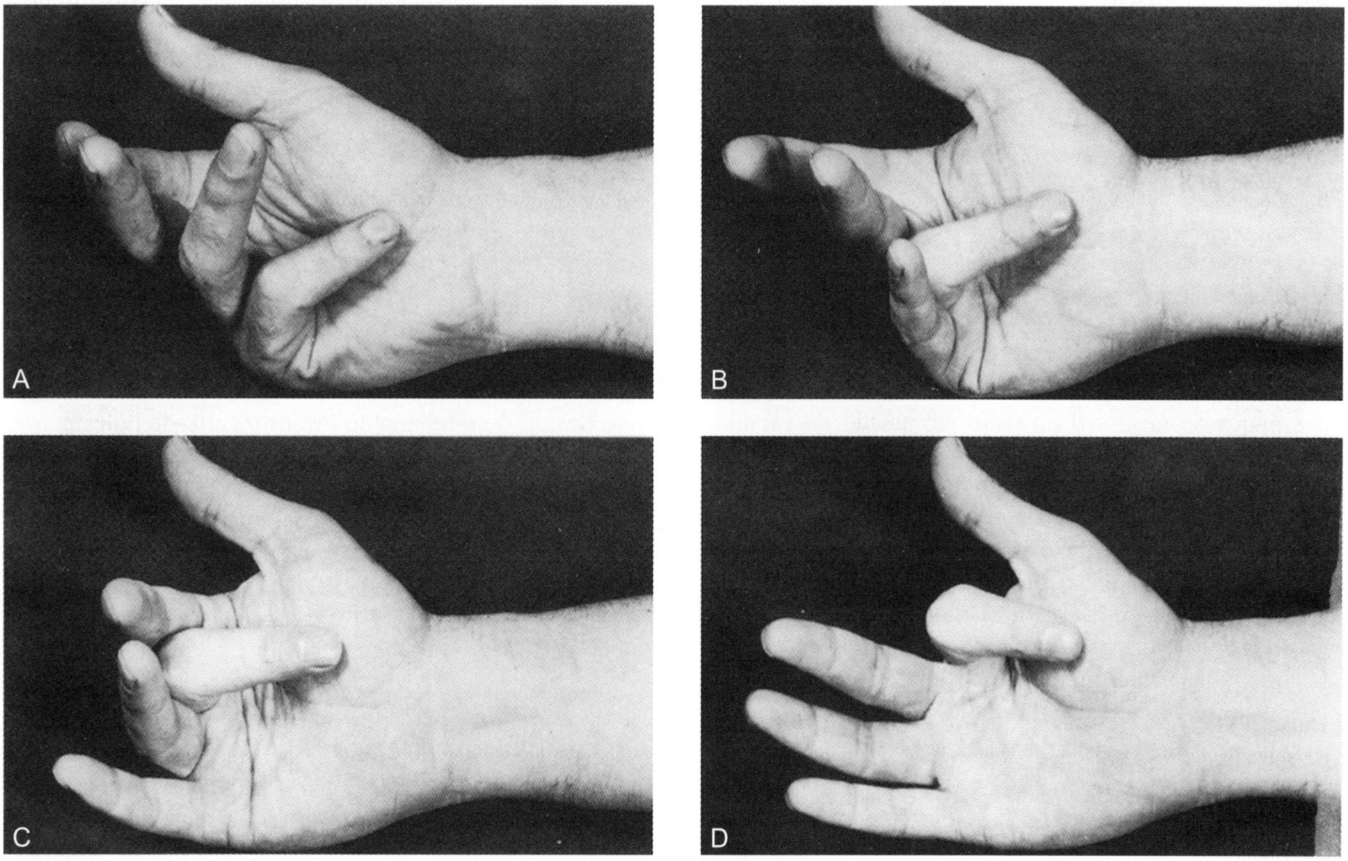

Fig. 1.24 A-D. Todos os dedos em flexão nas articulações metacarpofalangiana e interfalangiana proximal apontam ao tubérculo do escafóide. Este fato é útil para manter a rotação correta em fraturas dos metacarpianos e falanges.

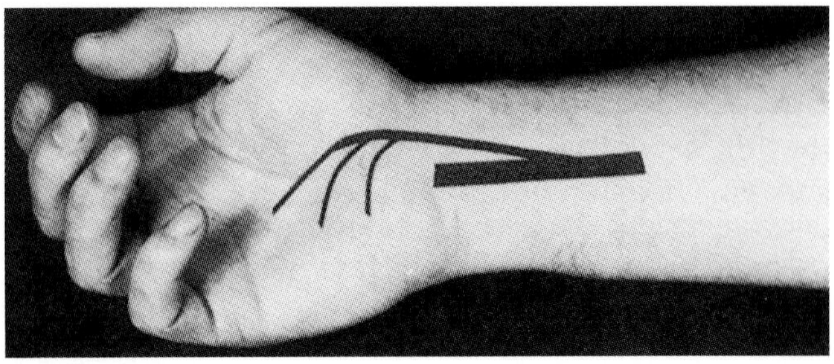

Fig. 1.25. O ramo palmar cutâneo do nervo mediano surge de sua face radial cerca de 5-6 cm proximal ao punho, passa entre o palmar longo e o flexor radial do carpo, cruza a base da eminência tenar, e então dá numerosos ramos para servir o "triângulo palmar".

Igualmente propenso a lesão (se presente) é um ramo comunicante que corre do terceiro nervo digital comum (mediano) para o quarto (ulnar) ao nível do arco palmar superficial[83]. Sob o flexor radial do carpo corre o tendão flexor longo do polegar. Ele pode ser sentido neste local se o punho for relaxado em flexão e o dedo polegar for fletido e estendido ativamente. Com esta ação, o ventre muscular do flexor longo do polegar pode ser visto movendo-se para o lado radial do flexor radial do carpo. No ventre podem ser palpadas as pulsações da artéria radial. No lado radial da artéria o rádio está localizado imediatamente sob a pele. A inserção do bráquio-radial pode ser sentida ao apertar ao longo da borda do rádio um pouco proximal ao estilóide se o cotovelo for fletido contra-resistência na posição neutra entre pronação e supinação.

SUPERFÍCIE EXTENSORA DO PUNHO E DA MÃO

Distal à inserção do bráquio-radial na área subcutânea do rádio pode ser palpada uma crista para a qual o retináculo extensor prende-se em parte[84]. Ela passa ao redor da face dorsal do punho para prender-se à borda ulnar do carpo no piramidal e no pisiforme, e distalmente para o abdutor dos dedos mínimos e a base do quinto metacarpiano, incluindo assim consideravelmente mais que a metade da circunferência do punho. O marco ósseo principal no dorso do punho é a cabeça ulnar, enquanto no dorso do rádio na metade do caminho entre a cabeça ulnar e a crista no lado radial do punho, à qual o retináculo extensor se insere, pode ser sentido um tubérculo ósseo. Três centímetros distal a este tubérculo radial na mão do adulto uma proeminência óssea adicional é evidente. Esta é a base do terceiro metacarpiano, e entre este e o tubérculo dorsal está localizado o carpo. Quando o punho estiver na posição neutra com respeito aos desvios ulnar e radial, o tubérculo radial alinha com a articulação de escafo-semilunar que está localizado um pouco distalmente.

O escafóide está localizado para o lado radial, o semilunar para o lado ulnar desta articulação. Distal ao semilunar está localizado o capitato que articula-se distalmente com a base do terceiro metacarpiano. O trapezóide é encontrado proximal à base do segundo metacarpiano, também articulando em direção à ulna com o capitato e o trapezóide para seu lado radial e – junto com o trapezóide – o escafóide proximalmente no que se tornou conhecido a articulação "triescafa". As bases do terceiro e quarto metacarpianos articulam-se com o hamato que, por sua vez, articula-se com o capitato em sua face radial e o piramidal proximalmente. Inspecionando o punho em ambas as faces durante os desvios ulnar e radial, será visto que um osso em cada superfície, o piramidal dorsalmente e o tubérculo do escafóide anteriormente, fica mais proeminente em desvio radial, e menos em desvio ulnar. Isto pode ser explicado em termos simplistas. Em desvio radial, a base do primeiro metacarpiano chega mais próxima do estilóide radial. Um osso interveniente tem que encurtar então. O escafóide faz isto fletindo, reduzindo sua altura vertical por este gesto cortês. Sua "cabeça arqueada", o tubérculo, fica mais proeminente anteriormente. Em desvio ulnar, semelhantemente, a base do quinto metacarpiano aproxima-se do estilóide ulnar. Novamente, os ossos intervenientes têm que reduzir de alguma maneira sua altura. O hamato desliza até a superfície distal do piramidal, expondo menos assim daquela dimensão vertical ulnar dos ossos. À medida que isto acontece, o piramidal avança, acomodado lá suavemente, mas firmemente por sua articulação helicoidal com o hamato; daí a proeminência destes dois ossos, o escafóide e o piramidal, em desvio radial e sua relativa insignificância em desvio ulnar. Estes movimentos fluidos são obtidos pelas inserções ligamentosas que unem os ossos do carpo, porque nenhum tendão se prende aos ossos do carpo, com exceção do pisiforme. Se os anexos dos ligamentos do carpo são rompidos, ocorre instabilidade (págs. 74 e 206).

Treze tendões – em média, porque pode ser menos, ou muitos mais[85] – passam sob o retináculo extensor em seis compartimentos sinoviais. Seus compartimentos e posições são detalhados na Tabela 1.1. A posição de todos estes tendões pode ser confirmada através de palpação durante o movimento. É especialmente difícil distinguir o músculo extensor curto do polegar do abdutor longo do polegar. O primeiro é um tendão muito mais estreito que o último e pode ser palpado no primeiro metacarpiano um pouco além de sua base, à qual o abdutor longo polegar se insere. O abdutor longo do polegar invariavelmente tem vários tendões. Um ou mais destes, ou o tendão do extensor curto do polegar, pode estar localizado em um compartimento separado não mencionado – 1A, talvez? – que pode passar despercebido durante a liberação, e resulta na recidiva da doença de Quervain (pág. 323). Tal septo criando um compartimento adicional foi encontrado em 34% de um estudo cadavérico[86]. Um músculo anômalo também foi descrito no primeiro compartimento[87], em associação à tendinite semelhante.

No assoalho da tabaqueira anatômica de proximal distalmente podem ser palpados o estilóide radial, o escafóide, o trapezóide e a base do primeiro metacarpiano. A palpação do escafóide deve ser praticada pelo examinador em si mesmo, porque é ligeiramente dolorosa em quem não tem lesão. Se a dor não é percebida, um diagnóstico errôneo de fratura de escafóide pode ser feito na evidência de sensibilidade normal. Através destas estruturas a artéria radial vai da face flexora do

Tabela 1.1 Conteúdos dos seis compartimentos do punho

Compartimento sinovial	*Tendões*	*Situação*
1° compartimento	(1) dois tendões da "tabaqueira anatômica": • *abdutor longo do polegar* • *extensor curto do polegar*	Palpável como o limite palmar da tabaqueira
2° compartimento*	(2) músculos extensores de punho radial: • *músculo extensor longo do carpo radial* • *músculo extensor curto do carpo radial*	Estes passam sob o músculo extensor longo do polegar um pouco distais ao rádio e podem ser palpados nesse local com o punho em dorsiflexão resistida com o dedo polegar relaxado
3° compartimento	(3) tendão da "tabaqueira anatômica": • *extensor longo do polegar*	Palpável como o limite dorsal da tabaqueira; passa ao lado ulnar do tubérculo radial
4° compartimento	(4) músculos extensores dos dedos. • *músculo extensor do indicador e* • 3(± 1) tendões do *extensor dos dedos*†	No dorso do rádio, entre o tubérculo radial e cabeça ulnar
5° compartimento	(5) músculos extensores dos dedos • músculo extensor do dedo mínimo	No sulco entre a cabeça ulnar e o rádio. Normalmente tem dois tendões
6° compartimento	• *músculo extensor ulnar do carpo*	Na face ulnar. Pode ser palpado um pouco distal à cabeça ulnar com o punho em desvio ulnar resistido

**O extensor radial do carpo intermédio* está presente em 12% das mãos neste compartimento[91]; um valioso tendão na quadriplegia severa.
†O do *extensor dos dedos* para o dedo mínimo está freqüentemente ausente, surgindo como uma conexão intertendinosa do tendão do dedo anular no dorso da mão.

punho sob os tendões que definem a tabaquiva anatômica, para ganhar o espaço entre o primeiro e segundo metacarpianos. Sobrejacente à artéria está localizada a veia dorsal do polegar, e sangramento de uma ferida nesta região pode ser significativo em vez da artéria radial.

Correndo no tecido subcutâneo sobrejacente à tabaqueira anatômica e seus tendões estão os ramos terminais do nervo radial superficial. Pode haver vários servindo a superfície dorsal do dedo polegar e, em um grau variado, o dorso da mão e as falanges proximais dos dedos indicador e médio. Um ou mais pode comumente ser palpado deslizando o dedo sobre o rádio proximal até o processo estilóide (Fig. 1.26). O nervo radial aqui é especialmente propenso à lesão durante a liberação do primeiro compartimento para a doença de Quervain.

O músculo extensor longo do polegar é visto claramente quando o dedo polegar é elevado com a palma da mão sobre uma mesa. Está localizado na face ulnar do dedo polegar aduzido, mas sobre o primeiro metacarpiano quando o dedo polegar é abduzido. Assim, na paralisia de nervo ulnar ele pode agir como um adutor fraco, mas efetivo do dedo polegar. Nenhuma conexão intertendinosa *(junctura tendinum)* existe entre o músculo extensor longo do polegar e os outros músculos extensores, exceto em um caso relatado[88], ou entre os músculos extensores digitais e outros, exceto em três casos[89]. Tais conexões existem habitualmente entre os tendões dos dedos de músculos extensores sobre o dorso da mão, respondendo pela incapacidade de estender o dedo anular quando o médio é fletido. Uma das cirurgias de mão mais antigas, em tocadores de flauta, era liberar esta conexão intertendinosa. Uma cirurgia semelhante na conexão entre os dedos indicador e médio foi publicada[90]. Quando o punho é fechado, os "nós" ficam proeminentes. Estes são, claro que, as cabeças metacarpianas, um fato a se lembrar em lesões por mordida humana (pág. 319). As cabeças também são proeminentes na extensão um pouco ineficaz tentada por pacientes reumatóides cujas articulações subluxaram. As proeminências não devem ser confundidas com aumento de volume sinovial. Sobre as articulações no punho fechado, os tendões de músculos extensores podem ser vistos indo em sentido radial. Um sinal precoce de comprometimento ulnar iminente em reumatóides é uma mudança neste movimento dos tendões para uma direção ulnar. Quando o dedo indicador é desviado radialmente contra resistência, o primeiro espaço interdigital é preenchido com o músculo em contração do primeiro interósseo dorsal, que surge a cerca de duas cabeças dos primeiros dois metacarpianos. Este é o último músculo inervado pelo nervo ulnar e o que mais rapidamente mostra atrofia por lesão ou compressão.

SUPERFÍCIE PALMAR

Pregas de Pele e Articulações

Inspecionando um dedo de sua face lateral, será apreciado que a superfície flexora é relativamente plana, com uma leve protrusão da gordura sobre as falanges entre as pregas.

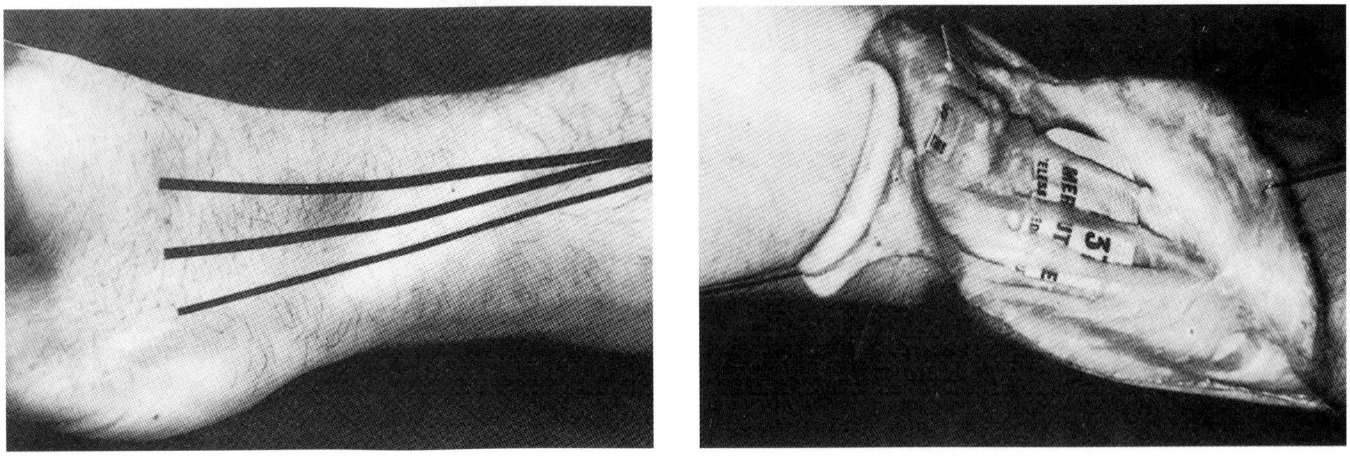

A B

Fig. 1.26 A. Os dois ou três ramos do nervo radial superficial podem ser percebidos sob o dígito do examinador sobre o estilóide radial, além do qual os ramos cruzam a tabaqueira para inervar a pele do dorso do primeiro espaço interdigital. **B.** Estes vários ramos do nervo radial são vistos junto com a veia dorsal do polegar no curso da dissecação de um neuroma, que é o resultado da sua divisão durante a liberação de uma tenossinovite de Quervain.

Uma visão lateral do esqueleto tem uma configuração bastante diferente, as articulações proeminentes sendo separadas por uma cintura ou sela relativamente estreita na diáfise das falanges. Uma gordura subcutânea firme preenche a sela e cria o contorno final sobre as falanges. Por outro lado, não há gordura sob as pregas digitais distal e média que se prendem à porção cruzada da envoltura de tendão flexor que é fina e plana. Isto permite a flexão livre da articulação subjacente, e também serve para criar uma almofada plana de gordura entre o esqueleto e objetos agarrados em flexão. Feridas puntiformes do dedo que introduzem infecção produzem patologias diferentes de acordo com sua localização. Se a ferida está diretamente em uma ou outra das duas pregas mencionadas, a infecção resultante será uma tenossinovite flexora, estendendo-se para a mão ao longo da bainha. Aquela na polpa permanecerá localizada àquele compartimento (Cap. 4).

Uma radiografia pode ser usada para demonstrar que as pregas digitais distal e média se aproximam muito das articulações interfalangianas subjacentes. A distal tende a ser um pouco proximal à articulação interfalangiana distal, a média imediatamente recobre a articulação interfalangiana proximal (Fig. 1.27A, B). Por outro lado, a prega digital proximal não corresponde a nenhuma articulação e está localizada sobre a polia A2 na falange proximal. A palpação firme, especialmente sobre a prega digital mediana, detecta uma estrutura firme que pode ser balançada lateralmente. Este é o tendão flexor, que também pode ser sentido, porém não tão nitidamente, sob as outras pregas digitais. Sua *ausência* também pode ser palpada após laceração ou ruptura. Abaixo deste está localizada a parte glenóide, ou fibrosa, da placa palmar. De cada lado pode ser sentida uma estrutura menor, mais móvel, semelhante a um cordão, o nervo digital, com a artéria imediatamente posterior a ele. Voltando ao tendão flexor, e progredindo um pouco proximal à proeminência da cabeça falangeal, pode-se sentir um recesso que corresponde ao colo da falange. Aqui está localizada a parte membranosa da placa palmar com, abaixo dela, o arco palmar arterial digital transversal[92] do qual surgem as vínculas aos tendões flexores.

As pregas flexoras para as articulações metacarpofalangianas são as pregas palmares proximal e distal, e o marco na superfície é uma linha unindo a extremidade ulnar da prega distal à extremidade radial da prega palmar proximal. Isto pode ser confirmado facilmente fletindo as articulações metacarpofalangianas com as articulações interfalangianas retas (Fig. 1.27C).

As polias A1 que constituem as extremidades proximais das bainhas flexoras fibrosas surgem das placas palmares das articulações metacarpofalangianas[93]. A polia e seus tendões podem ser palpados como na prega digital mediana. As placas palmares das articulações metacarpofalangianas são unidas uma à outra pelo ligamento de metacarpiano transversal profundo, que separa dorsalmente os interósseos dos lumbricais em sua face palmar. Localizado no músculo lumbrical, que aqui é delicado, aproximando-se de sua junção musculotendinosa, está o feixe neurovascular, acomodado entre os tendões flexores. A este nível, sob as pregas palmares, o nervo digital comum começa a dividir-se em seus dois componentes, os nervos digitais próprios, vindo localizar-se anterior à artéria digital comum. Proximalmente, no arco palmar superficial, que fica situado sob o triângulo palmar na linha da face palmar do dedo polegar completamente abduzido, o sistema arterial superficial está localizado superficial aos ramos dos nervos mediano e ulnar. A artéria digital comum divide-se mais distalmente do que o nervo – aproximadamente a meio caminho entre a prega palmar distal e a margem da membrana interdigital. O flexor superficial dos dedos divide-se e começa a cercar o flexor profundo dos dedos na extremidade proximal da bainha fibrosa, ou seja, profundo à prega palmar (Fig. 1.28). Na prega digital proximal, paralelo à margem livre das membranas interdigitais, o flexor profundo dos dedos já está se tornando o mais superficial dos tendões. A fáscia palmar, ou aponeurose, está localizada superficial a estas estruturas, pro-

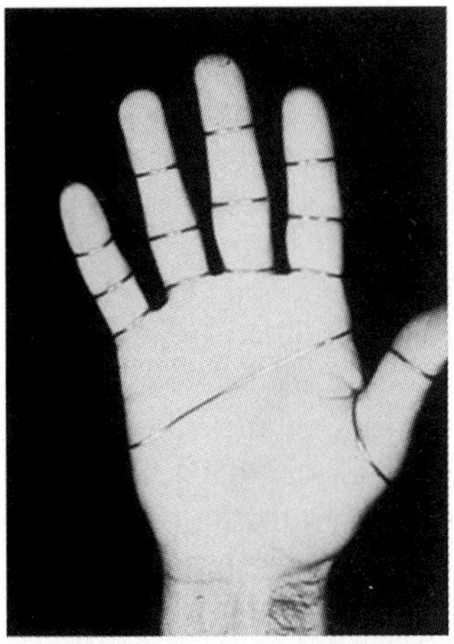

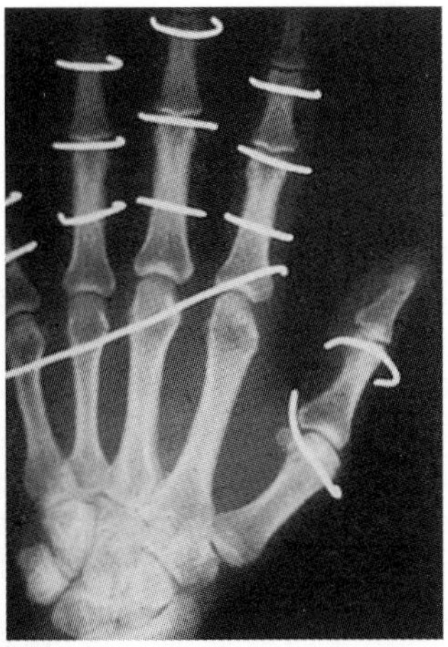

A B

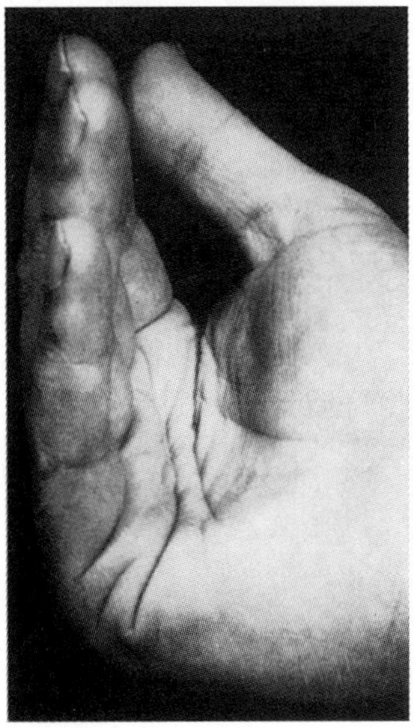

C

Fig. 1.27 A, B. Fios colocados nas pregas de uma mão que foi examinada radiograficamente subseqüentemente revelam a relação dessas pregas com as várias articulações. Será notado em particular que as pregas digitais proximais não correspondem a qualquer articulação, e que uma linha unindo a extremidade ulnar da prega palmar distal (nenhum fio) à extremidade radial da prega palmar proximal se aproxima mais das articulações metacarpofalangianas. **C.** Flexão das articulações metacarpofalangianas ilustra que suas "articulações de pele" correspondentes são as pregas palmares proximal e distal.

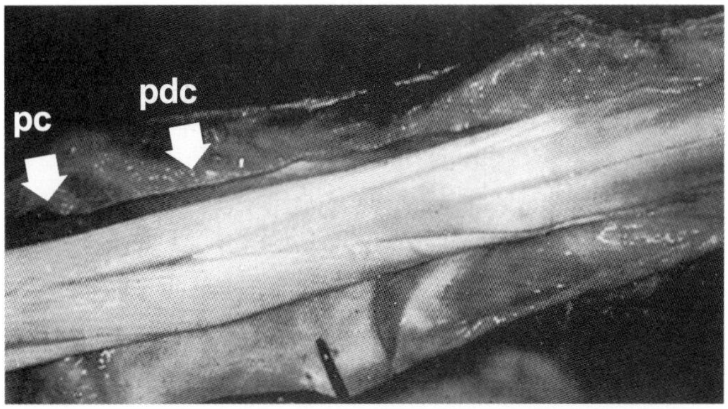

Fig. 1.28. O flexor superficial dos dedos divide sob a palmar prega distal (PC), e o tendão flexor profundo dos dedos começa a se tornar o mais superficial dos dois tendões ao nível da prega digital proximal (PDC). Esta relação se move proximalmente quando os dedos são fletidos fortemente. (Dissecação por Dr D. C. Riordan.)

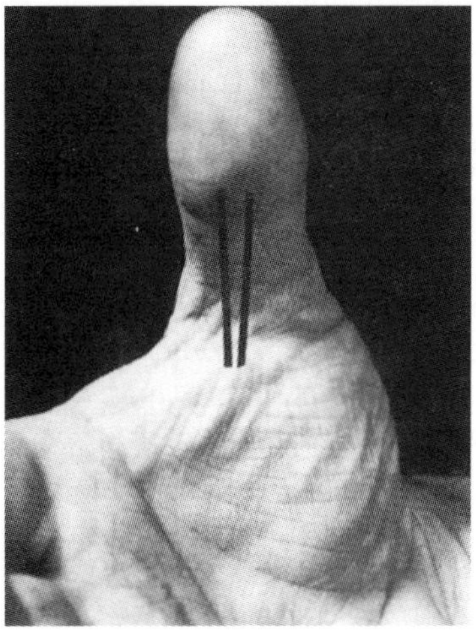

Fig. 1.29. Os dois nervos digitais do dedo polegar podem ser palpados pelo examinador em proximidade íntima para um ao outro na face palmar da prega metacarpofalangiana.

fundamente à pele, que é fixada a esta por múltiplos septos fibrosos. A fáscia palmar é presa por sua vez aos metacarpianos por septos firmes, que passam entre os tendões e estruturas neurovasculares um pouco proximal e distal às fibras transversais da fáscia. Estas fibras transversais estão localizadas sob as pregas palmares. Na mão normal, a substância principal da fáscia palmar é encontrada sob o triângulo palmar, que é aquela área limitada pela prega palmar distal, a prega hipotenar interrompida mencionada anteriormente e a prega tenar.

A prega tenar longa, curvada, representa uma prega de flexão que corresponde à articulação basal do dedo polegar, e, por isso, deve ser vista ao longo de todo seu comprimento livre da margem de qualquer tala na qual o movimento total do dedo polegar é planejado.

Nervo Digital Palpável

Com maior facilidade que aqueles já mencionados, ambos os nervos digitais para o dedo polegar podem ser palpados na superfície palmar da prega metacarpofalangiana do dedo polegar. Eles estão localizados juntos à bainha do flexor longo do polegar, onde eles podem ser sentidos sob o dedo polegar do examinador (Fig. 1.29) e podem ser lesados durante liberação de um dedo polegar em gatilho.

O nervo digital radial para o dedo indicador pode ser palpado sobre a cabeça metacarpiana pelo menos 1 cm ulnar à extremidade radial da prega palmar proximal (Fig. 1.30), oposto ao ponto médio da base do dedo indicador.

Estes três nervos digitais são os mais importantes na mão. Ironicamente, eles também são os mais vulneráveis, localizados em estruturas inflexíveis, e sendo destituídos da proteção oferecida aos outros nervos digitais pela aponeurose palmar. Além disso, eles são aqueles sob maior risco quando são agarrados objetos afiados na mão.

EXAME INICIAL (FIG. 1.31)

Note que esta é a primeira fase do exame, como é realizado na sala de emergência; o segundo é exploração, feita sob condições assépticas (veja pág. 82). Decisões finais em relação ao manejo – indicações – só serão feitas durante esta primeira fase em lesões fechadas e só serão feitas em lesões abertas depois da exploração.

O exame do paciente com uma das mãos ferida precisa estabelecer o seguinte:

- A mão ou dígito ferido são viáveis?
- Há lesão vascular?
- Há síndrome de compartimento isquêmico?
- Há lesão de tendão?
- Há lesão de nervo?
- O esqueleto está estável?
- Há perda de pele atual ou risco de perda?

Um exame breve que envolve uma avaliação da cobertura de pele, um teste de compressão de polpa (pág. 21), extensão de músculo passiva (pág. 39), teste de tenodese (pág. 28), teste de caneta de plástico (para avaliar aderência tátil) (pág. 41) e radiografia em dois planos dará ao cirurgião uma idéia razoável dos prováveis problemas.

Como já sugerido, o exame deve começar logo após começar o diálogo com o paciente detalhado anteriormente. Em crianças e em pacientes com lesões mais volumosas, podem ser após a anestesia ser alcançada, nos casos em que a examinação inicial não render nenhuma informação sutil. Em tais exemplos, uma avaliação áspera da magnitude de algumas lesões pode ser feita por radiografia através da tala e curativos. Novamente, exame radiológico definitivo será feito sob anestesia ao posicionar, e distração pode esclarecer um estudo inicial confuso. Nestas circunstâncias em que são deixados curativos em posição, devem ser avaliadas a circulação e a sensibilidade nas pontas dos dedos em protrusão. Em outros casos, onde o paciente, testemunhas ou os curativos indicam que uma hemorragia viva prévia pode recomeçar, muitas informações podem ser obtidas através do exame antes de remover aqueles curativos. Porém, as bandagens aplicadas devem ser removidas suavemente como uma primeira medida de ajuda em todos, exceto nestes casos especiais, porque pode ser ganho conhecimento do local, configuração e aparência da ferida.

CARACTERÍSTICAS DA FERIDA

Isto foi em grande parte determinado durante a história e é confirmado e refinado durante o exame. Uma classificação é útil em separar aquelas feridas de provável cicatrização por primeira intenção daquelas em que é provável um curso mais complicado:

- *feridas organizadas*
  incisadas
  fatiadas
    (a) com perda de tecido
    (b) com retalhos
  puncionar

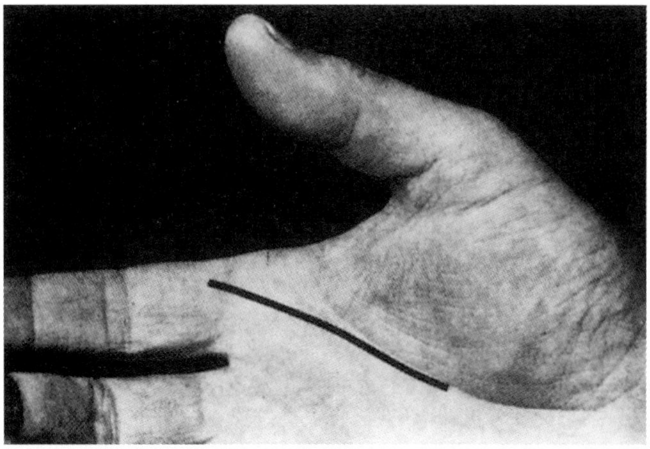

Fig. 1.30. O nervo digital radial para o dedo indicador está localizado em uma posição mais ulnar do que se poderia esperar e pode ser palpado sobre a cabeça metacarpiana a 1 cm da extremidade radial da prega palmar proximal.

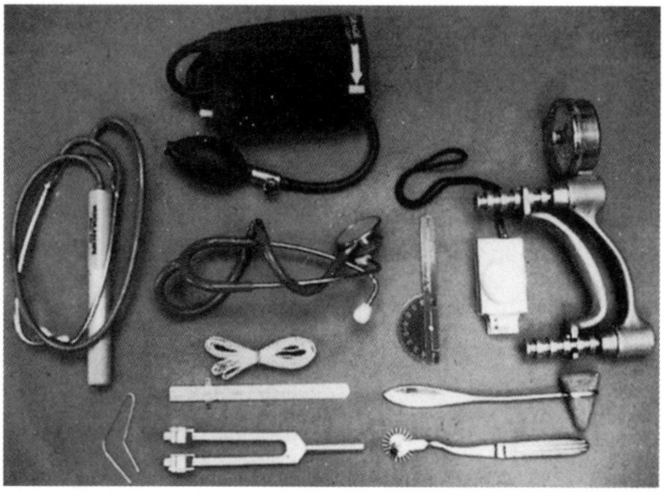

Fig. 1.31. O armamentário básico para exame da mão. Todos serão reconhecidos facilmente com talvez a exceção do instrumento na extrema esquerda, que é um fluxímetro Doppler, e os instrumentos no extremo direito que são os dinamômetros de preensão e pinçamento respectivamente.

- *feridas sujas*
  esmagamento
  injeção
  avulsão
  } usualmente qualificadas pelo mecanismo
- *ponta do dedo (veja pág. 111)*
  leito ungueal
  polpa
- *amputações*
  completa
  incompleta – isto implica uma lesão através do osso e mais que 50% da circunferência da pele, viabilidade duvidosa ou não.

Feridas organizadas são infligidas por instrumentos afiados e têm extremidades bem definidas. Elas estão associadas à pouca destruição de tecido e cicatrização primária com mínima formação de cicatriz. Tendões, artérias e nervos são comumente feridos, mas limpos, de forma que o reparo primário é alcançado facilmente. Fraturas são incomuns em tais lesões. Se elas *estão* presentes, tendem a ser transversais e não cominutivas.

Lacerações múltiplas, paralelas, limpas, especialmente no punho, sugerem uma lesão auto-infligida[94]. Vários cortes pequenos ao lado de uma laceração profunda sugerem o mesmo mecanismo; tais cortes são chamados "marcas de hesitação" (Fig. 1.32). Realmente, em qualquer circunstância onde a história não está adequada à lesão, o médico tem que procurar a verdade. Se ele não o faz, pode realizar uma cirurgia inadequada e não pode oferecer o tratamento apropriado. Consulta psiquiátrica é necessária em todos os pacientes que deliberadamente se ferem, porque eles precisam de ajuda. Também pode ser verdade que quanto mais eles contestam e protestam, tanto mais eles precisam dessa ajuda.

A *localização*, especialmente de feridas organizadas, leva o examinador com um conhecimento bom de anatomia de superfície a suspeitar quais estruturas podem estar envolvidas.

A *configuração* das lacerações também pode dar informações (Fig. 1.33A, B). Quando uma lesão foi infligida por uma lâmina plana com uma borda cortante reta, a ferida será mais curvada quanto mais agudo o ângulo de incidência da lâmina com a pele. Assim, um corte diretamente perpendicular à pele será reto, e um virtualmente paralelo à pele será quase um círculo completo, ao ponto de fato remover um pedaço de pele. Mais adiante, traçando mentalmente uma linha reta unindo as extremidades da ferida, o cirurgião pode deduzir quais estrutu-

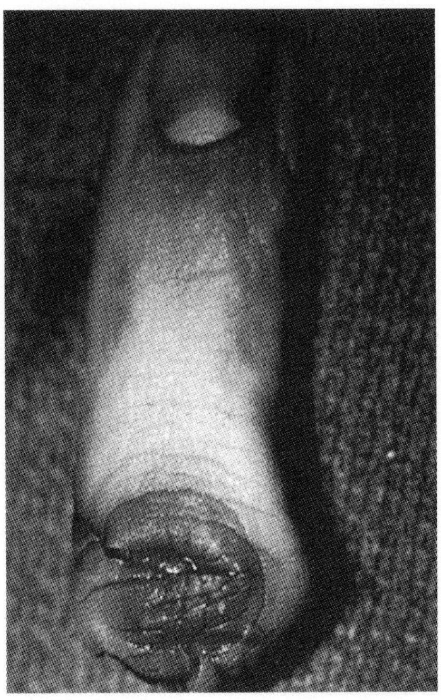

Fig. 1.32. Este dígito amputado chegou com um paciente que, foi declarado, tinha sofrido uma amputação acidental enquanto estava sozinho cortando madeira. O exame da parte amputada revelou um corte de hesitação um pouco distal a ponto de amputação. O questionamento revelou que isto era uma lesão auto-infligida.

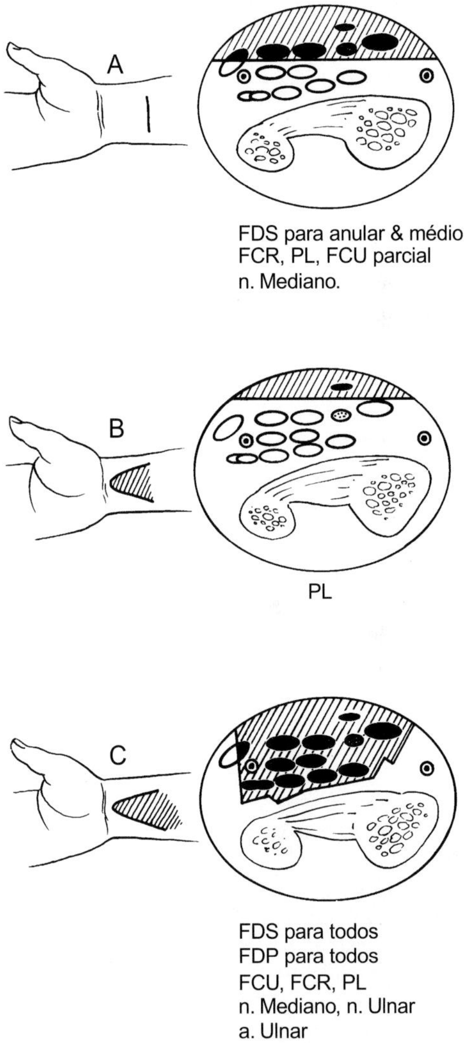

Fig. 1.33. Dependendo da natureza do agente cortante, ou seja, se tem uma lâmina reta ou serrilhada, alguma conclusão pode ser tirada sobre a natureza da possível lesão profunda. **A.** Se tem uma borda reta e a laceração é transversal, unindo as duas extremidades da ferida mentalmente o cirurgião pode deduzir quais estruturas estarão laceradas. **B.** Se a extremidade cortante fosse reta, mas a ferida em forma de V, então é provável que a laceração fosse bastante rasa. Uma vez mais, unindo as duas extremidades alguma conclusão pode ser tirada sobre a lesão profunda. **C.** Se a arma fosse rugosa, como um pedaço de vidro, ou pontuda, então como uma lâmina de bisturi, nenhuma conclusão segura pode ser tirada, já que muitas estruturas podem ser lesadas pela ponta do instrumento.

ras profundas provavelmente estão envolvidas. Com uma lâmina reta, pode ser generalizado que, quanto mais encurvado o corte, tanto mais longa a ferida e menos profunda a lesão. O cirurgião também pode tirar conclusões relativas à localização destas estruturas em relação à ferida, porque a lesão profunda sempre estará localizada no lado côncavo de uma ferida curva.

Depois de um punhalada ou laceração com um instrumento plano irregular, como um pedaço de vidro, *nenhuma* predição pode ser feita relativa à profundidade ou extensão da lesão, mas a direção ainda é indicada pela forma da ferida. Isto ajuda consideravelmente no planejamento da extensão de incisões. O diferente potencial de uma faca reta fatiando e um pedaço de vidro irregular apunhalando sempre deve ser lembrado e é mostrado na Fig. 1.33C.

A *aparência* da ferida pode revelar lesão a estruturas profundas pela sua apresentação na ferida ou (muito mais comumente) pela presença de coágulo de sangue vermelho escuro, gelatinoso – *sempre* um indicador da lesão de tendões, nervos ou vasos.

Um ponto de manejo durante o exame surge. Embora seja provável que uma hemorragia arterial livre não seja evidente ao remover os curativos (a ferida de pele sendo preenchida por coágulo), ela estará ocasionalmente presente. Quando hemorragia livre acontece, ela provavelmente é devida a uma laceração *parcial* de um vaso maior (pág. 43) e, como tal, constitui a única lesão potencialmente fatal da extremidade superior (Fig. 1.34). A escolha da ação para controlar tal hemorragia que tem sido recomendada tem quatro aspectos:

- cuidadosamente ligar bem na extremidade do vaso;
- aplicar um torniquete na parte superior do braço;
- controlar o ponto de pressão arterial apropriado;
- aplicar pressão local.

A ligadura cuidadosa da extremidade do vaso é uma solução atraente por sua precisão, mas apenas para aqueles que nunca trataram de tal situação na mão. A exposição de um vaso sangrante na sala de exame o suficiente para ligá-lo requer exploração bastante injustificada da ferida em condições longe das ideais, e provavelmente resultará em perda de sangue excessiva. Uma vez exposta, a ligadura poderia ser alcançada então apenas pela destruição das extremidades da artéria. Essa porção pode ser essencial para uma simples anastomose livre de tensão.

A aplicação de um torniquete no braço superior até mesmo na sala de emergência mais bem organizada apresenta o perigo da negligência e deve ser condenada por isso. O torniquete é aceitável apenas no caso de um paciente em colapso estar sangrando de uma lesão vascular importante e será levado imediatamente para a sala cirúrgica. Se um torniquete é julgado essencial, a pessoa que o aplica tem que *anotar o tempo e tem que permanecer com o paciente até que seja removido*. Isto é não apenas para assegurar que o balonete é esvaziado antes da isquemia causar lesão irreversível, isto é, depois de no máximo 2 h, mas mais freqüentemente, para assegurar que a pressão no balonete permaneça acima da pressão sistólica do paciente. Tal pressão pode estar subindo enquanto os esforços ressuscitativos têm sucesso, enquanto muitos balonetes e conexões vazam. Se a pressão cair abaixo da sistólica, a hemorragia será pior que o que teria acontecido sem balonete, porque será dos sistemas arterial e venoso fechados.

Para controlar a hemorragia por *pressão digital* no ponto de pressão apropriado – a artéria braquial na metade do úmero é satisfatória – permite um exame pré-operatório adequado. Não é praticável ou seguro durante o tempo entre o exame e a cirurgia.

Uma vez o exame completo usando controle do ponto de pressão, a hemorragia deve ser controlada depois disso por *curativos compressivos locais* com *elevação do braço*. Isto deve ser

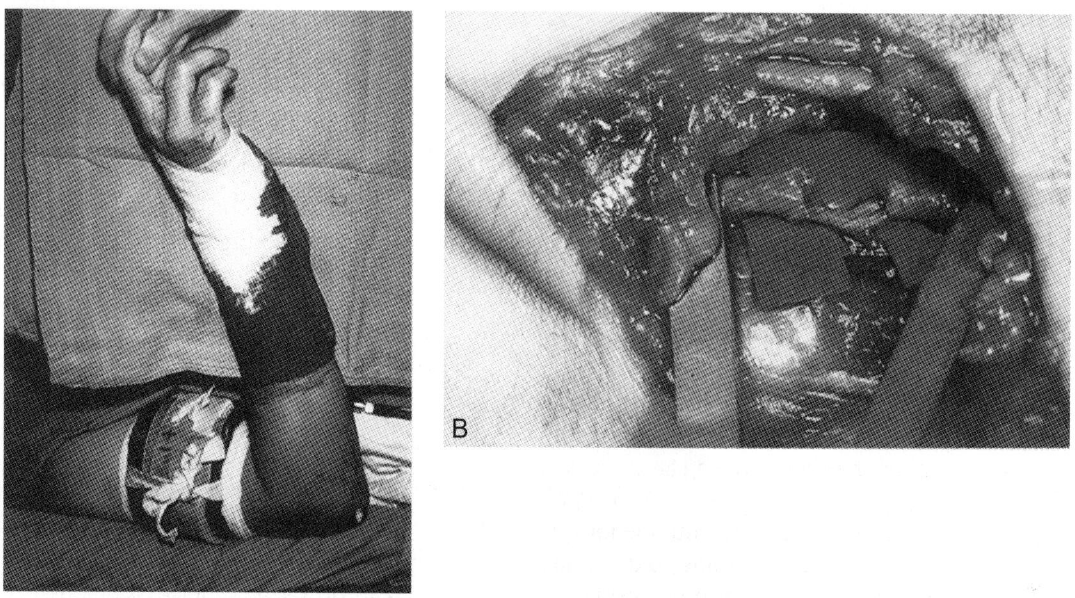

A B

Fig. 1.34 A. Hemorragia severa através de curativo compressivo sugere uma laceração parcial de um vaso maior. O controle desta ferida requereu aplicação de um torniquete e transporte imediato para a sala cirúrgica onde, realmente, uma lesão parcial da artéria ulnar **(B)** foi encontrada.

mantido sob supervisão freqüente até que a mão seja preparada na sala cirúrgica, quando a perda de sangue excessiva pode ser evitada pelo uso de um torniquete de braço superior. Se pressão e elevação falham, como comprovado pelo sangramento nos curativos, um torniquete *deve* ser aplicado e cirurgia feita com urgência.

Feridas desarranjadas são resultantes da ruptura ou estouro da pele. Elas são causadas por lesões de esmagamento, explosões e por rolamentos, serras elétricas e maquinarias industrial e de fazenda. As extremidades da pele são irregulares, com muitos retalhos de viabilidade duvidosa. A cicatrização primária é menos provável que em feridas organizadas, e formação de cicatriz extensa tende a resultar. A extensão total da lesão para tais pacientes é raramente clara até a exploração, e realmente pode não ser evidente até dias ou mesmo semanas depois do acidente. A natureza da lesão em lesões desordenadas é:

- *Pele* : Perda indeterminável de viabilidade
- *Esqueleto:* Fraturas comuns, normalmente múltiplas e cominutivas, com rompimento articular
- *Tendão:* Avulsão com ou sem perda de substância
  Abrasão
- *Nervo:* Avulsão
  Esmagamento
  Queimadura } freqüentemente em
  Tração } continuidade
- *Vaso:* Lesão comum, incluindo:
  Avulsão
  Ruptura parcial em continuidade
  Trombose devido à compressão, torção ou tração

VIABILIDADE

Em *lacerações organizadas* há menos dúvida sobre a viabilidade que em lesões resultantes de esmagamento ou avulsão. Dependendo da qualidade e integridade da circulação colateral, a divisão da artéria braquial ou das artérias radial e ulnar pode ou não resultar em perfusão insuficiente do membro distal. Quando as artérias radial *ou* ulnar são divididas no punho, a viabilidade da mão não é comprometida. A falta de uma franca insuficiência vascular não deve de maneira nenhuma implicar que os vasos não devem ser reparados, porque problemas tardios da função da mão podem surgir da isquemia (pág. 248).

No dedo, a divisão das artérias digitais proximal aos ramos dorsais será evidente pelo cinzento lívido da polpa e ainda mais do leito ungueal. O reparo vascular é necessário para sobrevivência do dígito. Como a artéria digital está localizada dorsal ao nervo no dedo, a lesão da artéria em feridas palmares é evidência forte de que o nervo também foi lesado.

O *dígito não viável* em amputação incompleta, onde os fluxos arterial e venoso estão comprometidos, é caracteristicamente de cor muito branca, com áreas de violeta pálido. A polpa é colapsada, e sua temperatura palpavelmente menor que a dos dígitos adjacentes. Com pressão na ponta, o dedo não empalidece e enche novamente. Girar o dígito que está pendendo livremente não ajudará a determinar se há torção vascular ou franca lesão é ou não a causa da palidez. Apenas a exploração e a fixação da fratura podem fazê-lo. Em certos casos, porém, o fluxo *será* melhorado por ajuste na sala de emergência. Isto é especialmente verdade na avulsão por anel, e a pele lesionada deve ser reposicionada aguardando exploração formal.

Em *lesões desordenadas* a pergunta suprema, e freqüentemente mais difícil de responder, é "Que tecidos são viáveis?" Nenhuma decisão final relativa à viabilidade deve ser feita até que as fraturas sejam reduzidas e imobilizadas (Fig. 1.35). A torção e a compressão de vasos de outra forma incólumes podem surgir pela instabilidade das fraturas, e partes aparentemente não viáveis que podem ser amputadas desnecessariamente se isto não é apreciado.

AMPUTAÇÃO E REIMPLANTE

O *reimplante* de partes totalmente cortadas e a *revascularização* de amputações incompletas são agora possíveis em muitos centros.

Há dois grupos distintos de amputação de membro que requerem cuidados bastante diferentes:

1. *Macrorreimplante*, no qual a parte amputada contém massa muscular; a velocidade é importante; um nível alto de habilidade microcirúrgica e tempo cirúrgico ilimitado *não* são necessários (Fig. 1.36). Nestas amputações, força significativa foi envolvida, e outras lesões severas, mas freqüentemente obscuras, são prováveis[95]. Até mesmo na sua ausência, choque hipovolêmico é provável. Estes pacientes estão em risco durante viagens longas.
2. *Microrreimplante*, no qual as partes amputadas normalmente são dígitos; a velocidade é de significado secundário; um nível alto de habilidade microcirúrgica e tempo cirúrgico ilimitado são essenciais. Em casos selecionados pelo processo detalhado na pág. 9, a viagem demorada para alcançar uma equipe microcirúrgica é aceitável e desejável, especialmente quando amputações digitais múltiplas aconteceram[96].

Contra-Indicações

Certos fatores, dados abaixo, vieram a ser reconhecidos como *contra-indicações* ao reimplante[70].

Contra-Indicações Fortes

1. Lesões associados significativas no tronco e cabeça; comum em candidatos a macrorreimplante (Fig. 1.37).
2. Lesão extensa do membro afetado ou da parte amputada – nível múltiplo (Fig. 1.38); desenluvar; esmagamento difuso.
3. Doença crônica severa, impedindo o transporte ou cirurgia prolongada.

Contra-Indicações Relativas

Estas estão freqüentemente presentes em combinação e são então mais desencorajadoras.

1. Amputação de único dígito, especialmente proximal à inserção do flexor superficial dos dedos (Fig. 1.39).
2. Lesões de avulsão, comprovada por:
   (a) mecanismo;

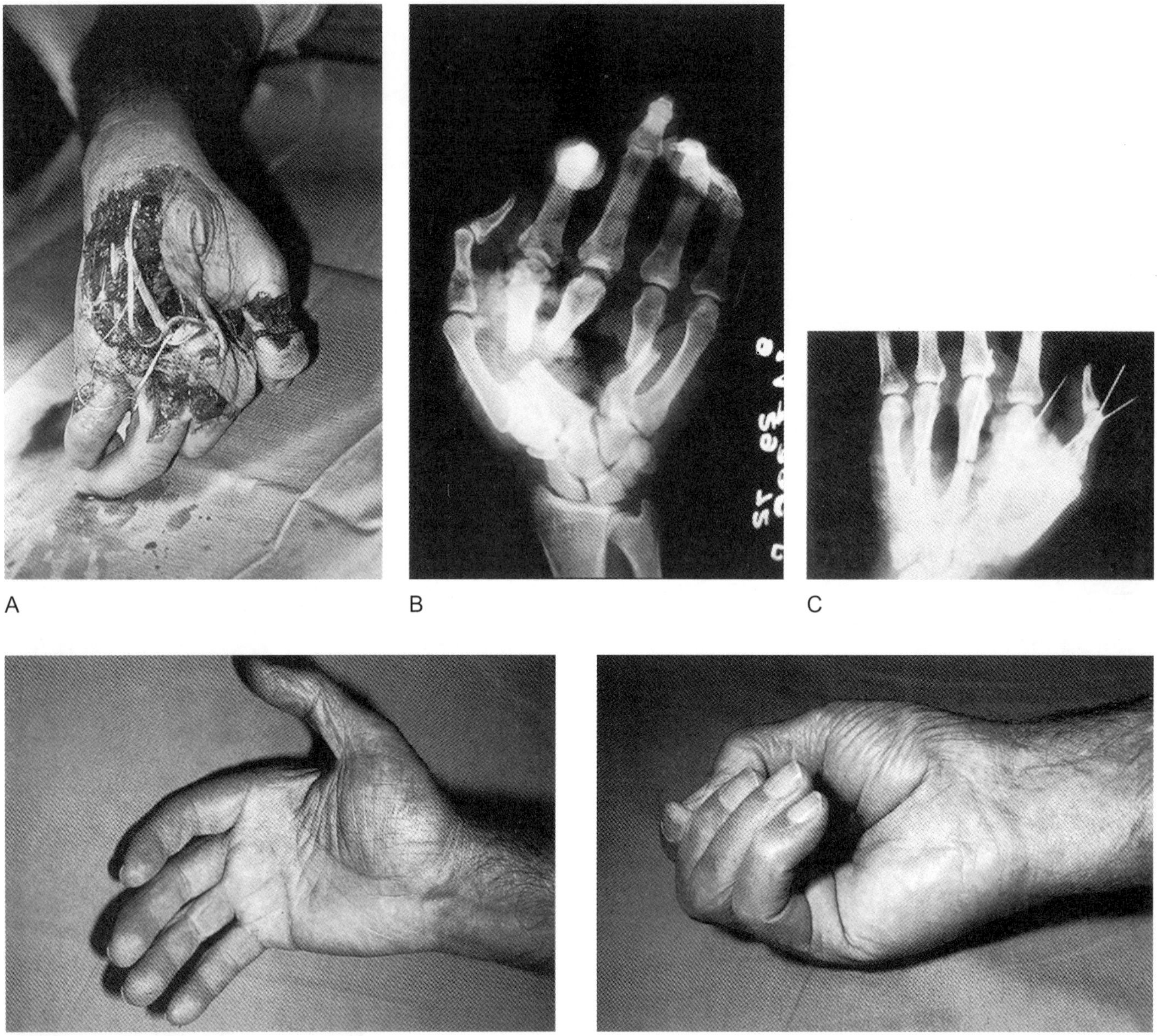

Fig. 1.35 **A.** Este paciente sofreu uma lesão de esmagamento importante sob a plataforma de um caminhão de lixo, que resultou em fraturas de metacarpiano e luxações metacarpo-carpal. **B.** Ao exame inicial, todos os dígitos pareciam ser não viáveis. **C.** Depois da fixação das fraturas, porém, o fluxo voltou a todos os dígitos sem reparos vasculares, e 2 anos depois pode ser visto **(D, E)** que os quatro dígitos sobreviveram com um retorno razoável de função (extensão e flexão).

(b) estruturas que oscilam da parte, normalmente nervos e tendões; isto indica freqüentemente avulsão de vaso *da* parte (Figs. 1.40, 1.41);

(c) "raia vermelha" – equimose sobre o pedículo neurovascular, indicando rompimento de vaso.

3. Lesão prévia ou cirurgia da parte.
4. Contaminação extrema.
5. Isquemia morna prolongada – na prática aplicável apenas para macrorreimplante[97].
6. Idade – chance aumentada de doença de vaso e doença sistêmica.

Reimplante de Dígito Único Distal

O reimplante de amputações de dígito único distais à inserção superficial vale a pena. Dois relatos[98,99] envolvendo 129 dígitos mostram mais de 80% de sobrevivência com média de dois pontos de discriminação de 10 mm em uma série. Tal cirurgia é justificada quando regras de senso comum forem aplicadas:

1. As desvantagens, já detalhadas, são discutidas com o paciente.
2. Apenas uma tentativa é feita com um tempo limite de 5 horas de cirurgia.

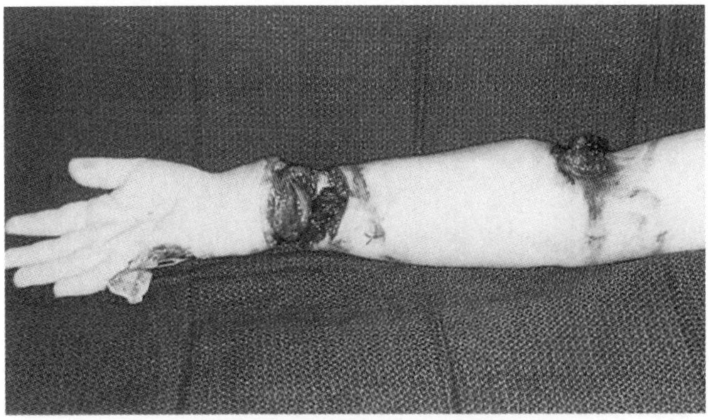

A

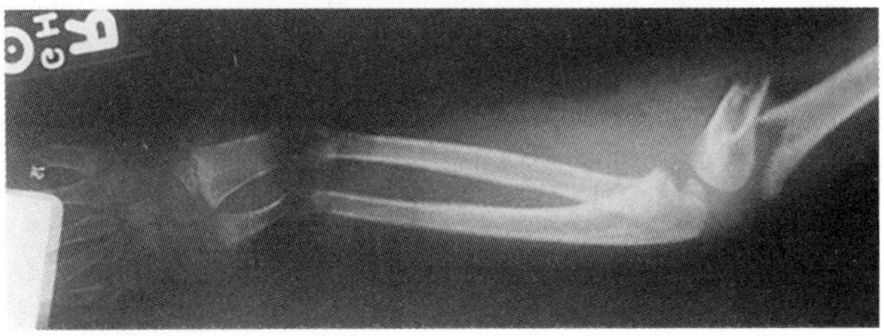

B

Fig. 1.36 A, B. Esta criança, com uma amputação incompleta em duplo nível sofrida em um semeador, foi transportada durante várias horas antes de alcançar a instituição de cuidados primários. Houve demora adicional antes de a criança ser transferida a um centro de reimplante, onde o fluxo foi restabelecido ao nível de artéria braquial 10 horas depois da lesão. Nenhuma perfusão muscular foi vista no antebraço, e a amputação acima do cotovelo foi então obrigatória. O macrorreimplante ao nível de artéria braquial requer pressa, enquanto o reimplante ao nível do punho poderia esperar, com resfriamento, sem perda maior de função no final.

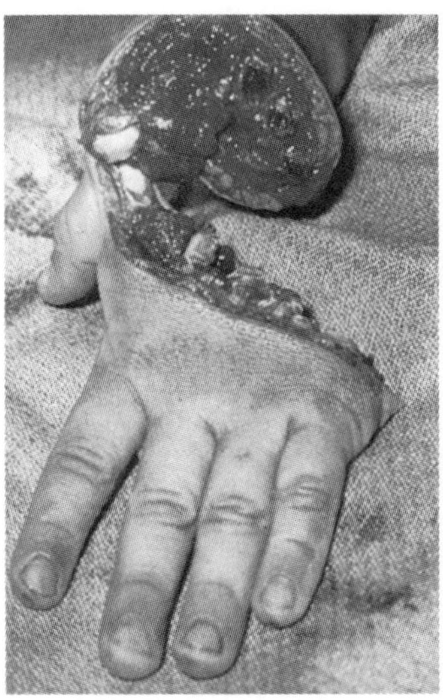

Fig. 1.37. O disco de um arado virtualmente amputou a mão direita desta criança. Na chegada para o reimplante ela estava moribunda. Havia uma fratura insuspeitada da pelve e hematoma retroperitoneal sofrido quando o corpo dela passou sob a roda do trator.

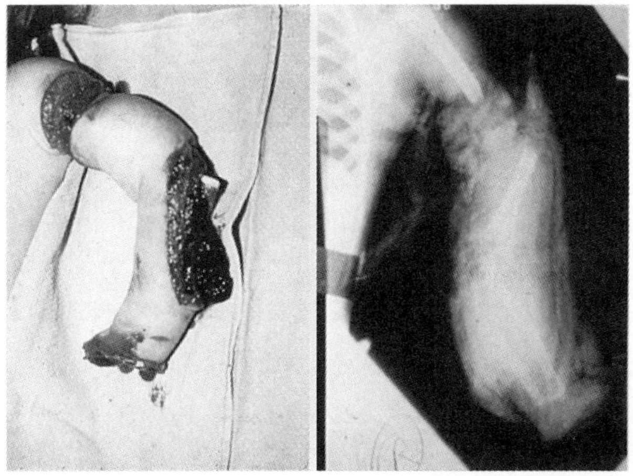

A

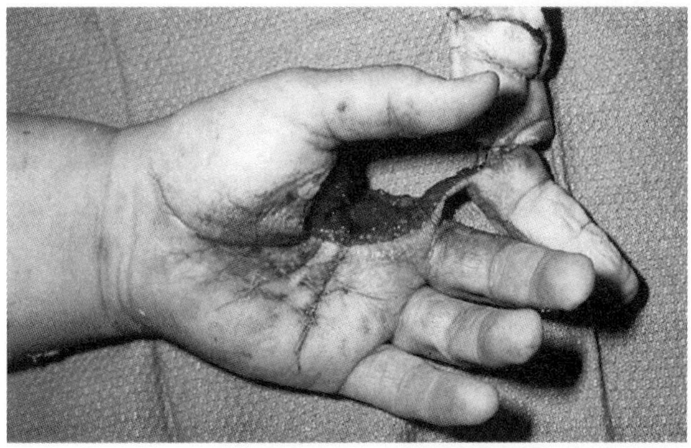

B

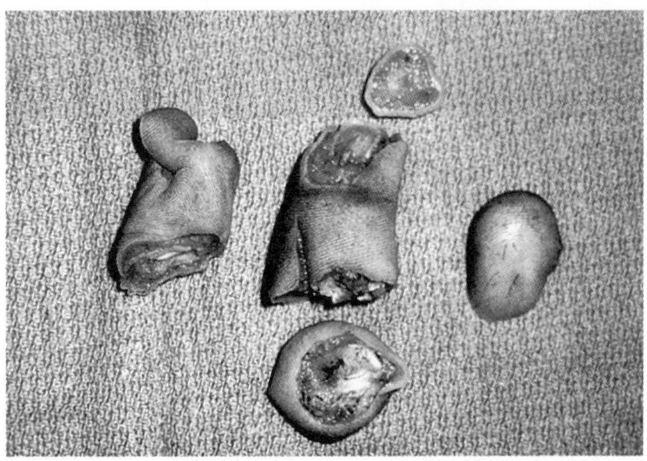

C

Fig. 1.38 A. Esta criança sofreu amputações em níveis múltiplos e amputações parciais quando ela caiu debaixo de um cortador de grama. **B.** A amputação em duplo nível de um único dígito como mostrado aqui é uma contra-indicação ao reimplante. **C.** Uma visão comum depois da lesão por cortador de grama. Estas múltiplas partes amputadas não são nenhuma delas próprias para reimplante. Quando múltiplas partes estão presentes elas devem todas ser inspecionadas cuidadosamente, porque o transplante de um dígito para outro pode proporcionar função que não pode ser ganha por qualquer outro meio.

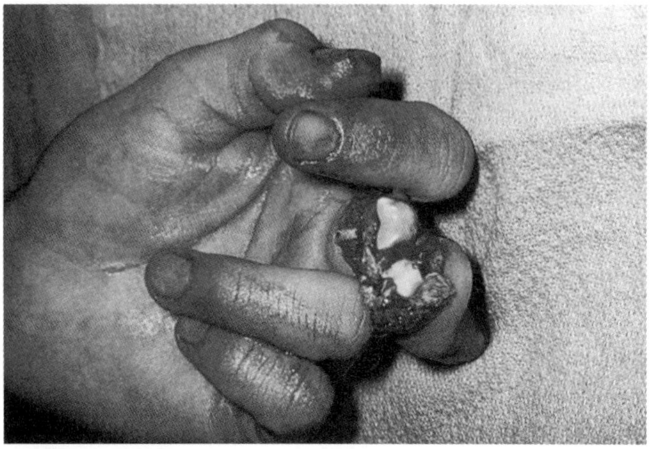

A

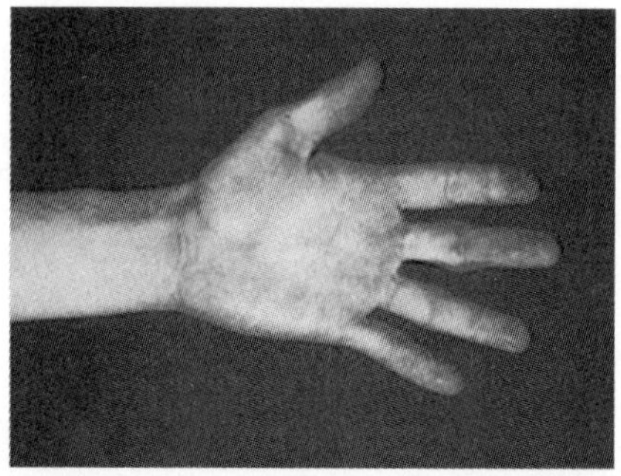

B

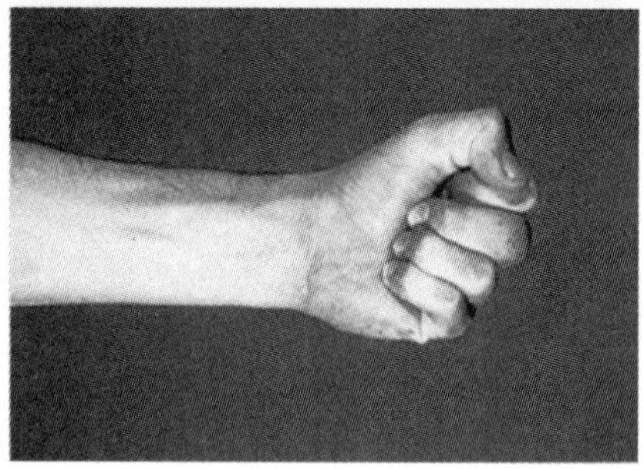

C

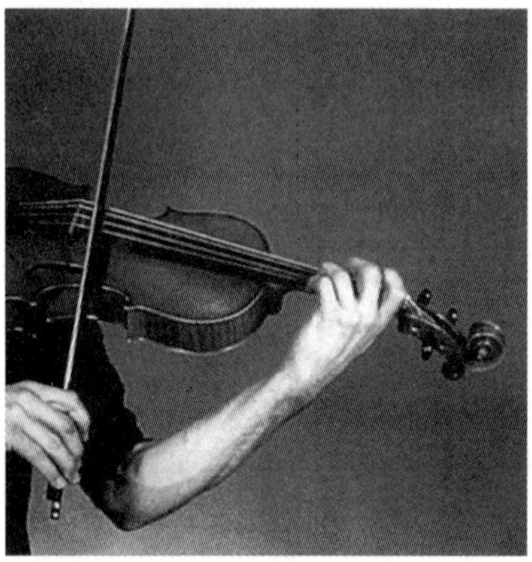

D

Fig. 1.39 A. Amputação de único dígito, completa e incompleta, normalmente é uma contra-indicação relativa ao reimplante; porém, este adolescente não apenas era hábil com uma serra – como pode ser visto pelo fato que ele atravessou a articulação interfalangiana proximal sem danificar qualquer superfície articular – mas também era um violinista muito competente. Sua determinação para recuperar-se resultou em função perfeita **(B, C, D)**.

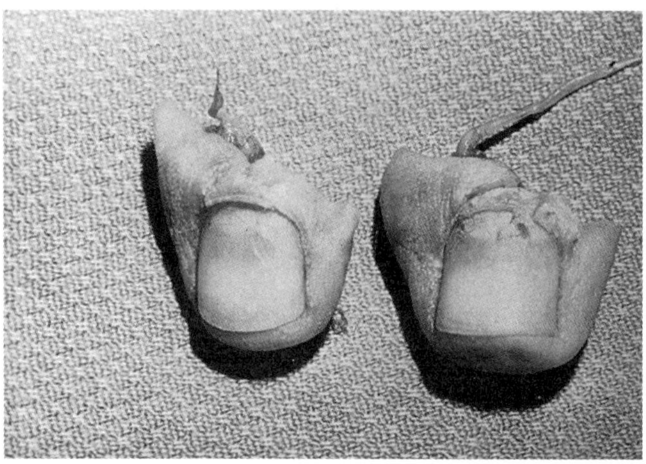

A

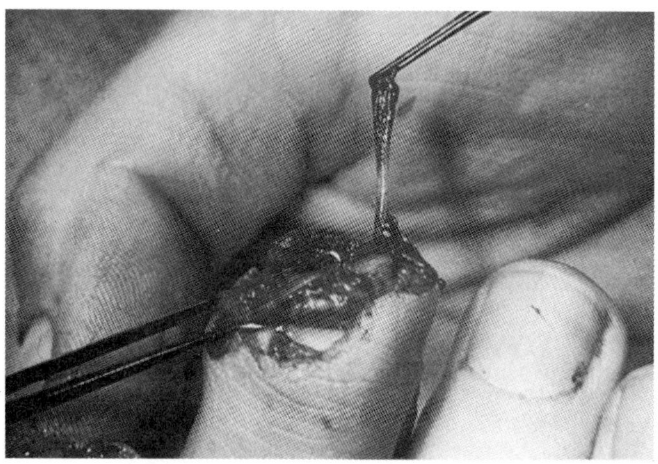

B

Fig. 1.40 A. A presença de nervos soltos destas partes amputadas sugerem avulsão. Isto não apenas significa que a recuperação eventual de sensibilidade seria insatisfatória, mas que é provável que as artérias digitais sofreram avulsão distalmente. **B.** Isto foi evidente na exploração do dígito em si.

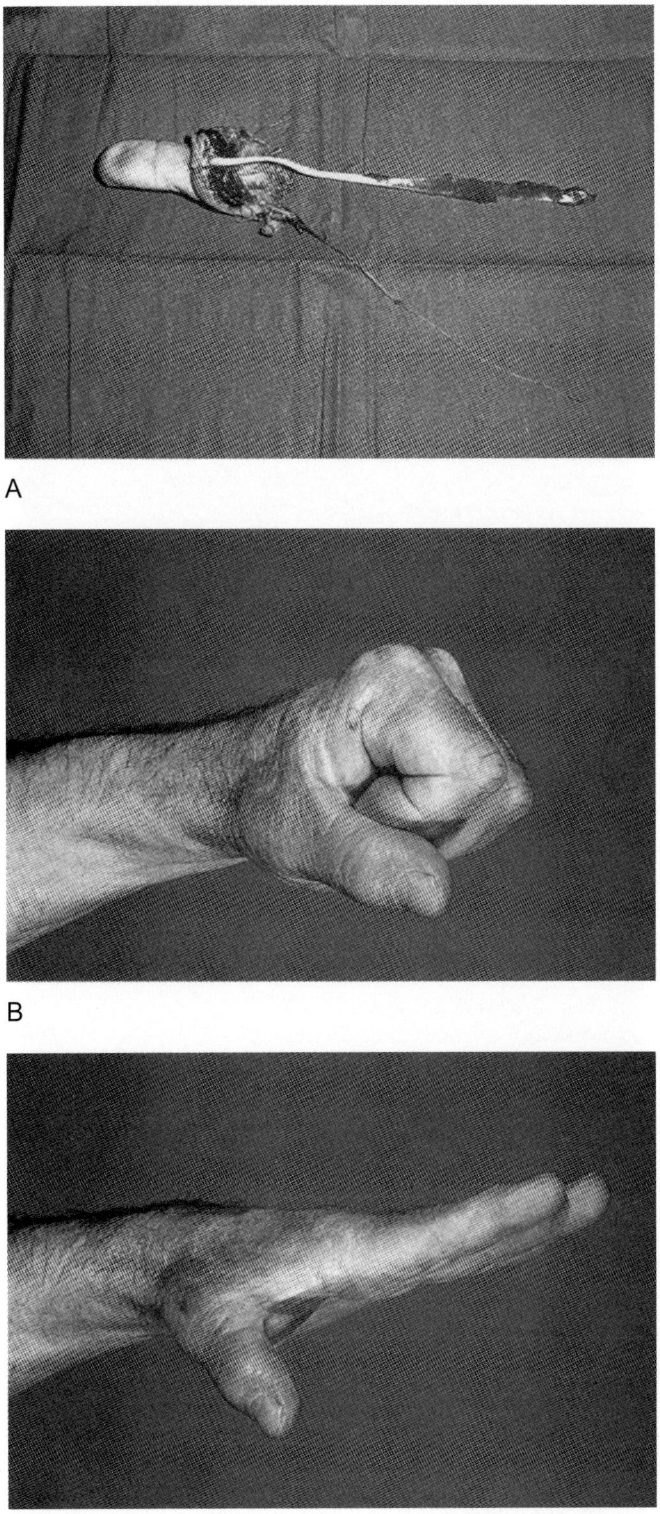

A

B

C

Fig. 1.41 A. Este dedo polegar sofreu avulsão por um animal de jardim zoológico, e os longos fios do nervo digital podem ser vistos nas partes superior e inferior da fotografia. **B, C.** Como era uma avulsão de dedo polegar, ele foi mesmo assim reimplantado com enxertos de veias. O paciente em nenhum momento recuperou a sensibilidade ou movimento normal; porém, o dedo polegar funciona adequadamente.

3. Nenhuma droga, além da aspirina, é dada.
4. O paciente não é internado pós-operatoriamente.

As regras 2 e 3 tornam a internação desnecessária, e em face dos custos crescentes, tal manejo faz sentido econômico. Na admitidamente pequena série com que o autor original teve experiência, em tais reimplantes ambulatoriais todos sobreviveram, contanto que eles fossem mais viáveis ao término da cirurgia (Fig. 1.42).

Reimplante de Salvamento

Apesar de muito do que foi discutido anteriomente, o reimplante deve ser tentado em crianças, nelas pode ser esperado 93% de crescimento normal em dígitos reimplantados[100], ou após amputação do polegar[101] ou mais de dois dedos.

Lesões de Avulsão por Anel

Outras classificações de lesões por anel estão disponíveis[102], mas a de Urbaniak *et al.*[103] se relaciona melhor às capacidades microcirúrgicas atuais:

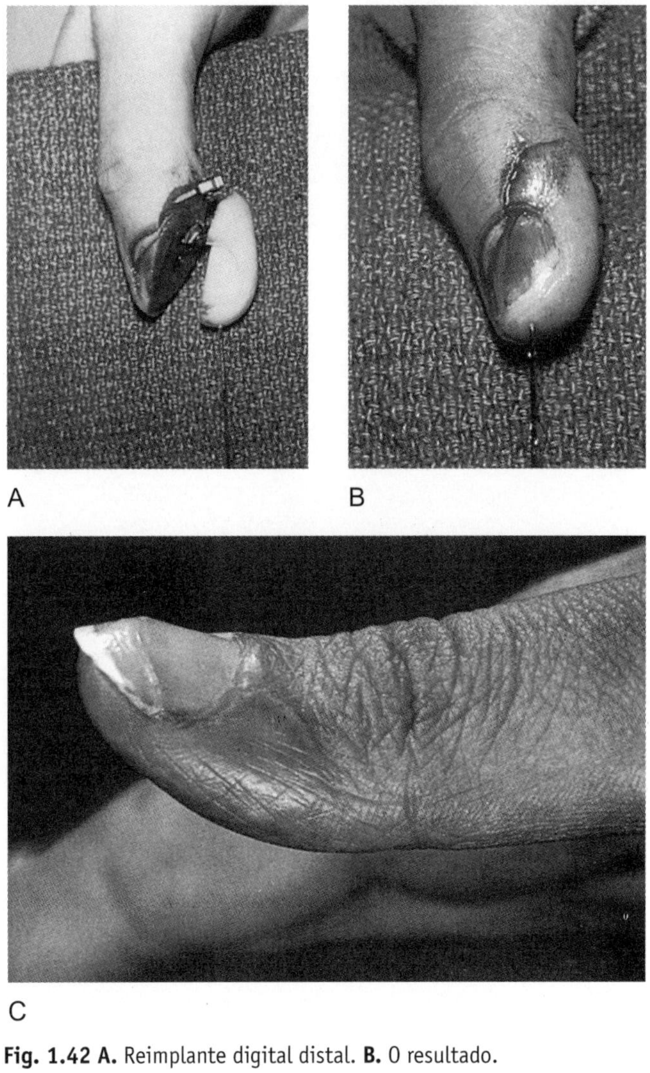

A B

C

Fig. 1.42 A. Reimplante digital distal. **B.** O resultado.

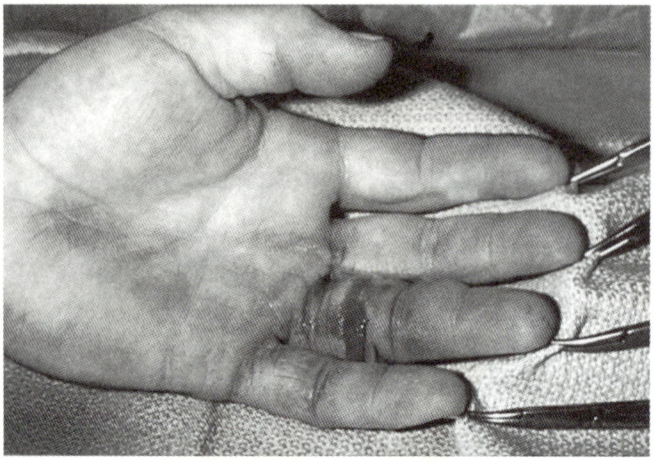

A

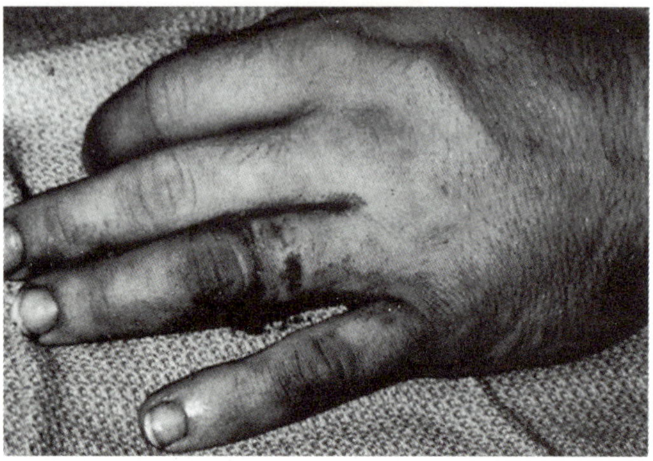

B

Fig. 1.43. Avulsão por anel classe I. Embora a ferida seja circunferencial, a circulação é idêntica à dos dígitos adjacentes, e não havia nenhuma lesão em estruturas profundas.

- classe I: circulação adequada (Fig. 1.43); classe II: circulação inadequada: reconstrução microvascular restabelecerá circulação e função (Fig. 1.44).

  Foram sugeridas subclassificações:

  IIA – na qual apenas as artérias digitais requerem reparo;

  IIB – na qual artérias e osso, articulação e/ou tendão estão envolvidos[104] e;

  IIC – na qual apenas as veias estão envolvidas[105].
- classe III: desenluvar completo de pele ou amputação completa de dedos (Fig. 1.45); a reconstrução microvascular restabelecerá a circulação mas com função *pobre*; a revisão da amputação é recomendada, com ou sem um retalho de dedo cruzado para manter um comprimento competente (Fig. 1.46).

(Um grupo informou resultados aceitáveis em lesões de Classe III e recomenda reimplante[106,107].) Em todos os casos, a decisão final relativa ao reimplante é feita após o membro e a parte terem sido explorados sob condições estéreis e com

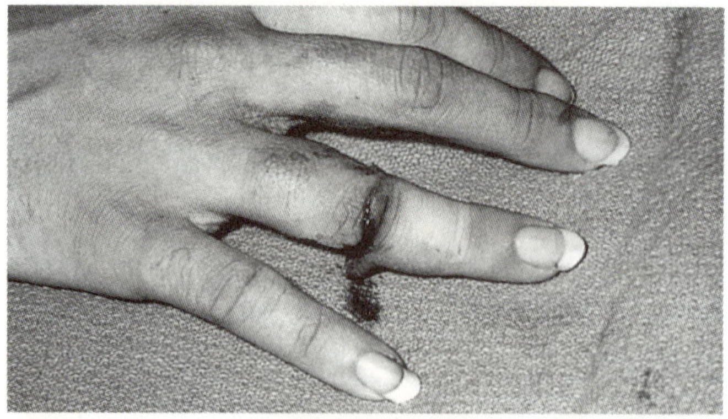

A

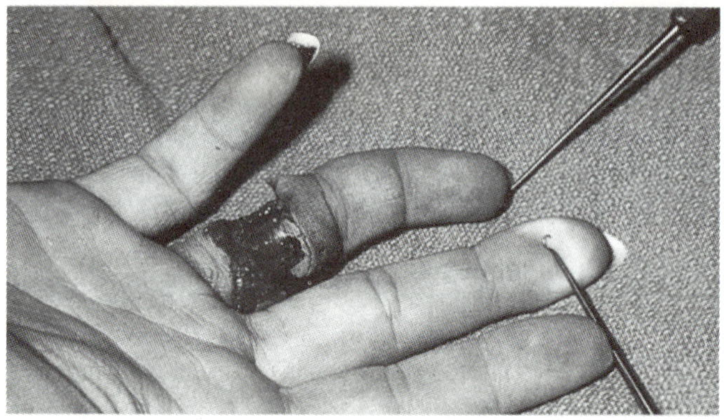

B

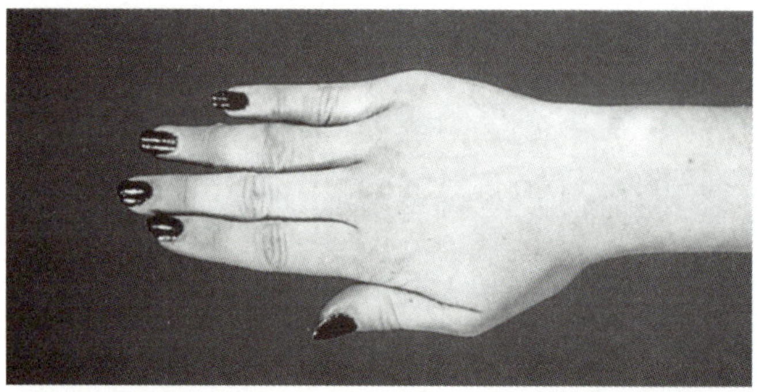

C

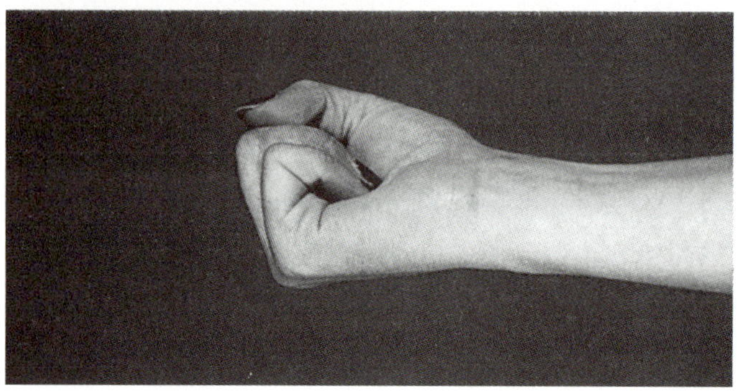

D

Fig. 1.44 A, B. Avulsão por anel Classe II. Aqui havia deslocamento da articulação interfalangiana distal, e, além disso, a vascularização do dígito foi comprometida. **C, D.** Função muito satisfatória foi alcançada depois da revascularização.

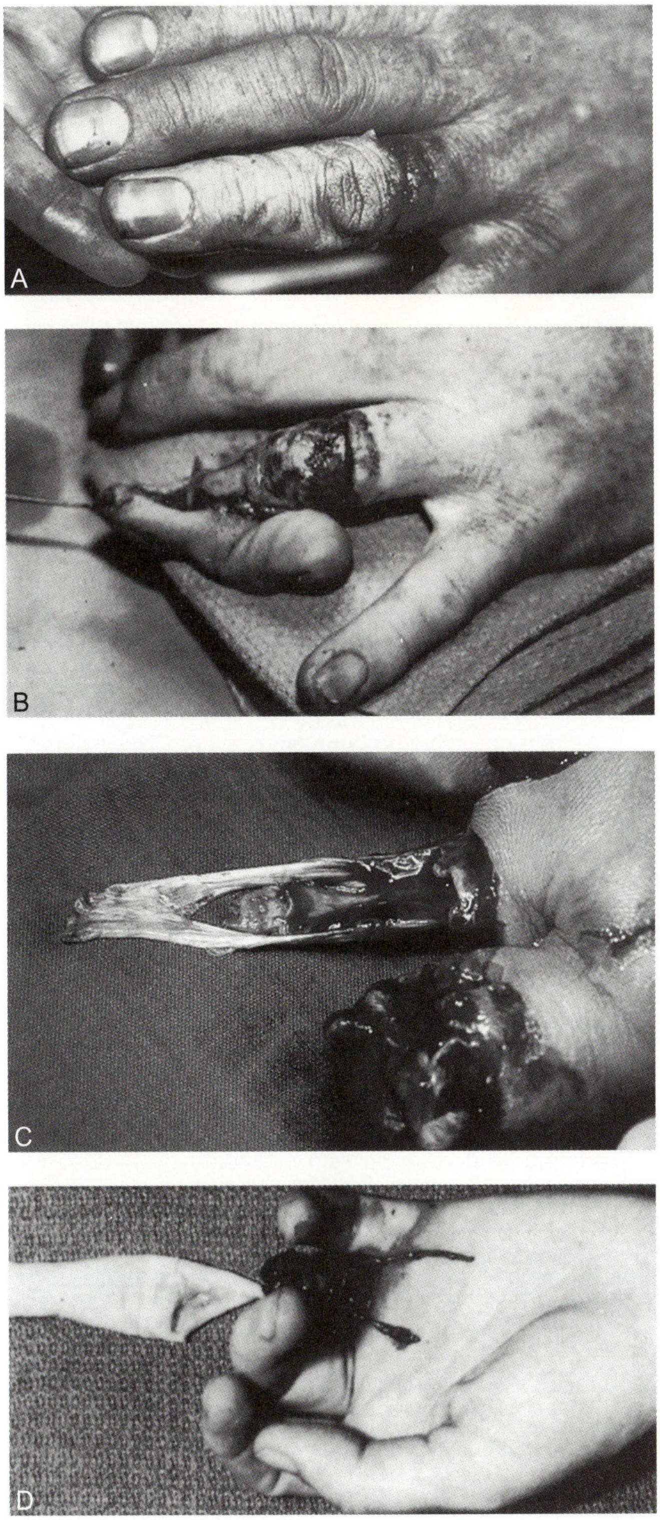

Fig. 1.45. Avulsões por anel classe III. **A, B.** Embora não completamente removida, toda a pele deste dígito sofreu avulsão, e há uma lesão complexa do esqueleto subjacente. Em grande parte devido à desvascularização do esqueleto subjacente, o resultado funcional eventual seria pobre. **C.** Neste dígito com avulsão total – um de dois dedos adjacentes lesados por anéis – todo o aparato de músculo extensor sofreu avulsão pelo dígito perdido. **D.** Avulsão total – note as longas estruturas neurovasculares.

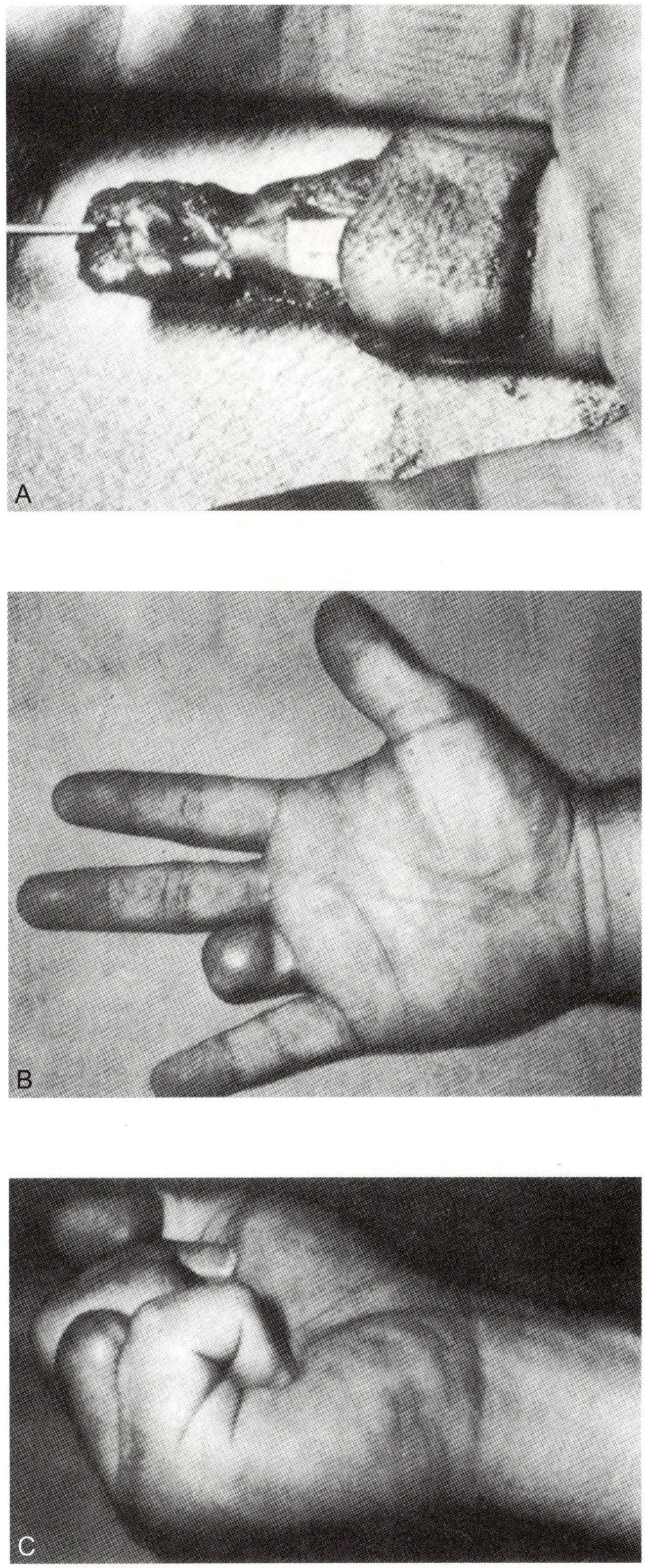

Fig. 1.46 A. Uma avulsão por anel resultou em perda total da pele deste dedo anular de um trabalhador de construção, o defeito palmar sendo maior que o dorsal, como é comumente o caso. Um retalho de dedo cruzado foi elevado do dorso do dedo adjacente e é visto aqui cobrindo a parte proximal do defeito palmar. Amputação parcial foi executada. Esta conduta manteve a função da mão **(B, C)**.

ampliação (pág. 97). A(s) parte(s) podem ser exploradas imediatamente enquanto o paciente é preparado para cirurgia, com resultante economia de tempo.

EXAME SISTEMÁTICO

O exame sistemático de cada tecido é discutido por sua vez. A ordem selecionada aqui (como em exploração posterior onde a seqüência difere) é a empregada na prática. A extensão da avaliação e as decisões tomadas no primeiro e segundo exame diferem grandemente de tecido para tecido, como previamente enfatizado.

PELE

Defeitos de pele limpos produzidos por feridas organizadas em fatia podem ser avaliados na sala de emergência.

A escolha do enxerto de pele e retalho é considerada em mais detalhes na seção sobre exploração (pág. 103).

Feridas desordenadas são muito mais difíceis de avaliar, porque a corrosão causa retração de extremidades de pele e prejuízo da irrigação sangüínea. Assim, a perda de pele resultante da lesão e a excisão de pele necessária para debridamento adequado devem ser avaliadas finalmente na sala cirúrgica (pág. 101). Quando a possibilidade existe, o paciente e a família devem estar preparados para procedimentos de retalho a distância.

As margens de feridas e retalhos de pele de viabilidade duvidosa podem ser distinguidas por:

1. *Cor.* A ponta pode ser branca ou pode mostrar lividez púrpura se há um elemento de congestão venosa. No retalho dorsal congestionado (previamente sentenciado a falha) um aumento significativo na sobrevida foi alcançado por reparo venoso microvascular.
2. *Desenho*. Se o retalho tem apenas um pedículo estreito, é improvável que sobreviva. A experiência mostrou que retalhos-padrão aleatórios descolados nos membros *cirurgicamente* têm uma provisão de sangue precária e, certamente, proporções de comprimento: largura de 1:1 não pode ser excedida sem risco de necrose de pele. Na realidade, é a relação de área-largura que é importante, a área representando a demanda metabólica, a largura da base do retalho representando a provisão vascular. Um retalho que sofreu avulsão traumática não é afetado por estas exigências, e aqueles retalhos que excedem ou até mesmo igualam estas proporções raramente sobrevivem. É muito importante que seja avaliado com precisão até que ponto um retalho está viável. Isto é especialmente verdade em lesões por rolamento e atropelamento, e a corrosão pode ser muito extensa. Deixada sem tratar, muito da pele morrerá. O verdadeiro estado dos tecidos deve ser deduzido de:

- história: atropelamento;
- exame: ferida aberta, cujas bordas não sangram; perda de sensibilidade da pele;
- exploração: corrosão disseminada das bordas da pele.

3. *Retorno do fluxo após exsanguinação*. Este é o teste clínico mais comum de fluxo de sangue que é aplicado. Ele envolve a observação do sangue que volta à pele depois de ser espremido para fora pelo dedo do examinador:

- *retorno lento para uma área de palidez* sugere inadequada provisão arterial;
- *a volta prontamente a uma área púrpura, edemaciada,* sugere drenagem venosa inadequada;
- *a volta prontamente a uma área rosa* indica fluxo de sangue adequado.

Este teste é usado ainda mais efetivamente na sala cirúrgica (pág. 101).

As lesões de mão desordenadas freqüentemente são grosseiramente contaminadas, e por causa disso pode não ser possível avaliar a viabilidade da pele com precisão. Pode ser necessário esperar até que o membro tenha sido anestesiado e limpo (Fig. 1.47). Para exploração de pele, veja pág. 98.

TENDÃO

Postura da Mão

Se a mão normal completamente relaxada ou anestesiada é elevada, com o antebraço supinado (Fig. 1.48), o peso da mão faz com que o punho fique em cerca de 30° de dorsiflexão. As articulações metacarpofalangianas estão localizadas em flexão crescente de 40° no dedo indicador a 50° no médio, 60° no anelar e 70° no mínimo. As articulações interfalangianas proximal e distal adotam uma postura semelhante. Assim, a distância da polpa digital à prega palmar diminui em progressão aritmética do indicador para o dedo mínimo – a assim chamada "cascata". As articulações metacarpofalangiana e interfalangiana do dedo polegar ambas estão localizadas em flexão de 30°, o dedo polegar abduzido ao ponto de a polpa estar localizada adjacente à polpa do dedo indicador.

Quando o braço sem suporte, relaxado, é então girado para pronação, o punho entra em 40ª-70° de flexão palmar, dependendo se o cotovelo está estendido ou fletido, e os dedos e o polegar todos se estendem, o dedo polegar completamente, e as articulações dos dedos para dentro de 20° da posição neutra (Fig. 1.49).

Estas posturas na mão relaxada são determinadas pelo equilíbrio entre o tônus de repouso nos tendões flexores e extensores. O mecanismo pelo qual a postura de uma articulação é influenciada pela de outra, pela tensão passiva em tendões que cruzam ambas as articulações, é chamado de efeito *tenodese*. Qualquer mudança na condição dos tendões vai então consideravelmente alterar a postura de repouso da mão, presumindo a ausência de patologia preexistente.

A lesão completa de todos os tendões flexores no punho (Fig. 1.50) resulta em extensão completa de todos os dedos no membro supinado.

A lesão completa de ambos os tendões flexores em um dedo resulta em um dedo que fica em completa extensão, em contraste marcado com a postura normal do dedo adjacente (Fig. 1.51). A lesão do flexor profundo dos dedos apenas resultará em perda de flexão na articulação interfalangiana distal. Isto fará com que a ponta do dedo saia de alinhamento com os

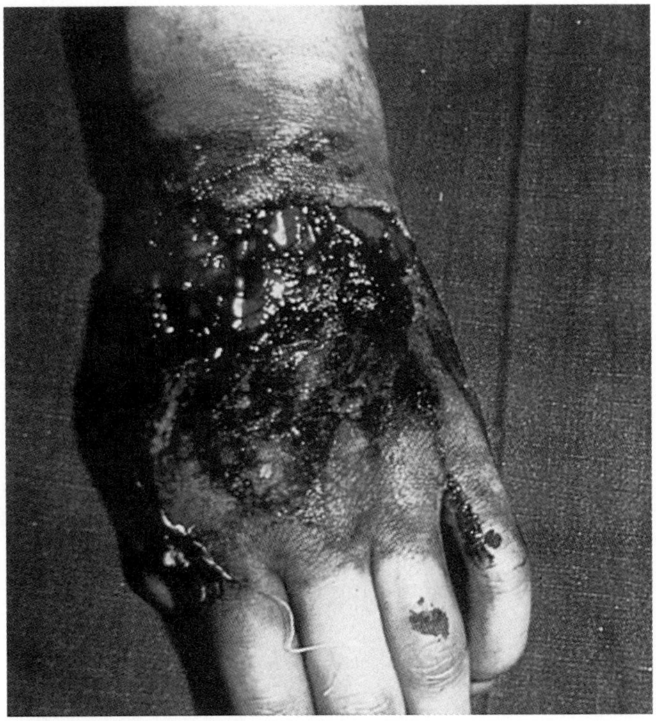

A

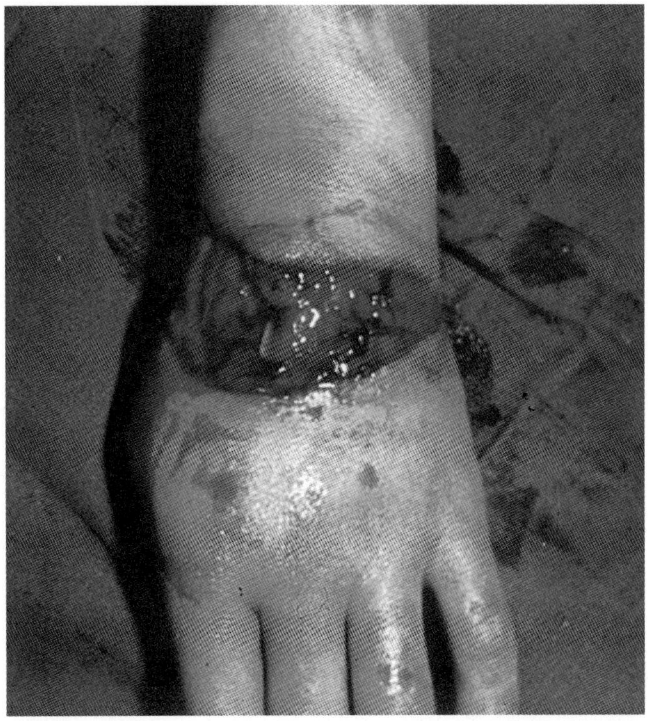

B

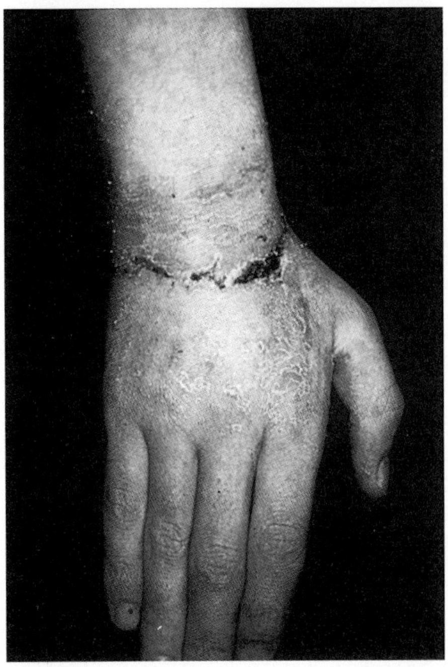

C

Fig. 1.47 A. Este paciente de 21 anos sofreu uma lesão grosseiramente contaminada no dorso da mão quando foi pegar em um cinto condutor de carvão. Não foi possível avaliar a viabilidade das margens de pele até a limpeza **(B)**, quando ficou evidente que a viabilidade da pele era boa. A sutura resultou em cicatrização primária **(C)**.

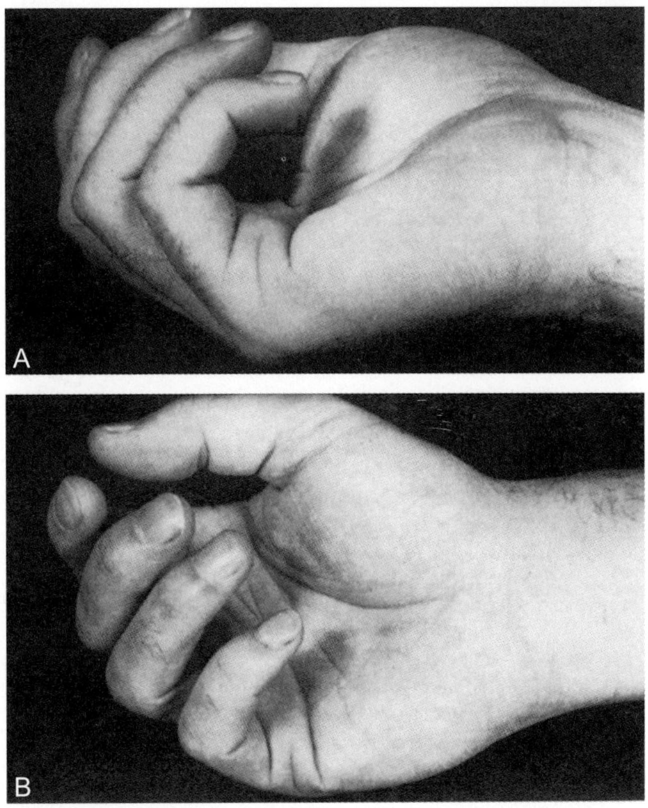

Fig. 1.48 A. Uma das mãos completamente relaxada na posição totalmente supina com o punho em cerca de 30° de flexão dorsal e com uma "cascata" de flexão nos dedos, que aumenta do dedo indicador até um máximo nas articulações do dedo mínimo. **B.** O dedo polegar está suavemente fletido, de forma que sua polpa se aproxima bastante do dedo indicador.

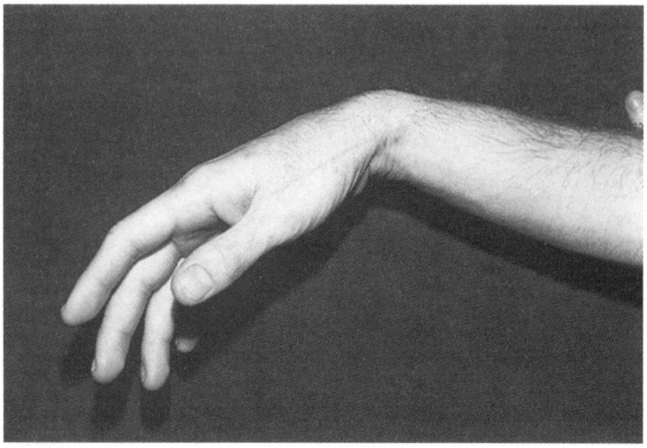

Fig. 1.49. Com o braço em pronação, o punho fica em flexão palmar e os dedos e o polegar todos se estendem.

outros se for uma lesão isolada. Lacerações do profundo não produzem hiperextensão porque a presença da víncula curta intacta evita isto. A hiperextensão da articulação interfalangiana distal sugere que o tendão profundo sofreu avulsão de sua inserção óssea.

A divisão do flexor longo do polegar resulta em extensão completa da articulação interfalangiana do polegar, a qual, dependendo da amplitude normal da articulação, pode parecer hiperestendida.

É importante avaliar, a despeito de tudo que tem sido dito a respeito da elaboração de um diagnóstico com base na postura, que a *lesão parcial* de qualquer tendão e a *lesão de tendões superficiais sem lesão ao profundo não* resultará em mudança detectável na postura (Fig. 1.53).

A lesão do tendão extensor é menos distinta em seu efeito sobre a postura, porque os músculos extrínsecos são responsáveis pelo balanço normal nas articulações interfalangianas, devido às conexões intertendinosas dos tendões extenso-

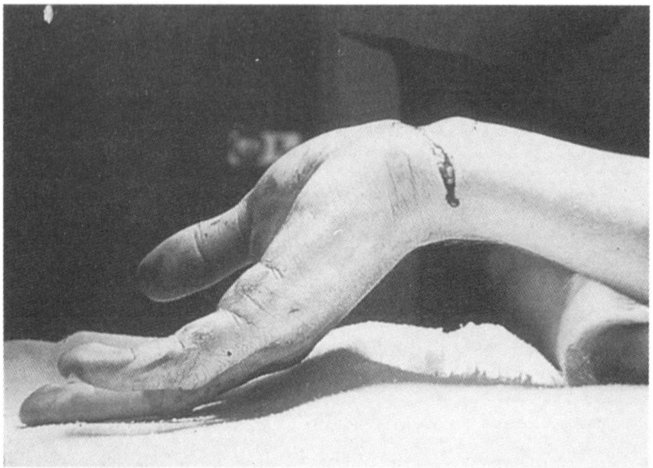

Fig. 1.50. Laceração completa de todos os tendões flexores no punho resulta em extensão flácida de todos os dedos no membro supinado.

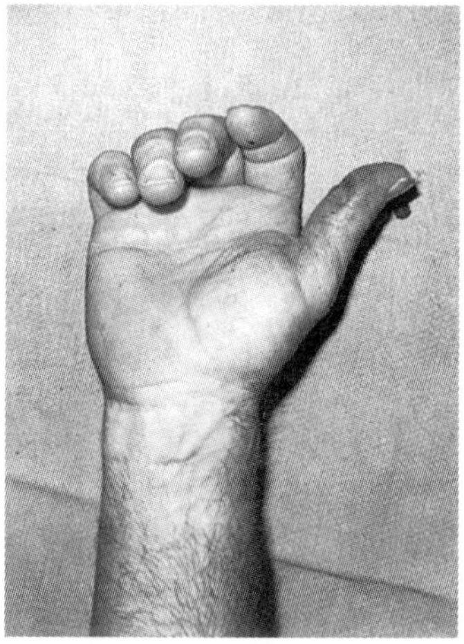

Fig. 1.52. Lesão do flexor longo do polegar, como ocorreu neste paciente, é demonstrada por hiperextensão da articulação interfalangiana.

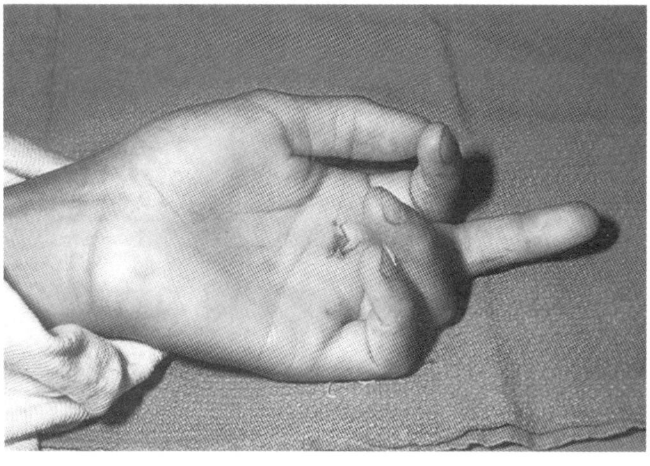

Fig. 1.51. A postura do dedo médio nesta mão anestesiada revela a divisão de ambos os tendões flexores desse dígito.

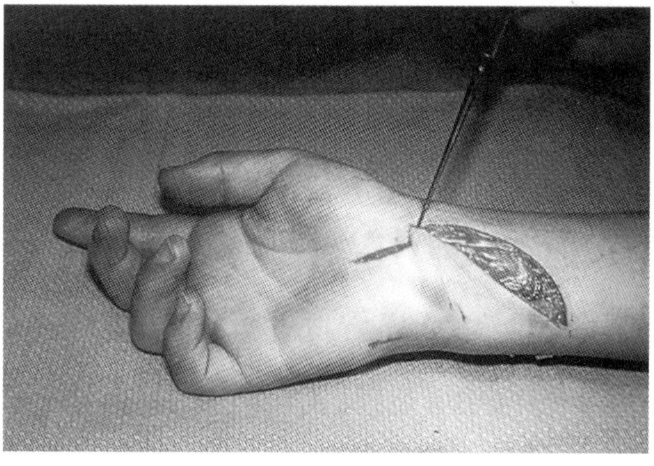

Fig. 1.53. Nenhuma alteração apreciável na postura dos dedos ocorre quando todos os tendões superficiais são lesionados no punho, mas os tendões profundos permanecem intactos, como mostrado nos três dígitos ulnares. No indicador ambos os tendões estão lesionados.

res longos. Entretanto, em uma lesão isolada do dorso da mão, a articulação metacarpofalangiana fica mais fletida que suas vizinhas.

A divisão do tendão do extensor longo ao longo da falange proximal não produzirá alteração postural e pouca, se alguma, perda funcional, porque o extensor longo continuará a estender a articulação metacarpofalangiana, agindo através das bandas sagitais, enquanto as bandas laterais estenderão a articulação interfalangiana proximal.

Lesões abertas ao longo da articulação interfalangiana proximal resultarão freqüentemente em uma imediata pausa extensora, levando a uma deformidade extensora em botoeira (Fig. 1.54). Uma lesão fechada pode não se apresentar até tardiamente (Fig. 1.55).

Da mesma forma, quando o tendão extensor foi lesionado ou sofreu avulsão em sua inserção na falange terminal, o característico dedo em martelo pode não ser óbvio na situação aguda, desenvolvendo-se algum tempo depois (Fig. 1.56).

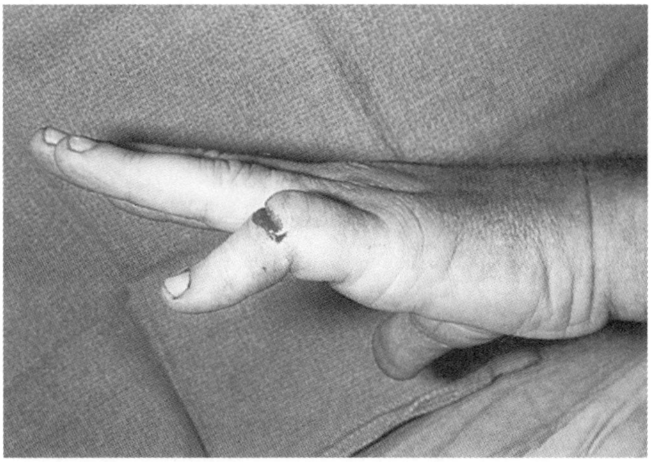

Fig. 1.54. Uma laceração direta sobre a articulação interfalangiana proximal produz uma pausa extensora imediata.

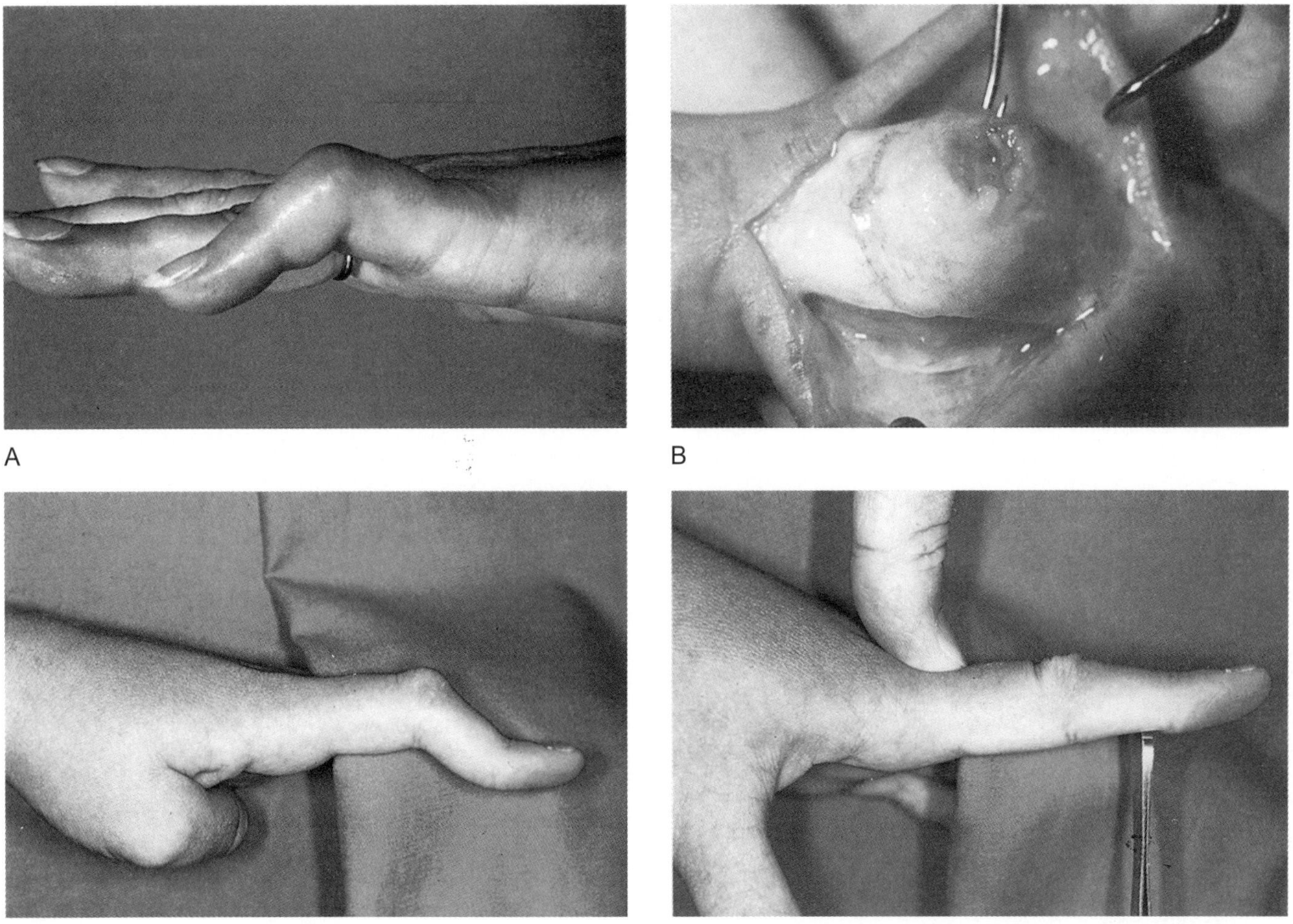

A B C D

Fig. 1.55. Este paciente consultou 5 semanas após uma pequena laceração sobre o dorso da articulação interfalangiana proximal. **A.** Extensão máxima. A exploração do dedo **(B)** revelou uma lesão irregular à bandeleta central do aparato extensor. **C, D.** Este paciente sofreu uma lesão fechada e apresentou-se 6 meses depois com uma clássica deformidade em botoeira, que era corrigível passivamente e, portanto, era apropriada para reconstrução.

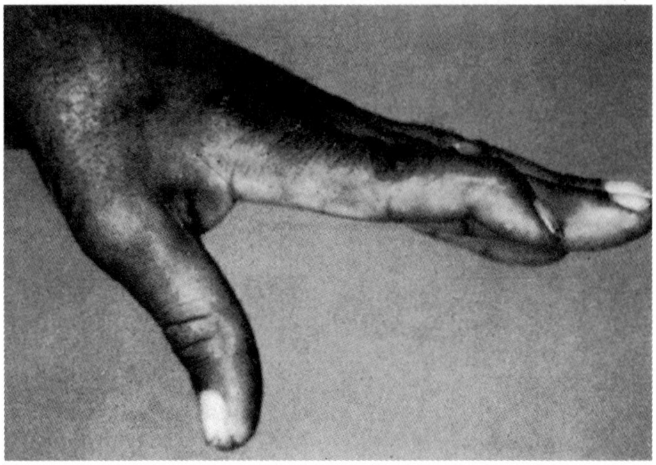

Fig. 1.56. Uma deformidade de dedo em martelo que se desenvolveu gradualmente após uma laceração pequena sobre o dorso da articulação interfalangiana distal.

Alterações de posturas em lesões tendinosas, embora freqüentemente diagnósticas, não são sempre precisas por uma variedade de razões:

1. Lesão ou doença prévia.
2. Lesão parcial do tendão.
3. Lesão de tendão proximal a uma ligação com outro tendão intacto. Isto acontece comumente com:
   (a) lesão dos músculos extensores dos dedos médio, anular e mínimo proximais às suas conexões inter-tendinosas;
   (b) lesão isolada no punho do flexor profundo dos dedos para quaisquer dos dedos médio, anular ou mínimo, porque estes tendões só são completamente independentes um do outro distalmente ao túnel do carpo.

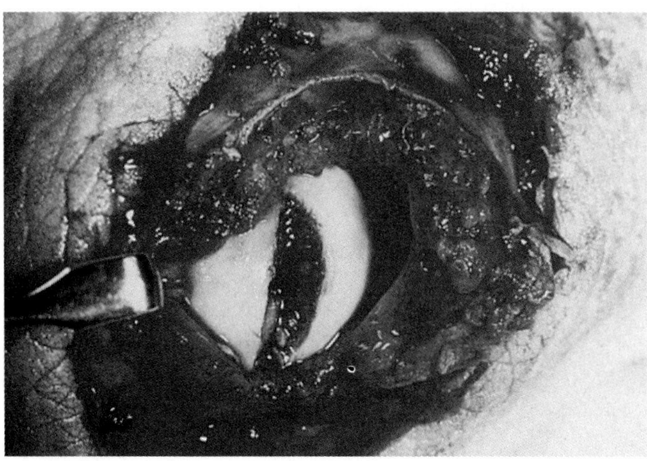

Fig. 1.57. Uma laceração sobre a articulação metacarpofalangiana com perda de extensão. A radiografia foi considerada normal. A exploração da articulação revelou lesão articular significativa.

Com qualquer lesão cortante sobre uma articulação com envolvimento de tendão, deve-se suspeitar e procurar-se *sempre* lesão articular (Fig. 1.57).

Tensão do Tendão

A pressão suave mostrada por sua vez no dedo é um indicador surpreendentemente sensível da integridade dos tendões. Diferenças entre a resistência encontrada em dedos adjacentes ou entre aqueles nas mãos feridas e incólumes revelarão certamente lesão completa e também podem indicar quando uma divisão incompleta está presente. No último caso, há inibição do tônus muscular normal, e o movimento causado comumente é doloroso. O teste difere apenas no grau de movimento ativo resistido descrito a seguir.

Lesões de nervo *não* são associadas no momento da lesão a uma mudança apreciável no tônus muscular. A tensão em um tendão não é alterada então pela lesão de sua inervação.

Movimento Passivo

Onde ainda existe dúvida em relação à lesão de tendão, e o paciente não pode cooperar com movimento ativo, é possível produzir movimento de tendão passivo nos tendões flexores. Especialmente útil em crianças, isto é feito apertando firmemente na junção dos terços médio e distal da metade ulnar da face anterior do antebraço. Se os tendões estão intactos ou parcialmente intactos, isto resulta em flexão por 1-2 cm e é mais marcada nos três dedos ulnares (Fig. 1.58)[108]. Se o flexor longo do polegar estiver intacto, quando a pressão é exercida por um dedo um pouco mais distalmente sobre a superfície anterior do rádio, a articulação interfalangiana do dedo polegar fletirá. Na prática este é um teste pouco usado, e apenas para suplementar evidências mais fortes.

Movimento Ativo

O movimento ativo pode ser avaliado de três modos:

- pedindo para o paciente que execute o movimento;
- demonstrando o que o examinador deseja que o paciente faça;
- colocando a articulação apropriada normalmente na posição produzida pelo músculo a ser testado e pedindo ao paciente para mantê-la.

"Ponha seu dedo assim. Mantenha! Agora, mantenha! Não me deixe movê-lo!"

Em todos os exemplos, então deve ser oferecida resistência ao movimento, porque a dor e até mesmo liberação súbita demonstrarão claramente a presença de uma *lesão de tendão parcial*.

Flexor Radial do Carpo e Flexor Ulnar do Carpo

Com os dedos ativamente estendidos se possível, a flexão do punho contra resistência suave permitirá ao examinador palpar os tendões dos flexores do punho primários para assegurar a sua integridade.

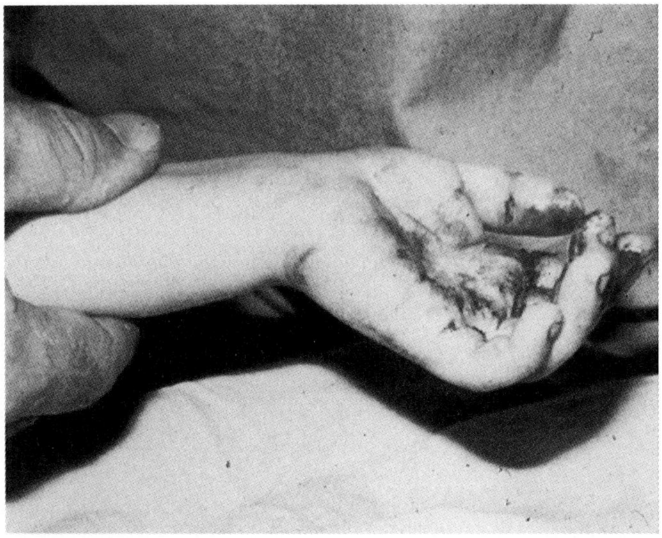

A

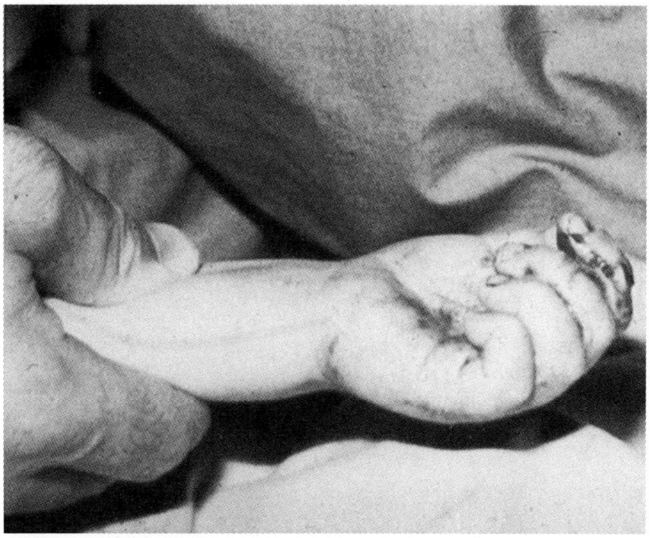

B

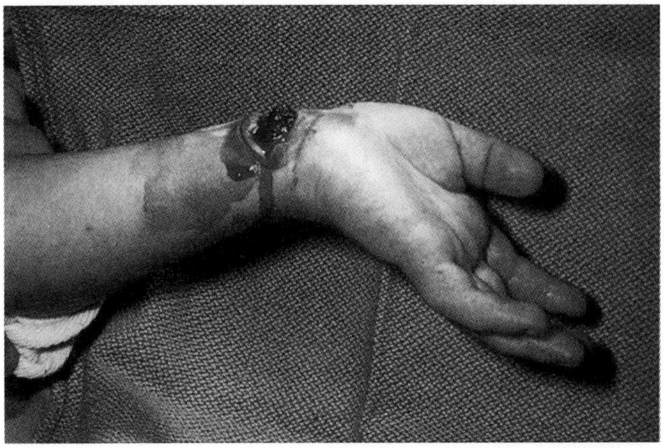

C

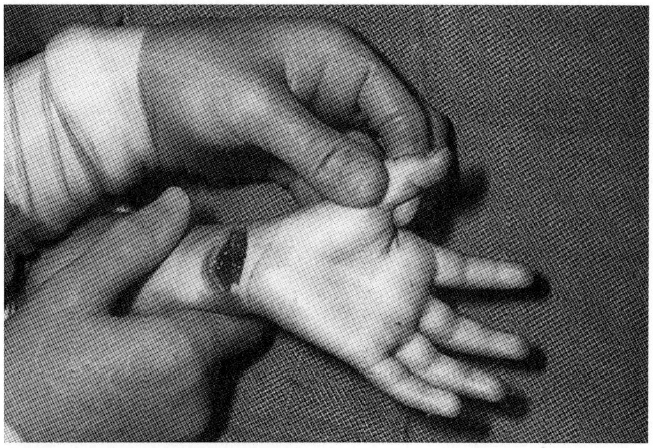

D

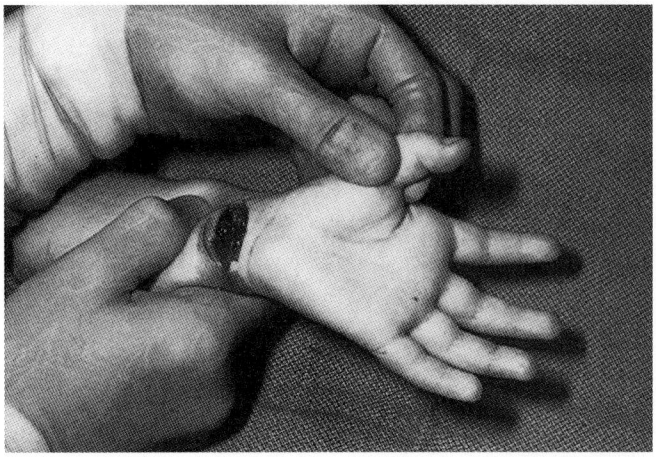

E

Fig. 1.58 A, B. Nesta criança com tendões intactos, pode ser visto que a pressão firme exercida sobre a face anterior do antebraço com o dedo polegar do examinador resulta em flexão de todos os dígitos, o que conduz à conclusão de que pelo menos os tendões profundos estão parcialmente intactos. **C.** A postura que segue esta laceração de punho sugere que todos os tendões flexores estão lesionados com a exceção, talvez, do dedo polegar. Quando o dedo polegar é segurado **(D)** e então pressão exercida sobre a face anterior do punho **(E)** pode ser visto que acontece flexão no dedo polegar, sugerindo que o flexor longo do polegar está intacto, mas que nenhum dos dedos se move, indicando que todos os tendões flexores digitais foram lesionados.

Flexor Profundo dos Dedos e Flexor Longo do Polegar

O examinador deve imobilizar a falange média de cada dedo e a falange proximal do polegar e/ou pedir ao paciente que flexione o dígito, ou, passivamente, o ponha em flexão e pedir ao paciente para manter aquela postura. A flexão na articulação interfalangiana distal confirmará a integridade do flexor profundo dos dedos e, à articulação interfalangiana no dedo polegar, do flexor longo do polegar (Fig. 1.59).

Se o paciente não pode fletir com tendões que demonstraram estar intactos pelo teste de movimento passivo descrito anteriormente, esta é a evidência de perda de inervação dos músculos em questão. Tal perda provavelmente é devida à lesão de um nervo no antebraço ou braço como segue:

- dois dedos ulnares:
  nervo ulnar *ou;*
  lesão isolada do ramo que serve o flexor profundo dos dedos.
- dois dedos radiais: ou o dedo polegar
  nervo mediano sobre a fossa antecubital *ou;*
  nervo interósseo anterior no antebraço.

Flexor Superficial dos Dedos[109]

Como já discutido, não é possível fletir as três articulações interfalangianas distais ulnares independentemente uma da outra por causa da origem comum dos tendões profundos (pág. 11). Segue que se duas das três são fixas em extensão pelo examinador, e o paciente é solicitado a fletir a terceira,

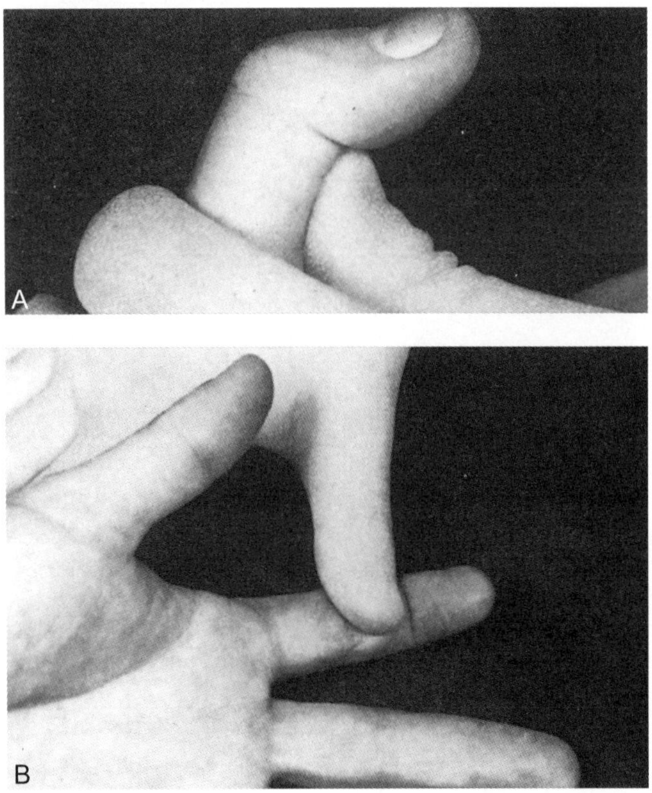

Fig. 1.59. Flexão das articulações distais do dedo polegar e dedo respectivamente confirma a integridade do flexor longo do polegar e flexor profundo dos dedos.

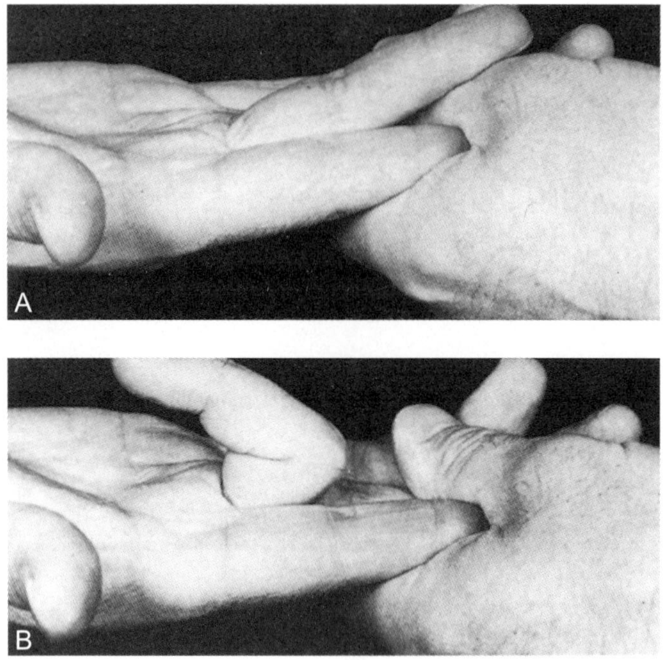

Fig. 1.60 A. Se dois dos três dígitos ulnares são segurados firmemente em extensão, a flexão do dígito restante **(B)** só pode ser produzida pela ação do flexor superficial dos dedos. Se este é o caso pode ser confirmado pelo movimento passivo da articulação interfalangiana distal, que será completamente móvel.

este movimento será produzido pelo flexor superficial dos dedos e acontecerá na articulação interfalangiana proximal (Fig. 1.60). Para provar que o flexor profundo dos dedos não é responsável por qualquer flexão durante este teste, a articulação interfalangiana distal pode ser facilmente hiperestendida sem resistência. A integridade do flexor superficial dos dedos para os três dedos ulnares pode ser demonstrada assim: deve ser notado que em um terço de pacientes normais, o superficial não pode obter flexão do dedo mínimo. Porém, em aproximadamente a metade destes, a flexão é obtida, se é permitido que o dedo anular flexione simultaneamente[110,111]. Em outros (mais raro) não há profundo no dedo mínimo e o superficial se insere nas falanges média e distal[112,113]. Este teste *não pode* ser aplicado confiavelmente para o dedo indicador, o flexor profundo dos dedos, sendo para ele independente (Fig. 1.61). Para testar o flexor superficial dos dedos no indicador, pede-se ao paciente para executar a pinça polpa-a-polpa com o dedo polegar e dedo indicador como, por exemplo, ao pegar um pedaço de papel retirado do pacote de curativos. Quanto mais fortemente isto é executado pela mão intacta, tanto mais ela se torna uma ação do flexor superficial dos dedos no dedo indicador com o flexor profundo dos dedos relaxado, como é mostrado pela hiperextensão da articulação interfalangiana distal – uma postura "pseudobotoeira" (Fig. 1.62). Em contraste, se este teste é executado na presença de lesão do flexor superficial dos dedos, a articulação interfalangiana distal se torna progressivamente mais fletida à medida que o flexor profundo dos dedos é substituído pelo flexor superficial dos dedos – um "pseudomartelo" (Fig. 1.63).

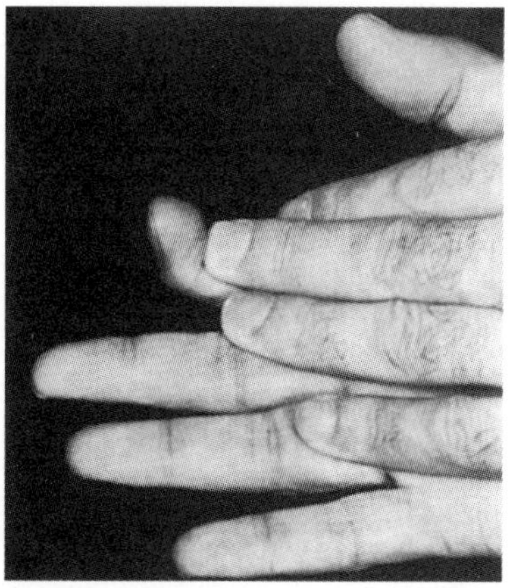

Fig. 1.61. O flexor profundo dos dedos para o dedo indicador, tendo um ventre muscular separado, pode agir bastante independentemente. O teste previamente descrito para o superficial dos três dedos ulnares então não pode ser aplicado confiavelmente para o dedo indicador.

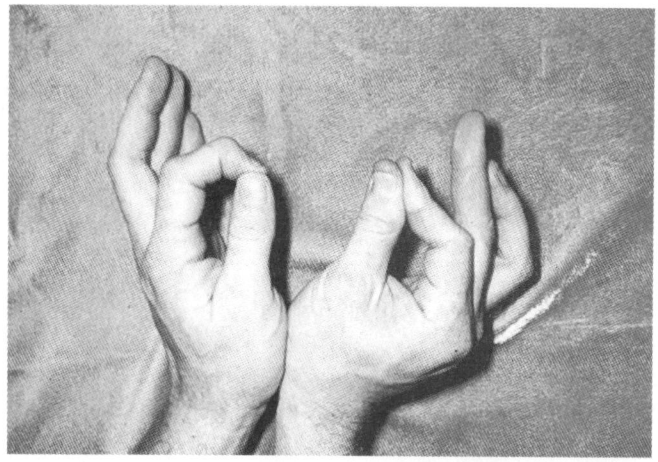

Fig. 1.63. O paciente nesta fotografia está tentando reproduzir a postura alcançada na sua mão direita com a da esquerda. Ele não o faz por causa de uma divisão prévia do flexor superficial dos dedos, que foi demonstrada subseqüentemente à exploração.

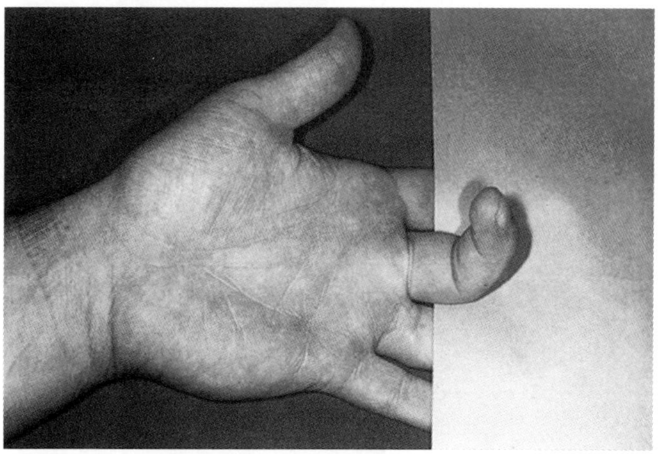

A

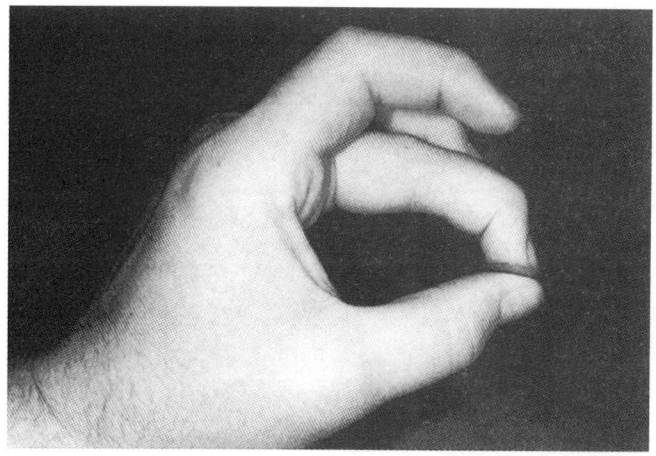

B

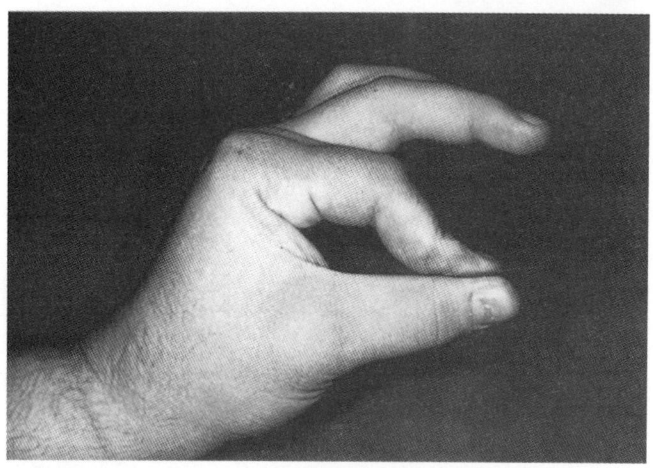

C

Fig. 1.62. Superficial ausente. **A.** Este paciente, executando o teste demonstrado na Figura 1.60, tem a capacidade de fletir o dedo médio independentemente com o flexor profundo dos dedos, como mostrado pela flexão da articulação distal. **B.** Pedindo que o paciente que pinçasse um objeto fino à medida que ele é retirado faz com que o dedo médio adote uma *postura de pseudomartelo*, em vez da postura normal adotada pelo dedo indicador que tem um superficial intacto **(C)** na qual o profundo é relaxado e o superficial contraído (pseudobotoeira).

Lesões Fechadas do Tendão Flexor

Em contraste com o aparato extensor, os tendões flexores raramente rompem na ausência de doença (comumente reumatóide) ou de uma fratura de um dos ossos sobre os quais eles correm, mais comumente do hamato que pode ser coberto pelo profundo no dedo mínimo. Nesses exemplos nos quais tendões flexores rompem aparentemente espontaneamente, eles o fazem na palma da mão[114-117].

A avulsão do flexor profundo dos dedos é uma lesão comum sofrida por jogadores de rúgbi ou futebol americano, sendo o dedo anular o mais freqüentemente envolvido. Esta predileção foi demonstrada ser devida a uma inserção significativamente mais fraca do tendão profundo nesse local que no dedo médio[118] ou a seu maior comprimento em flexão[119]. Raramente, pode ser devido a uma fratura patológica de uma falange distal que é o sítio de um tumor, tal como um encondroma[120]. O tendão freqüentemente leva um fragmento de osso da falange distal. O tamanho do fragmento é inversamente proporcional a distância que o tendão retrairá. Se for grande, ele esmagará na polia A4. Se for menor, esmagará na A3, a margem distal de A2 ou a divisão do tendão superficial. Uma radiografia lateral pode revelar o local do fragmento (Fig. 1.64) e, portanto, a extremidade distal do tendão, embora a rara separação do tendão do fragmento tenha sido relatada[121]. Um fragmento incomumente grande pode causar comprometimento vascular do dígito, que será aliviado por redução[122]. A avulsão do flexor superficial dos dedos é mesmo rara[123], embora a avulsão de ambos possa acontecer quando dispositivos manuais explodem.

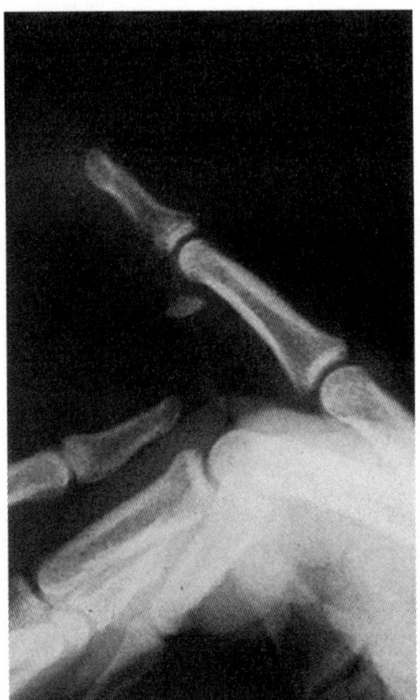

Fig. 1.64. Avulsão profunda. Em radiografia lateral, o fragmento da falange distal que sofreu avulsão pelo flexor profundo dos dedos pode ser visto.

Indicações em Avulsão Fechada

Infelizmente, pacientes apresentam-se freqüentemente tarde com esta lesão, em média mais de 2 meses depois do evento[124]. Se o tendão retraiu para a palma, deve ser reparado dentro da primeira semana, mas se a extremidade permanecer distal à inserção superficial, pode ser reparada com sucesso até mesmo após vários meses[125]. A reinserção profunda pode ser alcançada sem a necessidade de suturas com botão dorsalmente[126]. Casos mais tardios devem ter a articulação interfalangiana distal artrodesada.

Veja Green D P 1998 *Operative Hand Surgery*, 4th edn. Churchill Livingstone, New York, p. 1851.

Músculos Extensores

Os músculos extensor longo e curto e abdutor longo do dedo polegar podem ser testados pedindo para o paciente que estenda o dedo polegar contra resistência suave aplicada à unha (Fig. 1.65), enquanto os tendões são palpados. A extensão sem resistência apenas pode proporcionar falsa confiança em relação à integridade do extensor longo do polegar, porque o adutor do polegar e abdutor curto do polegar contribuem, pela expansão dorsal, para a extensão da articulação interfalangiana.

A ruptura do extensor longo do polegar acontece como resultado de:

- uma lesão por hiperextensão extrema, em que ele é esmagado entre o tubérculo radial, que pode ser fraturado,[127] e a base do terceiro metacarpiano[128];
- um golpe direto, com ruptura tardia[129];
- atrito crônico por uso excessivo, ou mais comumente, sobre uma fratura de Colles antiga, que não precisa ser deslocada[130] (um mecanismo semelhante de ruptura do extensor dos dedos[131,132] e dos tendões flexores[133,134] foi também descrito);
- atrito e sinovite em doença reumatóide (Cap. 5);
- hiperparatireoidismo secundário, especialmente após diálise renal crônica[135];

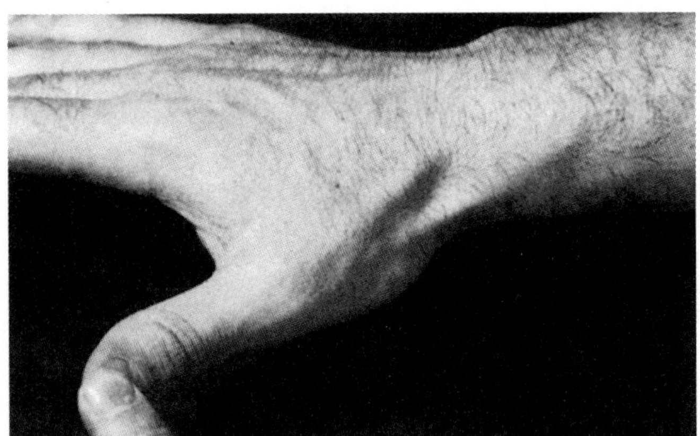

Fig. 1.65. Os extensores do dedo polegar e o abdutor longo são testados pedindo para o paciente que se estenda contra resistência, quando ambos os tendões podem ser vistos e palpados.

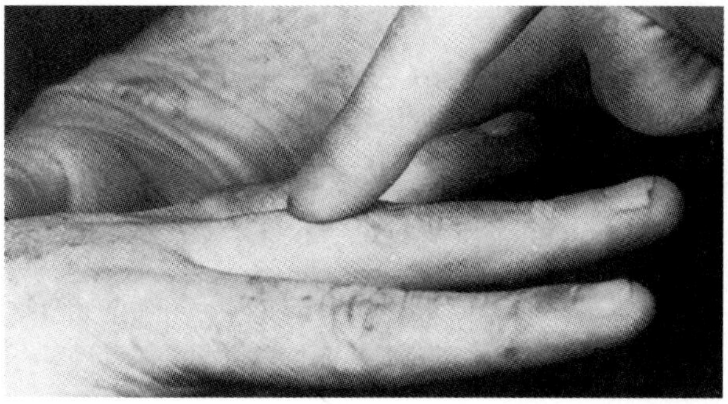

Fig. 1.66. O músculo extensor longo do dedo é testado pedindo para o paciente que estenda a articulação metacarpofalangiana contra resistência.

- cirurgia no rádio distal[136] ou artrodese em placa da articulação do punho.

Os extensores longos dos dedos são testados pedindo para o paciente que os estenda contra resistência suave aplicada primeiramente ao dorso de cada falange proximal (Fig. 1.66) e secundariamente, com as falanges medianas apoiadas na face palmar, para as pontas dos dedos (Fig. 1.67A). A segunda manobra detecta a presença de um *dedo em martelo* (Fig. 1.67B). Com o uso de resistência suave à extensão, a divisão será revelada por algum retardo em extensão quando comparado com os dedos adjacentes, e por dor sobre o local de divisão. Isto é particularmente verdade no teste para dedo em martelo e na deformidade em botoeira oculta se o teste é conduzido com o punho e articulações metacarpofalangianas em flexão completa[137]. Uma versão passiva deste teste pode ser usada em crianças, em pacientes inconscientes e naqueles com lesões dolorosas[138]. Pede-se ao paciente com divisão do extensor longo para estender a articulação metacarpofalangiana completamente, com as articulações interfalangianas fletidas, ocorrerá uma posição bastante anômala no dedo afetado, com a articulação metacarpofalangiana fletida e as articulações interfalangianas estendidas. Quando o extensor dos dedos não funciona mas o extensor do indicador e do dedo mínimo está intacto, ocorrerá o "sinal dos chifres"[139] (Fig. 1.68). Diferente da laceração direta, isto também pode resultar de envolvimento em fraturas do rádio[140], ausência congênita do músculo, lesão ou compressão seletivas do nervo interósseo posterior ou seus ramos, ou de envenenamento crônico por chumbo (veja pág. 300).

O deslocamento traumático de um extensor digital, normalmente o longo[141], é o resultado de uma ruptura das fibras transversais radiais do capuz do extensor sobre a articulação metacarpofalangiana, permitindo o deslocamento ulnar do tendão do extensor longo. A ocorrência é aguda, associada à dor e a uma sensação de estalo. O resultado é o deslocamento crônico com dor, mas extensão normal.

A extensão ativa do punho contra resistência suave permitirá palpar os tendões extensores do punho primários intactos. Os extensores do punho radiais estão sujeitos a variações comuns[142].

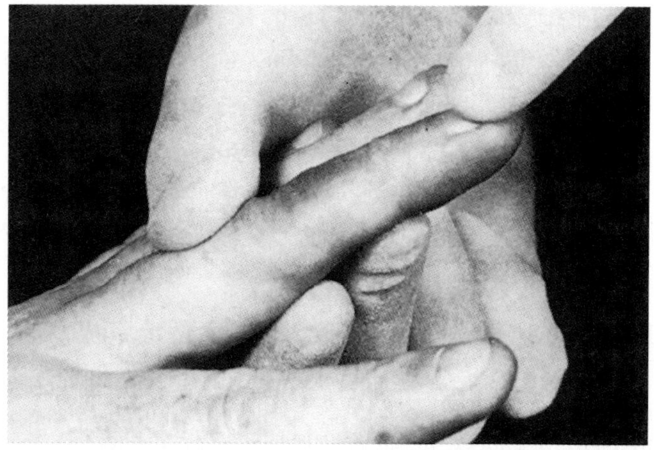

A

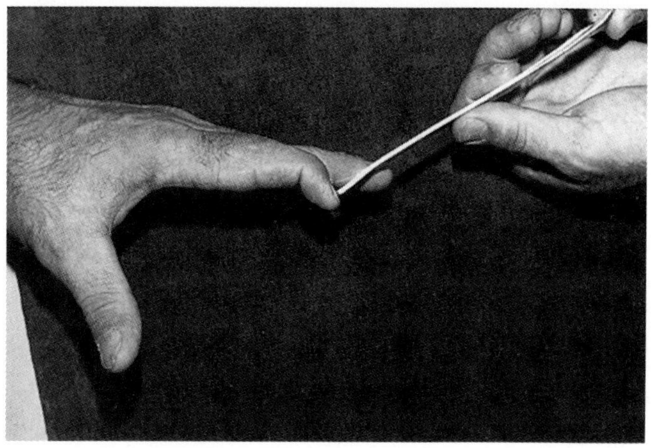

B

Fig. 1.67 A. Apoiando a falange média, a habilidade do paciente em estender a articulação interfalangiana distal contra resistência eliminará a presença de um dedo em martelo **(B)**.

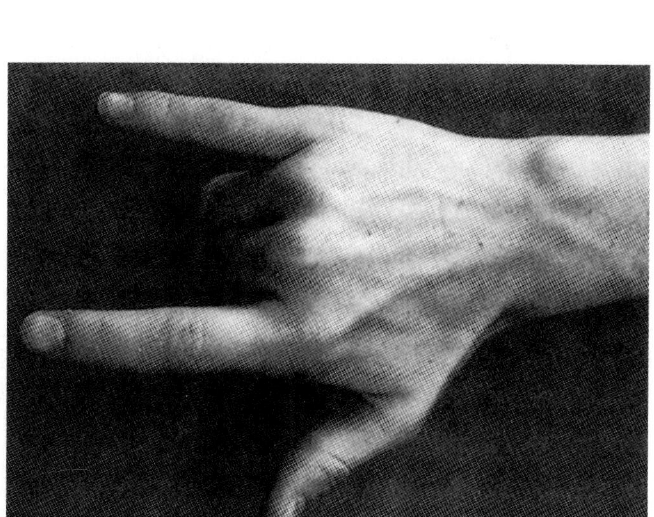

Fig. 1.68. O "sinal dos chifres", evidência de extensor do indicador e extensor dos dedos mínimos, intacto.

Estudos Básicos em Lesões Fechadas de Extensores

1. *Radiografia lateral do dígito*, prontamente e com vantagem tomada em filmes dentais, pode mostrar um fragmento de osso que sofreu avulsão da base dorsal da falange distal ou média em martelo fechado e lesões de botoeira.
2. *A artrografia* da articulação interfalangiana tem demonstrado vazamentos no aparato extensor em lesões recentes[137].

Indicações em Lesões Fechadas de Extensor

Dedo em martelo (e dedo polegar). É importante distinguir entre ruptura pura do tendão conjunto e uma fratura em martelo na qual o tendão avulsiona um fragmento de osso. É importante na fratura determinar se há envolvimento de uma porção significativa da superfície articular e se há deslocamento entre o fragmento e a porção principal da falange distal que pode ela mesma estar subluxada. Se a falange está subluxada, ou se há deslocamento de uma fratura de avulsão significativa, *a redução aberta e fixação* da falange e fragmento são preferíveis[143]. Se não há fragmento, se o fragmento presente é insignificante, ou se o fragmento não está deslocado, então a *imobilização fechada* em extensão por 6 semanas ininterruptas bastará[144-146]. Onde existe dúvida em relação à confiança do paciente, *fixação com fio fechada* da articulação interfalangiana distal, suplementada por imobilização, pode ser necessária. O tratamento do dedo em martelo não é sem complicações, inclusive necrose de pele conseqüente à hiperextensão excessiva em uma tala[147]. Problemas de pele aconteceram em 45% de uma série após imobilização, mas a maioria foi passageira e compatível com os 53% de complicações após tratamento cirúrgico, três quartos das quais persistiram por 3 anos [148]. Claramente, o manejo não deve ser feito ligeiramente, não deve ser delegado a quem não tem experiência, e o paciente deve ser revisado 48 horas após o tratamento.

Lesões de *botoeira* da bandeleta central são tratadas de acordo com um protocolo semelhante. Porém, é muito mais difícil manter a tala na articulação interfalangiana proximal que na distal, e é muito mais difícil tratar a deformidade tardia, muito mais significativa. Por estas razões, o cirurgião deve estar mais pronto para executar *reparo aberto* com fixação com fio da articulação em ruptura pura de tendão se ele suspeitar de má aderência do paciente imediatamente ou em quaisquer das consultas, inicialmente freqüentes. (A visão do editor é de que tais pacientes provavelmente não participarão ativamente da reabilitação pós-operatória necessária e, portanto, prefere tratá-los de modo conservador.)

O *deslocamento traumático* do extensor na articulação metacarpofalangiana tem sido tratado fechado[149], mas o *reparo aberto* é preferido pela maioria [141,150,151], inclusive o autor.

A *ruptura do extensor longo do polegar* pode ser tratada com igual eficácia usando um *enxerto de tendão* intercalado[152] ou *transferência* do extensor do indicador.

Veja Green D P 1998 *Operative Hand Surgery*, 4th edn. Churchill Livingstone, New York, pp. 1962, 1973.

Movimento Ativo com Resistência

Todos os movimentos ativos descritos anteriormente devem ser repetidos. O examinador deve então tentar superar o movimento aplicando resistência suave. Quando lacerações de tendões parciais estão presentes, ou quando a lesão está completa e o movimento ativo é produzido com espuriedade por tração de uma víncula intacta, o paciente experimentará dor à liberação rápida do dígito. Este teste é importante.

As conclusões a serem tiradas de movimento ou falta dele na lesão desordenada, ou aquela acompanhada por uma fratura, devem ser muito mais reservadas que na lesão organizada descomplicada. O movimento ativo pode ser inibido ou ausente na presença dos tendões intactos devido à dor, edema, lesão da articulação ou fratura. Por outro lado, o movimento pode ser produzido por tendões que não funcionarão a longo prazo por quaisquer de quatro razões:

- Divisão parcial → Ruptura tardia
- Perda de irrigação sangüínea:
  (a) avulsão
  (b) esmagamento
  (c) queimadura
  } → Necrose
- Abrasão direta do tendão → Ruptura tardia → Aderências tardias
- Lesão peritendinosa severa (Para exploração de tendão, veja pág. 90.) → Aderências tardias

MÚSCULO

Lacerações de músculo são detectadas pela técnica descrita anteriormente para lesões do tendão, especialmente o movimento ativo com resistência.

Síndromes de Compartimento

"A síndrome compartimental é uma condição na qual a pressão aumentada dentro de uma circulação de um espaço limitado compromete a circulação (abaixando o gradiente arteriovenoso) e a função dos tecidos dentro daquele espaço. Hipotensão, hemorragia, oclusão arterial e elevação de membro todos parecem reduzir a tolerância dos membros por pressão tecidual aumentada"[153].

A fáscia de revestimento dos músculos das extremidades é firmemente presa ao osso por meio de septos intermusculares. A fáscia tem elasticidade muito limitada. Segue que um acúmulo de fluido adicional dentro do compartimento fascial resultará logo em uma elevação em pressão, aumentando a *tensão no compartimento*. A pressão final crítica dos vasos que servem os músculos é de 40 mmHg. Se a pressão excede aquele nível, ocorrerá isquemia do músculo. Isto é marcado pelo início de *dor* seguido (dentro de 2 h) por desenvolvimento esparso, mas crescente de necrose muscular irreversível – *isquemia de Volkmann*.[154,155] A dor pode regredir com esta evolução. Os nervos que atravessam o compartimento são afetados um pouco depois, com o início de *parestesia e hipoestesia*. Por outro lado, os vasos maiores contêm uma pressão igual à da pressão sistólica do paciente. O fluxo por estes vasos vai continuar normal, intacto, com pulsos distais palpáveis, por muito tempo após a necrose irreversível ter se estabelecido. À medida que o compartimento fascial tenta acomodar o volume do fluido aumentado, a área de seção transversal do músculo torna-se redonda, aproximando-se da configuração que contém o maior volume na menor área – uma esfera. Isto aumentará a dor inicial e também traciona os tendões que surgem deles. Assim, na mais comum, na síndrome do compartimento do antebraço anterior, os dígitos são fletidos e resistentes a qualquer tentativa para estendê-los – *o teste de extensão passiva,* que será positivo esteja ou não o paciente consciente. O curso dos eventos descritos pode surgir com qualquer lesão que produza pressão aumentada, ou por sangramento ou pelo acúmulo de fluido de edema.

- lesão vascular;
- fratura;
- lesão por esmagamento;
- queimadura;
- isquemia prolongada.

O médico pode involuntariamente complicar o problema por manipulação de fratura, a aplicação de talas externas, ou – pior – gesso[156], por elevação de um membro em risco ou por não corrigir a hipovolemia[157].

Foram descritas causas menos comuns, inclusive mau funcionamento de torniquete[158], anestesia regional intravenosa[159], infiltrados leucêmicos[160], um hamartoma vascular traumatizado[161], fasciite necrosante[162] e exercício estrênuo[163].

A síndrome de compartimento na extremidade superior provavelmente aflige o compartimento flexor do antebraço e os espaços interósseos, mas também pode acontecer no compartimento dorsal. Os sintomas e sinais, como explicado anteriormente, são, em seqüência:

1. *Dor* fora de proporção com a lesão.
2. *Fraqueza* dos músculos de compartimento.
3. *Tensão aumentada* do envelope de compartimento.
4. *Hipoestesia* na distribuição sensorial de nervos que atravessam o compartimento.

Dor em extensão passiva dos músculos do compartimento, com resistência voluntária e involuntária à extensão, estará presente em grau crescente desde o início.

Compartimento de Músculo Flexor no Antebraço

Dor crescente e fraqueza progressiva devem alertar o cirurgião à possibilidade de uma síndrome de compartimento. A palpação do antebraço revelará tensão aumentada e provavelmente será muito incômoda ao paciente. A hipoestesia deve ser buscada em todos os dígitos, embora seja muito evidente na distribuição do nervo mediano.

Teste de estiramento passivo. Com os dedos completamente estendidos, se possível, o punho também deve ser suavemente e progressivamente estendido. A dor será mais precoce nesta seqüência quanto mais severa a condição. Em casos completamente estabelecidos não é possível estender os dedos, não afetando o punho (Fig. 1.69).

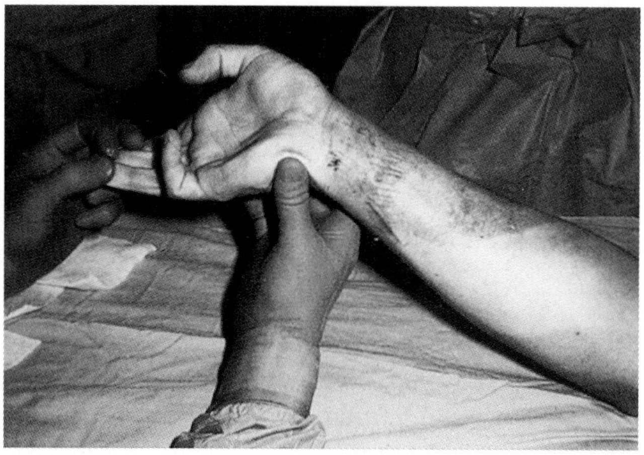

A

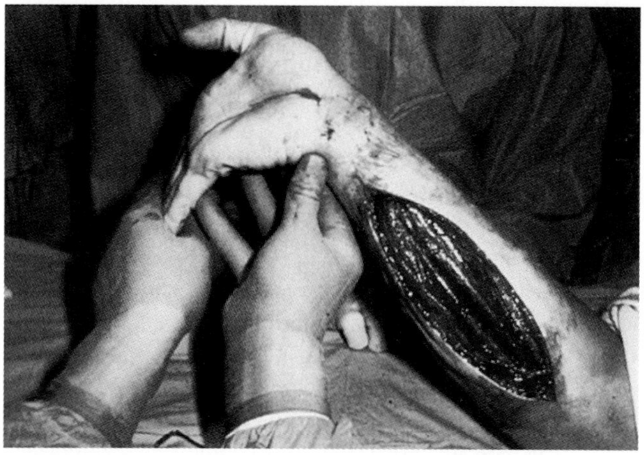

B

Fig. 1.69 A. Até mesmo sob anestesia não é possível estender completamente o punho e dedos neste paciente que sofreu uma lesão fechada por rolamento no antebraço. **B.** Após descompressão do compartimento muscular do antebraço, extensão total foi alcançada com relativa facilidade.

Compartimento Muscular Interósseo Intermetacarpiano[164]

Esta é mais difícil de detectar que a síndrome de compartimento do antebraço, porque vários dos critérios não se aplicam:

- a dor pode passar despercebida na mão ferida;
- hipoestesia não acontece;
- a fraqueza dos músculos e pressão elevada no compartimento é difícil de detectar.

O diagnóstico, então, baseia-se principalmente no teste de extensão passiva.

Teste de extensão passiva.[165] A articulação metacarpofalangiana de cada dedo é segurada de cada vez em extensão máxima e é feita uma tentativa para fletir as articulações interfalangianas proximais. O dedo é desviado então radialmente e em direção ulnar (Fig. 1.70). Se há dor, a descompressão é necessária. Os compartimentos interósseos podem ser envolvidos individualmente ou, mais freqüentemente, em combinação, de modo que:

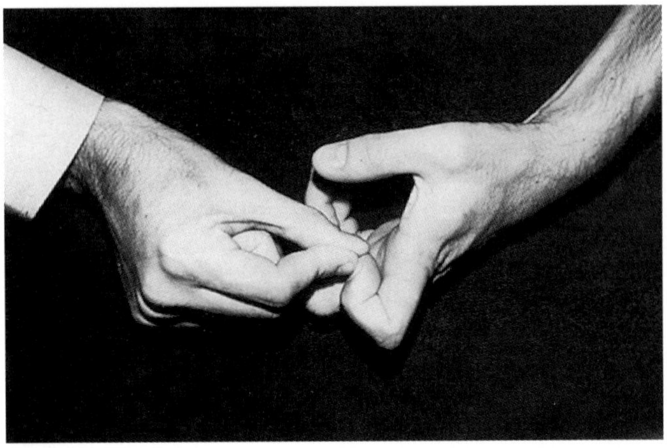

Fig. 1.70. O aumento na pressão dentro dos compartimentos de músculos intrínsecos pode ser testado colocando cada dedo por sua vez na posição intrínseca menor como mostrado. Se esta manobra não pode ser realizada sem dor, é uma indicação de uma elevação na pressão intracompartimental.

- 2º compartimento
  - 1º palmar e 2º dorsal interósseo;
- 3º compartimento
  - 2º palmar e 3º dorsal interósseo;
- 4º compartimento
  - 3º palmar e 4º dorsal interósseo.

Deve ser reiterado que *o punho não está perdido* no antebraço ou na síndrome do compartimento interósseo, porque a pressão arterial está bem acima da pressão de fechamento crítica dos vasos que irrigam os tecidos do compartimento. Se está ausente, o que provavelmente é evidência de comprometimento vascular importante, que coincidentemente piorará a síndrome do compartimento abaixando a pressão arterial. Ambos requerem atenção urgente.

Angiografia

Na maioria das circunstâncias onde uma síndrome do compartimento provável é acompanhada por um pulso ausente, a exploração é indicada de urgência e revelará toda a patologia. A angiografia é um desperdício de valioso tempo. Porém, se a condição do paciente é crítica por outras razões ou se há dúvida significativa em relação ao nível da lesão vascular, então angiografia pode ser justificada. A síndrome do compartimento que avançou tanto a ponto de interromper o fluxo será revelado um afilamento gradual dos vasos principais, com ausência de enchimento de pequenos ramos colaterais ao invés da interrupção aguda no vaso maior, que é evidência de lesão arterial.

Estimulação Elétrica[166]

Ocasionalmente nenhuma função ativa é detectada nos músculos de um compartimento; isto ou pode ser devido à lesão do nervo mais proximal ou a pressão elevada do compartimento. A estimulação elétrica do nervo próximo ao músculo resolverá este dilema:

- estimulação → contração → lesão do nervo proximal;
- estimulação → nenhuma contração → síndrome do compartimento.

Registro de Pressão do Compartimento

Quando os sinais forem equívocos, a primeira exigência é por *revisões freqüentes, regulares e bem registradas* do paciente. Estas revelarão freqüentemente uma situação deteriorante. Se não, um registro da pressão do compartimento com um cateter[167] ou pela técnica de infusão contínua é valioso. Isto é particularmente verdade se o exame é complicado por um paciente relutante, a presença de outras lesões ou quando a descompressão não pode ser levada a cabo a menos que absolutamente indicada. Se a pressão do tecido estiver acima de 40 mmHg, então a descompressão está indicada. A técnica de registro de pressão deve ser impecável e deve ser aperfeiçoada em voluntários normais que sofrem cirurgia eletiva. Uma leitura errônea é pior que nenhuma leitura, porque tenderá a substituir os sinais clínicos.

Indicações

Casos inequívocos, e aqueles confusos com pressão de tecido maior que 40 mmHg, devem ser submetidos à liberação efetiva[168]. Isto deve ser seguido por ampla liberação do envelope de tecido (fasciotomia) dos compartimentos do antebraço e os espaços interósseos[169] (veja Fig. 1.69). Deve ser lembrado que um edema pós-isquêmico significativo pode acontecer após a liberação,[170] e Matsen chamou atenção aos perigos da síndrome do compartimento "rebote". A vigilância deve ser mantida.

Devem ser acentuados três pontos em relação às síndromes de compartimento:

1. O desaparecimento da dor com o passar do tempo pode indicar necrose, *não* recuperação.
2. A síndrome pode surgir a qualquer hora durante os primeiros 3 dias, e às vezes 6, após uma determinada lesão. Os testes devem ser repetidos então regularmente até que o cirurgião esteja seguro de que o perigo passou.
3. Nenhum cirurgião ou paciente alguma vez lamentou a execução de uma fasciotomia, apenas a falha ao fazê-la. Portanto, se o cirurgião sente que ela *poderia* ser necessária, ela deve ser feita. Se a descompressão não é executada, a isquemia muscular progredirá para necrose e (com o tempo) para fibrose – contratura isquêmica de Volkmann[154].

Veja Green D P 1998 *Operative Hand Surgery*, 4th edn. Churchill Livingstone, New York, pág., 689.

NERVO

As lesões de nervo foram classificadas por Sunderland[171] e Seddon[172] (pág. 229) (Tabela 1.2).

Perda Sensorial

O *suor* é perdido na distribuição de um nervo periférico lesionado. Uma determinação inicial de que uma lesão do nervo está presente ou não pode ser feita simplesmente batendo ligeiramente com a própria mão do examinador um dígito nas mãos lesada e intacta, cada uma no mesmo dermátomo. Freqüentemente uma diferença distinta será detectada, sendo o

Tabela 1.2 Classificação dos padrões da lesão do nervo periférico

Sunderland[171]	*Seddon*[172]	*Lesão*	*Recuperação potencial*
I	Neuropraxia	Bloqueio iônico; possível desmielinização segmentar	Total
II	Axonotmese	Axônio cortado tubo endoneural intacto	Total
III		Tubo endoneural roto	Lenta, incompleta
IV		Apenas o epineuro intacto	Neuroma-em-continuidade
V	Neurotmese	Perda de continuidade	Nenhum
VI		Combinação dos acima	

dígito na região desnervada liso e seco em comparação com o dedo sem lesão ligeiramente aderente e úmido. Fazendo isto, o examinador pode perguntar para o paciente alerta se o toque é percebido e se ou não difere entre os *dois* locais. Onde dúvida ainda existe, uma alternativa simples resta.

O *teste de aderência tátil* freqüentemente revelará o padrão de perda do nervo (pág. 173). Uma caneta de plástico é segurada levemente pelo examinador[173]. Sua superfície lisa é passada suave, mas firmemente atrás e para a frente repetidamente em uma amplitude de 1-2 cm pela polpa em cada lado de cada dedo. Isto deve ser tentado primeiro na mão normal para determinar quanta pressão é necessária para demonstrar adesão entre a caneta e o dedo. Adesão é mostrada pelo leve, mas definido movimento do dedo, e é devida à presença de suor. Será necessária uma pressão um pouco mais firme em uma mão fria que em uma mão morna. Uma polpa insensível não terá suor e portanto não mostrará "aderência tátil" e portanto nenhum movimento.

Os nervos lesionados podem então ser testados, conhecendo o local da ferida, e que normalmente o nervo ulnar inerva o dedo mínimo e metade ulnar do anular, e o nervo mediano, os dígitos restantes.

Estes testes simples têm várias vantagens:

- eles não requerem nenhuma cooperação do paciente e podem ser assim usados com igual benefício no jovem, no embriagado e no inconsciente;
- eles não requerem nenhum instrumento especial;
- eles não infligem dor e portanto não perturbam a aderência do paciente.

No paciente consciente e cooperativo devem ser registrados números do seguinte teste.

Discriminação de Dois Pontos

Cada lado de cada polpa digital e o dorso da região metacarpiana do dedo polegar devem ser testados quanto ao *movimento*[174] *ou discriminação de dois pontos estática*[175] (2PD) usando um clipe de papel torcido à forma adequada[176] ou um discriminador de dois pontos calibrado[177](pág. 220). Ambos demonstraram ser altamente reproduzíveis[178,179]. Isto deve ser feito em uma seqüência definida:

1. As extremidades são mostradas ao paciente para o tranqüilizar que elas *não* são afiadas.
2. Deve-se pedir ao paciente para observar a diferença entre um ponto e dois pontos na mão normal.
3. As extremidades devem ser separadas por 5-8 mm para teste da polpa e mais de 15 mm para teste dorsal.
4. O teste deve ser executado mantendo os pontos em alinhamento ao longo do eixo do dígito e movendo-se transversalmente ao longo do eixo. A pressão deve ser suficientemente leve de modo a evitar empalidecimento de um dedo normal e assim evitar sobreposição ou recrutamento. Na pele muito calosa isto é difícil, e o examinador deve mover-se para longe da área de grande contato da polpa.
5. Cada lado de cada dígito deve ser testado até que qualquer diferença clara seja demonstrada entre áreas diferentes na mesma mão ou entre as duas mãos.

Certas fontes de dificuldade podem surgir:

1. *Erro do paciente*. Isto pode acontecer quando o paciente muito jovem, muito velho, muito confuso, muito embriagado ou muito perturbado pela lesão para cooperar. Se completamente relaxadas, as crianças podem cooperar a partir da idade de 3 anos. Se o paciente está amedrontado, chocado ou intimidado, esta idade de cooperação pode subir para o início da adolescência. Em todo caso, a concentração rapidamente se esvai e o exame deve ser abreviado adequadamente, testando apenas áreas apropriadas de perda sensorial absoluta, ou aceitando os resultados da aderência tátil.
2. *Perda sensorial anômala*:
   (a) nervos ulnar e mediano. O número de dedos inervados por cada nervo pode variar. Como uma regra quase absoluta, porém, a superfície palmar dos dedos indicador e mínimo é servida pelo nervos mediano e ulnar respectivamente;
   (b) nervo radial. Não infreqüentemente a distribuição do nervo radial não se estende para o dedo polegar. Ocasionalmente, o nervo cutâneo lateral do antebraço substitui o nervo radial completamente levando sensibilidade à mão[180,181].
3. Insensibilidade congênita (muito rara)[182,183].

Foram descritos muitos outros métodos de avaliação sensorial, e alguns são detalhados no próximo capítulo (pág. 216). Todos são dolorosos, demorados ou esotéricos para uso de rotina na sala de emergência. Os dois descritos anteriormente são indolores, rápidos, não requerem nenhum equipamento especial e dão resultados claros na grande maioria dos pacientes. O restante será diagnosticado por exploração.

Postura

As deformidades associadas a lesões de nervo, tão características particularmente de perda do nervo ulnar, não são vistas na situação aguda.

Paralisia

O nervo ulnar na mão normalmente inerva:

- os músculos hipotenares;
- todos os interósseos;
- os dois lumbricais ulnares;
- o abdutor do polegar;
- a cabeça profunda de flexor curto do polegar.

O nervo mediano na mão normalmente serve:

- o abdutor curto do polegar;
- o oponente do polegar;
- os dois lumbricais radiais;
- a cabeça superficial de flexor curto do polegar.

Esta é uma lista prolongada para o cirurgião aprendiz reter na memória e para o examinador ocasional da mão recordar. Quando esta lista é então qualificada pelas variações freqüentes que acontecem na inervação dos lumbricais e dos músculos tenares, surge confusão, ou a tentativa de lembrar é abandonada. Para o diagnóstico rápido da lesão do nervo motor no punho, *um músculo apenas* precisa ser testado para cada nervo:

1. *Mediano – abdutor curto do polegar.* Com a mão plana e a palma para cima, pede-se ao paciente tocar com o dedo polegar o dedo do examinador segurado diretamente sobre a eminência tenar e cerca de 6 cm acima desta. Então pede-se ao paciente para manter esta posição contra a pressão do examinador, o ventre muscular pode ser visto e palpado entre o tubérculo do escafóide e a articulação metacarpofalangiana do dedo polegar (Fig. 1.71).
2. *Ulnar–flexor do dedo mínimo.* Na mesma posição, pede-se ao paciente elevar o dedo mínimo verticalmente, ou seja, fletir a articulação metacarpofalangiana a 90° com as articulações interfalangianas retas (Fig. 1.72). Esta postura não pode ser alcançada em lesões do nervo ulnar (Fig. 1.73).

Quando um paciente é incapaz de cooperar com até mesmo nestes testes motores simples, alguma pista pode ser obtida lhe pedindo:

- para estalar os dedos – abdutor curto do polegar – mediano;
- para cruzar os dedos (meio sobre o indicador) – 1º palmar e 2º interósseo dorsal – ulnar[184].

Esta simplificação do exame da mão para perda do nervo motor não libera o cirurgião da responsabilidade de levar a cabo o teste muscular completo descrito no Apêndice (pág. 537). Isto é especialmente necessário em lesões penetrantes múltiplas, como aquelas sofridas quando o braço atravessa uma folha de vidro, já que várias lesões para os troncos nervosos principais e seus ramos não é incomum. Também é desejável como uma rotina em todos os exames de mão à medida

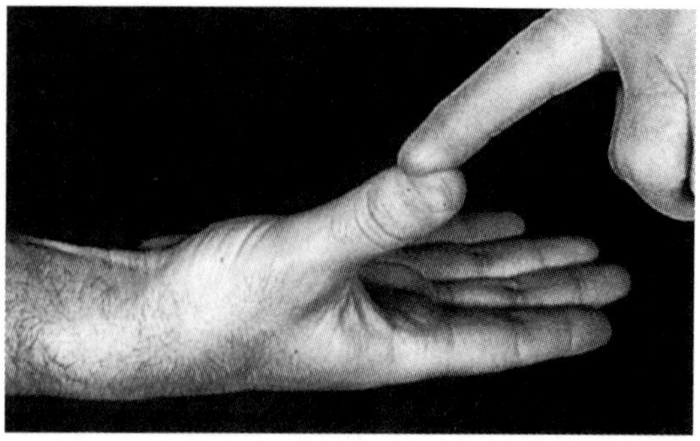

Fig. 1.71. O abdutor curto do polegar é inervado pelo nervo mediano na maioria de casos. A integridade do nervo pode ser testada então pedindo para o paciente que estenda o dedo até encontrar o dedo do examinador posicionado sobre a mão na linha do dedo indicador.

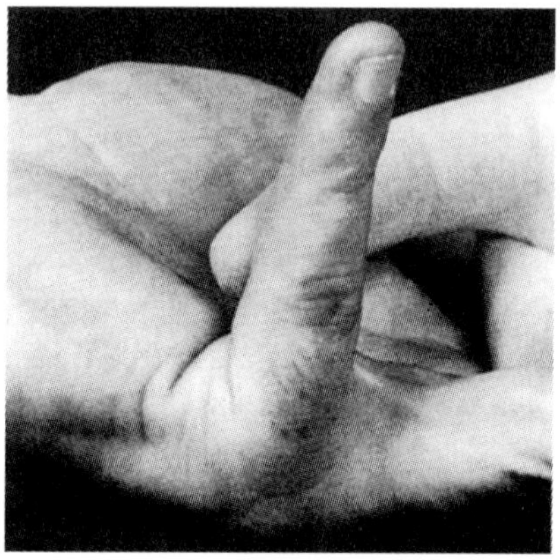

Fig. 1.72. O nervo ulnar invariavelmente serve o flexor do dedo mínimo e pode ser testado pedindo para o paciente para fletir a articulação metacarpofalangiana do dedo mínimo a 90° com as articulações interfalangianas retas.

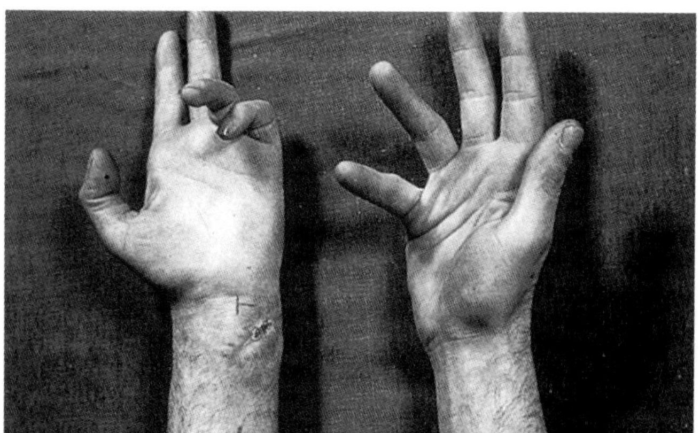

Fig. 1.73. Este paciente sofreu uma lesão do nervo ulnar no punho esquerdo. Pode ser visto que a ação do flexor do dedo mínimo na mão normal produz a postura descrita na figura prévia, mas que ele não pode fazer isto no lado lesado.

que o cirurgião fica mais familiarizado com o teste completo. Com a prática, todos os músculos da extremidade superior podem ser testados em 1 min (veja pág. 224). A rotina também elimina a presença de perda de músculo preexistente. Em lesões altas ou proximais, a perda sensorial mais significativa ainda é na própria mão. Por outro lado, a perda motora proximal deve ser detectada por todas as razões listadas anteriormente e também para determinar o nível preciso da lesão do nervo e distinguir entre lesões do nervo completas e parciais. Isto é particularmente importante em pacientes com fraturas e ferimentos por tiro, onde a neuropraxia é comum. O exame preliminar desenha a linha básica a partir da qual a recuperação futura é medida. Se são executadas redução aberta e fixação interna, um registro completo elimina qualquer dúvida embaraçosa sobre se uma paralisia surgiu depois da lesão ou após cirurgia.

A incapacidade de iniciar movimento não é nenhuma evidência absoluta de que o músculo ou sua inervação está dividida. Dor na mão ou nervosismo podem inibir o movimento. É então melhor testar a habilidade do paciente de resistir ao movimento como previamente descrito. Isto exige que o examinador coloque o membro na posição que o músculo que normalmente é testado produz e então instruir o paciente para: '*Mantenha aí! Não me deixe movê-lo!*'

Lesão do Nervo Fechada

A função do nervo periférico pode ser prejudicada após lesões fechadas, comumente fraturas e deslocamentos, ou lesões penetrantes, comumente ferimentos por arma. De tais neuropatias traumáticas, a mais freqüente é a do nervo radial em associação a fraturas do úmero.

Síndrome do Túnel do Carpo Aguda (pág. 273)

Esta pode surgir como resultado de edema ou fratura que dirigiu um fragmento de osso para o túnel. As características da compressão do nervo mediano crônica estão presentes, mas podem ser obscurecidas pelos sintomas e sinais da lesão. O diagnóstico é feito com base em:

- uma lesão apropriada;
- um nível alto de suspeita;
- sensibilidade reduzida na distribuição do nervo mediano;
- um sinal de Tinel positivo proximal à prega do punho com fraqueza no abdutor curto do polegar.

O teste de Phalen normalmente não pode ser aplicado por causa do desconforto. Se a lesão é complexa e os sinais confundem o diagnóstico, *estudos de condução do nervo* ajudarão, sendo diagnóstica uma latência motora distal aumentada de mais de 4,0 ms. Como outras síndromes do compartimento, se há potencial, mas os achados são equívocos, então o paciente deve ser reexaminado regularmente durante 3-6 dias depois da lesão ou até que as condições tenham melhorado.

Indicações em Lesão do Nervo Fechado

Quando a cirurgia é indicada por outras razões, o nervo deve ser inspecionado para assegurar sua integridade. Deve ser palpado, e onde uma região de enduração é encontrada, a epineurotomia, executada. Ele pode estar intacto, mas alongado, um sinal de lesão IV de Sunderland (veja acima) que requererá excisão e enxerto. Raramente o nervo estará rompido[185].

Quando a cirurgia em uma lesão fechada não é planejada para reparo de outra estrutura, um curso expectante normalmente é tomado, seguido por exames repetidos (pág. 230). Se nenhuma recuperação é observada dentro de 6 semanas empregando estudos elétricos além do exame clínico, a exploração deve ser executada. A exceção para esta demora está na síndrome de túnel do carpo aguda estabelecida, onde a liberação do retináculo é executada imediatamente.

VASO

Lesões Abertas

Lacerações arteriais completas são distintas por uma história de perda de sangue dramática no momento da lesão, algumas vezes descritas como pulsáteis, que cessou até o momento do exame devido à retração longitudinal e circunferencial da parede arterial. A ferida é preenchida com coágulo vermelho espesso, brilhante, gelatinoso, escuro, que pode estar escoando um pouco. O exame dos *pulsos* periféricos é inútil[186], porque o fluxo retrógrado pode encher o vaso dilacerado distalmente. Se a laceração suspeitada está na artéria radial ou ulnar, a obliteração da outra pode eliminar o pulso espuriamente presente. Teoricamente, o teste de Allen (pág. 249) poderia revelar uma lesão de qualquer vaso do antebraço. Na prática, esta manobra é freqüentemente muito dolorosa e também pode provocar hemorragia renovada, e exploração de todas as feridas prováveis se torna a regra.

Podem ser associadas *lacerações parciais* de um vaso maior com hemorragia arterial continuada já que a retração normalmente hemostática serve para *aumentar* a perda de sangue (Fig. 1.74).Tais lacerações são a *única causa de morte na extremi-*

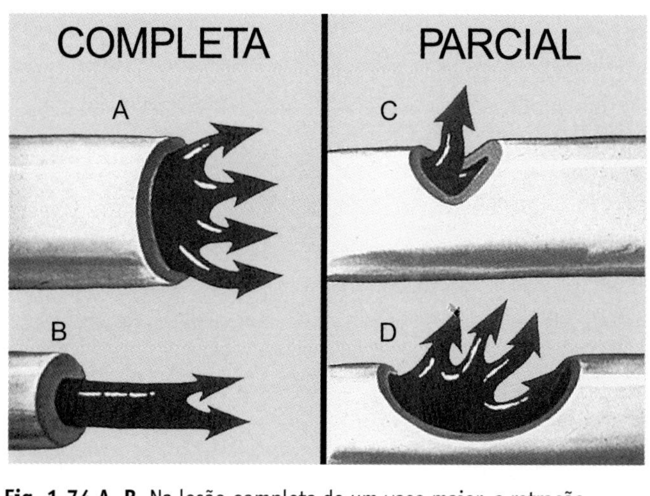

Fig. 1.74 A, B. Na lesão completa de um vaso maior, a retração longitudinal e circunferencial resulta em redução dramática na perda de sangue. **C, D.** Os mesmos fatores depois da lesão parcial tendem a tornar a laceração na parede da artéria mais ampla, e então a perda de sangue tende a ser aumentada pelos mecanismos normalmente hemostáticos.

dade superior e devem ser tratadas como uma emergência. Elas *podem* apresentar-se sem hemorragia ativa, um grande coágulo de ferida, e pulsos distais presentes devido à oclusão do defeito na parede pelo coágulo, assim reestabelecendo o canal vascular. Ou seja, o fluxo continua além do aneurisma traumático em expansão.

Lacerações no local correto, e de profundidade suficiente para produzir uma lesão arterial, requerem pronta exploração.

Lesões Fechadas (Incluindo Feridas Penetrantes)

Em lesões abertas, o cirurgião necessita apenas especular o que a exploração necessária revelará. Por outro lado, lesão arterial potencial em espaços relativamente fechados apresenta um desafio diagnóstico muito maior, porque ele tem que decidir se a exploração é ou não necessária.

O comprometimento arterial pode ser o resultado de vários mecanismos:

- feridas de tiro[187,188];
- fraturas: úmero[189,190] (Fig. 1.75); clavícula[191] e falanges;
- deslocamentos: cotovelo[192]; ombro[193]
  produzindo:

(a) divisão parcial/falso aneurisma;
(b) rompimento extenso da íntima/trombose[194].

Os achados na situação aguda[195] na extremidade superior podem ser notavelmente poucos. Isto é especialmente assim e particularmente perigoso em lesões às artérias subclávia e axilar, onde um falso aneurisma negligenciado pode resultar em paralisia braquial tardia com uma chance menor que 50% de recuperação[196]. Em ordem de aparecimento, os sinais do trauma arterial maior no braço são [197]:

1. Diminuição ou ausência de *pulsos* distais – no membro inchado ou no dígito isquêmico o uso do fluxímetro Doppler para conferir os pulsos é útil[198,199] (veja a seguir).
2. *Palidez*, especialmente evidente nos leitos ungueais, que mostram reenchimento muito ruim após a palidez.

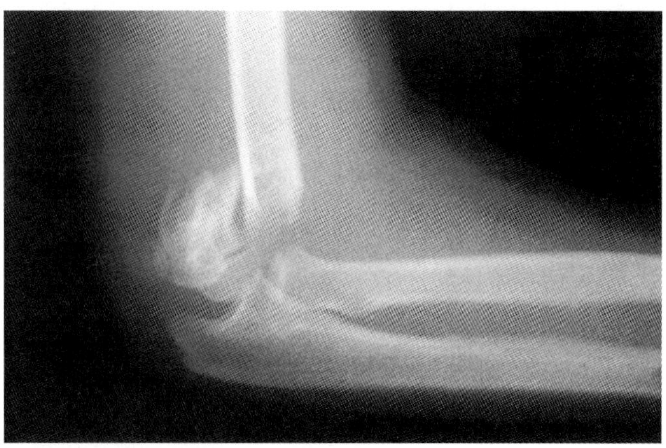

Fig. 1.75. Fratura supracondilar associou-se a prejuízo vascular e uma síndrome do compartimento do antebraço.

3. *Dor*, mais evidente ao manusear o membro.
4. *Parestesia*, hipoestesia e anestesia.
5. *Paralisia* – quando este grau de isquemia muscular estiver presente, as síndromes do compartimento são inevitáveis, e a correção da interrupção vascular pode aumentar o problema induzindo edema pós-isquêmico (pág. 38). Isto deve ser acompanhado por fasciotomia.
6. *Frio* – quando a temperatura do membro envolvido ou parte é comparada através de toque simples com a de outras extremidades, o contraste é freqüentemente notável. À medida que a mão do examinador progride de distal para proximal, uma mudança distinta de frio para quente pode ser detectada, o que dá evidência do nível de oclusão. As temperaturas exatas podem ser registradas com um termômetro – qualquer temperatura abaixo de 30°C é suspeita.

Deve ser reenfatizado que muitos destes sinais periféricos podem estar ausentes. A demora pode ser desastrosa. Assim, se a suspeita permanecer, devem ser dados passos adicionais, ou por arteriografia ou exploração.

A *arteriografia* não é indicada em lesões abertas porque a exploração pode responder questões mais diretamente sem perda de tempo. O valor da arteriografia em lesões fechadas foi questionado por razões semelhantes. Porém, a exploração simplesmente porque vasos principais podem estar lesados é cirurgia desnecessária, que também pode ser indesejável se outras lesões ou doenças estiverem presentes. Os achados físicos têm se mostrado incertos, dando falsas indicações negativas subseqüentemente em 20% e falso-positivas em 42% de 86 pacientes avaliados através de angiografia[200].

A arteriografia é empregada comumente na investigação de todos os pacientes que *podem* ter sofrido uma lesão arterial do trauma contuso ou lesão penetrante, mesmo se eles não têm nenhuma evidência periférica de oclusão arterial. Tais estudos podem revelar fraturas da íntima, pseudo-aneurismas ou estenoses murais que não impedem o fluxo – um estudo positivo em um paciente assintomático.

A arteriografia subclávia transfemoral é um procedimento rápido e seguro. Se é realizada para demonstrar os vasos menores, mais distais (pág. 251) ou antes da exploração há vantagem clara em dar o bloqueio antes da injeção de contraste ser feita sob bloqueio axilar. O arteriograma pode revelar:

- falso aneurisma (Fig. 1.76);
- trombose;
- formação de retalho da íntima – visto ou como uma dissecação do contraste sob a íntima (Fig. 1.77) ou sugerido por uma oclusão abrupta, aguda sem hemorragia (Fig. 1.78);
- compressão extrínseca;
- fístula arteriovenosa aguda (Fig. 1.79)[201].

Espasmo[202] em termos de angiografia é agora uma palavra em grande parte desacreditada. Tem sido usada para implicar uma constrição transitória de um vaso após trauma, que pode produzir sinais clínicos e alterações angiográficas, mas resolve espontaneamente. Todos os casos assim devem ser explorados – todos revelarão patologia de vaso.

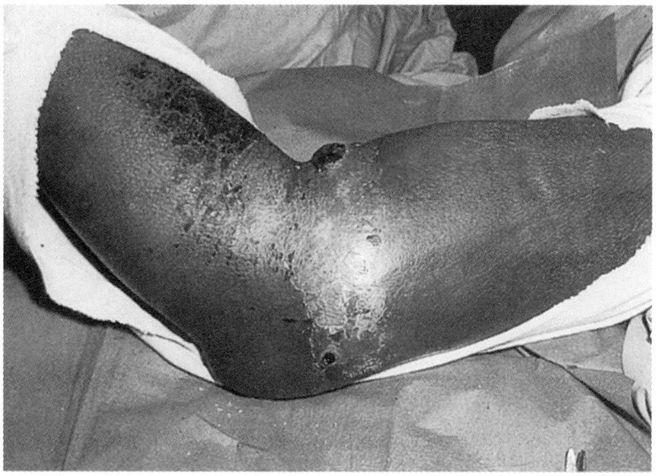

A

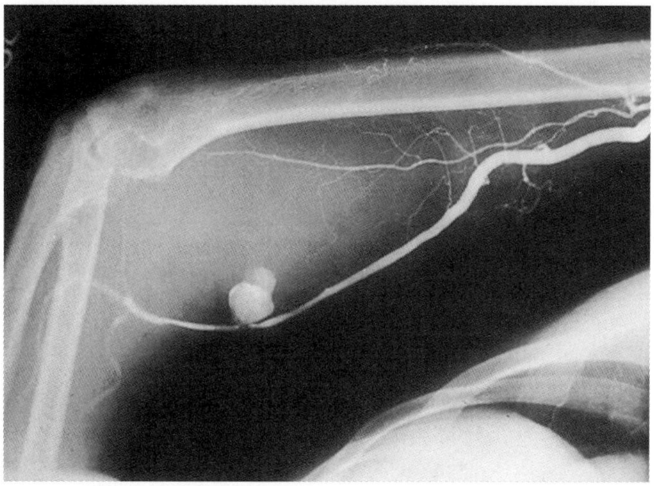

B

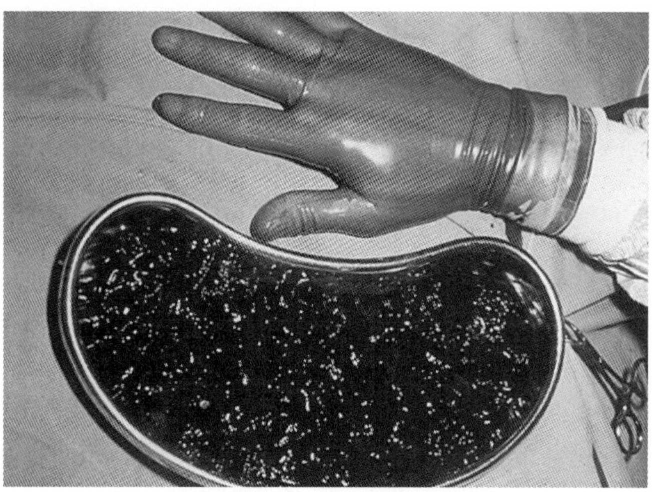

C

Fig. 1.76. A. Este paciente apresentou-se com um edema volumoso no braço, mas com boa circulação para a mão e pulsos normais. **B.** Arteriografia revelou um falso aneurisma que **(C)** continha quase 3 unidades de sangue.

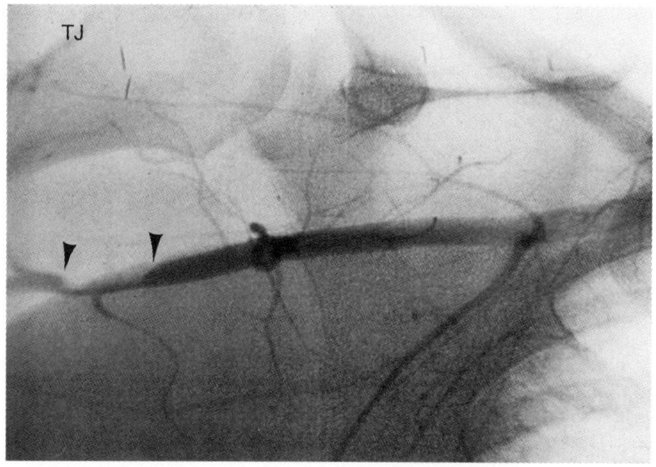

Fig. 1.77. Neste arteriograma a dissecação da íntima é revelada por um estreitamento súbito do vaso indicado pelas pontas de seta.

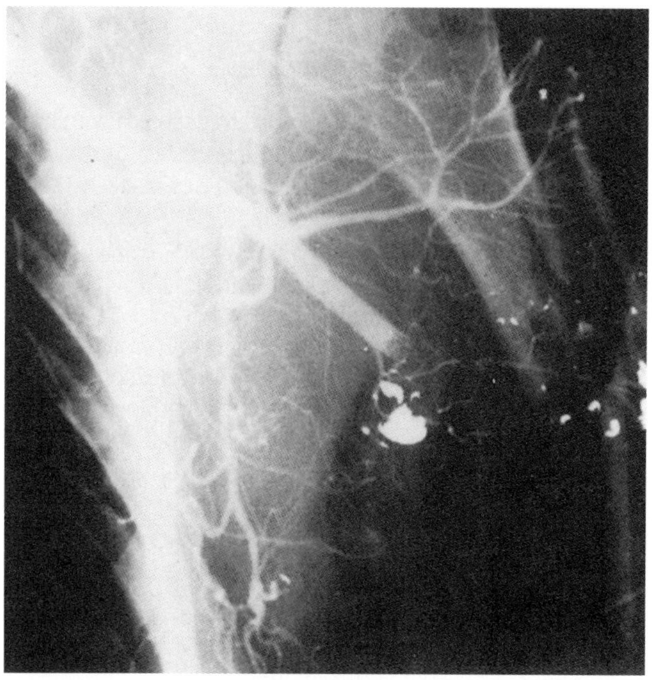

Fig. 1.78. Um retalho de íntima é sugerido pela oclusão súbita da artéria braquial após um ferimento por tiro, sem qualquer evidência de hemorragia.

A ultra-sonografia dúplex colorida, em centros onde está disponível, desafia a necessidade de arteriografia. Pode identificar todas as formas do trauma vascular detalhadas anteriormente, inclusive trombo, aneurisma e estenose. Seu relativamente baixo custo e facilidade de transporte, aliado ao fato que é não-invasiva, torna a ultra-sonografia uma alternativa atraente à angiografia.

Estudos Doppler. Toda a capacidade dos estudos não-invasivos vasculares (pág. 251) não é costumeiramente usada na sala de emergência. Entretanto, a simples sonda lápis Doppler

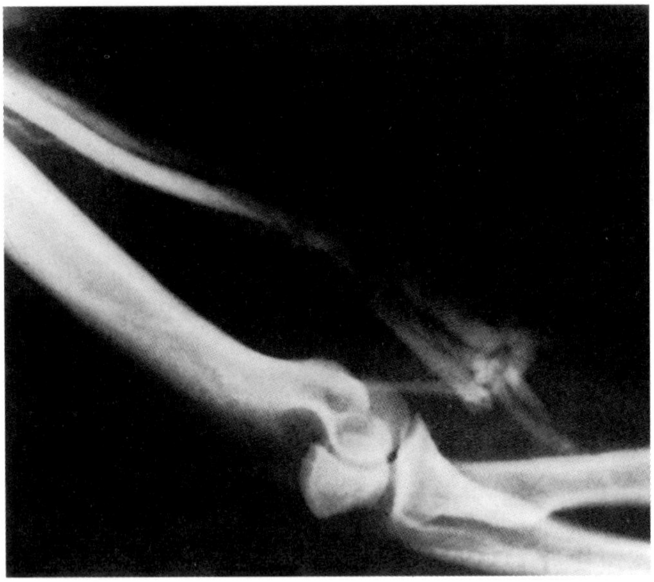

Fig. 1.79. Uma fístula arteriovenosa está presente aqui entre a artéria braquial e veia basílica.

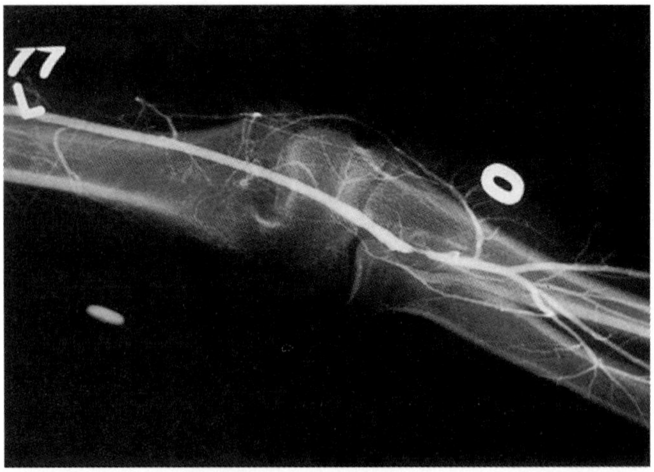

A

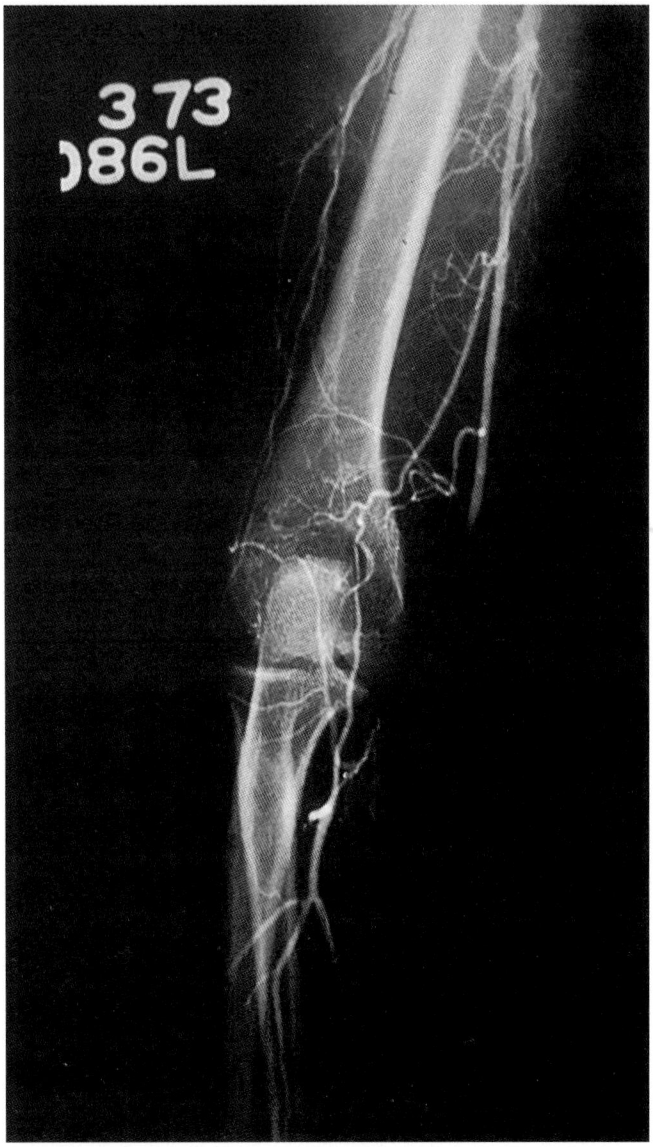

B

Fig. 1.80 A, B. Estas oclusões, completa e parcial, ambos foram resultantes de cateterismo cardíaco.

é valiosa, porque permite a detecção de fluxo em vasos que não podem ser palpados prontamente por causa da dor, edema ou seu calibre relativamente pequeno. Lesões fechadas de dígitos podem produzir edema suficiente para reduzir o fluxo arterial a ponto de pôr em dúvida a sobrevida do dígito. Tais lesões também podem ter fluxo eliminado por lesão ao vaso ao ponto de pôr em dúvida a capacidade de restabelecer o fluxo. Ambas as circunstâncias terão a mesma apresentação. Se o vaso pode ser seguido no dígito com o Doppler, o problema pode ser considerado de compressão. Se há perda clara do sinal proximalmente em ambos os vasos digitais, então há oclusão ou rompimento. Quando disponível, a ultra-sonografia dúplex colorida pode dar informação mais detalhada em relação ao fluxo e calibre de vaso na sala de emergência ou à cabeceira do leito.

Imagem dinâmica com radionuclídeos, especialmente no primeiro estágio de "acúmulo de sangue", provê evidência de fluxo de sangue relativo e perfusão preferencial[203].

Iatrogênicas

Um grupo pequeno mas inquietante de pacientes surge como resultado de punção arterial, intencional ou não[204]. Isto pode acontecer no curso de cateterismo cardíaco (Fig. 1.80), canulação radial[205] para gasometria arterial – onde a incidência de complicações isquêmicas em uma série era 10%[206,207] ou linhas intravenosas mal posicionadas[208]. A apresentação pode variar de isquemia aguda, como detalhado anteriormente, a síndromes do compartimento, a claudicação intermitente. A prevenção requer evitar estas técnicas em pacientes anticoagulados[209] e avaliação cuidadosa da árvore arterial pelo teste de Allen e estudos Doppler antes de inserir linhas radiais.

Isquemia do Membro Superior Neonatal Iatrogênica

No passado houve problemas com a canulação umbilical levando à isquemia de membro inferior e à canulação da artéria radial, então, é preferido pelos pediatras[210-212]. Em um estudo, quatro de um estudo consecutivo de 98 crianças recém-nascidas experimentaram isquemia transitória do antebraço ou mão após canulação da artéria radial[213]. Nenhuma sofreu lesão isquêmica permanente, mas a probabilidade disso aumenta com baixo peso ao nascimento[214,215]. Parece que o divisor de águas é um peso de nascimento de 1000 g [215,216]. No neonato, tal lesão isquêmica deve ser tratada por exploração microcirúrgica combinada com ou sem agentes trombolíticos como ativador do plasminogênio tecidual recombinante (rTPA)[215,217]. A microcirurgia deve envolver trombectomia com ou sem reconstrução vascular[215,217,218].

Emergências Vasculares Não-Traumáticas

Um grupo relativamente pequeno de pacientes apresentar-se-á como emergências devido ao comprometimento vascular de uma natureza aguda não relacionado a lesão. Isquemia de membro superior severa pode surgir de várias causas[219], inclusive embolização, trombose[220,221] surgindo de aterosclerose e oclusão de pequenos vasos resultante do fenômeno ou doença de Raynaud (pág. 254)[221]. Qualquer que seja o local, estes pacientes apresentam-se por causa de dor e mudanças na cor e temperatura.

O exame revela as características clássicas[223] detalhadas acima:

- *dor*;
- *ausência de pulso*;
- *palidez e pele moteada*;
- *frieza* da parte;
- *parestesia*, hipoestesia e analgesia;
- *paralisia*, principalmente nos músculos intrínsecos e apenas se a oclusão é no ou acima do cotovelo.

Se o paciente se apresenta depois, a *ulceração aparecerá* na oclusão digital, *gangrena* em oclusões de antebraço e *síndromes do compartimento* em bloqueio mais proximal.

Êmbolos[224] normalmente surgem do coração, ou mais raramente de aneurismas, alojando-se na origem da braquial profunda (Fig. 1.81) ou na bifurcação da artéria braquial em radial e ulnar.

Trombose acontece em vasos previamente doentes e é diagnosticada em parte por exclusão de uma fonte de êmbolo e em parte por evidência de doença de vaso periférico ao exame, arteriografia e exploração.

Trombose de veia profunda primária (= trombose de esforço = síndrome de Paget-Schroetter) [225] surge como resultado de:

- um golpe direto;
- pressão prolongada – como no sono;
- cirurgia maior próxima;
- extensão excessiva – como limpando folhas, cortando madeira ou jogando beisebol, futebol americano ou handebol.

Afeta as veias subclávia ou axilar e é caracterizada por edema do membro em um grau muito variável, descoloração

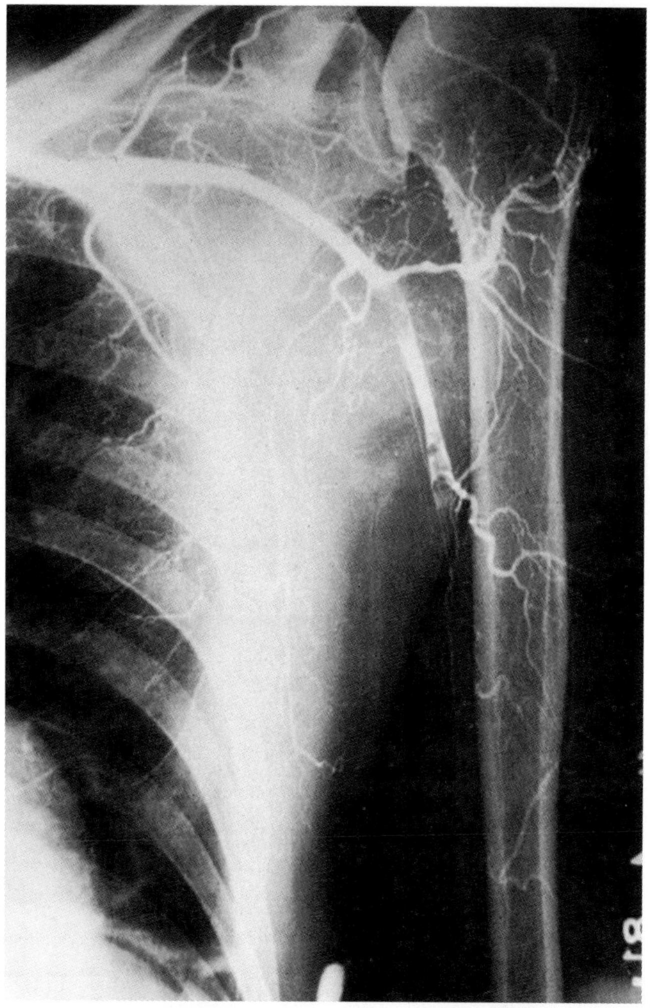

Fig. 1.81. Este arteriograma mostra a presença de êmbolos na artéria braquial um pouco proximal à origem da artéria braquial profunda, distal à artéria circunflexa umeral e também êmbolos pequenos na própria artéria circunflexa umeral.

cianótica e uma sensação de desconforto e peso. O padrão venoso proeminente desenvolve-se sobre o ombro devido à distensão da circulação venosa colateral. O membro pode estar insensível e mais frio que o contralateral, mas *todos os pulsos estão presentes*. A veia trombosada pode ou pode não ser palpável na face interna do braço ou na axila. *Venografia* ou *ultra-sonografia dúplex colorida* revelarão a trombose venosa e o fluxo colateral marcado (Fig. 1.82). Casos mais severos podem progredir para a gangrena venosa[226] ou podem ser complicados por embolia pulmonar.

Indicações em Lesões Vasculares Fechadas

Lesões fechadas ou oclusões da árvore vascular que estejam causando sintomas periféricos requerem *exploração*, assim como as extremidades assintomáticas que, na angiografia, mostram oclusão completa ou um aneurisma traumático. O manejo dos achados angiográficos não-oclusivos em extremidades assintomáticas é mais controverso, porque pelo menos uma série indicou a eficácia de observação e angiografia seriada[227]. Na exploração, pode bastar a *embolectomia*[228],

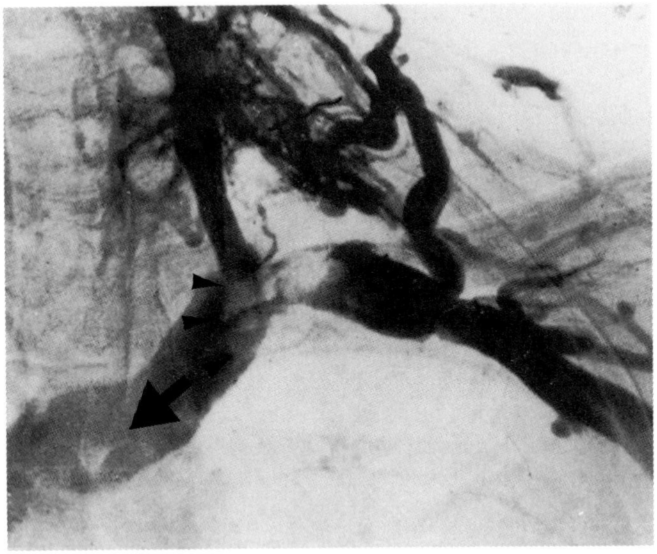

A

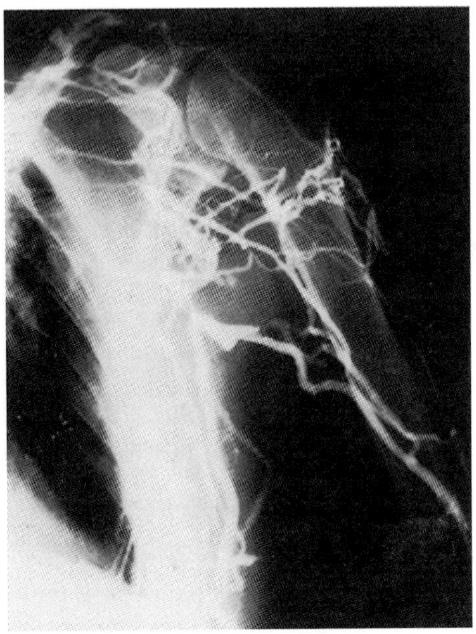

B

Fig. 1.82. A, B. Estes dois venogramas mostram evidência de trombose no fluxo venoso principal. Esta trombose ocluiu a veia axilar completamente em **(B)** e em ambos há evidência de enchimento incomum do sistema venoso colateral.

mas mais comumente a ressecção do segmento lesado ou ocluído e enxerto de *veia interposicional* será necessária. Tais enxertos podem ser retirados até o arco palmar superficial[229] e além dele, com benefício. Naqueles dígitos onde o Doppler indicou oclusão, é executada *fasciotomia* médio-lateral, e o fluxo periférico é re-examinado. Onde indicada oclusão ou ruptura, um *microenxerto vascular cirúrgico*, venoso para defeitos curtos, arterial para longos[230] (veja Fig. 1.157) é necessário. O medo em todas as explorações de vaso, proximal ou distal, é que a lesão infligida pela lesão estenda-se mais adiante na árvore que um trombo ou êmbolos adicionais tenham se propagado distalmente. Se isto aconteceu, o curso conduzirá inevitavelmente a trombose das anastomoses executadas. A *exploração microvascular* distalmente adicional está então indicada[231]. Uma técnica alternativa, ou auxiliar, é o uso de *agentes trombolíticos*[232]. Estes permanecem controversos, com alguns centros a favor[233], alguns céticos[234]. Quando a cirurgia provavelmente é de pouca ajuda, porque a oclusão é distal ou o angiograma não mostra reenchimento distal de vasos para os quais o cirurgião pode esperar enxertar, ou onde a cirurgia falhou, a terapia trombolítica deve ser tentada. É mais bem executada sem dúvida no serviço de radiologia vascular, controlado pelo hematologista e o radiologista vascular. Requer volumes grandes de agente trombolítico – 100.000 unidades de estreptoquinase como dose de ataque e 5.000 unidades por hora – o que é caro. Um estudo informou que o sucesso completo valeu uma média de $39.200[235] por caso.

As *veias maiores*, estejam elas ocluídas ou rompidas, também devem ser reconstruídas, porque a ligadura simples demonstrou ter morbidade conseqüente significativa[236].

A *angioscopia* intra-operatória rotineira[237] demonstrou ajudar significativamente na tomada de decisões na extremidade inferior. Com o desenvolvimento de elementos de fibra óptica menores que 1 mm de diâmetro, esta ferramenta pode ter um papel na cirurgia de extremidade superior no futuro.

Bypass temporário por shunt arterial (diálise) raramente é indicado, mas deve ser empregado quando a isquemia do membro excedeu 6 horas, e quando uma cirurgia significativa, como fixação de fratura complexa, será executada antes de a reconstrução vascular poder ser feita.

A *fasciotomia eletiva* deve ser considerada em *todas* as lesões fechadas de vasos principais. Deve ser feita certamente se as indicações-padrão estiverem presentes (pág. 38) ou se isquemia excedeu 6 horas (menos tempo se o paciente esteve hipotenso por muito desse tempo). Também deve ser feita como um passo preliminar se uma demora em revascularização estiver prevista[238]. Veja Green D P 1998 *Operative hand surgery,* 4rd edn. Churchill Livingstone, New York, págs. 2254, 2269.

OSSO E ARTICULAÇÃO

Osso e articulação são considerados aqui em conjunto por duas razões: primeiramente, as forças lesivas nas lesões indiretas do esqueleto e ligamentos mais comuns são freqüentemente idênticas; secundariamente, muitas lesões na mão envolvem ambas as estruturas.

Lesões abertas desempenham um papel secundário neste segmento. O exame de fraturas e deslocamentos que coexistem com feridas (que requerem exploração em qualquer caso) consiste em grande parte de ordenação e visão de todos os estudos radiológicos apropriados. Estes serão os mesmos empregados na tomada de decisões sobre lesões fechadas. Porém, deve-se ter cautela. Lesões abertas maiores da extremidade têm sido infligidas somente como resultado de grande força. Tal força freqüentemente inflige lesões indiretas significativas (mas fechadas) mais proximalmente no membro. O paciente, sentindo dor considerável pela lesão óbvia, raramente terá queixas relacionadas a lesões ocultas. A avaliação radiológica em tais casos tem que incluir o úmero, a cintura escapular e a coluna cervical.

Fraturas dos ossos longos podem ser classificadas de acordo com o local e subclassificadas de acordo com sua configuração:

- *Cabeça* – Condilar se ambas = "T-condilar"
- Diáfise – Transversal
  – Longitudinal
  – Oblíqua
  – Espiral
  – Cominutiva
- Base – Palmar
  – Dorsal
  – Lateral
- *Físis* (veja pág. 55)

O cirurgião deve estar alerta para a presença de tumor subjacente ou doença, conduzindo a fraturas *patológicas* (Cap. 6).

O esqueleto é lesado por força, direta ou indireta. A força *direta* romba a ossos longos, como metacarpianos e falanges, produz fraturas transversais ou cominutivas. A maioria das lesões sofridas pelo esqueleto da mão, porém, é infligida por força *indireta*, transmitida:

- *axialmente*, causando freqüentemente fratura articular;
- por *alavancamento*, produzindo uma lesão ligamentar, condilar, fratura ou uma fratura diafisária oblíqua;
- por *torção*, que resulta em uma lesão ligamentar ou uma fratura diafisária espiral.

Exame – Comentários Gerais

Certos sintomas e sinais são comuns a todas as fraturas e deslocamentos – *edema, deformidade, perda de movimento* e a presença de *movimento* e *sensibilidade anormais*. Certas observações a serem feitas nas radiografias-padrão também são universais. Todas estas serão discutidas inicialmente, seguidas por considerações específicas das regiões da mão, progredindo de distal a proximal. O diagnóstico da fratura *complicada* – no indivíduo com distúrbio de *sensibilidade, circulação, ou cobertura de tecidos moles* – é altamente significativo no resultado final, e é comentado nas seções pertinentes (págs. 28, 40 e 43).

A descrição da angulação da fratura na visão ântero-posterior é, por convenção, feita referindo-se à direção na qual a própria fratura se move. Para evitar confusão, neste texto a fratura é chamada de "ápice"; assim, uma angulação "ápice-palmar" significa que o ápice da fratura está localizado palmar a uma linha traçada entre a base e a cabeça do osso.

É útil lembrar, considerando fraturas das falanges média e proximal, e todos os metacarpianos, que a superfície dorsal de todos estes ossos é *plana*. A cintura diafisária é criada por uma curvatura significativa na face palmar e curvas mais suaves dos córtex laterais.

Deformidade

Edema significativo ao redor de um osso ou articulação é por si só suficiente para despertar suspeitas de lesão. Qualquer *contusão* sob a pele, após uma lesão severa o bastante para causar fratura e na ausência de qualquer outra causa, é patognomônica de fratura ou ruptura de ligamento. Algumas regras gerais podem ser formuladas em relação à deformidade angular após fratura ou deslocamento na mão:

1. A deformidade é mais evidente nas falanges que no carpo. Isto é em parte porque a cobertura de tecidos moles é mais fina em partes mais distais e em parte porque a força exigida para romper o esqueleto é maior mais proximal à lesão. Há um maior acúmulo de edema.
2. *Fraturas* anguladas na linha de movimento digital (isto é ântero-posterior) são menos evidentes que as lateralmente anguladas ou rotadas.
3. *Articulações* deslocadas na linha de movimento digital mais provavelmente permanecem assim, e são então *mais* evidentes que as lateralmente deslocadas – que terão freqüentemente redução espontânea.
4. Uma articulação só permanecerá na posição deslocada se algum elemento da cápsula articular:
   (a) permanecer intacto e travar as extremidades do osso em relação anormal;
   (b) lacerações, e fica interposto entre as extremidades do osso[239-242].

   Tal travamento acontece mais provavelmente em deslocamentos ântero-posteriores, tendendo a restabelecer deslocamentos laterais ao alinhamento adequado.
5. Embora nenhuma deformidade deve ser corrigida antes da completa avaliação clínica e radiológica. Deficiência do nervo, distúrbio circulatório e fraturas devem todas ser documentadas *antes* de qualquer tratamento ser oferecido.

Limitação do Movimento Normal

Ativo. A ausência provável da lesão a estruturas do esqueleto é conferida rapidamente pedindo para o paciente que exercite o movimento de cada articulação. Além da lesão direta da articulação sob exame, ou dos ossos que formam a articulação, limitação ou falta de movimento ativo pode ser devida a:

- lesão de tendão;
- paralisia;
- edema;
- dor;
- lesão significativa proximalmente;
- falta de cooperação do paciente – idade, ansiedade, intoxicação.

Quando a *dor* limita o movimento ativo, deve ser anotada sua localização e a que ponto no movimento articular ela acontece.

A *estabilidade* de fraturas já suspeitadas ou reveladas mais tarde à radiografia será mostrada por uma distância relativamente normal de movimento. Da mesma forma, quanto mais instável a fratura (sugerida pela *deformidade inicial severa* que é informada ou observada) tanto mais limitado será o movimento.

Passivo. Quando o movimento ativo estiver ausente ou limitado, o examinador deve tentar o movimento passivo. Isto detecta qualquer lesão sofrida e também registra qualquer limitação na amplitude de movimento normal presente *antes* da lesão em articulações claramente não envolvidas no acidente. Tal limitação pode influenciar o tratamento e o cuidado pós-operatório. O registro também refuta qualquer cobrança subseqüente de que a limitação surgiu como resultado da lesão ou tratamento. A lesão ficará evidente durante movimento passivo pela presença de limitação dolorosa da amplitude.

Ao registrar a amplitude de movimento[243], a convenção aprovada por todas as Associações Ortopédicas de fala inglesa (detalhadas depois (pág. 178)) deve ser empregada. Basicamente, isto dita que todas as posições articulares neutras – isto é, quando os dois ossos que formam a articulação estão alinhados um com o outro – são registradas como 0°.

Presença de Movimento Anormal

É colocada tensão nas estruturas periarticulares que normalmente impedem o movimento anormal, como a placa palmar, o ligamento colateral e os ligamentos carpais extrínsecos. Todos estes são descritos em maior detalhe abaixo. Na presença da lesão, a tensão produzirá dor, e se o paciente é estóico e a lesão total, o movimento será anormal. Se o espasmo protetor ou desconforto impróprio impedirem um diagnóstico correto, o teste deve ser repetido sob bloqueio regional ou local, momento no qual radiografias sob tensão devem ser feitas (Fig. 1.83).

A prática de mobilizar ossos fraturados para confirmar a presença de uma fratura é dolorosa, desnecessária e não sem risco, porque (especialmente no braço) nervos e vasos estão localizados próximo aos ossos e podem ser danificados durante tal manobra.

Sensibilidade

A sensibilidade pelo dedo que palpa pode ser um guia do local e extensão da lesão. Toda essa sensibilidade deve ser

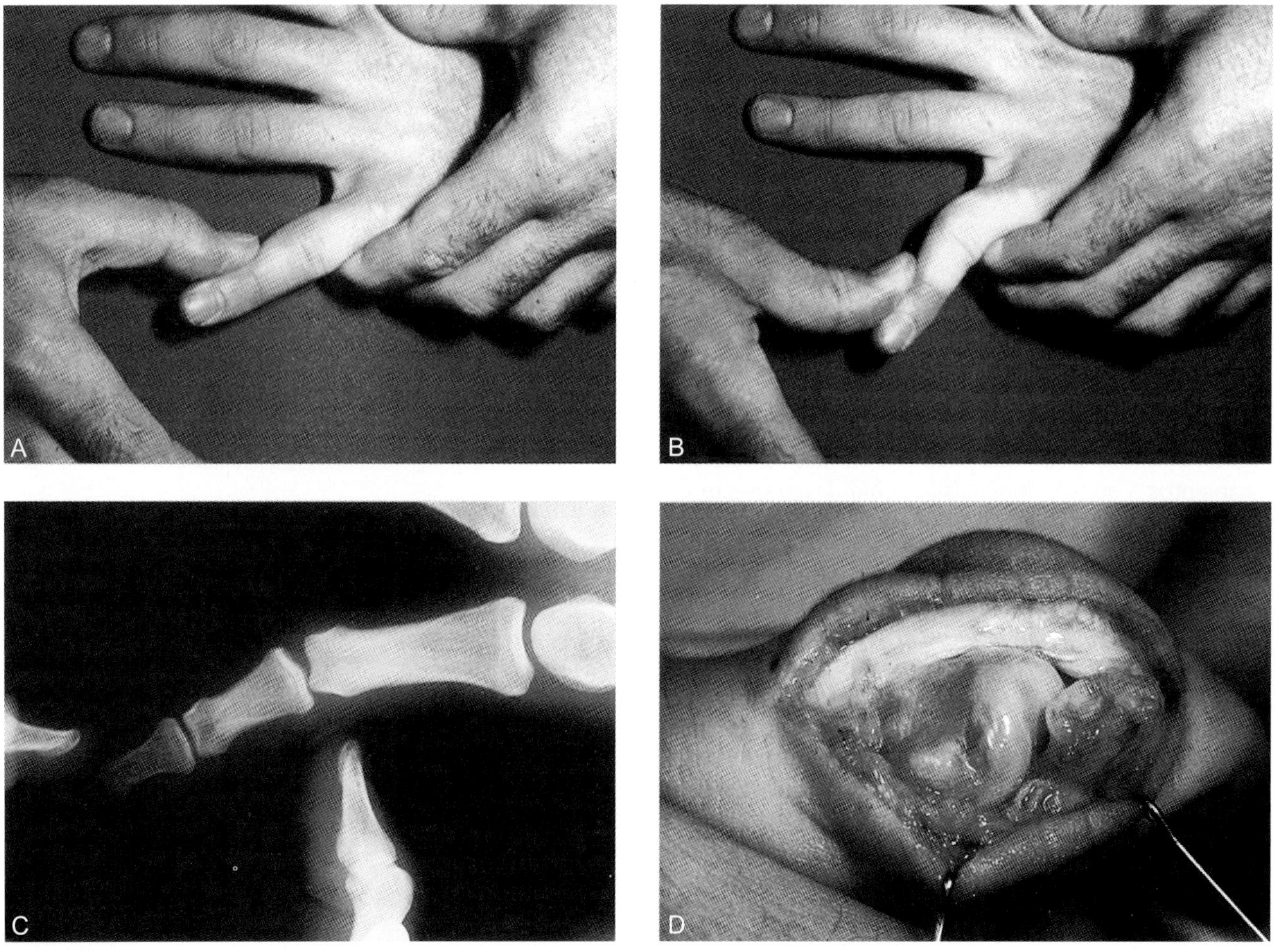

Fig. 1.83 A. O ligamento colateral da articulação interfalangiana proximal é tensionado, e neste caso **(B)** revela frouxidão a esta verdadeira tensão lateral, o que só pode ser devido a uma ruptura do ligamento colateral. **C.** Radiografia. **D.** Exploração revelou que isto era verdade, o ligamento colateral solto de sua inserção na falange proximal. (Note que o mecanismo é diferente daquele no dedo polegar, no qual o ligamento ulnar colateral é normalmente de sua inserção distal.)

comparada à mão normal oposta, para assegurar que é diferente e portanto significativa.

1. *Osso*. O local de fratura será sensível, mesmo à pressão suave, e em alguns locais, por exemplo o escafóide, este é um importante teste diagnóstico.
2. *Estruturas periarticulares*. Quando a amplitude de movimento articular está limitada por dor, a ruptura da cápsula, do ligamento colateral ou da placa palmar é uma causa. O local preciso da ruptura às vezes pode ser determinado através de pressão cuidadosa ao redor da articulação, aplicada pela polpa do examinador.

Exame Radiológico – Comentários Gerais

Todas as mãos feridas devem ser radiograficamente examinadas. Isto não apenas é por motivo legal, mas também porque uma lesão prévia deve ser registrada e porque a mais confiável exclusão clínica de fraturas pode estar errada. Mais de uma incidência sempre é necessária (Fig. 1.84) e o cirurgião e o radiologista devem idealmente estudar junto os filmes, para determinar se incidências adicionais ajudarão no diagnóstico.

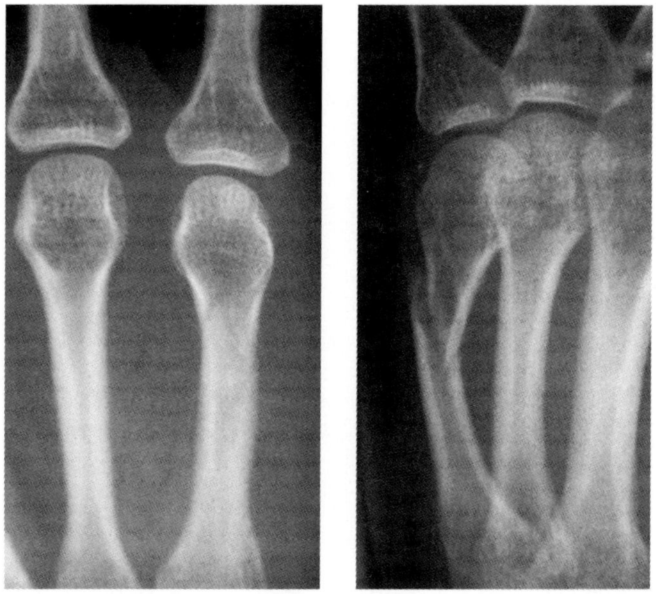

A B

Fig. 1.84 A. Uma radiografia ântero-posterior não ofereceu evidência clara de uma fratura do quinto metacarpiano. **B.** Em uma incidência lateral supinada de 30° da fratura era claramente evidente.

Embora todos os ossos devam ser examinados, deve ser prestada atenção particular ao seguinte:

1. *Pontos de inserção de ligamentos e tendões* (Fig. 1.85). Até mesmo um pequeno fragmento de osso em um ponto onde sabe-se que um ligamento ou tendão se insere deve demandar atenção, caso contrário pode ocorrer uma articulação instável ou desequilíbrio de tendão. O dedo em martelo e a deformidade de botoeira pós-traumática (pág. 37) ambos podem ser o resultado de tais fragmentos.
2. *Alinhamento de superfícies articulares* (Fig. 1.86). Se fragmentos intra-articulares são deslocados ainda que minimamente, redução precisa é imperativa caso contrário acontecerá uma osteoartrite precoce. Tal redução requer comumente intervenção cirúrgica em uma fratura fechada (veja Fig. 1.140). Muitas fraturas intra-articulares têm ligamentos ou tendões presos a um ou mais dos fragmentos. Isto torna então qualquer redução inerentemente instável e a fixação interna necessária após a redução.

O alinhamento de superfícies articulares também é importante para evitar graus secundários de angulação lateral em fraturas falangianas. Em incidências póstero-anteriores de qualquer falange, as superfícies articulares de qualquer extremidade devem ser paralelas uma a outra. Na presença de edema, alguma angulação pode estar obscurecida clinicamente, mas pode ser descoberta prontamente traçando linhas na radiografia unindo os côndilos em cada articulação (veja Figs. 1.93 e 2.46).

Fraturas limitadas completamente à cartilagem podem acontecer e, é claro, não aparecem em qualquer radiografia. Se a lesão é fechada, normalmente os pacientes apresentam-se tardiamente com edema persistente e dor (pág. 183).

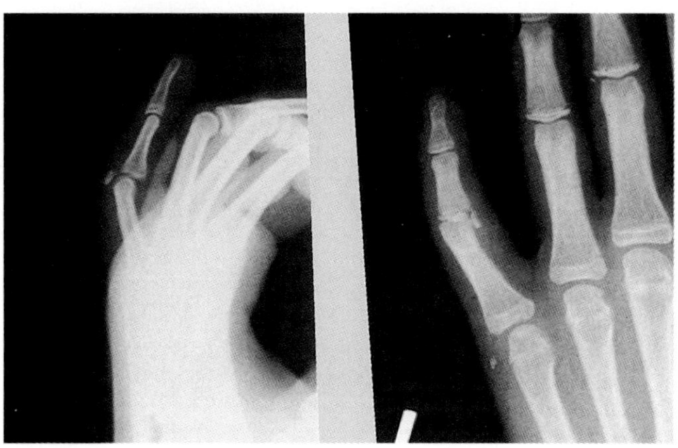

Fig. 1.85. Este paciente sofreu uma lesão do dedo mínimo enquanto jogava softball e apresentou uma edemaciada, mas clinicamente estável, articulação interfalangiana proximal. Porém, as radiografias revelaram que o deslize central do tendão do extensor tinha causado avulsão de um pequeno fragmento de osso da falange média. Igualmente o ligamento colateral causou avulsão de um pequeno fragmento na face radial. A redução aberta destes fragmentos assegurou estabilidade da articulação e preveniu o desenvolvimento de uma subseqüente deformidade de botoeira pós-traumática.

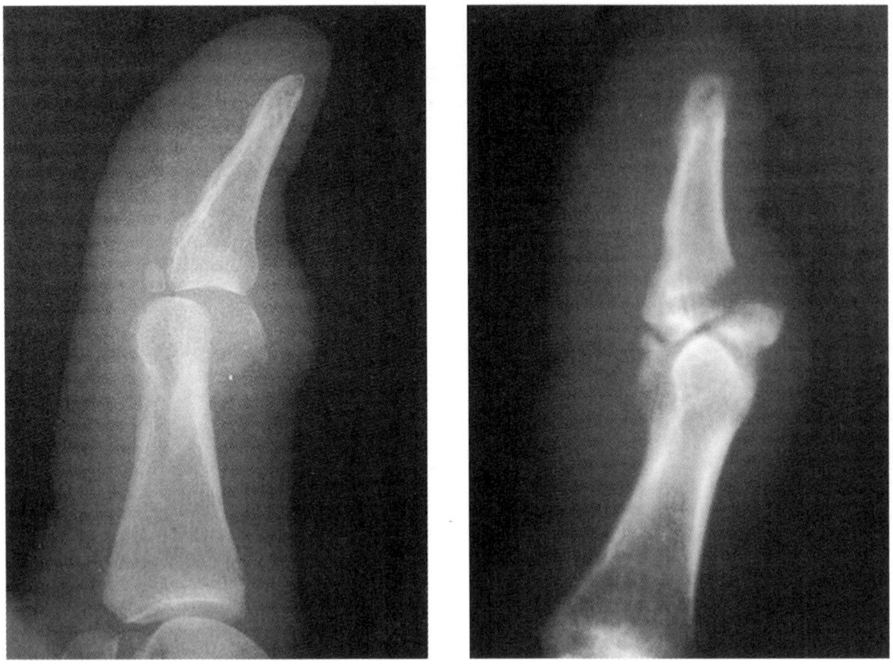

A B

Fig. 1.86. Fraturas intra-articulares. A fratura intra-articular de **(A)**, a cabeça da falange proximal, e **(B)**, a base da falange distal, eram ambas pobremente visualizadas na incidência póstero-anterior da articulação, mas bem vista nestas verdadeiras incidências laterais feitas em filmes dentais. Redução precisa foi necessária para preservar movimento na articulação.

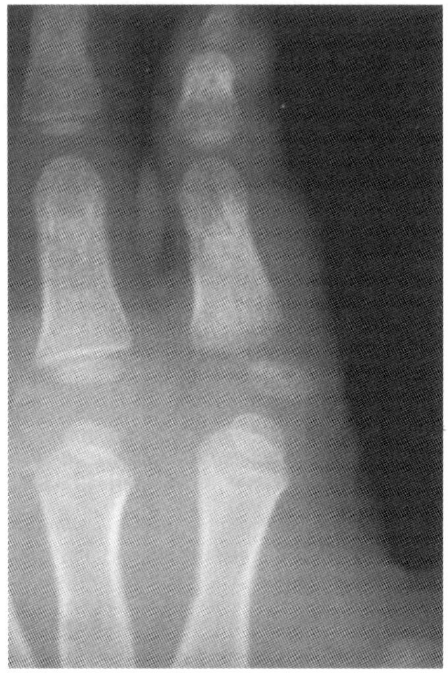

Fig. 1.88. Salter tipo I.

Fraturas Epifisárias

Fraturas que invadem a placa epifisária foram classificadas por Salter e Harris[244] em cinco categorias (Fig. 1.87), como segue:

- tipo I – eparação da epífise da metáfise pela placa de uma maneira linear (Fig. 1.88);
- tipo II – separação da epífise, um ângulo pequeno da metáfise sendo fraturado com ela (Fig. 1.89);
- tipo III – uma fratura intra-articular de parte da epífise sem interferência com a placa epifisária (Fig. 1.90);
- tipo IV – uma fratura vertical, deslocada, passando da superfície articular através da epífise, placa e metáfise;
- tipo V – uma fratura de compressão da placa cartilaginoso sem lesão, evidência de epífise ou metáfise.

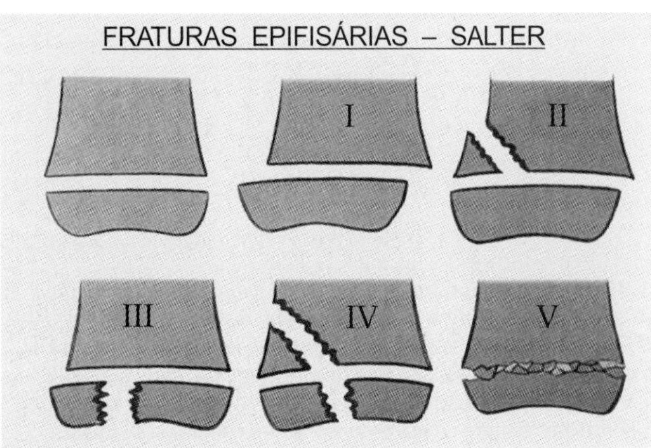

Fig. 1.87. A classificação de Salter de fraturas epifisárias (veja texto).

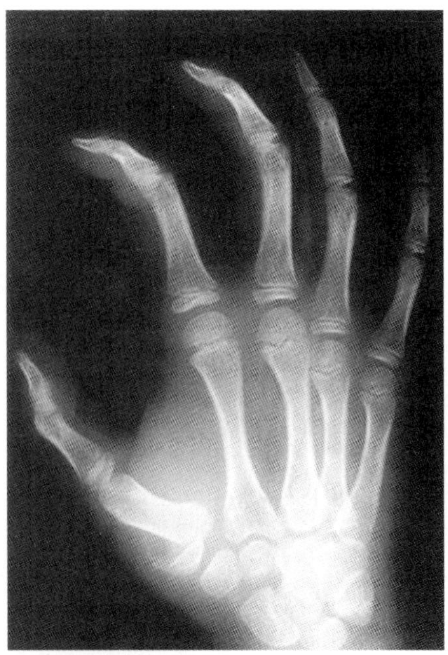

Fig. 1.89. Salter tipo II.

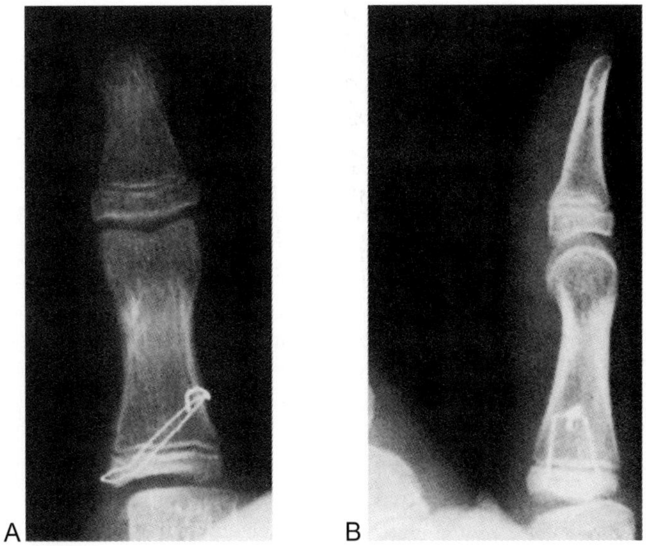

Fig. 1.90. Salter tipo III. Aqui o fragmento é mantido em posição com um fio interósseo.

Lesões tipo I da falange distal produzem uma aparência de dedo em martelo comumente na criança, o tendão extensor sendo preso à epífise, o flexor profundo à metáfise.

Os tipos I e II remodelam bem, mas a redução deve ser tentada. Contanto que sejam precisamente reduzidas, fraturas tipo III apresentam um bom prognóstico, porque não interferem diretamente com a placa epifisária. Os tipos IV e V, que interferem, podem interromper o crescimento de todo ou parte do osso, com conseqüente encurtamento ou angulação (Fig. 1.91). O cirurgião deve reconhecer isto e advertir os pais dessa possibilidade.

Fraturas em crianças são freqüentemente subestimadas[245]. Remodelamento pode acontecer, mas apenas naquela fratura angulada na linha de tração dos tendões (isto é, ânteroposterior) e então melhor na metáfise. A angulação lateral e o desalinhamento rotacional *nunca* remodelarão e necessitarão redução precisa (Fig. 1.92).

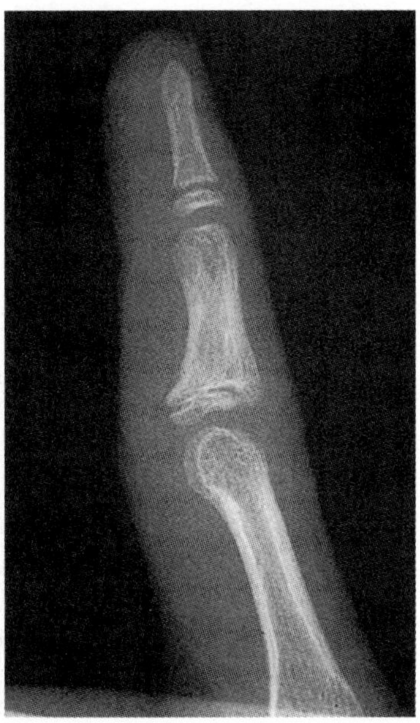

Fig. 1.91. A parada do crescimento aconteceu na epífise da falange média, conseqüente a uma fratura tipo V de Salter.

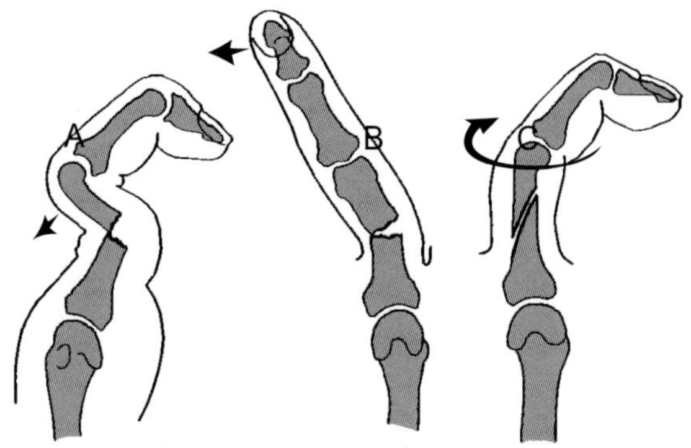

Fig. 1.92. Dos três desalinhamentos de uma falange fraturada em uma criança apenas um remodelará, a angulação palmar verdadeira **(A)**. A angulação lateral **(B)** e o desalinhamento rotatório **(C)** não modelarão com o tempo e devem ser corrigidos então no momento da lesão.

Indicação – Comentários Gerais

Na circunstância ideal, se um aparato ilimitado de dispositivos de fixação e habilidade técnica suficiente para os aplicar estivesse disponível, os objetivos devem ser aqueles declarados pelo grupo AO:

- redução anatômica precisa;
- fixação interna rígida;
- movimento precoce, ativo das articulações adjacentes.

Nos dedos, o mais significativo destes objetivos é a instituição precoce de movimento nas articulações. Pensando nisto, a fratura deve ser estudada em uma seqüência fixa com as seguintes perguntas em mente:

- A fratura está reduzida?
- Se deslocada, o deslocamento é aceitável? Se não, pode ser reduzida, fechada?
- Se está reduzida (ou pode ser) ou é aceitável, é então estável?
- Se não for estável, pode ser tornada estável, fechada?

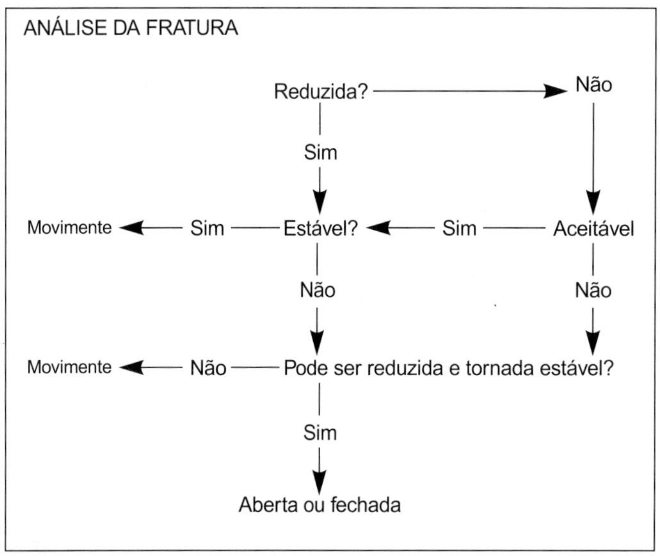

- Se a fratura não pode ser reduzida ou pode ser tornada estável sem cirurgia, que procedimento será necessário para fazê-lo? A cirurgia é justificável?
- É possível com um nível alto de confiança?

As perguntas detalhadas anteriormente podem ser apresentadas como um algoritmo (veja pág. 53).

'*Fraturas aceitáveis*' são importantes de reconhecer porque elas não requerem nenhum tratamento. Fraturas aceitavelmente deslocadas, contanto que sejam estáveis, incluem:

- *corpo* da falange distal;
- *fragmentos*, se minimamente deslocados;
- *angulação ântero-posterior* em fratura metafisária em crianças;
- *cominuição não-articular* com angulação mínima (Fig. 1.93);
- *colo metacarpiano* – angulação de 15° no indicador e médio, mas 20-70° no anular e mínimo;
- (pág. 68);
- *base metacarpiana não-articular* – angulação de 20° em adultos, mas 40° em crianças.

Veja Green D P 1998 *Operative Hand Surgery*, 4th edn. Churchill Livingstone, New York, pág.711.

Lesões Falangianas

Falange distal

As fraturas mais comuns[246] da falange distal[247] são:

1. *Cominutiva* – devido à força de esmagamento direta; estas quase invariavelmente são associadas a lesões do leito ungueal e são limitadas freqüentemente ao "*corpo*", ou à margem distal da falange.
2. *Intra-articular*[248] – estas são principalmente lesões de avulsão, inclusive a fratura em martelo devido à tração pelo tendão extensor (pág. 38) (Fig. 1.94). Elas também incluem fraturas devidas à avulsão da inserção do profundo (pág. 36) e (embora menos comum aqui que na articulação interfalangiana proximal) uma fratura condilar, na qual o fragmento permanece fixo ao ligamento colateral.
3. *Transversal* – através da diáfise da falange distal. Isto invariavelmente adota uma configuração de angulação palmar (ápice-dorsal). O ponto fundamental é que todo o leito ungueal desliza com o fragmento distal, e a borda proximal da matriz germinal freqüentemente desloca para a superfície superficial da prega eponiquial. Ela deve ser substituída para obter a redução da fratura.

Falanges Média e Proximal

As fraturas *intra-articulares* são consideradas separadamente abaixo com as lesões da articulação interfalangiana proximal. Fraturas das falanges média e proximal são *espirais*, produzidas por torção do dígito, ou devidas a um golpe direto. Um golpe direto resultará em fraturas *diafisária transversal* ou *cominutiva* (Fig. 1.95A) que dependem da força e da qualidade do osso. Embora algumas possam ser fraturas abertas, a maioria é fechada. É imperativo estar atento de que elas são freqüentemente *complicadas* por lesão de tecidos moles, especialmente pelas artérias digitais que podem estar torcidas, trombosadas ou sofrer avulsão (Fig. 1.96). A falha em reconhecer e prestar atenção ao elemento vascular (pág. 97) pode resultar em perda do dedo.

As fraturas *transversais* das falanges média e proximal adotam uma angulação dorsal (ápice-palmar) (Fig. 1.95B, C), devido às forças das inserções superficial e interóssea respectivamente. A falha em corrigir esta angulação não apenas ameaçará o tendão flexor, que resultará em uma deformidade em "ziguezague" por meio da qual a mudança na tração sobre os tendões extrínsecos produzirá uma deformidade de flexão das articulações em qualquer extremidade do osso quebrado. Esta deformidade será em princípio móvel, mas de uma contratura fixa (pág. 179).

Articulações Interfalangianas (e a Articulação Metacarpofalangiana do Dedo Polegar)

As articulações comumente lesionadas na mão são condilares, articulações de dobradiça, provavelmente porque elas são restritas a apenas um plano de movimento. Estas articulações condilares incluem todas as articulações interfalangianas[249] e a metacarpofalangiana do dedo polegar. A última é considerada aqui mais do que com as outras articulações metacarpofalangianas, porque difere notavelmente na anatomia e mecanismos de lesão. Todas têm uma estrutura semelhante[250]. Os ligamentos colaterais verdadeiros e *acessórios* juntos formam um leque de fibras que irradiam de um recesso na face lateral da cabeça do osso proximal. As fibras do verdadeiro colateral inserem-se no osso da base do osso distal, enquanto aquelas da inserção acessória, na face lateral da placa palmar. Em crianças, o ligamento prende-se à epífise e à metáfise nas falanges[251,252]. As fibras são firmes em todas as posições da articulação, que não mostram liberdade para o movimento lateral. A placa palmar tem duas porções distintas[253,254]. A parte glenóide ou fibrosa prende-se à face palmar da base do osso distal e por extensões laterais proximais às margens da superfície anterior do osso proximal. Estas extensões são chamadas ligamentos de rédea – quando vistas da superfície palmar que eles dão para a aparência de uma cauda de andorinha. A placa palmar fibrosa serve para restringir a hiperextensão da articulação e como uma extensão da superfície articular da base do osso distal – conseqüentemente glenóide. É pela parte fibrosa que rupturas da placa palmar acontecem (Fig. 1.97). Tais lacerações estendem-se em um grau variado para o ligamento colateral, dividindo as fibras dos elementos verdadeiros e acessórios (veja Fig. 1.102). A parte membranosa da placa palmar está localizada entre os ligamentos de rédea e abriga vasos sangüíneos ao sistema vincular dos tendões flexores. O arco arterial no colo da falange proximal da qual estes surgem é de importância particular ao metacarpiano do dedo polegar, porque pode ser a fonte exclusiva da artéria digital radial naquele dígito. O tendão extensor fecha o círculo de inserções à base da falange distal, e em algumas articulações é espessado ao ponto de ser chamado de placa dorsal. Se todas as inserções são seccionadas proximal, como ao fazer uma artrodese, pode ser visto que a base do

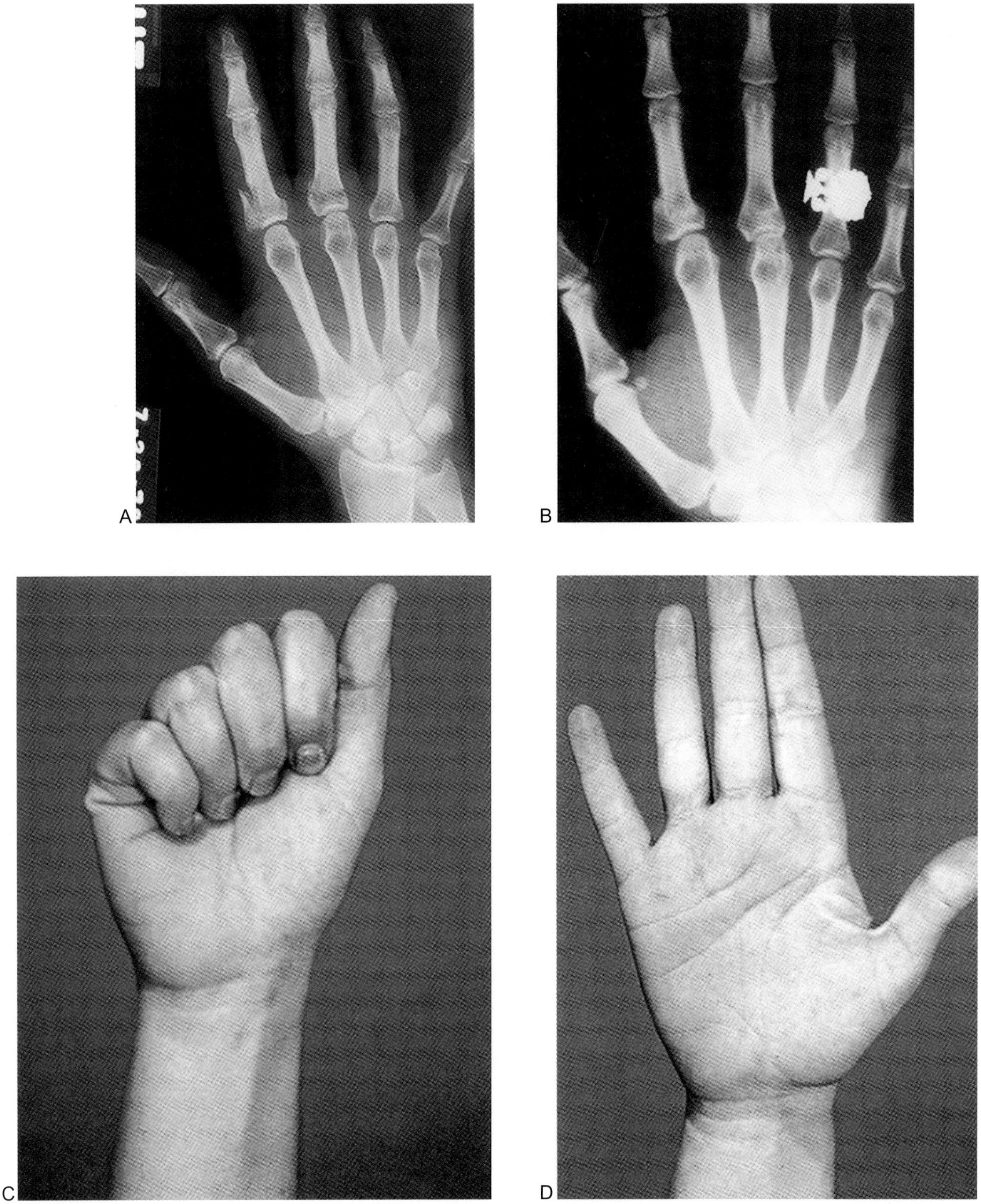

Fig. 1.93 A. Este paciente sofreu fraturas cominutivas fechadas das bases das falanges proximais dos dedos indicador e médio. A avaliação da radiografia sugeriu que não seria possível reduzir, e fixar todos os fragmentos e a cirurgia deveria ser realizada. Por isto, o paciente começou movimentos precoces, ativos, protegidos. **B.** Isto resultou em união da fratura falangiana com uma amplitude total de movimento **(C, D)**. Note que as superfícies articulares após cicatrização em qualquer extremidade de cada falange proximal *não são paralelas* uma da outra no indicador e no médio, mas são nos dedos anular e mínimo (veja pág. 51).

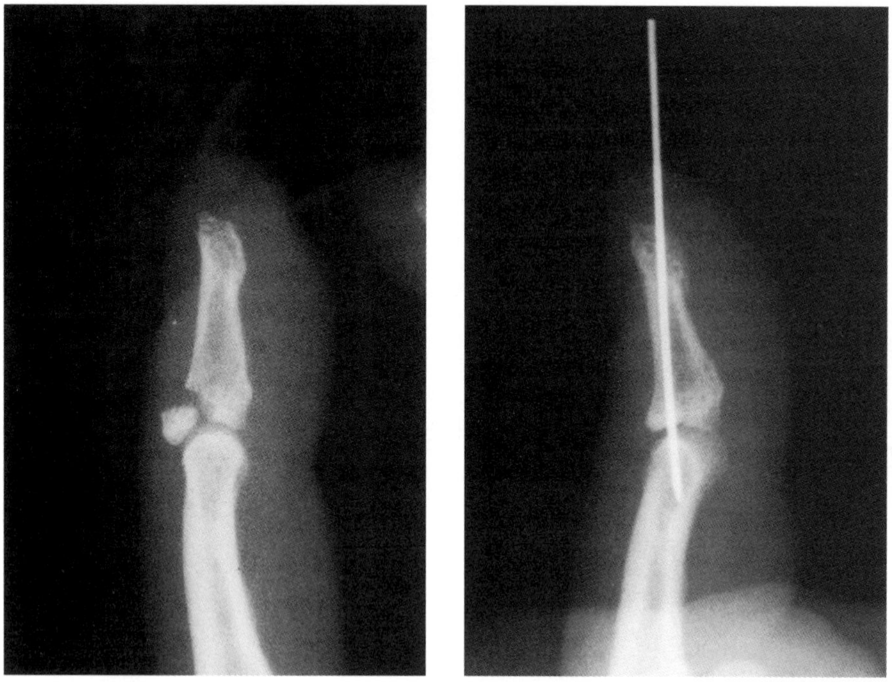

A B

Fig. 1.94 A. A radiografia revelou uma fratura tipo martelo deslocada da articulação interfalangiana distal. **B.** Redução aberta e transfixação com um único fio de Kirschner proporcionaram redução do fragmento articular e também a imobilização necessária.

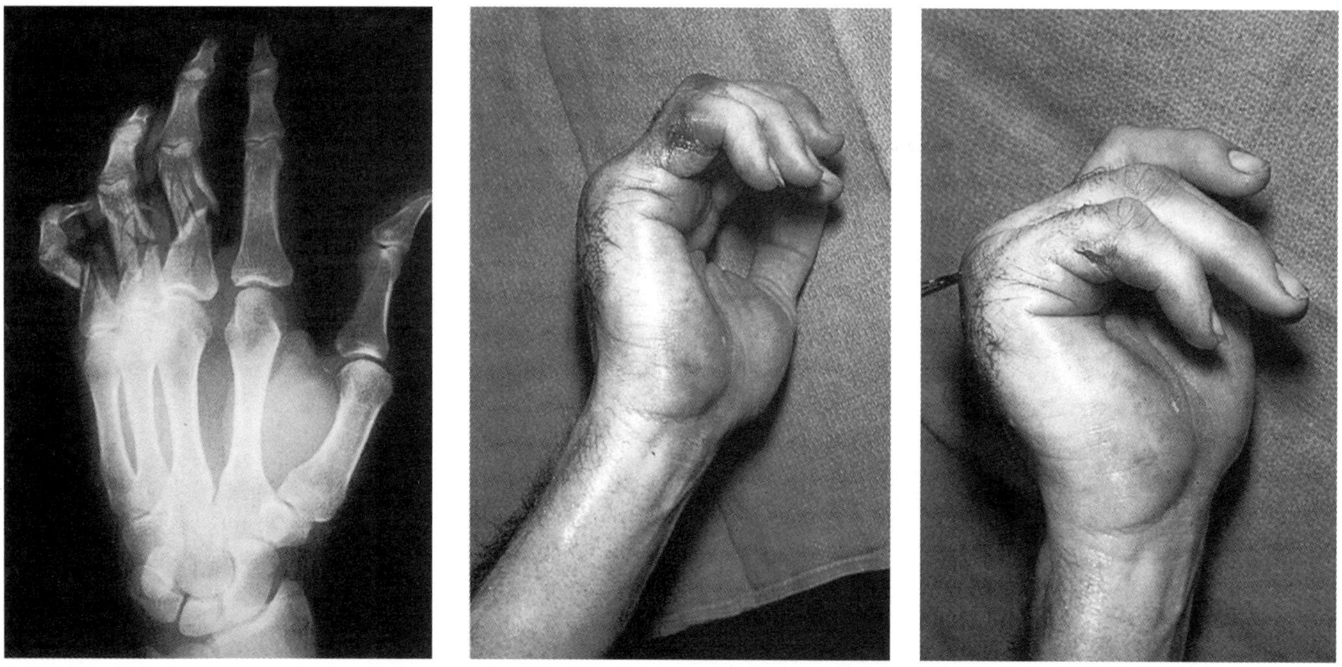

A B C

Fig. 1.95 A. Fraturas cominutivas fechadas das falanges proximais resultantes de um esmagamento entre dois tubos pesados mostra deformidade angulação ápice-palmar (angulação dorsal). **B.** A angulação é evidente no exame da mão, a normalmente plana superfície dorsal da falange proximal tendo sido comprometida. **C.** Isto é restabelecido por redução fechada e fixação percutânea (pág. 61).

osso distal realmente é cercada pelas estruturas fixas sem áreas desnudas (Fig. 1.98).

Verdadeiros deslocamentos laterais das articulações de dobradiça de necessidade rompem o ligamento colateral verdadeiro. Lesões de hiperextensão e deslocamentos dorsais[255] rompem a placa palmar, mas não precisam romper um dos ligamentos colaterais, até mesmo quando completamente deslocado dorsalmente. Tais lesões de hiperextensão aconte-

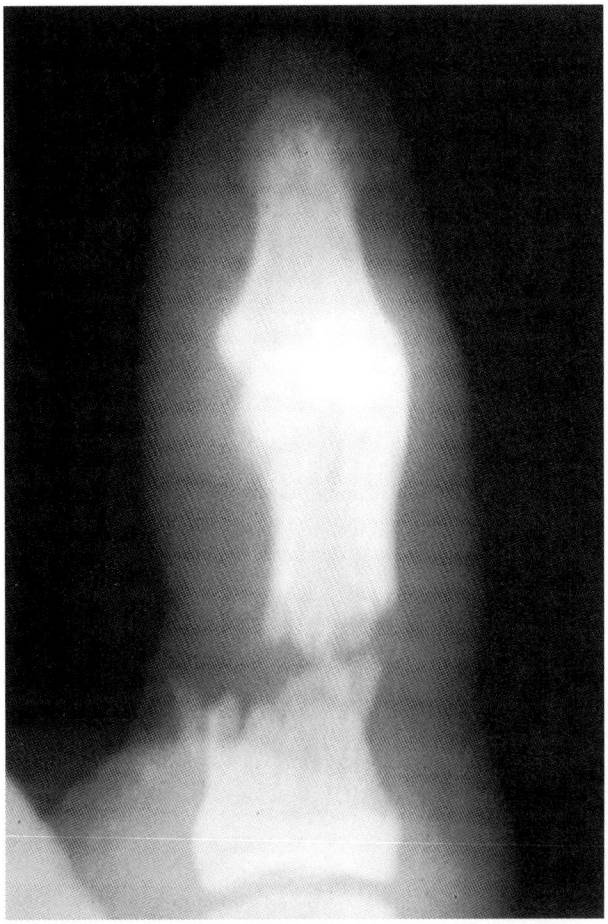

Fig. 1.96. Uma fratura diafisária da falange proximal do dedo polegar causada por uma lesão circunferencial. Tal fratura é comumente complicada por lesões de ruptura de ambas as artérias digitais. Se esta não é reconhecida e corrigida, necrose distal pode ocorrer.

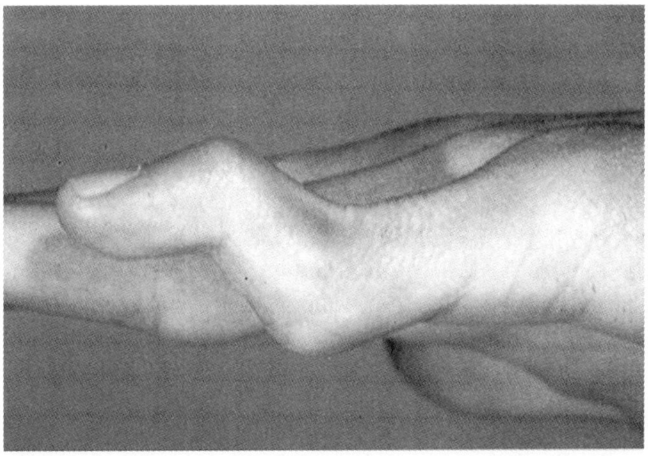

A

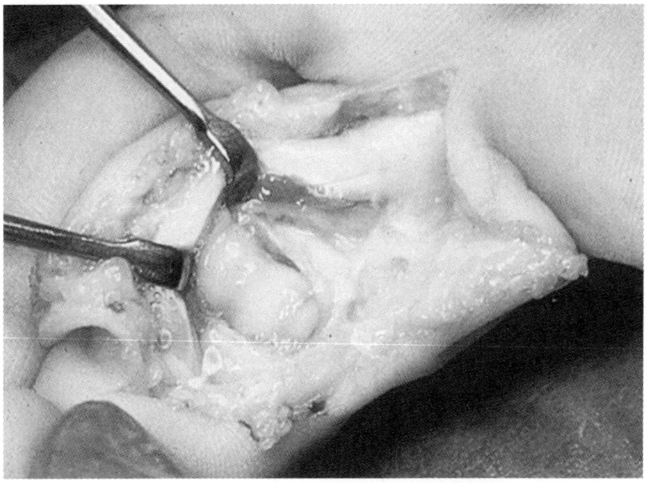

B

Fig. 1.97 A. Uma deformidade de hiperextensão típica resultante de ruptura da parte fibrosa da placa palmar na articulação interfalangiana proximal. B. A exploração mostra que a cabeça da falange proximal está saliente entre o remanescente da porção fibrosa distalmente e a porção principal da placa palmar proximalmente.

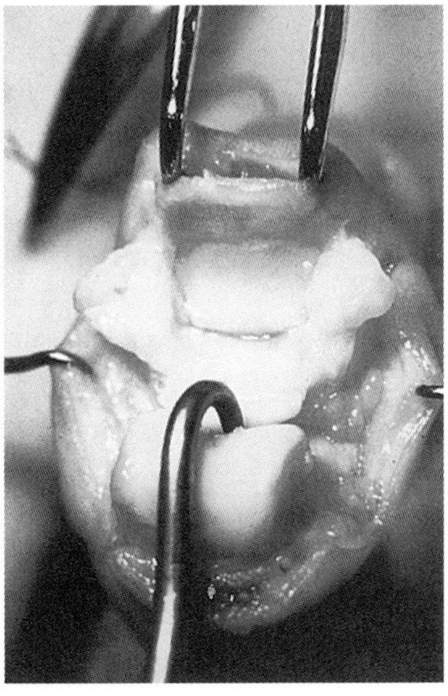

Fig. 1.98. Aqui, em um paciente sofrendo artrodese da articulação interfalangiana distal por uma lesão de avulsão antiga do flexor profundo dos dedos, a estrutura da articulação condilar é demonstrada. Todas as margens da base da falange distal têm inserções, a placa palmar abaixo, o tendão extensor acima, e os ligamentos colaterais de cada lado. Além disso, o ligamento colateral acessório que prende-se à placa palmar pode ser visto, o todo formando "uma cadeira na qual a cabeça do osso proximal vai sentar" (J. W. Littler).

cem comumente no esporte, quando a ponta do dedo é golpeada por uma bola. A carga axial rompe a placa palmar ou produz avulsão de sua inserção óssea a partir da face palmar da base da falange média. Se esta lesão é na articulação interfalangiana proximal (como é muito freqüente) a falange média é freqüentemente subluxada pela tração do extensor. Na fratura ilustrada na Figura 1.99, o deslizamento central do tendão extensor é preso à porção maior da falange média, e apenas a colocação de fios previne a subluxação dorsal recorrente da falange média. Esta lesão é freqüentemente desconsiderada, freqüentemente com a pressa da equipe esportiva, e é então chamada de "*dedo de treinador*". Com o uso, a articulação rapidamente deteriora (pág. 188 e veja a Fig. 2.59). A lesão também pode estar aberta, com sérias conseqüências relatadas[256]. Deslocamentos oblíquos rompem *entre* as fibras do ligamento colateral e através da placa palmar, mas freqüentemente apenas parcialmente. Deslocamentos anteriores[257,258] rasgam o ligamento palmar *e* um ou ambos os ligamentos colaterais (Fig. 1.100). Em todas estas articulações condilares da mão, os ligamentos e tendões rompem muito mais freqüentemente na inserção distal, freqüentemente levando com eles um fragmento de osso de tamanho variado[259,260]. Quanto maior o fragmento de osso, tanto mais provável será que a falange da qual ele se separa seja subluxada da articulação adequada com a cabeça do osso proximal (veja Fig. 1.99).

As placas palmares são testadas através de hiperextensão. Todos os ligamentos colaterais devem ser tensionados por angulação lateral da articulação (Fig. 1.101). Uma angulação de mais de 20° indica uma ruptura completa[261]. Aqueles especialmente propensos à lesão são os ligamentos colaterais das articulações interfalangianas proximais e o ligamento ulnar colateral da articulação metacarpofalangiana do dedo polegar que é lesado em abdução forçada[262]. Se uma articulação interfalangiana proximal não pode ser estendida completamente, a tensão lateral pode revelar erroneamente uma instabilidade

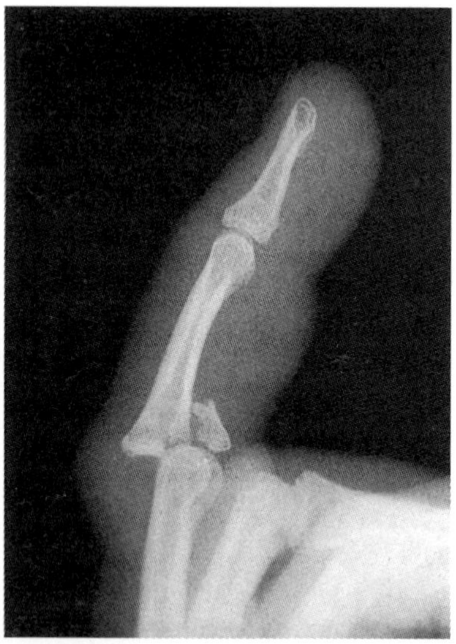

A

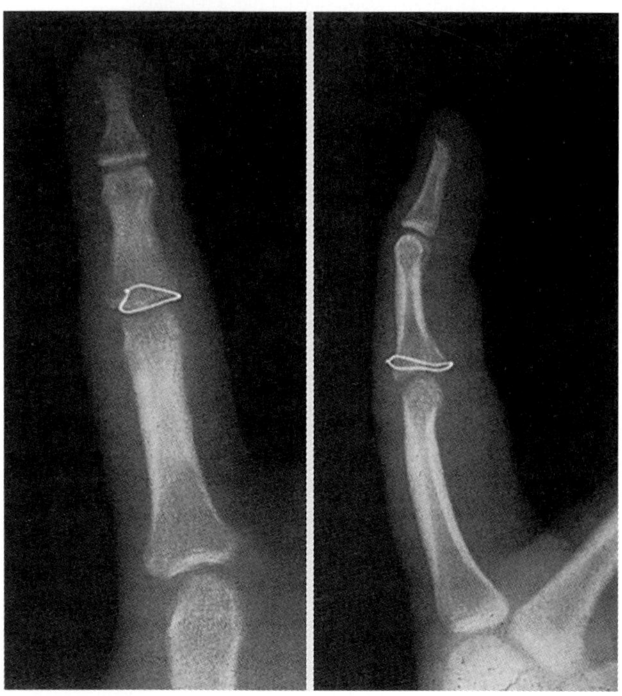

B

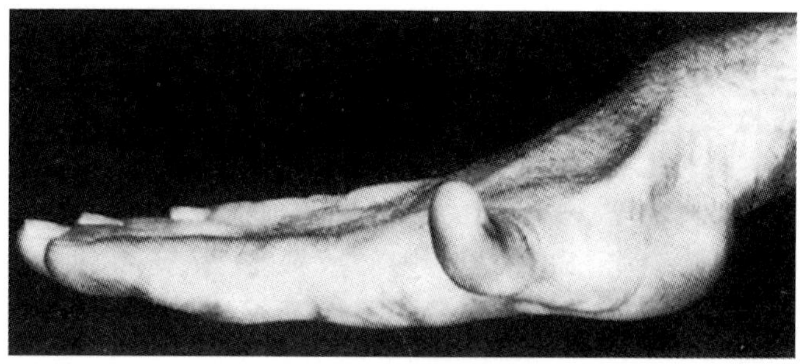

C

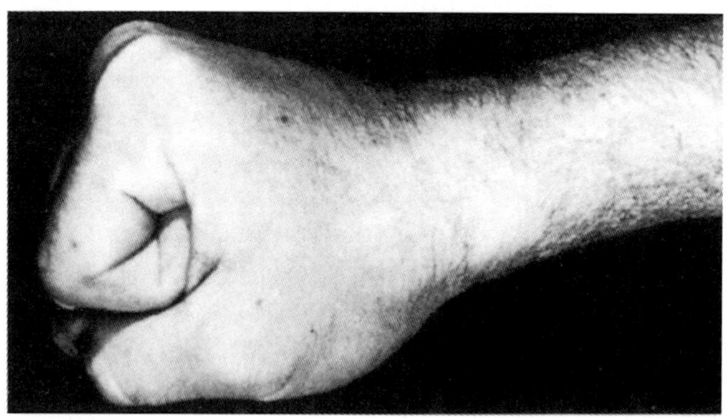

D

Fig. 1.99 A. Esta radiografia mostra uma fratura intra-articular relativamente comum da articulação interfalangiana proximal. O pequeno fragmento palmar ainda está preso à placa palmar, e sua relação com a falange proximal não é notadamente alterada. O resto da falange média está, porém, dorsalmente deslocado. Se esta fratura não é reduzida com precisão, a função subseqüente na articulação será comprometida e osteoartrite precoce assegurada. **B.** Redução precisa foi obtida e mantida com fios intra-ósseos através da região do ligamento triangular dorsalmente. Isto resultou em uma amplitude total de movimento com 8 semanas **(C, D)**.

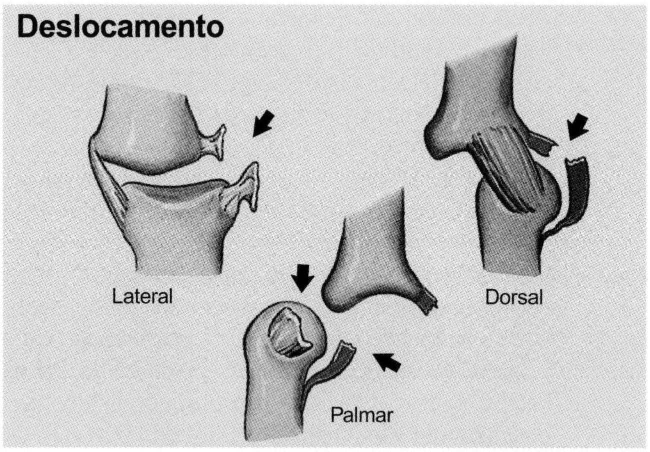

A

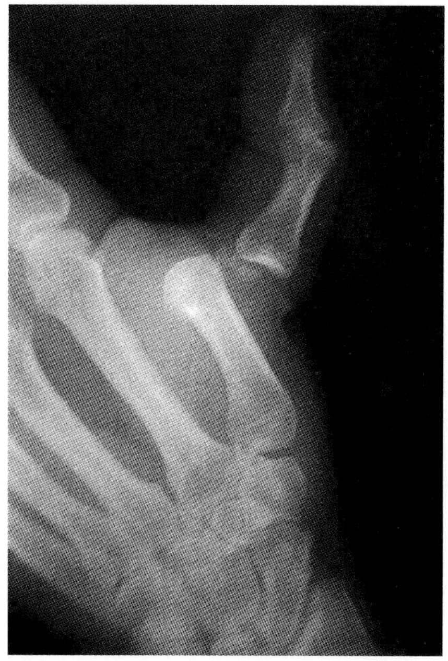

B

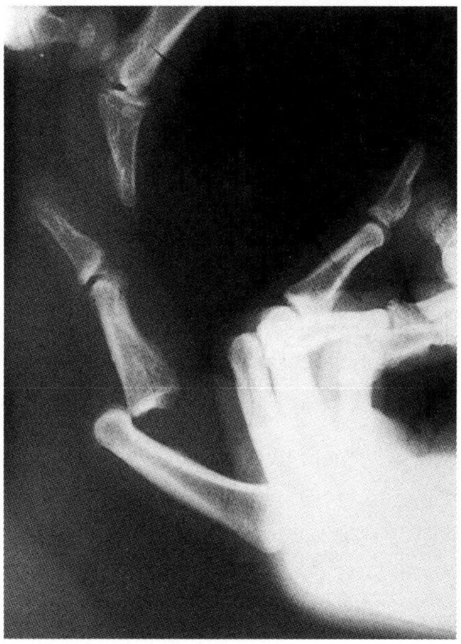

C

Fig. 1.100 A. Este diagrama ilustra a lesão ligamentar resultante de deslocamento de uma articulação. **B.** Embora os ossos neste deslocamento pareçam estar separados amplamente, quando a articulação foi explorada descobriu-se que ambos os ligamentos colaterais estavam intactos. **C.** Embora os ossos sejam aparentemente muito mais próximos que em **(B)**, a exploração deste deslocamento anterior revelou uma ruptura completa da placa palmar e de um ligamento colateral.

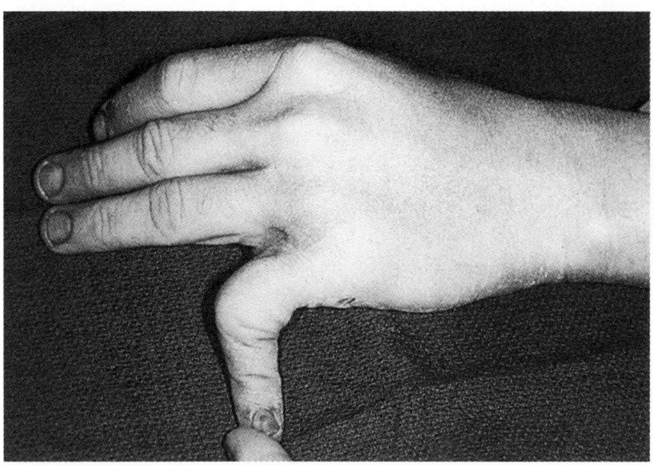

Fig. 1.101. Um ligamento colateral radial da articulação interfalangiana proximal rompido.

aparente. Isto é devido à *rotação* normal da falange proximal permitida pela frouxidão normal em extensão do ligamento colateral da articulação metacarpofalangiana. Este movimento pode ser eliminado *fletindo* a articulação metacarpofalangiana firmemente, enquanto se testa a estabilidade da articulação interfalangiana.

Muitas vezes uma verdadeira tensão ântero-lateral e posterior mostrará *estabilidade dolorosa*. Em tais casos, a articulação deve ser tensionada obliquamente, colocando tensão no ligamento colateral acessório. Rupturas entre os ligamentos colaterais acessórios e verdadeiros que estendem-se parcialmente para a placa palmar não são incomuns e serão reveladas por *dor severa e instabilidade potencial* em tal tensão oblíqua (Fig. 1.102). Todas estas manobras são dolorosas na presença da lesão e devem ser feitas com este conhecimento.

Em lesões fechadas das articulações interfalangianas proximais, freqüentemente o paciente se apresenta tardiamente. O conhecimento do mecanismo da lesão é crucial para entender a causa provável dos problemas do paciente. A contratura

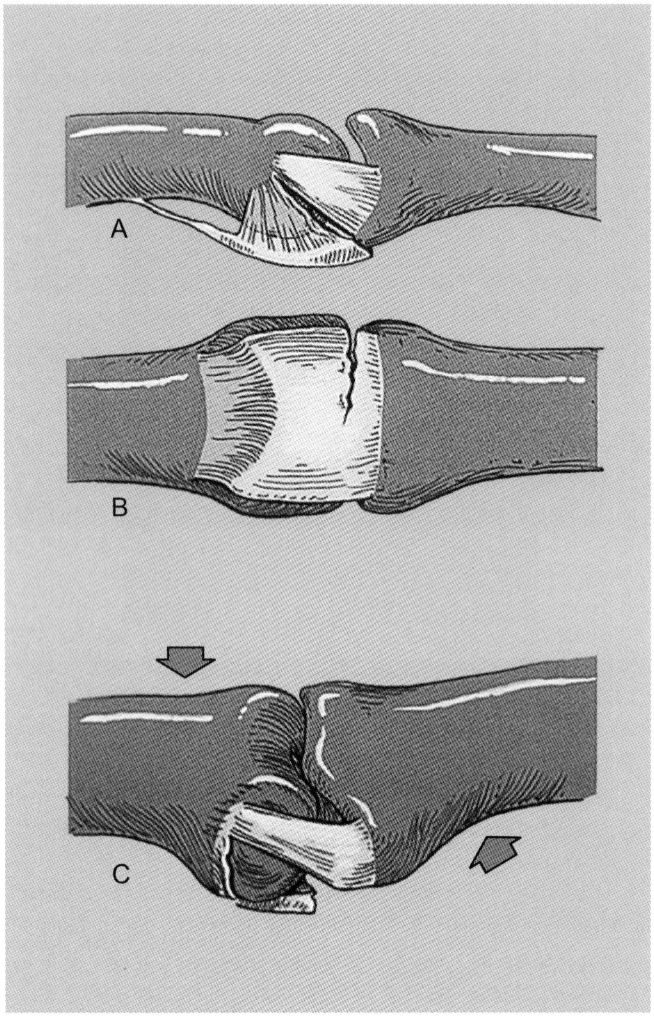

Fig. 1.102. Lesões obliquamente orientadas para uma ruptura de articulação entre as fibras dos ligamentos colaterais verdadeiros e acessórios e parte da placa palmar. A tensão direta lateral e a hiperextensão não revelam instabilidade. Porém, se a tensão é obliquamente aplicada, então o mecanismo da lesão é reproduzido, e surgem dor e instabilidade.

da placa volar e deformidade em botoeira tendem a apresentar-se cerca de 6-8 semanas depois da lesão com uma deformidade de flexão. Uma história de lesão de hiperextensão da articulação interfalangiana proximal sugerirá uma subseqüente contratura da placa volar. A deformidade em botoeira pode ser diferenciada por tentativa de flexão passiva da articulação interfalangiana distal. Se isto não é possível (indicando firmeza das bandas laterais conjuntas), então uma deformidade em botoeira resultante de atenuação do deslizamento central é o problema provável. Ao exame, devem ser examinadas todas as estruturas que cruzam a articulação interfalangiana proximal. Assim, tendões superficiais e profundos, as faixas laterais intrínsecas e a inserção de deslizamento central requerem testagem antes de determinar se tensionar a placa volar ou ligamentos colaterais produzem dor. Um diagnóstico apropriado pode ser então obtido.

O dedo polegar[263-267] (de vara de esqui). Rupturas do ligamento ulnar colateral da articulação metacarpofalangiana do dedo polegar são comuns e incapacitantes. Dizia-se que a lesão era sofrida por zeladores enquanto quebravam os pescoços de pequenos gamos – daí o nome. Agora a lesão é o resultado comumente de queda sobre a mão estendida – uma extensão e tensão de desvio radial combinadas – freqüentemente com alguma força adicional aplicada por algo embrulhado ao redor do próprio dedo polegar. (Corte as faixas de suas varas de esqui[268] até que você alcance o diamante negro!) A lesão envolve avulsão do ligamento colateral da base da falange proximal com ou sem um fragmento de osso[269]. Isto é combinado com ruptura da placa palmar e do ligamento colateral acessório (Fig. 1.103). Isto difere da articulação interfalangiana proximal, onde a ruptura do ligamento colateral é mais comum proximalmente[270] (veja Fig. 1.83). O ligamento rompido no dedo polegar pode vir a localizar-se superficial à extremidade proximal da expansão do adutor, que normalmente o recobre, eliminando qualquer chance de cicatrização – lesão de Stener[271] (Fig. 1.104) (também descrito na articulação interfalangiana proximal[272]).

Exame Radiológico

Incidências lateral, ântero-posteriores e oblíquas verdadeiras. Radiografias-padrão da mão não darão verdadeiras incidências de nenhum dos ossos falangianos ou articulações. Estes devem ser buscados, e podem freqüentemente (com economia e benefício) ser obtidos em *filmes dentais*.

Fraturas simples (isto é, fraturas únicas e que não envolvem uma superfície articular) devem ser examinadas primeiro cuidadosamente para assegurar que elas são verdadeiramente simples. Bastante comumente, após uma lesão direta, uma fratura aparentemente simples será vista como tendo fragmentos deslocados saindo dela, freqüentemente na articulação (Fig. 1.105). Tais fragmentos complicarão a fixação. *Deslocamento* deve ser categorizado e uma determinação feita se ele é ou não *aceitável*. Uma abertura ampla entre fragmentos deve sugerir a possibilidade de *interposição de tecidos moles*. O examinador deve considerar que estrutura pode ser. A *estabilidade* da fratura terá sido em parte determinada pela limitação

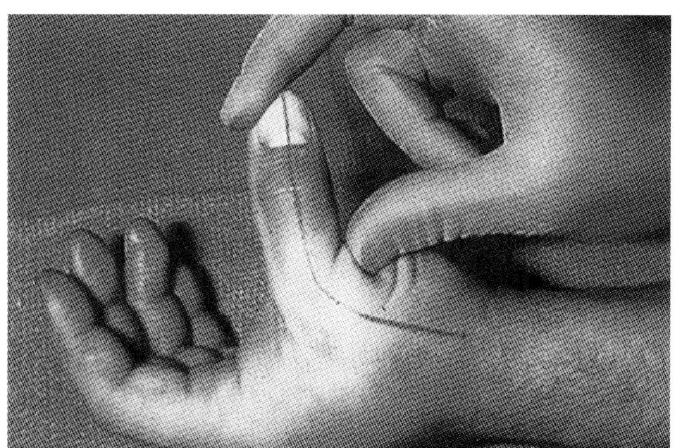

Fig. 1.103. Ao marcar os pontos médios das articulações adjacentes, angulação em tensão, mesmo quando é de um grau muito menos significativo que nesta ruptura do ligamento ulnar colateral, eles são avaliados mais prontamente.

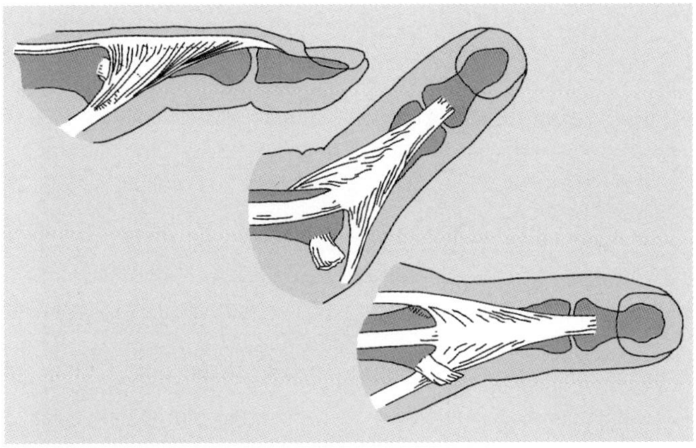

Fig. 1.104. *Lesão de Stener.* Após uma ruptura do ligamento ulnar colateral da articulação metacarpofalangiana do dedo polegar de sua inserção distal, o ligamento pode vir a localizar-se fora da contribuição de adutor à expansão do extensor. Deste modo a cicatrização não pode acontecer.

do movimento ativo (acima), mas pode ser calculada mais tarde pelo local da fratura, o grau de deslocamento e pelo conhecimento dos motores presos a cada fragmento. As fraturas anguladas devem ser estudadas para determinar se são *oblíquas* ou *espirais*. A última tende a ser mais longa e elas mostram aparente sobreposição de um fragmento ao outro, devido a um córtex ser fraturado em uma linha diferente que o córtex oposto ao mesmo nível ("mesmo" em um sentido proximal-distal).

Fraturas cominutivas necessitam exame em várias incidências, porque há invariavelmente mais fragmentos do que inicialmente detectado. Extensão em articulações deve ser suspeitada.

As *incidências articulares* devem ser estudadas primeiro para determinar que elas realmente são "*verdadeiras*" – este é o caso quando os dois côndilos da cabeça são sobrepostos com precisão um sobre o outro, em crescente, não duas (veja Fig. 1.86).

A *congruidade articular* deve ser assegurada. Não deve haver nenhuma "*cunha aberta*"[273] entre as imagens dos dois ossos, o que indicaria subluxação.

Devem ser examinados *fragmentos* de osso para determinar seu deslocamento e seu grau. Uma conclusão deve ser tirada em relação à estrutura ligamentar ou tendinosa à qual o fragmento está provavelmente fixo.

Incidências de tensão são de valor na avaliação de deslocamentos e fraturas – deslocamentos que envolvem os ligamentos colaterais da articulação interfalangiana proximal e a articulação metacarpofalangiana do dedo polegar (Fig. 1.106). Embora estas possam em alguns exemplos ser feitas sem anestesia, infiltração ou bloqueio regional é útil, porque a tensão sem resistência total pode revelar um grau maior de ruptura do que tinha sido suspeitado. Em lesões abertas, muitas ou todas as incidências esboçadas podem ser repetidas sob anestesia quando a distração e o posicionamento podem proporcionar uma radiografia superior. Naquele momento será possível avaliar se fragmentos ósseos estão passando ou não despercebidos, e até que ponto.

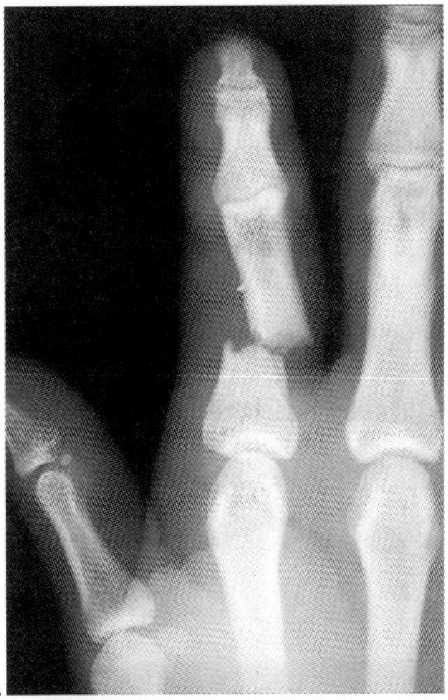

A

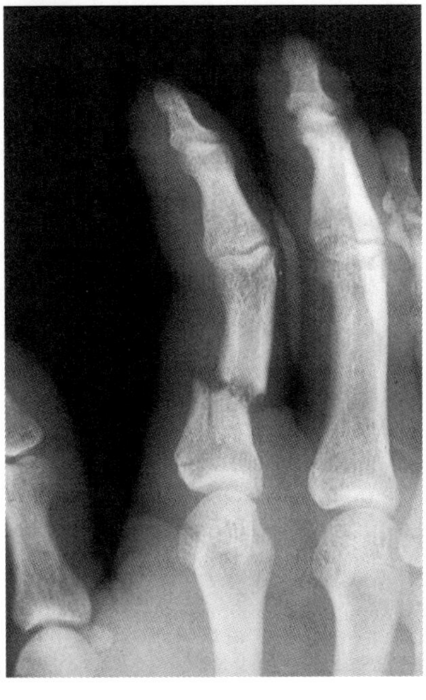

B

Fig. 1.105 A. Esta aparentemente simples fratura diafisária deslocada, transversal da falange proximal, foi vista em uma incidência diferente **(B)** para ter uma linha adicional que estendia-se para a articulação metacarpofalangiana.

Indicações em Lesões Falangianas Fechadas

Certas fraturas fechadas só podem ser reduzidas e estabilizadas por cirurgia complexa, que envolve dissecação ampla e o uso extenso de técnicas de fixação. Algumas podem precisar de enxerto de osso suplementar e transfixação de ambas as articulações adjacentes. Em alguns casos isto pode ser justificável. Em outros, porém, o manejo não cirúrgico, consistindo em *repouso e elevação* inicial durante 5 dias, seguido por *movimentação precoce ativa* aliada com o uso de uma *tala para repouso e proteção*, pode efetuar um resultado igualmente bom (veja Fig. 1.93).

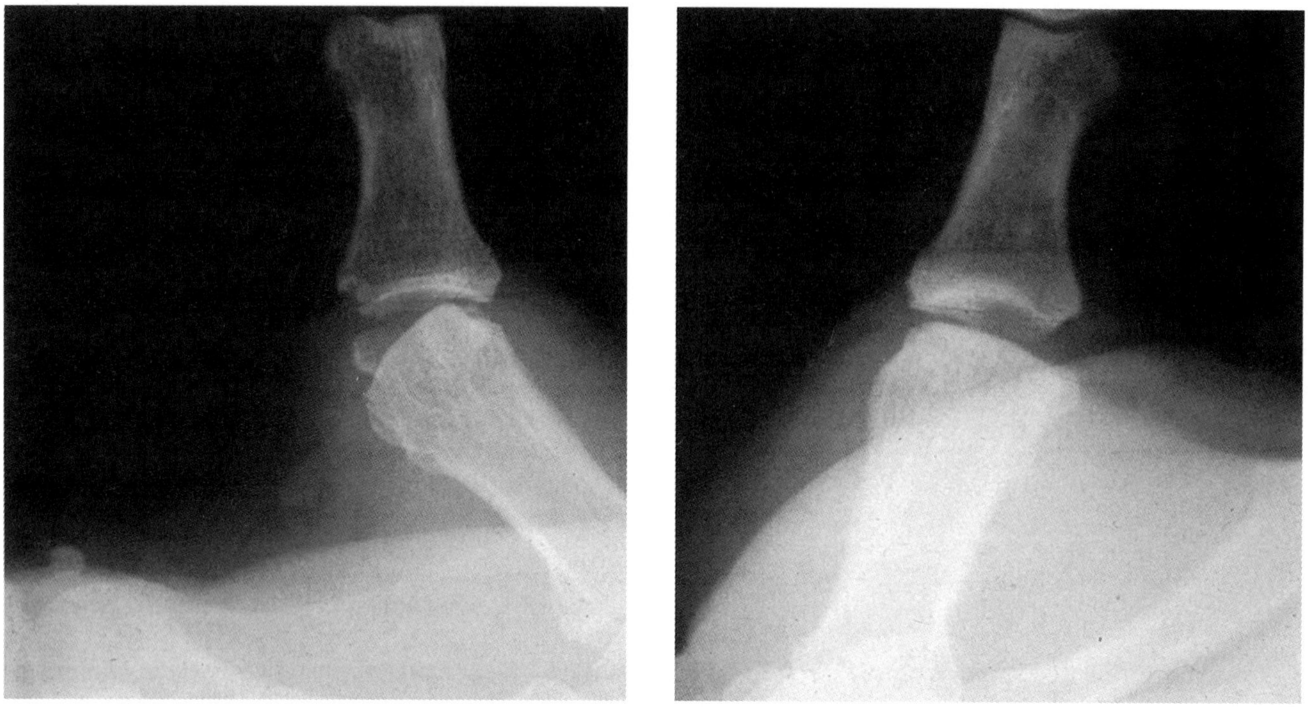

A B

Fig. 1.106. Aqui as radiografia em stress das articulações metacarpofalangianas dos dedos polegares direito e esquerdo são comparadas. O que na esquerda se abre em um ângulo de 45° comparado à direita com 10° devido a uma ruptura do ligamento ulnar colateral – "dedo polegar de esquiador".

Fraturas *falangianas não articulares anguladas, giradas ou encurtadas,* sejam elas espiraladas, oblíquas ou transversais, devem ser reduzidas e fixadas. Isto é necessário qualquer que seja a direção e o grau de angulação, pelas razões previamente declaradas. A única exceção é angulação ântero-posterior modesta na criança – uma na qual a criança pode obter extensão interfalangiana total. Esta remodelará.

Redução fechada e fixação percutânea[274] podem ser obtidas em algumas fraturas – especialmente espirais – com ajuda do intensificador de imagem. Isto deve ser feito sob condições estéreis, preferivelmente na sala cirúrgica, e o número de tentativas deve ser limitado estritamente a três ou uma lesão inaceitável será causada aos tecidos moles e ao osso. A fratura transversal, às vezes cominutiva, da diáfise da falange proximal resultante de um golpe direto e muito pesado e que freqüentemente fratura todas as quatro falanges proximais é freqüentemente fechada, mas está associada a trauma de tecidos moles. Se a circulação está intacta, há mérito em evitar lesão adicional aos tecidos que seria resultante da incisão e da dissecação. A redução fechada pode ser obtida fletindo a articulação de metacarpofalangiana firmemente por pressão sobre a cabeça da falange proximal. Esta pressão também corrigirá a deformidade ápice-palmar, mas o aparato extensor prevenirá a correção excessiva. Com a redução assim mantida, ela pode ser fixada dirigindo um fio de Kirschner pela face dorsal da cabeça metacarpiana, pela articulação metacarpofalangiana e ao longo da cavidade medular da falange, para vir repousar no osso subcondral da cabeça[275]. Se a revascularização for necessária (Fig. 1.107), o(s) pino(s) podem ser temporariamente dirigidos mais distalmente até que a articulação metacarpofalangiana esteja livre e possa ser estendida para reparo microcirúrgico. Uma vez que o reparo seja completado, as articulações metacarpofalangianas são fletidas enquanto se observa que os pinos são dirigidos retrogradamente para imobilizá-los na posição segura.

Muitas fraturas articulares não necessitarão *redução aberta e fixação interna*[276]. Várias técnicas de fixação são meritórias[277,278], mas o autor tem as seguintes preferências:

- *fixação com parafuso* de fraturas espirais longas o bastante para permitir a colocação correta de dois parafusos (Fig. 1. 108B);
- *fio intra-ósseo tipo A*[279] (Fig. 1.108C) e suas variantes[280] de outras fraturas simples;
- *fixação de pino de Steinmann intramedular* de fixação de fraturas cominutivas, contanto que elas não tenham nenhuma extensão intra-articular (Fig. 1.109).

Apesar de relatos isolados de seu tratamento conservador[281,282] as *fraturas intra-articulares* devem ser reduzidas e fixadas com precisão absoluta. Embora isto *possa* ser alcançado de maneira fechada, o autor sempre prefere a visualização direta da superfície articular (veja Fig. 1.140), fixação que é alcançada por um *parafuso*, dois *fios Kirschner* ou *fios intra-ósseos*[279](Fig. 1.108B). Quando os fragmentos nas fraturas de avulsão da placa palmar são muito cominutivos para fixar, a tração dinâmica com movimento passivo precoce[283] é incômoda e difícil de executar, e o autor prefere excisão dos fragmentos com *avanço de placa palmar*[284] (Fig. 1.110).

Rupturas ligamentares após deslocamento podem ser manejadas por *imobilização protetora* ou *reparo aberto*. A imobilização do *bloco de extensão*[285]protegerá a placa palmar, e do

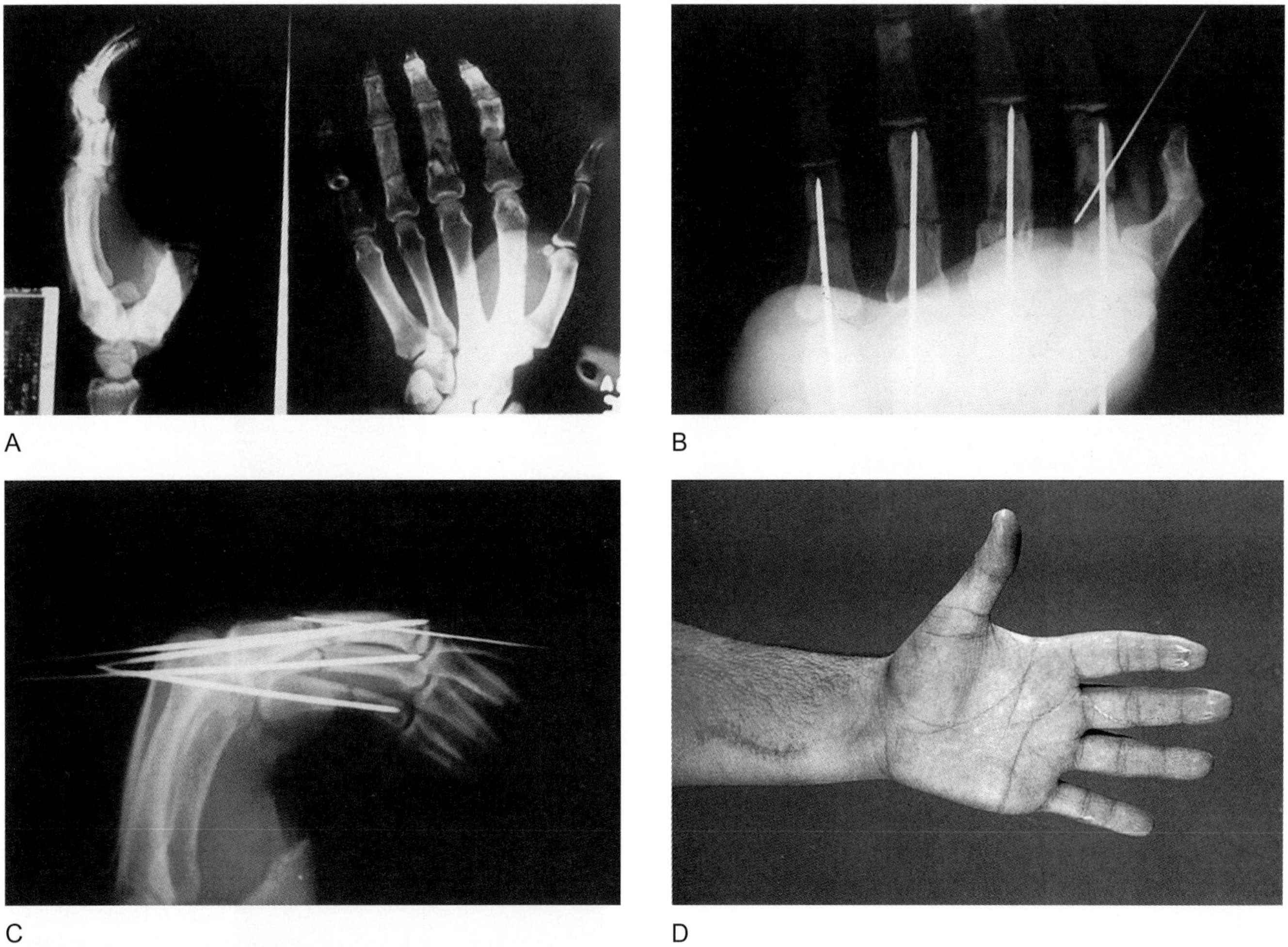

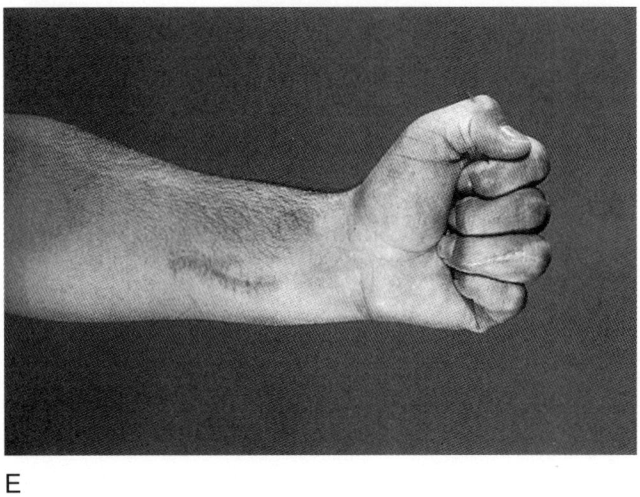

Fig. 1.107 A. Este paciente sofreu fraturas cominutivas de todas as quatro falanges proximais quando um bloco de máquina pesada caiu sobre sua mão estendida. Os dedos estavam em firme flexão da articulação metacarpofalangiana, e as fraturas foram estabilizadas com fios de Kirschner dirigidos pela cabeça metacarpiana ao longo dos cabos das falanges proximais **(B, C)**. A cominuição no dedo indicador era tal que um pino percutâneo oblíquo adicional foi somado para controlar a rotação. Pode ser visto que isto mantém a mão na posição "segura". A revascularização do dedo médio necessitou um enxerto de veia. Provavelmente por causa da lesão de tecidos moles e da cominuição, a união das fraturas levou 8 semanas para ocorrer completamente. Apesar disso, na remoção dos pinos, a fisioterapia restabeleceu o movimento completo muito rapidamente **(D, E)**.

ligamento colateral da articulação interfalangiana proximal, no paciente cooperativo. Estes não devem ser aplicados até 5 dias depois da lesão, para permitir que o edema resolva, tempo durante o qual a mão e o punho devem ser apoiados em uma tala palmar. O reparo aberto é indicado em ambos os exemplos onde a complacência do paciente está em dúvida.

Embora tenham sido informados métodos através dos quais diagnosticar a presença de uma lesão de Stener nas lesões do *ligamento ulnar colateral* da articulação metacarpofalangiana do dedo polegar pela palpação[286] e por ressonância magnética[287], eles não ganharam ampla aceitação. Foi informado que o suporte funcional rende resultados aceitáveis[288], mas também não é usado amplamente. O autor então abre todos os casos onde a história é compatível e há contusão sobre a região apropriada. O ligamento é reinserido com fio *tipo intra-ósseo* e a articulação metacarpofalangiana com um fio de Kirschner. Há dois pontos importantes:

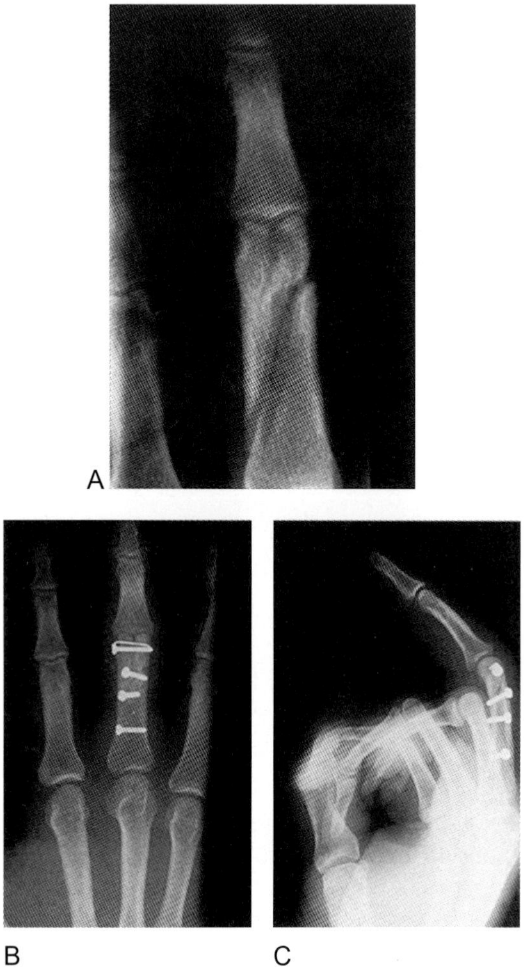

Fig. 1.108. Fio intra-ósseo e fixação com parafuso. **A.** Uma fratura espiral complexa da falange proximal com uma extensão intra-articular. **B.** A fixação dos fragmentos articulares foi alcançada inicialmente com fio tipo B intra-ósseo e, após a redução da fratura espiral, a fixação definitiva foi alcançada com quatro parafusos AO. A movimentação foi iniciada dentro de 5 dias. **C.** Fio intra-ósseo tipo A.

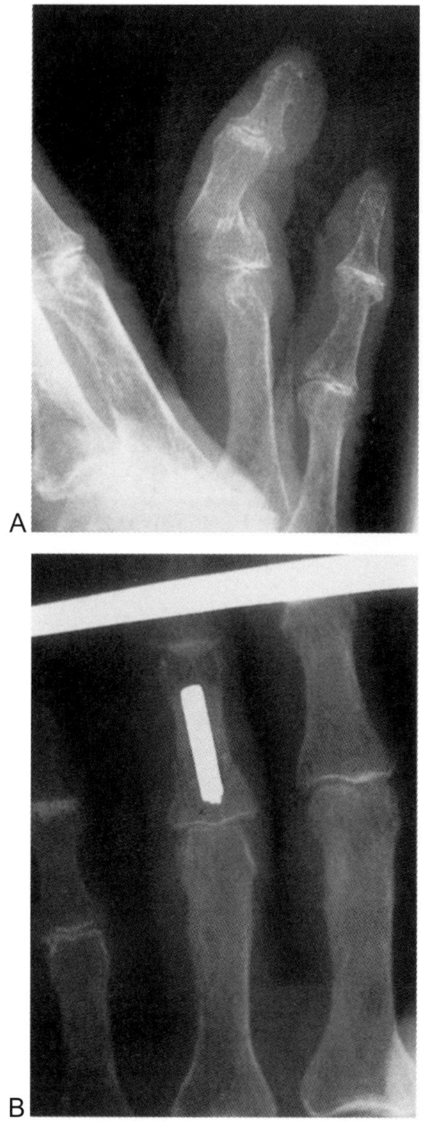

Fig. 1.109 A, B. Uma fratura cominutiva em uma mulher de 93 anos com osteoporose significativa foi fixada efetivamente usando um pino intramedular de Steinmann. Ela recuperou movimento completo neste dígito.

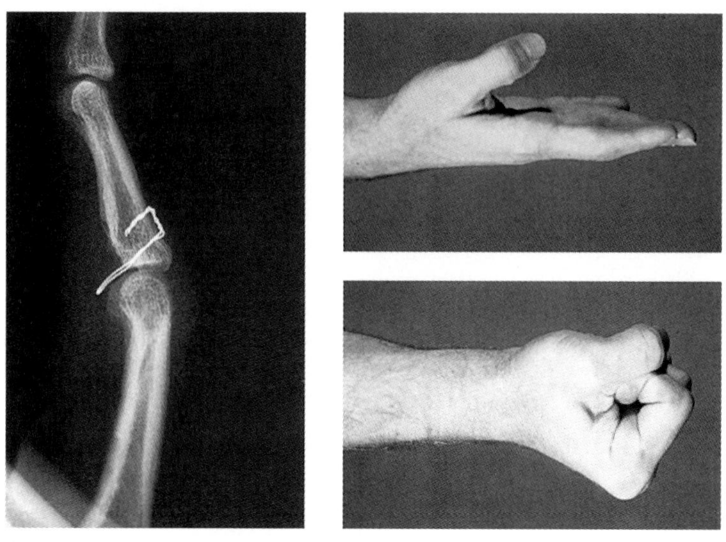

Fig. 1.110 A. Avanço de placa palmar. **B.** Amplitude de movimento mostra retardo extensor de 15°.

1. A tensão que rompeu o ligamento na face ulnar foi acompanhada por compressão no lado radial. As superfícies articulares no lado radial da articulação devem sempre ser examinadas para fraturas articulares, que não serão evidentes ao exame radiológico. O paciente sempre deve ter sido advertido da possibilidade de *artrodese* que é o tratamento correto para tal lesão articular (veja Fig. 1.147).
2. O dedo polegar precisa estar *estável* – portanto deve ser imobilizado durante 6 semanas após o reparo do ligamento. Os dedos precisam ser *móveis*. Qualquer que seja a lesão e seu manejo, todas as lesões esqueléticas falangianas devem ser mobilizadas regularmente (embora ainda protegidas) por volta do 5° dia após a lesão.

Veja Green D P 1998 *Operative hand surgery*, 4th edn. Churchill Livingstone, New York, pp. 734, 749, 776 *et. seq.*, 791.

Lesões da Articulação Metacarpofalangiana (dos Dedos)

A articulação metacarpofalangiana dos dedos é classificada como elipsóide. A cabeça do metacarpiano é mais estreita em sua superfície dorsal que em sua superfície palmar. Vista da extremidade, a cabeça tem a aparência da letra "A" com o ápice removido – geometricamente a forma de um trapézio na América, ou trapezóide na Inglaterra. Os ombros do metacarpiano estão localizados mais próximos à porção dorsal da superfície articular que da palmar. O *ligamento colateral verdadeiro* prende-se ao recesso criado pela junção do ombro e da cabeça (diferente do corpo humano, o metacarpiano tem seu colo debaixo do ombro). Como resultado, a distância de sua inserção para a superfície palmar da cabeça é maior que para a superfície distal, com a qual a base da falange proximal articula-se em extensão. Como resultado destes dois fatos – a face palmar mais ampla da cabeça e a tensão discrepante no ligamento colateral verdadeiro – o ligamento está firme e inflexível quando a articulação metacarpofalangiana é fletida. Quando a articulação estiver estendida, está solto e as falanges proximais têm um jogo lateral considerável em abdução e adução. Este movimento é alcançado pela ação dos músculos interósseos, os interósseos dorsais abduzindo, os interósseos palmares aduzindo. Este movimento lateral em extensão é diariamente usado em ações como digitar e agarrar objetos esféricos grandes. A fixação da cabeça em flexão serve para estabilizar e fortalecer a preensão. Na lesão, fluido de edema na articulação e tecidos moles periarticulares tendem a forçar a articulação metacarpofalangiana em extensão. Se deixado naquela posição, o ligamento colateral encurta, produzindo uma contratura de extensão (pág. 182). A placa palmar é semelhante em construção à da articulação interfalangiana proximal. É conectada a placas adjacentes pelo ligamento metacarpiano transversal profundo (pág. 16). Ossos sesamóides sempre estão presentes na placa palmar do dedo polegar (sua fratura pode ser uma fonte obscura de dor[289]), freqüentemente no indicador e menos comumente nos outros dedos.

Devido à frouxidão do ligamento colateral comparada à da articulação interfalangiana proximal, isso evita lesão freqüente[290]. Pode ser rompido em uma variedade de modos: totalmente ou parcialmente; em sua substância ou por avulsão de osso; o osso avulsionado do ombro do metacarpiano ou da base da falange proximal. Os ligamentos colaterais das articulações metacarpofalangianas dos dedos só podem ser testados para integridade ou lesão através de tensão lateral na falange proximal com a articulação metacarpofalangiana em *flexão* máxima. Um *deslocamento* reconhecido da articulação metacarpofalangiana dos dedos é relativamente incomum[291], raramente pode envolver várias articulações[292-294], freqüentemente afeta mais o dedo indicador, e pode tomar duas formas distintas:

1. *Simples*. Um deslocamento posterior que pode ser prontamente e efetivamente reduzido de maneira fechada. Realmente, a maioria dos pacientes apresenta-se com uma história de angulação reduzida espontaneamente, pessoalmente ou por alguém presente no acidente.
2. *Complexo*[295-297]. Deslocamento posterior no qual a cabeça metacarpiana é encarcerada entre a fáscia palmar em sua face palmar e a placa palmar deslocada e rompida em sua face dorsal com os tendões flexores em seu lado ulnar e o músculo lumbrical em seu lado radial (Fig. 1.111).

A postura do dedo deslocado é distinta para cada um destes dois tipos de deslocamento. No deslocamento simples, a falange proximal tende a estar localizada em quase 90° de hiperextensão, enquanto no deslocamento complexo, o ângulo de tensão de hiperextensão é consideravelmente menor.

No deslocamento complexo, a cabeça metacarpiana deslocada forma uma proeminência marcada na palma, que também mostra enrugamento profundo da prega palmar proximal devido à tração nas inserções de pele da fáscia palmar (Fig. 1.112).

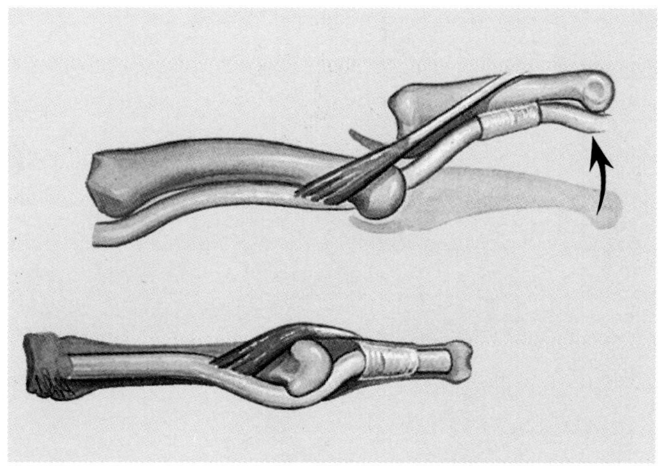

Fig. 1.111. Este diagrama ilustra o mecanismo de um deslocamento complexo da articulação metacarpofalangiana. No diagrama lateral superior, pode ser visto que a placa palmar está entre a cabeça do metacarpiano e a base da falange proximal. No diagrama inferior (incidência anterior) a cabeça do metacarpiano pode ser vista presa entre o flexor profundo dos dedos em uma face e o lumbrical na outra.

Em alguns casos de deslocamento complexo, pode ser comprometida a circulação para o dedo indicador, porque os feixes neurovasculares estão esticados e encarcerados pela cabeça metacarpiana deslocada. O deslocamento complexo pode, mais raramente, acontecer no polegar[298] e outros dedos.

Lesões de mordida humana são normalmente sofridas pela articulação metacarpofalangiana, normalmente do dedo médio (pág. 319)[299]. Também é nesta articulação que a fratura condral comumente acontece (pág. 183). Ruptura capsular e lacerações da banda sagital do aparato extensor[300] também podem ser resultantes de golpes diretos à cabeça metacarpiana.

Exame Radiológico

Fraturas da cabeça (veja a seguir) ou base devem ser buscadas, reconhecendo que elas podem ser fraturas de avulsão presas ao ligamento colateral.

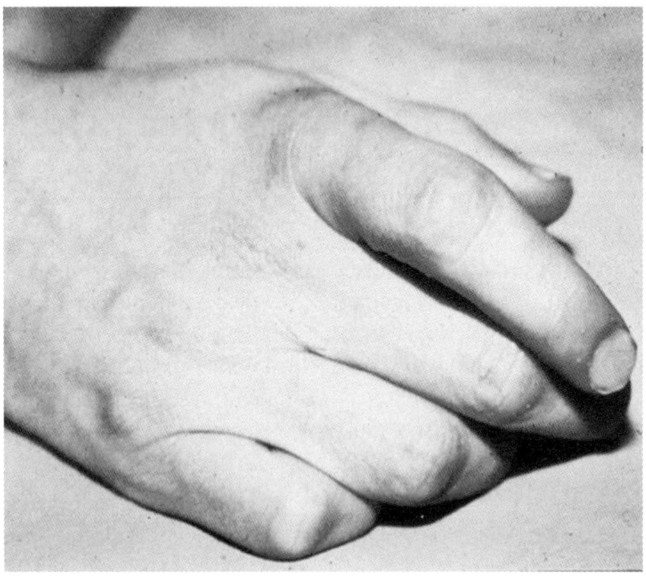

A

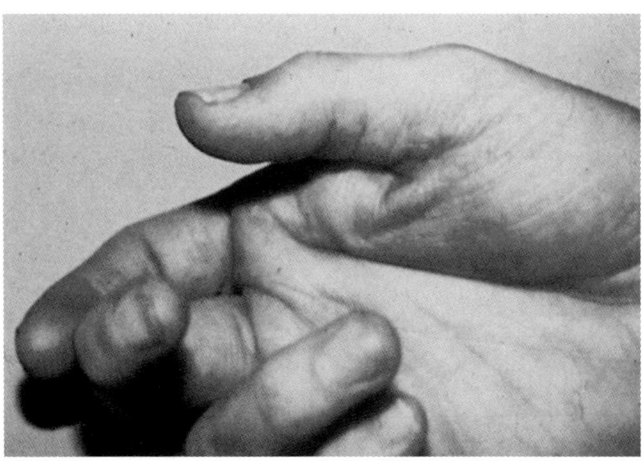

B

Fig. 1.112 A. A postura típica do deslocamento complexo é vista com o dedo indicador preso em cerca de 30° de hiperextensão. **B.** O típico enrugamento profundamente à prega palmar é evidente, devido à tração na fáscia palmar e (por sua inserção de pele) na própria pele.

No *deslocamento complexo*, um espaço articular aumentado resulta da presença da placa palmar encarcerada. Se a placa contiver um osso sesamóide, sua aparência no espaço alargado é patognomônica.

A incidência de Brewerton (veja Fig. 5.79) – tomada com os dedos sobre a placa, as articulações metacarpofalangianas fletidas a 65° e o tubo a 15° ulnar para a vertical – pode revelar fraturas da cabeça metacarpiana[301] (Fig. 1.113).

Indicações na Articulação Metacarpofalangiana dos Dedos

Deslocamentos simples podem ser reduzidos prontamente, normalmente na sala de emergência, freqüentemente sem anestesia. A mão deve ser colocada então em uma imobilização palmar de *repouso e proteção,* com o começo de sessões de movimentação precoce protegidas por uma órtese entre o dedo lesado e um adjacente. Por outro lado, a redução do deslocamento complexo requer anestesia. O dedo pode ser então reduzido com flexão do punho e tração no dígito, mas freqüentemente a articulação deve ser aberta, a partir de uma abordagem *dorsal*, em vez da palmar previamente recomendada.

Lacerações de ligamento são tratadas por mobilização protegida após um período breve inicial de repouso. Podem ser ignoradas as fraturas em fatia presas ao ligamento. Sua redução e fixação interna é difícil e desnecessária. Se a dor incomoda o paciente depois, devido à cicatrização parcial de uma ruptura parcial, ela pode ser aliviada simplesmente dividindo-se o ligamento colateral de sua inserção metacarpiana. Divisões completas não são problemáticas, e são executadas habitualmente liberando contraturas articulares.

Veja Green D P 1998 *Operative hand surgery*, 4th edn. Churchill Livingstone, New York, pág. 785.

Lesões Metacarpianas e Carpometacarpianas

As fraturas da *cabeça metacarpiana* são principalmente intra-articulares e incluem:

- as lesões de mordida humana e fraturas condrais mencionadas anteriormente;
- avulsões de ligamento;
- lesões epifisárias que podem passar não reconhecidas e resultar em braquimetacarpia[302];
- fraturas únicas em qualquer plano, e, mais freqüentemente;
- cominuição [303].

Fraturas do *colo* são comuns, sendo o resultado do golpe do punho a um objeto relativamente imóvel – *fratura do pugilista*. A cortical proximal anterior à superfície articular é cominutiva, resultando em angulação ápice-dorsal. Isto é reconhecido clinicamente pela perda da proeminência da cabeça metacarpiana dorsalmente e sua aparência na palma da mão.

Fraturas da diáfise podem ser transversais, cominutivas, ou, freqüentemente, espirais, porque a diáfise do metacarpiano é o alvo freqüente de forças torsionais no dedo. Deformidades de *angulação, redução e rotação* são comuns.

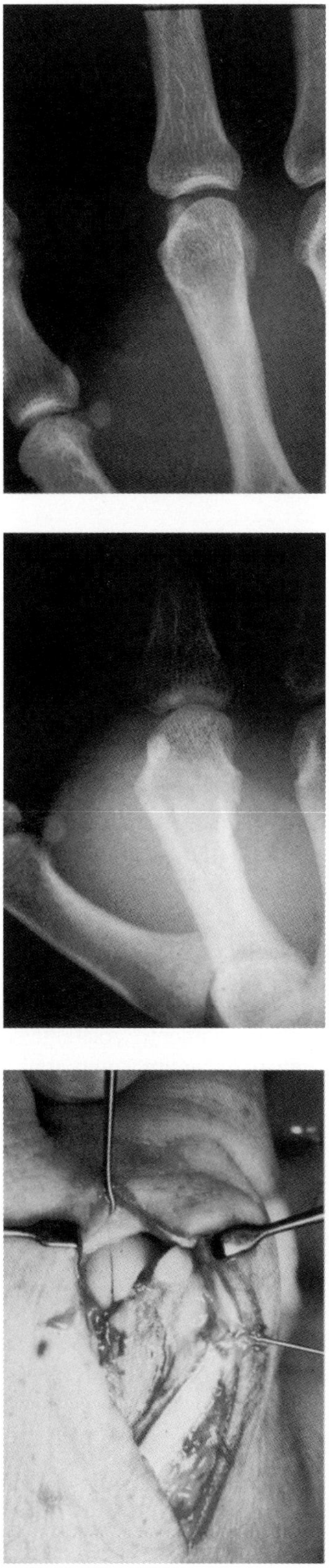

Fraturas da *base* são intra-articulares e são parte integrante de um complexo que inclui *deslocamentos e fraturas* das articulações carpo-metacarpianas, mais freqüentemente encontradas no dedo polegar [304,305].

1. *A fratura de Bennett*[306,307] do primeiro metacarpiano é a mais comum; devido à tração do abdutor longo do polegar, que prende-se à base, a porção distal do metacarpiano subluxa, deixando o fragmento anterior à base, que é preso ao ligamento ulnar ou palmar colateral em sua posição anatômica correta.
2. Um deslocamento – fratura semelhante do *quinto metacarpiano* às vezes é chamado *Bennett invertido*, porque o deslocamento e a causa são semelhantes, o extensor ulnar do carpo subluxando a porção principal do quinto metacarpiano assim como faz o abdutor longo do polegar; lesão do ramo motor profundo do nervo ulnar foi relatada nesta lesão[308].
3. A *fratura de Rolando*[309] se assemelha à de Bennett, apenas diferindo desta na adição de uma fratura da porção dorsal da base à qual o abdutor longo do polegar prende-se, criando assim o que chamou "fratura T-condilar" (Fig. 1.114).
4. A *fratura deslocamento hamatometacarpiana* envolve uma fratura do quarto metacarpiano e deslocamento da quinta articulação hamato-metacarpiana, com ou sem uma fratura coincidente do hamato[310,311].
5. *Deslocamentos carpometacarpianos* (Fig. 1.115) têm sido relatados com padrões variados[312-317]. Normalmente eles acontecem com base dorsal, mas ocasionalmente de localização palmar [318] e com o tendão extensor radial do carpo curto interposto em um deslocamento do segundo raio[319]. O diagnóstico passa prontamente despercebido em grande parte[320,321] devido ao edema significativo que acompanha a força considerável exigida para produzir a lesão. O deslocamento puro do primeiro raio é incomum,

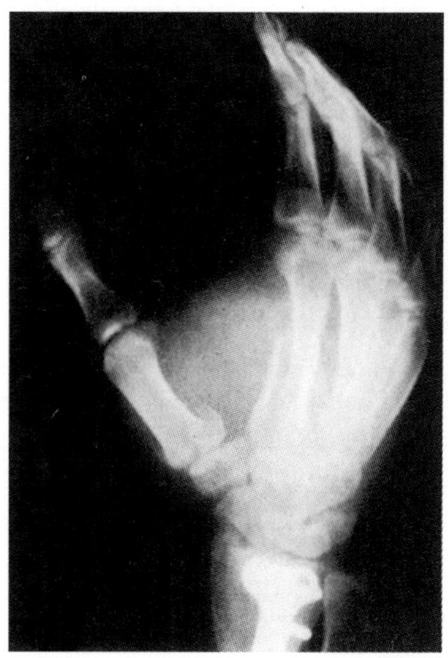

Fig. 1.113. A. A incidência ântero-posterior desta cabeça metacarpiana não revelou uma fratura. **B.** Porém, era evidente em uma incidência de Brewerton. **C.** Exploração revelou o grau de deslocamento nesta fratura cominutiva da cabeça metacarpiana.

Fig. 1.114. Este paciente que é claramente propenso a acidentes (mostrado pela placa em uma fratura de Smith do rádio) sofreu fraturas dos colos dos metacarpianos e uma fratura de Rolando da base do dedo polegar.

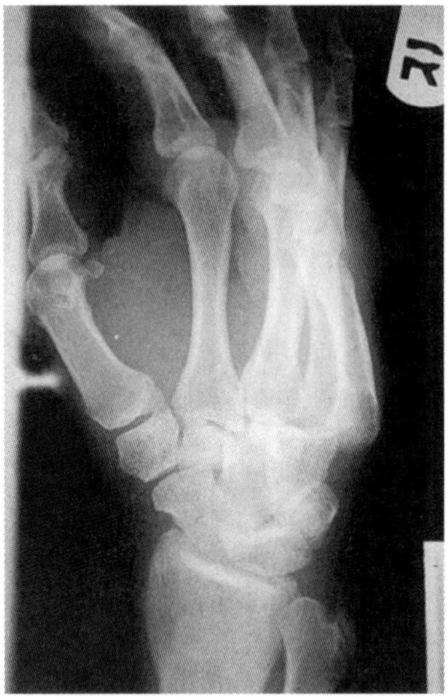

Fig. 1.115. Uma incidência pronada lateral de 30° mostra o deslocamento carpometacarpiano do dedo anular.

mas é uma variante da fratura de Bennett que apenas difere porque o ligamento colateral ulnar (ou palmar) rompeu em sua substância em lugar de provocar avulsão do bico palmar do metacarpiano.

Exame Radiológico

A incidência póstero-anterior e lateral da mão padrão pode mostrar algumas lesões, especialmente deslocamentos carpometacarpianas dorsais, mas incidências especiais adicionais são exigidas para revelar todas as lesões:

1. *Incidências laterais modificadas dos metacarpianos* são necessárias porque pouco do colo ou cabeça pode ser visto em uma verdadeira lateral da mão. Para estudar o indicador e médio a mão deve ser pronada 30° lateral, para o anular e mínimo supinada 30° (Fig. 1.115; também veja Fig. 1.84).
2. *Incidência de Brewerton* (pág. 377) para visualizar melhor a cabeça metacarpiana.
3. *Incidência de Robert*[322] – feita com o braço completamente pronado, o ombro rotado internamente e o dedo polegar abduzido mostra todas as articulações do trapezóide e primeiro metacarpiano (Fig. 1.116).
4. *Filmes de tensão sob anestesia*[323]. Quando a instabilidade da articulação basal do dedo polegar é sugerida, a tensão é alcançada empurrando a ponta de um dedo polegar abduzido contra o outro, levando a uma incidência comparativa simultânea de ambas as primeiras articulações carpometacarpianas.

Indicações em Lesões Metacarpianas e Carpometacarpianas

Fraturas da *cabeça*, sendo intra-articulares, demandam redução aberta precisa e fixação interna com instituição de um programa de movimentação precoce [324] (veja Fig. 1.113).

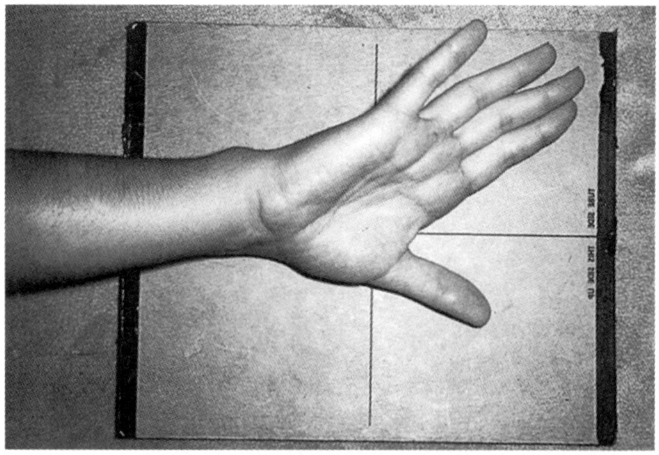

Fig. 1.116. A Robert que é uma incidência realizada com o antebraço pronado, o ombro rotado interiormente e o dedo polegar abduzido.

Fraturas do *colo metacarpiano*. Como o segundo e o terceiro não têm virtualmente nenhum movimento na articulação carpo-metacarpiana, nenhuma angulação pode ser aceita porque o deslocamento anterior da cabeça metacarpiana pode produzir uma preensão dolorosa. Por outro lado, como há movimento na articulação basal do quarto e quinto metacarpianos, alguma angulação pode ser aceita. Na comum *fratura do pugilista* do quinto colo metacarpiano, 40° de angulação são aceitáveis, e por alguns até 70°[325-326] (Fig. 1.117). Além disso, a função da mão deve ditar o manejo. Se o paciente pode fletir e estender completamente o dedo mínimo, *sem qualquer tendência a mão em garra*, então a angulação deve ser corrigida o melhor possível e imobilizada em uma tala[327,328]. Se o movimento for anormal, redução e fixação serão necessárias. A técnica de fixação quando a redução de fraturas de colo é julgada desejável é outra questão! Dois *Fios de Kirschner* inseridos no metacarpiano sob o ligamento colateral como bastões de Rush podem funcionar, assim como um *pino intramedular*

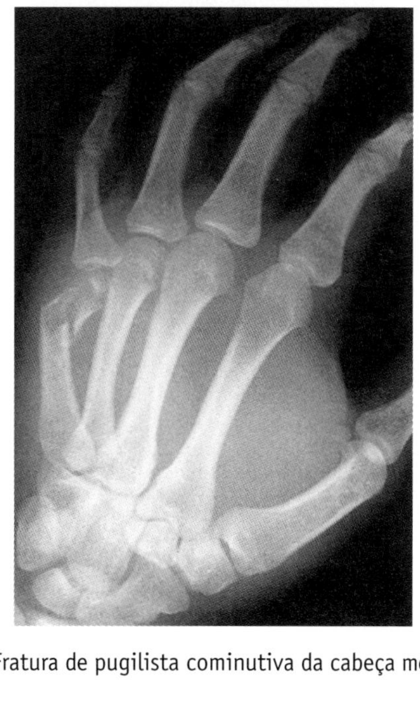

Fig. 1.117. Fratura de pugilista cominutiva da cabeça metacarpiana.

suplementado por um *fio de banda de tensão*. A *fixação externa* também demonstrou ser efetiva[329].

Fraturas do *colo* podem ser tratadas fechadas, simplesmente com uma tala protetora, contanto que:

- *não haja rotação*, porque até 5° de rotação produz 1.5 cm de sobreposição nas pontas dos dedos em flexão[330] (Fig. 1.118);
- o encurtamento e a angulação são julgados aceitáveis – o que é aceitável varia amplamente entre os autores[327-332]. Isso pode estar mudando como resultado do desenvolvimento de placas e parafusos menores.

A união tardia ou não-união quase sempre é associada à fixação interna falha. Podem ser obtidos bons resultados por repouso inicial durante 2 semanas em uma tala com as articulações metacarpofalangianas fletidas a 90° e as articulações interfalangianas retas, seguido por mobilização. Fraturas isoladas, estáveis, transversais não requerem fixação interna. Para aquelas fraturas que requerem fixação interna, o autor prefere fixação com *parafuso* para fraturas espirais e *placa e parafusos* para fraturas transversais (Fig. 1.119). Se houver cominuição, a fratura deve ser tratada fechada, mas se o manejo aberto é necessário, *fixação externa* ou um *pino intramedular de Steinmann* com um fio de *banda de tensão* é a principal alternativa. A movimentação precoce protegida sempre tem que acompanhar a fixação interna.

As fraturas e os deslocamentos *carpometacarpianos* devem ser reduzidos, embora visões diferentes tenham sido expressadas em fraturas de Bennett[333-335] e de Rolando[335-337]. Em muitos casos a redução fechada se mostra instável, mas

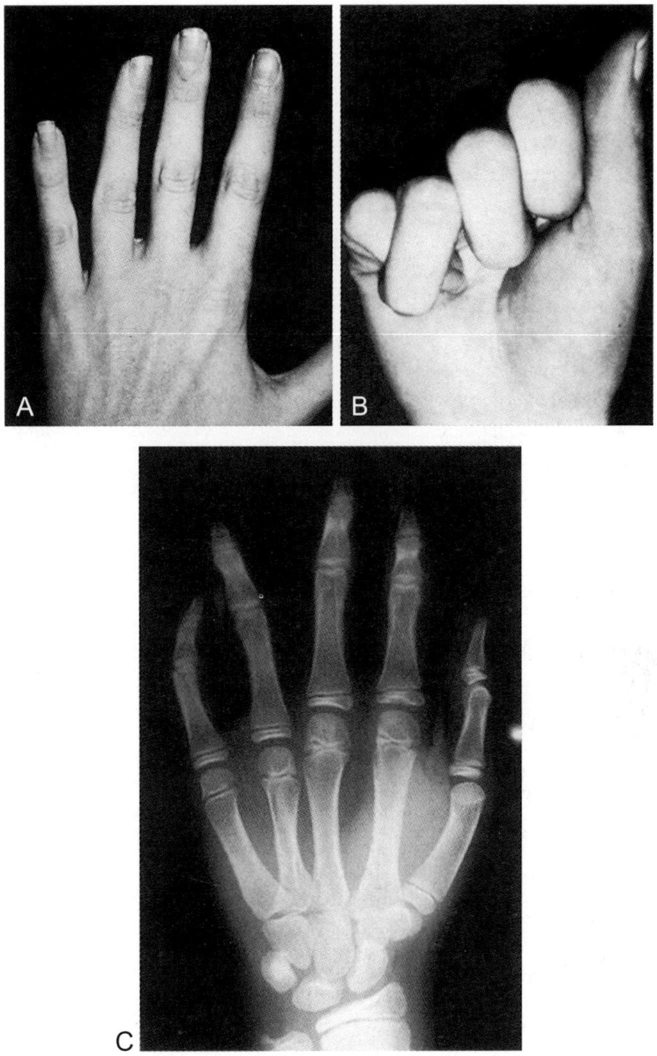

Fig. 1.118 A, B. Este paciente tinha sofrido uma fratura do metacarpiano do dedo anular direito e atenção insuficiente foi dada a obter o alinhamento rotacional correto. Isto resultou funcionalmente em uma deformidade e cosmeticamente insatisfatório ao paciente e envergonhando o cirurgião. **C.** Embora a fratura espiral do quarto metacarpiano não seja vista facilmente, a rotação completamente insatisfatória no dedo pode ser apreciada prontamente. Isto deve ser corrigido.

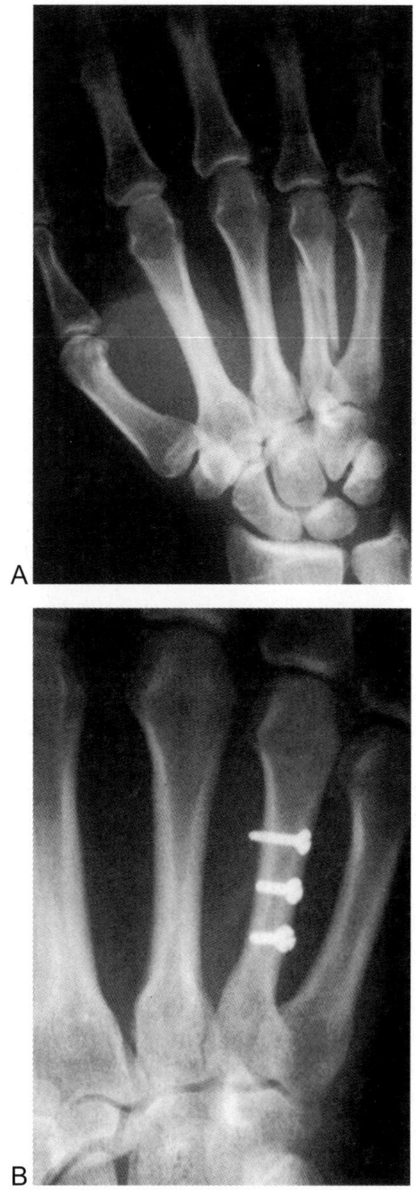

Fig. 1.119 A. Uma fratura espiral longa do metacarpiano anular mostra redução inaceitável. **B.** Fixação satisfatória de modo a permitir movimento imediato é alcançada com três parafusos AO.

pode ser superada pela fixação percutânea com fio de Kirschner do metacarpiano reduzido ao carpo. Este é um método comumente usado no manejo da fratura de Bennett. Porém, uma revisão da literatura[338] mostra 19 métodos informados para o manejo desta fratura comum. *A redução aberta e a fixação interna* oferecem a possibilidade atraente de instituir movimentação precoce e, com o desenvolvimento de placas e parafusos mais sofisticados, parece provável que se torne o método preferido por aqueles qualificados em seu uso[339,340].

Veja Green D P 1998 *Operative hand surgery,* 4th edn. Churchill Livingstone, New York, págs. 712, 716, 724, 729.

Lesões Carpais – o Punho

Anatomia e Biomecânica

Foram revisados os marcos de superfície do carpo (pág. 14). Há oito ossos do carpo organizados em duas filas de número igual, chamadas proximal e distal. A fila proximal cria a superfície distal da articulação radiocarpiana. Há duas depressões rasas correspondentes no rádio distal, que são facetas articulares. A faceta maior radial, lateral, é para o pólo proximal do escafóide. A superfície menor que ocupa a parte ulnar da extremidade distal do rádio articula-se com o semilunar.

No lado ulnar, medial, do semilunar está localizado o piramidal, que se articula proximalmente com complexo fibrocartilaginoso triangular (CFT). Esta estrutura ligamentar une a fóvea na base do estilóide ulnar à margem distal da incisura sigmóide do rádio. A cabeça da ulna articula-se com a incisura sigmóide como a articulação radioulnar inferior. O CFT separa esta articulação da radiocarpiana. Sua superfície distal cria uma suave extensão da glenóide da extremidade distal do rádio.

Nos planos coronal e sagital, a articulação radiocarpiana cria um "U" raso. Este "U" é visto prontamente nas faces radial e carpal da articulação na incidência radiológica lateral. Porém, na incidência póstero-anterior seu comprimento completo é avaliado apenas na face carpal, porque o segmento ulnar da superfície proximal é em grande parte composto pelo CFT que é radiotransparente. A articulação radiocarpiana inteira é esboçada em um artrograma póstero-anterior (Fig. 1.120). A articulação, assim encurvada em dois planos, permite extensão e flexão livres, desvio radial e ulnar, e qualquer combinação a partir daí.

O último dos quatro ossos da fila proximal do carpo, o pisiforme, não desempenha nenhum papel na articulação radiocarpiana, localizado sobre, e articulando-se com, a superfície anterior do piramidal.

As superfícies contíguas do escafóide, do semilunar, e do piramidal não apenas são absolutamente correspondentes, mas (ao contrário de muitas outras articulações) são de área virtualmente igual em cada articulação e são unidas por ligamentos interósseos (escafo-semilunar e semilunar-piramidal respectivamente) (veja a seguir). Há duas conseqüências:

1. Há normalmente movimento limitado nas articulações escafo-semilunar e semilunar-piramidal.

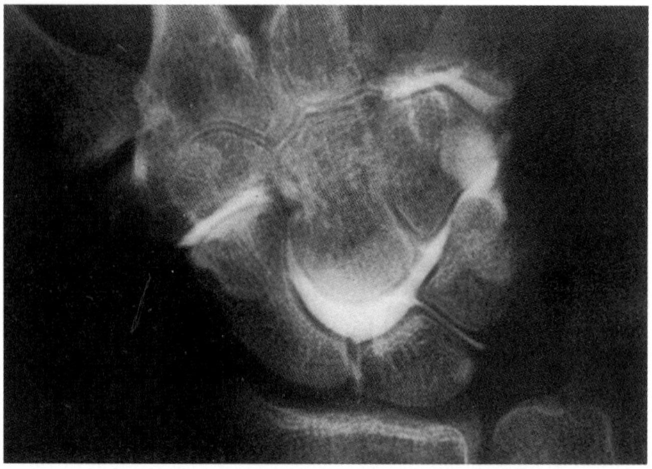

A

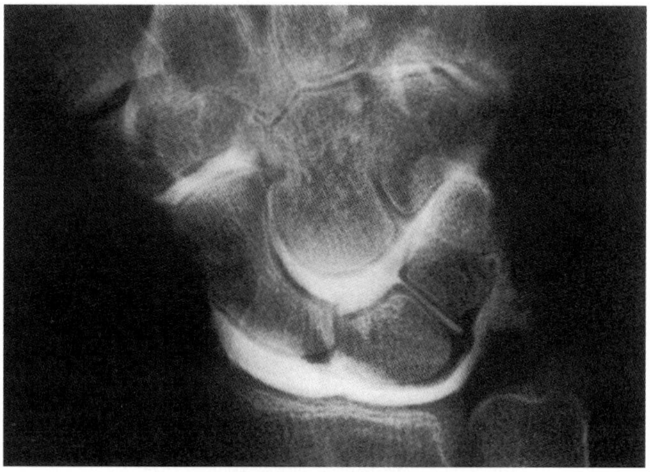

B

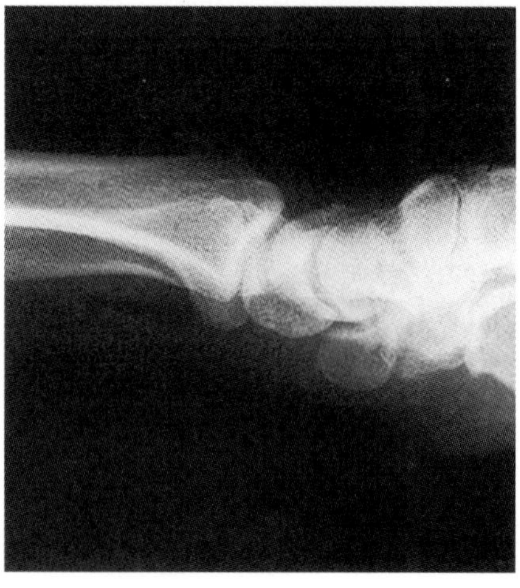

C

Fig. 1.120 A. Artrograma de distração mediocarpiana. **B.** Distração mediocarpiana e artrograma radiocarpiano (note a interrupção na articulação escafo-semilunar devido à distração). **C.** Incidência lateral verdadeira do punho com deformidade de instabilidade do segmento intercalada dorsal moderada (DISI) (veja texto).

2. As superfícies distais dos três ossos juntas apresentam uma articulação regular, não quebrada, que forma a faceta proximal da articulação mediocarpiana. Esta faceta cria um adicional 'U' ou 'taça', novamente em planos sagital e coronal. A última, que é vista em filmes póstero-anteriores, é mais profunda que a da articulação radiocarpiana. Em outras palavras, é um segmento de um círculo menor. Esta taça articula-se com as superfícies proximais do capitato que na posição neutra contacta o escafóide, o semilunar e o hamato.

Burgess[341] descreveu uma articulação "tipo II", na qual uma faceta hamato-semilunar pequena existe entre as articulações hamatopiramidal e capitato-semilunar. Ele acredita que ela é significativa nas rupturas do ligamento semilunar-piramidal (pág. 208). A articulação hamatopiramidal tem uma configuração espiral, ou helicoidal. À medida que o hamato desliza sobre a superfície do piramidal com desvio ulnar, a orientação helicoidal move o piramidal anteriormente, rotando dorsalmente sua faceta distal, de forma que toda a fila proximal aponta dorsalmente em virtude da força transmitida pelos fortes ligamentos semilunar-piramidal e escafo-semilunar (isto é, a fila proximal faz dorsiflexão).

A fila proximal também é chamada segmento intercalado, posicionada como esta entre o rádio proximalmente e o complexo carpometacarpiano distalmente, ambos relativamente fixos quando comparados com a fila proximal móvel[342]. A distância pela qual o hamato desliza sobre o piramidal quando o punho passa de desvio radial extremo para ulnar extremo não é de nenhuma maneira igualada à extremidade radial da articulação mediocarpiana. Este paradoxo aparente é explicado pelo fato de que o escafóide rota a sua articulação, com o capitato ao redor de um eixo que corre aproximadamente do estilóide radial ao centro do capitato. O escafóide é orientado longitudinalmente (estendido) em desvio ulnar e encurtado ou mais horizontal (fletido) em desvio radial. À medida que o escafóide se estende ou flete, ele leva a fila proximal consigo através da união ligamentar interóssea[343]. Assim, a fila inteira adota uma postura de dorsiflexão em desvio ulnar, palmar fletido em radial. Os dois ossos restantes da fila carpal distal, o trapézio e o trapezóide, proximalmente articulados com o pólo distal do escafóide. Embora esta articulação possa ser considerada como uma extensão da articulação mediocarpiana – e realmente comunica-se com ela – ela se move muito menos que a articulação mediocarpiana. A razão no desvio ulnar e radial foi explicada anteriormente. O trapézio e o trapezóide seguem a extensão e a flexão do escafóide em grande parte devido ao complexo ligamento escafo-trapéziol[344] que é mais forte em sua face palmar estabilizando a união escafóide entre as filas carpais. Na flexão e extensão do punho, o lado ulnar da mão move-se por um arco maior do que o radial devido a este complexo ligamentar relativamente rígido e à união escafóide. Assim, a palma da mão é um pouco supinada na extensão do punho em relação ao antebraço, e pronada na flexão do punho. O efeito também ajuda a trazer o dedo polegar passivamente em maior oposição na extensão do punho e em maior adução palmar durante a flexão do punho. Isto facilita a preensão e a liberação.

Os ossos do carpo podem estar ausentes ou fundidos ao nascimento. O primeiro acontece freqüentemente junto com a ausência longitudinal (pág. 464), mas pode acontecer isoladamente[345]. A fusão carpal, sinostose ou coalisão, como é variavelmente chamada, acontece em 0,1% da população branca, mas em 9% da população em algumas tribos africanas ocidentais. A fusão semilunar-piramidal é muito comum, seguida pela fusão hamato-capitato. A fusão entre as duas filas é extremamente rara. As fusões invariavelmente são assintomáticas, mas se incompletas, tornam-se sintomáticas[346].

Quando a rotação do antebraço é incluída, o punho tem três graus de liberdade com uma amplitude significativa em cada (pág. 192), embora executando 52 tarefas-padrão, a amplitude funcional era 5° de flexão, 30° de extensão, 10° de desvio radial e 15° de desvio ulnar[347]. A capacidade para estabilizar a mão fortemente em qualquer das posições que esta liberdade permite existe, apesar do fato de que nenhum músculo ou tendões inseridos em quaisquer dos sete ossos do carpo se ocupe do movimento do punho. *Todos os motores do punho, com a exceção do flexor ulnar do carpo, inserem-se além do carpo. Segue que os ligamentos que conectam o metacarpo ao carpo e os ossos do carpo um ao outro são indispensáveis à estabilidade do punho.*

Várias descrições detalhadas destes ligamentos existem, mas em suas admiráveis e bem-sucedidas tentativas de serem completas, elas também podem ser exaustivas. Declarado tão simplesmente quanto é necessário para compreender as instabilidades do punho mais comuns, há ligamentos interósseo e "transósseos" ou extrínsecos.

1. Os ligamentos *interósseos* unem ossos adjacentes, e há três grupos significativos:
   (a) aqueles que unem o semilunar ao piramidal adjacente e ao escafóide. Eles são em forma de U, contínua de dorsal a proximal para palmar, permitindo assim que o fluido apenas entre a partir da articulação mediocarpiana (veja Fig. 1.120). Eles são muito curtos como ligamentos servidores que conectam ossos que movem-se amplamente em harmonia. A sua superfície, que forma parte da articulação radiocarpiana está coberta de cartilagem hialina, tal que é difícil detectar a linha das articulações que eles conectam (Fig. 1.121C);
   (b) aqueles que unem os quatro ossos da fila distal. Por contraste com o primeiro grupo apenas o dorsal e palmar são distintos, de forma que novamente o fluido a partir da articulação mediocarpal pode entrar nas articulações intervenientes (veja Fig. 1.120);
   (c) aqueles que unem os ossos do antebraço à fila carpal proximal. Destes, são os mais significativos o *rádio-escafo-semilunar* (RES) – o ligamento de Testut e o *ulno-semilunar* (US) na face palmar (Fig. 1.121) e os vários componentes do ligamento dorsal *radiocarpal* (DRC) (Fig. 1.122).
2. Os ligamentos *transósseos*, como o nome (que é exclusivo deste texto!) implica, atravessam os ossos e prendem-se a eles. Alguns são especialmente importantes mas simples de lembrar usando a seguinte lógica pessoal:

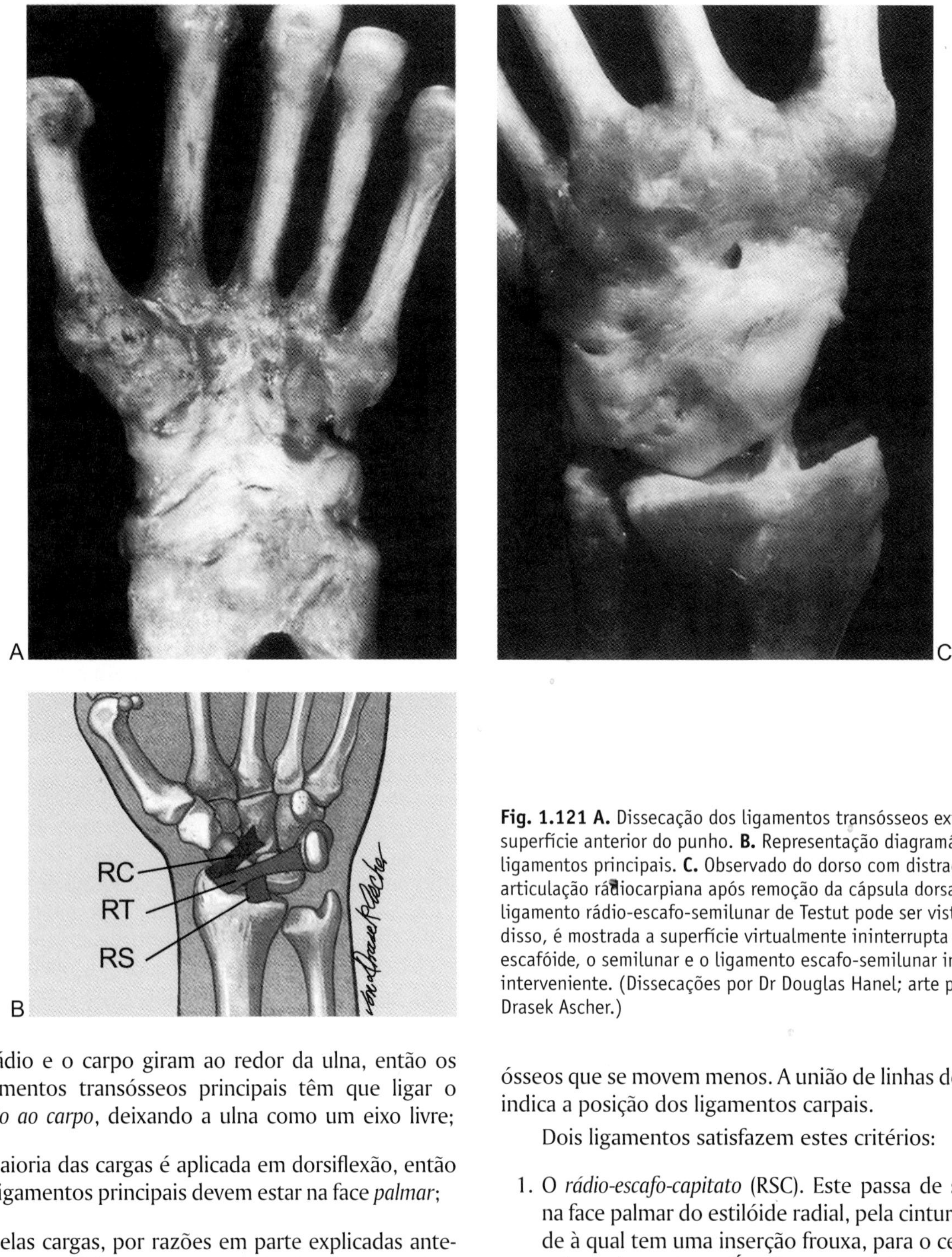

Fig. 1.121 A. Dissecação dos ligamentos transósseos extrínsecos da superfície anterior do punho. **B.** Representação diagramática dos ligamentos principais. **C.** Observado do dorso com distração da articulação rádiocarpiana após remoção da cápsula dorsal, o ligamento rádio-escafo-semilunar de Testut pode ser visto. Além disso, é mostrada a superfície virtualmente ininterrupta criada pelo escafóide, o semilunar e o ligamento escafo-semilunar interósseo interveniente. (Dissecações por Dr Douglas Hanel; arte por Grace von Drasek Ascher.)

(a) o rádio e o carpo giram ao redor da ulna, então os ligamentos transósseos principais têm que ligar o *rádio ao carpo*, deixando a ulna como um eixo livre;

(b) a maioria das cargas é aplicada em dorsiflexão, então os ligamentos principais devem estar na face *palmar*;

(c) aquelas cargas, por razões em parte explicadas anteriormente, dirigem o carpo em desvio ulnar e supinação em relação ao antebraço. Portanto – para resistir a excessos nesses movimentos – os ligamentos têm que correr do *lado radial do rádio ao lado ulnar do carpo*.

Como o eixo inteiro da mão rota ao redor da ulna, piramidal, hamato, e quarto e quinto eixos de metacarpiano em pronação e supinação, segue que todos os ligamentos importantes têm que correr do ponto mais móvel (estilóide radial) para o ponto mais estável (piramidal). Sandow (comunicação pessoal) estudou por RM tridimensional seu próprio punho em arcos diferentes de movimento, e mediu todos os pontos ósseos que se movem menos. A união de linhas destes pontos indica a posição dos ligamentos carpais.

Dois ligamentos satisfazem estes critérios:

1. O *rádio-escafo-capitato* (RSC). Este passa de sua inserção na face palmar do estilóide radial, pela cintura do escafóide à qual tem uma inserção frouxa, para o centro da face palmar do capitato. É o ligamento "alça" sobre o qual o escafóide se curva fletindo durante o desvio radial.
2. O *rádio-semilunar* (*piramidal*) (RL[T]). Este surge do estilóide radial um pouco medial ao ligamento prévio. Procura um curso mais transversal e tem inserções fortes no semilunar e, acreditava-se antigamente e ainda é amplamente ensinado, ao piramidal. A razão para os parênteses ao redor de piramidal é que é provável (e a dissecação na Figura 1.121 apóia essa probabilidade) que este tornar-se-á o ligamento rádio-semilunar longo (ao invés do ligamento rádio-(escafo)-semilunar curto de Testut).

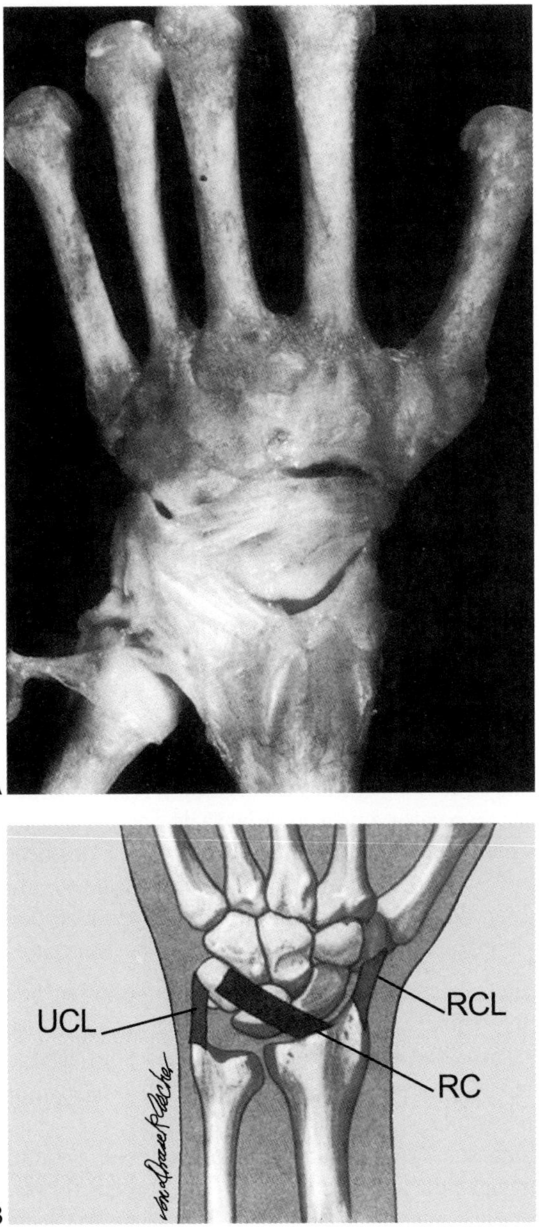

Fig. 1.122 A. Dissecação dos ligamentos extrínsecos da face dorsal do punho. **B.** Diagrama do dorso do punho. RC, Ligamento radiocarpiano dorsal; RCL e UCL, os ligamentos colaterais radial e ulnar (de pouca importância). (Dissecação por Dr Douglas Hanel; arte por Grace von Drasek Ascher.)

Um ligamento adicional une as extremidades carpais destes dois:

3. O *piramidal-hamato-capitato* (PHC) (Fig. 1.123). Isto serve para evitar a dorsiflexão excessiva na face ulnar do punho.

O triângulo do carpo que está localizado nu entre estes três ligamentos é o espaço de Poirier.

Quando os extensores do punho funcionam para tracionar o complexo do metacarpo e a fila carpal distal dorsalmente, o ligamento PHC traciona a fila proximal em dorsiflexão na face ulnar, complementando a "união" de estabilização entre

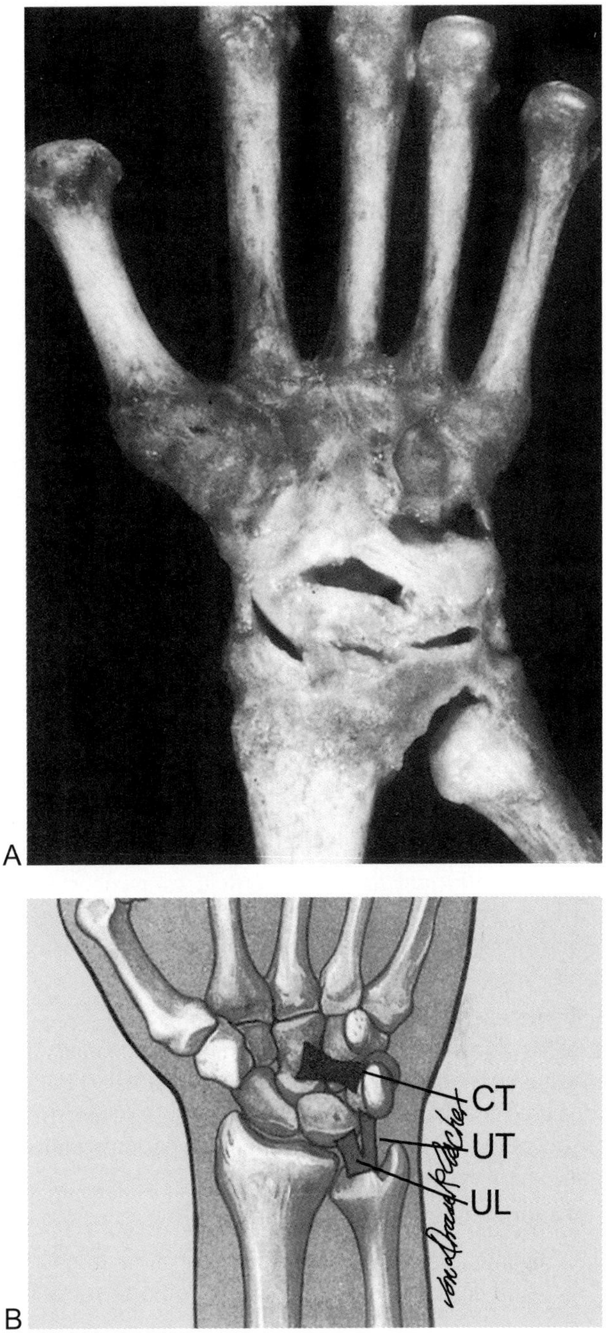

Fig. 1.123 A. Dissecação da superfície palmar do punho, remoção do rádio-escafo-capitato e do ligamento radiolunatotriquetral. À direita, lendo proximalmente, a ulna, o complexo fibrocartilaginoso triangular, o piramidal, e o hamato. Passando do piramidal ao capitato é o ligamento de triquetrohamatocapitato. **B.** A superfície palmar do punho que mostra o ligamento ulnolunato (UL) e (UT) o ligamento de ulnotriquetral (junto com o CFT também conhecido como o ulnocarpal complexo) (UCC) e o capitato (hamato) piramidal (CT) ligamento. (Dissecação por Dr Douglas Hanel; arte por Grace von Drasek Ascher.)

as filas carpais na face radial – o escafóide. À medida que a fila proximal está presa pelo ligamento RLT transósseo e os ligamentos rádio-escafo-semilunar e ulno-semilunar interósseos, extensão adicional acontece na articulação mediocarpal, colocando sob carga o escafóide e dois dos três ligamentos transósseos – o RSC e o PHC. Por este mecanismo, aproximadamente 35% da extensão acontece na articulação mediocarpiana, 65% na radiocarpal. Um mecanismo semelhante dirige o carpo em flexão palmar, 60% da amplitude sendo na articulação mediocarpiana, 40% na radiocarpal.

Os três ligamentos transósseos, ou extrínsecos, palmares descritos anteriormente são fundamentais à compreensão de traumas e instabilidades friccionais do punho. Por outro lado, os ligamentos transósseos dorsais são simplesmente de pouco significado no trauma porque, como declarado, nós caímos sobre a mão em dorsiflexão, tensionando assim os ligamentos carpais palmares. Um deles é de importância, porém, no punho reumatóide (pág. 344). Há dois:

4. O *ligamento radiocarpiano dorsal* (DRC) que corre a partir do rádio quase transversalmente em uma direção ulnar para inserir-se no escafóide, semilunar e piramidal.
5. O *ligamento intercarpiano dorsal* (DIC) o qual liga o escafóide distal ao capitato para o hamato.

O elemento final nos ligamentos do punho, aqueles ao redor da articulação radioulnar distal, é considerado no Capítulo 2 (pág. 208).

Irrigação Sangüínea do Carpo

Os ossos do carpo são únicos em que, em um grau variado, a parte principal da sua superfície está coberta pelas superfícies articulares descritas acima. A irrigação sangüínea tem que entrar pelas freqüentemente muito limitadas superfícies não articulares remanescentes.

A provisão arterial extra-óssea[348] do carpo consiste em três arcos dorsais e três palmares conectados longitudinalmente nas suas bordas pelas artérias ulnar e radial. O mais distal dos arcos palmares é o arco palmar profundo. Este mostra dois ramos recorrentes que anastomosam com os ramos terminais da artéria interóssea anterior.

O suprimento[349] de sangue intra-ósseo para os ossos do carpo os divide em três grupos. O grupo I inclui o escafóide, o capitato[350] e 20% dos semilunares na série citada. Cada um tem áreas grandes de osso dependente de um único vaso intra-ósseo. O Grupo II inclui o trapezóide e hamato, que têm dois vasos, mas nenhum se anastomosa entre eles. O Grupo III, o trapezóide, piramidal, pisiforme e 80% de semilunares têm dois vasos com anastomoses intra-ósseas consistentes. Claramente, aqueles ossos do carpo do grupo I têm um risco alto de necrose avascular de um fragmento após fratura, um risco não compartilhado por aqueles dos grupos II e III. Dos dois ossos no grupo I (isto é, escafóide e capitato) cada um é o maior osso em sua fila. O escafóide é o mais móvel na fila proximal, enquanto o capitato é o mais estável na fila distal. O escafóide móvel é mais propenso à lesão.

Toda a irrigação sangüínea para os ligamentos pode derivar da sinóvia, como tem sido demonstrado para o ligamento RSC e o ligamento interósseo escafo-semilunar que não derivam nenhum fluxo de suas inserções ósseas[351].

Mecanismos de Lesão

Golpes diretos aos ossos do carpo, especialmente às proeminências, podem ocorrer em fraturas isoladas, como aqueles da crista trapezial, o hâmulo ou o pisiforme[352] (veja a seguir). Estes não interferem com a dinâmica do carpo como esboçado anteriormente.

A grande maioria das lesões do carpo acontece quando o paciente cai sobre a mão estendida. No impacto, o carpo estende-se, e o ulnar desvia e supina em relação ao antebraço. Como a extremidade radial do carpo, ela é relativamente menos móvel que a ulnar, que é mais propensa a lesão em quedas pesadas. A força infligida em tal queda, que é dissipada na extremidade ulnar em muitos casos por hiperextensão mediocarpal, encontra resistência na coluna radial, que é nivelada à cintura do escafóide ao redor do fulcro do lábio dorsal do rádio. Três estruturas podem abrir caminho:

- o rádio distal, como na fratura de Colles;
- as aderências ligamentares do pólo proximal do escafóide (dos quais mais tardiamente);
- o próprio escafóide, fraturando ao longo de sua cintura como se para proporcionar uma articulação mediocarpal mais móvel.

Quando o vetor resultante for principalmente de extensão, uma fratura da cintura do escafóide resulta como descrito. Quando o vetor é principalmente de desvio ulnar e supinação intercarpal, ocorrem ruptura ligamentar e deslocamentos carpais[353]. Lesões ligamentares puras passam ao redor do semilunar de radial para distal a ulnar, produzindo quatro fases de instabilidade de acordo com a sua extensão:

I. Falha escafo-semilunar que, rompendo o ligamento RES[354] libera o pólo proximal do escafóide, resultando em *instabilidade escafo-semilunar* (veja pág. 206).
II. Falha capitato-semilunar, resultando em *subluxação dorsal do capitato*.
III. Falha semilunar-piramidal; esta pode ser acompanhada pela presença de fraturas em fatia dorsais do piramidal, acredita-se que sejam devidas à impactação de um longo estilóide ulnar contra o piramidal no extremo desvio ulnar do impacto[355].
IV. Falha do ligamento DRC, que permite deslocamento *semilunar anterior* (Fig. 1.124).

O semilunar assim deslocado pode produzir síndrome do túnel do carpo aguda. Se os ligamentos semilunar-piramidal e escafo-semilunar interósseos anteriormente situados são rompidos, novamente o semilunar subluxa anteriormente devido a sua forma de cunha, que é anteriormente mais ampla. Deslocamentos semilunares dorsais raramente acontecem (Fig. 1.125) e podem causar ruptura de tendão extensor[356] assim como o deslocamento peri-semilunar palmar[357].

Diz-se que lesões que seguem este padrão peri-semilunar acontecem no "*arco menor*" da zona vulnerável a fraturas carpais e deslocamentos[358]. O "*arco maior*" atravessa a cintura do escafóide, e os corpos do capitato, hamato e piramidal por sua vez. Extensões do arco podem acontecer, causando fraturas dos estilóides radial e ulnar. Combinações das lesões de arco

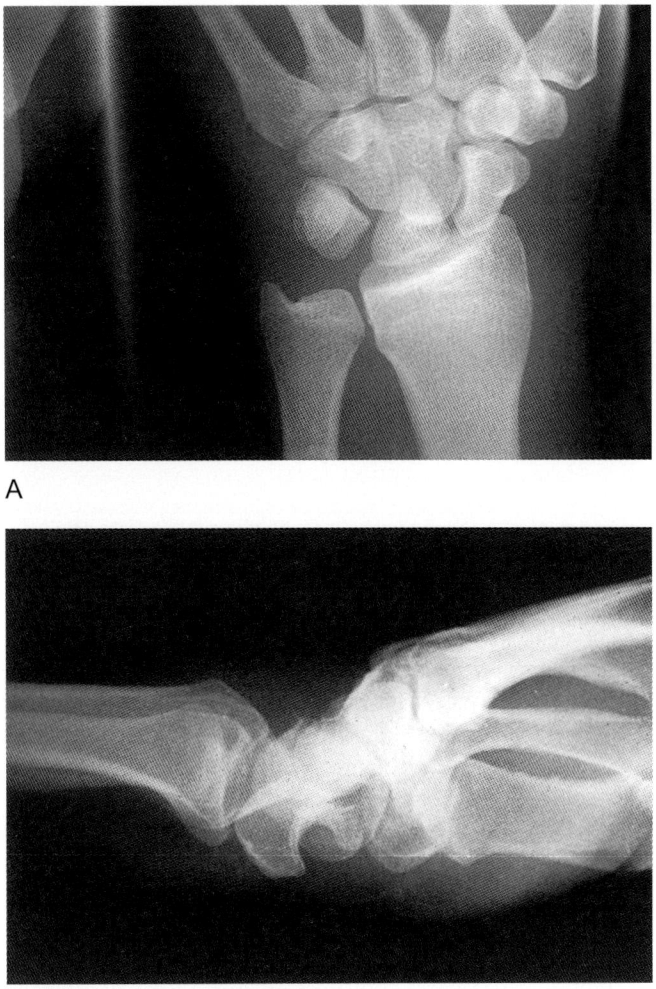

A

B

Fig. 1.124. Deslocamento do semilunar é reconhecido ao exame radiológico por sua aparência em forma de cunha na incidência ântero-posterior **(A)** e na lateral **(B)** pelo fato de que o capitato não articula com a "taça" no semilunar.

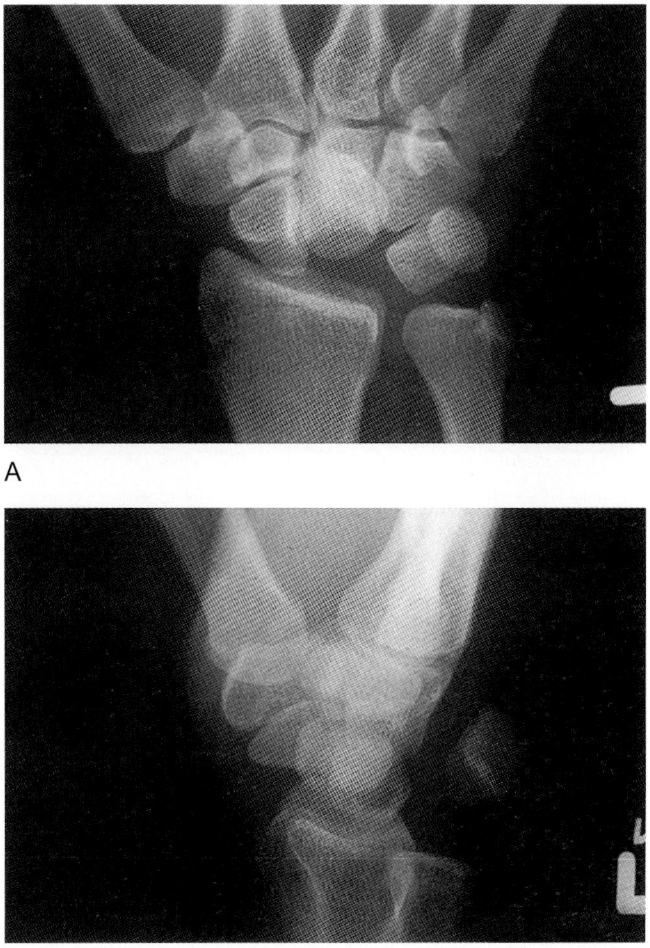

A

B

Fig. 1.125. Deslocamento de semilunar dorsal. **A.** Na incidência póstero-anterior, o semilunar é deslocado claramente e há uma subluxação rotatória do escafóide. **B.** Na lateral, o semilunar pode ser visto localizado subcutaneamente sobre o retináculo extensor, onde foi encontrado à exploração.

menores e maiores produzem a aparentemente diversa e confusa variedade de fraturas dos deslocamentos carpais, que simplesmente são combinações e extensões dos dois arcos. Por exemplo, a fratura deslocamento peri-semilunar trans-escafóide (Fig. 1.126), síndrome escafo-capitato, realmente, qualquer combinação que o leitor cria destes arcos pode acontecer.

Quando se considera a força inicial que cria estas lesões de arcos menor e maior, é evidente que o esqueleto distal à linha da lesão é dirigido dorsalmente. Ele pode permanecer lá[359] (como na Fig. 1.126). Mais comumente, a força musculotendinosa que age no complexo carpometacarpiano distal retorna o esqueleto distal a sua posição original, com uma de duas conseqüências:

1. Aquela parte proximal do carpo – freqüentemente o semilunar apenas – que se agarrou firmemente a sua posição anatômica original enquanto o furacão passou sobre sua cabeça, por assim dizer, pode ser removido agora de sua posição pelo esqueleto distal que retorna, vindo a estar localizado em uma posição deslocada anterior (veja Fig. 1.124).
2. O carpo pode assumir uma aparência notavelmente normal – só um detalhado estudo revelará a presença da lesão.

A instabilidade mediocarpal (pág. 208) é o resultado da incompetência do ligamento *piramidal-hamato-capitato* que, por contraste com as lesões de coluna radiais descritas acima, provavelmente ocorre por frouxidão congênita ou atenuação crônica em lugar de lesão aguda[360]. Como tal é considerado no Capítulo 2.

Apresentação

Excluindo aquelas resultantes de serra, machado, arma de fogo ou agentes semelhantes, as lesões carpais que são vistas na sala de emergência ou departamento de vítimas podem ser classificadas em quatro grupos:

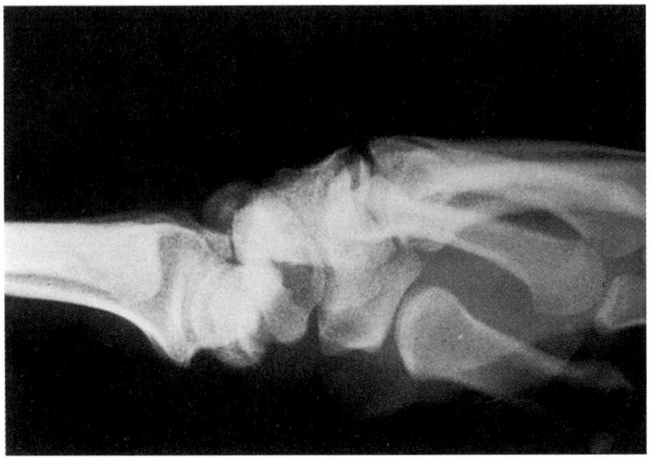

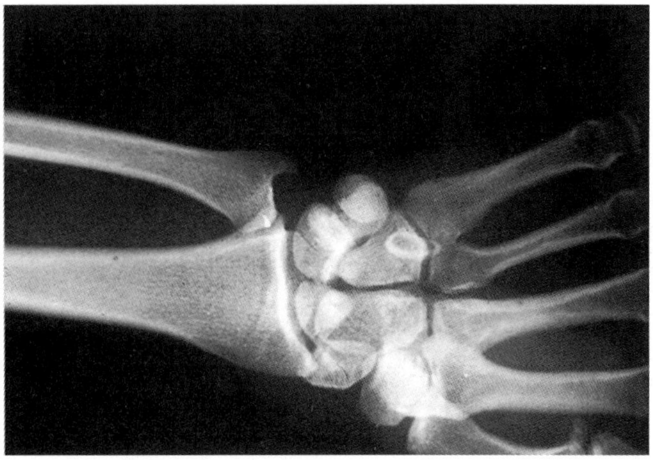

A B

Fig. 1.126. A. Pode ser visto que apenas o semilunar e o pólo proximal do escafóide mantêm a relação normal com o rádio e que o resto está localizado de carpo dorsal a estas porções do carpo. **B.** Na incidência ântero-posterior há separação ampla dos dois fragmentos do escafóide.

1. Rompimentos óbvios, abertos, devido a grande trauma; estes podem ser transversais [361], ou axiais[362,363] (veja Fig. 1.4B).
2. Fraturas fechadas ou deslocamentos que são *evidentes* em radiografias póstero-anterior e lateral-padrão.
3. Fraturas fechadas ou deslocamentos associados a dor considerável, edema volumoso, contusão e deficiência orgânica dos tendões, vasos e/ou nervos, mas que *não é evidente* na radiografia-padrão.
4. Fraturas fechadas ou deslocamentos que não estão associados a queixas principais, e não são evidentes na radiografia-padrão.

O cirurgião de mão provavelmente será consultado na sala de emergência para os primeiros três grupos. O quarto grupo vai comumente ser diagnosticado como "*entorse*" e tratado sem consulta, colocando no paciente uma tala de apoio no punho. Caso aconselhado, o paciente pode se apresentar precocemente no consultório do cirurgião de mão. Se não, podem se passar muitos meses antes que os sintomas persistentes, principalmente dor e fraqueza de preensão, levem o paciente ao consultório (veja em Reconstrução, pág. 190).

Os pacientes do Grupo 1 não necessitarão nenhuma avaliação clínica adicional diferente da realizada para avaliar viabilidade, cobertura de pele e integridade de tendões e nervos já detalhada. Pacientes nos grupos 2 e 3 serão avaliados para as características comuns de fraturas e deslocamentos – locais de edema, contusão e deformidade, perda de movimento, presença de movimento anormal, sensibilidade e a integridade de cobertura de pele, inervação e fluxo arterial.

Exame Radiológico

A avaliação seguinte de pacientes do grupo 1 será retardada até que eles sejam anestesiados e preparados para cirurgia, quando incidências adicionais ajudadas por suspensão e tração (Fig. 1.127) evidenciarão mais a lesão.

Incidências *póstero-anteriores* do punho devem ser padronizadas, assegurando que o punho está na posição neutra com respeito à flexão e extensão, desvio ulnar-radial e pronação-supinação do antebraço. Isto é alcançado colocando a palma plana sobre a mesa, com o cotovelo também repousando e o ombro no mesmo nível do cotovelo. Além de examinar cada osso do carpo por sua vez para evidência de uma fratura, quatro características, três das quais provavelmente revelarão ruptura de ligamentos, devem ser estudadas[364]:

1. Os *arcos carpais* (Fig. 1.128) (estes também são conhecidos como as "linhas de Gilula" e não devem ser confundidos com os arcos da lesão mencionados anteriormente). Arco 1 é o contorno convexo proximal do escafóide, semilunar e piramidal. Arco 2 é a curva distal dos mesmos ossos. Arco 3 são as superfícies convexas do capitato e hamato. Uma fratura em qualquer arco indica ruptura de integridade ligamentar.
2. A *largura dos espaços articulares intercarpais* – todas devem ser iguais.
3. A *forma* dos vários *ossos do carpo*. O semilunar normal mostra quatro lados, mas se deslocado posteriormente ou anteriormente, como no deslocamento isolado ou instabilidade de segmento intercalado, ele fica triangular. Se o pólo palmar ou dorsal está localizado mais distal pode ser determinado por um algoritmo[365], mas leva menos tempo para olhar uma incidência lateral que recordar o algoritmo!
4. A *variância ulnar* que é a relação do contorno distal da cabeça ulnar ao da superfície articular do rádio; isto pode ser medido de três modos diferentes, com igual confiança. A técnica de perpendiculares exige que o examinador trace, perpendicular ao eixo do rádio, a linha que atravessa aquele ponto na radiografia que marca a junção da superfície articular distal e a incisura sigmóide do rádio. A variância é negativa se a cabeça ulnar não alcança aquela linha, positiva se projeta além dela, e neutro se está localizada na linha exata.

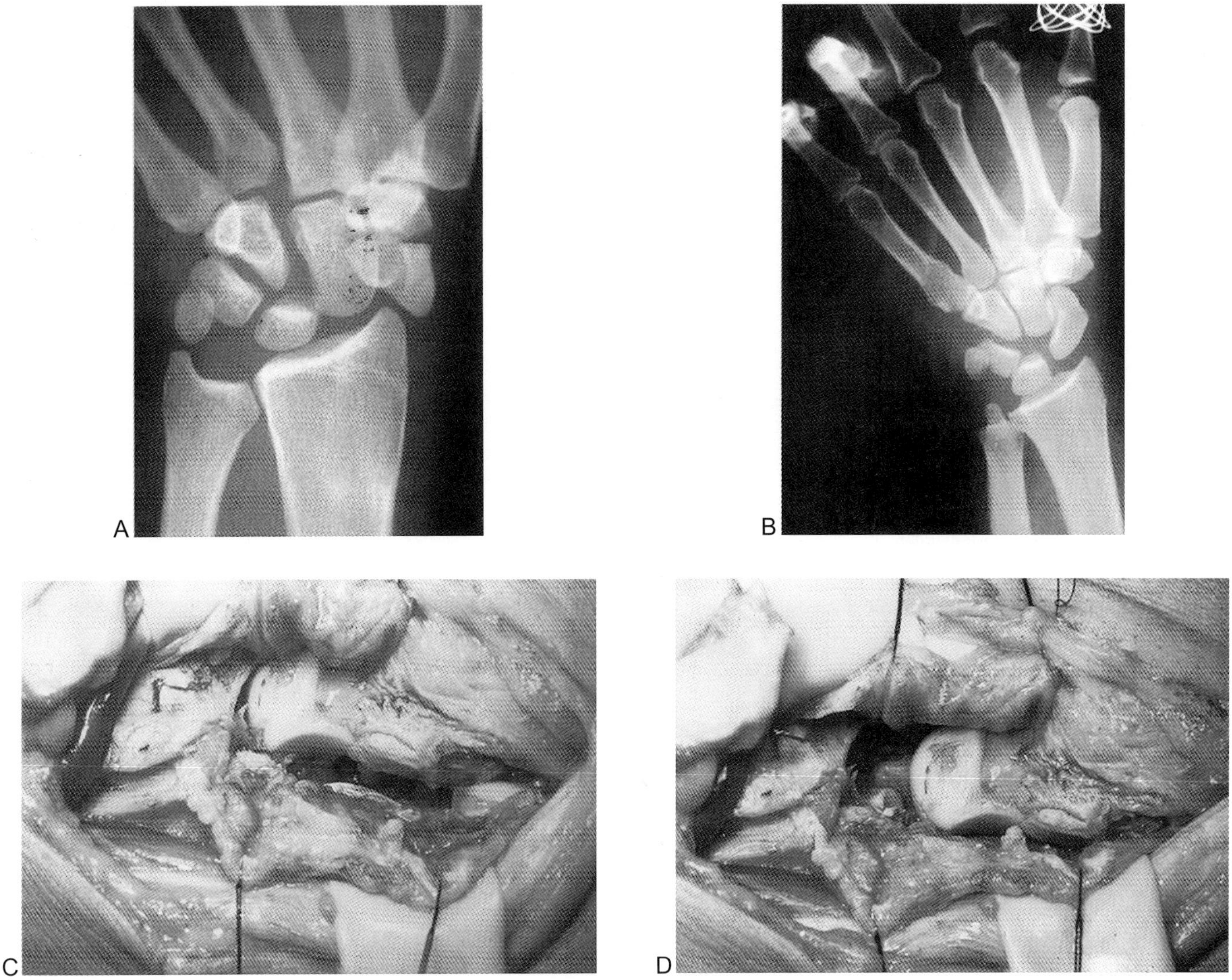

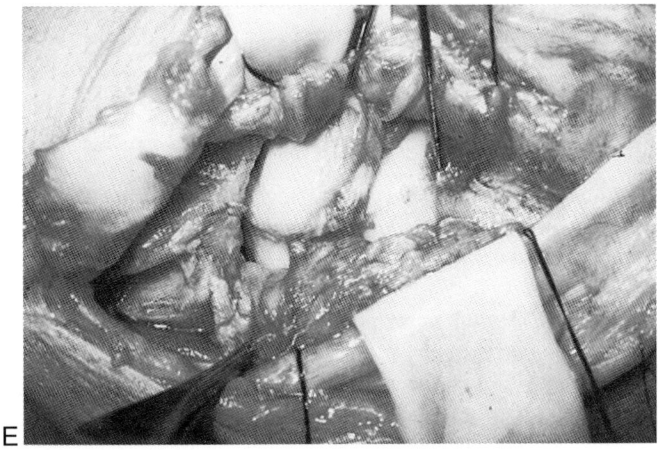

Fig. 1.127 A. A ruptura completa do carpo é evidente neste filme, com deslocamento proximal de todo o segundo e terceiro raios. **B.** A distração com armadilhas de dedo restabeleceu algo semelhante a uma relação normal. À exploração **(C)** o capitato articulava-se com o rádio, e na distração **(D)** uma abertura poderia ser produzida, dentro da qual o semilunar deslocado poderia ser substituído e fixado. **E.** Os ligamentos foram reparados subseqüentemente, e o paciente recobrou 70% dos movimentos normais do punho.

A incidência lateral (Fig. 1.129) deve ser feita com o rádio na mesma linha do terceiro metacarpiano e deve ser evitado desvio radial ou ulnar. Isto pode ser mais bem obtido dando para o paciente um pedaço plano de plástico ou madeira, vários dos quais são mantidos à mão, e instruindo ao paciente para mantê-lo firmemente ao longo do dorso do punho enquanto a incidência é feita. Uma boa lateral é feita tendo o punho e o ombro no mesmo nível como anteriormente. Se uma verdadeira lateral foi obtida ou não é determinada vendo que o tubérculo do escafóide, e apenas seu tubérculo, protrai anterior ao contorno do pisiforme. Estudando a incidência lateral, o contorno do semilunar representa a fila proximal do car-

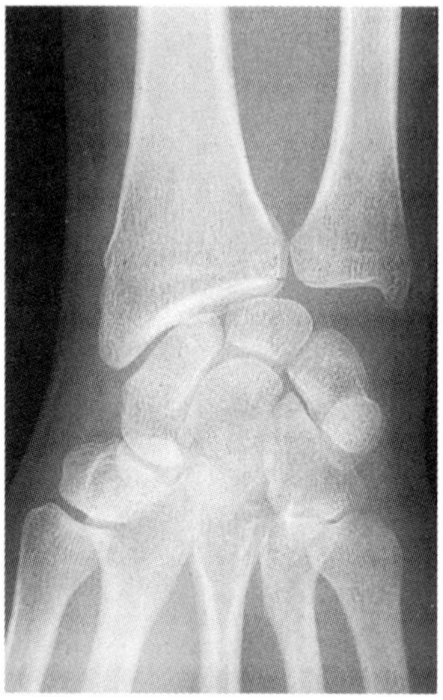

A

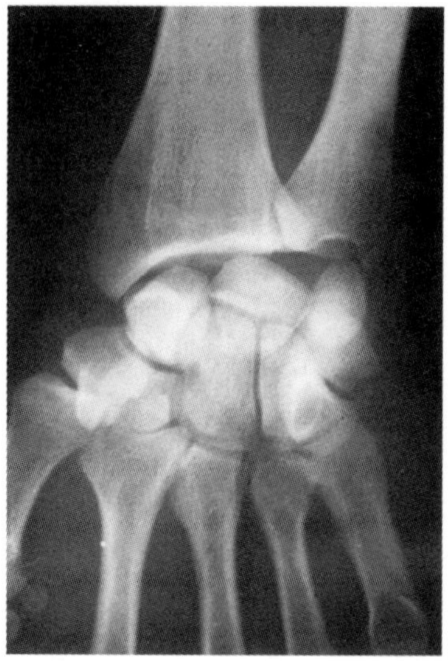

B

Fig. 1.128. Arcos carpais. **A.** Os arcos carpais (veja texto) aqui estão intactos. **B.** Os arcos carpais aqui (como na Fig. 1.130B) estão rompidos devido a um deslocamento do semilunar.

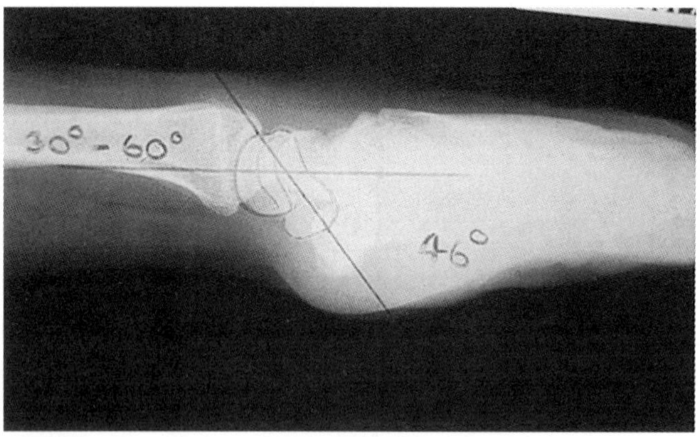

A

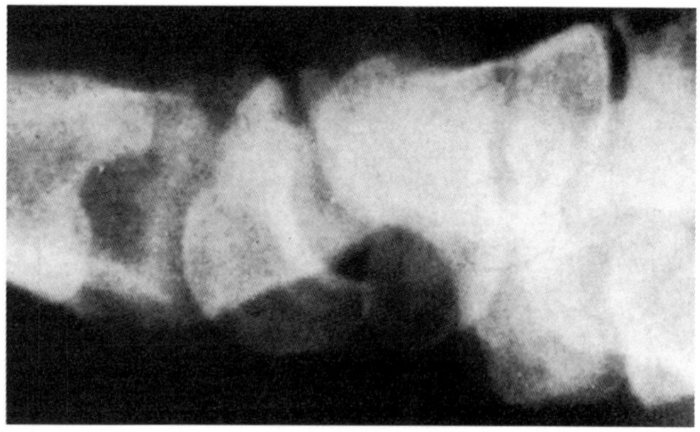

B

Fig. 1.129. Lateral verdadeira do punho. **A.** A verdadeira lateral apenas pode ser interpretada se, como aqui, o terceiro metacarpiano está em linha reta com a superfície dorsal do rádio. A inclinação palmar normal da superfície articular de um rádio de 10° é vista aqui junto com a colinearidade do rádio, semilunar, e capitato e o ângulo escafo-semilunar normal. Este normalmente deve estar localizado entre 30° e 60° – em média 47°. **B.** Por outro lado, aqui a colinearidade do rádio, semilunar, e capitato foi perdida. O semilunar está dorsifletido, e o capitato está subluxado. A sombra do escafóide está localizada perpendicular ao eixo do rádio, que cria um ângulo escafo-semilunar de cerca de 120°.

po, o capitato, o distal. Novamente, como na incidência ântero-posterior, devem ser observadas quatro características:

1. O *ângulo do rádio distal*; a inclinação palmar normal de 10-15° pode ser invertida, normalmente depois de uma fratura de Colles.
2. A *colinearidade* do rádio, semilunar e capitato. Os eixos do capitato e o rádio são facilmente traçados. A do semilunar é uma linha perpendicular a uma linha traçada entre seus pólos dorsais e ventrais. No deslocamento semilunar[366], o capitato permanece centrado sobre o rádio, enquanto que no deslocamento peri-semilunar, o semilunar permanece alinhado e o capitato é deslocado.
3. O *ângulo do semilunar* em relação ao eixo do rádio. Seu eixo pode apontar dorsalmente, em cujo caso é dorsifletido, e vice-versa (deve ser recordado que uma dorsiflexão espúria pode ser produzida por desvio ulnar, flexão palmar por desvio radial, conseqüentemente a necessidade de posicionamento neutro cuidadoso).
4. O *ângulo escafo-semilunar* deve ser medido. Uma aproximação íntima com o eixo de escafóide pode ser obtida traçando uma linha tangencialmente através do contorno proximal-anterior dos pólos proximal e distal. O ângulo medido é aquele criado pelos *dois eixos estendidos distalmente*. O ângulo normal é em média 47°, com uma amplitude normal de 30 a 60° [367]. Embora, ao usar um goniômetro padrão, isto possa parecer ser uma medida inexata, isto demonstrou ser reprodutível dentro de 7,4° [368].

Podem ser necessárias incidências adicionais especiais para investigar suspeitas estabelecidas clinicamente ou por estudo da radiografia padrão.

Incidência escafóide. A incidência póstero-anterior do carpo em três posições: supinado em 45°, neutra e pronada em 45°. A maioria das fraturas será mostrada nas duas incidências[369] posteriores. Desvio ulnar (Fig. 1.130), estendendo o escafóide, também ajudará a esclarecer fraturas, embora o leitor deva estar à advertência de Russe[370] contra a distração inadequada dos fragmentos. Uma fratura oculta pode não ser revelada em todas as radiografias simples (Fig. 1.131), e um nível alto de suspeita clínica deve ser mantido.

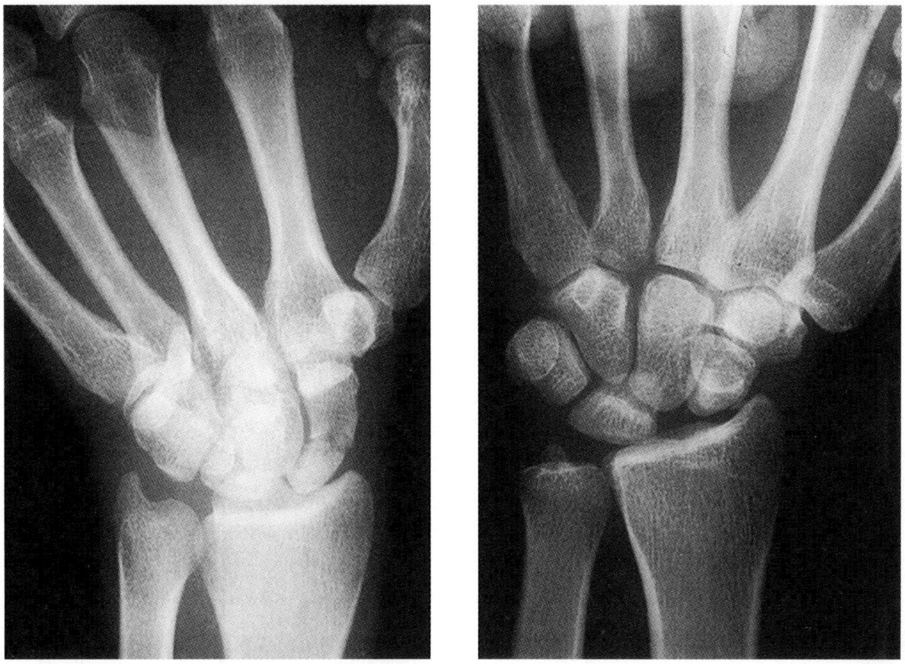

A B

Fig. 1.130. Os méritos do desvio do punho nas incidências póstero-anteriores do punho. Este paciente teve uma combinação incomum. **A.** O desvio ulnar revelou uma fratura da cintura do escafóide. **B.** O desvio radial com o punho fechado mostrou uma instabilidade escafo-semilunar coincidente.

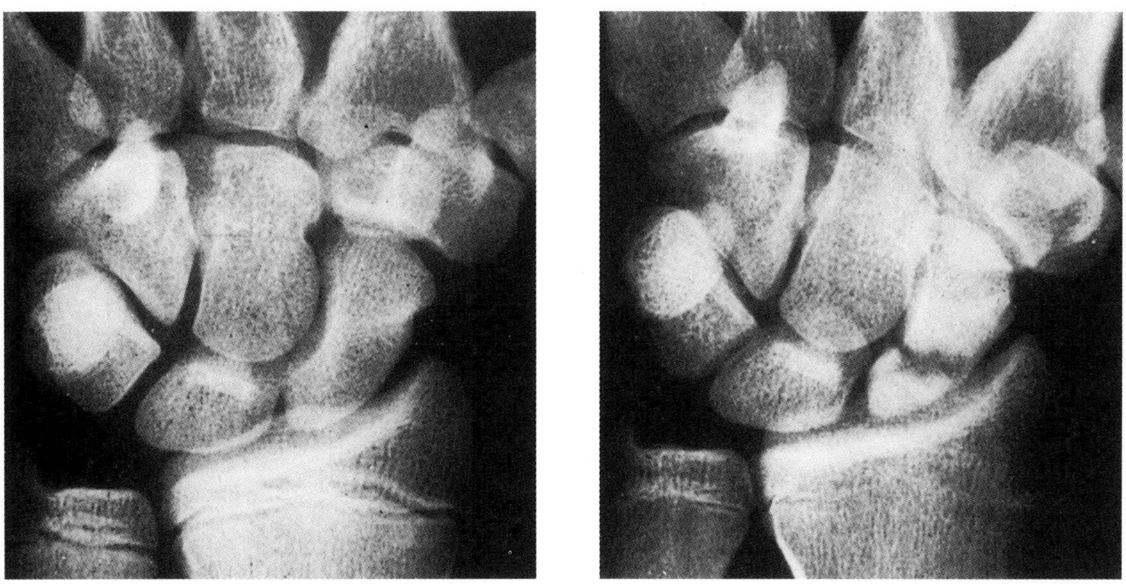

A B

Fig. 1.131. Este jovem sofreu uma grande queda, mas a radiografia inicial não revelou evidência de fratura. Ele apresentou-se cerca de 2 anos após, queixando-se de dor no punho sem lesão adicional. A radiografia **(B)** revelou uma fratura antiga do escafóide. Foi nesse momento que o filme original mostrado em **(A)** foi revisado.

As *incidências do túnel do carpo*[371] (Fig. 1.132) podem revelar fraturas do gancho do hamato e da crista trapezial[372]. O uso desta incidência às vezes é impossível, pela incapacidade de alcançar a hiperextensão extrema necessária do punho.

As *incidências do gancho do hamato*[373] (Fig. 1.133), com a mão em supinação média e o punho dorsifletido. É freqüentemente necessário repetir este estudo, variando a posição ligeiramente para revelar o hâmulo. As dificuldades encontradas na visualização desta fratura conduziram ao desenvolvimento de pelo menos uma outra técnica[374] na qual uma lateral verdadeira é feita, com o dedo polegar em abdução máxima e o punho em completo desvio radial. Quando a evidência clínica é forte, mas a prova radiológica está faltando após três tentativas, então tomografias laterais[375] (Fig. 1.134), ou TC (Fig. 1.135) devem ser empregadas [376,377].

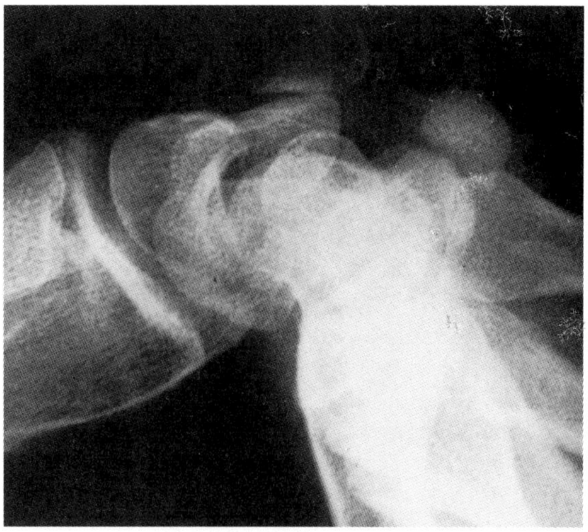

Fig. 1.133. Uma incidência de hamato do paciente mostrado na Figuras 1.132**A** e **B** revelou a fratura suspeitada.

Indicações em Lesões Carpais Fechadas

Como regra geral, fraturas ou deslocamentos do carpo *não deslocadas e estáveis* são tratadas através de imobilização em uma tala palmar até que o edema diminua, quando o gesso é substituído. Comentários sobre esta generalidade são com certeza apropriados para certas fraturas.

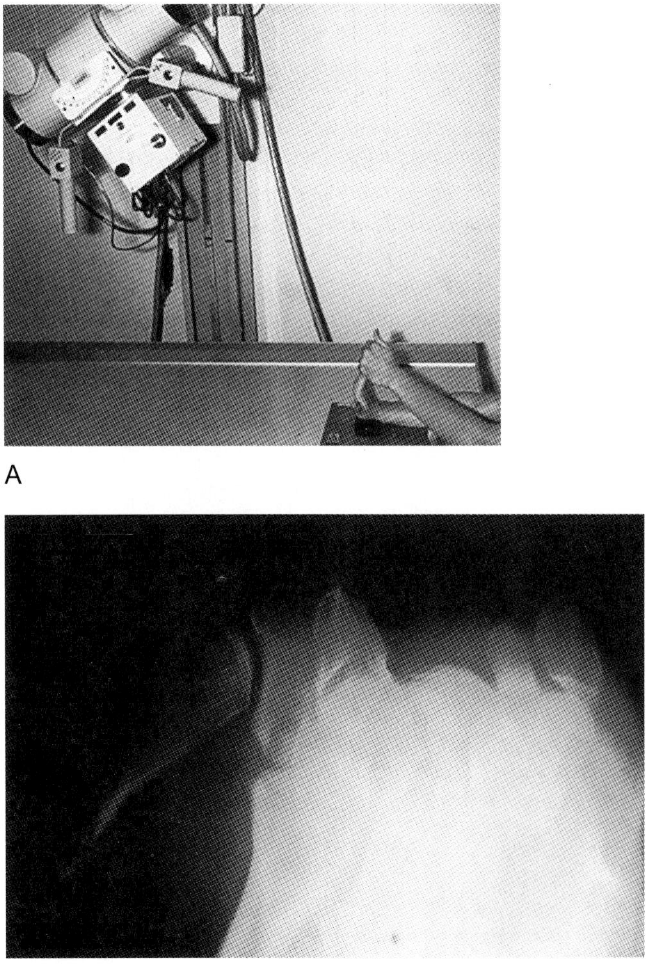

A

B

Fig. 1.132. Incidência do túnel do carpo. **A.** Técnica. **B.** Resultado.

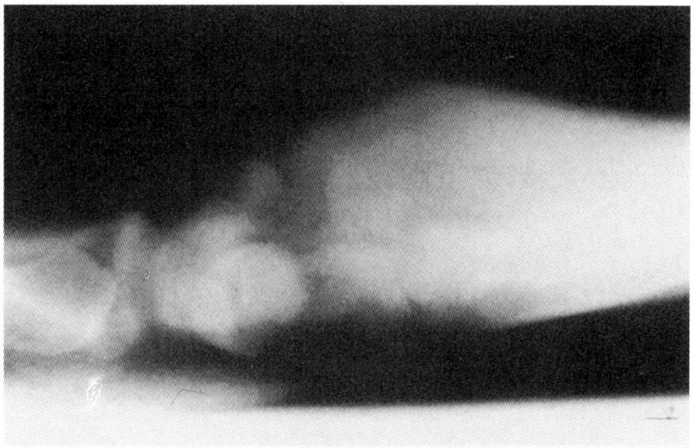

Fig. 1.134. Tomografia lateral mostra uma fratura do gancho do hamato.

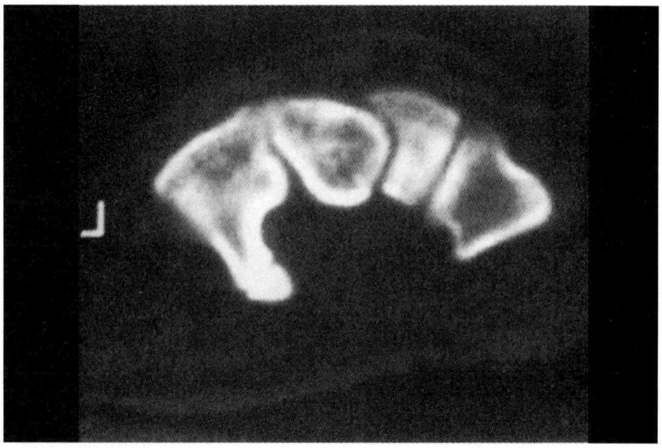

Fig. 1.135. A TC também demonstra bem o hamato, aqui mostrando uma falta de união em um local incomum – a fratura é normalmente muito mais próxima ao corpo do hamato. A TC foi abandonada pelo autor, porque a tomografia lateral é menos cara em sua instituição.

As *fraturas do escafóide*, como é evidente da discussão anterior de mecanismos da lesão, podem acontecer de dois modos bastante distintos:

1. A fratura escafóide *isolada*, resultante de um vetor de extensão puro, será comumente não *deslocada e estável*. Existe controvérsia em todos os aspectos da imobilização, um assunto bem revisado por Taleisnik[378]. Basta dizer que um gesso do dedo polegar circular de braço longo com o punho em desvio radial, flexão palmar leve e pronação durante 6 semanas, seguido por um de braço curto semelhante durante 6 semanas adicionais, oferece uma alta chance de união.
2. Uma fratura aparentemente isolada, aparentemente não deslocada pode ser a única evidência de um *deslocamento de fratura peri-semilunar transescafóide reduzida*. Esta circunstância pode ser reconhecida pela presença de um espaço entre os fragmentos de mais de 1 mm ou pela evidência de instabilidade da fila proximal como visto por

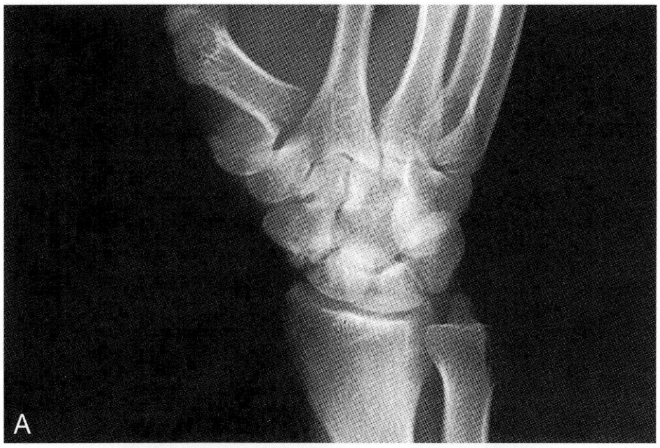

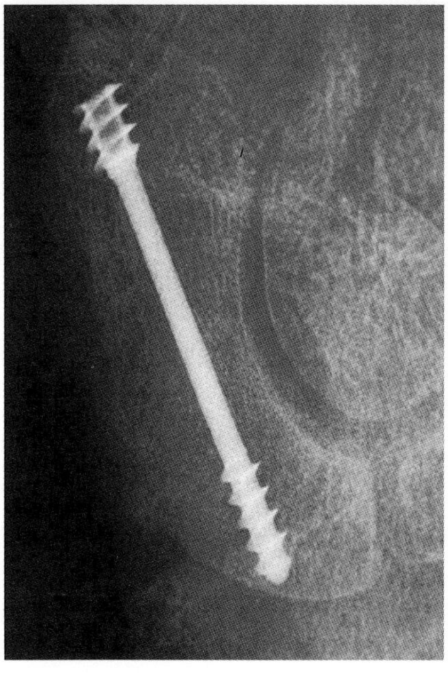

Fig. 1.136 A. Fratura de cintura do escafóide que foi considerada instável (fratura articular extra coincidente do primeiro metacarpiano). **B.** Seguindo curativo de fixação com parafuso de Herbert (caso de Dr Charles J. Eaton).

mudanças no alinhamento do semilunar na incidência lateral verdadeira. Tais fraturas devem ser abertas, reduzidas e interinamente fixadas com fios de Kirschner[379-380] ou com parafusos, incluindo os projetados por Herbert [381-387] (Fig. 1.136).

Fraturas do gancho do hamato devem ser excisadas[388], apesar de recomendações isoladas para fixar a fratura[389]. Deve-se tomar cuidado para evitar lesão a estruturas adjacentes[390], especialmente o nervo ulnar.

Fraturas ou deslocamentos do carpo que estão *deslocados* devem ser reduzidos[391]. Se isto é feito ou não como uma emergência é determinado se a lesão carpal é complicada por prejuízo vascular ou neurológico. Se não for, pode haver alguma vantagem e nenhuma perda em manter o membro em elevação durante 72 horas. Isto permitirá redução do edema de tecidos moles, que poderia complicar o fechamento da pele, caso contrário após qualquer incisão que se provar necessária. A redução pode ser tentada fechada, mas deve ser levada a cabo sob condições estéreis, com tração do dedo e controle fluoroscópico (Fig. 1.137). Alguns cirurgiões usam o intensificador de imagem como mesa cirúrgica[392]. Radiografias seriadas devem ser feitas com *liberação de tração após* redução bem-sucedida, porque freqüentemente tais incidências demonstrarão que a redução foi perdida ou que um padrão de colapso resultou. Em tais circunstâncias, o cirurgião deve proceder com redução aberta, fixação interna e reparo ligamentar.

Como previamente enfatizado, muitos deslocamentos carpais significativos e padrões de instabilidade serão julgados como entorses, e serão vistos muito tempo depois da lesão pelo cirurgião de mão no consultório. Por isto, estas lesões menos evidentes são discutidas em Reconstrução.

Muito foi escrito sobre outras fraturas e deslocamentos de ossos do carpo individuais. O diagnóstico e indicações seguem as regras delineadas anteriormente. O seguinte é uma seleção da literatura pertinente para cada osso e cada combinação de ossos:

- trapezóide[393-398];
- escafóide + semilunar[399-403];
- piramidal[404-407];
- pisiforme[408];
- hamato (corpo)[409-413];
- hamato + pisiforme[414];
- trapezóide[415-420].
- hamato (gancho) + trapezóide (crista)[421,422]

Veja Green D P 1998 *Operative hand surgery*, 4th edn. Churchill Livingstone, New York, págs. 817, 820, 854, 856, 893, 898, 912, 915, 854.

Em consideração final ao exame de sala de emergência inicial, vale novamente declarar que, nas lesões de esmagamento, que formam uma proporção crescente das lesões de mão principais em uma sociedade industrial, o exame inicial à chegada desempenha um papel pequeno. Está principalmente relacionado a sensibilidade e viabilidade, uma radiografia básica, e tendo certeza de que o paciente está apto a ir para a sala cirúrgica. A dor é tão severa, e as conclusões alcançadas em tais ambientes tão limitadas, que a avaliação total é sabiamente adiada até a exploração formal da mão anestesiada.

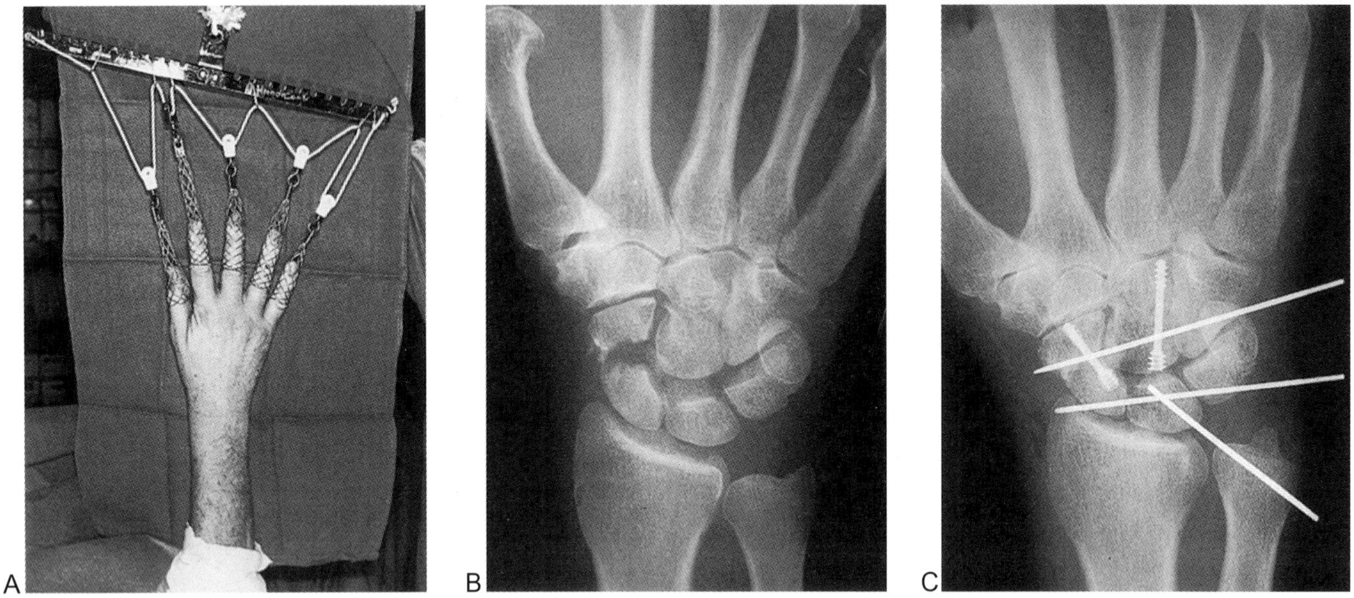

Fig. 1.137 A. Tração digital ajuda no diagnóstico e tratamento. **B.** Com tal tração, foi demonstrada uma fratura de escafo-capitato. **C.** A fixação preliminar foi terminada com Fios de Kirschner. As fraturas foram então fixadas com parafusos de Herbert e uma radiografia final feita, sem tração. Os fios de Kirschner eram então retirados. (Cirurgia executada junto com o Dr D. A. Coleman.)

EXPLORAÇÃO CIRÚRGICA

Embora tenha levado muitas páginas para descrever a história e exame inicial, um cirurgião experiente completará o processo entre 5 e 15 minutos. Como ficou aparente, o primeiro exame pode confirmar apenas algumas das suspeitas despertadas pela história. O diagnóstico final em outros casos apenas é feito à exploração, o segundo exame.

Esta sempre é realizada sob condições completamente assépticas na sala cirúrgica após preparação completa e colocação de campos estéreis no membro. O cirurgião pode ou não sentir necessidade de ter controle com torniquete durante a exploração, mas facilita a limpeza completa da ferida e identificação de estruturas.

Um torniquete inflado é *essencial* durante o debridamento radical, caso contrário sangramento do tecido viável irá obscurecer estruturas anatômicas importantes e, igualmente significativo, a falta de sangramento da parte morta. O tecido morto *pode* ser reconhecido sob torniquete. Se o debridamento apenas envolve pele desvitalizada, o torniquete não precisa ser inflado. O uso do torniquete[423,424] no braço superior e digital[425,426] não é isento de complicações potenciais[427,428]. Quando um procedimento prolongado é antecipado, um balonete duplo pode ser usado[429,430] para estender o tempo de isquemia, que deve ser limitado a 2 horas.

Feridas Volumosas

É aqui que o cirurgião primeiro encontra a extremidade maciçamente ferida que ele escolheu para não examinar na sala de emergência, com a exceção importante da determinação, se possível, se a inervação e a irrigação sangüínea para a mão permanecem ou não intactas. Desse conhecimento dependerá, em certos membros, a decisão de amputar ou reconstruir. Além dessa informação específica, a decisão em relação à *amputação* está baseada em várias perguntas:

1. Podemos obter cicatrização primária? Isto depende das três seguintes perguntas relacionadas ao "tripé" em que se baseia a cicatrização primária – tripé porque, com a falha de qualquer um, todo o edifício do reparo primário desmorona.
2. Podemos assegurar a *perfusão* perfeita a todos os tecidos? Isto é alcançado por *debridamento* e *revascularização*.
3. Podemos obter *fixação rígida* do esqueleto?
4. Podemos proporcionar *cobertura da pele* de viabilidade garantida com *fechamento livre de tensão* em todas as feridas?
5. Se nós alcançarmos todas estas metas, a função da mão será indubitavelmente superior ao que seria alcançado por amputação e, quando necessário, ajuste protético?

A última pergunta pode passar despercebida no entusiasmo natural do cirurgião preservar tecido e exercitar o maravilhoso armamentário com o qual a cirurgia moderna o dotou. É de importância igual às outras questões, e se não pode ser respondida no afirmativo, a amputação deve ser executada primariamente (Fig. 1.138). Os tecidos moles da parte podem ser usados para proporcionar cobertura ao coto[431], preservando assim um valioso comprimento. Em circunstâncias mais raras, a amputação pode resultar em uma mão suficientemente intacta para poder ser armazenada ectopicamente para reimplante[432] posterior.

Fraturas Abertas

A classificação de Gustillo[433], para as fraturas expostas da tíbia, provou ser de valor no manejo e prognóstico, e pode ser aplicada a fraturas do membro superior:

- tipo I – ferida limpa associada de menos que 1 cm;
- tipo II – laceração maior que 1 cm mas nenhuma lesão extensa de tecidos moles, retalhos ou avulsão;
- tipo IIIA – cobertura de tecidos moles adequada da fratura apesar de retalhos extensos *ou* qualquer lesão por trauma de alta energia;

IIIB – perda de tecidos moles extensa, periosteal, desnudamento e contaminação pesada;

IIIC – lesão arterial necessitando reparo.

Feridas tipo IIIB têm a taxa de sepse mais alta, mas a cobertura da ferida precoce baixou essa taxa – "o retardo da cobertura de tecidos moles aumenta a sepse"[434]. A qualidade do cuidado local da ferida é fundamental na limitação da infecção[435].

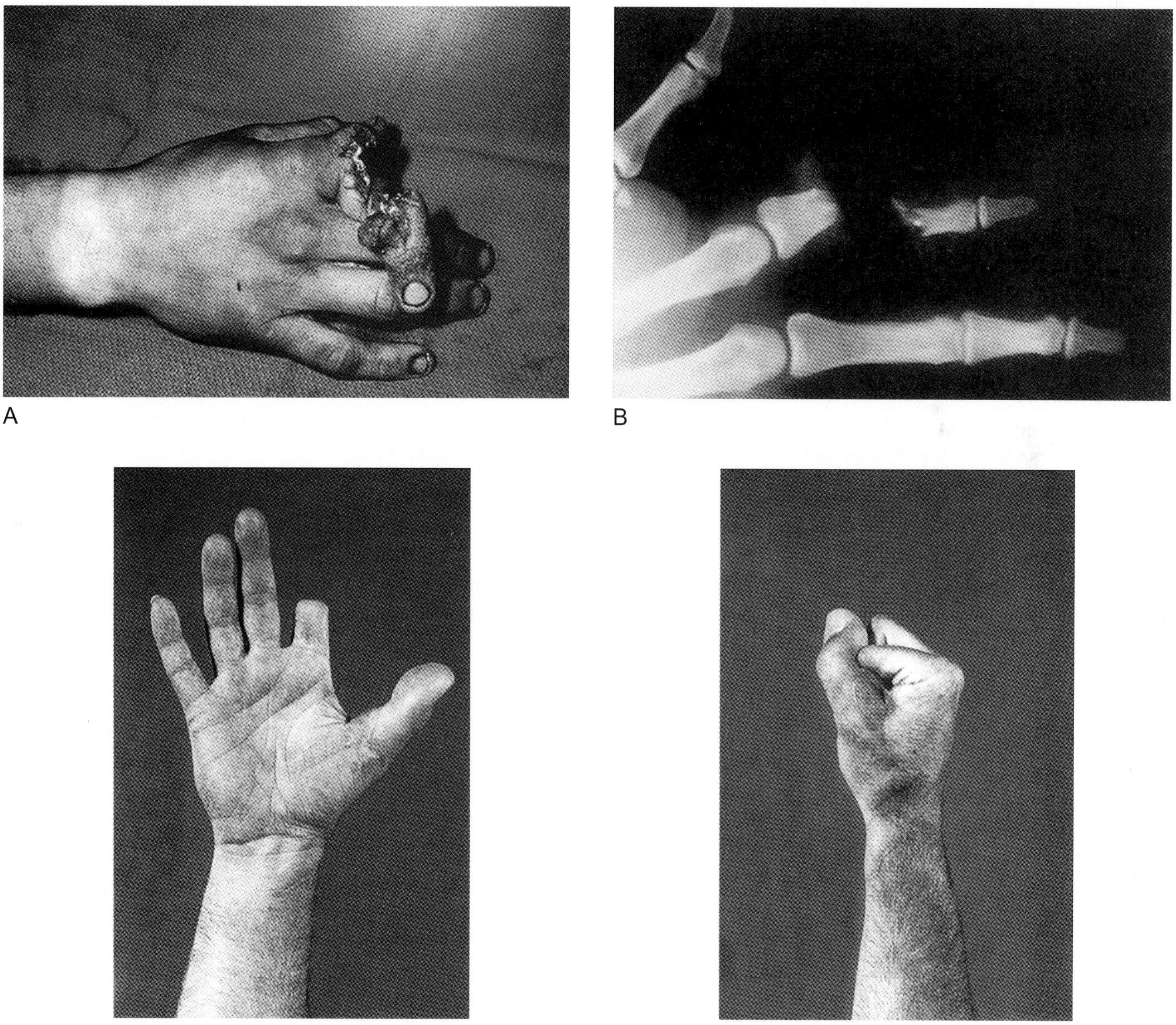

A B C D

Fig. 1.138. Após um ferimento por tiro, este paciente apresentou-se com um dedo indicador que **(A)** não mostrava nenhuma perda de fluxo e de tecidos moles significativa. Ao exame radiológico **(B)**, foi vista perda do esqueleto da articulação interfalangiana proximal. Embora a reconstrução tivesse sido possível, amputação imediata restabeleceu precocemente ao paciente a função para o trabalho **(C, D)**.

Terapia Antibiótica

Embora a cobertura antibiótica pareça não ter nenhuma influência na incidência de infecção no espectro completo de lesões de mão, e portanto possam ser resguardadas com segurança[436], seu uso em fraturas abertas é de benefício definido[437]. Ela apenas precisa ser de curta duração, sendo que um estudo não mostrou nenhuma diferença entre 1 e 5 dias de terapia[438] com cefalosporina. Certamente, sua eficácia é relacionada diretamente à *rapidez* com que é dada após a lesão. Parece não haver nenhuma necessidade estabelecida em continuar a terapia por mais de 48 horas após fechamento de ferida definitivo ter sido obtido[437]. Deve ser enfatizado que nenhum antibiótico pode compensar um debridamento inadequado (veja a seguir).

Lavagem

O primeiro passo na exploração, freqüentemente demorado, é limpar a ferida completamente. Isto deve ser feito usando alguma forma de fluxo pulsátil de soro fisiológico ou o Ringer lactato alcançada pelo uso de uma seringa grande ou o "**water-pick**". A adição de antibióticos locais ao fluido irrigador demonstrou reduzir a contaminação[439] bacteriana da ferida significativamente, e uma mistura de polimixina B 50 mg/ml e bacitracina 50 unidades/ml[440] são uma escolha satisfatória. A limpeza de áreas contaminadas no fluxo de soro é mais bem feita com o dedo do cirurgião enluvado, contanto que não haja a possibilidade de corpos estranhos de vidro. Estes são mais bem localizados sondando com instrumentos metálicos e escutando o som ou esperando pelo contato tátil, porque eles podem ser um tanto invisíveis. Todos os interstícios das feridas devem ser procurados. A extensão de uma ferida penetrante é freqüentemente difícil de determinar e uma divisão parcial dos tendões pode passar despercebida. Em tal situação, a presença de *sangue corando o tecido é um valioso guia* à extensão da ferida. Articulações abertas devem receber avaliação particularmente cuidadosa, porque como material estranho pode ter sido atraído para seus recessos distantes.

O processo deve ser continuado pacientemente até que toda a contaminação tenha sido limpa. Quanto mais longa a demora entre lesão e cirurgia tanto mais difícil esta se torna. Quando ela se prova impossível, uma escolha deve ser feita entre:

1. *Debridamento afiado de tecido contaminado.* Isto pode ser indesejável quando envolve abrir uma articulação, expondo osso ou tendão nus ou cortando estruturas vitais.
2. *Deixar tecido sujo.* Isto conduzirá inevitavelmente a inflamação e resulta em um aumento no edema inicial e fibrose tardia. Predisporá a infecção.

Indicações em Feridas Volumosas

Com uso crescente de cobertura de ferida imediata ou precoce com transferências de tecido livre[441-443], decisões precoces em relação à necessidade e aptidão de uma ferida para tais transferências precisam ser feitas. A demora aumenta os riscos de falha e infecção dramaticamente[441]. Como regra geral, lesões volumosas que são relativamente definidas claramente (por exemplo aquelas resultantes de ferimentos por arma de fogo e acidentes de trânsito) podem ser mais bem tratados por técnicas *radicais* (Tabela 1.3, Fig. 1.139). Lesões de esmagamento ou explosão nas quais há fraturas e deslocamentos múltiplas, má definição da sobrevida provável de pele e tecidos moles, e quando os dígitos são inesperadamente viáveis (mas a fonte de provisão arterial é desconhecida) são mais bem abordadas com métodos *conservadores* (veja Fig. 1.35).

Apesar da vantagem evidente da cirurgia radical, deve ser enfatizado que esta apenas terá sucesso quando o debridamento é *absoluto*. Ele só pode ser absoluto em certas feridas.

Fragmentos de metal amplamente espalhados, que são relativamente não reativos, como acontece em lesões por espingarda ou explosões, são deixados comumente na ferida,

Tabela 1.3 Abordagens sugeridas para o manejo de feridas de membro superior volumosas

	Conservador	*Radical*
Debridamento	Obviamente morto	Ressecção de "pseudo" tumor[444]
Incisões	Nenhuma adicional	Através do tecido viável
Estruturas longitudinais freqüentemente não visualizadas	Limpeza sob microscópio	
Fragmentos de osso	Remover	Limpeza e reparo
Irrigação	Copiosa	Menos significativa, após a ressecção
Cultura	Swabs múltiplos	Biópsia quantitativa pós-debridamento
Fixação de osso	Fios de Kirschner percutâneos	Aberta, placas, parafusos, fixação externa
Reparo primário (tendões, nervos)	Raramente	Costumeiro
"Second look"	Necessário	Apenas se a cultura > 10^4 cc $^{-1}$ [445]
Desvantagens	Infecção, cicatriz (alta incidência)	Falha do retalho, infecção (baixa incidência, < 2% se < 72 h)
Cirurgias	Múltiplas	Poucos
Dias no Hospital	Muitos	Poucos
Função final	Ruim a moderada	Superior

(Compare as Figs. 1.35 e 1.157, conservador, com as Figs. 1.136 e 1.178, radical < 24 h)

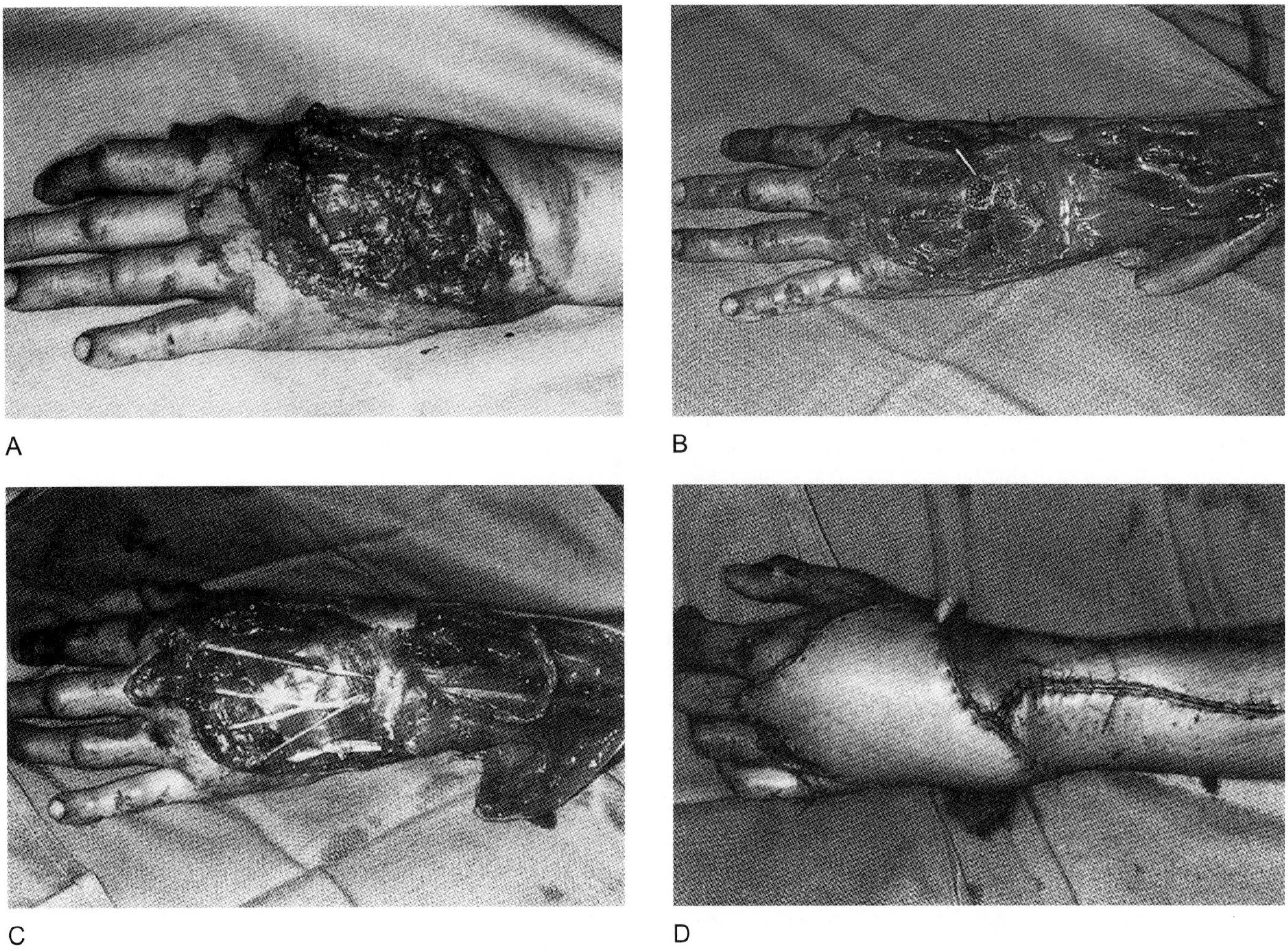

Fig. 1.139. Debridamento radical. **A.** Este paciente apresentou-se após uma lesão por atropelamento. **B.** Após debridamento radical que envolveu excisão afiada de tecidos moles e osso, a fixação interna foi empregada na forma de uma placa no rádio e fixação com Fio de Kirschner do carpo. **C.** A cápsula dorsal foi reconstruída com fáscia lata, e enxertos de tendão extensor foram inseridos. **D.** Toda a reconstrução foi coberta com um retalho livre de grande dorsal. Com uma tenólise do extensor, o paciente recuperou função total. (De Lister G D (1993) Free skin and composite flaps. Em: Green D P 1998 Operative Hand Surgery, 4th edn. Churchill Livingstone, Edinburgh; são descritos detalhes adicionais da técnica.)

mas a sua procura pode revelar lesões inesperadas em estruturas profundas. Deixar corpos estranhos não é inócuo, porque complicações tardias podem se desenvolver[446], as quais incluem lesão de nervo retardada[447], ruptura[448] de tendão, tenossinovite[449] purulenta e conduzem o envenenamento[450,451]. A remoção de espinhos de ouriço do mar (freqüentemente presente em grande número) pode ser facilitada pelo uso de radiografia[452] de tecidos moles. Se há dificuldade em localizar corpos estranhos radiotransparente, a *xerorradiografia* pode ser útil[453,454].

A exploração adequada pode necessitar extensão cirúrgica da ferida de pele. Esta prática foi criticada no passado, mas é completamente justificável, contanto que a limpeza como descrito tenha sido executada meticulosamente. Pode ser essencial expor fraturas para fixação e identificar estruturas onde o reparo primário é planejado. A extensão da linha de incisão deve ser escolhida com quatro fatores em mente:

1. A viabilidade dos retalhos de pele.
2. Evitar contratura subseqüente. Por exemplo, na face flexora do dígito, uma apropriada modificação das incisões médio-lateral ou de Bruner deve ser usada.
3. A história da lesão, já que a postura da mão naquele momento indica o local provável de laceração do tendão em relação à pele ferida (pág. 4).
4. O local provável das estruturas lesadas conforme sugerido pela forma da ferida (pág. 19).

Ao limpar completamente todas as faces da ferida o cirurgião faz mais que isso. Ele também compila uma lista das estruturas lesadas, considera como elas serão reparadas e estabelece uma ordem para a cirurgia resultante. A seqüência de reparo acontece em uma ordem específica, ossos e articulações, tendão e músculo, nervos, vasos e finalmente cobertura de pele. Cada um é considerado nessa ordem.

Veja Green D P 1998 *Operative hand surgery*, 4th edn. Churchill Livingstone, New York, pág. 1164.

OSSO E ARTICULAÇÃO

Fraturas

Todas as fraturas devem ser reduzidas e imobilizadas como o primeiro passo no reparo da mão ferida, porque só então pode ser feita uma avaliação da lesão a outras estruturas. Não pode ser avaliada a viabilidade na mão instável e com deslocamento esquelético.

Na maioria das lesões, a combinação das fraturas de mão pode ser dissecada e visualizada. Fragmentos completamente soltos devem ser removidos, exceto nas circunstâncias esboçadas na Tabela 1.3 – aquelas com inserções periosteais devem ser mantidas. O periósteo deve ser preservado cuidadosamente, porque seu reparo sobre uma fratura bem reduzida ajudará muito a evitar a adesão de estruturas sobrejacentes ao local de fratura. Não incomumente, o reparo periosteal será o único meio prático de conter a redução de alguns dos fragmentos em uma fratura severamente cominutiva.

As fraturas, uma vez expostas, devem ser inspecionadas sob ampliação de lupa com quatro objetivos:

1. Limpeza meticulosa de todos os fragmentos sem causar distúrbio das inserções de tecidos moles.
2. Remoção de todos os tecidos moles interpostos.
3. Identificação e pareamento de todos os fragmentos. Isto é mais bem feito começando com o fragmento mais estável, fixando-o firmemente com um instrumento apropriado e trazendo o fragmento mais móvel então para o estável, buscando irregularidades na linha de fratura para encaixe, assegurando assim uma redução exata. Onde há múltiplos fragmentos, move-se progressivamente para longe do fragmento estável original. A fixação temporária com fios de Kirschner finos pode ser útil em algumas circunstâncias onde eles não chegarão a comprometer a fixação definitiva.
4. Seleção da técnica de fixação a ser usada.

Claramente, na prática (3) e (4) são freqüentemente feitas em seqüência direta, a redução sendo mantida através de instrumentos estabilizadores de osso quando possível, pelo cirurgião quando não, enquanto o assistente aplica a fixação.

Em lesões de esmagamento e fricção, a viabilidade do osso pode estar em questão. Isto é muito difícil de solucionar no momento da exploração primária. O reenchimento dos vasos na liberação do torniquete, tão útil ao avaliar a pele, é de muito menor valor na avaliação da irrigação sangüínea para o osso. Além disso, o fluxo periosteal não é essencial à sobrevida do córtex se a irrigação sangüínea medular for boa. *Ressecção de osso (exceto onde feita como parte do processo de ressecar tecidos não viáveis) não é executada então como um procedimento primário em tais lesões.*

Deve ser prestada atenção particular para obter uma redução anatomicamente perfeita de fraturas que envolvem a superfície articular ou, em crianças[455], a epífise em crescimento (Fig. 1.140). Em lesões abertas e complexas, isto pode necessitar a colocação

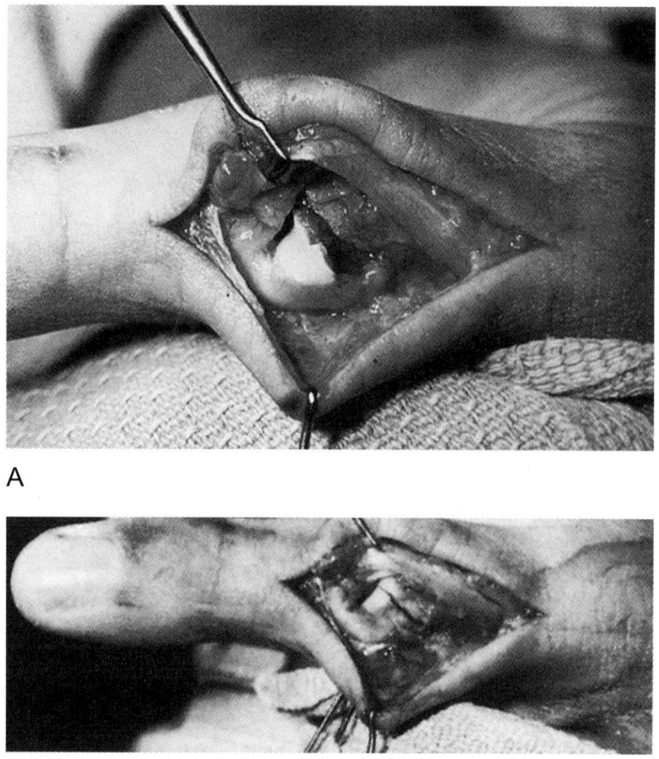

A

B

Fig. 1.140 A, B. Exposição cirúrgica de uma fratura articular permite redução precisa e fixação interna.

cuidadosa de vários fragmentos em fios interósseos para restabelecer a integridade articular (Fig. 1.141). Em todas as fraturas dos dígitos e metacarpianos, devem ser excluídos os desalinhamentos rotacionais ou ocorrerá mau funcionamento (veja Fig. 1.118). Isto é mais bem obtido por visualização da fratura durante a redução e fixação precisas. Quando isto não é possível, ou não aplicável – como na cominuição com perda de osso – a relação dos planos das unhas dos dedos com as articulações interfalangianas fletidas deve ser comparada com a da mão normal. Um fato mais conhecido, mas um que nem sempre pode ser aplicado, é que todos os dedos quando fletidos nas articulações metacarpofalangiana e interfalangianas proximais apontam para o tubérculo do escafóide (veja Fig. 1.24). A flexão simultânea repetida de dedos feridos e incólumes para assegurar que eles estão "andando" corretamente é um método adicional de conferir o alinhamento. Uma fixação apropriada é então selecionada.

Quando há defeitos significativos em um osso exposto[456], o alinhamento correto e a fixação rígida dos fragmentos restantes é de igual, se não maior, importância. *Uma ótima extensão de esqueleto deve ser determinada e mantida a partir do momento da cirurgia inicial.* Uma vez perdida, a contratura da ferida evitará sua recuperação. Ocasionalmente, o objeto de alinhamento pode ser alcançado por ressecção de osso adicional para obter bom contato no local de osteossíntese, mas isto tem a desvantagem distinta de alongar relativamente os tendões. Isto pode ser compensado por redução equivalente onde eles também são divididos – esta é prática comum ao

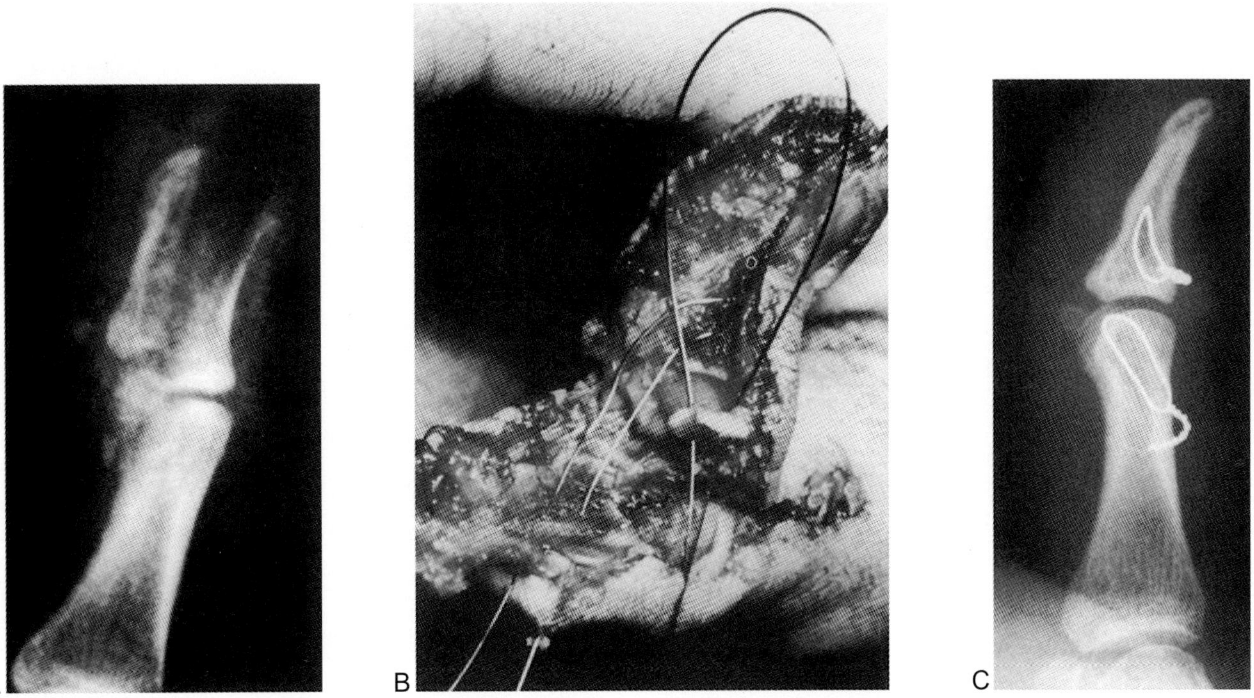

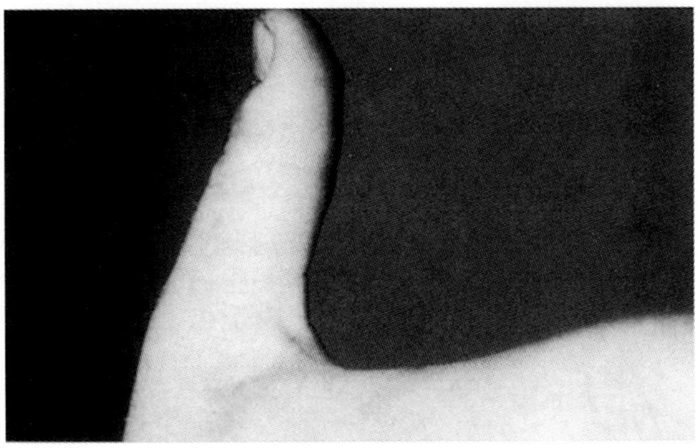

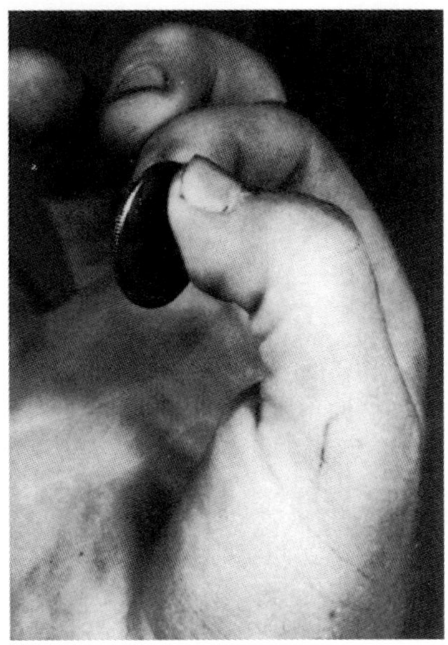

Fig. 1.141 A. Lesão por serra da falange distal que atravessa a articulação interfalangiana distal requer fixação interóssea cuidadosa **(B, C)** de todos os fragmentos para preservar o alinhamento articular. Deste modo a restauração de função pode ser alcançada **(D, E)**.

realizar reimplante e revascularização, onde o encurtamento ajuda no reparo neurovascular.

Quando o encurtamento não é permissível os defeitos de osso permanecem. Se todos os tecidos são claramente viáveis ou podem ser viabilizados, ou se for necessário apoiar um fragmento significativo tal como um segmento articular, então o enxerto de osso esponjoso imediato está indicado. Em outras circunstâncias, pode com benefício ser deixado durante 48-72 horas e deve ser certamente realizado dentro de 10 dias. Os resultados são bons[457].

Quando o defeito do esqueleto é devido à perda de uma articulação, o comprimento pode ser mantido através de inserção de um enxerto de osso corticoesponjoso para obter fusão ou substituição articular imediata. Embora isto soe perigoso, Lister fez isto com sucesso e sem complicações em 15 casos (Fig. 1.142). A necessidade de debridamento adequado e boa cobertura de pele é enfatizada em todos esses procedimentos.

No manejo cirúrgico de todas as fraturas, da mais simples à mais complexa, a radiografia transoperatória desempenha um papel essencial.

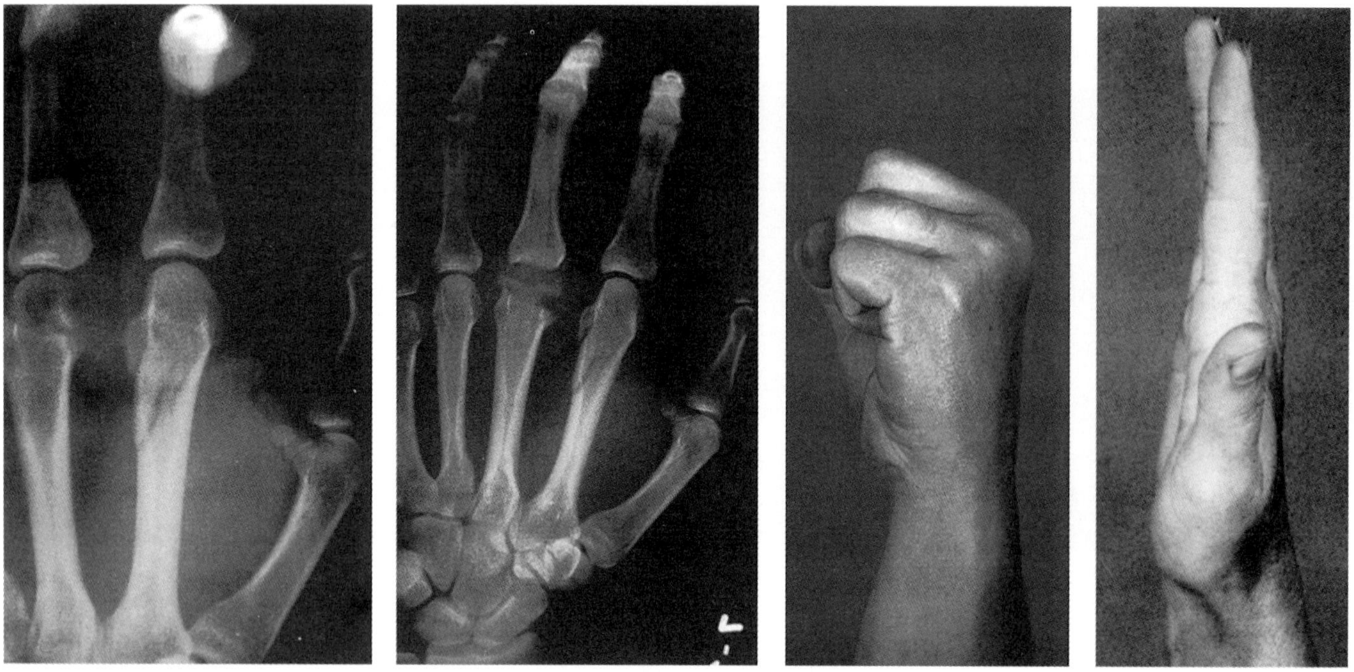

A B C D

Fig. 1.142 A. Esta mulher sofreu uma lesão aberta, desordenada quando sua mão foi pega em um misturador de cimento. A exploração revelou que a cabeça metacarpiana da falange média estava solta, e que a fratura do segundo metacarpiano era estável. **B.** A substituição articular imediata foi empreendida, a cicatrização ocorreu sem problemas, e ela recobrou função total, como visto 3 anos depois **(C)**.

Indicações em Fraturas Abertas

A fixação rígida é desejável em todos os casos, contanto que todos os tecidos sejam viáveis e que uma cobertura de pele segura possa ser assegurada. Nos dedos, sempre que possível, a fixação deve ser aplicada sem imobilizar as articulações, permitindo assim movimento precoce protegido. A fixação pode ser alcançada internamente ou externamente. Quando interna[458-459], a fixação é alcançada comumente por fios de Kirschner, com ou sem colocação de fios intra-ósseos[460], preferivelmente na superfície de tensão[461] nas falanges e por placas e parafusos[462] nos metacarpianos. A fixação intramedular, usando pinos de Steinmann selecionados cortados com precisão, é um método excelente de manejar uma fratura falangiana intensamente cominutiva, especialmente no idoso, porque isto mantém melhor as inserções de tecidos moles dos fragmentos[463] (veja Fig. 1.109). A *fixação externa* é mais indicada na presença de cominuição extensa ou defeitos de osso que impedem fixação rígida através de outros meios. Tal destruição de osso é normalmente associada a lesões abertas severas do braço ou da mão[464,465]. A fixação externa é uma excelente preparação para enxerto de osso retardado e pode ser mantida no membro superior até que a cicatrização do osso seja obtida[466]. As complicações são poucas[467] se o aparato é corretamente aplicado e mantido [468]. A fixação externa pode empregar um dispositivo sofisticado como o mini Hoffman[469] ou pode ser construída por fio de Kirschner "soldados" por metil metacrilato[470] (Fig. 1.143). Sempre que possível, a fixação externa apenas deve ser aplicada ao osso que está fraturado. Porém, isto pode ser inadequado e pode ser necessário ir para o próximo osso. Quando isto é feito, a articulação interveniente deve ser perfurada ou a fixação da fratura não será alcançada e o alinhamento será perdido.

Se devem ser transgredidas articulações ao aplicar fixação interna ou externa, então é imperativo colocá-las na posição "segura", ou seja, extensão das articulações interfalangianas, flexão da metacarpofalangiana.

Veja Green D P 1998 *Operative hand surgery*, 4th edn. Churchill Livingstone, New York, págs. 711, 716, 724, 734, 749, 929.

Deslocamentos

A presença de deslocamento deve ser confirmada, e quando a redução não restabelece à articulação sua amplitude de movimento original e estabilidade, as estruturas periarticulares devem ser inspecionadas. Na ausência de fratura justa-articular, a instabilidade será devida à ruptura do ligamento colateral ou placa palmar. É importante determinar se a ruptura é na substância do ligamento ou é uma avulsão do ligamento do osso, porque a técnica de reparo pode diferir. *Quando a amplitude de movimento é diminuída por redução do deslocamento, ou quando a redução não pode ser alcançada, é provável que uma porção das estruturas periarticulares seja apanhada naquele espaço de articulação* e isto deve ser procurado. Bastante freqüentemente, o tecido atraído prova ser a placa palmar, rompido em uma lesão de hiperextensão, como no deslocamento complexo do metacarpiano do indicador já descrita, ou o tendão extensor interposto[471,472]. Alternativamente, o tecido apanhado pode ser sem conexão à articulação – um assim

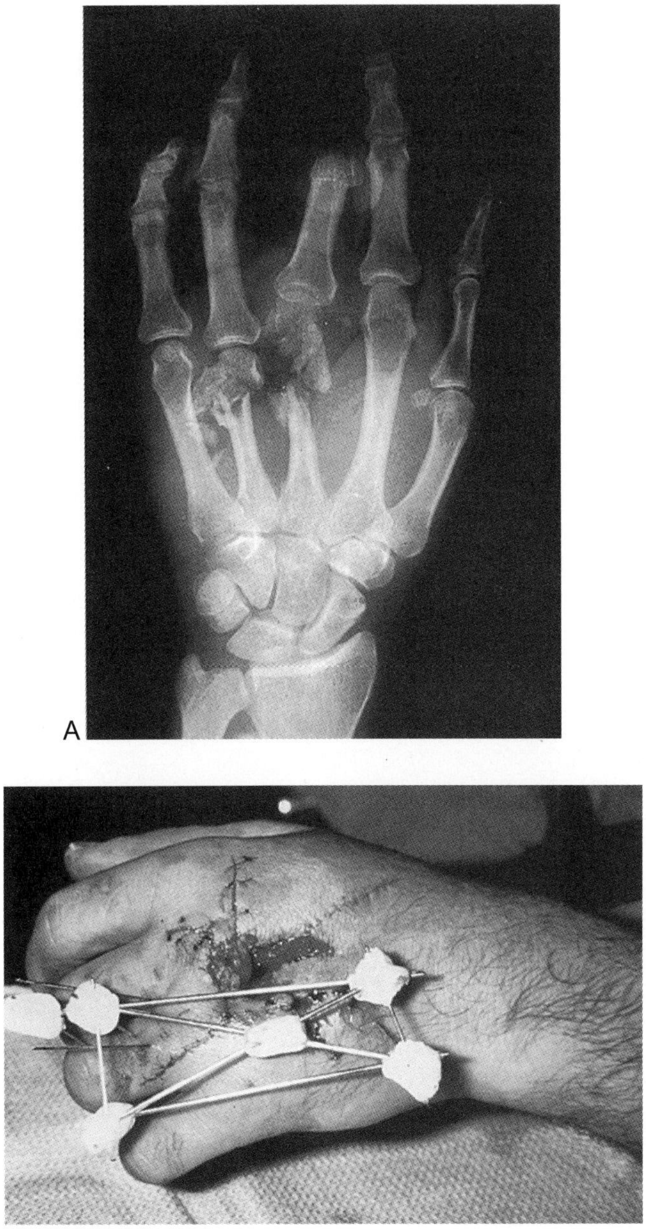

Fig. 1.143 **A.** Após um ferimento por tiro este paciente teve uma perda segmentar significativa do terceiro e quarto raios. **B.** O comprimento foi mantido no momento do debridamento inicial pelo uso de fios de Kirschner "soldados" com metil metacrilato.

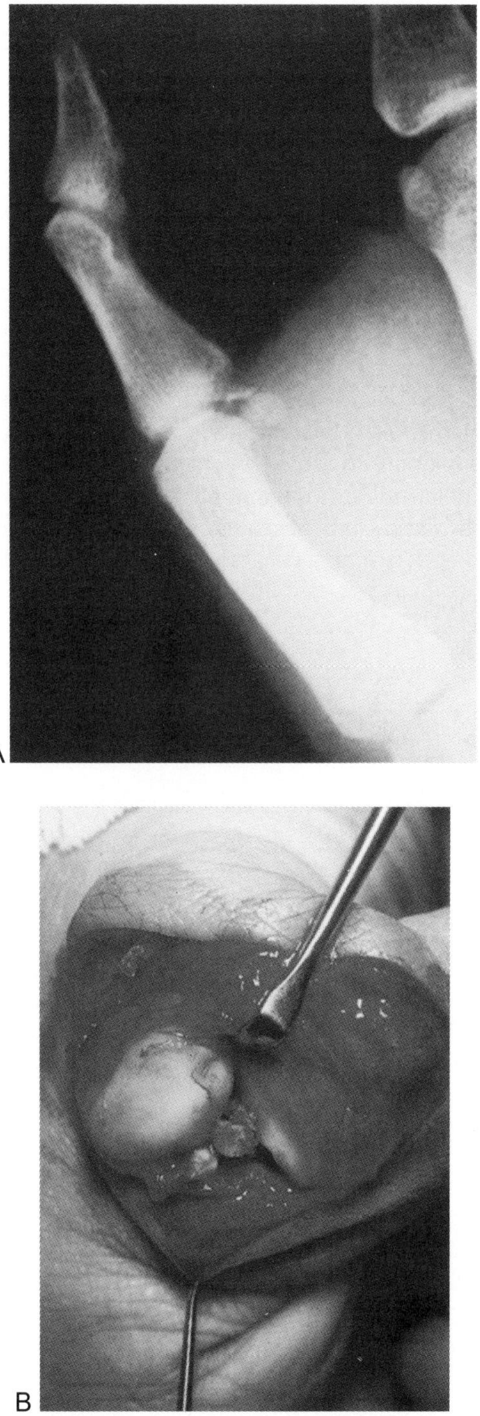

Fig. 1.144 A. O exame radiológico deste paciente revelou um fragmento suspeito na face palmar da articulação. **B.** A exploração da articulação não apenas revelou um fragmento de fratura do lábio anterior da falange proximal, mas também uma fratura condilar deprimida da face radial da cabeça metacarpiana.

chamado *deslocamento complicado*[473]. Isto é especialmente comum na articulação do cotovelo, onde a artéria braquial, os nervos mediano[474], ulnar e radial podem todos serem pegos em um deslocamento de cotovelo e retidos lá após redução.

Se uma articulação está aberta ou é cirurgicamente explorada, a superfície articular deve ser examinada diretamente para fraturas e também para determinar que nenhum fragmento de cartilagem está livre na articulação (Fig. 1.144).

Indicações em Deslocamentos Abertos

Como previamente declarado, a redução absolutamente precisa de fraturas de avulsão deve ser alcançada. Se não há adequada co-adaptação, então a colocação de fios tipo B intra-ósseos[475] (veja Fig. 1.108B), fixação com parafuso, ou dois fios de Kirschner são requeridos, porque um côndilo pode girar ao redor de um único pino. A reinserção ligamentar pode ser obtida com fio tipo B. Devem ser obtidos o reparo e reinserção nos dedos sempre que possível sem perfurar a articulação para permitir o movimento precoce protegido. Veja Green D P 1998 *Operative hand surgery*, 4th edn. Churchill Livingstone, New York, pp. 771, 783.

Em *lesões de esmagamento do carpo*, fraturas e deslocamentos freqüentemente coexistem[476]. O deslocamento dos elementos acontece ou pela força lesiva ou por causa da tração exercida por tendões no momento da lesão. A exploração deve objetivar determinar a natureza de qualquer desorientação destes ossos do carpo e fragmentos. Isto é alcançado por conhecimento da anatomia normal e localizando e emparelhando as facetas articulares em cada uma. A redução é freqüentemente facilitada pela aplicação de distração do dedo e é auxiliada mais adiante por estudos de radiografia repetidos (veja Figs. 1.127 e 1.137).

TENDÃO E MÚSCULO

Na lesão de mão, terão sido tiradas conclusões bastante firmes sobre que tendões foram lacerados durante o exame inicial. Estas conclusões devem ser confirmadas à exploração. Os problemas restantes são distinguir tendões de nervos, parear extremidades de tendões e obter exposição adequada no dígito.

Tendão ou Nervo?

Localizar as extremidades de estruturas divididas para identificação, pareamento e sutura pode ser um exercício frustrante. Claramente, fletir o punho e os dedos completamente ajudará a trazer as extremidades em direção à ferida, entretanto, até mesmo com retração, as extremidades podem ser obscurecidas por um coágulo de sangue. Nisto está a solução. Pela dissecação quando o coágulo é muito denso e puro, as extremidades serão reveladas como vislumbres brancos através do coágulo (Fig. 1.145). Trabalhar nesta sinóvia manchada de sangue é como caminhar por areia movediça. Além disso

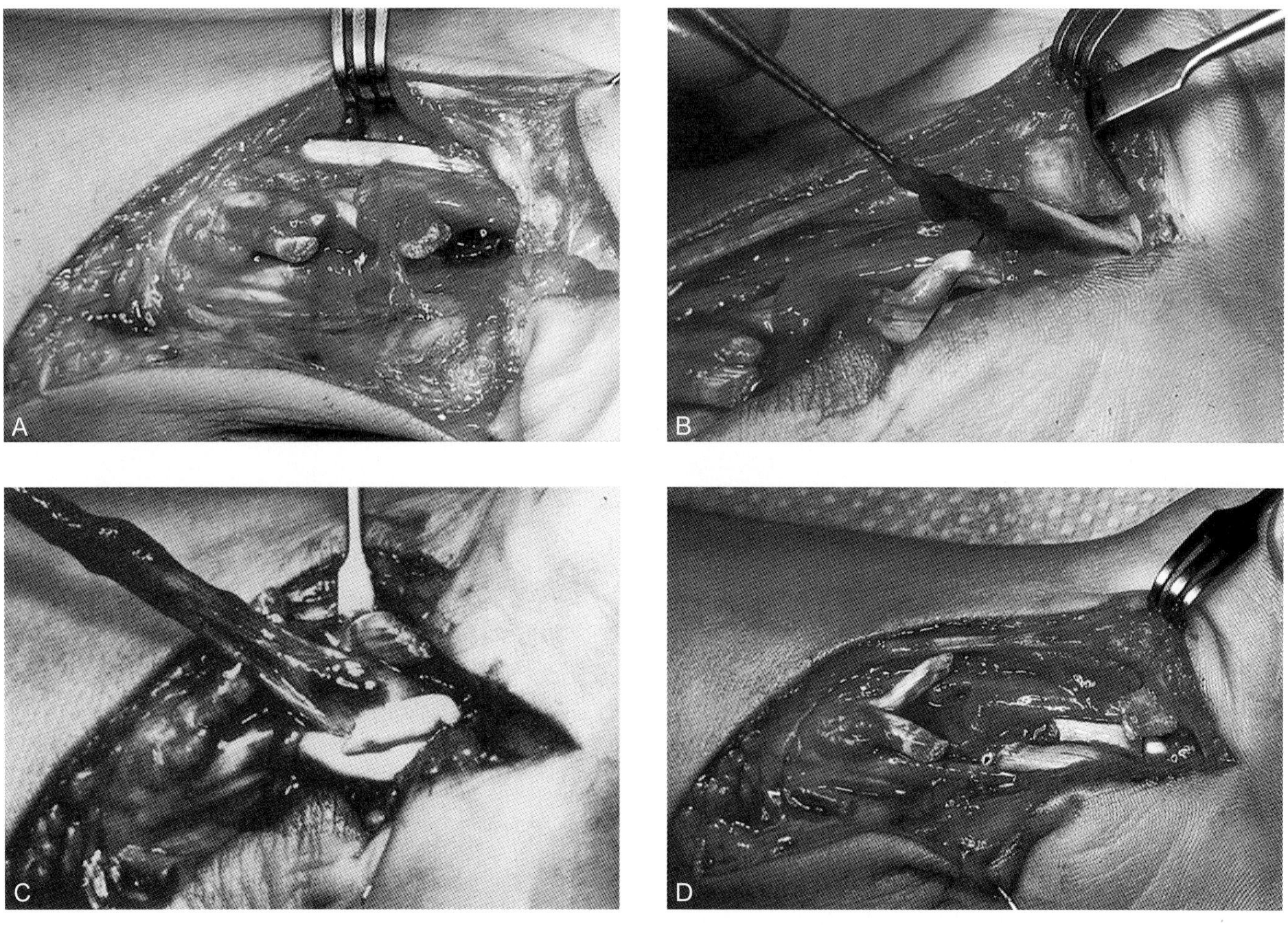

Fig. 1.145 A. Este paciente tinha sofrido uma laceração da face palmar do punho. As extremidades proximais do tendão tinham sido recuperadas com pouca dificuldade, mas até mesmo com flexão total do dedo as extremidades do tendão distal foram obscurecidas nos coágulos escuros vistos na extremidade proximal do túnel do carpo (à direita da fotografia). Ao dissecar onde o coágulo era mais denso **(B, C)**, as extremidades distais de tendão foram reveladas como um vislumbre branco através da sinóvia. Após perfurar os tendões com agulhas retas, eles foram aproximados adequadamente para subseqüente sutura primária do tendão **(D)**.

ela deve ser cortada agudamente, revelando as estruturas contidas, que podem ser identificadas por:

1. *Cor.* O tendão é amarelo esbranquiçado. O nervo é cinza esbranquiçado.
2. *Textura da superfície.* O tendão é liso e firme. O nervo é mais mole e um pouco mais irregular devido aos feixes fasciculares superficiais como faixas longitudinais.
3. *Artéria mediana.* Se a estrutura que se acredita ser o nervo mediano é inspecionado de perto com ampliação, uma artéria de diâmetro discrepante quase sempre será encontrada em sua superfície. Podem então ser identificadas ambas as extremidades do nervo. A artéria também serve para assegurar que a orientação correta das extremidades do nervo está selecionada para reparo.
4. *Retração.* As extremidades do nervo retraem muito menos que os tendões divididos.
5. *Fascículos do nervo.* Após irrigação, se a extremidade do nervo é observada longitudinalmente com ampliação, os feixes fasciculares podem ser vistos, brilhantes e hemisféricos.
6. *Movimento passivo.* A flexão seletiva das articulações digitais identificarão as extremidades dos tendões *distais* individualmente. Uma vez que as extremidades proximais tenham sido identificadas com um alto grau de confiança, agarre-as por sua vez pela extremidade cortada com pinça com dente delicada e puxe suavemente. Um movimento de deslizamento característico resultará, e freqüentemente o ventre muscular será revelado.

Identificação do Tendão Flexor e Preparação

No Punho: Extremidades Distais

Em múltiplas lesões do tendão flexor no punho, a identificação das extremidades distais é direta depois deles serem situados. Os tendões profundos fletem a articulação interfalangiana distal, tendões superficiais à articulação interfalangiana proximal. A tração na extremidade distal deve ser executada com o mesmo cuidado que na extremidade proximal apreendendo a extremidade do tendão cortado com pinça anatômica com dente ou mosquito para evitar lesão à superfície externa do tendão (Fig. 1.146). A tração em qualquer flexor do dedo no punho, mas especialmente em um tendão profundo, produzirá flexão em um grau variado nos dedos adjacentes ao dedo para o qual o tendão vai, devido às interconexões entre os tendões e devido à bainha sinovial comum. Este movimento espúrio pode ser distinguido daquele no dedo correto por suave resistência à tração com um dedo em cada polpa digital por vez. No dedo correto, há uma transmissão precisa de tração do tendão para a ponta do dedo comparada com a tração "abafada" no dedo adjacente.

Extremidades Proximais

O pareamento correto das extremidades proximais no punho demanda muito mais esforço, porque todas passam pelo espaço que ocupa apenas 3 cm do lado ulnar do nervo mediano. Quatro características ajudam na identificação:

1. *Anatomia.* Os tendões flexores dos dedos estão localizados em três camadas:
   (a) *superficial*: flexor superficial dos dedos para o médio e anular (Fig. 1.147);
   (b) *médio*: flexor superficial dos dedos para o indicador e mínimo;
   (c) *profundamente*: flexor profundo dos dedos para todos os dedos; aqueles para médio, anular e mínimo são conjuntos; o para o indicador é separado (Fig. 1.148).
2. *Seção transversal.* Não há dois tendões com seção transversal idêntica, em diâmetro ou forma.
3. *Ângulo de corte.* Apesar do fato de todos terem sido lesados por um único golpe, é surpreendente como o ângulo do corte varia. Isto também afeta a aparência da seção transversal.
4. *Comprimento.* Se as extremidades do tendão são trazidas em justaposição exata sem intervalo ou são sobrepostas e mantidas nessa posição, prontas para suturar, por transfixação das extremidades do tendão com agulhas retas, a postura equilibrada normal do dedo deve acontecer (Fig. 1.149). Devem ser usadas agulhas hipodérmicas padrão para esta tarefa, porque elas são afiadas e infligem pouca lesão; também, por causa do seu centro, elas

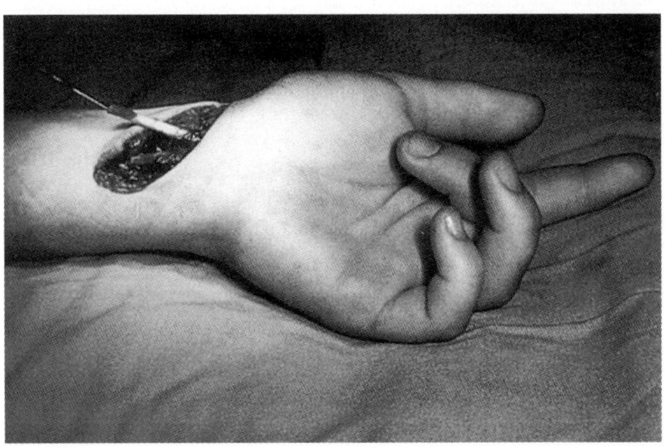

Fig. 1.146. A tração na extremidade do tendão distal efetuará flexão da articulação interfalangiana proximal ou distal revelando assim, como aqui, um flexor superficial dos dedos.

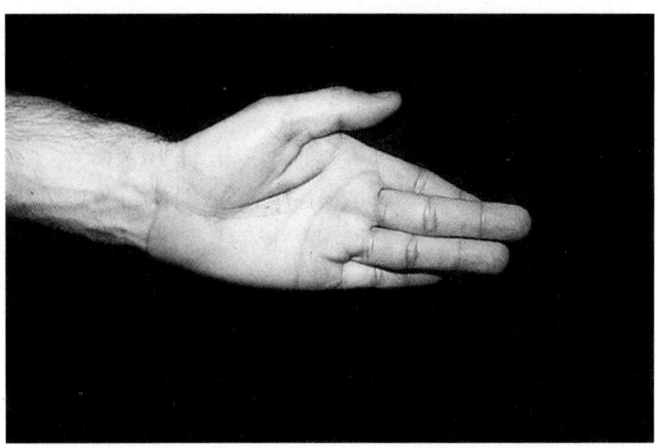

Fig. 1.147. Nesta fotografia, a relação dos tendões superficiais no punho é demonstrada. Aqueles para os dedos médio e anular estão localizados superficialmente àqueles para os dedos mínimo e indicador.

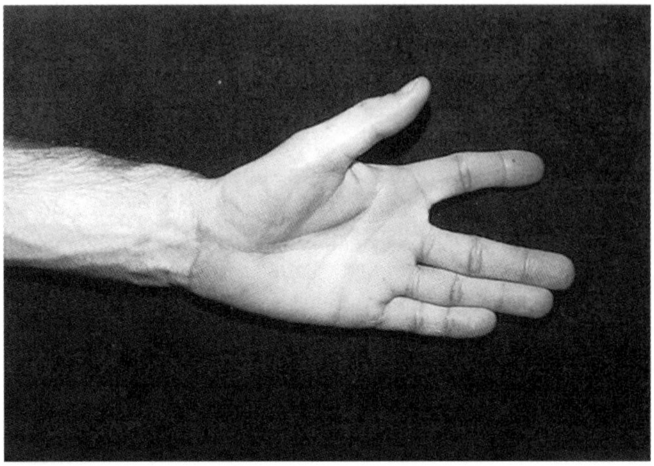

Fig. 1.148. Todos os tendões profundos estão localizados no mesmo plano. Aqueles para os dedos médio, anular e mínimo são, porém, conjuntos no punho, surgindo de um ventre muscular comum enquanto que o do dedo indicador é separado.

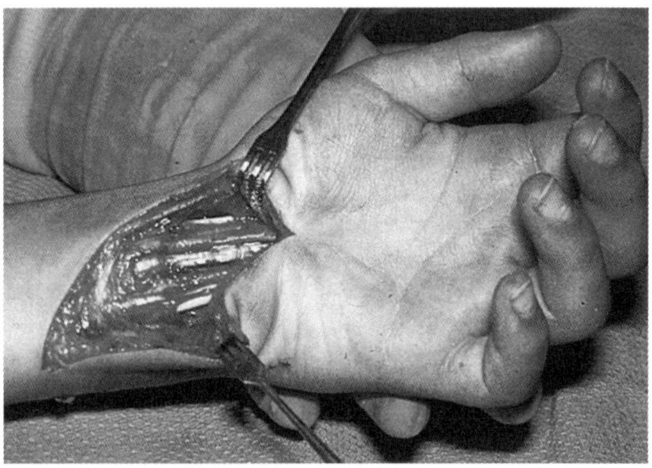

Fig. 1.149. O paciente cuja mão é ilustrada na Figura 1.145 tinha sofrido uma laceração oblíqua. Depois da aproximação e reparo das extremidades do tendão, é evidente que a extremidade proximal correta foi selecionada pelo posicionamento dos dedos que estão localizados na cascata normal, a relação dos dedos um com o outro sendo vista na mão normal.

não podem desviar ou serem esquecidas. Elas devem perfurar o tendão até uma estrutura imóvel como as polias ou o retináculo flexor.

Ao descrever a recuperação das extremidades proximais do tendão, uma observação anatômica deve ser feita com respeito ao flexor radial do carpo. Ele não está localizado nem sobre a fáscia nem abaixo dela, mas dentro dela, em seu próprio túnel separado. Se o cirurgião se lembra disso, ele o recuperará olhando para a extremidade do túnel, que estará marcada pelo coágulo, ou ele o buscará de acima ou debaixo da fáscia, onde o tendão brilhará e pode ser liberado através de incisão.

No Dígito

A extensão da ferida é mais bem executada por incisão médio-lateral quando os tendões estão envolvidos. Tais incisões são preferíveis se uma cirurgia secundária for necessária. Tendo estendido a incisão como exigido para expor a extremidade distal como ditado pela postura da mão no momento da lesão (pág. 4) a bainha do tendão flexor é exposta.

A teoria atual e a prática crescente ordenam que a bainha deve ser preservada e reparada após reparo do tendão flexor[477,478]. O reparo da bainha é relativamente fácil em sua parte retinacular ou cruzada e bastante difícil nas polias anulares. As últimas devem ser mantidas intactas então sempre que possível. Pensando nisto, a extremidade cortada do tendão distal deve ser localizada olhando pela bainha enquanto se flete o dedo. Ela será vista como uma mistura em movimento do tendão branco e do sangue vermelho escuro. O comprimento deste tendão, que pode ser visto na porção retinacular da bainha em flexão completa, é então medido (Fig. 1.150):

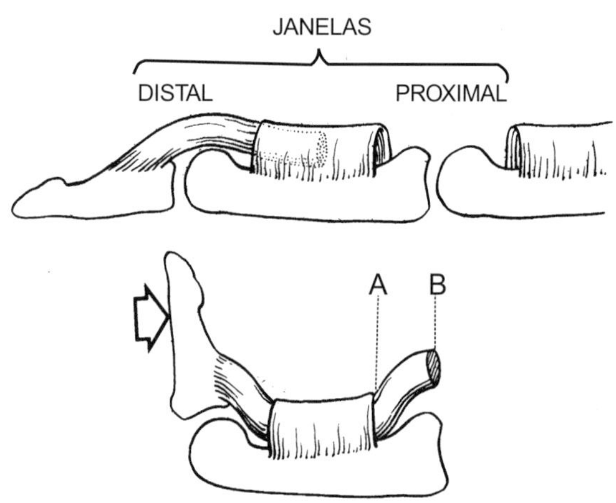

Fig. 1.150. Avaliação para exposição durante reparo do tendão flexor (veja texto).

AB

≥ 1 cm: O reparo do tendão inteiro pode ser feito abrindo-se uma "janela" naquela porção retinacular da bainha – um reparo de janela proximal[479].

0,5 – 1 cm: A sutura "cerne"(Mason – Allen, modificada Kessler, etc.) não pode ser feita na extremidade do tendão distal por aquela janela, assim devem ser abertos esta e a próxima janela distalmente – um reparo de janela combinado.

≤ 0,5 cm: Nem mesmo a sutura contínua periférica pode ser inserida por esta janela, de forma que a parte principal do trabalho deve ser feita na próxima janela – um reparo de janela distal.

Se o superficial é dilacerado sobre a falange proximal quando suas duas partes estão envolvendo o profundo para alcançar a sua inserção, deve-se tomar cuidado para reconhecer os efeitos sinistros *espiral superficial*[480]. Depois da laceração completa, o espiral desenrola, de forma que ambas as extremidades movem-se da orientação correta no plano sagital para localizarem-se no plano coronal do dedo. O problema surge porque as duas extremidades desenrolam em direções opostas. Se reparadas como estão localizadas, quando as extremidades planas, quando aproximadas, enganosamente parecem corretas, o túnel suave que elas criaram primeiramente para o profundo será totalmente distorcido. É um princípio crucial de reparo do tendão que o local de reparo deva ser capaz de deslizar sob as polias anulares. Se não o fizer, então deve-se considerar a liberação das polias.[481,482] Ocasionalmente, uma porção da polia pode precisar de ressecção, mas este é assoalho sagrado e deve-se andar com cuidado.

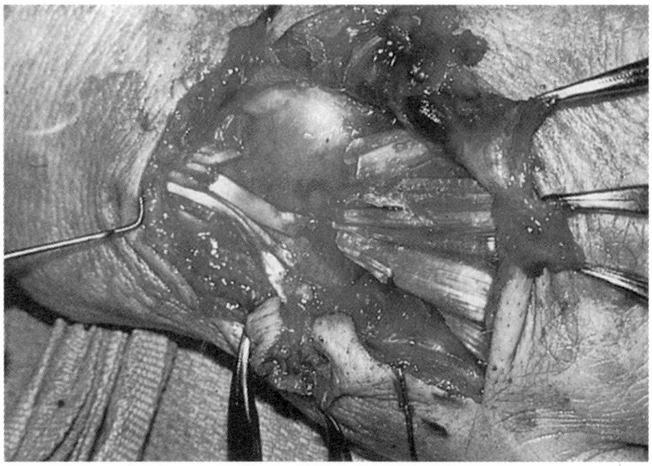

Fig. 1.151. Nesta laceração limpa de todos os tendões dos extensores no punho, a variação na dimensão de corte transversal, no ângulo de corte e no comprimento dos vários tendões pode ser vista.

Tendões Extensores

As *extremidades distais* podem ser identificadas pela ação produzida à tração, tendo em mente o efeito das conexões intertendinosas.

As *extremidades proximais* podem ser classificadas em grupos se elas permanecem no seu compartimento sob o retináculo extensor ou se elas podem ser substituídas lá com confiança localizando-as na bainha da qual elas retraíram. Quais tendões vêm por qual compartimento pode ser recordado usando-se a Tabela 1.1 (p. 15). A identificação posterior depende, como com os tendões flexores, de estudar:

- seção transversal;
- ângulo de corte;
- comprimento (Fig. 1.151).

Divisão Parcial dos Tendões

Isto pode não ter sido revelado ao exame (p. 28) mas pode resultar subseqüentemente em ruptura do tendão se não reparado. Quando alguns tendões foram totalmente divididos, isto dá uma pista forte sobre o local de qualquer divisão parcial infligida sobre outros. As divisões parciais dos tendões devem ser buscadas inspecionando cada tendão nas redondezas da pele ferida junto, porque muito de seu comprimento como pode ser liberado na ferida por flexão completa de todas as articulações com tração alternativamente dirigida proximal e distalmente. A tração deve ser mostrada apreendendo o tendão com um cotonete de gaze umedecida com soro ou pelo uso de um gancho de tendão afiado liso. Este processo deve ser repetido em todas as feridas para todos os tendões não importando se eles já tiveram sua divisão diagnosticada em uma ferida. Lesões em níveis múltiplos acontecem e podem passar despercebidas, especialmente se a divisão é apenas parcial em um deles. É merecedor de nova ênfase que todos os coágulos e sangue devem ser procurados exaustivamente, e devem ser explorados, porque isto freqüentemente revela lesões parciais.

Abrasão e Avulsão dos Tendões

Tais lesões, especialmente dos extensores, não são incomuns em acidentes industriais e de trânsito. Grande parte do tendão cruento é exposta, à qual pode acontecer adesão e a chance de função bem-sucedida após reparo primário é consideravelmente menor do que em lacerações limpas.

Quando o tendão extensor foi apenas lesado parcialmente, o paratendão é perdido e a irrigação sangüínea do tendão é comprometida. Contaminação grosseira é a regra em lugar de a exceção. Porém, à parte estas considerações, tal material pouco promissor freqüentemente evolui surpreendentemente bem, embora seja muito provável que uma tenólise posterior seja necessária. Se uma cobertura de pele satisfatória pode ser obtida, então, o tendão deve ser limpado completamente, as extremidades soltas retiradas e o tendão mantido.

Tendões que sofreram avulsão são freqüentemente vistos pendendo da ferida em esmagamento e lesões por rolamento. Porém, sua substância está freqüentemente não danificada e se há uma chance de que a parte na qual eles agem possa ser salva, então eles devem ser limpos e suturados em posição. Eles devem ser reinseridos para onde eles vieram ou a um motor adjacente (se este está mais bem preservado) porque eles são difíceis – e em alguns casos impossíveis – de substituir.

Músculo

Os *ventres musculares* estão freqüentemente lesionados em lesões de esmagamento e avulsão. O músculo morto é um meio ideal para o crescimento de organismos anaeróbios. A exploração à identificação, e excisão de todo o músculo não viável é portanto imperativa. Isto é feito usando três critérios:

1. *Aparência*. Devido à congestão venosa e edema, o músculo que provavelmente não é viável faz saliência de sua cobertura fascial e tem uma cor vermelho ameixa escura contrastando com o vermelho castanho do músculo normal adjacente.
2. *Estremecimento*. Quando músculo normal é apreendido suavemente com pinça anatômica com dente, ele se contrai. O músculo morto não o faz. Este teste é válido quaisquer que sejam os agentes usados pelo anestesista, mas o estremecimento diminui progressivamente com a isquemia do torniquete.
3. *Perfusão*. Especialmente no macrorreimplante, é importante saber se o músculo na parte amputada perfundirá após o reparo dos vasos. Então, a perfusão pela artéria principal é realizada antes do reimplante com Ringer lactato heparinizado. Qualquer músculo que não drena lactato é excisado. Esta prática aumentou notadamente a sobrevida e diminuiu a infecção. É igualmente aplicável em revascularização.

Indicações

O reparo primário de todos os tendões feridos, qualquer que seja o local, oferece a melhor chance de retorno veloz de uma boa função [483-485]. As contra-indicações são poucas. Elas incluem:

- *perda de um segmento do tendão* – mais bem julgada aproximando as extremidades e avaliando a postura resultante;
- *lesões articulares* de tal severidade que impedem o movimento precoce;
- *fratura* que não pode ser reduzida com precisão e fixada com firmeza;
- *perda de pele* que requer cobertura de retalho distante.

Este não é o lugar para detalhar técnica e manejo pós-operatório, apenas acentuar que a atenção meticulosa a estes detalhes é imperativa se esta filosofia quiser se provar bem-sucedida.

Lesões distais do flexor profundo dos dedos. O avanço do tendão era comumente praticado no passado, com limites que variavam de 0,75 a 2,5 cm. Na tentativa de solucionar o assunto, um estudo cadavérico determinou que 1 cm era o máximo encurtamento[486] permissível. *Qualquer* avanço arrisca o desenvolvimento de uma *síndrome de quadriga* (pág. 164). Além disso, o reparo direto deve ser realizado em todos os casos. O reparo de uma *avulsão* do profundo, que é diagnosticada freqüentemente muito tempo depois da lesão, pode ser executado após várias demoras, que dependem do nível no qual o tendão parou proximalmente (pág. 36). Se o reparo foi deixado inacabado por muito tempo, e a articulação fica instável, a fusão da articulação interfalangiana distal é indicada [487].

Embora haja debate no assunto[488], lesões do tendão parciais devem ser reparadas para evitar depois dedo em gatilho, encarceramento ou ruptura[489] (Fig. 1.152).

Lacerações de músculo devem ser reparadas com a expectativa de que uma função útil, mas não normal[490], será recuperada. A sutura de músculo é suficientemente difícil em alguns casos, de modo que enxertos de tendão devem ser usados para fortalecer o reparo[491].

Veja Green D P 1998 *Operative hand surgery*, 4th edn. Churchill Livingstone, New York, págs. 1851, 1962.

NERVO

Laceração

Quando perda sensorial e motora de distribuição característica foi demonstrada ao exame inicial, a exploração normalmente revela uma divisão clara do nervo. Sendo mais macia e bastante aderente aos tecidos moles adjacentes, as extremidades do nervo são um pouco menos fáceis de localizar que as extremidades do tendão, mais firmes. A extremidade proximal do *nervo ulnar* dividido no punho tende a aderir à superfície radial profunda do flexor ulnar do carpo e durante a exploração da ferida tende ser retraída com ele. Igualmente, a extremidade proximal do *nervo mediano* dividida um pouco mais alto, adere à superfície profunda do flexor superficial dos dedos. O nervo ulnar é obscurecido mais adiante pela artéria ulnar, mais superficial e anterior, com a qual constitui um feixe neurovascular revestido por tecido gorduroso. Qualquer dificuldade encontrada na localização de extremidades do nervo deve ser superada aplicando a regra que é absoluta em exploração *secundária – deve-se sempre dissecar do tecido normal para a lesão*. Assim, ao procurar a extremidade de uma estrutura dilacerada – e isto é especialmente verdade em exposições difíceis como o antebraço superior ou os espaços profundos da mão – a incisão deve ser estendida adequadamente e o nervo, ou vaso, exibido em tecido intacto e localizado a partir

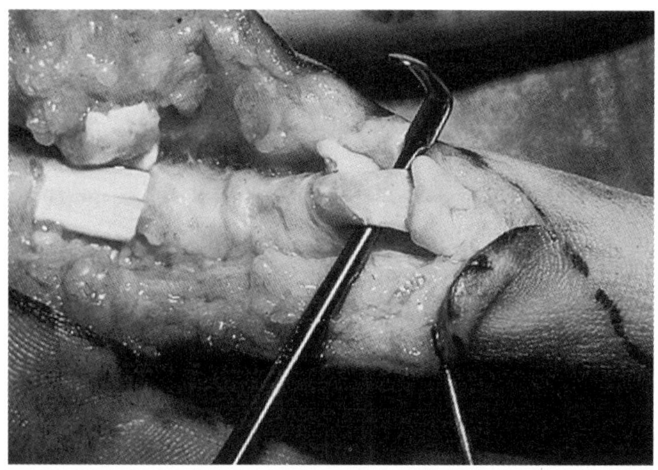

Fig. 1.152. Este paciente foi explorado secundariamente por causa da falta de movimento em um dedo previamente lacerado. Ele tinha uma laceração parcial que estava fechando na polia A2, impedindo o movimento.

desse local. Ao aplicar esta máxima a um nervo lesado, há claramente mais risco em dissecar a extremidade do nervo de distal para proximal, porque os ramos serão encontrados e devem ser protegidos e incorporados no nervo à medida que o cirurgião avança.

Uma vez que as extremidades tenham sido situadas, a orientação correta é essencial em nervos mistos se deseja-se a melhor recuperação após a sutura do nervo. Isto é obtido, usando lupas de aumento, por:

1. Pareamento dos vasos sangüíneos.
2. Traçando um plano fascicular (Fig. 1.153): apreendendo o epineuro com pinça muito delicada, as extremidades do nervo são giradas de forma que elas ou podem ser examinadas por lupas fortes ou o microscópio cirúrgico. Os feixes fasciculares são de tamanho diferente e (se o microscópio está sendo usado) podem ser vistos, consistindo em um número discrepante de fascículos. Um plano deve ser traçado, por sua vez, de cada extremidade, mentalmente ou usando uma caneta estéril e papel, e então as duas extremidades são pareadas.
3. Conhecimento da *anatomia interna* normal dos nervos[492-495] periféricos permitirá predizer o local de certos nervos, como os ramos motor ulnar e médio. Se a semelhança em tamanho, forma e conteúdo fascicular não é reconhecida pelas técnicas em (2) acima, este conhecimento ajudará a orientar a extremidade proximal. A extremidade distal pode ser traçada localizando o ramo motor proximalmente a partir de sua saída até o local da lesão.
4. *Estimulação elétrica* do coto[496,497] proximal não ganhou amplo uso, porque envolve uma técnica de anestesia geral de "**wake-up – acordar**".
5. *A identificação histoquímica*[498,499] dos fascículos motores e sensoriais é teoricamente de mais valor quando um defeito do nervo tem que ser enxertado. Embora lógica, ainda não há evidência clínica de que isto é benéfico. Houve poucos avanços na coloração intra-operatória de axônios para melhorar o reparo de nervo desde as referências ao trabalho de Ganel *et al*[498,500] e Riley e Lang[499] usando o método histoquímico de Karnovsky e Roots para coloração de acetil-colinesterase e coloração para anidrase carbônica. O problema principal com a coloração intra-operatória parece ser o tempo gasto para levar a cabo o procedimento, que varia entre uma[500,501] a 4 horas[499] em mãos experientes. Uma recente tentativa de reavivar a técnica na classificação de lesões de plexo braquial mostrou que a classificação intra-operatória histopatológica foi algo otimista em 6 de 18 casos[502].

Indicações

O reparo primário ou secundário de nervos tem sido assunto de alguma controvérsia. A facilidade de pareamento na lesão fresca, a impraticalidade de executar um reparo tardio quando tendões foram suturados primariamente, e a tensão aumentada resultante da maior ressecção de extremidade do nervo necessária em reparo secundário tornou a sutura epineural primária[503,504], suplementada quando necessário por suturas de alinhamento fascicular, o método de escolha para o autor. Também há evidência experimental de que os resultados são superiores[505] após reparo primário. Lacerações do nervo parciais (Fig. 1.154) *sempre* devem ser reparadas primariamente, porque separar fascículos intactos dos secundariamente divididos é uma ciência inexata.

Quando um defeito existe no nervo, o enxerto primário apenas deve ser executado quando o cirurgião estiver confiante de que está unindo nervo bom, que o esqueleto está bem estabilizado, que o enxerto do nervo tem cobertura de tecidos moles bem vascularizados e que a cicatrização acontecerá por primeira intenção (Fig. 1.155). Porém, com o advento de "canais de nervo"[506] e alternativas como enxertos de músculo congelados-secos[507] as indicações para enxerto de nervo podem estar mudando. Em nervos digitais não essenciais, pode fazer mais sentido utilizar canais de nervo ou enxertos de músculo congelados-secos em lugar de enxertos de nervo[508-510]. Não obstante, grandes aberturas em nervos sensoriais dinamicamente importantes (dedo polegar, lado radial do dedo indicador, lado ulnar do dedo mínimo) ainda são mais bem tratados com enxerto[511,512] do nervo. Semelhantemente, defeitos em nervos maiores, como o mediano e o nervo ulnar, devem

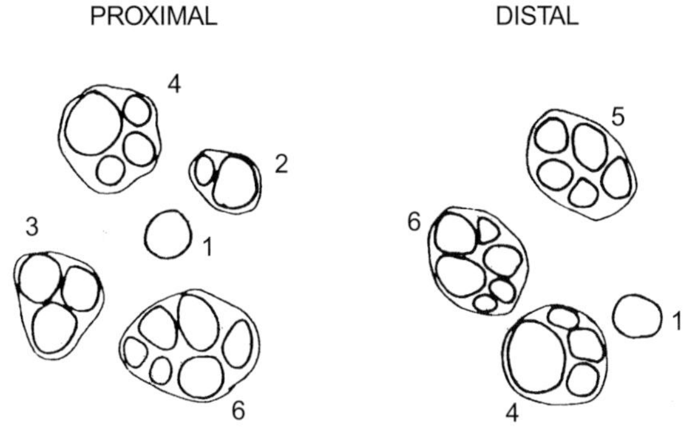

Fig. 1.153. Este é um esboço dos feixes fasciculares das extremidades proximal e distal de um nervo mediano cortado. Será visto comparando o tamanho e número de fascículos contidos em cada feixe que pode ser empreendido o pareamento preciso.

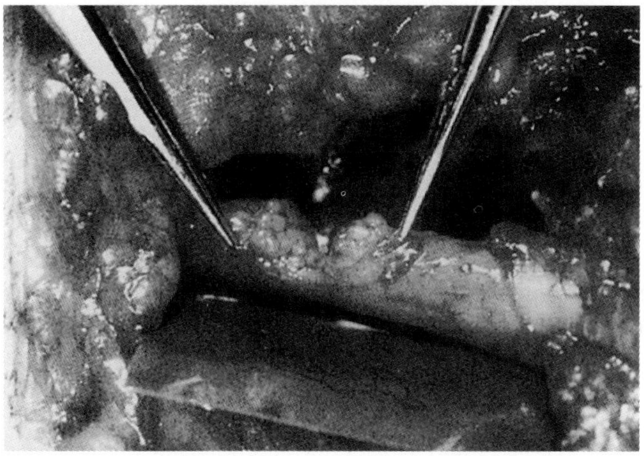

Fig. 1.154. Laceração parcial de uma lesão do nervo mediano. O reparo primário é obrigatório.

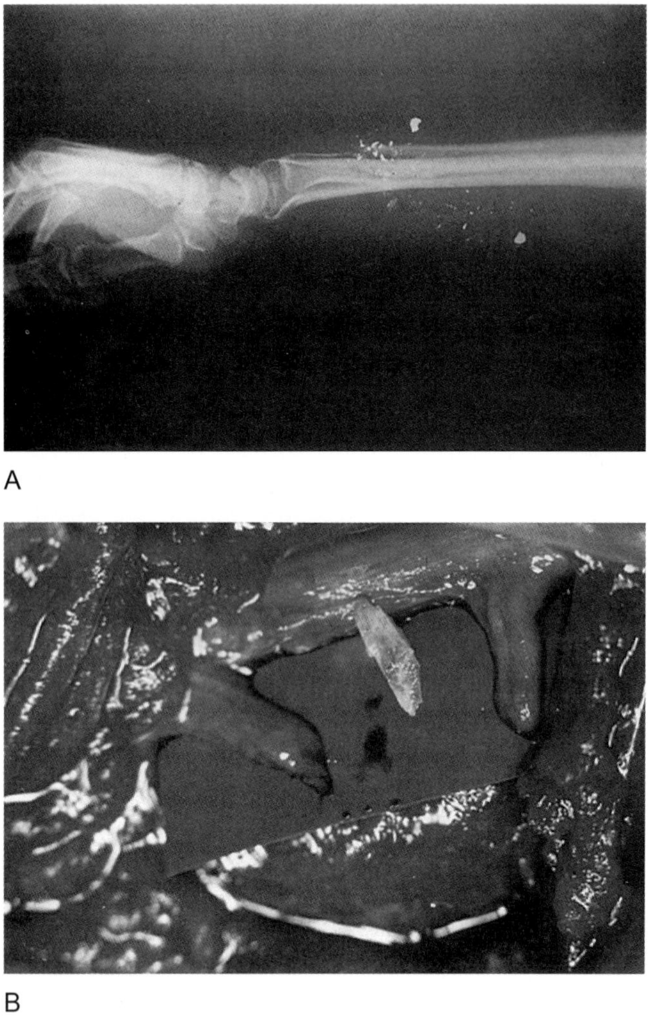

Fig. 1.155. Uma fratura do ulna foi infligida nesta criança quando ela se colocou entre a vítima e o assaltante. A exploração revelou uma lesão do nervo ulnar devido ao fragmento de osso. A lesão do nervo foi suficientemente bem localizada para justificar enxerto de nervo primário.

ser enxertados[511,512]. Assim (apesar de recentes novidades), o enxerto de nervo permanece o padrão-ouro, embora deva-se sempre estar atento que, com o passar dos anos, a perspectiva de sucesso diminui[511,512]. O sacrifício de um nervo doador é assim menos atrativo quanto mais velho o paciente, e as indicações podem, então, reverter às técnicas mais novas. O papel do reparo de nervo término-lateral tem ainda que ser estabelecido clinicamente[513]. O uso de enxertos em feridas contaminadas faz pouco sentido.

Se existir *qualquer* dúvida sobre a qualidade do nervo que se apresenta para reparo, ele deve ser deixado e re-explorado uma vez as feridas estejam curadas. Uma sutura insatisfatória faz ao paciente um desserviço, porque vários meses se passarão antes de uma decisão ser tomada para explorar um nervo que é registrado como "reparado" na nota de cirurgia inicial. Quando é escolhido esperar, há algum benefício em prender as extremidades do nervo uma a outra para prevenir retração e assim diminuir a abertura.

As considerações quanto à *imobilização* após cirurgia claramente não têm lugar neste texto, relacionado como é com o diagnóstico e indicações. Porém, o leitor pode desculpar talvez uma observação. É prática comum a tala para proteger um reparo de nervo, por exemplo, flexão do punho após sutura do nervo mediano. Isto pode não ser inteligente, porque uma cicatriz se formará em tecidos adjacentes, o que colocará então tração no nervo, com extensão do punho, e limitará a excursão longitudinal presente necessária em todos os nervos com o movimento do punho[514]. Pode ser mais sábio imobilizar contra o reparo do nervo, em um grau que a inspeção intra-operatória mostra que o reparo pode suportar. Com o nervo cutâneo radial, tão propenso à formação de neuroma doloroso, é prática do autor imobilizar em desvio *ulnar* total, contanto que o reparo permaneça seguro. Outra abordagem é imobilizar mas mobilizar fora da tala por 5 min a cada hora – apenas uma pequena excursão é necessária para prevenir adesões problemáticas.

Veja Green D P 1998 *Operative hand surgery*, 4th edn. Churchill Livingstone, New York, pág. 1381.

Avulsão

Quando um nervo sofreu avulsão a lesão é infligida em diferentes níveis em fascículos diferentes e a lesão de tração acontece proximal e distal à divisão óbvia. Isto é revelado através de várias observações:

- as extremidades, proximal e distal, são muito mais finas que o esperado ou realmente que é o próprio nervo quando é dissecado mais distante da ferida;
- as extremidades freqüentemente se sobrepõem;
- quando inspecionado com ampliação, o nervo pode ser visto como local de hemorragias subepineurais múltiplas, a alguma distância de sua extremidade.

O reparo com sutura carrega uma esperança muito reduzida de função total, embora os resultados sejam superiores em crianças comparadas a adultos[515].

Lesões em Continuidade

Quando a característica perda sensorial e motora foi encontrada ao exame, mas (apesar da exploração exaustiva de todas as feridas) o nervo em questão está intacto, uma *axonotmese ou neurapraxia* foi sofrida. Estas correspondem às lesões de Sunderland tipos I e II (págs. 41 e 229). Para facilitar uma possível neurólise secundária, o local exato e extensão de qualquer contusão ou edema do nervo deve ser registrada à exploração. Se tal edema é significativo, a epineurotomia primária *pode* reduzir a lesão do nervo e acelerar a recuperação.

Lesão de Tração

Uma seção longa do nervo é lesada em lesões de tração; ela é edemaciada em um grau variado e quantidades consideráveis de sangue extravasado podem ser visíveis através do epineuro. Se isto está criando tensão, comprovada por induração do nervo à palpação, então ela deve ser liberada cortando o epineuro.

Compressão

A compressão prolongada suficiente para produzir distúrbio do nervo duradouro é uma lesão primária incomum, mas pode ser encontrado durante a exploração de um túnel do carpo agudo ou síndrome do compartimento. Na última situação, a lesão do nervo corresponde exatamente à extensão dos ventres musculares do antebraço. O nervo é constrito, pálido e avascular.

Em todas as lesões de continuidade, o ponto significativo está em se ou não a continuidade dos axônios foi rompida. Às duas possibilidades foram dados nomes distintos, e o prognóstico difere consideravelmente (pág. 229):

1. *Neuropraxia* – axônios intactos; prognóstico: recuperação precoce, completa.
2. *Axonotmese* – axônios divididos; prognóstico: recuperação tardia, possivelmente incompleta.

Não é possível distinguir entre os dois no momento da lesão primária. Estudos de condução do nervo não são de valor em fazer a distinção até cerca de 48 h a 8 dias depois da lesão, quando a condução distal ao local da lesão permanecerá apenas na neuropraxia (o tempo até a perda da condução distal difere em vários estudos).

VASO

Artérias nomeadas devem ser inspecionadas na região da lesão, sob controle de torniquete e após sua liberação. Lacerações em vasos grandes devem ser ocluídas proximalmente e distalmente com clampes buldogue e em vasos pequenos com clampes microvasculares. No vaso grande, é também prudente dissecar o ramo mais proximal e colocar uma alça mole ao redor do vaso principal um pouco acima, para obter controle imediato caso um clampe deslize. O torniquete deve ser então liberado e a velocidade de influxo arterial por outros vasos para a região servida pelo lacerado deve ser avaliada, antes de a escolha entre reparo vascular e ligadura ser feita.

A viabilidade não deve ser o único critério da necessidade de executar um reparo vascular, porque a isquemia relativa pode produzir incapacidade posterior. As artérias ulnar ou radial devem ser reparadas no punho se a divisão estiver limpa e a lesão de outro modo satisfatória. Estudos mostraram que aproximadamente a metade dos vasos reparados no punho permanecerá patente. Outros estudos mostraram que não há determinante absoluto da necessidade de reparo, mas que a patência eventual será mais provável quando a pressão retrógrada na extremidade distal cortada é baixa e a mão é relativamente isquêmica[516-519]. A maioria dos dedos tem uma artéria digital dominante, como comprovado pelo calibre do vaso. O vaso maior normalmente está na borda ulnar do dedo polegar, os dedos indicador e médio e na borda radial do anular e mínimo. Quando apenas um foi dividido, ele deve ser reparado se houver experiência disponível para julgar que é de calibre significativo e para executar o reparo microvascular. Quando nenhum conduz fluxo, é provável que o dedo seja inviável, e a reconstrução vascular é essencial.

É especialmente provável que lacerações parciais produzam considerável perda de sangue porque a hemostasia não pode ser efetuada pelos meios habituais de retração de vaso (pág. 43).

A torção e compressão de vasos pode resultar em espasmo marcado, e isto pode persistir apesar da remoção da causa. O vaso deve ser observado até que o espasmo resolva. Isto pode ser encorajado pela aplicação de um fluxo de lignocaína 2%[520] morna, ou, como informado de uma instituição, fosfoenolpiruvato[521]. Quando ele não resolve em vasos de conseqüência, o fluxo deve ser restabelecido por arteriotomia exploradora e substituição com um enxerto de veia invertido onde é encontrada uma lesão significativa para o vaso.

Quando o reparo vascular deve ser executado, três fatores principais influenciam o resultado, e estes devem ser avaliados durante exploração:

1. *Fluxo proximal*. À liberação do torniquete é provável que não haja nenhum fluxo evidente, devido a vasoespasmo e um pequeno trombo terminal. Estes problemas devem ser superados por dilatação do vaso após resseção de sua extremidade cortada. Isto deve resultar em sangramento vivo, pulsátil, de força considerável que não reduz, contanto que o vaso seja oferecido para comprimento (Fig. 1.156). Como um guia simples para a força desejada, sangue de uma artéria digital deve chegar à extremidade da mesa de mão, a partir do radial ou ulnar ele deve alcançar o lado próximo da mesa da enfermeira e da artéria braquial o lado distante!
2. *Extremidades de vaso incólumes*. Estas devem ser inspecionadas sob ampliação apropriada para o tamanho do vaso, buscando qualquer evidência de lesão da íntima ou separação, de trombo intramural ou intraluminal ou de doença de vaso.
3. *Bom fluxo* A parte amputada do membro distal à lesão vascular deve ser examinada novamente para qualquer evidência de lesão envolvendo o vaso distal. O vaso distal à lesão deve ser exposto em um comprimento que varia de acordo com o grau de avulsão que se pensa estar envolvido no trauma. Esse vaso deve ser inspecionado para qualquer evidência de lesão, e em particular para:
   (a) trombo;
   (b) ramos que sofreram avulsão – o reparo deve ser executado *distal* ao primeiro ramo intacto encontrado;
   (c) rupturas da íntima, que podem ser vistas através da parede como áreas transversais de descoloração e que podem ser sentidas como irregularidades com micropinças movidas suavemente ao longo do vaso apreendido;
   (d) o "sinal de fita"[522] – este é uma série de espirais no curso de um vaso normalmente reto, semelhante àqueles que podem ser produzidos em fitas puxando-as firmemente através de uma constrição. É um sinal de lesão de vaso irreversível.

Qualquer vaso lesado deve ser ressecado e substituído satisfatoriamente, normalmente uma veia, embora enxertos arteriais[523] sejam superiores nas seguintes circunstâncias (Fig. 1.157):

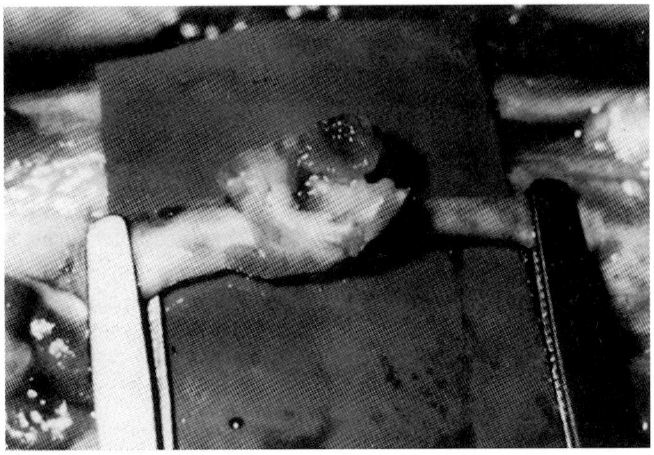

A

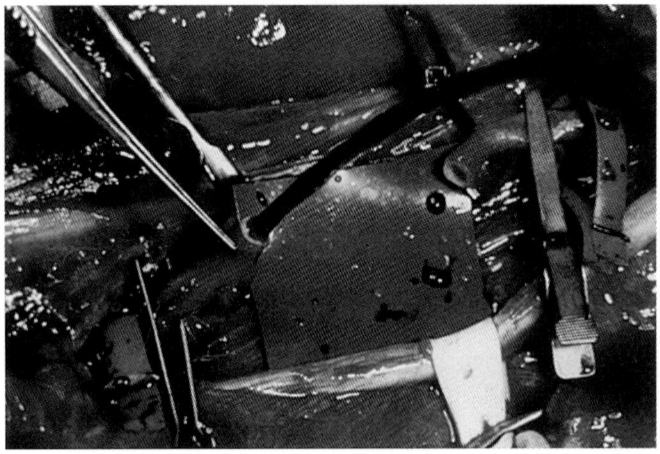

B

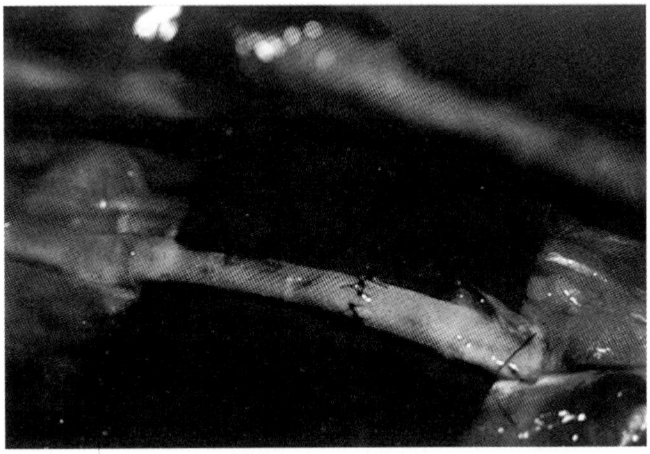

C

Fig. 1.156 A. A Exploração desta ferida revelou um aneurisma traumático devido a uma laceração parcial na artéria ulnar. **B.** Após aplicação de clampes e alças de controle, a ressecção revelou fluxo proximal bom. **C.** A anastomose direta provou ser possível.

- defeitos longos, comumente encontrados em revascularizações;
- quando o defeito está entre um vaso de grande calibre e um ou mais de pequeno calibre;
- no reimplante de dedo polegar no qual um **bypass** longo da artéria radial melhora a exposição.

Os enxertos arteriais são obtidos da artéria interóssea posterior ou da árvore subescapular.

PELE

A possibilidade de lesão profunda subjacente a feridas puntiformes aparentemente inócuas foi enfatizada. Elas devem ser exploradas em sua extensão total usando uma sonda e a presença de coloração de sangue como guias.

Lesões de Injeção

Nunca é demais enfatizar a urgência necessária para manejar feridas pequenas semelhantes devidas à *injeção de alta pressão*[524-527]. Tais lesões podem injetar qualquer número de substâncias – tinta[528-531], graxa[532], fluido hidráulico, plástico fundido[533] são apenas os mais comuns. A distância injetada é uma função da pressão no sistema[534] – fluido hidráulico foi relatado na parede do tórax após um ferimento puntiforme da ponta do dedo. A lesão feita aos tecidos é uma função da natureza do material, aumentada pela passagem de tempo. Nesses casos, quando o material é radiopaco, uma radiografia dará alguma orientação sobre a extensão da expansão e, após o debridamento, da qualidade da remoção[535].

Indicações

Qualquer que seja a extensão das incisões necessárias, a responsabilidade absoluta do cirurgião é remover todo o material estranho, não importa quantas horas possa levar (Fig. 1.158). Se isto não é feito, o resultado imediato pode ser infecção, gangrena e amputação, e o resultado a longo prazo fibrose e drenagem de granulomas que incapacitam a mão[536,537]. Se o material injetado é removido, as feridas suturadas sem tensão e a movimentação precoce começada, a função total pode ser a recompensa (Fig. 1.159). O manejo de outra ferida pequena potencialmente séria – a mordida humana – é considerado na página 319.

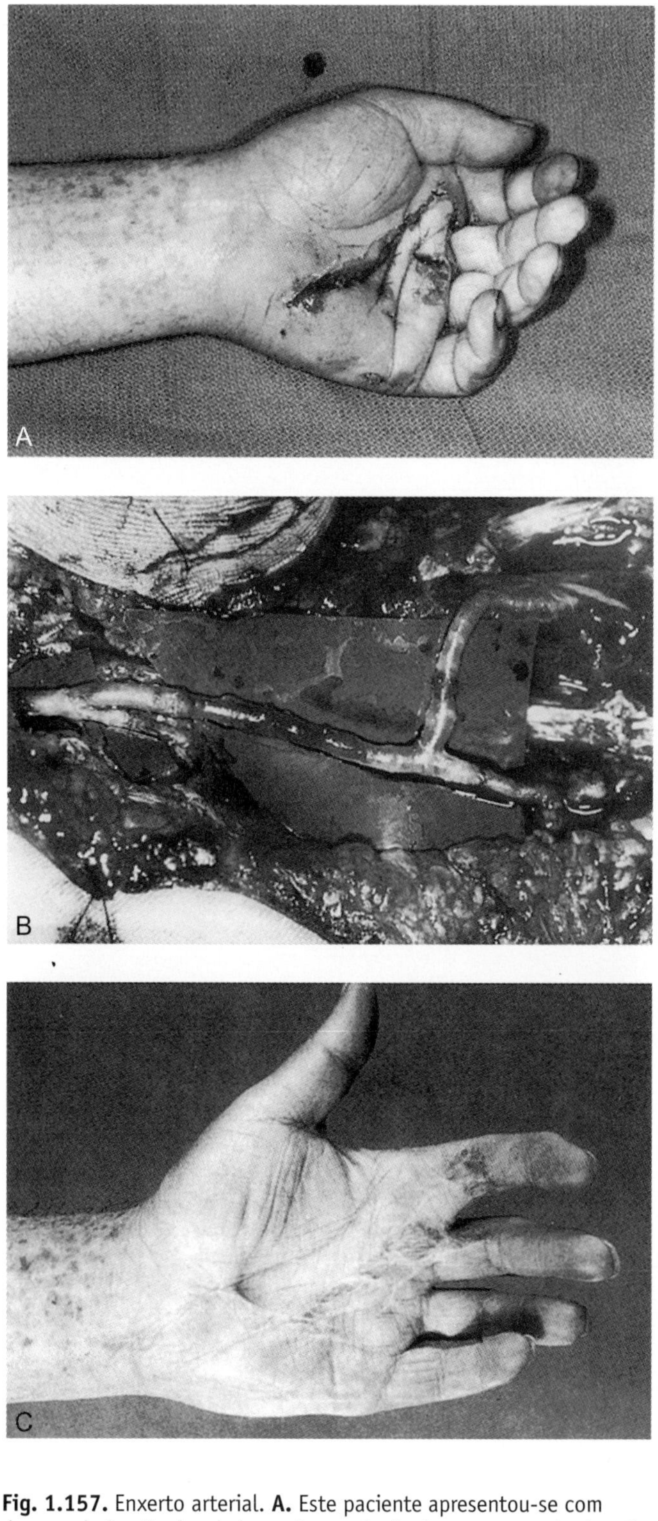

Fig. 1.157. Enxerto arterial. **A.** Este paciente apresentou-se com desvascularização dos dedos após uma lesão de esmagamento da mão maldefinida, desordenada. O manejo conservador foi empreendido com respeito ao debridamento e cobertura de pele. **B.** Um enxerto levado da árvore subescapular foi usado para revascularizar os dígitos. A artéria subescapular foi anastomosada à artéria ulnar (esquerda do campo), a escapular circunflexa ao arco palmar profundo e dois ramos da artéria tóraco-dorsal às artérias digitais comuns para o segundo e quarto espaços respectivamente. **C.** Uma revascularização satisfatória foi alcançada.

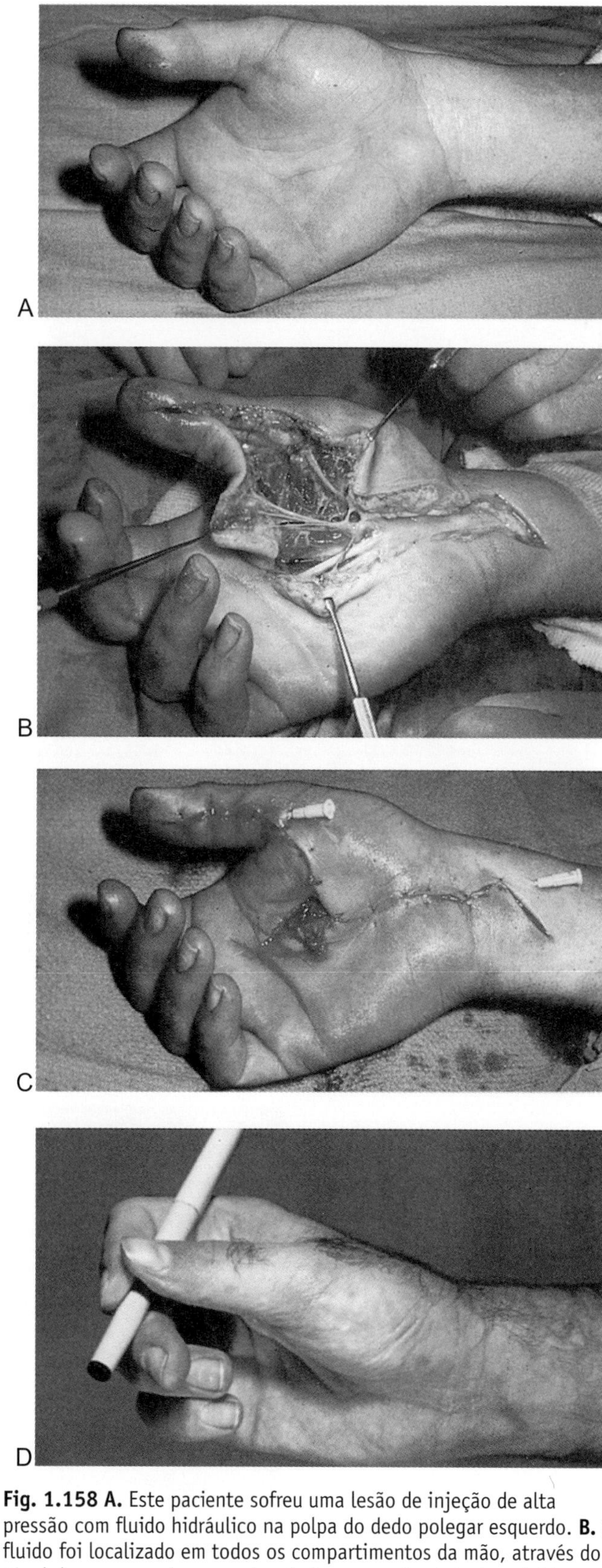

Fig. 1.158 A. Este paciente sofreu uma lesão de injeção de alta pressão com fluido hidráulico na polpa do dedo polegar esquerdo. **B.** O fluido foi localizado em todos os compartimentos da mão, através do túnel do carpo e sobre o punho. Após evacuação de todo o fluido estranho e irrigação completa **(C)** as feridas foram fechadas suavemente, e cateteres de irrigação foram inseridos. As feridas cicatrizaram lenta, mas satisfatoriamente **(D)**.

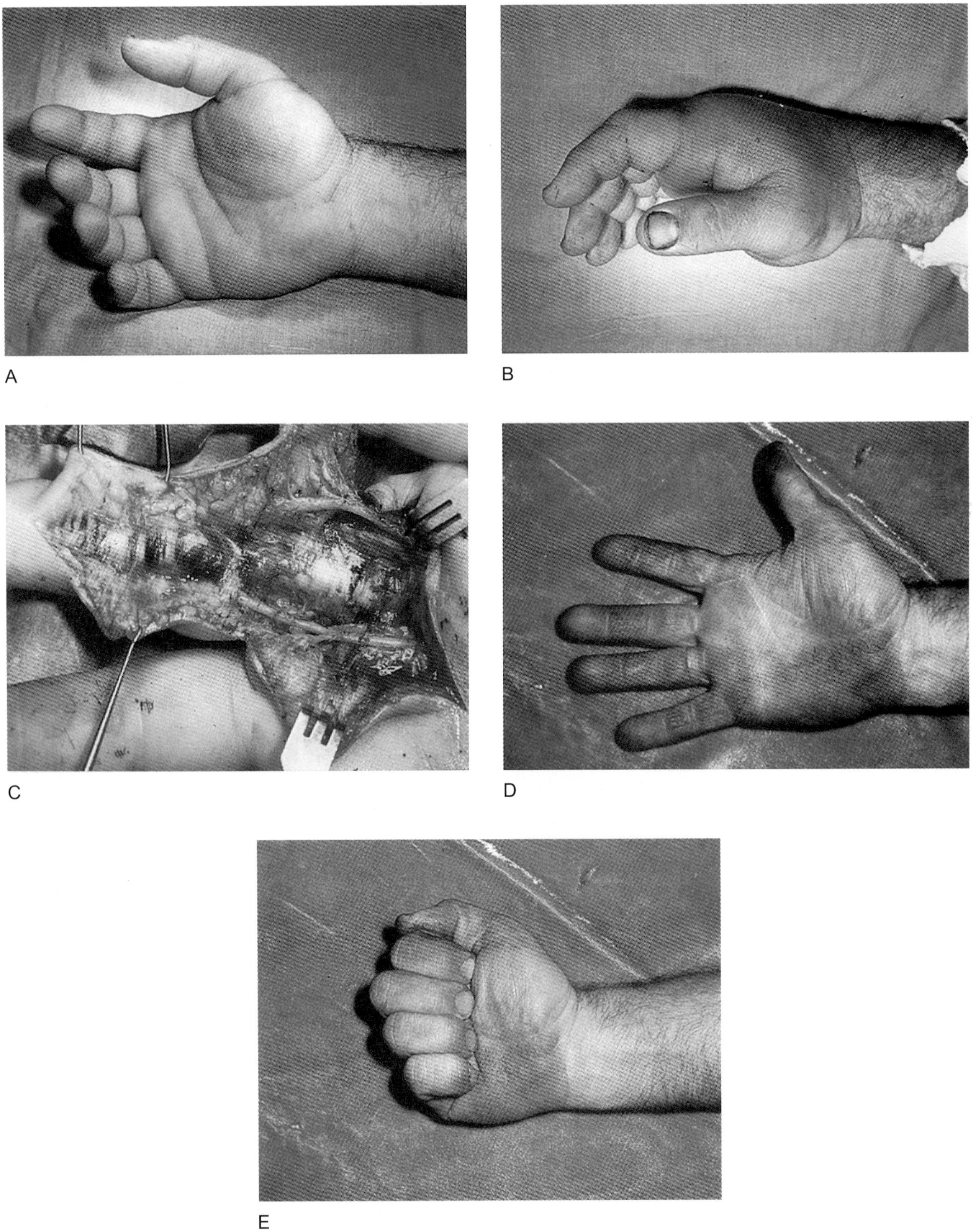

Fig. 1.159 A. Este paciente apresentou-se com dor severa e edema 24 horas após injeção de subselante de carro. **B.** O material foi seguido ao longo da mão e todo removido. **C.** Sutura suave e irrigação resultaram em restauração de função total **(D, E)**.

A cobertura de pele viável total é de importância fundamental no manejo de emergência de lesões de mão. Dois fatos têm que ser determinados: *viabilidade de pele* e *perda de pele*.

Viabilidade da Pele

Embora a viabilidade tenha sido avaliada durante o exame com base na cor, desenho de retalhos e retorno de fluxo após expressão do retalho do dedo, a decisão final é tomada na exploração:

- após todas as fraturas serem reduzidas e imobilizadas;
- após todos os vasos submetidos à torção ou compressão estarem livres de espasmo;
- após todos vasos apropriados terem sido reparados e com transmissão de fluxo;
- depois de o torniquete ter sido aplicado por um período máximo de 20 min e então liberado;
- depois de 10 min passados após a liberação do torniquete.

A liberação do torniquete resultará em porejamento vivo das feridas em casos não comprometidos. Em circunstâncias mais duvidosas, uma *linha muito clara de demarcação* aparecerá entre a região de *hiperemia reativa* e a palidez da pele sem irrigação sangüínea. Esta linha deve ser marcada com um lápis de pele. Se a decisão fosse tomada nesta fase, porém, muitos seriam sacrificados. Além disso, a mão deve ser elevada por

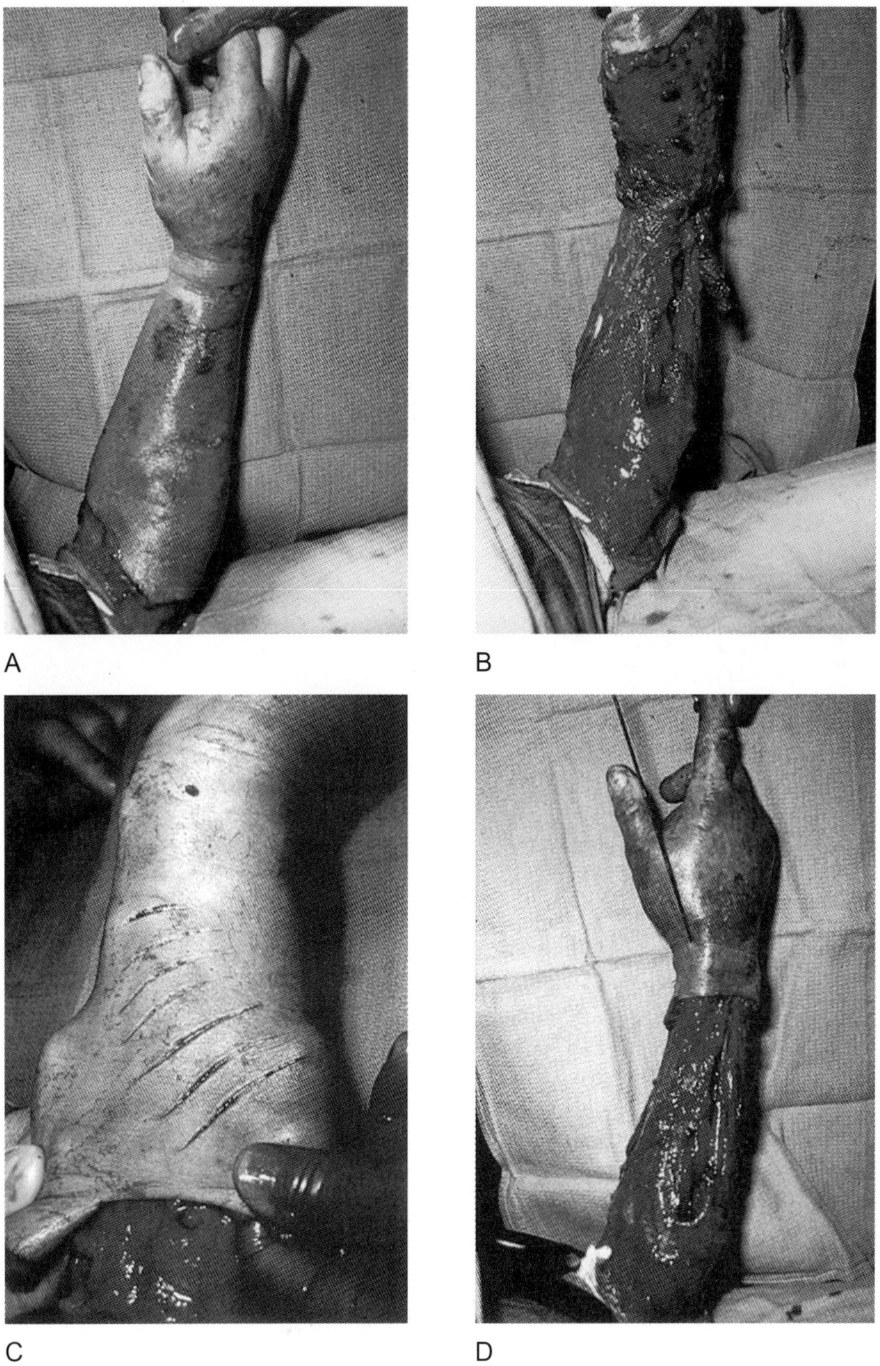

Fig. 1.160 A, B. Este paciente tinha sofrido uma lesão de rolamento com o desenluvar da pele inteira do antebraço. **C.** Foram feitas incisões paralelas da margem de ferida, e sangramento dérmico satisfatório não foi alcançado até que o nível do punho fosse alcançado. Toda essa pele foi cortada então. **D.** Foram inseridos tubos de drenagem entre os ventres musculares, que foram suturados sem tensão, e enxerto de pele no terceiro dia.

um período relacionado à duração de aplicação do torniquete, então abaixada, a hemostasia obtida e as feridas lavadas do sangue. Se os retalhos de pele forem então examinados novamente, a linha de demarcação será menos evidente, porque a hiperemia terá resolvido, mas na maioria dos casos a circulação será vista claramente além da marca feita com o lápis de pele. Contanto que nenhuma tensão inadequada ou distorção seja aplicada subseqüentemente ao retalho, esta segunda linha pode ser selecionada para a excisão. Porém, se enxertos de pele ou um retalho serão aplicados em qualquer caso e excisão mais ampla não expõe um leito insatisfatório para o primeiro, então a excisão pode ser mais radical, chegando à primeira linha de demarcação. A evidência mais inequívoca de fluxo aceitável de sangue na pele é o *sangramento dérmico* vivo à incisão (Fig. 1.160). Em retalhos de avulsão extensos, estas incisões são feitas paralelas à borda do retalho, prosseguindo mais e mais a partir da extremidade, até que a viabilidade seja inequivocamente demonstrada. Este é o critério aplicado no debridamento radical (pág. 84).

A *fluoresceína*[538] tem sido defendida por alguns para demostrar fluxo. Ela o fará certamente, mas tem constantemente demonstrado ser pessimista, resultando em sacrifício desnecessário de pele (Fig. 1.161).

Nas lesões dos membros com "desluvamento" extenso, a remoção imediata da pele não viável de uma margem sangrante é indicada, porque valiosos enxertos podem ser retirados subseqüentemente das porções menos lesadas do tecido cortado.

Alguns discutem que os retalhos devem ser suturados de volta, contanto que todo profundo tecido não viável tenha sido removido, porque a sobrevida não pode ser predita com precisão absoluta. Embora a premissa seja verdadeira, a conclusão não é aceitável porque necrose de pele subseqüente facilita a sepse e põe em risco o reparo executado profundamente a ela. A pele marginalmente viável é provavelmente a pior de todas, porque multiplica a duração da convalescença, retardando a mobilização, promovendo edema e fibrose na mão e, se no final ela sobrevive, mostra-se endurecida e ade-

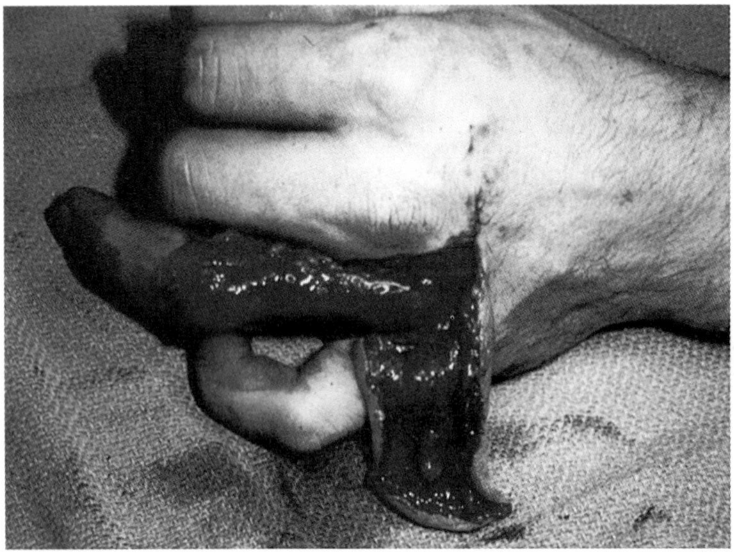

A

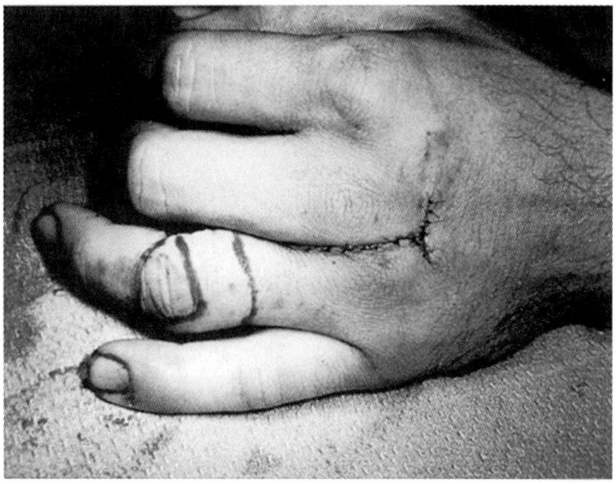

B

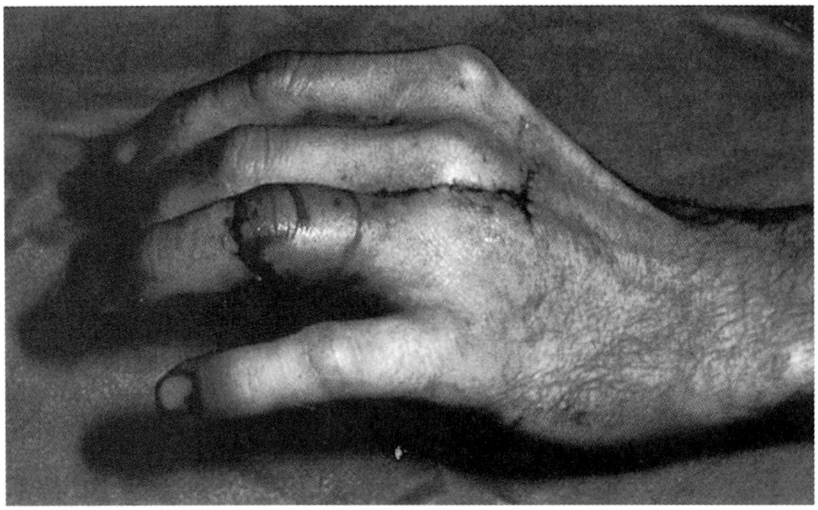

C

Fig. 1.161 A. Um retalho de avulsão da falange proximal do dedo anular foi avaliado usando fluoresceína. **B.** A linha de certa necrose conforme predita pela fluoresceína é a distal, e a necrose provável é predita pela linha proximal no dígito. **C.** Uma semana depois, pode ser visto que toda a pele tinha sobrevivido.

rente (Fig. 1.162). Se apesar destas considerações, há dúvida se os retalhos colocados em posição são viáveis, isto deve ser feito sem tensão porque eles mais provavelmente sobrevivem do que se eles estão esticados além de sua dimensão original[539].

Perda de Pele

Especialmente em lesões complexas, as feridas abrirão e os retalhos de pele retrairão notavelmente. Devem ser buscados *marcos* que correspondem em cada extremidade da ferida. Aqueles disponíveis na mão são as muitas *pregas de pele*, a *prega ungueal* e as margens de *pele pilosa* do dorso do antebraço, mão e dedos. Uma vez que estes pontos foram emparelhados, o cirurgião pode decidir ou não se a pele foi perdida.

A pele dorsal é mais móvel que a palmar, mas esta é para acomodar a flexão dos dedos. O fechamento não deve ser obtido por "trazer as bordas da ferida juntas".

Quando a leito ungueal foi lesado, é particularmente importante localizar todas as partes desta estrutura especializada. Não incomumente, porções serão encontradas em retalhos de polpa digital que levaram o leito ungueal para longe de sua origem dorsal. Estes devem ser substituídos com precisão, para evitar deformidade tardia da unha, que pode ser incapacitante funcionalmente (lesões da ponta do dedo são consideradas a seguir, pág. 111).

Indicações

Quando a pele foi perdida, a substituição escolhida deve ser a mais simples compatível com a melhor e mais veloz recuperação funcional[540-543]. A cobertura de pele mais simples é proporcionada pelo enxerto de pele livre. O que é necessário em qualquer enxerto de pele é um leito vascular o bastante para produzir brotos capilares rapidamente, em quantidade suficiente para revitalizar suas células agonizantes (Fig. 1.163). O periósteo do osso, o paratendão e ossos esponjosos chatos são todos capazes de fazê-lo, e então pele de divisão livre pode ser aplicada diretamente a eles. Se isto é ou não projetado para produzir a "melhor e mais veloz recuperação funcional" é outra questão. Pela mesma razão de que eles recebem sua irrigação sangüínea por vasos capilares que bro-

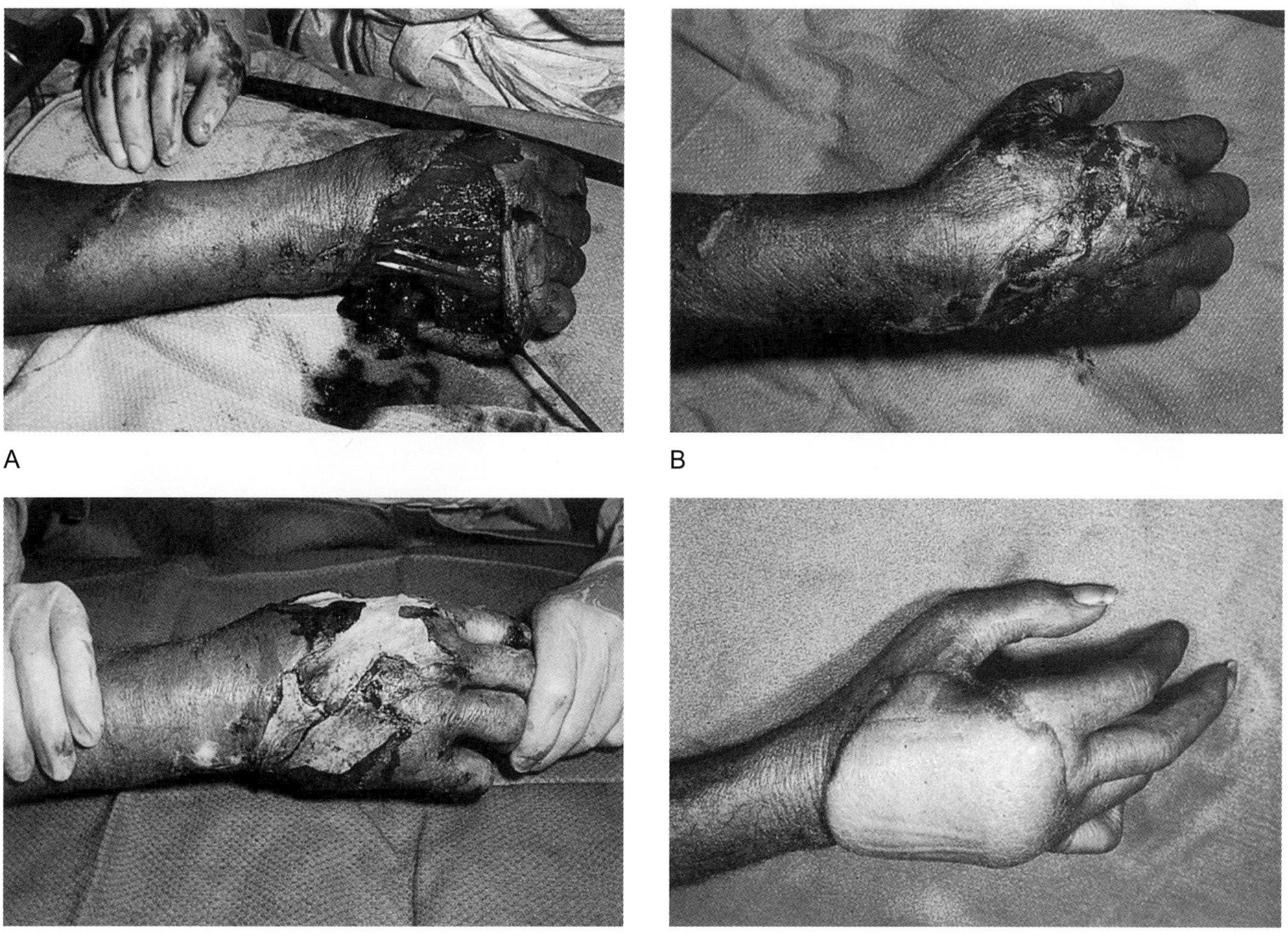

A B C D

Fig. 1.162 A. Esta lesão de avulsão-esmagamento foi tratada alinhavando os retalhos ligeiramente em posição, e fazendo trocas de curativos a cada dois dias. **B.** A necrose prosseguiu de maneira bastante disseminada. **C.** Foram excisadas as áreas de necrose, mas enxertos de pele de espessura parcial não pegaram. **D.** A cobertura de retalho a distância foi necessária, tempo durante o qual a rigidez articular significativa ocorreu.

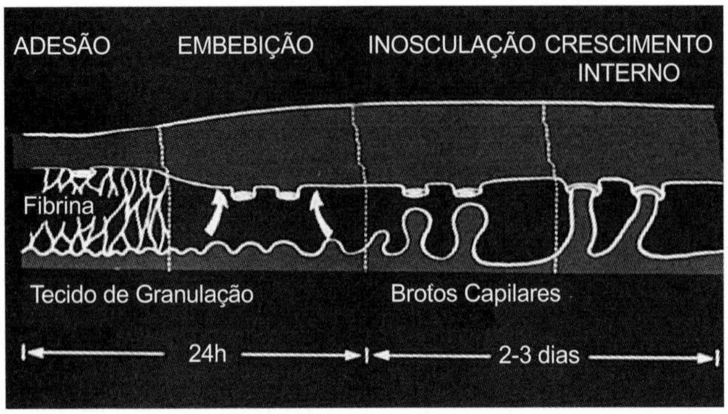

Fig. 1.163. Um diagrama do processo normal envolvido na pega do enxerto de pele, avançando da esquerda para a direita (veja texto).

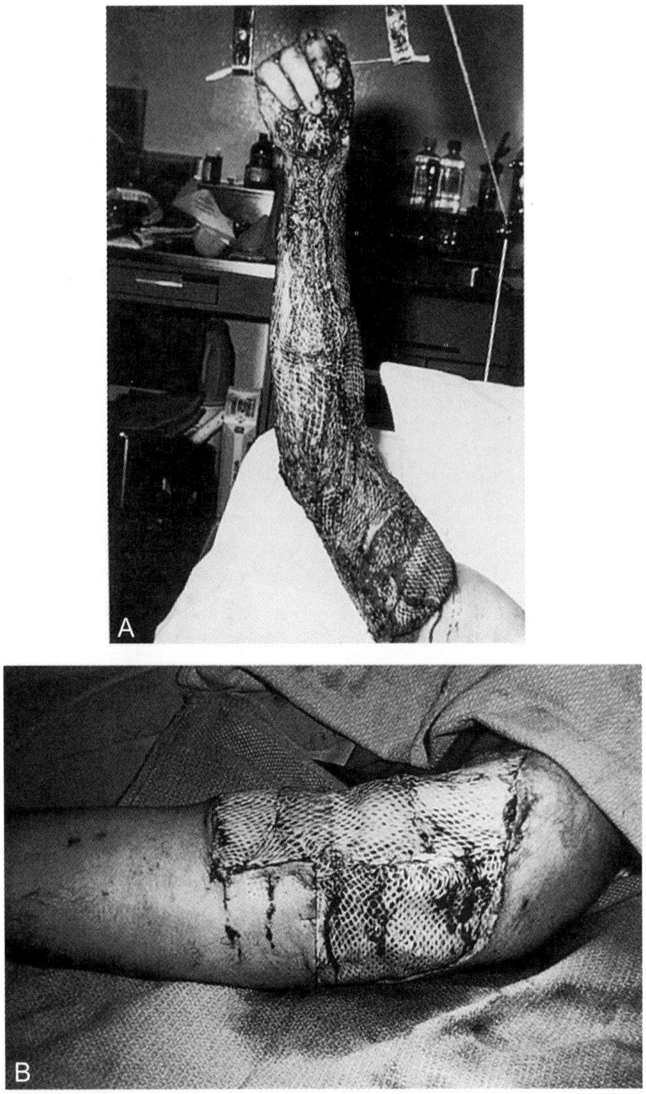

Fig. 1.164. Podem ser usados enxertos de pele enredados para cobrir áreas extensas como neste desenluvamento total da extremidade superior **(A)** ou ajustar os contornos de defeitos irregulares e permitir drenagem de secreções **(B)**.

tam do leito, os enxertos no tempo devido se tornam firmemente aderentes a esse leito. Os enxertos não são satisfatórios como cobertura permanente se é necessário movimento do leito por uma distância maior que a da pele sobrejacente ou vice-versa, como no movimento da pele sobre o osso. Os enxertos também são inadequados como cobertura permanente se uma cirurgia subseqüente como enxerto de tendão será necessária na camada entre a pele e o leito. Eles podem, em lesões complexas ou em mãos sem experiência em procedimentos de cirurgia plástica, ser a cobertura *temporária* correta mesmo nas situações descritas. Porém, se a lesão, o paciente e o cirurgião estão aptos à cobertura imediata com retalho, quando ela será no final indubitavelmente necessária, então uma economia apreciável de tempo e dinheiro será efetuada pelo uso de um retalho primário.

Pele parcial está disponível em profusão e tem a vantagem de pegar prontamente. Pode ser adaptada para cobrir grandes áreas, preencher defeitos de pele ou permitir a drenagem de secreções (Fig. 1.164). As desvantagens da pele parcial vão ser associadas à contratura[544] considerável, que pode produzir deformidades articulares e não ser tão durável quanto a pele de espessura total.

Pele de espessura total tem provisão relativamente escassa, pega menos bem que a parcial, mas não contrai e é obviamente mais espessa e portanto mais durável (Fig. 1.165). Como será evidente do que foi dito acima, nenhum enxerto de pele pega sobre osso, tendão ou ligamento nus, ou sobre uma cavidade. Trazendo com ele uma irrigação sangüínea intrínseca, um retalho [545,546] é necessário em tais circunstâncias.

Retalhos de pele local[547] são de textura semelhante, podem ser transferidos em um procedimento – da pele imediatamente adjacente ao defeito – e eles podem trazer com eles alguma inervação. Pensando nisto, áreas adjacentes ao defeito devem

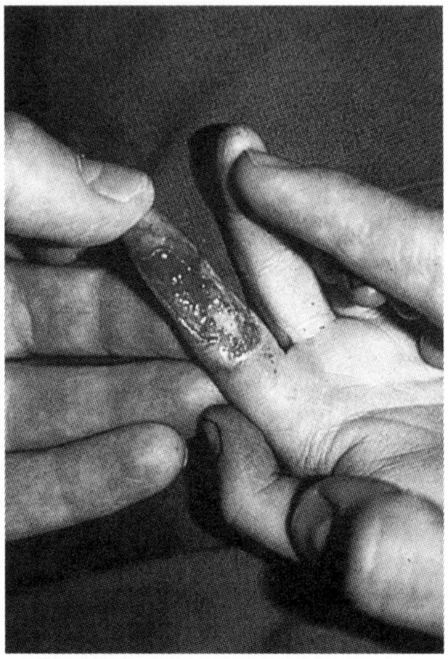

Fig. 1.165. Esta perda de avulsão por corte limpo na face palmar do dedo indicador direito de uma criança não expôs nenhuma estrutura profunda significativa. O leito mostrava uma boa irrigação sangüínea, e devido a sua extensão, situação, e vascularidade, era ideal para o uso de um enxerto de espessura total primário.

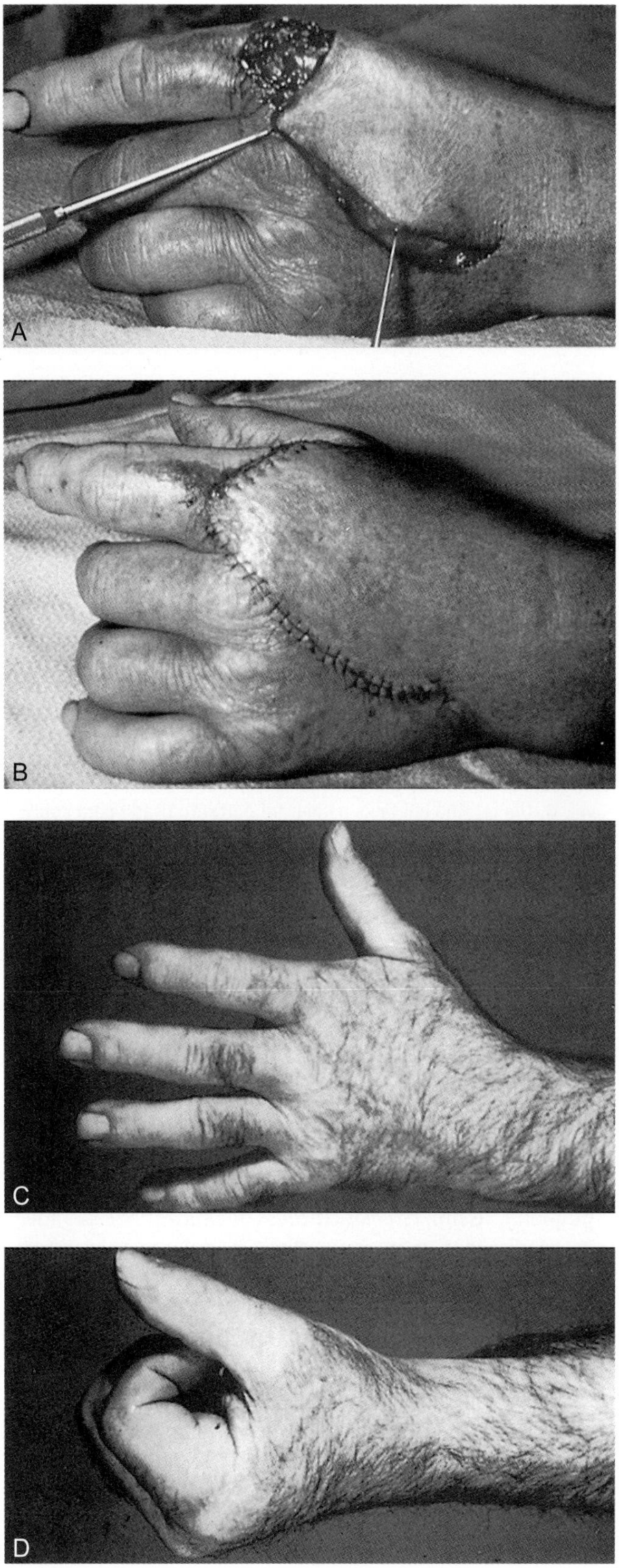

Fig. 1.166 A. Uma lesão por serra aberta da articulação metacarpofalangiana do dedo indicador foi reparada. O defeito residual foi triangular durante o debridamento, e um retalho de rotação foi descolado **(B)** para cobrir o defeito com resultante boa cicatrização **(C)** e função **(D)**.

ser inspecionadas para determinar se podem ou não, sem detrimento, proporcionar uma transposição, avanço ou retalho de rotação (Fig. 1.166). Embora o planejamento de tais retalhos esteja além da extensão deste texto, quanto maior o retalho construído, tanto mais provável é que alcance o objetivo. Ocasionalmente, o esqueleto de um dígito viável é irreparavelmente lesado. Isto pode servir então como uma fonte incomparável de pele local como um retalho de dedo em faixa[548,549] (Figs. 1.167 e 1.168).

Se nenhum retalho local estiver disponível, então outras fontes de pele da mão devem ser consideradas para construção de um *retalho*[550] *regional*. Estas surgem próximas ao defeito, mas não imediatamente adjacente a ele. Muitas têm pedículos que requerem divisão em uma segunda fase, e muitos requerem um enxerto de espessura total para cobrir o defeito secundário. Tais retalhos regionais incluem o retalho de dedo cruzado, tenar, axial e o de ilha neurovascular. Eles são considerados um pouco em mais detalhe em lesões da ponta dos dedos. Se o defeito for muito grande para ser coberto por um retalho local ou regional, então tecido distante deve ser usado.

As desvantagens principais dos retalhos locais têm sido sua *disponibilidade limitada*, a incapacidade de preencher *defeitos profundos*, e o fato de que seu uso inflige uma *lesão adicional* a uma extremidade já ferida. Com o reconhecimento e descrição da provisão axial de muitas áreas de pele, fáscia e músculo[551] ao longo do corpo (estudos inspirados em parte pelo uso aumentado da transferência de tecidos livres) as primeiras duas destas desvantagens foram amplamente superadas. A terceira – a de acrescentar lesão adicional a uma das mãos e braço já severamente lesados – deve ser pesada cuidadosamente antes de empregar retalhos locais (listados com as referências a seguir). Quanto maior e mais profundo o retalho local para reconstruir o defeito primário, tanto maior e mais profundo o defeito secundário deve ser.

Retalhos Cutâneos

1. Ilha vascular digital palmar[552].
2. Primeiro interdígito[553].
3. Metacarpiano dorsal[554,555]:
   - 3.a) Em ilha da 1ª artéria metacarpiana dorsal[556].
   - 3.b) Em ilha de 2ª artéria metacarpiana dorsal[557].
   - 3.c) Em ilha da 3ª artéria metacarpiana distal[558,559].

Retalhos Fasciocutâneos

1. Antebraquial – radial ou chinês[560-567] com osso, tendão,"[568-571] (Fig. 1.169);
2. Artéria ulnar em ilha[572-574];
3. Interóssea posterior em ilha[575-577];
4. Septocutâneo medial dos braços[578].

Retalhos Musculocutâneos

A irrigação sangüínea dos músculos foi classificada em cinco tipos[579]:

I. Um pedículo vascular.
II. Uma dominante mais outro secundário.

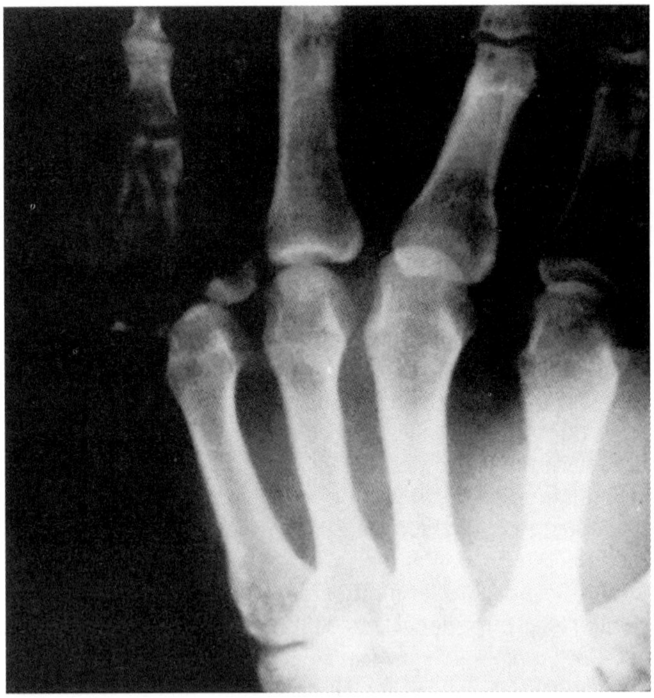

A

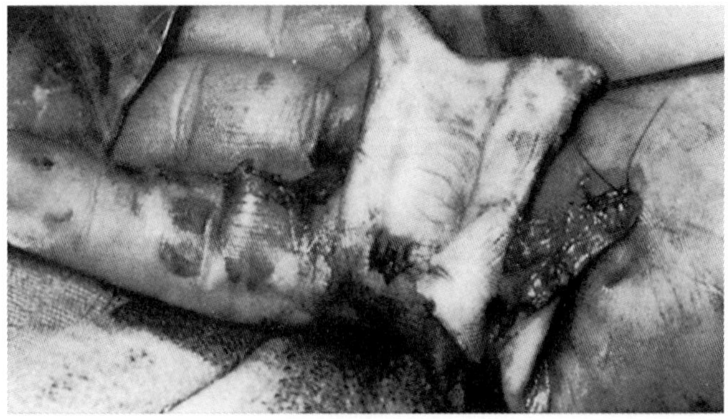

B

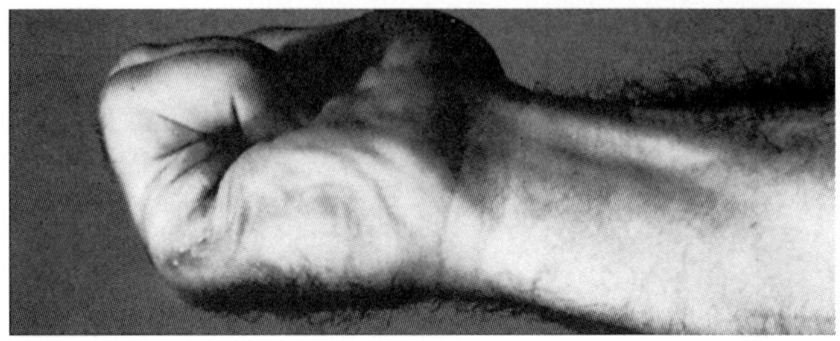

D

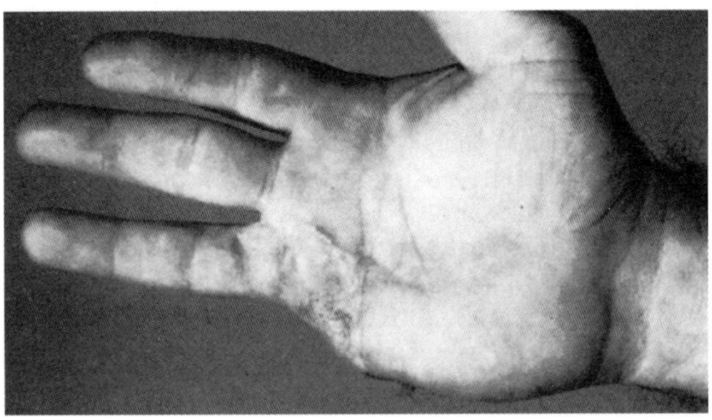

C

Fig. 1.167. Retalho em faixa palmar. **A.** O dedo mínimo estava irrevogavelmente lesado por esmagamento, mas a pele permaneceu viável. **B.** Um retalho em faixa palmar foi portanto usado para cobrir a reconstrução do dedo anular com resultante cicatrização primária **(C)** e amplitude de movimento total nos dígitos restantes **(D)**.

III. Dois dominantes.

IV. Vários, iguais, segmentares.

V. Um dominante mais um periférico.

Nos tipos I, II e V, um pedículo[580] dominante é capaz de apoiar o músculo inteiro se os outros são ligados. Então, teoricamente qualquer músculo na extremidade superior que pertence a um destes três tipos pode ser transposto em seu pedículo. Vários foram descritos:

- *grande dorsal* para o braço[581-585] superior (Fig. 1.170);
- *deltóide* para o ombro[586];
- *bráquio-radial*[587], *extensor radial longo do carpo*[588], e *flexor radial*[589] *do carpo*, todos para o cotovelo;
- *flexor superficial dos dedos* para a fossa antecubital[590];
- *extensor ulnar do carpo* e *flexor profundo dos dedos* para a ulna proximal[591];
- *pronador quadrado*[592] e *abdutor do dedo mínimo* para o punho[593,594];
- o *primeiro interósseo dorsal* para o primeiro metacarpiano e para o terceiro metacarpiano[595].

Retalhos à Distância

Retalhos à distancia[596-598] podem ser de irrigação sangüínea aleatória, dependendo do plexo subdérmico, ou axial[599] quando um vaso conhecido irriga o retalho. *Retalhos aleatórios* têm a vantagem de serem finos e de dimensão potencialmente pequena. Assim, *retalhos cruzados do braço*[600-602] são ideais para reepitelizar pequenos defeitos palmares, e *retalhos acromiotorácicos em tubo* são ideais para cobertura de um dedo polegar cuja pele sofreu avulsão. Ambos têm a desvantagem, especialmente na mulher, de criar defeitos esteticamente insatisfatórios. Os *retalhos axiais* podem ser de pele apenas, fasciocutâneos ou musculocutâneos. Eles podem ser transferidos sobre um pedículo ou por técnicas microvasculares como um retalho livre. O *retalho inguinal*[603-608] é o retalho de pedículo mais amplamente usado para a mão, quase com exclusão de todos os outros (Fig. 1.171). Provê previsivelmente cobertura de pele segura, de qualidade relativamente boa para defeitos grandes, que permitem reconstrução profunda imediata quando apropriado (Fig. 1.172). Pode ser dividido para cobrir duas superfícies (Fig. 1.173)[609] e ocasionalmente foi bilateralmente usado para cobrir ambas as mãos simultaneamente (Fig. 1.174). Quando nem ele pode proporcionar toda a pele

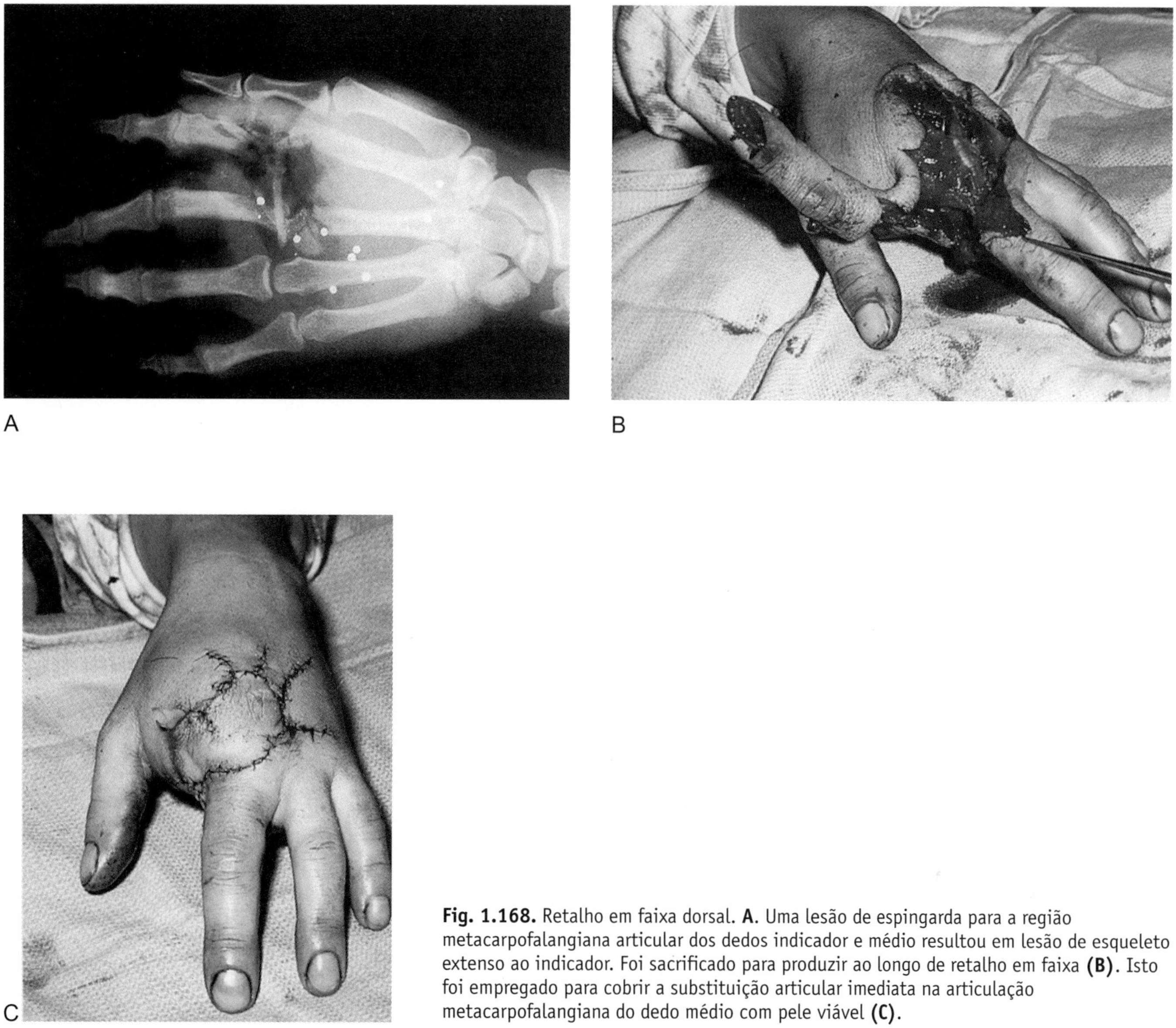

Fig. 1.168. Retalho em faixa dorsal. **A.** Uma lesão de espingarda para a região metacarpofalangiana articular dos dedos indicador e médio resultou em lesão de esqueleto extenso ao indicador. Foi sacrificado para produzir ao longo de retalho em faixa **(B)**. Isto foi empregado para cobrir a substituição articular imediata na articulação metacarpofalangiana do dedo médio com pele viável **(C)**.

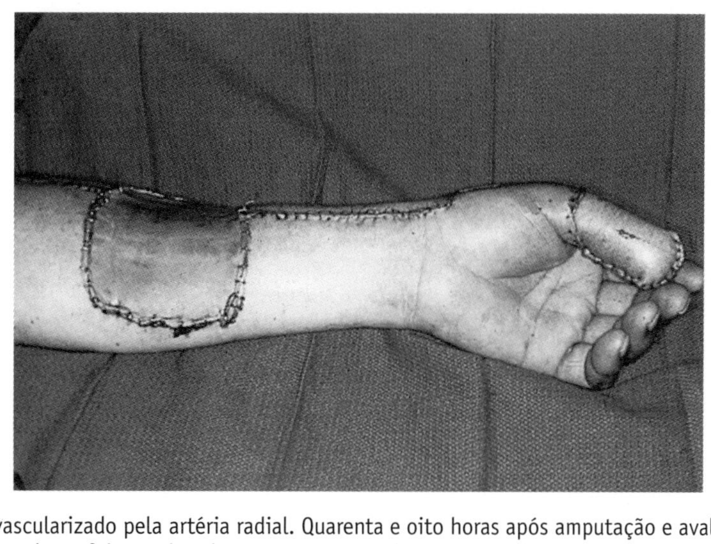

Fig. 1.169. Retalho antebraquial vascularizado pela artéria radial. Quarenta e oito horas após amputação e avaliação exploratória adversa ao reimplante, a reconstrução de dedo polegar foi completada com um enxerto de osso e retalho antebraquial, seguida depois por transferência de um retalho de polpa em ilha neurovascular.

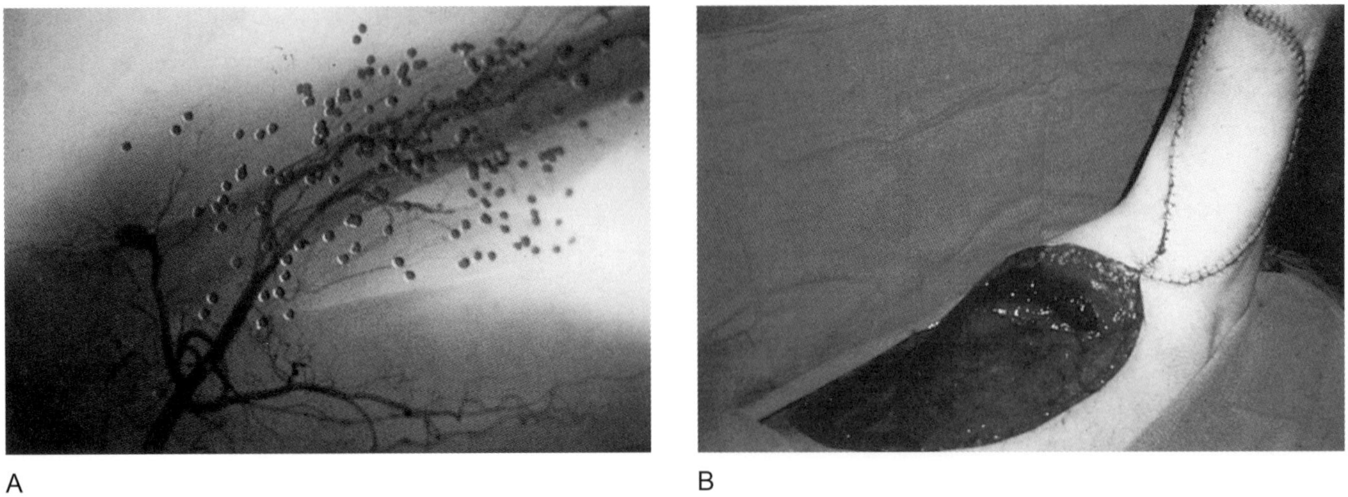

Fig. 1.170 A. Um tiro de espingarda no braço superior resultou em perda de fluxo na artéria braquial. Um enxerto de veia imediato foi executado, e **(B)** o defeito de pele resultante fechou com um retalho pediculado musculocutâneo do grande dorsal.

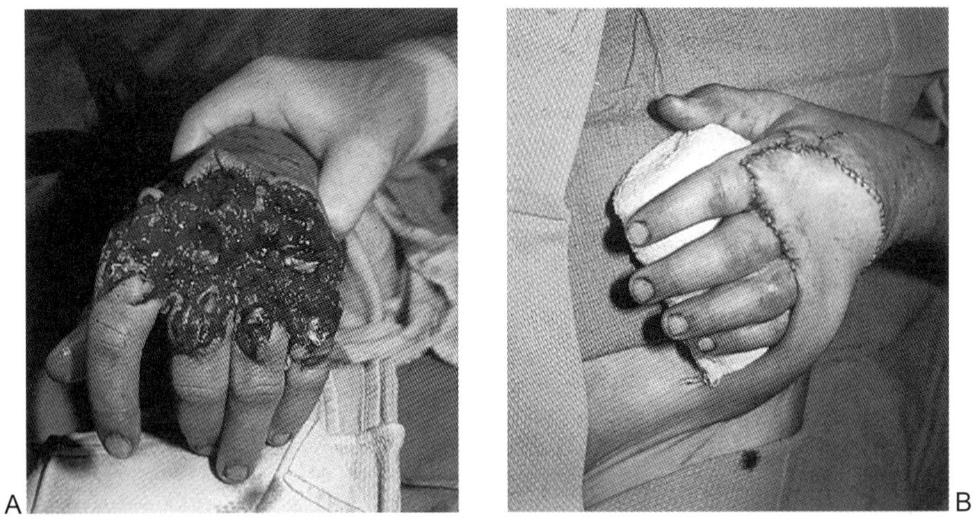

Fig. 1.171 A. Esta ferida por tiro de alta velocidade da região da articulação metacarpofalangiana necessitou estabilização óssea imediata e revascularização de um dígito. **B.** Cobertura de pele viável imediata foi provida por um retalho inguinal pediculado.

necessária, pode ser completado através de enxertos de pele livre (Fig. 1.175) ou pelo uso simultâneo de um retalho hipogastrico[610,611] ou tensor da fáscia lata[612]. O retalho inguinal hipogástrico em forma de "Y" combinado simplifica o uso de ambos os retalhos[613]. Crescentemente, *retalhos livres de emergência*[614,615] estão sendo usados em departamentos com experiência suficiente e pessoal adequado. As vantagens de proporcionar cobertura de pele com uma irrigação sangüínea permanente estão claras, especialmente em:

- lesões onde a cobertura por retalho circunferencial é requerida;
- quando o defeito também é proximal a um retalho inguinal;
- quando a fixação externa do antebraço foi necessária;
- quando a reconstrução primária principal de profundo estrutura toma precedência em ditar a postura pós-operatória do membro;
- quando inervação também é necessária, como ao restabelecer uma polpa de polegar (Fig. 1.176); ou
- quando doença, como epilepsia descontrolada, torna a imobilização um problema (Fig. 1.177).

Muitas retalhos livres levam com eles uma quantidade excessiva de tecido, e em circunstâncias que requerem cobertura de uma grande área, o uso de um *retalho de músculo livre* com aplicação subseqüente de enxertos de pele parciais diminuiu este problema (Fig. 1.178).

Foram descritas muitas transferências de tecido livre até hoje para reconstrução da mão[616,617]. As comumente usadas são: (i) o de *grande dorsal*[618]; (ii) o *reto abdominal*[619]; (iii) o *serrá-*

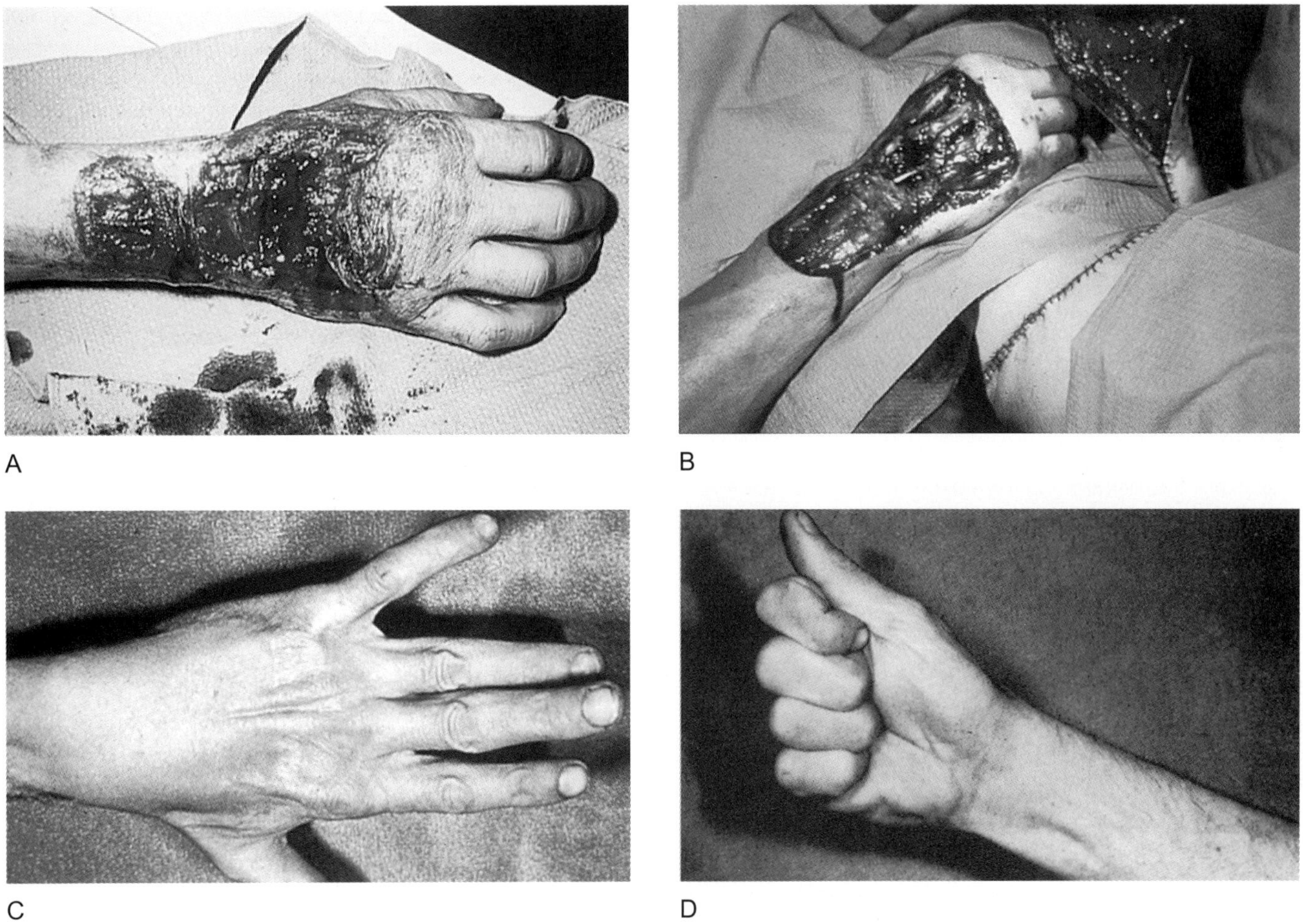

Fig. 1.172 A. Este paciente sofreu uma lesão de atropelamento foi um caminhão, que removeu todos os tendões dos extensores mais a superfície dorsal dos metacarpianos. **B.** A cobertura com retalho inguinal imediato permitiu reconstrução do tendão extensor e restauração boa de função **(C, D)**.

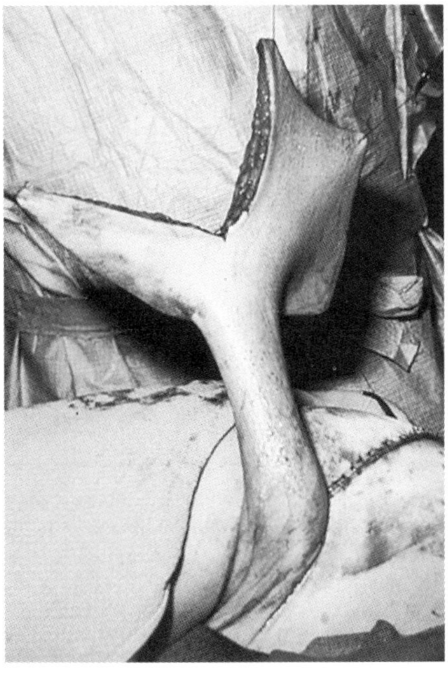

Fig. 1.173. Retalho inguinal dividido para cobrir duas superfícies.

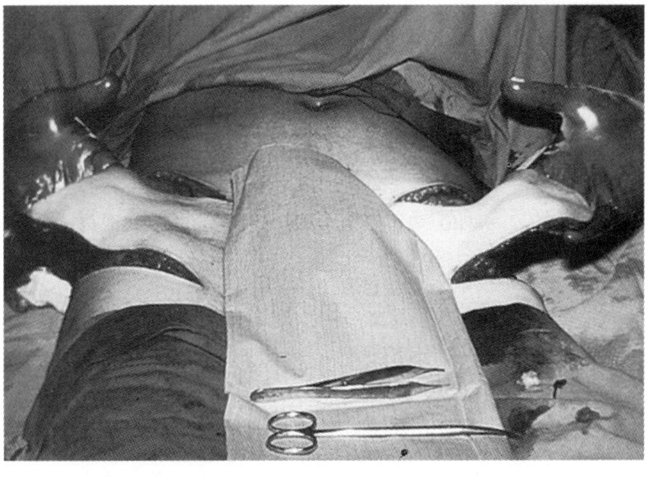

Fig. 1.174. Retalhos inguinais bilaterais simultâneos para cobrir queimaduras elétricas bilaterais excisadas primariamente.

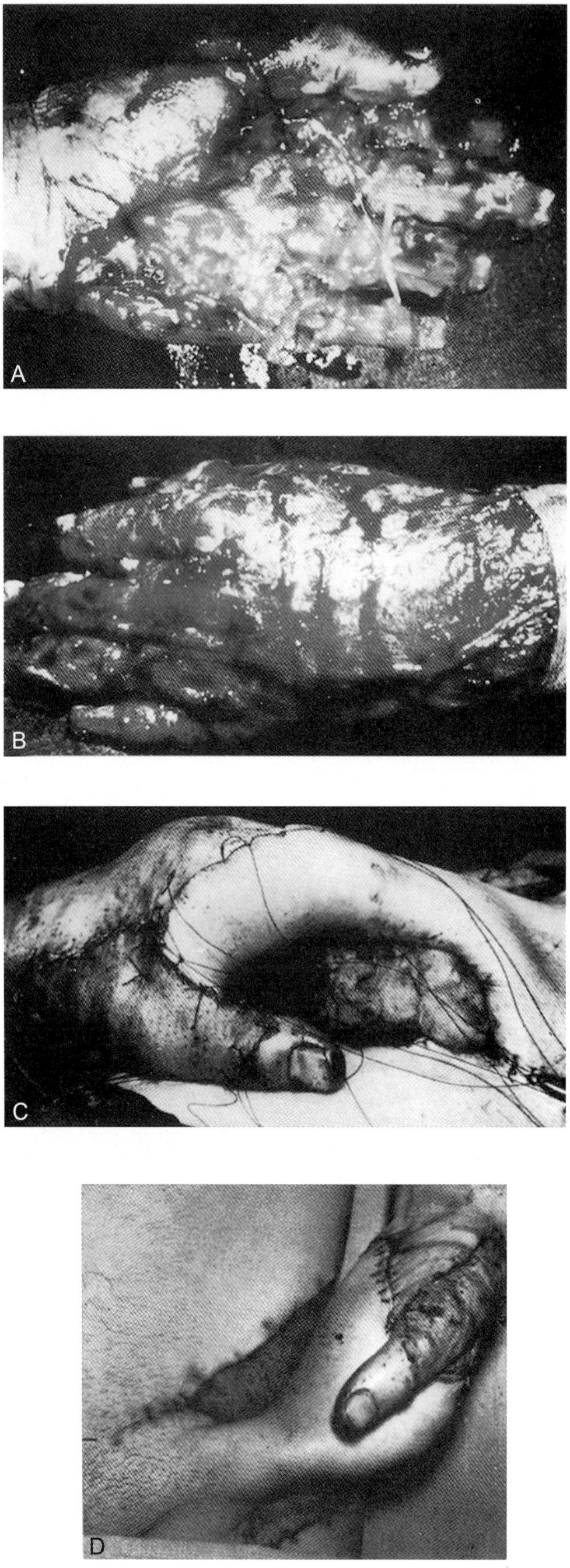

til anterior[620-622]; (iv) o *braço lateral*[623-625]; (v) o *antebraço radial*[626-627] – embora tenha complicações reconhecidas[628-631]; (vi) o *dorsal do pé*[632]; (vii) o *antibraquial ulnar*[633]; (viii) o *inguinal*[634,.635] que tem o grande mérito de seu defeito de doador imperceptível – o que compartilha com (ix) o *temporoparietal*[636-639].

Resumindo as indicações para tipos diferentes de cobertura de pele discutidos anteriormente:

1. Áreas com irrigação sangüínea boa, nenhum osso exposto, tendão, ou ligamento:
   Uso de enxertos de pele livre
   (a) áreas grandes no dorso ou braço
   pele parcial
   (b) lado sem contato do dígito (para feridas irregulares ou com secreção) – *pele parcial em malha*
   (c) áreas pequenas na superfície de flexão – *pele de espessura total*
   (d) lado de contato do dígito
2. Irrigação sangüínea pobre para o leito, estruturas expostas, cirurgia posterior planejada:
   Uso de retalhos
   (a) defeitos pequenos; pele disponível → *retalho local*
   (b) defeitos pequenos; nenhuma pele local disponível → *retalho regional*
   (para polpa de dedo polegar) → *retalho em ilha neurovascular*
   (c) defeitos pequenos; nenhuma pele local ou regional disponível → *retalho aleatório a distancia*

- infraclavicular
- cruzado

(d) avulsão de pele do dedo polegar total
(e) defeitos grandes → *retalho axial a distância*
(i) circunferencial, antebraço, fixação externa → *retalho livre*
(ii) polpa de dedo polegar → retalho em ilha neurovascular livre do 1º dedo do pé.

Veja Veja Green D P 1998 *Operative hand surgery*, 4th ed. Churchill Livingstone, New York, pág. 1183.

Fig. 1.175 A, B. Este paciente sofreu uma lesão de avulsão em seu emprego como engenheiro de manutenção, expondo as faces dorsal e palmar da mão. **C.** Um retalho inguinal primário foi aplicado para cobrir os dígitos e a superfície palmar da mão, enxertos de pele de espessura parciais sendo usados no dorso. **D.** Por causa do pedículo de tubo, um retalho inguinal primário permite mobilização adequada do punho e pequenas articulações da mão enquanto em posição. (A reconstrução adicional neste paciente é ilustrada na Fig. 2.25.)

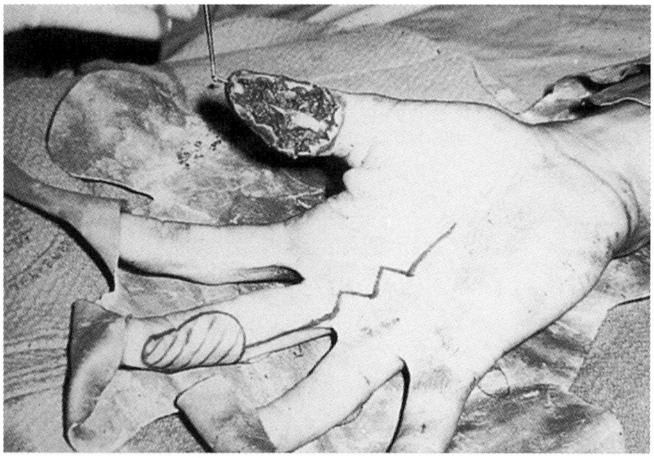

A

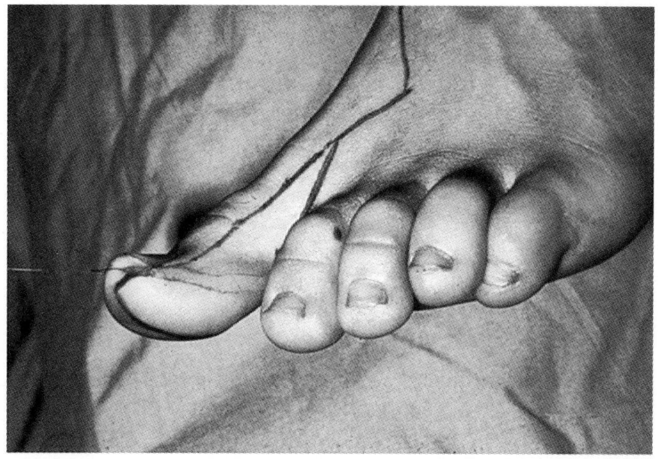

B

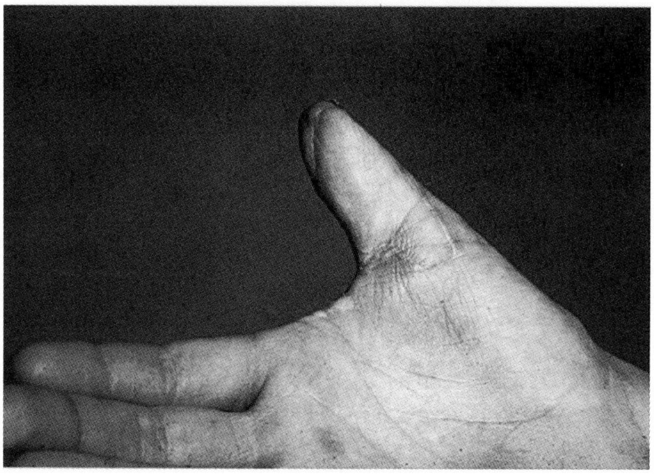

C

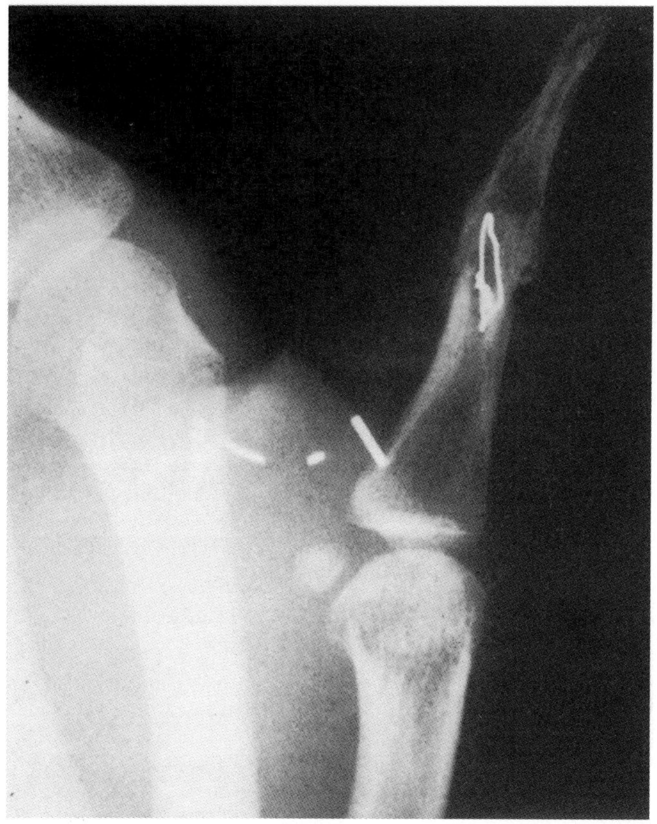

D

Fig. 1.176. Uma lesão severa da polpa do dedo polegar necessitou artrodese imediata da articulação interfalangiana. **A.** A escolha fica entre uma ilha neurovascular da mão ou **(B)** uma ilha neurovascular livre da polpa do dedo do pé. Após discussão com o paciente a última foi selecionada. **C.** Cicatrização satisfatória e retorno de sensibilidade resultaram união óssea da osteossíntese **(D)**.

Lesões do Dedo

O dedo é uma área na qual o exame de perda de pele e a natureza do tecido exposto são incomumente importantes na seleção do método de reconstrução e assim influenciando o resultado[640].

Retalhos de Avanço

Os retalhos de avanço reconstroem perda de tecidos moles dos dedos com tecidos que são tão próximos quanto possível em qualidade àqueles que foram perdidos. Com retalhos de avanço os defeitos doador e primário normalmente podem ser fechados em um procedimento que restringe todos os procedimentos cirúrgicos ao dedo já lesado, sem sacrificar a função de dedos adjacentes. Os retalhos de avanço para reconstrução de ponta do dedo sofreram uma evolução considerável durante os últimos 30 anos. Retalhos de avanço eram de padrão inicialmente aleatório, mas a maioria é agora baseada em um pedículo vascular bem definido[641]. Ao dissecar todos os retalhos de avanço verdadeiramente arterializados, em ilha, é essencial preservar uma porção de tecido fibrogorduroso com o pedículo neurovascular, para assegurar drenagem venosa adequada. Atualmente, foram descritos mais de 15 tipos diferentes de retalhos de avanço ou modificações

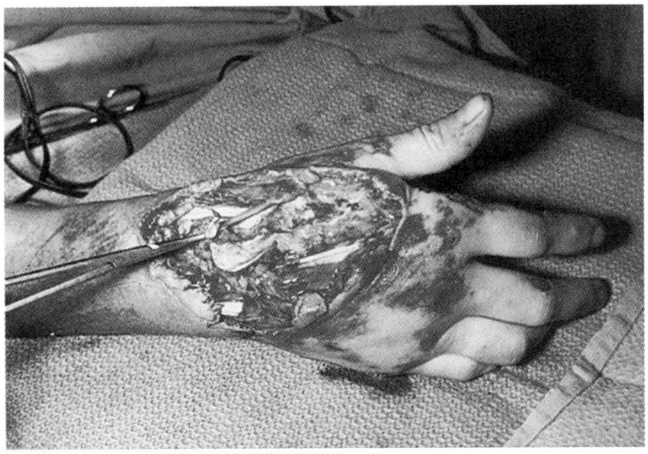

A

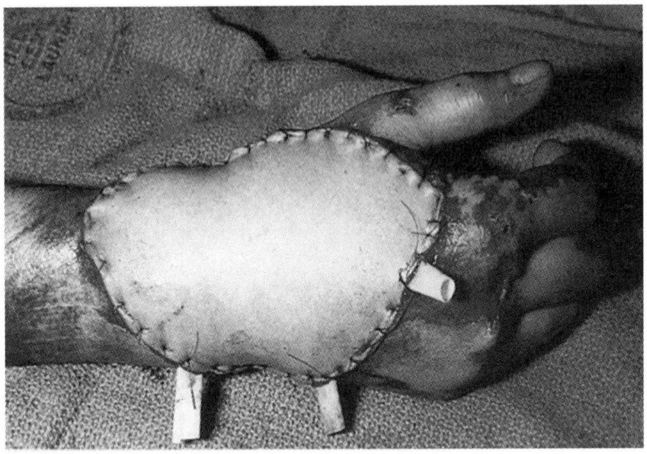

B

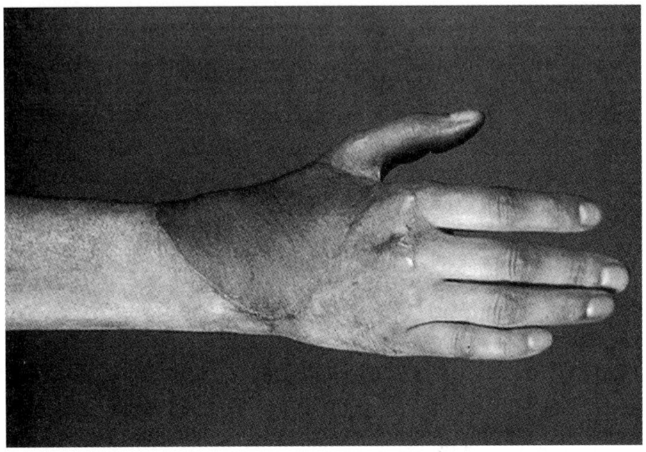

C

Fig. 1.177. Este epiléptico pobremente controlado sofreu uma lesão de abrasão profunda na rua **(A)** que necessitou estabilização do punho, reconstrução da cápsula e transferência do tendão imediata. A aplicação de um retalho inguinal livre **(B)** na emergência permitiu imobilização apropriada, evitou problemas durante duas convulsões subseqüentes e mostrou cicatrização sem problemas **(C)**. A permanência no hospital foi de dois dias após a lesão.

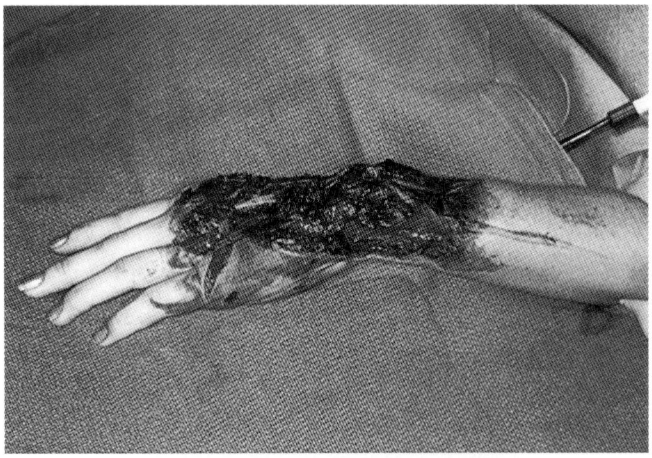

A

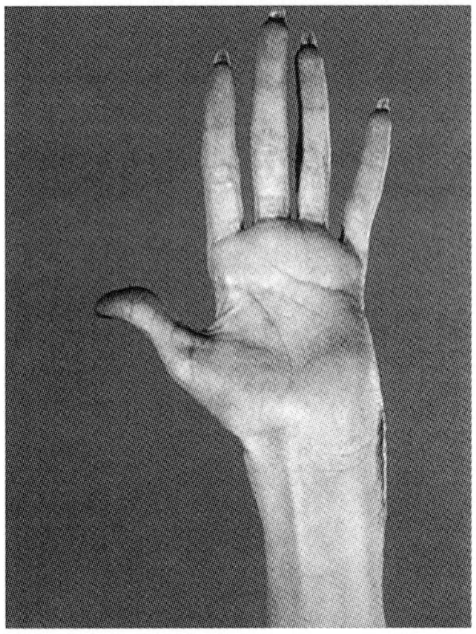

B

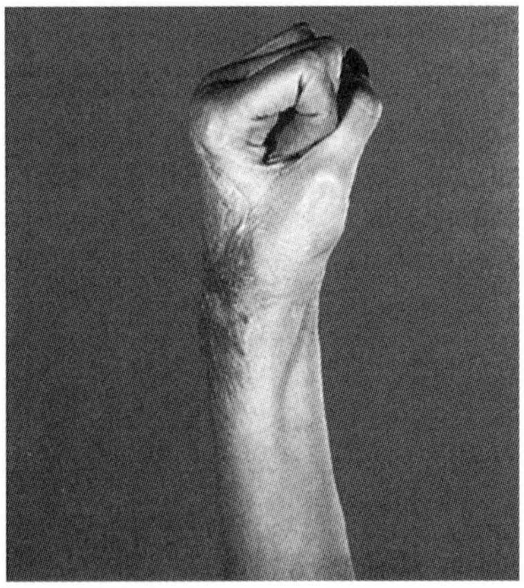

C

Fig. 1.178. Retalho de grade dorsal livre com enxerto de pele. **A.** Este paciente sofreu uma lesão semelhante à mostrada na Figura 1.139. Após um manejo idêntico com debridamento radical, fixação interna e enxerto imediato do tendão extensor, um retalho de músculo grande dorsal foi usado, com aplicação de um enxerto de pele de espessura parcial. Após uma tenólise do extensor, o paciente recuperou boa função **(B, C)**. De nota particular é a atrofia quase total do retalho de grande dorsal, dando um contorno satisfatório à mão.

destes retalhos[641]. Os retalhos são bipediculados, unipediculados ou de fluxo invertido.

Bipediculados. Retalhos de avanço de Moberg[642]. São feitas incisões médio-laterais bilaterais e a pele volar proximal ao defeito de tecidos moles é elevada incluindo ambos os feixes neurovasculares. O avanço é obtido por uma combinação da frouxidão dos tecidos moles e flexão da articulação interfalangiana proximal.

Por causa de problemas com contratura da articulação interfalangiana proximal e para aumentar a mobilidade do retalho, O'Brien modificou o retalho de avanço de Moberg[643] e somou uma incisão transversal através da parte proximal do retalho, convertendo-o em um verdadeiro retalho de ilha. Um enxerto de pele de espessura total ou parcial é aplicado ao defeito resultante.

Para evitar a necessidade por um enxerto de pele, Furlow[644] e Elliot e Wilson[645] apresentaram um fechamento em 'V-Y' para a parte proximal do retalho de Moberg.

Elliot *et al.*[646] também relataram o uso de um retalho de avanço de ponta de Tranquilli-Leali-Atasoy[647], tipo 'V-Y' isolado em ambos os feixes neurovasculares, em lugar de nos tecidos subcutâneos, resultando em maior avanço do retalho.

Unipediculados. Os retalhos de Kutler são retalhos de avanço bilateral baseados em pedículos subcutâneos. A primeira tentativa para produzir um retalho de Kutler em ilha foi descrita por Segmuller[648] mas nem o Kutler original nem sua versão em ilha ganhou muita popularidade. Uma recente série descreve o uso de uma modificação da versão em ilha que pode fazer este retalho mais versátil no tratamento de lesões com perda de tecidos moles da face volar do dedo[649].

Para amputações oblíquas, Venkataswami e Subramanian[650] introduziram um *retalho de avanço oblíquo*. O retalho é baseado em um feixe neurovascular com os tecidos subcutâneos adjacentes, mas o próprio feixe não precisa ser visualizado. O retalho é baseado no lado mais longo do defeito. Porém, a quantidade de avanço que pode ser alcançada é relativamente limitada. O defeito doador é fechado de maneira "V-Y".

Lanzetta *et al.*[651] modificaram o retalho de Venkataswami isolando o retalho em seu pedículo neurovascular, produzindo um verdadeiro retalho de avanço em ilha. A quantidade de avanço que pode ser alcançada é tão grande quanto 20 mm. Para avançar o retalho, a dissecação do bloco de pele é estendida ao nível da prega proximal do dedo. Para retalhos menores, a dissecação do bloco de pele é estendida ao nível da articulação interfalangiana proximal, e o feixe neurovascular é dissecado ao nível da articulação metacarpofalangiana. O defeito doador é fechado de maneira "V-Y".

O retalho de avanço em degrau de Evans e Martin[652] alcança níveis semelhantes de avanço e permite fechar o local doador diretamente usando triângulos de largura crescente.

Uma dissecação mais agressiva do feixe neurovascular permitirá maior avanço e por isto, Foucher e Khouri[641] preferem o uso de um retalho unipediculado com enxerto do defeito doador. O feixe é dissecado na palma e o alongamento do pedículo é alcançado por: (i) a elasticidade natural do feixe; (ii) liberando as inserções de tecidos moles; e (iii) permitindo ao feixe mover-se à linha média do dedo (' Medialização').

Para perda de tecido no lado dominante de um dedo, Foucher e Khouri[641] recomendam o uso de um *retalho de troca de polpa*. O tecido no lado não dominante do dedo é mobilizado como uma retalho em ilha unipediculado homodigital, e dissecação suficiente do pedículo é levada a cabo para permitir que o retalho mova-se para o lado dominante do dedo.

A pele da face dorsolateral dos dedos também pode ser avançada para a ponta e a face palmar do dedo como um retalho de avanço em ilha homodigital[653,654]. O local doador é enxertado. A pele transferida é inferior em qualidade aos retalhos que usam apenas pele palmar.

Fluxo invertido. A anatomia relativamente constante dos vasos digitais e as comunicações entre os vasos digitais ao nível de cada articulação permitem a confecção de *retalhos de ilha homodigitais de fluxo invertido*. Estes retalhos[655,656] proporcionam cobertura de pele não sensível da ponta do dedo, mas podem ser neurotizados,[657] sacrificando o nervo digital no lado não dominante do dedo e elevando o retalho com um segmento do nervo digital. O retalho é transferido à ponta do dedo e o nervo é unido ao nervo digital no lado oposto (dominante) do dedo. O ponto de pivô dos retalhos é a comunicação retrotendinosa entre os vasos digitais ao nível do terço médio da falange média.

Brunelli[658] descreveu o uso do *retalho dorso-ulnar* para reconstrução da polpa do dedo polegar. O retalho é baseado na artéria ulnar dorsal, que está localizada dentro dos finos tecidos subcutâneos no dorso do dedo polegar. Porém, o retalho é insensível e provê apenas cobertura de pele fina para a polpa. O defeito doador é fechado com um enxerto de pele embora para porções de pele pequenas ele possa ser fechado diretamente.

Áreas Específicas

Perda de polpa. Aqui, a sensibilidade, o acolchoamento adequado e a ausência total de desconforto são essenciais. Os pontos a ser notados são:

1. *Se o osso está ou não exposto*. Se não está exposto, e o defeito é menor que 1 cm^2, resultados notáveis foram relatados somente cobrindo a ferida com curativos (Fig. 1.179)[659-661].

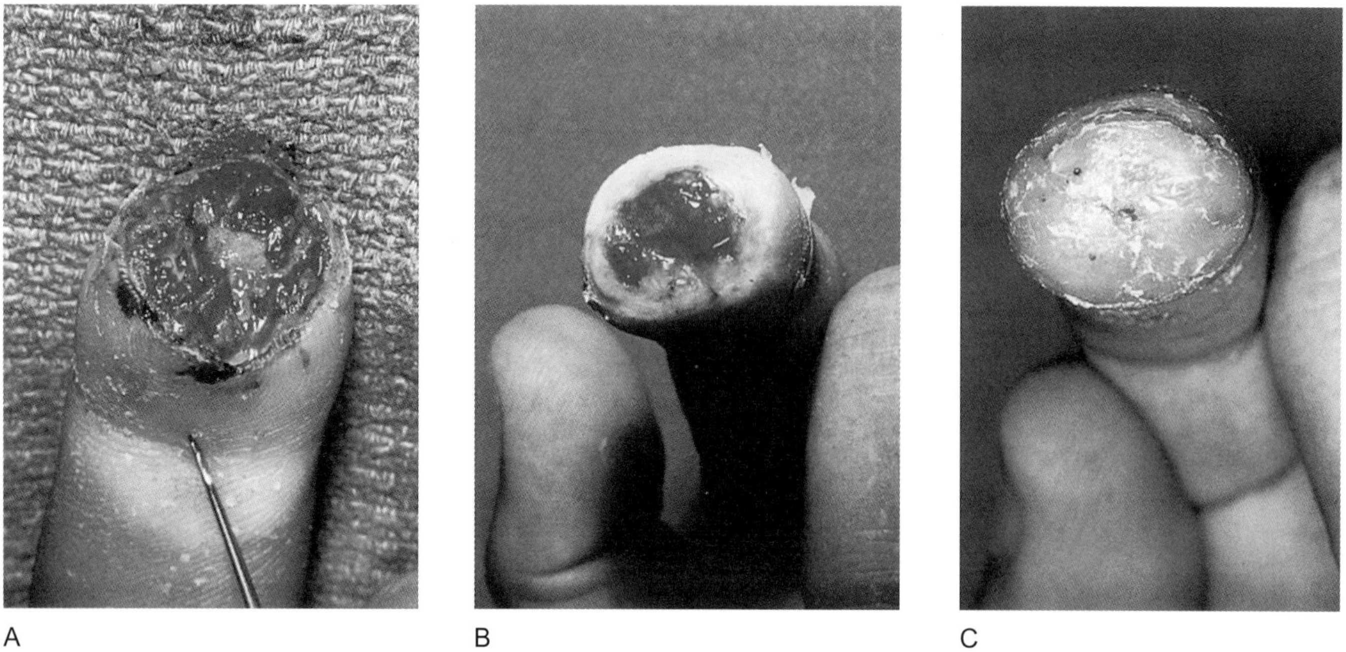

Fig. 1.179. Curativo da ponta do dedo apenas. A. Esta lesão da ponta do dedo foi tratada com curativos apenas, resultando em: (B) epitelização de granulação e cicatrização finalmente completa. C. Foi iniciada dessensibilização na fase mostrada em C.

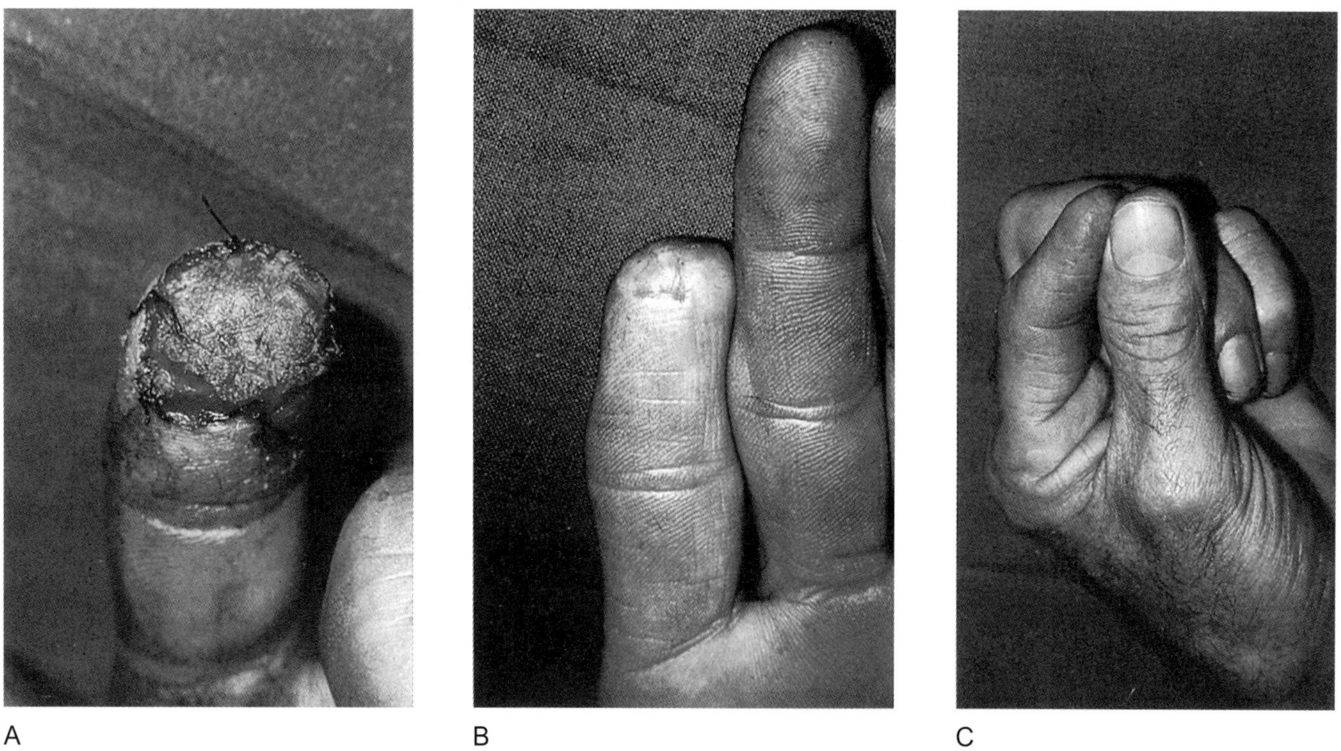

Fig. 1.180 A. Esta amputação de um dedo indicador um pouco distal à articulação interfalangiana foi coberta com um enxerto de pele de espessura parcial em um departamento de vítimas. Quando visto na revisão, o enxerto de pele parecia ser de boa aparência e foi deixado intocado. A contração subseqüente do enxerto tracionou a pele digital normal sobre o coto de amputação e o paciente fez bom uso deste reparo simples (B, C).

Se o defeito for maior que 1 cm^2 em um adulto, um enxerto de pele livre é indicado. Pele de espessura parcial é usada para defeitos pequenos, particularmente no lado ulnar do dígito, porque a contração tracionará normalmente na pele sensível (Fig. 1.180). São empregados enxertos de espessura total em áreas maiores de tecidos moles bem vascularizados, especialmente na face radial, de contato, do dedo. Enxertos hipotenares dão resultados bons em termos de cor e estética.

Se o osso estiver exposto, um enxerto pode pegar, mas a contração não aconteceria, e uma cicatriz aderente e sensível resultaria. Um retalho é necessário portanto se o comprimento for mantido.

2. *O ângulo no qual a perda de tecido aconteceu*. Se mais tecido foi perdido na face dorsal que na face palmar, então, se outros fatores tornam isto apropriado, um retalho de avanço V-Y local é uma solução excelente (Fig. 1.181)[662-665]. Se a angulação é invertida, porém, com mais perda da face palmar que da dorsal, qualquer tentativa para usar um retalho local será sentenciada a falha por tensão inadequada, e outra solução deve ser buscada. No dedo polegar, distal à articulação interfalangiana, um defeito angulado palmar (se não for muito grande) pode ser fechado por um retalho de avanço de Moberg[666-669] (Fig. 1.182) ou por um retalho em ilha neurovascular dorsal do próprio dedo polegar[670].

Quando o osso está exposto e a angulação palmar da ferida é inadequada para reparo com retalho local, a escolha é entre:

1. *Retalho de dedo cruzado*[671-674]; esta é a solução mais comum, sendo o fator excludente principal a lesão do dorso do dedo doador adjacente. O retalho de dedo cruzado para o dedo polegar[675,676] pode ser retirado da falange proximal do dedo indicador ou da falange média dos dedos médio ou anular. Quando retirado do dedo indicador, o nervo radial pode ser bloqueado no punho e a área de anestesia resultante traçada. Se incluir a falange proximal, os ramos do nervo radial podem ser preservados ao elevar o retalho (Fig. 1.183). O curso proximal do nervo é transferido então ao dedo polegar na segunda fase. Alter-

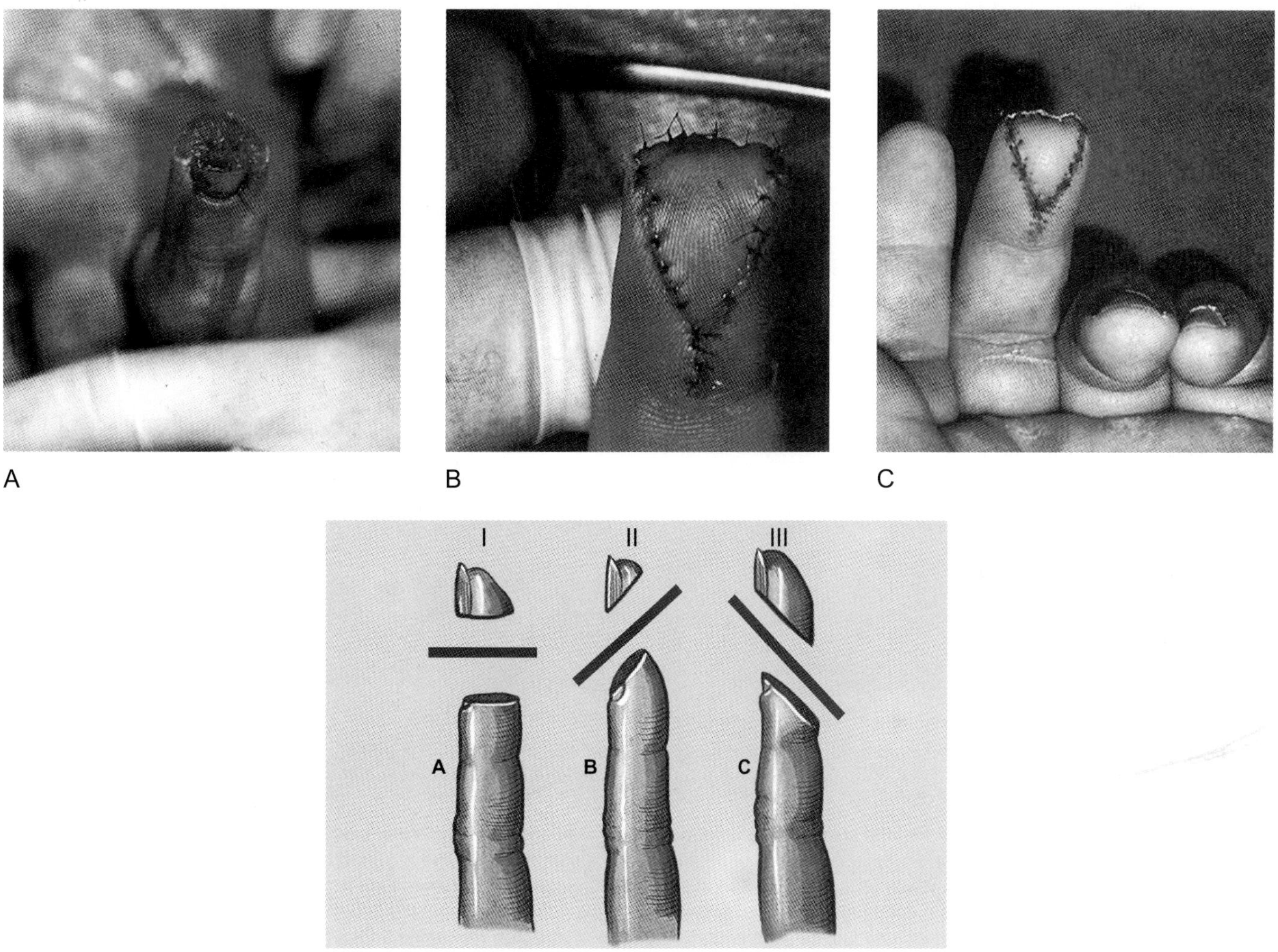

Fig. 1.181. O osso da falange distal estava exposto nesta amputação de um dedo médio, e então a cobertura com retalho foi necessária. Como o ângulo de amputação era transversal, um avanço em V-Y **(B)** era apropriado, e isto resultou em cicatrização satisfatória **(C)**. **D.** O ângulo de amputação determina se um retalho de avanço local pode ser usado ou não (não apropriado no tipo C).

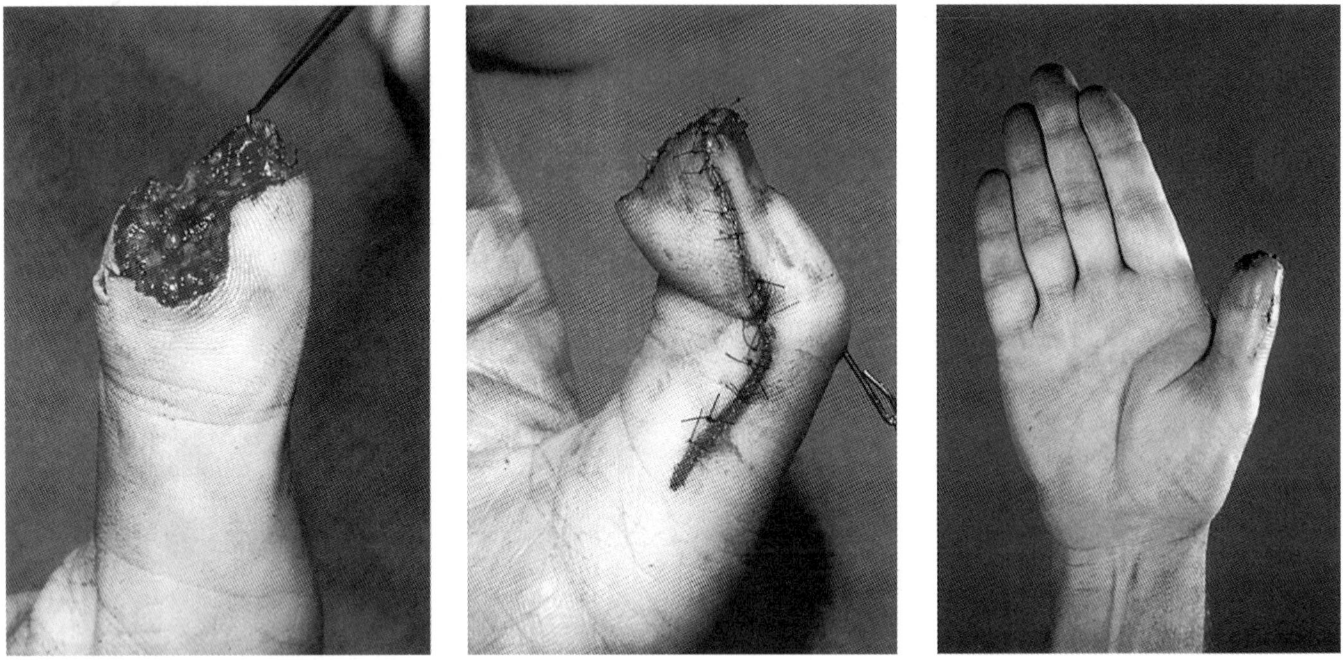

A B C

Fig. 1.182. Retalho de avanço de Moberg. **A.** Perda da polpa. **B.** O retalho do dedo polegar foi reconstruído com um retalho de Moberg de avanço com fechamento de uma "orelha de cachorro" e uso de um fio de Kirschner para manter a flexão interfalangiana. **C.** Cobertura satisfatória foi alcançada, e a extensão da articulação interfalangiana foi restabelecida, mas a cicatrização foi lenta.

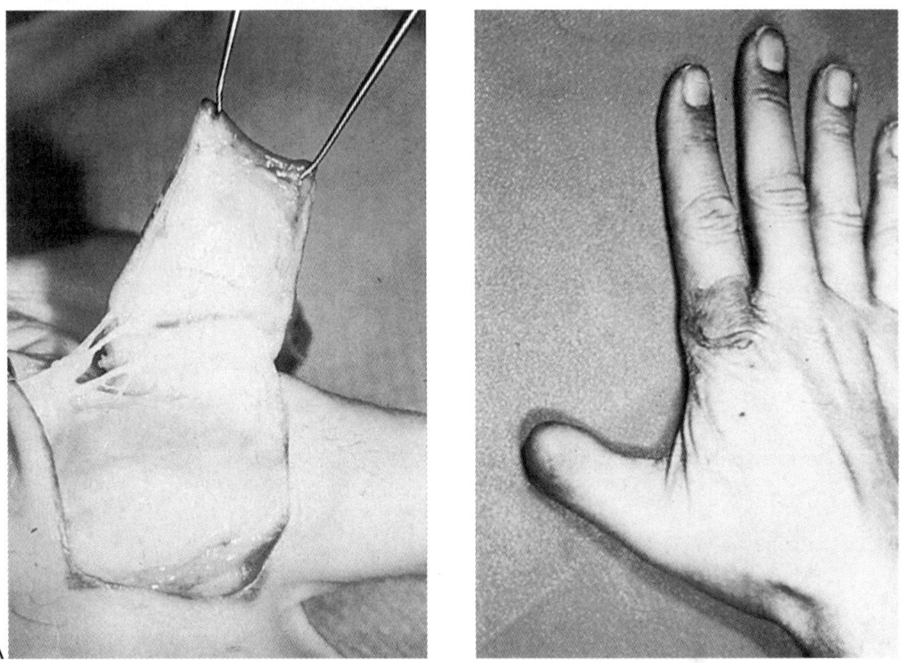

A B

Fig. 1.183. Antes de elevar um retalho de dedo cruzado para cobertura de um defeito de dedo polegar, a distribuição do nervo radial foi traçada bloqueando-o ao nível do punho. Ele foi encontrado para incluir a área doadora para o retalho. No processo de elevar o retalho do dorso da falange proximal do dedo indicador, os ramos terminais do nervo radial foram dissecados cuidadosamente e preservados **(A)**. Na divisão e ajuste do retalho, o ramo do nervo radial para o dedo indicador foi dissecado até o dorso do primeiro espaço interdigital e então transferido à face ulnar do dedo polegar por outra incisão. Com este retalho de dedo cruzado inervado, o paciente recuperou a sensibilidade na ponta do dedo polegar amputada **(B)**.

nativamente, o nervo pode ser transferido em uma fase se um retalho em ilha da primeira artéria metacarpiana dorsal[677] for usado. Uma inervação para o retalho de dedo polegar é assim preservada[678-680]. Deve-se ter precaução no retalho de dedo cruzado inervado pelo nervo radial. Ele pode, em algum ponto depois da divisão, mostrar sensibilidade gradualmente decrescente. Isto parece ser mais comum quanto mais longo o dedo polegar, e pode ser devido à neuropraxia, porque o dedo polegar é usado em cada vez maior abdução. Provavelmente ele deve ser reservado então para dedos polegares amputados ao nível da articulação interfalangiana, embora também possa servir para divisão do nervo e coaptação a um coto do nervo digital.

Quando mais mobilidade é necessária, especialmente em retalhos de dedos cruzados do dorso da falange proximal, o retalho axial pode proporcionar isto[681], cobrindo defeitos difíceis em dígitos adjacentes (Figs. 1.184 e 1.185). Os retalhos de dedos cruzados múltiplos são usados para amputações múltiplas da ponta do dedo (Fig. 1.186).

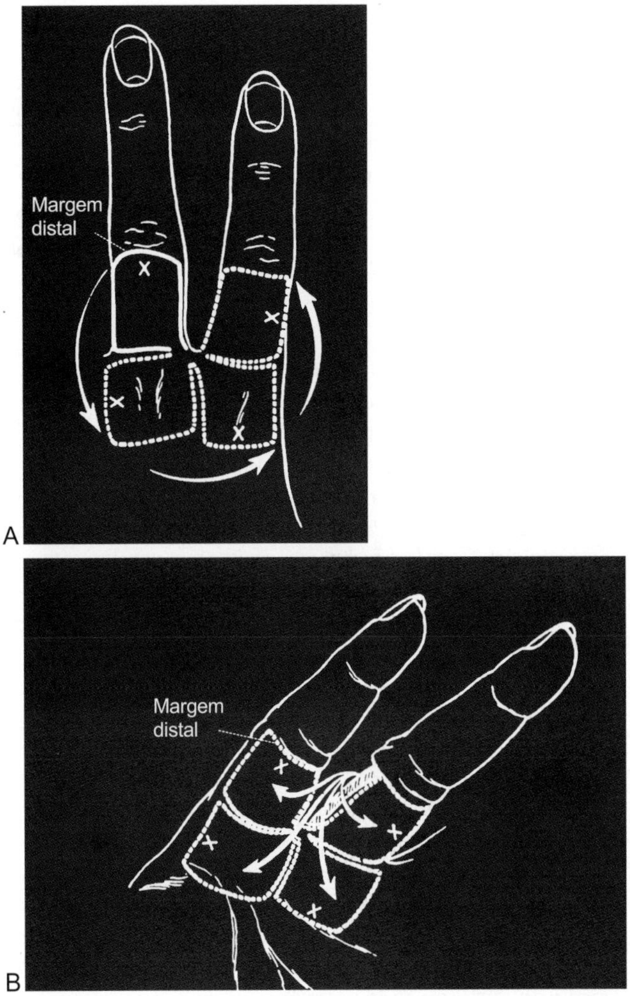

Fig. 1.184 A. O retalho axial retirado do dorso da falange proximal pode ser girado para cobrir qualquer área dentro de alcance em 360°. **B.** Um retalho também pode ser trazido pelo espaço interdigital para cobrir defeitos palmares.

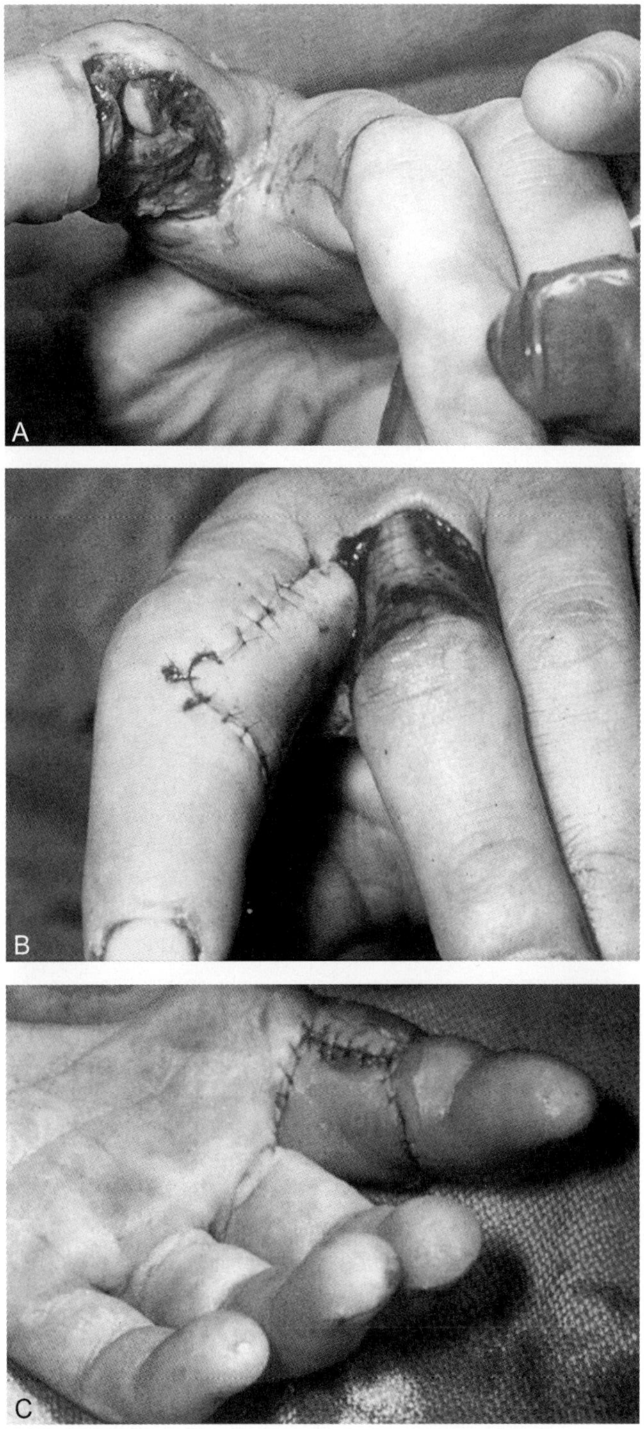

Fig. 1.185 A. Este defeito revelando uma articulação aberta está nas faces ulnar e palmar do dedo indicador. Empregando um retalho axial, mas com um pedículo bem vascularizado de 2 mm, a cobertura foi alcançada para as faces lateral e **(C)** palmar da ferida (De: Lister, G D (1981) The theory of the transposition flap and its practical application in the hand. *Clinics in Plastic Surgery* 8: 115.)

2. *Retalho tenar*[682]. Quando um retalho de dedo cruzado não pode ser empregado, um retalho da prega metacarpofalangiana do dedo polegar é útil, mas deve ser restringido a pacientes "biologicamente" abaixo de 40 anos ou

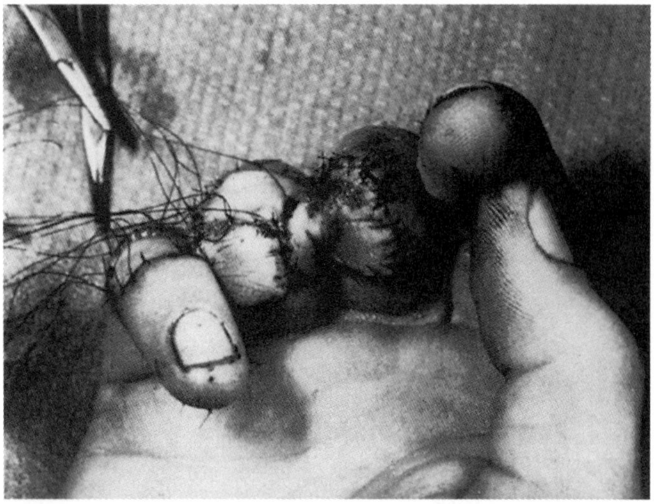

Fig. 1.186 Retalhos de dedo cruzados descolados de dedos adjacentes dão cobertura muito satisfatória para amputações múltiplas da ponta do dedo.

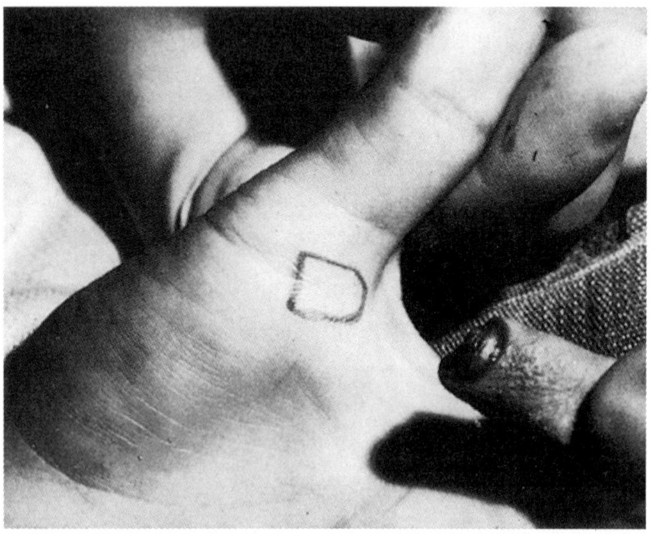

Fig. 1.187. Um plano do defeito no retalho deste dedo indicador de uma mulher de 22 anos foi marcado sobre a prega metacarpofalangiana do dedo polegar. Um retalho tenar foi subseqüentemente elevado, um pouco maior que o plano. O defeito secundário foi diretamente fechado, eliminando assim a necessidade de um enxerto de pele.

pode ocorrer inaceitável contratura da articulação interfalangiana proximal (Fig. 1.187). A idade "biológica" é inversamente proporcional à hiperextensibilidade das articulações interfalangianas proximais. É o retalho de escolha em mulheres mais jovens, porque evita uma cicatriz doadora pouco apresentável no dorso de um dedo.

3. *Ilha neurovascular imediata*[683] – aplicável apenas quando:
   (a) a polpa perdida é a do dedo polegar;
   (b) é a lesão principal;
   (c) o cirurgião é experiente na técnica; e
   (d) a ferida é suficientemente recente e limpa de modo a mimetizar uma excisão cirúrgica.

Deve-se tomar cuidado para conferir que o fluxo existe em todos os vasos pertinentes (pág. 163). Este procedimento teve sua reputação abalada por causa da baixa sensibilidade na polpa transferida.[684] Isto não acontece se é tomado cuidado para evitar toda a tensão no pedículo neurovascular, durante a dissecação, e até mesmo mais importante, após sua aplicação. Na cirurgia, o pedículo deve estar solto, com o retalho em posição em um dedo polegar completamente abduzido e estendido. Bons resultados podem ser então esperados[685-687] (Fig. 1.188).

4. *Transferência de polpa livre do pé.*
5. *Revisão de amputação.* O sacrifício do comprimento sempre é um procedimento perturbador, mas, quando outras soluções foram rejeitadas, proporciona um coto sensível, bem cicatrizado. É apropriado na perda isolada de uma ponta do dedo em pacientes mais velhos, quando um retalho de dedo cruzado está excluído. Não deve ser empregado no dedo polegar.

As perguntas que o examinador faz à medida que ele explora a lesão da ponta do dedo sob anestesia é:

Q. Perda de tecido ou não?
nenhuma perda de tecido
Q. Ordenado ou desordenado?
limpo → limpe e repare
desordenado → debride → há perda de tecido significativa?
perda de tecido
Q. Osso exposto ou não?
Não exposto → enxerto de pele
Q. Superfície de contato ou não?
contato → enxerto de pele de espessura total
não contato → enxerto de pele de espessura parcial
Exposto
Q. Ângulo de perda de tecido?
perda mais dorsalmente → retalho local
transversal → retalho local
mais perda de polpa
Q. Idade biológica?
avançada → revisar amputação
não tanto → retalho regional
Q. Dígito envolvido e área de perda?
dedo polegar e perda grande → retalho em ilha neurovascular primária (INV)
dedo ou perda pequena → retalho aleatório regional
Q. Sexo?
feminino → retalho tenar
masculino → retalho de dedo cruzado

Estas perguntas podem ser resumidas em um algoritmo:

Leito ungueal[688-693]. Aqui, um apoio adequado para a unha e evitando de qualquer distorção significativa é necessário se não for funcionalmente um incômodo e esteticamente um embaraço. O leito ungueal lesado deve ser inspecionado sob ampliação, usando lupas ou o microscópio cirúrgico, com estes pontos em mente. A inspeção adequada pode ditar remoção de parte ou toda a unha:

1. A metade distal da falange terminal deve estar presente. Se está fraturada, deve ser reduzida e estabilizada, normalmente com ajuda de um fio de Kirschner fino. Quanto

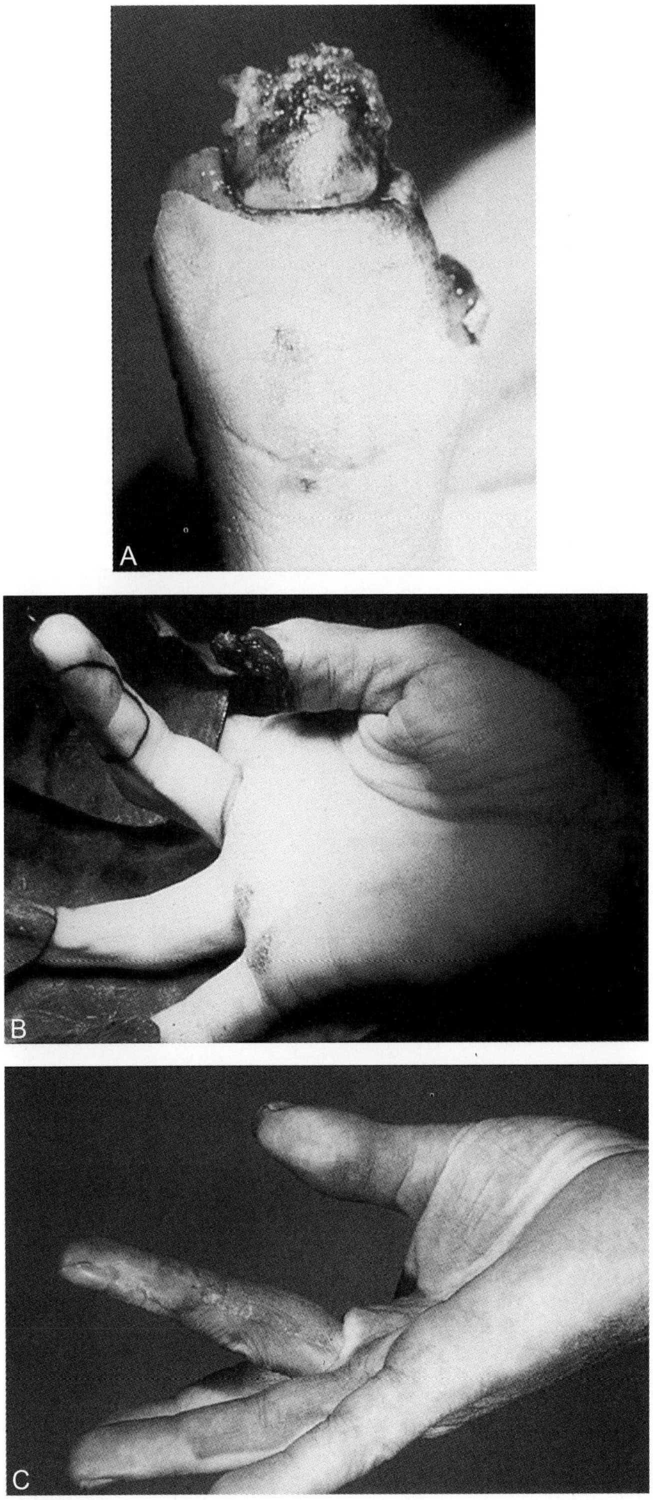

Fig. 1.188. Este paciente sofreu uma avulsão-esmagamento do bloco inteiro do dedo polegar direito dominante. **A, B.** Um retalho em ilha neurovascular imediato foi retirado da face ulnar do dedo médio com restituição satisfatória da polpa do dedo polegar e boa cicatrização do enxerto de espessura total no defeito secundário **(C)**.

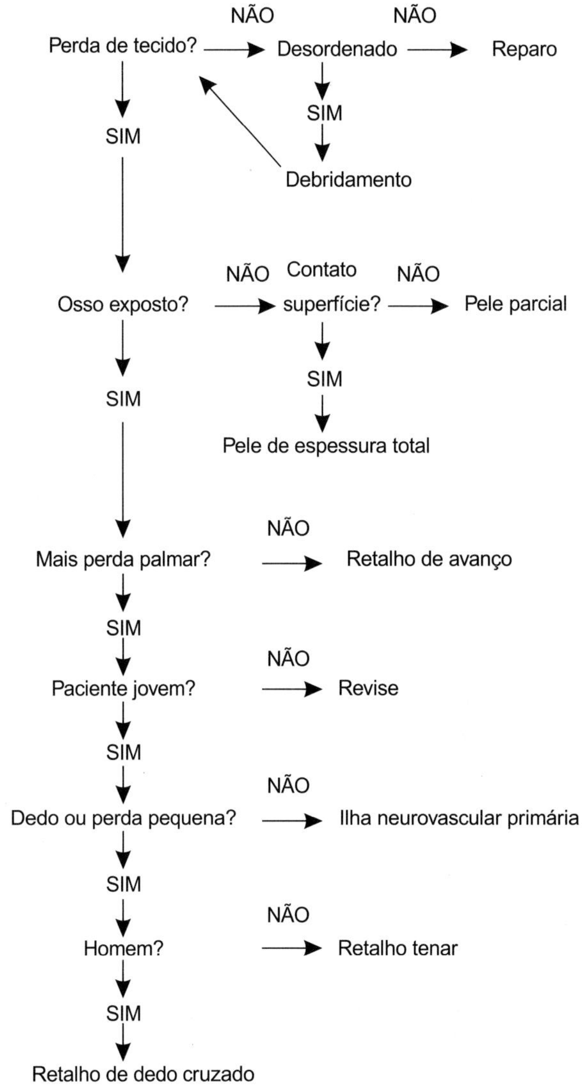

maior o comprimento de falange perdido, tanto maior a probabilidade de uma unha curvada. A separação da unha deve ser considerada então. Uma unha curvada só pode ser evitada se o leito ungueal é *apoiado com osso ao longo de seu comprimento* (Fig. 1.189).

2. A localização precisa e o pareamento do leito ungueal germinal e estéril devem ser feitos antes de reparo cuidadoso. Caso contrário, ocorrerá deformidade da unha.
3. O eponíquio deve ser inspecionado semelhantemente. Qualquer adesão entre este e o leito ungueal resultará em uma unha sulcada ou parcial. Isto é prevenido pelo reparo cuidadoso de todas as camadas da prega da unha e inserção de uma tala [694] para manter o colo aberto durante a cicatrização.
4. Se qualquer leito ungueal estiver faltando, é mais bem substituído com um enxerto de espessura parcial de leito ungueal[695-697], retirado do dedo lesado ou de um dedo do pé (Fig. 1.190). Estes demonstraram ser muito eficazes na matriz estéril, pobres na germinal[698]. Enxertos de pele dérmica invertidos também são os substitutos úteis mas apenas na matriz estéril na fase aguda[699].

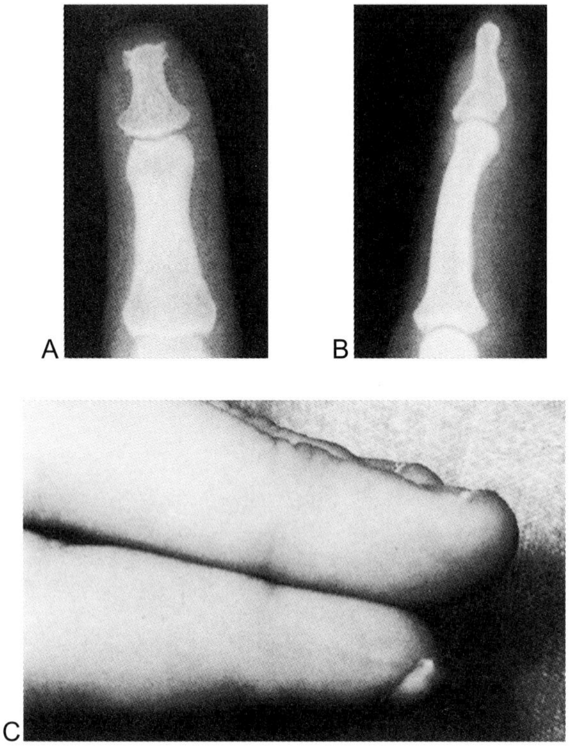

Fig. 1.189 A. O retalho da falange distal foi aparado, como mostrado nestas radiografias, até um ponto em que oferece apoio inadequado ao leito ungueal. **B.** Dígito normal oposto. **C.** Isto resulta em uma unha curvada – que fica óbvia quando comparada com o dedo normal na mão oposta.

5. Quando a unha é completamente destruída mas a falange distal permanece, o comprimento pode ser mantido cobrindo o defeito de tecidos moles com um retalho de dedo cruzado invertido desepitelizado[700] (Fig. 1.191).

Se o retalho do dedo amputado foi salvo, então o leito ungueal (com qualquer comprimento significativo de falange distal) pode ser colhido como um enxerto composto. Um retalho homodigital ou de dedo cruzado (pág. 115) é usado para reconstrução da polpa e avançado para a ponta do dedo. O enxerto composto é colocado sobre o retalho local, e qualquer comprimento significativo de falange distal é fixo com um fio K. O retalho local proporciona um leito bem vascularizado para o enxerto e apoio adicional para o leito ungueal distal, que previne desenvolvimento posterior da deformidade de unha em gancho.

Dedo proximal. Para perda de tecidos moles do dedo proximal, a reconstrução pode ser levada a cabo com retalhos de avanço não-sensíveis usando todos os desenhos já descritos, mas sem o(s) nervo(s) digitais. Além disso, os retalhos podem ser descolados de:

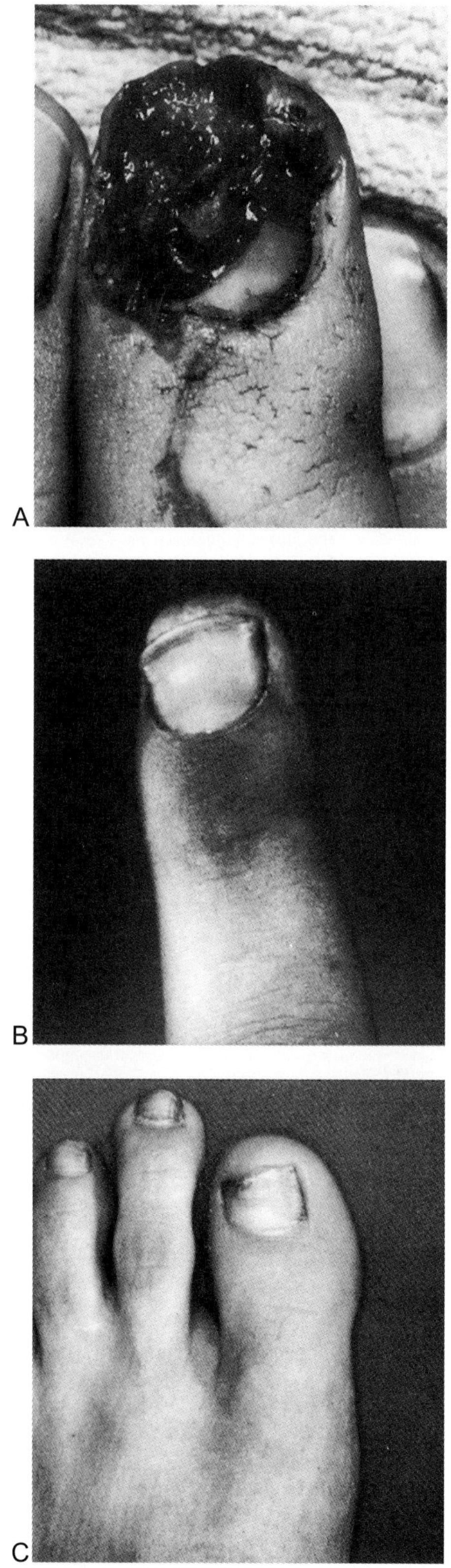

Fig. 1.190. Enxerto de leito ungueal. **A.** A perda de leito ungueal mostrada foi substituída com um enxerto de leito ungueal parcial do 1° dedo do pé com um resultado aceitável, tanto no dedo **(B)** como no dedo do pé **(C)**.

1. Pele do dorso da falange proximal como um *retalho em bandeira* (como primeiro descrito por Vilain e Dupuis[701] e modificado por Lister[681]. Estes retalhos são providos por um pedículo, cujo subcutâneo pode incluir o ramo dorsal da artéria digital (a modificação de Lister). O arco de rotação é limitado, mas eles podem proporcionar cobertura da falange proximal e da palma. Os retalhos em bandeira proximais também podem ser unidos para formar um retalho em gaivota para cobertura do espaço interdigital e falange proximal[702].

2. A pele do dorso da falange proximal como um verdadeiro retalho em ilha homodigital (baseado na arcada vascular

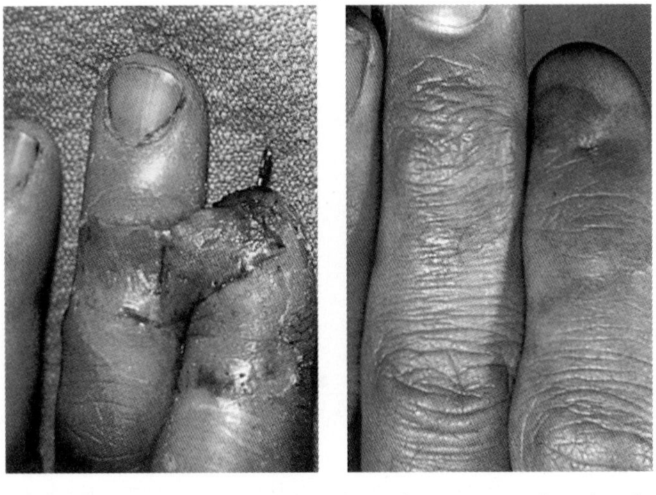

Fig. 1.191. A perda completa de toda a cobertura para a face dorsal de falange distal pode ser tratada com um retalho de dedo cruzado invertido desepitelizado, e subseqüentemente enxerto de pele parcial.

palmar a dorsal) para cobrir defeitos na face palmar da falange proximal[703].

3. Pele do dedo lateral como um retalho de transposição. Na cobertura de pele dorsal, retalhos de transposição amplos e de base lateral normalmente são usados, mas seu conflito entre a linha de flexão de dedo proposta e a linha ponto pivô em tais retalhos foi destacado pelo editor, que utilizou o retalho de transposição e deslizamento de Harrison[704,705] para cobrir o dorso da articulação interfalangiana proximal.
4. Pele do dorso da mão como um retalho venoso. Estes são mencionados por serem completos mas, não são recomendados por causa da alta taxa de falha.

LESÃO TÉRMICA

(Por motivo de eficiência e conveniência, a história, exame, e indicações em queimaduras – térmicas, elétricas e químicas – e queimadura por congelação são consideradas aqui em conjunto).

QUEIMADURAS

História[706]

Térmica

A temperatura da fonte tem que ser muito alta para infligir queimaduras de 3º ou 4º grau antes da mão ser retirada. Isto é especialmente verdade para queimaduras da palma, onde a pele é mais grossa e a sensibilidade mais aguda. Assim, escaldaduras, acidentes de cozinha, e contato com fogo de carvão vão todas tender a produzir queimaduras de 1º ou 2° grau superficiais.

Por contraste, quando a temperatura realmente é muito alta ou quando a mão não pode ser removida depressa em resposta à dor, queimaduras de 3º e 4° graus são prováveis. Estas circunstâncias aplicam-se no contato com fogos elétricos (especialmente barras de radiadores), placas quentes onde a vítima é lesada (veja a seguir), e queimaduras corporais em geral, como acidentes ou quando o paciente é apanhado em um incêndio domiciliar.

Elétricas[707,708]

A queimadura por fogo elétrico[709,710] normalmente é uma lesão amplamente *térmica*, a menos que o dispositivo seja inadequadamente aterrado ou incorretamente conectado ou a natureza condutiva do paciente foi aumentada de alguma forma (por exemplo ao ficar de pés descalços e molhado sobre um chão de pedra).

Verdadeiras lesões elétricas são classificadas de dois modos:

1. *AC* (corrente alternada):
   (a) efeitos sistêmicos: severos, com fibrilação ventricular, parada respiratória e morte;
   (b) queimadura local: freqüentemente secundária.

   DC (corrente direta)
   (a) efeitos sistêmicos: moderados, não ameaçam a vida;
   (b) queimadura local: severa.
2. *Baixa voltagem*, isto é menos de 1.000 V:
   (a) efeitos sistêmicos: imediatos se AC; nenhum depois;
   (b) queimadura local: relativamente menores e de espessura total.
3. *Voltagem alta*, isto > 1.000 V; freqüentemente por linhas de *alta tensão* levando até 350.000 mas em média 14. 000 V[711]:
   (a) efeitos sistêmicos: severos e sustentados, incluindo hipovolemia marcada, arritmias cardíacas e insuficiência renal;
   (b) queimaduras locais:
      (i) ferida(s) de entrada – espessura total, carbonizado (Fig. 1.192);
      (ii) ferida(s) de saída – explosiva, freqüentemente maior;
      (iii) queimaduras de arco, através de articulações – 4º grau, punho, cotovelo, ombro
      (iv) queimaduras térmicas – devido à roupa queimada por queimaduras em arco.

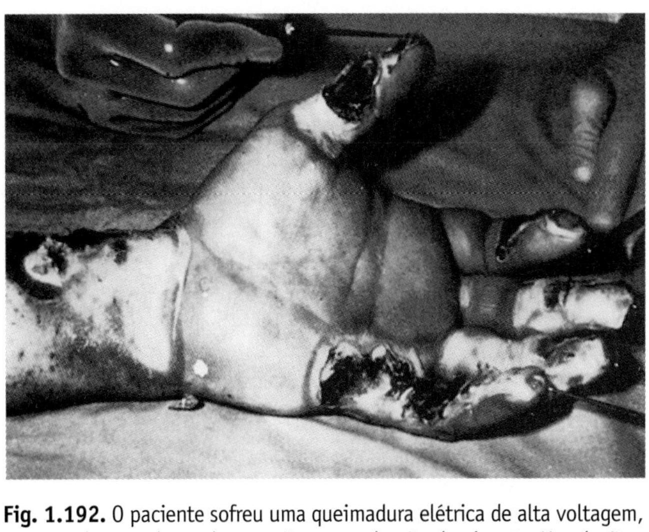

Fig. 1.192. O paciente sofreu uma queimadura elétrica de alta voltagem, o ponto de entrada sendo sua mão esquerda não-dominante. Uma lesão de quarto grau foi sofrida, a perda de espessura total evidente no punho que cobre uma área de destruição dos tendões flexores superficiais e o nervo e a artéria ulnar.

Química

Mais de 25.000 substâncias químicas industriais podem causar queimaduras[712]. A maioria é tratada com sucesso por lavagem com água copiosa, seguida por cuidados com queimadura de rotina. Os mais comumente encontrados assim tratados são:

- agentes mercuriais alquil;[713]
- amônia;[714]
- asfalto/piche;[715]
- ácido crômico;[716]
- cantharide;[713]
- cimento;[717]
- creosoto;[718]
- sais dicromados;[713,719]
- ácido fórmico;[720]
- freon;[718]
- gasolina, hidrocarbonetos;[721-723]
- ácido clorídrico (muriático);[718]
- lítio;[718,719]
- barrela (inclusive hidróxidos de sódio, cálcio e potássio);[724]
- ácido nítrico;[718]

Cinco outras fontes comuns de queimadura química requerem manejo mais individualizado:

1. *Ácido fluorídrico*[724,726-729]. Extensamente usado na indústria por vidro e limpeza de metal, remoção de ferrugem, chips de silício e gravação de vidro e a produção de fluorocarbonos e combustíveis de alta octanagem, as queimaduras são caracterizadas por:
   (a) dor profunda, severa, que pode ser demorada no início;
   (b) nenhuma lesão aparente naquela fase;
   (c) necrose de pele progressiva, freqüentemente subungueal, progredindo a erosão óssea. O íon fluoreto deve ser ligado, inicialmente pela aplicação de gel de gluconato de cálcio ou mistura de carbonato de cálcio[727]. Se a dor persiste, isto é, seguido progressivamente por injeção local de 10% de gluconato de cálcio[728] e por infusão intra-arterial[729]. Observação é essencial. Admissão é necessária se qualquer paciente satisfizer os seguintes critérios:
      (i) exposição de 1% da superfície corporal a uma solução de >50%;
      (ii) exposição de 5% da superfície corporal a qualquer solução;
      (iii) inalação de uma solução a 60%.
2. *Fenol*[718,730]. Os pacientes devem ser observados de perto durante várias horas após exposição ampla, até mesmo após remoção por ducha, porque a absorção pode resultar em arritmias, convulsões e colapso.
3. *Fósforo branco*[731] acende em exposição ao ar, o que deve ser prevenido cobrindo a área envolvida com óleo mineral. As partículas podem ser vistas sob a lâmpada de Wood e removidas com essa ajuda. Sulfato de cobre 1% foi recomendado, mas a absorção pode resultar em hemólise e insuficiência renal. Se for usado, deve ser lavado *imediatamente*.
4. *Sódio elementar e potássio*[732], ambos *explodem em contato com água*. As queimaduras devem ser cobertas com óleo mineral. As partículas devem ser removidas então, o sódio colocado em álcool isopropílico puro, o potássio em álcool terc-butil.
5. *Explosão*. Queimaduras de explosão sofridas comumente em explosões envolvem a face e mãos. Embora edema considerável e exsudato com crostas resulte e possa ser alarmante, estas queimaduras são quase sem exceção de 2º grau superficiais. A face significativa das lesões de explosão é a lesão causada internamente à via aérea e pelo desenvolvimento posterior de edema cervical.

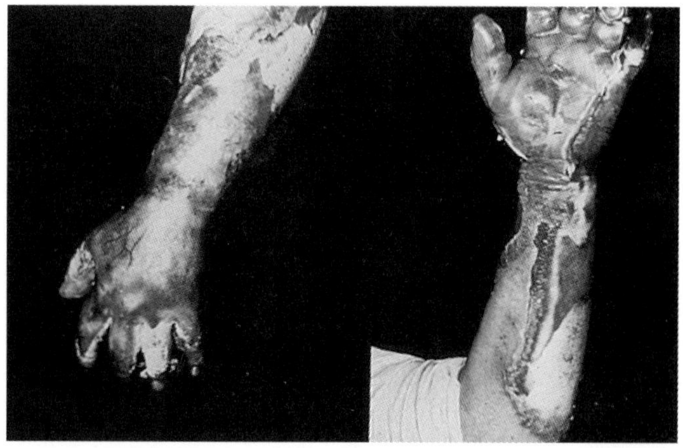

Fig. 1.193 Este paciente sofreu uma queimadura de quarto grau total na mão direita por um fogo de carvão. Ele não teve nenhuma outra queimadura e ele provou ser um epiléptico sem tratamento que (no momento da lesão) também estava pesadamente intoxicado.

Epilepsia, Intoxicação e Inconsciência

Uma queimadura localizada de espessura total pode ser sofrida de uma fonte térmica de relativamente baixa temperatura no paciente cuja resposta à dor foi entorpecida ou totalmente eliminada. Isto acontece em convulsões grande mal, normalmente em epilépticos não diagnosticados ou descontrolados, na intoxicação intensa por álcool ou drogas, e quando a lesão ou neuropatia tornou o membro insensível (Fig. 1.193). Mais raramente, tais queimaduras podem acontecer quando a inconsciência surgiu por outras causas: traumatismo craniano, acidente cerebrovascular ou colapso circulatório. Como estes pacientes requerem ajuda de modos diferentes no manejo das queimaduras, queimaduras térmicas de espessura total localizadas sempre devem iniciar uma investigação mais completa. Se nenhuma causa sistêmica estiver presente, então um déficit neurológico local deve ser suspeitado e deve ser buscado pelo exame.

Exame

Grau

Em todas as queimaduras, tornou-se a prática classificar a profundidade de destruição de pele através de graus, de acordo com certo sintomas e sinais. Até certo ponto, esta classificação determina a linha de tratamento. Estes graus são mostrados na Tabela 1.4.

A vascularização da pele pode ser demonstrada pela velocidade de reenchimento dos vasos capilares após pressão da ponta do dedo. Em queimaduras de 1º e 2º grau, o reenchimento imediato acontece, enquanto que, em queimaduras

Tabela 1.4

Grau	*Aparência*	*Sensibilidade*	*Enxerto*
Primeiro Grau (*superficial*)	Pele intacta, eritematosa	Hiperestésica	Não
Segundo *(espessura parcial)*			
espessura parcial superficial	Bolhas, superfície rosa, úmida, branqueia quando pressionada	Hiperestésica	Não
espessura parcial profunda (dérmica)	Algumas bolhas, superfície esbranquiçada com algumas áreas de sangue de coloração fixa, ainda branqueia coloração fixa, ainda branqueia quando pressionada, úmida	Hipoestésica	Às vezes (veja abaixo)
Terceiro grau *(espessura total)*	Dura, seca - branca como cera/ marrom, preta, vasos superficiais trombosados	Anestésica	Sim
Quarto grau	Queimadura envolvendo estruturas sob a pele em variadas profundidades (por exemplo: osso, músculo)		

Os graus de profundidade de queimadura são de uso comum nos Estados Unidos. Em outras partes do mundo, a profundidade da queimadura é classificada usando termos mais descritivos *(em itálico)*. Graus numéricos de profundidade de queimadura diferentes podem ser confusos, e classificações descritivas podem ser mais úteis.

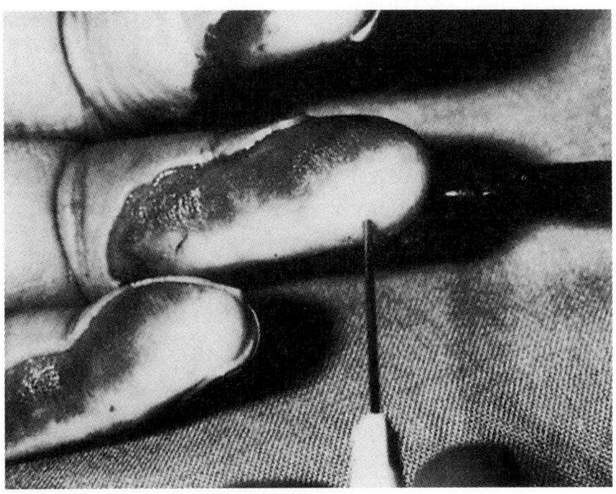

Fig. 1.194. Uma queimadura de terceiro grau de espessura total não sangra quando perfurada com uma agulha.

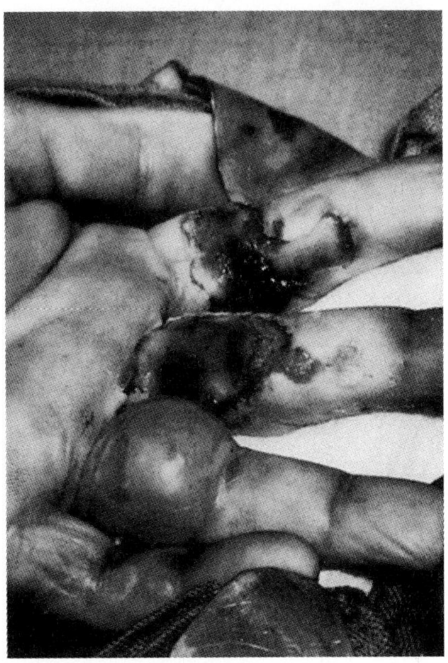

Fig. 1.195. Este paciente tinha sofrido queimaduras mistas de segundo grau superficiais, dérmica profunda e de espessura total. As bolhas foram debridadas nos dedos anular e mínimo e as queimaduras no indicador e médio excisadas e enxertadas.

de 3° grau, nenhuma alteração acontece como resultado da pressão ou de sua liberação. O sangue está presente nos vasos da pele de uma queimadura de 3° grau, o que poderia causar

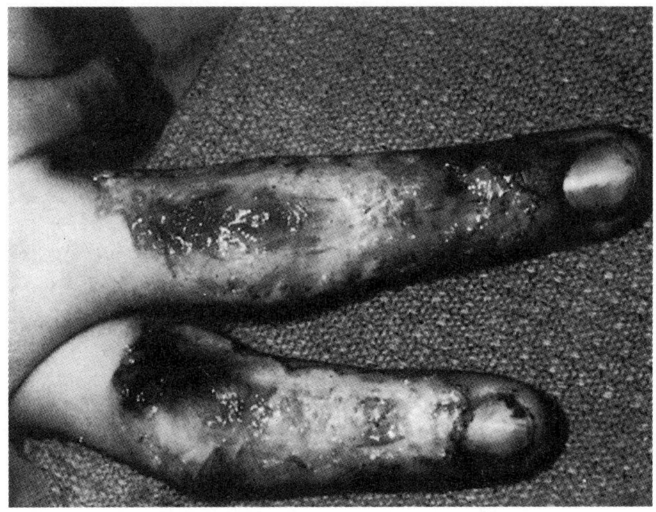

Fig. 1.196. Uma área de queimadura dérmica profunda tratada por excisão imediata e enxerto.

um pouco de confusão ao exame superficial, mas este sangue (como todos os tecidos da pele em queimaduras de espessura total) está coagulado e não se move com a pressão. Nem o dedo sangra quando perfurado com uma agulha (Fig. 1.194).

A classificação acima é simples e razoavelmente prática. Porém, como todas as simplificações, requer expansão.

1. *Queimaduras de segundo grau.* Ficou aparente que duas categorias distintas existem, tendo implicações bastante diferentes no que tange ao resultado final (Fig. 1.195):
   (a) *espessura parcial superficial.* Caracterizada por bolhas e eritema, esta queimadura é muito sensível ao toque. Sem complicações, curará sem intervenção deixando pele estável, móvel, não hipertrófica e não contraída;
   (b) *dérmica profunda.* As bolhas são menos marcadas e pode haver alguma coagulação superficial e mesmo perda de sensibilidade (Fig. 1.196). Queimaduras dérmicas profundas são bastante pálidas. A pressão as torna mais pálidas, até mesmo sobre uma área mais ampla que a queimadura superficial, por causa da ten-

são já criada pelo edema. Às vezes uma camada fina de vermelhidão persiste devido à coagulação intravascular muito superficial. Embora estritamente de espessura parcial, esta queimadura destruiu a maior parte da pele e apenas a derme profunda e os apêndices permanecem vivos. A cicatrização ocorrerá lentamente a partir destas estruturas, contanto que a infecção não as destrua. Mesmo então a pele resultante estará alternadamente fina e hipertrófica, relativamente imóvel e sujeita a quebras, ulceração e contração. Enquanto a cicatrização acontece (de forma que enxertos de pele, não são essenciais) uma pele de tal qualidade é bastante inadequada para uma função satisfatória da mão. A excisão tangencial precoce e enxerto de pele são então desejáveis.

2. Uma categoria de *quarto grau* tem muito a exigir do cirurgião de mão. Como os três graus padrão de queimadura indicam apenas a profundidade de perda de pele, e apenas oferecem orientação sobre se substituição de pele será ou não necessária, uma de 4° grau é útil em distinguir aqueles casos nos quais estruturas significativas profundas à pele foram lesadas pela lesão de queimadura.

Por estes critérios, a distinção entre queimaduras de espessura total, superficiais, parciais e dérmicas profundas é feita mais corretamente no dorso da mão que na face palmar. A imobilização em postura correta (veja a seguir) e o exame repetido são então empregados mais comumente que a cirurgia precoce em queimaduras de grau duvidoso na palma da mão.

Extensão

Isto deve ser notado cuidadosamente e pode ser registrado eficazmente em desenhos do contorno da mão. A área de queimadura deve ser dividida em regiões diferentes com vários graus de profundidade de queimadura, e isto é normalmente feito através de uma grade no diagrama.

Postura

O edema, inevitável na mão queimada, será mais aparente no dorso, mas mais significativamente também envolverá as estruturas periarticulares. Isto resulta nas articulações adotando a posição na qual os ligamentos colaterais estão frouxos. Assim, as articulações metacarpofalangianas são retas e as articulações interfalangianas fletidas. A menos que controlados por imobilização e movimentação precoce, os ligamentos contrairão nesta posição, o que causa deformidade fixa.

Na queimadura de 4° grau da palma distal devido a lesões de radiador de barra elétricos, as articulações metacarpofalangiana e interfalangiana proximais de todos os dedos estão em flexão fixa igual acerca de 80°.

Viabilidade

A viabilidade distal dos dígitos para uma queimadura deve ser conferida pela cor e retorno circulatório após a expressão de sangue, especialmente útil no leito ungueal. Ultra-som Doppler pode ser necessário quando a pele está queimada ou macerada. O significado e o tempo da lesão vascular diferem com o local e o grau da queimadura:

1. *Palma ou dígito, quarto grau*. O distúrbio vascular imediato não é incomum e indica que ambas as artérias digitais deixaram de funcionar. Como o mais *dorsal* das estruturas vitais na superfície *palmar* da mão, isto implica que tendões e nervos também foram destruídos irreparavelmente. Pensando nisto, e considerando que o reparo vascular requereria o uso de um enxerto de veia sob um retalho, o salvamento do dígito é uma proposição não prática.
2. *Antebraço, terceiro grau*. O distúrbio vascular tardio na mão pode acontecer, especialmente se a queimadura é circunferencial. O mecanismo e o tratamento são os mesmos da síndrome do compartimento (pág. 38). Edema no antebraço sob a escara inflexível oclui o influxo arterial após um período de aumento da congestão venosa. O processo pode ser interrompido incisando a escara longitudinalmente em sua espessura total, até que a circulação seja restabelecida. Todo esforço deve ser feito para evitar expor estruturas vitais na ferida de escarotomia, porque elas podem provavelmente ressecar e morrer.

Indicações

Uma cobertura de pele será necessária? Nesse caso, de que tipo? Cobertura de pele é obrigatória em todas as queimaduras de mão, exceto 1° e 2° superficiais (isto é, a eritematosa e as queimaduras com bolhas). Serão usados enxertos de pele parciais após excisão tangencial precoce da queimadura dérmica profunda. Em áreas pequenas de perda de espessura total, a pele parcial provavelmente contrairá subseqüentemente em um grau inaceitável em regiões de significado funcional como

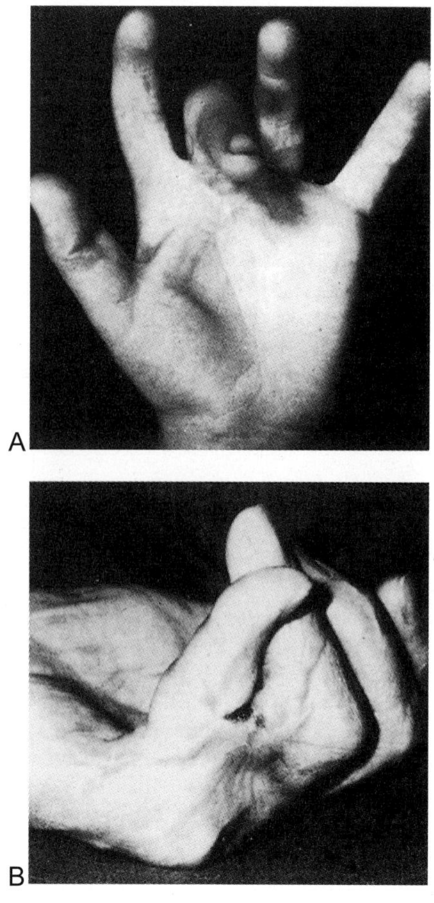

Fig. 1.197 A. Esta criança tinha sofrido uma queimadura de espessura total da face palmar do dedo médio, a qual tinha sido excisada e coberta com um enxerto de pele parcial. No momento do exame, este era o seu grau máximo de extensão. **B.** Este paciente sofreu uma queimadura de espessura total no quarto espaço interdigital.

a superfície palmar dos dígitos e nos espaços interdigitais (Fig. 1.197). Enxertos de pele de espessura total são preferíveis, mas têm um risco mais alto de "má pega" quando usados agudamente. Os enxertos não pegarão onde tendões ou ossos nus estão expostos pela queimadura. São requeridos então retalhos de pele primários, que podem ser transpostos freqüentemente da face lateral do mesmo dígito.

Que estruturas profundas são lesadas? Queimaduras elétricas, a postura de gancho, chamuscamento da pele, perda de viabilidade digital, de sensibilidade, e de movimento, todas indicam lesão a estruturas profundas.

Que tratamento imediato é apropriado? A melhor *postura* da mão deve ser buscada desde o início. Ou seja, o punho deve ser dorsifletido, as articulações metacarpofalangianas devem ser fletidas tão perto de 90° quanto possível e as articulações interfalangianas imobilizadas em 20° de flexão. Fazendo assim, os ligamentos colaterais são mantidos esticados e a contração é prevenida. Esta posição é muito difícil de manter na mão queimada. O uso de fios de Kirschner passados pela cabeça metacarpiana na falange proximal também demonstrou manter a posição correta muito efetivamente sem complicação.

Em mais superficiais (e portanto menos queimaduras edematosas) o curso alternativo é começar a movimentação imediata. Isto é facilitado aplicando creme antibiótico e cobrindo as mãos então com apenas uma luva de plástico descartável frouxa[733] ou bolsa (Fig. 1.198). Elevação e imobilização são importantes entre os períodos de exercício.

A separação espontânea do tecido morto pode levar várias semanas, e por isto a excisão primária de queimaduras da mão é recomendada. É indicada certamente nas seguintes situações:

- excisão tangencial de queimaduras dérmicas profundas do dorso com enxerto[734-737] imediato (Fig. 1.199);
- excisão de espessura total de queimaduras de espessura total localizadas com enxerto imediato ou tardio ou cobertura com retalho (Fig. 1.200);
- excisão de espessura total de queimaduras elétricas, com preservação dos tendões intactos e nervos com aplicação[738] de retalho livre imediato (Fig. 1.201).

Queimaduras elétricas apresentam problemas semelhantes às lesões de esmagamento, porque tecidos inicialmente pensados como viáveis podem morrer subseqüentemente, resultando em perda de enxertos aplicados a um leito aparentemente satisfatório. A excisão repetida com homoenxertos ou heteroenxertos de prova, recomendada por alguns, e a cobertura com retalho precoce, recomendada por outros. O autor ficou impressionado pelas frustrações do primeiro e a relativamente difícil cicatrização sem complicações de um retalho precoce (Fig. 1.201D, E, F).

Em queimaduras de 4° grau, nervos e tendões em continuidade e aparentemente envolvidos pela queimadura não devem ser excisados, porque eles freqüentemente, surpreendentemente, mostram função tardia.

A *escarotomia*[739-741] deve ser considerada em todas as queimaduras de 3° e 4° graus. A queimadura *não* precisa ser circunferencial para produzir compressão perigosa, já que o edema em associação a uma queimadura significativa pode produzir um efeito de torniquete. Qualquer alteração distal circulatória ou sensorial, ou dor não aliviada por analgésico, deve alertar o cirurgião à necessidade de descompressão. Como com a fasciotomia (que deve ser executada freqüentemente junto com a escarotomia) a escarotomia deve ser feita sempre que *qualquer* indicação existir.

Veja Green D P 1998 *Operative hand surgery*, 4th edn. Churchill Livingstone, New York, pág. 2045.

QUEIMADURA PELO FRIO[742,743]

A queimadura pelo frio é o resultado da exposição ao frio. A rapidez de início e severidade da lesão é influenciada pela intensidade do frio, velocidade do vento, a duração de exposição, umidade da parte, ou imobilidade que pode ser resultante de sono, embriaguez ou feridas. Qualquer fator que reduza

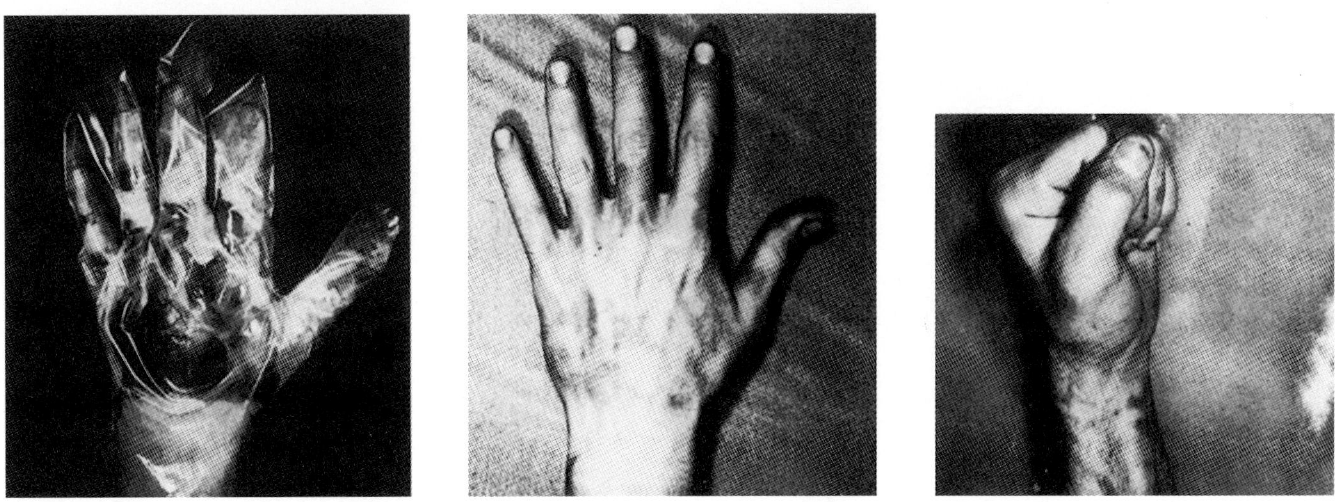

A B C

Fig. 1.198 A. A aplicação de pomada antibiótica como sulfadiazina de prata, coberta com luvas de plástico que podem ser enroladas no punho, permite função total enquanto trata queimaduras de segundo grau superficiais. Isto resulta em cicatrização rápida **(B)** com manutenção de função total **(C)**.

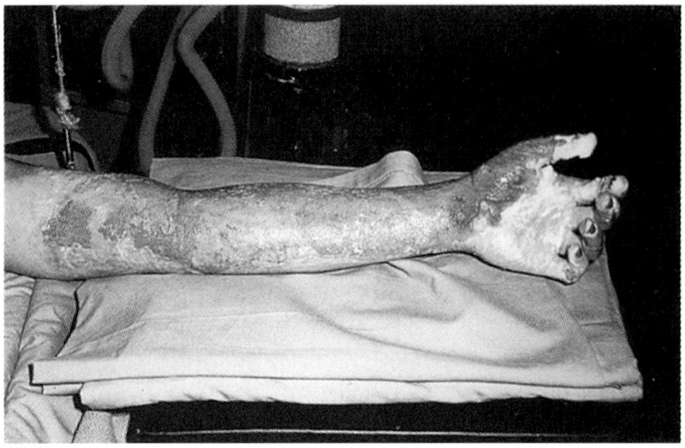

A

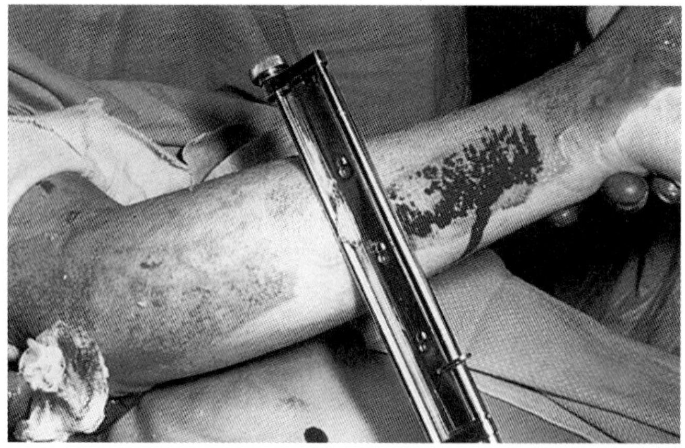

B

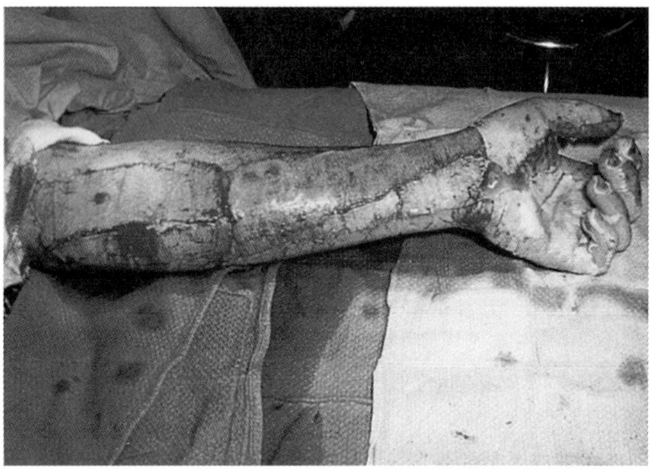

C

Fig. 1.199. Queimaduras dérmicas profundas **(A)** estendendo-se sobre uma área ampla devem ser tangencialmente excisadas **(B)** e imediatamente enxertadas com pele de espessura parcial **(C)**.

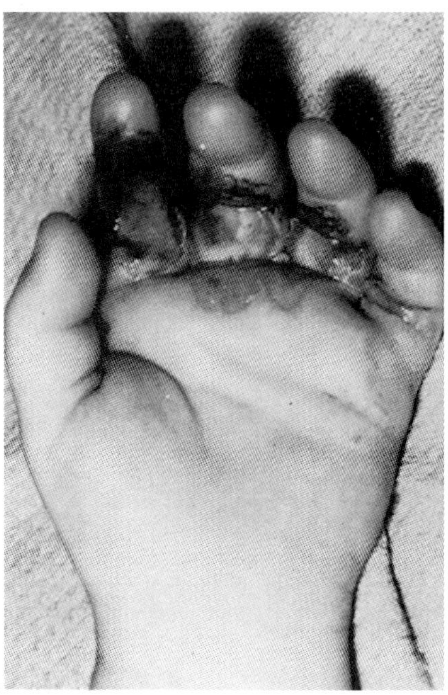

A

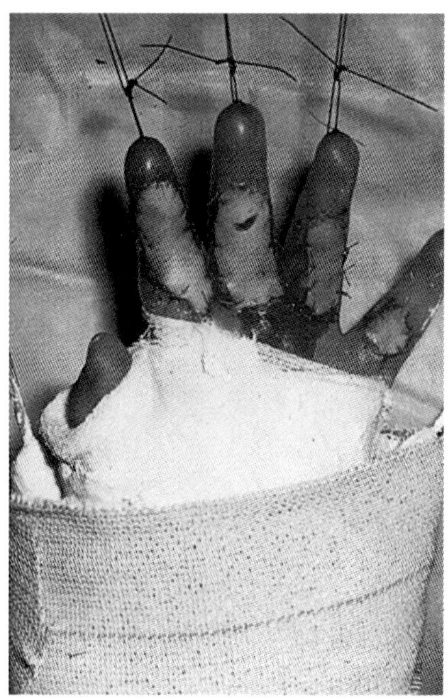

B

Fig. 1.200. Queimaduras elétricas de espessura total da face palmar dos dedos em uma criança **(A)** devem ser excisadas imediatamente e enxertadas com pele de espessura total **(B)**.

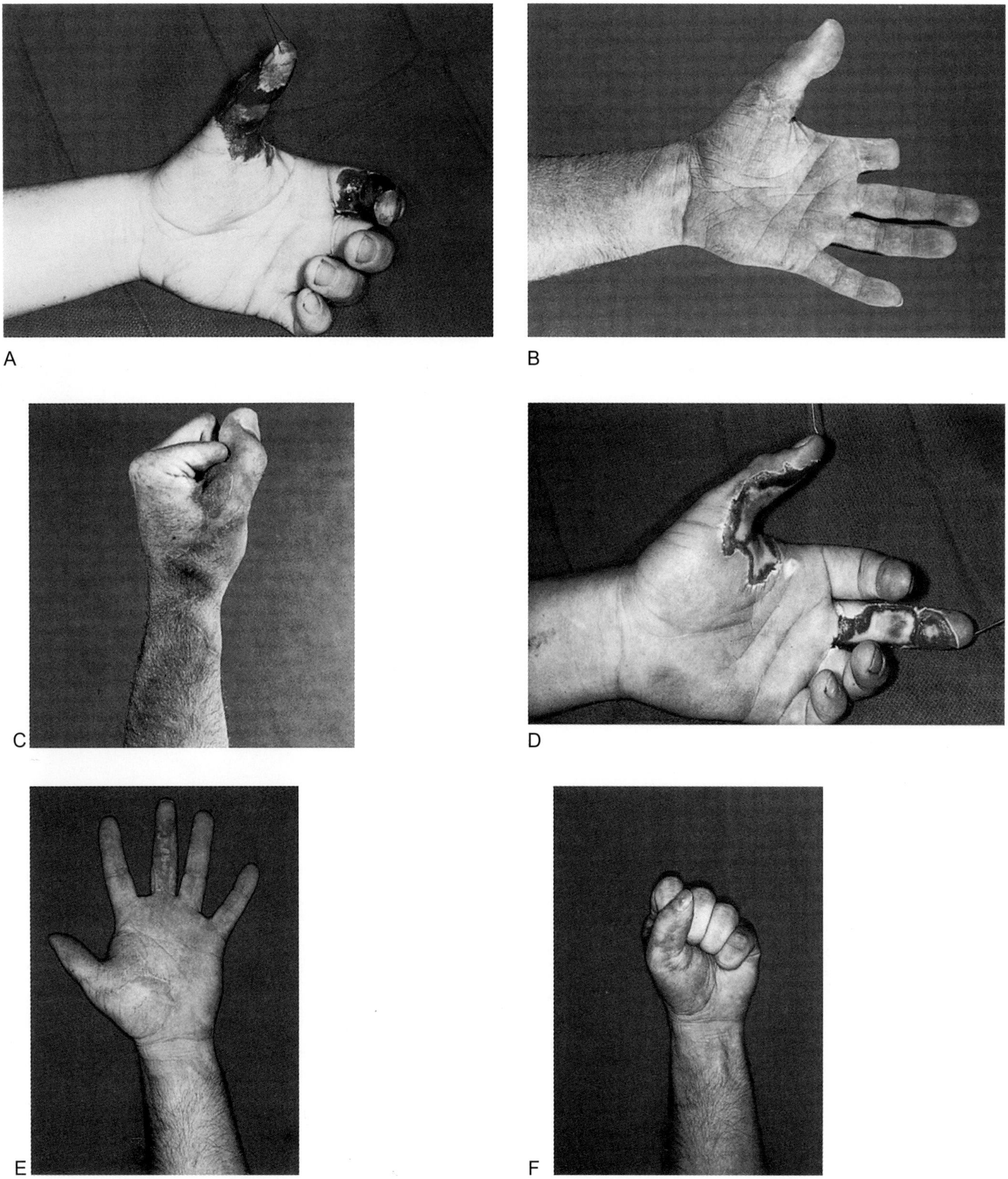

Fig. 1.201. Queimaduras elétricas bilaterais. **A.** O dedo polegar esquerdo foi irreparavelmente lesado, assim como o dedo indicador esquerdo na superfície palmar, distal à prega digital proximal. Debridamento imediato foi executado, e função posterior foi restabelecida através de transferência do dedo do pé **(B, C)**. Após discussão, a escolha de transferência de dedo do pé em vez da policização foi feita pelo paciente para manter preensão e força de alavanca. **D.** A mão direita sofreu lesões semelhantes aos dedos polegar e médio com a exceção que ambos eram viáveis. As queimaduras elétricas foram excisadas imediatamente, e o primeiro espaço interdigital foi reconstruído com um retalho de braço lateral livre imediato. Nenhuma necrose adicional aconteceu, e função satisfatória foi restabelecida **(E, F)**.

a circulação vai claramente aumentar a lesão, incluindo tabagismo crônico, doença vascular ou roupa apertada.

O processo patológico envolve a vasoconstrição extrema com uma queda rápida da temperatura da parte até o ponto do tecido congelar, com cristais de gelo formando-se em tecidos vivos. Esta é a *primeira fase* da lesão pelo frio. O reaquecimento resulta em hiperemia devido ao fluxo de sangue aumentado, mas isto ocorre por vasos danificados em um grau variado, de forma que edema, hemoconcentração, trombose intravascular e o tônus simpático aumentado produzem vasoconstrição. Isto pode causar perda de uma parte aparentemente bem perfundida – *a segunda fase.*

Foram descritos quatro graus de lesão pelo frio, que respondem aos quatro graus de queimadura:

- 1º entorpecimento, edema, eritema;
- 2º bolhas;
- 3º edema cinzento azulado (desenvolve-se depois da fase hiperêmica);
- 4º frio, cianótico, anestético *sem* fase hiperêmica.

Um dos problemas principais na lesão pelo frio é reconhecimento dos vários graus. Outro é que vários, ou todos os graus podem estar simultaneamente presentes no mesmo dígito, sendo perifericamente piores, melhorando na parte mais proximal (Fig. 1.202). A perda das porções do dígito com mudanças de 3º e 4ª graus é inevitável (Fig. 1.203). Uma classificação simples foi proposta, na qual a *queimadura pelo frio superficial* apenas implica em lesão de pele, e *profundamente* envolve lesão a estruturas mais profundas. Os efeitos tardios da queimadura pelo frio podem ser devidos à hiperatividade simpática e podem ser semelhantes à distrofia simpática estabelecida – dor, descoloração, edema e suor. Crianças, até mesmo aquelas aparentemente apenas ligeiramente afetadas, podem assim mesmo mostrar para fechamento epifisário precoce[744].

Indicações

O reaquecimento rápido em água a 42°C é necessário, com analgesia apropriada para a dor freqüentemente severa que acompanhará este processo. Se a hiperemia não resolve, reserpina intra-arterial, bloqueio do gânglio estrelado ou simpatectomia imediata podem reduzir a área da lesão de tecido. Aspirina, uroquinase[745] e dextran de baixo peso molecular podem reduzir a coagulação intravascular e melhorar o fluxo. O controle de tratamento por uso do fluxímetro Doppler e pletismografia digital (PVR)[746] e por análise de fluido das bolhas[747] pode provar ser de valor no futuro. A conservação deve ser o tema com respeito à lesão local que é muito mal definida por qualquer outro curso, os dígitos sendo deixados intactos por até 2-3 meses. Os efeitos tardios são grandemente minorados pela simpatectomia.

Veja Green D P 1998 *Operative hand surgery*, 4th edn. Churchill Livingstone, New York, pág. 2061.

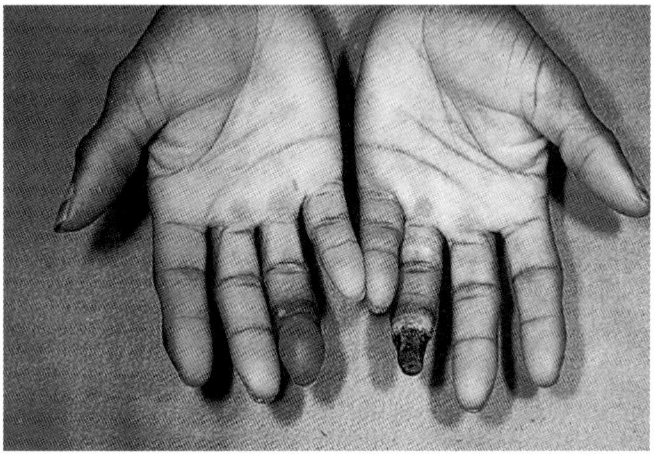

Fig. 1.202. Queimadura pelo frio com alguma formação de bolha residual e necrose franca.

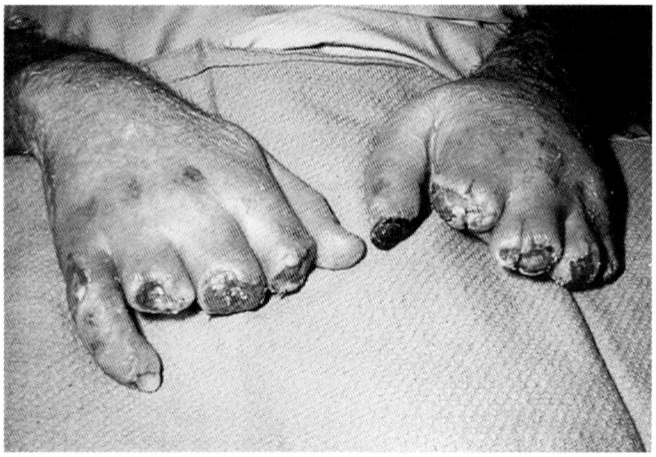

Fig. 1.203. Amputação cerca de 4 semanas após queimadura pelo frio em ambas as extremidades superiores.

REFERÊNCIAS

INTRODUÇÃO

1. Kelsey J L, Pastides H, Kreiger M, Harris C, Chernow R A 1980 *Upper extermity disorders: a survey of their frequency and cost in the United States. C V* Mosby, St Louis
2. Blair S J 1991 Prevention of occupational hand injuries. In: Kasdan M L (ed) *Occupational hand and upper extremity injuries and diseases.* Hanley et Belfus, Philadelphia
3. Committee on Injury Scaling 1985 *The abbreviated injuryscale 1985 revision.* American Association for Automotive Medicine, Morton Grove, IL
4. MacKenzie E J, Shapiro S, Siegel J 1988 The economic impact of traumatic injuries. *JAMA* 260: 3290-3296

ESTABELECENDO A NATUREZA DA LESÃO

5. Sanguinetti M V 1977 Reconstructive surgery of roller injuries of the hand. *J Hand Surgery* 2: 134-140
6. Strahan J, Crockett D J 1969 Wringer injury. *Injury* 1: 57
7. Justis E J, Moore S V, LaVelle D G 1987 Woodworking injuries: an epidemiologic survey of injuries sustained using woodworking machinery and hand tools. *J Hand Surg (Am)* 12: 890-895
8. Schwager R G, Smith J W, Goulian D 1975 Small deep forearm lacerations. *Plastic Reconstr Surg* 55: 190-194
9. Joseph K N, Kalus A M, Sutherland A B 1981 Glass injuries of the hand in children. *Hand* 13: 113-119
10. Sharrard W J W 1968 Injection injuries. *J Bone Joint Surg* 508: 1
11. Elstrom T A, Pankovich A M, Egwele R 1978 Extraarticular low-velocity gunshot fractures of the radius and ulna. *J Bone Joint Surg* 60A: 335-341
12. Elton R C 1975 Gunshot and fragment wounds of the hand. *Contemp Surg* 7: 13-18
13. Luce E A, Griffen W 1978 Shotgun injuries of the upper extremity. *J Trauma* 18: 487-492
14. Marcus N A, Blair W F, Shuck J M, Omer G E 1980 Low-velocity gun-shot wounds to extremities. *J Trauma* 20:1061-1064
15. Shepard G H 1980 High-energy, low-velocity, close-range shotgun wounds. *J Trauma* 20: 1065-1067
16. Robinson D W, Hardin C A 1955 Corn picker injuries. *Am J Surg* 89: 780-783
17. Campbell D C, Bryan R S, Cooney W P, Ilstrup D 1979 Mechanical cornpicker hand injuries. *J Trauma* 19:678-681
18. Gorsche T S, Wood M B 1988 Mutilating corn-picker injuries of the hand. *J Hand Surg (Am)* 13: 423-427
19. Grogono B J S 1973 Auger injuries. *Injury* 4: 247-257
20. Beatty M E, Zook E G, Russell R C, Kinkead L R 1982 Grain auger injuries: The replacement of the corn picker injury? *Plastic Reconstr Surg* 69: 96-102
21. Jazheimer E C, Morain W D, Brown F E 1981 Woodsplitter injuries of the hand. *Plastic Reconstr Surg* 68:83-88
22. Hellstrand P H 1989 Injuries caused by firewood splitting machines. *Scand J Plastic Reconstr Surg Hand Surg* 23: 51-54
23. Smith J R, Asturias J 1968 Card injury of the hand: its characteristics and treatment. *J Bone Joint Surg* 50A: 1161-1170
24. Barry T P, Linton P 1977 Biophysics of rotary mower and snowblower injuries of the hand: high vs. low velocity 'missile' injury. *J Trauma* 17: 214-221
25. Almdahl S M, Saebe-Larsen J, Due J Jr 1989 Injuries to the hand inflicted by rotary snowcutters. *J Trauma* 29:227-228
26. Millea T P, Hansen R H 1989 Snowblower injuries to the hand. *J Trauma* 29: 229-233
27. Ross P M, Schwentker E P, Bryan H 1976 Mutilating lawnmower injuries in children. *J Am Med Assoc* 236: 408
28. Johnstone B R, Bennett C S 1989 Lawnmower injuries in children. *Aust NZ J Surg* 59: 713-718
29. McGregor J A, Jackson I T 1969 Sodium chlorate bomb injuries of the hand. *Br J Plastic Surg* 22: 16-29
30. Reid D A C 1973 Escalator injuries of the hand. *Injury* 5: 47
31. Charters A C, Davis I W 1978 The roll-bar hand. *J Trauma* 18: 601-604
32. Harris C, Wood V 1978 Rollover injuries of the upper extremity. *J Trauma* 18: 605-607
33. Mehrotra 0 N, Crabb D J M 1979 The pattern of hand injuries sustained in the overturning motor vehicle. *Hand* 11:321-328
34. Heycock M H 1966 On the management of hand injuries caused by woodworking tools. *Br J Plastic Surg* 19: 58
35. Caldwell E H, McCormack R M 1980 Acute radiation injury of the hands: report on a case with a twentyone year follow-up. *J Hand Surg (Am)* 5: 568-571
36. Ciano M, Burlin J R, Pardue R, Mills R L, Hentz V R 1981 High-frequency electromagnetic radiation injury to the upper extremity: local and systemic effects. *Ann Plastic Surg* 7: 128-135
37. McCabe W P, Ditmars D M 1973 Soft tissue changes in the hands of drug addicts. *Plastic Reconstr Surg* 52:538-540
38. McKay D, Pascarelli E F, Eaton R G 1973 Infections and sloughs in the hands in drug addicts. *J Bone Joint Surg* 55A:741-746
39. Neviaser R J, Butterfield W C, Wiechi D R 1972 The puffy hand of drug addiction. A study of the pathogenesis. *J Bone Joint Surg* 54A: 629-633
40. Ryan J J, Hoopes J E, Jabaley M E 1974 Drug injection injuries of the hands and forearms in addicts. *Plastic Reconstr Surg* 53: 445-451
41. Snyder C C, Straight R, Glenn J 1972 The snakebitten hand. *Plastic Reconstr Surg* 49:275-282
42. Marten E 1979 Hand deformities in patients with snakebite. *Plastic Reconstr Surg* 64: 554
43. Huang T T, Blackwell S J, Lewis S R 1978 Hand deformities in patients with snakebite. *Plastic Reconstr Surg* 62: 32-36
44. Grace T G, Omer G E 1980 The management of upper extremity pit viper wounds. *J Hand Surg (Am)* 5:168-177
45. Rees R, Shack R B, Withers E, Madden J, Franklin J, Lynch J B 1981 Management of the brown recluse spider bite. *Plastic Reconstr Surg* 68: 768-773
46. Zeichner D M, Hoehn J G 1981 Karate-induced hand injuries. *Orthopaedic Rev* 10: 127-131
47. McLatchie G R, Davies J E, Caulley J H 1980 Injuries in karate - a case for medical control. *J Trauma* 20:956-958
48. Nieman E A, Swann P G 1977 Karate injuries. *Br Med J* 1(742):223
49. Curtin J, Kay N R M 1976 Hand injuries due to soccer. *Hand* 8: 93-95
50. Al-Arabi K M, Sabet N A 1984 Severe mincer injuries of the hand in children in Saudi Arabia. *J Hand Surg (Br)* 9:249-250
51. Viegas S F, O'Meara C 1986 Hand injuries from shrimp boat winches. *J Trauma* 26: 851-853
52. Kirwan L A, Scott F A 1988 Roping injuries in the hand: mechanism of injury and functional results. *Plastic Reconstr Surg* 81: 54-61
53. Morgan R F, Nichter L S, Friedman H I, McCue F C 3rd 1984 Rodeo roping thumb injuries. *J Hand Surg (Am)* 9:178-180
54. Lesavoy M A, Meals R A 1984 Pay phone receiver cord injuries to the hand. *J Hand Surg (Am)* 9: 908-909
55. Dickason W L, Barurt J P 1984 Investigation of an acute microwave-oven hand injury. *J Hand Surg (Am)* 9A:132-135
56. Green J, Harzinder K, Leon-Barth C A, Hamm A 1989 Microwave hand injury. *Contemp Orthopaedics* 19:56-66
57. Nicholson C P, Grotting J C, Dimick A R 1987 Acute microwave injury to the hand. *J Hand Surg (Am)* 12:44-49
58. Mitchell G M, Morrison W A, Papadopoulos A et al 1985 A study of the extent and pathology of experimental avulsion injury in rabbit arteries and veins. *Br J Plastic Surg* 38: 278

TEMPO E TIPO DE LESÃO

59. Chick L R, Lister G D 1991 Emergency management of thermal, electrical, and chemical burns. In: Kasdan M L (ed) *Occupational hand and upper extremity injuries and diseases.* Hanley Et Belfus, Philadelphia
60. Chiu H Y, Chen M T 1984 Revascularisation of digits after thirty-three hours of warm ischaemia time: a case report. *J Hand Surg (Am)* 9A: 63-67

ENCAMINHAMENTO PARA REIMPLANTE

61. Frey M, Mandl H, Holle J 1980 Secondary operations after replantations. *Chirurgia Plastica* 5: 235-241
62. Gelberman R, Urbaniak J, Bright D, Levin L S 1978 Digital sensibility following replantation. *J Hand Surg (Am)* 3: 313-319
63. Kleinert H E, Jablon M, Tsai T 1980 An overview of replantation and results of 347 replants in 245 patients. *J Trauma* 20: 390-398
64. Morrison W, O'Brien B, Macleod A 1978 Digital replantation and revascularisation. A long-term review of one hundred cases. *Hand* 10: 125-134
65. Scott F A, Howar J W, Boswick J A 1981 Recovery of function following replantation and revascularisation of amputated hand parts. *J Trauma* 21: 204-214
66. Blomgren I, Blomqvist G, EjeskarA, Fogdestam I etal 1988 Hand function after replantation or revascularisation of upper extremity injuries. A follo-wup of 21 cases operated on 1979-1985 in Goteborg, Sweden. *Scand J Plastic Reconstr Sug Hand Surg* 22:93-101
67. Kaman L A, Nunley J A 1986 Thermoregulatory control after upper extremity replantation. *J Hand Surg (Am)* 11:548-552
68. Yamauchi S, Nomura S, Yoshimura M, Ueno T et al 1983 A clinical study of the order and speed of sensory recovery after digital replantation. *J Hand Surg (Am)* 8: 545
69. Goldner R D, Fitch R D, Nunley J A, Aitken M S, Urbaniak J R 1987 Demographics and replantation. *J Hand Surg (Am)* 12: 961-965
70. Jones N F 1997 Replantation in the upper extremity. In: Aston S J, Beasley R W, Thorne C H M (eds) *Grabb R Smith's Plastic surgery,* 5th edn. Lippincott-Raven, Philadelphia, Chapter 82

ANATOMIA DE SUPERFÍCIE

A SUPERFÍCIE FLEXORA DO PUNHO

71. Spinner M led) 1984 *Kaplan's functional and surgical anatomy of the hand,* 3rd edn. Lippincott, Philadelphia
72. Guyon F 1861 Note sur une disposition anatomique propre a la face anterieure de la region du poignet et non encore decrite. *Bull Society Anat Paris* 36:184-186
73. Denman E E 1978 The anatomy of the space of Guyon. *Hand* 10: 69-76
74. McFarlane R M, Mayer I R, Hugill J V 1976 Further observations on the anatomy of the ulnar nerve at the wrist. *Hand* 8: 115-117
75. Lassa R, Shrewsbury M 1975 A variation in the path of the deep motor branch of the ulnar nerve at the wrist. *J Bone Joint Surg* 57A: 990-991
76. Engber W D, GmeinerJ G 1980 Palmar cutaneous branch of the ulnar nerve. *J Hand Surg (Am)* 5: 26-29
77. Coleman S S, Anson B J 1961 Arterial patterns in the hand based on a study of 650 specimens. *Surg Gynecol Obstet* 113:409-424
78. Ikeda A, Ugawa A, Kazihara Y, Hamada N 1988 Arterial patterns in the hand based on a three dimensional analysis of 220 cadaver hands. *J Hand Surg (Am)* 13:501-509
79. Graham W P III 1973 Variations of the motor branch of the median nerve at the wrist. *Plastic Reconstr Surg* 51:90-91
80. Lanz U 1977 Anatomical variations of the median nerve in the carpal tunnel. *J Hand Surg (Am)* 2: 44-53
81. Taleisnik J 1973 The palmar cutaneous branch of the median nerve and the approach to the carpal tunnel. *J Bone Joint Surg 55A*:1212-1217
82. Hobbs R A, Magnussen P A, Tonkin M A 1990 Palmar cutaneous branch of the median nerve. *J Hand Surg (Am)* 15A: 38-43
83. Meals R A, Shaver M 1983 Variations in digital sensory patterns: a study of the ulnar nerve-median nerve palmar communicating branch. *J Hand Surg (Am)* 8:411-414

A SUPERFÍCE EXTENSORA DO PUNHO E DA MÃO

84. Taleisnik J, Gelberman R H, Miller B W, Szabo R M 1984 The extensor retinaculum of the wrist. *J Hand Surg (Am)* 9: 495-501
85. Cusenz B J, Hallock G G 1986 Multiple anomalous tendons of the fourth dorsal compartment. *J Hand Surg (Am)* 11: 263-264
86. Leslie B M, Ericson W B Jr, Morehead J R 1990 Incidence of a septum within the first dorsal compartment of the wrist. *J Hand Surg (Am)* 15:88-91.
87. Patel M R, Desai S S 1988 Anomalous muscles of the first dorsal compartment of the wrist. *J Hand Surg (Am)* 13:829-831
88. Steichen J B, Petersen D P 1984 Junctura tendinum between extensor digitorum communis and extensor pollicis longus. *J Hand Surg (Am)* 9: 674-676
89. Barfred T, Adamsen S 1986 Duplication of the extensor carpi ulnaris tendon. *J Hand Surg (Am)* 11: 423-425
90. McGregor J A, Glover L 1988 The E-flat hand. *J Hand Surg (Am)* 13: 692-693
91. Wood V E 1988 The extensor carpi radialis intermedius tendon. *J Hand Surg (Am)* 13: 242-245

A SUPERFÍCIE PALMAR

92. Strauch B, de Moura W 1990 Arterial system of the fingers. *J Hand Surg (Am)*15:148-154
93. Brand P W, Cranor K C, Ellis J C 1975 Tendon and pulleys at the metacarpophalangeal joint of a finger. *J Bone Joint Surg* 57A: 779-783

EXAME INICIAL

CARACTERÍSTICAS DA FERIDA

94. Chuinard R G, Friermood T G, Lipscomb P R 1979 The 'suicide' wrist: epidemiologic study of the injury. *Orthopaedics* 2: 499-502

AMPUTAÇÃO E REIMPLANTE

95. Argenta L C, Duus E C, Lane G A 1983 Carotid injury and cerebral infarction in a revascularisation hand injury case. *J Hand Surg (Am)* 8: 935-937
96. Wei F C, Chuang C C, Chen H C, Tsai Y C, Noordhoff M S 1984 Ten-digit replantation. *Plastic Reconstr Surg* 74:826-832

Contra-Indicações

70. Jones N F 1997 Replantation in the upper extremity. In: Aston S J, Beasley R W, Thorne C H M (eds) *Grobb Et Smith's Plastic surgery,* 5th edn. Lippincott-Raven, Philadelphia, Chapter 82
97. Van Alphen W A, Smith A R, ten Kate F J 1988 Maximum hypothermic ischaemia in replants containing muscular tissue. *J Hand Surg (Am)* 13: 415422

Reimplante de Dígito Único Distal

98. Goldner R D, Stevanovic M V, Nunley J A, Urbaniak J R 1989 Digital replantation at the level of the distal interphalangeal joint and the distal phalanx. *J Hand Surg (Am)* 14: 214-220
99. Yamano T 1985 Replantation of the amputated distal part of the fingers. *J Hand Surg (Am)* 10: 211-218

Reimplante de Salvamento

100. Nunley J A, Spiegi PV, Goldner R D, Urbaniak J R 1987 Longitudinal epiphyseal growth after replantation and transplantation in children. *J Hand Surg (Am)* 12:274-279
101. Bieber E J, Wood M B, Cooney W P, Amadio P 1987 Thumb avulsion: results of replantation revascularisation. *J Hand Surg (Am)* 12: 786-790 compartment of the *wrist.J Hand Surg (Am)*15:88-91

Lesões de Avulsão por Anel

102. Carroll R 1974 Ring injuries in the hand. *Clin Orthopaedics* 104: 175-182
103. Urbaniak J R, Evans J P, Bright D S 1981 Microvascular management of ring avulsion injuries. *J Hand Surg (Am)* 6: 25-30
104. Nissenbaum M 1984 Class IIA ring avulsion injuries: an absolute indication for microvascular repair. *J Hand Surg (Am)* 9: 810-815
105. Weil D J, Wood V E, Frykman G K 1989 A new class of ring avulsion injuries. *J Hand Surg (Am)* 14: 662-664
106. Kay S, Werntz J, WolffT W 1989 Ring avulsion injuries: classification and prognosis. *J Hand Surg (Am)* 14:204-213
107. Tsai T M, Manstein C, DuBou R, Wolff T W et *al* 1984 Primary microsurgical repair of ring avulsion amputation injuries. *J Hand Surg (Am)* 9A: 68-72

TENDÃO

Movimento Passivo

108. Ferraiouli E B 1968 Repair of the disrupted flexor mechanism of the hand. *Asoc Med Puerto Rico Bol* 60: 11-16

Movimento Ativo

109. Apley A G 1956 Test of the power of flexor digitorum sublimis. *Br Med J* 1:25-26
110. Baker D 5, Gaul S, Williams V K, Graves M 1981 The little finger superficialis clinical investigation of its anatomic and functional shortcomings. *J Hand Surg (Am)* 6: 374-378
111. Austin G J, Leslie 8 M, Ruby L K 1989 Variations of the flexor superficialis of the fifth finger of the hand. *J Hand Surg (Am)* 14: 262-267
112. Kaplan E B 1969 Muscular and tendinous variations of the flexor superficialis of the fifth finger of the hand. *Bull Hosp Joint Dis 30:* 59
113. Kisner W H 1980 Double sublimis tendon to fifth finger with absence of profundus. *Plastic Reconstr Surg* 65:229-230
114. Walker L G, Lesavoy M A 1990 Traumatic rupture of the profundus tendon proximal to the lumbrical origin. *J Hand Surg (Am)* 15: 484-486
115. Kumar S, James R 1985 Closed rupture of flexor profundus tendon in the palm. *J Hand Surg (Br)* 10:193-194
116. Lillmars S A, Bush D C 1988 Flexor tendon rupture associated with an anomalous muscle. *J Hand Surg (Am)* 13: 115-119
117. Imbriglia J E, Goldstein S A 1987 Intratendinous ruptures of the flexor digitorum profundus tendon of the small finger. *J Hand Surg (Am)* 12: 985-991
118. Bynum D K Jr, Gilbert J A 1988 Avulsion of the flexor digitorum profundus: anatomic and biomechanical considerations. *J Hand Surg (Am)* 13: 222-227
119. Manske P R, Lesker P A 1978 Avulsion of the ring finger flexor digitorum profundus tendon. *Hand* 10: 52-55
120. Ogunro O 1983 Avulsion of flexor profundus secondary to enchondroma of the distal phalanx. *J Hand Surg (Am)* 8: 315-316
121. Langa V, Posner M A 1986 Unusual rupture of a flexor profundus tendon. *J Hand Surg (Am)* 11: 227-229
122. Gordon L, Monsanto E H 1987 Acute vascular compromise after avulsion of the distal phalanx with the flexor digitorum profundus tendon. *J Hand Surg (Am)* 12: 259-261
123. Gibson C T, Manske P R 1987 Isolated avulsion of a flexor digitorum superficialis tendon insertion. *J Hand Surg (Am)* 12: 601-602

Indicações em Avulsão Fechada

124. Chang W H J, Thomas O J, White W L 1972 Avulsion injury of the long flexor tendons. *Plastic Reconstr Surg* 50:260-264
125. Leddy J P, Packer J W 1977 Avulsion of the profundus tendon insertion in athletes. *J Hand Surg (Am)* 2: 66-69
126. Schultz R O, Drake D B, Morgan R F 1999 A new technique for the treatment of flexor digitorum profundus tendon avulsion. *Ann Plost Surg* 42(1): 46-48

Extensores

127. Stahl S, Wolff T W 1988 Delayed rupture of the extensor pollicis longus tendon after non-union of a fracture of the dorsal radial tubercle. *J Hand Surg (Am)* 13:338-341
128. Denman E 1979 Rupture of the extensor pollicis longus: a crush injury. *Hand* 11: 295-298
129. Simpson R G 1977 Delayed rupture of extensor pollicis longus tendon following closed injury. *Hand* 9: 160-161
130. Engkvist 0, Lundborg U, Lundborg G 1979 Rupture of the extensor pollicis longus tendon after fracture of the lower end of the radius. A clinical and microangiographic study. *Hand* 11: 76-86
131. Mackay I, Simpson R G 1980 Closed rupture of extensor digitorum communis tendon following fracture of the radius. *Hand* 12: 214-216
132. Sadr B 1984 Sequential rupture of extensor tendons after a Colles fracture. *J Hand Surg (Am)* 9A: 144-145
133. Southmayd W W, Millender L H, Nalebuff E A 1975 Rupture of the flexor tendons of the index finger after Colles' fracture. *J Bone Joint Surg* 57A: 562-563
134. Younger C P, DeFiore J C 1977 Rupture of flexor tendons to the fingers after a Colles fracture. Case report. *J Bone Joint Surg* 59A: 828-829
135. Rosenfeld N, Rascoff J H 1980 Tendon ruptures of the hand associated with renal dialysis. *Plastic Reconstr Surg* 65: 77-79
136. Siegel D, Gebhardt M, Jupiter J B 1987 Spontaneous rupture of the extensor pollicis longus tendon. *J Hand Surg (Am)* 12: 1106-1109
137. Carducci A T 1981 Potential boutonniere deformity: its recognition and treatment. *Orthopaedic Rev* 10: 121-123
138. Smith P J, Ross D A, 1994 The central slip tenodesis test for early diagnosis of potential boutonniere deformities *J Hand Surg (Br)* 19(1): 88-90
139. Furnas D, Spinner M 1978 The 'sign of horns' in the diagnosis of injury or disease of the extensor digitorum communis of the hand. *Br J Plastic Surg* 31: 263-265
140. Itoh Y, Horiuchi Y, Takahashi M, Uchinishi K, Yabe Y 1987 Extensor tendon involvement in Smith's and Galeazzi's fractures. *J Hand Surg (Am)* 12: 535-540
141. Kettelkamp D B, Flatt A E, Moulds R 1971 Traumatic dislocation of the long finger extensor tendon. A clinical anatomical and biomechanical study. *J Bone Joint Surg* 53A: 229-240
142. Albright J A, Linburg R M 1978 Common variations of the radial wrist extensors. *J Hand Surg (Am)* 3: 134-138

Indicações em Lesões Extensoras Fechadas

143. Lubahn J D 1989 Mallet finger fractures: a comparison of open and closed technique. *J Hand Surg (Am)* 14:394-396
144. Crawford G P 1984 The moulded polythene splint for mallet finger deformities. *J Hand Surg (Am)* 9: 231-237
145. Miura T, Nakamura R, Torii S 1986 Conservative treatment for a ruptured extensor tendon on the dorsum of the proximal phalanges of the thumb (mallet thumb). *J Hand Surg (Am)* 11: 229-233
146. Patel M R, Lipson L B, Desai S S 1986 Conservative treatment of mallet thumb. *J Hand Surg (Am)* 11: 45-47
147. Rayon G M, Mullins P T 1987 Skin necrosis complicating mallet finger splinting and vascularity of the distal interphalangeal joint overlying skin. *J Hand Surg(Am)* 12:1020-1024
148. Stem P T, Kastrup J J 1988 Complications and prognosis of treatment of mallet finger. *J Hand Surg (Am)* 13: 329-334
149. Ruts G D, Wood M B, Engber W D 1985 Non-operative treatment of traumatic dislocations of the extensor digitorum tendons in patients without rheumatoid disorders. *J Hand Surg (Am)* 10: 714-716
150. Carroll C IV, Moore J R, Weiland A J 1987 Posttraumatic ulnar subluxation of the extensor tendons: a reconstructive technique. *J Hand Surg (Am)* 12:227-231
151. Saldana M T, McGuire R A 1986 Chronic painful subluxation of the metacarpal phalangeal joint extensor tendons. *J Hand Surg (Am)* 11: 420-423
152. Magnell T D, Pochron M D, Condit D P 1988 The intercalated tendon graft for treatment of extensor pollicis longus tendon rupture. *J Hand Surg (Am)* 13:105-109

MÚSCULO

Síndromes de Compartimento

153. Matsen F A 1980 Compartmental syndromes. Grune & Stratton, New York
154. Volkmann R 1967 Die ischaemischen muskellahmugen und-kontrakturen. Centrabl F Chir (translation by Edgar Bick). *Clin Orthopaedics* 50: 5-6
155. Sarokhan A J, Eaton R G 1983 Volkmann's ischaemia. *J Hand Surg (Am)* 8: 806-809
156. Gamin S R, Mubarak S J, Evans K L, Hargens A R, Akeson W H 1981 Quantification of intracompartmental pressure and volume under plaster casts. *I Bone Joint Surg* 63A: 449-453
157. Zweifach S S, Hargens A R, Evans K L, Smith R K, Mubarak S J, Akeson W H 1980 Skeletal muscle necrosis in pressurised compartments associated with haemorrhagic hypotension. *J Trauma* 20:941-947
158. O'Neil D, Sheppard J E 1989 Transient compartment syndrome of the forearm resulting from venous congestion from a tourniquet. *I Hond Surg (Am)* 14:894-896
159. Hastings H II, Misamore G 1987 Compartment syndrome resulting from intravenous regional anaesthesia. *J Hand Surg (Am)* 12: 559-562
160. Trumble T 1987 Forearm compartment syndrome secondary to leukaemic infiltrates. *J Hand Surg (Am)* 12:563-565
161. Joseph F R, Posner M A, Terzakis J A 1984 Compartment syndrome caused by a traumatised vascular hamartoma. *J Hand Surg (Am)* 9: 904-907
162. Hung L K, Kinninmonth A W, Woo M L 1988 *Vibrio vulnificus* necrotising fasciitis presenting with compartmental syndrome of the hand. *J Hand Surg (Br)* 13:337-339
163. Imbriglia J E, Boland D M 1984 An exercise-induced compartment syndrome of the dorsal forearm - a case report. *J Hand Surg (Am)* 9A: 142-143

Compartimento Muscular Interósseo

164. Halpern A, Mochizuld R M 1980 Compartment syndrome of the interosseous muscles of the hand. *Orthopaedic Rev* 9: 121-127
165. Spinner M, Aiache A, Silver L, Barsky A S 1973 Impending ischaemic contracture of the hand. *Plastic Reconstr Surg* 50: 341-349

Estimulação Elétrica

166. Matsen F A, Winquist R A, Krugmire R B 1980 Diagnosis and management of compartmental syndromes. *J Bane Joint Surg* 62A: 286-291

Registro da Pressão no Compartimento

167. Mubarak 5 J, Owen C A, Hargens A R, Garetto L P, Enneking W F 1978 Acute compartment syndromes. Diagnosis and treatment with the aid of the wick catheter. *J Bone Joint Surg* 60A: 1091-1099

Indicações

154. Volkmann R 1967 Die ischaemischen muskellahmugen and kontrakturen. Centrabl F Chir (translation by Edgar Bick). *Clin Orthopaedics* 50: 5-6
168. Bingold A C 1979 On splitting plasters. *J Bone Joint Surg* 61 B: 294-295
169. Wolfort F G, Cochran T C, Filtzer H 1973 Immediate interossei decompression following crush injury of the hand. *Arch Surg* 106: 826-828
170. Holden C E A 1979 The pathology and prevention of Volkmann's ischaemic *contracture. J Bone Joint Surg* 618:296-300

NERVO

171. Sunderland S 1978 *Nerves and nerve injuries*, 2nd edn. Churchill Livingstone, Edinburgh
172. Seddon Sir H J 1972 Surgical disorders of peripheral nerves. Williams 8 Wilkins, Baltimore
173. Harrison S H 1974 The tactile adherence test estimating loss of sensation after nerve injury. *Hand* 6(2):148-149

Discriminação de Dois Pontos

174. Dellon A L 1978 The moving two-point discrimination test: clinical evaluation of the quickly adapting fibre/receptor system. *J Hand Surg (Am)* 3: 474-481
175. Weber E H 1835 Ueber den Tastsinn. *Arch Anot Physiol Wissenischs Med* 3: 152-160
176. Moberg E 1964 Evaluation and management of nerve injuries in the hand. *Surg Clin North Am* 44: 1019
177. Mackinnon S E, Dellon A L 1985 Two-point discrimination tester. *J Hand Surg (Am)* 10: 906-907
178. Dellon A L, Mackinnon S E, Crosby P M 1987 Reliability of two-point discrimination measurements. *J Hand Surg (Am)* 12: 693-696
179. Louis D S, Greene T L, Jacobson K E, Rasmussen C et al 1984 Evaluation of normal values for stationary and moving two-point discrimination in the hand. *J Hand Surg (Am)* 9: 552-555
180. Learmonth J R 1919 A variation in the distribution of the radial branch of the musculo-spiral nerve- *J Anat Physiol* 53: 371-372
181. Mackinnon S E, Dellon A L 1985 The overlap pattern of the lateral antebrachial cutaneous nerve and the superficial branch of the radial nerve. *J Hand Surg (Am)* 10:522-526
182. Gwathmey F W, House J H 1984 Clinical manifestations of congenital insensitivity of the hand and classification of syndromes. *J Hand Surg (Am)* 9:863-869
183. Parker R D, Froimson A I 1986 Neurogenic arthropathy of the hand and wrist. *J Hand Surg (Am)* 11: 706-710

Paralisia

184. Earle A S, Vlastou C 1980 Crossed fingers and other tests of ulnar nerve motor function. *J Hand Surg (Am)* 5:560-565

Indicações em Lesão Nervosa Fechada

185. Martin D F, Tolo V T, Sellers D S, Weiland A J 1989 Radial nerve laceration and retraction associated with supracondylar fracture of the humerus. *J Hand Surg (Am)* 14:542-545

VASO

Lesões Abertas

186. Gelberman T H, Menon J, Fronek A 1980 The peripheral pulse following arterial injury. *J Trauma* 20: 948-950

Lesões Fechadas (Incluindo Ferimentos Penetrantes)

187. Adar R, Schramek A, Khodadadi J, Zweig A, Golcman L, Romanoff H 1980 Arterial combat injuries of the upper extremity. *J Trauma* 20: 297-302
188. Lord R S A, Irani C N 1974 Assessment of arterial injury in limb trauma. *J Trauma* 14: 1042-1053
189. Linson M A 1980 Axillary artery thrombosis after fracture of the humerus. *J Bone Joint Surg* 62A: 1214-1215
190. Broudy A 5, Jupiter J, May J W 1979 Management of supracondylar fracture with brachial artery thrombosis in a child. *J Trauma* 79: 540-544
191. Tse D H W, Slabaugh P B, Carlson P A 1980 Injury to the axillary artery by a closed fracture of the clavicle. *J Bone Joint Surg* 62A: 1372-1376
192. Sturn J T, Rothenberger D A, Strate R 1978 Brachial artery disruption following closed elbow dislocation. *J Trauma* 18: 364-366
193. Lev-El A, Adar R, Rubinstein Z 1981 Axillary artery injury in erect dislocation of the shoulder. *J Trauma* 21:323-325
194. Shuck J M, Omer G E, Lewis C E 1972 Arterial obstruction due to intimal disruption in extremity fractures. *J Trauma* 12: 481-489
195. Robbs J, Baker L 1978 Major arterial trauma: review of experience with 267 injuries. *Br J Surg* 65: 532-538
196. Raju S, Corner D V 1981 Brachial plexus compression: complication of delayed recognition of arterial injuries of the shoulder girdle. *Arch Surg* 116: 175-178
197. Ashbell T S, Kleinert H E, Kutz J E 1967 Vascular injuries about the elbow. *Clin Orthopaedics* 50:107-127
198. Schert D D, Lichti E L, Lambert K L 1973 Tissue viability assessment with Doppler ultrasonic flowmeter in acute injuries of extremities. *J Bone Joint Surg* 55A: 157-161
199. Yao S, Gourmos C, Papathanasiou K, Irvine W 1972 A method for assessing ischaemia of the hand and fingers. *Surg Obstet Gynecol* 135: 373-378
200. McCormick T M, Burch B H 1979 Routine angiographic evaluation of neck and extremity injuries. *J Trauma* 19:384-387
201. May J W Jr, Atkinson R, Rosen H 1984 Traumatic arteriovenous fistula of the thumb after blunt trauma: case report. *J Hand Surg (Am)* 9: 253-255
202. Samson R, Pasternak B M 1980 Traumatic arterial spasm - rarity or nonentity. *J Trauma* 20: 607-609
203. Kaman L A, Nunley J A, Wilkinson R H Jr, Urbaniak J R, Coleman R E 1983 Dynamic radionuclide imaging as a means of evaluating vascular perfusion of the upper extremity: a preliminary report. *J Hand Surg (Am)* 8:424-434

latrogênica

204. Taweepoke P, Frame J D 1990 Acute ischaemia of the hand following accidental radial artery infusion of Depo-Medrone. *J Hand Surg (Br)* 15: 718-120
205. Zingaro E A, Kilgore E S 1988 Partial hand amputation following radial artery cannulation. *Contemp Orthopaedics* 76: 46-47
206. Grassland S G, Nevisser R 1977 Complications of radial artery catheterization. *Hand* 9: 287-290
207. Mandel M, Dauchot P 1977 Radial artery cannulation in 1000 patients: precautions and complications. *J Hand Surg (Am)* 2: 482-485
208. Serafin D, Puckett C L, McCarty G 1976 Successful treatment of acute vascular insufficiency in a hand by intra-arterial fibrinolysin heparin and reserpine. *Plastic Reconstr Surg* 58: 506-509
209. Neviaser R I, Adams J, May G 1976 Complications of arterial puncture in anticoagulated patients. *J Bone Joint Surg* 58A: 218-220

Isquemia do Membro Superior Perinatal Iatrogênica

210. Alpert J et al 1980 Clinically recognized limb ischaemia in the neonate after umbilical artery catheterization. *Am J Surg* 140: 413-418
211. Flanigan D P eto11982 Aortic thrombosis after umbilical artery catheterization. *Arch Surg* 117:371-374
212. Aldridge S A, Gupta J M 1992 Peripheral artery cannulation in newborns. *J Singapore Paediatr Soc* 34:11-14
213. Hack W W, Vos A, Okken A 1990 Incidence of forearm and hand ischaemia related to radial artery cannulation in newborn infants. *Intensive CareMed* 16:50-53
214. Blank J E, Dormans J P, Davidson R S 1996 Perinatal limb ischaemia: orthopaedic implications. *J Pediatr Orthop* 16: 90-96
215. Gamba P et a11997 latrogenic vascular lesions in extremely low birth weight and low birth weight neonates. *J Vasc Surg* 26: 643-646
216. Schiff D E, Stonestreet, B S 1993 Central venous catheters in low birth weight infants: incidence of related complications. *J Perinatol* 13: 153-158
217. Theile R J, Coombs C J 1996 Microvascular and thrombolytic revascularization of an arm in a 32-week-gestation neonate: case report and review of the literature. *J Reconstr Microsurg* 12: 539-542
218. Kay S, Gilpin D J 1991 Combined microsurgical and thrombolytic salvage of an ischaemic lower limb in 1079 gram *preterm neonate. Br J Plast Surg* 44:310-311

Emergências Vasculares Não-Traumáticas

219. Schmidt P E, Hewitt R L 1980 Severe upper limb ischaemia. *Arch Surg* 175: 1188-1191
220. Aulicino P L, Klavans S M, DuPuy T E 1984 Digital ischaemia secondary to thrombosis of a persistent median artery. *J Hand Surg (Am)* 9: 820-823
221. Richards R R, Urbaniak J R 1984 Spontaneous retrocarpal radial artery thrombosis: a report of two cases. *J Hand Surg (Am)* 9: 823-827
222. Baur G, Porter J, Bardana E, Wesche D, Rosch J 1977 Rapid onset of hand ischaemia of unknown etiology. *Ann Surg* 186: 184-189
223. Roberts B 1976 The acutely ischaemic limb. *Heart Lung* 5:273-276
224. Saveyev V, Zařevakhin I, Stepanov N 1977 Artery embolism of the upper limbs. *Surgery* 81: 367-375
225. Adams J T, McEvoy R K, DeWeese J A 1965 Primary deep venous thrombosis of upper extremity. *Arch Surgery* 91: 29-41
226. Paletta F X 1981 Venous gangrene of the hand. *Plastic Reconstr Surg* 67: 67-69

Indicações em Lesões Vasculares Fechadas

227. Stain S C, Yellin A E, Weaver F A, Pentecost M J 1989 Selective management of non-occlusive arterial injuries. *Arch Surg* 124: 1136-1141
228. Sachagello C R, Ernst C B, Griffen W 0 1974 The acutely ischaemic upper extremity: selective management. *Surgery* 76: 1002-1009
229. Coffee H H, Master N T 1984 Atherosclerosis of the forearm and hand. *J Hand Surg (Am)* 9: 193-196
230. Godina M 1986 Arterial autografts in microvascular surgery. *Plastic Reconstr Surg* 78: 293-294
231. Conklin W T, Dabb R W, Darya J J 1981 Microvascular salvage of the embolized hand. *Orthopaedic Rev* 10:155-171
232. Kartchner M M, Wilcox W C 1976 Thrombolysis of palmar and digital arterial thrombosis by intra-arterial thrombolysin. *J Hand Surg (Am)* 1: 67-74
233. Jelalian C, Mehrohof A, Cohen I K, Richardson J, Merritt W H 1985 Streptokinase in the treatment of acute arterial occlusion of the hand. *J Hand Surg (Am)* 70:534-538
234. Cooney W P III, Wilson M R, Wood M B 1983 Intravascular fibrinolysis of small-vessel thrombosis. *J Hand Surg (Am)* 8: 131-138
235. Dacey L J, Dow R W, McDaniel M D, Walsh D B, Zwolak R M, Cronenwett J L 1988 Cost-effectiveness of intra-arterial thrombolytic therapy. *Arch Surg* 123:1218-1223
236. Parch A R, Bishara R A, Schuler J J, Lim L T, Meyer J P, Merlotti G, Barren J A, Flanigan P 1986 Results of venous reconstruction after civilian vascular trauma. *Arch Surg* 127: 607-611
237. Miller A, Campbell D R, Gibbons G W, Pomposelli F B, Freeman D V, Jepsen S J, Lees R S, Isaacsohn J L, Purcell D, Bolduc M, LeGerfo F W 1989 Routine intraoperative angioscopy in lower extremity revascularisation. *Arch Surg* 124: 604-608
238. Sahdev P, Jacobs L, Ellison L 1989 Extremity vascular injury from blunt trauma. *Contemp Surg* 35: 20-25

OSSO E ARTICULAÇÃO

Exame – Comentários Gerais

239. Inoue G, Maeda N 1987 Irreducible palmar dislocation of the distal interphalangeal joint of the finger. *J Hand Surg (Am)* 12: 1077-1079
240. Crick J C, Conners J J, Franco R S 1990 Irreducible palmar dislocation of the proximal interphalangeal joint with bilateral avulsion fractures. *J Hand Surg (Am)* 15:460-463
241. Jones N F, Jupiteri B 1985 Irreducible palmar dislocation of the proximal interphalangeal joint associated with an epiphyseal fracture of the middle phalanx. *J Hand Surg (Am)* 10: 261-264
242. Green S M, Posner M A 1985 Irreducible dorsal dislocations of the proximal interphalangeal joint. *J Hand Surg (Am)* 70: 85-87

Limitação do Movimento Normal

243. Boyes J H 1980 The measuring of motions. *J Hand Surg (Am)* 5: 89-90

Exame Radiológico – Comentários

Fraturas Epifisárias

244. Salter R B, Harris W R 1963 Injuries involving the epiphyseal plate. *J Bone Joint Surg* 45A: 587-622
245. Barton N J 1979 Fractures of the phalanges of the hand in children. *Hand* 11: 134-143

Lesões Falangianas

Falange Distal

246. Schneider L H 1988 Fractures of the distal phalanx. *Hand Clin* 4: 537-547
247. Shrewsburry M M, Johnson R K 1983 Form, function, and evolution of the distal phalanx. *J Hand Surg (Am)* 8:475-479
248. Thayer D T 1988 Distal interphalangeal joint injuries. Hand Clin 4: 1-4

Articulações Interfalangianas (e a Articulação Metacarpofalangiana do Polegar)

249. Vicar A J 1988 Proximal interphalangeal joint dislocations without fractures. *Hand Clin* 4: 5-13
250. Eaton R G, Littler J W 1976 Joint injuries and their sequelae. *Clin Plastic Surg* 3:85-98
251. Bagumill G P 1983 A morphologic study of the relationship of collateral ligaments to growth plates in the digits. *J Hand Surg (Am)* 8: 74-79
252. Hankin F M, Janda D H 1989 Tendon and ligament attachments in relationship to growth plates in a child's hand. *J Hand Surg (Br)* 14: 315-318
253. Bowers W H, Wolf J W, Nehil J L, Bittinger S 1980 The proximal interphalangeal joint volar plate. I. an anatomical and biomechanical study. *J Hand Surg (Am)* 275. 5(1): 79-88
254. Bowers W H 1981 The proximal interphalangeal joint volar plate. A clinical study of hyperextension injury. *J Hand Surg (Am)* 6(1): 77-81
255. Lubahn J D 1988 Dorsal fracture dislocations of the proximal interphalangeal joint. *Hand Clin* 4: 15-24
256. Stem P J, Lee A F 1985 Open dorsal dislocations of the proximal interphalangeal joint. *J Hand Surg (Am)* 10:364-370
257. Peimer C A, Sullivan D J, Wild D R 1984 Palmar dislocation of the proximal interphalangeal joint. *J Hand Surg (Am)* 9A: 39-48
258. Posner M A, Kapila D 1986 Chronic palmar dislocation of proximal interphalangeal joints. *J Hand Surg (Am)* 11:253-258
259. Mangles S W 1988 Intro-articular fractures of the metacarpophalangeal and proximal interphalangeal joints. *Hand Clin* 4: 67-74
260. Hastings H 2nd, Carroll C 4th 1988 Treatment of closed articular fractures of the metacarpophalangeal and proximal interphalangeal joints. *Hand Clin* 4: 503-527
261. Kiefhaber T R, Stem P J, Grood E S 1986 Lateral stability of the proximal interphalangeal joint. *J Hand Surg (Am)* 11: 661-669
262. Smith R I 1977 Post-traumatic instability of the metacarpophalangeal joint of the thumb. *J Bone Joint Surg* 59A: 14-21

Polegar do Esquiador

263. Mogensen B A, Mattsson H S 1980 Post-traumatic instability of the metacarpophalangeal joint of the thumb. *Hand* 12:85-90
264. Minami A, An K N, Cooney W P 3rd, Linscheid R L, Chao E Y 1985 Ligament stability of the metacarpophalangeal joint: a biomechanical study. *J Hand Surg (Am)* 10: 255-260
265. Miller R I 1988 Dislocations and fracture dislocations of the metacarpophalangeal joint of the thumb. *Hand Clin* 4: 45-65
266. Hooper G J 1987 An unusual variety of skier's thumb. *J Hand Surg (Am)* 12: 627-629
267. White G M 1986 Ligamentous avulsion of the ulnar collateral ligament of the thumb of a child. *J Hand Surg (Am)* 11: 669-672
268. Browne E Z Jr, Dunn H K, Snyder C C 1976 Ski pole thumb injury. *Plastic Reconstr Surg* 58: 19-23
269. Smith M A 1980 The mechanism of acute ulnar instability of the metacarpophalangeal joint of the thumb. *Hand* 12: 225-230
270. Redler I, Williams I T 1967 Rupture of a collateral ligament of the proximal interphalangeal joint of the finger. *J Bone Joint Surg* 49A:322-326
271. Stener B 1962 Displacement of the ruptured ulnar collateral ligament of the MCP joint of the thumb. *J Bone Joint Surg* 44B: 869-879
272. Stem P J 1981 Stener lesion after lateral dislocation of the proximal interphalangeal joint - indication for open reduction. *J Hand Surg (Am)* 6(6): 602-604

Exame Radiológico

273. Light T R 1981 Buttress pinning techniques. *Orthopaedic Rev* 10: 49-55

Indicações em Lesões Falangianas Fechadas

274. Burkhalter W E 1989 Closed treatment of hand fractures. J Hand Surg(Am) 14:390-393
275. Belsky M R, Eaton R G, Lane L B 1984 Closed reduction and internal fixation of proximal phalangeal fractures. *J Hand Surg (Am)* 9: 725-729
276. Widgerow A. Edinburg M, Biddulph S L 1987 An analysis of proximal phalangeal fractures. *J Hand Surg (Am)* 12: 134-139
277. Black D M, Mann R J, Constine R M, Daniels A U 1986 The stability of internal fixation in the proximal phalanx. *J Hand Surg (Am)* 11: 672-677
278. Vanik R K, Weber R C, Matloub H S, Sanger J R, Gingrass R P 1984 The comparative strengths of internal fixation techniques. *J Hand Surg (Am)* 9:216-221
279. Lister G 1978 Intraosseous wiring of the digital skeleton. *J Hand Surg (Am)* 3(5): 427-435
280. Greene T L, Noellert R C, Belsole R J, Simpson L A 1989 Composite wiring of metacarpal and phalangeal fractures. *J Hand Surg (Am)* 14: 665-669
281. Barton N 1989 Conservative treatment of articular fractures in the hand. *J Hand Surg (Am)* 14: 386-390
282. O'Rourke S K, Gaur S, Barton N 1989 Long-term outcome of articular fractures of the phalanges: an eleven year follow up. *J Hand Surg (Br)* 14B: 183-193
283. Schenck R R 1986 Dynamic traction and early passive movement for fractures of the proximal interphalangeal joint. *J Hand Surg (Am)* 11: 850-858
284. Eaton R G, Malerich M M 1980 Volar plate arthroplasty, of the proximal interphalangeal joint: a review of ten years' experience. *J Hand Surg (Am)* 5(3):260-268
285. Incavo S J, Mogan J V, Hufrank B C 1989 Extension splinting of palmar plate avulsion injuries of the proximal interphalangeal joint. *J Hand Surg(Am)* 14: 659-661
286. Abrahamsson S O, Sollerman C, Lundborg G, Larsson J, Egund N 1990 Diagnosis of displaced ulnar collateral ligament of the metacarpophalangeal joint of the thumb. *J Hand Surg (Am)* 15: 457-460
287. Louis D S, Buckwalter K A 1989 Magnetic resonance imaging of the collateral ligaments of the thumb. *J Hand Surg (Am)* 14: 739-741
288. Pichora D R, McMurtry R Y, Bell M J 1989 Gamekeepers thumb: a prospective study of functional bracing. *J Hand Surg (Am)* 14: 567-573

Lesões da Articulação Metacarpofalangiana (dos Dedos)

289. Hansen C A, Peterson T H 1987 Fracture of the thumb sesamoid bones. *J Hand Surg (Am)* 12: 269-270
290. Ishizuki M 1988 Injury to collateral ligament of the metacarpophalangeal joint of a finger. *J Hand Surg (Am)* 13: 444-448
291. Hubbard L F 1988 Metacarpophalangeal dislocations. *Hand Clin* 4: 39-44
292. Ramirez Ruiz G, Combalia Aleu A, Valer Tito A, Bordas Sales J L, Rofes Capo S 1985 Simultaneous subluxation of the metacarpophalangeal joints of all four fingers: a case report. *J Hand Surg (Am)* 10: 78-80
293. Hall R F Jr, Gleason T F, Kasa R F 1985 Simultaneous closed dislocations of the metacarpophalangeal joints of the index, long, and ring fingers: a case report. *J Hand Surg (Am)* 10: 81-85
294. Araki S, Ohtani T, Tanaka T 1987 Open dorsal metacarpophalangeal dislocations of the index, long, and ring fingers. *J Hand Surg (Am)* 12A: 458-460
295. Kaplan E B 1957 Dorsal dislocation of the metacarpophalangeal joint of the index finger. *J Bone Joint Surg* 39A: 1081-1086
296. Green D P, Tetry G C 1973 Complex dislocation of the metacarpophalangeal joint. *J Bone Joint Surg* 55A:1480-1486
297. Nussbaum R, Sadler A H 1986 An isolated, closed, complex dislocation of the metacarpophalangeal joint of the long finger: a unique case. *J Hand Surg (Am)* 11: 558-561
298. Lineaweaver W, Mathes S J 1988 Distal avulsion of the palmar plate of the interphalangeal joint of the thumb. *J Hand Surg (Am)* 13: 453-455
299. Posner M A, Ambrose L 1989 Boxer's knuckle - dorsal capsular rupture of the metacarpophalangeal joint of a finger. *J Hand Surg (Am)* 14: 229-236
300. Koniuch M P, Peimer C A, VanGorder T, Moncada A 1987 Closed crush injury of the metacarpophalangeal joint. *J Hand Surg (Am)* 12: 750-757

Exame Radiológico

301. Lane C 5 1977 Detecting occult fractures of the metacarpal head: the Brewerton view. *J Hand Surg (Am)* 2(2): 131-133 Lesões Metacarpianas e Carpometacarpianas
302. Light T R, Ogden J A 1987 Metacarpal epiphyseal fractures. *J Hand Surg (Am)* 12: 460-464
303. McElfresh E C, Dobyns J H 1983 Intro-articular metacarpal head fractures. *J Hand Surg (Am)* 8:383-393
304. Breen T F, Gelberman R H, Jupiter J B 1988 Intra-articular fractures of the basilar joint of the thumb. *Hand Clin* 4: 491-501
305. Pellegrini V D Jr 1988 Fractures at the base of the thumb. *Hand Clin* 4: 87-102

306. Bennett E H 1886 On fracture of the metacarpal bone of the thumb. *Br Med J* 2: 12-13
307. Walker L G 1989 Bennett's fracture. *Surg Rounds Orthopaedics* 3: 79-80
308. Peterson P, Sacks S 1986 Fracture-dislocation of the base of the filth metacarpal associated with injury to the deep motor branch of the unar nerve: a case report. *J Hand Surg (Am)* 11: 525-528
309. Rolando S 1910 Fracture de la base du premier metacarpien: et principalement sur one variété non encore decrite. *Presse Medicale* 33: 303
310. Cain J E Jr, Shepler T R, Wilson M R 1987 Hamatometacarpal fracture-dislocation: classification and treatment. *J Hand Sorg (Am)* 12: 762-767
311. Marck K W, Klasen H J 1986 Fracture-dislocation of the hamatometacarpal joint: a case report. *I Hand Surg (Am)* 11: 128-130
312. Bergfield T G, DuPuy T E, Aulicino P L 1985 Fracture-dislocations of all five carpometacarpal joints: a case report. *J Hand Surg (Am)* 10: 76-78
313. Gunther S F, Bruno P D 1985 Divergent dislocation of the carpometacarpal joints: a case report. *J Hand Surg (Am)* 10: 197-201
314. Laforgia R, Specchiulli F, Mariam A 1990 Dorsal dislocation of the filth carpometacarpal joint. *J Hand Surg (Am)* 15: 463-465
315. Mueller J J 1986 Carpometacarpal dislocations: report of five cases and review of the literature. *J Hand Surg (Am)* 11: 184-188
316. Rawles J G Jr 1988 Dislocations and fracture-dislocations at the carpometacarpal joints of the fingers. *Hand Clin* 4: 103-112
317. Stevanovic M V, Stark H H 1984 Dorsal dislocation of the fourth and filth carpometacarpal joints and simultaneous dislocation of the metacarpophalangeal joint of the small finger: a case report. *J Hand Surg (Am)* 9: 714-716
318. Weiland A J, Lister G D, Villarreal-Rios A 1976 Volar fracture dislocations of the second and third carpometacarpal joints associated with acute carpal tunnel syndrome. *J Trauma* 16: 672-675
319. Ho P K, Choban S J, Eshman S J, Dupuy T E 1987 Complex dorsal dislocation of the second carpometacarpal joint. *J Hand Surg (Am)* 12: 1074-1076
320. Carroll R E, Carlson E 1989 Diagnosis and treatment of injury to the second and third carpometacarpal joints. *J Hand Surg (Am)* 14: 102-107
321. Henderson J J, Arafa M A 1987 Carpometacarpal dislocation. An easily missed diagnosis. *J Bone Joint Surg* 69B: 212-214

Exame Radiológico

322. Robert P 1936 Radiographic de l'articulation trapezometacarpienne.Las arthroses de cette jointure. *Bulletins et memoires de la Société de Radiologie medicale de France* 24: 687-690
323. Bowers W H, Hurst L C 1977 Gamekeeper's thumb. Evaluation by arthrography and stress roentgenography. *J Bone Joint Surg* 59A: 519-524

Indicações em Lesões Metacarpianas e Carpometacarpianas

324. McElfresh E C, Dobyns J H 1983 Intra-articular metacarpal head fractures. *J Hand Surg (Am)* 8:383-393
325. Hunter J M, Cowen N J 1970 Fifth metacarpal fractures in a compensation clinic population. A report on one hundred and thirty-three cases. *J Bone Joint Surg (Am)* 52:1159-1165
326. Barton N J 1984 Fractures of the hand. *J Bone Joint Surg (Br)* 66: 159-167
327. Smith R J, Peimer C A 1977 Injuries to the metacarpal bones and joints. *Adv Surg* 11: 341-374
328. Flan A E 1966 Closed and open fractures of the hand. Fundamentals of management. *Postgrad Med* 39:17-26
329. Fritsch M, Engel J, Farm I 1981 Manipulation and external fixation of metacarpal fractures. *J Bone Joint Surg* 63A: 1289-1291
330. Workman C E 1964 Metacarpal fracture. *Missouri Med* 61:687-690
331. Cropper P T, Bowen V 1984 Circlage wiring of metacarpal fractures. *Clin Orthop* 188: 203-207
332. Butt W D 1962 Fractures of the hand. I. Description. Can *Med Assoc* 186: 731-735
333. Griffiths J C 1964 Fractures at the base of the first metacarpal bone. *J Bone Joint Surg* 4613: 712
334. Pollen A G 1968 The conservative treatment of Bennett's fracture-subluxation of the thumb metacarpal. *J Bone Joint Surg (Br)* 50: 91-101
335. Gedda K 0 1954 Studies on Bennett's fracture: anatomy, roentgenology, and therapy. *Acto Chir Scand* (suppl) 193: 5-108
336. Flan A E 1972 Care *of minor hand injuries,* 3rd edn. C V Mosby, St Louis
337. Heim U, Pfeiffer K M 1988 *Internal fixation of small fractures,* 3rd edn. Springer, Heidelberg
338. Walker L G 1989 Bennett's fracture. *Surg Rounds Orth* 3:79-80
339. Dabezies E I, Schutte J P 1986 Fixation of metacarpal and phalangeal fractures with miniature plates and screws. *J Hand Surg (Am)* 11: 283-288
340. Jabaley M E, Freeland A E 1986 Rigid internal fixation in the hand: 104 cases. *Plastic Reconstr Surg* 77:288-298

Lesões do Carpo – O Punho

Anatomia e Biomecânica

341. Burgess R C 1990 Anatomic variations of the midcarpal joint. *J Hand Surg (Am)* 15: 129-131
342. Ruby L K, Cooney W P III, An K N, Linscheid R L, Chao E Y 1988 Relative motion of selected carpal bones: a kinematic analysis of the normal wrist. *J Hand Surg (Am)* 13: 1-10
343. Seradge H, Sterbank P T, Seradge E, Owens W 1990 Segmental motion of the proximal carpal row: their global effect on wrist motion. *J Hand Surg (Am)* 15:236-239
344. Drewniany J J, Palmer A K, Flatt A E 1985 The scaphotrapezial ligament complex: an anatomic and biomechanical study. *J Hand Surg (Am)* 10: 492-498
345. Anderson W J, Bowers W H 1985 Congenital absence of the triquetrum: a case report. *J Hand Surg (Am)* 10:620-622
346. Simmons B P, McKenzie W D 1985 Symptomatic carpal coalition. *J Hand Surg (Am)* 10: 190-193
347. Palmer A K, Werner F W, Murphy D, Glisson R 1985 Functional wrist motion; a biomechanical study. *J Hand Surg (Am)* 10: 39-46

Irrigação Sangüínea do Carpo

348. Gelberman R H, Panagis J S, Taleisnik J, Baumgaertner M 1983 The arterial anatomy of the human carpus. Part I. The extraosseous vascularity. *J Hand Surg (Am)* 8:367-375
349. Panagis J S, Gelberman R H, Taleisnik J, Baumgaertner M 1983 The arterial anatomy of the human carpus. Part II. The intraosseous vascularity. *J Hand Surg (Am)* 8:375-382
350. Vander Grend R, Dell P C, Glowczewskie F, Leslie B, Ruby L K 1984 Intraosseous blood supply of the capitate and its correlation with aseptic necrosis. *J Hand Surg (Am)* 9: 677-683
351. Hixson M L, Stewart C 1990 Microvascular anatomy of the radioscapholunate ligament of the wrist. *J Hand Surg (Am)* 15: 279-282

Mecanismos de Lesão

352. Failla J M, Amadio P C 1988 Recognition and treatment of uncommon carpal fractures. *Hand Clin* 4:469-476
353. Mayfield J K, Johnson R P, Kilcoyne R K 1980 Carpal dislocations: pathomechanics and progressive perilunar instability. *J Hand Surg (Am)* 5(3): 226-241
354. Ruby L K, An K N, Linscheid R L, Cooney W P 3rd, Chao E Y 1987 The effect of scapholunate ligament section on scapholunate motion. *J Hand Surg (Am)* 12: 767-771
355. Garcia-Elias M 1987 Dorsal fractures of the triquetrum-avulsion or compression fractures? *J Hand Surg (Am)* 12: 266-268
356. Schwartz M G, Green S M, Coville F A 1990 Dorsal dislocation of the lunate with multiple extensor tendon ruptures. *J Hand Surg (Am)* 15: 132-133
357. Minami A, Ogino T, Hamada M 1989 Rupture of extensor tendons associated with a palmar perilunar dislocation. *J Hand Surg (Am)* 14: 843-847
358. Johnson R P 1980 The acutely injured wrist and its residuals. *Clin Orthop* 149: 33
359. Jasmine M S, Packer J W, Edwards G S Jr 1988 Irreducible trans-scaphoid perilunate dislocation. *J Hand Surg (Am)* 13: 212-215
360. Lichtman D M, Schneider J R, Swafford A R et of 1981 Ulnar midcarpal instability. Clinical and laboratory analysis. *J Hand Surg (Am)* 6(5): 515-523

Apresentação

361. Nyquist S R, Stem P J 1984 Open radiocarpal fracture-dislocations. *J Hand Sorg (Am)* 9: 707-710
362. Garcia-Elias M, Dobyns J H, Cooney W P 3rd, Linscheid R L 1989 Traumatic axial dislocations of the corpus. *J Hand Sorg (Am)* 14: 446-457
363. Norbeck D E Jr, Larson B, Blair S J, Demos T C 1987 Traumatic longitudinal disruption of the corpus. *J Hand Sorg (Am)* 12: 509-514

Exame Radiológico

364. Gilula L A 1979 Carpal injuries: analytic approach and case exercises. *Am J Roentgenol* 133: 509
365. Cantor R M, Braunstein E M 1988 Diagnosis of dorsal and palmar rotation of the lunate on a frontal radiograph. *J Hand Surg (Am)* 13: 187-193
366. Campbell R D, Lance E M, Chin Bor Yeah 1964 Lunate and perilunar dislocations. *J Bone Joint Surg* 46B:55-72
367. Linscheid R L, Dobyns J H, Beabout J W, Bryan R S 1972 Traumatic instability of the wrist. *J Bone Joint Surg* 54A:1612-1632
368. Garcia-Elias M, An K N, Amadio P C, Cooney W P, Linscheid R L 1989 Reliability of carpal angle determinations. *J Hand Surg (Am)* 14: 1017-1021
369. Leslie I J, Dickson R A 1981 The fractured carpal scaphoid. *J Bone Joint Surg* 6313: 225-230
370. Russe 0 1960 Fracture of the carpal navicular. Diagnosis, non-operative treatment and operative treatment. *J Bone Joint Surg (Am)* 42: 759

371. Hart V L, Gaynor V 1941 Roentgenographic study of the carpal canal. *J Bone Joint Surg* 23:382-383

372. Palmer A K 1981 Trapezial ridge fractures. *J Hand Surg (Am)* 6(6): 561-564

373. Andress M R, Peckar V G 1970 Fracture of the hook of the hamate. *Br J Radio* 193:141-143

374. Papilion J D, DuPuy T E, Aulicino P L, Bergfield T G, Gwathmey F W 1988 Radiographic evaluation of the hook of the hamate: a new technique. *J Hand Surg (Am)* 13: 437-439

375. Bishop AT, Beckenbaugh R D 1988 Fracture of the hamate hook. *J Hand Surg (Am)* 13: 135-139

376. Egawa M, Asai T 1983 Fracture of the hook of the hamate: report of six cases and the suitability of computerised tomography. *J Hand Surg (Am)* 8: 393-398

377. Polivy K D, Millender L H, Newberg A, Philips C A 1985 Fractures of the hook of the hamate - a failure of clinical diagnosis. *J Hand Surg (Am)* 10: 101-104

Indicações em Lesões Fechadas do Carpo

378. Taleisnik, J 1985 *The wrist.* Churchill Livingstone, New York

379. Moneim M S 1988 Management of greater are carpal fractures. *Hand Clin* 4: 457-467

380. Nathan R, Lester B, Melone C P Jr 1987 The acutely injured wrist - an anatomic basis for operative treatment. *Orthopaedic Rev* 16: 80-95

381. Herbert T J 1989 Internal fixation of the carpus with the Herbert bone screw system. *J Hand Surg (Am)* 14:397-400

382. Adams B D, Blair W F, Reagan D S, Grundberg A B 1988 Technical factors related to Herbert screw fixation. *J Hand Surg (Am)* 13: 893-899

383. Viegas S F, Bean J W, Schram R A 1987 Transscaphoid fracture/dislocations treated with open reduction and Herbert screw internal fixation. *J Hand Surg (Am)* 12:992-999

384. Duncan G J, Walker L G 1990 Herbert screw fixation of scaphoid fractures: indications and technique. *Contemp Orthopaedics* 21: 384-388

385. Spragne H H, Howard F M 1988 The Herbert screw for treatment of the scaphoid fracture. *Contemp Orthopaedics* 16: 19-25

386. Botte M J, Gelberman R H 1987 Modified technique for Herbert screw insertion in fractures of the scaphoid. *J Hand Surg (Am)* 12: 149-150

387. Botte M J, Mortensen W W, Gelberman R H, Rhoades C E, Gellman H 1988 Internal vascularity of the scaphoid in cadavers after insertion of the Herbert screw. *J Hand Surg (Am)* 13: 216-220

Fraturas do Gancho do Hamato

388. Stark H H, Chao E K, Zemel N P, Rickard T A, Ashworth C R 1989 Fracture of the hook of the hamate. *J Bone Joint Surg (Am)* 71: 1202-1207

389. Watson H K, Rogers W D 1989 Non-union of the hook of the hamate: an argument for bone grafting the nonunion. *J Hand Surg (Am)* 14: 486-490

390. Smith P 3rd, Wright T W, Wallace P F, Dell P C 1988 Excision of the hook of the hamate: a retrospective Survey and review of the literature. *J Hand Surg (Am)* 13:612-615

391. Campbell R D, Thompson C, Lance E M, Adler J B 1965 Indications for open reduction of lunate and perilunate dislocations of the carpal bones. *J Bone Joint Surg* 47A:915-937

392. Hanel D P, Robson D B 1987 The image intensifier as an operating table. *J Hand Surg (Am)* 12: 322-323

Fraturas do Trapézio

393. Goldberg I, Amit S, Bahar A, Seelenfreund M 1981 Complete dislocation of the trapezium (multangulum majus). *J Hand Surg (Am)* 6(2):193-195

394. Seimon L P 1972 Compound dislocation of the trapezium. *J Bone Joint Surg* 54A: 1297-1300

395. Sherlock D A 1987 Traumatic dorsoradial dislocation of the trapezium. *J Hand Surg (Am)* 12: 262-265

396. Freeland A E, Finley J S 1984 Displaced vertical fracture of the trapezium treated with a small cancellous lag screw. *J Hand Surg (Am)* 9: 843-845

397. Jones J A, Pellegrini V D Jr 1989 Transverse fracture-dislocation of the trapezium.*) Hand Surg (Am)* 14: 481-485

398. Griffin A C, Gilula L A, Young V L, Strecker W B, Weeks P M 1988 Fracture of the dorsoulnar tubercle of the trapezium. *J Hand Surg (Am)* 13: 622-626

Fraturas do Escafóide + Semilunar

399. Gordon S L 1972 Scaphoid and lunate dislocation. *J Bone Joint Surg* 54A: 1769-1772

400. Brown R H L, Muddu B N 1981 Scaphoid and lunate dislocation. Hand 13: 303-307

401. Coll G A 1987 Palmar dislocation of the scaphoid and lunate.*J Hand Surg (Am)* 12: 476-480

402. Sarrafian S K, Breihan J H 1990 Palmar dislocation of scaphoid and lunate as a unit. *J Hand Surg (Am)* 15:134-139

403. Kupfer K 1986 Palmar dislocation of scaphoid and lunate as a unit: case report with special reference to carpal instability and treatment. *J Hand Surg (Am)* 11:130-134

Fraturas do Piramidal

404. Fryktman E 1980 Dislocation of the triquetrum. *Scand J Plastic Recanstr Surg* 14: 205-207

405. Soucatos P N, Hartofilakidis-Garofalidis G C 1981 Dislocation of the triangular bone: report of a case. *J Bone Joint Surg* 63A: 1012-1014

406. Bieber E J, Weiland A J 1984 Traumatic dorsal dislocation of the triquetrum: a case report. *J Hand Surg (Am)* 9: 840-842

407. Goldberg B, Heller A P 1987 Dorsal dislocation of the triquetrum with rotary subluxation of the scaphoid. *J Hand Surg (Am)* 12: 119-122

Fraturas do Pisiforme

408. Minami M, Yamazaki J, Ishii S 19841Isolated dislocation of the pisiform: a case report and review of the literature. *I Hand Surg (Am)* 9A: 125-127

Fraturas do Corpo

409. Freeland A E, Finley J S 1986 Displaced dorsal oblique fracture of the hamate treated with a cortical mini lag screw. *J Hand Surg (Am)* 11: 656-658

410. Ogunro O 1983 Fracture of the body of the hamate bone. *J Hand Surg (Am)* 8: 353-355

411. Loth T S, McMillan M D 1988 Coronal dorsal hamate fractures. *J Hand Surg (Am)* 13: 616-618

412. Kimura H, Kamura S, Akai M, Ohno T 1988 An unusual coronal fracture of the body of the hamate bone. *J Hand Surg (Am)* 13: 743-745

413. Roth J H, de Lorenzi C 1988 Displaced intra-articular coronal fracture of the body of the hamate treated with a Herbert screw. *J Hand Surg (Am)* 13: 619-621

Fraturas do Hamato + Pisiforme

414. Gainor B J 1985 Simultaneous dislocation of the hamate and pisiform: a case report. *J Hand Surg (Am)* 10:88-90

Fraturas do Trapezóide

415. Meyn M A, Roth A M 1980 Isolated dislocation of the trapezoid bone. *J Hand Surg (Am)* 5(6): 602-604

416. Bendre D V, Baxi V K 1981 Dislocation of trapezoid. *J Trauma* 21: 899-900

417. Kopp J R 1985 Isolated palmar dislocation of the trapezoid. *J Hand Surg (Am)* 10: 91-93

418. Goodman M L, Shankman G B 1984 Update: palmar dislocation of the trapezoid - a case report. *J Hand Surg (Am)* 9A: 127-131

419. Goodman M L, Shankman G B 1983 Palmar dislocation of the trapezoid - a case report. *J Hand Surg (Am)* 8:606-609

420. Rhoades C E, Reckling F W 1983 Palmar dislocation of the trapezoid - case report. *J Hand Surg (Am)* 8: 85-88

Fraturas do Hamato (Gancho) + Trapézio (Crista)

Fraturas do gancho do Hamato (veja refs. 388-392)

421. Jensen B V, Christensen C 1990 An unusual combination of simultaneous fracture of the tuberosity of the trapezium and the hook of the hamate. *J Hand Surg (Am)* 15:285-287

422. Ohshio I, Ogino T, Miyake A 1986 Dislocation of the hamate associated with fracture of the trapezial ridge. *J Hand Surg (Am)* 11: 658-660

EXPLORAÇÃO CIRÚRGICA

423. Tajima T 1983 Considerations on the use of the tourniquet in surgery of the hand. *J Hand Surg (Am)* 8:799-802

424. Moore M R, Gartin S R, Hargens A R 1987 Wide tourniquets eliminate blood flow at low inflation pressures. *J Hand Surg (Am)* 12: 1006-1011

425. Lubahn J D, Koeneman J, Kosar K 1985 The digital tourniquet: how safe is it? *J Hand Surg (Am)* 10:664-669

426. Hixson F P, Shafiroff B B, Werner F W, Palmer A K 1986 Digital tourniquets: a pressure study with clinical relevance. *J Hand Surg (Am)* 11: 865-868

427. Palmer A K 1986 Complications from tourniquet use. *Hand Clin* 2: 301-305

428. Nitz A J, DobnerJ J 1989 Upper extremity tourniquet effects in carpal tunnel release. *J Hand Surg (Am)* 14:499-504

429. Neimkin R J, Smith R J 1983 Double tourniquet with linked mercury manometers for hand surgery. *J Hand Surg (Am)* 8: 938-941

430. Dreyfuss U Y, Smith R J 1988 Sensory changes with prolonged double-cuff tourniquet time in hand surgery. *J Hand Surg (Am)* 13: 736-740

Grandes Feridas

431. Rees M J, de Geus J J 1988 Immediate amputation stump coverage with forearm free flaps from the same limb. *J Hand Surg (Am)* 13: 287-292

432. Godina M, Bajec J, Baraga A 1986 Salvage of the mutilated upper extremity with temporary ectopic implantation of the undamaged part. *Plastic Reconstr Surg* 78: 295-299

Fraturas Abertas

433. Gustilo R B, Anderson J T 1976 Prevention of infection in the treatment of one thousand and twenty-five open fractures of long bones. Retrospective and prospective analysis. *J Bone Joint Surg* 58A:453-458
434. Gustilo R B, Gruninger R P, Davis T 1987 Classifcation of Type III (severe) open fractures relative to treatment and results. *Orthopaedics* 10: 1781-1788
435. Dellinger E P, Miller S D, Wertz M J, Grypma M, Droppert B, Anderson P A 1988 Risk of infection after open fracture of the arm or leg. *Arch Surg* 123:1320-1327

Antibioticoterapia

436. Peacock K C, Hanna D P, Kirkpatrick K, 8reidenbach W C et *al* 1988 Efficacy of perioperative cefamandole with postoperative cephalexin in the primary outpatient treatment of open wounds of the hand. *J Hand Surg (Am)* 13: 960-964
437. Antrum R M, Solomkin J S 1987 A review of antibiotic prophylaxis for open fractures. *Orthopaedic Rev* 16: 81-89
438. Dellinger E P, Caplan E S, Leaver L D et al 11988 Duration of preventive antibiotic administration for open extremity fractures. *Arch Surg* 123: 333-339

Lavagem

439. Scherr D D, Dodd T A 1976 In vitro bacteriological evaluation of the effectiveness of antimicrobial irrigating solution. *J Bone Joint Surg* 58A: 119-122
440. Scherr D D, Dodd TA, Buckingham W W 1972 Prophylactic use of topical antibiotic irrigation in uninfected surgical wounds. A microbiological evaluation. *J Bone Joint Surg* 54A:634-640

Indicações em Grandes Feridas

441. Godina M 1986 Early microsurgical reconstruction of complex trauma of the extremities. *Plastic Reconstr* Surg 78:285-292
442. Lister G D 1988 Emergency free flaps. In: Green D P (ed) *Operative hand surgery,* 3rd edn. Churchill Livingstone, Edinburgh
443. Lister G, Scheker L 1988 Emergency free flaps to the upper extremity. *J Hand Surg (Am)* 13(1): 22-28
444. Guttman L 1956 The problem of treatment of pressure sores in spinal paraplegics. *Br J Plastic Surg* 8: 196-213
445. Breidenbach W C III 1989 Emergency free tissue transfer for reconstruction of acute upper extremity wounds. *Clin Plastic Surg* 16: 505-514
446. Morgan W J, Leopold T, Evans R 1984 Foreign bodies in the hand. *J Hand Surg (Br)* 9: 194-196
447. Browett J P, Fiddian N J 1985 Delayed median nerve injury due to retained glass fragments. A report of two cases. *J Bone Joint Surg* 67B: 382-384
448. Jablon M, Rabin S J 1988 Late flexor pollicis longus tendon rupture due to retained glass fragments. *J Hand Surg (Am)* 13: 713-716
449. Jozsa L, Reffy A, Demel S, Balint J B 1989 Foreign bodies in tendons. *J Hand Surg (Br)* 14: 84-85
450. Viegas S F, Calhoun J H 1986 Lead poisoning from a gunshot wound to the hand. *J Hand Surg (Am)* 11:729-732
451. Watson N, Songeharoen G P 1985 Lead synovitis in the hand: a case report. *J Hand Surg (Br)* 10: 423-424
452. Newmeyer W L III 1988 Management of sea urchin spines in the hand. *J Hand Surg (Am)* 13: 455-457
453. Cameiro R S, Okunski W J, Hefeman A H 1977 Detection of a relatively radiolucent foreign body in the hand by xerography. *Plastic Reconstr Surg* 59:862-863
454. Boxers D G, Lynch J B 1977 Xeroradiography for nonmetallic foreign bodies. *Plastic Reconstr Surg* 60:470-471

OSSO E ARTICULAÇÃO

Fraturas

455. Lee M H 1963 Intra-articular and peri-articular fractures of the phalanges. *J Bone Joint Surg* 4513: 103-109
456. Peimer C A, Smith R J, Leffert R D 1981 Distraction in the primary treatment of metacarpal bone loss. *J Hand Surg (Am)* 6(2): 111-124
457. Freeland A E, Jabaley M E, Burkhalter W E, Chaves A M 1984 Delayed primary bone grafting in the hand and wrist after traumatic bone loss. *J Hand Surg (Am)* 9A:22-28

Indicações em Fraturas Abertas

458. Barton N 1989 Internal fxation of hand fractures [editorial]. *J Hand Surg (Br)* 14: 139-142
459. Meals R A, Meuli H C 1985 Carpenter's nails, phonograph needles, piano wires, and safety pins: the history of operative fxation of metacarpal and phalangeal fractures. *J Hand Surg (Am)* 10: 144-150
460. Lister G 1978 Intraosseous wiring of the digital skeleton. *J Hand* Surg 3: 427-435
461. Rayhack J M, Belsole R J, Skelton W H Jr 1984 A strain recording model: analysis of transverse osteotomy fixation in small bones. *J Hand Surg (Am)* 9: 383-387
462. Segmuller G 1973 Surgical stabilisation of *the skeleton of the hand. Williams* Et Wilkins, Baltimore
463. Grundberg A B 1981 Intramedullary fixation for fractures of the hand. *J Hand Surg (Am)* 6(6): 568-573
464. Riggs S A Jr, Cooney W P 3rd 1983 External fixation of complex hand and wrist fractures. *J Trauma* 23:332-336
465. Fernandez D L, Ghillani R 1987 External fixation of complex carpal dislocations: a preliminary report. *J Hand Surg (Am)* 12: 335-347
466. Stein H, Horer D, Horesh Z 1984 The use of external fixators in the treatment and rehabilitation of compound limb injuries. *Orthopaedics* 7:707-714
467. Seitz W H Jr, Gomez W, Putnam M D, Rosenwasser M P 1987 Management of severe hand trauma with a mini external fixator. *Orthopaedics* 10:601-610
468. Stuchin S A, Kummer F 1984 Stiffness of small-bone external fixation methods: an experimental study. *J Hand Surg (Am)* 9: 718-724
469. Bilos Z J, Eskestrand T 1979 External fixator use in comminuted gunshot fractures of the proximal phalanx. *J Hand Surg (Am)* 4(4): 357-359
470. Scott M M, Mulligan P J 1980 Stabilizing severe phalangeal fractures. *Hand* 12: 44-50

Deslocamentos

471. Inoue G, Maeda N 1987 Irreducible palmar dislocation of the distal interphalangeal joint of the finger. *J Hand Surg (Am)* 12: 1077-1079
472. De Smet L, Vercauteren M 1984 Palmar dislocation of the proximal interphalangeal joint requiring open reduction: a case report. *J Hand Surg (Am)* 9: 717-718
473. Fernandez D L 1981 Irreducible radiocarpal fracture dislocation and radioulnar dissociation with entrapment of the ulnar nerve, artery and flexor profundus II-V case report. *J Hand Surg (Am)* 6(5):456-461
474. Matev I 1976 A radiological sign of entrapment of the median nerve in the elbow joint after posterior dislocation. *J Bone Joint Surg* 58B: 353-355

Indicações em Deslocamentos Abertos

475. Lister G 1978 Intraosseous wiring of the digital skeleton. *J Hand Surg (Am)* 3(5): 427-435
476. Green D P, O'Brien E T 1978 Open reduction of carpal dislocations: indications and operative techniques. J *Hand* Surg 3: 250-265

TENDÃO E MÚSCULO

Identificação do Tendão Flexor e Preparação

No Dígito

477. Eiken O, Hagberg L, Lundborg G 1981 Evolving biologic concepts as applied to tendon surgery. *Clin Plastic Surg* 8: 1-12
478. Lister G 1985 Indications and techniques for repair of the flexor tendon sheath. *Hand Clin* 1: 85-95
479. Lister G D 1983 Incision and closure of the flexor sheath during primary tendon repair. *Hand* 15:123-135
480. Lister G D 1985 Pitfalls and complications of flexor tendon surgery. *Hand Clin* 1: 133-146
481. Lister GD (personal communication)
482. Doyle J R, Blythe W 1975 The finger flexor tendon sheath and pulleys: anatomy and reconstruction. In: American Academy of Orthopaedic Surgeons. Symposium on Tendon Surgery in the Hand. C. V. Mosby, St. Louis, pp. 81-87

Indicações

483. Lister G D, Kleinert H E, Kutz J E, Atasoy E 1977 Primary flexor tendon repair followed by immediate controlled mobilisation. *J Hand Surg (Am)* 2(6):441-455
484. Strickland J W 1985 Flexor tendon repair. *Hand Clin* 1:55-68
485. Urbaniak J R 1985 Repair of the flexor pollicis longus. *Hand Clin* 1: 69-76
486. Malerich M M, Baird R A, McMaster W, Erickson J M 1987 Permissible limits of flexor digitorum profundus tendon advancement - an anatomic study. *J Hand Surg (Am)* 12: 30-33
487. Leddy J P 1985 Avulsions of the flexor digitorum profundus. *Hand Clin* (1): 77-83
488. Weeks P M 1981 Invited comment on three complications of untreated partial laceration of flexor tendons -entrapment, rupture and triggering. *J Hand Surg (Am)* 6(4): 396-398
489. Schlenker J D, Lister G D, Kleinert H E 1981 Three complications of untreated partial laceration of flexor tendons - entrapment, rupture and triggering. *J Hand Surg (Am)* 6(4): 392-396
490. Garrett W E Jr, Seaber A V, Boswick J, Urbaniak J R, Goldner J L 1984 Recovery of skeletal muscle after laceration and repair. *J Hand* Surg (Am) 9: 683-692
491. Botte M J, Gelberman R H, Smith D G, Silver M A, Gellman H 1987 Repair of severe muscle belly lacerations using a tendon graft. *J Hand Surg (Am)* 12:406-412

NERVO

Laceração

492. Sunderland S 1978 *Nerves and nerve injuries,* 2nd edn. Churchill Livingstone, Edinburgh
493. Williams H B, Jabaley M E 1986 The importance of internal anatomy of the peripheral nerves to nerve repair in the forearm and hand. *Hand Clin* 2: 689-707
494. Chow J A, Van Beek A L, Meyer D L, Johnson M C 1985 Surgical significance of the motor fascicular group of the ulnar nerve in the forearm. *J Hand Surg (Am)* 10:867-872
495. Bonnel F 1985 Histologic structure of the ulnar nerve in the hand. *J Hand Surg (Am)* 10: 264-269
496. Gaul J S Jr 1983 Electrical fascicle identification as an adjunct to nerve repair. *J Hand Surg (Am)* 8: 289-296
497. Gaul J S Jr 1986 Electrical fascicle identification as na adjunct to nerve repair. *Hand Clin* 2: 709-722
498. Ganel A, Engel J, Luboshitz S, Melamed R, Rimon S 1981 Choline acetyltransferase nerve identification method in early and late nerve repair. *Ann Plastic* Surg 6:228-230
499. Riley D A, Lang D H 1984 Carbonic anhydrase activity of human peripheral nerves: a possible histochemical aid to nerve repair. *J Hand Surg (Am)* 9A: 112-120
500. Ganel A, Engel J, Rimon S 1986 Intraoperative identification of peripheral nerve fascicle. Use of a new rapid biochemical assay technique. *Orthop Rev* 520. 15:669-672
501. He Y S, Zhong S Z 1988 Acetylcholinesterase: a histochemical identification of motor and sensory fascicles in human peripheral nerve and its use during operation. *Plast Reconstr Surg* 82: 125-132
502. Comtet J J, Herzberg G, Artale A M, Kopp N 1993 Intraoperative histopathologic nerve examination in brachial plexus injury. *J Reconstr Microsurg* 9: 111-118

Indicações

503. Bowers W H, Carlson E C, Wenner S M, Doyle J R 1989 Nerve suture and grafting. *Hand Clin* 5: 445-453
504. Omer G E Jr 1986 Acute management of peripheral nerve injuries. *Hand Clin* 2: 193-206
505. Bolesta M J, Garrett W E Jr, Ribbeck B M, Glisson R R et of 1988 Immediate and delayed neurorrhaphy in a rabbit model: a functional, histologic, and biochemical comparison. *J Hand Surg (Am)* 13: 352-357
506. Strauch B 2000 Use of nerve conduits in peripheral nerve repair. *Hand Clin* 16: 123-130
507. Lawson G M, Glasby M A 1998 Peripheral nerve reconstruction using freeze-thawed muscle grafts: a comparison with group fascicular nerve grafts in a large animal model. *J R Coll Surg Edinb* 43(5): 295-302
508. Battiston B, Tos P, Cushway T R, Geuna S 2000 Nerve repair by means of vein filled with muscle grafts I. Clinical results. *Microsurgery* 20: 32-36
509. Tang J B, Shi D, Zhou H 1995 Vein conduits for repair of nerves with a prolonged gap or in unfavourable conditions: an analysis of three failed cases. *Microsurgery* 16: 133-137
510. Chiu D T, Strauch B 1990 A prospective clinical evaluation of autogenous vein grafts used as a nerve conduit for distal sensory nerve defects of 3 cm or less. *Plast Reconstr Surg* 86(5): 928-934
511. Millesi H 2000 Techniques for nerve grafting. *Hand Clin* 16(1):73-91
512. Vanderhooft E 2000 Functional outcomes of nerve grafts for the upper and lower extremities. 16(1): 93-104
513. Rowan P R, Chen L E, Urbaniak J R 2000 End-to-side nerve repair. A review. *Hand Clin* 16(1): 151-159
514. Wilgis E F, Murphy R 1986 The significance of longitudinal excursion in peripheral nerves. *Hand Clin* 2:761-766

Avulsão

515. Stevenson J H, Zuker R M 1986 Upper limb motor and sensory recovery after multiple proximal nerve injury in children: a long term review in five patients. *Br J Plastic* Surg 39: 109-113

VASO

516. Gelberman R H, Nunley J A, Kaman L A, Gould J S et of 1982 The results of radial and ulnar arterial repair in the forearm. Experience in three medical centers. *J Bone Joint Surg* 64A: 383-387
517. Gelberman R H, Gould R N, Hargens A R, Vande Berg J S 1983 Lacerations of the ulnar artery: hemodynamic, ultrastructural, and compliance changes in the dog. *J Hand Surg (Am)* B: 306-309
518. Trumble T, Seaber A V, Urbaniak J R 1987 Potency after repair of forearm arterial injuries in animal models. *J Hand Surg (Am)* 12: 47-53
519. Nunley J A, Goldner R D, Koman L A, Gelberman R, Urbaniak J R 1987 Arterial stump pressure: a determinant of arterial potency? *J Hand Surg (Am)* 12:245-249
520. Puckett C L, Winters R R, Geter R K, Goelel D 1985 Studies of pathologic vasoconstriction (vasospasm) in microvascular surgery. *J Hand Surg (Am)* 10: 343-349
521. Bruch H P, Lanz U, Horl M, Wolter J 1985 Rigor of small human vessels. *J Hand Surg (Am)* 10: 985-988
522. Van Beek A L, Kutz T E, Zook E 1978 Importance of the ribbon sign, indicating unsuitability of the vessel, in replanting a finger. *Plastic Reconstr Surg* 61: 32-35
523. Godina M 1986 Arterial autografts in microvascular surgery. *Plastic Reconstr Surg* 78:293-294

PELE

Lesões de Injeção

524. O'Reilly R J, Blatt G 1975 High-pressure injection injury. *J Am Med Assoc* 233: 533-534
525. Gelberman R, Posch J L, Jurist J M 1975 High-pressure injection injuries of the hand. *J Bone Joint Surg* 57A: 935-937
526. Schoo M J, Scott F A, Boswick J A 1980 High pressure injection injuries of the hand. *J Trauma* 20: 229-238
527. Harter B TJr, Harter K C 1986 High-pressure injection injuries. *Hand Clin* 2: 547-552
528. Scher C, Schun F D, Harvin J S 1973 High pressure paint gun injuries of the hand. *Br J Plastic Surg* 26:167-171
529. Waters W R, Penn I, Ross H M 1967 Airless paint gun injuries of the hand. *Plastic Reconstr Surg* 39(6):613-618
530. Stark H H, Ashworth C R, Boyes J H 1967 Paint gun injuries of the hand. *J Bone Joint Surg* 49A: 637-647
531. Thakore H K 1985 Hand injury with paint-gun. *J Hand Surg (Br)* 10: 124-126
532. Stark H H, Ashworth C R, Boyes J H 1961 Grease gun injuries of the hand. *J Bone Joint Surg* 43A: 485-491
533. Flint M H 1966 *Plastic* injection moulding injury. *Br J Plastic Durg* 19: 70-78
534. Geller E R, Gursel E 1986 A unique case of high pressure injection injury of the hand. *J Trauma* 26:483-485
535. Crabb D J M 1981 The value of plain radiographs in treating grease gun injuries. *Hand* 13: 39-42

Indicações

536. Ramos H, Posch J L, Lie K K 1970 High-pressure injection injuries of the hand. *Plastic Reconstr Surg* 45:221-226
537. Kaufman H D 1968 High-pressure injection injuries. *Br J Surg* 55: 214-218

Viabilidade da Pele

538. Dibbell D, Hedberg J, McGraw J, Rankin J, Souther 5 A 1979 Quantitative examination of the use of fluorescein in predicting viability of skin flaps. *Ann Plastic Surg* 3: 101-105
539. Elliott R, Hoehn J, Stayman J W 1979 Management of the viable soft tissue cover in de-gloving injuries. *Hand* 11:69-71

Indicações

540. London P S 1961 Simplicity of approach to treatment of the injured hand. *J Bone Joint Surg* 4313: 454-464
541. Beasley R W 1983 Principles of soft tissue replacement for the hand. *J Hand Surg (Am)* 8: 781-784
542. Ketchum L D 1985 Symposium on skin and soft tissue coverage of the upper extremity. *Hand Clin* 1: 597-776
543. Chase R A 1985 Historical review of skin and soft tissue coverage of the upper extremity. *Hand Clin* 7:599-608
544. Ross R 1979 Inhibition of myofibroblasts by skin grafts. *Plastic Reconstr Surg* 63: 473-481
545. Horn J J 1951 The use of full thickness hand skin flaps in the reconstruction of injured fingers. *Plastic Reconstr Surg* 7: 463-481
546. Lister G D 1993 Skin flaps. In: Green D P (ed) Operative *handsurgery,* 3rd edn. Churchill Livingstone, New York, pp. 1741-1822
547. Lister G 1985 Local flaps to the hand. *Hand Clin* 1:621-640
548. Lanier V C 1981 The fillet flap principle. *Orthopaedic Rev* 10: 63-66
549. Chase R A 1968 The damaged index digit - a source of components to restore the crippled hand. *J Bone Joint Surg* 5OA: 1152-1160
550. Russell R C, Van Beek A L, Wavak P, Zook E G 1981 Alternative hand flaps for amputations and digital defects. *I Hand Surg (Am)* 6(4): 399-405
551. Him F P, Casanova R, Vasconez L O 1985 Myocutaneous and fasciocutaneous flaps in the upper limb. *Hand Clin* 1:759-768

Retalhos Cutâneos

552. Rose E H 1983 Local arterialised island flap coverage of difficult hand defects preserving donor digit sensibility. *Plastic Reconstr Surg* 72: 848-858
553. Farley M J 1989 The first web hand flap. *J Hand Surg (Br)* 14(1): 65-69
554. Farley M J, Milner R H 1987 Dorsal metacarpal flaps. *Br J Plastic Surg* 40: 333-341
555. Healy C, Mercer N S, Earley M J, Woodcock J 1990 Focusable Doppler ultrasound in mapping dorsal hand flaps. *Br J Plastic Surg* 43: 296-299
556. Small J O, Brennen M D 1990 The first dorsal metacarpal artery neurovascular island flap. *Br J Plastic Surg* 43: 17-23
557. Earley M J 1989 The second dorsal metacarpal artery neurovascular island flap. *J Hand Surg (Br)* 14: 434-440

558. Maruyama Y 1990 The reverse dorsal metacarpal flap. *Br J Plastic Surg* 43: 24-27
559. Quaba A A, Davison P M 1990 The distally-based dorsal hand flap. *Br J Plastic Surg* 43: 28-39

Retalhos Fasciocutâneos

560. Muhlbauer W, Herndl E, Stock W 1982 The forearm flap. *Plastic* Reconstr Surg 70:336-342
561. Song R, Gao Y, Song Y, Yu Y, Song Y 1982 The forearm flap. *Clin Plastic Surg* 9: 21
562. Yang G et al 11981 Forearm free skin flap transplantation. *Natl Med J China* 61: 139
563. Soutar D S, Tanner N S 1984 The radial forearm flap in the management of soft tissue injuries of the hand. *Br J Plastic Surg* 37: 18-26
564. Meland N B, Lincenberg L S M, Cooney W P III Wood M B, Hentz V R 1989 Experience with the island radial forearm flap in local hand coverage. *J Trauma* 29:489-493
565. Reyes F A, Burkhalter W E 1988 The fascial radial flap. *J Hand Surg (Am)* 13: 432-437
566. Naasan A, Quaba A A 1990 Successful transfer of two reverse forearm flaps despite disruption of both palmar arches. *Br J Plastic Surg* 43: 476-479
567. Lin S D, Lai C S, Chiu C C 1984 Venous drainage in the reverse forearm flap. *Plastic Reconstr Surg* 74:508-512
568. Matev I 1985 The osteocutaneous pedicle forearm flap. *J Hand Surg (Br)* 10: 179-182
569. Reid C D, Moss A L H 1983 One-stage repair with vascularised tendon grafts in a dorsal hand injury using the 'Chinese' forearm flap. *Br J Plastic Surg* 36:473-479
570. Faucher G, van Genechten F, Merle N, Michon J 1984 A compound radial artery forearm flap in hand surgery: an original modification of the Chinese forearm flap. *Br J Plastic Surg* 37: 139-148
571. Mahoney J, Naiberg J 1987 Toe transfer to the vessels of the reversed forearm flap. *J Hand Surg (Am)* 12: 62-65
572. Guimberteau J C, Goin J L, Panconi B, Schuhmacher B 1988 The reverse ulnar artery forearm island flap in hand surgery: 54 cases. *Plastic Reconstr Surg* 81:925-932
573. Glasson D W, Lovie M J 1988 The ulnar island flap in hand and forearm reconstruction. *Br J Plastic Surg* 41:349-353
574. Li Z T, Liu K, Cao Y D 1989 The reverse flow ulnar artery island flap: 42 clinical cases. *Br J Plastic Surg* 42:256-259
575. Zancolli E A, Angrigiani C 1988 Posterior interosseous island forearm flap. *J Hand Surg (Br)* 13: 130-135
576. Bayon P, Pho R W 1988 Anatomical basis of dorsal forearm flap based on posterior interosseous vessels. *J Hand Surg (Br)* 13: 435-439
577. Costa H, Soutar D S 1988 The distally based island posterior interosseous flap. *Br J Plastic Surg* 41:221-227
578. Carriquiry C E 1990 Versatile fasciocutaneous flaps based on the medial septocutaneous vessels of the arm. *Plastic Reconstr Surg* 86: 103-109

Retalhos Musculocutâneos

579. Mathes S J, Nahai F 1981 Classification of the vascular anatomy of muscles: experimental and clinical correlation. *Plastic Reconstr Surg* 67: 177-187
580. McCraw J B, Dibbell D G, Carraway J H 1977 Clinical definition of independent myocutaneous vascular territories. *Plastic Reconstr Surg* 60: 341-352
581. Brones M F, Wheeler E S, Lesavoy M A 1982 Restoration of elbow flexion and arm contour with the latissimus dorsi myocutaneous flap. *Plastic Reconstr Surg* 69: 329-332
582. Landra A P 1979 The latissimus dorsi musculocutaneous flap used to resurface a defect on the upper arm and restore extension to the elbow. *Br J Plastic Surg* 32: 275-277
583. Stern P J, Neale H W, Gregory R O, Kreilein J G 1982 Latissimus dorsi musculocutaneous flap far elbow flexion. *J Hand Surg (Am)* 7(1): 25-30
584. Abu Jamra F N L, Akel S R, Shamma A R 1981 Repair of major defect of the upper extremity with a latissimus dorsi myocutaneous flap: a case report. *Br J Plastic Surg* 34:121-123
585. Silverton J S, Nahai F, Jurkiewicz M J 1978 The latissimus dorsi myocutaneous flap to replace a defect of the upper arm. *Br J Plastic Surg* 31: 29-31
586. Handle N, Winspur I, Hoehn R 1979 Coverage of shoulder wound with a deltoid muscle flap. *Ann Plastic Surg* 3: 277-279
587. Lai M F, Krishna B V, Pelly A D 1981 The brachioradialis myocutaneous flap. *Br J Plastic Surg* 34: 431-434
588. Ohtsuka H, Imagawa S 1985 Reconstruction of posterior defect of the elbow joint using an extensor carpi radialis longus myocutaneous flap: case report. *Br J Plastic Surg* 38: 238-240
589. Kenney J G, Morgan R F, McLaughlin R, Edgerton M T 1983 The 'fold-back' flexor ulnaris muscle flap for repair of soft tissue losses about the elbow. *Contemp Orthop* 7: 63-66
590. Hodgkinson D J, Shepard G H 1983 Muscle musculocutaneous and fasciocutaneous flaps in forearm reconstruction. *Ann Plastic Surg* 10: 400-407
591. Cohen B E 1982 Local muscle flap coverage of the proximal ulna without functional loss. *Plastic Reconstr Surg* 70: 745-748
592. Dellon A L, Mackinnon S E 1984 The pronator quadratus muscle flap. *J Hand Surg (Am)* 9: 423-427
593. Reisman N R, Dellon A L 1983 The abductor digiti minimi muscle flap: a salvage technique for palmar wrist pain. *Plastic Reconstr* Surg 72: 859-863
594. Mathes 5 J, Vasconez L 0, Jurkiewicz M J 1977 Extension and further applications of the muscle flap transposition. *Plastic Reconstr Surg* 60: 6-13
595. Lubahn J D, Carlier A, Lister G D 1985 The denervated first dorsal interosseous muscle flap: a case report. *J Hand Surg (Am)* 10: 684-686

Retalhos à Distância

596. Russell R C, van Beek A L, Wavak P, Zook E G 1981 Alternative hand flaps for amputations and digital defects. *J Hand* Surg (Am) 6(4): 399-405
597. WinspurJ 1985 Distant flaps. *Hand Clin* 1: 729-739
598. Lister G D 1993 Skin flaps. In: Green D P led) *Operative handsurgery,* 3rd edn. Churchill Livingstone, New York, pp 1741-1822
599. McGregor I A, Morgan G 1973 Axial and random pattern flaps. *Br J Plastic Surg* 26: 202-213
600. Yeschua R, Wexler M R, Neuman Z 1977 Cross-arm triangular flaps for correction of adduction contracture of the web space in the hand. *Plastic Reconstr Surg* 59:859-861
601. Holevich J 1965 Early skin grafting in the treatment of traumatic avulsion injuries of the hand and fingers. *J Bone Joint Surg* 47A: 944-957
602. Jarev A, Hirshowitz B 1978 A two stage cross arm flap far severe multiple degloving injury of the hand. *Hand* 10:276-278
603. Lister G D, McGregor I A, Jackson I T 1973 Groin flap in hand injuries. *Br J Accident Surg* 4: 229-239
604. May J W, Bartlett S P 1981 Staged groin flap in reconstruction of the pediatric hand. *J Hand Surg (Am)* 6(2):163-171
605. Schlenker J D,Averill R M 1980 The iliofemoral (groin) flap for hand and forearm coverage. *Orthopaedic Rev* 9:57-63
606. Schlenker J D 1980 Important considerations in the design and construction of groin flaps. *Ann Plastic Surg* 5:353-357
607. Freedlander E, Dickson W A, McGrouther D A 1986 The present role of the groin flap in hand trauma in the light of a long-term review. *J Hand Surg (Br)* 11:187-190
608. Reinisch J F, Winters R, Puckett C L 1984 The use of the osteocutaneous groin flap in gunshot wounds of the hand. *J Hand Surg (Am)* 9A: 12-17
609. Smith P J 1972 The anatomical basis of the groin flap. *Plastic Reconstr* Surg 49(1): 41-47
610. Schlenker J D, Atasoy E, Lyon J 1980 The abdominohypogastric flap axial pattern flap for forearm coverage. *Hand 12*: 248-252
611. Shaw D T 1980 Tubed pedicle construction: the single pedicle abdominal tube and the acromiopectoral flap. *Ann Plastic Surg* 4: 219-223
612. Watson A C, McGregor J C 1981 The simultaneous use of a groin flap and a tensor fascia lata myocutaneous flap to provide tissue cover for a completely degloved hand. *Br J Plastic Surg* 34: 349-352
613. Smith P J 1982 The 'Y' shaped hypogastric groin flap. *Hand* 140):263-270
614. Lister G, Scheker L 1988 Emergency free flaps to the upper extremity. *J Hand Surg (Am)* 13: 22-28
615. Lister G D 1993 Free skin and composite flaps. In: Green D P (ed) *Operative hand surgery,* 3rd edn. Churchill Livingstone, New York, pp 1103-1158
616. Hing D N, Buncke H J, Alpert B S, Gordon L 1985 Free flap coverage of the hand. *Hand Clin 1*: 741-758
617. Ikuta Y 1985 Vascularized free flap transfer in the upper limb. *Hand Clin* 1: 297-309
618. Godina M 1991 A thesis. Presernova Druzba, Ljubljana
619. Press B H, Chiu D T, Cunninghan B L 1990 The rectus abdominis muscle in difficult problems of hand soft tissue reconstruction. *Br J Plastic Surg* 43:419-425
620. Logan S E, Alpert B S, Buncke H J 1988 Free serratus anterior muscle transplantation for hand reconstruction. *Br J Plastic Surg* 41: 639-643
621. Brody G A, Buncke H J, Alpert B S, Hing D N 1990 Serratus anterior muscle transplantation for treatment of soft tissue defects in the hand. *J Hand Surg (Am)* 15:322-327
622. Whitney T M, Buncke H J, Alpert B S, Buncke G M Lineaweaver W C 1990 The serratus anterior free muscle flap: experience with 100 consecutive cases. *Plastic Reconstr* Surg 86: 481-490
623. Katsaros L, Schusterman M, Beppu M, Banis J C Jr, Acland R D 1984 The lateral upper arm flap: anatomy and clinical applications. *Ann Plastic Surg* 12: 489-500
624. Lister G, Scheker L 1988 Emergency free flaps to the upper extremity. *J Hand Surg (Am)* 13: 22-28
625. Scheker L R, Kleinert H E, Hanel D P 1987 Lateral arm composite tissue transfer to ipsilateral hand defects. *J Hand Surg (Am)* 12: 665-672
626. Mahaffey P J, Tanner N S, Evans H B, McGrouther D A 1985 The degloved hand: immediate complete restoration of skin cover with contralateral forearm free flap. *Br J Plastic Surg* 38: 101-106
627. Swanson E, Boyd J, Manktelow R T 1990 The radial forearm flap; reconstructive applications and donor site defects in 35 consecutive patients. *Plastic Reconstr* Surg 85: 258-266

628. Jones B M, O'Brien C J 1985 Acute ischaemia of the hand resulting from elevation of a radial forearm flap. *Br J Plastic Surg* 38: 396-397

629. Timmons M J, Missotten F E, Poole M D, Davies D M 1986 Complications of radial forearm flap donor sites. *Br J Plastic Surg* 39B: 176-178

630. Bardsley A F, Soutar D S, Elliot D, Batchelor A G 1990 Reducing morbidity in the radial forearm flap donor site. *Plastic Reconstr Surg* 86: 287-292

631. McGregor A D 1987 The free radial forearm flap - the management of the secondary defect. Br J *Plastic Surg* 40:83-85

632. Zuker R M, Manktelow R T 1986 The dorsalis pedis free flap; technique of elevation, foot closure, and flap application. *Plastic Reconstr Surg* 77: 93-104

633. Lovie M J, Duncan G M, Glasson D W 1984 The ulnar artery forearm free flap. *Br J Plastic Surg* 37: 486-492

634. Salibian A H, Anzel S H, Mallerich M M, Tesoro V E 1984 Microvascular reconstruction for close-range gunshot injuries to the distal forearm. *J Hand Surg (Am)* 9: 799-804

635. Swartz W M 1984 Immediate reconstruction of the wrist and dorsum of the hand with a free osteocutaneous groin flap. *J Hand Surg (Am)* 9A: 18-21

636. Upton J, Rogers C, Durham-Smith G, Swartz W 1986 Clinical applications of free temporoparietal flaps in hand reconstruction. *J Hand Surg (Am)* 11: 475-483

637. Brent B, Upton J, Acland R D, Shaw W W et al 1985 Experience with the temporoparietal fascial free flap. *Plastic Reconstr Surg* 76: 177-188

638. Rose E H, Norris M S 1990 The versatile temporoparietal fascial flap; adaptability to a variety of composite defects. *Plastic Reconstr Surg* 85: 224-232

639. Hing D N, Buncke H J, Alpert B S 1988 Use of the temporoparietal free fascial flap in the upper extremity. *Plastic Reconstr Surg* 81: 534-544

Lesões dos Dedos

640. Grad J B, Beasley R W 1985 Fingertip reconstruction. *Hand Clin* 1: 667-676

Retalhos de Avanço

641. Faucher G, Khouri R K 1997 Digital reconstruction with island flaps. *Clin Plast Surg* 24: 1-32

Bipediculados

642. Moberg E 1964 Aspects of sensation in reconstructive surgery of the extremity. *J Bone Joint Surg* 46A:817

643. O'Brien B 1968 Neurovascular island pedicle flaps for terminal amputations and digital scars. *Br J Plast Surg* 21:258-261

644. Furlow L T Jr 1984 V-Y'Cup' flap for volar oblique amputation of fingers. *J Hand Surg (Br)* 9: 253-256

645. Elliot D, Wilson Y 1993 V-Y advancement of the entire volar soft tissue of the thumb in distal reconstruction. *J Hand Surg (Br)* 18: 399-402

646. Elliot D, Moiemen N S, Jigjinni V S 1995 The neurovascularTranquilli-Leali flap. *J Hand Surg (Br)* 20: 815-823

647. Atasoy E, loakimidis E, Kasdan M L, Kutz J E, Kleinert H E 1970 Reconstruction of the amputated finger tip with a triangular volar flap. A new surgical procedure. *J Bone Joint Surg* 52A:921-926

Unipediculados

648. Segmuller G 1976 [Modification of the Kutler flap: neurovascular pedicle]. *Handchirurgie* 8: 75-76

649. Smith K L, Elliot D 2000 The extended Segmuller flap. *Plast Reconstr Surg* 105(4): 1334-1346

650. Venkataswami R, Subramanian N 1980 Oblique triangular flap: a new method of repair for oblique amputations of the fingertip and thumb. *Plast Reconstr Surg* 66: 296-300

651. Lanzetta M, Mastropasqua B, Chollet A, Brisebois N 1995 Versatility of the homodigital triangular neurovascular island flap in fingertip reconstruction. *J Hand Surg (Br)* 20: 824-829

652. Evans D M, Martin D L 1988 Step-advancement island flap for fingertip reconstruction. *Br J Plast Surg* 41: 105-111

653. Joshi B B 1974 A local dorsolateral island flap for restoration of sensation after avulsion injury of fingertip pulp. *Plast Reconstr Surg* 54: 175-182

654. Pho R W 1976 Restoration of sensation using a local neurovascular island flap as a primary procedure in extensive pulp loss of the fingertip. Injury 8: 20-24

Fluxo Invertido

655. Lai C S, Lin S D, Yang C C 1989 The reverse digital artery flap for fingertip reconstruction. *Ann Plast Surg* 22:495-500

656. Kojima T, Tsuchida Y, Hirase Y, Endo T 1990 Reverse vascular pedicle digital island flap. *Br J Plast Surg* 43:290-295

657. Lai C S, Lin S D, Chou C K, Tsai C W 1992 A versatile method for reconstruction of finger defects: reverse digital artery flap. *Br J Plast Surg* 45: 443-453

658. Brunelli F 1993 Dorso-ulnar thumb flap. *Ann Chir Main* 12: 105

Áreas Específicas

Perda da Polpa

659. Louis D S, Palmer A K, Burney R E 1980 Open treatment of digital tip injuries. *J Am Med Assoc* 244: 697-698.

660. Allen M J 1980 Conservative management of fingertip injuries in adults. *Hand* 12: 257-265

661. DeBoer P, Collinson P O 1981 The use of silver sulphadiazine occlusive dressings for fingertip injuries. *J Bone Joint Surg* 4: 545-547

662. Tranquilli-Leali E 1935 Ricostruzione dell'apice Belle falangi ungueali mediante autoplastica volare peduncolata per scorrimento. *Infort Traum Lavoro* 1:186-193

663. Atasoy E, loakimidis E, Kasdan M, Kutz J E, Kleinert H E 1970 Reconstruction of the amputated fingertip with a triangular volar flap. *J Bone Joint Surg* 52A: 921-926

664. Snow J W 1985 Volar advancement shin flap to the fingertip. *Hand Clin* 1: 685-688

665. Shepard G H 1983 The use of lateral V-Y advancement flaps for fingertip reconstruction. *J Hand Surg (Am)* 8:254-259

666. Macht S D, Watson H K 1980 The Moberg volar advancement flap for digital reconstruction. *J Hand Surg (Am)* 5(4): 372-376

667. Posner M A, Smith R J 1971 The advancement pedicle flap for thumb injuries. *J Bone Joint Surg* 53A:1618-1621

668. Arons M S 1985 Fingertip reconstruction with a palmar advancement flap and free dermal graft: a report of six cases. *J Hand Surg (Am)* 10: 230-232

669. Dellon A L 1983 The extended palmar advancement flap. *J Hand Surg (Am)* 8: 190-194

670. Pho R W H 1979 Local composite neurovascular island flap for skin cover in pulp loss of the thumb. *J Hand Surg (Am)* 4(1): 71-16

671. Cronin T D 1951 The cross-finger flap - a new method of repair. *Ann Surg* 17: 419-425

672. Curbs R M 1957 Cross-finger pedicle flap in hand surgery. *Ann Surg* 145: 650

673. Hoshin H D 1960 The versatile cross-finger flap. *J Bone Joint Surg* 42A: 261-277

674. Kappel D A, Burech J G 1985 The cross-finger flap. An established reconstructive procedure. *Hand Clin* 1:677-683

675. Vlastou C, Earle A S, Blanchard J M 1985 A palmar cross-finger flap for coverage of thumb defects. *J Hand Surg (Am)* 10: 566-569

676. Gaul J S Jr 1987 A palmar-hinged flap for reconstruction of traumatic thumb defects. *J Hand Surg (Am)* 12: 415-421

677. Small J 0, Brennen M D 1988 The first dorsal metacarpal artery neurovascular island flap. *JHond* Surg *(Br)* 13: 136-145

678. Adamson J E, Horton C E, Crawford H H 1967 Sensory rehabilitation of the injured thumb. *Plastic Reconstr Surg* 40: 53-57

679. Gaul J 5 1969 Radial innervated cross-finger flap from index to provide sensory pulp to injured thumbs. *J Bone Joint Surg* 51A: 1257-1263

680. Walker M A, Hurley C B, May J W Jr 1986 Radial nerve cross-finger flap differential nerve contribution in thumb reconstruction. *J Hand Surg (Am)* 11: 881-887

681. Lister G D 1981 The theory of the transposition flap and its practical application in the hand. *Clin Plastic Surg* 8: 115-128

682. Hatt A E 1957 The thenar flap. *J Bone Joint Surg* 39:80-85

683. Markley J M Jr 1985 Island flaps of the hand. *Hand Clin* 1:689-699

684. Krag C, Rasmussen B 1975 The neurovascular island flap for defective sensibility of the thumb. *J Bone Joint Surg* 5713: 495-499

685 Henderson H P, Reid D A C 1980 Long term follow up of neurovascular island flaps. *Hand* 12: 113-122

686. Markley J M 1977 The preservation of close two-point discrimination in the interdigital transfer of neurovascular island flaps. *Plastic Reconstr Surg* 59:812-816

687. Tubiana R, DuParc J 1961 Restoration of sensibility in the hand by neurovascular skin island transfer. *J Bone Joint Surg* 43B: 474-480

Leito Ungueal

688. Zook E G, Guy R J, Russell R C 1984 A study of nail bed injuries: causes, treatment, and prognosis. *J Hand Surg (Am)* 9: 247-252

689. Zook E G 1985 Nail bed injuries. *Hand Clin* 1: 701-716

690. Zook E G 1990 Anatomy and physiology of the perionychium. *Hand Clin* 6: 1-7

691. Guy R J 1990 The etiologies and mechanisms of nail bed injuries. *Hand Clin* 6: 9-19

692. Van Beek A L, Kassan M A, Adson M H, Dale V 1990 Management of acute fingernail injuries. *Hand Clin* 6:23-35

693. Shepard G H 1990 Management of acute nail bed avulsions. *Hand Clin* 6: 39-56

694. Seckel B R 1986 Self-advancing silicone rubber splint for repair of split nail deformity. *J Hand Surg (Am)* 11:143-144

695. Shepard G H 1983 Treatment of nail bed avulsions with split-thickness nail bed grafts. *J Hand Surg (Am)* 8: 49-54

696. Saito H, Suzuki Y, Fujino K, Tajima T 1983 Free nail bed graft for treatment of nail bed injuries of the hand. *J Hand Surg (Am)* 8: 171-178

697. Shepard G H 1990 Nail grafts for reconstruction. *Hand Clin* 6: 79-102

698. Pessa J E, Tsai T M, Li Y, Kleinert H E 1990 The repair of nail deformities with the non-vascularized nail bed graft: indications and results. *J Hand Surg (Am)* 15:466-470
699. Clayburgh R H, Wood M B, Cooney W P 3rd 1983 Nail bed repair and reconstruction by reverse dermal grafts. *J Hand Surg (Am)* 8: 594-598
700. Atasoy E 1982 Reversed cross-finger subcutaneous flap. *J Hand Surg (Am)* 7(5): 481-483
701. Vilain R, Dupuis J F 1973 Use of the flag flap for coverage of a small area on a finger or the palm. 20 years experience. *Plast Reconstr Surg* 51: 397-401
702. Smith P J, Harrison S H 1982 The seagull flap for syndactyly. *Br J Plast Surg* 35(3): 390-393
703. Bertelli J A, Pagliei A 1994 Direct and reversed flow proximal phalangeal island flaps. *J Hand Surg (Am)* 19:671-680
704. Harrison S H, Saad M N 1977 The sliding transposition flap: its application to leg defects. *Br J Plast Surg* 30(1):54-58
705. Smith P J 1982 A sliding flap to cover dorsal skin defects over the proximal interphalangeal joint. *Hand* 14(3): 271-278

LESÃO TÉRMICA

QUEIMADURAS

História

706. Magierski M, Sakiel S, Buczak B, Koisar J, Kepny A, Ciembroniewicz W 1979 Analysis of reasons and locations of burns on hands. Scand J Plastic Reconstr Surg 13: 141-142

Elétricas

707. Salisbury R E, Hunt J L, Warden G D, Pruitt B A 1973 Management of electrical burns of the upper extremity. *Plastic Reconstr Surg* 51: 648-652
708. Sullivan W G, Scott F A, Boswick J A 1981 Rehabilitation following electrical injury to the upper extremity. *Ann Plastic Surg* 7: 347-353
709. Gunn A 1967 Electric fire burn. *Br Med J* 3: 764-766
710. Stone P A 1973 Hand burns caused by electric fires. *Injury* 4: 240-246
711. Luce E A, Gottlieb S E 1984 'True' high-tension electrical injuries. *Ann Plastic Surg* 12: 321-326

Químicas

712. Curreri P W, Asch M J, Pruitt B A 1970 The treatment of chemical burns. *J Trauma* 10: 634
713. Jelenko C 1974 Chemicals that burn. *J Trauma* 14:65-72
714. Edelman P A 1987 Chemical and electrical burns. In: Achauer B M (ed) *Management of the burned patient.* Appleton Et Lange, Norwalk, CT, pp 183-202
715. Hill M B, Achauer B M, Martinez S 1984 Tar and asphalt burns. *J Burn Care Rehobil* 5: 271-274
716. Saydjari R, Abston S, Desai M H, Herndon D N 1986 Chemical burns. *J Burn Care Rehabil* 7: 404-408
717. Pike J, Patterson A, Arons M S 1988 Chemistry of cement burns: pathogenesis and treatment. *J Burn Care Rehabi* 19:258-260
718. Ellenhorn M T, Barceloux D G 1988 Medical toxicology: diagnosis and treatment of human poisoning. Elsevier, New York
719. Leonard L G 1982 Chemical burns: effect of prompt first aid. *J Trauma* 22: 420-422
720. Sigurdsson J, Bjornsson A, Gudmundsson S T 1983 Formic acid burn - local and systemic effects. *Burns* 9:358-361
721. Hansbrough J F, Zapata-Sirvent R, Dominic W et al 1985 Hydrocarbon contact injuries. *J Trauma* 25:250-252
722. Hunter G A 1968 Chemical burns of the skin after contact with petrol. *Br J Plastic Surg* 21: 337-341
723. Simpson L A, Cruse C W 1981 Gasoline immersion injury. *Plastic Reconstr Surg* 67: 54-57
724. Grew R J, Hartford C E, Haith L R etol 1988 Hydrofluoric acid-induced hypocalcemia. *J Trauma* 28:1593-1596
725. Hicks L M, Hunt J L, Baxter C R 1979 Liquid propane cold injury: a clinicopathologic and experimental study. *J Trauma* 19: 701-703
726. Brown T D 1974 The treatment of hydrofluoric acid burns. *J Soc Occup Med* 24: 80-89
727. Kohnlein H E, Achinger R 1982 A new method of treatment of hydrofluoric acid burns of the extremities. *Chir Plast* 6: 297-305
728. Chick L R, Borah G B 1990 Calcium carbonate gel therapy for hydrofluoric acid burns of the hand. *Plastic Reconstr Surg* 86(5): 935-40
729. Dibell D G, Iverson R E et al. 1970 Hydrofluoric acid burns of the hand. *J Bone Joint Surg* 52A: 931-936
730. Pardoe R, Minami R T, Sato R M, Schlesinger S L 1977 Phenol burns. *Burns* 3: 29-41
731. Monzingo D W, Smith A A, McManus W F et of 1988 Chemical burns. *J Trauma* 28: 642-647
732. Clare R A, Krenzelok E P 1988 Chemical burns secondary to elemental metal exposure. *Am I Emerg Med* 6: 355-357

Indicações

733. James J H, Morris A M 1977 The use of hand bags compared with a conventional dressing in the treatment of superficial burns of the hand. *Chirurgia Plastica* 4: 67-72
734. Chait L A 1975 The treatment of burns by early tangential excision and skin grafting. South African Med J 49: 1375-1379
735. Wexler M R, Yeschua R, Neuman Z 1975 Early treatment of burns of the hand by tangential excision and grafting. *Plastic Reconstr Surg* 54: 268-273
736. Levein B A, Sirinek K R, Peterson H D, Pruitt B A 1979 Efficacy of tangential excision and immediate autografting of deep second-degree burns of the hand. *J Trauma* 19: 670-673
737. Malfeyt G A M 1976 Burns of the dorsum of the hand treated by tangential excision. *Br J Plastic Surg* 29:78-81
738. Chick L R, Lister G D, Souder L 1992 Early free flaps in the management of electrical burns. *Plastic Reconstr Surg* 89: 1013-1019
739. Salisbury R E, Pruitt B A 1976 *Burns of* the *upper extremity.* W B Sounders, Philadelphia
740. Salisbury R, McKeel D 1974 Ischaemic necrosis of the intrinsic muscles of the hand after thermal injuries. *J Bone Joint Surg* 56A: 1701-1707
741. Salisbury R E, Taylor J W, Levine N S 1976 Evaluation of digital escharotomy in burned hands. *Plastic Reconstr Surg* 58: 440-443

QUEIMADURA PELO FRIO

742. Schumacker H B 1982 Frostbite. In: Flynn J E (ed) *Hand* surgery, 3rd edn. Williams Et Wilkins, Baltimore, p 591
743. Mills W J, Whaley R 1993 Frostbite: experience with rapid rewarming and ultrasonic therapy: Part I. 1960. *Alaska Med* 35(1): 6-9
744. Nakazato T, Ogino T 1986 Epiphyseal destruction of children's hands after frostbite: a report of two cases. *J Hand Surg (Am)* 11(2): 289-292

Indicações

745. Zdeblick T A, Field G A, Shaffer J W 1988 Treatment of experimental frostbite with urokinase. *J Hand Surg (Am)* 13:948-953
746. Rakower S, Shahgoli S, Wong S 1978 Doppler ultrasound and digital plethysmography to determine the need for sympathetic blockage after frostbite. *J Trauma* 18: 713-718
747. Robson M C, Heggers J P 1981 Evaluation of hand frostbite blister fluid as a clue to pathogenesis. *J Hand Surg (Am)* 6(1): 43-47

Capítulo 2 Reconstrução

Antes de considerar reconstrução da mão previamente lesada, o cirurgião tem que possuir um conhecimento completo das deficiências não só da estrutura e funcionamento do membro afetado; ele também tem que entender as demandas que o paciente deposita sobre o membro tanto no trabalho quanto no lazer. Sabendo que nada que ele faz terá sucesso sem a participação ativa do paciente depois da cirurgia, ele tem que além disso avaliar a atitude e motivação do paciente.

O tempo pode estar ao lado do paciente, ou contra ele. Embora a função do nervo seja lenta para retornar, e deve ser dado tempo para que isto ocorra, a contratura articular por qualquer razão ficará fixa, e a própria articulação crescentemente lesada se a intervenção é indevidamente postergada. Escolher a fase na qual operar é portanto uma arte sutil. Uma regra que prova ser útil é nunca operar enquanto o paciente mostra melhora fixa. Isto pode ser chamado 'cirurgia platô' porque é executada quando o paciente deixa de progredir na recuperação. Isto necessita exames repetidos regulares. Tal avaliação repetida é provavelmente a chave do manejo de pacientes que requerem cirurgia reconstrutiva da mão. Não só permite a observação da recuperação lenta da função, mas também dá a oportunidade de ajustar ou mudar talas ou fisioterapia, conhecer o paciente e seus problemas e encorajá-lo a tomar uma atitude positiva, agressiva, que se provará inestimável quando a cirurgia é julgada necessária.

Uma vez que o paciente alcançou seu platô funcional, a reconstrução secundária pode ser considerada, contanto que as feridas estejam cicatrizadas e não haja evidência de distrofia simpática. A mão deve ser mole e flexível, com uma amplitude de movimento passivo total; porém, isto nem sempre pode ser alcançado. Algumas lesões severas promovem intensa fibrose, que conduz a rigidez residual e contraturas da articulação apesar dos mais intensos esforços reabilitatórios. Lesões por esmagamento, queimaduras térmicas e elétricas são um problema particular neste aspecto.

HISTÓRIA

LESÃO ORIGINAL

1. *Natureza da lesão.* O agente lesivo deve ser averiguado – especialmente a presença de lesão por esmagamento, calor, ou elétrica. Lesões fechadas, em particular, apresentam problemas. É importante obter detalhes do mecanismo da lesão, o que pode ajudar a deduzir o local anatômico e a extensão da lesão. Se o paciente pôde ou não continuar o trabalho é um guia quanto à severidade da lesão.
2. *Data e tempo da lesão.* As circunstâncias sob as quais um acidente acontecido podem ser de relevância. Se aconteceu ou não no trabalho pode ser significativo em algumas sociedades. Um empregador ou esquemas de compensação podem oferecer ao paciente um seguro, em que ele recebe pagamentos por incapacidade enquanto fora do trabalho, são pagas as despesas médicas, e ele pode receber compensação para qualquer incapacidade permanente. Este seguro é bom porque reduz as preocupações financeiras do ferido. Também pode ter efeitos ruins. Por exemplo, declarações errôneas relativas às circunstâncias originais da lesão, falta de esforço na reabilitação, relutância para retornar para trabalhar e excesso de queixas residuais.
3. *Tratamento primário.* Detalhes do tratamento primário são freqüentemente mais bem obtidos com o médico de cuidados primários. Nestes tempos de litígio, perguntas relativas ao cuidado original podem ser facilmente mal interpretadas como crítica. Deve-se ter cuidado até mesmo na ênfase e inflexão ao fazer a pergunta simples, 'Quem era seu médico original?' O modo em que a resposta é dada também pode ser esclarecedor com respeito à atitude do paciente, o que pode influenciar fortemente o resultado do tratamento posterior.
4. *Progresso subseqüente e terapia.* Pacientes vistos algum tempo depois do tratamento original podem exibir dor fora de proporção com a lesão ou progresso motor lento; isto pode indicar uma distrofia simpática reflexa. Terapia inadequada ou a falta dela podem comprometer os resultados.
5. *Lesão prévia do local.* Lesões prévias podem influenciar significativamente a lesão e o tratamento necessário. Isto requer freqüentemente habilidade do examinador, que pode revelar quedas da infância esquecidas, acidentes de automóvel e lesões esportivas! A falha neste aspecto pode deixar o cirurgião em dificuldades subseqüentes – a princípio cirurgicamente, e depois legalmente.
6. Mudanças freqüentes de médico associadas a falhas de cicatrização de uma ferida relativamente simples podem indicar um problema geral significativo da cicatrização de feridas, que precisará ser investigado para a possibilidade de síndrome de Munchausen. Em crianças não deve ser esquecido de *Munchausen por procuração.*

OCUPAÇÃO

Detalhes da ocupação do paciente são pertinentes ao cirurgião que está planejando o tratamento e a reabilitação. Eles também lhe dão alguma noção inicial sobre problemas financeiros, sociais e domésticos, sobre os quais o paciente pode pedir aconselhamento.

- *Esta lesão aconteceu no trabalho?*
- *Como exatamente aconteceu?*
- *Você parou imediatamente?* (Claramente isto não é perguntado naqueles severamente e obviamente feridos.)
- *Você informou a lesão imediatamente?*
- *O que exatamente você faz?*
- *Há quanto tempo você faz esse tipo de trabalho?*
- *Com seu empregador atual?*
- *Eles vão manter o seu emprego?*

E depois, uma vez que você veio conhecer melhor o paciente e seus acompanhantes:

- *Você espera voltar para o mesmo trabalho?*
- *Quantas pessoas vivem em sua casa?*
- *Há alguém mais trabalhando?*

Embora este capítulo esteja principalmente relacionado à reconstrução após uma única lesão identificável, ficará aparente, especialmente considerando incapacidade do punho (pág. 190), que nem sempre é possível identificar um incidente solitário que seja responsável pelas queixas do paciente. Pode ocorrer que o problema seja devido à tensão repetida colocada sobre a extremidade superior. Por exemplo, a necessidade de executar atividades manuais únicas ou repetitivas ao longo do dia, dentro de prazos[1] determinados pelas necessidades de produção automatizada em fábricas. Tais problemas chegaram a ser chamados distúrbios de trauma cumulativo ou lesões de esforço repetitivo (LER).

Distúrbios de Trauma Cumulativo[2] (CTD)

Embora estes sejam devidos na maioria dos casos a compressão de nervo ou a distúrbios musculotendinosos (e serão considerados como tal nos dois capítulos seguintes) eles podem complicar o manejo da lesão e o retorno do paciente ao trabalho. Eles são associados a fatores de risco identificáveis: repetitividade, esforço, certas posturas, estresses mecânicos e exposição à vibração e para baixas temperaturas[3,4]. Descobriu-se que a prevalência de tais distúrbios era suficientemente alta, de modo a:

- resultar em uma incidência alta de transferência do trabalhador para postos com menos fatores de risco[5];
- requerer avaliação repetida[6,7] e;
- iniciar programas para eliminar os fatores causais.[8,9]

O redesenho de ferramentas incitado por estes esforços terá o benefício secundário de reduzir outras lesões[10-12] relacionadas ao trabalho.

O bem-estar mental e econômico do paciente depende em grande parte da sua capacidade de voltar à função original. Idealmente, o cirurgião observaria o paciente no trabalho, mas isto não é prático. A segunda alternativa exigiria que o paciente voltasse ao local de trabalho para um período de experiência. Muitos pacientes, e mais ainda os empregadores, são relutantes em participar de tal período de experiência, e isto freqüentemente torna-se mais difícil pela atitude de companhias de seguros ou departamentos de governo. Sempre que possível, esses períodos de experiência devem ser organizados, especialmente quando existe dúvida sobre se tratamento adicional é ou não necessário. Se, depois do retorno ao trabalho, o pacientes afirma que é completamente capaz de executar a função original, então o cirurgião deve ser muito cuidadoso ao sugerir qualquer tratamento cirúrgico adicional, não importa quanta perda de função em estruturas individuais possa haver ao exame.

Quando ele não pode executar a função, a explicação do paciente e a demonstração da dificuldade devem ser cuidadosamente observadas e analisadas.

Na circunstância comum mencionada anteriormente, quando o paciente não pode retornar durante um período de experiência ao emprego, ou quando ele se recusa a fazê-lo, com a freqüentemente válida afirmação de que o retorno pode causar a demissão simplesmente porque ele não pode executá-lo eficazmente, a terceira alternativa é oferecer ao paciente um programa formal de retorno ao trabalho. Um programa completo tem oito componentes[13,14]:

1. Avaliação física[15,16]. Isto exige o uso de várias técnicas de avaliação da mão de confiabilidade comprovada[17], que nem tempo nem o espaço permitem na sala de exame do cirurgião.
2. Avaliação psicológica dos efeitos subjetivos da lesão (veja pág. 150).
3. Análise biomecânica da função.
4. Simulação do trabalho.
5. Reavaliação.
6. Pesquisa do mercado de trabalho.
7. Reeducação vocacional[18].
8. Treinamento em serviço.

As habilidades requeridas em tal programa são aquelas possuídas por fisioterapeutas e terapeutas ocupacionais, enfermeiras de reabilitação e consultores, peritos de análise da função, os examinadores de pedidos de indenização e os advogados consultores. Foram desenvolvidos muitos programas por todos os EUA, sob vários títulos. Muitos oferecem todos os serviços acima, muitos não. O cirurgião de mão é sábio se ele investiga, ou melhor instiga, o programa que ele emprega para os pacientes. Na seqüência detalhada acima, é provável que o cirurgião faça o papel mais significativo[19] na fase de reavaliação, quando lhe exigirão que decida se ele pode ou não corrigir cirurgicamente aquelas deficiências que demonstraram estar impedindo o retorno do paciente à função original.

Esta abordagem orientada por objetivos deve começar logo após o assalariado ter-se ferido (no trabalho ou fora dele) para isto manter seu lugar na comunidade. Também serve para dirigir a atenção do paciente da extremidade lesada para assuntos que provavelmente estão causando grande preocupação, e na solução dos quais lhe exigem que desempenhe um papel ativo em um programa como o detalhado anteriormente. A orientação de metas pode ser mais adiante incrementada pelo cirurgião e pelo paciente, na presença de seu contato com o programa de retorno ao trabalho, concordando em uma data para fazê-lo. Quando isto é feito com o comprometimento total do paciente, pode ser comunicado então a todas as partes interessadas (para ajudar no planejamento) com a confiabilidade de que isso não alienará o paciente.

QUEIXAS ATUAIS

Como posso ajudá-lo? Com referência apropriada para problemas evidentes, como uma amputação ou uma ferida aberta, a pergunta permite ao paciente se expandir nas suas necessidades à medida que ele as vê e freqüentemente revela dificuldades escondidas. Também pode informar o cirurgião de que seu papel já foi definido e limitado a fazer uma avaliação de incapacidade ou uma segunda opinião. Embora este conhecimento não deva tornar o exame menos completo, na primeira circunstância ele pode limitar os registros legitimamente àqueles detalhes relevantes a seus cálculos[20], enquanto na segunda ele deve ser cauteloso ao emitir uma opinião relativa à cirurgia indicada. Ele também deve (como sempre) ser reservado nas respostas relativas a qualquer colega. Se, ao final da consulta, o paciente perguntar se o consultor assumirá o cuidado, ele pode ser aconselhado a voltar ao médico encaminhador, com o conhecimento que um relatório completo será enviado. Se o médico encaminhador escolhe, por escrito, enviar o paciente para tratamento, só então o consultor pode assumir o cuidado daquele paciente. Nem a clínica, nem o respeito dos colegas é aumentado por desviar pacientes. Em nossa sociedade competitiva, acreditar-se-á que o segundo cirurgião freqüentemente fez o suficiente, sem ter que cometer esse erro no comportamento ético.

As queixas serão expressadas em uma ou mais frases de uma lista breve: *dor, perda de força, incapacidade para alcançar certas posições da mão,* que podem, completamente ou em parte, ser devidas à *perda de movimento* e *entorpecimento* em uma articulação ou articulações específicas. Todas estas podem causar notável *perda de velocidade e destreza*, dificuldades aumentadas pela presença de uma parte lesada e portanto *não usada*.

Dor[21]

A natureza e a localização da dor e de fatores que a iniciam devem ser determinadas:

- *Onde é sua dor?*
- *Ela se irradia para outro lugar?*

O paciente deve ser encorajado a indicar o local e irradiação com um dedo. Isto deve ser correlacionado depois com sensibilidade à palpação ou dor à manipulação. Como regra geral, quanto mais difusa a dor, tanto maior é o problema diagnóstico para o cirurgião e tanto mais longo e cheia de cobranças será sua relação com o paciente.

- *Qual é a intensidade da dor?*

É impossível quantificar a dor. Alguma estimativa pode ser obtida pedindo ao paciente que indique um número em uma escala de 0 a 10, onde 0 representa nenhuma dor e 10 dor constante, que impedindo o sono apesar de narcóticos, e que faz o paciente sentir-se suicida.

- *A dor se mantém o tempo todo?*
- *Mantém você desperto à noite?*

A dor constante que mantém o paciente desperto à noite mais comumente é de origem neurológica, com ou sem algum fator psicológico, que de uma origem musculoesquelética.

- *O que a torna pior?*
- O que a melhora?

O repouso ajuda mais na dor musculoesquelética, a atividade a piora. Esta pergunta pode extrair a demonstração pelo paciente de movimentos particulares ou posturas que causam dor. Uma vez mais, estas devem ser anotadas e correlacionadas com o exame posterior.

Dor secundária à lesão é normalmente de três tipos:

1. *Musculoesquelética* – devido à distorção e distensão de músculo, tendão, ligamento, ou ossos feridos ou inadequados. É normalmente associada com a atividade.
2. *Neurocutânea* – devida a contato com neuromas, ou ao nível macroscópico de um neuroma (pág. 223) ou em extremidades nervosas em pele hipersensível ou inadequada (pág. 153). Esta é normalmente associada a contato.
3. *Distrofia simpática pós-traumática.*

Síndrome de Dor Regional Complexa (distrofia simpática pós-traumática = distrofia simpática reflexiva = algodistrofia = causalgia)[21,45]

Após lesão, os pacientes podem experimentar dor que aumenta ao invés de diminuir com o tempo. Esta é associada com outras características (descritas abaixo), que formam uma síndrome à qual foram dados muitos nomes. Na última contagem, mais de 20 termos diferentes foram usados para descrever esta condição[26].

- causalgia;
- osteoporose dolorosa pós-traumática;
- síndrome de ombro-mão;
- atrofia inflamatória aguda de Sudeck;
- reumatismo neurotrófico de Ravault;
- descalcificação dolorosa idiopática do pé;
- reumatismo barbiturato-induzido;
- pseudo-reumatismo induzido por quimioterapia antituberculosa;
- distrofia simpática reflexa descalcificante;
- osteoporose transitória;
- osteoporose transitória do quadril após a gravidez;
- doença de Sudeck;
- doença Sudeck-Leriche;
- síndrome de Steinbrocker;
- distrofia neurovascular reflexa;
- osteoporose transitória regional migratória;
- fasciite palmar com poliartrite;
- osteoporose dolorosa pós-traumática;
- distrofia simpática pós-traumática;
- dor simpaticamente mantida;
- algodistrofia.

Embora agora haja um entendimento mais claro da fisiologia subjacente a esta síndrome de dor, a etiologia precisa permanece obscura. O sistema nervoso simpático pode ou não estar envolvido na geração da dor. Alternativamente, o sistema nervoso simpático pode ser responsável pelo início da dor, que pode ficar subseqüentemente independente do simpático. A causa provavelmente é multifatorial (daí a dificuldade em tratar a condição) menos a síndrome manifesta de maneira semelhante qualquer que seja a causa. Devido à natureza variada da síndrome, a Sociedade de Dor Americana introduziu um termo novo - *síndrome de dor regional complexa* (SDRC)[25]. O termo reconhece a natureza variada e dinâmica da apresentação, assim como a distribuição mais ampla dos sintomas, além do local da lesão original, enquanto evita qualquer sugestão específica de que a dor é resultante de anormalidades do sistema nervoso simpático. São reconhecidos dois tipos de SDRC: tipo I, que segue um evento lesivo inicial, e tipo II que segue uma lesão nervosa, mas em todos os outros aspectos é igual ao tipo I.

Não obstante, anormalidades do sistema simpático são consideradas importantes na iniciação de um estado de dor em alguns (mas não todos) pacientes. Sob circunstâncias normais 80-95% do fluxo de sangue no membro é termorregulatório e só 5-20% nutricional. Após lesão, o controle autonômico anormal pode conduzir a uma redução no fluxo de sangue nutricional produzindo dor isquêmica e possivelmente fibrose.[27] Nestes pacientes, a análise quantitativa do fluxo de sangue pode tornar possível estadiar fisiologicamente os pacientes com SDRC e avaliar a resposta ao tratamento (veja abaixo).

A síndrome pode surgir depois de lesão ou cirurgia e pode consistir de:

1. *Dor* fora de proporção com a lesão ou cirurgia. É causada mesmo pelo contato ou movimento mais leve, e o examinador é impressionado pela *imobilidade protegida* do membro afetado.
2. *Aumento de volume* – novamente, mais severo que o previsto.
3. *Rigidez* que afeta todas as articulações da mão.
4. *Descoloração* que, embora geralmente de caráter purpuráceo, difere de caso para caso e de tempo para tempo. A mão é freqüentemente de aparência mosqueada, e isto sempre difere do membro contralateral.
5. *Hiperidrose*.
6. *Crescimento de cabelo aumentado* à medida que passa o tempo, o cabelo sendo mais espesso e mais escuro que na mão oposta.
7. *Pele brilhante* devido, pelo menos em parte, ao aumento de volume.
8. *Osteoporose*, geralmente descrita nas fases posteriores, foi vista pelo autor duas semanas depois do evento.

Fatores que predispõem ao desenvolvimento de SDRC são:

1. Um *evento doloroso inicial*, que pode ser relativamente secundário.
2. Uma *diátese* predisponente que envolve:
   (a) uma tendência para tom simpático aumentado e;
   (b) uma estrutura psicológica específica[28].
3. *Atividade simpática* anormalmente alta.

Isto foi demonstrado também ser mais comum em uma série em fumantes.[29] Na experiência do autor, acontece geralmente quando um curativo apertado foi colocado, a dor aliviada, aumentando as doses de analgésico. Isto pode responder pela incidência alta após a redução fechada da fratura de Colles[30,31] e imobilização com um cilindro de gesso que o ortopedista é relutante em remover para que a redução não seja perdida. A prática de *sempre* dividir curativos de mão na pele antes de dar medicamento para dor rende uma incidência muito baixa de problemas subseqüientes com SDRC.

São descritas três fases classicamente[32]:

I. *Imediata – a fase traumática*. Há dor nas primeiras 48 h após lesão ou cirurgia. As crianças não são imunes[33], e, quando o diagnóstico é suspeitado, deve receber o mesmo manejo detalhado a seguir,. Esta fase dura do 1° ao 3° mês depois da lesão. Aumento de volume está presente, o qual é macio. O movimento reduzido é devido à dor e se torna pior. A descoloração é variável, embora a extremidade tenda a ser vermelha e quente. Se há vasoconstrição e vasoespasmo, a extremidade é fria e cianótica. Osteoporose pode estar presente ao final desta fase.

II. *Precoce – a fase distrófica*. Esta fase é caracterizada por todas ou a maioria das características descritas acima, e começa dentro de 3 meses e dura até o 9° ou 12° mês. A dor atinge o pico de intensidade. Há marcado enrijecimento da extremidade. O aumento de volume muda de um edema macio para duro. Vermelhidão aumentada é notável, particularmente ao redor das articulações. Há calor aumentado e secura da extremidade e diminuição do suor. Há uma aparência cada vez mais lustrosa da mão. As pregas de flexão são no final perdidas.

III. *Tardia – a fase atrófica* ("atrofia de Sudeck[34,35]"). Esta fase pode durar vários anos. Embora a dor possa agora diminuir lentamente em repouso, ainda pode ser severa com o movimento. A rigidez é agora máxima e pode mimetizar uma contratura isquêmica de Volkmann. O aumento de volume muda para um espessamento periarticular pronunciado. A mão agora mostra pouca ou nenhuma evidência de hiperatividade simpática, porque está seca, dolorosa, dura e atrófica, freqüentemente acompanhada por limitação do movimento do ombro – *a síndrome de ombro-mão*. A característica mais notável é a aparência lustrosa da mão e a atrofia da pele e tecido subcutâneo.

O diagnóstico deve ser feito na fase I, ponto em que a síndrome pode ser evitada. Se visto na fase II, suspeitas são despertadas pela aparência clínica e podem ser confirmadas por:

1. *Exame radiográfico de ambas as mãos em um filme* que permite facilidade de comparação e mostrará osteoporose precoce (veja Fig. 2.11) na região periarticular e o carpo. A distrofia pode ser ocasionalmente limitada a um dígito[36].

2. *A cintilografia óssea de três-fases com radionuclídeo* tem sido considerada altamente específica na fase III, mostrando captação difusamente aumentada,[37] embora tenha sido questionado o quanto ela é específica[38].
3. *A resposta ao bloqueio simpático* é sentida por alguns como necessária para um diagnóstico seguro[32].

Além dos testes simples detalhados acima, o teste de resistência à tensão também pode ser usado na avaliação de pacientes com SDRC. A tensão é um componente importante da testagem dinâmica, usando medidas fisiológicas indiretas como temperatura digital, fluxometria Doppler a *laser*, ou pletismografia. Estas medidas tornam possível fazer avaliações quantitativas e reprodutíveis do equilíbrio entre o fluxo termorregulatório e nutricional. Isto por sua vez torna possível estadiar fisiologicamente os pacientes e avaliar os efeitos de qualquer intervenção subseqüente. Em particular, a testagem pode identificar dois tipos de pacientes: (i) o paciente com uma mão quente-edemaciada, (ii) o paciente com uma mão fria-rija (Fig. 2.1). Ambos podem ter uma anormalidade tratável do sistema simpático, e é dito então que têm dor simpaticamente mantida (DSM). Em contraste, outros pacientes podem ter dor independente do simpático (DIS) que não vai responder ao tratamento convencional.

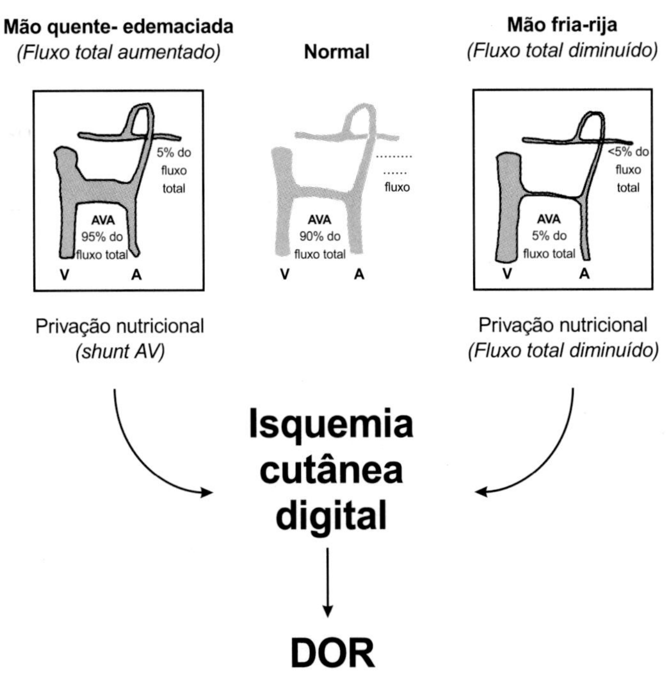

Fig. 2.1. Hipótese para a anormalidade simpática e vascular subjacente da síndrome de dor regional complexa tipo I. Pacientes com dor simpaticamente mantida podem ser classificados de acordo com mecanismos de estadiamento fisiológicos baseados no fluxo total e presença ou ausência de fluxo nutricional normal. V, drenagem venosa; A, fluxo arterial; AVA, anastomose arteriovenosa termorregulatória. (Reproduzido de Koman LA 1996 *Bowman Gray orthopaedic manual.* Orthopaedic Press, Winston-Salem, NC.)

Indicações

- Fase I — Divisão imediata de todos os curativos circunferenciais até a pele em dois lados
  Terapia vigorosa
  Consultas freqüentes para forte incentivo
- Fase II — Programa de 'carga de tensão'[39] (preferência do autor)
  Bloqueio do gânglio estrelado – intermitente ou contínuo[40]
  Guanetidina e/ou esteróides intravenosos seguidos por manipulação[41,42]
- Fase III — Como na fase II, com simpatectomia

Se a testagem revelar uma base simpática significativa para a SDRC, então um tratamento específico pode ser dirigido para a 'mão quente-edemaciada' ou a 'mão fria-rija.' Por exemplo, a mão quente-edemaciada pode beneficiar-se de tratamento com Clonidina tópica (um α-2 agonista) aplicado como um adesivo transdérmico em combinação com fenitoína.[43] O bloqueio autonômico contínuo ao longo de um período de 3-7 dias também pode ser necessário para quebrar o ciclo de dor [44,45].

Nas fases II e III, uma investigação completa deve ser feita para *patologias subjacentes*, como síndrome do túnel do carpo. Qualquer fonte de estímulos aferentes nocivos contínuos deve ser eliminada, apesar de preocupações quanto à cirurgia em um membro distrófico.

Os fatores principais em manejo são *honestidade* e *doutrinamento.* Deve ser dito aos pacientes que não importam o quão duro eles trabalhem, o que eles devem fazer, passará pelo menos 1 ano antes de eles estarem bem. Eles devem ser doutrinados como segue:

1. '*Sua mão depende de você.* Ela lhe dirá muito persuasivamente que, se você deixá-la apenas repousar, ela promete melhorar. Ela depende disso e, se você atendê-la e deixá-la inativa, ela ficará muito pior.'
2. 'Você deve tomar conta de sua mão, não sua mão tomando conta de você, que é o mais importante no momento. Deixe-a saber que não importa o quanto ela chute e grite, você vai ignorá-la e continuar usando-a tanto quanto *você* desejar.'

Veja freqüentemente estes pacientes, porque eles precisam de seu apoio e encorajamento. Mais importante de tudo, mantenha seu número baixo, sendo vigilante nas primeiras 48 horas após lesão ou cirurgia eletiva!

Veja Green DP 1998 *Operative hand surgery*, 4th ed. Churchill Livingstone, New York, pág. 649.

Perda de Posição e Força

Oito posições básicas da mão compõem a maior parte das manobras, e a capacidade da mão em adotar estas posições e mostrar força enquanto nelas deve ser determinada.

1. *Pinçamento de precisão (pinçamento de unha).* As pontas das unhas do dedo indicador e dedo polegar são reunidas, como ao erguer um alfinete de uma superfície plana (Fig. 2.1).

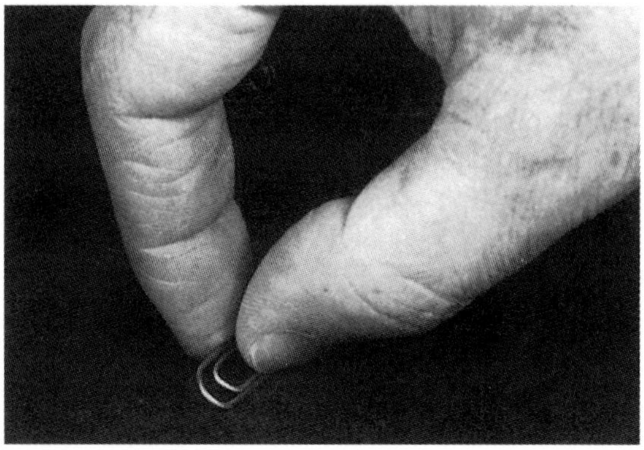

Fig. 2.1. Pinçamento de precisão.

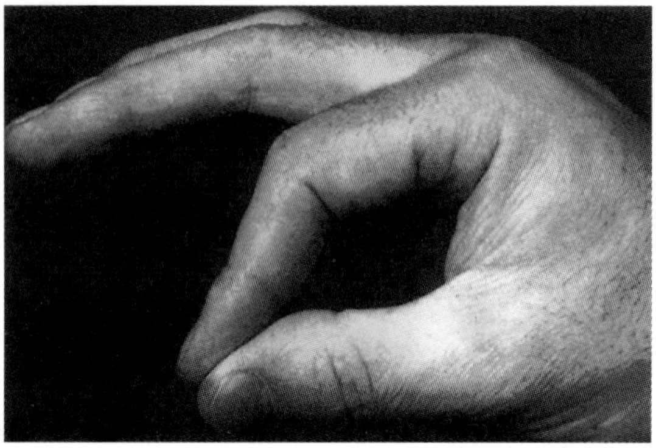

Fig. 2.2. Pinçamento de polpa.

2. *Pinçamento de polpa.* As polpas do indicador e dedo polegar são contrárias com as articulações interfalangianas distais estendidas como ao agarrar uma folha de papel (Fig. 2.2). A resistência ao flexor do dedo polegar pode ser aumentada colocando o dedo médio no topo do indicador. A força mostrada pode ser medida com um dinamômetro de pinçamento. A variação normal é 5-10 libras (2-3 kg).
3. *Pinçamento de chave.* A polpa do dedo polegar é oposta ao lado radial da falange média do dedo indicador, como ao virar uma chave. A resistência mostrada contra o dedo polegar é aumentada pelo 'empilhamento' dos outros dedos atrás do indicador, usando os interósseos. A força pode ser medida novamente com um dinamômetro de pinçamento. A variação normal é 13-20 libras (6-9 kg) (Fig. 2.3).
4. *Aperto de encaixe de broca.* São trazidas as polpas digitais dos dedos indicador e médio, em contato com a polpa do dedo polegar como ao exercer tração longitudinal em um lápis. O dedo indicador prona e o dedo médio supina, de forma que os três dígitos vêm a se assemelhar ao encaixe de uma broca elétrica (Fig. 2.4).
5. *Aperto de gancho.* Os dedos são todos fletidos nas articulações interfalangianas e estendidos nas articulações metacarpofalangianas como ao carregar uma mala (Fig. 2.5).
6. *Aperto de palmo.* A partir do aperto de gancho as articulações interfalangianas são estendidas a aproximadamente

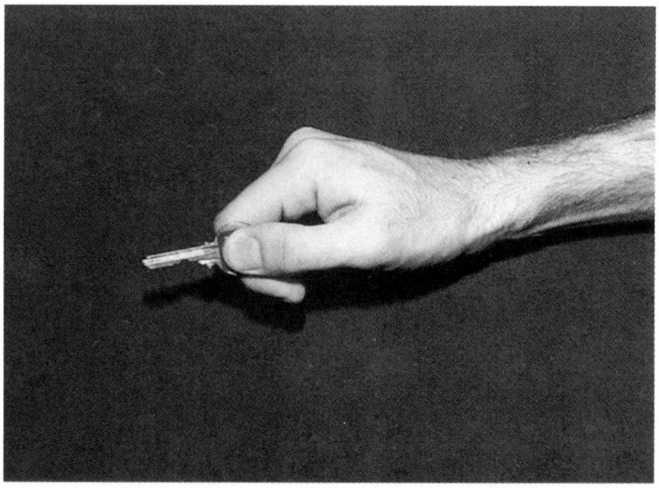

A

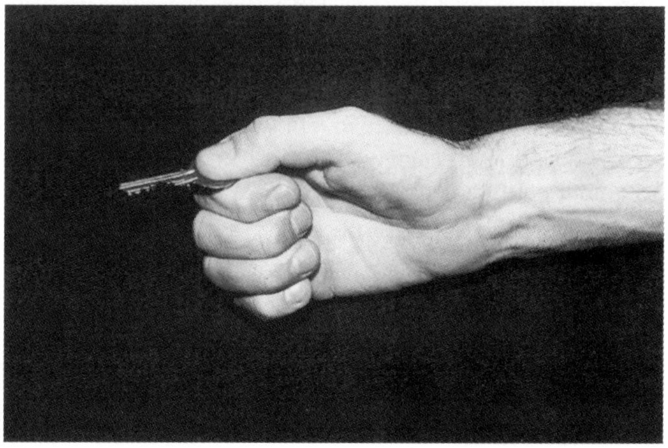

B

Fig. 2.3 A. Pinçamento de chave. **B.** A força mostrada no pinçamento de chave pode ser aumentada por flexão forte do dedo polegar. A resistência oferecida pelo dedo indicador é completada pelo 'empilhamento' dos outros dedos atrás dele.

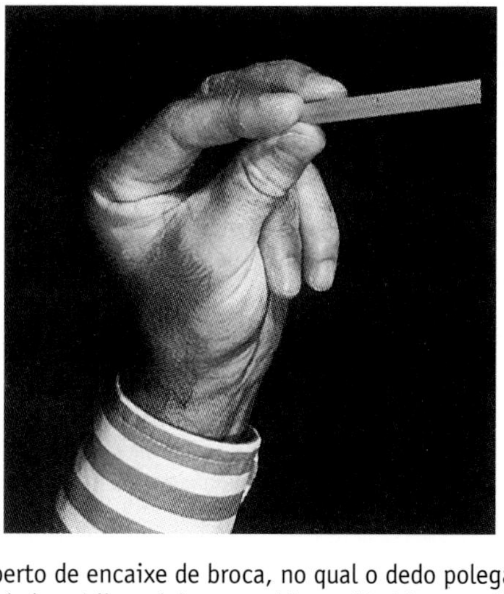

Fig. 2.4. Aperto de encaixe de broca, no qual o dedo polegar, dedo indicador e dedo médio rodeiam um objeto cilíndrico estreito como um encaixe de broca.

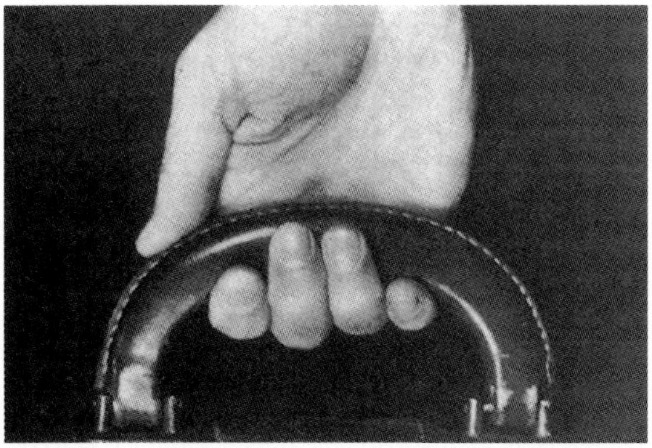

Fig. 2.5. Aperto de gancho.

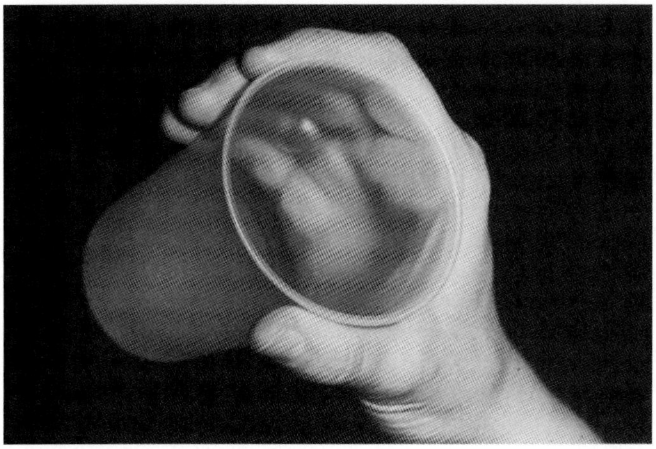

Fig. 2.6. Aperto de palmo.

30° e o dedo polegar é abduzido completamente como ao erguer um copo grande ou garrafa (Fig. 2.6). O palmo é medido como a distância máxima atingível com movimento ativo entre as pregas digitais distais do dedo polegar e dedo indicador e do dedo polegar e do dedo mínimo. Alternativamente, pode ser avaliado pela capacidade de erguer cilindros de circunferência discrepante.

7. *Aperto de força*. Os dedos são fletidos completamente e o dedo polegar contrário é fletido sobre os dedos para aumentar a força como ao usar um martelo (Fig. 2.7). A força gerada pode ser medida com um dinamômetro de preensão[46] (variação normal 90-100 libras [40-45 kg]). A preensão é comparada com a da outra mão. A variação normal entre as mãos é de cerca de 10%, mas (surpreendentemente) a mão dominante nem sempre é a mais forte. Foram mostrados a preensão e o dinamômetro de pinçamento para estar seguros e reproduzível[47], com duas condições: (i) o cotovelo deve ser fletido durante todos os testes[48] e (ii) a média de vários testes deve ser tomada, porque as variações são tão altas quanto 23,7% na preensão e 17,6% no pinçamento[49]. Usando um simulador de trabalho, podem ser acumulados dados normais para agir como uma meta, e o progresso do paciente pode ser documentado[50]. Quando um dinamômetro de preensão não está disponível, um substituto útil é um

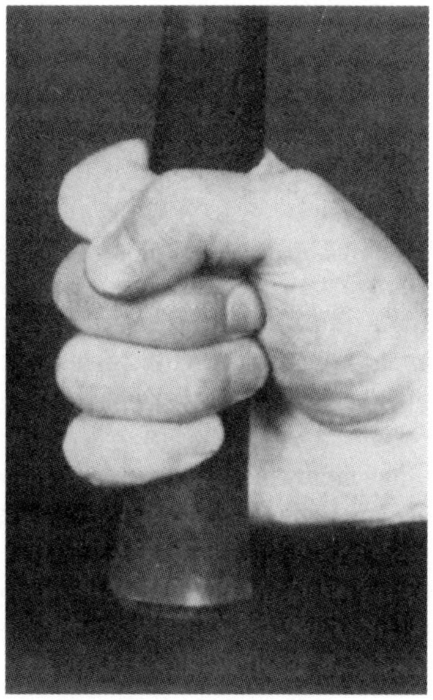

Fig. 2.7. Preensão de força.

balonete de torniquete pneumático enrolado e aderido com fita e inflado a 30 mmHg. O indivíduo masculino médio pode apreendê-lo com força suficiente para empurrar o mercúrio para fora da escala habitual, ou seja, 300 mmHg. Aqui, comparação com a mão normal é ainda mais importante.

8. *Mão plana*. Todos os dedos e o polegar são estendidos em todas as articulações e o dedo polegar é aduzido para estar localizado no mesmo plano que a mão, como ao empurrar contra uma superfície plana, ou inserindo a mão entre superfícies bastante próximas (Fig. 2.8).

Será apreciado que o lado radial da mão desempenha o papel principal em movimentos delicados, e esta é uma razão pela qual a perda de sensação do nervo mediano é muito mais significativa que a perda da distribuição do nervo ulnar. O lado ulnar da mão é obviamente mais significativo em manipulações poderosas. O dedo polegar é de grande importância em todos menos a preensão de gancho e a mão plana, e até mesmo a postura de mão plana pode ser impedida por um dedo polegar imóvel fixado em abdução palmar.

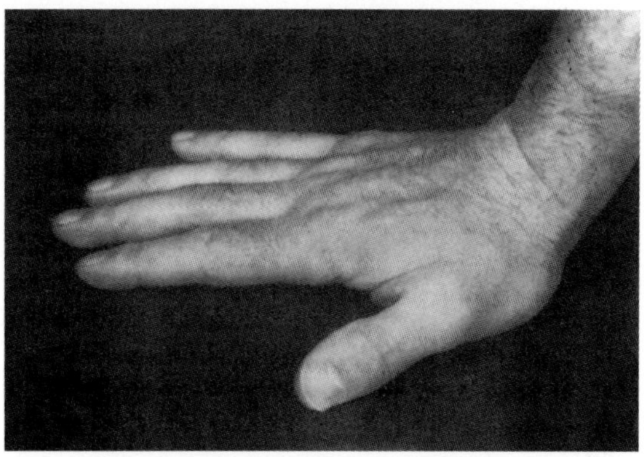

Fig. 2.8. A mão plana como usada ao empurrar contra uma superfície plana. Deve ser notado que nesta postura o punho precisa estar em dorsiflexão marcada.

A postura e o movimento do punho e antebraço são muito significativos na maioria destas posições. A dorsiflexão total do punho ou é essencial para empurrar com a mão plana ou aplicar preensão com força total. A flexão de punho com preensão de força é necessária em uma posição pronada em muitas manobras de alcançar e erguendo. Pronação e supinação do antebraço são requeridas em todas as atividades de torneamento poderosas executadas pela mão. Torque é aplicado a objetos menores por movimentos de rolagem dos dígitos ocupados em uma preensão de encaixe de broca — impossível sem os intrínsecos inervados pelo ulnar e difícil sem a sensibilidade do mediano.

Freqüentemente um paciente pode não apresentar várias das posturas da mão, mas geralmente uma é de significado supremo para impedir o retorno ao emprego. Isto deve ser identificado e então analisado durante o exame e avaliação de retorno ao trabalho (veja anteriormente) em deficiências estruturais e dinâmicas específicas. Depois disso, corrigindo estas deficiências, o tratamento pode ser apontado diretamente a obter uma função profissional.

Perda de Sensibilidade

A natureza e distribuição de perda sensorial serão elicitadas durante o exame subseqüente.

Partes não Usadas

A presença de partes não usadas pode inibir a capacidade do paciente de adotar uma das oito posições básicas da mão ou mostrar força naquela posição. Isto deve ser notado, porque quando a parte não pode ser tornada útil, uma amputação judiciosa pode aumentar grandemente a função. O dedo indicador rígido ou doloroso é freqüentemente desconsiderado, porque todas as posições anteriores podem ser assumidas simplesmente usando os dedos médio e anular como se eles fossem o indicador e médio (Fig. 2.9). O paciente, em efeito, amputou o próprio dedo indicador.

PERSONALIDADE, INTELIGÊNCIA E CONFIABILIDADE

Não é necessário coletar uma história psiquiátrica formal para obter uma avaliação da personalidade do paciente. Podem ser oferecidos vários guias simples para determinar se é provável que o paciente responda bem ao tratamento adicional, coopere na reabilitação e se realmente ele deseja ou não alcançar recuperação total.

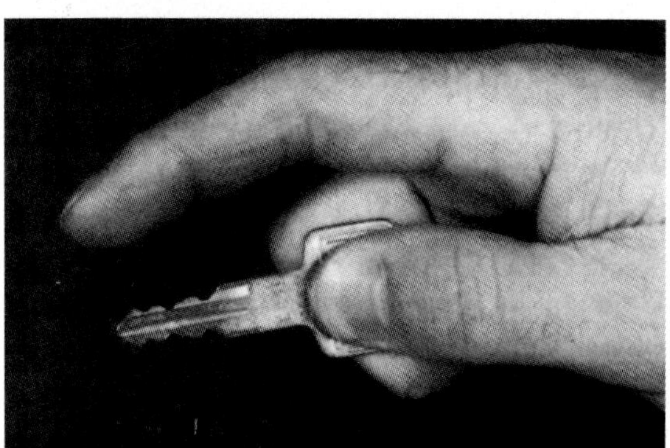

Fig. 2.9. O dedo médio é substituído, freqüentemente subconscientemente, o indicador ferido.

Freqüência

Embora a maioria dos pacientes não possa genuinamente comparecer à consulta por razões inesperadas, naqueles cujas as falas são repetidas deve haver suspeita de falta de interesse.

Encarando o Cirurgião

Um olhar fixo hipnótico de alguns segundos *não* está implicado, mas até mesmo os pacientes tímidos encaram o cirurgião quando estão explicando algo ou estão fazendo uma pergunta, e a ausência desta atitude deve levantar receio de problemas futuros. Provavelmente o fato de o cirurgião não encarar o paciente seja igualmente significativo, mas está além do escopo deste texto.

Resposta para Instruções

Alguns pacientes não têm inteligência suficiente para cooperar no tratamento. Estes devem ser reconhecidos pela incapacidade de executar repetidamente com a mão normal movimentos simples cuidadosamente explicados e demonstrados.

Honestidade

Os pacientes indicam até certo ponto sua confiabilidade no manejo subseqüente pela honestidade com que respondem a perguntas. Por exemplo, alguns alegarão ter usado uma tala continuamente ou deixado um curativo imperturbado, quando até uma inspeção superficial mostra que isto não é verdade.

Afeto Inadequado

Pacientes que queixam-se veementemente, mas com prazer aparente, de incapacidade e especialmente dor, freqüentemente mal definida, mas que mostram poucas outras evidências de desconforto quando a dor é causada constituem um grupo pouco entendido, difícil de manejar e invariavelmente inalterado por intervenção cirúrgica.

Responsabilidade

Quando um paciente retorna freqüentemente para o assunto de responsabilidade pela lesão original, ele deve ser suspeito de desejar extrair compensação máxima. Embora tal atitude seja compreensível e freqüentemente justificada, não é compatível com um determinado esforço para alcançar recuperação total.

Simulação

Um paciente pode simular para ganho financeiro, evitar trabalho, inspirar pena, ou possivelmente por outras razões. Qualquer que seja a causa, o cirurgião tem que tentar descobrir a verdade por várias razões. Várias manobras são úteis:

1. *Hipoestesia em luva*. Perda sensorial após lesão existe em dermátomos anatômicos reconhecíveis (veja pág. 218), com alguma flutuação devida à variação e sobreposição. Poucos pacientes sabem destes dermátomos (embora um número crescente saiba as características da síndro-

me do túnel do carpo) e teste de toda a extremidade superior com alfinete, marcando o ponto de mudança de normal para hipoestésica com cada varredura do dispositivo, pode-se demonstrar que a hipoestesia alegada tem uma 'distribuição em luva'. A margem proximal pode estar a qualquer nível do punho até o pescoço, mas nunca em uma distribuição anatômica.

2. *Repetido 1, discriminação de dois pontos decrescentes (2 PD).* Se um paciente queixa-se de ausência total de sensibilidade, isso é relativamente fácil de contestar quando ele mostra um suor normal ou padrão de rugas (págs. 219 e 222) ou ocasionalmente ele pode ser enganado, 'Diga-me cada vez que você *não* me sente tocá-lo'. Mais sutil e difícil é o paciente que tenta enganar no teste de discriminação de dois pontos, sabendo ser alguma medida de retorno sensorial. O teste inicial pode revelar um 2 PD de 15 mm em uma área que o examinador suspeita ser normal. Ele deve aplicar então um fluxo de 30-40 aplicações de 1 ponto apenas, até a fase em que o paciente começa a duvidar da própria sensibilidade. Isto pode ser acompanhado por expressões ocasionais de descrença – 'Você tem certeza?' – e estreitamento da abertura. Os dois pontos são afinal aplicados, e o paciente em alívio exclama 'Dois!' e o examinador tem uma leitura de 2 PD de 5 mm – e alguma informação sobre a veracidade do paciente.
3. *A curva plana.* Usando o dinamômetro de força de preensão, a força de preensão do paciente deve ser medida em todas as cinco posições de preensão de palmo de estreito para largo. Por mais lesada que uma das mãos possa estar, o gráfico das forças resultantes sempre deve ser uma curva como na mão normal (veja abaixo), inclinada para a direita ou esquerda, dependendo da lesão. Uma curva plana, ou seja, a mesma força em todas as posições, deve levantar suspeitas. Elas podem ser confirmadas em grande parte por:
4. *Força de preensão de troca rápida.* Quando tiver tempo para se concentrar, o simulador pode produzir menos que força de máxima repetidamente. Se incentivado a alternar rapidamente de uma das mãos para a outra, segurando firmemente o dinamômetro na posição central, este controle desaparece. Normalmente com a troca rápida, a força de preensão cai ligeiramente, mas freqüentemente eleva-se dramaticamente no paciente simulador[51]. Assim um registro de força suspeito pode ocorrer como na Tabela 2.1.
5. *Rompimento.* Ao testar a força muscular, se o examinador encontra resistência inicialmente mas, sem aplicar força extra, a resistência oferecida de repente cede e não pode ser reproduzida, esta é uma evidência de uma tentativa de enganar.
6. *Função.* O movimento que o paciente alega ser impossível é reproduzido passivamente pelo examinador. Enquanto mantém a posição, ele pede para o paciente que execute uma nova e relativamente complexa manobra com a outra mão. Depois que o paciente tentou realizá-la por alguns momentos, o examinador o ajuda, liberando a preensão passiva sobre o membro em questão. Se a postura é mantida, função ativa existe, e a simulação é comprovada.
7. Tal simulação pode ter causas complexas, e *o médico deve se lembrar que sua primeira responsabilidade é com o paciente*, sem jamais ser desonesto. Como um exemplo, tome o violinista jovem de sucesso – uma criança única. Suas despesas para o teste em uma prestigiosa escola de música estão sendo pagas por fundos levantados pelo município. De repente, sem lesão, ele não pode fletir o dedo mínimo na mão esquerda. O *teste de função distraído* revela a simulação, mas só para o médico. Informando os pais, o médico o desgraçaria e o desacreditaria, quando tudo que ele precisa é algum alívio da carga de expectativa e responsabilidade. O médico tranquiliza os pais, 'Ele se recuperará certamente, mas pode não estar no seu melhor durante algum tempo.' A carga é afastada, o amor-próprio mantido, a função retorna, o teste é um sucesso. Pode ser visto deste exemplo que o limite entre simulação consciente por um lado e lesão factícia (veja pág. 150) e histeria no outro realmente é nebuloso.

Tabela 2.1 Exemplo de registro de força de preensão de troca rápida em paciente simulador

	Ajuste do dinamômetro					
Mão	*1*	*2*	*3*	*4*	*5*	*Troca rápida*
Lesada	20	20	20	25	20	90
Normal	85	100	110	140	120	120

De todos ou quaisquer destes critérios, o cirurgião tem que formar uma opinião do desejo de um paciente e capacidade de cooperar em qualquer cirurgia adicional. Embora deva ser dado os benefícios de qualquer dúvida ao paciente, quando o cirurgião tiver receios neste aspecto, ele não deve fazer a cirurgia. Muito freqüentemente pode ser ganho compartilhando estas reservas com o paciente. Você pode perder o paciente, mas isto só confirmará sua decisão de não o tratar.

O conhecimento crescente leva tanto a ativos como passivos. *Como* nós reconhecemos agora que a prevalência de distúrbios de trauma cumulativo (DTCs), podemos, pelas ações de programas de retorno ao trabalho e empregadores mais iluminados, esforçar-nos para prevenir o ciclo vicioso ao qual foram sujeitos muitos trabalhadores. Os trabalhadores podem voltar até mesmo à atividade inicial que conduziu inevitavelmente à lesão.[2] No outro lado do balancete, trabalhadores aprenderam os sintomas associados à DTC, sintomas que, em muitos casos, não têm nenhum meio objetivo para confirmação ou negação. Em alguns locais, como a Austrália, quando DTC é conhecida como DSR – *distúrbio de tensão repetitivo* – este conhecimento prejudicou o sistema de cuidados médicos dos trabalhadores e a área de seguros, requerendo ação legislativa.

A tensão psicológica indubitavelmente infligida ao trabalhador severamente ferido foi reconhecida, analisada e manejada com sucesso notavelmente através de um grupo em Milwaukee[52-54]. *O distúrbio de tensão pós-traumático* (DSPT – note a confusão potencial entre as abreviaturas DSPT e DSR) é caracterizado por *reações de evitação*. O estudo dos *flashbacks* que são experienciados por todos os pacientes feridos no trabalho revelou três tipos:

- *flashbacks em replay*, que envolvem incidentes até a lesão;
- *flashbacks de avaliação*, que dão uma imagem da mão depois do trauma e;
- *flashbacks projetados*, nos quais a mão é percebida como pior que era realmente.

O primeiro grupo *(replay)* mostrou uma taxa de retorno ao trabalho de 95,2% com psicoterapia mínima, enquanto aqueles experimentando os outros dois conjuntos de imagens apenas 10,3% retornaram, apesar de aconselhamento psicológico prolongado. O retorno precoce ao local de trabalho, exposição ao trabalho gradual e avaliações do cargo no local todos demonstraram aumentar a taxa e a velocidade do retorno ao trabalho.

Com este crescente conhecimento, está claro que o cirurgião de mão precisa de informações de muitos indivíduos especializados para fazer uma avaliação final do trabalhador ferido. É honesto indicar, naqueles para que demonstraram ser simuladores pelos métodos detalhados acima, que não é possível fazer uma avaliação do tipo 'porque nenhuma base anatômica pode ser encontrada para algumas das queixas'. Tal declaração nunca será discutida por terceiros, o empregador ou até mesmo o próprio advogado do paciente, porque todos podem abandoná-lo com a consciência limpa. Mas o paciente, que é nossa preocupação primária, *foi* abandonado, até mesmo pelo médico, pela promulgação de tal relatório. É humanitário e profissional em tal caso explicar a situação a ele e tentar obter a cooperação consultando outros no grande time agora necessário. Se, como às vezes indicado acima acontece, ele desiste, então o relatório deve ser suavizado pela forte recomendação de que o paciente seja visto por estes outros consultores.

- história médica passada;
- história social;
- interrogatório sistemático.

Rapidamente feitas, perguntas nestes tópicos freqüentemente revelam informações fascinantes e altamente pertinentes que o examinador experiente sabe procurar; por exemplo, a mastectomia 5 anos atrás na paciente com dor irradiada, os 60 anos de tabagismo no paciente com um aumento de volume ósseo doloroso, a poliúria e polidipsia no paciente cujas feridas não cicatrizam.

EXAME E INDICAÇÕES

OBSERVAÇÃO

Muito pode ser aprendido observando a mão em repouso e em uso antes de o exame formal ser começado.

Postura ou Equilíbrio

Qualquer perturbação na postura será descoberta rapidamente. Isto pode ser devido a distúrbios de ossos, articulações, tendões, ou nervos e é discutido sob cada título.

Proteção

A postura adotada pode não ser devida a problemas de articulação ou tendão, mas devida ao desejo de evitar dor. Esta também é uma causa comum de falha completa para usar uma das mãos que sofreu apenas uma lesão local. Exemplos de tais posturas protetoras incluem:

- o punho fletido segurado ao longo do abdome, indicativo de um neuroma de nervo mediano no punho;
- o dedo excluído de movimentos de pega devido a neuroma do nervo digital, um leito ungueal mal cicatrizado ou um coto de amputação aderente;
- a mão imóvel aninhada no outro braço, sugestiva de distrofia precoce.

A mão em repouso nunca está verdadeiramente assim, porque a mão saudável constantemente se move para gesticulação, nervosismo e maneirismos pessoais.

Limpeza

Que a mão que pode ser usada no consultório *não* é usada em qualquer outro lugar é sugerido pela extrema limpeza das palmas, polpas digitais e unhas em contraste com a outra mão. A limpeza de uma área da mão pode indicar falta de uso. Porém, pode ser devida à ausência de suor e porque as linhas da pele ou 'impressões digitais' são menos pronunciadas, em ambas um resultado do retorno incompleto da sensibilidade.

O contrário também é verdade. Manchas causadas pelo trabalho em uma das mãos ou dígito que são 'muito dolorosas para usar' desmentem essa alegação.

Edema

O edema sempre é mais evidente no dorso da mão. Na mão cicatrizada, mas pouco usada, pode não ser intenso, mas quando aquela mão é comparada com o dorso da outra, o edema pode ser visto obliterando depressões intertendinosas, tornando os tendões extensores mais difíceis de ver. Variação na quantidade de edema pode ser registrada pelo deslocamento volumétrico, imergindo a mão em um marco preciso, de forma que testes repetidos possam dar resultados comparáveis (Fig. 2.10A). O edema nos dedos pode ser registrado facilmente usando um conjunto de anéis de joalheiro (Fig. 2.10B, C).

O edema de desuso surge de maneira algo passiva. O edema mais 'ativo' é resultante de infecção, lesão, ou obstrução venosa ou linfática, e estes são discutidos em outro lugar. Quando o edema é um problema importante de origem obscura, a possibilidade de infecção repetida, lesão, ou obstrução infligida pelo paciente deve ser considerada.

Lesão Factícia[55]

A maior parte dos *linfedemas*[56] *factícios* é causada pelo uso sub-reptício de um torniquete, a minoria através de golpes

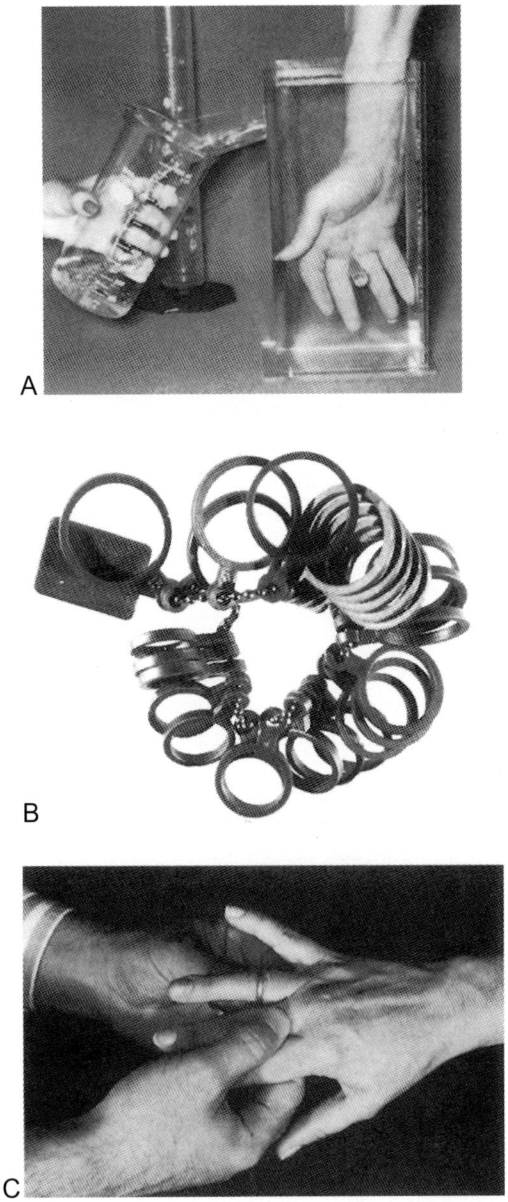

Fig. 2.10 A. Deslocamento volumétrico para medir edema. **B, C.** A progressão de edema dos dedos pode ser melhor e rapidamente registrada pelo uso de um conjunto de anéis de joalheiro.

repetidos – freqüentemente evidenciado por hematomas recorrentes – ou por auto-injeções[57] que podem resultar em infecção de baixo grau recorrente. O diagnóstico é sugerido por uma marca transversal à extremidade proximal do edema (Fig. 2.11). É freqüentemente necessário admitir o paciente ao hospital, onde o diagnóstico é confirmado:

- exclusão radiológica de outras causas; inclui venografia e linfangiografia;
- confirmação de laboratório de bioquímica normal;
- visitas de equipe de enfermagem irregularmente espaçadas podem revelar o uso de um torniquete – normalmente é escondido sob as roupas;
- curativos volumosos ou oclusivos para impedir acesso à mão, que permite por resolução do linfedema.

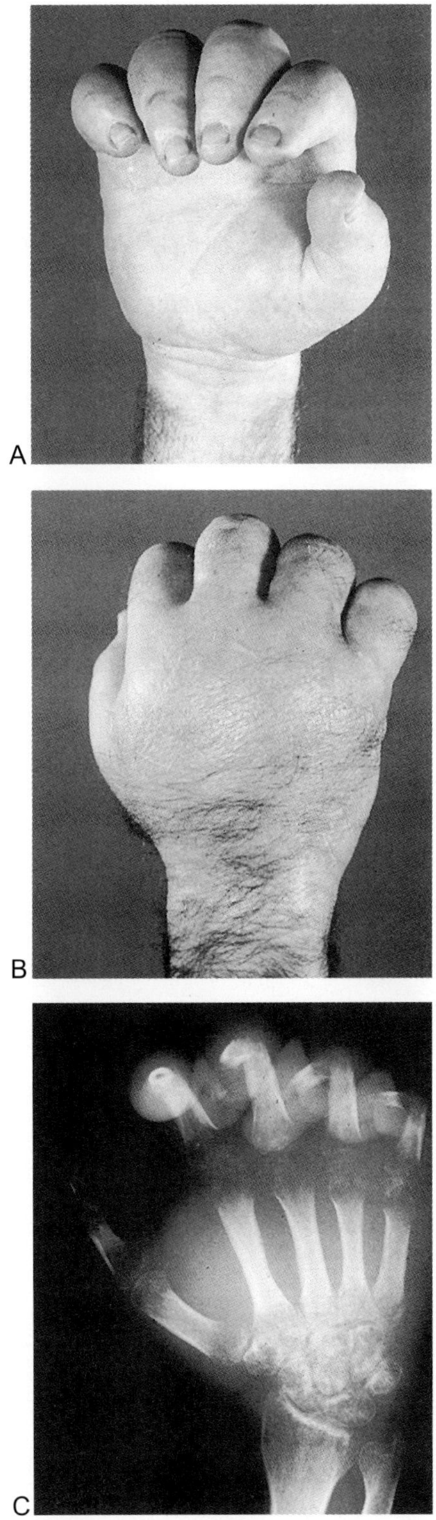

Fig. 2.11. Linfedema factício. Depois de uma lesão menor do dorso da mão, este paciente desenvolveu desuso total da mão direita dominante. **A, B.** Marcado linfedema com algum eritema, limitado completamente à mão. O punho é normal, e uma tira de pele foi notada estar muito mais pálida que a mão distalmente ou o antebraço proximalmente. **C.** Osteoporose periarticular e carpal avançada, típica de desuso e de distrofia simpática pós-traumática.

A doença de Secretan[58,59] é um edema rígido do dorso da mão que resulta em fibrose peritendinosa. A maioria acredita agora[60] que seja de natureza factícia, e cirurgia já não é recomendada[61].

Ulceração factícia[62] é outra manifestação de lesão auto-infligida (Figs. 2.12, 2.13; veja também Figs. 1.32 e 6.9). Deve ser suspeitada se uma ferida não cicatriza como esperado, e fica virtualmente certa se a evidência de interferência aparecer como sangramento fresco (Fig. 2.14) ou escoriação. Pode ser confirmada pela aplicação de curativos de tetraciclina sob uma janela facilmente removível em um gesso. O paciente é orientado a não tocar os curativos. Fluorescência subseqüente da mão oposta sob luz de ultra-violeta dá a evidência confirmatória[63]. A cicatrização ocorrerá depois da aplicação de um gesso oclusivo.

A contratura factícia do cotovelo tem sido relatada[64].

O diagnóstico da lesão factícia fica mais difícil, tanto pelo fato de que a maioria dos casos começa com uma lesão definida, embora menor, da área e também pelo afeto amigável, relaxado, suave, cooperativo, mas desinteressado, do paciente. Isto contrasta com o comportamento de pacientes com queixas semelhantes:

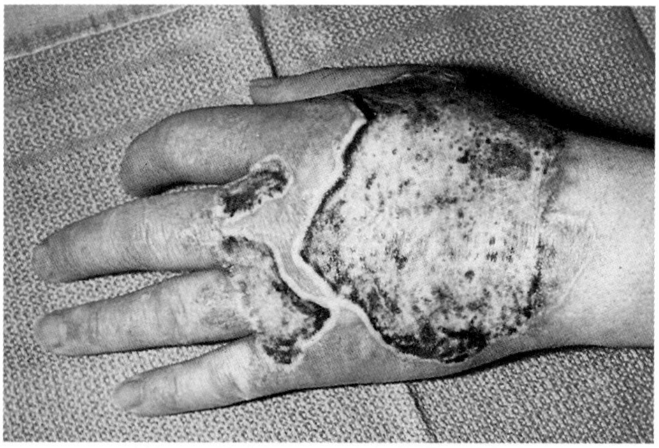

Fig. 2.12. Infreqüentemente, um paciente com uma ferida auto-infligida apresentar-se-á como uma emergência. A queimadura de espessura total mostrada aqui, segundo o paciente, foi causada por substâncias químicas encontradas no banheiro de um ônibus. A histologia mostrou que esta era de natureza térmica, enquanto o interrogatório revelou que a vítima era conhecida em unidades psiquiátricas ao longo do estado.

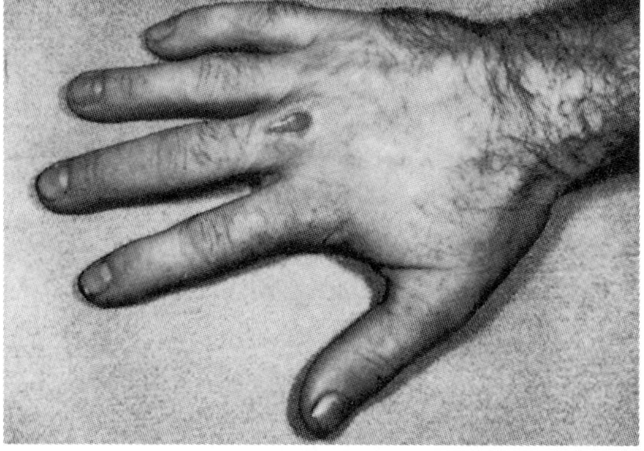

Fig. 2.13. Úlcera factícia. Esta lesão cicatrizou em três ocasiões sucessivas quando ocluída completamente em um gesso, apenas para recidivar à remoção desse gesso.

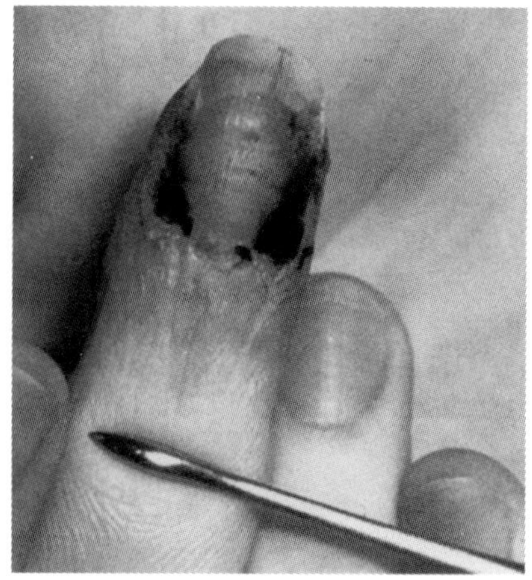

Fig. 2.14. Esta paciente foi tratada por uma variedade de diagnósticos devido a um dedo doloroso. Apenas quando sangue fresco foi visto ao redor da base da unha o diagnóstico foi feito. Na consulta psiquiátrica, a paciente admitiu que a lesão foi auto-infligida.

- distrofia – normalmente excessivamente ansioso;
- síndrome do punho cerrado[65] – caracterizada por flexão digital imóvel que é liberada pela anestesia; estes pacientes têm defesas baixas e podem mostrar grande raiva;
- síndrome SHAFT [66]: Triste (*S*ad), *H*ostil, *A*nsioso, *F*rustrante, *T*enaz.

'Simulação é fingir doença por um ganho secundário. Pacientes com linfedema factício não estão *fingindo* doença: eles estão *causando* doença'[56]. Todos requerem psicoterapia. A confrontação do paciente com suas suspeitas causará uma mudança dramática no comportamento, para um hostil sob todos os aspectos. Não apenas por isto, mas também para o próprio bem do paciente, a confrontação é contra-indicada.[55]

Munchausen por Procuração

Uma criança pode ser lesada repetidamente por um pai, guardião, ou cuidador como comprovado por consultas repetidas para aconselhamento médico, transferência de cuidados ou expressões de descontentamento com os cuidados clínicos com respeito à falha para alcançar a cicatrização. Cicatrização acontece quando a criança é internada no hospital e curativos oclusivos são usados, associados à observação cuidadosa. Uma vez que o diagnóstico é estabelecido, a discussão com o pai/guardião/cuidador é essencial, porque é o adulto que requer ajuda.

EXAME SISTEMÁTICO

O exame do membro deve ser dirigido primeiro para regiões significativas remotas ao local da lesão, para que elas não sejam omitidas subseqüentemente.

PESCOÇO

O pescoço deve ser movimentado ao longo de uma amplitude total de movimento ativo guiado – extensão, flexão, flexão lateral e rotação. Qualquer limitação ou dor nestes movimentos deve ser investigada completamente, porque eles podem afetar seriamente a função na mão e podem ser até mesmo a origem de todos os sintomas residuais. Investigações incluem: exame neurológico do tronco e membros inferiores; exame radiográfico de coluna cervical: AP, lateral – em flexão e extensão, oblíquo; mielograma quando indicou.

OMBRO

O ombro pode ter sido ferido no mesmo incidente da mão. Pode ser incapacitado pela mesma lesão de raiz ou pode ser o local de um distúrbio intrínseco que contribui para a incapacidade do paciente. A articulação deve ser movimentada ao longo de uma amplitude total de movimento ativo guiado. Isto pode rápida e confiavelmente ser efetuado pedindo ao paciente que toque a região interescapular através de três rotas diferentes:

- sobre o ombro contralateral: *flexão, adução* (Fig. 2.15A);
- abaixo da axila ipsilateral: *extensão, rotação interna* (Fig. 2.15B);
- em cima do ombro ipsilateral levando o braço diretamente a partir do lado: *abdução, rotação externa* (Fig. 2.15).

Portanto, se é encontrada dificuldade em quaisquer destas ações, cada movimento de componente deve ser conferido por sua vez e radiografias obtidas.

O exame mais distal do membro superior secundário à lesão é considerado estrutura por estrutura ao invés de em uma base regional, com a exceção do dedo polegar (pág. 166).

PELE

Idealmente a pele deve proporcionar uma cobertura íntegra e móvel para a mão, que pode acomodar-se a qualquer posição adotada pelas articulações subjacentes, sendo capaz de resistir a certas forças, direta e tangencial. Deve ser completamente sensível, mas não dolorosa. A lesão inicial, ou cirurgia subseqüente, pode ter deixado várias características de pele que podem ou não requerer correção: cicatrizes, deformidades por queimadura, ulceração, enxertos de pele ou retalhos. Estes são considerados a seguir.

Cicatrizes

Estas devem ser inspecionadas para qualquer evidência de cicatrização incompleta, hipertrofia ou contratura (Fig. 2.16). Elas devem ser palpadas para adesão aos tecidos subjacentes, inelasticidade ou pontos de sensibilidade. Quando a sensibilidade é localizada, a posição precisa e extensão da hipersensibilidade ou do sinal de Tinel (pág. 216) deve ser traçada com um instrumento de ponta romba como uma sonda, e qualquer área de entorpecimento associado a um alfinete (pág. 219). Estas devem ser marcadas com um lápis de pele e fotografadas ou anotadas no registro do paciente. A sensibilidade aguda pode estar localizada sob certas cicatrizes na presença de um neuroma cutâneo; ocasionalmente este neuroma é palpável. Tais neuromas são pequenos, raramente sendo maiores que um milímetro de diâmetro.

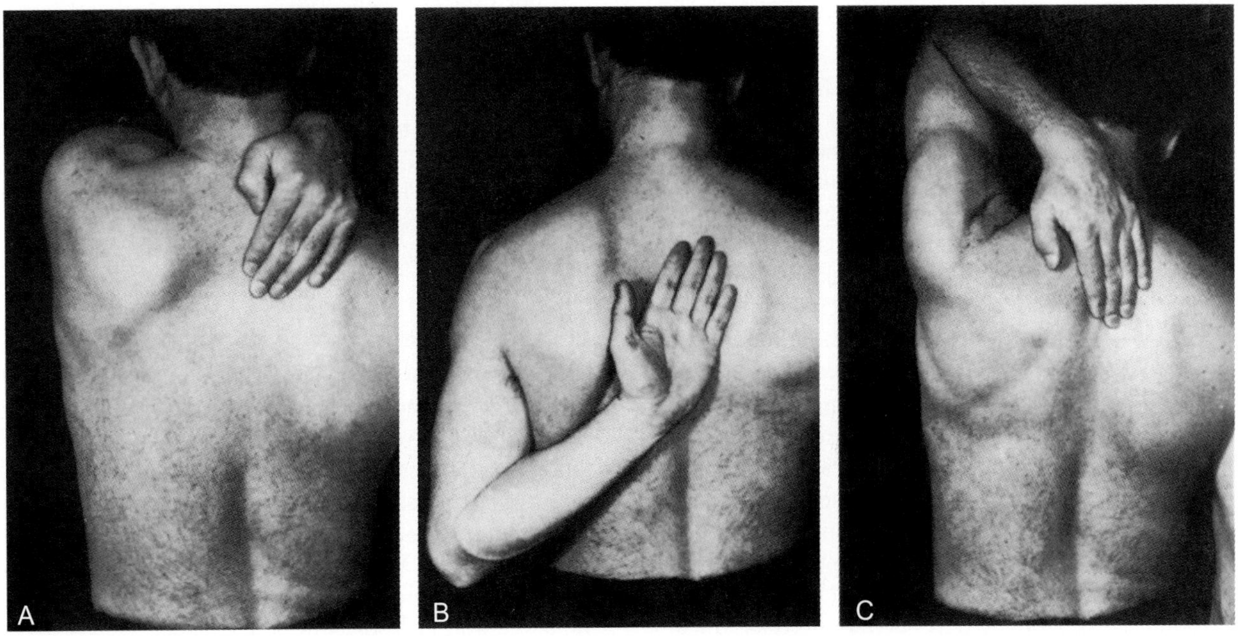

Fig. 2.15. O movimento do ombro pode ser conferido rapidamente pedindo ao paciente que toque entre as omoplatas **(A)**, sobre o ombro contralateral, o que é executado por flexão e adução **(B)**, abaixo da axila homolateral, o que demonstra extensão e rotação interna e **(C)**, sobre o ombro homolateral, o que demonstra abdução e rotação externa.

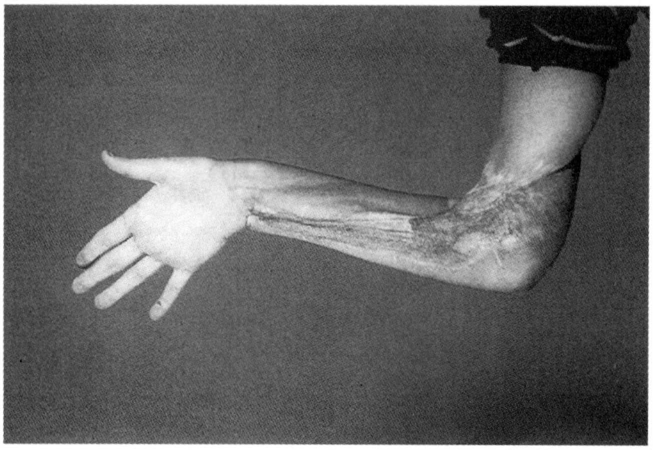

Fig. 2.16. Cicatriz extensa do braço até o punho produziu uma contratura imóvel do cotovelo e menos do punho.

Deformidades por Queimadura[67]

A lesão por queimadura está entre as lesões mais severas a que o corpo pode ser sujeitado. Em queimaduras maiores, uma preocupação com a manutenção da vida do paciente pode conduzir a falta de atenção com as mãos nas fases iniciais. Queimaduras menos severas são mobilizadas em sacolas plásticas, queimaduras mais severas podem ter sido tratadas inicialmente com flexão das articulações metacarpofalangianas e fios 'K'. Em todas estas lesões as mãos ficam muito edemaciadas. Pode haver falta de intrínseco ou descompressão de nervo conduzindo a subseqüentes contraturas musculares ou deficiência orgânica de nervo e o espesso tecido cicatricial ativo que é gerado pode conduzir a deslocamentos ou flexão e contraturas de extensão. Estruturas mais profundas podem ser lesadas em queimaduras elétricas. Queimaduras menos severas podem necessitar debridamento e enxerto, enquanto queimaduras mais severas necessitam cobertura com retalho precoce.

Hipertrofia, inelasticidade, contratura e fragilidade podem ocorrer após a cicatrização espontânea de uma queimadura dérmica profunda. Cicatrizes hipertróficas necessitarão muita fisioterapia com uso apropriado de vestimentas de *Jobst*™, gel de silicone, imobilização noturna e um tempo de reabilitação prolongado. Embora a estrutura primária danificada na queimadura seja a pele, a correção das deformidades resultantes requer freqüentemente cirurgia em outras estruturas que não a pele. Uma classificação das deformidades da mão queimada[68] também é usada na Tabela 2.2 para sugerir as indicações.

Experiência pessoal ensinou que, considerando que a demora entre lesão e reconstrução após trauma deve ser de pelo menos 6 meses, essa demora em pacientes queimados deve ser de 1 ano, porque muitos meses são consumidos inicialmente para alcançar cicatrização completa. Se retalhos livres serão usados, o cirurgião deve estar muito atento quanto à falta de elasticidade em áreas enxertadas e doadoras. Então, a confecção do retalho deve ser mais precisa, com uma margem generosa de erro, e deve incluir pele para cobrir toda a extensão do pedículo, e além dele se o vaso receptor está localizado sob uma área previamente enxertada.

Tabela 2.2 Classificação das deformidades da mão queimada

Deformidade	*Procedimentos provavelmente indicados*
Garra	Liberação e enxerto de pele Artrodese das articulações interfalangianas proximais
Contratura palmar	Enxerto de espessura total
Contratura do espaço interdigital	Liberação e retalhos locais[69,70] Liberação do adutor do polegar e 1º interósseo dorsal
Cicatriz hipertrófica e faixas isoladas	Liberação e enxerto de pele
Amputações	Liberação do primeiro espaço interdigital Osteotomias rotacionais Transposição digital[71] Transferência de dedo do pé para a mão
Contraturas do punho e cotovelo	Liberação e retalho, de músculo local ou fasciocutâneo[72]

Ulceração

Ulceração persistente ou recorrente na mão é causada por um dos seguintes:

1. *Perda de sensibilidade* – discutida depois (pág. 216).
2. *Insuficiência vascular* – discutida depois (pág. 249).
3. *Cicatrizes instáveis* – geralmente encontradas após queimaduras, elas surgem por trauma repetido à pele frágil ou aderente ou pela isquemia intermitente produzida pela tensão elevada criada ao estender ou fletir uma articulação contra uma contratura de pele. Isto particularmente afeta as articulações metacarpofalangiana e interfalangiana proximal. Quando um enxerto é diretamente aderente ao osso subjacente, também surgirão problemas por trauma secundário.
4. *'Corpo estranho' retido* – este pode estar retido desde o tempo da lesão e pode ser verdadeiramente um corpo estranho (por exemplo, material cirúrgico não-absorvível) ou pode ser tecido necrótico na forma de crosta ou osso seqüestrado.
5. *Ferimento factício* – sugerido pela natureza estranha da ferida e o afeto do paciente (veja pág. 150).
6. *Transformação maligna* – úlcera de Marjolin (veja pág. 423).

Enxertos de Pele

Nem todos os enxertos aplicados no momento de cirurgia de emergência são empregados porque eles proporcionam a solução ideal. Freqüentemente, considerações sobre infecção, lesões concomitantes, mobilização precoce, ou a experiência do cirurgião podem ter ditado o uso dos meios mais simples e mais seguros de alcançar cobertura de pele imediata. Os enxertos devem ser considerados como cicatrizes bastante especializadas, prestando-se atenção à hipertrofia, contratura, aderência, inelasticidade, fragilidade e ulceração, pontos de sensibilidade e diferenças na pigmentação. No momento da cirurgia inicial para trauma, os planos de operar em estruturas sob a pele lesada (por exemplo a inserção de enxertos de tendão) devem ditar uma preferência para fechamento com retalho ao invés de enxerto de pele. Qualquer aumento provável no trauma da área com o retorno ao trabalho também deve ditar uma preferência para cobertura com retalho.

INDICAÇÕES

Cada vez mais, com a maior seleção de retalhos disponível – especialmente na forma de transferências de tecido livre – a prática moderna dita a *excisão* total de cicatriz ou enxerto de pele aderente que permanecem da lesão inicial. Reconhecendo que a cicatriz/enxerto é relativamente avascular e imóvel, e então provavelmente prejudicará o resultado desejado, a remoção de cicatriz/enxerto completa tornou-se obrigatória quando é planejada cirurgia reparadora do esqueleto e estruturas neurovasculares. Assim, a reconstrução complexa começa com debridamento radical que difere pouco do descrito no manejo de lesões volumosas selecionadas (pág. 84). A ressecção de 'pseudotumor' é executada por incisão apenas através de tecido completamente normal, confiante que qualquer defeito criado pode ser preenchido com um retalho bem vascularizado. Isto dito, permanece um local claro, onde nenhuma reconstrução profunda é planejada, para *incisão* simples da pele cicatrizada, onde sua liberação apenas, seguida de enxerto, alcançará a melhora exigida na função. *Revisão, liberação ou substituição de cicatrizes ou enxertos* são algumas das formas mais recompensadoras de reconstrução. Deve ser prestada atenção particular ao *espaço interdigital do polegar-indicador*, onde a liberação de contratura no adutor do polegar e primeiro interósseo dorsal aliadas com a introdução de uma melhor cobertura de pele podem transformar uma das mãos incapacitada em funcional.

Várias técnicas de revisão de cicatriz ou substituição estão disponíveis:

Enxertos de pele parcial. Estes têm um papel cobrindo defeitos bem vascularizados nos quais contratura é improvável de acontecer ou pode ser impedida. Eles foram considerados por alguns tão aceitáveis quanto enxertos de espessura total após a liberação de contraturas de queimadura[73].

Enxertos de espessura total. Estes podem ser usados depois da liberação de uma contratura de cicatriz, mas eles requerem um leito liso, perfeitamente vascularizado, e então não podem ser usados quando este não está disponível. Eles são então raramente aplicáveis aos espaços interdigitais.

Quando o assoalho do defeito criado por incisão ou excisão de cicatriz é julgado inadequado para um enxerto de pele, ou porque seria improvável removê-lo ou porque a reconstrução profunda foi executada, então um retalho deve ser usado, local, regional ou a distância: se a distância, aleatório ou axial; se axial, então pediculado ou livre[74]. Uma revisão dos retalhos disponíveis pode ser encontrada na pág. 105.

Zetaplastia (Fig. 2.17 e Fig. 2.IIA-F).[75] Este procedimento é usado quando a cicatriz forma uma faixa linear, mais freqüentemente cruzando a prega de flexão de uma articulação e produzindo uma contratura.

Cicatrizes marginais à extremidade de retalhos mal projetados podem ter um efeito semelhante. Queimaduras raramente produzem faixas lineares isoladas, embora 'zetaplastias' sejam ocasionalmente úteis, particularmente perto da axila e da prega de flexão do cotovelo. Deve haver frouxidão da pele de cada lado da faixa contraída, porque sua liberação e ganho em comprimento ocorre à custa dos tecidos de cada lado. Na presença de uma significativa frouxidão, uma grande 'zetaplastia' pode ser usada. Quando há menos frouxidão, múltiplas 'zetaplastias' alcançarão o mesmo aumento no comprimento mas com menor transposição de tecidos. Há outras variantes de uma 'zetaplastia' simples, como a 'zetaplastia' de quatro retalhos, que dá uma curva mais suave no primeiro espaço interdigital. Outra variante é a 'zetaplastia' dupla oposta, com avanço central de 'y' para 'v' que semelhantemente dá uma curva mais suave, mas pode ser necessária devido à presença de uma cicatriz central que pode ser incorporada na confecção dos retalhos.

Fundamentais ao sucesso de uma 'zetaplastia' são:

1. Liberação da contratura subjacente.
2. Transposição de dois retalhos de forma que o membro central da 'zetaplastia' seja mais favoravelmente colocado (por exemplo na prega de flexão em vez de através dela).

Em uma 'zetaplastia' bem projetada, (1) é alcançada com sucesso e (2) segue automaticamente. A falha de transposição sugere que a contratura não foi liberada adequadamente ou que o plano original estava incorreto. É importante notar que os membros externos da 'zetaplastia' nunca parecem ter movido, apenas o elemento central muda sua direção. Os membros são projetados de comprimento igual e normalmente a ângulos de 60°. Isto dará um aumento de 75% no comprimento. Como o tamanho do ângulo aumenta assim faz o aumento em comprimento alcançado; porém, a facilidade de transposição dos retalhos é diminuída então. O comprimento dos membros também pode ser aumentado, mas uma vez mais eles podem ser aumentados, quanto mais longos os membros, tanto mais difícil é transpor os retalhos. Quanto menor o ângulo entre os membros menor é o alongamento que acontece na transposição. Os retalhos também devem ser espessos o bastante para incluir derme e tecido subcutâneo para assegurar vascularização adequada.

Retalhos locais. Os retalhos de transposição, como o do dorso do dedo indicador para o primeiro espaço interdigital descrito por Brand[76], são valiosos no aprofundamento de um espaço interdigital. O defeito criado quando uma contratura de flexão de um dígito é liberada freqüentemente pode ser coberto com um retalho do lado do mesmo dígito[77] – o retalho quando possível deve incluir as artérias e nervos digitais dorsais[78]. O planejamento e aplicação de todos esses retalhos de transposição requerem o conhecimento da teoria subjacente à confecção[69,79]. Retalhos locais para defeitos maiores estão disponíveis em profusão, e são resumidos na pág. 105.

Retalhos regionais. Retalhos regionais, normalmente na forma de um retalho de dedo cruzado, proporcionam cobertura apropriada quando a liberação de uma contratura de flexão requer cirurgia de tendão e nervo, assim como excisão de cicatriz/pele (Fig. 2.18). Eles também são úteis na reconstrução da ponta do dedo, na perda de polpa palmar.

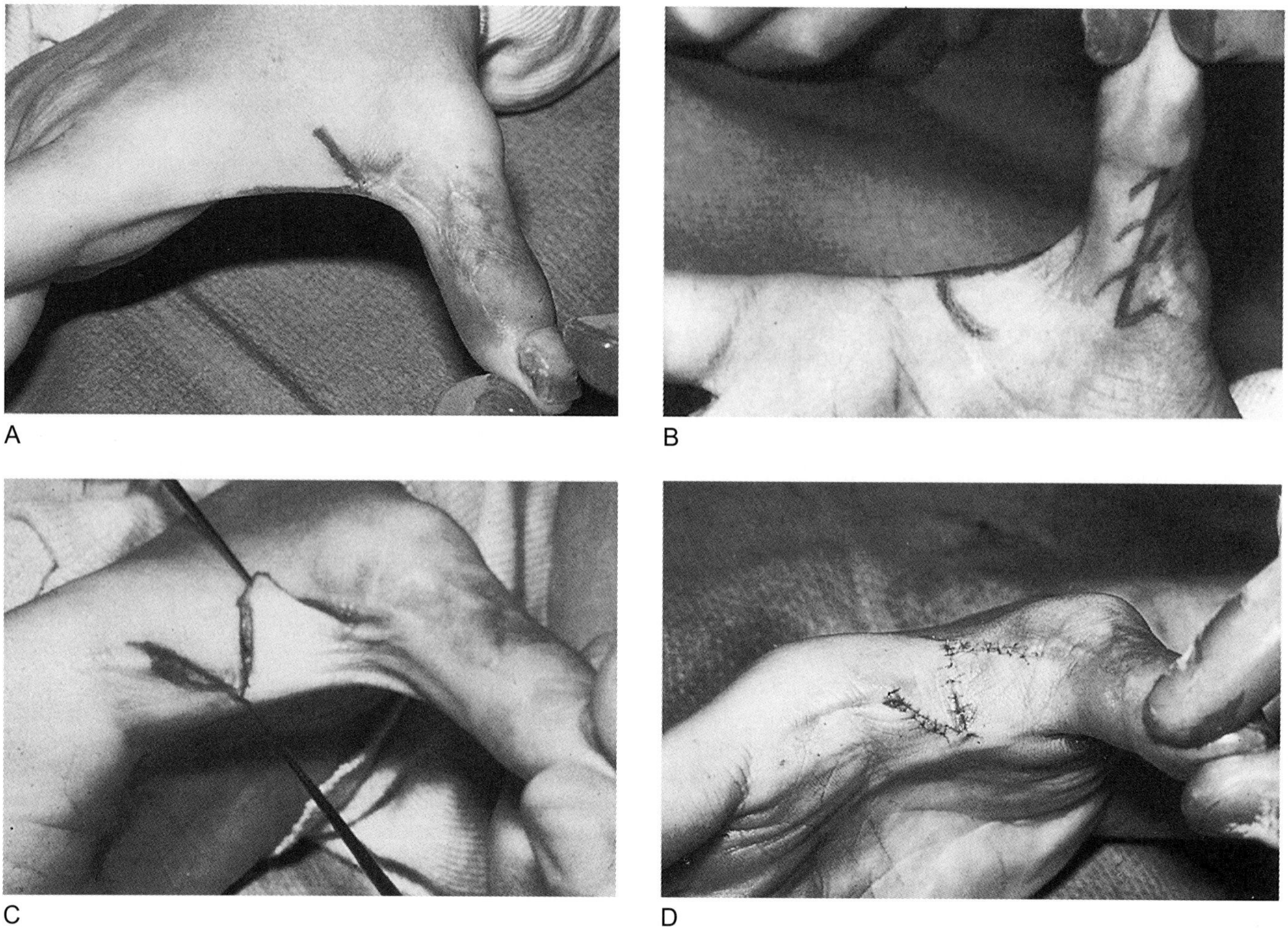

Fig. 2.17. Como resultado de uma lesão de esmagamento do polegar, este paciente tinha sofrido uma contratura de cicatriz na face ulnar. Isto produziu uma limitação da preensão de palmo por encurtamento do espaço interdigital, que era composto de pele de boa qualidade nas faces dorsal e palmar. Uma zetaplastia foi construída, **(A, B)**, e depois da exposição do espaço interdigital e liberação de algumas contraturas fasciais os retalhos foram transpostos **(C)** e suturados em posição **(D)**. Isto aumentou a profundidade do primeiro espaço interdigital e também o comprimento da preensão de palmo.

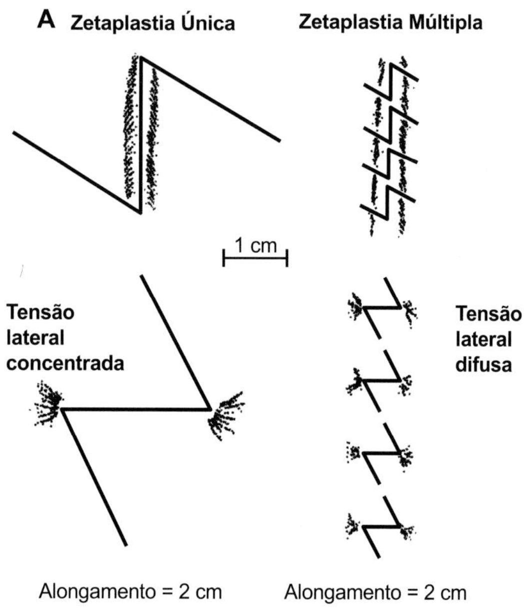

Fig. 2.II. Seleção do procedimento de zetaplastia apropriado na mão. **A.** Em uma contratura tratada por uma única zetaplastia, deve ser notado que apenas o membro central transpõe. Se a frouxidão de tecido de cada lado da contratura é insuficiente para permitir uma zetaplastia grande, o mesmo grau de alongamento pode ser obtido por uma zetaplastia múltipla, como mostrado à direita.

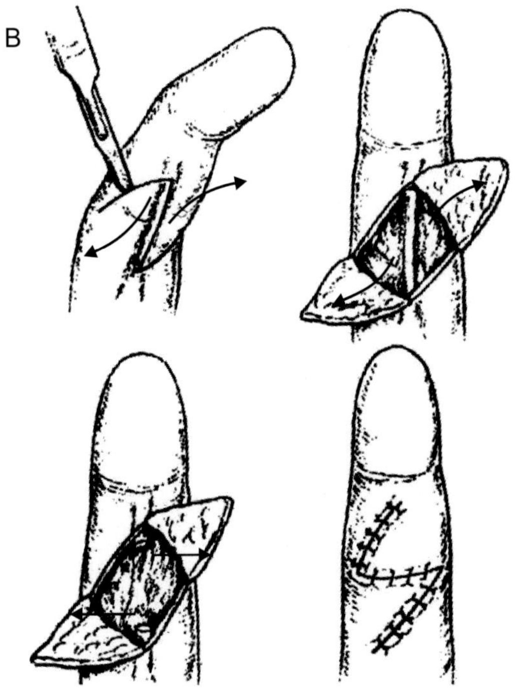

B. Ilustração de um problema clínico com contratura de cicatriz cruzando a prega de flexão de um dígito em ângulos retos, produzindo uma contratura linear e deformidade de flexão. A zetaplastia proposta é planejada de forma que o membro central resultante estará localizado no final na prega de flexão do dígito. Os retalhos transpõem automaticamente a extensão do dígito.

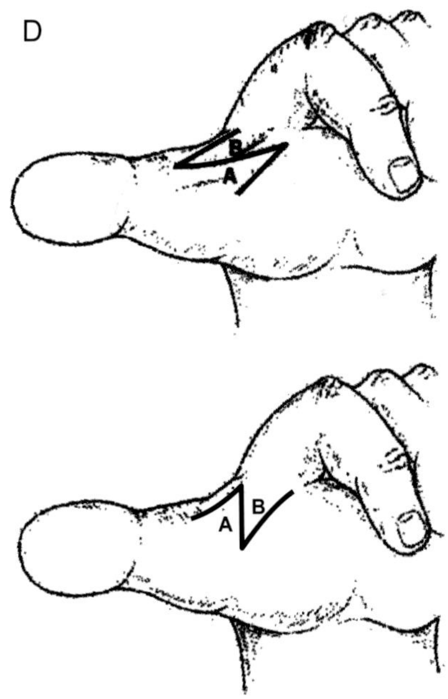

D. Uma zetaplastia grande usada para aprofundar o espaço interdigital e liberar uma contratura do primeiro espaço interdigital. Esta é a única situação onde o ângulo pode ser aumentado a 90°, e a transposição de retalho ainda pode acontecer.

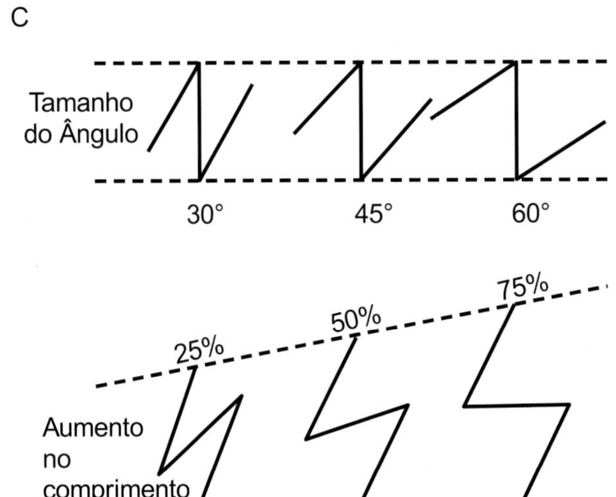

C. Alterar o ângulo da zetaplastia aumenta o comprimento ganho até um máximo de cerca de 60°, além do qual as dificuldades de transpor os retalhos não podem ser sobrepujadas para capitalizar no aumento planejado no comprimento.

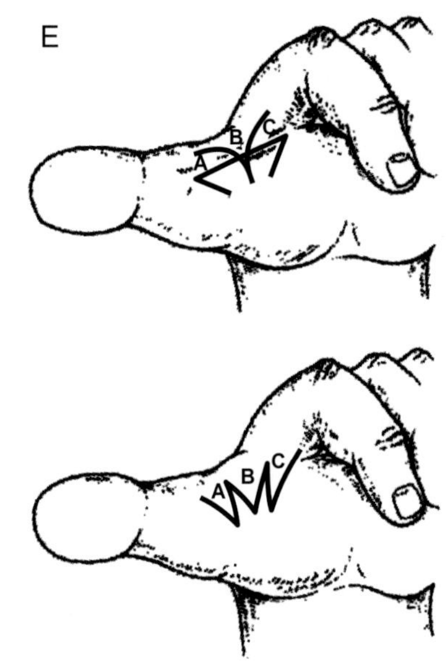

E. Ocasionalmente, a presença de cicatriz no espaço interdigital pode ser tamanha que uma zetaplastia grande é impossível. Os retalhos então podem ter que ser projetados para levar em conta isto. Uma zetaplastia dupla oposta pode ser usada.

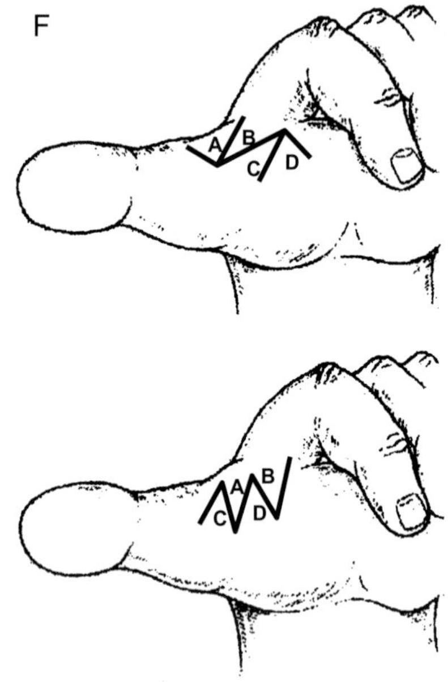

F. Outra alternativa é o uso da zetaplastia de quatro retalhos. Esta dá aumento excelente no comprimento por disponibilidade mínima de tecido transponível de cada lado da contratura.

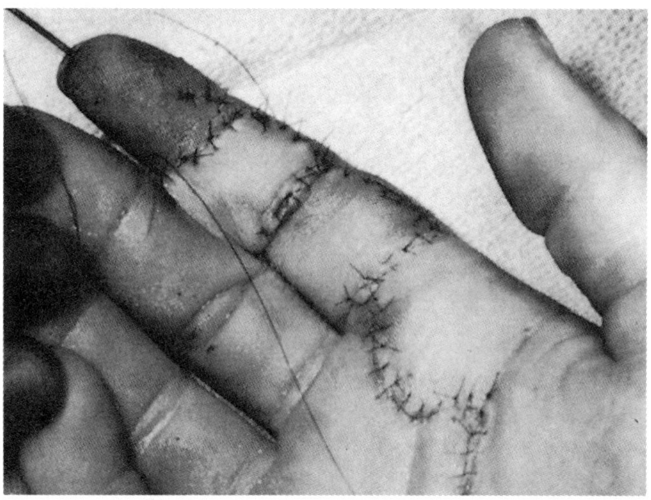

Fig. 2.18. O dedo indicador foi o local de uma contratura severa. A liberação necessitou da inserção de espaçador de tendão e enxerto de nervo, com excisão da pele cicatrizada. A cobertura foi alcançada com um retalho de dedo cruzado.

Retalhos a distância. Estes são necessários quando pele regional ou local inadequada está disponível e enxertos de espessura total não são aplicáveis ou apropriados, por exemplo antes do enxerto de tendão (Fig. 2.19). Embora na face dorsal um retalho inguinal pediculado axial possa ser usado para substituição de cicatriz, em defeitos menores ou na palma, retalhos de padrão mais finos, aleatórios dão resultados superiores. Estes podem vir do tórax (Fig. 2.20) ou, melhor ainda, do outro braço[80] (Fig. 2.21). Embora o retalho inguinal possa proporcionar pele que é inicialmente muito volumosa, este é capaz de ser radicalmente adelgaçado em um segundo procedimento até o plexo subdérmico. Um defeito de antebraço grande requer um retalho de padrão aleatório do abdome (Fig. 2.22) ou um retalho livre (Fig. 2.23). A confecção e os métodos de aplicação de retalhos abdominais de padrão aleatório foram discutidos em detalhes por White[81].

Transferência de tecido livre. A transferência de tecido livre proporciona agora o padrão-ouro pelo qual devem ser julgadas outras técnicas. A seleção de retalhos livres proporciona maior escolha em termos de área, profundidade e qualidade que os retalhos pediculados (pág. 108). As vantagens são agora reconhecidas amplamente:

- um único procedimento cirúrgico;
- uma ferida completamente fechada;
- tempo cirúrgico total e permanência hospitalar menores que com retalhos pediculados convencionais;
- vascularização aumentada devido a um pedículo permanente;
- liberdade para executar reconstrução complexa na estrutura subjacente ao mesmo tempo que a provisão de cobertura de pele;
- liberdade para posicionar e levantar o membro à medida que as necessidades de reconstrução ditam.

Expansão de tecido. A expansão de tecido é uma recente adição ao armamentário do cirurgião reconstrutivo. Foi recomendada para uso na extremidade superior[82,83], mas não ganhou aceitação ampla, e o editor raramente a usa. O conceito foi concebido primeiro por Neumann em 1957 como um auxílio para reconstrução de orelha[84a]. Neumann usou um dilatador de látex colocado subcutaneamente com uma abertura externa. Porém, foi Radovan que reavivou o conceito com a introdução de um dilatador de silicone e uma abertura de injeção sepultada em 1976[84b]. Trabalhando independentemente, Austad e Rose também desenvolveram um dilatador de tecido que usa uma prótese de silicone auto-inflável[85]. Desde a introdução, houve avanços consideráveis em nossa compreensão da biologia de expansão de tecidos, assim como avanços na variação técnica dos dilatadores disponíveis[86-89]. Um aumento na pele disponível para reconstrução é alcançado por:

- recrutamento de áreas circunvizinhas de frouxidão de pele;[89]
- hiperplasia de pele por mitose aumentada estimulada pelo expansor;[88,90]
- as propriedades viscoelásticas da pele em particular a tensão de relaxamento.[89,91]

Histologicamente, a epiderme se espessa, e há hiperpigmentação temporária resultante da atividade de melanócitos aumentada. A derme fica mais fina e a orientação das fibras de colágeno muda. Há um aumento no número e diâmetro dos vasos capilares na pele, que aumenta assim a confiabilidade vascular da pele expandida. Os apêndices dérmicos (por exemplo cabelo) separam-se mas não há aumento no número, e qualquer músculo sobre o dilatador atrofia. O uso de expansão de tecido no manejo de trauma de membro superior foi revisado abrangentemente por Meland *et al.*[92] e Brongo *et al.*[93].

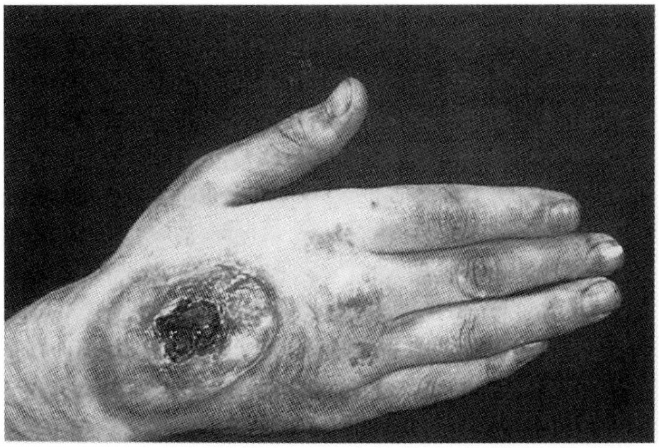
A

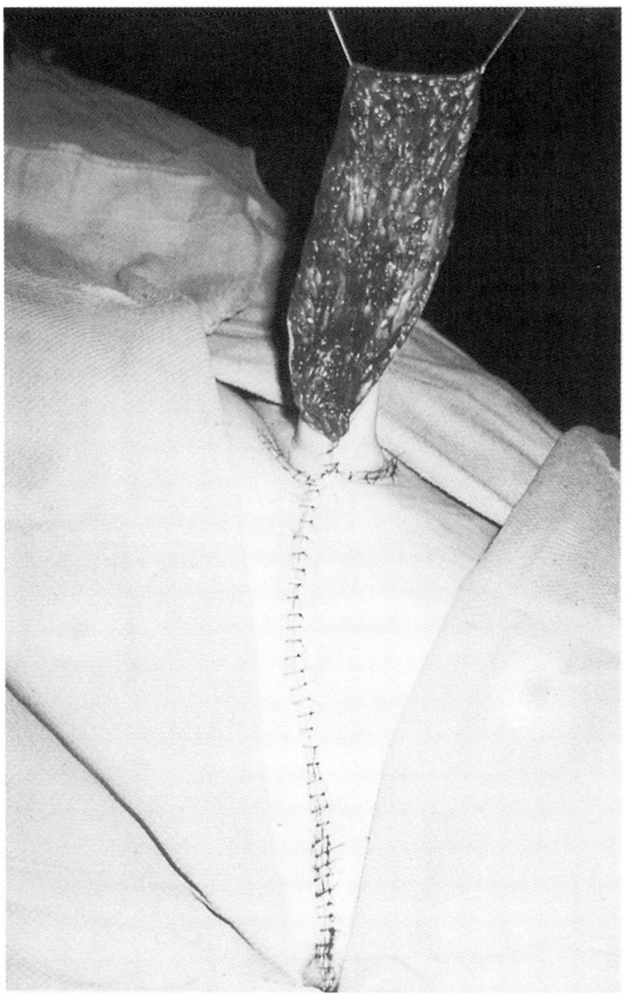
B

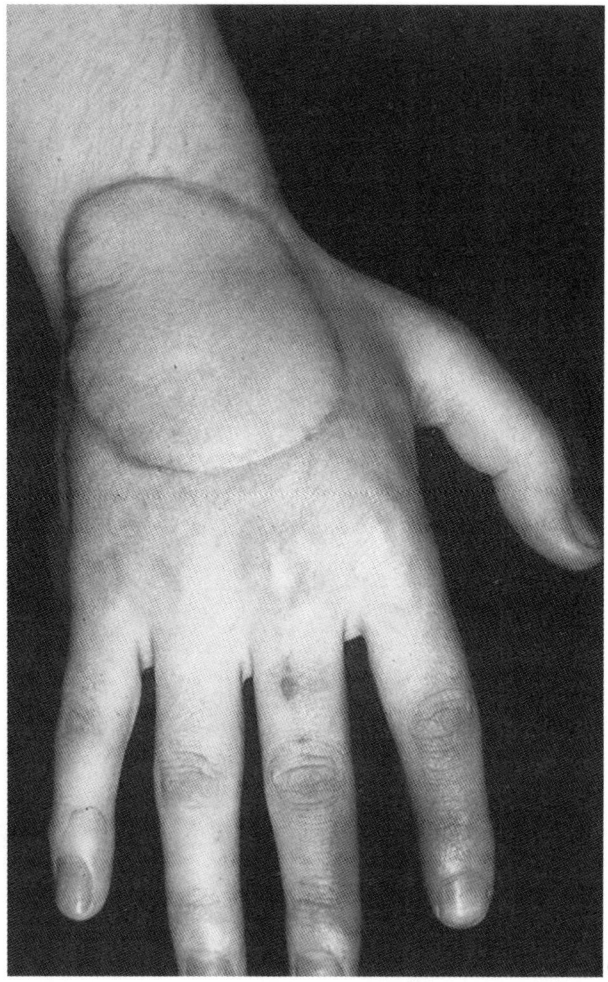
C

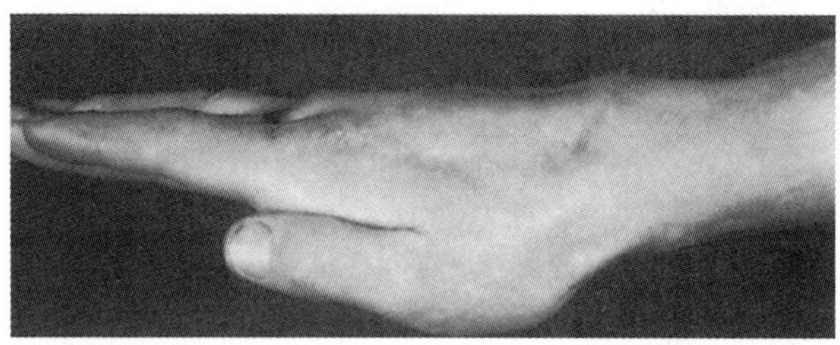
D

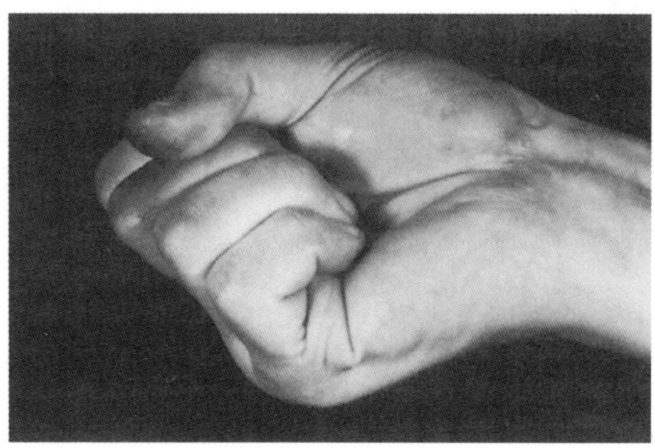
E

Fig. 2.19 A. Este paciente sofreu uma queimadura de quarto grau de espessura total da mão com destruição dos tendões extensores e contratura das articulações metacarpofalangianas em extensão. **B.** Um retalho inguinal foi elevado e aplicado à área após excisão do enxerto, produzindo cobertura satisfatória **(C)**. O enxerto do tendão extensor foi executado depois pelo retalho, após a liberação das articulações metacarpofalangianas. O resultado foi extensão **(D)** e flexão total **(E)**.

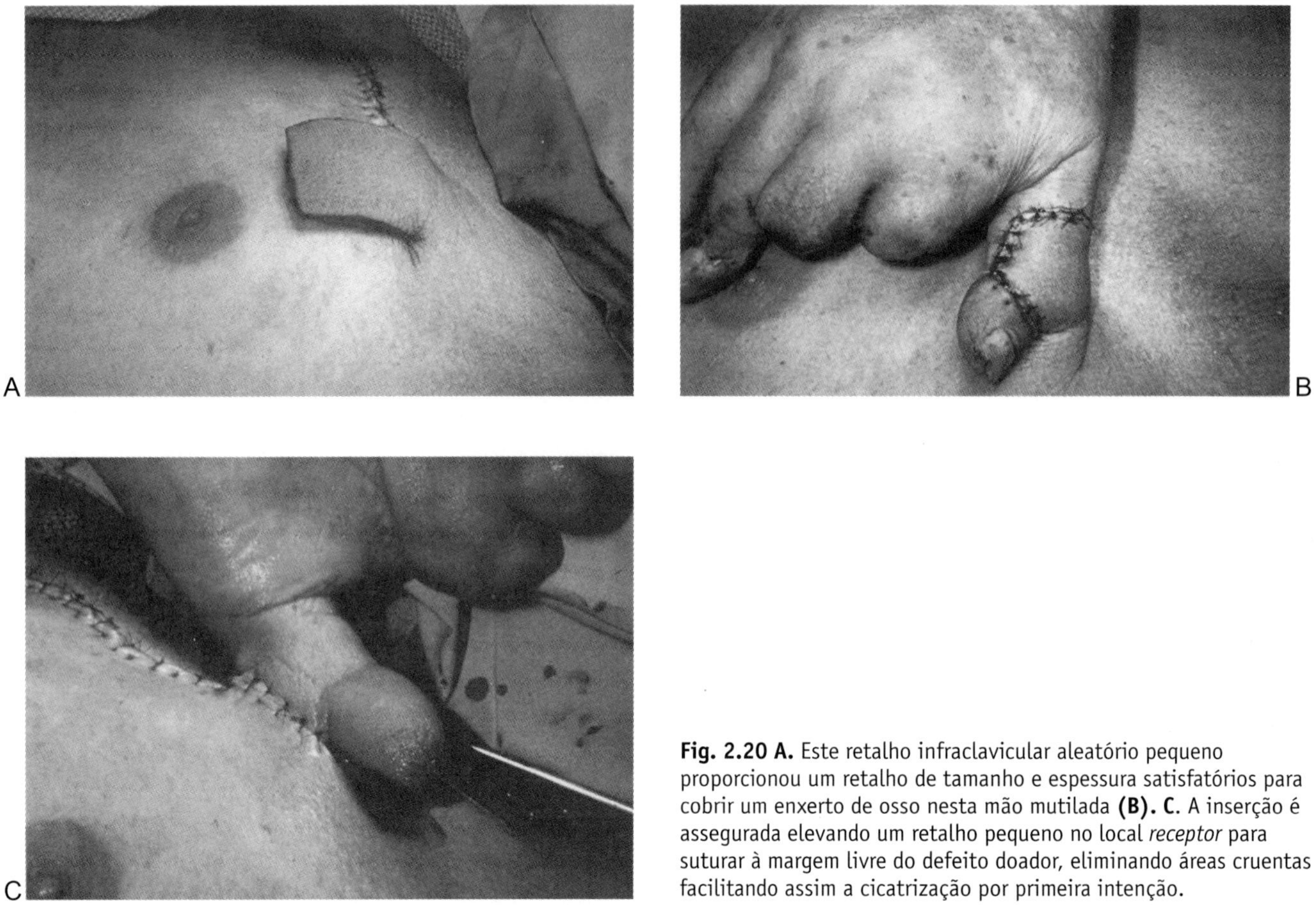

Fig. 2.20 A. Este retalho infraclavicular aleatório pequeno proporcionou um retalho de tamanho e espessura satisfatórios para cobrir um enxerto de osso nesta mão mutilada **(B)**. **C.** A inserção é assegurada elevando um retalho pequeno no local *receptor* para suturar à margem livre do defeito doador, eliminando áreas cruentas e facilitando assim a cicatrização por primeira intenção.

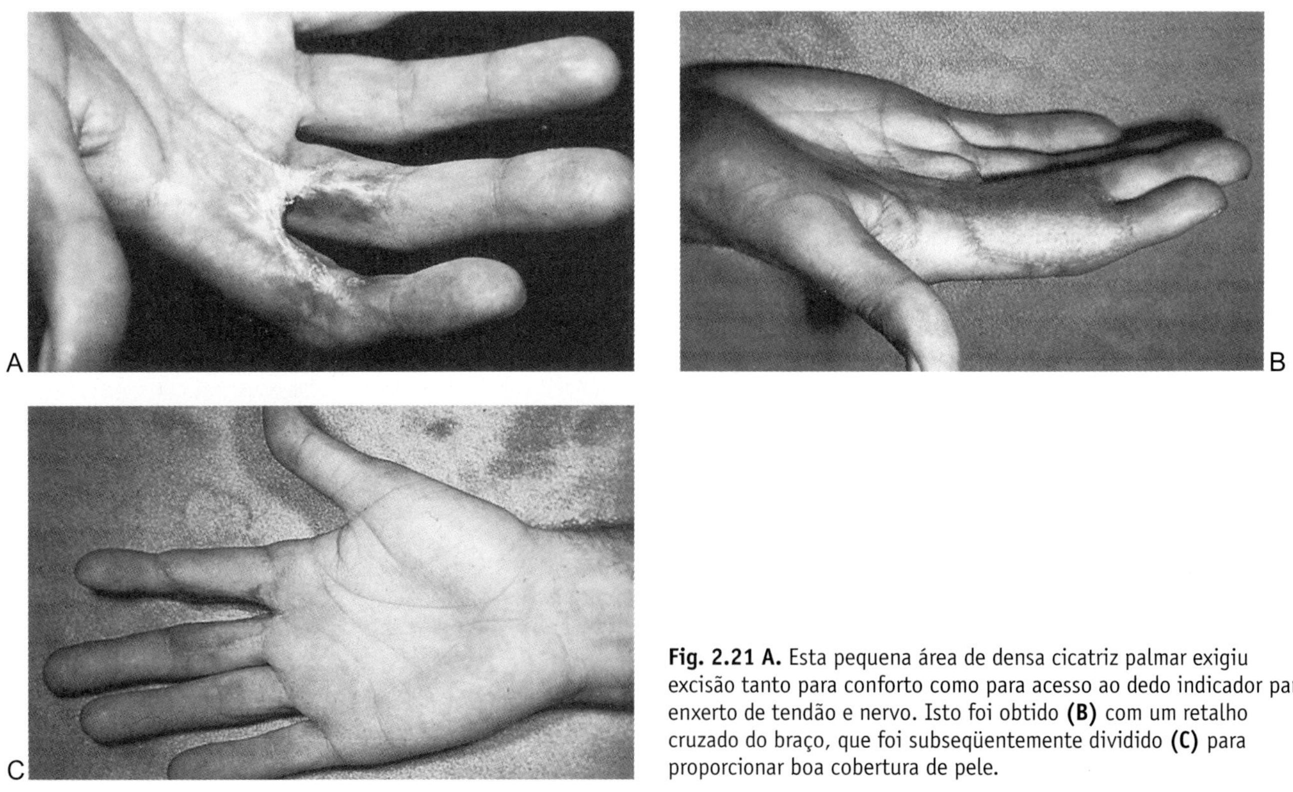

Fig. 2.21 A. Esta pequena área de densa cicatriz palmar exigiu excisão tanto para conforto como para acesso ao dedo indicador para enxerto de tendão e nervo. Isto foi obtido **(B)** com um retalho cruzado do braço, que foi subseqüentemente dividido **(C)** para proporcionar boa cobertura de pele.

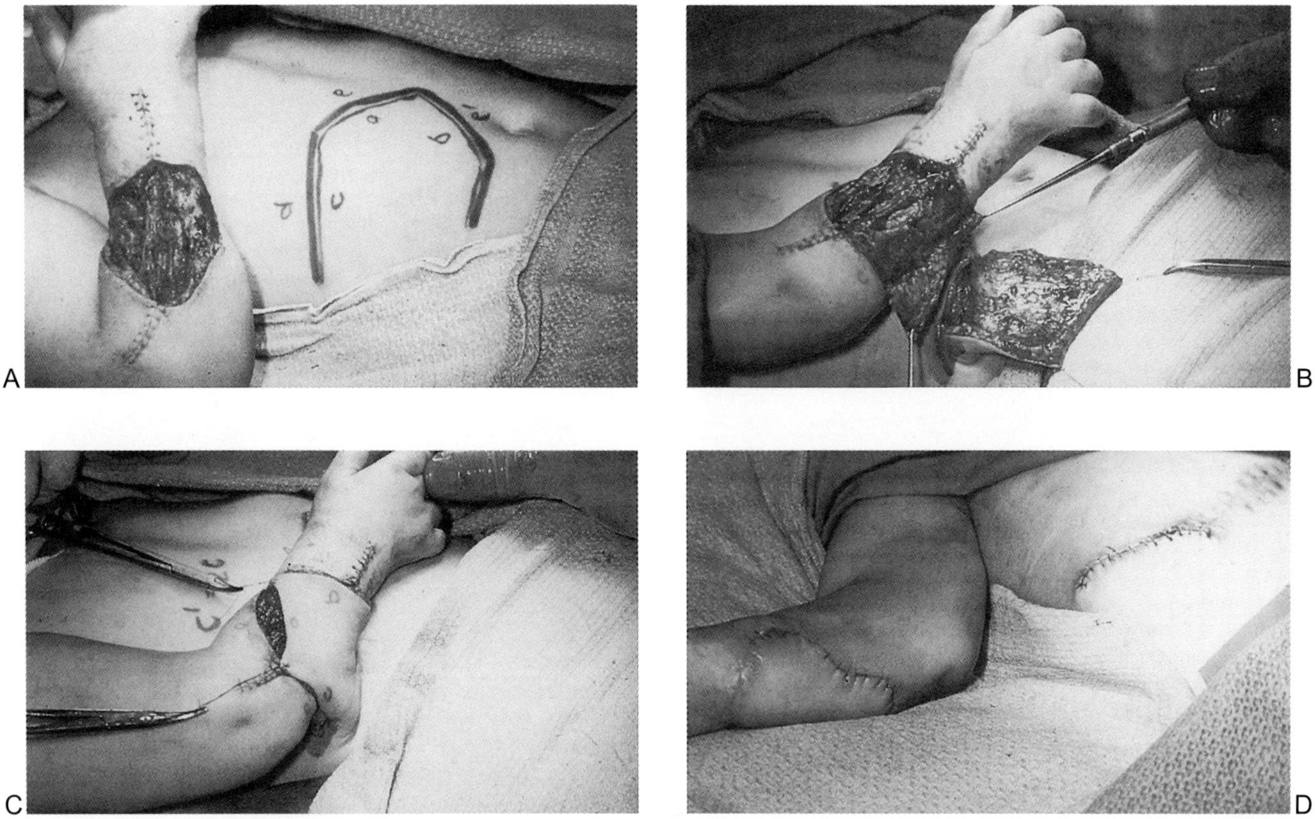

Fig. 2.22 A. Este defeito de pele congênito na face dorsal do antebraço também era proximal a um retalho inguinal axial. Um retalho aleatório foi então elevado **(B)** e um retalho secundário semelhante ao referido na Fig. 2.20 pode ser visto aqui elevado do antebraço. O retalho foi aplicado **(C)** e dividido 3 semanas depois **(D)**.

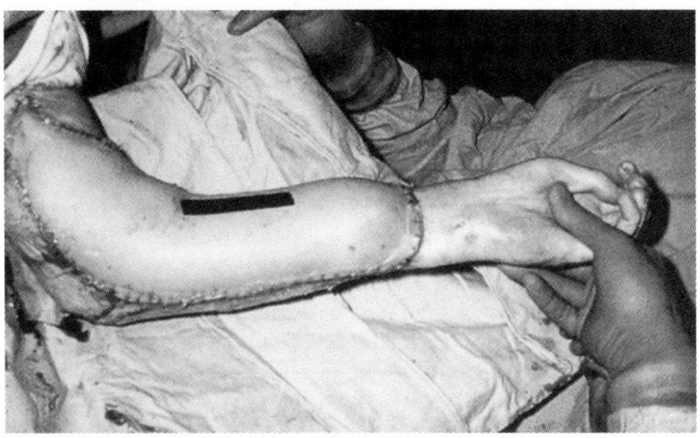

Fig. 2.23. Depois de excisão de cicatrizes extensas do braço e antebraço, o único retalho capaz de proporcionar cobertura suficiente foi um retalho livre musculocutâneo de grande dorsal.

A seleção de qual retalho empregar para cobrir defeitos em áreas diferentes da mão pode ser difícil. O leitor deve procurar uma revisão pessoal pelo autor na obra *Operative Hand Surgery* de Green[74].

Uma nota de precaução deve ser dita em relação à cicatriz ou excisão de enxerto somente para o tratamento de pontos de sensibilidade. A reeducação sensorial por exposição a uma freqüência alta de estímulos diferentes deve ser empregada primeiro. Se a cirurgia é executada depois, tal reeducação deve ser certamente empregada no pós-operatório em uma fase muito precoce.

Veja Green D P 1998 *Operative Hand Surgery*, 4th edn. Churchill Livingstone, New York, pág. 1159.

Retalhos

Retalhos locais na mão usada no momento da lesão (contanto que bem projetados) são os menos prováveis, em toda a cobertura de pele, de requerer atenção adicional. Os problemas mais comuns são:

- falha para alcançar e cobrir o objetivo desejado;
- falha do retalho com aumento conseqüente na área do defeito primário;
- a colocação de cicatrizes marginais através de pregas de flexão conduzindo a contraturas de flexão.

Porém, falhas na confecção podem resultar em um ou até mesmo todos os problemas referidos anteriormente em relação a cicatrizes na mão.

Qualquer defeito secundário criado pela retirada do retalho que estava coberto com enxertos de pele deve ser examinado cuidadosamente para possível revisão.

Retalhos a distância quase invariavelmente apresentam algumas características insatisfatórias à avaliação secundária:

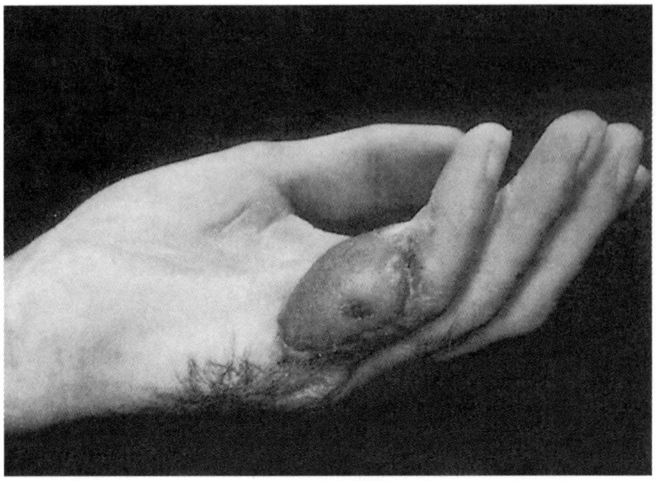

Fig. 2.24. Um retalho cruzado do braço tinha sido aplicado à face palmar do dedo mínimo esquerda neste paciente, após uma lesão de avulsão que expôs tendões e feixe neurovascular. O tamanho deste retalho limitou a flexão do dedo mínimo e revisão foi requerida antes de a função total poder ser restabelecida.

1. *Tamanho*. Na maioria dos retalhos a distância é introduzido um excesso de pele e gordura inicialmente, principalmente no interesse de preservar a provisão de sangue do retalho. Este tamanho pode limitar o movimento puramente por sua presença (Fig. 2.24). Porém, deve ser evitada a excisão desnecessária de pele para que freqüentemente nenhuma necessite ser descartada. Além disso, deve ser redistribuída pelo uso de 'zetaplastias' na ferida marginal. Isto ajuda a reduzir o volume excessivo resultante da contratura ao longo da linha de uma cicatriz marginal. Porém, não ajudará quando um grande excesso de pele foi introduzido simplesmente devido a um mau planejamento. Em geral, retalhos a distância no local receptor devem ser inseridos sob a mesma tensão do local doador do qual eles surgiram. Isto assegurará uma circulação mais satisfatória ao retalho.
2. *Insensibilidade*. A sensibilidade sempre é pequena em retalhos a distância. Ela melhora com o tempo e com o adelgaçamento, mas raramente proporciona mais do que uma sensibilidade protetora. Normalmente pouco pode ser feito para melhorar a situação, mas ocasionalmente uma boa sensibilidade pode ser importada para áreas críticas de um retalho grande, enquanto usando um retalho de ilha neurovascular (Fig. 2.25).

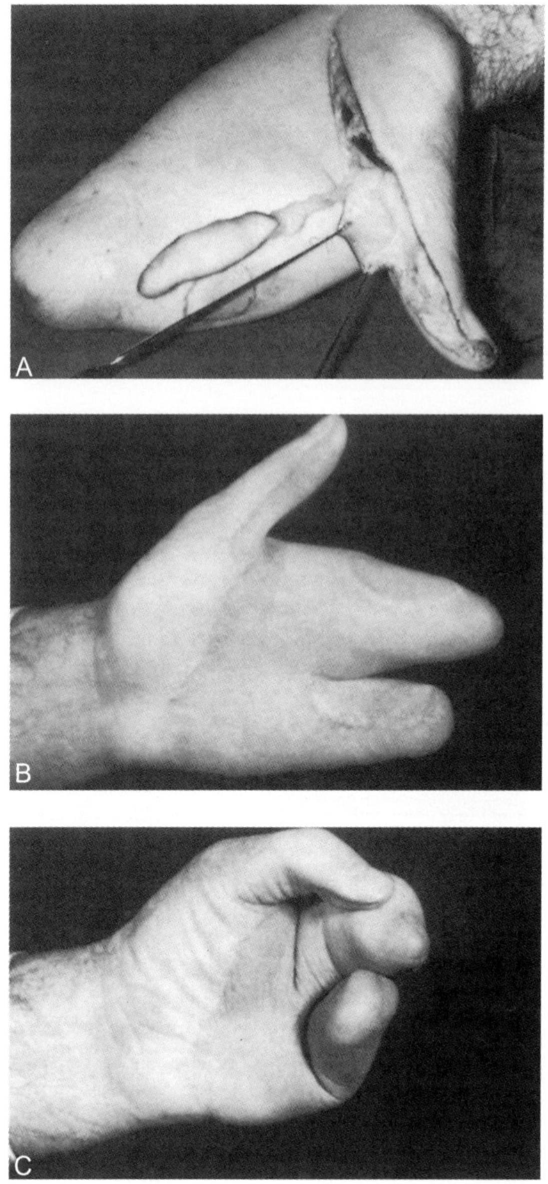

Fig. 2.25 A. Este paciente, que tinha sofrido uma lesão de avulsão total da mão esquerda, foi tratado primariamente com um retalho inguinal (Fig. 1.175). Foi provida sensibilidade ao retalho junto com algum aumento de sua provisão de sangue por uma ilha neurovascular retirada da face radial e de não contato do polegar. A provisão de sangue melhorada permitiu uma conversão posterior da mão em luva a um de três dígitos **(B)** com flexão adequada e pinçamento de chave entre duas áreas com sensibilidade. **C.** O paciente retornou desde então à sua ocupação como engenheiro de manutenção.

Lesões de Polpa e Amputações Digitais

Indicações

A polpa digital é uma região onde o comprimento deve ser preservado na situação de emergência, e onde enxertos de pele parcial são empregados freqüentemente pensando nisto e também para assegurar cicatrização primária. Retalhos de dedo cruzado são empregados freqüentemente para reconstruir defeitos de polpa transversais ou palmares. Em outros casos, os retalhos a distância podem ter sido mal usados e necessitarão então adelgaçamento, redução e até mesmo substituição. As exigências na polpa digital são ausência de dor, boa sensibilidade e acolchoamento estável que seja adequado, mas não excessivo. Quando a perda de pele expôs tecido subcutâneo apenas, a reconstrução com enxerto livre do dedo pode dar um resultado excelente com boa gnosia tátil.[94] Como regra geral, parece que quanto mais espessa a pele doadora, tanto melhor o resultado funcional, e quanto menor a área melhor a sensibilidade.[95] Um resultado estético e funcional excelente pode ser obtido utilizando pele da borda ulnar da mão retirada como uma lâmina. A porção central disto será mais espessa que as extremidades, sendo quase de espessura total no meio e se afilando para espessura parcial nas extremidades. O local doador é então excisado e fechado como uma linha direta. Se o enxerto retrai notadamente (como fará se não aderente ao osso), polpa suficiente pode ter sido tracionada para o defeito para tornar o resultado satisfatório. Alternativamente, isso permitirá o uso de um retalho local secundário menor. O retalho local empregado pode ser de um tipo de avançamento, como os descritos por Kutler[96], Moberg, e o retalho de avanço em V-Y, aparentemente projetado originalmente por Tranquilli-Leali e introduzido na literatura inglesa por Atasoy e outros (pág. 115). Uma recente tradução[97] indica que Tranquilli-Leali dividiu os pedículos neurovasculares! Joshi[98] relatou um retalho de transposição contendo o nervo digital dorsal. Todos os procedimentos de retalho locais têm a vantagem principal de restabelecer a sensibilidade. Se retalhos locais não são possíveis então a escolha recai entre reamputação mais proximalmente, retalho de dedo cruzado, retalho tenar e retalho de ilha neurovascular.

Retalhos de ilha neurovascular. O retalho de ilha neurovascular (pág. 118) é justificável apenas no polegar e em algum dedo que tenha significado profissional. Antes de fazer um retalho de ilha neurovascular, deve-se tomar cuidado para assegurar que há não apenas fluxo no vaso que proverá o retalho, mas também na outra artéria digital daquele dedo e no vaso *contralateral* do dedo imediatamente adjacente (Fig. 2.26) – caso contrário podem ocorrer intolerância severa ao frio ou mesmo necrose.

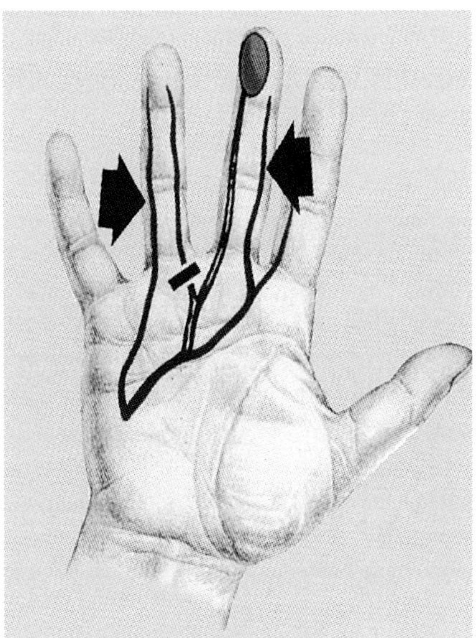

Fig. 2.26. É importante ao planejar um retalho de ilha neurovascular que seja confirmado não apenas o fluxo no vaso para o retalho e no vaso remanescente para aquele dígito, mas também fluxo para a artéria digital contralateral do dedo adjacente. Este vai proporcionar o único fluxo para aquele dígito, já que a artéria para seu outro lado será dividida no curso da dissecação.

Uma transferência de *ilha neurovascular livre* da face fibular do hálux oferece as vantagens de sensibilidade corretamente orientada e nenhuma cirurgia em outro dígito da mão. É a *única* técnica disponível quando dedos da mão doadores estiverem ausentes ou feridos. Os resultados são bons[99] (Fig. 1.176).

A escolha entre as soluções restantes deve ser feita depois de explicar o fator tempo envolvido ao paciente e discutir a escolha com ele, levando em conta sua ocupação.

Retalhos de dedos cruzado e tenar. Os retalhos de dedos cruzado e tenar na polpa têm duas desvantagens principais: insensibilidade que melhora com o tempo[100,101] e rigidez nos dígitos envolvidos. Rigidez é mais comum, mais prolongada, e portanto mais significativa no paciente mais velho. Com respeito à insensibilidade, uma análise cuidadosa da recuperação de sensibilidade e função após retalhos de dedo cruzado envolvendo 54 pacientes ao longo de um período de 5 anos revelou que 92% dos pacientes estavam satisfeitos com o resultado, mas 53% sofriam de sensibilidade ao frio[102]. Nesta série, todos os retalhos de dedo cruzado tinham diminuição do suor e um limiar elevado para excitação elétrica. Apesar da presença de sensibilidade protetora, de discriminação sensorial dinâmica e o retorno de atividade avançada de fibras A-β, nenhum dos retalhos de dedo cruzado recuperou a gnosia tátil[102]. Apesar destes problemas, os retalhos de dedos cruzado e tenar proporcionam acolchoamento sem dor satisfatório na grande maioria de casos.

Os retalhos tenares retirados da prega metacarpofalangiana do polegar (que pode ser fechado diretamente) têm a vantagem de que eles não criam nenhum defeito secundário esteticamente indesejável. Porém, eles ainda têm a desvantagem séria de flexão da articulação interfalangiana proximal prolongada no dedo receptor[103]. Eles devem ser reservados então para pacientes jovens, nos quais a aparência da mão é extraordinariamente importante. Mesmo então, a necessidade de fisioterapia vigorosa depois da divisão deve ser esclarecida ao paciente antes de um retalho tenar ser usado.

Reamputação. A reamputação mais proximalmente é aparentemente uma solução simples ao problema de cicatrizes de polpa sensíveis. Pode ter desvantagens sérias, às quais o cirurgião deve estar completamente atento antes de seguir esta conduta:

1. O perigo de uma cicatriz sensível permanece apesar de uma técnica de amputação cuidadosa. A isto deve ser somada a possibilidade da formação de um neuroma em um ou ambos os nervos digitais (pág. 223).
2. Uma quantidade surpreendente de esqueleto tem que ser ressecada para que se obtenha um fechamento livre de tensão com pele boa.
3. Se a amputação eventual for pela falange média, a flexão da articulação interfalangiana proximal pode ser limitada pelo flexor profundo dos dedos destacado, que age como um extensor via lumbrical. Isto produz extensão paradoxal da articulação interfalangiana proximal na tentativa de flexão. Este 'lumbrical plus' (pág. 244) pode ser compensado suturando o tendão profundo à bainha flexora na posição relaxada.

4. *Síndrome de quadriga*[104]. A prática de suturar o flexor ao tendão extensor sobre a extremidade de uma amputação de dedo médio, anular ou mínimo prejudica seriamente o movimento nos dedos adjacentes incólumes, devido às origens comuns dos flexores e dos extensores. Isto pode acontecer mesmo quando os tendões não foram amarrados assim, e pode ser simplesmente devido a cicatrizes. Isto normalmente envolve o tendão flexor, com o paciente queixando-se de fraqueza de preensão. O exame revela um déficit de flexão nos dígitos adjacentes incólumes, que têm uma amplitude passiva normal. Será notado que o coto do dígito amputado é fletido mais fortemente que os outros. Verdan[105] denominou-a síndrome de quadriga, referindo-se à carruagem romana na qual as rédeas de todos os quatro cavalos eram controladas em harmonia. A liberação do remanescente de tendão flexor, realizada sob anestesia local para assegurar a efetividade, restabelece força total (Fig. 2.27). Deve ser notado que o efeito de quadriga causa força de preensão reduzida em todas as circunstâncias que impedem a excursão total de um tendão profundo – sendo dois exemplos a anquilose ou artrodese das articulações interfalangianas e adesão após o reparo do flexor.

Será evidente que manejo do profundo é importante em amputação, especialmente distal à articulação interfalangiana proximal: se deixada solto, pode resultar lumbrical plus; se suturada sob muita tensão, uma quadriga.

A amputação de raio de um dedo mutilado pode ser benéfica. A desvantagem do procedimento é que, removendo um dos metacarpianos, o alavancamento que a mão pode aplicar é significativamente reduzido (Fig. 2.28). Isto afeta adversamente o uso de um martelo, uma pá, até mesmo de uma vara de pescar. É indicada então para:

- *cotos que prejudicam a função* – por exemplo, o coto de indicador rígido, fletido, que reduz a preensão de palmo polegar-dedo, ou o coto de dedo mínimo doloroso que é golpeado repetidamente;
- *cotos dolorosos* – com as reservas previamente expressas;
- *restabelecendo a competência* – para impedir que água ou moedas caiam por um espaço criado por amputação digital proximal (Fig. 2.29);
- *razões de aparência* – em vendedores, pessoas envolvidas em comunicação e preocupadas com a estética.

Amputação de raio do médio ou anular deve ser acompanhada por transposição do indicador ou mínimo[106], o que renderá bons resultados[107] de maneira previsível. Se não, 'mão em tesoura' pode acontecer (Fig. 2.30) ou o espaço restante afetará adversamente a competência da mão para conter líquidos ou objetos pequenos. Se a transposição não é executada, foi demonstrado que a dermadese dorsal e a reconstrução do ligamento metacarpiano transversal profundo dão bons resultados em 12 de 13 pacientes em uma série[108].

Veja Green D P 1998 *Operative hand surgery*, 4th edn. Churchill Livingstone, New York, págs. 48, 53, 1810.

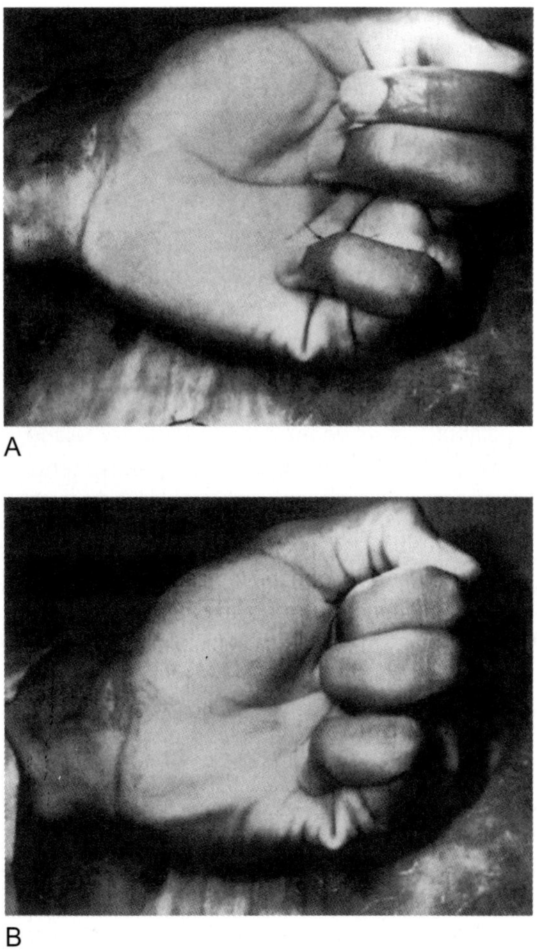

Fig. 2.27. Procedimento cirúrgico sob bloqueio do punho – síndrome de quadriga. **A.** Este paciente não pode fletir os três dígitos restantes completamente, porque o tendão flexor longo é aderido ao comprimento ao coto de amputação. **B.** Por divisão do flexor profundo dos dedos até o dedo anular na palma, flexão total foi obtida.

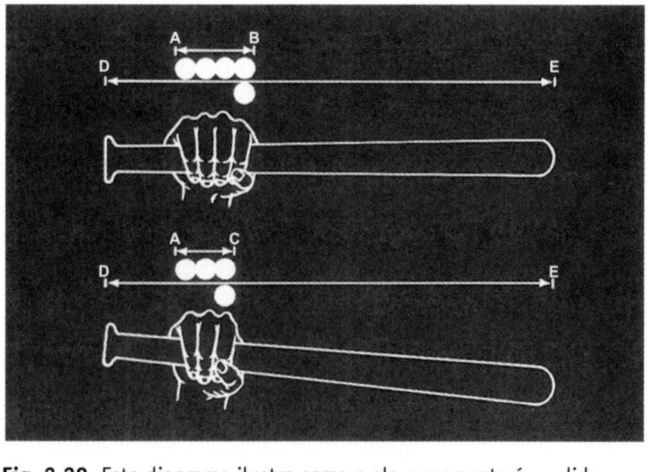

Fig. 2.28. Este diagrama ilustra como o alavancamento é perdido com remoção do raio metacarpiano do indicador. A redução de um quarto do comprimento do braço de alavanca demonstrou reduzir o alavancamento em quase 50%.

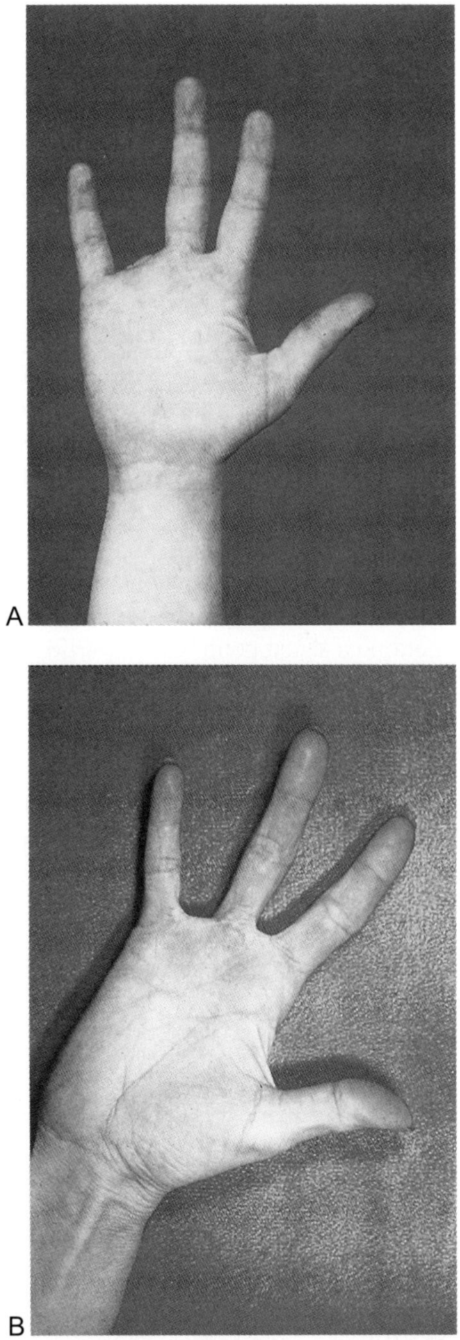

Fig. 2.29. Competência pós-amputação. **A.** Este paciente que tinha sofrido amputação proximal sem transposição após uma lesão de avulsão de anel teve problemas com água e moedas que caiam da palma da mão através do defeito. **B.** Por outro lado, este paciente que tinha sofrido a mesma lesão sofreu reamputação e transposição do quinto para o quarto metacarpiano, tornando a mão competente.

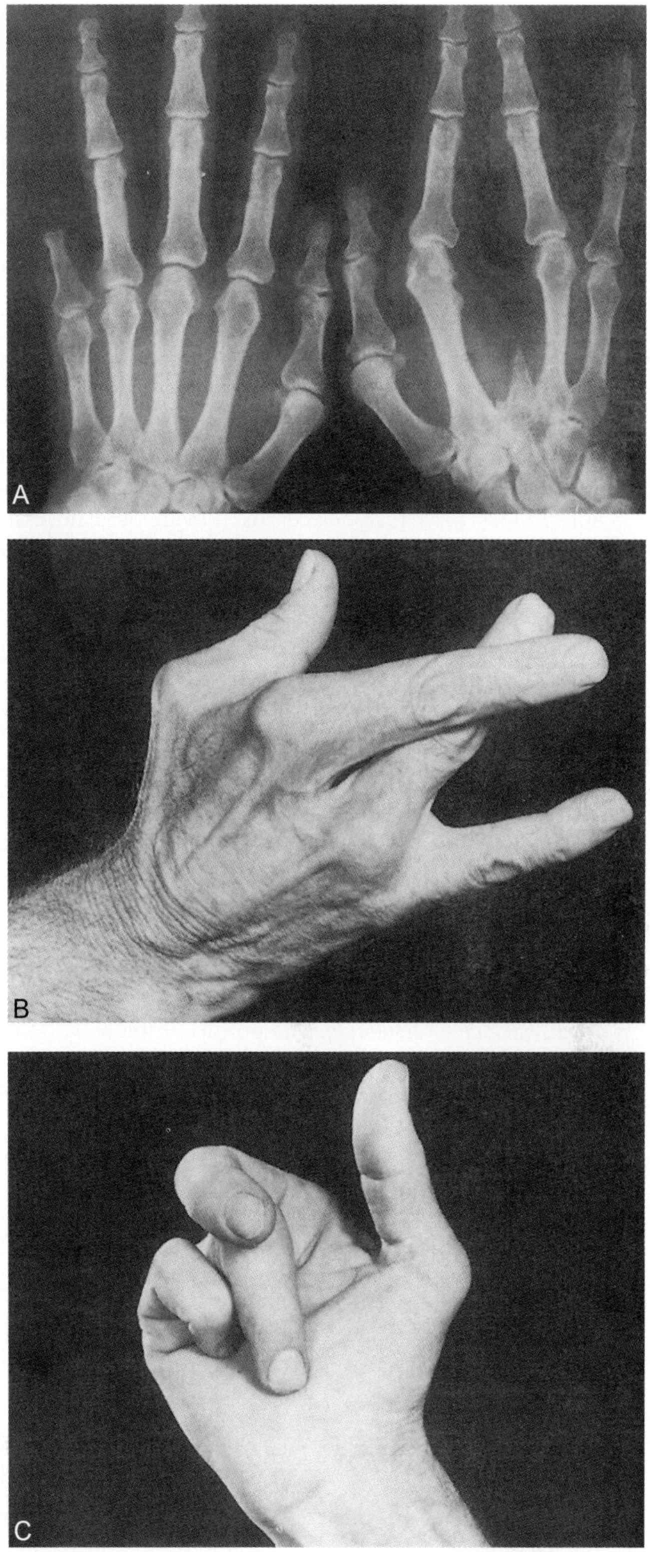

Fig. 2.30. Este paciente tinha sofrido uma lesão mutilante do dedo médio, que foi tratada através de amputação de raio. Esta resultou em incapacidade funcional severa, como comprovado pela mão em tesoura em flexão e perda da competência da mão aberta. A situação foi melhorada para o paciente por transposição do dedo indicador para a base residual do metacarpiano do dedo médio.

RECONSTRUÇÃO DO POLEGAR[109,110]

O melhor método de restabelecer a perda crítica de um polegar é realizar o reimplante. Quando isto não é possível ou quando a lesão foi de uma natureza mais complexa, que uma amputação limpa, as exigências para um polegar funcional devem ser entendidas durante o exame e o planejamento reconstrutivos:

1. *Posição* é a primeira exigência, porque se o polegar não pode ser oposto aos dedos, ele não pode servir para sua função normal. Isto pode ser obtido freqüentemente por liberação de uma contratura de abdução e transferência dos músculos motores necessários.
2. *Estabilidade* pode ser de duas variedades – fixa e móvel. A última é preferível e é obtida completamente restabelecendo a integridade ligamentar e através de transferências apropriadas para restabelecer os movimentos normalmente produzidos pelos nove músculos do polegar. Isto pode ser impossível, em cujo caso as articulações podem ser mantidas em boa posição por tenodese ou artrodese. Sempre que possível, a articulação carpometacarpiana basal é mantida móvel.
3. *Força* suficiente para resistir às forças dos dedos é fornecida, assim como estabilidade, através de fusões judiciosas, enxertos e transferências de tendão.
4. *Movimento* para o polegar vem como conseqüência do restabelecimento da estabilidade móvel e da força. Em ordem de importância, os esforços devem ser dirigidos a: (i) restabelecer a oposição e abdução na articulação carpometacarpiana; (ii) extensão e flexão nas articulações carpometacarpiana e interfalangiana; (iii) adução; e finalmente (iv) movimento na articulação metacarpofalangiana.
5. A *sensibilidade* e *vascularidade* da porção terminal do polegar são essenciais para sua atividade manipuladora normal e normalmente são consideradas juntamente com a exigência final, a saber:
6. *Comprimento*. O comprimento necessário de um polegar depende, primeiramente, da *presença, comprimento*, e *mobilidade* dos dedos, porque o contato com força deve ser obtido, e, secundariamente, das demandas profissionais e sociais do paciente. Freqüentemente, a decisão final pode ser feita depois de um período de teste, tanto para trabalho como para lazer. Ajustar os procedimentos disponíveis às necessidades do paciente é um processo complexo e individual, e serve apenas como um guia.

Indicações

Comprimento Aceitável – Má Cobertura

Uma melhor pele e sensibilidade podem ser obtidas a partir de um *avanço palmar* ou *um retalho de dedo cruzado inervado*[111,112] (págs. 104, 115-117). Quando uma melhor irrigação sangüínea, sensibilidade e uma melhor polpa são necessárias, apenas um *retalho de ilha neurovascular* (pág. 163), pedículo ou transferência livre podem proporcioná-los.

Amputações Subtotais

As amputações subtotais que têm uma cobertura de pele boa e comprimento *quase* aceitável (isto normalmente significa uma amputação a algum ponto entre as articulações metacarpofalangiana e interfalangiana) pode ser restabelecido por *falangização*[113] (Fig. 2.31) ou *alongamento metacarpiano*[114,115] ou *retalho local e enxerto de osso*[116]. Este nível de amputação, especialmente perto da articulação metacarpofalangiana, também é a indicação perfeita para *transferência de dedo do pé para a mão*. Exige apenas dois motores, flexor e extensor, que são as únicas funções prontamente transferidas com o dedo do pé.

Amputação Total

Aqueles em que não há função satisfatória podem ser reconstruídos por:

- *reconstrução osteoplástica*[117,118] (Fig. 2.32);
- policização[119-121] (Fig. 2.33);
- *transferência do dedo do pé para a mão*[122-124] (Fig. 2.34).

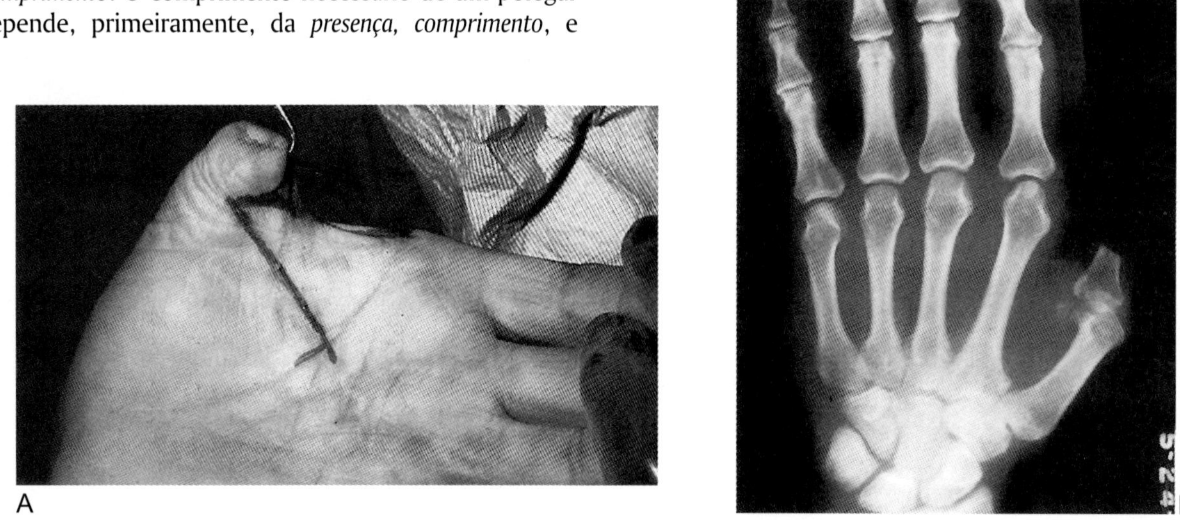

A B

Fig. 2.31 A, B. Este paciente tinha sofrido uma amputação do polegar no ponto médio da falange proximal. Como resultado, ele não tinha nenhum primeiro espaço interdigital com o qual efetuar preensão de palmo. A liberação dos músculos foi executada como mostrado em **(C)**. O primeiro interósseo dorsal foi destacado do primeiro metacarpiano, e o adutor do polegar foi reinserido baixo no metacarpiano. Uma zetaplastia, que também resultou em um espaço interdigital aceitável, foi executada, e é mostrada em **(D)**.

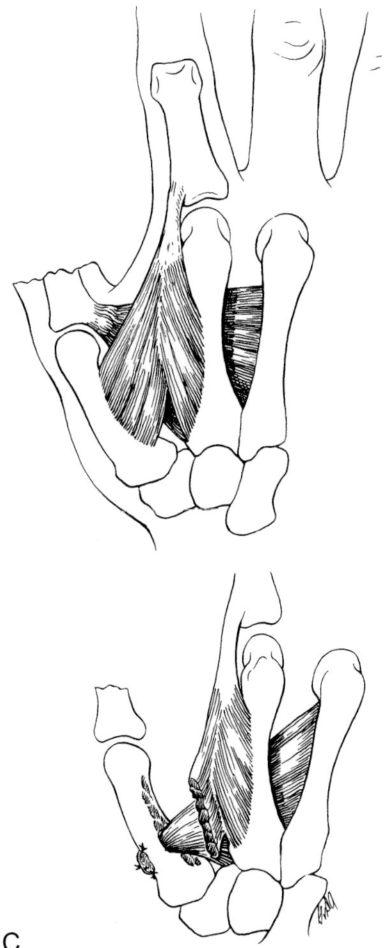

C

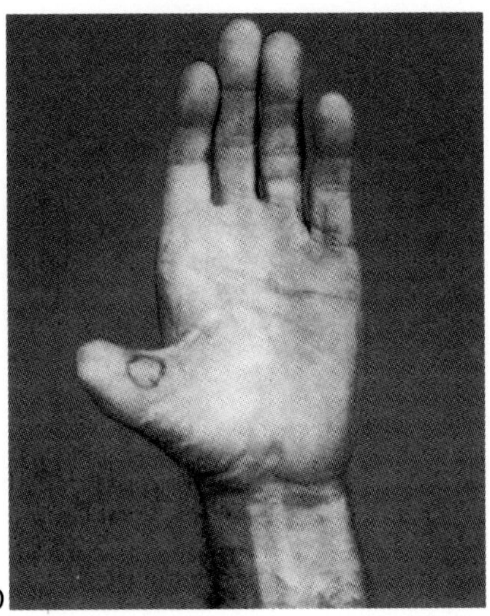

D

Fig. 2.31 C e D.

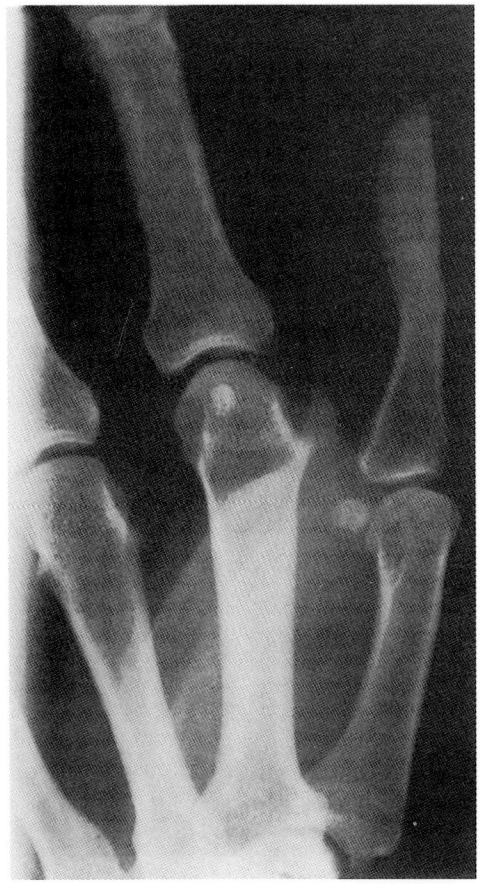

A

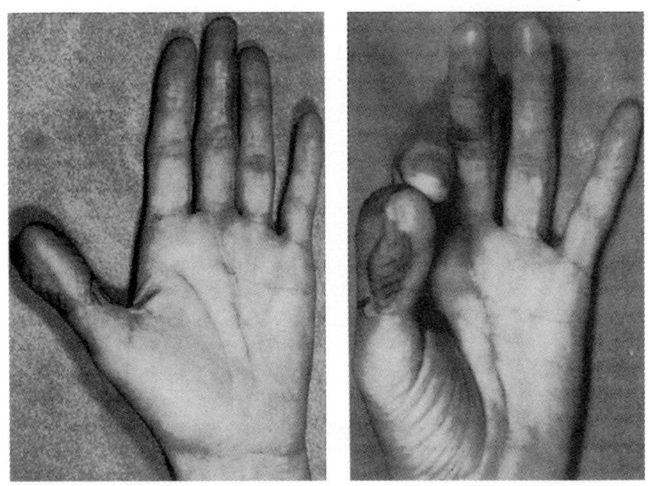

B C

Fig. 2.32. Reconstrução osteoplástica. **A.** Este paciente sofreu uma amputação no ponto médio da falange proximal com desenluvar de tecidos moles em um nível mais proximal enquanto esquiava na água. Um enxerto de osso imediato, não-vascularizado, foi inserido subseqüentemente, o qual incorporou-se satisfatoriamente. O enxerto de osso foi coberto com um pedículo em tubo. Depois, um retalho de ilha neurovascular foi aplicado. Em **(B)** e **(C)** pode ser visto que o polegar é volumoso e que o retalho de ilha neurovascular é um pouco instável apesar das tentativas para prendê-lo ao enxerto de osso.

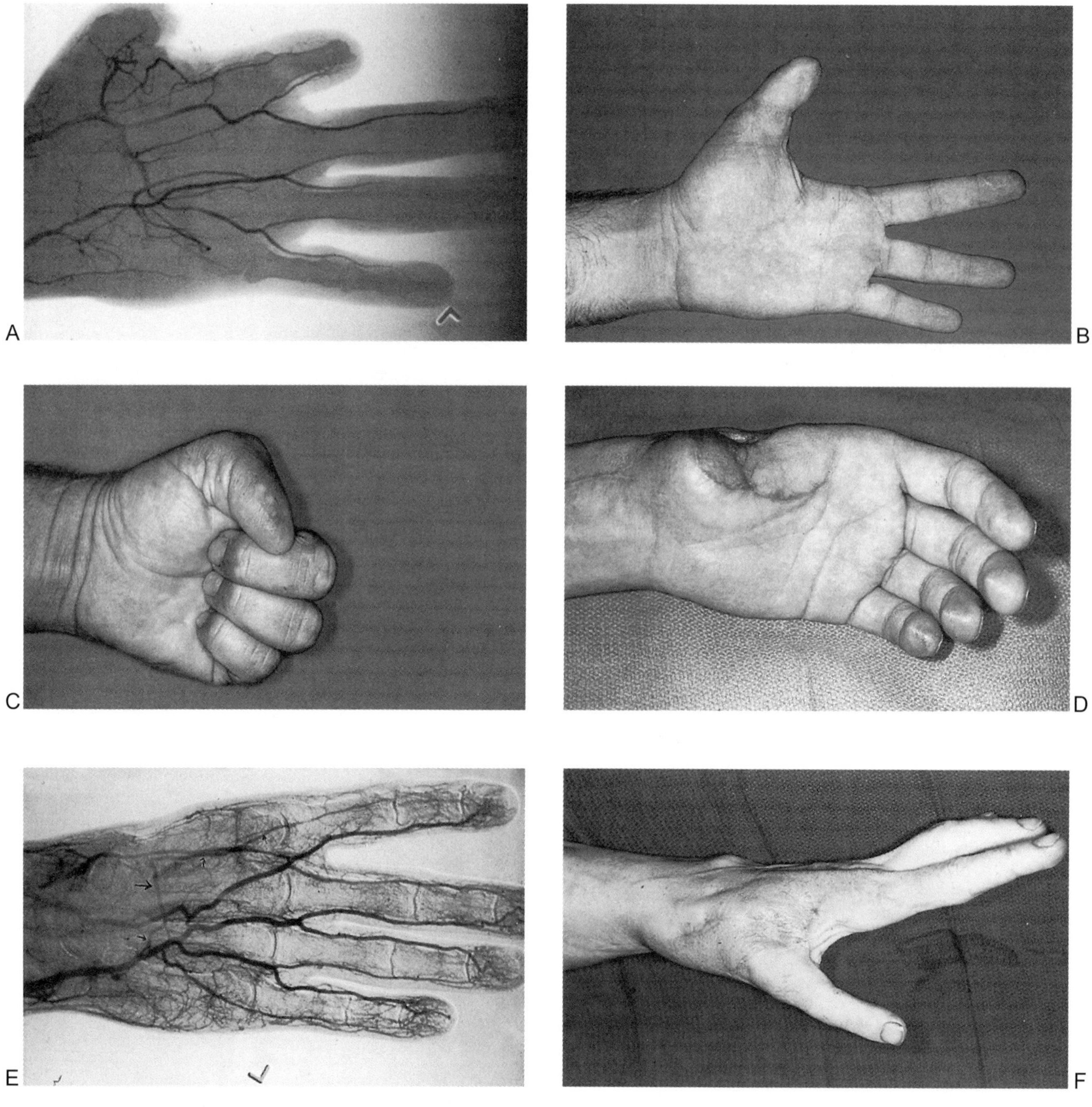

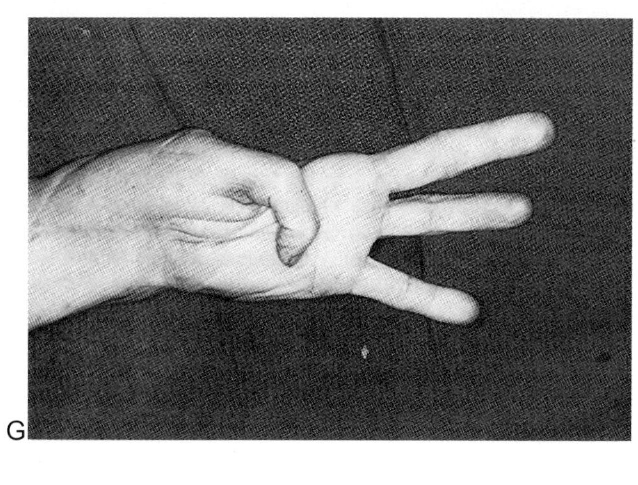

Fig. 2.33. Policização pós-traumática. Policização é indicado em duas circunstâncias após perda traumática do polegar. Primeiro **(A)**, quando a amputação do polegar ao nível da articulação metacarpo-falangiana é acompanhada pela amputação de outro dígito (neste caso o dedo indicador) a um nível que o torna funcionalmente de nenhum valor. **(B** e **C)** Mostram o resultado. Segundo **(D, E)**, policização é indicada quando a articulação basal e os músculos intrínsecos do polegar foram eliminados por amputação proximal. Este paciente também teve uma quantidade significativa de cicatrizes ao redor da base e então a policização foi executada com transferência simultânea de um retalho de braço lateral livre. O resultado é mostrado em **(F** e **G)**.

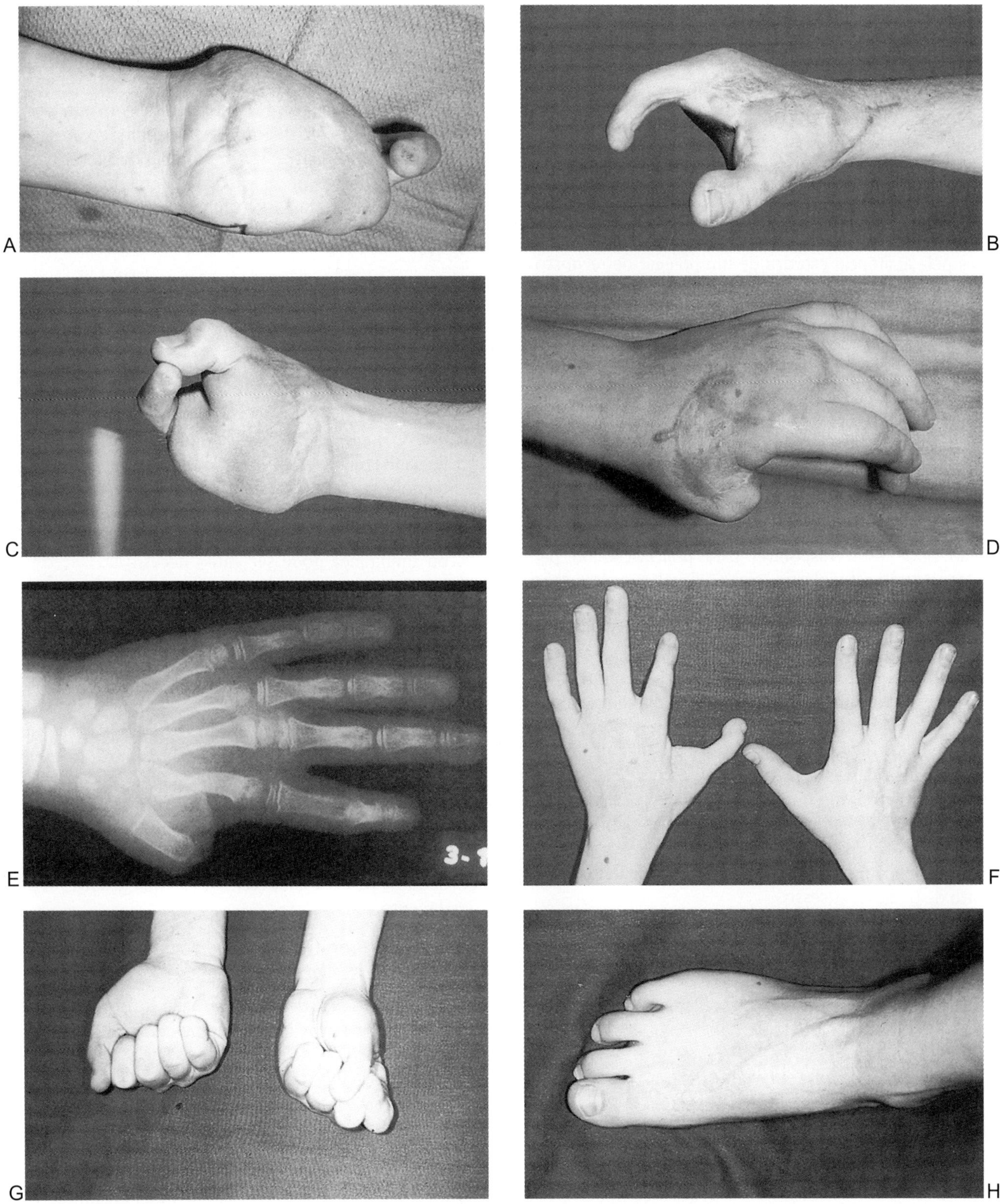

Fig. 2.34. Transferência de dedo do pé para a mão. **A.** Este paciente ficou com apenas um dedo médio contraído depois de um acidente de trabalho. O defeito palmar tinha sido coberto previamente com um retalho inguinal. **B.** Fundindo a articulação interfalangiana proximal do dedo médio em uma posição satisfatória e realizando a transferência de dedo do pé para a mão, uma preensão de palmo grosseira foi obtida, e **(C)** um pouco de pinçamento foi restabelecido, o que lhe proporcionou uma das mãos funcionalmente boa. **D,E.** A amputação nesta criança foi ao nível da articulação metacarpofalangiana do polegar. Embora o dedo indicador estivesse lesado, ainda era funcionalmente valioso. Uma segunda transferência de dedo do pé para a mão foi executada e demonstra **(F)** a aparência inferior do polegar novo, mas **(F,G)** sua função satisfatória e **(H)** o resultado superior no pé.

ou (raramente) por transferência microvascular de outras partes eletivamente amputadas[125,126]. Ao fazer a escolha, o cirurgião tem que prestar atenção a seis fatores:

1. *Ocupação*. Trabalhadores manuais podem perder o alavancamento essencial ao longo da palma da mão sacrificando o único metacarpiano necessário na policização[127]. Atletas não gostarão de sacrificar um dedo do pé, apesar do fato de que problemas no pé após a transferência de dedo do pé para a mão demonstraram ser poucos[128].
2. *Sexo*. Mulheres ficarão compreensivelmente descontentes pela aparência estética de um polegar de reconstrução osteoplástica e também com a cicatriz doadora do pedículo em tubo.
3. *Dígito disponível*. Se o paciente não está preparado para sacrificar um dedo do pé, e nenhum dedo pode ser sacrificado (ou porque estão ausentes ou são essenciais), resta apenas uma de três opções.
4. *Articulação basal*. Dos três procedimentos reconstrutivos, apenas a policização restabelece uma articulação basal adequadamente ao polegar.
5. *Vasos palmares e digitais*. Quando a lesão ou doença lesou as estruturas neurovasculares dos dedos, nenhum pedículo pode estar disponível para policização ou para reconstrução osteoplástica convencional, a qual vai precisar de um retalho de ilha neurovascular.
6. *Nível de amputação*. À medida que o nível da amputação se move mais próximo à articulação basal, cada vez menos do movimento de polegar detalhado acima pode ser restabelecido por qualquer procedimento diferente da policização. Se a base do metacarpiano está ausente, a policização (se um dígito está disponível) é quase obrigatória.

A influência destes seis fatores na escolha do procedimento é mostrada de forma admitidamente simplificada demais na Fig. 2.35. Foram projetados outros algoritmos[129]. Será evidente pelo que foi dito acima que a angiografia (pág. 252) desempenha um papel importante na seleção do procedimento de provável sucesso.

Transferência de dedo do pé para a mão. A transferência de dedo do pé para a mão oferece vantagens sem igual na reconstrução digital. A transferência mais comumente praticada (o *hálux* para substituir o polegar[122,130]) dá excelentes resultados[131,132] (Fig. 2.34A-C). Foram descritas modificações da técnica original[133-135], inclusive o método de sob medida, que objetivava preservar alguma semelhança com um dedo do pé[136,137]. O uso do *segundo dedo do pé* é preferido ao hálux por alguns em alguns casos[138-140], por motivo de aparência, calçados geralmente disponíveis e – particularmente – em crianças quando o defeito secundário é imperceptível e existe esperança de adaptação do polegar novo com o crescimento[141] (Fig. 2.34 D-G).

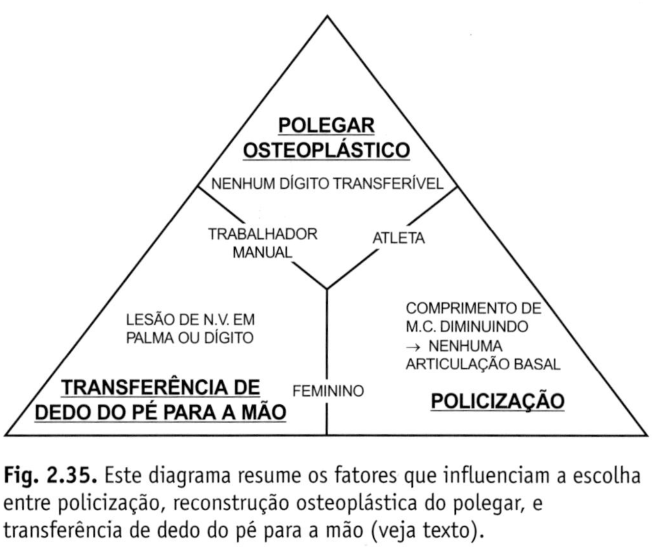

Fig. 2.35. Este diagrama resume os fatores que influenciam a escolha entre policização, reconstrução osteoplástica do polegar, e transferência de dedo do pé para a mão (veja texto).

A *perda de dígitos múltiplos* também pode ser reconstruída através de transferência de tecido livre[142-144], usando comumente múltiplas transferências de dedo do pé para a mão[145-153].

Avaliação para transferência do dedo do pé para a mão requer:

1. *Avaliação das exigências de pele*. Idealmente o pé deve ser fechado com pele local, e o dedo do pé vai então necessitar cobertura de pele adicional quando colocado na mão. Além disso, o pedículo neurovascular não deve ser colocado sob enxertos de pele. A transferência de pele prévia ou simultânea pode ser então necessária.
2. *Avaliação de reconstrução do esqueleto*. O contato de osso deve assegurar união primária e comprimento adequado. A medida na radiografia será a base do plano.
3. *Avaliação da anatomia vascular*, principalmente através de *estudos Doppler*, mas completados por *angiografia* da mão e do pé[154].
4. Consulta completa e repetida com o paciente e a família, enfatizando a duração de procedimento, possível falha, simulação pós-operatória com a aparência, função do pé doador, demora na recuperação sensorial e chances de movimento. Devem ser compartilhadas as fotografias e, sempre que possível, o candidato para transferência do dedo do pé deve conhecer alguém que já sofreu o procedimento.

Dispositivos Protéticos

Dispositivos protéticos, tanto funcionais[155-158] como estéticos[159,160], estão ficando cada vez mais sofisticados. Embora fora do escopo deste texto, o cirurgião tem que conhecer pelo menos a sua disponibilidade e quando encaminhar o paciente a um especialista neste assunto.

Veja Green D P 1998 *Operative hand surgery*, 4th edn. Churchill Livingstone, New York, pág. 2068.

LEITO UNGUEAL[161,162]

Após lesões de leito ungueal podem ser encontrados quatro problemas distintos:

Remanescentes de Unha

Quando uma tentativa de cortar a matriz germinal malsucedida foi feita, espículas muito pequenas da unha persistem, crescendo de maneira irregular pela pele. Estas causam dor e incômodo. A exérese formal é recomendada.

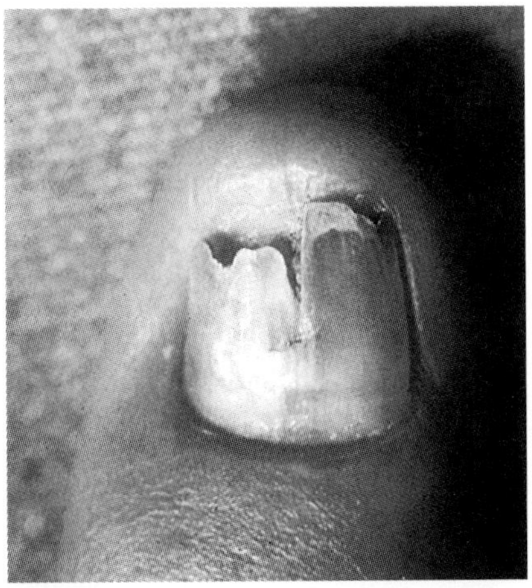

Fig. 2.36. Todas as deformidades que surgem de uma lesão de leito ungueal são mostradas nesta unha que é fendida, não-aderente, e uma fonte de desconforto e infecção recorrente.

Unha Fendida

Uma lesão do leito ungueal na qual o eponíquio foi permitido cicatrizar até a matriz germinal causa uma divisão longitudinal na unha (Fig. 2.36). Isto deve ser revisado por excisão e ressutura sob ampliação.

Unha Não-Aderente

Quando perda de matriz estéril foi substituída com um enxerto, a unha que subseqüentemente cresce sobre esta pode não aderir, resultando em acúmulo doloroso de sujeira sob a unha. A área de leito ungueal que está falhando em sua função deve ser definida sob ampliação e raspada até um leito sangrante para a qual um enxerto de leito ungueal de espessura parcial deve ser aplicado.

Antes de fazer qualquer cirurgia de revisão do leito ungueal, o cirurgião é aconselhado a advertir o paciente quanto à imprevisibilidade do procedimento.

Unha em Gancho

Uma deformidade de unha em gancho provavelmente acontece após amputações da ponta do dedo distal (distal à lúnula). Freqüentemente estas são resultantes de lesões de esmagamento (por exemplo, ponta do dedo apanhada em uma porta) quando a revascularização da parte amputada não é possível. A deformidade decorre então da falha em manter um comprimento de falange distal igual ao leito ungueal remanescente no momento da lesão original (pág. 119). Se a ablação é recusada, a reconstrução pode ser executada[163,164]. A reconstrução tardia pode ser executada com a introdução de pele adicional usando um retalho local e normalmente um enxerto de osso para a falange distal, embora o suporte ao leito ungueal com fios de Kirschner foi relatado com bons resultados[165]. Bubak *et al.* também relataram os resultados de enxertos compostos dos dedos do pé para corrigir a deformidade de unha em gancho[166]. Na técnica, são retirados enxertos compostos do segundo dedo do pé e colocados sob o leito ungueal liberado, dando bom apoio e uma substância de polpa melhorada. Eles executaram este procedimento em nove pacientes com 100% de sobrevida. Não houve nenhuma morbidade doador-local, e apenas um paciente necessitou um segundo enxerto para volume de ponta adicional.

Enxertos de Leito Ungueal[167-169]

Houve vários recentes relatos sobre o uso bem-sucedido de enxertos de leito ungueal não-vascularizados para reconstrução de lesões do leito ungueal[163,164]. Em uma série[164], enxertos de leito ungueal de dedo do pé parciais foram usados em seis casos, enxertos de leito ungueal de espessura total da parte amputada em seis e enxertos de leito ungueal parciais do dígito ferido em dois. Houve uma perda de enxerto parcial e uma perda de retalho parcial. Os casos restantes tiveram enxertos completamente bem-sucedidos e cicatrização de tecidos moles boa. O crescimento de unha subseqüente e a aderência foram bons em todos menos um dígito, que necessitou enxerto composto secundário.

Apesar destes bons resultados, outros sugeriram que a sobrevida do enxerto é superior com o uso de transferências de unha de dedo do pé vascularizadas[170,171]. Em um estudo de Shibata *et al*[170], a transferência de tecido livre foi executada em dez pacientes, três para ausência de unha congênita e sete para defeitos de unha traumáticos. O hálux inteiro ou segundo complexo de unha de dedo do pé foram usados em reconstrução. Todas as dez unhas foram transferidas com sucesso, com sobrevida completa e nenhum dígito requereu reexploração. Não houve nenhum problema de sítio receptor ou doador, e um crescimento de unha apropriado aconteceu nos pacientes congênitos. Nenhuma atrofia do complexo de unha foi encontrada, contanto que um suporte ósseo suficiente estivesse presente (nove de dez casos). Bons resultados semelhantes foram informados por Endo *et al*[171]. Unhas protéticas são uma alternativa menos cara[172].

(*A reconstrução de osso e articulação é considerada separadamente, menos no punho, onde elas são discutidas juntamente em uma seção dedicada àquela região e que segue.*)

OSSO

Três problemas podem surgir após fraturas da mão: não-união, osteomielite e má união.

Não-União

A não-união ocorre por *falta de contato adequado* entre a extremidade óssea ou por *avascularidade*. Falta de contato contínuo adequado pode ser devida a:

1. *Uma abertura muito grande*. Isto pode ser devido a:
   (a) debridamento apropriado de osso lesado (por exemplo, depois de um ferimento por arma de fogo) mas falha para inserir um enxerto de osso;
   (b) a interposição de partes moles como um tendão ou placa palmar (Fig. 2.37);
   (c) a presença de pedaços de osso morto entre as extremidades ósseas viáveis;
   (d) a interposição de tumor (por exemplo em uma fratura patológica);
   (e) tração excessiva aplicada ao tentar imobilizar a parte;
   (f) fixação interna, mal aplicada, que segura os fragmentos separadamente ao invés de juntos.

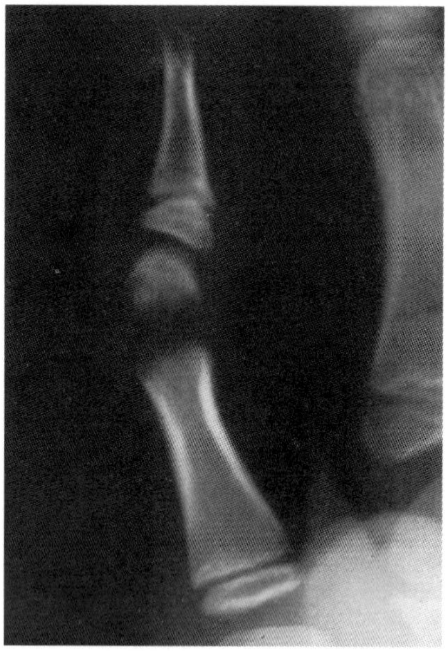

Fig. 2.37. Esta criança apresentou-se com um polegar persistentemente doloroso depois da lesão. O exame radiográfico revelou a presença de uma abertura ampla. A exploração mostrou que esta abertura conteve o tendão flexor longo, impedindo a união.

2. *Movimento excessivo entre as extremidades*. Certas fraturas são instáveis e podem ser julgadas para ser desta maneira na ocasião em que são incorridas (pág. 50). Se foi decidido mesmo assim manejá-las fechadas com imobilização de gesso, as articulações a qualquer extremidade óssea *nunca* devem ser movidas até que união esteja segura pela ausência de sensibilidade no local de fratura. Se fixação interna ou externa foi adotada, mas não obteve *imobilidade* entre os fragmentos[173], as mesmas regras se aplicam como se nenhuma fixação tivesse sido tentada – as articulações não podem ser movidas. Se *são* feitas tentativas para mover essas articulações na presença de uma fratura fixada instável ou mal fixada, o movimento é mais provável no local de fratura que nas – até agora – articulações edematosas. Com o tempo, as articulações se tornam cada vez mais imóveis, até mesmo anquilosadas, lançando progressivamente mais movimento no local de fratura – uma pseudo-artrose (Fig. 2.38). O *repouso e a tala de proteção* aliados ao movimento protegido precoce (pág. 61) devem ser reservados para o manejo de fraturas inerentemente estáveis, ou em casos raros onde se toma uma decisão debatida de aceitar o mal menor da não-união nos interesses de alcançar cicatrização de tecidos moles enquanto se mantém tanto movimento articular quanto possível.
3. *Avascularidade* pode surgir nos ossos longos da mão como conseqüência de lesões de esmagamento com resultantes fraturas cominutivas ou segmentares, os fragmentos das quais são privados da irrigação sangüínea. Tais lesões também causam cicatrizes e má perfusão dos tecidos moles vizinhos. O efeito, quando estabelecido, é que as extremidades ósseas ficam escleróticas, e o tecido cicatricial forma uma *união fibrosa* (Fig. 2.38).

A

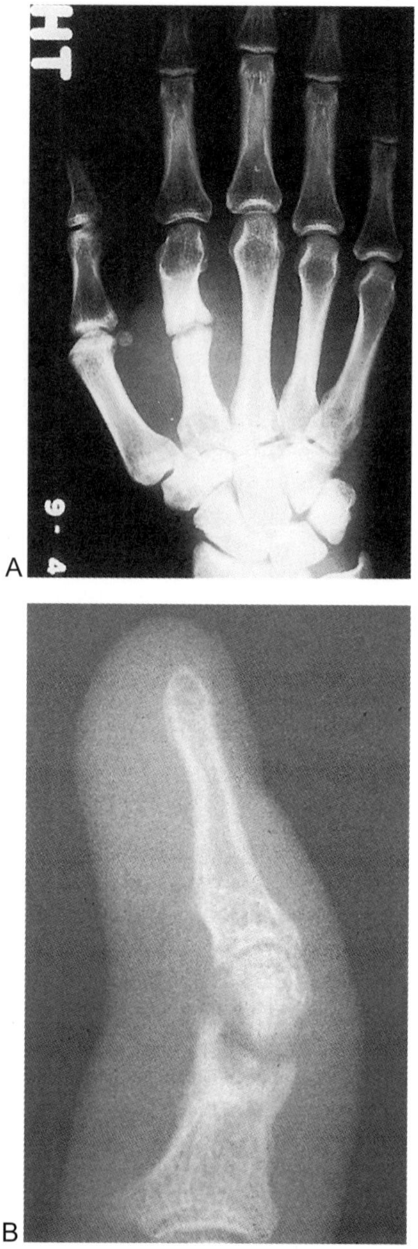

B

Fig. 2.38. Os elementos da pseudo-artrose. **A.** Esclerose nas extremidades ósseas. **B.** Anquilose de uma articulação adjacente freqüentemente desempenha um papel no desenvolvimento de movimento em uma não-união.

Ao exame, o paciente freqüentemente tem notavelmente pouca dor e função relativamente boa. A presença de não-união pode ser descoberta por *sensibilidade à pressão direta*, pela presença de *movimento*, ou clinicamente ou manifestada em *filmes de tensão* ou *cinerradiografia* ou em tomografia lateral (Fig. 2.39).

Indicações

O tratamento da não-união dos ossos longos requer:

- remoção da causa;
- excisão de tecidos moles com cicatrizes e pobremente vascularizados;
- debridamento das extremidades ósseas;

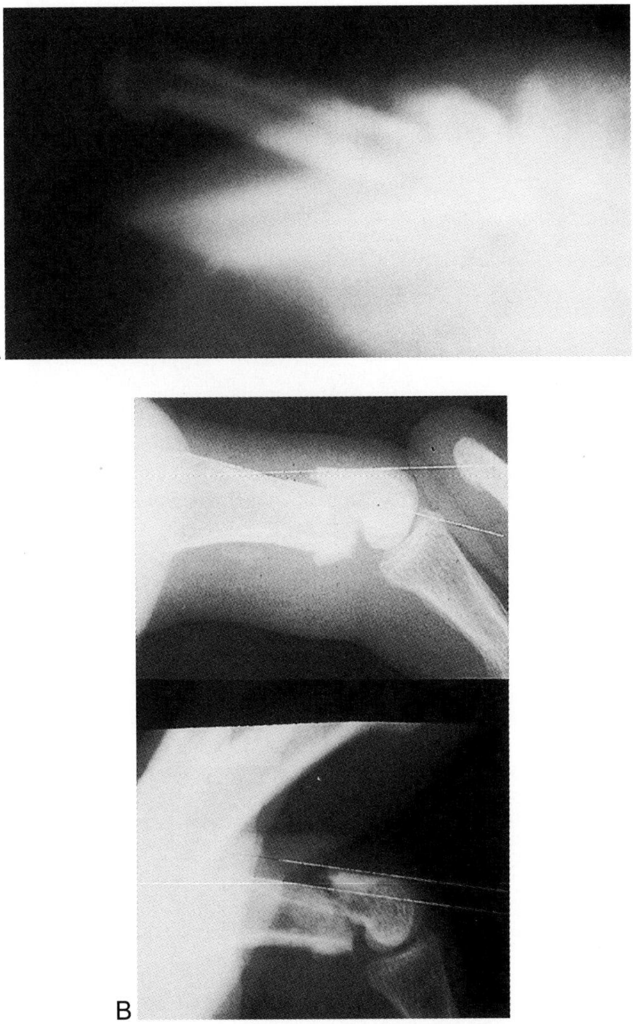

Fig. 2.39 A. Tomografia lateral (ou sagital) com angulação ápice palmar. Era indolor, e o paciente apresentou-se para tenólise. B. A hiperextensão de tensão aplicada a esta união tardia de uma falange proximal revela movimento.

- fixação rígida[173];
- enxerto ósseo esponjoso;
- provisão de cobertura de pele bem vascularizada.

Em muitos exemplos a falta de osso foi reconhecida no momento da lesão e a inserção de osso, convencional[174] ou vascularizada[175], executada como um procedimento tardio. Defeitos tratados em uma fase posterior são enxertados com auto-enxerto esponjoso ou corticoesponjoso[176], aloenxerto[177], ou auto-enxerto vascularizado[178,179]. A escolha do enxerto ainda está sujeita a debate. Porém, todos estão de acordo sobre a necessidade absoluta por uma cobertura de tecidos moles perfeita. A provisão de cobertura de tecidos moles na forma de transferência de tecido livre é uma parte essencial do manejo de defeitos ósseos com lesão de tecidos moles associada. Se depois disso 6, 8, 10, ou 12 cm de abertura de osso é o limite superior além do qual um enxerto de osso *vascularizado* é necessário é uma questão de preferência pessoal e experiência (Fig. 2.40E, F). Entre 1976 e 2000 muitos autores fizeram um comentário sobre o uso de enxertos de osso vascularizados na reconstrução de defeitos ósseos do membro superior[180-207]. Um pouco menos da metade destes recomenda o uso de enxertos de osso fibular vascularizados livres para a reconstrução de grandes defeitos ósseos.[179,183, 187,188,190, 193,194,203-206] Alternativas menos comuns incluem crista ilíaca livre[180-183,185,204], radiodistal[190,191,199,203,204], escapular[203], úmero[190,196], ou osso metacarpiano[198,201,202,204]. Enxertos de ossos menores do radiodistal e metacarpiano são principalmente usados no tratamento de fraturas difíceis do escafóide[189,191,198,199,202,204].

Veja Green D P 1998 *Operative hand surgery*, 4th edn. Churchill Livingstone, New York, págs. 711, 731, 754.

Osteomielite (veja Capítulo 4, pág. 318)

Osteomielite é incomum em associação a fraturas da extremidade superior e sempre é devida à avascularidade, como esboçado anteriormente. Os resultados são os mesmos da osteomielite em outros locais: uma ferida secretante crônica cercada por pele inflamada, indurada. A radiografia mostrará uma não-união, freqüentemente com seqüestro e esclerose de fragmentos de osso. Podem ser cultivados muitos organismos, mas estes são normalmente oportunistas e desaparecerão com tratamento cirúrgico adequado. Em adultos, são vistas raramente infecções de osso agudas, mas podem estar associadas a fraturas e sempre são devidas à avascularidade. A presença de material estranho como placas e parafusos ou corpos estranhos introduzidos no momento da fratura estão associados a tais infecções. A osteomielite é difícil de erradicar, devido à natureza de favo de mel da medula óssea e à avascularidade relativa do local de fratura. O debridamento cirúrgico radical de todo o osso avascular e tecidos moles, fixação adequada, provisão de cobertura de tecidos moles bem vascularizados e enxerto de osso esponjoso simultaneamente ou 6 semanas depois (quando é visto que a infecção foi controlada) podem ajudar a erradicar este problema difícil. Em alguns casos de não-união infectada do antebraço, um enxerto de osso vascularizado pode ser indicado[208] freqüentemente com cobertura de tecidos moles microvascular.[209] Porém, ainda que intelectualmente este problema seja fácil de resolver, na prática ele pode ser um persistente e recorrente pesadelo para o cirurgião e o paciente.

O diagnóstico de osteomielite aguda sem conexão com fraturas é extremamente difícil em crianças e é considerado no Capítulo 4 (pág. 318).

Má União

A má união é devida ao encurtamento ou alinhamento incorreto no momento do manejo da fratura original (pág. 50). O mau alinhamento pode ser *rotacional ou angulatório*, a angulação sendo ântero-posterior ou lateral. Os efeitos funcionais da má união podem ser menores, como aquele que ocorre após a fratura de pugilista do quinto metacarpiano, ou significativo. Efeitos significativos incluem:

1. *Mão em tesoura* na qual dedos não correm em linhas paralelas, mas cruzam um ao outro ou divergem. Isto geralmente ocorre após má rotação, normalmente em uma fratura oblíqua ou espiral do metacarpiano, às vezes de uma falange (Fig. 2.30, pág. 165).

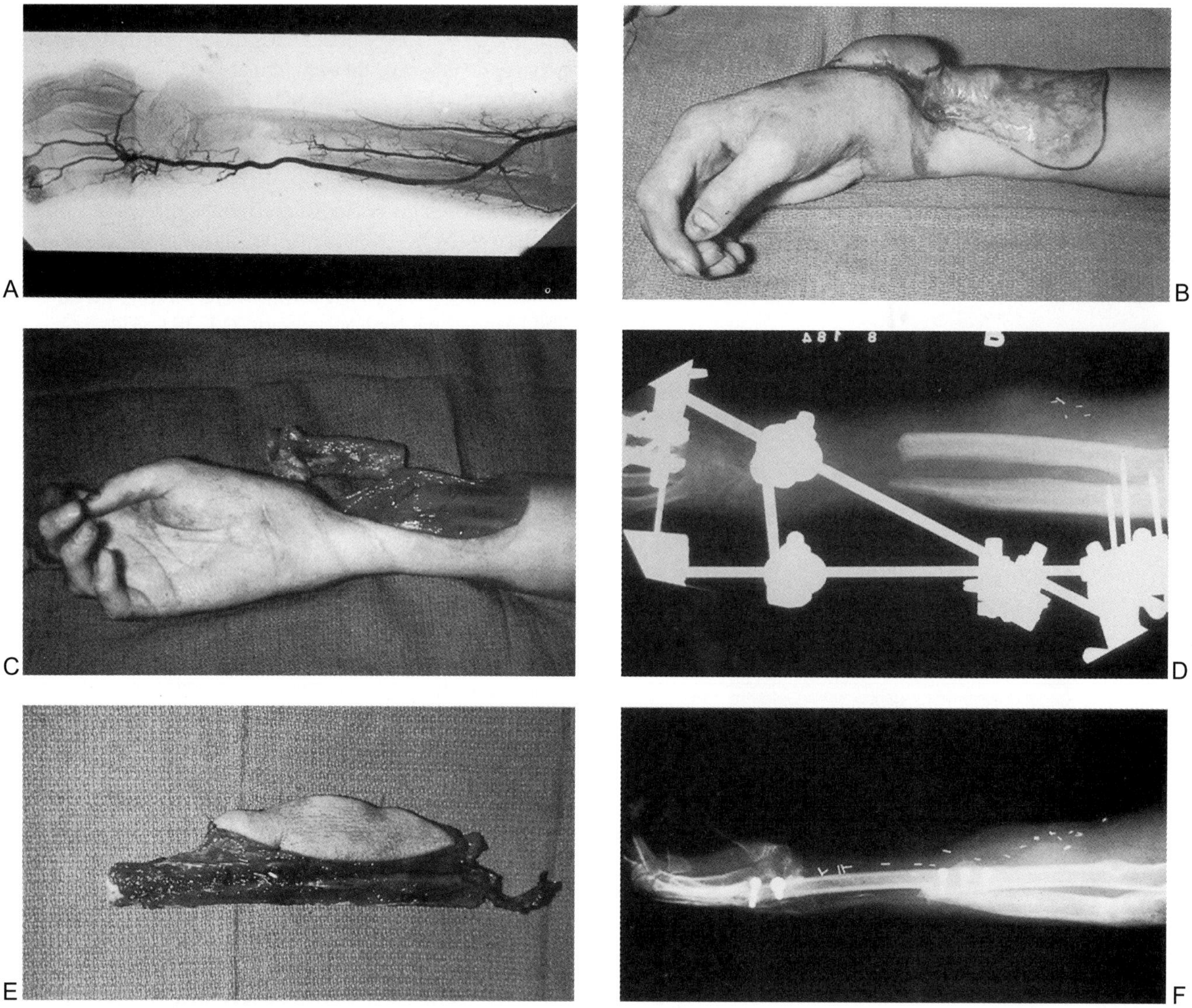

Fig. 2.40 A, B. Osteomielite com drenagem de secreção e cobertura de pele insatisfatória. **C.** Debridamento radical foi executado (veja pág. 84) e **(D)** um fixador externo e um retalho de serrátil anterior e grande dorsal combinado aplicado. Seis semanas depois não havia nenhuma evidência de sepse residual e então uma fíbula vascularizada (**E**) foi colocada para estabelecer um esqueleto estável com conversão simultânea para um antebraço de um osso **(F)**. (Em parte de Lister, G. D. (1993) Free skin and composite flaps In: Green DP (ed) *Operative hand surgery*, 3rd ed. Churchill Livingstone, New York.)

2. *O movimento reduzido* é freqüentemente devido a adesões. Também pode ser causado por alongamento em relação aos tendões, como visto depois em uma fratura anteriormente angulada da diáfise da falange proximal. O movimento passivo da articulação interfalangiana proximal pode permanecer, ou uma contratura em flexão pode ter se desenvolvido (Fig. 2.41).

3. *A interferência com a função normal* pode surgir como em: (i) angulação lateral de um dígito de borda que pode ficar preso ao deslizar a mão em um espaço estreito; (ii) angulação palmar de um segundo ou terceiro metacarpiano (com o ápice da fratura dorsal) isto pode produzir uma massa dolorosa na palma à cabeça metacarpiana; ou (iii) angulação palmar do primeiro metacarpiano que reduz preensão de palmo (Fig. 2.42).

4. Considerações *estéticas* podem ser significativas e válidas. A quantidade precisa de angulação lateral nas falanges pode ser deduzida por um estudo de radiografias ântero-posteriores verdadeiras, nas quais as superfícies articulares devem ser paralelas. A determinação, por radiografias laterais padrão, do grau de angulação ântero-posterior fica progressivamente mais difícil à medida que a má união fica mais proximal à diáfise da falange proximal. Isto é devido à sobreposição de falanges adjacentes e metacarpianos. *Tomografias sagitais* (veja Fig. 2.39A) são necessárias e às vezes difíceis de obter. A quantidade exata de má união rotacional não pode ser calculada pré-operatoriamente.

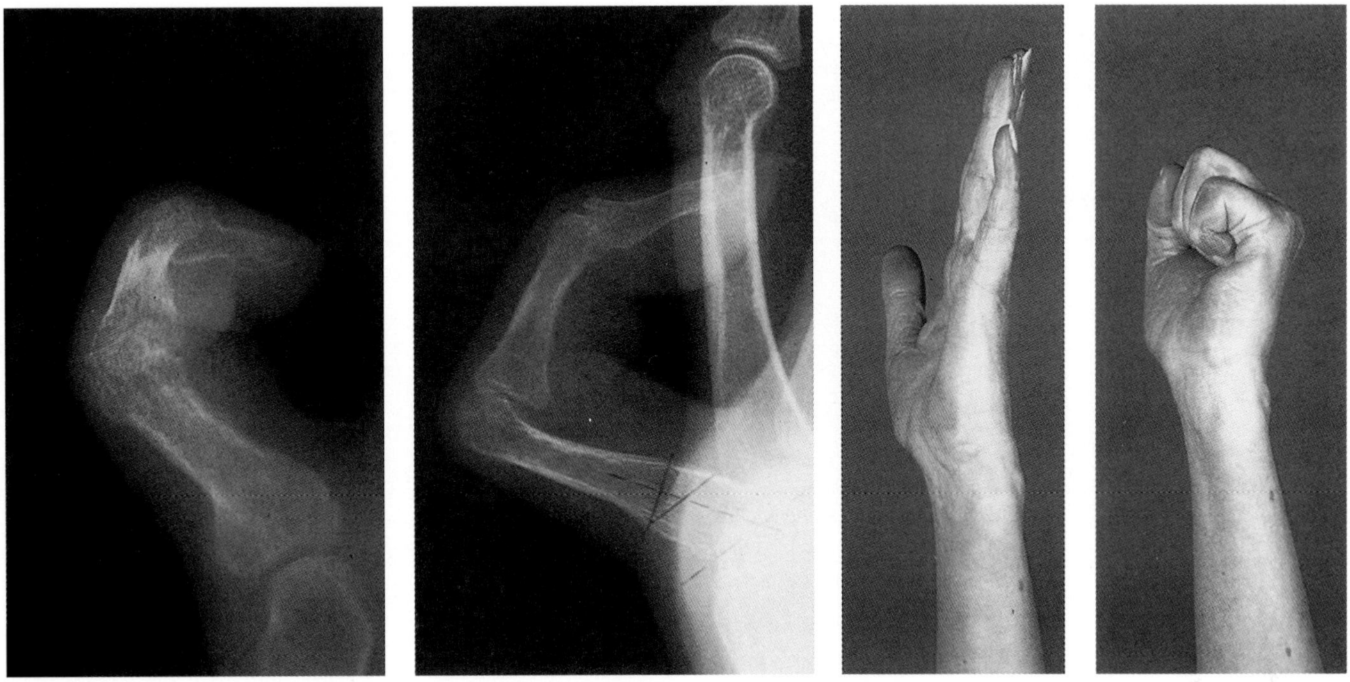

A B C D

Fig. 2.41. Este paciente teve mau alinhamento total da falange proximal após uma fratura na junção dos terços proximal e médio. Na visão ântero-posterior mostrada em **(A)** o mau alinhamento pode ser apreciado em parte. **B.** Na lateral, como sempre, a articulação metacarpo-falangiana é obscurecida, mas é indicada pela linha pontilhada que bissecciona a linha que marca o eixo da falange proximal. A cunha apropriada para fechar a osteotomia está marcada nesta radiografia. **C, D.** Com esta correção do mau alinhamento, uma amplitude total de movimento foi restabelecida ao dedo mínimo.

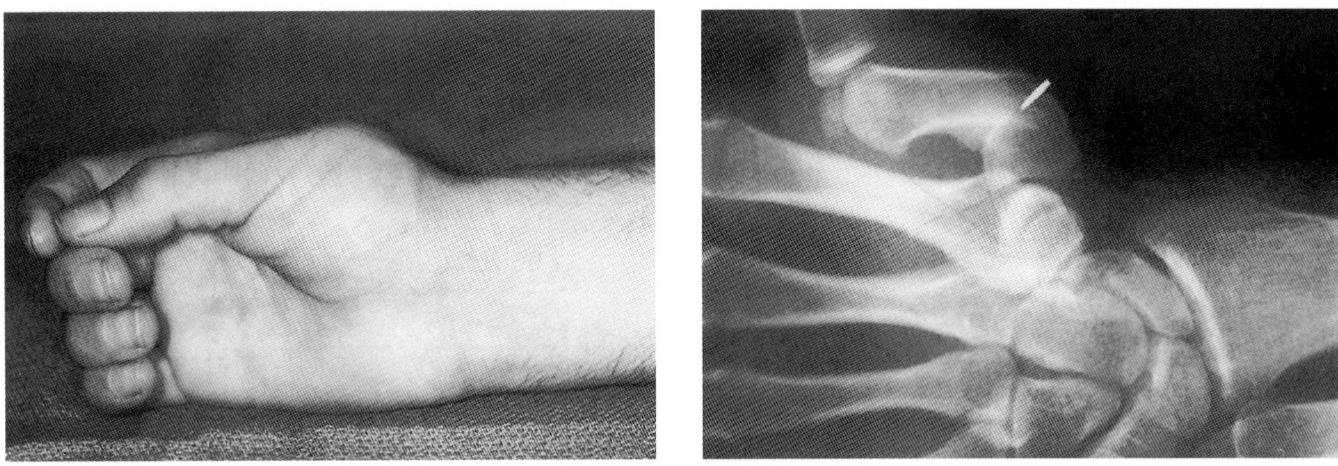

A B

Fig. 2.42 A, B. Má união ápice dorsal do primeiro metacarpiano resultando em perda significativa de preensão de palmo, extensão de polegar e abdução radial.

Indicações[210]

A má união significativa requer correção cirúrgica. O alinhamento rotacional em qualquer osso em um raio digital é mais bem obtido através de osteotomia na metáfise proximal do metacarpiano, mas sua efetividade em corrigir a rotação falangiana é limitada pelo ligamento metacarpiano transversal profundo a 20° nos dedos indicador, médio, e anular, 30° no mínimo[211]. Más uniões dorsalmente anguladas (com a fratura ápice palmar) é mais bem corrigida recordando que a superfície dorsal de todos os ossos longos da mão, com exceção das falanges distais, é virtualmente plana. Osteotomias são indicadas, normalmente, em cunha de fechamento, projetadas para alcançar aquela superfície plana dorsal, combinada com fixação rígida. A correção de más uniões *lateralmente* desviadas (em contraste com aquelas anteriores) pode ser planejada nas

Fig. 2.43 **A.** A angulação lateral não pode ser vista na falange proximal deste dedo anular desenhando linhas que tocam o côndilo à base e à cabeça **(B)**. Correção é obtida por osteotomia depois de colocar fios Kirschner em posição paralela às superfícies de articulação. Os buracos foram perfurados depois que os fios intra-ósseos foram acomodados.

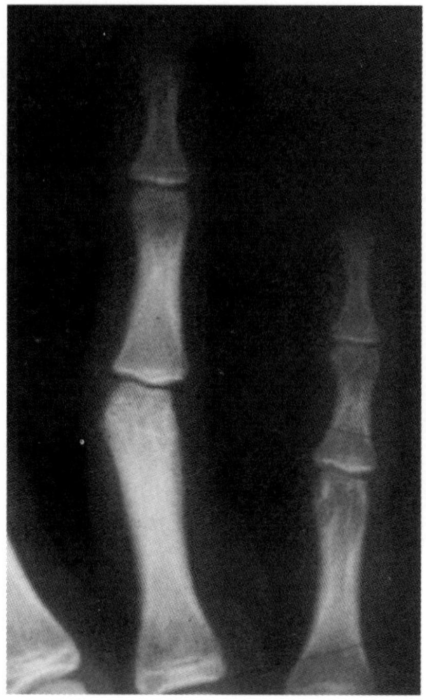

A

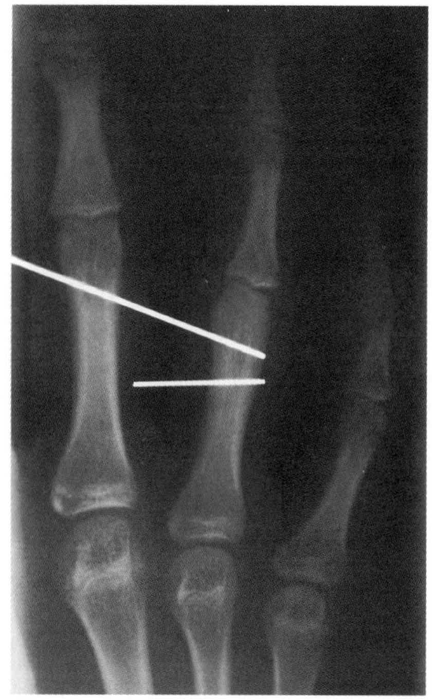

B

radiografias ântero-posteriores verdadeiras feitas pré-operatoriamente. Em tais radiografias, a exata quantidade de osso a ser removida em uma cunha de fechamento, ou inserida em uma osteotomia em cunha de abertura, pode ser calculada (Fig. 2.43). Quando a osteotomia[212] corretiva não está junto à linha de fratura original, a união sólida dessa fratura deve ser assegurada antes de cirurgia se o cirurgião quer evitar a catástrofe de uma refratura durante a cirurgia, que ocasiona múltiplos fragmentos intratáveis. Normalmente uma demora de 6 meses depois da união clínica e radiológica é um caminho sábio a trilhar.

Veja Green D P 1998 *Operative hand surgery*, 4th edn. Churchill Livingstone, New York, págs. 729, 7754, 974.

Tabela 2.3 Grupos de músculos responsáveis por movimentos específicos do membro superior

Cotovelo	Fletir e estender (bíceps, braquial e braquiorradial; tríceps)
Antebraço	Pronação e supinação (pronador redondo e quadrado; supinador e bíceps)
Punho	Dorsiflexão e flexão palmar (ECU, ECRL, ECRB; FCR e FCU)
	Desvios radial e ulnar (ECRL e APL; FCU e ECU)
Dedos	Mãos fechada e aberta (FDP e FDS; ED, EI, e EDM)
	Aduz e abduz (interósseos palmares 'PAD' (Palmar ADuz), interósseos dorsais 'DAB' (Dorsal ABduz), e ADM)
Polegar	Toca a ponta do dedo mínimo e flete até a palma = oposição e flexão (APB; FPL e FPB); estende (EPL, EPB, APL); aduz até o dedo indicador (AP)

ECU, Extensor ulnar do carpo; ECRL, extensor radial longo do carpo; ECRB, extensor radial curto do carpo; FCR, flexor radial do carpo; FCU, flexor ulnar do carpo; FDP, flexor profundo dos dedos; FDS, flexor superficial dos dedos (sublimis); ED, extensor dos dedos; EI, extensor do indicador (próprio): EDM, extensor do dedo mínimo (quinto); ADM, abdutor do dedo mínimo: EPL, extensor longo do polegar; EPB, extensor curto do polegar; FPL, flexor longo do polegar; FPB, flexor curto do polegar; APL, abdutor longo do polegar; APB, abdutor curto do polegar; AP, adutor do polegar.

ARTICULAÇÕES

Deve-se solicitar ao paciente que movimente todas as articulações em ambas as extremidades superiores ao longo de uma amplitude total de movimento ativo. Na prática, muitos destes são executados simultaneamente com a testagem dos músculos que produzem o movimento (Tabela 2.3).

Amplitude de Movimento

Desconsiderando a posição do ombro, *todas as articulações estão a zero grau* quando o membro superior estiver na 'posição anatômica' estendida, mas com o antebraço a meio caminho entre a pronação e a supinação. *'Extensão'* é o termo usado para descrever o movimento da posição fletida para neutra. Também pode ser usado para descrever o movimento além do neutro, quando esse movimento é normal, como no punho. Porém, o uso de 'dorsiflexão' para aquele movimento livra a 'extensão' de qualquer ambigüidade. *'Hiperextensão'* é o termo usado quando tal movimento além de neutro é comum, mas desnecessário para a função, como na articulação interfalangiana do polegar ou as articulações metacarpofalangianas dos dedos ou quando é antinatural, como nas articulações interfalangianas proximais em *recurvatum* e deformidades de *pescoço de cisne*. A hipermobilidade acontece na síndrome de Ehlers-Danlos, que pode resultar em problemas de articulação na mão e punho[213].

A *abdução* e *adução* dos dedos são aqueles movimentos, respectivamente, para longe e em direção à linha média do dedo.

Movimentos do Polegar

1. *Abdução palmar.* Com a mão plana sobre a mesa com o dorso para baixo, a abdução palmar é o movimento vertical para longe do dedo indicador e é medida como o ângulo máximo atingível entre o dedo indicador e o polegar (Fig. 2.44). Um método simples de medir este ângulo, usando blocos de madeira de ângulos diferentes, foi descrito[214].
2. *Abdução radial.* Movimento do polegar para longe do dedo indicador no plano da mão plana (Fig. 2.45).
3. *Adução.* Aproximação do polegar ao dedo indicador com ambos em extensão (Fig. 2.46).
4. *Flexão.* O movimento produzido ao fletir as articulações interfalangiana, metacarpofalangiana e carpometacarpiana (Fig. 2.47).
5. *Extensão.* O movimento oposto à flexão traz o polegar a meio caminho de um ponto ao longo do arco de abdução radial para palmar.

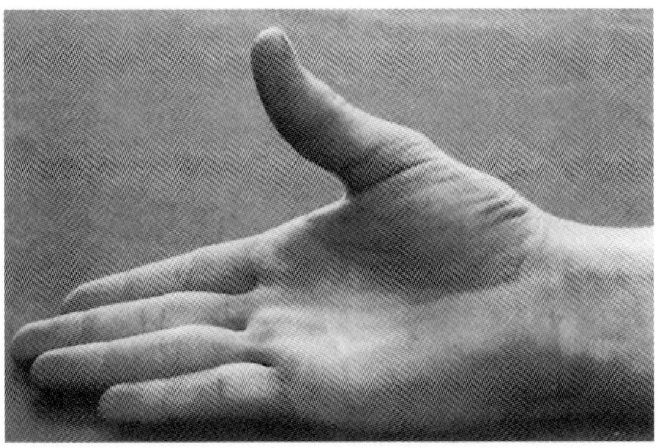

Fig. 2.44. Abdução palmar.

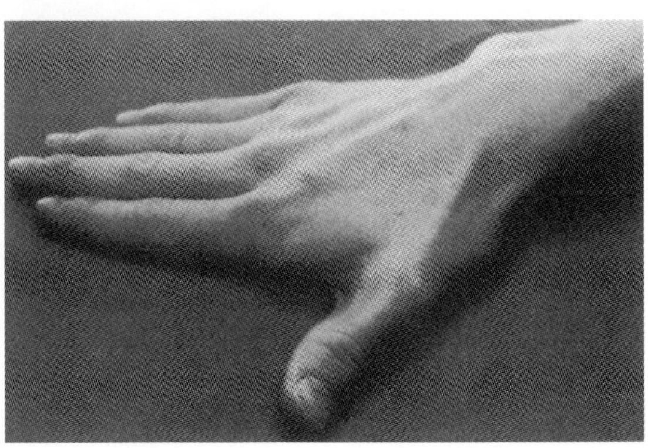

Fig. 2.45. Abdução radial.

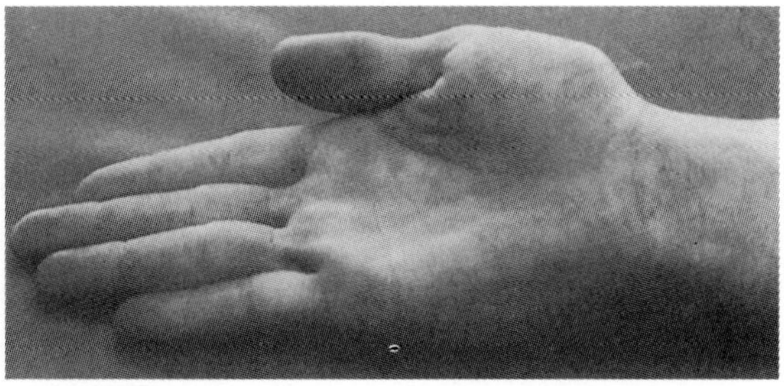

Fig. 2.46. Adução.

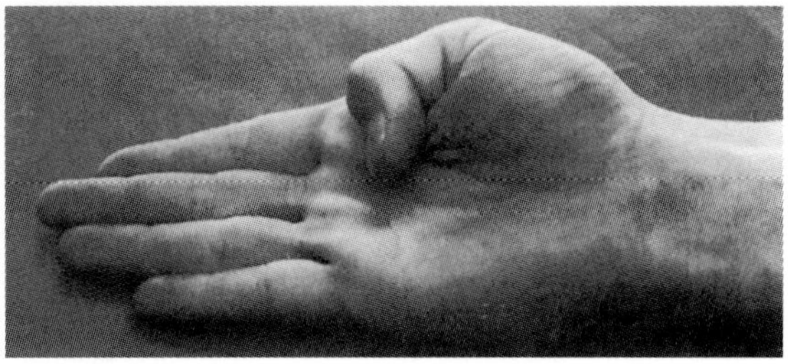

Fig. 2.47. Flexão.

6. *Oposição.* Um movimento composto de abdução, rotação, e flexão do polegar, este é registrado como a distância mínima atingível em centímetros entre a ponta do polegar e a prega digital proximal do dedo mínimo (Fig. 2.48). A articulação carpometacarpiana na qual esta ação acontece principalmente, tem vários planos de movimento que permitem e guiam este movimento composto[215]. A medida é então difícil e pode requerer análise[216] radiológica.

A amplitude normal para qualquer articulação é mais bem estimada comparando com a da extremidade oposta incólume. Quando esta também está ferida, ou está ausente, alguns valores de amplitude média foram preparados pela Academia Americana de Cirurgiões Ortopédicos. Para facilidade de memorização, estes números foram modificados e arredondados para os cinco graus mais próximos na Tabela 2.4.

A amplitude agregada de movimento nas articulações metacarpofalangiana e interfalangiana do polegar varia muito amplamente em indivíduos normais de 120° para mais de 300°[217]. São usados registros compostos para notar a flexão e déficits de extensão nos dedos. Estes podem ser expressados em graus ou em centímetros.

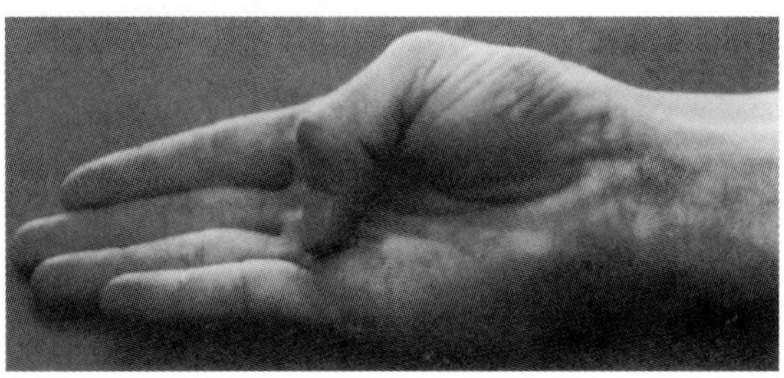

Fig. 2.48. Oposição.

Tabela 2.4 Amplitudes normais de movimento

Cotovelo	Flexão		145°
	Extensão		0°
Antebraço	Pronação		70°
	Supinação		85°
Punho	Dorsiflexão		70°
	Flexão palmar		75°
	Desvio ulnar		35°
	Desvio radial		20°
Polegar	Abdução		60°
	Flexão	IP	80°
		MCP	55°
		CMC	45°
	(Hiper)	IP	15°
	extensão	MCP	10°
Dedos	Flexão	(Hiper) extensão	
DIP	80°	0	
PIP	100°	0	
MCP	90°	0-45	

IP, Articulação interfalangiana; MCP, articulação metacarpofalangiana; CMC, articulação carpometacarpiana; DIP, articulação interfalangiana distal; PIP, articulação interfalangiana proximal.

Déficit de extensão. Com extensão ativa, esta é a flexão *mínima* agregada em graus para as articulações metacarpiana, interfalangiana proximal e interfalangiana distal. Expresso diferentemente, este é o ângulo mínimo alcançável entre os eixos do metacarpiano e a falange distal (Fig. 2.49). Isto dá o déficit de extensão em graus, o qual pode ser enganador porque pode ou não haver uma contratura articular associada. Uma alternativa é medir o déficit de extensão colocando o dorso da mão em uma superfície plana e medir, em extensão digital total, a distância entre a ponta da unha e a mesa. Isto dá uma medida em centímetros. Ao testar as articulações individuais pode não haver nenhuma contratura em flexão afetando as articulações e assim é possível ter um déficit de extensão, mas sem contratura articular. Por isto o editor prefere expressar estas medidas em centímetros. Isto é particularmente importante na análise pré-operatória da deformidade na contratura de Dupuytren. Precocemente, antes do desenvolvimento de uma contratura articular atual, pode haver um déficit de extensão resultante por sua vez de uma deformidade em flexão, mas a testagem cuidadosa de cada articulação não revelará nenhuma *contratura articular*. Contraturas articulares posteriores se desenvolvem. A falta de cuidado ao documentar isto pode conduzir a uma avaliação inexata dos resultados da cirurgia.

Déficit de flexão. Com flexão ativa, esta é a distância atingível mínima em centímetros entre o plano da unha do dedo e a prega palmar (Fig. 2.50).

Movimento ativo total (MAT). Esta é uma adição simples das amplitudes de movimento disponíveis nas articulações metacarpofalangiana, interfalangiana proximal e distal em qualquer dígito. O normal é portanto 270°. Embora útil, deve-se ter cautela ao interpretar resultados assim expressos. Por exemplo, 210° sugerem movimento bastante útil, mas se os 60° que faltam são todos da articulação interfalangiana proximal, o dedo está severamente incapacitado.

Por isto, os registros compostos esboçados acima devem ser usados apenas para a perda de movimento devida a lesões de tendão, e mesmo então a MAT para as articulações interfalangianas apenas é um critério mais válido. Quando articulações também estão lesadas, devem ser registradas amplitudes individuais.

Uma vez que o paciente passou por movimento ativo normal nas articulações dos membros superiores, o examinador pode concentrar a atenção naqueles evidentemente incapacitados.

Limitação de Movimento Normal[218]

Como é enfatizado a seguir, a limitação de extensão ou de flexão pode ser de ativa e passiva, ou de ativa apenas. Apenas quando ambos são feridos existe uma *contratura*.

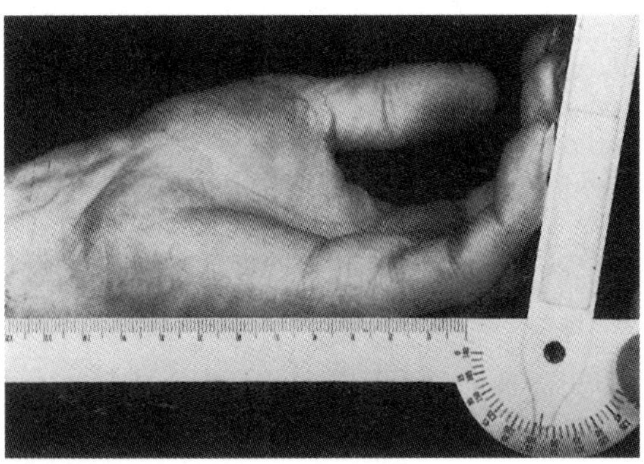

Fig. 2.49. Déficit de extensão. Isto está medido como a falta composta de extensão por todas as três articulações de dedo e é representado como o ângulo mínimo do qual pode ser obtido entre os eixos do metacarpiano e da falange distal.

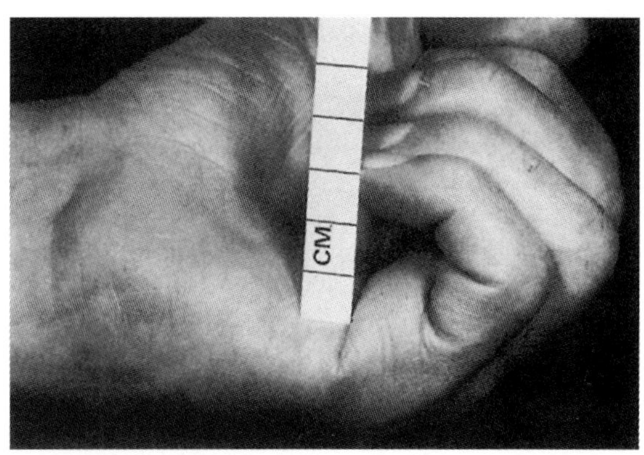

Fig. 2.50. Déficit de flexão. Este é medido como a distância entre a prega palmar distal e (por causa de variações no ponto primeiramente escolhido na polpa digital) o plano da unha do dedo envolvido.

Limitação de Extensão (Contratura em Flexão) (Fig. 2.51)

Desconsiderando a camptodactilia[219] (pág. 476) que é uma deformidade em flexão congênita, a contratura em flexão pode ser devida à tensão em uma ou mais das estruturas na face palmar da articulação:

1. *Pele* – contratura de cicatriz, especialmente após queimaduras palmares[220] (Fig. 2.52).
2. *Fáscia palmar* – como na contratura de Dupuytren (veja Capítulo 8).
3. *Bainha do tendão flexor* – também pode estar envolvida na contratura de Dupuytren.
4. *Tendão flexor* (veja pág. 243). Se ajuste da posição das articulações proximais a uma articulação aparentemente contraída resulta em sua extensão total, então a limitação é devida ao encurtamento de tendão ou a adesões de tendão proximais às articulações ajustadas. Por exemplo, se a flexão firme das articulações metacarpofalangianas permitir extensão total de uma articulação interfalangiana proximal aparentemente limitada, então o tendão flexor é curto ou aderente proximal à articulação metacarpofalangiana (Fig. 2.53). Na presença da contratura de Volkmann dos flexores no antebraço, a extensão passiva das articulações digitais está limitada na extensão do punho, e não tanto se o punho é fletido (Fig. 2.54). Segue que a amplitude passiva total de uma articulação apenas pode ser registrada depois que a amplitude é conferida com articulações mais proximais em posições discrepantes. Alternativamente, se um tendão flexor funciona em articulações mais proximais, mas não na que está sendo testada, pode-se presumir que um fator no mínimo na contratura em flexão daquela articulação é adesão do tendão ao osso imediatamente proximal à articulação. Nesta circunstância, presumindo que o tendão extensor é saudável, a flexão passiva excederá flexão ativa e pode ser normal, enquanto o déficit de extensão será o mesmo ativamente e passivamente.
5. *Estruturas capsulares* (ligamento colateral, ligamento colateral acessório (Fig. 2.III, pág. 180), placa palmar) podem ser a causa exclusiva da extensão limitada, normalmente encurtamento do placa palmar ou adesões do ligamento colateral. Como o ligamento colateral na articulação interfalangiana proximal está esticado em todas as posições da articulação, e como o da articulação metacarpofalangiana *normalmente* está esticado em flexão, segue que o *encurtamento* do ligamento colateral verdadeiro

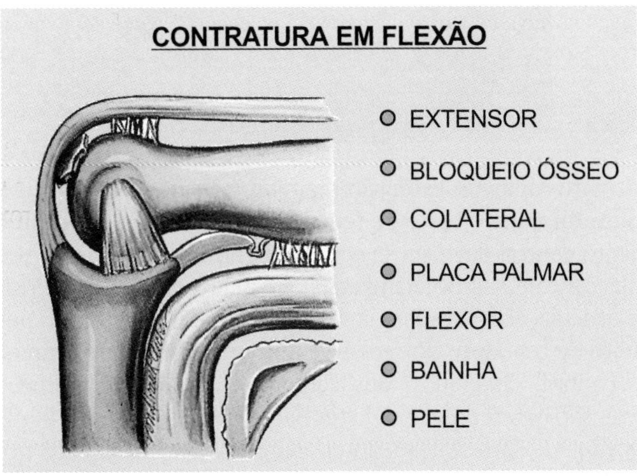

Fig. 2.51. Este diagrama lista todos os fatores que podem causar contratura em flexão.

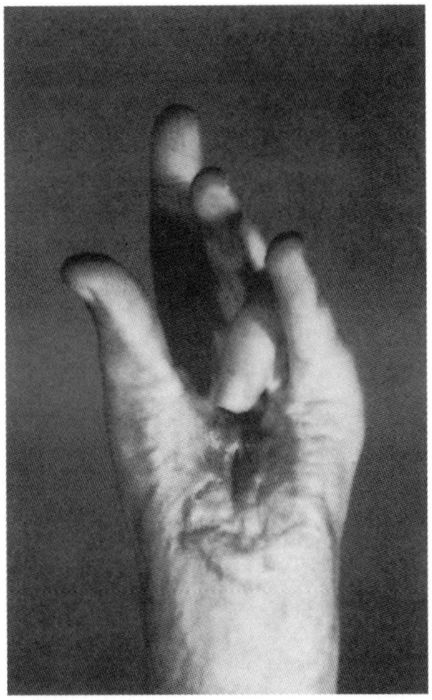

Fig. 2.52. Queimaduras de espessura total da palma inadequadamente tratadas inevitavelmente resultem em contratura em flexão grosseira.

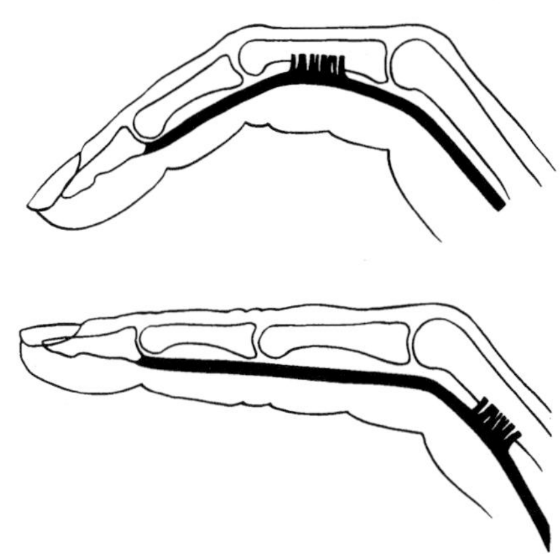

Fig. 2.53. O ajuste das articulações proximais àquela que parece ser o local de contratura pode revelar a fonte primária daquela deformidade. Neste diagrama, a contratura em flexão está na articulação interfalangiana proximal. A flexão da articulação metacarpofalangiana na presença de uma adesão sobre a falange proximal (Fig. superior) não tem nenhum efeito na contratura em flexão da articulação interfalangiana proximal. Porém, se a adesão dos tendões flexores está localizada proximal à articulação metacarpofalangiana, a flexão daquela articulação resultará em correção da contratura aparentemente presente na articulação interfalangiana proximal (Fig. inferior).

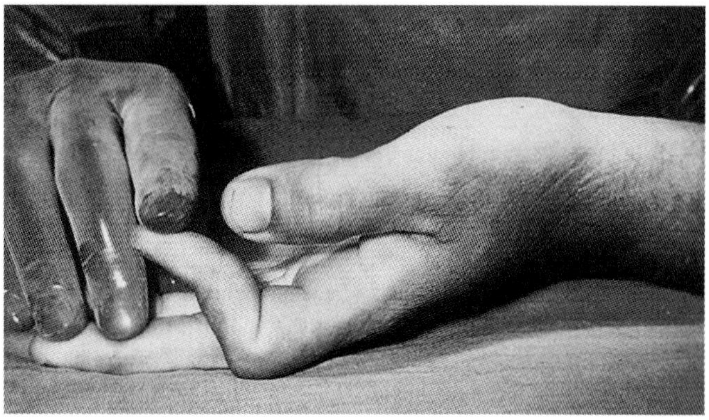
A

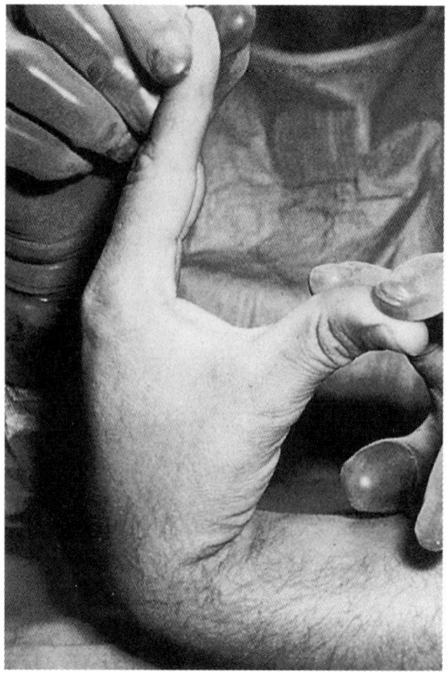
B

Fig. 2.54 A. Com o punho completamente estendido, a articulação interfalangiana proximal aqui mostra uma contratura em flexão de 90°. B. Com a flexão total do punho, o dedo indicador estende completamente. Disto pode ser deduzido que o tendão flexor longo é aderente proximalmente à articulação do punho, e este provou ser o caso à exploração.

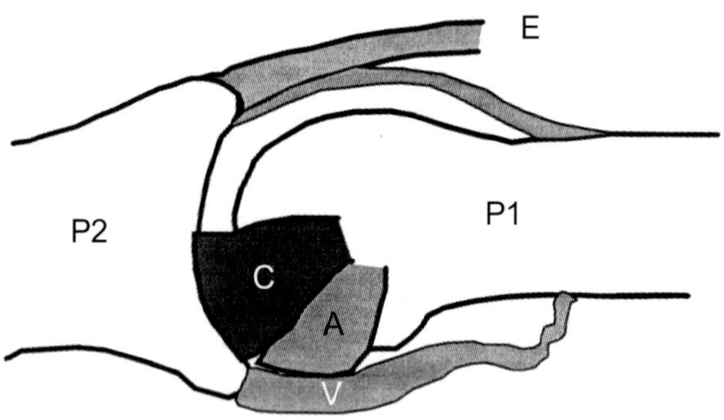

Fig. 2.III. Arranjo de ligamentos colaterais na articulação interfalangiana proximal. P2, falange média; P1, falange proximal; E, deslize central; C, ligamento colateral verdadeiro; A, ligamento colateral acessório; V, placa palmar.

nunca pode produzir ou fazer parte de uma contratura em flexão. Até mesmo quando outras estruturas são a causa primária de uma contratura em flexão em uma articulação *interfalangiana*, é a placa palmar que é contraída em uma fase precoce.

Na grande maioria de casos, as contraturas em flexão são devidas à tensão de estruturas na face flexora. Ocasionalmente, porém, a articulação pode ser *impedida de estender* por incongruência das superfícies articulares, ou adesão da cápsula dorsal ou do tendão extensor à superfície articular da cabeça do osso proximal.

Quando as adesões dorsais são a causa, não apenas haverá uma contratura em flexão, mas também uma marcada limitação de flexão.

Atenuação do deslizamento central. Na presença de uma contratura em flexão na articulação interfalangiana proximal de mais de 60°, 80% dos pacientes terão atenuação do deslizamento central[221]. A liberação da contratura não tornará o paciente capaz de extensão digital total. Após a liberação da contratura que o teste de tenodese de atenuação do deslizamento central deve ser executado fletindo o punho e as articulações metacarpofalangianas. Na mão normal, a extensão de articulação interfalangiana proximal total acontecerá, pelo efeito de tenodese do tendão extensor longo no deslizamento central. Quando o deslizamento central se atenuou, a extensão não acontecerá. Estes pacientes respondem à imobilização da articulação interfalangiana proximal no pós-operatório. A imobilização cuidadosa conduzirá ao retensionamento do deslizamento central. A cirurgia raramente indicada, mas se preciso for, uma reconstrução de alça central pode mostrar-se efetiva.

Travamento de uma articulação. O travamento de uma articulação implica que ela está *temporariamente* fixa em uma postura particular, mas pode ser liberado por alguma manipulação da articulação, normalmente dolorosa. Isto normalmente acontece em flexão e pode, por progressão do processo, resultar em uma contratura em flexão fixa. O dedo em gatilho (pág. 324) é sem dúvida a causa mais comum, produzindo flexão da articulação interfalangiana proximal. O travamento, normalmente na articulação metacarpofalangiana, também pode ser devido a tumores intracapsulares ou mais comumente a corpos soltos, osteófitos, lacerações capsulares, ou distorção das superfícies articulares[224-227] (Fig. 2.55).

Limitação de Flexão (Contratura em Extensão) (Fig. 2.56)

Isto pode ser devido a uma ou mais de todas as estruturas na face dorsal da articulação.

1. *Pele* – contratura de cicatriz. Isto pode resultar quando incisões impróprias forem usadas. Incisões longitudinais na linha média sobre o dorso das articulações digitais podem conduzir a adesões ao tendão extensor subjacen-

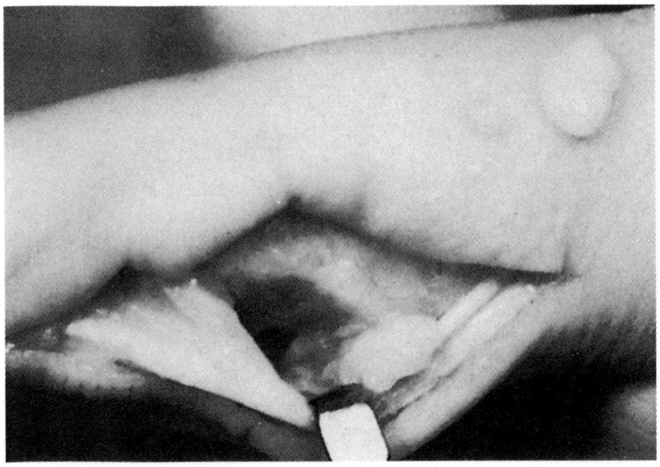

Fig. 2.55. Esta articulação estava sujeita a travamentos intermitentes e períodos de edema doloroso. O exame radiográfico não revelou nada digno de nota, mas a exploração da articulação interfalangiana proximal revelou o corpo solto mostrado na fotografia.

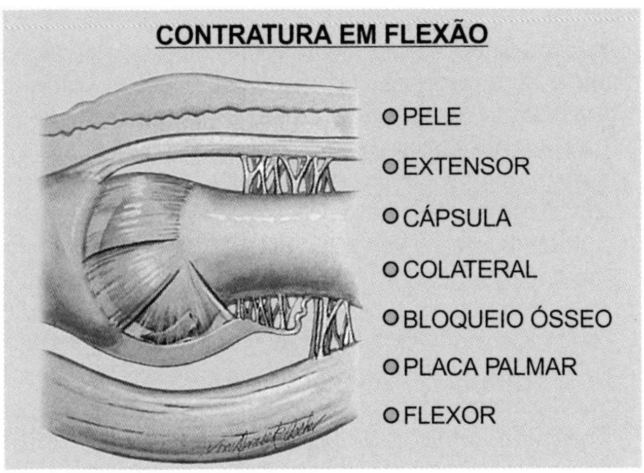

Fig. 2.56. Este diagrama mostra todos os fatores que podem estar envolvidos na perda de flexão (contratura em extensão).

te. A visão do editor é que as incisões curvas devem ser planejadas para evitar atravessar os tendões extensores. A cada ponto que um tendão é atravessado por uma cicatriz, acontecem adesões. Devem ser considerados a pele e o aparato extensor subjacente como uma unidade de deslizamento funcional. A mobilização desnecessária da pele do tendão extensor subjacente deve ser evitada. O cirurgião que planeja incisões na cirurgia primária tem a responsabilidade de respeitar a integridade desta unidade de deslizamento.

2. *Pele* – perda. Isto é comum sobre o dorso das articulações interfalangianas proximais, e a menos que reparado adequadamente, conduzirá a limitação de flexão. Felizmente, podem ser usados retalhos locais como o retalho de transposição de deslizamento para proporcionar boa cobertura de pele (Fig. 2.IV).
3. *Extensor longo*. Novamente, o ajuste das articulações adjacentes pode render um diagnóstico de encurtamento de tendão ou de adesão proximal àquela articulação ajustada. A flexão limitada causada por adesão do extensor longo geralmente é vista na articulação interfalangiana proximal, sendo a adesão à falange proximal conseqüente a uma fratura ou lesão de esmagamento severo do dedo. A extensão ativa da articulação estará limitada severamente ou ausente. Comumente ela cai notadamente com a falta de extensão passiva.

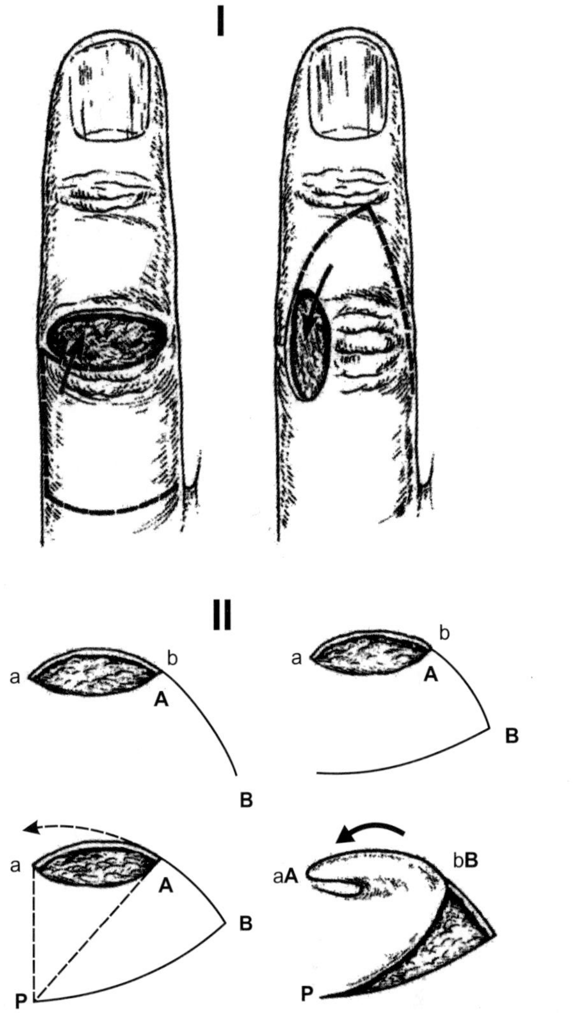

Fig. 2.IV Retalho de transposição de deslizamento: confecção e execução. O retalho de transposição de deslizamento. **I** Pode ser visto que defeitos posicionados mais longitudinal ou obliquamente são satisfatórios para um retalho de transposição de deslizamento. **II** Projetando o retalho de transposição de deslizamento, uma linha **AB** é projetada como uma continuação suave da extremidade contralateral do defeito **ab**. Uma linha é então projetada de **B** proximalmente para o ponto pivô **P**. Esta linha é aproximadamente paralela a **aA**, mas diverge mais amplamente na base. Pode ser visto que a linha do ponto pivô **PA** excede a distância **aP** facilmente. Assim, não há tensão no retalho na posição transposta, e na realidade uma orelha de cachorro resulta, a qual é útil quando colocada sobre a articulação interfalangiana proximal, para permitir a flexão total do dígito. O defeito secundário é enxertado.

4. *Intrínsecos*. A contratura de um ou mais intrínsecos pode ocorrer após isquemia e fibrose do músculo (pág. 242) ou pode acontecer por razões não-isquêmicas[228] (pág. 366). Se muito marcada, esta pode ser aparente pela postura 'intrínseco plus' da mão, na qual os dedos são fletidos nas articulações metacarpofalangianas e estendidos nas articulações interfalangianas (Fig. 2.57). Na contratura menos evidente, sua presença é descoberta ao tentar fletir a articulação interfalangiana proximal enquanto se estende passivamente a articulação metacarpofalangiana correspondente. Na tensão intrínseca, este movimento é restrito (Fig. 2.58). A restrição pode ser diferenciada daquela causada por adesão do tendão extensor ou distúrbio do ligamento capsular permitindo-se depois a flexão da articulação metacarpofalangiana. Em outros distúrbios, persistirá a incapacidade de fletir a articulação interfalangiana proximal completamente, enquanto que na tensão intrínseca pura, a articulação interfalangiana proximal fletirá cada vez mais enquanto a articulação metacarpofalangiana também flete (Fig. 2.59). A tensão intrínseca presente é registrada notando a flexão passiva que é possível na articulação interfalangiana proximal (i) quando a articulação metacarpofalangiana está estendida, e (ii) quando aquela articulação é fletida. Como um exemplo, o registro do paciente nas Figs. 2.58 e 2.59 lê '0/0 (interfalangiana proximal estendida) 0-80 (interfalangiana proximal fletida) = tensão intrínseca'. O princípio envolvido ao avaliar a tensão de qualquer unidade musculotendinosa é inverter sua ação. Se não é possível colocar a mão na postura que inverte completamente sua ação, deve haver tensão da estrutura envolvida. Uma '*deformidade em sela*' foi relatada[229] na qual adesões entre o lumbrical e o interósseo resultam em intrusão dolorosa no ligamento metacarpiano transversal profundo, com contração intrínseca, o ligamento sendo a 'sela', os dois músculos as 'pernas do cavaleiro'.

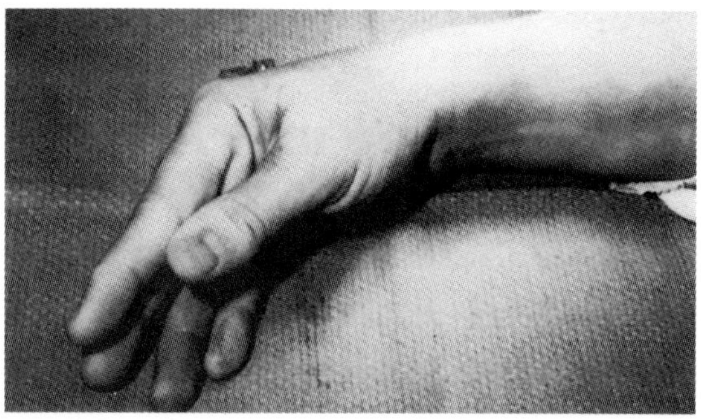

Fig. 2.57. Esta mão está na posição de **intrínseco plus** extrema com flexão da articulação metacarpofalangiana e extensão da interfalangiana.

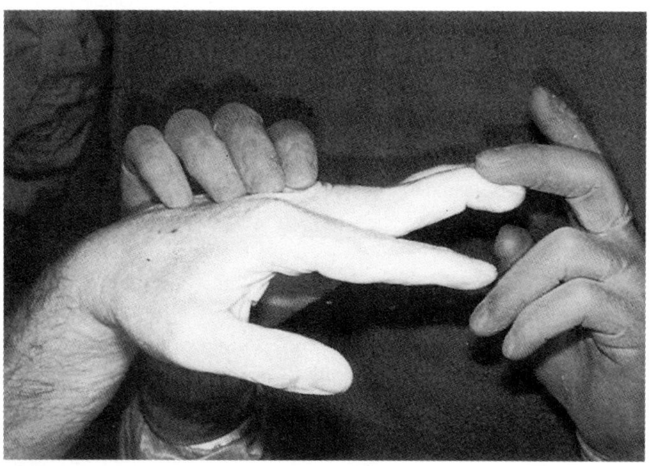

Fig. 2.58. Com a articulação metacarpofalangiana estendida, as tentativas de fletir a articulação interfalangiana proximal neste paciente com tensão intrínseca encontraram resistência enquanto ainda em hiperextensão.

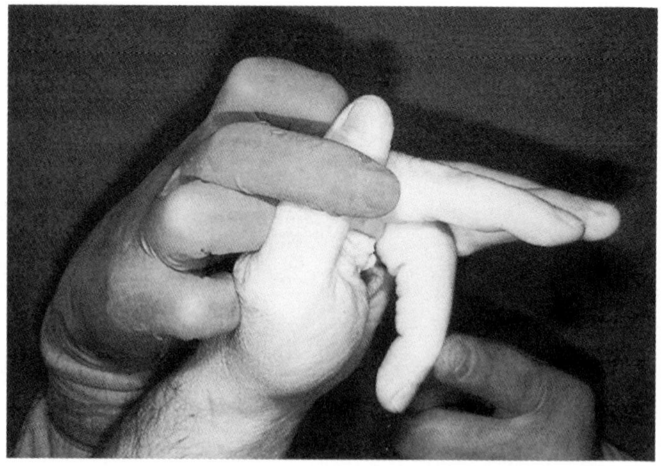

Fig. 2.59. Quando foi permitido que a articulação metacarpofalangiana no paciente ilustrado na Fig. 2.58 fletisse, ocorreu aumento significativo na flexão da articulação interfalangiana proximal, demonstrando que a limitação de movimento naquela articulação era devida à tensão intrínseca.

5. *Estruturas capsulares* (cápsula dorsal, ligamento colateral, ligamento colateral acessório, placa palmar). Estas estruturas sozinhas podem limitar a flexão por adesão de qualquer uma delas à cabeça do osso proximal da articulação. Se outras estruturas forem primariamente responsáveis, as estruturas capsulares provavelmente estarão envolvidas adicionalmente. Em contraste com a contratura em flexão, que é mais comum nas articulações interfalangianas (particularmente a proximal), a incapacidade de fletir ou a rigidez em extensão devido a encurtamento do ligamento colateral é muito mais provável na articulação metacarpofalangiana. Isto ocorre porque aquele ligamento normalmente está frouxo em extensão e tensionado em flexão. Na mão edemaciada, as articulações metacarpofalangianas adotam uma posição estendida naturalmente com as articulações interfalangianas em flexão leve. Os ligamentos colaterais das articulações metacarpofalangianas encurtam então, devido ao desenvolvimento de adesões periarticulares no fluido de edema rico em fibrina. A perda de flexão nas articulações metacarpofalangianas pode ocorrer simplesmente pela imobi-

lização na posição incorreta, estendida. Além de um ligamento colateral encurtado, a flexão da metacarpofalangiana pode ser impedida por adesão da placa palmar à superfície palmar da cabeça metacarpiana. É possível distinguir entre adesão da placa palmar e tensão de ligamento colateral como a causa da fixação da articulação metacarpofalangiana em extensão. Se os ligamentos colaterais são causa, então a abdução e adução dos dedos, normalmente pelo menos 45° combinados nesta posição estendida, serão virtualmente eliminados. Na situação menos provável em que a placa palmar é o culpado principal ou exclusivo, a flexão passiva tentada produzirá uma abertura da face dorsal da articulação. Isto ocorre quando o lábio anterior da base da falange proximal pressiona contra a placa aderente, e o não afetado e portanto ainda solto ligamento colateral permite que a força de flexão jogue o lábio dorsal para longe da cabeça metacarpiana. Isto é sutil, é sentido dorsalmente como um intervalo entre cabeça e base e pode ser apreciado melhor sob anestesia e sempre deve ser buscado depois da liberação de ligamentos colaterais tensionados (Fig. 2.60).

6. *Contraturas em garra pós-queimadura* (pág. 154) envolvem a extensão fixa das articulações metacarpofalangianas. Elas foram classificadas de tal modo a guiar o tratamento e indicar o prognóstico[230], como mostrado na Tabela 2.5. À parte os fatores na face extensora e na cápsula articular que limitam a flexão, ela pode ser bloqueada por estruturas palmares:

1. *Tendão flexor*: um tendão flexor aderente na bainha proximal pode ser suficientemente volumoso de modo a bloquear a flexão total de uma articulação interfalangiana.
2. *Osso*: isto pode tomar a forma de um verdadeiro bloqueio (Fig. 2.61) ou pode ser o resultado de incongruência ou destruição articular (Fig. 2.62).

Tabela 2.5 Classificação de contraturas pós-queimadura

Tipo	*Exame*	*Estruturas envolvidas*	*Melhora (%)*
I	Flexão > 30° com punho estendido	Pele	95
II	Flexão < 30° com punho estendido	Pele Aparato extensor Cápsula dorsal	73
III	Hiperextensão > 30°	Pele Aparato extensor Cápsula dorsal Articulação (subluxada)	47

3. *Fraturas condrais* podem apresentar um problema diagnóstico. O paciente queixa-se de uma articulação persistentemente dolorosa que permanece edemaciada, embora o edema tenda a aumentar e diminuir, limitando a flexão em um grau variado. O exame radiográfico não revela nada. Esta condição mais freqüentemente afeta a articulação metacarpofalangiana, e o questionamento pode fazer com que o paciente se recorde de uma lesão, normalmente menor, mas que envolveu um golpe direto à cabeça metacarpiana ou uma torção que poderia ter feito a base da falange proximal pressionar a cabeça. A exploração pode revelar a fratura condral e freqüentemente um conseqüente corpo solto na cavidade articular (Fig. 2.63).
4. *A mão severamente ferida* se torna muito edematosa. A menos que impedidas de fazê-lo, as articulações assumem a postura na qual os ligamentos estão mais relaxados.

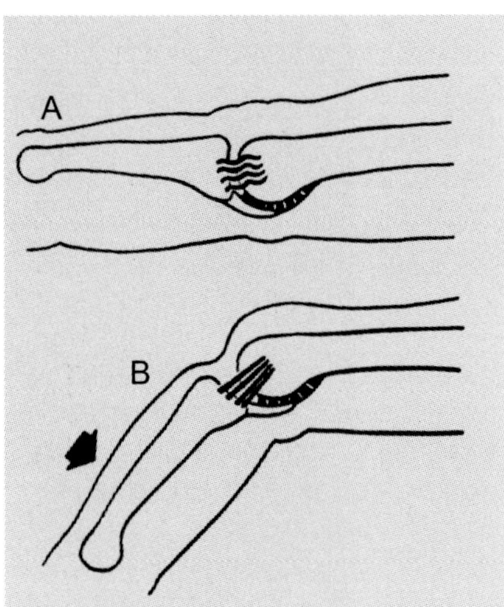

Fig. 2.60. Adesão da placa palmar à cabeça do metacarpiano sem envolvimento do ligamento colateral, resultando em resistência elástica à flexão e causando uma abertura da face dorsal da articulação.

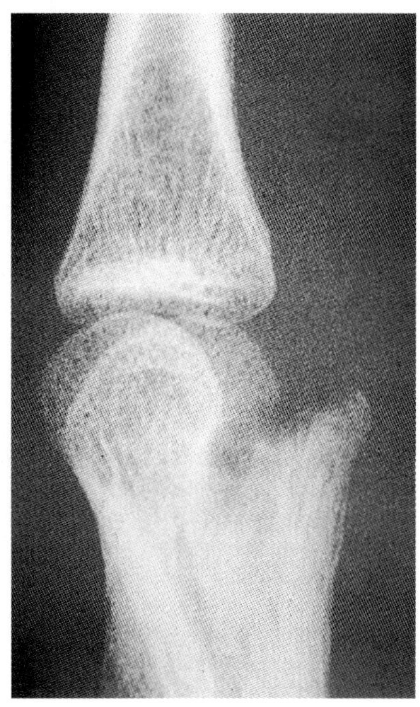

Fig. 2.61. Um bloqueio ósseo que limita claramente a flexão.

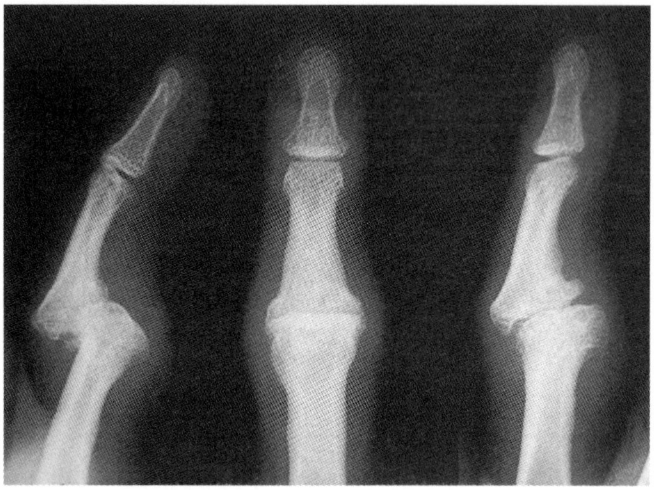

Fig. 2.62. Este paciente tinha sofrido fratura-deslocamento da articulação interfalangiana proximal que previamente não foi reduzida adequadamente. Ele progrediu para osteoartrite pós-traumática.

A contratura ligamentar e a fibrose fazem com que as articulações fiquem virtualmente imóveis nesta posição, que é caracteristicamente:

- punho: flexão;
- polegar: adução;
- metacarpofalangiana: extensão;
- interfalangiana proximal: flexão (Fig. 2.64).

O primeiro procedimento que o cirurgião pode ter que fazer em tal mão negligenciada ou mal manejada é liberar as contraturas.

Registrando a Amplitude de Movimento

Como cada articulação é levada pelo examinador a sua amplitude *passiva* total, e isto é registrado, deve ser pedido ao paciente que a "mantenha nessa posição". A amplitude *ativa* pode ser registrada então também. É prática comum apenas registrar a amplitude ativa. Isto pode ser enganador, porque não é um reflexo verdadeiro da capacidade daquela articulação, mas sim das limitações dos músculos que agem sobre ela. Por exemplo, paralisia ou adesões de tendão farão a amplitude ativa cair para longe da passiva e apenas as duas podem definir o problema com precisão (Fig. 2.65).

A amplitude ativa deve ser registrada como recomendado por Koch e Mason, somando a amplitude passiva em parênteses:

$$\frac{\text{Extensão máxima}}{\text{Flexão máxima}} \quad \text{p. ex.} \quad \frac{60\ (10)}{90\ (90)} \quad \text{no paciente mostrado na Figura 2.65}$$

Todos os registros devem ser feitos com um goniômetro aplicado à face dorsal da articulação. Apenas neste modo uma medida precisa pode ser feita, especialmente por observadores diferentes, de melhora ou deterioração entre as consultas.

Movimento Anormal

Tendo registrado as amplitudes passiva e ativa do movimento *normal* das articulações, o cirurgião deve testar a presença de movimentos *anormais*. A *hiperextensão* crônica ou *deslocamento dorsal recorrente*[231-233] podem seguir uma laceração não tratada da placa palmar ou fratura-deslocamento da articulação interfalangiana proximal, ou mais raramente da distal. Isto pode apresentar-se abertamente ou pode estar mascarado como uma articulação edemaciada, 'fraca'. Clinicamente, pode ser revelado através de tensão passiva com ou sem anestesia.

Os ligamentos colaterais de cada articulação devem ser tensionados colocando o polegar ou do indicador do examinador no lado oposto da articulação para agir como um fulcro estável, enquanto mantém-se a articulação em extensão e ten-

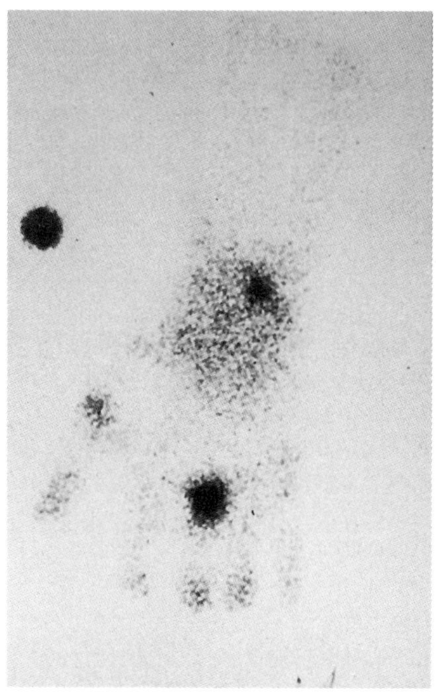

A

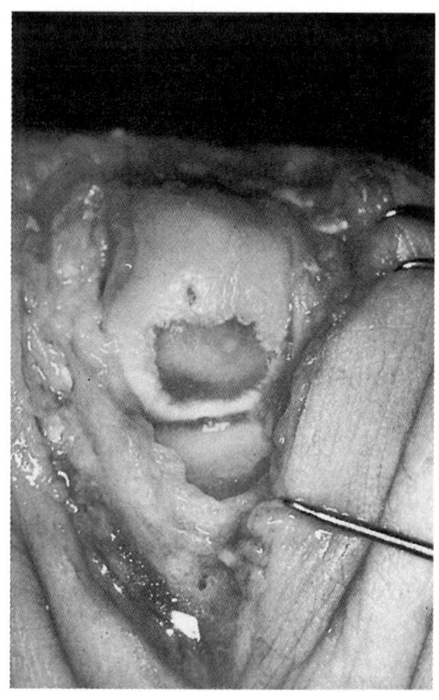

B

Fig. 2.63. Fratura condral. Após uma lesão localizada, fechada, este paciente apresentou edema recorrente, desconforto e limitação de função na articulação metacarpofalangiana do dedo médio. **A.** A cintilografia óssea revelou que esta articulação realmente estava quente, embora uma radiografia normal não tenha mostrado nenhuma anormalidade. **B.** A exploração revelou a presença de condromalacia.

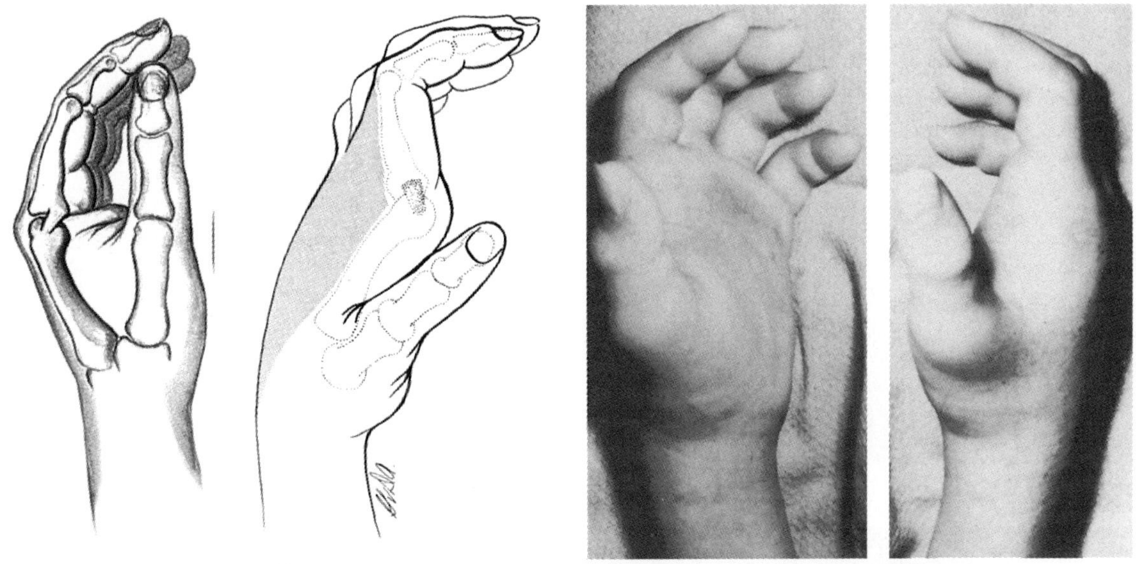

A Bi Bii Biii

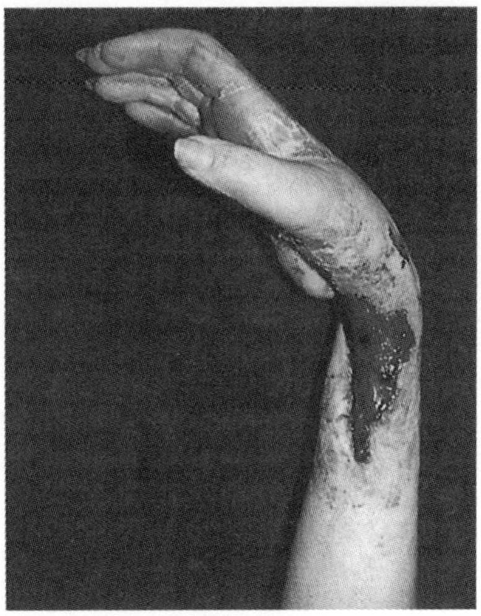

C

Fig. 2.64 A. Representação diagramática da postura da mão incólume relaxada. **B.** Com lesão, o edema se acumula no espaço disponível na face dorsal da mão. Este dirige o punho para flexão, as articulações metacarpofalangianas para hiperextensão, as articulações interfalangianas proximais para flexão e o polegar para adução. Nesta posição o ligamento colateral da articulação metacarpofalangiana, a placa palmar da articulação interfalangiana proximal e os tecidos do primeiro espaço interdigital encurtarão e cicatrizarão. **C.** Se esta evolução não for controlada por imobilização externa ou interna na mão severamente lesada, contraturas fixas severas ocorrerão.

siona-se o ligamento colateral usando a parte distal do membro ou dígito como um braço de alavanca para exercer força. Isto pode revelar franca frouxidão e subluxar a articulação. Mas geralmente o paciente retira a mão, queixando-se de dor sobre o ligamento colateral sob teste. O ponto preciso de sensibilidade no ligamento colateral deve ser buscado através de pressão com a polpa digital. Radiografias laterais de tensão devem ser feitas. Se a dor for severa, isto deve ser executado sob bloqueio de nervo apropriado. Deve-se tomar cuidado para evitar rotação, e portanto um movimento lateral espúrio, da articulação interfalangiana proximal que tem uma contratura em flexão, testando a instabilidade lateral naquela articulação com a articulação metacarpofalangiana travada em flexão total. Essa postura fletida também é aquela em que a estabilidade lateral da articulação metacarpofalangiana deve ser testada, já que ela tensiona o ligamento colateral.

O registro do movimento anormal é realizado colocando marcas de pele sobre o ponto médio da articulação frouxa e também das articulações imediatamente adjacentes. O ângulo produzido por tensão entre estas articulações pode ser medido então com graus variados de dificuldade e portanto inexatidão (Fig. 2.66).

Uma maior facilidade e precisão podem ser alcançadas medindo em radiografias de tensão. Lesões do ligamento ulnar colateral da articulação metacarpofalangiana do polegar (também conhecido como polegar do 'esquiador') freqüentemente são ignoradas pelo paciente ou imobilizadas pelo médico. Quando se apresenta depois, o paciente terá fraqueza dolorosa do polegar[234] e mostrará instabilidade radial e alguma subluxação palmar ao exame. A placa palmar oferece alguma estabilidade com a articulação em extensão, assim com menos graus de instabilidade deve ser aplicada tensão com a articulação em flexão[235]. Como previamente mencionado, deve-se tomar cuidado para impedir rotação do osso proximal ao aplicar tensão lateral a uma articulação fletida, para que um diagnóstico incorreto de instabilidade não seja feito. No futuro, a artrografia pode se tornar uma parte rotineira da investigação, ajudando a predizer a patologia com mais precisão[236]. A RM também demonstrará lesão ligamentar. Dependendo do estado das superfícies articulares, a escolha recai entre reconstrução e artrodese (Fig. 2.67).

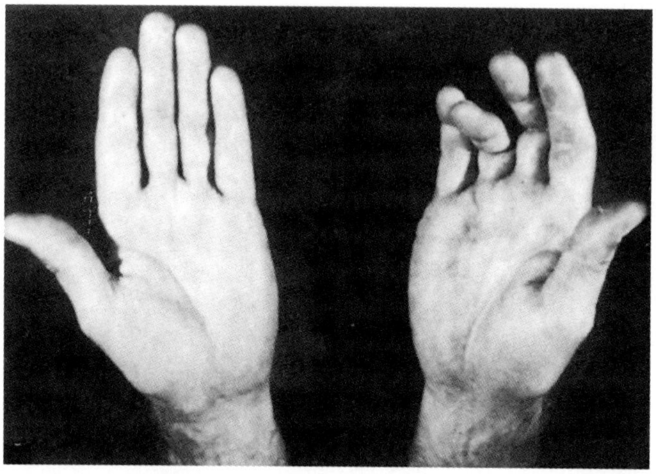

A

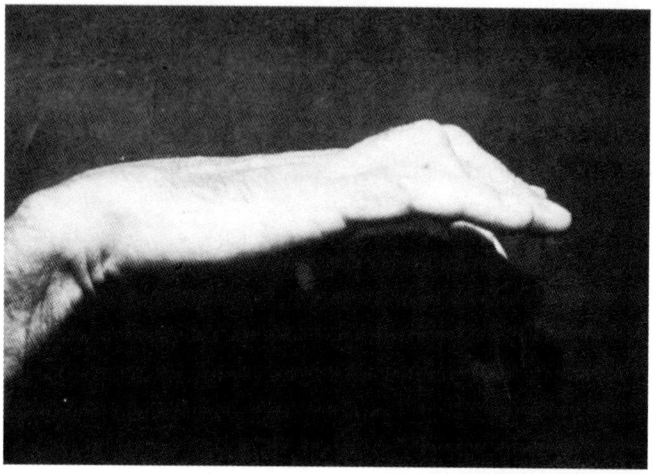

B

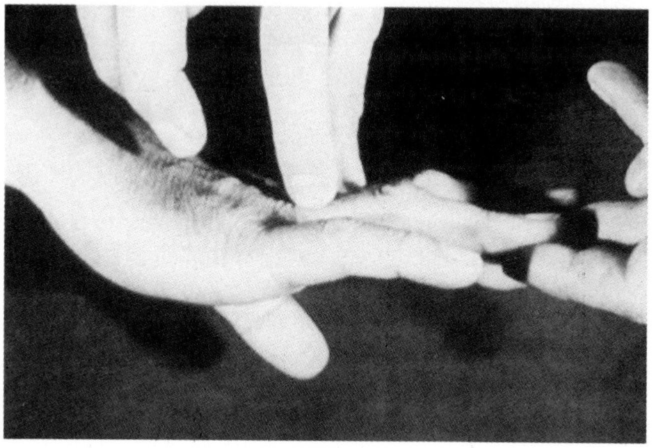

C

Fig. 2.65. A, B. Este paciente apresentou-se com uma incapacidade de estender as articulações interfalangianas proximais dos dedos anular e médio. A amplitude ativa de movimento no dedo anular foi registrada como 60-90°. **C.** Entretanto, a amplitude passiva foi 10-90°, indicando que a causa da perda de posição de extensão está no tendão e não na própria articulação interfalangiana proximal.

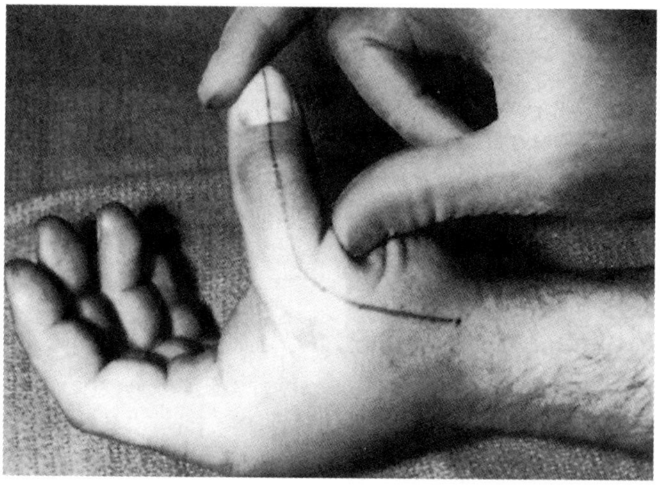

Fig. 2.66. Marcando os pontos médios das articulações adjacentes, a angulação pode ser apreciada sob tensão, mesmo quando é de um grau muito menos significativo que nesta laceração do ligamento ulnar colateral.

Exame Radiológico

- Articulações interfalangianas: Ântero-posterior
  lateral e oblíquas verdadeiras
  (mais bem feitas em filme dental ao lado da articulação)
- Articulações metacarpofalangianas: Ântero-posterior
  Brewerton (pág. 377)
  Duas *laterais anguladas*
  (a) 30° de pronação para indicador médio
  (b) 30°de supinação para anular e mínimo

O estudo destas radiografias revelará *incongruência* devido a uma fratura intra-articular cicatrizada, um bloqueio ósseo, ou deslocamento crônico. Elas revelarão evidência de *artrite traumática* na forma de perda de espaço articular, eburneação – esclerose – das extremidades ósseas, formação de cisto e esporões osteofíticos. Os resultados podem ditar que linha de tratamento pode ser buscada.

Indicações[237]

Um movimento *anormal* significativo é uma indicação definida para exploração e reconstrução ou estabilização. Exceto quando o exame radiológico mostrou incongruência ou degeneração avançada, o *movimento normal limitado em uma articulação estável* sempre deve ser tratado inicialmente por imobilização dinâmica, sendo abandonado apenas quando nenhum ganho adicional pode ser obtido como comprovado por medidas inalteradas em consultas sucessivas, ou seja, um platô na reabilitação.

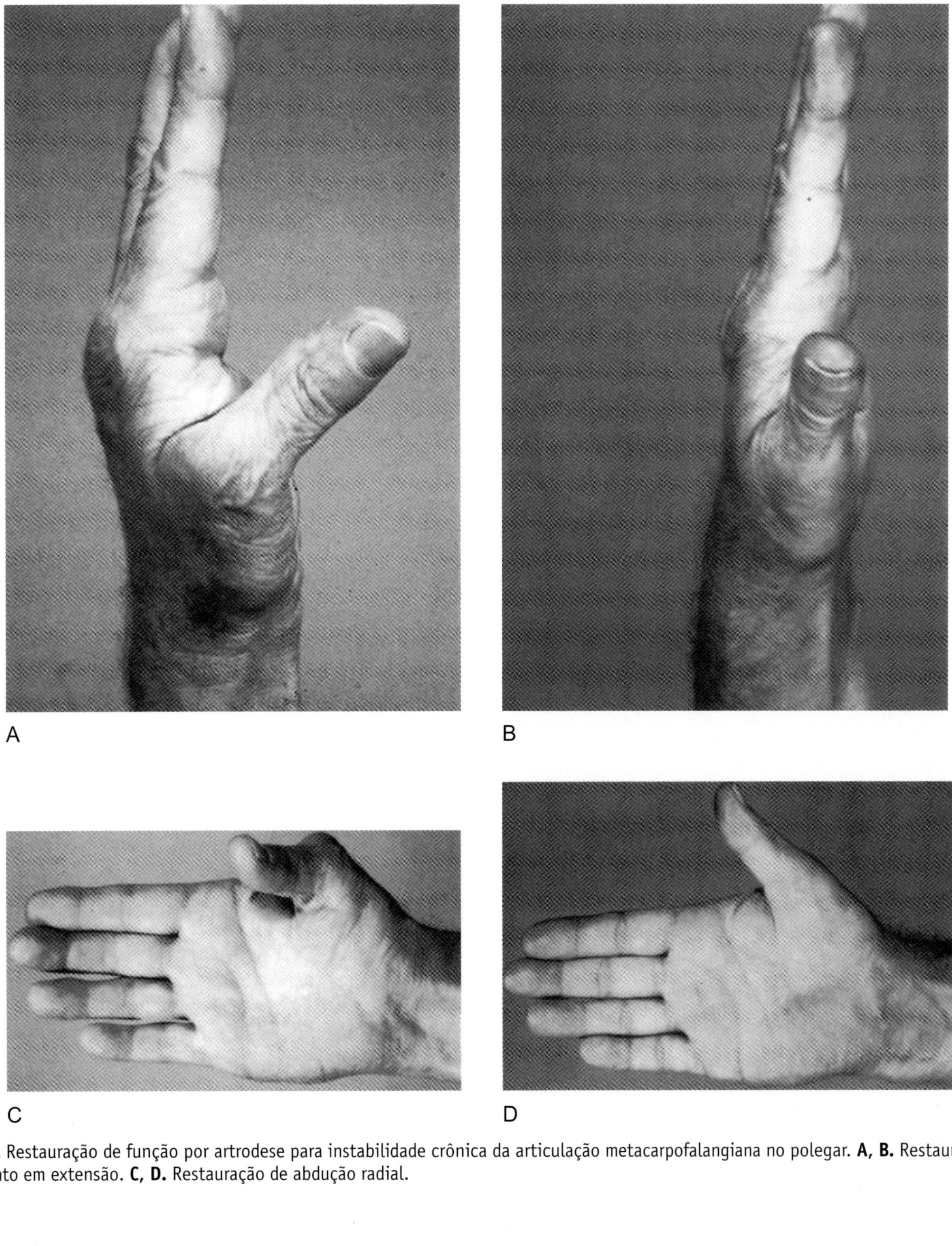

A B C D

Fig. 2.67. Restauração de função por artrodese para instabilidade crônica da articulação metacarpofalangiana no polegar. **A, B.** Restauração de alinhamento em extensão. **C, D.** Restauração de abdução radial.

Se a amplitude ativa não igualar a passiva, não há benefício nenhum a ser ganho com cirurgia apenas na articulação. Além disso a causa da perda de movimento ativo deve ser localizada (adesão de tendão) e remediada (tenólise), após o que a amplitude passiva deve ser reavaliada durante cirurgia e capsulectomia executada se necessário. Depois disso, a excursão da articulação recentemente liberada e tendões pode ser mantida por exercício dos músculos que normalmente produzem a amplitude total. Da mesma forma, nenhuma cirurgia de substituição, enxerto de tendão ou transferência de tendão, terá a força suficiente para melhorar a amplitude passiva de movimento em uma articulação. Assim, por exemplo, é infrutífero recomendar um enxerto de tendão flexor em um paciente com articulações digitais rígidas ou, como mais comumente acontece, executar uma oponenteplastia em um paciente com abdução passiva limitada do polegar.

Considerando que a amplitude ativa não pode *exceder* a amplitude passiva, não há nenhum modo pelo qual o cirurgião pode determinar ao exame se o tendão que age em uma articulação pode ou não levar vantagem de qualquer melhora que ele pode alcançar operando para aliviar uma amplitude passiva limitada. Assim é muito importante conferir à cirurgia, por exemplo, se o tendão flexor é capaz de alcançar ativamente a flexão recém-encontrada atingida passivamente, trabalhando sob anestesia local e recrutando a ajuda do paciente ou expondo o tendão longe da articulação e tracionando-o. Caso contrário existirá uma discrepância enigmática no pós-operatório presente então entre a função ativa e a amplitude passiva alcançada à cirurgia.

Liberação de Tecidos Moles

Se foi determinado que a contratura está na articulação e estruturas periarticulares, e se as superfícies articulares forem boas, a liberação de tecidos moles pode restabelecer bem o movimento[238,239]. O procedimento na maioria dos casos envolverá uma abordagem dorsal e exploração de todas as possíveis causas de contratura – tendão extensor, cápsula dorsal, colateral verdadeiro, colateral acessório, placa palmar[240], bainha flexora e tendão flexor, nessa seqüência. Depois de cada uma ser liberada, o movimento deve ser conferido, e por esta e outras razões a anestesia local é muito útil, porque o paciente pode proporcionar a força para mover a articulação (Fig. 2.68). Além disso, a função ativa obvia a necessidade, de outro modo essencial, de conferir através de incisões separadas que os tendões motores da articulação são livres para funcionar. Mais adiante, a amplitude alcançada pode ser demonstrada para o paciente, um potente reforço durante a terapia pós-operatória imediata. A hiperextensão da articulação pode ser corrigida através de reparo, avanço ou reconstrução da placa palmar[241].

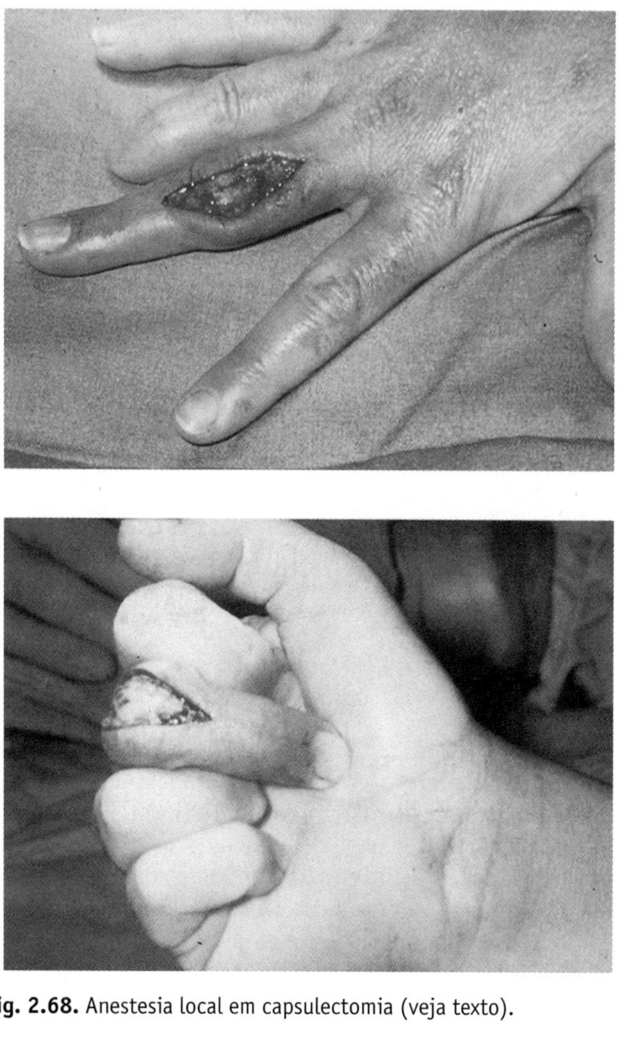

Fig. 2.68. Anestesia local em capsulectomia (veja texto).

Se a superfície articular é destruída, a liberação de tecidos moles não bastará. A escolha recai entre *artroplastia* e *artrodese*.

Artroplastia Pericondral Interposicional

Esta técnica objetiva restabelecer a cobertura de cartilagem para as extremidades ósseas[242-247] e pode ser de valor em pacientes jovens após trauma[248,249]. Cartilagem conchal é colhida para o enxerto de interposição e inserida nas articulações pequenas reconstruídas da mão. Não ganhou aceitação ampla por causa de amplitude de movimento pós-operatória pobre em algumas séries[249]. Porém, uma pequena série mais recente sugeriu que a amplitude ativa de movimento seja melhor que previamente sugerido[250].

Artroplastia de Ressecção

Este é um bom procedimento na articulação basal do polegar (pág. 384), mas resulta em muita frouxidão em articulações digitais, especialmente a interfalangiana.

Ressecção com Inserção de um Espaçador de Silicone

Acreditava-se que este era um procedimento efetivo, embora com movimento gradualmente reduzido e um período de vida admitidamente limitado. Porém, os problemas informados com o silicone (pág. 387) ditam que é desaconselhável usar tal implante na articulação jovem, pós-traumática. A visão do editor é que o implante de silicone de estável sem irregularidades ósseas adjacentes não produz sinovite de silicone e que isto acontece resultante de erros técnicos relacionados à instabilidade, irregularidade óssea e desgaste inaceitável na articulação inserida. Assim, mais provavelmente acontece na articulação interfalangiana proximal. Implantes estáveis anormalmente carregados evoluirão semelhantemente para a sinovite do silicone. Porém, o problema principal com os espaçadores de silicone na articulação interfalangiana proximal é a falta de força e estabilidade na articulação após a inserção. Muitos destes pacientes são jovens e desejam voltar a atividades esportivas. Embora eles possam ganhar amplitudes muito aceitáveis de movimento, a articulação simplesmente não parece tolerar a tensão que eles desejam colocar sobre ela. O editor teve bons resultados em uma série de 50 pacientes com uma prótese de silicone Helal inserida para artrite carpometacarpiana. Apenas dois tiveram problemas, enquanto o resto alcançou boa amplitude de movimento com pinçamento e força de preensão igual à da população normal pareada para idade e sexo. Apesar destes bons resultados, nenhuma *substituição de articulação total aloplástica* completamente satisfatória está atualmente disponível para as articulações digitais. Porém, as técnicas continuam se desenvolvendo; por exemplo, a introdução de implantes de titânio-nióbio semifixos para substituição da articulação interfalangiana proximal pode provar-se útil.

Artroplastia Interposicional

A artroplastia interposicional, usando tecido local, como a placa palmar ou o aparato extensor, dá apenas limitado movimento. Porém, estudos realizados durante 11 atividades do dia-a-dia mostraram que uma amplitude surpreendentemente pequena é requerida de fato – o *máximo* empregado foi 60° em cada articulação metacarpofalangiana e articulações interfalangianas proximais e 39° na distal[251]. Pode ser que técnicas melhoradas de artroplastia interposicional possam render tais amplitudes, e esta é a escolha atual na articulação metacarpofalangiana para pacientes não-reumatóides nos quais a artroplastia pericondral é contra-indicada.

Transferência de Articulação Não-Vascularizada

Uma superfície de uma articulação, especialmente a cabeça do metacarpiano, pode ser restabelecida através de transferência metatarsal não-vascularizada [252] (veja Fig. 6.19).

Transferência de Articulação Vascularizada

A transferência de articulação vascularizada tem sido praticada há tanto tempo quanto muitas das outras transferências de tecido livre atualmente populares. Porém, não tem ganho aceitação ampla, apesar de relatos isolados de seu uso[253,254]. Isto provavelmente é porque a amplitude de movimento resultante é pobre[255] e (no passado) necessitava sacrifício de um dedo do pé embora isto não seja mais o caso. Não obstante, realmente deve ser reservada para lesões das articulações digitais isoladas em crianças, porque a transferência de articulação leva com ela a epífise e portanto a chance de crescimento.

Artrodese

De tudo aquilo que foi dito, segue que na maioria das articulações interfalangianas irreversivelmente danificadas e sintomáticas, deve ser fortemente recomendada a artrodese[256-258]. Uma variedade extensa de técnicas está disponível[259-266]. A seleção do ângulo de artrodese deve ser considerada no momento do exame. A articulação metacarpofalangiana e articulação interfalangiana do polegar devem ser fundidas em 20° de flexão, e a articulação interfalangiana *distal* dos dedos a 10°, 20°, 30°, e 40° de flexão, lendo do indicador para o mínimo. Estes números são ajustados às necessidades funcionais individuais, mas menos do que nas articulações interfalangianas *proximais*, onde outras considerações se aplicam, como segue. No dedo indicador, a posição deve ser de modo a trazer a polpa do dedo em contato firme com a do polegar (Fig. 2.69). Nos três dedos ulnares, deve ser escolhida uma posição que coloque o dedo em preensão de força, evitando um mau alinhamento impróprio da polpa do dígito com os outros dedos quando a mão estiver estendida. O último depende completamente da capacidade de hiperextensão da articulação metacarpofalangiana (Fig. 2.70). Felizmente, esta tende a aumentar do lado radial para o ulnar da mão, assim como a necessidade da flexão da articulação interfalangiana proximal proporcionar uma preensão poderosa. Assim, como regra geral, os ângulos escolhidos para artrodese são indicador 20°, médio 30°, anular 40° e mínimo 50°.

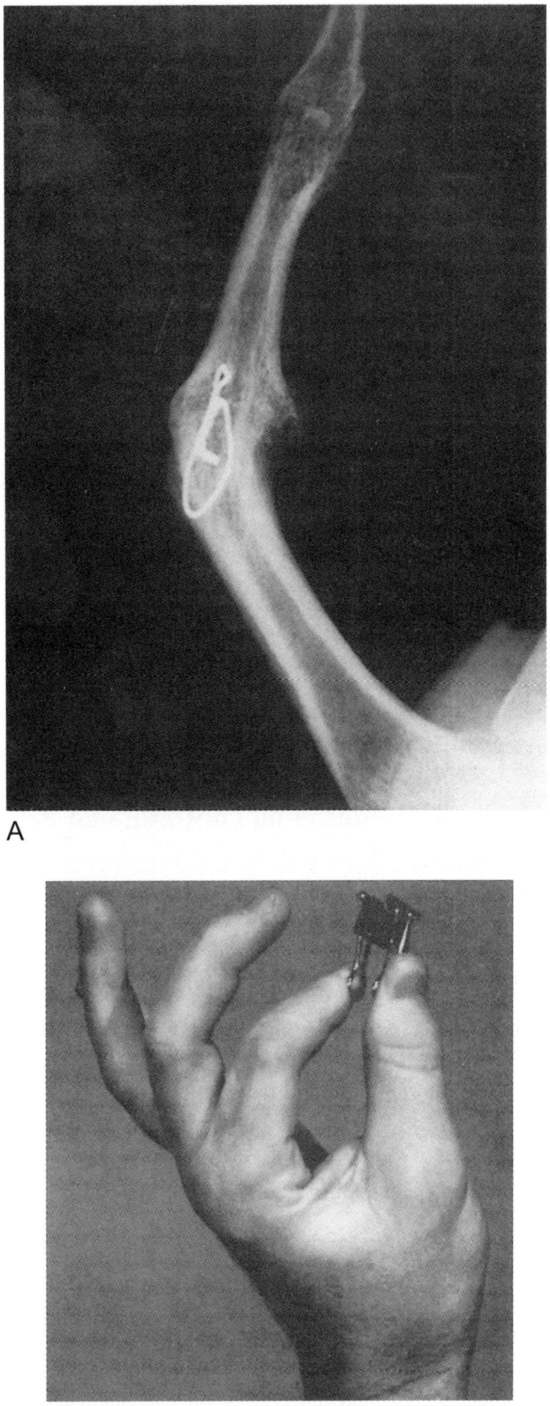

A

B

Fig. 2.69 A. A angulação é escolhida para artrodese da articulação interfalangiana proximal do dedo indicador, que aproxima a polpa daquele dígito à do polegar. **B.** Isto é particularmente importante neste paciente, que sofreu fusão da articulação interfalangiana distal previamente.

As articulações carpometacarpianas também podem ser sintomáticas após lesão. A fusão da segunda e terceira é o único tratamento. Podem ser usadas fusão[267] ou artroplastia de ressecção[268] na quarta e quinta. A primeira é considerada no

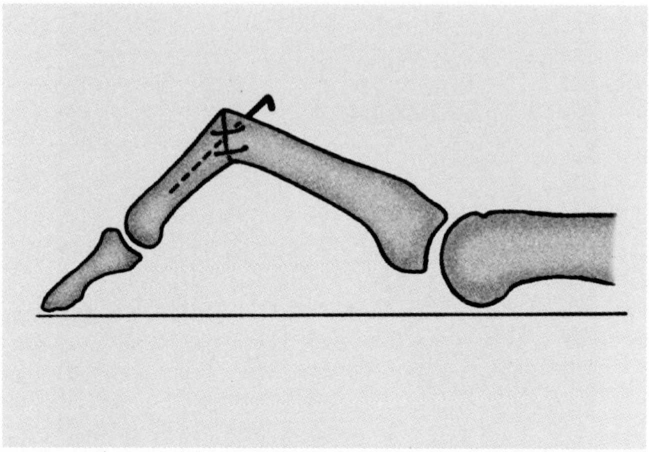

Fig. 2.70. O ângulo no qual a articulação interfalangiana proximal deve ser fundida é determinado pela hiperextensão disponível da articulação metacarpofalangiana que permite que a ponta do dígito fletido permaneça no plano da palma.

Capítulo 5, já que a artrite após trauma nessa articulação é muito menos comum que a doença degenerativa idiopática.

Veja Green D P 1998 *Operative hand surgery*, 4th edn. Churchill Livingstone, New York, págs. 95, 147, 1251.

Deformidade de Adução ou Contratura do Polegar

Esta incapacitante perda de função do polegar pode ocorrer resultante de um ou qualquer combinação de vários distúrbios:

- contratura da pele;
- fibrose adutora do polegar e 1º interósseo dorsal:
  (a) lesão isquêmica;
  (b) epimísio – fibrose/adesões.
- doença da articulação basal (pág. 384);
- perda da abdução palmar ativa (Fig. 2.71).

A fibrose do adutor é de dois tipos: na lesão isquêmica o próprio músculo é encurtado e anormal; na fibrose não-isquêmica é a fáscia sobrejacente ao músculo que é contraída e espessada e que precisa de liberação. O músculo em si é normal.

É imperativo que todos os fatores sejam manejados de tal modo a evitar a recorrência rápida. Por exemplo, a liberação do adutor sem provisão de pele adequada móvel seria sem valor. Liberação com provisão de pele não dará benefício máximo se o paciente não tem meios de manter o polegar em abdução, ou estática, na forma de uma artrodese carpometacarpiana ou uma tala interna temporária, ou, o que é melhor, dinâmica, pela execução de uma oponenteplastia forte no momento da liberação (pág. 232).

PUNHO[269,270]

A anatomia e a mecânica do carpo foram discutidas nas páginas 14 e 70.

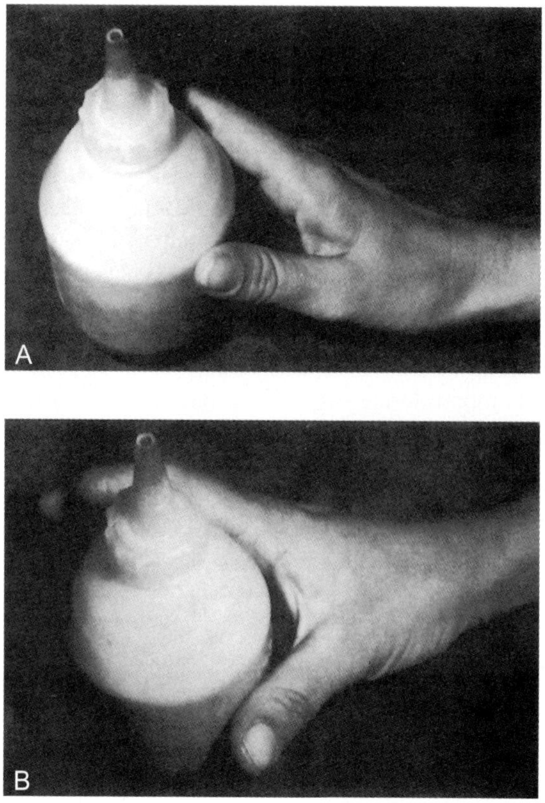

Fig. 2.71. Esta paciente tinha sofrido uma lesão do nervo mediano alta, com perda resultante de oposição. Suas tentativas de agarrar objetos de grande diâmetro são impedidas pela incapacidade de abduzir o polegar. A preensão de palmo em uma das mãos com abdução normal é mostrada para comparação.

História

Embora alguns pacientes apresentem-se com um diagnóstico firme que requer apenas confirmação, a maioria daqueles com problemas de punho vem sem diagnóstico, mas com uma ou mais das queixas seguintes:

- *dor;*
- *fraqueza;*
- *perda de movimento* ou, menos comumente;
- *instabilidade*, que pode ser acompanhada de um estalido, o qual eles sentem, em vez de ouvir.

No interrogatório, pode haver a lembrança clara de uma lesão específica, e, realmente, eles podem ter se apresentado na sala de emergência ou departamento de vítimas e, depois do exame físico e exame radiográfico, podem ter sido diagnosticados como tendo um 'deslocamento' (grupo 4 na pág. 76). Se uma lesão específica for conhecida, então o *mecanismo* deve ser determinado, porque uma queda direta ou movimento de torção oferecem pistas da patologia. *Sintomas provocativos e fatores de alívio*, imediatamente depois e no momento da lesão, devem ser averiguados:

- *Como você caiu sobre sua mão, em qual direção e de que altura?*
- *Você pode mostrar-me como essa torção aconteceu?*
- *Você experimentou dor imediatamente?*
- *Se não, quando começou?*

- *Você parou o que você estava fazendo?*
- *Houve um 'estalo' ou 'estouro' definido quando aconteceu?*
- *Você procurou um médico imediatamente?*
- *Você tem (ou pode obter) as radiografias tiradas naquela época?*
- *Como estava a mão naquela noite? E no dia seguinte?*
- *Havia qualquer hematoma, e nesse caso, onde exatamente?*
- *O problema foi embora e logo voltou? Com que freqüência?*
- *Você pôde retornar ao trabalho?*
- *Há qualquer coisa em particular que melhore a dor? Ou piore?*
- *Você pode apontar o ponto ou área onde a dor está localizada?*
- *A perda de movimento é devida à dor, ou faz o movimento apenas parar?*
- *Mostre-me o movimento que lhe causa dor. E o que parece instável.*
- *Que tratamento você fez até agora?*
- *Você teve alguma lesão prévia nesta mão ou braço?*

Exame

Como sempre, o exame do punho deve seguir um padrão fixo para evitar omissão. O exame físico não deve ser restrito ao punho e mão. Em vez disso, deve envolver o membro superior inteiro, inclusive a coluna cervical. Inspeção cuidadosa quanto a edema, calor, lesões de pele e qualquer déficit neurovascular aparente é executada primeiro, seguida por mobilização ativa e passiva do punho. Quaisquer 'cliques' e estalidos dolorosos devem ser registrados, e a presença de sensibilidade localizada deve ser registrada sobre as seguintes áreas específicas:

- os intervalos do escafo-semilunar e semilunar-piramidal;
- os tendões do primeiro compartimento extensor;
- o tendão extensor ulnar do carpo;
- o tendão flexor radial do carpo;
- o tendão flexor ulnar do carpo;
- a primeira articulação carpometacarpiana;
- a tabaqueira anatômica.

Palpação

Pede-se que o paciente descanse o cotovelo em uma superfície firme. O antebraço é pronado e o punho fletido. Envolvendo o punho em ambas as mãos, cada osso e espaço articular na superfície dorsal são palpados firmemente, por sua vez, com cada polegar. Uma seqüência definida é seguida. Comece no estilóide radial, tomando cuidado para palpar o primeiro compartimento dorsal e o lábio dorsal do rádio. Mova daí proximalmente, um pouco radial ao tubérculo radial no ponto em que o abdutor longo do polegar 'intersecciona' os extensores radiais do punho. Aqui está localizada a bolsa abdutora misteriosa. Agora passe para a articulação radioulnar, cabeça ulnar, estilóide ulnar, piramidal, articulação semilunar-piramidal, semilunar e articulação escafo-semilunar (lembrando que ela é diretamente distal ao tubérculo radial no punho neutro). Continue até a articulação escafo-trapezoidal, articulação escafo-capitato, capitato, articulação capito-semilunar, articulação capito-hamato, hamato, articulação hamatopiramidal e todas as quatro articulações carpometacarpianas dos dedos indicador, médio, anular e mínimo. Todos podem ser palpados pela face dorsal. Movendo o punho para neutro em pronação e em flexão-extensão, o ulnar desvia o punho. No lado radial do punho, palpe a tabaqueira anatômica, seus limites e seu conteúdo, o estilóide radial, o escafóide, o trapezóide e a base do primeiro metacarpiano. Aduzindo o polegar, o primeiro metacarpiano é movido anteriormente, dando evidência do local exato da articulação basal do polegar. Ele também deve ser palpado e um teste de torque aplicado – falaremos mais sobre isso depois (pág. 384). Fletindo o cotovelo completamente e levando o punho para desvio radial apresenta a face ulnar do punho para a palpação. Em particular, a base do quinto metacarpiano, o tendão extensor ulnar do carpo, o hamato, articulação hamatopiramidal, piramidal, complexo triangular fibrocartilaginoso (CTFC) e cabeça ulnar. Outras áreas que nós parecemos ter negligenciado são abordadas durante os testes dinâmicos abaixo. Durante a palpação de todos estes pontos, tão laboriosamente listados no dorso e faces laterais do punho, a *sensibilidade* é buscada, juntamente com qualquer outro achado menos provável como *movimento anormal*, *crepitação* e *edema*, *cístico* ou *rígido*. Se encontrados, os pontos de sensibilidade devem ser marcados com um lápis de pele. De igual importância, eles devem ser comparados com o ponto idêntico no punho oposto, porque a sensibilidade pode ser bilateral e então provavelmente fisiológica.

Testes Dinâmicos ou Manipulativos (Testes Provocativos)

Nestes testes o examinador move o punho de modo particular para causar *dor* e *instabilidade* (por exemplo o teste de compressão piso-piramidal). Nós estávamos palpando a borda ulnar do punho, a cabeça ulnar para ser exato. Movendo anteriormente e distalmente, em cada direção por 2 cm, palpe o pisiforme que está localizado sob a prega do punho distal em seu extremo ulnar. Empurre firmemente em uma direção radial, movendo assim a articulação piso-piramidal (Fig. 2.72). Dor sugere artrite nessa articulação (pág. 387). Movendo o polegar 2 cm mais adiante na mesma direção, agora distalmente e em direção radial, a pressão firme encontrará o hâmulo que sempre é sensível, porque o ramo motor profundo do nervo ulnar cruza por ele. Mas sempre compare ambos os lados.

No ponto em que a prega tenar perde sua ênfase logo antes de alcançar a prega do punho, palpe a proeminência óssea óbvia. Este é o pólo distal do escafóide (Fig. 2.73A). Com o punho do paciente em desvio ulnar, coloque o polegar examinador firmemente na proeminência com o dedo indicador da mesma mão sobre o tubérculo radial dorsalmente. Enquanto mantém pressão firme com o uso do polegar, a outra mão empurra o punho fortemente em desvio radial. Em desvio radial, o escafóide flete. Se todas as inserções ligamentares estão intactas, acontecerá transmissão direta de força, e o escafóide fletirá facilmente apesar da resistência do polegar. Porém, se os ligamentos do pólo proximal do escafóide estão frouxos ou

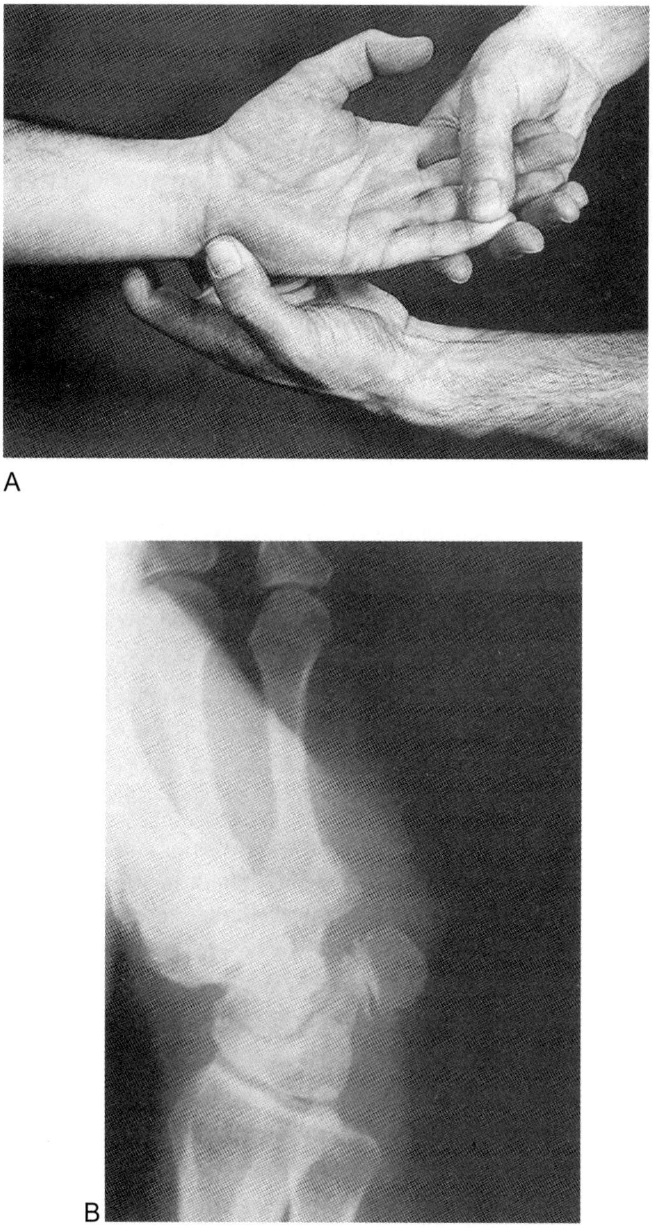

Fig. 2.72 **A.** O pisiforme é palpado na extremidade ulnar da prega do punho distal. Se ao mover o pisiforme há dor, é provável que artrite piso-piramidal esteja presente. **B.** Achados radiográficos. A excisão do pisiforme curará o problema.

lacerados, a resistência do polegar impedirá o movimento dianteiro do escafóide arqueado, cujos 'pés' – o pólo proximal – 'deslizarão por debaixo dele'. O pólo proximal pulará sobre o lábio dorsal do rádio com um estalido, sentido convincentemente pelo dedo indicador. Este é o *teste de troca escafóide* de Watson *et al.*[271], sugestivo, se positivo, de instabilidade escafo-semilunar. Porém, ele é positivo em alguns pulsos normais, especialmente aqueles de mulheres jovens, e deve ser repetido então na mão oposta. Um pouco distal à proeminência está localizada a articulação escafo-trapezial. Agora é o momento mais oportuno para palpar para sensibilidade.

Devolva o punho à posição original em pronação e flexão palmar. Desvie radialmente o punho e observe a proeminência do piramidal 2 cm distal à cabeça ulnar. Desvie o punho para o lado ulnar (Fig. 2.74) e ele deve desaparecer à medida que ele cavalga distalmente e adiante sobre sua articulação helicoidal com o hamato. Se ele fica mais proeminente inicialmente e então desaparece com um estalido palpável, o *teste de Lichtman* para instabilidade ulnar médio-carpal é positivo, sugerindo atrito do ligamento piramidal-hamato-capitato. Este também pode ser positivo espuriamente, assim o punho oposto deve ser testado e, até mesmo se for negativo, nenhuma conclusão definitiva deve ser tirada.

Tome o piramidal recém-observado entre um dedo e o polegar de uma das mãos, e o semilunar entre o dedo e o polegar da outra mão. Tente movê-los em direções opostas um ao outro em um plano ântero-posterior. Isto é o *teste de balonete LP* que é positivo para tensão ou ruptutra semilunar-piramidal se o movimento produzir movimento impróprio, dor ou crepitação.

Com o cotovelo do paciente ainda descansando sobre a mesa, fique de pé e, com seu cotovelo apontando para o teto, leve a mão como se cumprimentasse. Com a outra mão, segure o antebraço firmemente na junção dos terços médio e distal, de modo a comprimir a articulação radioulnar distal. Agora com a primeira mão, sucessivamente prona e supina o antebraço, enquanto mantém a compressão. Dor referida à cabeça ulnar sugerirá condromalacia da articulação radioulnar distal.

Amplitude de Movimento

O antebraço e o punho devem ser conduzidos agora por todos os movimentos permitidos por seus três graus de liberdade. Libere a compressão do antebraço, deslizando aquela mão distalmente para cercar o punho suavemente, mas não restrinja seu movimento livre. Com a outra mão, primeiro prone e depois supine o antebraço, dando um aperto em cada extremo para dar ênfase à articulação radioulnar inferior. A dor à pronação extrema sugerirá ou condromalacia da cabeça ou lesão do ligamento radioulnar anterior (pág. 208), em supinação extrema condromalacia ou lesão do ligamento dorsal. Outros movimentos do punho também devem ser levados ao extremo e então uma carga modesta aplicada. Ao longo destas manobras, a dor deve ser notada, assim como alguma irregularidade no movimento ou 'cliques'[272] descobertos pela mão 'ouvinte' segurando o punho levemente.

O desvio ulnar é especialmente significativo, porque quando levado ao extremo pode produzir dor de cada lado do punho. No lado ulnar sugerirá *síndrome de impactação ulnar.* Se a dor for no lado radial, deve ser repetida com o polegar do paciente apertado na palma – o *teste de Finkelstein* para a *tenossinovite de Quervain* (pág. 323). Se o teste de Finkelstein não é mais positivo que com o desvio ulnar simples, o nervo cutâneo radial deve ser percutido para um sinal de Tinel (pág. 216) e seu dermátomo examinado para hipoestesia – neurite, às vezes causada por encarceramento daquele nervo quando ele emerge sob o tendão braquiorradial (pág. 302), pode causar dor no punho, assim como encarceramentos de nervos mais comuns.

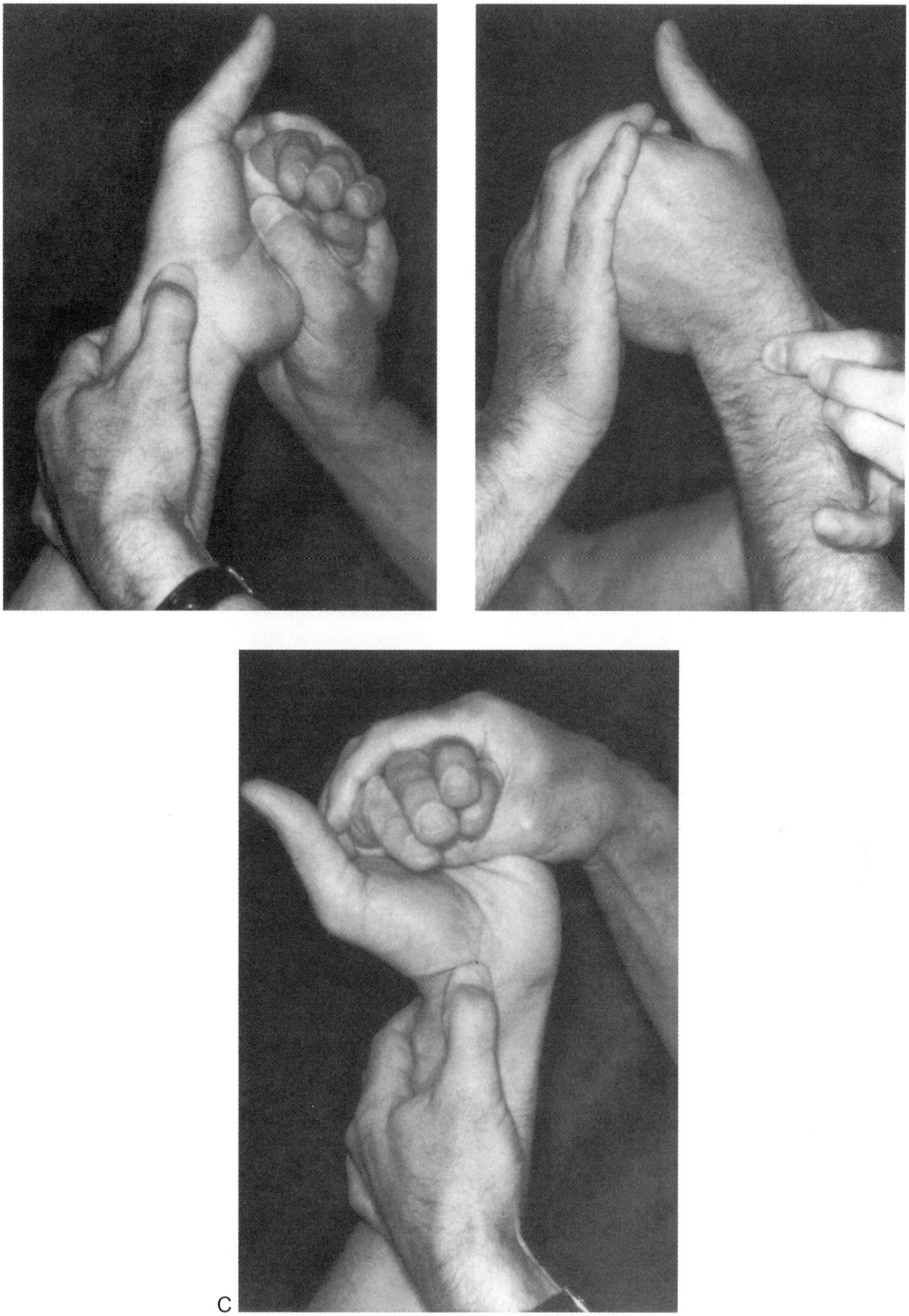

Fig. 2.73. O teste de troca escafóide. **A.** Com o punho em desvio ulnar, o polegar é colocado sobre o pólo distal do escafóide, e **(B)** o dedo indicador no estilóide radial dorsalmente. **C.** O punho é passado então firmemente para desvio radial, mantendo pressão firme sobre o pólo distal do escafóide. Na instabilidade escafo-semilunar, a pressão no pólo distal fará com que o pólo proximal subluxe dorsalmente quando ele atinge o dedo indicador examinado.

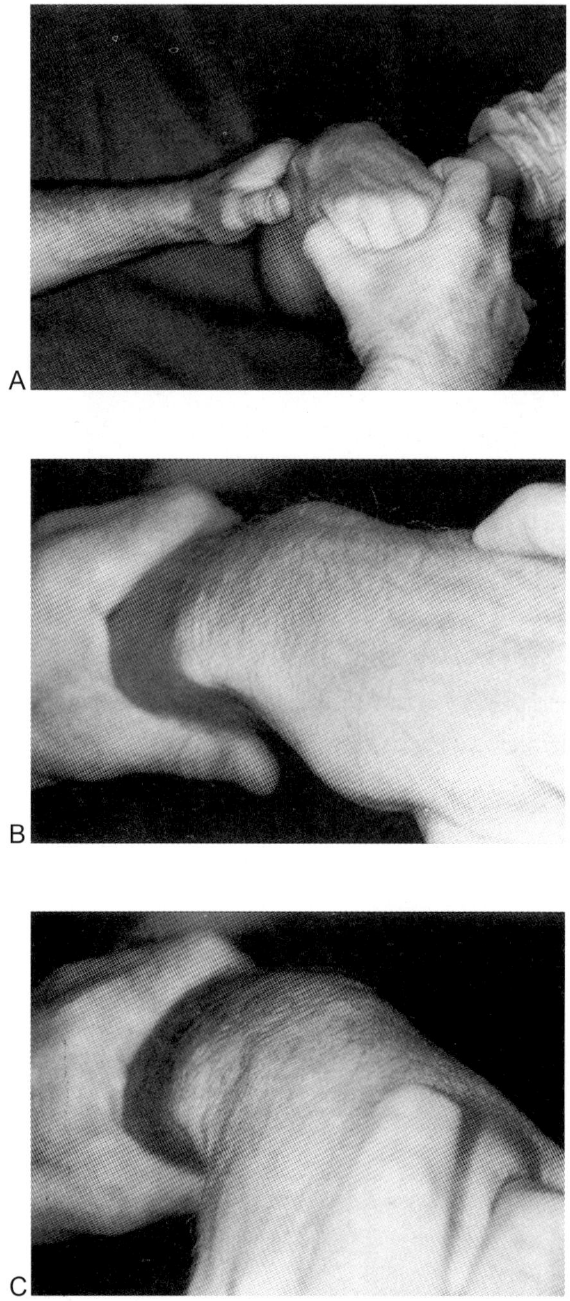

Fig. 2.74. Instabilidade ulnar médio-carpal. **A.** O punho é mantido em flexão com o antebraço pronado. **B.** O desvio radial do punho produz uma proeminência do piramidal um pouco distal à cabeça ulnar. **C.** O desvio ulnar deve produzir dorsiflexão suave do piramidal, que faz sua superfície dorsal mover-se anteriormente, criando um espaço no lado ulnar do punho. Se esta proeminência se torna mais pronunciada e então desaparece com um estalido, instabilidade ulnar médio-carpal é provável.

Um movimento brusco semelhante ao empregado no teste de Finkelstein também deve ser usado em dorsiflexão extrema, porque isto pode revelar *tendinite do flexor radial do carpo* (pág. 325).

A amplitude de movimento no punho pode ser medida algo imprecisamente com um goniômetro grande, seu fulcro colocado sobre a articulação radiocarpal. Flexão e extensão são mais bem medidas pela face ulnar, sendo a linha da mão a face dorsal do terceiro metacarpiano e a do antebraço, a borda subcutânea da ulna. Outro guia para a perda de movimento é obtido por comparação com o punho oposto. Para uma medida mais precisa é necessária uma série completa de radiografias.

Medida de Força de Preensão

A força de preensão é medida com o dinamômetro de Jamar, tomando cuidado para colocar o cotovelo em flexão. Medidas repetidas são realizadas e têm sua média calculada em cada uma das cinco posições do instrumento. O significado das leituras, e da troca rápida, em revelar o simulador já foi detalhado (pág. 149). Qualquer redução significativa quando comparada com a mão oposta, se sentida como uma leitura honesta, é indicativo de patologia do punho, contanto que todas as outras possíveis causas de fraqueza tenham sido eliminadas. Da mesma forma, e talvez de maior significado econômico, uma força de preensão igual à da outra mão carrega uma probabilidade alta de que não haja nenhuma lesão significativa[273]. Se as radiografias padrão (veja abaixo) são normais e o paciente está contente e já foi tranquilizado, um programa envolvendo: (i) nenhum estudo adicional; (ii) um programa de terapia inclusive aumento da carga de trabalho; e (iii) exame completo em 6 semanas pode resultar em um paciente assintomático, que levou a mínimas despesas. Se os problemas persistirem 6 semanas depois, um exame mais detalhado é procurado então.

Anestesia Local

Se um local de sensibilidade precisa foi encontrado durante o exame, e pode com precisão e sem exceção ser reproduzido, e se a força de preensão é igual e o exame radiográfico normal, a infiltração do ponto com anestesia local contendo adrenalina (epinefrina), misturado com um esteróide solúvel, deve ser executado e o exame repetido. Quaisquer locais novos de sensibilidade reproduzível que surgem devem ser infiltrados semelhantemente. Se, através de tal infiltração, toda a dor e sensibilidade são eliminadas, então novamente, depois da inspeção de radiografias padrão normais, nada deve ser feito posteriormente. O local exato da injeção no carpo, não na pele, deve ser conhecido e notado pelo examinador, e o paciente deve ser encorajado a exercitar-se suavemente, devendo ser visto novamente em 2 semanas. O propósito da inclusão de esteróide no injetado é que, se o problema é inflamação local e a eliminação de dor pela anestesia local indica que o ponto correto foi injetado, pode ser que nenhum tratamento adicional seja necessário.

Investigação

Incidências padrão póstero-anteriores e laterais (descritas por completo na pág. 76) devem ser solicitadas, tomando cuidado para que o membro seja posicionado corretamente[274].

Cada osso do carpo deve ser examinado por sua vez para evidência de patologia, na forma de fraturas, cistos, e deve

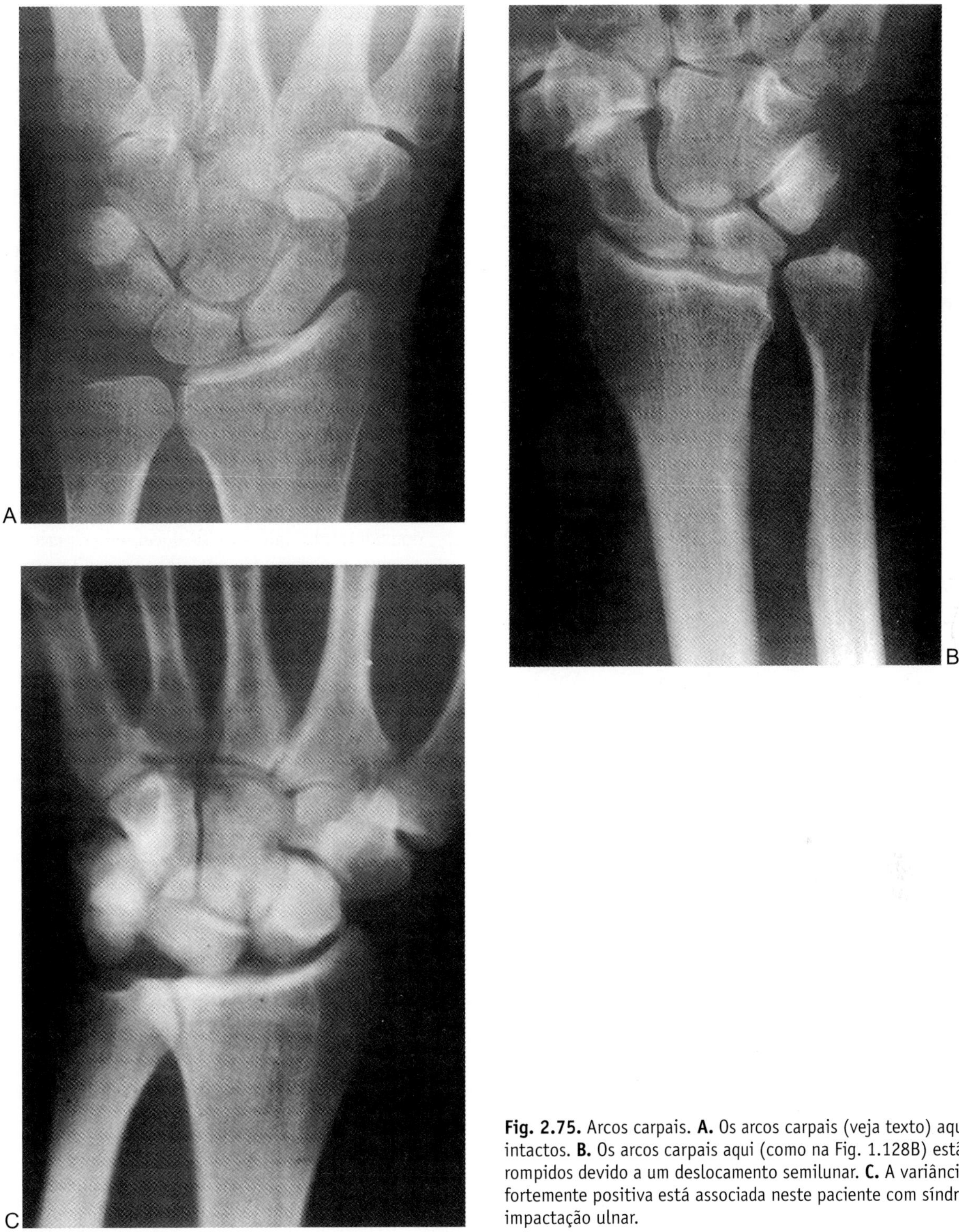

Fig. 2.75. Arcos carpais. A. Os arcos carpais (veja texto) aqui estão intactos. B. Os arcos carpais aqui (como na Fig. 1.128B) estão rompidos devido a um deslocamento semilunar. C. A variância ulnar fortemente positiva está associada neste paciente com síndrome de impactação ulnar.

ser aumentada a radiopacidade, possivelmente indicativa de necrose avascular.

Na *incidência póstero-anterior* (Fig. 2.75), quatro características devem ser examinadas:

1. Os *arcos carpais* – uma fratura em qualquer dos três sugerem rompimento ligamentar.
2. A *largura e colinearidade dos espaços articulares intercarpais*.
3. A *forma dos ossos do carpo* individuais.
4. *Discrepância de ulnar* que é a relação do esboço distal da cabeça ulnar para aquela da superfície articular do rádio; isto pode ser medido de três modos diferentes, com confiabilidade igual[275]. A técnica de *perpendiculares* exige que o examinador trace, perpendicular ao eixo do rádio, uma linha que atravessa a junção das superfícies articulares distais e a incisura sigmóide do rádio – a variância é *nega-*

tiva se a cabeça ulnar não alcança aquela linha, *positiva* se projeta além dela, e *neutra* se está localizada na linha exata.

Variância ulnar positiva (Fig. 2.75C) está associada com um CTFC[276] *mais fino* e com uma incidência mais alta de distúrbios de coluna ulnar, especialmente *síndrome de impactação ulnar* (pág. 209). A variância ulnar negativa acompanha uma incidência mais alta da *doença de Kienbock* e possivelmente também patologia de coluna radial, especialmente *dissociação escafo-semilunar*[277].

A *incidência lateral* (Fig. 2.76) deve ser exposta e examinada como descrito no Capítulo 1 e reimpresso aqui por conveniência:

A *incidência lateral* deve ser feita com o rádio na mesma linha do terceiro metacarpiano. Isto pode ser melhor obtido dando ao paciente um pedaço plano de plástico ou madeira, vários dos quais são mantidos à mão, e orientando ao paciente que insista que isto seja posto firmemente ao longo da parte de trás do punho enquanto a incidência é realizada. Uma boa lateral é assegurada mais adiante tendo o punho e o ombro no mesmo nível no momento da exposição. Se uma lateral verdadeira foi ou não obtida é determinado vendo se o tubérculo de escafóide, e apenas seu tubérculo, protrai anterior ao contorno do pisiforme. Estudando a incidência lateral, o contorno semilunar representa a fileira carpal proximal, o capitato a distal. Novamente, como na incidência ântero-posterior, devem ser observadas quatro características:

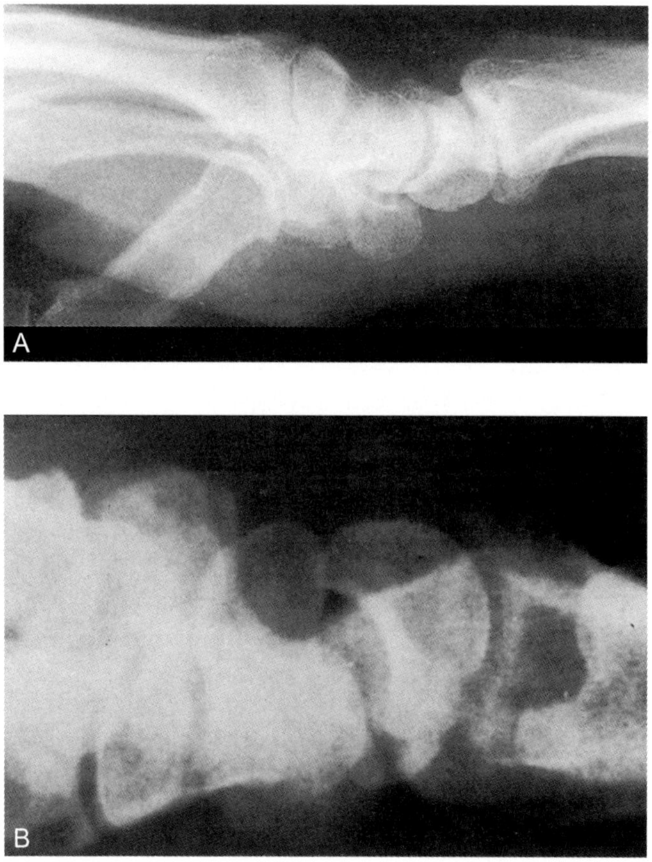

Fig. 2.76. Lateral verdadeira do punho. **A.** A lateral verdadeira só pode ser interpretada se, como aqui, o terceiro metacarpiano está em linha reta com a superfície dorsal do rádio. A inclinação palmar normal da superfície articular de um rádio de 10° é visto aqui juntamente com a colinearidade do rádio, semilunar, e capitato, e o ângulo escafo-semilunar normal. Este normalmente deve estar localizado entre 30° e 60° e é em média 47°. **B.** Por outro lado, aqui a colinearidade do rádio, semilunar e capitato foi perdida. O semilunar é dorsifletido e o capitato é subluxado. O escafóide está localizado perpendicular ao eixo do rádio, criando um ângulo escafo- semilunar de cerca de 120°.

1. *O ângulo do rádio distal*; a inclinação palmar normal de 10-15° pode ser invertida, normalmente depois de uma fratura de Colles (veja Fig. 2.78A).
2. A *colinearidade* do rádio, semilunar e capitato. Os eixos do capitato e o rádio são facilmente traçados; a do semilunar é uma linha perpendicular a uma linha traçada entre seus pólos dorsais e ventrais. No deslocamento semilunar[278], o capitato permanece centrado sobre o rádio, considerando que em deslocamento peri-semilunar, o semilunar permanece em linha, e o capitato é deslocado.
3. O *ângulo do semilunar* em relação ao eixo do rádio; seu eixo pode apontar dorsalmente em cujo caso é dorsifletido, e vice-versa. Deve ser recordado que a dorsiflexão espúria do semilunar pode ser produzida por desvio ulnar, enquanto a flexão palmar é produzida por desvio radial – daí a necessidade de posicionamento neutro cuidadoso.
4. O *ângulo escafo-semilunar* deve ser medido: uma grande aproximação com o eixo do escafóide pode ser obtida desenhando uma linha através do contorno próximo-anterior dos pólos proximal e distal. O ângulo medido é aquele criado pelos *dois eixos estendidos distalmente*. O ângulo normal tem em média 47°, com uma amplitude normal de 30 a 60°[279]. Embora ao usar um goniômetro padrão isto possa parecer ser uma medida inexata, ela mostrou ser reproduzível dentro de 7,4°[280].

Em uma incidência póstero-anterior centrada padrão na articulação carpometacarpiana e incluindo o comprimento total do metacarpo, a *altura carpal* deve ser calculada medindo a distância da base do terceiro metacarpiano à superfície articular radial distal. A *relação de altura carpal* é aquela medida dividida pelo comprimento do terceiro metacarpiano. Em mãos normais este é um número muito constante de 0,54 ± 0,03[281]. A redução nesta relação é evidência de *colapso carpal*.

Se nenhuma patologia é encontrada, devem ser solicitadas incidências adicionais:

1, 2. Póstero-anterior em *desvios radial e ulnar* (Fig. 2.77). A primeira enfatizará qualquer tendência de instabilidade escafo-semilunar (IES), a última revelará melhor uma fratura de escafóide oculta.

3, 4. Póstero-anterior e lateral com um *punho cerrado*. A primeira pode dirigir o capitato entre o escafóide e semilunar em IES, a última pode revelar um padrão de

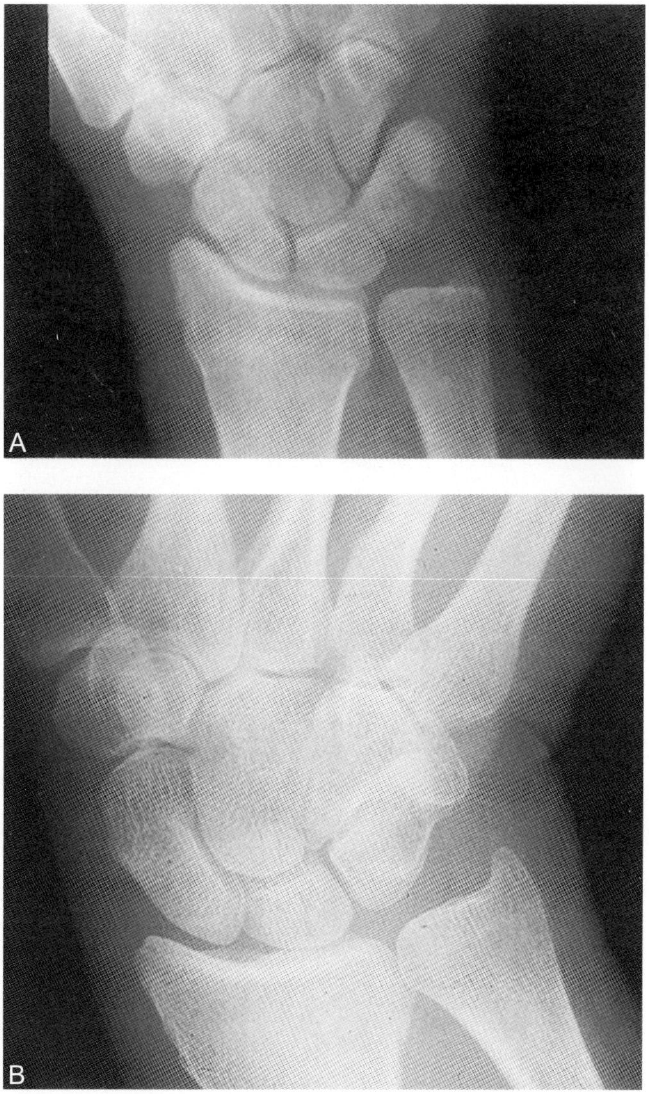

Fig. 2.77 A. Desvio radial. Isto faz o escafóide fletir e provavelmente revela a dissociação escafo-semilunar. Note o espaço articular claro entre o hamato e piramidal. **B.** Desvio ulnar. Isto faz o escafóide estender e é uma boa incidência para visualizar uma fratura do escafóide (veja Fig. 1.130A). Além disso, pode-se ver a sobreposição do hamato e do piramidal. Este contato trava a articulação helicoidal entre estes ossos e produz dorsiflexão da fileira proximal, comprovada pela sobreposição do semilunar e do capitato (veja págs. 14 e 70).

colapso do carpo, má união freqüentemente encontrada após uma fratura de Colles[282] (Fig. 2.78).

5, 6. Incidências laterais em *extensão e flexão*, especialmente na presença de limitação destes movimentos, revelarão o movimento relativo que acontece nas articulações radiocarpal e médio-carpais (Fig. 2.78B, C).

Cistos dentro de qualquer osso do carpo podem ser vistos em uma radiografia. Eles só são a causa de dor se tiverem *margens escleróticas* ou *se comunicam* com o espaço articular (pág. 387).

Se nesta fase não foi feito um diagnóstico, pode ser concluído seguramente que o paciente tem *dor no punho de origem obscura!*

Estudos Especiais

Qualquer um dos estudos seguintes pode ser indicado e demonstrou ser de valor na avaliação adicional da dor no punho obscura:

Imagem com Radionuclídeo (cintilografia óssea)[283-285]. A imagem com radionuclídeo é de valor particular na localização de um processo de doença no punho quando este é pobremente definido (Fig. 2.79). A imagem é 95% precisa[286] na demonstração de fraturas ou lacerações ligamentares completas e 96% precisa na leitura negativa, ou seja, dando uma varredura fria quando nenhuma patologia pode ser demonstrada por qualquer outra técnica. As cintilografias ósseas dão leituras falsonegativas em lacerações ligamentares parciais.

Cinerradiografia (fluoroscopia). A cinerradiografia deve ser feita na presença do cirurgião de mão para assegurar que a manobra correta é executada. O estudo é especialmente útil quando um estalido pode ser reproduzido confiavelmente ao exame, porque isto pode demonstrar uma instabilidade dinâmica[287], ou seja, que acontece apenas com o movimento; pode, com benefício, ser feita juntamente com a artrografia[288].

Artrografia[289,290]. A artrografia é talvez mais bem executada pelo cirurgião de mão, e certamente na presença dele. Se isso não é possível, devem ser gravadas as imagens para que ele as estude. A artrografia é muito valiosa para delinear lacerações que são freqüentemente parciais e portanto 'frias' na cintilografia óssea. Também é valiosa para visualizar o ligamento escafo-semilunar, o ligamento semilunar-piramidal e o CTFC[291], sendo que este último tem uma complexa anatomia artrográfica[292,293]. Injeções triplas – articulações radiocarpal, médio-carpal e radioulnar inferior – foram recomendadas para rendimento máximo[294]; o autor acredita que estas dão muito mais desconforto pós-estudo e então as reserva para casos em que a injeção radiocarpal única foi negativa. Técnicas de subtração digitais foram consideradas por alguns como facilitadoras da interpretação[295]. O autor acredita que a distração durante a artrografia pode oferecer alguma avaliação da espessura da cartilagem (embora apenas no único plano visto). É representada pela linha escura entre osso e contraste (Fig. 2.80).

Politomografia (triespiral[296] *ou elipsóide)* (Fig. 2.81). A politomografia oferece a oportunidade para estudar os ossos do carpo em maior detalhe. Pode render evidência de fraturas ocultas e lesões erosivas. É de valor na avaliação da união de fraturas e artrodeses intercarpais. O plano – sagital, coronal, ou transversal – deve ser indicado pelo cirurgião. Em um exemplo de outro local, apenas as tomografias sagitais dão uma visão útil da má união falangiana proximal (veja Fig. 2.39A). Seu uso juntamente com artrografia pode render evi-

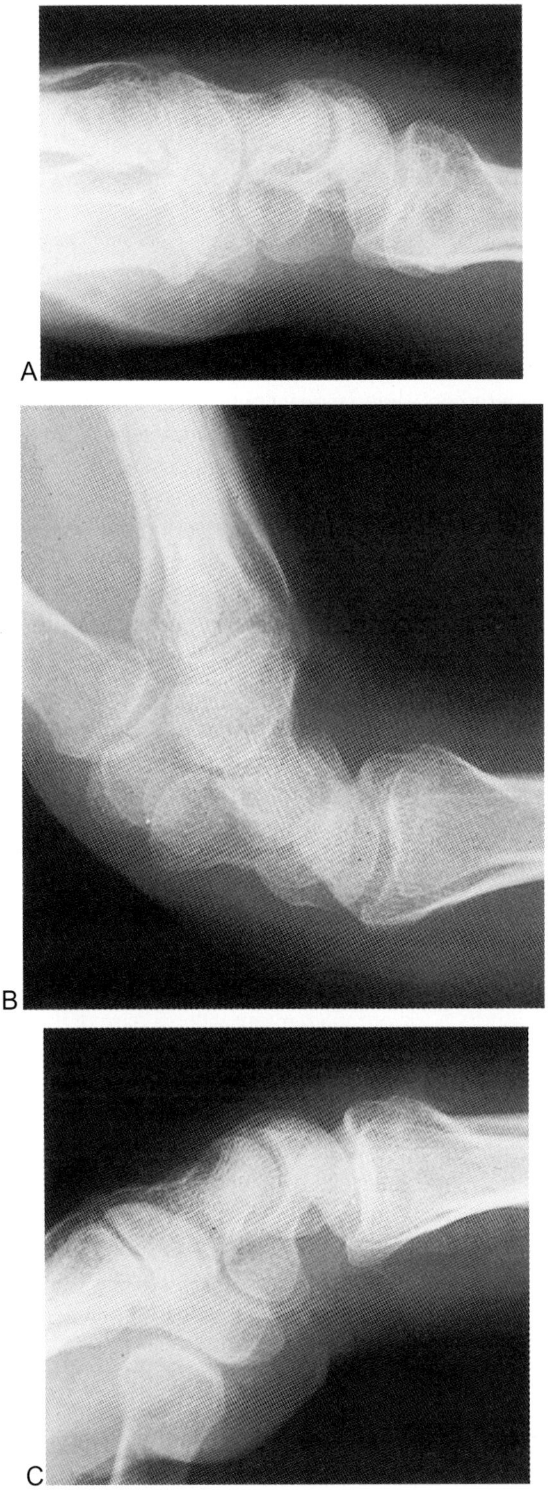

Fig. 2.78 **A.** Esta incidência lateral mostra a reversão da inclinação palmar do rádio associada a uma fratura de Colles, juntamente com o padrão não-dissociativo de instabilidade carpal (CIND) característica desta deformidade pós-Colles. **B.** Demonstra boa dorsiflexão no mesmo paciente, com grande parte do movimento acontecendo na articulação médio-carpal. **C.** Demonstra flexão palmar pobre com, novamente, grande parte do movimento acontecendo na articulação médio-carpal – embora aqui haja um pouco mais atividade radiocarpal que em dorsiflexão.

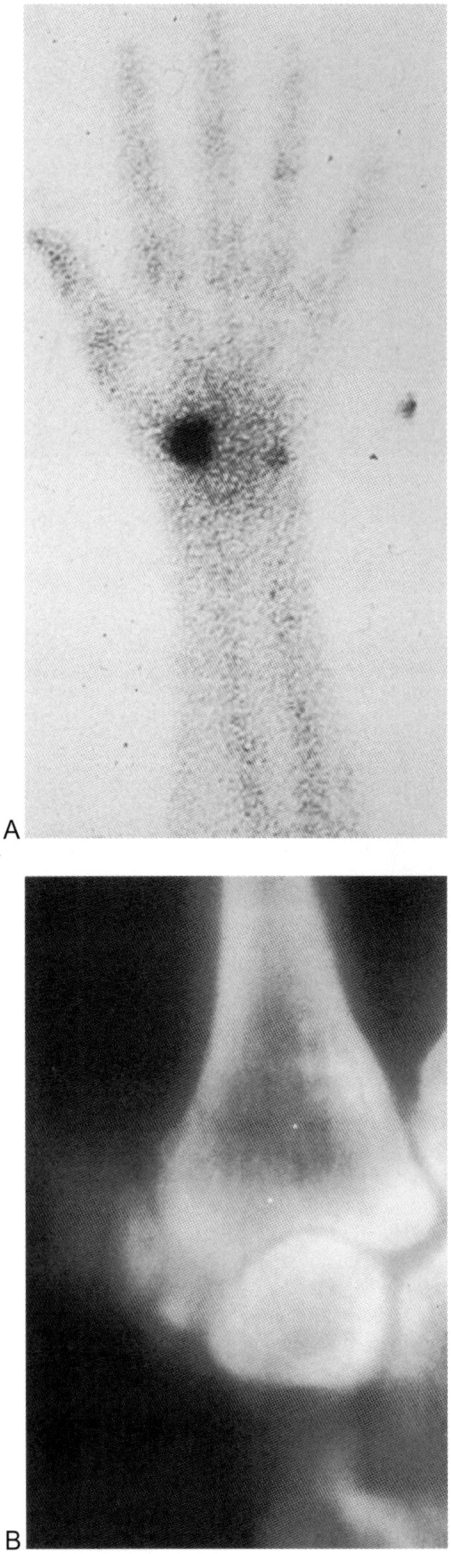

Fig. 2.79 **A.** A cintilografia óssea deste paciente que tinha dor no punho obscura revelou captação significativa na região da articulação basal do metacarpiano do indicador. **B.** A politomografia subseqüente revelou uma fratura oculta do bico radial da base do segundo metacarpiano.

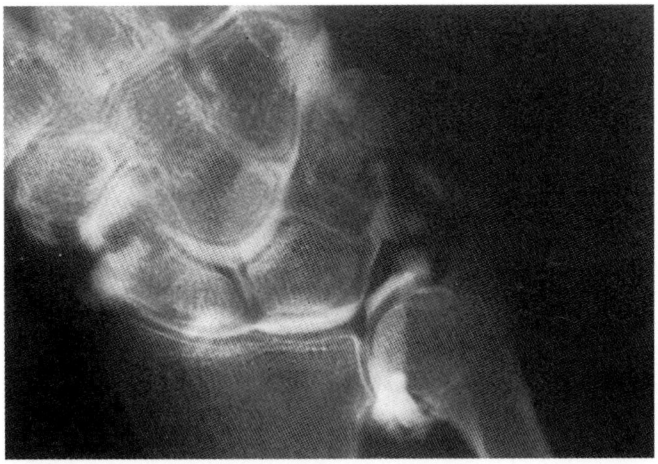

Fig. 2.80 Um artrograma triplo foi executado. Distração é aplicada, e a linha escura entre o contraste e o osso subcondral é exibida claramente. Esta linha representa a cartilagem articular.

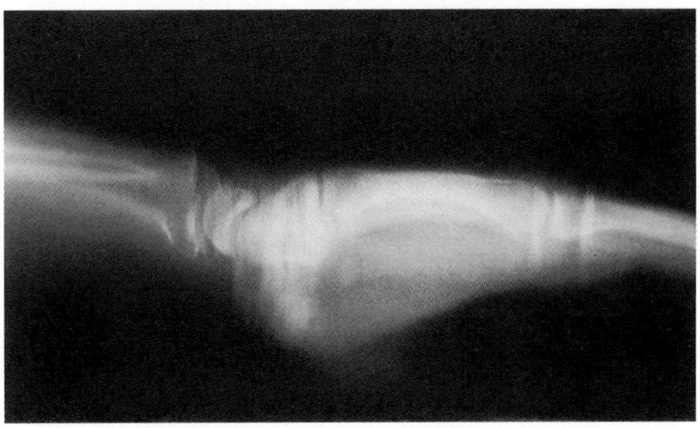

Fig. 2.81. Politomografia lateral. Em outro caso de dor no punho obscura, foi executada politomografia lateral e esta revelou um padrão de instabilidade médio-carpal como o único achado positivo.

dências em relação a lacerações não ligamentares de outro modo não disponíveis[297].

Tomografia computadorizada (TC). A tomografia computadorizada dá informações um pouco mais refinadas que as obteníveis com a politomografia (Fig. 2.82). É particularmente valiosa na avaliação da articulação radioulnar distal[298,299] (Fig. 2.83). Incidências em neutro, pronação e supinação demonstrarão subluxação com mais certeza que a radiografia lateral mais bem posicionada. Se a falta de um espaço articular indica ou não perda de cartilagem, como suspeita o autor, não foi contudo confirmado. Imagens tridimensionais podem ser construídas [300,301] mas elas não têm nenhuma aplicação clínica nesta fase.

Artroscopia[302-310] (Fig. 2.84). A artroscopia é o único método de averiguar a presença da lesão na superfície cartilaginosa, mas mal executada ela pode produzi-la. Deve ser executada então apenas depois de treinamento completo no modelo cadavérico e prática clínica naqueles programados para artrodese do punho. Mesmo então, deve ser reservado (na opinião daqueles mais experientes[311]) para pacientes ainda sem diagnóstico 3 meses depois do começo da dor no punho. Com o uso aumentado da artroscopia, o autor ficou impressionado, a freqüência com ela mostra mais de um processo patológico, melhorando assim a qualidade de atendimento. Combinada com a manipulação do punho pode demonstrar instabilidade carpal não dissociativa[312].

Angiografia digital[313]. A angiografia digital pode ser necessária para mostrar tumores ósseos no carpo, dos quais a dor no punho é ocasionalmente o único sintoma.

Ressonância magnética (RM) (Fig. 2.85). A RM oferece um grande potencial para a avaliação dos pacientes com dor no punho[314]. A RM oferece várias vantagens na imagem do punho[315].

- a capacidade de estudar anatomia do punho em múltiplas posições e planos;
- visualização clara de tecidos moles, inclusive ligamento, nervo e tendão;
- sensibilidade alta na detecção de fraturas ocultas e tumores;
- inspeção da cartilagem articular.

No últimos 10 anos, a RM tem se tornado cada vez mais importante no manejo de problemas do punho, assim como a artroscopia. A RM de alta resolução está agora tornando-se disponível e pode substituir bem a RM convencional no futuro[316-322].

A imagem de transmissão de ultra-som[323-325] também pode provar fazer parte da nova onda.

Indicações para Exames de Imagem

É evidente que o armamentário disponível é rico e caro. Também é importante reconhecer que a cirurgia baseada apenas em uma observação pode ser completamente errônea[295]. Uma história e exame completos permanece a base sobre a qual um programa diagnóstico é construído. Um estalido extraído ao exame pode ser esclarecido através da cinerradiografia apenas, enquanto que o deslocamento da articulação radioulnar distal pode ser diagnosticada por uma única varredura de TC. Realmente em pacientes em que não há nenhuma pista, um algoritmo de diagnóstico pode ajudar a chegar a uma conclusão válida e limitar custos selecionando a investigação apropriada (veja a seguir). Porém, a maioria dos estudos e revisões sugere que uma história e exame do punho completos e radiografias simples devem ainda ser a primeira linha de investigação, porque eles permanecem baratos e fáceis de obter[326-330]. Ainda não há nenhum consenso na ordem de preferência para exames de imagem do punho de segunda linha entre as opções listadas anteriormente.

Como descrito anteriormente, uma história e exame completos (suplementados pelas investigações apropriadas) serão suficientes para identificar a causa da maioria dos punhos dolorosos. Porém, um grupo pequeno de pacientes com *dor no punho obscura* pode continuar sem diagnóstico. Neste

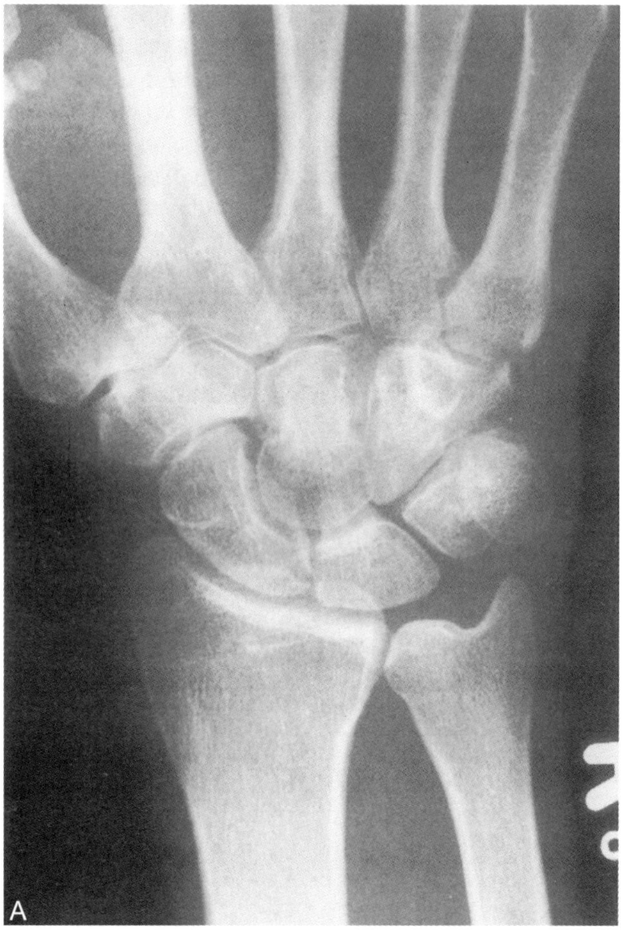

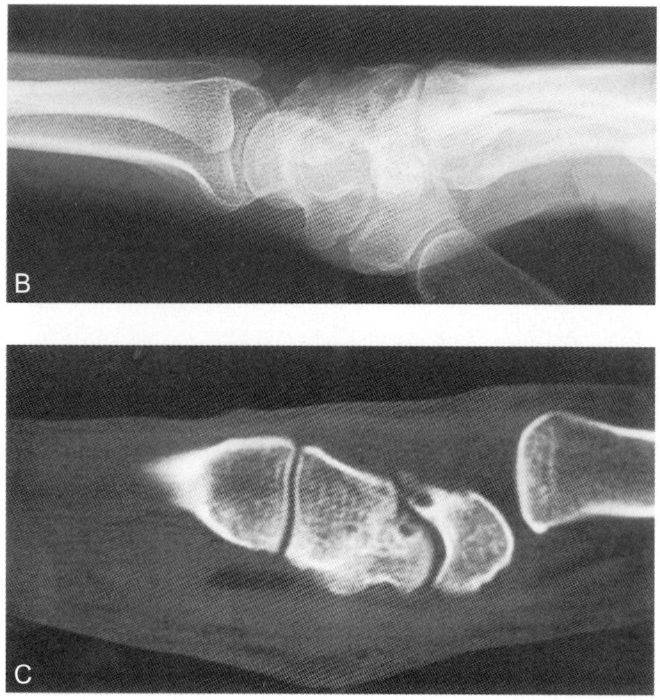

Fig. 2.82. TC lateral. **A, B.** Incidências padrão do punho sugeriram (particularmente a lateral) que havia problemas significativos na região médio-carpal deste paciente que, aproximadamente, um ano depois de uma queda de certa altura tinha sido classificado como um simulador. **C.** CT Lateral mostrou claramente uma má união do capitato com interferência significativa na função da articulação médio-carpal.

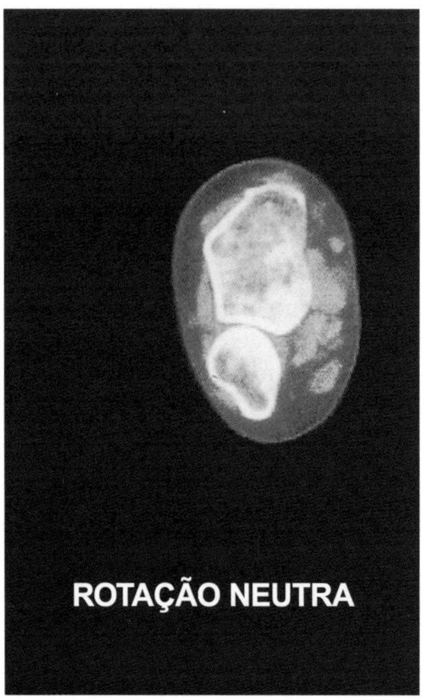

Fig. 2.83. Tomografia computadorizada é o único modo satisfatório de estudar o articulação radioulnar inferior.

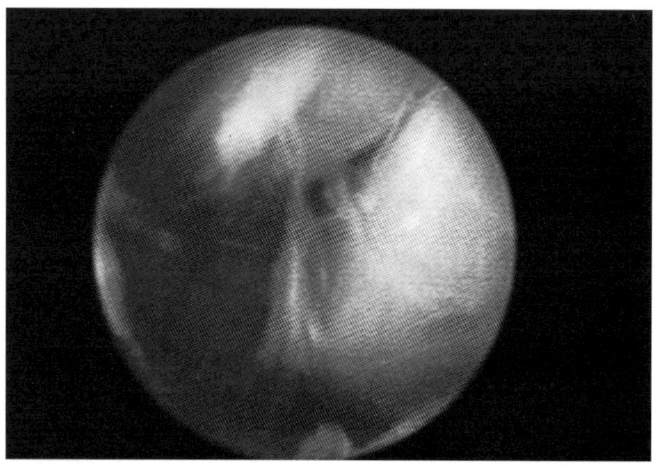

Fig. 2.84. Artroscopia. Esta revela uma laceração escafo-semilunar total. O semilunar está no lado direito do campo, e o pólo proximal do escafóide, que é dorsalmente subluxado e então cria um 'degrau', está no topo do campo. Entre 9 e 10 horas, é vista uma sombra branca que é a borda de um defeito significativo na cartilagem articular. Por causa deste desgaste que só poderia ter sido descoberto satisfatoriamente através de artroscopia, uma estabilização da subluxação deste escafóide foi julgada ser um procedimento inadequado.

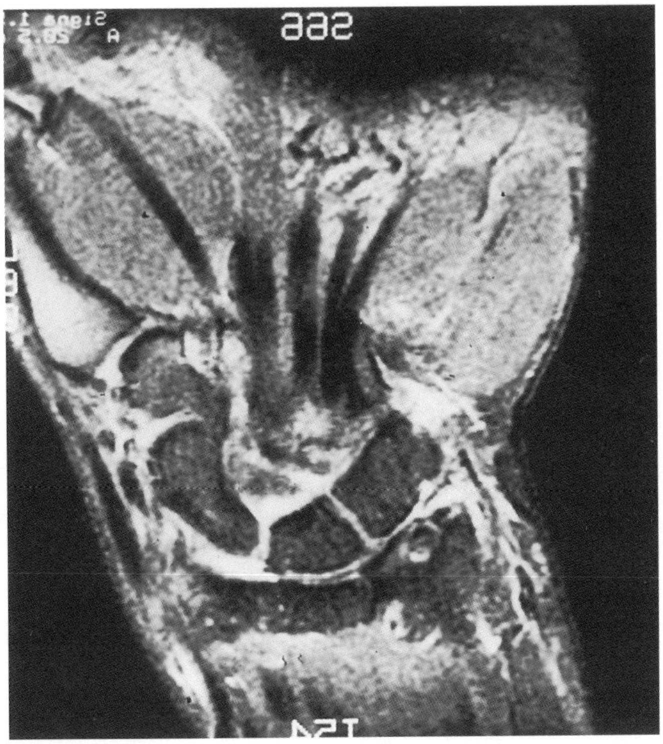

Fig. 2.85. Ressonância magnética. A diferença no alinhamento e no espaço articular intercarpal é visto entre a articulação semilunar-piramidal e a articulação escafo-semilunar. O paciente teve uma laceração parcial do ligamento escafo-semilunar que causava dor, mas nenhuma instabilidade.

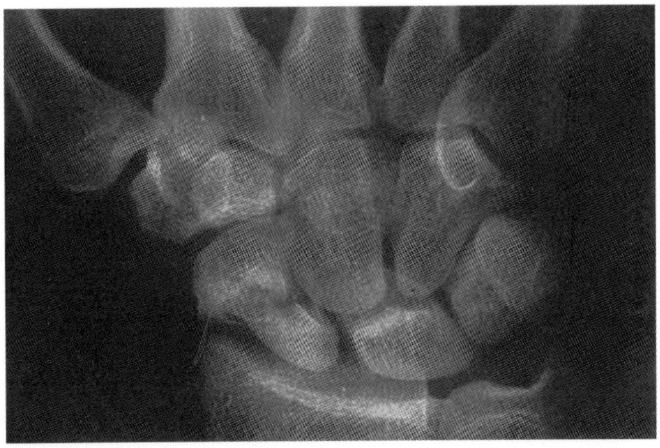

Fig. 2.86. Necrose avascular provável do pólo proximal do escafóide em uma não-união. Além disso, há mais de 1 mm de troca entre os dois fragmentos do escafóide, e os arcos carpais são rompidos pelo semilunar que é dorsifletido.

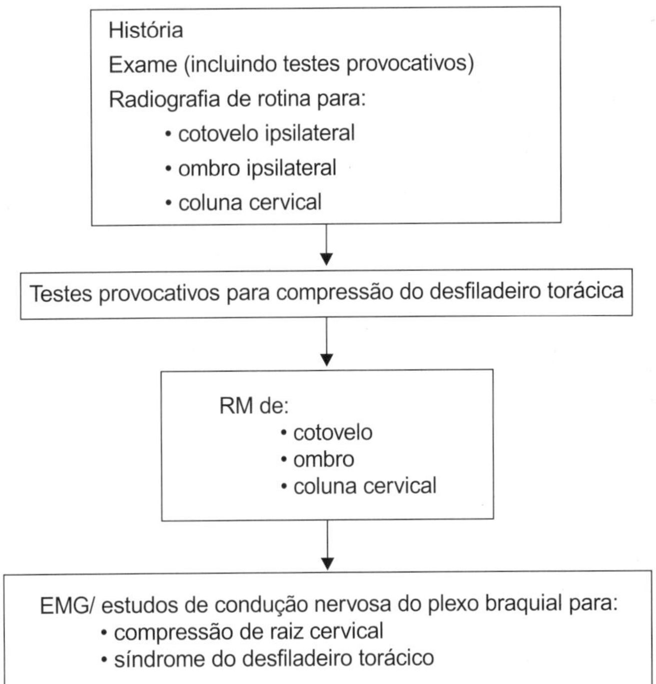

Fig. 2.V. Este algoritmo pode ser útil para fazer o diagnóstico de pacientes com dor no punho obscura que é devido à dor referida proximal de patologia para o punho.

grupo de pacientes é útil na formação de opinião saber se a dor é:

- referida;
- extra-articular;
- intra-articular.

Dependendo da origem suspeitada da dor no punho, Figs. 2.V-2.VII podem ser úteis para estabelecer um diagnóstico.

Não-União

Embora outros ossos do carpo possam ser o local de não-união, notavelmente o capitato[331,332], a incidência é minúscula quando comparada à do escafóide[333]. Todos os três fatores previamente citados como causadores de não-união (pág. 171) – *avascularidade dos fragmentos, separação da extremidade óssea e movimento impróprio no local de fratura* – desempenham um forte papel na alta incidência de não-união do escafóide. A avascularidade do pólo proximal (Fig. 2.86) é o resultado da entrada exclusivamente distal da irrigação sangüínea[334]. A separação dos fragmentos mais provavelmente acontece quando a fratura aparentemente isolada na realidade representa a única lesão óssea em uma fratura de deslocamento maior do carpo (págs. 75 e 81). O movimento entre os fragmentos é uma conseqüência da formação de uma linha de fratura na extensão natural da articulação médio-carpal (Fig. 2.87). Estudos cadavéricos mostraram como isto acontece com o movimento diminuído da fileira proximal e movimento aumentado da distal[335]. O mesmo estudo mostrou que a fileira proximal tende a se tornar mais estendida (*instabilidade de segmento intercalado dorsal* – ISID) e a distal mais fletida. O efeito é produzir um escafóide mais fletido (a *deformidade em giba*) que pode ser detectado em incidências laterais do punho, mas é mais bem visualizado em tomografias[336] ou TCs[337] no eixo do osso. Até mesmo se o escafóide cicatrizar nesta posição, há uma perda de extensão do punho proporcional à flexão de

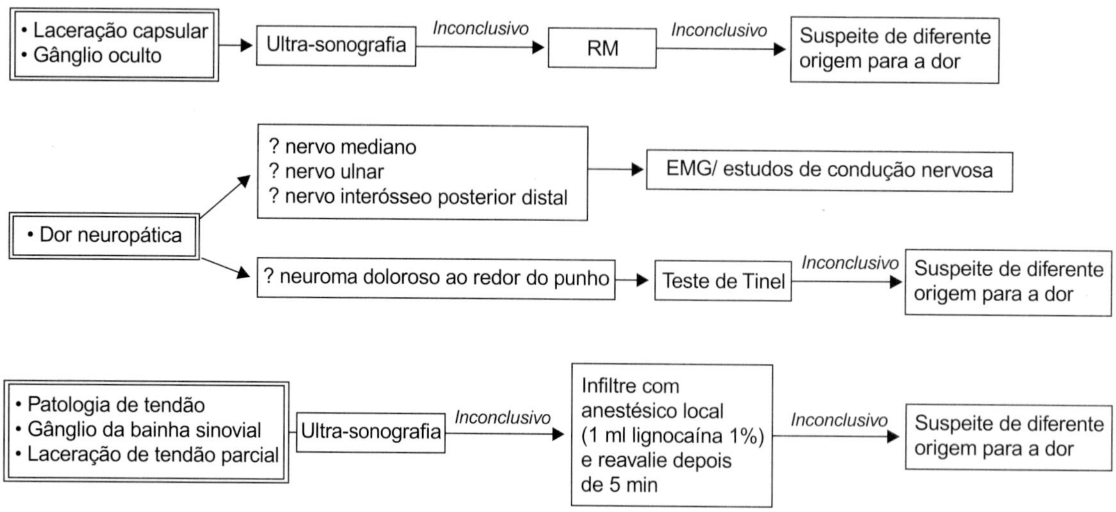

Fig. 2.VI. Este algoritmo pode ser útil para fazer o diagnóstico em pacientes com dor no punho obscura resultante de patologia que surge adjacente à articulação do punho.

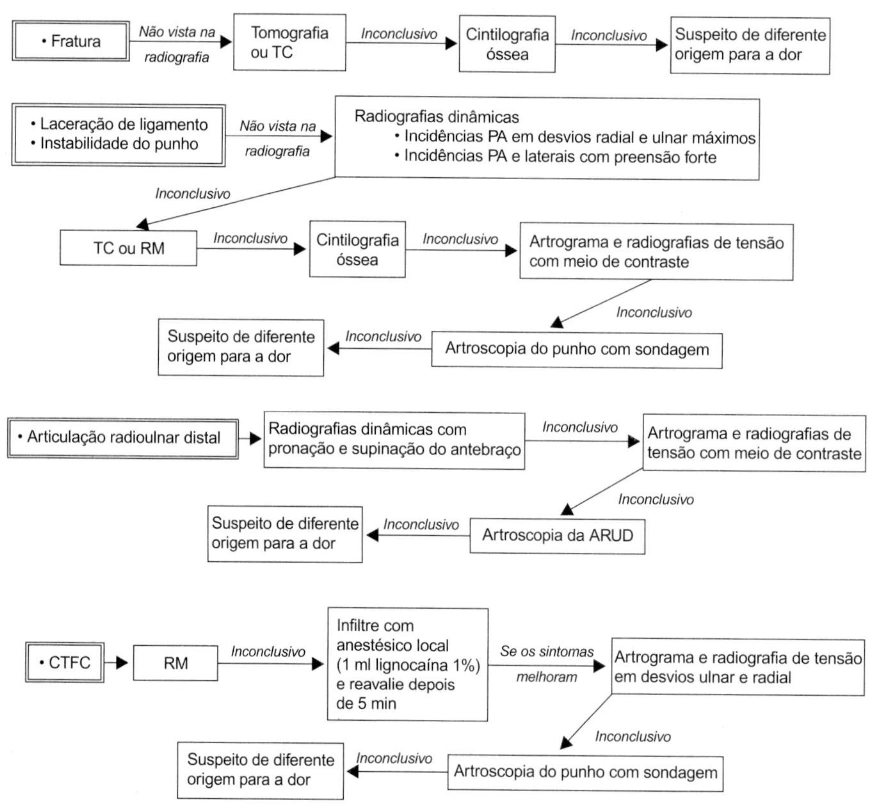

Fig. 2.VII. Este algoritmo pode ser útil para fazer o diagnóstico em pacientes com dor no punho obscura resultante de patologia que surge dentro da articulação do punho. ARUD, Articulação radioulnar distal; CTFC, complexo triangular fibrocartilaginoso.

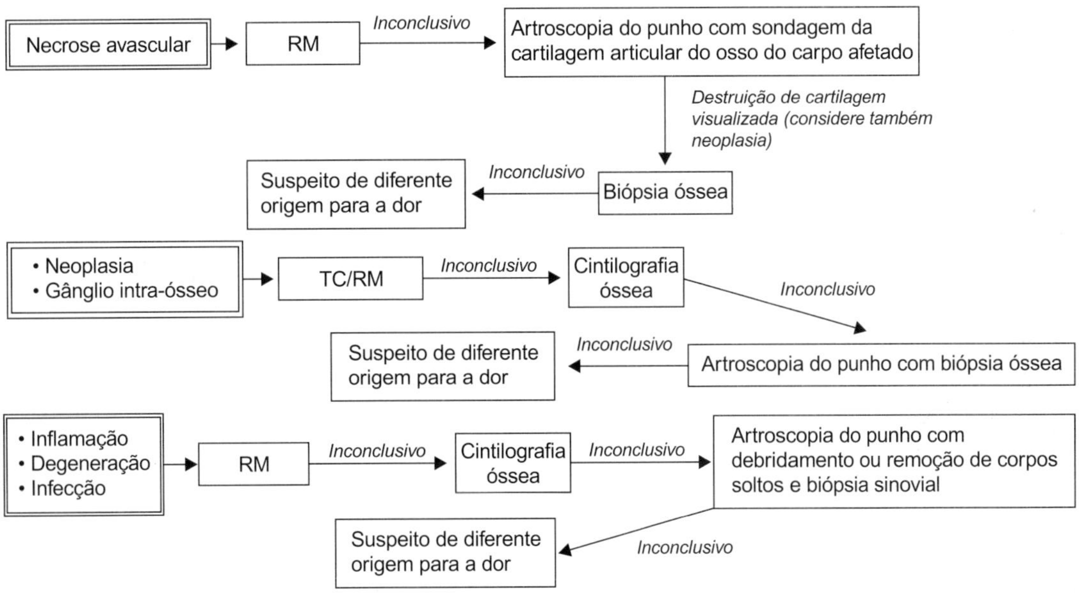

Fig. 2.VII. *(Continuação)*.

escafóide[338] e um resultado clínico[339] significativamente mais pobre. Se a não-união persistir, artrite acontece na maioria e em uma seqüência definida:

- escafóide e estilóide radial;
- articulação radioescafóide até a linha de fratura;
- articulação capito-semilunar.

Isto foi chamado *colapso escafo-semilunar avançado* ou punho *CESA*[340,341] (Fig. 2.88).

Indicações

Sem necrose avascular, sem artrite. É evidente que a não-união de escafóide, na verdade má união do escafóide, deve ser evitada. Se não há nenhuma evidência de troca de um ou outro dos fragmentos de mais de 1 mm, e não há nenhuma deformidade de ISID na incidência lateral, então imobilização está indicada (pág. 81). Em todas as outras circunstâncias são

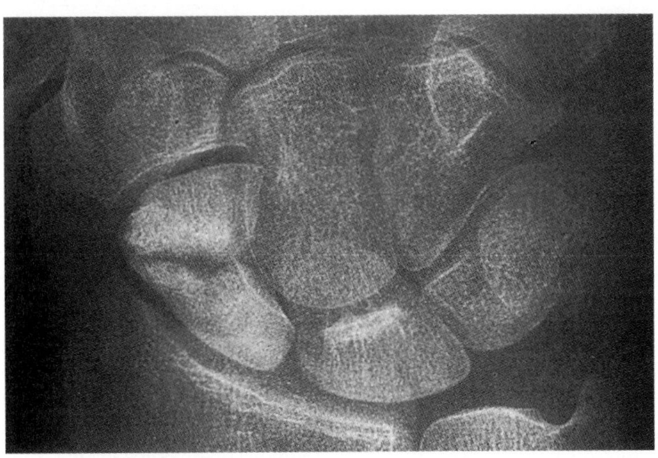

Fig. 2.87. Não-união do escafóide. A esclerose entre os fragmentos indica que a não-união está estabelecida. O contorno anormal do semilunar comprova o padrão DISI estabelecido.

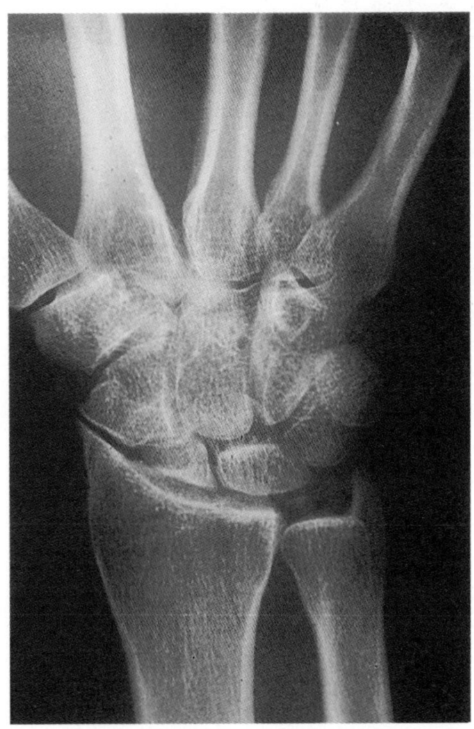

Fig. 2.88. Punho CESA. Em uma não-união de escafóide estabelecida com um padrão de colapso dorsal da fileira proximal, a artrite começou entre o estilóide radial e o escafóide distal. Digna de nota é a ausência de artrite entre o pólo proximal e o restante da fossa escafóide. O colapso entre o capitato e o semilunar pressagia o desenvolvimento de artrite nessa articulação.

requeridos passos mais ativos, mas qual? Procedimentos indicados incluem:

- excitação elétrica[342];
- fixação percutânea[343];
- fixação com parafuso, incluindo o projetado por Herbert[344-348];
- enxerto de osso apenas pelas abordagens[349] dorsal e palmar de fontes incluindo o rádio, ulnar e crista ilíaca[350] (Fig. 2.89);
- artroplastia[350,351] de tecidos moles[350,351];
- enxerto de osso anterior e correção da deformidade em giba com parafuso de Herbert[352,353] ou AO[354] ou fixação com grampo[355].

A preferência do autor é para a modificação da técnica de Russe descrita por Green[356] (Fig. 2.90). O enxerto cortico-esponjoso retirado do rádio, quando preso no cocho anterior criado no escafóide com o punho em dorsiflexão, corrige a deformidade em giba e fazendo assim é sujeitado a compressão. Alguma preocupação tem sido expressada de que a abordagem anterior, dividindo os ligamentos principais do punho, produza colapso carpal[357]. Deve-se tomar cuidado no reparo.

Necrose avascular, sem artrite. Como enfatizou Green[356], a necrose avascular, embora suspeitada na radiografia, só pode ser diagnosticada à cirurgia. Se em qualquer dúvida, o autor enxertaria como comentado anteriormente. Se definitivamente avascular e intratável, o pólo proximal deve ser removido. Alguns teriam inserido silicone[358] antes do reconhecimento de problemas com instabilidade, uso, e sinovite de silicone (veja em implante trapezial, Capítulo 5, pág. 384) (Fig. 2.91), outros um enxerto de tendão enrolado ou fáscia[359]. O prognóstico é reservado.

Artrite limitada ao escafóide. Se acomete apenas o estilóide, a estiloidectomia radial dará alívio de grau e duração imprevistos. Se ocorre ao longo da articulação radioescafóide, as escolhas são :

- fusão radioescafóide;
- carpectomia da fileira proximal[360-363] e;
- ressecção com artrodese capito-semilunar-hamato-piramidal (uma fusão de 'quatro-cantos') para impedir o colapso.

A denervação[364] do punho oferece alívio em dois terços dos casos, mas é mais popular a leste do Atlântico que a oeste.

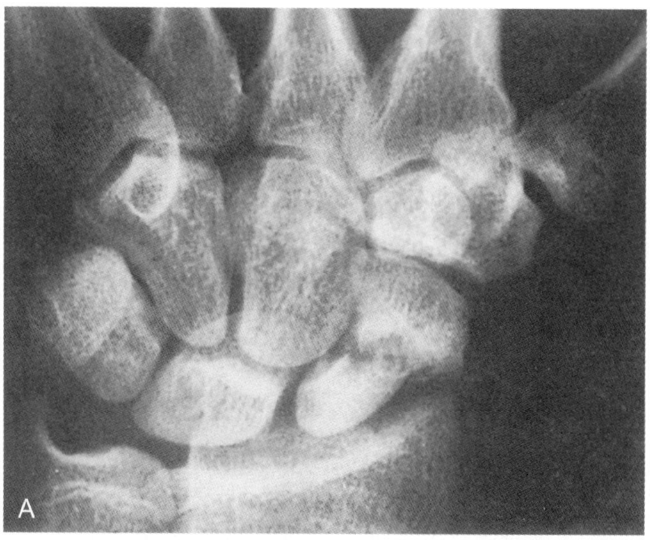

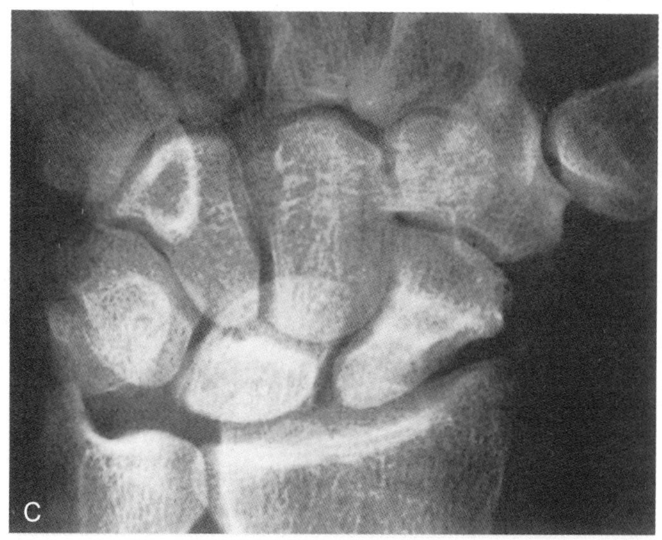

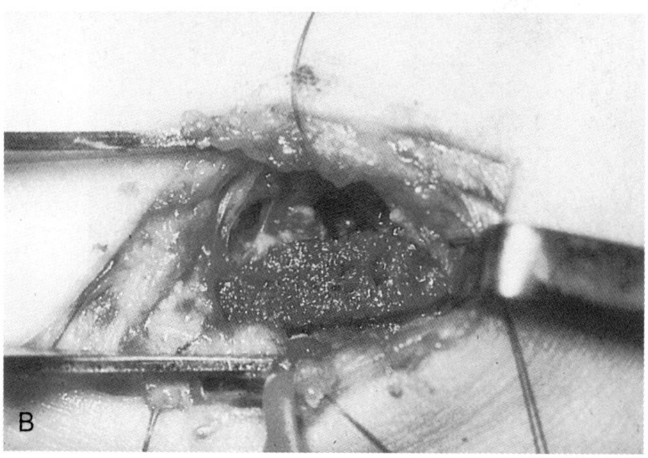

Fig. 2.89 A. Alteração cística persistente neste escafóide estava associada ao movimento evidente na cinerradiografia mas nenhuma evidência clara de necrose asséptica ou artrite. **B.** Um enxerto de osso esponjoso foi inserido resultando em **(C)** união satisfatória tardia.

Punho de CESA. Artrodese total do punho[365-369].

Veja Green D P 1998 *Operative hand surgery*, 4th edn. Churchill Livingstone, New York, págs. 809, 865.

Necrose Avascular

Embora sua ocorrência, aparentemente sem lesão anterior, tenha sido relatada no escafóide – *doença de Preiser*[370] – e no pisiforme, é sem dúvida encontrada mais comumente no semilunar, onde é chamada lunatomalacia ou *doença de Kienbock*[371-374]. Pode ser o resultado de microfraturas do semilunar prejudicando sua irrigação sangüínea. É mais comum em pacientes com *variância ulnar negativa*[375]. Há quatro fases:

I. Semilunar sensível; nenhuma alteração ao exame radiográfico rotineiro; captação aumentada à *cintilografia óssea*; intensidade de baixo sinal escura na RM ponderada em T1[376].
II. *Radiodensidade* aumentada, *mas nenhum colapso* (exceto um pouco na face radial em casos posteriores nesta fase).
III. *Colapso semilunar*, confirmado por uma *altura carpal reduzida* (pág. 196) (Fig. 2.92A).
IV. *Artrite carpal*.

Indicações

Fase

I. Imobilização.

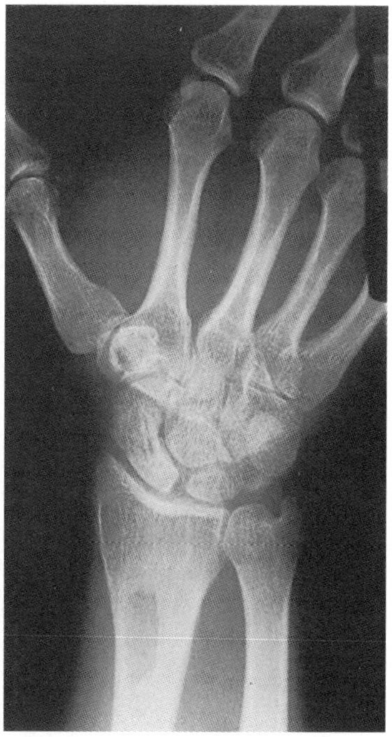

Fig. 2.90. Enxerto de osso escafóide. A cicatrização foi obtida usando enxertos ósseos cortico-esponjosos retirados do córtex anterior do rádio pela mesma incisão (veja texto).

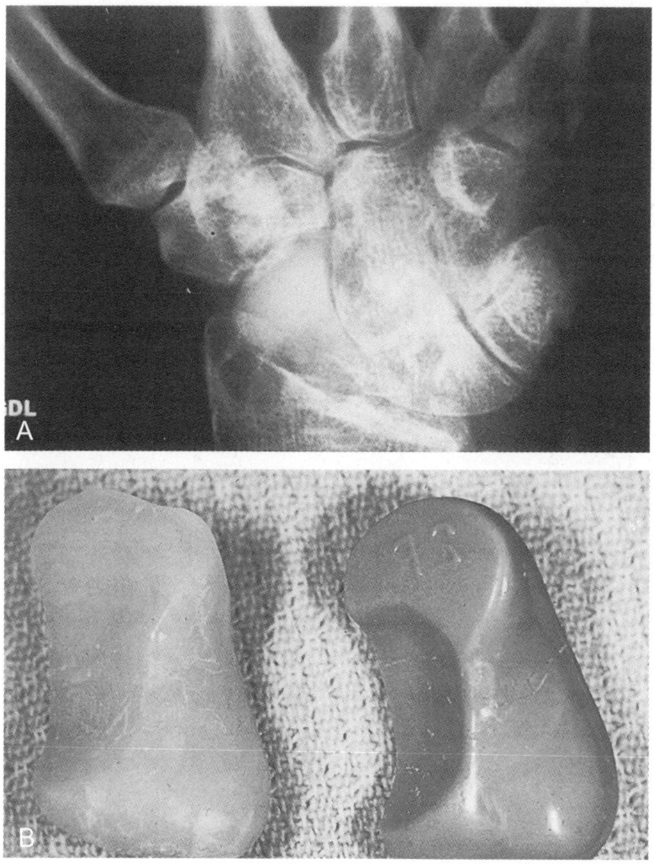

Fig. 2.91. Sinovite de silicone. **A.** Este paciente mostra subluxação do implante escafóide e também alterações císticas no rádio adjacente, semilunar, capitato, e trapezóide. Note a artrite capito-semilunar, o elemento não tratado do punho CESA. **B.** Na remoção do implante, o desgaste significativo será visto. O implante é à direita, um medidor à esquerda para propósitos comparativos.

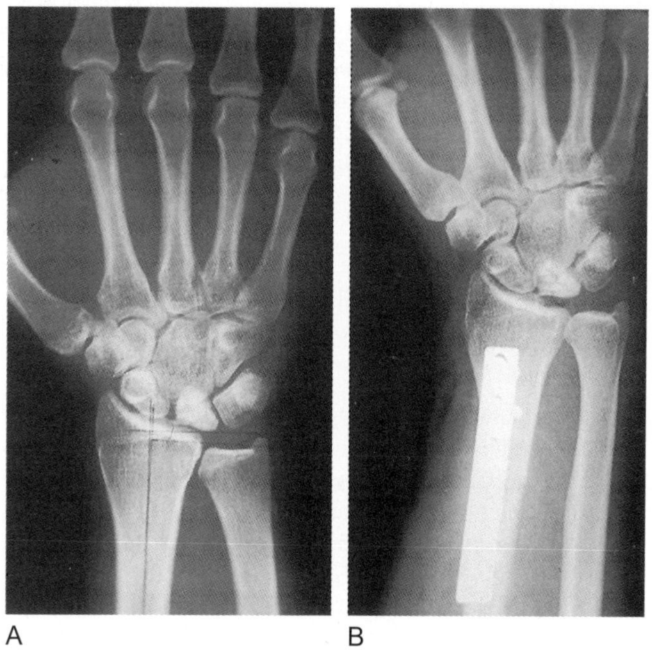

A B

Fig. 2.92. Doença de Kienbock. **A.** A doença na fase III é confirmada pela opacidade aumentada e redução no tamanho do semilunar. A altura carpal é reduzida a 0,45 (normal 0,54 +/- 0.03). A variância ulnar negativa é evidente. **B.** O semilunar foi descarregado por redução radial, o que significativamente aliviou o desconforto do paciente.

II. Vários procedimentos foram recomendados para revascularizar o semilunar ou para 'descarregá-lo', incluindo várias fusões intercarpais[377], alongamento da ulna, e encurtamento do capitato ou do rádio. Estudos mostraram[378] que cirurgias no antebraço são mais eficazes e menos prejudiciais. A redução radial de 4 mm, ou na quantidade necessária para restabelecer uma variância ulnar neutra, qualquer que seja a maior, é o procedimento mais fácil (Fig. 2.92B).
III. Redução radial ± ressecção semilunar[379]. O semilunar era a princípio substituído com um espaçador de silicone com bons resultados[380,381], mas o medo das agora bem estabelecidas complicações[382] de implantes de silicone os torna inaceitáveis. O espaço pode ser deixado, ou preenchido com tendão. A migração proximal do capitato pode acontecer e foram descritos procedimentos para impedir isto, mas sem vantagem comprovada.
IV. Carpectomia da fileira proximal ou fusão do punho.

Veja Green D P 1998 *Operative hand surgery*, 4th edn. Churchill Livingstone, New York, pág. 837.

Instabilidade

Os distúrbios de instabilidade do punho[383,384] são resultantes de laceração ou estiramento dos ligamentos do carpo (pág. 74). Lacerações completas resultam em intervalos que podem ser vistos em radiografias de rotina, e podem portanto ser chamadas *estáticas*. O estiramento é mais sutil, causando problemas que não são vistos em filmes padrão, mas são produzidos com movimento e carga do punho. Estes podem ser chamados *dinâmicos*. A instabilidade escafo-semilunar é a mais comum do grupo estático, e a instabilidade ulnar médio-carpal do grupo dinâmico. Uma classificação adicional[385] divide a instabilidade entre ossos da mesma fileira (normalmente a proximal) – *instabilidade carpal dissociada* (ICD) – daquelas das articulações radiocarpal e médio-carpais que estão localizadas entre fileiras – *instabilidade não-dissociativa* (IND). A última é mais comum após a reversão da inclinação associada à fratura de Colles (veja Fig. 2.78).

Instabilidade Escafo-Semilunar (= Dissociação Escafo-Semilunar = Subluxação Rotatória do Escafóide[386])

Isto comumente acontece resultante de uma queda sobre a mão estendida, na qual o vetor primário é desvio ulnar e supinação intercarpal. Representa a fase I das quatro fases de Mayfield[387] de lesão perilunar (pág. 74). Também pode ser o resultado de uma predisposição anatômica[388], uma queda sobre o cotovelo[389] ou excisão de um cisto[390] de gânglio dorsal. As características diagnósticas, além da dor e perda da força de preensão, características de todos os distúrbios do punho são:

1. Um teste de *troca escafóide de Watson* positivo (pág. 191).
2. Espaço aumentado entre o escafóide e o semilunar na radiografia póstero-anterior (Figs. 2.93, 2.94). Isto tem sido chamado *sinal de Terry Thomas*[391] em homenagem ao

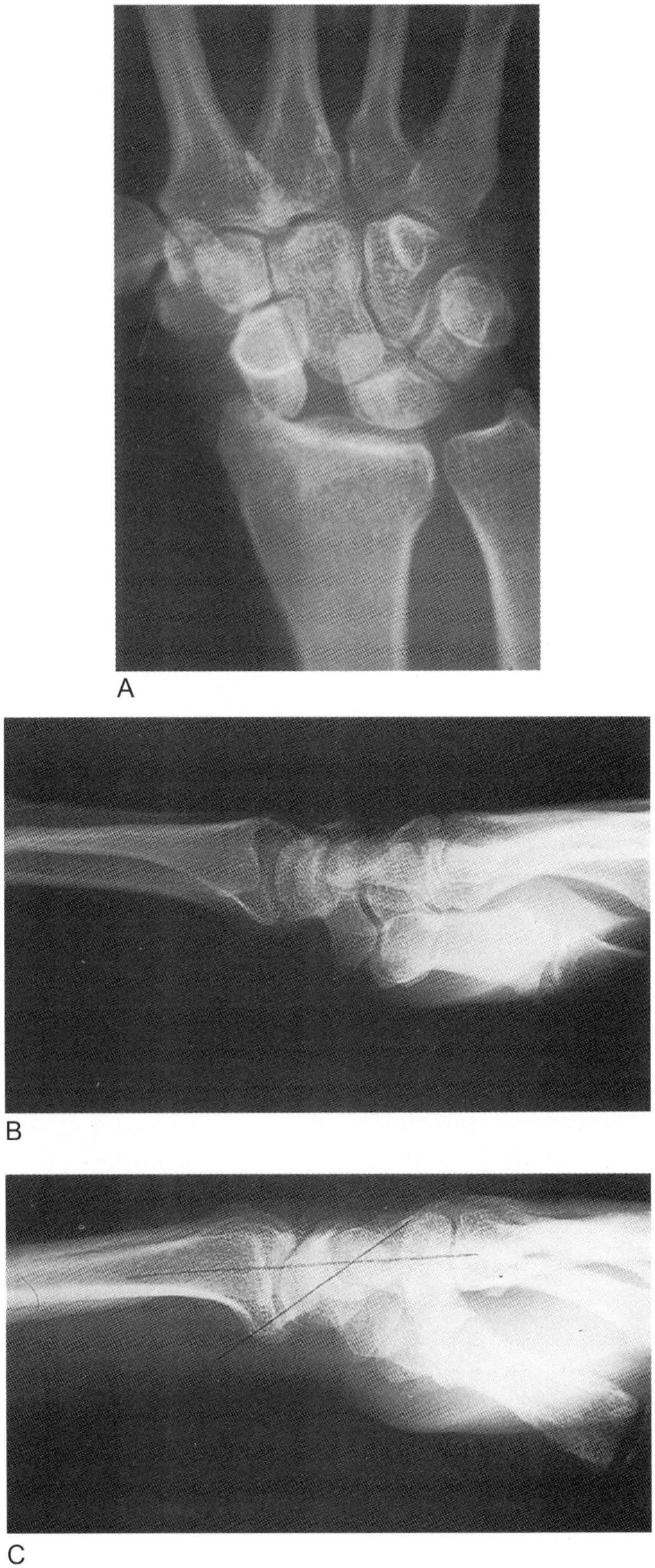

A B C

Fig. 2.93 A. Sinal de Terry Thomas, sinal de anel de sinete, e acavalgamento evidente do semilunar no capitato. **B.** Alteração modesta no ângulo escafo-semilunar às 75° (normal 30-60°). **C.** Padrão de DISI mais pronunciado com perda de colinearidade do rádio, semilunar, e capitato (se manifestou pelas linhas) e um ângulo escafo-semilunar de 90°.

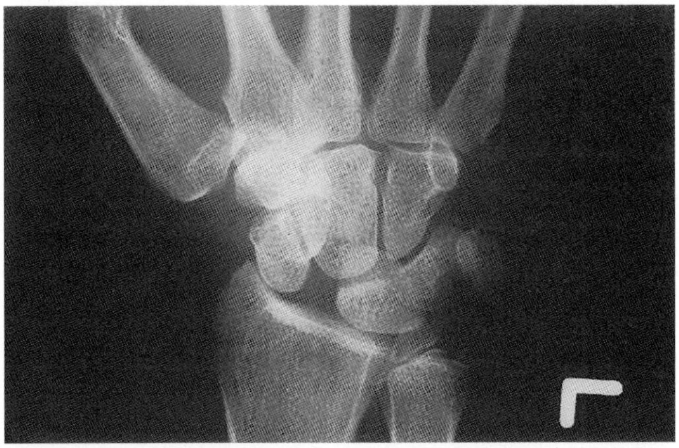

Fig. 2.94. Instabilidade escafo-semilunar estabelecida.

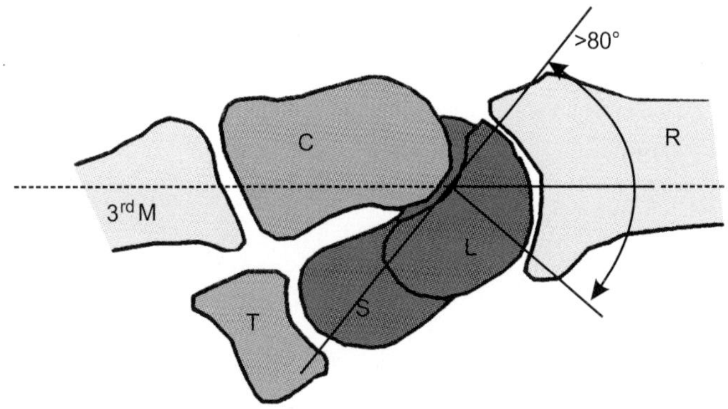

Fig. 2.VIII B. Padrão visto em paciente com instabilidade de segmento intercalado dorsal (DISI). A lesão ligamentar resulta em instabilidade do semilunar, que pode inclinar dorsalmente. O ângulo entre o semilunar e escafóide aumenta para > 80°.

ator inglês que tinha um grande espaço entre os dentes incisivos. Se questionável, isto é exagerado pelo *desvio radial* e pela *incidência do punho cerrado*.

3. O *sinal de anel de sinete* (Fig. 2.93A) é visto na incidência póstero-anterior e é devido à postura fletida do escafóide, o qual é visto mais pela extremidade que o normal – o pólo distal forma 'anel', o pólo proximal sua 'pedra'.
4. Um *aumento no ângulo escafo-semilunar* na incidência lateral sobre o limite superior do normal de 60° (pág. 78) (Fig. 2.93B).
5. Um padrão de *instabilidade de segmento intercalada dorsal* (DISI) (págs. 71 e 78) (Fig. 2.93C) (Fig. 2.VIIIB).

Totalmente à parte dos problemas causados pela própria instabilidade, a redução dramática na área de contato que suporta carga entre o escafóide e rádio provocada pela rotação de escafóide[392,393] causa o desenvolvimento precoce de *artrite* radioescafóide e mais tarde artrite pancarpal.

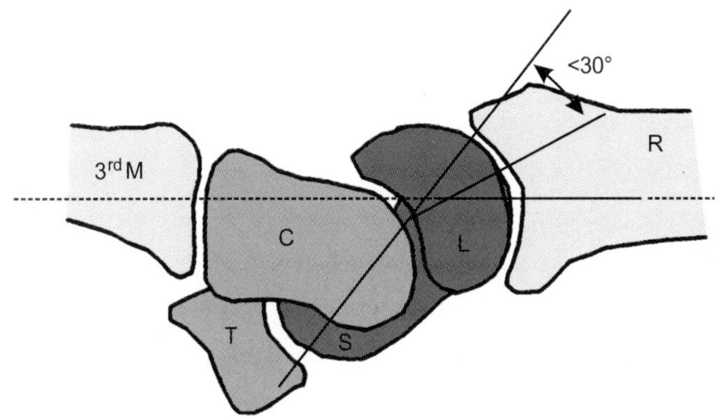

Fig. 2.VIII C. Menos freqüentemente, o semilunar pode inclinar em uma direção volar, produzindo um padrão de instabilidade de segmento volar intercalado (VISI). Neste caso o ângulo escafo-semilunar é < 30°.

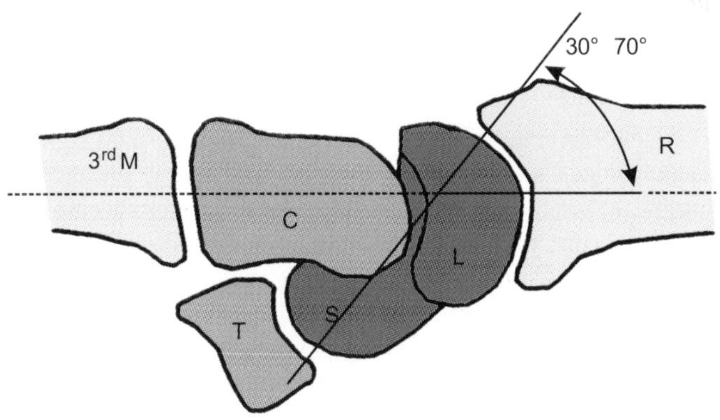

Fig. 2.VIII A. Relações e ângulos normais para as fileiras carpais proximal e distal. O rádio, semilunar, capitato e terceiro metacarpiano estão localizados no mesmo eixo longo em uma radiografia lateral verdadeira. O eixo longo do escafóide está localizado em um ângulo a este eixo, como mostrado. Este é chamado ângulo escafo-semilunar (normal = 30-70°, média 47°). R, Rádio; L, semilunar; S, escafóide; C, capitato; T, trapezóide; 3° M, terceiro metacarpiano. A fileira carpal proximal ou 'segmento intercalado' está em cinza escuro.

Indicações. Claramente, este problema deve ser corrigido. Também claramente, não há consenso geral sobre o que deve ser feito. Se encontrado precocemente, com uma compreensão do mecanismo, há vantagem clara em tentar o reparo direto dos ligamentos. Infelizmente, a maioria dos pacientes apresenta-se muito tempo depois da lesão, quando o reparo não é mais possível. A *fusão triescafa ou STT* (Fig. 2.95) na qual são fundidos o escafóide, o trapezóide e o trapézio, teve popularidade[394-398] ampla com bons resultados no seguimento por uma média de 56 meses[399]. Porém, houve complicações, tanto a curto[400] como a longo prazos. As últimas são em grande parte devidas à mecânica do punho alterada[401,402], tal que um proponente original do procedimento recomenda agora estiloidectomia radial parcial de rotina como parte da fusão triescafo[403]. As alternativas são poucas, incluindo reinserção[404] ligamentar e capsulodese[405]. Antes de qualquer procedimento reconstrutivo ser selecionado, é prudente inspecionar as superfícies cartilaginosas do rádio, escafóide, capitato e semilunar para evidência de desgaste, o

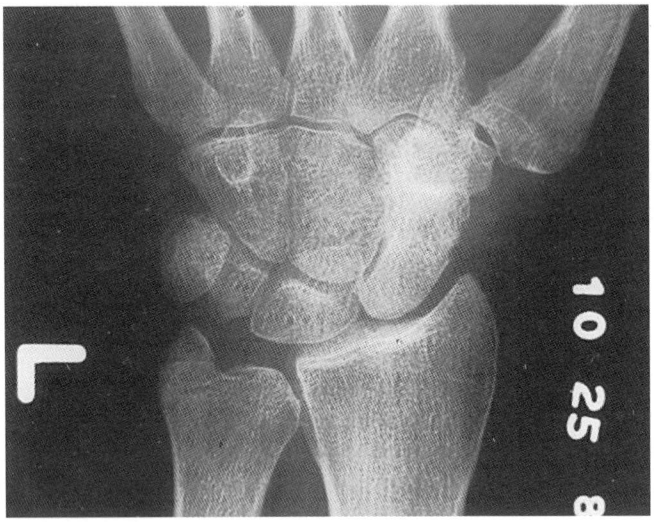

Fig. 2.95. A instabilidade mostrada na Fig. 2.98 foi corrigida através de fusão triescafo.

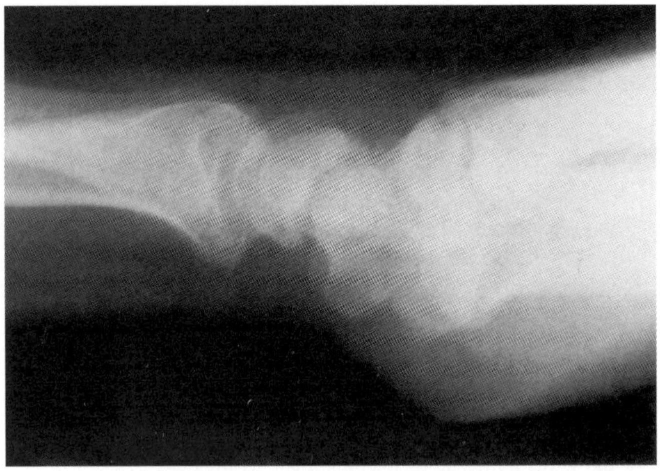

Fig. 2.96. Instabilidade médio-carpal ulnar. O ângulo escafo-semilunar está nos limites inferiores do normal em 30° (amplitude normal 30-60°), resultante de um padrão de DISI da fileira carpal proximal.

qual pressagiaria o desenvolvimento de um punho CESA e também muito provavelmente causaria sintomas continuados se a cirurgia abordasse apenas a instabilidade. Tal inspeção é mais bem feita pelo artroscópio, de forma que as opções finais podem ser discutidas com o paciente.

Veja Green DP 1998 *Operative hand surgery*, 4th edn. Churchill Livingstone, New York, pág. 873.

Instabilidade Ulnar Médio-Carpal[406]

A frouxidão do ligamento piramidal-hamato-capitato que comumente surge pelo atrito crônico permite que a fileira proximal do carpo incline em uma direção palmar, uma *instabilidade de segmento volar intercalado* (padrão de VISI). O rompimento ou atrito do ligamento semilunar-piramidal – instabilidade peri-semilunar ulnar ao invés da instabilidade peri-semilunar radial, que produz dissociação escafo-semilunar – também pode produzir um padrão de VISI. Tomadas juntamente, as duas podem ser consideradas como constituindo o padrão completo de instabilidade ulnar médio-carpal[407-409]. Porém, o conceito é complicado pelo fato de que lesões semilunar-piramidais isoladas acontecem, sendo o resultado aparentemente de hiperextensão e torção do punho, e tornam-se mais prováveis se há uma variância ulnar positiva[410]. Os diagnósticos são feitos como segue:

- instabilidade médio-carpal ulnar:
  - (a) um teste de *Lichtman positivo* (pág. 192);
  - (b) uma *diminuição no ângulo escafo-semilunar* (Fig. 2.96) para menos que o limite inferior normal de 30°;
  - (c) um *padrão de VISI* na radiografia lateral;
  - (d) um estalo demonstrável de VISI para DIVI com desvio ulnar no *cinerradiograma lateral*.
- tensão semilunar-piramidal[411,412]:
  - (a) um *teste de balonete* positivo (pág. 192);
  - (b) um vazamento semilunar-piramidal demonstrado no *artrograma*.

Indicações. A estabilização da articulação semilunar-piramidal pode ser alcançada por fusão daquela articulação apenas, mas uma taxa de falha relativamente alta (compartilhada pelo autor) foi relatada[410-412]. Maior sucesso foi obtido por fusão de 'quatro cantos' *hamato-piramidal-semilunar-capitato* que, em todo caso, é indicada na instabilidade médio-carpal ulnar completa. Se o problema existir na presença de uma variância ulnar positiva, deve ser feito o *encurtamento ulnar* simultâneo.

Veja Green D P 1998 *Operative hand surgery*, 4th edn. Churchill Livingstone, New York, pág. 897.

A Articulação Radioulnar Distal (ARUD)[413-415] (Fig. 2.97)

A cabeça cilíndrica da ulna articula com a incisura sigmóide do rádio. Para alcançar a amplitude normal de pronação e supinação (pág. 178), 270° da circunferência da cabeça estão cobertos com cartilagem, assim como uma porção de sua extremidade distal. Entre aquela porção da cabeça distal e o estilóide ulnar está um intervalo, chamado fóvea. O CTFC conecta a ulna na fóvea ao rádio na face ulnar da fossa semilunar (que corresponde à margem distal da incisura sigmóide). As margens anteriores e posteriores desta porção triangular do CTFC são espessadas para formar os ligamentos radioulnares anterior e dorsal respectivamente. O CTFC também incorpora o ligamento ulnar colateral, a bainha extensora ulnar do carpo, o forte, anteriormente situado no ligamento ulnopiramidal e o ligamento ulno-semilunar anterior, relativamente fraco. Juntamente com o menisco homólogo, o todo constitui o complexo ulno-carpal. Quando o antebraço prona, a ulna

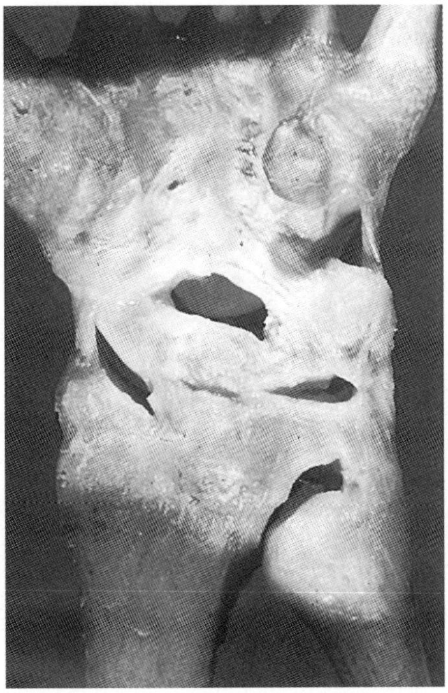

Fig. 2.97. Esta visão detalhada de uma dissecação da superfície anterior do punho esquerdo demonstra à direita, de baixo para cima, a cabeça da ulna, o complexo triangular fibrocartilaginoso (CTFC), o piramidal e o hamato com seu gancho em evidência. Os ligamentos anteriores foram afastados, com a exceção do ligamento piramidal-capitato. A inserção do CTFC do estilóide ulnar à incisura sigmóide no rádio é vista. (Dissecação pelo Dr. Douglas Hanel.)

move-se distalmente e dorsalmente em relação à incisura sigmóide radial, tensionando o ligamento radioulnar anterior. Quando acontece a supinação, assim o fazem os movimentos similares, e o ligamento posterior fica sob tensão. Perfurações do CTFC – causando comunicação livre da articulação radioulnar distal com a articulação radiocarpal – estão ausentes na infância, mas ficam progressivamente mais comuns, até que estejam presentes na maioria das pessoas acima da idade de 50 anos.

Patologia

Condições dolorosas ao redor da cabeça ulnar incluem:

- condromalacia ou artrite da ARUD - diagnosticada por compressão-rotação (pág. 192), cintilografia óssea e TC (Fig. 2.98);
- subluxação do tendão ECU [416-419];
- distúrbios do CTFC[420]:

  (a) agudos, incluindo deslocamento da ARUD[421];

  (b) crônicos, incluindo a síndrome de impactação ulnar.

Lesões do CTFC agudas envolvem avulsão do ligamento, normalmente de sua inserção radial. Aquelas que são completas resultam em deslocamento da articulação radioulnar distal, que pode ser diagnosticado através de exame e uma radiografia lateral verdadeira e confirmado através de TC. Aquelas que são incompletas deixam um ou ambos os ligamentos radioul-

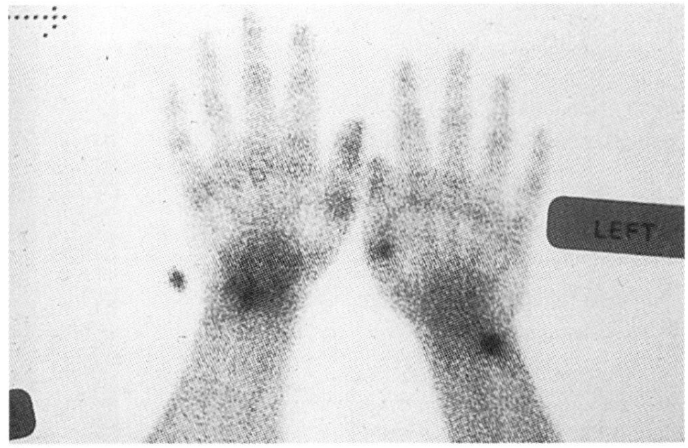

A

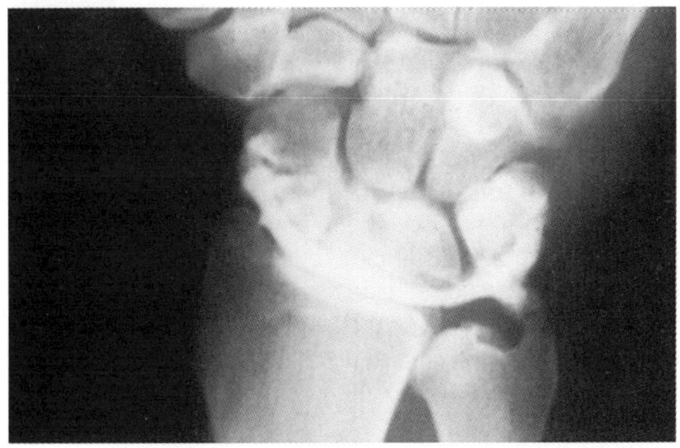

B

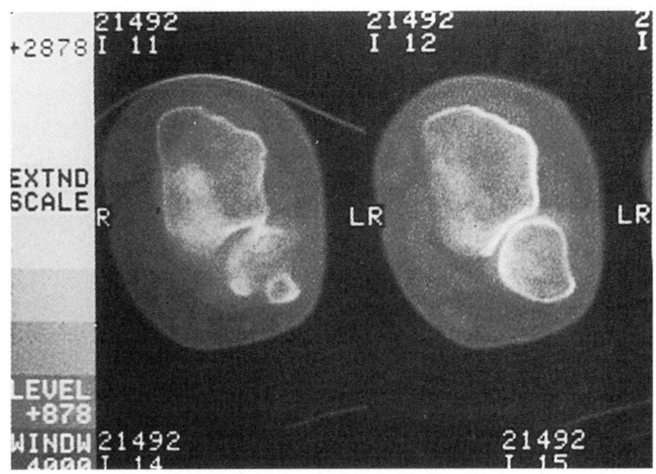

C

Fig. 2.98. Condromalacia da articulação radioulnar distal. **A.** Nesta cintilografia óssea de um paciente com dor no punho obscura, captação aumentada foi vista na região da articulação radioulnar distal. **B.** Um artrograma não revelou qualquer vazamento da articulação radiocarpal na articulação radioulnar distal. **C.** A TC parece mostrar alguma subluxação da cabeça ulnar, com contato entre rádio e cabeça ulnar, e provavelmente condromalacia. A exploração mostrou que este era o caso, e o alívio foi obtido por uma osteotomia pareada da cabeça ulnar.

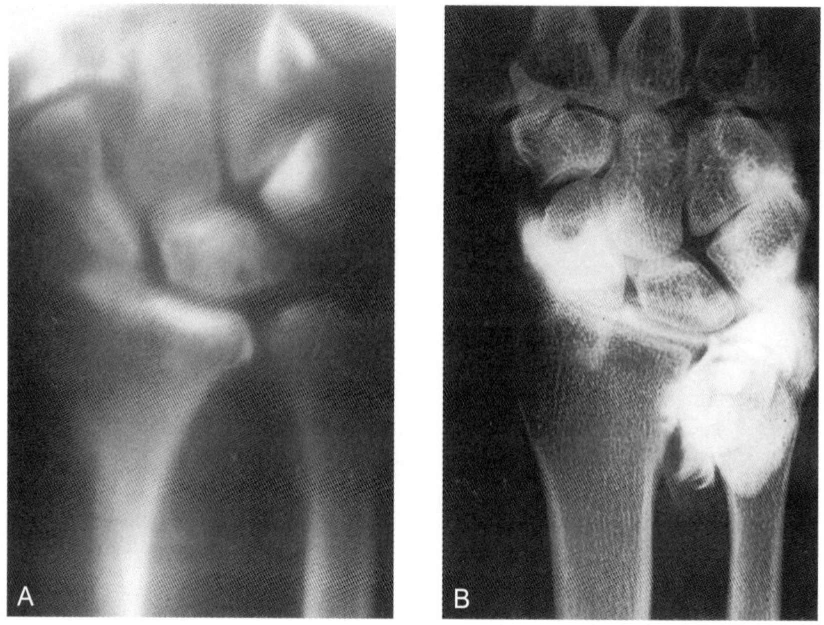

Fig. 2.99 A. Este paciente, com dor no lado ulnar, à politomografia mostrou uma variância ulnar positiva e também alterações císticas no semilunar. **B.** Um artrograma revelou um vazamento no CTFC, mas nenhum escape pelo ligamento interósseo semilunar-piramidal. À exploração, condromalacia do semilunar foi encontrada, correspondendo ao cisto. O encurtamento ulnar deu alívio ao paciente.

nares intactos, criando uma perfuração aguda, que é relativamente rara. O diagnóstico é feito por artrografia ou artroscopia, embora deva-se ter grande cautela ao afirmar que a laceração é a fonte da dor no lado ulnar do punho[422].

Problemas de CTFC crônicos são invariavelmente associados a uma *variância ulnar positiva* (Fig. 2.99). Eles desenvolvem-se com a passagem de tempo em quatro fases:

- dor e edema – a variância ulnar é a única pista;
- perfuração de CTFC – demonstrável na *artrografia*;
- impactação ulno-semilunar – *cintilografia óssea* positiva, erosões na *politomografia*, alterações vistas à *artroscopia*;
- tensão semilunar-piramidal – veja acima.

Além da impactação da cabeça ulnar excessivamente longa contra o semilunar, o estilóide ulnar pode bater no piramidal, outra manifestação de impactação ulnar ou síndrome de intrusão. Novamente a *cintilografia óssea* será positiva e a *politomografia* mostrará erosões, desta vez no piramidal.

Indicações

1. *A artrite da ARUD* é tratada até certo ponto semelhantemente à artrite em outras articulações da mão, através de artroplastia de ressecção – um procedimento de Darrach ou uma osteotomia pareada da cabeça ulnar – ou por fusão da articulação radioulnar distal[423], preservando a rotação do antebraço por uma osteotomia proximal.
2. *O deslocamento* é tratado por imobilização em uma tala de braço longo em supinação total durante 6 semanas. Se isso for malsucedido, uma fusão da articulação radioulnar com osteotomia[423] proximal é requerida.
3. *Lacerações do CTFC incompletas*, se elas são centrais e sentidas como a causa dos sintomas, são manejadas por excisão artroscópica da porção central do CTFC quando esta se sobrepõe à parte distal da cabeça ulnar[424,425]. As lacerações *periféricas* podem ser reparadas com sucesso, porque a irrigação sangüínea nessa região é superior à presente no centro[426].
4. *Impactação ulnar* é aliviada através de encurtamento ulnar[427-429].

Vários destes procedimentos – carpectomia da fileira proximal, hemi-ressecção de cabeça ulnar e, mais comumente, excisão de lacerações do CTFC parciais – têm sido realizados pelo artroscópio[430-432].

Veja Green D P 1998 *Operative hand surgery*, 4th edn. Churchill Livingstone, New York, pág. 1002.

NERVO

Lesões de nervo podem ser completas ou parciais, únicas ou múltiplas, reparadas com precisão ou não, ou podem ocorrer no período de recuperação que ainda está progredindo. Então, a avaliação só pode ser de valor se os mesmos testes forem repetidos a intervalos regulares e (sempre que possível) pelo mesmo examinador. Os testes selecionados devem ser tão objetivos quanto possível. Imediatamente após o reparo de nervo (e até que a regeneração axonal tenha alcançado as placas terminais motoras ou órgãos terminais sensoriais) a evidência de progresso no crescimento axonal distal é elucidada usando-se o sinal de Tinel. No local do reparo, os axônios levam aproximadamente 1 mês para entrar nos túbulos endoneurais distais. Depois de 2 meses eles podem ter progredido 30 mm além do local de reparo, dada uma taxa de crescimento de 1 mm ao dia. Assim pode ser visto que um Tinel em progressão só pode ser separado do Tinel estático no local de reparo depois de um período de 6-8 semanas. A cada consulta a posição do avanço do Tinel deve ser documentada e medida em centímetros a partir do local de reparo. Uma comparação deve ser feita entre a força do Tinel em progressão e a do Tinel estático. Um bom progresso é indicado por um Tinel de avanço rápido, que é associado a uma diminuição do Tinel estático. Deve ser notado que pode haver vários Tinels progredindo, que dependem das taxas de crescimento de grupos diferentes de axônios. Quando o Tinel em progressão alcança as pontas dos dedos, ele desaparece e o paciente começa a experimentar formigamento em resposta a um leve toque em movimento. Uma vez acontecido isto, pode-se presumir que os órgãos terminais sensoriais foram reinervados. A sensibilidade protetora aparece então. A avaliação de calor é um pouco demorada inicialmente – o paciente leva tempo para avaliar que os objetos estejam mornos. A avaliação do frio é instantânea e desagradável. A aderência tátil começa a retornar com o reaparecimento do suor, e nesta fase os testes de sensibilidade discriminativa podem ser iniciados. Inicialmente, o paciente terá uma resposta a estímulos vibratórios. Usando um diapasão C256, eles serão sentidos inicialmente nas pontas vibrantes antes da base do diapasão. Uma vez que uma resposta na base do diapasão aconteceu, tentativas de discriminação de dois pontos estática e em movimento devem ser feitas, associadas a outros testes de função discriminativa. Também foram feitas tentativas para quantificar o exame sensorial usando vibração e teste de limiar sensorial[433].

Observando-se a mão de um paciente com lesão nervosa confirmada ou suspeita, podem ser vistas pistas para o local da lesão.

Alterações de Pele

Local da cicatriz. O local das cicatrizes no braço, aliada a um conhecimento dos marcos de superfície das principais estruturas em risco, leva o cirurgião a suspeitar quais nervos podem estar envolvidos.

Úlceras. Áreas sem sensibilidade protetora são inadvertidamente feridas – estas mais comumente estão nas pontas dos dedos. Esta é a alteração mais prevalente em pacientes que sofrem da doença de Hansen (lepra)[434].

Lisura, secura e limpeza da pele. As linhas de pele em áreas de perda sensorial se tornam menos pronunciadas. Esta lisura e perda de suor minimizam a retenção de sujeira. Aliado ao uso reduzido, isto resulta em uma área muito mais limpa que as adjacentes. Isto pode ser detectado pelo teste de aderência tátil usando uma caneta de plástico.

Ausência de calos. As mãos dos trabalhadores mostram espessamento da pele palmar. Em áreas de perda sensorial a pele fica mais macia e calos desaparecem.

Alterações circulatórias e de cor. Devido a ausência de controle simpático, a cor de áreas inervadas e denervadas adjacentes freqüentemente difere notadamente, sendo a área denervada freqüentemente mais vermelha e brilhante.

Alterações de temperatura. Durante as primeiras semanas depois da lesão nervosa os dígitos denervados estão quentes, porque os vasos foram liberados do controle simpático. Depois disso os dedos ficam frios ao toque quando comparados com áreas inervadas adjacentes.

Alteração de Contorno

Caquexia muscular. Os músculos paralisados ficam cada vez mais atrofiados. Os músculos da mão que o fazem mais notoriamente são:

- abdutor curto do polegar: nervo mediano (Fig. 2.100);
- abdutor do dedo mínimo: nervo ulnar (Fig. 2.101);
- primeiro interósseo dorsal:

A caquexia é apreciada facilmente se a mão ferida é comparada com a mão incólume. A deformidade tem dois componentes – depressão devido à perda de volume muscular e proeminência de ossos, normalmente mascarada por músculo. Em lesões mais proximais, o braço e o antebraço perdem volu-

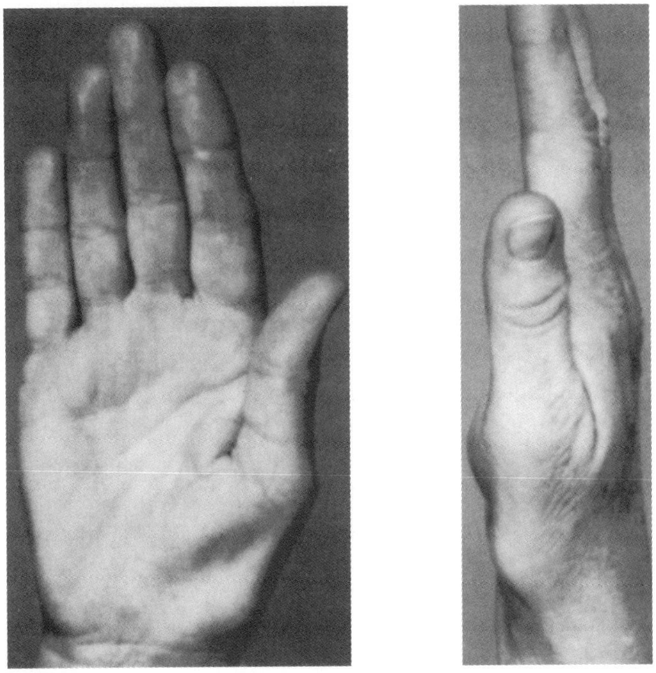

A B

Fig. 2.100 A, B. Atrofia do abdutor curto do polegar em lesão do nervo mediano.

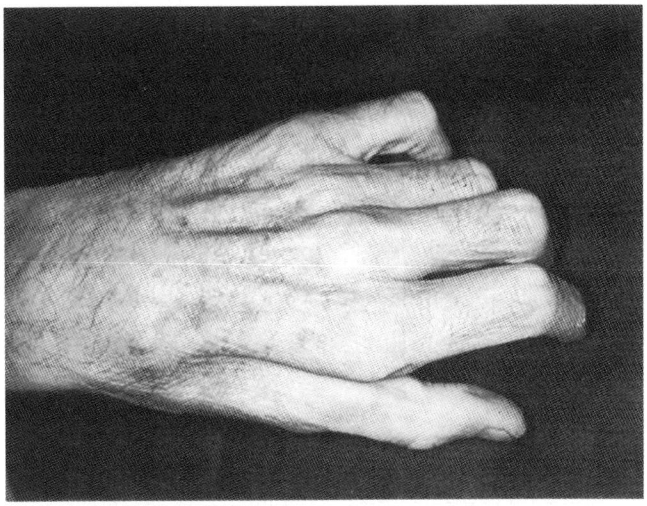

Fig. 2.101. Atrofia dos interósseos em paralisia do nervo ulnar.

me e isto deve ser registrado como uma diferença na circunferência do braço não afetado a uma distância medida acima e abaixo do olécrano.

Alongamento dos dedos. O volume de tecido subcutâneo se torna reduzido na maioria dos dedos privados da provisão sensorial e isto resulta em um afilamento notável da porção distal dos dígitos afetados.

Posturas Patognomônicas

Alterações na postura devidas à lesão nervosa podem ser muito evidentes em repouso ou podem apenas ser observadas ou se tornar mais pronunciadas quando pede-se que o paciente execute certas funções. Como regra geral, quanto mais alta a lesão, mais provável é que a alteração postural seja vista imediatamente. Com a passagem de tempo, uma *deformidade* postural que é passivamente corrigível se torna uma deformidade estrutural – uma *contratura*, que não o é. Isto é inicialmente devido a adesões periarticulares que podem progredir a encurtamento de estruturas ligamentares e adesões peritendinosas. Uma das responsabilidades principais daqueles que acompanham um paciente com uma lesão nervosa é impedir contratura através de imobilização correta. Tal imobilização freqüentemente também serve para melhorar a função.

Paralisia cerebral (pág. 237). Esta difere-se de todas as outras lesões nervosas que comumente afetam a extremidade superior (à parte um acidente cerebrovascular, que se assemelha a isto em muitas formas) em que a lesão é de um neurônio motor superior ao invés de um inferior. Há então (normalmente) um grau marcado de *espasticidade*. Há dois grupos de alterações posturais:

- *extrínseco:* contratura em flexão do cotovelo, punho e pronação dos dedos, contratura do antebraço, adução ± contratura em flexão do polegar;
- *intrínseco:* deformidade intrínseca plus dos dedos, ou seja, flexão das articulações metacarpofalangianas e extensão, freqüentemente em pescoço de cisne, das articulações interfalangianas.

Raízes superiores do plexo braquial – 'paralisia de Erb'[435] *(Fig. 2.102) (pág. 233).* Originalmente descrita em relação a lesões de nascimento, esta lesão nervosa pode ser produzida por qualquer golpe poderoso no ombro, com flexão contralateral associada da coluna cervical. Isto não é incomum em motociclistas que usam um capacete que desliza ao contato com o solo – lançando a força para o ângulo entre o pescoço e o ombro. As raízes, por sua vez, são rompidas de cima.

C5 e C6. O braço pende ao lado do paciente girado internamente, estendido no cotovelo e pronado, devido à perda de:

- abdução do ombro (deltóide);
- rotação externa (espinhal);
- flexão do cotovelo (bíceps, braquial, braquiorradial);
- supinação do antebraço (bíceps, supinador).

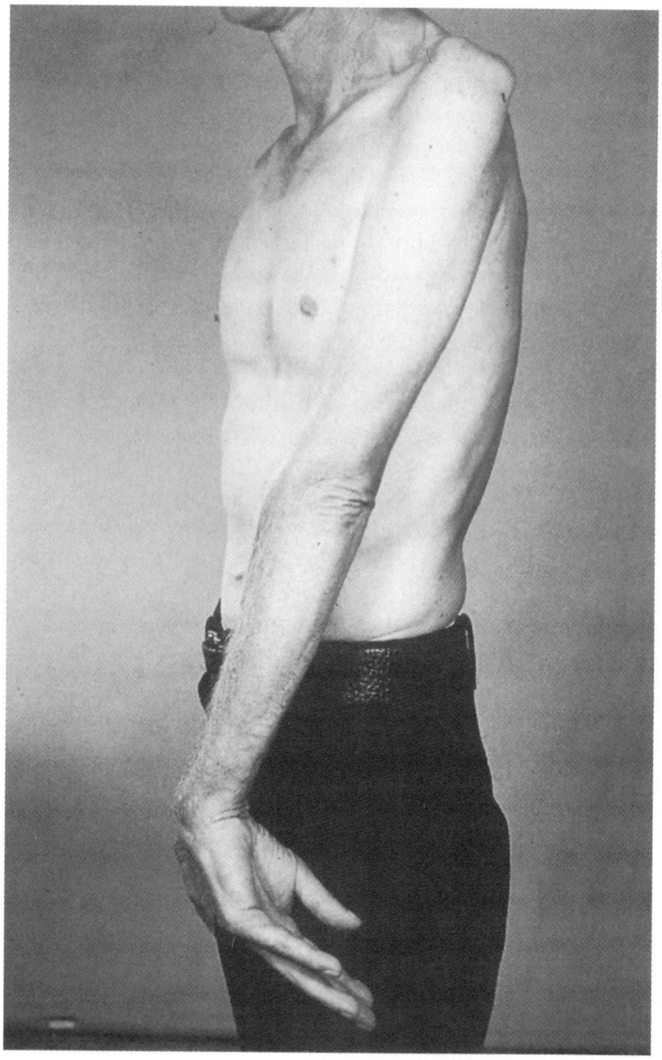

Fig. 2.102. Paralisia de Erb. O paciente sofreu uma lesão por tiro do plexo braquial. Ele mostra adução de ombro, extensão de cotovelo, pronação do antebraço e flexão do punho – a posição 'gorjeta do carregador'.

C7. A perda adicional de extensão de cotovelo (tríceps) aumenta a desigualdade da postura, enquanto a perda de extensão do punho (extensor radial longo do carpo e curto e ulnar) resulta em alguma flexão do punho. Em sua forma total isto vira a palma da mão para cima para parte de trás ao nível do meio da coxa, uma postura adotada para a recepção subreptícia de dinheiro – posição da 'gorjeta do carregador'.

Nervo radial no cotovelo. Devido à perda dos extensores do punho e do dedo, uma postura de 'punho caído' ocorre (Fig. 2.103). Os dedos podem parecer estender-se notavelmente bem, mas isto é devido a: (i) o efeito de tenodese da flexão do punho ao estender as articulações metacarpofalangianas; e (ii) extensão inervada pelo ulnar intrínseca ativa das articulações interfalangianas.

Nervo ulnar no punho – 'mão em garra' (Fig. 2.104)[436]. A mão em garra em lesões baixas do nervo ulnar no punho só pode acontecer na presença de articulações metacarpofalangianas

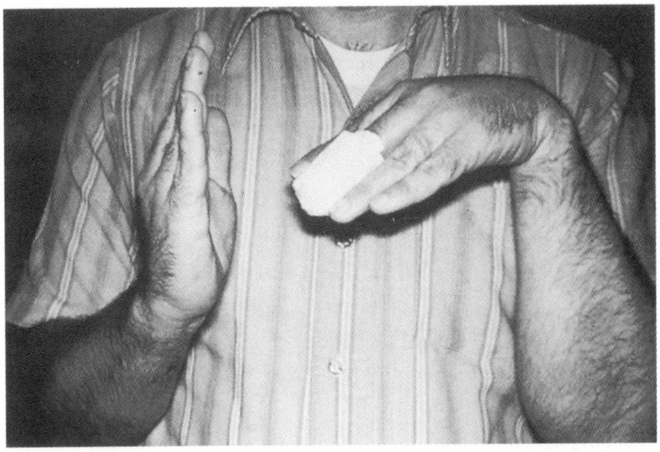

Fig. 2.103. Este paciente sofreu uma paralisia radial espontânea e demonstra a característica da postura 'punho de gota'.

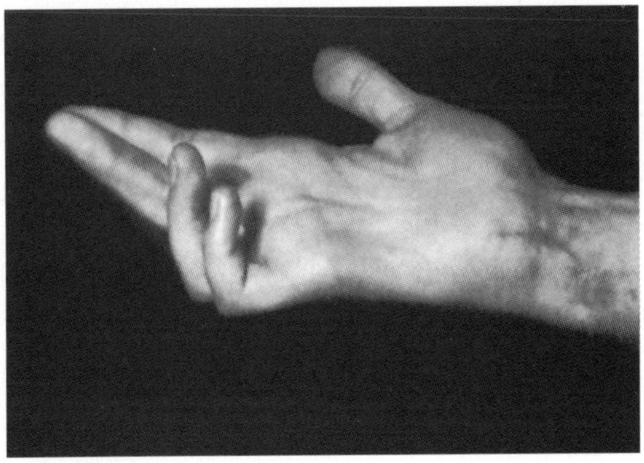

Fig. 2.104. Uma mão em garra ulnar.

(MF) hiperextensíveis e profundas funcionando ativamente. Assim se as articulações MF não vão hiperestender, a mão em garra não pode acontecer. A postura característica de hiperextensão das articulações metacarpofalangianas e flexão das articulações interfalangianas apenas é adotada pelos dedos anular e mínimo na perda pura de nervo ulnar no punho. Paralisia do flexor do dedo mínimo e os músculos lumbricais destes dedos perturba o equilíbrio das articulações metacarpofalangianas, das quais estes músculos são os flexores principais. Se as articulações são suficientemente móveis, os extensores longos os hiperestendem e em mãos jovens podem fazer assim em até 60°. Os extensores longos assim perdem, e os flexores longos ganham vantagem mecânica nas articulações interfalangianas, que então adotam uma postura fletida.

A 'mão em garra ulnar' não acontece com todas as lesões de nervo ulnar por qualquer uma das seguintes razões:

1. *O nervo ulnar não serve os lumbricais*. Os lumbricais exercem controle sobre as articulações metacarpofalangianas, como é comprovado pela ausência de mão em garra nos dedos médio e indicador em lesões do nervo ulnar, quando todos os intrínsecos para estes dedos além dos lumbricais estão paralisados. Porém, a inervação dos lumbricais varia e, conseqüentemente, também a presença da mão em garra. Lesões de nervo ulnar altas, sobre uma anastomose de Martin-Gruber preexistente (Fig. 2.IX) – em que as fibras intrínsecas ulnares viajam com o nervo mediano ao antebraço antes de cruzarem-se para unir-se ao nervo ulnar (pág. 224) –, também não apresentarão mão em garra.

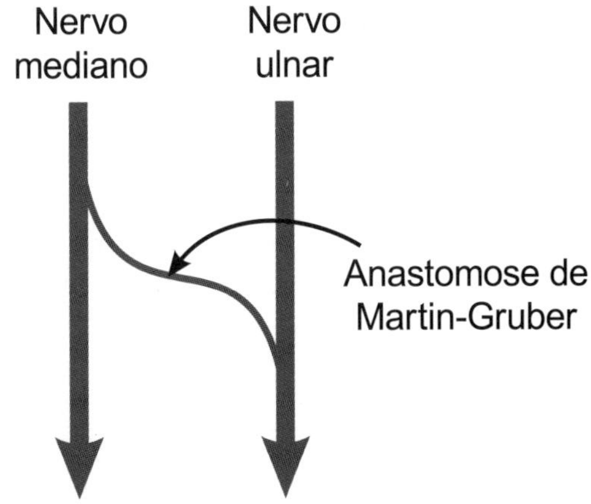

Fig. 2.IX. Arranjo de uma anastomose de Martin-Gruber indicando a relação com os nervos mediano e ulnar.

2. *A articulação metacarpofalangiana não é hiperextensível, por idade, doença, lesão, ou rigidez inerente*. Este fato pode ser demonstrado na mão em garra ulnar recentemente adquirida. Bloqueando a hiperextensão da articulação metacarpofalangiana, mão em garra não acontece mais com a extensão – manobra de Bouvier (veja a seguir). Isto redireciona a tração do tendão extensor longo através do deslizamento central para produzir extensão da articulação interfalangiana proximal em vez de ser desperdiçado na produção de hiperextensão da articulação metacarpofalangiana. A prevenção de hiperextensão de metacarpofalangiana é a base de muitos procedimentos cirúrgicos para a mão em garra ulnar.
3. *Ou os flexores longos ou os extensores longos não estão funcionando*:
   (a) se a lesão nervosa ulnar está acima do ramo motor para o flexor profundo dos dedos anular e mínimo, a mão em garra não acontece. À medida que o nervo se recupera de proximal a distal, os flexores longos se recuperarão primeiro, e pode ser vista então a mão em garra temporária. O desenvolvimento de mão em garra na fase de recuperação de uma lesão nervosa ulnar alta é portanto um sinal prognóstico bom;
   (b) no evento incomum de uma lesão nervosa radial associada acima do ramo para o extensor dos dedos ou;
   (c) divisão do próprio tendão.

A *manobra de Bouvier*[437] é importante ao avaliar a mão em garra. A hiperextensão da articulação metacarpofalangiana é prevenida como descrito anteriormente, e pede-se que o paciente estenda o dedo. Uma das circunstâncias seguintes resultará:

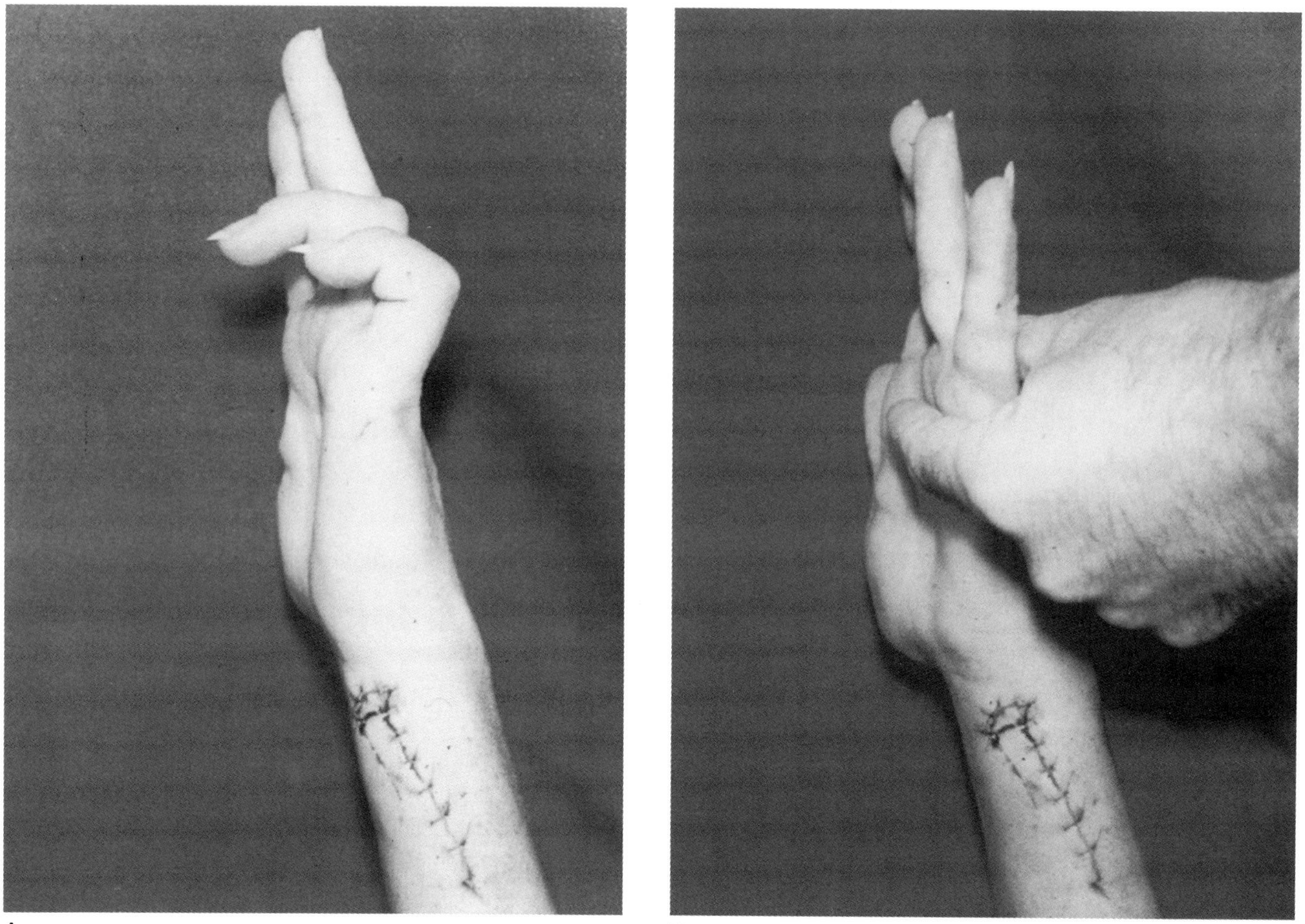

A B

Fig. 2.105 A, B. Manobra de Bouvier. Este paciente é Bouvier-positivo.

1. *Bouvier-positivo* (Fig. 2.105) – o dedo se estende nas articulações interfalangianas; apenas um procedimento de antigarra estático será necessário, para limitar a hiperextensão da metacarpofalangiana.
2. *Bouvier-negativo* – o dedo não estende nas articulações interfalangianas, e está ocorrendo:
   (a) atenuação de deslizamento central devido a (*Passivo-positivo*) – o examinador pode estender as articulações interfalangianas passivamente, indicando que o aparato extensor é incompetente naquela articulação, devido à disfunção, provavelmente por causa de estiramento, isto é, atenuação da inserção do deslizamento central, ou;
   (b) contratura em flexão da articulação interfalangiana proximal (*Passivo-negativo*) – mesmo passivamente o dedo é fixo em flexão, resultante de encurtamento de pele, adesões de flexores, contratura da placa palmar, ou as outras causas discutidas na pág. 179.

Mão em garra desaparecendo. Em muitas lesões baixas do nervo ulnar, a mão em garra parece desaparecer em aproximadamente 6 meses – apesar da ausência de função intrínseca clinicamente detectável. Isto foi demonstrado acontecer quando a atividade elétrica nos músculos intrínsecos alcança 50% de seu valor normal – o bastante para corrigir mão em garra, mas não o bastante para mostrar função clinicamente detectável[438].

Dedo ulnar abduzido[439] *(Fig. 2.106)*. Se a articulação metacarpofalangiana não pode se hiperestender, o dedo não fica em garra. Em alguns destes pacientes, a perda do terceiro interósseo palmar faz o dedo mínimo abduzir notadamente em extensão. Este é freqüentemente um impedimento ao deslizar a mão em espaços estreitos, como em um bolso de calça.

Sinal de Froment[440] *(Fig. 2.107)*. Pede-se que o paciente puxe uma folha de papel com o dedo indicador e o polegar, enquanto o examinador o retira fortemente. O paciente normal mantém contato máximo da polpa digital com o papel aduzindo o polegar poderosamente. Na paralisia ulnar, o flexor longo do polegar é substituído pelo adutor paralisado, produzindo flexão na articulação interfalangiana em vez de pinçamento em chave típico. Além disso, o controle da articulação metacarpofalangiana é perdido pela paralisia do adutor do polegar e da cabeça profunda de flexor curto do polegar. Ele colapsa em hiperextensão, o equilíbrio é perdido e a articulação interfalangiana flete. Foram descritos muitos outros

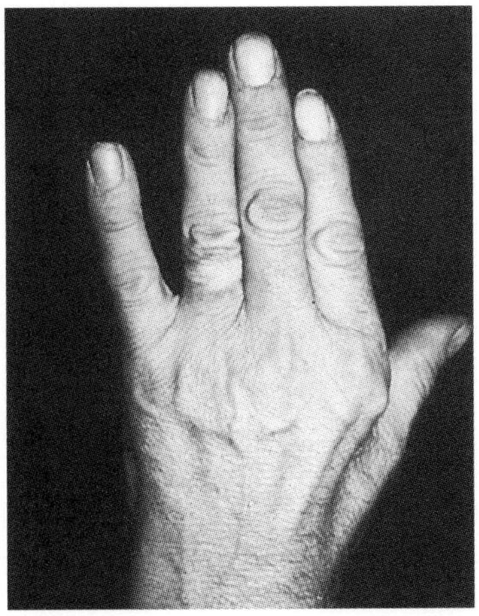

Fig. 2.106. Um dedo ulnar abduzido em paralisia ulnar. Isto acontece em pacientes em que a articulação metacarpofalangiana não pode se hiperestender, e assim os extensores extrínsecos longos abduzem o dedo, nenhuma resistência sendo oferecida pelo terceiro interósseo palmar paralisado.

testes posturais ativos para confirmar paralisia de nervo ulnar[441].

Nervo mediano. A metade radial da mão torna-se achatada. Isto é em parte por causa da caquexia do músculo tenar, mas também porque a perda do abdutor curto do polegar resulta em uma postura aduzida do polegar. Isto ocorre por duas razões:

- adutor do polegar não tem oposição;
- extensor longo do polegar (sempre um adutor do polegar aduzido) torna-se um adutor mais forte devido à troca da expansão dorsal sob a ação do adutor do polegar sem oposição.

Nervos mediano e ulnar combinados no punho[442] – *'mão de símio' (Fig. 2.108).* Ocorre uma mão em garra *total* mais achatamento tenar e hipotenar mais adução do polegar e flexão. O polegar se hiperestende na articulação basal e é fletido mais que o habitual nas articulações metacarpofalangiana e interfalangiana[443]. Esta postura é muito característica e foi chamada 'mão de símio' por causa de sua semelhança com a mão do macaco. À parte as lesões de nervos ulnar e mediano combinadas, esta postura é vista também na *doença de Charcot-Marie-Tooth.* Este é um distúrbio herdado, caracterizado por

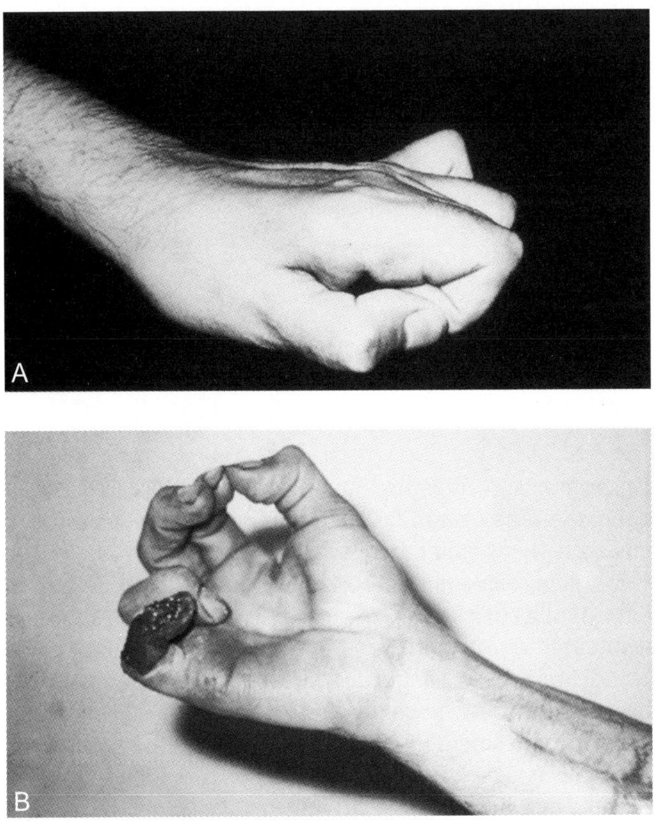

Fig. 2.107. Sinal de Froment. **A.** Ao tentar exercer pinçamento de chave poderoso no qual a articulação interfalangiana do polegar normalmente é estendida, aquela articulação flete. Note a mão em garra dos dedos mínimo e anular e também a caquexia do primeiro interósseo dorsal. **B.** Este paciente mostra todos os déficits de uma lesão nervosa ulnar – a postura de Froment, mão em garra e déficit sensorial, como comprovado pela queimadura de espessura total do dedo mínimo que foi sofrida quando foi imergido inadvertidamente em óleo quente.

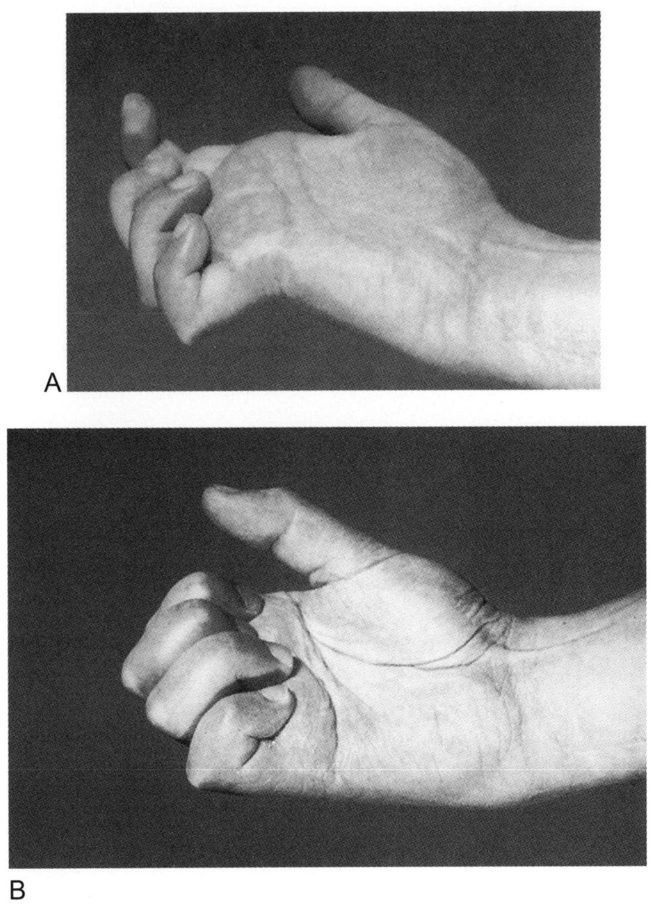

Fig. 2.108. Lesão nervosa do mediano e ulnar combinada. **A.** A postura em garra característica de todos os quatro dedos é demonstrada. **B.** Ao tentar fechar o punho, o típico fechamento dos dedos é notado, impedindo uma preensão de palmo ampla. A musculatura tenar intacta sugere inervação anômala.

paralisia que começa perifericamente, primeiramente no membro inferior. Afeta principalmente os intrínsecos inervados pelo mediano e ulnar, poupando o nervo radial e deixando a sensibilidade normalmente intacta (Fig. 2.109).

Raízes inferiores do plexo braquial: 'Paralisia de Klumpke'[444]*, C8 e T1*. Isto é resultante de tração superior violenta no membro superior, porque pode acontecer obstetricamente no manejo da apresentação de nádegas ou de braço. As raízes são rompidas de baixo para cima. A perda de todos os músculos intrínsecos da mão produz achatamento e caquexia marcada, mas pode haver alterações menos dramáticas na postura devidas a fraqueza ou ausência de função no flexores longos.

Sinal de Tinel[445,446]

Se as extremidades dos axônios em crescimento são percutidas, parestesias em formigamento são sentidas na área de distribuição sensorial do nervo ao qual estes axônios pertencem. Deve ser entendido que o sinal do Tinel não dá qualquer indicação de:

- *a qualidade de recuperação eventual*, que pode variar de meras parestesias à discriminação de dois pontos aceitável;
- *a quantidade de recuperação eventual*, porque o sinal pode ser evocado de uma porcentagem muito pequena da população de axônios total.

O teste é executado percutindo levemente como ao percutir o tórax, começando distalmente e prosseguindo proximalmente ao longo da linha do nervo. O sinal do Tinel é extraído ao longo de um comprimento variado do nervo. Os pontos mais proximal e distal do sinal de Tinel são localizados medindo a distância de pontos ósseos fixos escolhidos ou preferivelmente a cicatriz no local original da lesão, conforme comprovado pelo local do Tinel estático no local da lesão. Estes devem ser registrados para comparação adicional à medida que a progressão do sinal indica crescimento de axônios continuado. A taxa de crescimento varia de 1 a 4 mm por dia; a velocidade é relacionada diretamente ao tamanho dos axônios envolvidos e inversamente à idade do paciente e a distância da lesão para a mão. Henderson, em estudos exaustivos em prisioneiros de guerra[447], considerou o sinal do Tinel mais útil para tirar conclusões como segue:

- Tinel estático forte na lesão + nenhum Tinel em progressão distalmente = nenhuma chance de recuperação;
- Tinel estático reduzindo na lesão + Tinel avançando distalmente = chance boa de recuperação útil;
- Tinel estático forte na lesão + Tinel avançando distalmente = chance pobre de recuperação útil.

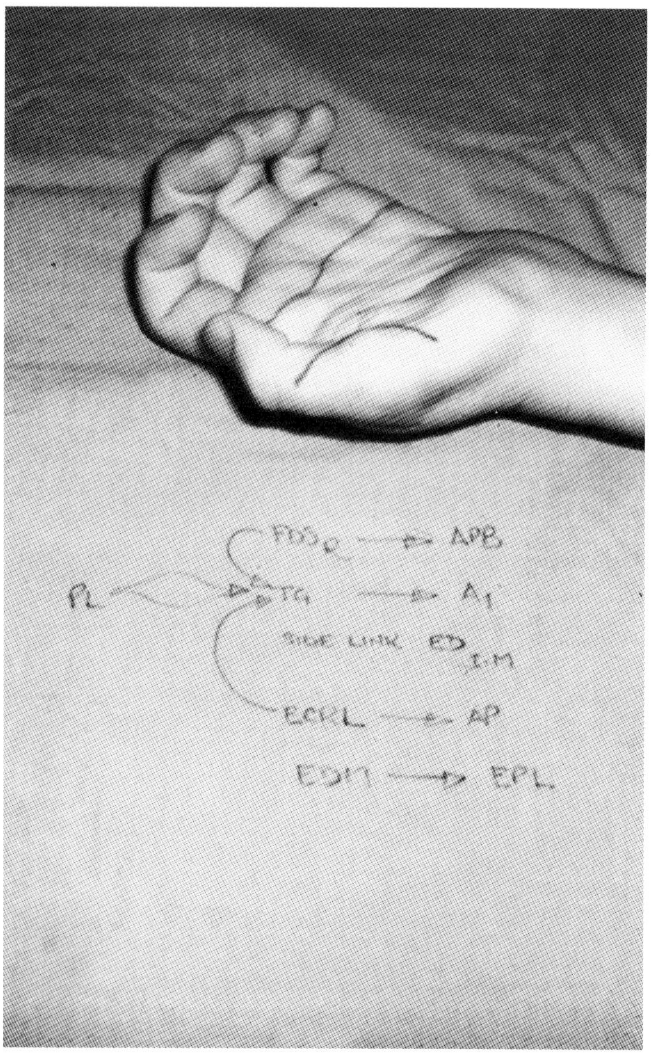

Fig. 2.109. A mão em garra plana característica de perda motora dos nervos mediano e ulnar é vista aqui em um paciente com doença de Charcot-Marie-Tooth. As transferências e tenodeses possíveis estão escritas no campo estéril.

Avaliação Sensorial (Tabela 2.6, Figs. 2.110, 2.111)

As áreas do membro superior servidas por seus vários nervos serão encontradas ilustradas na maioria dos livros de ensino de anatomia e cirurgia geral. Os diagramas não correspondem exatamente, o que é compreensível, já que há uma significativa sobreposição. Clinicamente, isto sobrepõe resultados em um paciente sob exame que informa uma grande área de sensibilidade 'diferente' e uma pequena área de *perda sensorial absoluta*. Limites precisos são, portanto, nem presentes nem necessários ao examinador. Além disso, ele deve estar atento para áreas de sensibilidade diferente significativa ao localizar o sítio de uma lesão nervosa. A confusão mais adiante é às vezes causada pela falha em distinguir entre diagramas de *dermátomos*, que estritamente são áreas servidas por um nervo espinhal, e diagramas de áreas de *distribuição de nervo cutâneo*, que diferem porque a maioria dos nervos cutâneos comunica-se com mais de um nervo espinhal via plexo braquial.

Há várias razões para as dificuldades encontradas na avaliação de áreas de perda sensorial:

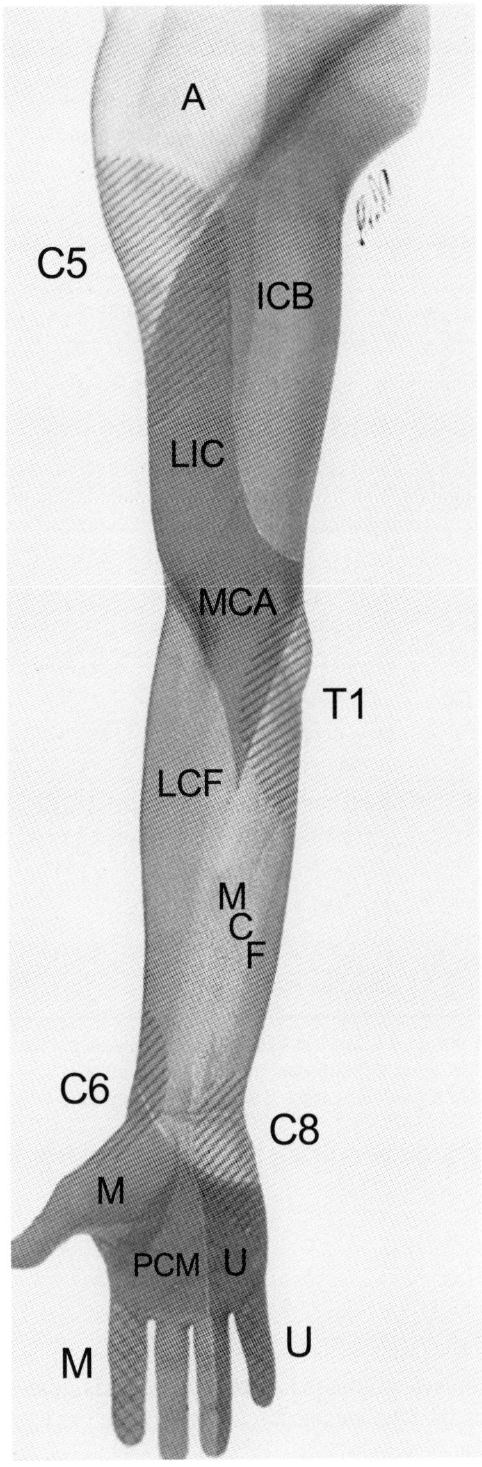

Fig. 2.110. Face anterior de membro superior.

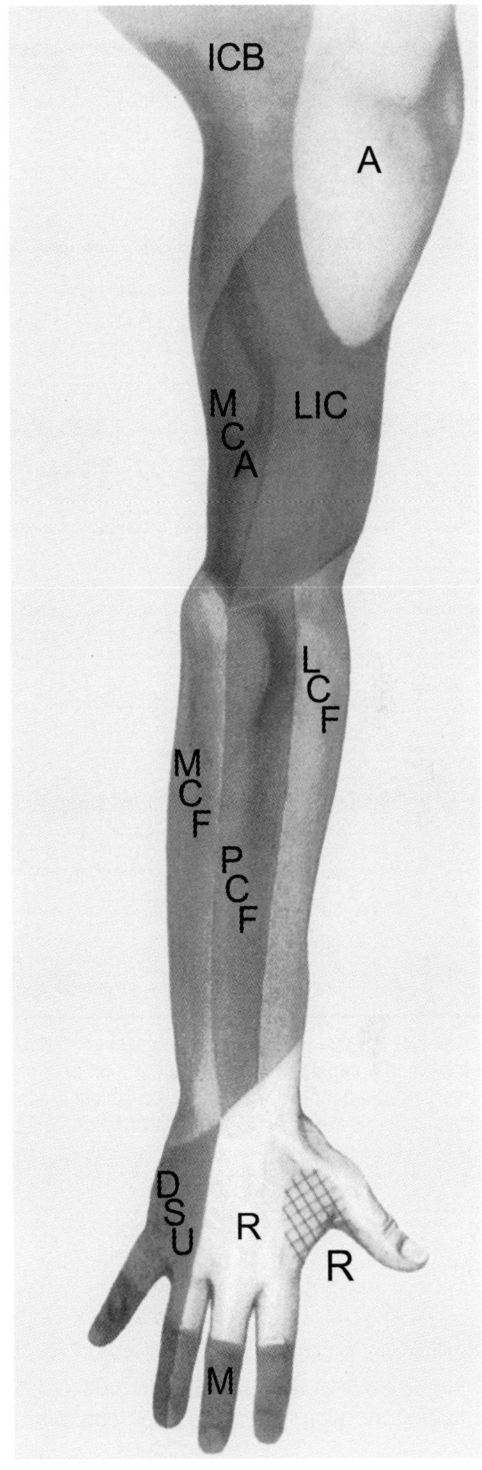

Fig. 2.111. Face posterior de membro superior.

Figs. 2.110 e 2.111. Nestas Figuras as regiões servidas por nervos cutâneos são esboçadas e legendadas de acordo com as abreviaturas dadas na Tabela 2.6. Devido à sobreposição estes não são territórios absolutos de inervação, com o resultado de que a hipoestesia, não anestesia, é resultante da divisão do nervo cutâneo. Áreas de provisão sensorial absoluta das raízes dos nervos e dos nervos radial (R), mediano (M) e ulnar (U) são indicadas pelo quadriculado.

Tabela 2.6 Dermátomos e distribuição de nervos cutâneos

Dermátomos (Figs. 2.110, 2.111)			
No topo do ombro	C4	Face ulnar do antebraço e da mão	C8
Face externa do braço	C5	Face inteira do cotovelo	T1
Face radial do antebraço e da mão	C6	Face inteira do braço	T2
Mão *(sobreposta por dermátomos adjacentes)*	C7		

Abreviatura na figura	Nervo		*Distribuição de nervo cutâneo (Figs. 2.110, 2.111)*
	Nervos supraclaviculares	C3, C4	No topo do ombro e tórax anterior
A	Nervo axilar	C5, C6	Face lateral proximal do braço
LIC	Nervo cutâneo inferior lateral do braço (ramo do nervo radial)	C5, C6	Face lateral distal do braço superior
LCF	Nervo cutâneo lateral do antebraço (terminação do nervo musculocutâneo)	C5, C6	Face radial do antebraço
R	Nervo radial superficial	C6, C7	Dorso radial da mão até as articulações interfalangianas proximais[1]
M	Nervo mediano	C6, C7, C8	Polegar, indicador, médio e lado radial do anular
PCM	Ramo cutâneo palmar do nervo mediano	C6, C7, C8	Triângulo palmar[2]
U	Nervo ulnar	C8, T1	Mínimo, lado ulnar do dedo anular, eminência hipotenar
DSU	Ramo sensorial dorsal do nervo ulnar	C8, T1	Dorso ulnar da mão até as articulações interfalangianas proximais[3]
MCF	Nervo cutâneo medial do antebraço(do cordão medial)	C8, T1	Borda ulnar do antebraço
MCA	Nervo cutâneo medial do braço (do cordão medial)	C8, T1	Face interna do braço (distal)
IBC	Nervo intercostobraquial	T2	Face interna do braço superior (proximal)
PCF	Nervo cutâneo posterior do antebraço (do nervo radial)	C5-C8	Dorso do antebraço

[1]A inervação dorsal dos dedos distal às articulações interfalangianas proximais é pelos nervos digitais via ramos digitais dorsais constantes.
[2]O 'triângulo palmar' é aquela pequena área definida pela prega palmar distal e as pregas tenar e hipotenar. Há alteração sensorial significativa, já que o nervo cutâneo palmar surge alguns centímetros acima do punho e não atravessa o túnel do carpo. O nervo pode proporcionar além disso pele palmar mais distal, até as articulações interfalangianas proximais.
[3]Alteração sensorial no território sensorial dorsal tem significado semelhante em distúrbios do nervo ulnar e na perda cutânea palmar em problemas do nervo mediano – localiza a lesão proximal no punho.

1. *Encolhimento* da área de sensibilidade reduzida acontecerá, rapidamente nos primeiros dias, e lentamente depois disso.
2. A *sensibilidade na articulação* raramente é perdida completamente, e então o movimento da região pode ser mal interpretado como sensibilidade cutânea.
3. Qualquer teste de sensibilidade que requer resposta do paciente não pode ser objetivo e será incerto no jovem, não mentalmente incapaz, e em pacientes que desejam obter compensação máxima para a lesão (veja pág. 149).
4. Até mesmo na divisão do nervo total recente, a área de *perda sensorial absoluta* é pequena comparada com a área total de perda reduzida. A perda sensorial absoluta comumente é limitada às seguintes áreas, que têm sido chamadas *zonas autônomas* (quadriculado nas Figs 2.110 e 2.111):

- nervo ulnar: face palmar do dedo mínimo;
- nervo mediano: face palmar do dedo indicador;
- nervo radial: pequena área no dorso da articulação metacarpofalangiana do polegar;
- raiz de C5: sobre o ventre do deltóide;
- C6: eminência tenar;
- C7: nenhuma;
- C8: borda ulnar da mão;
- T1: borda ulnar do cotovelo;
- T2: Face interna de braço.

Suor

A *denervação simpática* após lesão nervosa periférica resulta em perda imediata do suor. Esta perda é completa na zona autônoma do nervo dividido. Na *zona intermediária* que cerca a autônoma,o suor é muito diminuído.

A presença de pérolas de suor na pele inervada pode ser detectada usando a lente de + 20 dioptrias de um oftalmoscópio. A perda de suor é de importância funcional, porque a falta da adesão que o suor proporciona interfere seriamente com a preensão de palmo de objetos cilíndricos lisos e com manipulações de dedo em precisão ou preensão de encaixe de broca. Este último problema pode ser apreciado prontamente recordando a dificuldade de manipular objetos pequenos com as mãos frias.

A *suavidade* está em grande parte devido à ausência de suor, a falta do qual reduz a fricção entre a pele e os objetos movidos por ela. Embora isto possa ser detectado pelo dedo do examinador que suas mãos estão frias, claramente qualquer suor nas mãos substituirá o do paciente, e a distinção pode não ser clara.

O *teste*[448] *de aderência tátil* (pág. 41). A fricção em dedos normais e denervados são mais bem testadas com um objeto de plástico liso como o cilindro de uma caneta. Nas áreas denervadas o plástico desliza suavemente e se compara com a resistência definida sentida em áreas de inervação normal.

Na situação incomum em que o suor está ausente mesmo de áreas com sensibilidade, o teste tem sido estimulado com a finalidade de testar através de vários meios:

1. *Torniquete pneumático*. Se aplicado ao braço a uma pressão sobre-sistólica por 10-15 min, a hiperemia reativa conseqüente à liberação é acompanhada por suor em áreas normalmente inervadas.
2. *Envolver em cobertores quentes* é especialmente apropriado para crianças.
3. *Quarto quente, berço aquecido* ou *'caixa quente'* especialmente projetada.
4. *Exercício*.

Um dos métodos acima é empregado freqüentemente antes de administrar testes de suor padrão formais.

Testes de suor padrão têm sido projetados, a maioria dos quais depende de técnicas de coloração, e algumas do fato que a pele seca tem uma resistência muito mais alta que a úmida à passagem da corrente elétrica[449].

Técnicas de coloração

1. *Iodo-amido*. Iodo é pintado sobre a área a ser avaliada. O pó de amido é espalhado então sobre o iodo. As áreas com suor ficam escuras.
2. *Teste de impressão com niidrina*[450-452]. Os dígitos são apertados por sua vez sobre uma tira de papel. Isto é revelado então em niidrina 1% acidificada em acetona, secado e aquecido. O padrão de suor de pontos pretos que emergem pode ser então fixado em nitrato de cobre acidificado em acetona.
3. *Bromofenol azul*[453]. Neste teste o papel foi previamente imerso em bromofenol azul 5% em acetona. O padrão de suor aparece como pontos azuis em um fundo amarelo.
4. *Cloreto de cobalto*. Uma solução de cloreto de cobalto 25% em álcool 99% é pintada na mão ferida; a transpiração muda a solução de azul para cor-de-rosa.
5. *Quinizarina*. O pó de quinizarin, carbonato de sódio e amido de arroz é espalhado firmemente sobre a extremidade do paciente antes de estimular o suor, o que produz uma cor violeta profunda.

Todos estes testes têm a desvantagem de serem demorados, enquanto alguns fazem sujeira. Seddon, que empregou o teste de quinizarina durante 10 anos, declarou que o emprego regular de um destes testes é desnecessário. Eles são úteis quando são necessários registros visuais meticulosos.

O retorno do suor a uma área de perda sensorial é uma das últimas funções cutâneas a retornar durante a regeneração do nervo e acompanha de perto o retorno da discriminação de dois pontos. Uma vez que o suor alcançou seus níveis pré-lesão, nenhuma melhora adicional na sensibilidade qualitativa deve ser esperada. Há três exceções a esta regra útil:

1. Suor *não* é perdido em lesões das raízes do plexo braquial proximais à entrada das fibras simpáticas pós-ganglionares – importante no exame de pacientes que sofreram uma lesão de plexo braquial (pág. 233).
2. O suor retorna a retalhos a distância aplicados à mão, até mesmo se a discriminação de dois pontos *não* retorna ao retalho, provavelmente devido a fibras sudomotoras acompanhar vasos em crescentes desde o suor desaparecem com bloqueio braquial.
3. Pacientes que sofreram simpatectomia cervical.

Com estas exceções raras, o exame do suor é um guia imediato útil à recuperação sensorial do paciente. Se presente, o examinador deve passar à avaliação qualitativa da discriminação de doispontos estática. Se ausente, então primeiro teste com alfinete e então deve ser avaliada a consciência de movimento e toque constante.

Teste com alfinete

Se ausência do suor sugere perda sensorial densa, então a distribuição da perda deve ser traçada. Isto pode ser rápida e acuradamente feita usando-se um alfinete (Fig. 2.112), movendo de áreas de sensibilidade normal a anormal, marcando os pontos de alteração na pele. Estes devem ser transferidos então a um contorno da mão no registro do paciente. A percepção de dor está envolvida no uso do alfinete e a área de analgesia não corresponde totalmente à de anestesia, sendo um pouco menor. Uma vez que a resposta ao alfinete esteja presente, o paciente entrou na fase de 'sensibilidade protetora'.

Toque – Movendo e Constante[454]

Se a resposta ao alfinete está presente ao longo de toda a área, então o movimento e o toque constante devem ser aplicados à área sob exame. Usando o próprio dedo, o examina-

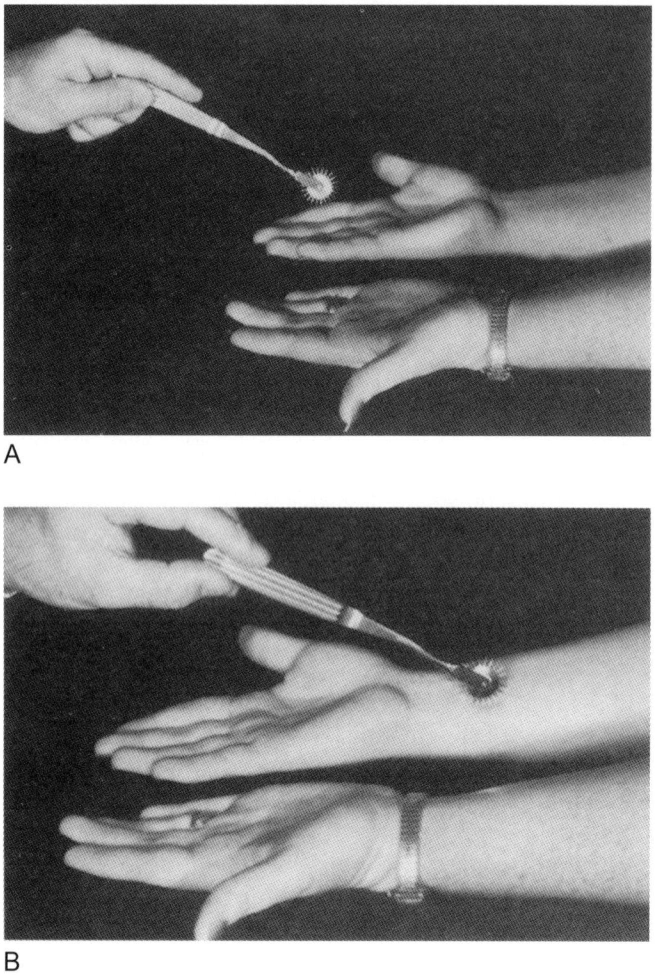

Fig. 2.112. A carretilha proporciona um método rápido e adequado de traçar uma área de alteração sensorial.

dor pode ter certeza de que o contato foi estabelecido. Algumas precauções devem ser tomadas para evitar respostas enganosas:

- o que o examinador pretende fazer deve ser mostrado ao paciente antes de lhe ser pedido que olhe para o outro lado;
- a comparação sempre deve ser feita com áreas reconhecidamente normais na mesma ou na outra mão;
- devem ser feitos falsos movimentos ocasionais sem estabelecer contato para assegurar que o paciente está respondendo ao toque e não simplesmente aos movimentos do examinador;
- deve-se tomar cuidado para testar 'áreas significativas' conhecidas, como as áreas de perda absoluta.

Toque em movimento será apreciado antes do estático, e a presença de qualquer um é o sinal para mover para seu equivalente quantitativo, discriminação em movimento ou de dois pontos estática.

Discriminação de Dois Pontos (2PD) (Fig. 2.113)

Este teste é executado com um calibrador, um discriminador™ ou, mais simplesmente, com um clipe de papel torcido.

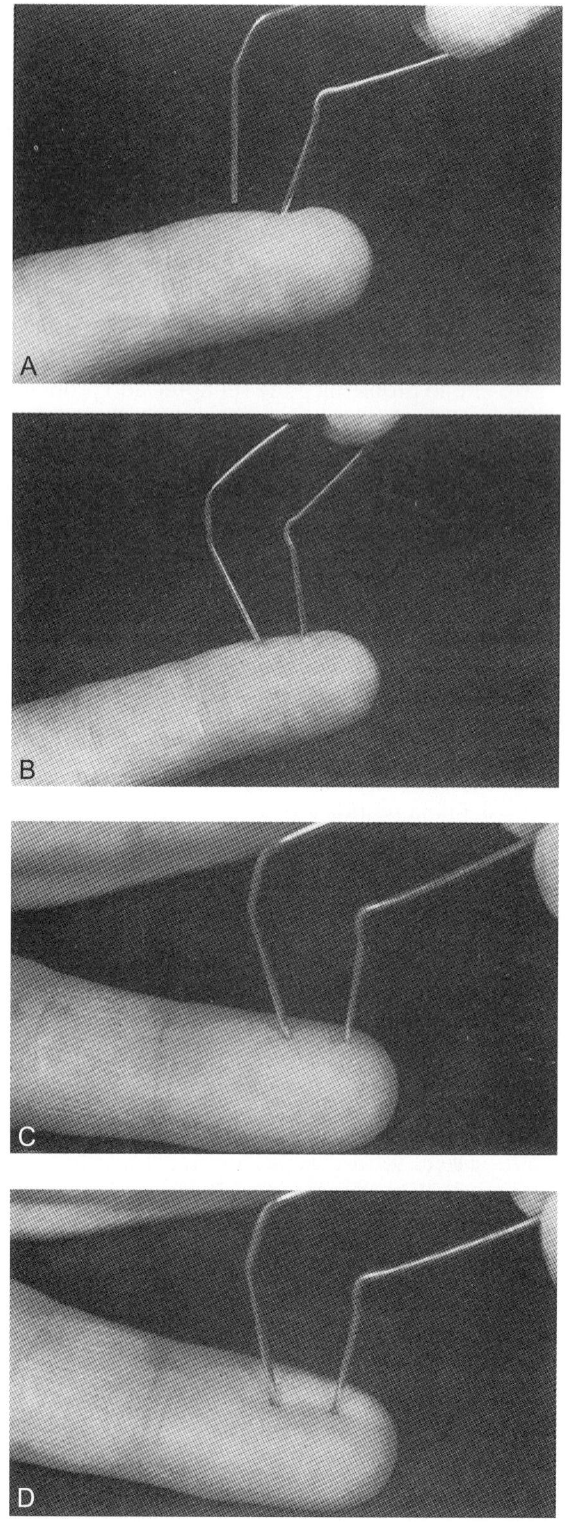

Fig. 2.113 A, B. A discriminação de dois pontos é determinada aplicando um ou dois pontos alternadamente à área sob exame. Uma ferramenta muito satisfatória para este teste pode ser produzida torcendo um clipe de papel. **C.** Pouca força deve ser aplicada para a testagem de dois pontos. Se muita força é aplicada **(D)**, serão estimulados os receptores sensoriais entre os dois pontos e, até mesmo na presença de discriminação de dois pontos, o paciente sentirá a aplicação de um único.

O teste deve ser explicado primeiro ao paciente, e um teste rápido é feito na mão oposta, porque casos raros de ausência congênita de discriminação de dois pontos foram relatados. Os pontos do calibrador são no princípio e progressivamente fixos a 15 mm, e reunidos à medida que respostas precisas são obtidas.

À medida que a distância mínima que o paciente pode discriminar é aproximada, serão cometidos erros. Nesta fase deve ser adotada a seguinte conduta:

1. Um intervalo de 3-4 segundos deve ser permitido entre aplicações do calibrador à pele.
2. O calibrador deve ser aplicado com força apenas leve, apenas menos que a exigida para causar empalidecimento ao redor de cada ponto da pele (Fig. 2.114C, D).
3. Quando dois pontos estão sendo aplicados, eles têm que estabelecer contato simultaneamente e devem estar na linha do dígito.
4. O teste deve começar nas pontas dos dedos e deve prosseguir por todas as pontas dos dedos antes de ser executado mais proximalmente.
5. O mesmo sistema de marcação deve ser usado em todos os testes:
   - Omer[455] – duas de três aplicações corretas é um 'passe;'
   - Moberg[456] – dez aplicações de dois pontos e dez aplicações de um ponto são feitas aleatoriamente[457].

O total de aplicações de um ponto *incorretas* é subtraído do total de aplicações de dois pontos *corretas*. Uma resposta de cinco ou mais é considerada um 'passe'.

Os valores para discriminação de dois pontos normais diferem de uma área da mão para a outra[458] (Fig. 2.114). É necessário que o cirurgião esteja atento a isto para reconhecer uma recuperação completa e evitar desperdiçar tempo usando posições muito próximas até mesmo na mão normal:

- falange distal: 3-5 mm;
- falange média: 3-6 mm;
- falange proximal: 4-7 mm.
- palma:
  - (a) distal à prega palmar distal: 5-8 mm;
  - (b) prega;
  - (c) centro da palma: 6-9 mm;
  - (d) tenar e hipotenar: 7-10 mm.
- dorso: 7-10 mm;
- antebraço: 20-50 mm;
- braço: 65-70 mm.

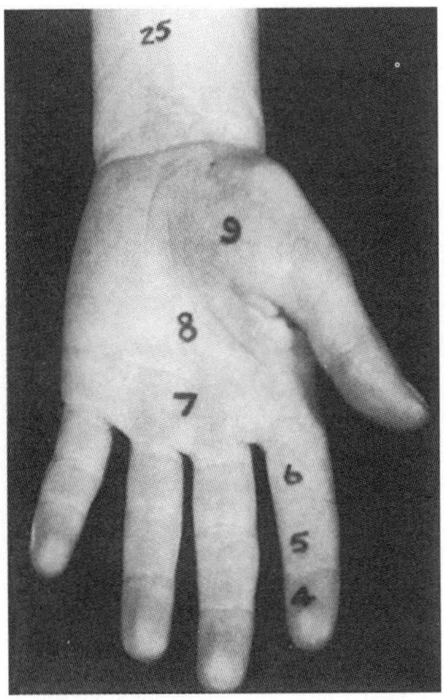

Fig. 2.114. Os valores para discriminação de dois pontos normal diferem significativamente em várias áreas da mão e são mostrados aqui em milímetros.

Os resultados de discriminação de dois pontos são comprometidos seriamente se a mão estiver edematosa ou com calos.

Este é um teste meticuloso e demorado. Se os resultados em ocasiões separadas, freqüentemente por observadores diferentes, são para avaliar a regeneração com precisão, este cuidado e tempo é necessário.

Em movimento[459] *e estático (constante)*[460]. A discriminação de dois pontos em movimento depende da presença das fibras nervosas de adaptação rápida que retornam mais rapidamente e em maior densidade que as fibras de adaptação lenta, das quais depende o toque constante. Assim, 2PD em movimento retornam mais precocemente, em cerca de 6 meses, e comumente tem um valor 8-10 mm menor, ou melhor, que o 2PD constante. É uma medida da capacidade da mão de sentir objetos, contanto que o movimento da mão seja possível, que é a circunstância normal. 2PD constante indica a capacidade da mão de estar atenta a objetos mantidos parados, que normalmente retorna quando a 2PD constante é menos de 15 mm. Do esclarecido acima será percebido que uma das mãos com 10 mm de 2PD em movimento poderá descobrir e identificar objetos não vistos, mas que uma vez que esse objeto é erguido e segurado imóvel, o paciente não saberá se ainda o tem ou não em preensão.

Finalmente, as discriminações de dois pontos em movimento e estática para avaliar o toque delicado são testes fáceis de aplicar, mas podem ser de valor limitado na prática clínica.[461,462] Como com os pêlos de Von Frey ou os monofilamentos de Semmes-Weinstein (veja a seguir), o conhecimento das limitações dos testes é importante na interpretação,[463,464] embora os resultados possam ser difíceis de reproduzir objetivamente[465].

Pêlos de Von-Frey ou monofilamentos de Semmes-Weinstein [465-467]. Os 'pêlos' são feitos de monofilamento de fibra sintética de espessura discrepante que produzem um dispositivo que pode aplicar pressão de intensidade diferente à pele. Embora as sondas sejam relativamente uniformes e consistentes, variações podem acontecer devido à aplicação descuidada, variações no módulo elástico dos filamentos, alterações na temperatura e umidade, variações na inserção de fibras para os cabos e diferenças nas extremidades dos filamentos. Interpretar os resultados para estes instrumentos requer portanto uma compreensão dos fatores que podem influenciar os resultados[463,464]. Apesar disso, eles proporcionam uma medida de toque constante altamente reproduzível (embora demorada). Eles também dão um registro vívido excelente do estado sensorial.

Programa de Avaliação Sensorial e Cuidado após o Reparo do Nervo

Executar a bateria completa de testes esboçada acima é desnecessário e ilógico. Além disso, o paciente deve progredir por uma série de fases. Durante o tempo normalmente esperado para o crescimento do axônio, a presença de um Tinel em progressão é confirmação suficiente de progresso, e os cuidados com a pele e articulações preenchem o resto das necessidades do paciente. Uma vez que o progresso chegou a um platô, percepção de alfinetadas e de toque deve ser avaliado. Quando o toque em movimento retorna, a 2PD em movimento pode servir como o critério exclusivo para recuperação e o paciente começa um curso intensivo diário de 're-educação sensorial'[468,469]. Uma vez que a 2PD em movimento cai abaixo de 10 mm o cirurgião deve buscar a 2PD constante, a qual, uma vez encontrada, pode servir como o monitor das fases finais.

Classificação da Recuperação Sensorial

Baseado nos testes de toque leve, dor e discriminação de dois pontos, a recuperação sensorial pode ser classificada de acordo com a escala adotada pelo Conselho de Investigação Médica Britânico:

- S0: nenhuma sensibilidade;
- S 1: sensibilidade de dor;
- S2: dor e um pouco de sensibilidade ao toque;
- S3: dor e toque sem reação excessiva;
- S3+: alguma discriminação de dois pontos;
- S4: recuperação completa.

Todas as avaliações estão baseadas na recuperação das faculdades sensoriais nas áreas autônomas do nervo ferido.

O sistema MRC ainda é encontrado em muitos relatos e é incluído por isso. Porém, um sistema melhor poderia ser um baseado em uma declaração da fase que um paciente alcançou, deste modo:

anestésico
→ picada de alfinete (protetora)
→ toque em movimento
→ 2PD em movimento de X mm
→ 2PD estático de Y mm

Outros Métodos Quantitativos para Testar a Sensibilidade

1. A sonda thermode é usada para avaliar a função das fibras C e fibras A-delta[470-473]. Uma sonda thermode é colocada na pele e estimula as fibras C e A-delta produzindo alterações de temperaturas rápidas, reproduzíveis (por exemplo de 5° a 51°C) registradas pelo paciente como sensações cutâneas dolorosas.
2. Estimulação direta elétrica[102,474] ou estimulação do nervo através de **coils** magnéticos[475,476] foram descritas. A estimulação elétrica direta é altamente reproduzível e o limiar em que os pacientes podem detectar a estimulação pode ser quantificado se forem dados meios apropriados para controlar diferenças na impedância e resistência da pele[102,474]. No momento, há problemas com a seletividade da estimulação do nervo usando **coils** magnéticos que impedem aplicação clínica difundida da técnica[477].
3. Medidas de condutividade elétrica[474,478] para avaliar função simpática.
4. Um dispositivo sensorial sensível à pressão (DSSP)[433]. Esta técnica permite a medida do limiar de pressão cutâneo para percepção de um ponto que move-se através da pele ou um ponto toque estático através da pele. A técnica também permite simultaneamente a aplicação de dois pontos ou forcados para a medida da distância entre os forcados (a medida clássica de S2PD) e a medida da pressão necessária para a percepção de discriminação de dois pontos.

Resultados altamente objetivos e reproduzíveis podem ser obtidos com todas estas técnicas, tornando possível quantificar a função do nervo para comparação com uma fase posterior da recuperação.

A razão mais importante para aplicar estes testes é avaliar o progresso ou a parada da reinervação. Os testes devem ser então tão objetivos quanto possível. À parte os métodos de avaliação detalhados acima, muitos outros testes clínicos têm sido usados e são ainda usados por clínicos diferentes. Estes não vão todos ser descritos aqui porque: (i) o espaço não permite; (ii) causaria confusão possivelmente; (iii) alguns foram considerados de precisão questionável[479] e (iv) o autor não os usava e o editor não os usa. Com uma exceção.

Em crianças – Enrugamento (Fig. 2.115)[480]. Em crianças muito jovens pode ser difícil executar testes de suor simples

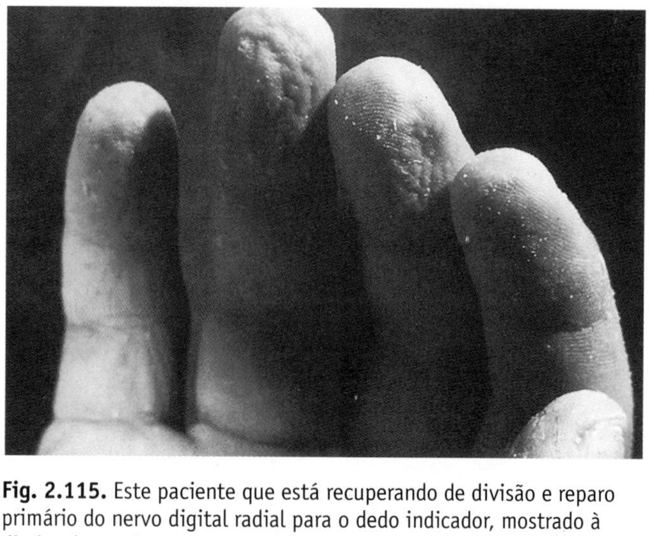

Fig. 2.115. Este paciente que está recuperando de divisão e reparo primário do nervo digital radial para o dedo indicador, mostrado à direita do quadro, teve a mão imersa em água quente durante um período de 5 min. O enrugamento muito característico que é produzido na pele normal é visto nos dedos mínimo, anular e médio e está começando a reaparecer no dedo indicador.

mesmo embora a aderência tátil normalmente seja detectável. Se a mão normal é imergida em água morna durante 5 minutos as polpas digitais ficam enrugadas. Tem sido notado que este enrugamento apenas acontece na pele com alguma inervação sensorial, permanecendo lisa em áreas denervadas. A fase exata do retorno sensorial depois da lesão em que o enrugamento surge não foi estabelecida.

Dor

A dor também pode ocorrer durante o exame. Divide-se em quatro amplos tipos:

1. *Neuroma* – parestesias dolorosas, como descrito a seguir, são causadas pela palpação de um neuroma.
2. *Dor em ardência* – esta às vezes está presente sobre o nervo distal ao sinal de Tinel.
3. *Reação excessiva (hiperpatia)* – o retorno de sensibilidade para uma área é acompanhado freqüentemente por hipersensibilidade que faz com que o paciente recue para longe da mão examinadora. Proteção e desuso podem resultar. Isto deve ser reconhecido e firmemente desencorajado para o paciente que alcançou uma importante conjuntura. Se for permitido que a proteção continue, um padrão estabelecido de hipersensibilidade e desuso será criado. Por outro lado, se o paciente é exortado a esforçar-se na 'reabilitação sensorial', podem ser previstas recuperação e função totais. A reabilitação exige que o paciente estabeleça mais contato com o dígito previamente denervado que com os outros, e com uma variedade de superfícies a mais ampla possível.
4. *Distrofia simpática reflexa* (pág. 144) da qual *causalgia*[481] é uma forma particularmente intratável, resultante de lesão nervosa.

Neuroma

Se, ao palpar a cicatriz, o paciente recua ou queixa-se de dor em formigamento, esta é evidência forte de um neuroma adjacente à cicatriz. Um neuroma grande pode ser visível ou suas margens palpáveis. O local exato de um neuroma menor pode ser definido repetindo a palpação com um instrumento de ponta romba. Mais de um neuroma pode estar presente quando um nervo cutâneo foi dividido. A sondagem deve ser executada então ao redor de todas as margens da cicatriz marcando cada neuroma com um lápis de pele (Fig. 2.116). Um neuroma persistentemente sensível pode responder a reeducação sensorial e/ou estimulação transcutânea do nervo, mas, se não, é uma indicação para exploração do nervo, porque o paciente será compreensivelmente relutante em usar a mão normalmente.

O *polegar do jogador de boliche*[482,483]. No jogo de boliche de dez pinos, a borda do orifício do polegar pressiona firmemente contra a face palmar da falange proximal do polegar. No ponto de pressão, ambos os nervos digitais para a extremidade do polegar estão localizados juntamente sobre a bainha do flexor longo do polegar e é então comprimido contra uma estrutura inflexível. A lesão secundária do nervo ou nervos ocorre, mas é raramente suficiente para fazer o jogador deixar o jogo. O trauma é então repetido, e um neuroma em continuidade se forma.

Sintomas. O paciente queixa-se de dor na face palmar do polegar, que pode ser associado a entorpecimento em uma ou outra das faces da polpa do polegar.

Exame. A palpação revela um nódulo que, se o examinador não estiver familiarizado com o diagnóstico, pode ser confundido por um gânglio. É mais móvel que um gânglio de bainha flexora em um plano transversal, mas não ao longo do eixo do polegar. A pressão firme no edema pode produzir parestesias na distribuição do nervo digital (Fig. 2.117).

Indicações

Se um neuroma está na substância de um nervo principal, então sua presença por si só é uma indicação para ressecção e enxerto (pág. 232), contanto que a função distal esteja prejudicada. Se a função distal é normal então tem-se que equilibrar o risco de exploração do neuroma e sua ressecção contra

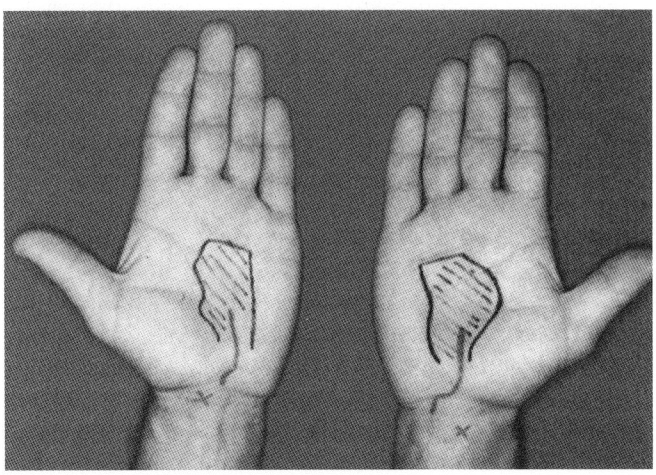

Fig. 2.116. Após liberação do túnel do carpo bilateral este paciente teve disestesia significativa. Esta foi marcada usando uma carretilha. Os locais dos neuromas são marcados com cruzes.

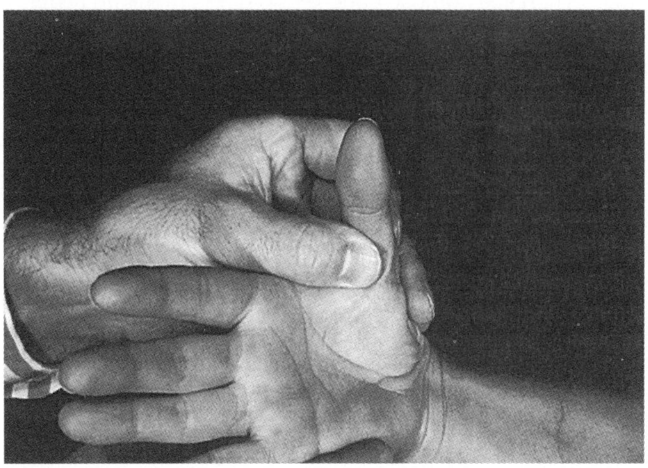

Fig. 2.117. Palpação de um nódulo firme que produz parestesias no polegar. O nódulo, sendo móvel transversalmente mas não longitudinalmente, é diagnóstico do 'polegar do jogador de boliche'.

o grau de dor que ele está causando, porque a função pode ser perdida em tais circunstâncias. A escolha de procedimento cirúrgico para alívio dos problemas do neuroma em nervos não essenciais ou no coto de amputação atesta a falta de sucesso universal com qualquer deles[484-496]. Certamente, seja qual for o método escolhido, a re-educação sensorial pós-operatória imediata contribui grandemente para o sucesso. Há apenas uma cura para o polegar do jogador de boliche – parar de jogar boliche. Porém, a transferência do nervo digital ulnar para a face dorsal do adutor do polegar também foi descrita[497].

Veja Green D P 1998 *Operative hand surgery*, 4th edn. Churchill Livingstone, New York, pág. 1496.

Avaliação Motora (veja Apêndice, pág. 537)

São testados todos os músculos principais no membro ferido. A testagem seletiva não é aceitável por várias razões:

1. A lesão nervosa pode ser apenas parcial.
2. A recuperação após o reparo pode ser apenas parcial.
3. Em lacerações penetrantes múltiplas (como as infligidas por vidro quebrado), ramos dos nervos principais podem ter sido divididos, sozinhos ou em combinação com a divisão do tronco principal.
4. Em lesões de tração ou compressão, a perda motora pode ser de distribuição imprevisível.
5. Perda de função em músculos isolados pode não ser apreciada pelo paciente ou reconhecida pelo cirurgião, a menos que um exame sistemático total seja executado e ainda possa reduzir a força do paciente ou a capacidade manipulativa.
6. A inervação pode ser anômala. Em uma pequena minoria de pacientes existem ligações cruzadas entre os três nervos principais do membro superior.

A *anastomose de Martin-Gruber*[498-500] é uma anomalia na qual fibras motoras, normalmente carreadas no nervo ulnar ao longo de seu curso, o unem a partir do nervo mediano no antebraço. A anastomose pode ser do nervo mediano próprio ou do nervo interósseo anterior. O significado clínico está em lesões altas acima da ligação (Fig. 2.X). Em lesões do nervo ulnar altas com uma anastomose de Martin-Gruber, a paralisia do nervo ulnar apenas será parcial, com diminuição sensorial, mas função motora normal. Que os intrínsecos são inervados pelo mediano pode ser demonstrado bloqueando o nervo mediano com um bloqueio do nervo mediano alto acima do nível da anastomose de Martin-Gruber. Em lesões do nervo mediano altas onde há perda motora total na mão e estudos de estimulação do nervo seletivos esclarecerão a situação se eles são feitos dentro dos primeiros dias após a lesão. Em casos posteriores a exploração revelará um nervo ulnar intacto.

O efeito de tais anastomoses pode ser resumido como:

- *nervo mediano alto:* perda motora total na mão;
- *nervo ulnar alto:* nenhuma perda motora.

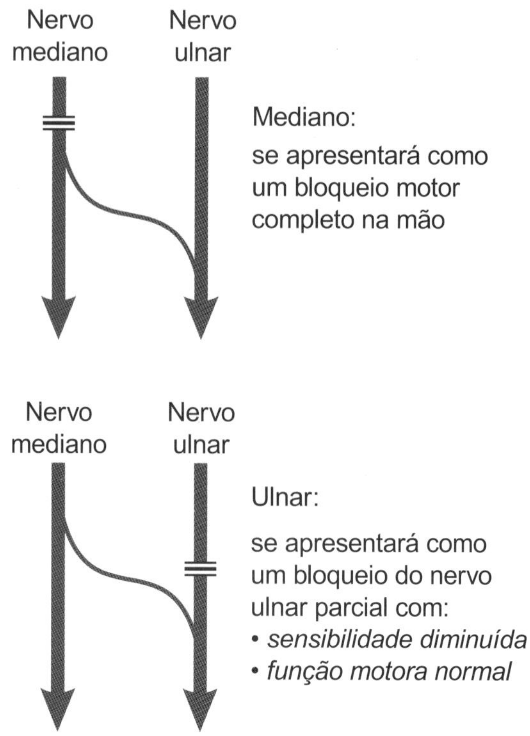

Fig. 2.X. Efeito de bloqueios de nervo seletivos em um paciente com uma anastomose de Martin-Gruber.

No curso do exame motor, é necessário que o paciente entenda o que é necessário. Podem ser empregadas várias aproximações:

1. *'Dobre desta maneira'. O paciente é solicitado a copiar com seu membro ferido um movimento demonstrado pelo examinador. Embora satisfatório com um movimento grosseiro como fletir o cotovelo, o examinador não pode ter certeza se o paciente entendeu ou não.*
2. *'Faça isto com sua mão boa e depois com a ruim'* (Fig. 2.118). Esta é uma abordagem melhor e mostra que o paciente entende enquanto demonstra a amplitude normal na mão incólume como o critério contra o qual a mão ferida será julgada. Porém, pressupõe-se a presença de uma mão 'boa', e lesões bilaterais não são incomuns. Além disso, é freqüente o caso de pacientes que 'esquecem' como executar algum movimento com a mão ferida, e uma conclusão errada pode ser tirada.
3. *'Segure sua mão assim, mantenha lá, não me deixe movê-la'* (Fig. 2.119). O examinador coloca a mão ou dígito na posição que o músculo sob teste vai normalmente produzir e avalia a força que pode gerar. Este método é o melhor, porque não se exige que o paciente interprete um movimento feito pelo examinador. Também pode ser usado em lesões bilaterais e coloca o membro na postura necessária, reforçando a memória do paciente de como alcançá-la. Também faz andar rapidamente o processo de exame, porque o examinador pode registrar a amplitude passiva de articulações, enquanto obtém cada postura.

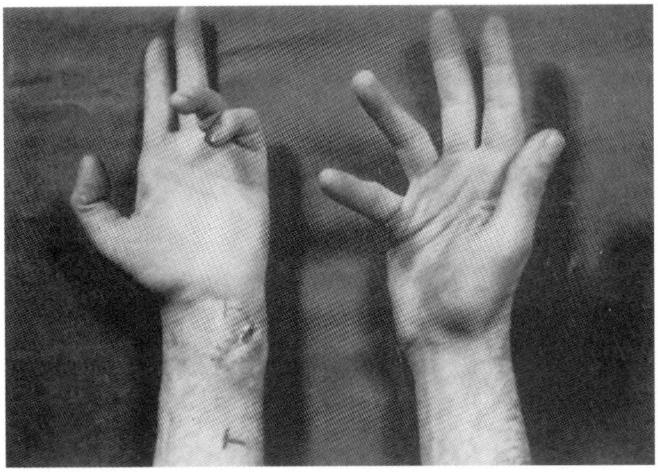

Fig. 2.118. Este paciente está demonstrando com a mão direita incólume que ele pode fletir a articulação metacarpofalangiana do dedo mínimo com o flexor do dedo mínimo, mas não pode fazê-lo com a mão ferida.

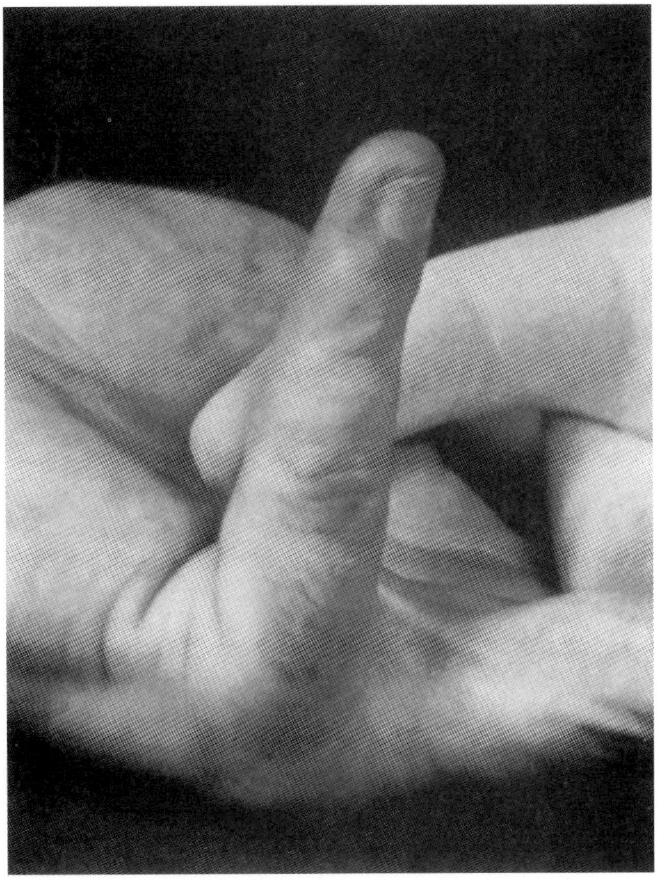

Fig. 2.119. Neste exemplo, o dedo mínimo do paciente foi colocado na posição que o flexor do dedo mínimo produz, e o paciente foi orientado a mantê-lo naquela posição e então resistir às tentativas do examinador para movê-lo. Isto demonstra a presença de um flexor do dedo mínimo ativo.

O examinador deve palpar o ventre muscular e tendão pertinentes enquanto o paciente está executando cada manobra (Fig. 2.120). Deste modo pode ser detectada uma atividade muscular que não é forte o bastante para manter a posição da articulação. O examinador também poderá avaliar a articulação na qual o músculo age – pode haver pouca ou nenhuma amplitude de movimento devido à lesão ou doença.

Ao avaliar a função motora, o examinador deve se lembrar que músculos agem sinergisticamente com, e são dependentes em parte por sua força, músculos em outro lugar freqüentemente tendo uma inervação diferente. Por exemplo, a força de preensão (ulnar e mediano) caiu em 77% em um estudo[501] na ausência de função do nervo radial.

Ao conduzir o teste muscular é importante determinar a força que o músculo é capaz de gerar. Isto não apenas é significativo na avaliação da melhora do paciente, mas é necessário no planejamento de um programa benéfico de transferências de tendão quando apropriado. A escala de força empregada é:

0. *Paralisia total* – nenhuma contração detectável à palpação.
1. *Tremor* – nenhum movimento, mas contração palpável.
2. *Movimento com gravidade eliminada* – isto é obtido colocando a linha de ação do músculo em um plano horizontal; isto não é possível com todos os músculos.
3. *Movimento contra gravidade.*
4. *Movimento contra gravidade e resistência.*
5. *Força total.*

Embora universalmente em uso, esta escala tem limitações sérias, porque todos os músculos fracamente ativos são classificados como força 4. Sempre que possível uma avaliação quantitativa comparando com a mão oposta deve ser empregada, se normal. As comumente usadas são:

- dinamômetro de preensão Jamar – isto registra força de preensão em libras por polegada quadrada. É importante que a abertura na qual a barra ajustável é colocada seja notada (Fig. 2.121) (pág. 149);
- Dinamômetro de pinçamento (Fig. 2.122).

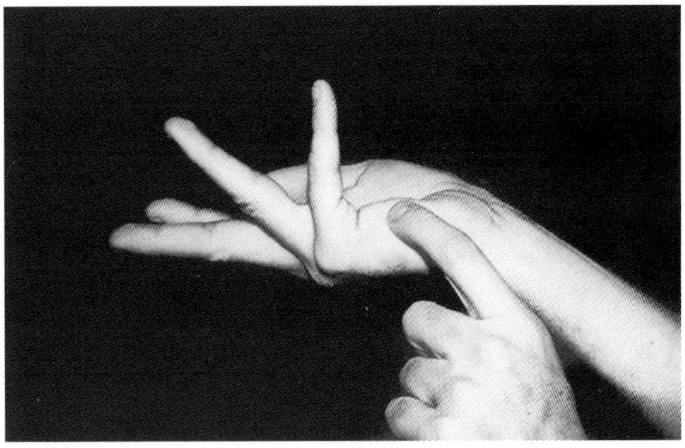

Fig. 2.120. O ventre muscular sob exame deve ser palpado quando este teste é executado.

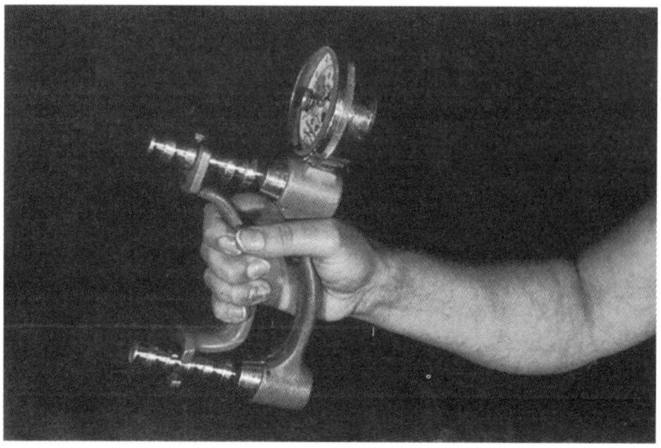

Fig. 2.121. O dinamômetro de preensão de Jamar é usado para registrar a força de preensão.

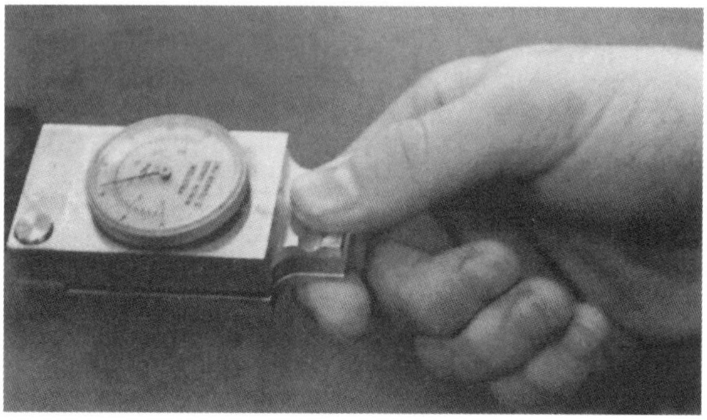

Fig. 2.122. O dinamômetro de pinçamento é empregado para registrar a força de pinçamento.

Claramente um número grande de dispositivos de registro quantitativos poderia ser projetado mas não seria prático empregá-los todos. No caso de certos músculos, o examinador compara o seu próprio contra o do paciente, normal e ferido, medindo assim a diferença entre eles. Por exemplo, isto pode ser feito com o abdutor do dedo mínimo, o primeiro interósseo dorsal, os tendões superficiais e o pronador redondo. Isto não é quantitativo (embora útil) e ainda ocorre que nenhuma técnica amplamente aplicável de categorizar o grau 4 foi inventada.

Embora eles usem dígitos semelhantes, a escala acima tem certas diferenças da escala do Conselho de Investigação Médica Britânico. O examinador deve estar atento a estas diferenças para evitar confusão como pode ser encontrado em alguns relatos:

- M0: nenhuma contração;
- M1: contração perceptível em músculos proximais;
- M2: contração perceptível nos músculos proximais e distais;
- M3: todos os músculos importantes capazes de trabalhar contra a resistência;
- M4: todos os movimentos sinergísticos e independentes possíveis;
- M5: recuperação completa.

Esta classificação é mais aplicável em lesões do nervo proximal, mas (como a classificação sensorial MRC) provavelmente sobreviveu além de sua utilidade.

Os músculos testados, sua ação e o nervo ou lesão de raiz nos quais eles são paralisados são detalhados no Apêndice (pág. 537).

Reflexos (veja Tabela 2.7; Figs. 2.123-2.126)

Usando um martelo de tendão, devem ser testados os reflexos com o músculo relevante contraído contra resistência moderada.

Os reflexos estarão *ausentes* se o arco é interrompido, que é, em distúrbios de neurônio motor inferior, como a divisão de um nervo periférico. Eles serão *exagerados* se o controle mais alto foi eliminado, como na lesão de neurônio motor superior e em certos níveis em alguns casos de transecção de medula.

Tendo acumulado toda a evidência necessária agora, o nível preciso de uma lesão nervosa pode ser deduzido na maioria dos casos (veja Tabela 2.8).

Eletromiografia[502-504] e Estudos de Condução Nervosa

Há dois grupos básicos de investigação em uso comum para estudo da função após denervação muscular e durante a regeneração e a recuperação. No primeiro, o estímulo é aplicado diretamente ao músculo ou a seu nervo na placa terminal, e a resposta discrepante a diferentes forças de estímulo aplicadas por durações diferentes é uma indicação da condição do músculo. Este grupo inclui estudos da resposta de reobase e cronaxia à estimulação galvânica e farádica, curvas de duração de força e razões galvânico–tétano. O segundo grupo

Tabela 2.7 Reflerxos

Músculo	*Ação reflexo*	*Ponto de percussão*	*Nível do arco*
Bíceps (Fig. 2.123)	Flexão do cotovelo	Tendão do bíceps	C5 (6)
Braquiorradial (Fig. 2.124)	Flexão de cotovelo em pronação-supinação neutra	Estilóide radial	C(5) 6
Tríceps (Fig. 2.125)	Extensão de cotovelo	Tendão do tríceps	C7
Extensor ulnar do carpo (Fig. 2.126)	Extensão do punho e desvio ulnar	Base do 5º metacarpiano	C7

Tabela 2.8 Perda sensorial, motora e reflexa em diferentes níveis da lesão nervosa

Nervo	*Nível*	*Sensorial*	*Perda motora*	*Reflexo*
Mediano	Punho	Aspecto palmar	APB OP	
		TIM ½ R	FPB (Cabeça superficial) I + M	
	Acima do punho	Adicione *"triângulo palmar"*		
	Cotovelo ou acima		*Adicione*	
			FCR PT FDS FDP (I e M) FPL PQ	
Interósseo anterior	Antebraço	Nula	FPL FDP (I e M) PQ	
Ulnar	Palma (ramo profundo)	Nula	IO AP FPB (cabeça profunda)	
	Punho	Palmar ½ RS	*Adicione*	
			ADM FDM ODM	
			lumbricais R + S	
	Acima do punho	*Adicione*		
		face ulnar do dorso		
	Cotovelo ou acima		*Adicione*	
			FCU FDP (R e S)	
Radial	Punho	Dorso do 1° espaço interdigital	-	-
Interósseo posterior	Antebraço	Nula	ECU ED EDM EPL EI APL EPB	ECU
Radial	Cotovelo	Dorso do 1° espaço interdigital	*Adicione* S	
	Sulco espiral	*Adicione*	*Adicione*	*Adicione*
		dorso do antebraço	ECRL ECRB BR	BR
	Axila	*Adicione*	*Adicione* T	*Adicione T*
		aspecto lateral distal do braço superior		
Cordão medial	Axila	Aspecto ulnar do antebraço e da mão	*Todos* os flexores dos dedos pequenos *Todos* os músculos	Nula
	Subclavicular		*Adicione*	Nula
			cabeça esternocostal do PM	
Cordão lateral	Axila	Aspecto radial do antebraço e da mão	Flexão do cotovelo Pronação do antebraço Flexão do punho (FCR)	BB
	Subclavicular		*Adicione*	BB
			cabeça clavicular do PM	
Cordão posterior	Axila	Deltóide Aspecto posterior ao braço superior Dorso do antebraço Dorso do 1° espaço interdigital	Abdução do ombro Todos os membros superiores dos extensores + BR	T BR ECU
	Subclavicular		*Adicione* LD	T BR ECU

Continua

Tabela 2.8 *(Continuação)*				
Nervo	*Nível*	*Sensorial*	*Perda motora*	*Reflexo*
Raízes			Perda motora de grau variado em lesão de raiz isolada. *Aumentado em lesões múltiplas*	
C5	Triângulo posterior	Sobre o deltóide	Rotação externa e abdução do ombro	
C6	Triângulo posterior	Eminência tenar	Rotação interna e adução de ombro, flexão de cotovelo, supinação do antebraço	BR BB
C7	Triângulo posterior	Nula	Extensão de cotovelo, punho e dedo, pronação do antebraço	T ECU
C8	Triângulo posterior	Borda ulnar do antebraço	Flexão do dedo, do punho e do polegar	
T1	Triângulo posterior	Face interna do cotovelo	Movimentos intrínsecos	

1. T, Polegar; I, indicador; M, médio; R, anular; S, mínimo.
2. Músculos como no quadro do teste muscular completo (veja Apêndice).

APB, Abdutor curto do polegar; OP, oponente do polegar; FPB, flexor curto do polegar; FCR, flexor radial do carpo; PT, pronador redondo; FDS, flexor superficial dos dedos (sublimis); FDP, flexor profundo dos dedos; FPL, flexor longo do polegar; PQ, pronador quadrado; IO, interósseos; AP, adutor do polegar; FPB, flexor curto do polegar; ADM, abdutor do dedo mínimo; FDM, flexor do dedo mínimo; ODM, oponente do dedo mínimo; FCU, flexor ulnar do carpo; ECU, extensor ulnar do carpo; ED, extensor dos dedos; EDM, extensor do dedo mínimo (quinto); EPL, extensor longo do polegar; EI, extensor do indicador (próprio); APL, abdutor longo do polegar; EPB, extensor curto do polegar; ECRL, extensor radial longo do carpo; ECRB, extensor radial curto do carpo; BR, braquiorradial; PM, peitoral maior; BB, bíceps braquial; LD, grande dorsal.

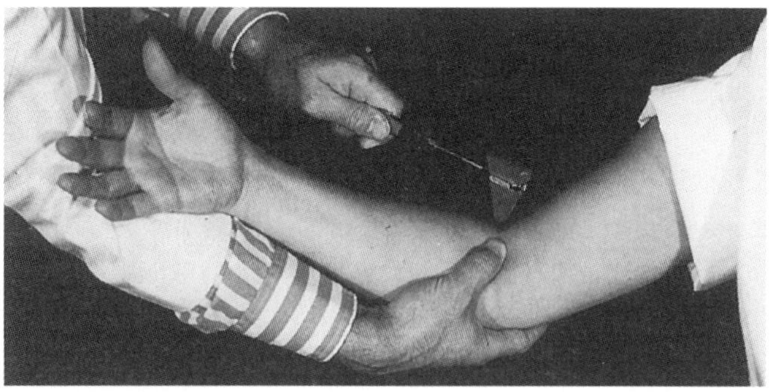

Fig. 2.123. Reflexo do tendão do bíceps. Embora palpando o tendão do bíceps, a unha do polegar examinador é percutida com um martelo de tendão.

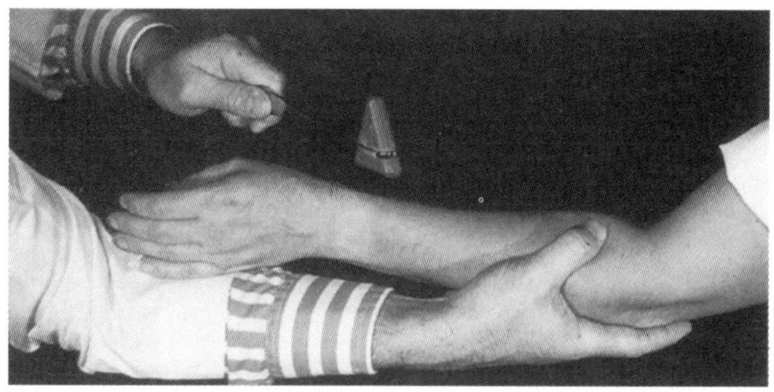

Fig. 2.124. Reflexo do tendão braquio-radial. Com o braço em pronação média-supinação, e enquanto se palpa o ventre do braquiorradial, o antebraço parcialmente fletido é firmemente percutido com um martelo de tendão, proximal ao estilóide radial.

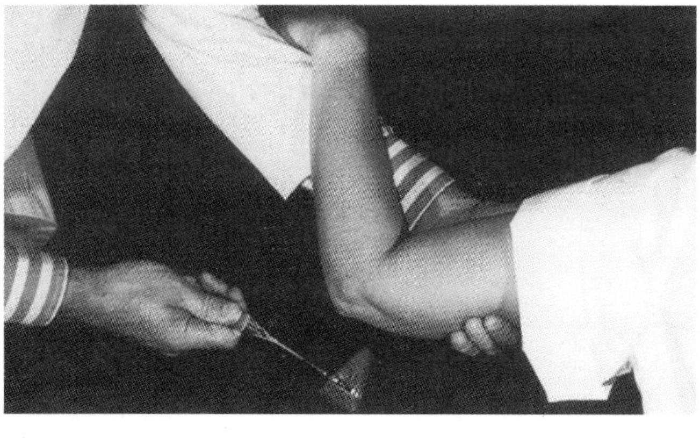

Fig. 2.125. Reflexo do tendão do tríceps. Com o cotovelo fletido e relaxado sobre o braço do examinador, o tendão do tríceps é golpeado com o martelo de tendão atrás do cotovelo, enquanto se palpa o ventre do músculo no braço.

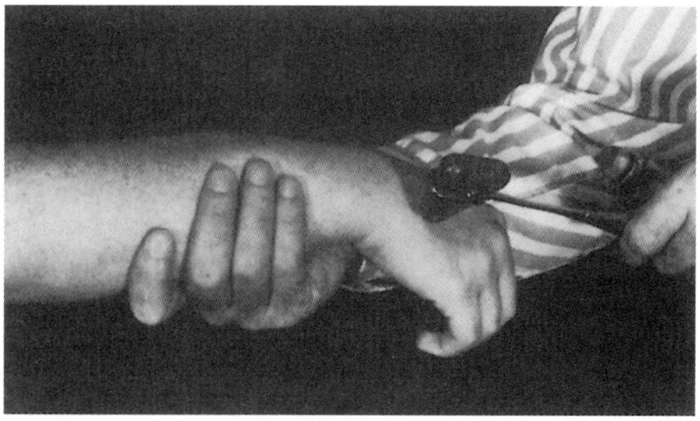

Fig. 2.126. Reflexo do tendão extensor ulnar do carpo. Com o braço em pronação e o tendão do extensor ulnar do carpo sendo palpado, a base do quinto metacarpiano é golpeada com um martelo de tendão.

de testes é todo baseado na observação eletromiográfica com e sem estimulação do nervo motor relevante.

Embora ambos os grupos possam proporcionar informações úteis, o último tem certas vantagens sobre o primeiro:

1. Ajustando o eletrodo de agulha de registro, a atividade em qualquer parte do músculo sob investigação pode ser observada, considerando que a estimulação muscular direta estuda apenas as fibras mais superficiais.
2. A técnica pode ser usada para estudar outras causas de fraqueza muscular ou paralisia como neuropatias e síndromes de compressão.
3. Usando o mesmo equipamento básico, podem ser executados estudos de atividade nervosa sensorial.

Por estas razões, e para apresentar um único, abrangente meio de investigar a inervação eletricamente, apenas o segundo grupo é considerado aqui.

Eletromiografia

A atividade elétrica em um músculo é registrada inserindo-se um eletrodo de agulha estéril no ventre muscular apropriado. À parte a inserção, este procedimento não deve ser normalmente doloroso. Se o desconforto persiste, é possível que a agulha tenha sido inserida no ponto motor – o ponto em que as placas terminais neuromusculares são situadas. Nesta circunstância, a agulha deve ser removida e reinserida. Isto deve ser feito em cada caso em três ou quatro ocasiões a cada músculo, notando a atividade elétrica a cada inserção sucessiva.

A atividade registrada pelo eletrodo de agulha é alimentada em um osciloscópio e pode ser então ouvida e vista. A análise da forma de onda no osciloscópio pode ser muito facilitada pelo uso de um monitor de armazenamento, que retém cada onda em uma tela calibrada até que ela seja limpa pelo operador. Basicamente, serão encontradas cinco formas de onda (Tabela 2.9).

Os *estudos de condução nervosa* são sobrepostos neste estudo aplicando eletrodos estimulantes ao longo do curso do nervo motor proximalmente e registrando a atividade do músculo. A corrente estimulante é aumentada gradualmente até que um potencial de ação máximo seja atingido. Usando o monitor de armazenamento, isto é reconhecido facilmente e normalmente é obtido com uma voltagem de 400 mV. Um estímulo 20% supramáximo é usado depois disso. O tempo entre o estímulo e o potencial de ação pode ser lido então na escala calibrada e é chamado *latência distal*. Para estudar os nervos mediano e ulnar o eletrodo é inserido respectivamente no abdutor curto do polegar e no flexor do dedo mínimo e o nervo estimulado no punho.

Latência Motora Distal Normal

- mediano 2,99 ms + 0,004 x idade (DP ± 0,39);
- ulnar 2,21 ms + 0,01 × idade (DP ± 0,34).

Em mãos normais a latência distal do nervo ulnar é dois terços a do nervo mediano. A latência pode ser afetada por frio, compressão e neuropatia. O teste deve ser administrado portanto em ambientes confortavelmente quentes e a latência deve ser conferida no membro normal para excluir neuropatia generalizada.

Se, apesar de ajustar a posição do eletrodo estimulante nenhum potencial de ação é registrado, então o nervo foi dividido. Esta incapacidade de transmitir a corrente desenvolve-se distalmente a partir do local da lesão e então falsos-positivos podem ser obtidos até 48 h depois da lesão. Em casos de contusão, compressão e tração do nervo é possível diferenciar entre:

- axonotmese: nenhuma condução do nervo distal depois de 48 h (o lapso pode ser mais longo, veja pág. 97)
- neuropraxia: condução do nervo distal permanece normal.

Esta distinção não pode ser feita na exploração cirúrgica, exceto com a estimulação do nervo. Depois da lesão nervosa (com ou sem reparo) a latência distal só retornará depois que os axônios em crescimento alcançarem a junção neuromuscular, mas depois disso os potenciais de ação de recuperação serão evidentes algum tempo antes da atividade motora ser clinicamente evidente.

Nenhuma estimativa do número de axônios motores presente pode ser feita pela amplitude do potencial de ação.

Tendo marcado a pele no ponto onde o nervo foi estimulado no punho, o estímulo é reaplicado no cotovelo. Deve-se tomar cuidado para que uma forma de onda pareada seja obtida, indicando que as mesmas fibras foram estimuladas, e isto é mais bem obtido deixando o potencial de ação obtido no

Tabela 2.9 Características eletromiográficas

Onda	*Interpretação*	*Áudio*	*Voltagem*
Linha reta	Músculo normal em repouso	Nenhum	Isoelétrica
Potencial de ação da unidade motora	Contração muscular normal	Baque	10 mV
Potencial de fibrilação	Aparece 2-3 semanas após a lesão Músculo denervado em repouso Contração – nenhum efeito	Cliques agudos	1 mV
Potencial de ação de recuperação	Contração de músculos reinervados durante recuperação	Baque	10 mV
Potencial de ação da unidade motora recuperado	Hipertrofia de músculo recuperado da unidade motora	Baque	20 mV

punho no monitor de armazenamento. Isto também facilita a medição da diferença de tempo necessária para que os potenciais apareçam depois de estímulo no punho e no cotovelo.Também medindo a distância entre os pontos de estimulação, a velocidade de condução pode ser calculada em metros por segundo:

$$\frac{\text{distância entre pontos (cm)}}{100} \times \frac{1.000}{\text{diferença de tempo (ms)}} = \text{velocidade de condução } (ms^{-1})$$

Por exemplo:

$$\frac{13}{100} \times \frac{1.000}{3,25} = 40 \text{ ms}^{-1}$$

A velocidade de condução normal mínima em nervos do membro superior é 50-60 ms^{-1}. Assim o exemplo acima poderia indicar uma neuropatia de compressão entre o cotovelo e o punho.

Depois da recuperação de uma divisão de nervo, a velocidade de condução pela lesão e distal a ela é reduzida. Esta melhora gradualmente até aproximadamente 18 meses depois do reparo.

Estudos Sensoriais

Os nervos sensoriais podem ser estimulados *antidromicamente*, ou seja, contra a direção normal dos impulsos, colocando eletrodos de registro ao redor de cada dedo e estimulando no punho como antes, mas com uma corrente de 50 mV. Isto produz um potencial grande mas pode acontecer interferência considerável devido à atividade motora. Então a estimulação *ortodrômica* é favorecida. Eletrodos estimulantes de dois dedos são colocados sobre o nervo digital em estudo, e os eletrodos de registro são fixos ao punho. A estimulação é aplicada com uma corrente de 50 mV. Diferentemente do potencial de ação motora, o potencial de ação sensorial é quantitativo, sendo a amplitude normal mínima 10 mV.

Latência Sensorial Distal Normal

- mediano 3,07 ms + 0,01 × idade (DP ± 0,94);
- ulnar 1,78 ms + 0,03 × idade (DP ± 0,96).

Até que o novo crescimento tenha acontecido, é claro, nenhum potencial sensorial será detectado, e em um estudo de lacerações do nervo do punho isto nunca aconteceu antes de 10 meses[505]. Depois disso, a amplitude do potencial de ação ortodrômico indica a porcentagem de fibras sensoriais funcionantes e no mesmo estudo isto nunca excedeu 40%. Usando técnicas semelhantes de registro de estimulação distal e proximal no cotovelo, é possível (movendo o estímulo proximal ao longo do curso do nervo) para determinar o local de uma divisão do nervo, nenhum potencial de ação sendo transmitido de sob a lesão para cima.

Em resumo, o que pode oferecer a eletromiografia ao clínico que faz uma avaliação secundária de um membro ferido?

1. Após 48 horas, a neuropraxia pode ser diferenciada da axonotmese, e a divisão completa pela presença ou ausência de potenciais de ação na estimulação do nervo distal à lesão.
2. Depois de 3 semanas, a denervação pode ser confirmada pela presença de potenciais de fibrilação na eletromiografia.
3. Uma divisão pode ser localizada usando estimulação sensorial ortodrômica em alguns casos.
4. Em lesões do plexo braquial, a persistência de condução sensorial de uma área anestésica indica que a lesão é medial ou proximal àquele gânglio de raiz dorsal e portanto não disponível para ser enxertada.
5. A reinervação pode ser detectada antes de evidência clínica de retorno motor.
6. Neuropatias de compressão podem ser detectadas e localizadas.
7. Na reexploração muito difícil do reparo de nervo parcialmente funcionante, os estudos dos potenciais de ação evocados durante a cirurgia podem identificar os fascículos transmissores, e portanto intactos[503].

A interpretação eletromiográfica claramente requer experiência, e, claramente, o aconselhamento experiente é desejável. Porém, é importante que o cirurgião da mão entenda os princípios básicos de tal ferramenta útil e de modo adequado interprete os resultados que ela rende.

Graus de Lesão Nervosa (veja também pág. 40)

Especialmente em lesões fechadas, ou resultantes de feridas por arma de fogo, os nervos podem sofrer menos que uma transecção completa. Em 1942 Seddon[506] introduziu a seguinte classificação após lesão nervosa.

Neurotmese e Axonotmese

Nestas duas a integridade das fibras nervosas é interrompida, mas na axonotmese a continuidade *anatômica* do nervo é preservada, porque as células de Schwann que formam a bainha são contínuas. Os resultados clínicos e elétricos são idênticos, e é portanto impossível distingui-las clinicamente. Exploração é então requerida. Se uma continuidade anatômica é encontrada, o reparo cirúrgico não é necessário, porque a recuperação, embora progredindo à mesma taxa de 1-2 mm que uma neurotmese depois do reparo, pode ser boa no final.

Neuropraxia

Esta é devida à desmielinização seletiva de fibras maiores no nervo: nenhuma degeneração axonal acontece. As características essenciais que distinguem a neuropraxia dos dois graus mais severos da lesão são:

1. A sensibilidade e a atividade simpática podem estar intactas.
2. Atrofia de músculo raramente acontece, embora a paralisia motora seja completa.
3. Eletricamente há:
   (a) nenhuma reação de degeneração, e
   (b) a condução do nervo distal à lesão é preservado, embora os potenciais de ação voluntários desapareçam.
4. A recuperação acontece depois de um intervalo imprevisível e em nenhuma ordem fixa, isto é, a ação muscular

não retorna de proximal a distal como nas outras duas formas.

Assim, a neuropraxia pode ser diagnosticada freqüentemente sem cirurgia. Se for, podem ser adotadas medidas conservadoras, com tranquilização do paciente.

A demora antes da recuperação dos diferentes graus da lesão nervosa varia tão grandemente que apenas uma abordagem muito ampla pode ser oferecida ao paciente. Uma neuropraxia deve mostrar recuperação total, qualquer que seja o nível, em 1-4 meses. O retorno da função de um axonotmese depende do nível da lesão e pode levar de 4 a 18 meses. As lesões de tração requerem significativamente mais tempo para recuperação que outras formas de axonotmese.

Sunderland desenvolveu uma classificação alternativa da lesão nervosa (Tabela 2.10).

As lesões em continuidade (graus I a III) não se beneficiam de intervenção cirúrgica. As classes IV e V podem se beneficiar de possível reparo ou enxerto, desde que os nervos não estejam mais em continuidade[507].

Indicações

A decisão de intervir após lesão nervosa pode ser uma das mais difíceis que o cirurgião de mão tem que fazer. Nervos que sofreram neuropraxia não requerem exploração, contudo a neurólise de um nervo neuropráxico pode produzir recuperação dramática da sensibilidade. Esta situação é realçada pelo paciente que se consulta tardiamente, que é encaminhado aproximadamente 6-8 semanas depois da lesão com a pergunta: 'um nervo dividido passou despercebido na sala de emergência?' O paciente apresenta induração significativa ao redor do local de laceração que talvez esteja localizado sobre um nervo digital. Há perda de sensibilidade. Se o teste de aderência tátil é positivo, com suor presente, então o nervo está claramente intacto, mas se negativo, e o suor está ausente, o nervo deve estar dividido. Ocasionalmente é difícil de diferenciar entre estas duas situações, e exploração é executada, na qual o nervo está intacto, mas rodeado por tecido cicatricial constritor. A liberação deste tecido cicatricial constritor pode produzir recuperação sensorial imediata. Os nervos que, pelas descrições cirúrgicas, sabe-se terem sido divididos e não reparados, também devem ser explorados.

Entre estes extremos relativamente claros, está localizada a área de decisão difícil. Os problemas incluem:

- a lesão desconhecida;
- o reparo desconhecido, se houve e como;
- o nervo que parece ter sido dividido parcialmente (a inervação anômala deve ser excluída por bloqueio seletivo do nervo);
- o nervo dividido completamente, reparado e mostrando apenas recuperação parcial.

A decisão de explorar tais lesões deve ser tomada com base no exame repetido executado em intervalos máximos de 6 semanas. As indicações para exploração são:

1. O sinal de Tinel estático no local presumido da lesão (o contrário *não* é verdade – porque o crescimento de uma proporção muito pequena dos axônios pode produzir um Tinel em progressão, tal avanço não sendo em si mesmo uma contra-indicação para exploração, veja pág. 216).
2. A ausência de potenciais de ação de recuperação à eletromiografia ou, um pouco depois, de evidência clínica de atividade motora no músculo paralisado mais proximal, no momento em que seria esperado que ela acontecesse. Este tempo pode ser calculado da cifra composta de Seddon para a taxa de retorno, na qual um dia é permitido para cada milímetro do nervo distal ao local suposto da lesão.
3. Falha para recuperar sensibilidade na distribuição do nervo mediano.
4. Formação de neuroma doloroso.

A introdução do *microscópio cirúrgico* tornou a dissecação fascicular dos nervos principais prática, permitindo neurólise interna assim como externa completa em exemplos de lesão nervosa parcial. O uso cirúrgico experimental e limitado da avaliação microelétrica de condutividade fascicular individual em lesões nervosas parciais promete muito para o futuro nestas difíceis lesões[503,508].

A eliminação de neuromas incapacitantes e a provisão de sensibilidade na distribuição do nervo mediano são as únicas indicações absolutas para exploração de nervos parcialmente divididos ou previamente reparados em lesões dos nervos principais isoladas. Isto é porque uma boa função motora pode ser proporcionada por transferências de tendão selecionadas. Na verdade, como a recuperação motora total não pode ser prevista, especialmente em adultos, podem ser executadas transferências apropriadas antes de se esperar que a força motora retorne[509]. Isto é mais justificável quanto mais proximal a lesão. A resseção de neuromas com ou sem enxerto não oferece nenhuma garantia de que a dor será eliminada[510].

Tabela 2.10 Comparação das classificações de Sunderland e Seddon para lesão nervosa periférica

Sunderland[507]	*Seddon*[506]	*Lesão*	*Recuperação potencial*
I	Neuropraxia	Bloqueio iônico; possível desmielinização segmentar	Completa
II	Axonotmese	Axônio cortado, tubo endoneural intacto	Completa
III		Tubo endoneural roto	Lenta, incompleta
IV		Apenas o epineuro intacto	Neuroma- descontinuidade
V	Neurotmese	Perda de continuidade	Nenhuma
VI		Combinação dos acima	

Enxertos de Nervo

A colocação de enxertos interfasciculares se tornou agora a técnica cirúrgica aceita para superar um intervalo de abertura entre as extremidades de nervos, eliminando a sutura sob tensão, formação de novas rotas, flexão articular exagerada e outros mecanismos anteriores de efetuar reparos término-terminais[511]. O *pareamento* proximal e distal de grupos fasciculares correspondentes através de *técnicas visuais*, conhecimento da *anatomia interna*[512-515], *estimulação elétrica*[516,517] e *identificação histoquímica*[518,519] foram discutidos na pág. 95. Para reconstrução dos nervos maiores, o *nervo sural* é mais comumente empregado[520] como enxerto. Para substituir o nervo digital, tanto o *nervo cutâneo antebraquial medial*[523] como o *lateral*[521,522] têm seus proponentes. Minha preferência é pelo nervo medial ou (mais recentemente) pelo nervo interósseo posterior no punho, porque o lateral antebraquial cutâneo pode substituir a função do nervo cutâneo radial (pág. 41).

Tubos Protéticos e Condutos Nervosos

Os tubos protéticos[524] e as pseudobainhas[525] vascularizadas continuam sofrendo investigação como alternativas para enxertos de nervo autógenos e para melhorar o reparo de nervos periféricos. Os materiais que têm sido usados como condutos nervosos incluem tubos de silicone, PTFE, enxertos de veia, guias de nervo baseados em colágeno, e vários materiais bioabsorvíveis[526-542]. Porém, uma recente revisão concluiu que seu uso não melhorou significativamente o resultado comparado com reparo primário precoce depois da lesão ou enxerto do nervo[526]. Como resultado, a ênfase atual em pesquisa mudou para um entendimento melhor do controle molecular do crescimento do nervo[526].

Transferência do Nervo Sensorial

A transferência do nervo sensorial dos nervos cutâneos dorsais para áreas mais significativas tem sido executada com sucesso[543,544], embora em escala limitada. Quando defeitos longos existem em mais de um nervo periférico, um enxerto pediculado de um nervo menos significativo pode ser usado para substituir outro – o procedimento de St. Clair Strange[545,546].

Enxertos de Nervo Vascularizados

Embora *enxertos de nervo vascularizados*[547,548] tenham demonstrado experimentalmente[549] não ter nenhuma vantagem em um leito de tecidos moles bem perfundidos, eles podem ter vantagem quando os enxertos devem ser colocados em áreas com cicatriz. Teoricamente, eles devem estar associados a poucas cicatrizes e manutenção da população de células de Schwann com diminuição da infiltração de fibroblastos[550-552]. Como alternativa, um tubo vascularizado de fáscia do antebraço cria um bom leito em uma área do punho significativamente cicatrizada, permitindo que enxertos de tendão e nervo deslizem e vascularizem respectivamente[553].

Transferências de Nervo

As transferências de nervo na extremidade superior parecem ser úteis em certos casos, por exemplo a transferência do nervo do pronador quadrado para o nervo ulnar para dar força aos intrínsecos[554-556].

Reparo Término-Lateral

Numerosas experiências animais com reparos de nervo término-laterais mostraram resultados promissores[557,558]. Embora uma série humana definitiva tenha que ainda ser publicada, houve relatos da utilidade da técnica em alguns pacientes com lesões de nervo periférico ou de plexo braquial[559,560]. As vantagens da técnica incluem: (i) tempo cirúrgico mais curto; (ii) técnica mais simples (comparada com enxertos de cabo) e (iii) tempo de recuperação mais curto, porque a sutura é executada mais próxima dos órgãos-alvo prova-se efetiva. É antecipado que esta técnica cada vez mais será usada no futuro; relatos adicionais são esperados avidamente[561].

Veja Green DP 1998 *Operative hand surgery*, 4th edn. Churchill Livingstone, New York, pág. 1392.

Transferências de Tendão[562-564]

Armado com os resultados do teste muscular completo, o examinador pode selecionar unidades motoras satisfatórias para transferência. Embora a consideração de transferências específicas vá além do escopo deste texto, podem ser enunciadas certas regras básicas. Deve haver uma das mãos macia, flexível, móvel e se possível completamente sensível. O leito tecidual através do qual a transferência passará deve ser bem vascularizado e livre de tecido cicatricial. Em sua rota não deve cruzar nenhuma articulação afetada por contratura, porque nenhuma transferência aumentará a amplitude de movimento em uma articulação contraída. Então, o paciente tem que sofrer reabilitação intensiva até que esta situação tenha sido obtida antes da consideração de transferência de tendão.

1. Como declarado, uma articulação na qual a transferência vai agir deve ter uma amplitude passiva total de movimento.
2. A transferência de um músculo não deve causar a perda de uma função essencial.
3. Qualquer músculo transferido perde pelo menos 1 grau na escala de força – assim apenas músculos grau 4 são motores na verdade satisfatórios, embora o grau 4 baste para certas transferências.
4. A amplitude de movimento – excursão, produzida pelo músculo para transferência deve aproximar-se à daquele que está substituindo. Deve ser lembrado que a amplitude de qualquer tendão que cruza o punho é aumentada pelos 2-3 cm por movimento total naquela articulação. Isto é particularmente inestimável em tetraplégicos e contra-indica a fusão do punho. A seleção de uma transferência tem sido muito refinada pela análise da amplitude e fração de massa de todos os músculos da extremidade superior[565,566].
5. A efetividade de certas transferências que retêm a função original depois da transferência depende da atividade do antagonista daquela função de original, que, portanto, deve ser testado. Por exemplo, braquiorradial é uma transferência de extensor efetiva para o punho apenas se

o tríceps é forte bastante para resistir a sua ação de flexor do cotovelo normal[567].

6. Qualquer angulação aguda no curso de um tendão transferido deve ser evitada.
7. A rota da transferência deve igualar a rota do tendão paralisado que está substituindo o mais próximo possível.
8. Qualquer transferência de tendão deve tentar substituir apenas uma função.
9. Se possível, devem ser usadas transferências sinergísticas. É considerado que isto é agora de menos importância do que no passado, porque os antagonistas são freqüentemente usados e trabalham bem, e porque a direção, força e amplitude da transferência são fatores mais importantes. Porém, outras coisas compondo uma transferência sinergística é preferível a uma antagônica, por exemplo, os extensores do punho são sinergísticos com os flexores dos dedos.
10. A biomecânica correta de inserção normalmente é alcançada prendendo a transferência ao tendão do músculo paralisado. Quando o reparo do nervo carrega um pouco de esperança de recuperação naquele músculo, a inserção deve ser feita de maneira término-lateral.
11. A tensão da transferência é talvez o único aspecto técnico mais importante. O editor usa uma técnica simples que ele sente ser aplicável a todas as transferências de tendão. Esta lei universal simplesmente afirma que todas as transferências devem ser suturadas à tensão máxima na posição que inverte a atividade proposta. Deste modo pode-se estar certo que a transferência não está muito apertada, porque mesmo em sua inserção mais apertada é possível inverter sua ação. Assim uma oponenteplastia deve ser suturada com o polegar em abdução radial e rotação externa. Transferências do nervo radial devem ser suturadas com o punho e os dedos em flexão. Uma transferência de adutor para o polegar na paralisia do nervo ulnar deve ser suturada com o polegar em abdução palmar máxima. Em todos estes exemplos, a transferência é suturada tão firmemente quanto possível. Em transferências intrínsecas dinâmicas o tendão transferido é suturado por completo nas faixas laterais com as articulações metacarpofalangianas em extensão e as articulações interfalangianas proximais em flexão. Na conclusão de qualquer transferência, um teste de tenodese é executado para assegurar que a tensão não é excessiva, impedindo amplitude passiva total na articulação envolvida. Apesar disso, é difícil fazer uma transferência do extensor do punho muito apertada, porque nenhuma transferência é tão forte quanto o extensor do punho original.
12. Tempo – o papel das transferências de tendão precoces é controverso. Reanimação pode produzir subseqüente desequilíbrio de tendão, e a revisão da transferência será necessária. A função pode ter sido desnecessariamente perdida, resultante desta transferência temporária. Se a reinervação é improvável, transferências de tendão podem ser consideradas se o membro é macio e flexível.

Manejo Pós-Operatório destas Transferências

Normalmente as transferências de tendão são imobilizadas durante 4 semanas em uma posição que assegura que a transferência de tendão não está sob tensão. Após a imobilização estática, a reabilitação é começada. Podem ser usadas talas dinâmicas precocemente neste processo durante o dia, com talas estáticas sendo usadas à noite. Estes pacientes requerem muita fisioterapia e reabilitação. Se há terapeutas disponíveis e informados, o autor mobiliza todas as transferências a partir dos dias 3-5, com imobilização correta entre sessões. As crianças claramente são tratadas estaticamente.

O conhecimento e prática de transferências disponíveis para lesões do nervo mediano[568,569], ulnar[570,571], radial[572] e múltiplas[573] permite que o cirurgião ofereça ajuda precoce ao paciente que espera a recuperação do nervo, e a única chance de função melhorada para alguém que não tem nenhuma esperança de recuperação porque o nervo ou o músculo proporcionado foi irreparavelmente lesado. Tais planos para transferência comumente incluem o uso judicioso de tenodeses selecionadas para proporcionar controle passivo de certas funções[574]. Em algumas lesões volumosas, transferências insuficientes estão disponíveis. Em tal caso, o *transplante de músculo livre*[575] pode proporcionar função inestimável, atingível por nenhum outro meio.

Embora mantendo um paciente sob revisão na pendência de possível cirurgia, o examinador é obviamente responsável por manter deterioração em um mínimo, impedindo deformidade e rigidez da articulação com talas estáticas e dinâmicas apropriadas e instruindo o paciente na fisioterapia básica. O tamanho do músculo *raramente pode* ser mantido com o uso de um estimulador de músculo galvânico portátil. Embora antigamente cético do valor de tal tratamento, alguns pacientes obsessivos convenceram o autor do valor do uso regular. Porém, estes pacientes aplicavam o estímulo de tempo em tempo – tal entusiasmo dá resultados surpreendentes depois de um reparo fascicular primário preciso, mas é difícil de comunicar àqueles menos dedicados à própria recuperação.

Veja Green D P 1998 *Operative hand surgery*, 4th edn. Churchill Livingstone, New York, págs. 1481, 1497, 1526.

Lesões do Plexo Braquial

A disfunção de plexo pode ser resultante de feridas abertas, tração fechada, ou pode ocorrer após anestesia (tipos I, II e III de Leffert[576]).

Será apreciado que, enquanto C5 e T1 podem cada uma serem lesadas independentemente por avulsão, lesões de *raiz* isoladas de C6-8 são muito improváveis. Os *troncos* do plexo braquial estão localizados no triângulo posterior onde, à parte as lesões de tração mais comuns, eles são também vulneráveis a ferimentos por arma branca ou arma de fogo. Os defeitos resultantes da lesão dos troncos são idênticos às lesões de raiz correspondentes:

- tronco superior: C5 e C6;
- tronco médio: C7;
- tronco inferior: C8 e T1.

Tabela 2.11 Efeito do nível da lesão de raiz nos sinais clínicos

Lesão	*Sinal clínico*
Um pouco proximal aos troncos	Rombóides ativas (C5), serrátil anterior ativo (C5, 6, 7) (pode exigir EMG para detectar a inervação)
Proximal à do ramo branco de T1 (C8) comunicantes	*A síndrome de Horner:* intervalo entre as pálpebras, constrição pupilar, hiperemia conjuntival, perda do suor na cabeça e no pescoço. (Note: A síndrome de Horner também será resultante de *rompimento da cadeia simpática* a qualquer nível acima de C8 T1.) (Fig. 2.127)
Proximal a comunicantes do ramo cinza	O suor persistirá no membro em áreas anestésicas
Proximal ao ramo dorsal	Paralisia dos músculos paravertebrais – pode ser mostrada através de eletromiografia cervical posterior[578]
Proximal ao gânglio da raiz do nervo dorsal	(i) Reflexos de axônio[579] permanecerão intactos: (a) *Resposta de histamina.* A chama da 'resposta tripla' para histamina 1% é perdida em lesões periféricas, mas preservada quando a lesão é proximal ao gânglio espinhal sensorial (b) *Vasodilatação fria.* A elevação na temperatura da pele que acontece 5-10 min depois da imersão fria no dígito normal, mas é perdida em lesão nervosa periférica, é mantida em lesões pré-ganglionicas (ii) A condução sensorial distalmente será normal, apesar de anestesia no dermátomo relevante

Segue que não é possível diferenciar entre lesões de raízes e do tronco que elas formam, exceto quando as raízes forem lesadas proximais aos ramos primários posteriores, os ramos simpáticos comunicantes, ou os nervos motores que surgem diretamente das raízes. Isto acontece freqüentemente em lesões de tração do plexo. Nesses exemplos é importante tentar determinar algo que nivele a raiz dividida, desde que lesões fora do canal espinhal podem ser enxertadas com alguma esperança de recuperação de função. Millesi[577] classificou as lesões de plexo de acordo com o nível:

I. Supraganglionica.
II. Infraganglionica.
III. Tronco.
IV. Cordão.

Informações mais detalhadas devem ser buscadas para lesões de raízes níveis I e II.

Nível da lesão de raiz (considerada de distal a proximal)

Os níveis da lesão de raiz e os sinais clínicos correspondentes são determinados na Tabela 2.11, veja também a Fig. 2.127.

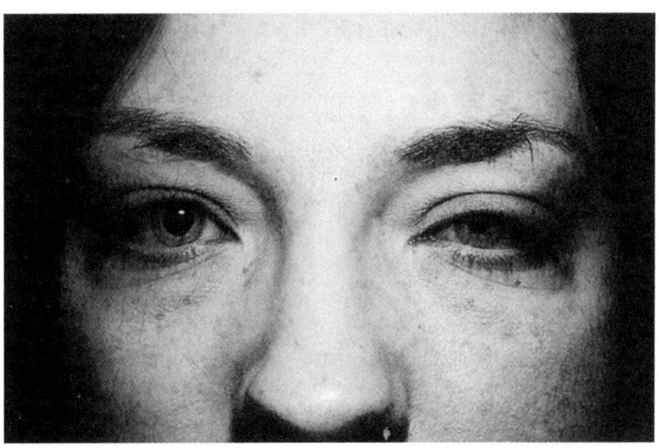

Fig. 2.127. A síndrome de Horner com constrição da pupila, injeção conjuntival e ptose da pálpebra superior.

Sinal de Tinel[580]

Por percussão no triângulo posterior e distal à clavícula, deve ser buscado um sinal de Tinel. Identificando o dermátomo(s) em que o paciente descreve parestesia na presença de anestesia, o cirurgião saberá quais neuromas de raiz estão suficientemente intactos para produzir consciência cortical.

Imagem

As fraturas da clavícula, dos processos transversos da coluna cervical e do colo da primeira costela dão alguma indicação do nível e severidade da lesão original.

O exame radiográfico do tórax pode revelar evidência da lesão ao nervo frênico na forma de paralisia diafragmática.

A *mielografia* pode ser executada em lesões de tração do plexo braquial. Certamente a presença de uma meningocele ao nível da lesão sugere fortemente um péssimo prognóstico (Fig. 2.128). Porém, vários casos foram informados agora onde uma raiz satisfatória para enxerto (isto é, mostrando potenciais evocados transoperatórios[581]) foi encontrada ao nível em que sabia-se haver uma pseudomielomeningocele. Por isto, o autor abandonou a mielografia rotineira.

A *mielografia com TC de alta resolução e a ressonância magnética* proporcionam visualização excelente das raízes nervosas dentro da bainha dural, mas resolução precária fora do canal espinhal. A mielografia com TC demonstrou ser precisa em 85% dos casos, comparada a 52% de precisão com a RM[582].

Lesões do Plexo Parciais

Registros detalhados de função sensorial e motora pelas técnicas detalhadas anteriormente devem ser feitos nos seguintes casos:

- determinar se artrodeses e transferências selecionadas poderiam restabelecer uma função aceitável;

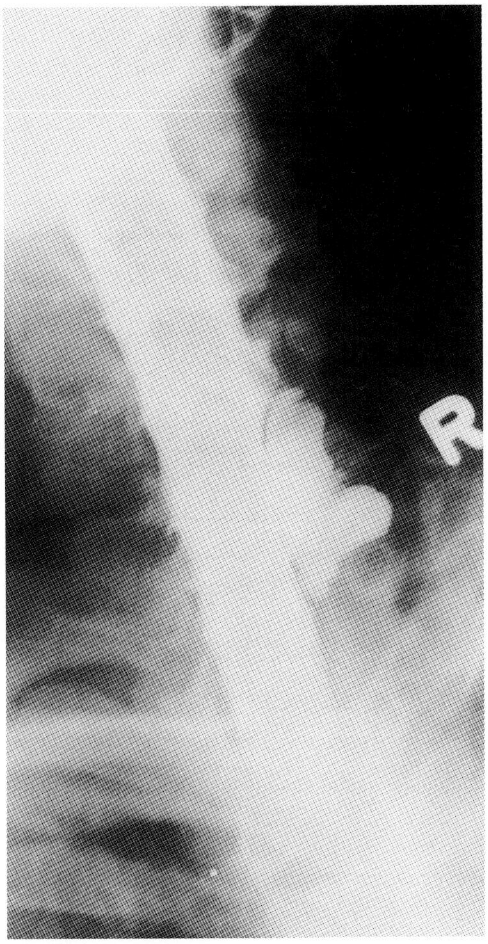

Fig. 2.128. Um mielograma foi executado em um paciente que tinha sofrido uma lesão de tração do plexo braquial. Uma meningocele se manifestava em três níveis, indicando avulsão das raízes da corda.

- localizar precisamente no plexo onde a lesão está localizada e evitar lesão a nervos intactos durante a exploração (Fig. 2.129);
- monitorar a melhora.

Dor

A dor de natureza neurálgica pode ser uma queixa importante do paciente. Isto é especialmente verdade se a paralisia de plexo for conseqüente à irradiação para carcinoma[583], normalmente do peito. Se esta dor estiver ficando mais severa depois de um período longo de quietude, deve-se suspeitar da presença de carcinoma recorrente no plexo. Em qualquer caso, os pacientes devem estar atentos de que a dor normalmente é um sinal prognóstico pobre[584].

Paralisias de Nascimento

É muito difícil testar músculos em crianças, e embora os itens a seguir devam ser tentados, alguns ou todos podem ser infrutíferos em qualquer caso:

1. *Observação*. Estudo cuidadoso da criança enquanto brinca, concentrando a atenção a cada vez em um movimento, pode revelar alterações posturais indicando um déficit (Fig. 2.130). Da mesma forma, pode permitir ao cirurgião demonstrar convincentemente à mãe movimento que nem sequer ela tinha notado. Brinquedos bimanuais são uma ferramenta necessária.
2. *Manutenção da posição*. Se o membro é colocado na posição produzida por um músculo particular, pode ser mantido nessa posição momentaneamente depois da liberação.
3. *Contração extensão-induzida*. Da mesma forma, se um músculo é posto em extensão total e é palpado, contração pode ser sentida ou, alternativamente, pode acontecer na liberação depois de uns trinta segundos de extensão.

Um prognóstico otimista está justificado, porque 80%[585] alcançam recuperação total. Os músculos que recuperaram estarão todos evidentes aos 15 meses de idade[586].

Indicações[587,588]

Paralisia obstétrica[589]. Embora, como declarado anteriormente, a maioria dos bebês com paralisia obstétrica recupera-se, identificação precoce e exploração são objetivos importantes na minoria que não evoluirá assim. Eletromiografia e estudos de condução nervosa ajudarão na identificação daqueles com lesões completas[590]. Se tais estudos não estão disponíveis, ou são equívocos, é apropriado explorar se *não houver retorno de função do bíceps ao longo de 3 meses*[591].

Lesões abertas. Estes pacientes normalmente são explorados pelo serviço vascular, que deve ser encorajado a chamar o cirurgião de mão para estar presente durante o procedimento. As indicações para reparo do nervo ou enxerto tardio são aquelas dadas nas páginas 43 e 95.

Lesões de tração fechadas. Os princípios de exames repetidos, tanto clínico como eletromiográfico, dispostas no primeiro parágrafo desta seção em nervos aplicam-se (pág. 210). Quando um platô de melhora é obtido, ou há evidência inequívoca por EMG de uma lesão total, a decisão deve ser tomada, se proceder com *exploração e enxerto, ou transferências de tendão e músculo*, ou ambos. À exploração, será ganho muito tempo e nenhum benefício perdido se o cirurgião adere estritamente à regra de exploração de que deve-se passar do tecido normal ao tecido cicatrizado, parando quando a cicatriz é encontrada. *Neurólise, enxerto do nervo ou neurotização*, ou qualquer combinação destas, pode ser necessário e pode oferecer uma chance de melhora de 50%[592]. Se são encontradas raízes, *potenciais evocados corticais transoperatórios* são inestimáveis para assegurar que enxertos não estão perdidos em raízes sem conexão central. Se mais de uma raiz em que podem ser colocados enxertos é encontrada, a primeira deve ser unida ao cordão lateral do nervo musculo-cutâneo (dependendo do nível, livre de cicatriz, em que a extremidade distal do nervo fica situada), o segundo para o cordão posterior ou nervo radial, o terceiro – uma situação muito rara – para o cordão medial ou nervo mediano. Os enxertos de nervo para os cordões lateral ou posterior têm mais êxito que enxertos distais aos nervos musculo-cutâneo e radial[593]. Enxertos de nervo sural são usados, mas

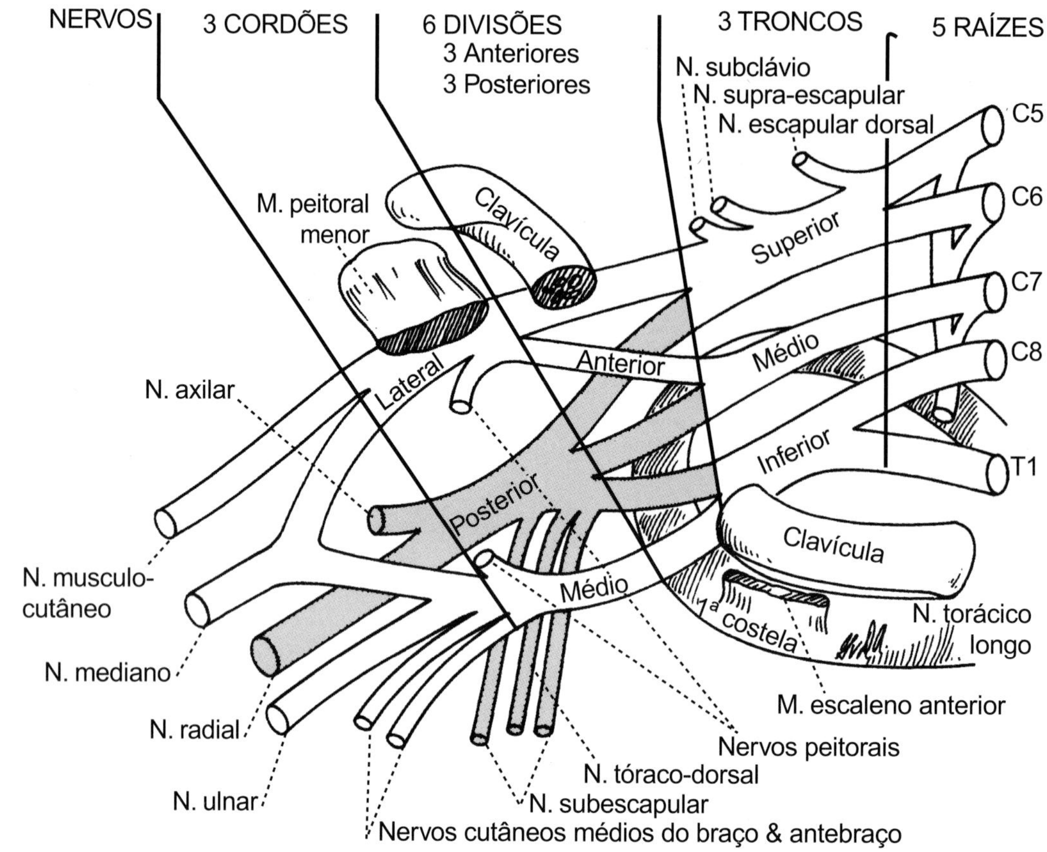

Fig. 2.129. O plexo braquial. É necessário conhecer as ramificações do plexo para deduzir a localização de lesões de perda periférica observada. Além disso, a relação com o esqueleto ósseo proporciona informações se fraturas forem evidentes ao exame radiográfico.

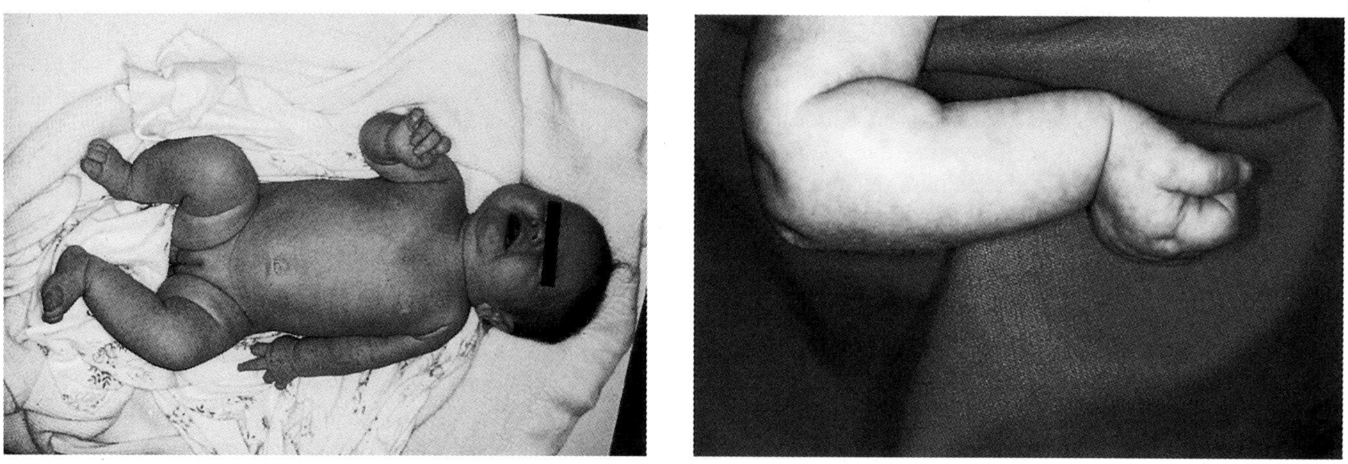

A B

Fig. 2.130. A observação destas crianças recém-nascidas revela **(A)** a postura de Erb característica da extremidade superior esquerda (C5, 6 [(7)]) sugestiva de distocia em uma apresentação de vértice. **B.** Postura de Klumpke característica, (C[(7)] 8, 1) sugestiva de dificuldades durante apresentação de nádegas.

eles são freqüentemente insuficientes. O nervo ulnar, será visto pelo discutido acima, está por último em prioridade e pode ser usado como um enxerto se paralisado, preferivelmente vascularizado se é de diâmetro grande. Se nenhuma raiz é encontrada, podem ser retirados enxertos dos *nervos intercostais*[594,595] o *acessório espinhal*[596], ou (se foi poupado) o *tóraco-dorsal*[597]. Se um nervo, como o musculocutâneo, sofreu avulsão diretamente do músculo, Brunelli e Monini[598] relataram bons resultados após implantação direta, *neurotização*. *Transferências de tendão e músculo* podem ajudar na paralisia obstétrica[599] e adulta[600,601] para restabelecer a função ao *ombro*[602-604], o *cotovelo*[605-609] e em lesões parciais, ao *punho* e aos dedos (veja pág. 232).

Lesões de pós-irradiação. Lesões de pós-irradiação do plexo apresentam um prognóstico mais sombrio pelas razões detalhadas anteriormente. Se um enxerto é executado, os enxertos devem ser envolvidos e cobertos com uma transferência pediculada ou de tecidos moles livre, em uma tentativa para melhorar a vascularidade da região fortemente cicatrizada. *Omento* é uma escolha comum de transferência[610].

A maioria dos pacientes que sofrem lesões de plexo braquial é jovem e de outro modo saudável. Então, se houver *qualquer* evidência de uma raiz do nervo proximal que pode ser enxertada, então a exploração vale a pena mesmo se apenas para dar ao paciente e à família o pequeno conforto de possuir informações absolutas em relação à natureza da lesão, e de ter tentado todas elas.

Todos os pacientes, tanto antes como depois da cirurgia (bem ou malsucedida), devem ser considerados para ortótica e devem ser ajudados com reabilitação[611]. A cirurgia para lesões de plexo envolve atualmente uma combinação de enxerto de nervo, neurotização e transferências de tendão.

O uso de múltiplas transferências de músculo vascularizadas livres reforçadas por vários nervos intercostais tem sido defendido recentemente em casos de avulsão de plexo completa[612]. A flexão de cotovelo e dedo é movimentada por uma transferência de músculo, assim como a extensão de dedo, enquanto a neurotização é usada para dar força à extensão de cotovelo.

Os resultados depois de uma combinação de cirurgias em uma grande série parecem ser excelentes em 75% das reconstruções de nervo supra-escapulares, 40% das reconstruções de deltóide, 48% das reconstruções de bíceps, 30% das reconstruções de tríceps, 55% das reconstruções de flexão de dedo e 15% das reconstruções de extensão de dedo[613].

Veja Green D P 1998 *Operative hand surgery*, 4th edn. Churchill Livingstone, New York, pág. 1557.

Paralisia Cerebral

Apenas uma porcentagem pequena de crianças com paralisia cerebral pode ser ajudada por cirurgia. O cirurgião tem que passar o tempo necessário para avaliar aqueles fatores que servem para selecionar aquelas crianças. Isto requer várias consultas, porque os resultados alterarão freqüentemente se o paciente fica menos nervoso, durante o que o cirurgião pode fazer a observação aos pais de que mesmo se a cirurgia parece indicada, o objetivo é proporcionar uma "mão assistente"melhor.

A *inteligência* pode ser prejudicada. O uso simples de um número arbitrário do quociente de inteligência provavelmente resultará em exclusão de alguns que se beneficiariam e a inclusão de alguns que não. Além disso, as seguintes qualidades devem ser buscadas com o aconselhamento e ajuda dos pais e do terapeuta:

- interpretação: atenção;
- colaboração: percepção – visual e auditiva;
- motivação: estabilidade emocional.

Todas estas qualidades são requeridas em alguma medida se a criança for beneficiar-se de cirurgia.

O *uso espontâneo* do membro deve ser observado. Se ele não ocorre, é improvável que uma transferência de tendão torne a criança consciente quanto a sua mão.

Exame

Se a criança não foi desqualificada em qualquer um dos escores anteriores, o exame deve ser dirigido à função sensorial e motora.

A *sensibilidade* pode variar de ausência a normalidade. No exemplo anterior, o paciente é um improvável beneficiário de cirurgia, porque ele não tem nenhuma entrada aferente e provavelmente não mostra nenhum uso espontâneo do membro. Os pacientes podem ser divididos arbitrariamente em três grupos:

I Nenhuma sensibilidade (mesmo à picada de alfinete)	• nenhum uso espontâneo; • nenhuma cirurgia.
II Algum toque e dor nenhuma 2PD	• uso espontâneo relutante quando nenhuma propriocepção incentivada; • bom prognóstico.
III Propriocepção 2PD	• uso espontâneo; • prognóstico bom após cirurgia.

Função motora. A natureza do distúrbio deve ser observada, porque apenas crianças espasmódicas podem ser ajudadas por cirurgia. Graus significativos de *atetose*, *tremor*, *ataxia* ou *rigidez* eliminam portanto qualquer benefício potencial derivado da cirurgia. A própria espasticidade é de graus variados, que podem mudar de acordo com as emoções e podem diferir a cada dia. A espasticidade pode ser classificada por sua resposta ao *estiramento*[614]:

- *severa:* reflexo forte que pára o movimento inicial;
- *moderada:* resposta visível;
- *mínima:* resposta palpável.

Quanto mais severa a resposta ao estiramento, mais aquele tendão requer tenotomia, e menos previsível será sua atividade e antagonismo se é transferido.

A maioria dos pacientes mostrará o tipo extrínseco de mão espasmódica com a típica deformidade em flexão-pronação. O sistema de seleção para cirurgia proposto por Zancolli é indicado[615]. Isto é em grande parte baseado na capacidade de estender os dedos e o punho:

- grau 1: extensão de dedo *total* com punho *neutro;*
- grau 2: extensão de dedo *total* com punho *fletido*:
  - (a) extensão do punho com dedos fletidos;
  - (b) *nenhuma* extensão do punho mesmo com dedos fletidos.
- grau 3: extensão de dedo *nula* mesmo com o punho *fletido*.

As contraturas do polegar (Fig. 2.131) são classificadas de modo simples:

- classe I: contratura da articulação basal (primeiro dorsal interósseo e adutor);
- classe II: + articulação metacarpofalangiana (+ flexor curto do polegar [(FPB)];
- classe III: + articulação interfalangiana (+ flexor longo do polegar (FPL).

O *controle voluntário* de possíveis motores para transferência deve ser avaliado. Estudos de EMG são úteis, porque músculos que são ativos em tentativas de preensão e liberação não são transferências potenciais boas.

Indicações[616-619]

Pacientes do grupo 1 de Zancolli não requerem nenhuma cirurgia além da correção de qualquer deformidade do polegar, a qual é provavelmente moderada. O grupo 3 mostra resultados muito pobres com a cirurgia. Eles podem, como aqueles desqualificados com base na inteligência ou no uso espontâneo, beneficiar-se de cirurgia puramente por razões estéticas e de higiene[620,621]. Os pacientes do grupo 2 são bons candidatos cirúrgicos. A cirurgia para espasticidade tem dois elementos distintos: *liberação*, por miotomia, tenotomia, neurectomia, ou alongamento de tendão de músculos espasmódicos e *transferência de tendão*, em alguns casos para suplementar os antagonistas fracos dos músculos espasmódicos. Ambos os subgrupos 2(a) e 2(b) necessitam liberação dos músculos ventrais à parte superior do antebraço[622] e correção das deformidades do polegar por liberação e tenodese ou transferência[623,624]. O grupo 2(a) requer tenotomia simples do flexor ulnar do carpo, enquanto o 2(b) exige transferência para restabelecer a extensão do punho [625,626]. A melhor idade para executar esta avaliação e fazer a cirurgia é entre 6 e 10 anos.

Veja Green D P 1998 *Operative hand surgery*, 4th edn. Churchill Livingstone, New York, pág. 260.

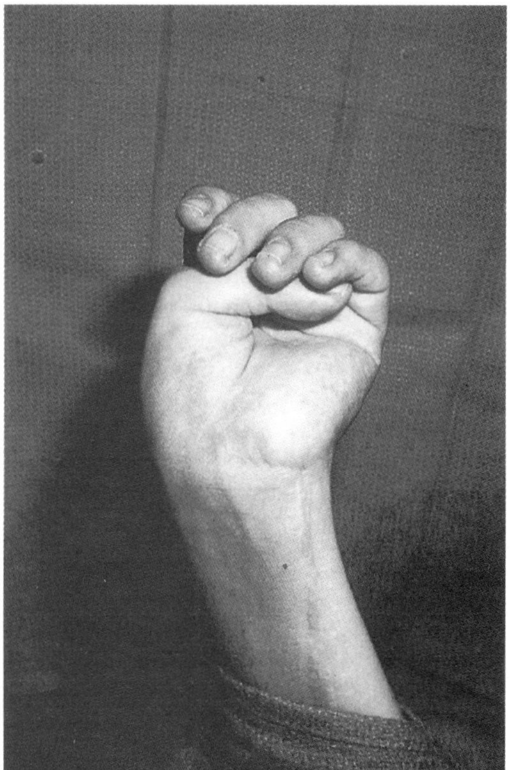

A

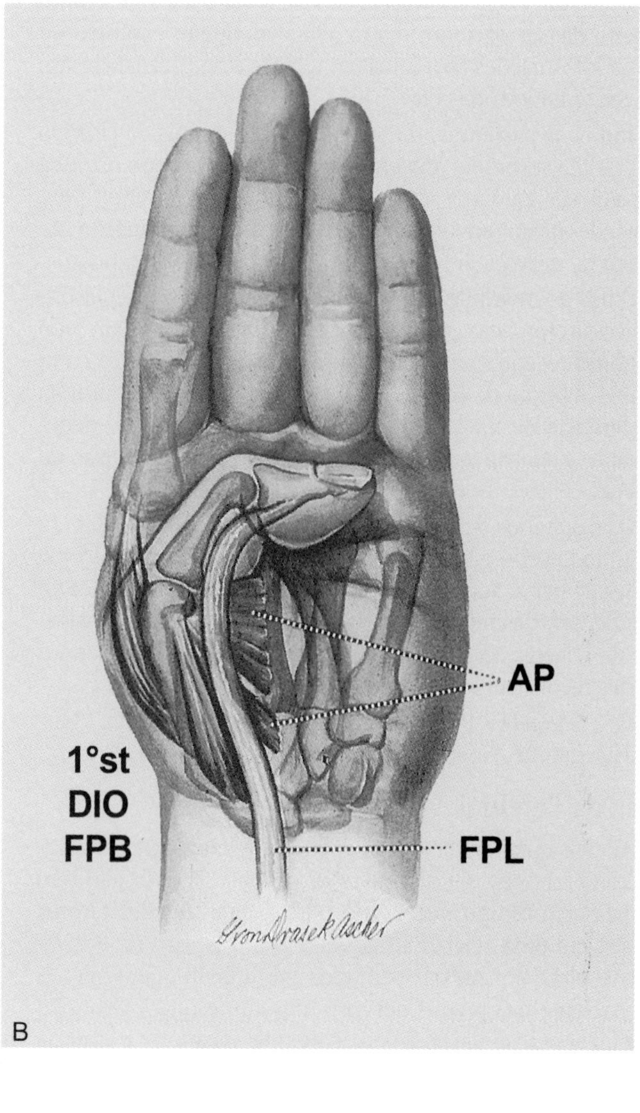

B

Fig. 2.131. Paralisia cerebral. **A.** Esta deformidade do polegar-em-palma é de grau III. **B.** Representação diagramática dos músculos espasmódicos – primeiro interósseo dorsal e adutor do polegar (grau I), flexor curto do polegar (grau II), flexor longo do polegar (grau III).

Hemiplegia Espasmódica Adquirida na Idade Adulta

Isto comumente surge resultante de trauma craniano ou um acidente cerebrovascular. Isto produz um quadro clínico que se assemelha à paralisia cerebral, mas que difere nos aspectos importantes que acontecem em pacientes que mais provavelmente têm outros problemas de saúde significativos, e menos provavelmente serão capazes de adaptar-se, ou à catástrofe que lhes aconteceu, ou às alterações na função de músculos específicos que a transferência de tendão exigiria. A avaliação precisa ser ainda mais reservada e devem ser dadas recomendações com ainda menos garantias que na criança espasmódica. A avaliação sistemática[627] inclui avaliação, por sua vez, da:

- *capacidade cognitiva*;
- *motivação*;
- *consciência da imagem corporal;*
- *colocação da mão* – controle de ombro e cotovelo desempenha um papel importante;
- *propriocepção*;
- *sensibilidade*;
- *controle motor intencional.*

Usando os critérios anteriores, Pinzur[627] desenvolveu uma taxa de capacidade funcional de 1 a 7 usada para seleção e avaliação pós-operatória. Ele pôde informar melhora em dois níveis funcionais em 73% dos pacientes selecionados para cirurgia. Uma abordagem multidisciplinar, envolvendo neurologistas, psicólogos, terapeutas ocupacionais, e outra é necessária para tal avaliação detalhada e essencial[628]. Para determinar o controle intencional, maior precisão pode ser alcançada com o uso da eletromiografia[629] dinâmica. Bloqueios seletivos de nervos, especialmente do nervo mediano alto, dão informações sobre a eficácia provável da liberação de motores espasmódicos.

Indicações

São usados *bloqueios de fenol percutâneos* para controlar a espasticidade do *peitoral maior*[630], os *flexores do cotovelo*[631] e os *intrínsecos*[632]. Cirurgia é dirigida, como na criança com paralisia cerebral, à liberação dos motores espasmódicos e transferência de tendão para antagonistas fracos de músculos espasmódicos. Isto pode requerer, para:

- *espasticidade do cotovelo* – alongamento de bíceps e braquial, liberação do ***lacertus fibrosus***;
- *espasticidade do flexor do punho* – alongamento ou liberação do flexor ulnar do carpo (FCU) e flexor radial do carpo (FCR);
- *punho e flexores de dedo espasmódicos* – alongamento fracionário[633] ou transferência de superficial para profundo[634,635];
- *extensão do punho ausente* – transferência ou tenodese[627];
- *extensão de dedo ausente* – transferência do braquiorradial para o extensor dos dedos[636];
- *deformidade do polegar-em-palma* – zetaplastia da pele do interdígito, alongamento ou recessão dos intrínsecos, e/ou artrodese da articulação interfalangiana[637].

Veja Green D P 1998 *Operative hand surgery*, 4th edn. Churchill Livingstone, New York, pág. 287.

Amiotrofia Neurálgica[638,639] (= síndrome da cintura escapular = síndrome de Parsonage-Turner = neurite braquial paralítica)

Esta condição é de etiologia desconhecida, mas comumente ocorre após algum tipo de infiltração. É caracterizada por *dor*, seguida por *paralisia*. A dor é súbita no começo e normalmente é uma dor severa constante ao longo da cintura escapular e abaixo no braço. Pode persistir por horas a semanas mas melhora notadamente com o começo da paralisia. A paralisia é do *tipo neurônio motor inferior*, com flacidez, rápida caquexia, mas nenhuma fasciculação. A paralisia pode afligir nervos periféricos individualmente ou em combinação, raízes nervosas ou a própria medula espinhal. Pode ser unilateral ou bilateral. Os nervos periféricos comumente envolvidos são o torácico longo, o axilar, o radial, o interósseo anterior, o supra-escapular e os nervos musculo-cutâneos, nessa ordem. As raízes superiores do plexo C5-7 são aquelas afetadas na perda de raiz. A sensibilidade normalmente não é notadamente reduzida. O prognóstico é de recuperação na maioria dos casos, mas isso pode levar vários anos.

Transecção de Medula Cervical = Quadriplegia = Tetraplegia[640,641]

Os pacientes sempre devem ser avaliados por um cirurgião de mão, porque a função pode ser melhorada na maioria dos pacientes. Antigamente, estas lesões eram classificadas conforme o nível da medula ou da lesão óssea. Mais recentemente, foi dada ênfase à função residual, motora e sensorial, que não precisam coincidir com respeito ao nível cervical. Freehafer *et al.*[642], Lamb e Lamdry[643] e Zancolli[644] apresentaram classificações motoras que correspondem, exceto em detalhes secundários. Zancolli uniu a classificação a um ganho cirúrgico potencial (Tabela 2.12) de um modo mais prático.

O estudo da Tabela 2.12 revela que, na série dele, a maioria dos pacientes entrou no grupo com forte extensão do punho (denominado 'C6 forte'), um grupo que pode ser muito ajudado por cirurgia. McDowell *et al.*[645], cuja classificação foi modificada na Conferência Internacional em Giens, França, em 1984, enfatizaram a importância da sensibilidade na tetraplegia. Eles classificaram os pacientes como Cu = Cutâneo, sendo os pacientes com aferentes sensoriais úteis das mãos e como O = Ocular, quando toda a informação disponível ao paciente é visual. No grupo posterior, eles recomendam reconstrução em apenas uma das mãos, já que apenas um por vez pode ser controlado pela contribuição visual. Infelizmente, qualquer tentativa para racionalizar as três classificações principais atualmente em voga (Tabela 2.13) revela que há um ajuste pobre. A comunicação requer então ou um conhecimento de todas as classificações, uma adoção arbitrária de uma ou uma descrição detalhada do paciente individual.

Depois de coletar uma história que determina a eficiência nas atividades do dia-a-dia, o exame é conduzido como segue:

Tabela 2.12 Classificação clínica dos membros quadriplégicos superiores e possível função obtida por cirurgia[1]

Grupo	*Segmentos do cordão funcionantes mais baixos*	*Função motora remanescente*		*Subgrupos*	*Função recuperada pela cirurgia*
1 Flexor do cotovelo 13%	5-6	Bíceps braquial	A	Sem braquiorradial (1-A)	
			B	Com braquiorradial (1-B)	Extensão de cotovelo e fraca preensão lateral
2 Extensor do punho 74%	6-7	Extensor radial do carpo longo e curto	A	Extensão do punho fraca e completa (2-A)	Extensão de cotovelo e fraca preensão lateral
			B	Extensão forte do punho (2-B) 82%: I Sem pronador redondo, flexor radial do carpo e tríceps (2-B: I) 76%	Extensão de cotovelo e fraca preensão lateral
				II Sem flexor radial e tríceps; e com pronador redondo	Extensão do cotovelo e boa preensão lateral
				III Com pronador redondo, flexor radial do carpo e tríceps (2-B: III) 8%	Boa preensão lateral e melhor preensão que em 2-B:I e 2-B: II
3 Extensor extrínseco do dedo 6,8%	7-8	Extensor comum dos dedos Extensor do quinto dígito Extensor ulnar do carpo	A	Extensão completa dos dedos ulnares e paralisia de dedos radiais e polegar (3-A)	Boas preensões lateral e de polpa e excelente aperto (melhor no subgrupo 3-B)
			B	Extensão completa de todos os dedos e extensão de polegar fraca (3-B)	Boas preensões lateral e de polpa e excelente aperto (melhor no subgrupo 3-B)
4 Flexor extrínseco dos dedos e extensor do polegar 6,2%	8-1	Flexor profundo dos dedos Extensor próprio de indicador Extensor longo do polegar Flexor ulnar do carpo	A	Flexão completa dos dedos ulnares e paralisia ou fraqueza de flexão dos dedos radiais e polegar. Extensão de polegar completa (4-A)	Excelente preensão lateral e de polpa e aperto (melhor no subgrupo 4-B:II)
			B	Flexão completa dos dedos e polegar, com paralisia intrínseca total (4-B): I Sem flexor superficial (4-B: I); II Com flexor superficial (4-B: II)	Excelente preensão lateral e de polpa e aperto (melhor no subgrupo 4-B:II)

[1]Reproduzido de Zancolli, E. A. 1979 *Structural and dynamic bases of hand surgery*, 2nd edn. Lippincott, Filadélfia, pág. 230, com permissão amável do autor e editor.

1. Teste sensibilidade, usando 2PD em movimento – na maioria, C6 estará intacto e então a sensibilidade estará presente no polegar e indicador.
2. Confira a amplitude de movimento da articulação (note contraturas e qualquer perextensibilidade das articulações metacarpofalangianas). O último, se presente, pode requerer controle através de tenodese ou transferência, ativa ou passiva.
3. Determine presença, espasticidade e força da atividade muscular. Lembre-se que quase todos os músculos são

Tabela 2.13 Classificações da quadriplegia

	Freehafer	*Moberg*	*Zancolli*
Flexão de cotovelo	Ib	0:0	1A
sem BR		0:1	1B
+ BR			
Extensão de punho fraca	II		2A
BR e ECRL fortes	III	OCu:2	
+ ECRB		OCu:3	2B I
+ PT		OCu:4	2B II
+ tríceps, FCR	IV	OCu:5	2B III
Extensão de dedo			
dígitos ulnares		OCu:6	3A
todos, inclusive o polegar		OCu:7	3B
Flexão de dedo			
dígitos ulnares		OCu:8	4A
todos nenhum FDS			4B I
+ FDS	V	OCu:9	4B II
Exceções		OCu:X	

BR, Braquiorradial; ECRL, extensor radial longo do carpo; ECRB, extensor radial curto do carpo; PT, pronador redondo; FCR, flexor radial do carpo; FDS, flexor superficial dos dedos (sublimis).

inervados por mais de uma raiz (Tabela 2.14) e então força aumentará quanto mais baixo o nível da lesão cervical. Só músculos de forças 4 e 5 devem ser transferidos.

Indicações[646-652]

A Tabela 2.15 serve só como um guia para substitutos potenciais. Para orientação mais detalhada e transferências para restabelecer a função intrínseca o leitor deveria consultar o texto[554] clássico de Zancolli. O objetivo da cirurgia deve ser para obter transferência independente e, na maioria (o grupo 'C6 forte'), para restabelecer preensão forte e pinçamento lateral[653,654].

Estimulação elétrica funcional (EEF)[655-657]. Os dispositivos de EEF produzem movimentos úteis do membro superior por estimulação elétrica coordenada da musculatura[658-664]. Pacientes tetraplégicos e outros com paralisia completa ou parcial dos membros superiores devido à lesão de nervo periférico, cerebral, ou medular, também podem ser candidatos a tratamento. A EEF também pode ser usada para treinar músculos e pode ser útil como um suplemento para a reabilitação de espasticidade antes e depois da cirurgia para a espasticidade[665,666]. Os dispositivos de EEF precisam de um nervo periférico e placa terminal motora intactos e não são satisfatórios

Tabela 2.14 Os valores de raiz dos músculos (de Zancolli[644])

	CERVICAL				TORÁCICO
	5	6	7	8	1
BÍCEPS	X	X			
BRAQUIAL	X	X			
BRAQUIORRADIAL	X	X			
SUPINADOR	X	X			
EXTENSOR RADIAL LONGO DO CARPO		X	X	X	
EXTENSOR RADIAL CURTO DO CARPO		X	X	X	
PRONADOR REDONDO		X	X	X	
FLEXOR RADIAL DO CARPO		X	X	X	
TRÍCEPS		X	X	X	X
EXT. DOS DEDOS			X	X	
EXT. DO DEDO MÍNIMO			X	X	
EXT. ULNAR DO CARPO			X	X	
EXT. INDICADOR			X	X	
EXT. LONGO DO POLEGAR			X	X	
PRONADOR QUADRADO			X	X	X
FLEXOR PROFUNDO DOS DEDOS				X	X
FLEXOR LONGO DO POLEGAR				X	X
FLEXOR ULNAR DO CARPO				X	X
LUMBRICAIS				X	X
FLEXOR SUPERFICIAL DOS DEDOS				X	X
MÚSCULOS TENARES				X	X
MÚSCULO ADUTOR DO POLEGAR				X	X
INTERÓSSEOS				X	X
MÚSCULOS HIPOTENARES				X	X

Tabela 2.15 Transferências de tendão e tenodeses em quadriplegia

	Motor normal	*Substituto potencial*
Flexão de cotovelo	Bíceps	-
	Braquial	
	Braquiorradial	
Extensão de cotovelo[673,674]	Tríceps	Porção posterior do deltóide, bíceps
Extensão de punho	ECRL	Braquiorradial[675]
	ECRB	
Pronação	Pronador redondo	Bíceps (Zancolli 2A)
Flexão de punho	FCR	-
Extensão de dedo e polegar	ED	Braquiorradial ou tenodese
	EPL	
Flexão do polegar[676-681]	FPL	Braquiorradial ou tenodese
Flexão do dedo	FDP	Braquiorradial, pronador redondo[682] ou ECRL[683]
	FDS	

para pacientes com lesões de neurônio motor inferior que se apresentam mais de 4-6 meses depois da lesão inicial, já que as placas terminais motoras terão deteriorado. Em contraste, pacientes com uma paralisia de neurônio motor superior ainda podem ser candidatos satisfatórios muitos anos após a lesão.

A sucessão e duração de contrações dos músculos necessários para produzir um movimento pré-definido é determinada por um computador[656,667,668] externo. Estímulos elétricos são dados por eletrodos externos colocados na pele sobre o grupo muscular apropriado ou através de eletrodos cirurgicamente implantados colocados perto do ponto de inserção dos nervos no músculo ou diretamente no músculo[656,667,668]. A vantagem dos dispositivos implantados é a maior seletividade e amplitude do estímulo que pode ser dado aos músculos, mas se eletrodos os quebram ou são desalojados, uma cirurgia adicional então é necessária.

Movimentos típicos que podem ser reproduzidos por EEF são pinçamento lateral, preensão palmar, flexão e extensão de cotovelo, supinação e pronação do antebraço. A preensão palmar é produzida estimulando os flexores profundo e superficial juntamente com os extensores[663] do punho. A flexão do polegar é produzida estimulando os músculos tenares[669]. Supinação e flexão/extensão do cotovelo podem ser produzidas estimulando o bíceps e o tríceps[670,671]. A utilidade dos movimentos produzida por EEF pode ser aumentada através de procedimentos adicionais para estabilizar o membro superior como transferências de tendão ou artrodese[663].

O momento da reconstrução para tetraplegia deve ser tardio o suficiente para que todos os motores tenham voltado à força máxima e para o paciente ter tido tempo de entender suas limitações completamente. Por outro lado, deve ser precoce o suficiente para que o paciente não tenha se ajustado completamente ao estilo de vida de modo que o tempo perdido pela cirurgia se torne uma intrusão. Em condições práticas, isto normalmente significa cirurgia aproximadamente 1 ano depois da lesão cervical[672].

Veja Green DP 1998 *Operative hand surgery*, 4th edn. Churchill Livingstone, New York, pág. 1588.

MÚSCULO E TENDÃO

Muito da avaliação da lesão de músculo e tendão tem sido feito executando o teste muscular completo e examinando as articulações. É atualmente necessário considerar fatores além da presença ou ausência de função muscular. O movimento ativo pode estar ausente ou diminuir devido a (i) divisão, (ii) ruptura, (iii) contratura no músculo, (iv) adesões, (v) lesão em corda de arco, (vi) lumbrical plus, (vii) deformidade de *recurvatum*, ou (viii) a síndrome de quadriga[684].

Flexor

Divisão, Ruptura ou Paralisia?

O teste muscular completo pode ter revelado falta total de função em um ou mais músculos. É normalmente aparente se é devido à divisão de tendão ou à lesão nervosa do local da ferida, à presença de caquexia muscular, ao padrão de perda motora e à perturbação sensorial associada, mas isto pode não estar completamente claro ou pode requerer confirmação. O teste de tenodese demonstrará que um tendão está intacto. Isto é particularmente útil na mão, por exemplo flexão de punho e extensão mostrarão ou não se o flexor longo do polegar está intacto. Se intacto, sua perda de função pode ser relacionada a uma paralisia do nervo interósseo anterior.

Postura. A postura produzida por divisão de vários tendões foi detalhada na pág. 28. A lesão nervosa pode eliminar função ativa, mas não resultaria na postura típica de lesão de tendão. No caso do tendão do flexor longo, por exemplo, a denervação não produziria o dedo caracteristicamente estendido de uma laceração de tendão completa (Fig. 2.132). Alte-

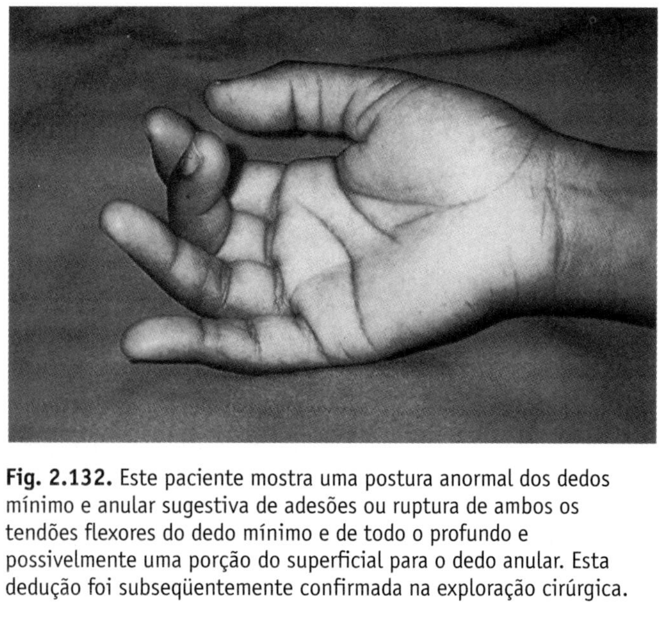

Fig. 2.132. Este paciente mostra uma postura anormal dos dedos mínimo e anular sugestiva de adesões ou ruptura de ambos os tendões flexores do dedo mínimo e de todo o profundo e possivelmente uma porção do superficial para o dedo anular. Esta dedução foi subseqüentemente confirmada na exploração cirúrgica.

rando a posição do punho pode-se aprender mais sobre a integridade de tendão das alterações resultantes na postura devidas ao efeito de tenodese.

Defeito. A palpação pode descobrir a ausência de um tendão de sua bainha quando comparado com um dedo incólume, ou pode revelar um defeito no punho distal à protuberância do ventre muscular que pode ser enfatizada através de tentativa de contração.

Movimento Passivo. Este teste é valioso para conferir a integridade dos tendões flexores longos (pág. 32). Pressão firme exercida sobre a junção dos terços médio e distal do antebraço produz flexão distinta dos dedos na presença de tendões flexores longos intactos. Pressão semelhante em cima do rádio distalmente um pequeno adicional dobra o polegar via um flexor longo do polegar intacto.

Contratura

Contratura geralmente acontece nos ventres musculares dos intrínsecos e dos flexores dos dedos do antebraço como resultado de uma síndrome do compartimento (pág. 38) que não foi reconhecida ou tratada muito tardiamente para evitar morte de músculo e fibrose. O efeito de tenodese nas articulações cruzadas pelos tendões de músculos contraídos foi detalhado na pág. 179.

Contratura em flexão (Volkmann's). Tente estender todos os dedos enquanto também estende o antebraço e a mão. Na presença de uma contratura os dedos resistirão à tentativa, permanecendo fletidos. Porém, flexão do punho permitirá que os dedos se estendam, confirmando a presença de encurtamento, ou adesão, dos músculos acima do punho.

Tensão intrínseca (contratura) (Fig. 2.133). Com as articulações metacarpofalangianas passivamente hiperestendidas, tente fletir a articulação interfalangiana proximal (Fig. 2.134). Na presença de tensão intrínseca, isto encontrará uma resistência elástica, que diminuirá se é permitida a flexão da articulação metacarpofalangiana. Se há suspeita de que um ou outro dos intrínsecos radial ou ulnar é responsável pela tensão, o dedo deve ser desviado na articulação metacarpofalangiana para cada lado por vez. Se tensão é mais marcada em desvio radial do dedo, o intrínseco ulnar é responsável e vice-versa. A tensão intrínseca na mão previamente edemaciada apresenta-se diferentemente com extensão da articulação metacarpofalangiana devido à retração do ligamento colateral da MP e falta de flexão da articulação interfalangiana ou hiperextensão. A inspeção da palma também pode revelar um espessamento semelhante a Dupuytren da fáscia palmar.

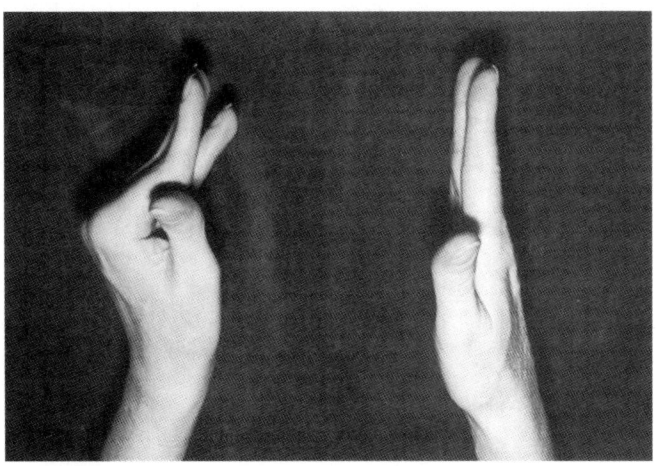

Fig. 2.133. Esta paciente está tentando estender ambas as mãos. Na esquerda ela mostra contratura intrínseca avançada severa com contratura em flexão metacarpofalangiana e deformidades de hiperextensão das articulações interfalangianas proximais.

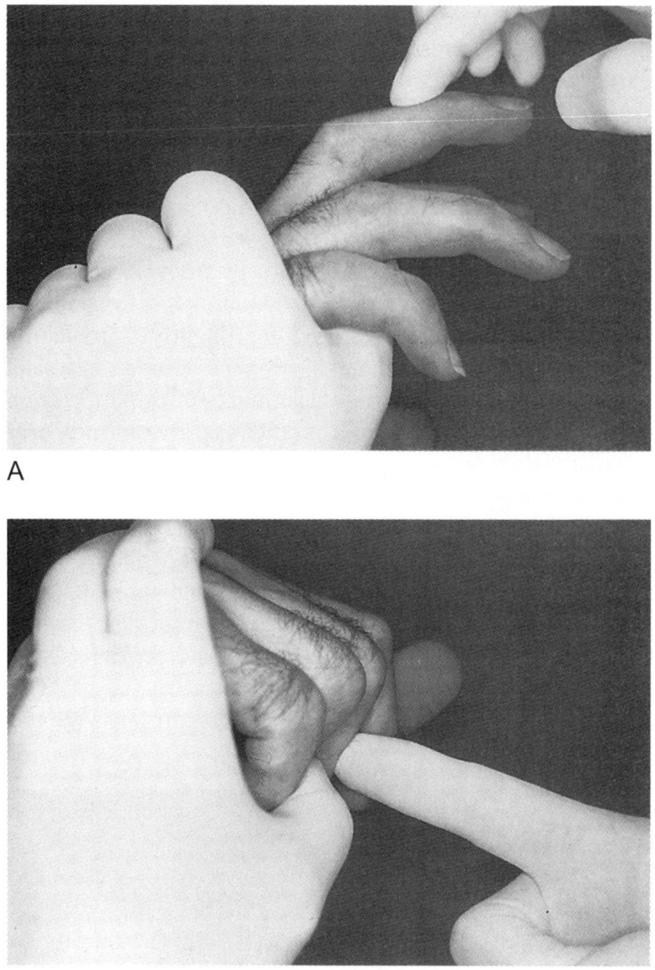

A

B

Fig. 2.134. O teste para tensão intrínseca.

Adesões

A causa mais comum de amplitude inadequada de movimento em tendões, na presença de uma contração de ventre muscular poderosa palpável e uma amplitude adequada de movimentos articulares passivos, é a adesão do tendão, normalmente mais firme no local de lesão, que pode ter sido no próprio tendão ou em estruturas adjacentes, geralmente o osso.

Limitando o movimento do tendão, as adesões produzem déficits ativos no movimento articular que excede o passivo, mas também é responsável por um déficit passivo no movimento oposto. Por exemplo, assumindo a ausência de outras contraturas, se o flexor longo do polegar é aderente à falange proximal, haverá uma flexão e freqüentemente um déficit de extensão na articulação interfalangiana do polegar. O déficit de extensão ativo e passivo será igual porque o tendão aderente age como um controle em ambos. Porém, em flexão a amplitude passiva excederá a ativa, porque o examinador pode exercer mais força na articulação do que o tendão aderente (Fig. 2.135).

Local de adesão. A adesão primária estará no local da lesão e reparo originais, mas na maioria dos casos terá disseminado para envolver grande parte do comprimento do tendão. A adesão de músculo ou tendão à pele do antebraço é avaliada facilmente, porque cada contração muscular produz enrugamento da pele. A adesão a outros tendões é indicada pela ação em massa de tendões normalmente independentes quando o paciente tenta fletir um único.

O local de uma adesão pode ocasionalmente ser determinado com precisão ajustando a posição das articulações. Considerando a articulação interfalangiana proximal com um déficit de flexão, se a flexão total da articulação metacarpofalangiana permite que a articulação interfalangiana proximal estenda, a adesão deve ser proximal à articulação metacarpofalangiana. Se não o fizer, o tendão flexor é aderente à falange proximal (Fig. 2.136). O princípio é que quando você move uma articulação e influencia uma contratura distal, então a adesão deve ser proximal à articulação assim movida.

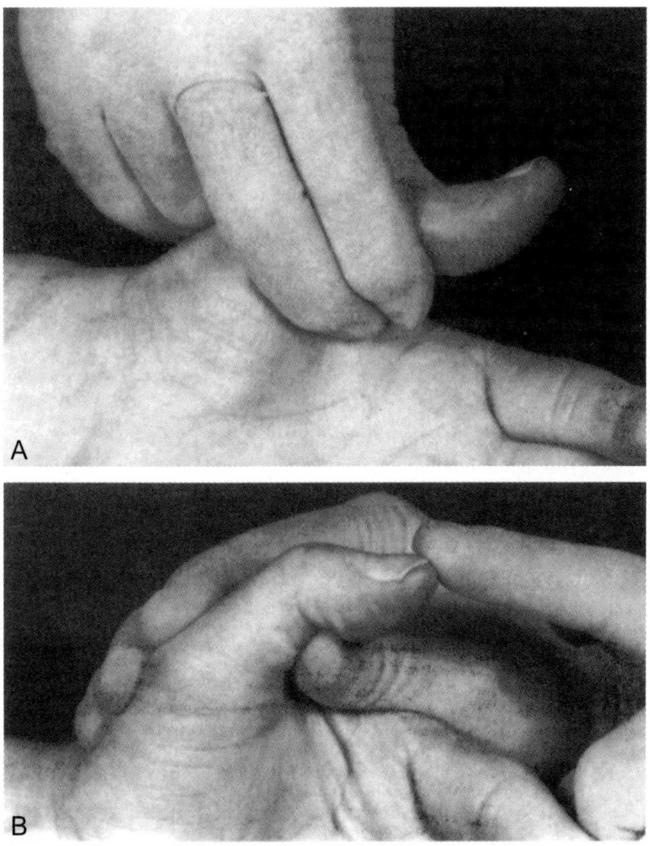

Fig. 2.135. Este paciente sustentou uma laceração de flexor longo do polegar que a exploração subseqüente a esta ilustração o partidário provou no local de conserto. **A.** O paciente está tentando flexão ativa mas não está alcançando nenhum. **B.** A amplitude passiva de movimento pode ser vista para exceder isso alcançado ativamente consideravelmente.

Deformidade em Corda de Arco

Doyle e Blythe[685] mostraram que as polias A2 e A4 – aquelas nas falanges proximal e média respectivamente (Fig. 2.137C) – são necessárias para que a flexão total seja possível. Se qualquer uma é dividida, o tendão flexor se salienta do esqueleto digital como a corda em um arco. Isto aumenta o braço de movimento em qualquer que seja a articulação que é afastada do tendão além do habitual. Uma deformidade flexora (mais tarde uma contratura) acontecerá naquela articulação, flexão pior em outras. Isto não só diminui a eficiência mecânica do tendão, mas também aumenta a probabilidade de adesão do tendão aos tecidos moles. A deformidade em corda de arco pode ser detectada à inspeção (Fig. 2.137) e na palpação do tendão, pedindo que o paciente flexione o dedo. Pode ser demonstrada bastante claramente à RM. RM e o ultra-som Doppler colorido têm sido usados com sucesso para diagnosticar lesões de polia de tendão flexor fechadas, como também lesões fechadas dos próprios tendões flexores[686-688].

Lumbrical Plus[689]

Esta incapacidade acontece sempre que o flexor profundo dos dedos é liberado distalmente em um grau que faz sua contração agir através do lumbrical, causando extensão das articulações interfalangianas em vez de flexão. Isto pode acontecer após laceração do tendão, amputação através do dedo distal à articulação interfalangiana proximal, inserção de um enxerto de tendão de comprimento excessivo, ou o desenvolvimento distal de adesões profundas à origem do lumbrical. É reconhecida pela ocorrência de extensão paradoxal à flexão forte dos dedos (Fig. 2.138).

Recurvatum (Fig. 2.139)

Esta hiperextensão da articulação interfalangiana proximal acontece em pacientes flexíveis após a excisão do tendão superficial durante reparo primário ou enxerto de tendão e é semelhante à *deformidade em pescoço de cisne* encontrada na doença reumatóide (pág. 370). Inicialmente leve, pode aumentar ao grau onde produz um 'dedo lento', a flexão acontecendo mais tarde que em dedos adjacentes. Realmente, o paciente pode ter que ajudar o dedo ao redor da cabeça da falange proximal com o dígito adjacente, antes que a flexão possa ocorrer. Pode ser evitada pela não excisão daquela porção do superficial distal a seu quiasma.

Síndrome de Quadriga (veja pág. 164)

Indicações[690]

Se nenhum dedo flexor está funcionando, e nenhum reparo de tendão foi executado primariamente, então um *enxerto de tendão*[691,692] deve ser planejado e as fontes do enxerto con-

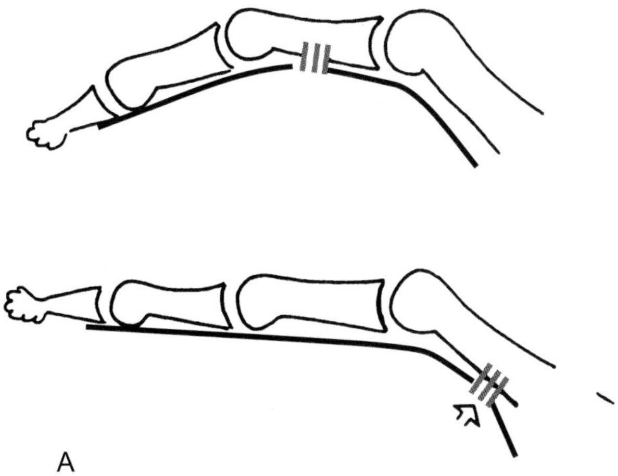

A

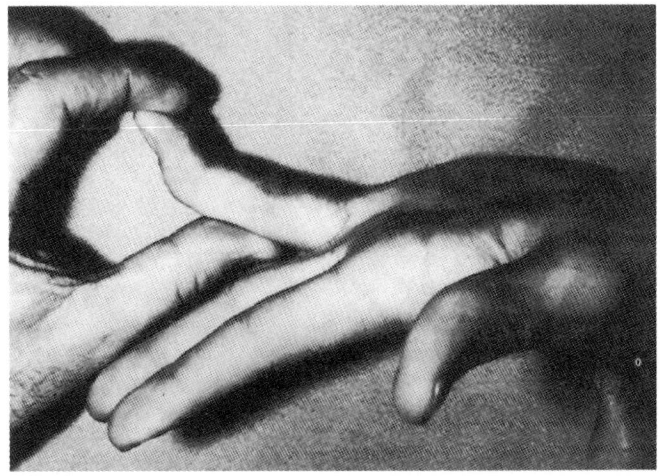

B

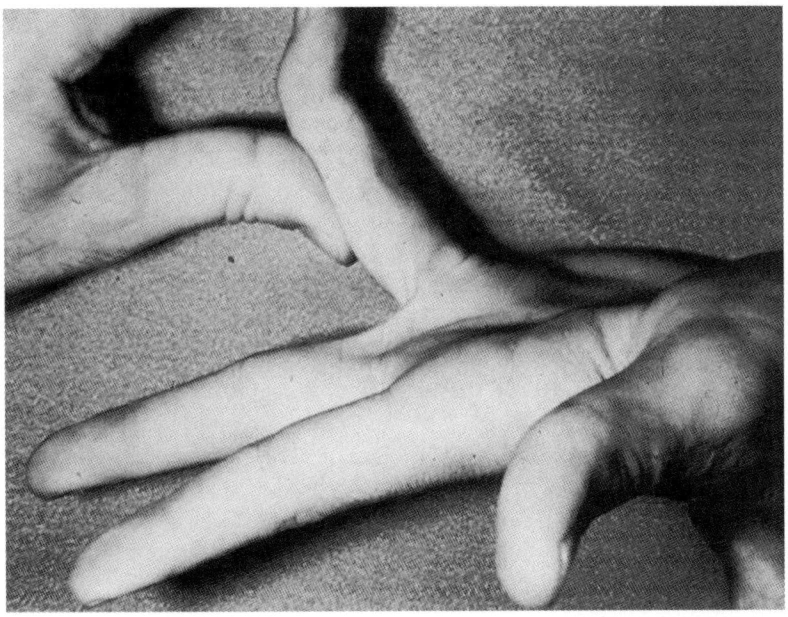

C

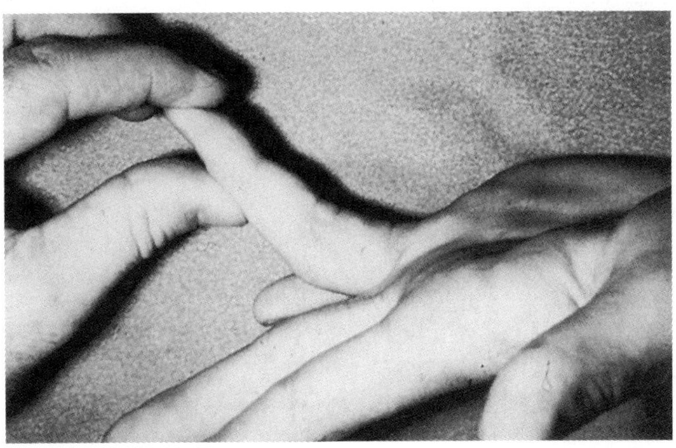

D

Fig. 2.136 A. Ajuste das articulações proximais à que parece ser o sítio de contratura pode revelar a fonte primária daquela deformidade. Neste diagrama, a contratura em flexão é na articulação interfalangiana proximal. A flexão da articulação metacarpofalangiana na presença de uma adesão sobre a falange proximal (Fig. superior) não tem nenhum efeito na contratura em flexão da articulação interfalangiana proximal. Porém, se a adesão dos tendões flexores estiver localizada proximal à articulação metacarpofalangiana, a flexão resultará em correção da contratura aparentemente presente na articulação interfalangiana proximal. **B.** Este paciente tem uma contratura em flexão da articulação interfalangiana distal presente quando articulações metacarpofalangiana e interfalangiana proximais estão estendidas. **C.** A flexão da articulação metacarpofalangiana tem pouco ou nenhum efeito na contratura em flexão da articulação interfalangiana distal. **D.** Entretanto, quando a interfalangiana proximal é fletida, a articulação interfalangiana distal pode ser estendida completamente. Pode ser concluído então que a contratura em flexão é devida à limitação de movimento do tendão flexor e além disso que o tendão é aderente na região da falange proximal.

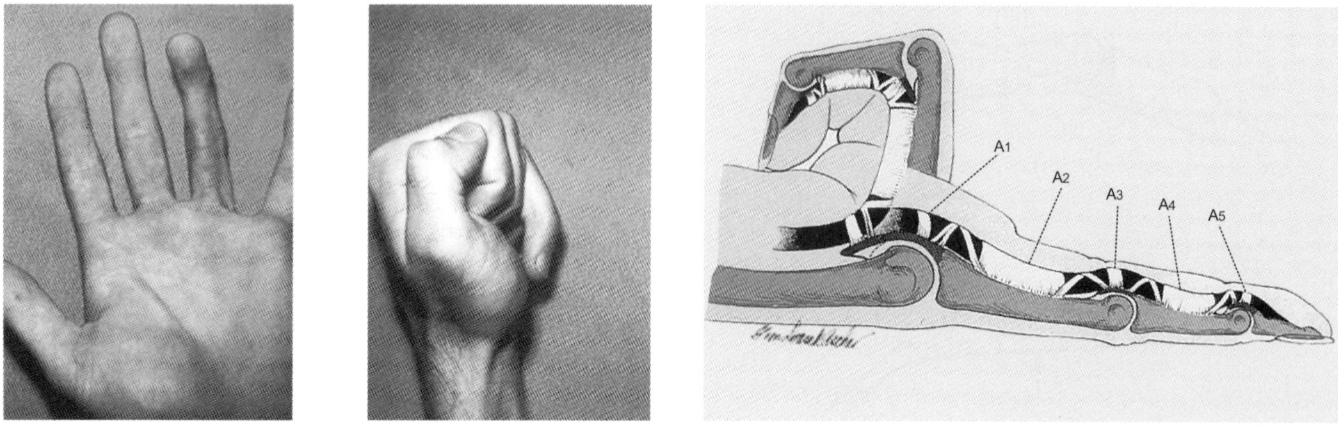

A B C

Fig. 2.137 A. Pode ser visto que este paciente não tem nenhuma polia sobre o tendão flexor para o dedo anular, o tendão claramente se salientando através da pele. **B.** O tendão flexor, embora fazendo tração, é mecanicamente ineficiente por causa da falta de polias. **C.** Este diagrama mostra a posição e a nomenclatura do mecanismo de polia normal.

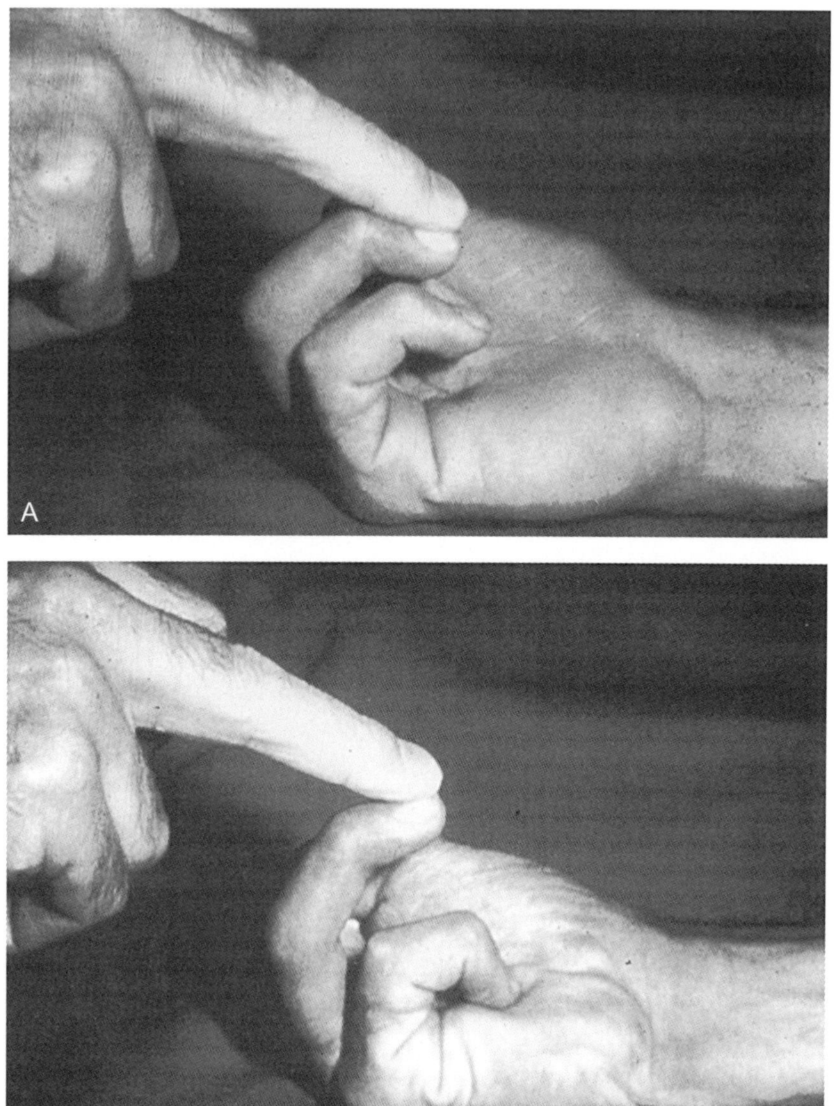

Fig. 2.138. Lumbrical plus. **A.** o paciente está fletindo a mão ligeiramente sem força. O dedo do examinador está descansando ligeiramente na falange distal do dedo anular. **B.** Com preensão poderosa, o dedo mínimo desce em flexão total, mas o dedo anular se *estende* paradoxalmente contra o dedo resistente.

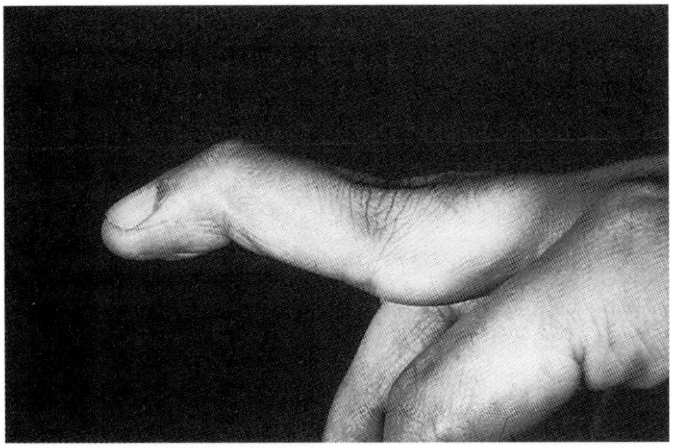

Fig. 2.139. Este paciente de 18 anos muito flexível tinha alcançado um resultado excelente após enxerto de tendão flexor para o dedo médio, mas subseqüentemente desenvolveu uma deformidade em *recurvatum* progressiva da articulação interfalangiana proximal.

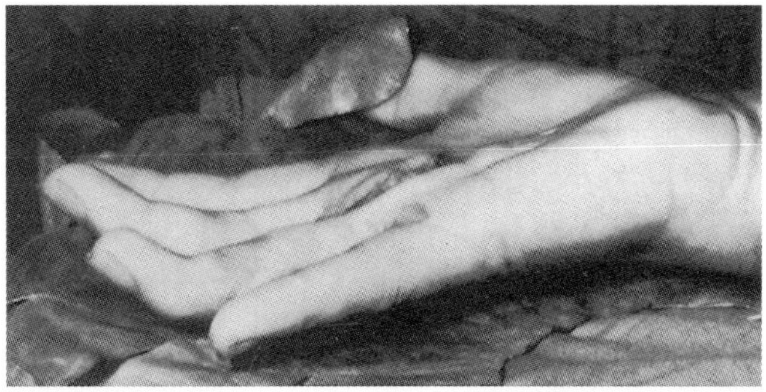

A

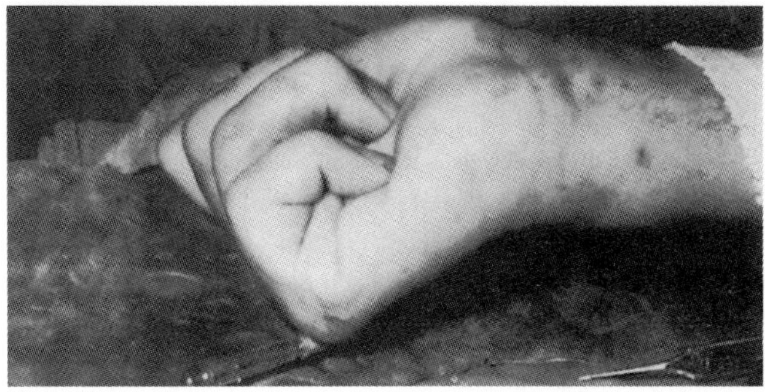

B

Fig. 2.140. Tenólise abaixo do bloqueio do punho permite que o paciente participe do procedimento. A cânula intravenosa vista em **(B)** é para permitir a administração de anestesia intravenosa se a exploração do antebraço for necessária.

feridas durante o exame. Em ordem de preferência estes são o palmar longo de um dos braços, um dos dois tendões do extensor do dedo mínimo, ou um dos tendões do extensor longo dos dedos do segundo, terceiro, ou quarto dedos do pé. Muitos cirurgiões usam o flexor superficial dos dedos ou o plantar divididos[693]. O autor acha o primeiro muito espesso e se preocupa com sua nutrição; o segundo ele acha muito fino e se preocupa com sua força. Enxertos de tendão em um estágio só podem ser executados quando houver lesão muito limitada ao túnel fibro-ósseo e ao próprio tendão. Na maioria dos casos são necessários enxertos de tendão em dois estágios.

Se o flexor superficial dos dedos está intacto e funcionando, a escolha recai entre enxerto de tendão e fixação da articulação interfalangiana distal, preferivelmente por *tenodese ou capsulodese*. Littler mostrou que uma proporção pequena da varredura da flexão do dedo é representada por movimento da articulação interfalangiana distal e arriscar tudo por este pequeno ganho é indicado apenas em uma proporção pequena de pacientes bem-incentivados com ocupações especializadas. Para a grande maioria que não teve o benefício de um reparo primário profundo, a tenodese da articulação interfalangiana distal é o procedimento de escolha. Se enxerto de tendão é selecionado, deve ser feita a escolha entre sacrificar o superficial e enxertar passando por ele. O primeiro tem sido feito com sucesso mas nenhum relato existe de sua confiança consistente e esta última técnica certamente tem uma chance mais alta de manter a função da articulação interfalangiana proximal.

A escolha do motor para um enxerto de tendão é feita finalmente durante a cirurgia, mas uma seleção preliminar pode ser feita na hora do exame. O cirurgião deve determinar que o músculo pode ser sentido contraindo no antebraço e que há evidência firme de que o tendão cruza pelo menos uma articulação. A experiência tem mostrado que isto assegura que o motor tem força e amplitude adequadas.

Se o reparo primário ou enxerto de tendão foi executado e aconteceu ruptura, a re-operação imediata está indicada[694]. Se os mesmos procedimentos resultaram em adesões, então, deve ser proposta *tenólise*[695,696], começando preferivelmente abaixo do bloqueio do punho (Fig. 2.140). Fazendo assim, o cirurgião sempre tem que advertir o paciente da possibilidade de que a exploração pode revelar um tendão totalmente insatisfatório, e enxerto ou inserção de espaçador de silicone[697-700] pode ser necessária.

Um *espação de silicone* é indicado nas seguintes circunstâncias:

- cobertura de pele insatisfatória onde, por exemplo, um retalho de dedo cruzado deve ser feito no mesmo procedimento;
- ausência de polias, em cuja situação a reconstrução de polias deve sempre ser executada;
- limitação do movimento passivo da articulação onde capsulectomia e movimento precoce com ou sem imobilização dinâmica são necessários;
- um leito geralmente insatisfatório, com cicatrizes extensas e exposição de osso nu.

Como previamente enfatizado, nenhum enxerto de tendão pode possivelmente aumentar a amplitude de movimento em uma articulação contraída, e isto deve ser corrigido por imobilização ou cirurgia antes de ser considerado um enxerto. Quando a cirurgia de tendão secundária está sendo considerada e, em particular, quando há uma contratura em flexão significativa, deve-se tomar cuidado para avaliar as estruturas de esqueleto, pele e (às vezes negligenciada) a provisão de sangue para o dígito envolvido. Isto pode ser feito por uso do *teste digi-*

tal de Allen ou, mais precisamente, empregando um fluxímetro Doppler ou ultra-sonografia duplex (pág. 45). Se o fluxo estiver ausente em ambos os vasos, a cirurgia provavelmente deve ser evitada. Se o fluxo estiver presente em um ou mesmo em ambos, o paciente ainda deve ser advertido que a liberação da contratura (embora meticulosa) pode resultar em nenhum fluxo à polpa, necessitando retorno do dedo à posição fletida. Ao invés de substituição imediata, a reconstrução tardia de artérias digitais é menos bem-sucedida em grande parte devido ao fluxo ruim, embora o alongamento de artérias encurtadas que estão conduzindo fluxo tem sido executado usando enxertos arteriais ou de veias invertidas.

Na última situação – várias cirurgias, uma contratura em flexão, lesão da articulação, e um dígito insensível sem fluxo de sangue detectável – uma cirurgia simples pode ser preferível. Dependendo de vários fatores – ocupação, recreação, a condição dos outros dígitos, e a preferência do paciente – podem ser selecionados *artrodese, tenodese, ou amputação*.

Em algumas circunstâncias, notavelmente na substituição do flexor longo do polegar[701,702], *transferência de tendão*, normalmente do superficial do dedo, anular será selecionada em preferência a um enxerto de tendão. A *deformidade em corda de arco* é corrigida através de *reconstrução de polia*, para a qual há várias técnicas. A preferência do autor é para uma combinação do retináculo extensor para substituir a A2 e a A4[703], e placa palmar[704] para substituir A3, a última, é claro, só em circunstâncias onde um enxerto ou espacador está sendo inserido. A sobra de um superficial estragado pode ser usada para reconstruir a polia de A3. Um estudo comparativo comparando o tendão de palmar longo, extensor dos dedos, tendão superficial e retináculo extensor usando a técnica de Bunnel, Kleinert, ou Lister mostrou que o uso de retináculo extensor produziu a menor resistência para o deslizamento do tendão[705].

As deformidades *lumbrical plus* podem ser eliminadas pela cirurgia de tendão planejada. Se a função do dedo for de outro modo boa, então a divisão simples do lumbrical sob anestesia local curará o problema. Se o paciente programado para divisão simples tem articulações metacarpofalangianas hiperextensíveis, ele deve ser advertido de que há a possibilidade de ele desenvolver uma deformidade em garra.

O *recurvatum* é corrigido através de capsulodese, ou por tenodese da articulação interfalangiana proximal se o tendão permanece, ou por transferência da faixa lateral como na correção da deformidade em pescoço de cisne (pág. 370).

Movimento ativo precoce. Os resultados de movimento ativo precoce foram relatados após enxertos de tendão. Em um estudo, os resultados variaram de 33% de resultados excelentes ou bons, usando o sistema de avaliação de Kleinert e Verdan, a 56% de resultados excelentes ou bons com o sistema Buck-Gramcko. O editor tem usado o movimento ativo precoce há vários anos e em uma série de 26 enxertos de tendão executados para lesões de Boyes graus III a V obteve resultados equivalentes aos do reparo de tendão primário[706].

Enxertos de tendão vascularizados. Enxertos de tendão vascularizados usando o extensor comum dos dedos, baseados no sistema da pedial dorsal ou palmar longo no sistema da artéria radial, têm sido defendidos para dígitos densamente cicatrizados[707].

Será evidente que, ao obter consentimento informado para operar um dígito que mostra contratura em flexão após reparo de tendão, o cirurgião pode precisar oferecer uma lista assustadora de opções. Dependendo em parte dos achados à cirurgia, estes podem incluir: tenólise, possível enxerto de tendão, possível transferência de tendão, possível reconstrução de polia, possível colocação de espaçador, possível capsulectomia, possível enxerto de veia, possível retalho de dedo cruzado, possível artrodese, possível amputação. O paciente também deve ser advertido que o enxerto ou uma reconstrução de duas fases semelhante pode requerer tenólise adicional, e assim por diante.

Embora assustador para o paciente, ele deve se alegrar pelo fato que, se ele persiste por tudo que lhe é solicitado e trabalha duro, a grande maioria dos dígitos vai trabalhar bem[708]. Os pais também devem ser encorajados a submeter os filhos a um programa reconstrutivo, porque um dígito imóvel não cresce tão bem.[709].

Veja Green D P 1998 *Operative hand surgery*, 4th edn. Churchill Livingstone, New York, pág. 1902.

Extensor

Dos oito distúrbios que afligem o paciente com uma lesão de flexor prévia (pág. 242), só rompimento e adesões acometem os tendões extensores. Porém, o aparato extensor sobre o dorso do dedo é uma estrutura tão complexa que a ruptura de um reparo ou (mais comumente) a falha em reconhecer a lesão inicialmente resulta em alterações posturais difíceis de corrigir – o dedo em martelo e a deformidade em botoeira. Elas são fáceis de reconhecer e foram descritas previamente (pág. 37). O examinador necessita apenas assegurar-se que o osso subjacente não é um local de não-união ou má união, e que as articulações não estão subluxadas ou com artrite, ou ambas.

Lesões dos músculos extensores mais proximais normalmente são devidas a lacerações. O extensor longo do polegar freqüentemente está sujeito à ruptura (pág. 36) que pode passar despercebida por longos períodos. O paciente pode queixar-se de movimentos desajeitados, ou a lesão pode ser encontrada no curso do exame rotineiro para outra queixa. É detectada por fraqueza de flexão da interfalangiana e a incapacidade do paciente de elevar o polegar quando a mão é colocada plana na mesa.

Indicações

O *dedo em martelo* deve ser tratado inicialmente através de imobilização[710] prolongada. Se o paciente estiver disposto a persistir, ele raramente falha. Se a deformidade persiste e o paciente não, então a reconstrução pode ser executada com enxertos ou transferência[711], a articulação pode ser fundida, ou o aparato inteiro é levado a migrar proximalmente fazendo uma tenotomia do deslize central na articulação proximal[712].

A *botoeira crônica*[713] deve ser manejada inicialmente restabelecendo movimento total da articulação e (como com o martelo) imobilização prolongada. Esta é uma tala mais difícil de usar, e é compreensível que o paciente a retire. A reconstrução tem sido executada através de inumeráveis técnicas, algumas em fases[714]. O avanço fracionário do deslize central e a elevação das faixas laterais dobrando e suturando os ligamentos retinaculares transversais de cada lado do dedo, executado sob *anestesia local*, de forma que o equilíbrio pode ser assegurado, seguido por 6 semanas de imobilização com fio de Kirschner, tem provado ser mais bem-sucedido para o autor ('mais' está aqui usado em sua forma comparativa, não seu superlativo). O editor utiliza uma técnica de alça central na qual um deslize de tendão extensor longo de base distal é inserido por um túnel subperiosteal na base da falange média e então direcionado proximalmente e suturado a si mesmo, reconstituindo assim a inserção do deslize central. Como com todas as correções cirúrgicas para deformidade em botoeira, é necessária atenção meticulosa aos detalhes em termos de tensão e reabilitação pós-operatória.

Perda de extensor. A perda de extensores mais proximalmente pode não requerer reconstrução[715]. Porém, a maioria pode ser substituída por transferências[716], descritas em mais detalhe na pág. 232.

Veja Green D P 1998 *Operative hand surgery*, 4th edn. Churchill Livingstone, New York, pág. 1988.

VASO

A oclusão vascular pode acontecer dramaticamente, em tal caso o paciente se apresentará na sala de emergência. Tais casos foram discutidos em 'emergências vasculares não-traumáticas' (pág. 47).

Os sintomas da doença arterial obliterante tendem a indicar o nível de obstrução[717].

- grupo I: subclávia proximal – síndrome do roubo;
- grupo II: subclávia distal, axilar ou braquial – claudicação intermitente;
- grupo III: doença distal e sintomas distais.

É evidente que oclusões mais altas podem mascarar as mais distais, considerando que o contrário não pode acontecer.

História

A circulação inadequada para um membro ou dígito, de acordo com seu grau, se manifestará por um ou mais dos seguintes sintomas.

Síndrome do Roubo da Subclávia[718]

Nesta síndrome há uma oclusão da subclávia proximal ou artéria inominada. O nome é derivado de seu sintoma mais dramático, que está desmaiado durante exercício vigoroso do membro. A demanda no braço causa reversão de fluxo na artéria vertebral, que surge da primeira parte da subclávia, roubando assim o sangue da circulação cerebral. A síndrome pode apresentar-se apenas com sintomas de extremidade superior, dor, fraqueza, fadiga fácil e entorpecimento. O pulso é diminuído, a pressão sangüínea é mais baixa que no outro braço, e o diagnóstico é confirmado através de angiografia de arco. O 'roubo da fístula' que surge em pacientes de diálise é considerado na página 437.

Claudicação Intermitente

Muito menos comum no membro superior que no inferior, esta é caracterizada por dor crescente com o exercício continuado, a qual força o repouso (não estritamente 'claudicação'; latim *claudicare* = mancar). Freqüentemente encontrada nos músculos de antebraço, ela é devida a uma obstrução da artéria braquial.

Necrose Franca

A parte morta será preta ou marrom mosqueado, dura e fria (Fig. 2.141). A parte pode ser firmemente aderente e o cirurgião não deve deslocá-la até que tenha planejado o fechamento da ferida e realmente preparado o paciente para a internação. Em alguns casos (principalmente em crianças jovens) freqüentemente após a substituição de uma ponta de dedo com ou sem reparo vascular, pode ser melhor deixar a parte separar espontaneamente. Isto levará vários meses, mas pode deixar um coto de amputação não-sensível bem cicatrizado. Esta abordagem também é adotada quando a cirurgia é contra-indicada por isquemia severa, ou em poliarterite, escleroderma e ulceração (veja pág. 125).

Ulceração Persistente

Quando uma ferida em um dígito não cicatriza, ou um trauma secundário resulta em desarranjo de pele que não cicatriza, o cirurgião deve suspeitar de uma irrigação sangüínea inadequada, contanto que as outras causas de ulceração (pág. 154) tenham sido eliminadas (Fig. 2.142).

Intolerância ao Frio

O paciente que reclama que qualquer queda na temperatura ambiente resulta em dor e palidez em um ou mais dígitos tem alguma obstrução da árvore vascular; temporária ou permanente, localizada ou difusa.

Alteração de Cor

O dedo tem aparência vermelho profundo com uma cor azulada. O paciente pode informar que o dedo fica absolutamente branco em tempo frio, e isto pode ser demonstrado freqüentemente por imersão em água gelada.

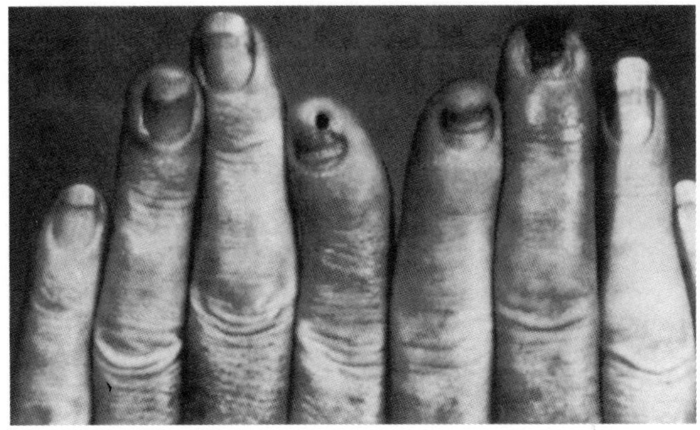

Fig. 2.141. Este paciente com tromboangiite obliterante mostra necrose franca e incipiente em vários dígitos.

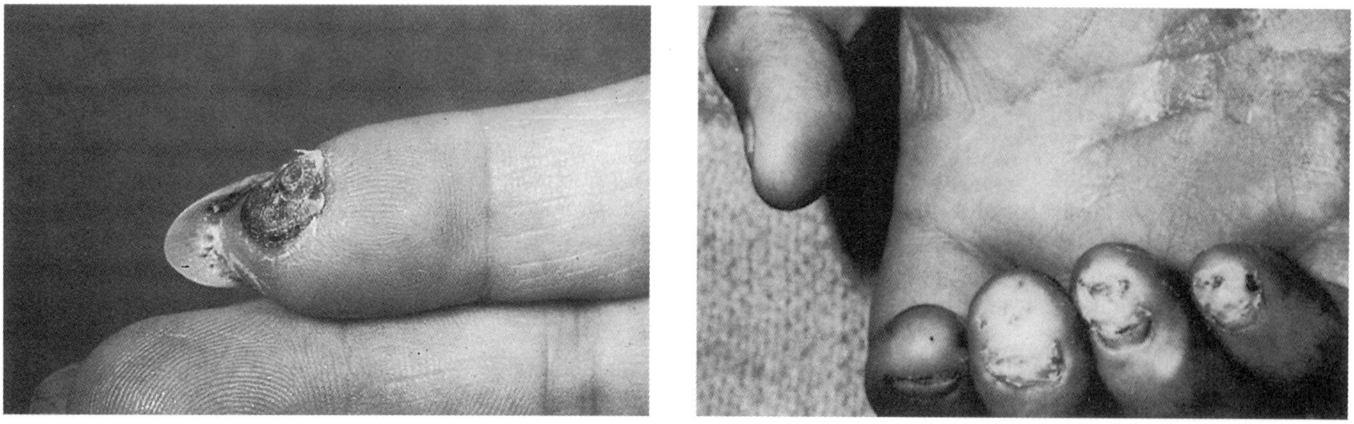

A B

Fig. 2.142 A. Este paciente teve trombose da artéria ulnar, resultando em fluxo pobre ao dedo indicador. **B.** Acreditava-se que a ulceração persistente nestas pontas dos dedos deste paciente era devida a lesões nervosas no antebraço. Porém, a investigação da árvore vascular e a reconstrução com enxertos de veia invertidos resultou em cicatrização satisfatória das pontas dos dedos, e posteriormente melhora da sensibilidade.

Rigidez das Articulações

O dedo ou parte serão menos usados pelo paciente, resultando em edema e rigidez, ativa e passiva.

Exame

O exame pode revelar um dos seguintes sinais de lesão vascular:

1 *Temperatura da pele*. Uma diferença na temperatura entre a mão ou dígito afetado e sua contraparte normal simplesmente pode ser detectada através do toque, e é uma ferramenta clínica muito útil. Avançando as mãos do examinador pelas extremidades do paciente, um nível definido de mudança de temperatura pode ser detectado. Um registro mais exato pode ser feito pelo uso de um termômetro portátil com leitura digital. Isto permite que a melhora seja registrada e mostrada ao paciente – a base das técnicas de *biofeedback*.

2 *Reenchimento lento após a expressão*. Isto pode ser detectado pela comparação do leito ungueal com o de um dedo normal ou aplicando um teste digital de Allen.

3 *Pulsos ausentes*. Só o punho radial pode ser palpado com confiança suficiente para ser declarado ausente. A artéria ulnar e as artérias digitais podem freqüentemente ser sentidas pulsando se a mão está quente, mas se isso não ocorre, não é evidência de fluxo ausente.

4 *Pressão sangüínea*. Registros em *ambos os braços* podem revelar uma diferença significativa devido a um bloqueio proximal.

5 *Teste de Allen*[719]. A patência das artérias ulnar e radial no punho e das duas artérias digitais na base de um dedo pode ser determinada clinicamente por esta técnica (embora sua validade tenha sido discutida[720]). Ambas as artérias no punho são ocluídas pelos dedos indicador e médio do examinador de ambas as mãos (Fig. 2.143). Pede-se que o paciente então feche a mão firmemente enquanto a oclusão é mantida, expelindo assim grande parte do sangue. Com a mão então relaxada e oclusão continuada, a palma fica pálida. Ocasionalmente, apesar da oclusão continuada de ambas as artérias, a palma reencherá. Isto é devido a uma artéria *mediana persistente* ou outra anômala. A não observação disto pode levar o examinador a puxar falsa confiança que considera radial ou patência de artéria ulnar, ou ambos. É então importante confirmar a *persistência* de palidez palmar antes de proceder com o teste. A remoção da oclusão de *um* dos vasos na presença de um bloqueio naquele vaso não resultará em nenhuma alteração imediata. Por outro lado, se o vaso for patente, um rubor rosa dissemina-se rapidamente pela palma. No caso de obstrução presente, a oclusão no outro vaso deve ser libertada e a resposta notada novamente. Quando o primeiro vaso testado estava patente, o exame deve ser repetido para o outro vaso. O teste de Allen tem sido quantificado pelo tempo de reenchimento[721] e medindo a pressão sistólica digital[722]. O *teste digital de Allen* é executado de maneira semelhante, a não ser que o examinador deva primeiro exsanguinar o dígito por massagem proximal vigorosa antes de ocluir as artérias digitais contra a falange proximal (Fig. 2.144). Se algum teste é equívoco, esquentar a mão em água quente antes de repetir o teste eliminará a dúvida.

6 *Fluxímetro Doppler*[723]. O fluxo pode ser detectado com facilidade em todas as artérias significativas na extremidade superior usando ultra-som. Devido à presença de arcos significativos na mão e nos dedos, é importante determinar a direção de fluxo, usando um metro que o indique ou (mais simplesmente) ocluindo qualquer fonte potencial de fluxo retrógrado enquanto se escuta. Assim, ao conferir o fluxo na artéria ulnar, própria ou digital, a radial equivalente deve ser ocluída e vice-versa (Fig. 2.145).

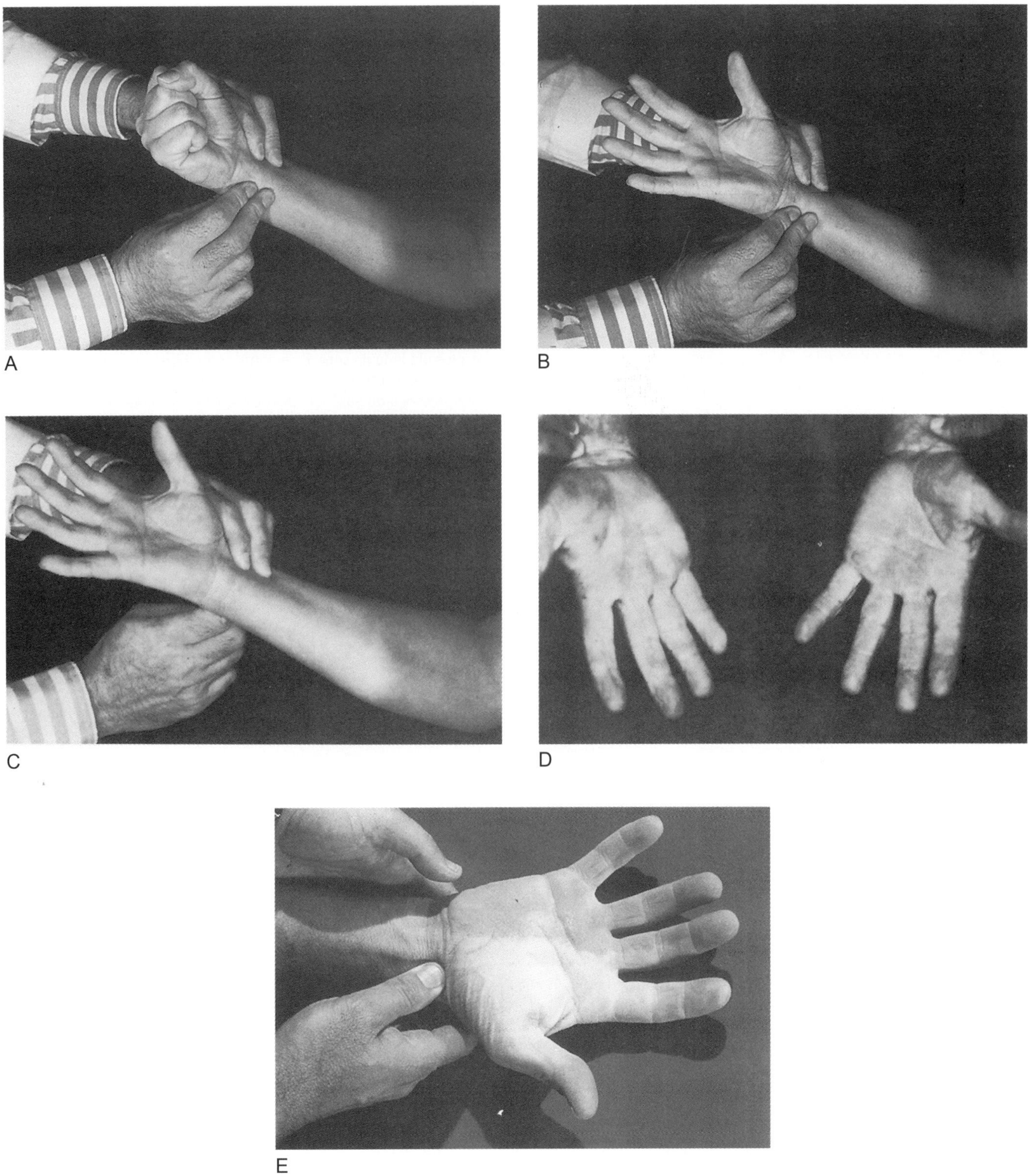

Fig. 2.143. Teste de Allen. As artérias radial e ulnar são ocluídas no punho pelo examinador. Pede-se que o paciente flexione todos os dedos e o polegar, assim expelindo firmemente o sangue da mão **(A)**. **B.** Pede-se que o paciente abra a mão em uma postura relativamente relaxada, e a palidez da palma então pode ser avaliada. **C.** A liberação da compressão de uma ou outra das artérias em teste vai resultar (se o vaso é patente) em retorno de correnteza de cor normal à palma da mão. **D.** Se, como neste paciente, uma artéria ulnar está trombosada, então a palidez persiste quando comparada com a mão normal. **E.** À liberação da artéria ulnar deste paciente, só o mínimo, o anular e a metade do dedo médio encheram. Isto ilustra a ausência de qualquer arco palmar significativo.

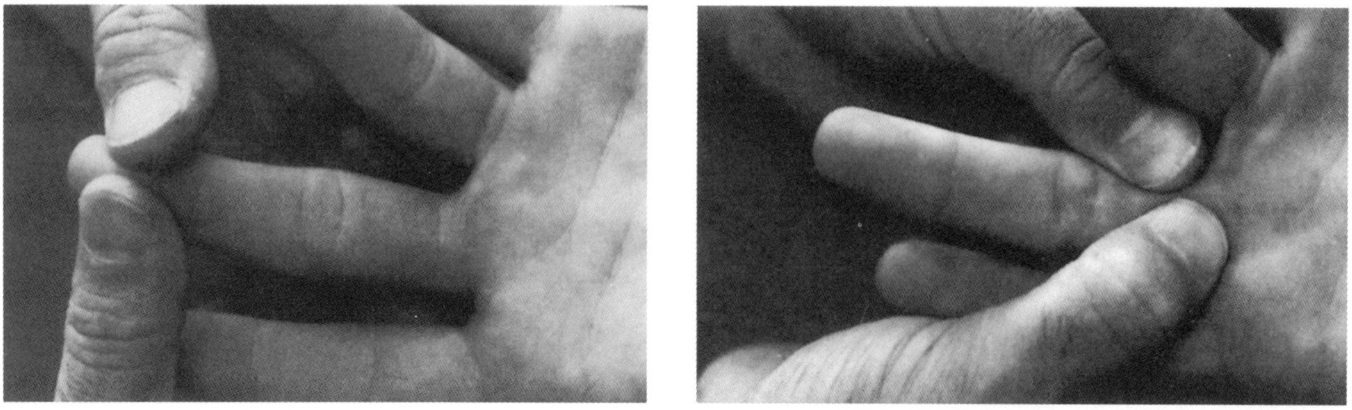

A B

Fig. 2.144. Teste digital de Allen. **A.** Os polegares do examinador são colocados de cada lado da superfície anterior do dígito, e **(B)** são deslizados firmemente e proximalmente para exsanguinar o dígito, vindo repousar sobre as artérias digitais na falange proximal, ocluindo assim o influxo. Como com o teste de Allen, a liberação de um ou outro polegar revelará a presença ou ausência de fluxo através daquele vaso.

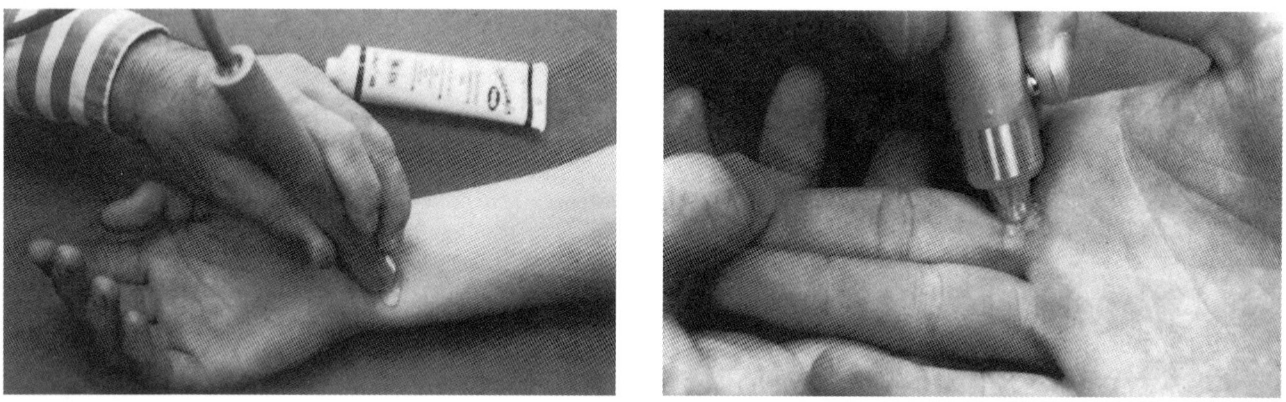

A B

Fig. 2.145. O uso do fluxímetro Doppler para artérias **(A)** ulnar e **(B)** digitais.

Diagnóstico

Um diagnóstico pode ser feito na maioria dos pacientes com os testes relativamente simples que foram descritos. Para confirmar ou quantificar este diagnóstico ou investigar os casos mais obscuros, as técnicas mais sofisticadas disponíveis em um *laboratório vascular*[724,725] podem ser empregadas. Estas incluem:

- temperatura: termografia;
  radiometria infravermelha;
  prova de *stress* ao frio[726], antes e depois bloqueio de nervo digital.
- perfusão: pletismografia[727,728];
  registro de volume de pulso (RVP);
  monitor de oxigênio transcutâneo[729].
- estenose ou oclusão: análise de forma de onda Doppler[730];
  índice de pulsatilidade velocidade/tempo;
  ultra-som de altaresolução, *scanner* dúplex[731,732].

Em muitos casos, estes estudos proporcionarão todas as informações necessárias, e os métodos invasivos não serão mais necessários.

A *angiografia de subtração digital* (ASD) é atualmente a técnica de escolha na maioria dos exemplos para visualização dos vasos, porque ela pode não requerer canulação da árvore arterial.

Imagem

A *arteriografia* do tipo convencional é exigida para confirmar, ou às vezes fazer um diagnóstico. Também é necessária para: (i) determinar o local e distribuição das alterações patológicas; (ii) assegurar a presença de outros vasos (aparentemente não afetado) e (iii) ter uma impressão do estado de saúde da árvore vascular. É usada portanto para ajudar no planejamento de procedimentos cirúrgicos.

A vasodilatação máxima é desejável nestes estudos. Por comparações executadas no curso do estudo de pacientes

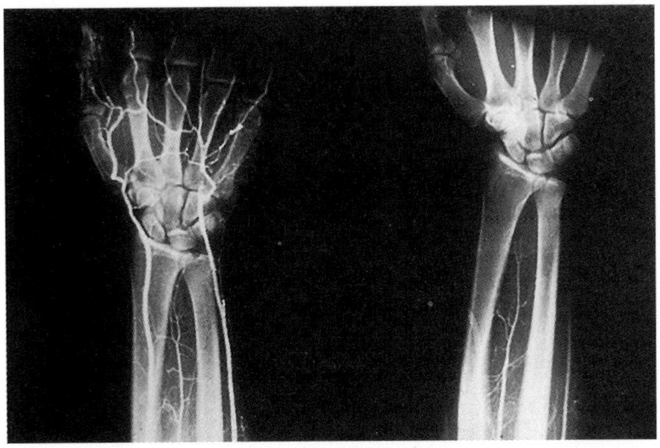

Fig. 2.146. Arteriografia simultânea executada **(D)** sem bloqueio regional e **(E)** com bloqueio regional. O paciente tinha sintomas bilaterais, os quais eram mais severos à **(E)** que à **(D)**. Como pode ser visto, ele teve uma trombose de artéria ulnar no ramo superficial do lado esquerdo, mas nenhum diagnóstico pôde ser feito no arteriograma da direita, que foi executado sem anestesia.

com doença bilateral, nós determinamos que esta é obtida em um grau maior e mais seguro depois do *bloqueio de nervo regional* que com anestesia geral, vasodilatores intra-arteriais, bloqueio do gânglio estrelado, sedação, ou sem nenhuma preparação (Fig. 2.146). A introdução do contraste é feita preferivelmente por um cateter na artéria femoral inguinal, passando retrógrado pela aorta e daí para as artérias subclávia e axilar. Isto não só permite o estudo da parte proximal da árvore vascular na extremidade superior, onde anomalias ou patologias insuspeitas podem estar localizadas, mas também podem evitar iatrogenia a um sistema arterial já com problemas (Fig. 2.147).

Os *filmes de subtração* feitos a partir dos angiogramas destacam os vasos de modo útil (veja Fig. 2.151). A *angiografia de ampliação* permite um estudo mais fácil de detalhes dos vasos, mas seu maior custo provavelmente excede em valor qualquer benefício diagnóstico.

Estes vários estudos podem revelar um dos seguintes distúrbios vasculares:

Oclusão Arterial Localizada

Uma *oclusão arterial localizada* (oclusões proximais foram consideradas na pág. 47). Isto é muito comum na artéria ulnar, na região do canal de Guyon[733-737] (Fig. 2.148). Como a trombose neste momento provavelmente é o resultado de parte da mão como um instrumento cego, a condição é chamada *'síndrome do martelo hipotenar'*[738] (Fig. 2.149). Alguns casos de oclusão não-trombótica foram relatados[739,740]. É normalmente associada com intolerância ao frio, dor e às vezes ulceração, freqüentemente do dedo anular.

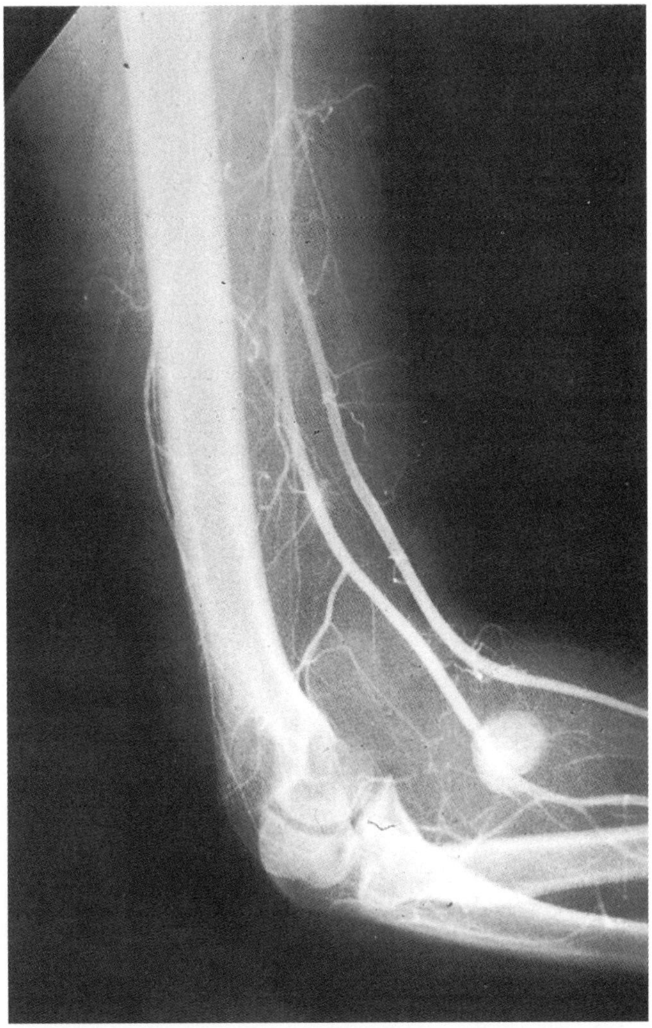

Fig. 2.147. A arteriografia mostra um aneurisma traumático na fossa antecubital. Também há uma bifurcação alta da artéria braquial. Se o contraste fosse introduzido abaixo do nível da bifurcação, uma conclusão errônea poderia ter sido tirada em relação à circulação nesta extremidade.

Aneurisma (pág. 437)

Distúrbio Arterial Generalizado

Estas condições afetam muitos ou todos os vasos do membro e são portanto muito menos tratáveis por correção cirúrgica que as lesões localizadas. Elas podem ser classificadas em:

- doença orgânica degenerativa: aterosclerose;
- doença orgânica vasoespástica: tromboangiite obliterante[741] (Fig. 2.150);
- doença funcional vasoespástica: doença de Raynaud; eritromelalgia.

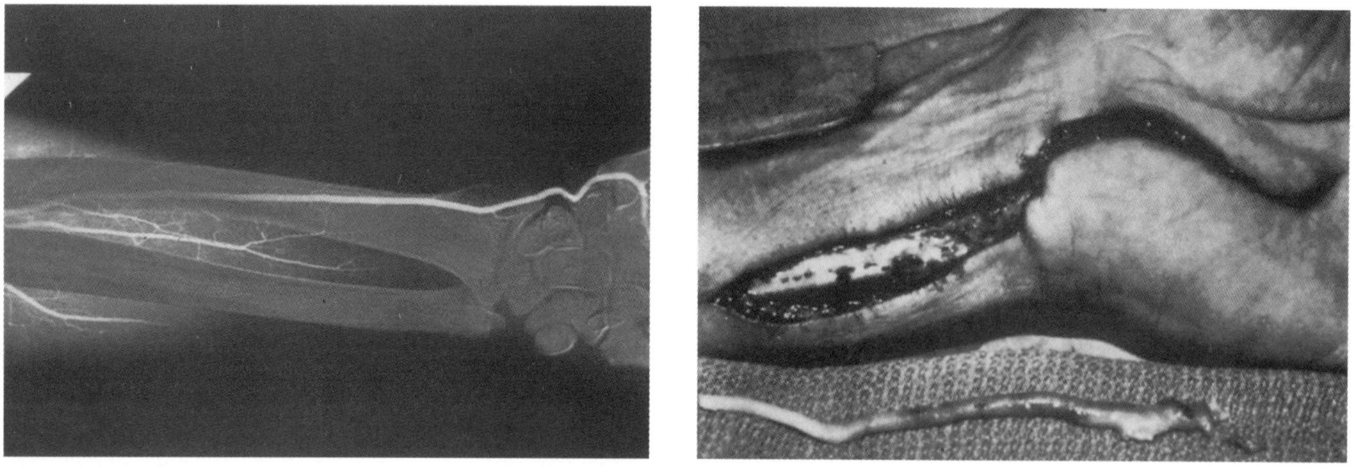

A B

Fig. 2.148 (A). A artéria ulnar trombosada se manifestou em arteriograma no qual a artéria radial é vista como a única provisão sangüínea para a mão. O segmento trombosado da artéria ulnar é exibido após a ressecção **(B)**.

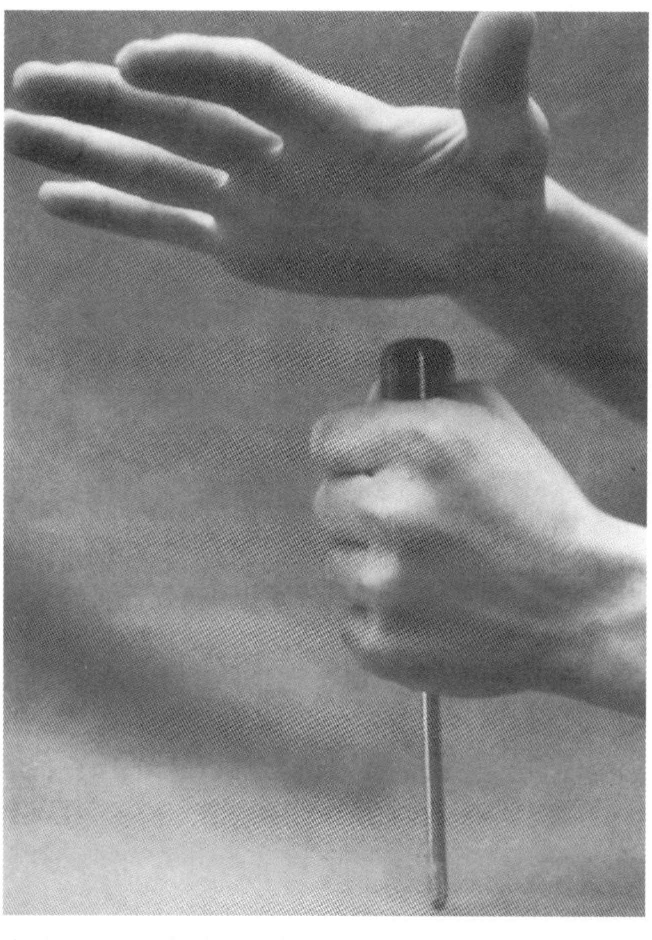

Fig. 2.149. 'Martelo hipotenar'.

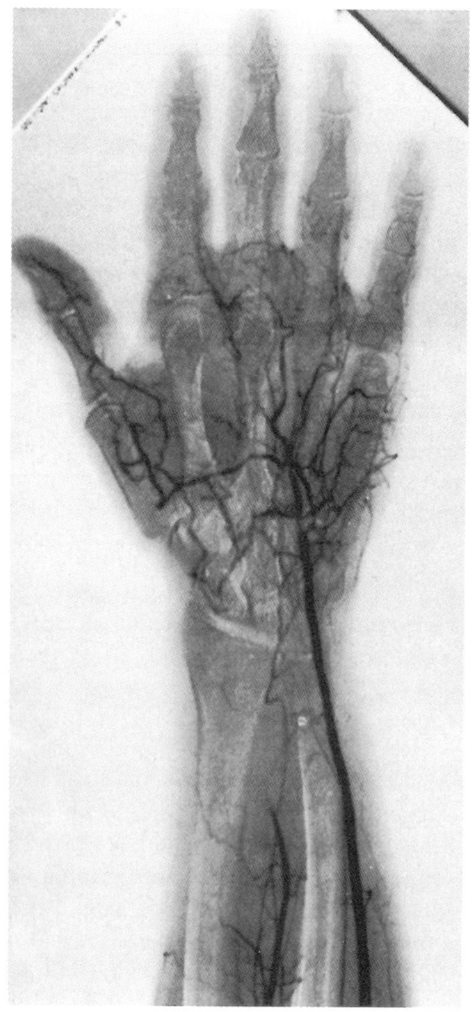

Fig. 2.150. Este paciente mostra doença vasoespástica extensa nas artérias digitais, com fluxo ausente na artéria radial. (Arteriogramas, cortesia de C S Wheeler.)

Doença de Raynaud[742]. Devido a espasmo de pequenos vasos de causa desconhecida, este distúrbio é caracterizado por alterações de cor e temperatura cíclicas nos dígitos. O começo súbito de palidez extrema que progride a uma cianose fria e pálida, seguida depois de um período variado de hiperemia reativa dolorosa, é diagnóstico da condição. A doença idiopática é invariavelmente simétrica e bilateral e normalmente encontrada em mulheres entre 15 e 45 anos.

O fenômeno de Raynaud. Este se apresenta da mesma maneira mas tem algum distúrbio associado subjacente[743]. Assim, o fenômeno é encontrado nas seguintes condições: escleroderma[744], poliarterite nodosa, lúpus eritematoso sistêmico, doença mista do tecido conjuntivo, artrite reumatóide, costela cervical, tromboangiite obliterante, crioglobulinemia, uso de ferramentas vibratórias[745,746] e outros. Devem ser instituídas investigações para excluir tal doença subjacente.

No fenômeno e na doença, uma minoria de casos fica progressivamente pior, com desenvolvimento posterior de alterações tróficas nos dígitos afetados, infecção recorrente e até mesmo gangrena focal.

Síndrome de vibração (= síndrome da mão morta[747] *= doença do dedo branco*[748] *= doença de Raynaud ocupacional*[749]*)*. Esta síndrome acontece naqueles que usam ferramentas vibratórias, especialmente se essas ferramentas são usadas e em um local de trabalho frio. É caracterizada por alterações nos nervos[750,751] e vasos dos dígitos. O teste de imersão no frio é usado para avaliar a severidade da condição, e um 'teste de preensão' foi descrito[752] no qual o paciente aperta um dinamômetro de preensão durante 5 segundos. Se positivo, uma demarcação clara ocorre entre a parte perfundida e não-perfundida dos dígitos, e persiste por mais de 60 segundos.

Distúrbio de trauma cumulativo (DTC). O distúrbio de trauma cumulativo (pág. 142) pode ser associado à redução no fluxo de sangue arterial radial e ulnar [753].

Indicações

O primeiro serviço para o que o médico pode fazer a qualquer paciente com doença de vaso é o de persuadir a *deixar de fumar*[754]. Realmente, os efeitos danosos do tabagismo sobre o fluxo são tais de modo a comprometer qualquer procedimento cirúrgico proposto, e o cirurgião tem justificativas suficientes a recusar-se a executar aquela cirurgia até que o paciente tenha um período de abstenção de 6 semanas. Às vezes, traçar um paralelo entre o que está acontecendo nos vasos digitais com o que pode estar ocorrendo na circulação coronária e cerebral serve para abordar o assunto.

Oclusões proximais devem ser exploradas, excisadas e reparadas; isto normalmente requer um enxerto de veia. A técnica *in situ*, atualmente comumente usada na extremidade inferior, tem sido empregada na superior[755].

A trombose da artéria ulnar é curada na maioria dos pacientes por ressecção do segmento trombosado. Em si mesmo, a ressecção é surpreendentemente efetiva, provavelmente removendo qualquer efeito vasoespástico do trombo e também efetuando uma simpatectomia[756] local. Nesta, como em outras ressecções de vasos maiores, a substituição com um enxerto de veia invertido aumenta as chances de um bom resultado. A dificuldade em executar tal enxerto reside em encontrar um ponto na árvore vascular para a anastomose distal com espaço suficiente para prevenir o fracasso do enxerto, não interferindo apreciavelmente com a circulação existente. Tal enxerto de veia não é isento de complicações potenciais (Fig. 2.151). A *microangioscopia*[757] é útil na inspeção de vasos distais a oclusões da artéria ulnar e também de vasos mais distais. Com técnicas microvasculares, a exploração de oclusões digitais está bem justificada.

Quando nenhuma oclusão localizada é encontrada, e nenhuma causa sistêmica pode ser achada, ou quando tratada, deixa problemas vasculares periféricos generalizados persistentes, primeiro devem ser tentadas técnicas de *biofeedback*[758]. Se estas falharem, a *simpatectomia* pode ser útil. Naqueles casos em que os resultados do teste de imersão no frio foram melhorados notadamente pelo bloqueio do nervo digital, a simpatectomia[759-762] digital demonstrou ser útil. Em pacientes ocasionais, a melhora no teste de imersão no frio pode ser pobre após o bloqueio do nervo digital, mas melhor depois do bloqueio do gânglio estrelado. Em tais circunstâncias, a simpatectomia cervical[763,764] pode dar alívio. Os pacientes devem ser advertidos que o ganho pode ser apenas temporário. As alterações vistas no DTC são mais bem manejadas por exercício do que por repouso[753].

Veja Green D P 1998 *Operative hand surgery*, 4th edn. Churchill Livingstone, New York, pág. 2279.

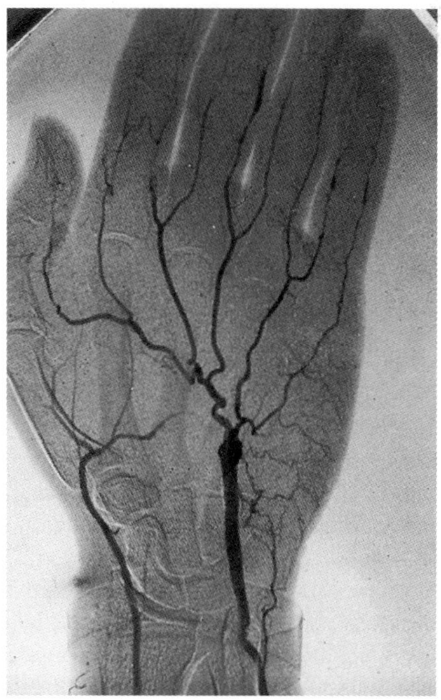

Fig. 2.151. Este paciente tinha sofrido enxerto de veia para trombose de artéria ulnar. Pode ser visto neste angiograma de subtração que êmbolos múltiplos estão presentes ao longo da árvore arterial digital, provavelmente surgindo de trombos murais no enxerto de veia.

TRANSPLANTE DE MÃO

O uso do transplante de mão alogênico como uma opção para reconstrução de membro superior pode se tornar uma escolha razoável no futuro próximo[765-768]. O transplante de mão alogênico é uma extensão lógica do desenvolvimento de técnicas microcirúrgicas para reimplantar partes amputadas do membro superior juntamente com a melhora em nossa compreensão da imunologia de transplante[769]. O conhecimento crescente da imunologia de transplante foi acompanhado pela introdução de drogas novas (por exemplo tacrolimus (FK-506), mofetil de micofenolato, sirolimus e anticorpos monoclonais ao receptor de antiinterleucina-2)[770-772] para controlar o processo de rejeição. Isto resultou em sucesso crescente com transplante alogênico de outros tecidos compostos (por exemplo, corações, rins e fígado)[769,773,774].

Estudos animais pavimentaram o caminho para o transplante alogênico de mão bem-sucedido em humanos. A reinervação bem-sucedida de mãos transplantadas foi demonstrada em babuínos na presença de imunossupressão com Ciclosporina-A e metilprednisolona[775]. Outros estudos em macacos rhesus foram menos bem-sucedidos com 10 de 12 transplantes de mão mostrando rejeição apesar de imunossupressão com Ciclosporina-A, prednisona, anticorpos monoclonais e transfusões de sangue pré-operatórias de terceiros[776]. Porém, estudos de transplante das patas traseiras em ratos mostraram bons resultados constantemente com RS-61443 (micofenolato)[777], Ciclosporina-A e FK-506 (Prograf™)[778,779].

Tem havido atualmente alguns relatos sobre transplantes de mão alogênicos bem-sucedidos em humanos, embora só um relato mais antigo na literatura[767,768]. É muito cedo para fazer um comentário sobre o resultado a longo prazo do procedimento, mas vários dilemas éticos foram levantados por causa do potencial para falência de órgão, infecção oportunística e malignidade que são resultantes da imunossupressão a longo prazo mesmo com os agentes imunossupressores mais novos. O uso do transplante de mão alogênico como uma opção para reconstrução de membro superior após trauma continuará proporcionando desafios novos para o futuro.

Na deficiência congênita casos iniciais devem talvez ser restringidos à ausência bilateral apenas nos primeiros seis meses de vida, ou em pacientes já em imunossupressão.

PLANEJAMENTO CIRÚRGICO

Ao final do exame, o cirurgião sabe qual das oito funções básicas da mão está prejudicada e (daquelas) quais são as mais necessárias ao paciente, levando em conta sua ocupação e lazer. Ele também já determinou, tão completamente quanto possível, que contribuição cada estrutura anatômica dá ao prejuízo da função da mão. Assumindo que o paciente está em um 'platô' em sua recuperação, e que todos os auxílios conservadores oferecidos pela fisioterapia e imobilização foram exauridos, resta a ele planejar um programa cirúrgico projetado para restabelecer a função da mão máxima atingível. Fazendo assim, os esforços devem ser dirigidos principalmente às funções que por seu prejuízo impedem o paciente de desempenhar sua função regular. Por exemplo, após uma lesão severa, uma das mãos pode mostrar perda de cinco das oito funções básicas (pág. 145). Porém, daquelas apenas uma, digamos a preensão de força na mão não-dominante, pode ser essencial. Tendo analisado os déficits anatômicos, o cirurgião pode perceber que, embora eles sejam múltiplos, só a ausência de flexão nas articulações interfalangianas proximais dos dedos anular e mínimo severamente lesados está impedindo a preensão de força. A lesão de extensores e flexores pode tornar a realização de movimentos ativos improvável, mas a artrodese em uma posição cuidadosamente selecionada resultaria em uma das mãos funcional apesar das outras inaptidões. Em resumo, a reconstrução deve ser confeccionada para satisfazer às necessidades individuais do paciente. Esta abordagem não só é a mais pragmática, mas também serve para simplificar para o cirurgião o que pode ser uma desnorteante complexidade de distúrbios estruturais e dinâmicos.

Certas regras gerais devem ajudar o cirurgião na reconstrução. A *irrigação sangüínea* adequada deve estar presente, para assegurar a cicatrização de feridas por primeira intenção. O *esqueleto* é a estrutura sobre a qual toda a reconstrução é realizada. A não-união e a má união de fraturas devem ser corrigidas então por enxerto de osso e osteotomia aliados com fixação interna ou externa.

A *cobertura de pele* deve ser estável e suficientemente robusta para permitir qualquer procedimentos que possa ser necessário em estruturas profundas. Estas são as três condições prévias básicas. Se elas forem inadequadas, devem ser dados passos para restabelecê-las. A sensibilidade deve ser restabelecida a um grau que seja o menos protetor. O *movimento articular* deve ser assegurado antes dos tendões funcionarem. Isto não só pode necessitar capsulectomia em suas várias formas, mas também tenólise e liberação de contraturas em músculo e pele, como em deformidades de adução do polegar. Só após estas preliminares terem sido completadas com sucesso pode a última meta de restauração de movimento ser alcançada por *enxertos de tendão* ou *transferências* apropriados.

Devem ser feitas todas as tentativas para reduzir o número de procedimentos cirúrgicos, porque cada um é uma agressão, muito embora elegante tecnicamente, do qual a mão tem que recuperar-se. O agrupamento de procedimentos é um dos prazeres intelectuais da cirurgia reconstrutiva da mão. A liberação de uma contratura de adução do polegar pode ser combinada com uma oponenteplastia, porque nada será perdido primeiro pela imobilização necessária para o sucesso da transferência. Porém, se a liberação revela uma falta de cobertura de pele suficiente para necessitar um retalho pediculado a distância, então a transferência pode ser adiada, e a liberação mantida através de meios estáticos. O movimento passivo necessário na articulação interfalangiana proximal para um enxerto de tendão funcionar pode necessitar trabalho extenso nas estruturas capsulares, cujo benefício só pode ser mantido através de movimento precoce com imobilização dinâmica apropriada. O enxerto de tendão claramente tem que esperar. Muito mais situações hipotéticas poderiam ser formuladas para ilustrar a questão, algumas simples, algumas suficientemente problemáticas, de modo a ter várias soluções corretas – ou nenhuma. A essência do assunto é que devem ser dados tantos passos quanto possível em um procedimento, enquanto se confia que os benefícios de nenhum são perdidos no processo.

REFERÊNCIAS

HISTÓRIA

OCUPAÇÃO

1. Arndt R 1987 Work pace, stress, and cumulative trauma disorders. *J Hand Surg (Am)* 12: 866-869

Distúrbios de Trauma Cumulativo

2. Louis D S 1987 Cumulative trauma disorders. *J Hand Surg (Am)* 12: 823-825
3. Punnett L 1987 Upper extremity musculoskeletal disorders in hospital workers. *J Hand Surg (Am)* 12:858-862
4. Armstrong T J 1986 Ergonomics and cumulative trauma disorders. *Hand Clin* 2: 553-565
5. Silverstein B, Fine L, Stetson D 1987 Hand-wrist disorders among investment casting plant workers. *J Hand Surg (Am)* 12: 838-844
6. Buckle P 1987 Musculoskeletal disorders of the upper extremities: the use of epidemiologic approaches in industrial setting. *J Hand Surg (Am)* 12: 885-889
7. Muffly-Elsey D, Flinn-Wagner S 1987 Proposed screening tool for the detection of cumulative trauma disorders of the upper extremity. *J Hand Surg (Am)* 12:931-935
8. Lutz G, Hansford T 1987 Cumulative trauma disorder controls: the ergonomics program at Ethicon, Inc. *J Hand Surg (Am)* 12: 863-866
9. Blair S J, Bear-Lehman J 1987 Prevention of upper extremity occupational disorders. *J Hand Surg (Am)* 12: 821-822
10. Smith B L 1987 An inside look: hand injury-prevention program. *J Hand Surg (Am)* 12: 940-943
11. Meagher S W 1987 Tool design for prevention of hand and wrist injuries. *J Hand Surg (Am)* 12: 855-857
12. Blair S J, McCormick E 1985 Prevention of trauma: cooperation toward a better working environment. *J Hand Surg (Am)* 10: 953-958
13. Schultz-Johnson K 1987 Assessment of upper extremity -injured persons' return to work potential. *J Hand Surg (Am)* 12: 950-957
14. Benner C L, Schilling A D, Klein L 1987 Co-ordinated teamwork in California industrial rehabilitation. *J Hand Surg (Am)* 12: 936-939
15. Jones L A 1989 The assessment of hand function: a critical review of techniques. *J Hand Surg (Am)* 14:221-228
16. Herbin M L 1987 Work capacity evaluation for occupational hand injuries. *J Hand Surg (Am)* 12:958-961
17. Fess E E 1986 The need for reliability and validity in hand assessment instruments. *J Hand Surg (Am)* 11:621-623
18. Blumenthal S M 1987 Vocational rehabilitation with the industrially injured worker. *J Hand Surg(Am)* 12:926-930
19. Dobyns J H 1987 Role of the physician in workers' compensation injuries. *J Hand Surg (Am)* 12: 826-829

QUEIXAS ATUAIS

20. Guides to evaluation of *permanent impairment*, 3rd edn. 1990 American Medical Association, Chicago, IL

Dor

21. Goldner J L 1983 Pain: general review and selected problems affecting the upper extremity. *J Hand Surg (Am)* 8: 740-745

Síndrome da Dor Regional Complexa

22. Kleinert H E, Cole N M, Wayne L, Harvey R, Kutz J E, Atasoy E 1973 Post-traumatic sympathetic dystrophy. *Orth Clin North Am* 4: 917-927
23. Kazin F, McCarty D J, Genant H 1976 The reflex sympathetic dystrophy syndrome I. Clinical and histologic studies: evidence for bilaterality, response to corticosteroids and articular involvement. *Am J Med* 60:321-331
24. Kazin F, Genant C, Bekerman C, McCarty D J 1976 The reflex sympathetic dystrophy syndrome II. Roentgenographic and scintigraphic evidence of bilaterality and of periarticular accentuation. *Am J Med* 60:332-338
25. Wong G Y, Wilson P R 1997 Classification of complex regional pain syndromes. *Hand Clin* 13(3): 319-325
26. Doury P C C 1997 Algodystrophy. *Hand Clin* 13(3):327-337
27. Ruch D S, Smith T L, Smith B P, Poehling G G, Kaman L A 1997 New methods for the diagnosis and treatment of reflex sympathetic dystrophy. *In:* Saffar P, Amadio P C, Faucher G (eds) Current practice in *hand surgery.* Martin Dunitz, London, Ch 49, pp 331-335
28. Pak T J, Martin G M, Magness J L, Kavanaugh G L 1970 Reflex sympathetic dystrophy, review of 140 cases. *Minn Med 53*: 507-512
29. An H S, Hawthorne K B, Jackson W T 1988 Reflex sympathetic dystrophy and cigarette smoking. *J Hand Surg (Am)* 13: 458-460
30. Colles A 1814 On fracture of the carpal extremity of the radius. *Edin Med Surg J* 10: 181 (reprinted in *Clin* Orth Rel Res (1972) 83: 3-5)
31. Atkins R M, Duckworth T, Kanis J A 1990 Features of algodystrophy after Colles' fracture. *J Bone Joint Surg* 7213: 105-110
32. Lankford L L 1993 Reflex sympathetic dystrophy. In: Green D P led) *Operative hand surgery,* 3rd edn. Churchill Livingstone, New York, pp 627-660
33. Forster R S, Fu FH 1985 Reflex sympathetic dystrophy in children: a case report and review of literature. *Orthopedics 8*: 475-476
34. Sudeck P 1900 Uber die akute entzundliche Knochenatropie. *Arch Klin Chir* 11: 147
35. Rohrich R J, Stevenson T R, Piepgrass W 1987 End-stage reflex sympathetic dystrophy. *Plastic Reconstr Surg* 79: 625-626
36. Lagier R, Chamay A 1984 Localized Sudeck's dystrophy and distal interphalangeal osteoarthritis of a finger: anatomicoradiologic study. *J Hand Surg (Am) 9:328-332*
37. Mackinnon S E, Holder L E *1984* The use of three-phase radionuclide bone scanning in the diagnosis of reflex sympathetic dystrophy. *J Hand Surg (Am) 9: 556-563*
38. Werner R, Davidoff G, Jackson M D, Cremer S et of *1989* Factors affecting the sensitivity and specificity of the three-phase technetium bone scan in the diagnosis of reflex sympathetic dystrophy syndrome in the upper extremity. *J Hand Surg (Am) 14: 520-523*

Indicações

39. Watson H K, Carlson L *1987* Treatment of reflex sympathetic dystrophy of the hand with an active 'stress loading' program. *J Hand* Surg *(Am)12:779-785*
40. Linson M A, Leffert R, Todd D P *1983* The treatment of upper extremity reflex sympathetic dystrophy with prolonged continuous stellate ganglion blockade. *J Hand Surg (Am) 8: 153-159*
41. Poplawski Z J, Wiley A M, Murray J F *1983* Posttraumatic dystrophy of the extremities. A clinical review and trial of treatment. *J Bone Joint Surg 65A:642-655*
42. McKain C W, Urban B J, Goldner J L *1983* The effects of intravenous regional guanethidine and reserpine - a controlled study. *J Bone Joint Surg 65A: 808-811*
43. Czop C, Kaman L A, Smith T L *1996* The pharmacological approach to the painful hand. *Hand Clin 12: 633-642*
44. Jupiter J B, Seiler J G III, Zienowicz R *1994* Sympathetic maintained pain (causalgia) associated with a demonstrable peripheral nerve lesion. *J Bone Joint Surg76A: 1376-1383*
45. Hobelman C F Jr, Dellon A L *1989* Use of prolonged sympathetic blockade as an adjunct to surgery in the patient with sympathetic maintained pain. *Microsurgery* 10: *151-153*

Perda de Posição e Força

46. Bechtel C 0 *1954* Grip test: use of dynamometer with adjustable handle spacings. *J Bone Joint Surg 36A:820-824*
47. Mathiowetz V, Weber K, Volland G, Kashman N *1984* Reliability and validity of grip and pinch strength. *J Hand Surg (Am)* 9: 222-226
48. Mathiowetz V, Rennells C, Donahoe L *1985* Effect of elbow position on grip and key pinch strength. *J Hand Surg (Am)* 10: 694-697
49. Young V L, Pin P, Kraemer B A, Gould R B *etal 1989* Fluctuation in grip and pinch strength among normal subjects. *J Hand Surg (Am)* 14: 125-129
50. Anderson P A, Chanoski C E, Devon D L, McMahon B L, Whelan E P *1990* Normative study of grip and wrist flexion strength employing a BITE Work Simulator. *J Hand Surg (Am)* 15: 420-425

PERSONALIDADE, INTELIGÊNCIA E CONFIABILIDADE

Simulação

51. Hildreth D H, Breidenbach W C, Lister G D, Hodges A D *1989* Detection of submaximal effort by use of the rapid exchange grip. *J Hand Surg (Am)* 14: 742-745
52. Grunert B K, Devine C A, Matloub H S, Sanger J R, Yousif N J *1988* Flashback after traumatic hand injuries: prognostic indicators. *J Hand Surg (Am)* 13:125-127
53. Grunert B K, Devine C A, McCallum-Burke S, Matloub H S *et al 1989* On-site work evaluations: desensitisation for avoidance reactions following severe hand injuries. *J Hand Surg (Br) 14: 239-241*
54. Grunert B K, Matloub H S, Sanger J R, Yousif N J *1990* Treatment of posttraumatic stress disorder after workrelated hand trauma. J *Hand Surg (Am) 15: 511-515*

EXAME E INDICAÇÕES

Lesão Factícia

55. Louis D S, Lamp M K, Greene T L *1985* The upper extremity and psychiatric illness. *J Hand Surg (Am)* 10: 687-693

56. Smith R J 1975 Factitious lymphoedema of the hand. *J Bone Joint Surg* 57A: 89-94
57. Kusumi R K, Plouffe J F 1981 Gas in soft tissue of forearm in an 18-year-old emotionally disturbed diabetic. *J Am Med Assoc* 246: 679-680
58. Secretan H 1901 Hard edema and traumatic hyperplasia of the dorsum of the metacarpus. *Rev Med Suisse Rom* 21: 409
59. Romm S 1986 Henri-Francois Secretan. *Hand Clin* 2:453-456
60. Reading G 1980 Secretan's syndrome: hard edema of the dorsum of the hand. *Plastic Reconstr Surg* 65:182-187
61. Saferin F H, Posch J L 1976 Secretan's disease. Posttraumatic hard edema of the dorsum of the hand. *Plastic Reconstr Surg* 58: 703-707
62. Agris J, Simmons C 1978 Factitious (self-inflicted) skin wounds. *Plastic Reconstr Surg* 62: 686-692
63. Phelps D B, Buehler U, Boswick J A 1977 The diagnosis of factitious ulcer of the hand: a case report. *J Hand Surg* 2: 105-108
64. Vetter W L, Weiland A J, Arnett F C 1983 Factitious extension contracture of the elbow: case report. *J Hand Surg (Am)* 8: 277-279
65. Simmons B P, Vasile R 1980 The clenched first syndrome. *J Hand Surg* 5: 420-427
66. Wallace P, Fitzmorris C 1978 The S-H-A-F-T syndrome in the upper extremity. *J Hand Surg* 3: 492-494

PELE

Deformidades por Queimadura

67. Achauer B M 1999 The burned hand and upper extremity. In: Green D, Hotchkiss R N, Pederson W C Green's *Operative hand surgery*, 4th ed. Churchill Livingstone, Edinburgh
68. Achauer B M, Brody G S, Wilson-Mackby L 1979 A classification of burned hand deformities. *Orthopaedic Rev* 8: 71-77
69. Lister G D 1985 Local flaps to the hand. *Hand Clin* 1:621-640
70. Matthews R N, Morgan B D 1987 Multiple seagull flaps for digital contractures in electrical burns. *Br J Plastic Surg* 40: 47-51
71. May J W Jr, Donelan M B, Toth B A, Wall J 1984 Thumb reconstruction in the burned hand by advancement pollicization of the second ray remnant. *J Hand Surg (Am)* 9: 484-489
72. Cherup L L, Zachary L S, Gottlieb L J, Petti C A 1990 The radial forearm skin graft-fascial flap. *Plastic Reconstr Surg* 85: 898-902

Indicações

Enxertos de Pele

73. Pensler J M, Steward R, Lewis S R, Herndon D N 1988 Reconstruction of the burned palm: full thickness versus split-thickness skin grafts-long-term followup. *Plastic Reconstr Surg* 81: 46-49

Retalhos de Pele

74. Lister G D, Pederson W C 1999 Skin Flaps. In: Green D P led) Operative hand surgery, 4th edn. Churchill Livingstone, New York, pp 1783-1850

Zetaplastia

75. Furnas D W 1985 Z-plasties and related procedures for the hand and upper limb. *Hand Clin* 1: 649-665

Retalhos Locais

76. Spinner M 1969 Fashioned transpositional flap for soft tissue adduction contracture of the thumb. *Plastic Reconstr Surg* 44: 345-348
77. Green D P, Dominguez O J 1979 A transpositional skin flap for release of volar contractures of a finger at the MP joint. *Plastic Reconstr Surg* 64:516-520
78. Joshi B B 1972 Dorsolateral flap from same finger to relieve flexion contracture. *Plastic Reconstr Surg* 49: 186-189
79. Lister G D 1981 The theory of the transposition flap and its practical application in the hand. *Clin Plastic Surg* 8: 115-128

Retalhos a Distância

80. McCash C R 1956 Cross-arm bridge flaps in the repair of flexion contractures of the finger. *Br Plastic Surg* 9:25-33
81. White W L 1975 Anterior chest wall skin flaps for the arm and hand. In: Grabb W, Myers B (eds) *Skin flaps*. Little Et Brown, Boston, p 397

Expansão Tecidual

82. Mackinnon S E, Gruss J S 1985 Soft tissue expanders in upper limb surgery. *J Hand Surg (Am)* 10: 749-754
83. Morgan R F, Edgerton M T 1985 Tissue expansion in reconstructive hand surgery: case report. *J Hand Surg (Am)* 10: 754-757
84a. Neumann C G 1957 The expansion of an area of skin by progressive distension of a subcutaneous balloon. *Plastic Reconstr Surg* 19: 124
84b. Radovan C 1982 Breast reconstruction after mastectomy using the temporary expander. *Plastic Reconstr Surg* 69:195
85. Austad E D, Rose G L 1982 A self-inflating tissue expander. *Plastic Reconstr Surg* 70: 588-594
86. Pasyk K A, Austad E D, Cherry G W 1984 Intracellular collagen fibers in the capsule around silicone expanders in guinea pigs. *J Surg Res* 36: 125-133
87. Austad E D, Thomas S B, Pasyk K 1986 Tissue expansion: dividend or loan? *Plastic Reconstr Surg* 78:63-67
88. Pasyk K A, Arqenta L C, Austad E D 1987 Histopathology of human expanded tissue. *Clin Plast Surg* 14: 435-445
89. Wilhelmi B J, Blackwell S J, Mancoll J S, Phillips L G 1998 Creep vs. stretch: a review of the viscoelastic properties of skin. *Ann Plast Surg* 41: 215-219
90. Pasyk K A, Argenta L C, Hassett C 1988 Quantitative analysis of the thickness of human skin and subcutaneous tissue following controlled expansion with a silicone implant [see comments). *Plastic Reconstr Surg* 81: 516-523
91. Gibson *T1977 The physical properties of skin.WB* Saunders, Philadelphia
92. Meland N B, Smith A A, Johnson C H 1997 Tissue expansion in the upper extremities. *Hand Clin* 13: 303-314
93. Brongo S, Pilegaard J, Blomqvist G 1997 Clinical experiences with the external tissue extender. *Scand J Plastic Reconstr Surg Hand Surg* 31: 57-63

Lesões de Polpa e Amputações Digitais

Indicações

94. Matev I B 1980 Tactile gnosis in free skin grafts in the hand. *Br J Plastic Surg* 33: 434-439
95. Porter R W 1968 Functional assessment of transplanted skin in volar defects of the digits. *J Bone Joint Surg* 50 A: 955-963
96. Freiburg A, Manktelow R 1972 The Kutler repair for fingertip amputations. *Plastic Reconstr Surg* 50:371-375
97. Lister G D 1991 The VY advancement flap. In: Toucher G led) *Fingertip and nailbed injuries*. Churchill Livingstone, Edinburgh, pp 52-61
98. Joshi B B 1974 A local dorsolateral island flap for restoration of sensation after avulsion injury of fingertip pulp. *Plastic Reconstr Surg* 54: 175-182

Retalhos de Ilha Neurovascular

99. Kato H, Ogino T, Minami A, Usui M 1989 Restoration of sensibility in fingers repaired with free sensory flaps from the toe. *J Hand Surg (Am)* 14: 49-54

Retalhos de Dedo Cruzado e Tenares

100. Nicolai J P A, Hentenaar G 1981 Sensation in cross finger flaps. *Hand 13*: 12-16
101. Kleinert H E, McAlister C G, MacDonald C J, Kutz J E 1974 A critical evaluation of cross-finger flaps. *J Trauma* 14: 756-763
102. Nishikawa H, Smith P J 1992 The recovery of sensation and function after cross-finger flaps for fingertip injury. *J Hand Surg (Br)* 17: 102-107
103. Flan A E 1957 The thenar flap. *J Bone Joint Surg* 39B: 80-85

Reamputação

104. Neu B R, Murray J F, MacKenzie J K 1985 Profundus tendon blockage: quadriga in finger amputations. *J Hand Surg (Am)* 10: 878-883
105. Verdan C 1960 Syndrome of the quadriga. *Surg Clin North Am* 40: 425-426
106. Posner M 1979 Ray transposition for central digital loss. *J Hand Surg* 4: 242-257
107. Colen L, Bunkis J, Gordon L, Walton R 1985 Functional assessment of ray transfer for central digital loss. *J Hand Surg (Am)* 10: 232-237
108. Steichen J B, Idler R S 1986 Results of central ray resection without bony transposition. *J Hand Surg (Am)* 11: 466-474

RECONSTRUÇÃO DO POLEGAR

109. Littler J W 1976 On making a thumb: one hundred years of surgical effort. *J Hand Surg* 1: 35-51
110. Verdan C 1968 The reconstruction of the thumb. *Surg Clin North Am* 48: 1033-1061

Indicações

111. Miura T 1973 Thumb reconstruction using radial innervated cross-finger pedicle graft. *J Bone Joint Surg* 55A:563-569
112. Rybka F J, Pratt F E 1979 Thumb reconstruction with a sensory flap from the dorsum of the index finger. *Plastic Reconstr 5urg* 64: 141-144

Amputações Subtotais

113. Bunnell S 1931 Physiologic reconstruction of the thumb after total loss. *Surg Obstet Gynecol* 52: 245-248
114. Matev I B 1980 Thumb reconstruction through metacarpal bone lengthening. *J Hand Surg* 5: 482-487
115. Matev I B 1989 The bone-lengthening method in hand reconstruction: twenty years' experience. *J Hand* Surg *(Am)* 14: 376-378
116 Reid D A C 1980 The Gillies thumb lengthening operation. *Hand* 12: 123-129

Amputação Total

117. Chase R A] 973 *Atlas of hand surgery.* W B Saunders, Philadelphia
118. Morgan L R, Stein F 1972 Method for a rapid and good thumb reconstruction. *Plastic Reconstr Surg* 50:131-133
119. Buck-Gramcko D 1971 Pollicization of the index finger. *J Bone Joint Surg* 53A: 1605-1617
120. Buck-Gramcko D 1977 Thumb reconstruction by digital transposition. *Orthopedic Clin North Am* 8: 329-342
121. Ward J W, *Pensler J* M, Parry S W 1985 Pollicization for thumb reconstruction in severe paediatric hand burns. *Plastic Reconstr Surg 76*: 927-932
122. Lister G D, Kalisman M, Tsai T M 1983 Reconstruction of the hand with free micro-neurovascular toe-to-hand transfer: experience with 54 toe transfer. *Plastic Reconstr Surg 71*:372-386
123. Yoshimura M 1980 Toe-to-hand transfer. *Plastic Reconstr Surg* 66: 74-83
124. Lister G D 1988 Microsurgical transfer of the second toe for congenital deficiency of the thumb. *Plastic Reconstr Surg 82*: 658-665
125. Bourne M H, Wood M B, Cooney W P 1988 Reconstruction by free-tissue transfer of electively amputated parts. *Surg Rounds Ortho* 56-61
126. May J W Jr, Rothkopf D M, Savage R C, Atkinson R 1989 Elective cross-hand transfer: a case report with a five year follow-up. *J Hand Surg (Am)* 14: 28-34
127. Murray J F, Carman W, MacKenzie J K 1977 Transmetacarpal amputation of the index finger: a clinical assessment of hand strength and complications. *J Hand Surg* 2: 471-481
128. Lipton H A, May J W Jr, Simon S R 1987 Preoperative and postoperative gait analyses of patients undergoing great toe-to-thumb transfer. *J Hand Surg (Am)* 12:66-69
129. Koman L A, Poehling G G, Price J L 1986 Thumb reconstruction - an algorithm. *Ortho* 9: 873-878

Transferência do Dedo do Pé para a Mão

130. May J W Jr, Bartlett S P 1985 Great toe-to-hand free tissue transfer for thumb reconstruction. *Hand Clin* 1:271-284
131. Frykman G K, O'Brien B M, Morrison W A, MacLeod A M 1986 Functional evaluation of the hand and foot after one-stage toe-to-hand transfer. *J Hand Surg (Am)* 11:9-17
132. Poppen N K, Norris T R, Buncke H J Jr 1983 Evaluation of sensibility and function with microsurgical free tissue transfer of the great toe to the hand for thumb reconstruction. *J Hand Surg (Am)* 8: 516-531
133. Wilson C S, Buncke H J, Alpert B S, Gordon L 1984 Composite metacarpophalangeal joint reconstruction in great toe-to-hand free tissue transfers. *J Hand Surg (Am)* 9: 645-649
134. Wei F C, Chen H C, Chuang C C, Noordhoff M S 1988 Reconstruction of the thumb with a trimmed-toe transfer technique. *Plastic Reconstr Surg 82*: 506-515
135. Koman L A, Weiland A J, Moore J R 1985 Toe-to-hand transfer based on the medial plantar artery. *J Hand Surg (Am) 10:* 561-566
136. Morrison W A, O'Brien B M, MacLeod A M 1980 Thumb reconstruction with a free neurovascular wrap-around flap from the big toe. *J Hand Surg* 5: 575
137. Urbaniak J R 1985 Wrap-around procedure for thumb reconstruction. *Hand Clin 1:* 259-269
138. Leung P C 1980 Transplantation of the second toe to the hand. A preliminary report of sixteen cases. *J Bone Joint Surg* 62A: 990-996
139. Wang W 1983 Keys to successful second toe-to-hand transfer: a review of 30 cases. *J Hand Surg (Am)* 8:902-906
140. Leung P C 1985 Thumb reconstruction using second toe transfer. *Hand Clin 1 : 285*-295
141. Lister G D 1988 Microsurgical transfer of the second toe for congenital deficiency of the thumb. *Plastic Reconstr Surg* 82: 658-665
142. Singer D I, O'Brien B M, Angel M F, Gumley G J 1989 Digital distraction lengthening followed by free vascularized epiphyseal joint transfer. *J Hand Surg (Am)* 14:508-512
143. Furnas D W, Achauer B M 1983 Microsurgical transfer of the great toe to the radius to provide prehension after partial avulsion of the hand. *J Hand Surg (Am)* 8:453-460
144. Morrison W A, O'Brien B M, MacLeod A M 1984 Ring finger transfer in reconstruction of transmetacarpal amputations. *J Hand Surg (Am)* 9A: 4-11
145. Yu Z J 1987 Reconstruction of a digitless hand. *J Hand Surg (Am)* 12: 722-726
146. Krylov V S, Milanov N O, Borovikov A M, Trofimaov E I, Shiriaev A A 1985 Functional reconstruction of both hands by free transfer of combined second and third toes from both feet. *Plastic Reconstr Surg 75*: 584-589
147. Wei F C, Chen H C, Chuang C C, Noordhoff M S 1988 Simultaneous multiple toe transfers in hand reconstruction. *Plastic Reconstr Surg* 81: 366-377
148. Wei F C, Colony L H, Chen H C, Chuang C C, Noordhoff M S 1989 Combined second and third toe transfer. *Plastic Reconstr Surg* 84: 651-661
149. Rose E H 1984 Reconstruction of central metacarpal ray defects of the hand with a free vascularized double metatarsal and metatarsophalangeal joint transfer. *J Hand Surg (Am)* 9A: 28-31
150. Gordon L, Leitner D W, Buncke H J, Alpert 8 S 1985 Hand reconstruction for multiple amputations by double microsurgical toe transplantation. *J Hand Surg (Am) 10:* 218-225
151. Wei F C, Chen H C, Chuang C C, Noordhoff M S 1986 Reconstruction of a hand, amputated at the metacarpophalangeal level, by means of combined second and third toes from each foot: a case report. *J Hand Surg (Am) 11:* 340-344
152. Tan B K, Wei F C, Chang K J, Lutz B S, Chen S H T 1999 Combined third and fourth toe transplantation. *Hand Clin* 15(4): 589-596
153. Tan B K, Wei F C, Lutz B S, Lin C H 1999 Strategies in multiple toe transplantation for bilateral type II metacarpal hand reconstruction. *Hand Clin* 15(4):607-612
154. Greenberg B M, May J W Jr 1988 Great toe-to-hand transfer: role of the preoperative lateral arteriogram of foot. *J Hand Surg (Am)* 13: 411-414

Dispositivos Protéticos

155. Lamb D W 1983 Prosthetics in the upper extremity. *J Hand Surg (Am) 8:* 774-777
156. Northmore-Ball, MD Heger H, Hunter G A 1980 The below-elbow myo-electric prosthesis with the hook and functional hand. *J Bone Joint Surg (Br)* 62:363-367
157. Dick T, Lamb D W, Douglas W B 1984 A wrist-powered hand prosthesis. *J Bone Joint Surg* 6613: 742-744
158. Lamb D W, Dick T D, Douglas W B 1988 A new prosthesis for the upper limb. *J Bone Joint Surg 708: 140*-144
159. Pillet J 1983 Aesthetic hand prostheses. *J Hand Surg (Am)* 8: 778-781
160. Beasley R W 1987 Hand and finger prostheses. *J Hand Surg (Am)* 12:144-147

LEITO UNGUEAL

161. Kleinert H E, Putcha S M, Ashbell T 5, Kutz J E 1967 The deformed fingernail, a frequent result of failure to repair nailbed injuries. *J Trauma 7*: t 76-190
162. Zook E G, Russell R C 1990 Reconstruction of a functional and esthetic nail. *Hand Clin* 6: 59-68

Unha em Gancho

163. Netscher D T, Meade R A 1999 Reconstruction of fingertip amputations with full-thickness perionychial grafts from the retained part and local flaps. *Plastic Reconstr Surg* 104(6): 1705-1712
164. Brown R E, Zook E G, Russell R C 1999 Fingertip reconstruction with flaps and nail bed grafts. *J Hand Surg (Am)* 24(2): 342-351
165. Atasoy E, Godfrey A, Kalisman M 1983 The antenna: procedure for the 'hook-nail' deformity. *J Hand Surg (Am) 8:* 55-58
166. Bubak P J, Richey M D, Engrav L H 1992 Hook nail deformity repaired using a composite toe graft. *Plastic Reconstr Surg* 90(6): 1079-1082

Enxertos de Leito Ungueal

167. Lister G D 1990 Microvascular free transfer of the nail. In: Strauch B, Vasconez L O, Hall-Findlay E J (eds) *Grobb's Encyclopedia of flaps.* Little Brown, Boston, pp 898-901
168. Morrison W A 1990 Microvascular nail transfer. *Hand Clin* 6: 69-76
169. Koshima I, Soeda S, Takase T, Yamasaki M 1988 Free vascularized nail grafts. *J Hand Surg(Am)* 13:29-32
170. Shibata M, Seki T, Yoshizu T, Saito H, Tajima T 1991 Microsurgical toenail transfer to the hand. *Plastic Reconstr Surg 88:* 102-109
171. Endo T, Nakayama Y, Soeda S 1997 Nail transfer: evolution of the reconstructive procedure. *Plastic Reconstr Surg 100*: 907-913
172. Beasley R W, de Beze G M 1990 Prosthetic substitution for fingernails. *Hand Clin* 6: 105-110

OSSO

Não-União

173. Jupiter J B, Koniuch M P, Smith R J 1985 The management of delayed union and non-union of the metacarpals and phalanges. *J Hand Surg (Am)* 10:457-466

Indicações

174. Catkins M S, Burkhalter W, Reyes F 1987 Traumatic segmental bone defects in the upper extremity. *J Bone Joint Surg* 69A: 19-27
175. Gordon L, Buncke H J, Alpert B S, Wilson C, Kock R A 1985 Free vascularized osteocutaneous transplants from the groin for delayed primary closure in the management of loss of soft-tissue and bone in the hand and wrist. Report of two cases. *J Bone Joint Surg* 67A:958-964
176. Rinaldi E 1987 Autografts in the treatment of osseous defects in the forearm and hand. *J Hand Surg (Am)* 12:282-286
177. Smith R J, Brushart T M 1985 Allograft bone for metacarpal reconstruction. *J Hand Surg(Am)* 10:325-334
178. Wood M B 1987 Upper extremity reconstruction by vascularized bone transfers: results and complications. *J Hand Surg (Am)* 12: 422-427

179. Kumar V P, Satku K, Helm R, Pho R W 1988 Radial reconstruction in segmental defects of both forearm bones. *J Bone Joint Surg* 70B: 815-817

180. Hull W J, House J H, Gustillo R B, Kleven L, Thompson200. W 1976 The surgical approach and source of bone graft for symptomatic non-union of the scaphoid. *Clin Orthop* 115: 241-247

181. Weiland A J, Kleinert H E, Kutz J E, Daniel R K 1979 Free vascularized bone grafts in surgery of the upper extremity. *J Hand Surg (Am)* 4: 129-144

182. Hirayama T, Suematsu N, Inoue K, Baitoh C, Takemitsu Y 1985 Free vascularised bone grafts in reconstruction of the upper extremity. *J Hand Surg (Br)* 10: 169-175

183. Sawa D T, Weiland A J 1987 Clinical applications of vascularized bone autografts. *Orthop Clin North Am* 18:257-273

184. Gidumal R, Wood M B, Sim F H, Shives T C 1987 Vascularized bone transfer for limb salvage and reconstruction after resection of aggressive bone lesions. *J Reconstr Microsurg* 3: 183-188

185. Pechlaner S, Hussl H, Kunzel K H 1987 Alternative surgical method in pseudarthroses of the scaphoid bone. Prospective study. *Handchir Mikrochir Plast Chir* 19:302-305

186. Williamson D M, Copeland S A, Landi A 1989 Pseudoarthrosis of the radius treated by free vascularised bone graft. *J Hand Surg (Br)* 14: 221-225

187. Minami A, Kaneda K, Itoga H, Usui M 1989 Free vascularized fibular grafts. *J Reconstr Microsurg* 5:37-43

188. Mahaisavariya B, Rojviroj S, Kowsuwon W, Vipulakorn K, Jirarattanaphochai K 1990 Free vascularized fibular graft for the treatment of a massive long-bone defect. *Bull Hosp Jt Dis Orthop Inst* 50: 11-19

189. Pechlaner S, Beck E 1990 Reconstructive surgical procedures in scaphoid pseudoarthrosis. *Unfallchirurg* 93:150-156

190. Olekas J, Guobys A 1991 Vascularised bone transfer for defects and pseudarthroses of forearm bones. *J Hand Surg (Br) 16: 406-408*

191. Zaidenberg C, Siebert J W, Angrigiani C 1991 A new vascularized bone graft for scaphoid non-union. *J Hand Surg (Am)* 16: 474-478

192. Forrest C, Boyd B, Manktelow R, Zuker R, Bowen V 1992 The free vascularised iliac crest tissue transfer: donor site complications associated with eighty-two cases. *Br J Plast Surg* 45: 89-93

193. Gerwin M, Weiland A J 1992 Vascularized bone grafts to the upper extremity. Indications and technique. *Hand Clin* 8: 509-523

194. Maghari A, Forootan K S, Emami 5 A, Melow C 1992 Microvascular reconstruction of soft tissue and bone loss in war wounds. *Scand J Plast Reconstr Surg Hand Surg* 26: 91-96

195. Xenakis T H, Malizos K N, Beris A E, Vekris M, Georgoulis A D, Soucacos P N 1994 Vascularised bone grafts in the treatment of long bone defects. *Microsurgery 15*: 479-484

196. Tech L C, Khoo D B, Lim B H, Yong F C 1995 Osteocutaneous lateral arm flap in hand reconstruction. *Ann Acad Med Singapore 24*: 15-20

197. Kay S, Coady M 1995 The role of microsurgery and free tissue transfer in the reconstruction of the paediatric upper extremity. *Ann Acad Med Singapore* 24: 113-123

198. Yuceturk A, Isiklar Z U, Tuncay C, Tandogan R 1997 Treatment of scaphoid non-unions with a vascularized bone graft based on the first dorsal metacarpal artery. *J Hand Surg (Br) 22: 425-427*

199. Mathoulin C, Haerle M 1998 Vascularized bone graft from the palmar carpal artery for treatment of scaphoid non-union. *J Hand Surg (Br)* 23: 318-323

200. Chen F, Culp R W, Schneider L H, Osterman A L 1998 Revision of the un-united one-bone forearm. *J Hand Surg (Am)* 23: 1091-1096

201. Bengoechea-Beeby M P, Pellicer-Artigot J L, Abascal Zuloaga A 1998 Vascularized bone graft from the second metacarpal to the thumb: a case report. *J Hand Surg (Am)* 23: 541-544

202. Mathoulin C, Brunelli F 1998 Further experience with the index metacarpal vascularized bone graft. *J Hand Surg (Br)* 23: 311-317

203. Yajima H, Tamai 5, Ono H, Kizaki K 1998 Vascularized bone grafts to the upper extremities. *Plastic Reconstr Surg* 101: 727-735

204. Yuceturk A, Tuncay C, Isiklar U, Tandogan R 1998 Vascularised bone graft applications in upper extremity problems. *Microsurgery 18*: 160-162

205. Stevanovic M, Gutow A P, Sharpe F 1999 The management of bone defects of the forearm after trauma. *Hand Clin* 15:299-318

206. Yajima H, Tamai S, Ono H, Kizaki K, Yamauchi T 1999 Free vascularized fibula grafts in surgery of the upper limb. *J Reconstr Microsurg* 15: 515-521

207. Sundaresh D C, Gopalakrishnan D, Shetty N 2000 Vascularised rib graft defects of the diaphysis of the humerus in children. A report of two cases. *J Bone Joint Surg* 828: 28-32

208. Dell P C, Sheppard J E 1984 Vascularized bone grafts in the treatment of infected forearm non-unions. *J Hand Surg (Am)* 9: 653-658

Osteomielite

209. Jones N F, Lister G D 1999 Free skin and composite flaps. In: Green D, Hotchkiss R N, Pederson W C (eds) Green's *Operative hand surgery*, 4th edn. Churchill Livingstone, New York pp 1159-1200.

Má União

Indicações

210. Seitz W H Jr, Froimson A I 1988 Management of malunited fractures of the metacarpal and phalangeal shafts. *Hand Clin* 4: 529-538

211. Gross M S, Gelberman R H 1985 Metacarpal rotational osteotomy. *J Hand Surg (Am)* 10: 105-108

212. Froimson A I 1981 Osteotomy for digital deformity. *J Hand Surg* 6: 585-589

ARTICULAÇÕES

Amplitude de Movimento

213. Kornberg M, Aulicino P L 1985 Hand and wrist joint problems in patients with Ehlers-Danlos syndrome. *J Hand Surg (Am)* 10: 193-196

Movimentos do Polegar

214. Srinivasan H 1981 A simple method for assessing abduction of the thumb. *J Hand Surg* 6: 583-584

215. Kuczynski K 1974 Carpometacarpal joint of the human thumb. *J. Anat* 118: 119-126

216. Cooney W P III, Lucca M J, Chao E Y S, Linscheid R L 1981 The kinesiology of the thumb trapeziometacarpal joint. *J Bone Joint Surg 63A*: 1371-1381

217. Harris H, Joseph J 1949 Variation in the extension of the metacarpophalangeal and interphalangeal joints of the thumb. *J Bone Joint Surg 31 B: 547-559*

Limitações do Movimento Normal

218. Wilson R L, Liechty B W 1986 Complications following small joint injuries. *Hand Clin* 2: 329-345

219. Smith R J, Kaplan E B 1968 Camptodactyly and similar atraumatic flexion deformities of the proximal interphalangeal joints of the fingers. *J Bone Joint Surg 5OA:1187-1203*

220. Stern P J, Neale H W, Graham T J, Warden G D 1987 Classification and treatment of postburn proximal interphalangeal joint flexion contractures in children. *J Hand Surg (Am)* 12: 450-457

221. Smith P J, Ross D A, 1994 The central slip tenodesis test for early diagnosis of potential boutonniere deformities. *J Hand Surg (Br) 19(1): 88-90*

222. Fernandez G N 1988 Locking of a metacarpophalangeal joint caused by a haemangioma of the volar plate. *J Hand Surg (Br) 13: 323-324*

223. Alldred A 1954 A locked index finger. *J Bone Joint Surg 3613:102-103*

224. Aston J N 1960 Locked middle finger. *J Bone Joint Surg* 428:75-79

225. Rankin E A, Uwagie-Ero S 1986 Locking of the metacarpophalangeal joint. *J Hand Surg (Am)* 11:868-871

226. Posner M A, Langa V, Green S M 1986 The locked metacarpophalangeal joint: diagnosis and treatment. *J Hand Surg (Am)* 11: 249-253

227. Ostrowski D M 1990 Locking of the metacarpophalangeal joint: a case report and literature review. *Cont Ortho* 21: 265-269

228. Smith R J 1971 Non-ischaemic contractures of the intrinsic muscles of the hand. *J Bone Joint Surg* 53A:1373-1331

229. Chicarilli Z N, Watson H K, Linberg R, Sasaki G 1986 Saddle deformity. Posttraumatic interosseous-lumbrical adhesions: review of eighty-seven cases. *J Hand Surg (Am)* 11: 210-218

230. Graham T J, Stern P J, True M S 1990 Classification and treatment of post-burn metacarpophalangeal joint extension contractures in children. *J Hand Surg (Am)* 15:450-456

Movimento Anormal

231. Donaldson W R, Millender L W 1978 Chronic fracture subluxation of the proximal interphalangeal joint.*J Hand Surg (Am)* 3: 149-153

232. Kleinert H E, Kasdan M L 1965 Reconstruction of chronically subluxated proximal interphalangeal finger joint. *J Bone Joint Surg* 47A: 958-964

233. Palmer A K, Linscheid R L 1978 Chronic recurrent dislocation of the proximal interphalangeal joint of the finger. *J Hand Surg (Am)* 3: 95-97

234. Helm R H 1987 Hand function after injuries to the collateral ligaments of the metacarpophalangeal joint of the thumb. *J Hand Surg (Br)* 12: 252-255

235. Palmer A, Louis D 1978 Assessing ulnar instability of the metacarpophalangeal joint of the thumb. *J Hand Surg (Am)* 3: 542-546

236. Stothard J, Caird D M 1981 Experience with arthrography of the first metacarpophalangeal joint. *Hand* 13:257-266

Indicações

237. Tajima T 1988 Treatment of post-traumatic contracture of the hand. *J Hand Surg (Br)* 13: 118-129

Liberação de Tecidos Moles

238. Harrison D H 1977 The stiff proximal interphalangeal joint. *Hand* 9: 102-108
239. McCue F C, Honner R, Johnson M C, Gieck J H 1970 Athletic injuries of the proximal interphalangeal joint requiring surgical treatment. *J Bone Joint Surg* 52A:937-956
240. Watson H K, Light T R, Johnson T R 1979 Check-rein resection for flexion contracture of the middle joint. *J Hand Surg (Am)* 4: 67-72
241. Eaton R G, Malerich M M 1980 Volar plate arthroplasty of the proximal interphalangeal joint: a review of ten years' experience. *J Hand Surg (Am)* 5: 260-268

Artroplastia Interposicional Pericondral

242. Engkvist O, Johansson S H 1980 Perichondrial arthroplasty. *Scand J Plastic Reconstr Surg* 14: 71-87
243. Engkvist O, Ohlsen L N 1979 Reconstruction of articular cartilage with free autologous perichondrial grafts: an experimental study in rabbits. *Scand J Plastic Reconstr Surg* 13:269-274
244. Engkvist O, Skoog V, Pastacaldi P, Yormuk E, Juhlin R 1979 The cartilaginous potential of the perichondrium in rabbit ear and rib: a comparative study in vivo and in vitro. *Scand J Plastic Reconstr Surg* 13:275-280
245. Ohlsen L 1978 Cartilage regeneration from perichondrium. Experimental studies and clinical applications. *Plastic Reconstr Surg* 62: 507-513
246. Skoog T, Johansson S H 1976 The formation of articular cartilage from free perichondrial grafts. *Plastic Reconstr Surg* 57: 1-6
247. Upton J, Sohn S A, Glowacki J 1981 Neocartilage derived from transplanted perichondrium: what is it? *Plastic Reconstr Surg* 68: 166-172
248. Wu G, Johnson D E 1983 Perichondrial arthroplasty in the hand: a case report. *J Hand Surg (Am)* 8: 446-453
249. Seradge H, Kutz J A, Kleinert H E, Lister G D et al 1984 Perichondrial resurfacing arthroplasty in the hand. *J Hand Surg (Am)* 9: 880-886
250. Song C, Psaras G, Ritz M, 1997 Conchal cartilage interposition arthroplasty for small joint reconstruction of the hand. In: Saffar P, Amadio P C, Faucher G (eds) *Current practice in hand surgery.* Martin Dunitz, London, Ch 20, pp 155-122

Artroplastia Interposicional

251. Hume M C, Gellman H, McKellop H, Brumfield R H Jr 1990 Functional range of motion of the joints of the hand. *J Hand Surg (Am)* 15: 240-244

Transferência Articular Não-Vascularizada

252. Menon J 1983 Reconstruction of the metacarpophalangeal joint with autogenous metatarsal. *J Hand Surg (Am)* 8: 443-446

Transferência Articular Vascularizada

253. Tsai T M, Singer R 1984 Elective free vascularized double transfer of toe joint from second toe to proximal interphalangeal joint of index finger: a case report. *J Hand Surg (Am)* 9: 87 6-820
254. O'Brien B, Goultl J S, Morrison W A, Russell R C et al 1984 Free vascularized small joint transfer to the hand. *J Hand Surg (Am)* 9: 634-641
255. Foucher G, Sammut D, Citron N 1990 Free vascularized toe-joint transfer in hand reconstruction: a series of 25 patients. *Recon Microsurg* 6: 201-208

Artrodese

256. Carroll R E, Hill N A 1969 Small joint arthrodesis in hand reconstruction. *J Bone Joint Surg* 51A:1219-1221
257. Moberg E 1960 Arthrodesis of finger joints. *Surg Clin North Am* 40:465-470
258. Robertson D C 1964 The fusion of interphalangeal joints. *Can J Surg7*:433-437
259. Ferlic D C, Turner B D, Clayton M L 1983 Compression arthrodesis of the thumb. *J Hand Surg (Am)* 8: 207-210
260. Ayres J R, Goldstrohm G L, Miller G J, Dell P C 1988 Proximal interphalangeal joint arthrodesis with the Herbert screw. *J Hand Surg (Am)* 13: 600-603
261. McGlynn J T, Smith R A, Bogumill G P 1988 Arthrodesis of small joints of the hand: a rapid and effective technique. *J Hand Surg (Am)* 13: 595-599
262. Buehler U, Aiken M A 1988 Arthrodesis of the proximal interphalangeal joint by solid bone grafting and plate fixation in extensive injuries to the dorsal aspect of the finger. *J Hand Surg (Am)* 13: 589-594
263. Lewis R C, Nordyke M D, Tenny J R 1986 The tenon method of small joint arthrodesis in the hand. *J Hand Surg (Am)* 11:567-569
264. Khuri S M 1986 Tension band arthrodesis in the hand. *J Hand Surg (Am)* 11: 41-45
265. Braun R M, Rhoades C E 1985 Dynamic compression for small bone arthrodesis. *J Hand Surg (Am)* 10:340-343
266. Wright C S, McMurtry R Y 1983 AO arthrodesis in the hand. *J Hand Surg (Am)* 8: 932-935
267. Clendenin M B, Smith R J 1984 Fifth metacarpal/hamate arthrodesis for posttraumatic osteoarthritis. *J Hand Surg (Am)* 9: 374-378
268. Black D M, Watson H K, Vender M I 1987 Arthroplasty of the ulnar carpometacarpal joints. *J Hand Surg (Am)* 12:1071-1074

PUNHO

269. Taleisnik, J 1985 *The wrist.* Churchill Livingstone, New York
270. Lichtman D M 7988 *The wrist and its disorders.* W B Saunders, Philadelphia

Exame

Dinâmica ou Testes Manipulatórios (Testes Provocativos)

271. Watson H K, Ashmead D IV, Makhlouf M V 1988 Examination of the scaphoid. *J Hand Surg (Am)* 13:657-660

Amplitude de Movimento

272. Jackson W T, Protas J M 1981 Snapping scapholunate subluxation. *J Hand Surg (Am)* 6: 590-594

Medida de Força de Preensão

273. Czitrom A A, Lister G D 1988 Measurement of grip strength in the diagnosis of wrist pain. *J Hand Surg (Am)* 13: 76-19

Investigação

274. Hardy D C, Totty W G, Reinus W R, Gilula L A 1987 Posteroanterior wrist radiography: importance of arm positioning. *J Hand Surg (Am)* 12: 504-508
275. Steyers C M, Blair W F 1989 Measuring ulnar variance: a comparison of techniques. *J Hand Surg (Am)* 14:607-612
276. Palmer A K, Glisson R R, Werner F W 1984 Relationship between ulnar variance and triangular fibrocartilage complex thickness. *J Hand Surg (Am)* 9: 681-682
277. Czitrom A A, Dobyns J H, Linscheid R L 1987 Ulnar variance in carpal instability. *J Hand Surg (Am)* 12:205-208
278. Campbell R D, Lance E M, Chin Bar Yeah 7964 Lunate and perilunar dislocations. *J Bone Joint Surg* 468:55-72
279. Linscheid R L, Dobyns J H, Beabout J W, Bryan R S 1972 Traumatic instability of the wrist. *J Bone Joint Surg* 54A:1612-1632
280. Garcia-Elias M, An K N, Amadio P C, Cooney W P, Linscheid R L 1989 Reliability of carpal angle determinations. *J Hand Surg (Am)* 14: 1017-1021
281. Youm Y, Flatt A 1980 Kinematics of the wrist. *Clin Orthop* 149: 21-32
282. Taleisnik J, Watson H K 1984 Midcarpal instability caused by malunited fractures of the distal radius. *J Hand Surg (Am)* 9: 350-357

Estudos Especiais

Imagem com Radionuclídeos

283. Belsole R J, Eikman A, Muroff L R 1981 Bone scintigraphy in trauma of the hand and wrist. *J Trauma* 21:163-166
284. Batillas J, Vasilas A, Pizzi W, Gokcebay T 1981 Bone scanning in the detection of occult fractures. *JTrauma* 21:564-569
285. Carter N J, Brown A, Barrington S F, 0'Doherty M J, Numan T 0, Coakley A J, 1999 A one-hour walk-in service for wrist trauma imaging. *Nucl Med Commun* 20: 1161-1164
286. Pin P G, Semenkovich J W, Young V L, Bartell T et al 1988 Role of radionuclide imaging in the evaluation of wrist pain. *J Hand Surg (Am)* 13: 810-874

Cinerradiografia

287. Nielsen P T, Hedeboe J 1984 Posttraumatic scapholunate dissociation detected by wrist cineradiography. *J Hand Surg (Am)* 9A: 135-138
288. Hankin F M, White S J, Braunstein E M, Louis D 5 7986 Dynamic radiography evaluation of obscure wrist pain in the teenage patient. *J Hand Surg (Am)* 11 : 805-809

Artrografia

289. Shigematsu S, Abe M, Onomura T, Kinoshita M, Inoue T 1989 Arthrography of the normal and posttraumatic wrist. *J Hand Surg (Am)* 14: 410-412
290. Linkous M D, Gilula L A, 1998 Wrist arthrography today. *Radial Clin North Am* 36: 651-672
291. Palmer A K, Levinsohn E M, Kuzma G R 1983 Arthrography of the wrist. *J Hand Surg (Am)* 8: 7 5-23
292. Hardy D C, Totty W G, Carnes K M, Kyriakos M et of 1988 Arthrographic surface anatomy of the carpal triangular fibrocartilage complex. *J Hand Surg (Am)* 13:823-829
293. Reinus W R, Hardy D C, Totty W G, Gilula L A 1987 Arthrographic evaluation of the carpal triangular fibrocartilage complex. *J Hand Surg (Am) 12: 495-503*
294. Zinberg E M, Palmer A K, Coren A B, Levinsohn E M 1988 The triple-injection wrist arthrogram. *J Hand Surg (Am) 13: 803-809*
295. Belsole R J, Quinn S F, Greene T L, Beatty M E, Rayhack J M 1990 Digital subtraction arthrography of the wrist. *J Bone Joint Surg* 72A: 846-851

Politomografia

296. Posner M A, Greenspan A 1988 Trispiral tomography for the evaluation of wrist problems. *J Hand Surg (Am)* 13:175-181
297. Blair W F, Berger R A, el-Khoury G Y 1985 Arthrotomography of the wrist: an experimental and preliminary clinical study. *Hand Surg (Am)*318. 10:350-359

Tomografia Computadorizada

298. Mina D E, Palmer A K, Levinsohn E M 1983 The role of radiography and computerised tomography in the diagnosis of subluxation and dislocation of the distal radioulnar joint. *J Hand Surg (Am)* 8:23-31320.
299. King G J, McMurtry R Y, Rubenstein J D, Ogston N G 1986 Computerized tomography of the distal radioulnar joint: correlation with ligamentous pathology in a cadaveric model. *J Hand Surg (Am)* 11:711-717
300. Weeks P M, Vannier M W, Stevens W G, Gayou D, Gilula L A 1985 Three-dimensional imaging of the wrist. *J Hand Surg (Am)* 10: 32-39
301. Engel J, Salai M, Yaffe B, Tadmor R 1987 The role of three dimension computerised imaging in hand surgery. *J Hand Surg (Br)* 12: 349-352

Artroscopia

302. Kelly E P, Stanley J K 1990 Arthroscopy of the wrist. *J Hand Surg (Br)* 15: 236-242
303. North E R, Thomas S 1988 An anatomic guide for arthroscopic visualization of the wrist capsular ligaments. *J Hand Surg (Am)* 13: 815-822
304. Bone M J, Cooney W P, Linscheid R L 1989 Arthroscopy of the wrist: anatomy and technique. *J Hand Surg (Am)* 14:313-316
305. Bora F W Jr 1985 Wrist arthroscope. *J Hand Surg(Am)* 10: 308
306. North E R, Thomas S 1988 An anatomic guide for arthroscopic visualization of the wrist capsular ligaments. *J Hand Surg (Am)* 13: 815-822
307. Kaempffe F, Peimer C A 1990 Distraction for wrist arthroscopy. *J Hand Surg (Am)* 15: 520-521
308. Whipple T L 1990 Precautions for arthroscopy of the wrist. *Arthroscopy* 6: 3-4
309. Toby E B, Poehling G G, Kaman A L 1989 Midcarpal arthroscopy. *Surg Rounds Ortho*: 23-27
310. Kaman L A, Poehling G G, Toby E B, Kammire G 1990 Chronic wrist pain: indications for wrist arthroscopy. *Arthroscopy* 6: 116-119
311. Cooney W P, Dobyns J H, Linscheid R L 1990 Arthroscopy of the wrist: anatomy and classification of carpal instability. *Arthroscopy* 6: 133-140
312 Fitzpatrick D 1989 Arthroscopic surgery of the wrist. *Can Oper Romom Nurs J* 7: 4, 6, 8-9

Angiografia Digital

313. Marshall J H, Sonsire J M, Nielsen P E, Nigogosyan G, Terzian J 1987 Digital angiography and osteoblastoma of the triquetrum. *J Hand Surg (Am)* 12: 256-258

Ressonância Magnética

314. Zlatkin M B, Chao P C, Osterman A L, Schnall M D etal 1989 Chronic wrist pain: evaluation with high resolution MR imaging. *Radiology* 173: 723-729
315. Reicher M A, *Kellerhouse* L E 1990 *MRI of the wrist and hand.* Raven Press, New York
316. Anderson M W, Kaplan P A, Dussault R G, Degnan G G 1998 Magnetic resonance imaging of the wrist. *Curr Probl Diagn Radiol 27*: 187-229
317. Farooki S, Seeger L L 1999 Magnetic resonance imaging in the evaluation of ligament injuries. *Skeletal Radiol 28*: 61-74
318. Lohman M, Kivisaari A, Vehmas T, Kinnunen J, Karaharju E, Kaukonen J P, Kivisaari L 1999 MR imaging in *suspected acute* trauma of wrist bones. *Acta Radiol 40*: 615-618
319. Bretlau T, Christensen O M, Edstrom P, Thomsen H S, Lausten G S 1999 Diagnosis of scaphoid fracture and dedicated extremity MRI. *Acta Orthop Scand* 70:504-508
320. Jacobson J A 1999 Musculoskeletal sonography and MR imaging. A role for both imaging methods. *Radiol Clin North* Am 37: 713-735
321. Klarlund M, Ostergaard M, Gideon P,Sorensen K, Jensen K E, Lorenzen I 1999 Wrist and finger joint MR imaging in rheumatoid arthritis. *Acta Radiol* 40:400-409
322. Maurer], Bleschkowski A, Tempka A, Felix R 2000 High-resolution MR imaging of the carpal tunnel and the wrist. Application of a 5-cm surface coil. *Acta Radiol 41* : 78-83

Imagem por Transmissão de Ultra-Som

323. Hentz V R, Marich K W, Dev P 1984 Preliminary study of the upper limb with the use of ultrasound transmission imaging. *J Hand Surg (Am)* 9: 188-193
324. Bianchi S, Martinoli C, Abdelwahab I F 1999 High-frequency ultrasound examination of the wrist and hand. *Skeletal Radiol 28*: 121-129
325. Wang S C, Chhem R K, Cardinal E, Cho K H 1999 Joint sonography. *Radiol Clin North Am* 37: 653-668

Imagem para Indicações

326. Schreibman K L, Freeland A, Gilula L A, Yin Y 1997 Imaging of the hand and wrist. *Orthop Clin North Am* 28:537-582
327. Stabler A, Heuck A, Reiser M 1997 Imaging of the hand: degeneration, impingement and overuse. *Eur J Radiol* 25: 118-128
328. Richmond B J, Belhobek G H, Recht M P, Piraino D W, Schils J 1998 Imaging modalities for study of the distal ulnar region. *Hand Clin* 14: 191-212
329. van Vugt R M, Bijlsma J W, van Vugt A C 1999 Chronic wrist pain: diagnosis and management. Development and use of a new algorithm. *Ann Rheum Dis* 58: 665-674
330. Nagle D J 2000 Evaluation of chronic wrist pain. *J Am Acad Orthop Surg* 8: 45-55

Não-União

331. Minami M, Yamazaki J, Chisaka N, Kato S et al 1987 Non-union of the capitate. *J Hand Surg (Am)* 12:1089-1091
332. Freeman B H, Hay E L 1985 Non-union of the capitate: a case report. *J Hand Surg (Am)* 10: 187-190
333. Osterman A L, Mikulics M 1988 Scaphoid non-union. *Hand Clin* 4: 437-455
334. Panagis J S, Gelberman R H, Taleisnik J, Baumgaertner M 1983 The arterial anatomy of the human corpus. Part II: The intraosseous vascularity. *J Hand Surg (Am)* 8:375-382
335. Smith D K, Cooney W P III, An K N, Linscheid R L, Chao E Y 1989 The effects of simulated unstable scaphoid fractures on carpal motion. *J Hand Surg (Am)* 14: 283-291
336. Engdahl D E, Schacherer T G 1989 A new method of evaluating angulation of scaphoid non-unions.) *Hand Surg (Am)* 14: 1033-1034
337. Sanders W E 1988 Evaluation of the humpback scaphoid by computed tomography in the longitudinal axial plane of the scaphoid. *J Hand Surg (Am)* 13:182-187
338. Burgess R C 1987 The effect of a simulated scaphoid malunion on wrist motion. *J Hand Surg (Am) 12:774-776*
339. Amadio P C, Berquist T H, Smith D K, Ilstrup D M et of 1989 Scaphoid malunion. *J Hand Surg (Am)* 14:679-687
340. Vender M I, Watson H K, Wiener B D, Black D M 1987 Degenerative change in symptomatic scaphoid nonunion. *J Hand Surg (Am)* 12: 514-519
341. Watson H K, Ballet F L 1984 The SLAC wrist: scapholunate advanced collapse pattern of degenerative arthritis. *J Hand Surg (Am)* 9: 358-365

Indicações

Sem Necrose Avascular, sem Artrite

342. Frykman G K, Taleisnik J, Peters G, Kaufman R et *al* 1986 Treatment of non-united scaphoid fractures by pulsed electromagnetic field and cast. *J Hand Surg (Am)* 11 : 344-349
343. Casio M Q, Camp R A 1986 Percutaneous pinning of symptomatic scaphoid non-unions. *J Hand Surg (Am)* 11:350-355
344. Herbert J 1989 Internal fixation of the corpus with the Herbert bone screw system. *J Hand Surg (Am)* 14:397-400
345. Adams B D, Blair W F, Reagan D S, Grundberg A B 1988 Technical factors related to Herbert screw fixation. *J Hand Surg (Am)* 13: 893-899
346. Viegas S F, Bean J W, Schram R A 1987 Transscaphoid fracture dislocations treated with open reduction and Herbert screw fixation. *J Hand Surg (Am)* 12: 992-999
347. Bone M J, Gelberman R H 1987 Modified technique for Herbert screw insertion in fractures of the scaphoid. *J Hand Surg (Am)* 12: 149-150
348. Botte M J, Mortensen W W, Gelberman R H, Rhoades C E, Gellman H 1988 Internal vascularity of the scaphoid in cadavers after insertion of the Herbert screw. *J Hand Surg (Am)* 13(2): 216-220
349. Fernandez D L 1984 A technique for anterior wedge-shaped grafts for scaphoid non-unions with carpal instability. *J Hand Surg (Am)* 9: 733-737
350. Boeckstyns M E, Busch P 1984 Surgical treatment of scaphoid pseudoarthrosis: evaluation of the results after soft tissue arthroplasty and inlay bone grafting. *J Hand Surg (Am)* 9: 378-382
351. Boeckstyns M E, Kjaer L, Busch P, Holst-Nielsen F 1985 Soft tissue interposition arthroplasty for scaphoid nonunion. *J Hand Surg (Am)* 10: 109-114
352. Cooney W P, Linscheid R L, Dobyns J H, Wood M B 1988 Scaphoid non-union: role of anterior interpositional bone grafts. *J Hand Surg (Am)* 13:635-650
353. Nakamura R, Hari M, Horii E, Miura T 1987 Reduction of the scaphoid fracture with DISI alignment. *J Hand Surg (Am)* 12: 1000-1005
354. Fernandez D L 1990 Anterior bone grafting and conventional lag screw fixation to treat scaphoid nonunion. *J Hand Surg (Am)* 15: 140-147
355 Korkala O L, Antti-Poika I U 1989 Late treatment of scaphoid fractures by bone grafting and compression staple osteosynthesis. *J Hand Surg (Am)* 14: 491-495

Necrose Avascular, sem Artrite

356. Green D P 1985 The effect of avascular necrosis on Russe bone grafting for sea phoid non-union. *J Hand Surg (Am)* 10A: 597-605
357. Garcia-Elias M, Vall A, Salo J M, Lluch A L 1988 Carpal alignment after different surgical approaches to the scaphoid: a comparative study. *J Hand Surg (Am)* 13:604-612
358. Zemel N P, Start K K, Ashworth C R, Rickard T A, Anderson D R 1984 Treatment of selected patients with an un-united fracture of the proximal part of the scaphoid by excision of the fragment and insertion of a carved silicone-rubber spacer. *J Bone Joint Surg* 66A:510-517
359. Eaton R G, Akelman E, Eaton B H 1989 Fascial implant arthroplasty for treatment of radioscaphoid degenerative disease. *J Hand Surg (Am)* 14: 766-774

Artrite Restrita ao Escafóide

360. Green D P 7987 Proximal row carpectomy. *Hand Clin* 3:163-168
361. Inglis A E, Jones E C 1977 Proximal row carpectomy for diseases of the proximal row. *J Bone Joint Surg* 59A:460-463
362. Neviaser R J 1983 Proximal row carpectomy for posttraumatic disorders of the corpus. *J Hand Surg (Am)* 8: 301-305
363. Imbriglia J E, Broudy A S, Hagberg W C, McKernan D 1990 Proximal row carpectomy: clinical evaluation. *J Hand Surg (Am)* 15: 426-430
364. Buck-Gramcko D 1977 Denervation of the wrist joint. *J Bone Joint Surg* 59A: 54-61

Punho CESA

365. Viegas S F, Rimoldi R, Patterson R 1989 Modified technique of intramedullary fixation for wrist arthrodesis. *J Hand Surg (Am)* 14: 618-623
366. Louis D S, Hankin F M 1986 Arthrodesis of the wrist: past and present. *J Hand Surg (Am)* 11: 787-789
367. Benkeddache Y, Gottesman H, Fourrier P 1984 Multiple stapling for wrist arthrodesis in the non-rheumatoid patient. *J Hand Surg (Am)* 9: 256-260
368. Wood M B 1987 Wrist arthrodesis using dorsal radial bone graft. *J Hand Surg (Am)* 12: 208-212
369. Rayan G M 1986 Wrist arthrodesis. *J Hand Surg(Am)*11:356-364

Necrose Avascular

370. Ferlic C D, Morin P 1989 Idiopathic avascular necrosis of the scaphoid: Preiser's disease? *J Hand Surg (Am)* 14: 13-16
371. Linscheid R L 1985 Kienbock's disease. *J Hand Surg (Am)* 10: 1-3
372. Kienbock R 1910 Uber traumatische malacie des mondbeins and ihre folgezustande: entartungsformen and kompressionfrakturen. *Fortschr Geb Rontgenstrahlen* 16:78
373. Kienbock R 7910 Concerning traumatic malacia of the lunate and its consequences: degeneration and compression fractures (reprinted in *Clin Orth Rel Res* 149:4-8, 1980)
374. Almquist E E 1987 Kienbock's disease. *Hand Clin* 3:141-148
375. Gelberman R H, Bauman T, Menon J, Akeson W 1975 Ulnar variance in Kienbock'sdisease. *J Bone Joint Surg* 57A:674-676
376. Sowa D T, Holder L E, Patt P G, Weiland A J 1989 Application of magnetic resonance imaging to ischaemic necrosis of the lunate *J Hand Surg 14A*: 1008-1016

Indicações

377. Watson H K, Ryu J, DiBella A 1985 An approach to Kienbock's disease' triscaphe arthrodesis. *J Hand Surg (Am) 70*: 179-187
378. Horii E, Garcia-Elias M, Bishop A T, Cooney W P et *al* 1990 Effect on force transmission across the carpus in procedures used to treat Kienbock's disease. *J Hand Surg (Am)* 15: 393-400
379. Blanco R H 1985 Excision of the lunate in Kienbock's disease: long-term results. *J Hand Surg (Am)*10: 1008-1013
380. Swanson A B, Maupin B K, de Groot Swanson G, Ganzhorn R W, Moss S H 1985 Lunate implant resection arthroplasty: long-term results. *J Hand Surg (Am) 10: 1013-1024*
381. Alexander A H, Turner M A, Alexander C E, Lichtman DM 1990 Lunate silicone replacement arthroplasty in Kienbock's disease: a long-term follow-up. *J Hand Surg (Am)* 15: 401-407
382. Kleinert J M, Lister G D 1986 Silicone implants. *Hand Clin* 2: 271-290

Instabilidade

383. Linscheid R L, Dobyns J H, Beckenbaugh R D, Cooney W P III, Wood M B 1983 Instability patterns of the wrist. *J Hand Surg (Am) 8: 682-686*
384. Cooney W P, Garcia-Elias M, Dobyns J H, Linscheid R L 1989 Anatomy and mechanics of carpal instability. *Surg Rounds Ortho*: 15-24
385. Cooney W P, Dobyns J H, Linscheid R L 1990 Arthroscopy of the wrist: Anatomy and classification of carpal instability. *Arthroscopy 6*: 133-140

Instabilidade Escafo-Semilunar

386. Howard F, Thomas F, Wojeie E 1974 Rotatory subluxation of the navicular. *Clin Ortho Rel Res* 704-134
387. Mayfield J K, Johnson R P, Kilcoyne R K 1980 Carpal dislocations: pathomechanics and progressive perilunar instability. *J Hand* Surg 5: 226-241
388. Schuhl J F, Leroy B, Comtet J J 1985 Biodynamics of the wrist: radiologic approach to scapholunate instability. *J Hand Surg (Am)* 10: 1006-7008
389. Morgan W, Groves R J 1984 Scapholunate dissociation from a fall on the elbow. *J Hand Surg (Am) 9: 845-847*
390. Crawford G P, Taleisnik J 1983 Rotatory subluxation of the scaphoid after excision of dorsal carpal ganglion and wrist manipulation -a case report. *J Hand Surg (Am) 8: 921-925*
391. Frankel V H 1977 The Terry-Thomas sign. *Clin Ortho* 129:321
392. Burgess R C 1987 The effect of rotatory subluxation of the scaphoid on radio-scaphoid contact. *J Hand Surg (Am)* 12: 771-774
393. Blevens A D, Light T R, Jablonsky W S, Smith D G et al 1989 Radiocarpal articular contact characteristics with scaphoid instability. *J Hand Surg (Am)* 14: 781-790

Indicações

394. Kleinman W B 1987 Management of chronic rotary subluxation of the scaphoid by scapho-trapezio-trapezoid arthrodesis. Rationale for the technique, postoperative changes in biomechanics, and results. *Hand Clin* 3: 113-133
395. Eckenrode J F, Louis D S, Greene T L 1986 Scaphoid-trapezium-trapezoid fusion in the treatment of chronic scapholunate instability. *J Hand Surg (Am)* 11 : 497-502
396. Hastings D E, Silver R L 1984 Intercarpal arthrodesis in the management of chronic carpal instability after trauma. *J Hand Surg (Am)* 9: 834-840
397. Watson H K, Ryu J, Akelman E 1986 Limited triscaphoid intercarpal arthrodesis for rotatory subluxation of the scaphoid. *J Bone Joint Surg* 68A: 345-349
398. Viegas S F, Patterson R M, Peterson P D, Pogue D J et al1990 Evaluation of the biomechanical efficacy of limited intercarpal fusions for the treatment of scapholunate dissociation. *J Hand Surg (Am) 15:720-128*
399. Kleinman W B 7989 Long-term study of chronic scapho-lunate instability treated by scapho-trapezio-trapezoid arthrodesis. *J Hand Surg (Am) 14: 429-445*
400. Frykman E B, Af Ekenstam F, Wadin K 1988 Triscaphoid arthrodesis and its complications. *J Hand Surg (Am) 13:844-849*
401. Kleinman W B, Carroll C IV 1990 Scapho-trapezio-trapezoid arthrodesis for treatment of chronic static and dynamic scapho-lunate instability: a 10-year perspective on pitfalls and complications. *J Hand Surg (Am) 15: 408-414*
402. Garcia-Elias M, Cooney W P, An K N, Linscheid R L, Chao E Y 7989 Wrist kinematics after limited intercarpal arthrodesis. *J Hand Surg (Am) 14: 791-799*
403. Rogers W D, Watson H K 1989 Radial styloid impingement after triscaphe arthrodesis. *J Hand Surg (Ann)* 14: 297-301
404. Taleisnik J 7985 The wrist. Churchill Livingstone, Edinburgh
405. Blatt G 1987 Capsulodesis in reconstructive hand surgery. Dorsal capsulodesis for the unstable scaphoid and volar capsulodesis following excision of the distal ulna. *Hand Clin* 3: 81-102

Instabilidade Ulnar Médio-Carpal

406. Brown D E, Lichtman D M 1987 Midcarpal instability. *Hand Clinics* 3: 135-140
407. Trumble T E, Bour C J, Smith R J, Glisson R R 1990 Kinematics of the ulnar corpus related to the volar intercalated segment instability pattern. *J Hand Surg (Am) 15: 384-392*
408. Trumble T, Bour C J, Smith R J, Edwards G S 1988 Intercarpal arthrodesis for static and dynamic volar intercalated segment instability. *J Hand Surg (Am)* 73:384-390
409. Viegas S F, Patterson R M, Peterson P D, Pogue D J 1990 Ulnar-sided perilunate instability: an anatomic and biomechanic study. *J Hand Surg (Am)* 15: 268-278
410. Pin P G, Young V L, Gilula L A, Weeks P M 1989 Management of chronic lunotriquetral ligament tears. *J Hand Surg (Am)* 74: 77-83
411. Lichtman D M, Noble W H, Alexander C E 7984 Dynamic triquetrolunate instability. *J Hand Surg* 9:185-189
412. Reagan D S, Linscheid R L, Dobyns J H 1984 Lunotriquetral sprains. *J Hand Surg (Am)* 9: 502-512

A Articulação Radioulnar Distal (ARUD)

413. Palmer A K 1987 The distal radioulnar joint. Anatomy, biomechanics, and triangular fibrocartilage complex abnormalities. *Hand Clin* 3: 31-40
414. Hagert C G 1987 The distal radioulnar joint. *Hand Clin* 3: 41-50
415. King G J, McMurtry R Y, Rubenstein J D, Gertzbein S D 7986 Kinematics of the distal radioulnar joint. *J Hand Surg (Am)* 11: 798-804

Patologia

416. Eckhardt W A, Palmer A K 1981 Recurrent dislocation of extensor carpi ulnaris tendon. *J Hand Surg (Am)* 6:629-631

417. Burkhart S S, Wood M B, Linscheid R L 1982 Posttraumatic recurrent subluxation of the extensor carpi ulnaris tendon. *J Hand Surg (Am)* 7: 1-3
418. Chun S, Palmer A K 1987 Chronic ulnar wrist pain secondary to partial rupture of the extensor carpi ulnaris tendon. *J Hand Surg (Am)* 12: 1032-1035
419. Rowland S A 1986 Acute traumatic subluxation of the extensor carpi ulnaris tendon at the wrist. *J Hand Surg (Am)* 11: 809-811
420. Palmer A K 1989 Triangular fibrocartilage complex lesions: a classification. *J Hand Surg (Am)* 14: 594-606
421. Buterbaugh G A, Palmer A K 1988 Fractures and dislocations of the distal radioulnar joint. *Hand Clin* 4:361-375
422. Taleisnik J 1988 Clinical and technologic evaluation of ulnar wrist pain (editorial). *J Hand Surg (Am)* 13:801-802

Indicações

423. Dell P C 1987 Distal radioulnar joint dysfunction. *Hand Clin* 3: 563-583
424. Menon J, Wood V E, Schoene H R, Frykman G K etal 1984 Isolated tears of the triangular fibrocartilage of the wrist: results of partial excision. *J Hand Surg (Am)* 9:527-530
425. Palmer A K, Werner F W, Glisson R R, Murphy D J 1988 Partial excision of the triangular fibrocartilage complex. *J Hand Surg (Am)* 13: 391-394
426. Thiru R G, Ferlic D C, Clayton M L, McClure D C 1986 Arterial anatomy of the triangular fibrocartilage of the wrist and its surgical significance. *J Hand Surg (Am)* 11:258-263
427. Darrow J C Jr, Linscheid R L, Dobyns J H, Mann J M 3rd *et al* 1985 Distal ulnar recession for disorders of the distal radioulnar joint. *J Hand Surg (Am)* 10: 482-491
428. Boulas H J, Milek M A 1990 Ulnar shortening for tears of the triangular fibrocartilaginous complex. *J Hand Surg (Am)* 15: 415-420
429. Linscheid R L 1987 Ulnar lengthening and shortening. *Hand Clin* 3: 69-79
430. Roth J H, Poehling G G 1990 Arthroscopic 'ectomy': surgery of the wrist. *Arthroscopy* 6: 141-147
431. Osterman A L 1990 Arthroscopic debridement of triangular fibrocartilage complex tears. *Arthroscopy* 6: 120-124
432. Roth J H, Poehling G G, Whipple T L 1988 Arthroscopic surgery of the wrist. *Instr Course Lect* 37: 183-194

NERVO

433. Dellon A L, 1999 Management of peripheral nerve problems in the upper and lower extremity using quantitative sensory testing. *Hand Clin* 15(4): 697-715

Alterações de Pele

434. Brunel VV, Schecter W P,Schecter G 1988 Hand deformity and sensory loss due to Hansen's disease in American Samoa. *J Hand Surg (Am)* 13: 279-283

Posturas Patognomônicas

435. Erb W H 1874 Uber eine eigenthumliche Localisation van Lahemengen im Plexus brachialis. Verhandl d. Naturhist. *Medical (Heidelberg)* 2: 130
436. Brand P W 1958 Paralytic claw hand. *J Bone Joint Surg* 4013:618-632
437. Bouvier M 1851-2 Note sur une paralysie partielle des muscles de la main. *Bull Acad Nat Med 18*: 125-139 (cited in Zancolli, reference 615)
438. Lester R L, Smith P J, Mott G, McAllister R M 1993 Intrinsic reinnervation - myth or reality? *J Hand Surg (Br)* 18(4): 454-460
439. Blacker G J, Lister G D, Kleinert H E 1976 The abducted little finger in low ulnar nerve palsy. J Hand Surg 1:190-196
440. Froment M J 1915 La paralysie de l'adducteur du pouce et le signe de la prehension. *Rev Neurol* 28: 1236-1240
441. Mannerfelt L 1966 Studies on the hand in ulnar nerve paralysis. A clinical and experimental investigation in normal and anomalous innervation. *Acta Ortho Scand (supply)* 87
442. Zancolli E A 1957 Clawhand caused by paralysis of the intrinsic muscles. *J Bone Joint Surg* 39A: 1076-1081
443. Srinivasan H 1983 Postural changes in thenar paralysis and their significance. *J Hand Surg (Am)* 8: 194-196
444. Klumpke A 1885 Contribution a l'étude des paralysies radiculaires du plexus brachial. *Rev Med* 5: 591-596

Sinal de Tinel

445. Tinel J 1915 Le signe do 'Fourmillement' dans les lesion des Neufs Periphériques. *Press Med* 47: 388-389
446. Tinel J 1917 *Nerve wounds*. Baillière Tindal and Cox, London
447. Henderson W R 1948 Clinical assessment of peripheral nerve injuries. *Lancet i*: 801-805

Avaliação Sensorial

Suor

448. Harrison S H 1974 The tactile adherence test estimating loss of sensation after nerve injury. *Hand* 6:148-149
449. Egyed B, Eory A, Veres T, Manninger J 1980 Measurement of electrical resistance after nerve injuries of the hand. *Hand* 12: 275-281

Técnicas de Coloração

450. Aschan W, Moberg E 1962 The ninhydrin finger printing test used to map out partial lesions to hand nerves. *Acta Chir Scand* 123: 365-370
451. Moberg E 1958 Objective methods for determining the functional value of sensibility in the hand. *J Bone Joint Surg* 408: 454-476
452. Moberg E 1960 Examination of sensory loss by the ninhydrin printing test in Volkmann's contracture. *Bull Hosp Joint Dis* 21: 296-303
453. Sakurai M 1986 Use of bromophenol blue printing method for detecting sweat on the palm. *J Hand Surg (Br)* 11: 125-130

Toque – em Movimento e Constante

454. Dellon A L 1984 Touch sensibility in the hand. *J Hand Surg (Br)* 9: 11-13

Discriminação de Dois Pontos (2PD)

455. Omer G E Jr 1968 Evaluation and reconstruction of the forearm and hand after acute traumatic peripheral nerve injuries. *J Bone Joint Surg 50A:* 1454-1478
456. Moberg E 1964 Evaluation and management of nerve injuries in the hand. *Surg Clin North Am* 44: 1019
457. Onne L 1962 Recovery of sensibility and sudo-motor activity in the hand after nerve suture. *Acta Chir Scand (suppl)* 300: 1-69
458. Gellis M, Pool R 1977 Two-point discrimination distances in the normal hand and forearm. *Plastic Reconstr Surg* 59: 57-63

Movimento e Estático (Constante)

459. Dellon A L 1981 *Evaluation of sensibility and reeducation of sensation in the hand.* Williams Et Wilkins, Baltimore
460. Dellon A L, Kallman C H 1983 Evaluation of functional sensation in the hand. *J Hand Surg (Am) 8:865-870*
461. Mielke K, Novak C B, Mackinnon S E, Feely C A 1996 Hand sensibility measures used by therapists. *Ann Plast Surg* 36: 292-296
462. Marlowe E S, Banner F J Jr, Berkowitz A R 1999 Correlation between two-point discrimination and median nerve sensory response. *Muscle Nerve* 22: 1196-1200
463. Calder J S, McAllister R M 1993 Interpreting the results of unilateral digital nerve repair. *J Hand Surg (Br)* 18:797-799
464. Menier C, Forget R, Lambert J 1996 Evaluation of twopoint discrimination in children: reliability, effects of passive displacement and voluntary movements. *Dev Med Child Neurol* 38: 523-537
465. Patel M R, Bassini L A 1999 Comparison of five tests for determining hand sensibility. *J Reconstr Microsurg* 15:523-526

Monofilamentos de Von-Frey ou Semmes-Weinstein

466. Bell-Krotoski J, Tomancik E 1987 The repeatability of testing with Semmes-Weinstein monofilaments. *J Hand Surg (Am)* 12: 155-161
467. Levin S, Pearsall G, Ruderman R J 1978 Von Frey's method of measuring pressure sensibility in the hand: an engineering analysis of the Weinstein-Semmes pressure aesthesiometer. *J Hand Surg (Am)* 3:211-216

Programa de Avaliação Sensorial e Cuidados após o Reparo de Nervo

468. Dellon A L, Curbs R M, Edgerton M T 1974 Reeducation of sensation in the hand after nerve injury and repair. *Plastic Reconstr Surg 53*: 297-305
469. Parry C B, Salter M 1976 Sensory re-education after median nerve lesions. *Hand B*: 250-257

Outros Métodos Quantitativos para Testar a Sensibilidade

470. Price D D, Hu J W, Dubner R, Gracely R H 1977 Peripheral suppression of first pain and central summation of second pain evoked by noxious heat pulses. *Pain* 3: 57-68
471. Torebjork H E, LaMotte R H, Robinson C J 1984 Peripheral neural correlates of magnitude of cutaneous pain and hyperalgesia: simultaneous recordings in humans of sensory judgements of pain and evoked responses in nociceptors with C-fibers. *J Neurophysiol* 51:325-339
472. Dyck P J, Zimmerman I R, Johnson D M, Gillen D, Hokanson J L, Karnes J L, Gruener G, O'Brien P C 1996 A standard test of heat-pain responses using CASE IV. *J Neurol Sci* 136: 54-63
473. Opsommer E, Masquelier E, Plaghki L 1999 Determination of nerve conduction velocity of C-fibres in humans from thermal thresholds to contact heat (thermode) and from evoked brain potentials to radiant heat (CO_2 laser). *Neurophysiol Clin* 29: 411-422
474 Smith P J, Mott G 1986 Sensory threshold and conductance testing in nerve injuries. *J Hand Surg (Br)* 11:157-162

475. Amassian V E, Maccabee P J, Cracco R Q 1989 Focal stimulation of human peripheral nerve with the magnetic coil: a comparison Ovith electrical stimulation. *Exp Neurol* 103: 282-289
476. Maccabee P J, Amassian V E, Cracco R Q, Eberle L P, Rudell A P 1991 Mechanisms of peripheral nervous system stimulation using the magnetic coil. *Electroencephalogr Clin Neurophysiol Suppl* 143: 344-361
477. Bischoff C, Riescher H, Machetanz J, Meyer B U, Conrad B 1995 Comparison of various coils used for magnetic stimulation of peripheral motor nerves: physiological considerations and consequences for diagnostic use. *Electroencephalogr Clin Neurophysiol* 97:332-340
478. Stallworth J M, Horne J B, Plonk G W Jr 1981 A noninvasive method to assess sympathetic activity. *Am Surg* 47:333-337
479. Levin S, Pearsall G, Ruderman R J 1978 Von Frey's method of measuring pressure sensibility in the hand: an engineering analysis of Weinstein-Semmes pressure aesthesiometer. *J Hand Surg* 3: 211-216

Em Bebês

480. O'Brien5 1973 New and simple test of nerve function in hand. *Br Med J* 3: 615-616

Dor

481. Mitchell S W 1872 *Injuries of nerves and their consequences.* Lippincott, Philadelphia

Neuroma

482. Bodyns J H, O'Brien E T, Linscheid R L, Farrow G M 1972 Bowler's thumb: diagnosis and treatment. *J Bone Joint Surg* 54A: 751-755
483. Kisner W H 1976 Thumb neuroma: a hazard of ten pin bowling. *Br J Plastic Surg* 29: 225-226

Indicações

484. Herndon J, Eaton R, Littler J W 1976 Management of painful neuromas in the hand. *J Bone Joint Surg* 58A:369-373
485. Tupper J W, Booth D M 1976 Treatment of painful neuromas of nerves in the hand: a comparison of traditional and newer methods. *J Hand Surg* 1:144-151
486. Swanson A B, Boeve N R, Lumsden R M 1977 The prevention and treatment of amputation neuromata by silicone capping. *J Hand Surg* 2: 70-78
487. Wood V E, Mudge M K 1987 Treatment of neuromas about a major amputation stump. *J Hand Surg (Am)* 12:302-306
488. Karev A, Stahl S 1986 Treatment of painful nerve lesions in the palm by 'rerouting' of the digital nerve. *J Hand Surg (Am)* 11: 539-542
489. Goldstein 5 A, Sturim H S 1985 Intraosseous nerve transposition for treatment of painful neuromas. *J Hand Surg (Am)* 10:270-274
490. Robbins T H 1986 Nerve capping in the treatment of troublesome terminal neuromata. *Br J Plastic Surg* 39:239-240
491. Brandner M D, Buncke H J, Campagna-Pinto D 1989 Experimental treatment of neuromas in the rat by retrograde axoplasmic transport of ricin with selective destruction of ganglion cells. *J Hand Surg (Am)* 14:710-714
492. Hurst L C, Badalamente M A, Blum D 1984 Carbon dioxide laser transection of rat peripheral nerves. *J Hand Surg (Am)* 9: 428-433
493. Gorkisch K, Boese-Landgraf J, Vaubel E 1984 Treatment and prevention of amputation neuromas in hand surgery. *Plastic Reconstr Surg* 73: 293-299
494. Dellon A L, Mackinnon S E 1986 Treatment of the painful neuroma by neuroma resection and muscle implantation. *Plastic Reconstr Surg* 77: 427-438
495. Mass D P, Ciano M C, Tortosa R, Newmeyer W L, Kilgore E S Jr 1984 Treatment of painful hand neuromas by their transfer into bone. *Plastic Reconstr Surg* 74: 182-185
496. Belcher H J,Pandya A N 2000 Centro-central union for the prevention of neuroma formation after finger amputation. *J Hand Surg (Br)* 25(2): 154-159
497. Belsky M R, Millender L H 1980 Bowler's thumb in a baseball player: a case report. *Orthopedics* 3: 122-123

Avaliação Motora

498. Martin R 1763 *Tal om Nervers allmanna Egenskaper i Manniskans Kroop.* L Salvius, Stockholm
499. Gruber W 1870 Uber die Verbundung des Nervus medianus mit dem Nervus ulnaris am unterarme des Meuchen and der Saugethiere. *Arch Anat Physiol Med Leipzig* 37: 501-522
500. Brandsma J W, Birke J A, Sims D S Jr 1986 The Martin Gruber innervated hand. *J Hand Surg (Am)* 11: 536-539
501. Labosky D A, Waggy C A 1986 Apparent weakness of median and ulnar motors in radial nerve palsy. *J Hand Surg (Am)* 11: 528-533

Eletromiografia e Estudos de Condução Nervosa

502. Clippinger F W, Goldner J L, Roberts J M 1962 Use of the electromyogram in evaluating upper-extremity peripheral nerve lesions. *J Bone Joint Surg* 44A:1047-1060
503. Van Beek A L 1986 Electrodiagnostic evaluation of peripheral nerve injuries. *Hand Clin* 2: 747-760
504. Stewart J D 1986 Electrodiagnostic techniques in the evaluation of nerve compressions and injuries in the upper limb. *Hand Clin 2*: 677-687
505. Ballantyne J P, Campbell M J 1973 Electrophysiological study after surgical repair of sectioned human peripheral nerves. *J Neurol Neurosurg Psych* 36:797-805

Graus de Lesão Nervosa

506. Seddon Sir H J 1972 *Surgical disorders of peripheral nerves.* Williams Et Wilkins. Baltimore
507. Sunderland S 1951 A classification of peripheral nerve injuries producing loss of function. *Brain* 74: 491

Indicações

508. Terzis J K, Dykes R E, Hakstian R W 1976 Electrophysiological recordings in peripheral nerve surgery: a review. *J Hand Surg* 1: 52-66
509. Omer G E 1988 Timing of tendon transfers in peripheral nerve injury. *Hand Clin 4*: 317-322
510. Dellon A L, Mackinnon S E 1986 Pain after radial sensory nerve grafting. *J Hand Surg (Br)* 11: 341-346

Enxertos de Nervo

511. Millesi H 1986 The nerve gap. Theory and clinical practice. *Hand Clin 2*: 651-663
512. Sunderland S 1978 *Nerves and nerve injuries,* 2nd edn. Churchill Livingstone, Edinburgh
513. Williams H B, Jabaley M E 1986 The importance of internal anatomy of the peripheral nerves to nerve repair in the forearm and hand. *Hand Clin 2*: 689-707
514. Chow J A, Van Beek A L, Meyer D L, Johnson M C 1985 Surgical significance of the motor fascicular group of the ulnar nerve in the forearm. *J Hand Surg (Am)* 10:867-872
515. Bonnel F 1985 Histologic structure of the ulnar nerve in the hand. *J Hand Surg (Am)* 10: 264-269
516. Gaul J S Jr 1983 Electrical fascicle identification as an adjunct to nerve repair. *J Hand Surg (Am)* 8: 289-296
517. Gaul J S Jr 1986 Electrical fascicle identification as an adjunct to nerve repair. *Hand Clin 2*: 709-722
518. Ganel A, Engel J, Luboshitz S, Melamed R, Rimon S 1981 Choline acetyltransferase nerve identification method in early and late nerve repair. *Ann Plast Surg* 6:228-230
519. Riley D A, Lang D H 1984 Carbonic anhydrase activity of human peripheral nerves: a possible histochemical aid to nerve repair. *J Hand Surg (Am)* 9A: 112-120
520. Ortiguela M E, Wood M B, Cahill D R 1987 Anatomy of the sural nerve complex. *J Hand Surg (Am)* 12: 1119-1123
521. Tank M S, Lewis R C Jr, Coates P W 1983 The lateral antebrachial cutaneous nerve as a highly suitable autograft donor for the digital nerve. *J Hand Surg (Am)* 8:942-945
522. Bourne M H, Wood M B, Carmichael S W 1987 Locating the lateral antebrachial cutaneous nerve. *J Hand Surg (Am)* 12: 697-699
523. Masear V R, Meyer R D, Pichora D R 1989 Surgical anatomy of the medial antebrachial cutaneous nerve. *J Hand Surg (Am)* 14: 267-271

Tubos Protéticos e Condutos de Nervo

524. Bora F W Jr, Bednar J M, Osterman A L, Brown M J, Summer A J 1987 Prosthetic nerve grafts: a resorbable tube as an alternative to autogenous nerve grafting. *J Hand Surg (Am)* 12: 685-692
525. Mackinnon S E, Dellon A L 1988 A comparison of nerve regeneration across a sural nerve graft and a vascularized pseudosheath. *J Hand Surg (Am)* 13: 935-942
526. Strauch B 2000 Use of nerve conduits in peripheral nerve repair. *Hand Clin 16*: 123-130
527. Lundborg G, Dahlin L 8, Danielsen N 1991 Ulnar nerve repair by the silicone chamber technique. Case report. *Scand J Plast Reconstr Surg Hand Surg* 25: 79-82
528. Lundborg G, Rosen B, Abrahamson 5 0, Dahlin L, Danielsen N 1994 Tubular repair of the median nerve in the human forearm. Preliminary findings. *J Hand Surg (Br)* 19: 273-276
529. Lundborg G, Rosen B, Dahlin L, Danielsen N, Holmberg J 1997 Tubular versus conventional repair of median and ulnar nerves in the human forearm: early results from a prospective, randomized, clinical study. *J Hand Surg (Am)* 22: 99-106
530. Luo Y X, Wang T P 1992 A clinical application of artery-including silicone tubing to peripheral nerve defect. *J Tongji Med Univ* 12: 247-249
531. Braga Silva J 1999 The use of silicone tubing in the late repair of the median and ulnar nerves in the forearm. *J Hand Surg (Br)* 24: 703-706
532. Stanec S, Stanec Z 1998 Reconstruction of upper extremity peripheral-nerve injuries with e PTFE conduits. *J Reconstr Microsurg* 14: 227-232
533. Rice D H, Berstein F D 1984 The use of autogenous vein for nerve grafting. *Otolaryngol Head Neck Surg* 92:410-412
534. Chiu D T, Lovelace R E, Yu L T, Wolff M, Stengel S, Middleton L, Janecka I P, Krizek T J 1988 Comparative electrophysiologic evaluation of nerve grafts and autogenous

vein grafts as nerve conduits: an experimental study. *J Reconstr Microsurg* 4: 303-309
535. Wang K K, Costas P D, Bryan D J, Eby P L, Seckel B R 1995 Inside-out vein graft repair compared with nerve grafting for nerve regeneration in rats. *Microsurgery* 16: 65-70
536. Tang J B, Shi D, Zhou H 1995 Vein conduits for repair of nerves with a prolonged gap or in unfavourable conditions: an analysis of three failed cases. *Microsurgery* 16: 133-137
537. Battiston B, Tos P, Cushway T R, Geuna S 2000 Nerve repair by means of vein filled with muscle grafts I. Clinical results. *Microsurgery* 20: 32-36
538. Hazari A, Wiberg M, Johansson-Ruden G, Green C, Terenghi G 1999 A resorbable nerve conduit as an alternative to nerve autograft in nerve gap repair. *Br J Plast Surg* 52: 653-657
539. Giardino R, Fini M, Nicoli A N, Giavaresi G, Rocca M 1999 Polylactide bioabsorbable polymers for guided tissue regeneration. *J Trauma* 47: 303-308
540. Evans G R, Brandt K, Widmer M S, Lu L, Meszlenyi R K, Gupta P K, Mikos A G, Hodges J, Williams J, Gurlek A, Nabawi A, Lohman R, Patrick C W Jr 1999 In vivo evaluation of poly(L-lactic acid) porous conduits for peripheral nerve regeneration. *Biomaterials* 20: 1109-1115
541. Mligiliche N L, Tabata Y, Ide C 1999 Nerve regeneration through biodegradable gelatin conduits in mice. *East Afr Med J* 76: 400-406
542. Borkenhagen M, Stoll R C, Neuenschwander P, Suter U W, Aebischer P 1998 In vivo performance of a new biodegradable polyester urethane system used as a nerve guidance channel. *Biomoterials* 19: 2155-2165

Transferência de Nervo Sensorial

543. Bedeschi P, Celli L, Balli A 1984 Transfer of sensory nerves in hand surgery. *J Hand Surg (Br)* 9: 46-49
544. Matloubi R 1988 Transfer of sensory branches of radial nerve in hand surgery. *J Hand Surg (Br)* 13:92-95
545. Louis D S, Eckenrode J F 1986 Autogenous nerve pedicle graft in the forearm. *J Hand Surg (Am)* 11:703-706
546. Greenberg B M, Cuadros C L, Panda M, May J W Jr 1988 St Clair Strange procedure: indications, technique, and long-term evaluation. *J Hand Surg (Am)* 13:928-935

Enxertos de Nervo Vascularizados

547. Rose E H, Kowalski T A 1985 Restoration of sensibility to anaesthetic scarred digits with free vascularized nerve grafts from the dorsum of the foot. *J Hand Surg (Am)* 10: 514-521
548. Doi K, Kuwata N, Sakai K, Tamaru K, Kawai S 1987 A reliable technique of free vascularized sural nerve grafting and preliminary results of clinical applications. *J Hand Surg (Am)* 12: 677-684
549. Shibata M, Tsai T M, Firrell J, Breidenbach W C 1988 Experimental comparison of vascularized and nonvascularized nerve grafting. *J Hand Surg (Am)* 13:358-365
550. Taylor G 1999 Free vascularised nerve transfer in the upper extremity. *Hand Clin* 15(4): 673-695
551. Terzis J K, Skoulis T G, Soucacos P N 1995 Vascularised nerve grafts. A review. *In Angiol* 14(3): 264-277
552. El-Barrany W G, Marei A G, Vallee B 1999 Anatomic basis of vascularised nerve grafts: the blood supply of peripheral nerves. *Surg Radiol Anat* 21(2): 95-102
553. Smith P J, Ross D A 1994 Tubed radial fascial flap and reconstruction of the flexor apparatus in the forearm. [published erratum appears in *J Hand Surg (Am)* 1994 19(6): 1064] *J Hand Surg (Am)* 18(6): 959-962

Transferências de Nervo

554. Rahul K N, Mackinnon S E 2000 Nerve transfers in the upper extremity. *Hand Clin* 16(1): 131-139
555. Mackinnon S E, Novak C B 1999 Nerve transfers. New options for reconstruction following nerve injury. *Hand Clin* 1 S(4): 643-666
556. Mackinnon S E 1998 Evaluation of nerve gaps: Upper and lower extremities. In: Omer G E, Spinner M, Van Beek A L, W B (eds) *Management of peripheral nerve problems.* W B Saunders, Philadelphia, pp 328-339

Reparo Término-Lateral

557. Noah E M, Williams A, Fortes W *et al* 1997 End-to-side neurorrhaphy: A histologic and morphometric study of axonal sprouting into an end to side nerve graft. *J Reconstr Microsurg* 13: 317-325
558. Tarasidis G, Watanabe 0, Mackinnon S E, Strasberg S R, Haughey B H, Hunter D A 1998 End-to-side neurorrhaphy: a long-term study of neural regeneration in a rat model. *Otoloryngol Head Neck Surg* 119(4): 337-341
559. Mennen U 1999 End-to-side nerve suture – a technique to repair peripheral nerve injury. *S Afr Med J* 89(11):1188-1194
560. Kostakoglu N 1999 Motor and sensory reinnervation in the hand after an end-to-side median to ulnar nerve coaptation in the forearm. *Br J Plast Surg* 52(5):404-407
561. Rowan P R, Chen L E, Urbaniak J R 2000 End-to-side nerve repair. A review. *Hand Clin* 16(1): 151-159

Transferências de Tendão

562. Smith R J 1986 Indications for tendon transfers to the hand. *Hand Clin* 2: 235-237
563. Riordan D C 1983 Tendon transfers in hand surgery. *J Hand Surg (Am)* 8: 748-753
564. Schneider L 1988 Tendon transfers in muscle and tendon loss. *Hand Clin* 4: 267-272
565. Brand P W 1988 Biomechanics of tendon transfers. *Hand Clin* 4: 137-154
566. Brand P W, Thompson D E 1982 Relative tension and potential excursion of muscles in the forearm and hand. *J Hand Surg (Am)* 6: 209-219
567. Brys D, Waters R L 1987 Effect of triceps function on the brachioradialis transfer in quadriplegia. *J Hand Surg (Am)* 12: 237-239
568. Cooney W P 1988 Tendon transfer for median nerve palsy. *Hand Clin* 4: 155-165
569. Cooney W P, Linscheid R L, An K N 1984 Opposition of the thumb: an anatomic and biomechanical study of tendon transfers. *J Hand Surg (Am)* 9: 777-786
570. Hastings H II, Davidson S 1988 Tendon transfers for ulnar nerve palsy. Evaluation of results and practical treatment considerations. *Hand Clin* 4: 167-178
571. Smith R J 1983 Extensor carpi radialis brevis tendon transfer for thumb adduction - a study of power pinch. *J Hand Surg* 8: 4-15
572. Reid R L 1988 Radial nerve palsy. *Hand Clin* 4: 179-185
573. Eversmann W W 1988 Tendon transfers for combined nerve injuries. *Hand Clin* 4: 187-199
574. Revol M P, Servant J M 1987 Classification of the main tenodesis technique used in hand surgery. *Plastic Reconstr Surg* 79: 237-242
575. Manktelow R T 1988 Functioning microsurgical muscle transfer. *Hand Clin* 4: 289-296

Lesões do Plexo Braquial

576. Leffert R D 1974 Brachial plexus injuries. *New Engl J Med* 291: 1059-1067
577. Millesi H 1977 Surgical management of brachial plexus injuries. *J Hand Surg* 2: 367-379
578. Bufalini C, Pescatori G 1969 Posterior cervical electromyography in the diagnosis and prognosis of brachial plexus injuries. *J Bone Joint Surg* 5113:627-631
579. Bonnet' G 1954 The value of axon responses in determining the site of lesion in traction injuries of the brachial plexus. *Brain* 77: 588-609
580. Landi A, Copeland S 1979 Value of the Tinel sign in brachial plexus lesions. *Ann Roy Coll Surg Engl* 61: 470-471
581. Landi A, Copeland S A, Wynn-Parry C B, Jones S J 1980 The role of somatosensory evoked potentials and nerve conduction studies on the surgical management of brachial plexus injuries. *J Bone Joint Surg* 6213:492-496
582. Penkert G, Carvalho G A, Nikah G, Tatagiba M, Mathies C 1999 Diagnosis and surgery of brachial plexus injuries. *J Reconstr Microsurg* 15(1): 3-8

Dor

583. Match R M 1975 Radiation-induced brachial plexus paralysis. *Arch Surg* 110: 384-386
584. Rorabeck C H, Harris W R 1981 Factors affecting the prognosis of brachial plexus injuries. *J Bone Joint Surg* 6313:404-407

Paralisias

585. Hardy A E 1981 Birth injuries of the brachial plexus. *J Bone Joint Surg* 638:98-101
586. Hoffer M M, Braun R, Hsu J, Mitani M, Temes K 1981 Functional recovery and orthopaedic management of brachial plexus palsies. *J Am Med Assoc* 246: 2467-2470

Indicações

587. Millesi H 1984 Brachial plexus injuries. *Clin Plastic Surg* 2: 115-120
588. Narakas A 1981 Brachial plexus surgery. *Orthop Clin North Am* 12: 303-323

Paralisia de Parto

589. Terzis J K, Papakonstantinou K C 1999 Management of obstetric brachial plexus palsy. *Hand Clin* 15(4): 717-736
590. Terzis J K, Liberson W T, Levine R 1986 Obstetric brachial plexus palsy. *Hand Clin* 2: 773-786
591. Boome R S, Kaye J C 1988 Obstetric traction injuries of the brachial plexus. *J Bone Joint Surg* 70B: 571-576

Lesões por Tração Fechada

592. Kanaya F, Gonzalez M, Park C M, Kutz J E et al 1990 Improvement in motor function after brachial plexus surgery. *J Hand Surg (Am)* 15: 30-36
593. Bentolila V, Nizard R, Bizot P, Sedel L 1999 Complete traumatic brachial plexus palsy. *J Bone Joint Sury* 81(1)A:20-28
594. Nagano A, Tsuyama N, Ochiai N, Hara T, Takahashi M 1989 Direct nerve crossing with the intercostal nerve to treat avulsion injuries of the brachial plexus. *J Hand Surg (Am)* 14: 980-985
595. Minami M, Ishii S 1987 Satisfactory elbow flexion in complete (preganglionic) brachial plexus injuries; produced by suture of the third and fourth intercostal nerves to musculocutaneous nerve. *J Hand Surg (Am)* 12: 1114-1118

596. Allieu Y, Cenac P 1988 Is surgical intervention justifiable for total paralysis secondary to multiple avulsion injuries of the brachial plexus? *Hand Clin* 4: 609-618
597. Dai S Y, Lin D X, Han Z, Zhoug S Z 1990 Transference of thoracodorsal nerve to musculocutaneous nerve or axillary nerve in old traumatic injury. *J Hand Surg* 15: 36-37
598. Brunelli G, Monini L 1985 Direct muscular neurotization. *J Hand Surg (Am)* 10: 993-997
599. Zancolli E A, Zancolli E R Jr 1988 Palliative surgical procedures in sequelae of obstetric palsy. *Hand Clin* 4:643-669
600. Leffert R D, Pess G M 1988 Tendon transfers for brachial plexus injury. *Hand Clin* 4: 273-288
601. Merle M, Faucher G, Dap F, Bour C 1989 Tendon transfers for treatment of the paralysed hand following brachial plexus injury. Hand Clin 5: 33-41
602. Narakas A O 1988 Paralytic disorders of the shoulder girdle. *Hand Clin* 4: 619-632
603. Comtet J J, Herzberg G, Naasan I A 1989 Biomechanical basis of transfers for shoulder paralysis. *Hand Clin* 5: 1-14
604. Gilbert A, Romana C, Ayatti R 1988 Tendon transfers for shoulder paralysis in children. *Hand Clin* 4: 633-642
605. Alnot J Y 1989 Elbow flexion palsy after traumatic lesions of the brachial plexus in adults. *Hand Clin* 5: 15-22
606. Hoang P H, Mills C, Burke F D 1989 Triceps to biceps transfer for established brachial plexus palsy. *J Bone Joint Surg* 71 B: 268-271
607. Tsai T M, Kalisman M, Burns J, Kleinert H E 1983 Restoration of elbow flexion by pectoralis major and pectoralis minor transfer. *J Hand Surg (Am)* 8: 186-190
608. Stern P J, Caudle R J 1988 Tendon transfers for elbow flexion. *Hand Clin* 4: 297-307
609. Moneim M S, Omer G E 1986 Latissimus dorsi muscle transfer for restoration of elbow flexion after brachial plexus disruption. *J Hand Surg (Am)* 11: 135-139
610. LeQuang C 1989 Post-irradiation lesions of the brachial plexus. Results of surgical treatment. *Hand Clin* 5: 23-32
611. Wynn-Parry C B 1989 Orthotics and rehabilitation after extensive upper limb paralysis. Hand Clin 5: 97-105
612. Doi K, Kuwata N, Muramatsu K, Hattori Y, Kawai S 1999 Double muscle transfer for upper extremity reconstruction following complete avulsion of the brachial plexus. *Hand Clin* 15(4): 757-766
613. Terzis J K, Vekris M D, Soucacos P N 1999 Outcomes of brachial plexus reconstruction in 204 patients with devastating paralysis. *Plastic Reconstr Surg* 104(5): 1221-1240

Paralisia Cerebral

Exame

Função Motora

614. Braun R M, Hoffer M M, Mooney V, McKeever J, Roper B 1973 Phenol nerve block in the treatment of acquired spastic hemiplegia in the upper limb. *J Bone Joint Surg* 55A: 580-585
615. Zancolli E A 1979 Structural and dynamic bases of hand surgery, 2nd edn. Lippincott, Philadelphia

Indicações

616. Zancolli E A, Goldner L J, Swanson A B 1983 Surgery of the spastic hand in cerebral palsy: report of the Committee on Spastic Hand Evaluation (International Federation of Societies for Surgery of the Hand). *J Hand Surg (Am)* 8: 766-772
617. Goldner J L 1988 Surgical reconstruction of the upper extremity in cerebral palsy. *Hand Clin* 4: 223-265
618. Szabo R M, Gelberman R H 1985 Operative treatment of cerebral palsy. *Hand Clin* 1: 525-543
619. Hoffer M M, Lehman M, Mitani M 1989 Surgical indications in children with cerebral palsy. *Hand Clin* 5: 69-74
620. Suso S, Vicente P, Angles F 1985 Surgical treatment of the non-functional spastic hand. *J Hand Surg (Br)* 10:54-56
621. Hoffer M M, Zeitzew S 1988 Wrist fusion in cerebral palsy. *J Hand Surg (Am)* 13: 667-670
622. Strecker W B, Emanuel J P, Dailey L, Manske P R 1988 Comparison of pronator tenotomy and pronator rerouting in children with spastic cerebral palsy. *J Hand Surg (Am)* 13: 540-543
623. House J H, Gwathmey F W, Filler M 0 1981 A dynamic approach to the thumb-in-palm deformity in cerebral palsy. Evaluation and results in fifty-six patients. *J Bone Joint Surg* 63A:216-225
624. Manske P R 1985 Redirection of extensor pollicis longus in the treatment of spastic thumb-in-palm deformity. *J Hand Surg (Am)* 10: 553-560
625. Wenner S M, Johnson K A 1988 Transfer of the flexor carpi ulnaris to the radial wrist extensors in cerebral palsy. *J Hand Surg (Am)* 13: 231-233
626. Hoffer M M, Lehman M, Mitani M 1986 Long-term follow-up on tendon transfers to the extensors of the wrist and fingers in patients with cerebral palsy. *J Hand Surg (Am)* 11: 836-840

Hemiplegia Espástica Adquirida do Adulto

627. Pinzur M S 1985 Surgery to achieve dynamic motor balance in adult acquired spastic hemiplegia: a preliminary report. *J Hand Surg (Am)* 10: 547-553
628. Swanson A B, de Groot Swanson G 1989 Evaluation and treatment of the upper extremity in the stroke patient. *Hand Clin* 5: 75-96
629. Keenan M A, Romanelli R R, Lunsford B R 1989 The use of dynamic electromyography to evaluate motor control in the hands of adults who have spasticity caused by brain injury. *J Bone Joint Surg* 71A:120-126

Indicações

630. Bone M J, Keenan M A 1988 Percutaneous phenol blocks of the pectoralis major muscle to treat spastic deformities. *J Hand Surg (Am)* 13: 147-149
631. Keenan M A, Tomas E S, Stone L, Gersten L M 1990 Percutaneous phenol block of the musculocutaneous nerve to control elbow flexor spasticity. *J Hand Surg (Am)* 15: 340-346
632. Keenan M A, Todderud E P, Henderson R, Butte M 1987 Management of intrinsic spasticity in the hand with phenol injection or neurectomy of the motor branch of the ulnar nerve. *J Hand Surg (Am)* 12: 734-739
633. Keenan M A, Abrams R A, Garland D E, Waters R L 1987 Results of fractional lengthening of the finger flexors in adults with upper extremity spasticity. *J Hand Surg (Am) 12: 575-581*
634. Keenan M A, Korchek J I, Butte M J, Smith C W, Garland D E 1987 Results of transfer of the flexor digitorum supeficialis tendons to the flexor digitorum profundus tendons in adults with acquired spasticity of the hand. *J Bone Joint Surg* 69A: 1127-1132
635. Botte M J, Keenan M A, Korchek J I, Waters R L 1987 Modified technique for the superficialis-to-profundus transfer in the treatment of adults with spastic clenched fist deformity. *J Hand Surg* 12A: 639-640
636. Pinzur M S, Wehner J, Kett N, Trills M 1988 Brachioradialis to finger extensor tendon transfer to achieve hand opening in acquired spasticity. *J Hand Surg (Am) 13: 549-552*
637. Bone M J, Keenan M A, Gellman H, Garland D E, Waters R L 1989 Surgical management of spastic thumb-in-palm deformity in adults with brain injury. *J Hand Surg (Am) 14: 174-182*

Amiotrofia Neurálgica

638. Turner J W A, Parsonage M J 1957 Neuralgic amyotrophy (paralytic brachial neuritis) with special reference to prognosis. *Lancet ii*: 209-212
639. Parsonage M J, Turner J W A 1948 Neuralgic amyotrophy: The shoulder-girdle syndrome. *Lancet i*: 973-978

Transecção de Medula Cervical = Quadriplegia = Tetraplegia

640. McDowell C L, Rago T A, Gonzalez S M 1989 Tetraplegia. *Hand Clin* 5: 343-349
641. Berl G M 1979 Spinal injuries with tetraplegia and paraplegia. *J Bone Joint Surg 613*: 267-284
642. Freehafer A A, Vonhaam E, Allen V 1974 Tendon transfers to improve grasp after injuries of the cervical spinal cord. *J Bone Joint Surg* 56A: 957-959
643. Lamb D W, Lamdry R M 1972 The hand in quadriplegia. *Paraplegia* 9: 204-212
644. Zancolli E A 1979 *Structural and dynamic bases of hand surgery*, 2nd edn. J B Lippincott, Philadelphia
645. McDowell C L, Moberg E A, House J H 1986 The second international conference on surgical rehabilitation of the upper limb in tetraplegia. *J Hand Surg (Am)* 11: 604-608

Indicações

646. Murphy C P, Chuinard R G 1988 Management of the upper extremity in traumatic tetraplegia. *Hand Clin* 4:201-209
647. Hentz V R, Brown M, Keoshian L A 1983 Upper limb reconstruction in quadriplegia: functional assessment and proposed treatment modifications. *J Hand Surg (Am)* 8: 119-131
648. Lamb D W, Chan K M 1983 Surgical reconstruction of the upper limb in traumatic tetraplegia. A review of 41 patients. *J Bone Joint Surg* 6513: 291-298
649. Ejeskar A 1988 Upper limb surgical rehabilitation in high-level tetraplegia. *Hand Clin* 4: 585-599
650. Hentz V R, Hamlin C, Keoshian L A 1988 Surgical reconstruction in tetraplegia. *Hand Clin* 4: 601-607
651. Freehafer A A, Kelly C M, Peckham P H 1984 Tendon transfer for the restoration of upper limb function after a cervical spinal cord injury. *J Hand Surg (Am)* 9:887-893
652. Kelly C M, Freehafer A A, Peckham P H, Stroh K 1985 Postoperative results of opponensplasty and flexor tendon transfer in patients with spinal cord injuries. *J Hand Surg (Am)* 10: 890-894
653. House J H, Gwathmey F W, Lundsgaard D K 1976 Restoration of strong grasp and lateral pinch in tetraplegia due to cervical spinal cord injury. *J Hand Surg* 1: 152-159
654. Colyer R A, Kappelman B 1981 Flexor pollicis longus tenodesis in tetraplegia at the sixth cervical level – a prospective evaluation of functional gain. *J Bone Joint Surg 63A:376-379*

Estimulação Elétrica Funcional (EEF)

655. Keith M W, Peckham P H, Thrope G B, Stroh K C et of 1989 Implantable functional neuromuscular stimulation in the tetraplegic hand. *J Hand Surg (Am)* 14:524-530

656. Peckham P H, Keith M W, Freehafer A A 1988 Restoration of functional control by electrical stimulation in the upper extremity of the quadriplegic patient. *J Bone Joint Surg* 70A: 144-148

657. Freehafer A A, Peckham P H, Keith M W 1988 New concepts on treatment of the upper limb in the tetraplegic. Surgical restoration and functional neuromuscular stimulation. *Hand Clin* 4: 563-574

658. Chandler S A, Sedgwick E M 1971 Functional stimulation of disabled limbs. Hand 3: 15-19

659. Gracanin F 1978 Functional electrical stimulation in control of motor output and movements. *Electroencephologr Clin Neurophysiol Suppl* 34:355-368

660. Peckham P H, Mortimer J T, Marsolais E B 1980 Controlled prehension and release in the C5 quadriplegic elicited by functional electrical stimulation of the paralyzed forearm musculature. *Ann Biomed Eng* 8: 369-388

661. Mauritz K H, Peckham H P 1987 Restoration of grasping functions in quadriplegic patients by Functional Electrical Stimulation (FES). *Int J Rehabil Res* 10: 57-61

662. Smith B T, Mulcahey M J, Triolo R J, Betz R R 1992 The application of a modified neuroprosthetic hand system in a child with a C7 spinal cord injury. Case report. *Paraplegia* 30: 598-606

663. Mulcahey M J, Betz R R, Smith B T, Weiss A A, Davis S E 1997 Implanted functional electrical stimulation hand system in adolescents with spinal injuries: an evaluation. *Arch Phys Med Rehabil* 78: 597-607

664. Handa Y, Yagi R, Hoshimiya N 1998 Application of functional electrical stimulation to the paralyzed extremities. *Neurol Med Chir* 38: 784-788

665. Chae J, Bethoux F, Bohine T, Dobos L, Davis T, Friedl A 1998 Neuromuscular stimulation for upper extremity motor and functional recovery in acute hemiplegia. *Stroke* 29: 975-979

666. Weingarden H P, Zeilig G, Heruti R, Shemesh Y, Ohry A, Dar A, Katz D, Nathan R, Smith A 1998 Hybrid functional electrical stimulation orthosis system for the upper limb: effects on spasticity in chronic stable hemiplegia. *Am J Phys Med Rehabil* 177: 276-281

667. Handa Y, Hoshimiya N 1987 Functional electrical stimulation for the control of the upper extremities. *Med Prog Technol* 12: 51-63

668. Peckham P H 1987 Functional electrical stimulation: current status and future prospects of applications to the neuromuscular system in spinal cord injury. *Paraplegia* 25: 279-288

669. Ichie M, Handa Y, Matsushita N, Naito A, Hoshimiya N 1995 Control of thumb movements: EMG analysis of the thumb and its application to functional electrical stimulation for a paralyzed hand. *Front Med Biol Eng* 6:291-307

670. Naito A, Yajima M, Fukamachi H, Ushikoshi K, Handa Y, Hoshimiya N, Shimizu Y 1994 Functional electrical stimulation (FES) to the biceps brachii for controlling forearm supination in the paralyzed upper extremity. *Tohoku J Exp Med* 173: 269-273

671. Bryden A M, Memberg W D, Crago P E 2000 Electrically stimulated elbow extension in persons with C5/C6 tetraplegia: a functional and physiological evaluation. *Arch Phys Med Rehabil* 81: 80-88

672. McDowell C, Moberg E A, Smith A G 1979 International conference on surgical rehabilitation of the upper limb in tetraplegia. *J Hand Surg* 4: 387-390

673. Lacey S H, Wilber R G, Peckham P H, Freehafer A A 1986 The posterior deltoid to triceps transfer: a clinical and biomechanical assessment. *J Hand Surg (Am)* 11:542-547

674 Falconer D P 1988 Tendon transfers about the shoulder and elbow in the spinal cord injured patient. *Hand Clin* 4:211-221

675. Freehafer A A, Peckham P H, Keith M W, Mendelson L S 1988 The brachioradialis: anatomy, properties, and value for tendon transfer in the tetraplegic. *J Hand Surg (Am)* 13: 99-104

676. House J H, Shannon M A 1985 Restoration of strong grasp and lateral pinch in tetraplegia: a comparison of two methods of thumb control in each patient. *J Hand Surg (Am)* 10: 22-29

677. Rieser T V, Waters R L 1986 Long-term follow-up of the Moberg key grip procedure. *J Hand Surg (Am)* 11:724-728

678. Waters R, Moore K R, Graboff S R, Paris K 1985 Brachioradialis to flexor pollicis longus tendon transfer for active lateral pinch in the tetraplegic. *J Hand Surg (Am)* 10: 385-391

679. Waters R L, Stark L Z, Gubernick I, Bellman H, Barnes G 1990 Electromyographic analysis of brachioradialis to flexor pollicis longus tendon transfer in quadriplegia. *J Hand Surg (Am)* 15: 335-339

680. Hiersche D L, Waters R L 1985 Interphalangeal fixation of the thumb in Moberg's key grip procedure. *J Hand Surg (Am)* 10: 30-32

681. Colyer R A, Kappelman B 1981 Flexor pollicis longus tenodesis in tetraplegia at the sixth cervical level. A prospective evaluation of functional gain. *J Bone Joint Surg* (Am) 63: 376-379

682. Gansel J, Waters R, Gellman H 1990 Transfer of the pronator teres tendon to the tendons of the flexor digitorum profundus in tetraplegia. *J Bone Joint Surg (Am)* 72: 427-432

683. Mendelson L S, Peckham P H, Freehafer A A, Keith M W 1988 Intraoperative assessment of wrist extensor muscle force. *J Hand Surg (Am)* 13: 832-836

MÚSCULO E TENDÃO

684. Lister G 1985 Pitfalls and complications of flexor tendon surgery. *Hand Clin J:* 133-146

Deformidade em Corda de Arco

685. Doyle J R, Blythe W 1975 The finger flexor tendon sheath and pulleys: anatomy and reconstruction. Symposium on tendon surgery in the hand. A,405. Mosby, St Louis

686. Drape J L, Tardif-Chastenet de Gery S, Silberman Hoffman O, Chevrot A, Houvet P, Alnot J Y, Benacerraf R 1998 Closed ruptures of the flexor digitorum tendons: MRI evaluation. *Skeletal Radiol* 27(11): 617-624

687. Berner G, Rudisch A, Gabl M, Judmaier W, Springer P, Klauser A 1999 Diagnosis of digital flexor tendon annular pulley disruption: comparison of high frequency ultrasound and MRI. *Ultraschall Med* 20(4):131-136

688. Cresswell T R, Allot C, Auchincloss J M 1998 Colour Doppler ultrasound in the diagnosis, management and follow-up of a digital flexor pulley injury. *J Hand Surg (Br)* 23(5): 655-657

Lumbrical Plus

689. Parkes A 1971 The 'lumbrical plus' finger. *J Bone Joint Surg* 538:236-239

Indicações

690. Lister G D 1990 Flexor tendon. In: McCarthy J G (ed) *Plastic surgery.* W B Saunders, Philadelphia, pp 4516-4564

691. Strickland J W 1989 Flexor tendon surgery. Part 2: Free tendon grafts and tenolysis. *J Hand Surg (Br)* 14:368-382

692. Wilson R L 1985 Flexor tendon grafting. *Hand Clin* 1:97-107

693. Harvey F J, Chu G, Harvey P M 1983 Surgical availability of the plantaris tendon. *J Hand Surg (Am)* 8:243-247

Se o Reparo ou Enxerto de Tendão Foi Realizado

694. Allen B N, Frykman G K, Unsell R S, Wood V E 1987 Ruptured flexor tendon tenorrhaphies in zone II: repair and rehabilitation. *J Hand Surg (Am)* 12: 18-21

695. Strickland J W 1985 Flexor tenolysis. *Hand Clin* 1:121-132

696. Jupiter J B, Pess G M, Bour C J 1989 Results of flexor tendon tenolysis after replantation in the hand. *J Hand Surg (Am)* 14: 35-44

697. LaSalle W B, Strickland J W 1983 An evaluation of the two-stage flexor tendon reconstruction technique. *J Hand Surg (Am)* 8: 263-267

698. Hunter J M, Jaeger S H, Matsui T, Miyaji N 1983 The pseudosynovial sheath - its characteristics in a primate model. *J Hand Surg (Am)* 8: 461-470

699. Hunter) M 1983 Staged flexor tendon reconstruction. *J Hand Surg (Am)* 8: 789-793

700. Hunter J M 1985 Tendon salvage and the active tendon implant: a perspective. *Hand Clin 1:* 181-186

Reconstruindo o Flexor Longo do Polegar

701. Schneider L H, Wiltshire D 1983 Restoration of flexor pollicis longus function by flexor digitorum superficialis transfer. *J Hand Surg (Am)* 8:98-101

702. Posner M A 1983 Flexor superficialis tendon transfers to the thumb an alternative to the free tendon graft for treatment of chronic injuries within the digital sheath. *J Hand Surg* (Am) 8: 876-881

Reconstruindo as Polias Flexoras

703. Lister G D 1979 Reconstruction of pulleys employing extensor retinaculum. *J Hand Surg* 4: 461-464

704. Karev A 1984 The 'belt loop' technique for the reconstruction of the pulleys in the first stage of flexor tendon grafting. *J Hand Surg (Am)* 9: 923-924

705. Nishida J, Amadio P C, Bettinger P C, An K N 1998 Flexor tendon-pulley interaction after pulley reconstruction: a biomechanical study in a human model *in* vitro. *J Hand Surg (Am)* 23(4): 665-672

706. Khan K, Riaz M, Munson M 5, Brennen M D 1997 Early active mobilisation after second stage flexor tendon grafts. *J Hand Surg (Br)* 22(3): 372-374

Enxertos de Tendão Vascularizados

707. Morrison W A, Cleland H 1995 Vascularised flexor tendon grafts. *Ann Acad Med Singapore* 24: 26-31

Resultados

708. Strickland J W 1985 Results of flexor tendon surgery in zone II. *Hand Clin* 1: 167-179

709. Cunningham M W, Yousif N J, Matloub H S, Sanger J R *et al* 1985 Retardation of finger growth after injury to the flexor tendons. *J Hand Surg (Am)* 10: 115-117

Extensor

Indicações

710. Patel M R, Desai S S, Bassini-Lipson L 1986 Conservative management of chronic mallet finger. *J Hand Surg (Am)* 11: 570-573
711. Kleinman W B, Petersen D P 1984 Oblique retinacular ligament reconstruction for chronic mallet finger deformity. *J Hand Surg (Am)* 9: 399-404
712. Grundberg A B, Reagan D S 1987 Central slip tenotomy for chronic mallet finger deformity. *J Hand Surg (Am)* 12:545-547

Botoeira Crônica

713. Froehlich J A, Akelman E, Herndon J H 1988 Extensor tendon injuries at the proximal interphalangeal joint. *Hand Clin* 4: 25-37
714. Curtis R M, Reid R L, Provost J M 1983 A staged technique for the repair of the traumatic boutonniere deformity. *J Hand Surg (Am)* 8: 167-171

Perda de Extensor

715. Quaba A A, Elliot D, Sommerlad B C 1988 Long term hand function without long finger extensors: a clinical study. *J Hand Surg (Br)* 13: 66-7t
716. Schneider L H, Rosenstein R G 1983 Restoration of extensor pollicis longus function by tendon transfer. *Plastic Reconstr Surg* 71: 533-537

VASO

717. Welling R E, Cranley J J, Krause R J, Hafner C D 1981 Obliterative arterial disease of the upper extremity. *Arch Surg* 116: 1593-1596

História

Síndrome do Roubo da Subclávia

718. Heath R D 1972 The subclavian steal syndrome. Cause of symptoms in the arm. *J Bone Joint Surg 54A*: 1033-1039 737

Exame

Teste de Allen

719. Allen E V 1929 Thromboangitis obliterans: methods of diagnosis of chronic occlusive arterial lesions distal to the wrist with illustrative cases. *Am J Med Sci* 178:237-244
720. McGregor A D 1987 The Allen test - an investigation of its accuracy by fluorescein angiography. *J Hand Surg (Br)* 12: 82-85
721. Gelberman R H, Blasingame J P 1981 The timed Allen test. *J Trauma* 21: 477-479
722. Scavenius M, Fauner M, Walther-Larsen S, Buchwald C, Nielsen S L 1981 A quantitative Allen's test. *Hand* 13:318-320

Fluxímetro Doppler

723. DeBenedetto M R, Nappi J F, Ruff M E, Lubbers L M 1989 Doppler mapping in hypothenar syndrome: an alternative to angiography. *J Hand Surg (Am)* 14: 244-246

Diagnóstico

724. Ernst D, Harlow R, Strachan C, Chandler S 1978 The assessment of digital vessel disease by dynamic hand scanning. *Hand 10:* 217-225
725. Wilgis E, Jezic D, Stonesifer G, Classen J, Sekercan K 1974 The evaluation of small-vessel flow. *J Bone Joint Surg* 56A: 1199-1206
726. Kaman L A, Nunley J A, Goldner J L, Seaber A V, Urbaniak J R 1984 Isolated cold stress testing in the assessment of symptoms in the upper extremity: preliminary communication. *J Hand Surg (Am)* 9:305-313
727. Bendick P J, Mayer J R, Glover J L, Park H M 1979 A photoplethysmographic technique for detecting vascular compromise. *J Trauma* 19: 398-402
728. Smith D J Jr, Bendick P J, Madison S A 1984 Evaluation of vascular compromise in the injured extremity: a photoplethysmographic technique. *J Hand Surg (Am)* 9:314-319
729. Dowd G S E 1986 Predicting stump healing following amputation for peripheral vascular disease using the transcutaneous oxygen monitor. *Ann Roy Coll Surg* 68:31-35
730. Gross W, Louis D 1978 Doppler hemodynamic assessment of obscure symptomatology in the upper extremity. *J Hand Surg* 3: 467-473
731. Dooley T W, Welsh C F, Puckett C L 1989 Non-invasive assessment of microvessels with the duplex scanner. *J Hand Surg (Am)* 14: 670-673
732. Koman L A, Bond M G, Carter R E, Poehling G G 1985 Evaluation of upper extremity vasculature with high-resolution ultrasound. *J Hand Surg (Am)* 10: 249-255

Imagem

Oclusão Arterial Localizada

733. Koman L A, Urbaniak J R 1985 Ulnar artery thrombosis. *Hand Clin* 1:311-325
734. Kleinert H E, Volanitis G J 1965 Thrombosis of the palmar arterial arch and its tributaries: etiology and newer concepts in treatment. *J Trauma* 5:446-457
735. Kaman L A, Urbaniak J R 1981 Ulnar artery insufficiency: a guide to treatment. *J Hand Surg* 6: 16-24
736. Millender L, Nalebuff E, Dasdan E 1972 Aneurysms and thromboses of the ulnar artery in the hand. *Arch Surg* 105:686-690
737. Eguro H, Goldner J L 1973 Bilateral thrombosis of the ulnar arteries in the hands. *Plastic Reconstr Surg* 52:573-578
738. Coon J, Bergan J, Bell J 1970 Hypothenar hammer syndrome: Post-traumatic digital ischaemia. *Surgery* 68: 1122-1128
739. Carneirio R S, Mann R J 1979 Occlusion of the ulnar artery associated with an anomalous muscle: a case report. *J Hand Surg* 4: 412-414
740. Cho K 1978 Entrapment occlusion of the ulnar artery in the hand. *J Bone Joint Surg 60A*: 841-843

Distúrbios Arteriais Generalizados

741. Hirai M, Shinoya S 1979 Arterial obstruction of the upper limb in Buerger's disease: its incidence and primary lesion. *Br J Surg* 66: 124-129
742. Raynaud A G M 1862 *De l'asphyxie locale et de la gangrene symetrique des extremities.* Rignoux, Paris
743. Bolas P, Tripolitis A J, Kaklamanis P, Mandalaki T, Paracharalampous N 1979 Raynaud's phenomenon. Primary and secondary causes. *Arch Surg* 114: 1174-1177
744. Farmer R, Gifford R, Hines E 1961 Raynaud's disease with sclerodactylia. A follow-up study of seventy-one patients. *Circulation* 23: 13-15
745. Welsh C L 1980 The effect of vibration on digital blood flow. *Br J Surg* 67: 708-710
746. Teisinger J 1972 Vascular disease disorders resulting from vibrating tools. *J Med* 14: 129-133

Síndrome de Vibrações

747. Telford L E D, McCann M B, MacCormack D H 1949 Dead hand in users of vibrating tools. *Lancet i*: 359
748. Taylor W, Pelmear P L 1975 *Vibration white finger in industry.* Academic Press, San Diego, CA, pp 21-30
749. Blunt R J, Porter J M 1981 Raynaud syndrome. *Semin Arthrit Rheum* 10: 282-308
750. Lundborg G, Dahlin L B, Hansson H A, Kanje M, Necking L E 1990 Vibration exposure and peripheral nerve fiber damage. *J Hand Surg (Am)* 15: 346-351
751. Brammer A J, Piercy J E, Auger P L, Nohara S 1987 Tactile perception in hands occupationally exposed to vibration. *J Hand Surg (Am)* 12: 870-875
752. Pike J, Arons M 5 1990 Vibration syndrome: a new test and rating system for disability compensation. *Con Ortho* 20: 303-308

Distúrbio de Trauma Cumulativo

753. Hansford T, Bood H, Kent B, Lutz G 1986 Blood flow changes at the wrist in manual workers after preventive interventions. *J Hand Surg (Am)* 11:503-508

Indicações

754. Mosely L H, Finseth F 1977 Cigarette smoking: impairment of digital blood flaw and wound healing in the hand. *Hand* 9: 97-100

Enxertos de Veia

755. Guzman-Stein G, Schubert W, Najarian D W, Press B H, Cunningham B L 1989 Composite in situ vein bypass for upper extremity re-vascularization. *Plastic Reconstr Surg* 83: 533-536
756. Given K S, Puckett C L, Kleinert H E 1978 Ulnar artery thrombosis. *Plastic Reconstr Surg* 61 : 405-411

Microangioscopia

757. Rattler P D, Meystrik R, Puckett C L 1990 Microvascular angioscopy. *Plastic Reconstr Surg* 85: 397-403

Biofeedback

758. Brown F E, Jobe J B, Hamlet M, Rubright A 1986 Induced vasodilatation in the treatment of posttraumatic digital cold intolerance. *J Hand Surg (Am)* 11: 382-387

Simpatectomia Digital

759. Wilgis E F 1985 Digital sympathectomy for vascular insufficiency. *Hand Clin* 1: 361-367
760. Flatt A E 1980 Digital artery sympathectomy. *J Hand Surg* 5: 550-556
761. Morgan R F, Reisman N R, Wilgis E F 1983 Anatomic localization of sympathetic nerves in the hand. *J Hand Surg (Am)* B: 283-288
762. Morgan R F, Wilgis E F 1986 Thermal changes in a rabbit ear model after sympathectomy. *J Hand Surg (Am)* 11: 120-124
763. Arnulf G 1976 Physiological basis of sympathetic surgery for the upper limb in Raynaud's diseases. *J Cardiovasc Surg* 17: 354-357
764. Kirtley J A, Riddell D H, Stoney W S, Wright J K 1967 Cervicothoracic sympathectomy in neurovascular abnormalities of the upper extremity. *Ann Surg* 165:869-879

TRANSPLANTE DE MÃO

765. Lee W P, Mathes D W 1999 Hand transplantation: pertinent data and future outlook. *J Hand Surg (Am)* 24:906-913

766. Tamai S 1999 Reflections on human hand allografts. *J Orthop Sci* 4: 325-327

767. Dubernard J M, Owen E, Herzberg G, Lanzetta M, Martin X, Kapila H, Dawahra M, Hakim N S 1999 Human hand allograft: report on first 6 months. *Lancet* 353:1315-1320

768. Dubernard J M, Owen E, Herzberg G, Martin X et al 1999 The first transplantation of a hand in humans. Early result. *Chirurgie* 124(4): 358-365

769. Rossini A A, Greiner D L, Mordes J P 1999 Induction of immunologic tolerance for transplantation. *Physiol Rev* 79:99-141

770. Jordan S C, Rosenthal P, Makowka L 1993 Immunosuppression in organ transplantation. *Semin Pediatr Surg* 2: 206-207

771. Fung J J, Starzl T E 1995 FK506 in solid organ transplantation. *Ther Drug Monit 17*: 592-595

772. Gummert J F, Ikonen T, Morris R E 1999 Newer immunosuppressive drugs: a review. *J Am Soc Nephrol* 10:1366-1380

773. Chan G L, Gruber S A, Skjei K L, Canafax D M 1990 Principles of immunosuppression. *Crit Care Clin* 6:841-892

774. Weber M, Deng S, Olthoff K, Naji A, Barker C F, Shaked A, Brayman K L 1998 Organ transplantation in the twenty-first century. *Urol Clin North Am* 25: 51-61

775. Daniel R K, Egerszegi E P, Samulack D D, Skanes S E, Dykes R W, Rennie W R 1986 Tissue transplants in primates for upper extremity reconstruction: a preliminary report. *J Hand Surg (Am)* 11: 1-8

776. Hovius S E, Stevens H P, van Nierop P W, Rating W, van Strik R, van der Meulen J C 1992 Allogeneic transplantation of the radial side of the hand in the rhesus monkey: I. Technical aspects. *Plastic Reconstr Surg* 89: 700-709

777. van den Heider T B, Benhaim P, Anthony J P, McCalmont T H, Mathes S J 1994 Efficacy of RS-61443 in reversing acute rejection in a rat model of hindlimb allotransplantation. *Transplantation 57*: 427-433

778. Min Z, Jones N F 1995 Limb transplantation in rats: immunosuppression with FK-506 *J Hand Surg (Am)* 20: 77-87

779. Lee W P, Pan Y C, Kesmarky S, Randolph M A, Fiala T S, Amarante M T, Weiland A J, Yaremchuk M J 1995 Experimental orthotopic transplantation of vascularised skeletal allografts: functional assessment and long-term survival. *Plastic Reconstr Surg* 95:336-349

Capítulo 3 Compressão

PATOGÊNESE DA COMPRESSÃO

A patogênese da compressão dos nervos periféricos é variada:

1. *Anatômica*. Em certas áreas, os nervos atravessam ambientes inflexíveis, como no túnel do carpo e sob a arcada de Frohse.
2. *Postural*. Muitas ocupações ou recreações requerem movimentos repetitivos[1-4]. Se estes são feitos em uma postura que aumenta a compressão do nervo periférico, sintomas podem se desenvolver. Exemplos de tais posições são:
   (a) o punho fletido que aumenta a compressão do túnel do carpo, especialmente se peso é erguido nesta postura;
   (b) pronação do antebraço com o cotovelo estendido e movimento do punho fletido que comprime o nervo radial em seu 'túnel' no cotovelo.
3. *Desenvolvente*. Estruturas anômalas podem encher demais um compartimento apertado ou podem colocar um nervo em extensão, como acontece na presença de uma costela cervical ou seu ângulo fibroso.
4. *Inflamatório*. Sinovite é a causa mais comum da compressão do nervo no túnel do carpo. Normalmente inespecífica, o tamanho aumentado da sinóvia inflamada não pode ser acomodado pelo túnel inexpansível e ocorre a compressão do nervo mediano. A sinovite específica da doença reumatóide causa uma incidência mais alta de compressão do nervo entre aqueles com essa doença do que na população geral.
5. *Traumática*. A síndrome do túnel do carpo aguda, requerendo liberação urgente, pode complicar qualquer lesão da mão em que um edema significativo acontece. A compressão do nervo tardia pode resultar de trauma, como na paralisia ulnar tardia, após fratura supracondilar do úmero.
6. *Pós-cirúrgica*. A síndrome do túnel do carpo subaguda pode acontecer, especialmente após a liberação da contratura de Dupuytren. Tende a acontecer em pacientes com mãos intumescidas. Freqüentemente não é reconhecida, e conduz a descompressão tardia e a recuperação mais lenta. Pode ser devida a edema pós-operatório ou conseqüência de distrofia simpática reflexa.
7. *Metabólica*. Alterações na distribuição de fluidos podem precipitar ou exacerbar a compressão do nervo. Isto é especialmente comum na síndrome do túnel do carpo, em que o entorpecimento noturno característico é em parte devido à circulação periférica aumentada que acontece durante o sono. A síndrome é mais prevalente em mulheres e é freqüentemente mais problemática na fase pré-menstrual e durante a gravidez, quando a retenção hídrica acontece. Certos distúrbios endócrinos, por um distúrbio no equilíbrio hídrico, mostram uma incidência aumentada da síndrome de compressão do nervo. Assim, a síndrome do túnel do carpo em particular é mais comum em mixedema[5] e diabetes[6].
8. *Edemas*, tomando um espaço já superpovoado, podem produzir a síndrome da compressão.
9. *Iatrogênica*. A compressão aguda pode ser infligida em nervos durante procedimentos cirúrgicos. Tal lesão acontece mais comumente no nervo radial, que viaja na maior parte de seu curso próximo ao osso. É então mesmo vulnerável durante a fixação interna de fraturas do úmero e rádio. O cirurgião tem que identificá-lo e preservá-lo zelosamente ao aplicar placas no osso. A compressão dos nervos periféricos também pode acontecer por mau posicionamento do paciente anestesiado. Uma vez mais o nervo radial no sulco espiral está mais em risco, embora o nervo axilar e nervo ulnar acima do cotovelo[7,8] tenham sido lesados por este meio.

Quando sujeito à compressão constante, um nervo torna-se estreitado. Isto comumente é observado no curso do alívio de uma síndrome do túnel do carpo (Fig. 3.1). Se o estreitamento esteve presente durante algum tempo, acontece fibrose no epineuro e entre os próprios fascículos[9]. Em tais circunstâncias, a compressão por fibrose pode persistir mesmo após a liberação da força compressora original. Curtis demonstrou o valor de dividir o epineuro para melhorar os resultados da liberação do túnel do carpo[10]. Embora ele também tenha recomendado neurólise interna, isto é atualmente considerado sem valor[11].

Se a força compressiva é aplicada com intermitência, como na síndrome do túnel radial, uma constrição no próprio nervo é muito menos provável. Assim, a confirmação do diagnóstico no momento da cirurgia é menos convincente, e raramente há qualquer necessidade de executar uma neurólise interna.

A síndrome do 'duplo esmagamento'[12] surge quando um nervo é comprimido em mais de um nível. A compressão secundária ou subseqüente do nervo acontece mais prontamente[13], e liberação de um sem o outro compreensivelmente menos provavelmente dará alívio [6,13].

História

Quando um pacientes apresenta dor ou disestesia ele deve ser questionado, em relação a cada um, em relação ao local, irradiação, duração, flutuação e periodicidade, natureza

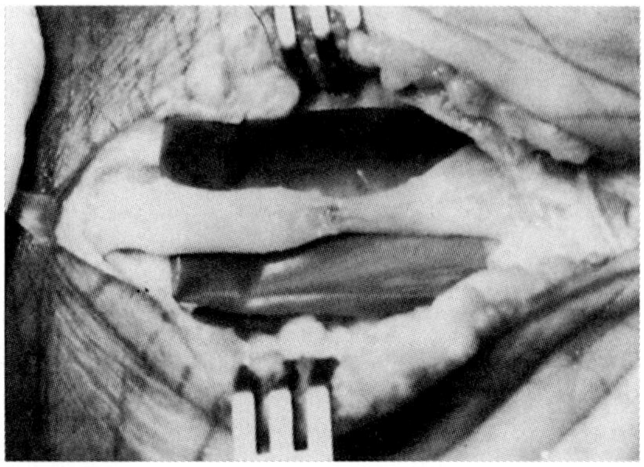

A

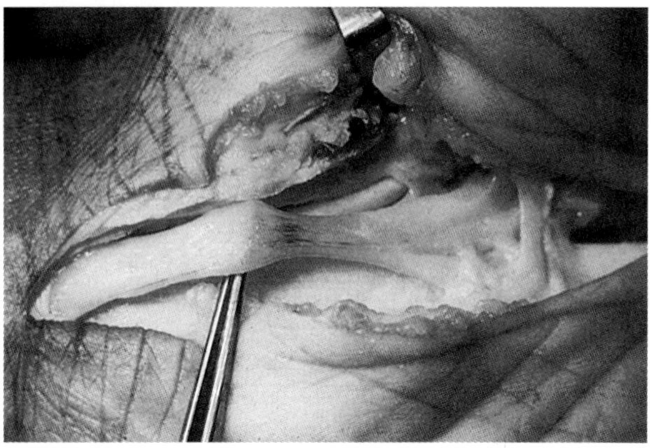

B

Fig. 3.1 A, B. Este nervo mediano foi sujeitado à compressão no túnel do carpo e foi mostrado estreitamento do nervo e hiperemia da seção estreita.

e tempo de início, e fatores que provocam ou aliviam os sintomas. Ele pode ser incapaz de dar respostas precisas.

É então útil pedir-lhe para registrar os detalhes durante um ataque e relatá-los na próxima consulta. Por exemplo, pacientes podem afirmar que um entorpecimento envolve todos os dígitos, mas a observação revela que apenas aqueles inervados pelo nervo mediano são afetados.

Outros sintomas e uma história médica geral devem ser registrados, e uma descrição da ocupação obtida. Deve ser prestada atenção particular a qualquer história familiar de diabetes, a sintomas sugestivos de outros distúrbios endócrinos e a posturas profissionais ou manobras repetitivas. Se um exame físico completo foi executado em recente passado, um relatório deve ser obtido.

Sintomas e Sinais

A compressão dos nervos periféricos produz de maneira previsível um ou mais de quatro efeitos: dor, perturbação sensorial, perda motora, alteração eletrofisiológica.

A *dor* da compressão do nervo pode ser localizada no local da compressão, mas comumente se irradia distalmente e proximalmente. A irradiação distal é facilmente compreendida e o conhecimento da distribuição de, por exemplo, uma raiz cervical é necessário para localizar o local da compressão. A irradiação proximal é mais difícil de entender e pode representar uma neurite generalizada, resultante da compressão distal ou dor referida a uma área que tem uma origem de raiz cervical comum com o nervo comprimido. A dor acontece na compressão de nervos puramente motores, como na síndrome do túnel radial. Isto provavelmente é devido ao fato que o nervo não é completamente eferente em fluxo, tendo fibras aferentes de músculos e articulações.

O *distúrbio sensorial* em síndromes da compressão leva a uma forma de entorpecimento intermitente *inicialmente*, e *formigamento* ou *parestesia*. Estes invariavelmente estão dentro da distribuição sensorial exata do nervo comprimido, embora não necessariamente ao longo dele. Qualquer extensão indisputável além dos limites dessa distribuição deve fazer o examinador se precaver. Ele pode estar lidando com uma distribuição anômala, compressão de mais de um nervo, ou, provavelmente, compressão localizada mais proximalmente do que inicialmente suspeitado. Em geral, o envolvimento de áreas-chave inervadas por ramos sensoriais surgindo proximais a um local de compressão indica compressão mais proximal (veja abaixo, disestesia). Por exemplo, sintomas do nervo ulnar envolvendo o ramo dorsal do nervo ulnar excluem compressão no canal de Guyon.

Embora no princípio presente apenas periodicamente, o entorpecimento logo fica constante. Dependendo do nervo envolvido, isto pode ser um incômodo ou uma incapacidade distinta. A perda de sensibilidade na distribuição do nervo mediano causa incoordenação na manipulação delicada, e esta pode ser a queixa principal ou única do paciente. Muito disto pode ser relacionado à perda da sensibilidade de posição da articulação.

O exame em todas as fases revela alguma alteração na sensibilidade. Este não é feito com anestesia ou analgesia. A discriminação de dois pontos, suor e mesmo a gnosia tátil comumente estão todos intactos. O paciente declara isso simplesmente ao toque leve ou no teste de carretilha que 'sente diferente' de outras áreas normais – a chamada *disestesia*. Segue que a área sob exame deve ser comparada repetidamente com outras áreas de sensibilidade normal semelhante na mesma e na outra mão. Os limites de disestesia devem ser marcados. Deve ser prestada atenção especial a áreas-chave, como o 'triângulo palmar' na compressão do nervo mediano e o dorso da mão na compressão do nervo ulnar.

O *sinal de Tinel* aparece freqüentemente no local da compressão ou um pouco proximal a ela, produzindo parestesia que irradia na distribuição sensorial do nervo.

A *sensibilidade* pode estar presente especialmente ao longo do curso do nervo quando a dor for o sintoma principal. Esta pode ser revelada por palpação direta ou pela compressão indireta produzida por músculos em tensão ou pelo posicionamento das articulações de modo a aumentar a compressão no nervo.

A *perda motora* na compressão do nervo, distinta daquela após secção do nervo, é uma incapacidade insidiosamente progressiva, da qual o paciente pode não estar consciente. A *caquexia muscular* pode ser bastante avançada, mas não notada pelo olho destreinado do paciente. *Alterações posturais*, como o desenvolvimento de uma mão em garra ou dedo mínimo

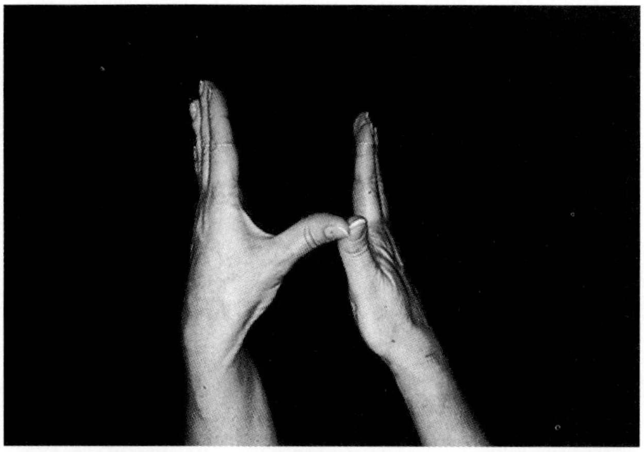

Fig. 3.2. A fraqueza em um músculo às vezes pode ser demonstrada pressionando-o contra sua contraparte normal na outra mão. Aqui, a fraqueza do abdutor curto do polegar na síndrome do túnel do carpo é demonstrada claramente quando o paciente tenta manter ambos os dedos polegares em abdução palmar enquanto empurra um contra o outro.

abduzido na compressão do nervo ulnar, pode ser a primeira característica que chama a atenção ou pode haver *fraqueza* e *incoordenação* em certos movimentos. A fraqueza é freqüentemente leve e detectável apenas através de comparação cuidadosa com a outra mão, supostamente normal. Em certos exemplos, é possível pressionar um músculo diretamente contra sua contraparte, como com o abdutor curto do polegar de cada mão (Fig. 3.2).

A *atividade elétrica* pode estar alterada nas síndromes da compressão de nervo, com uma redução na velocidade de condução do nervo ao longo da área de compressão. Isto é exemplificado pelo aumento na latência motora ou sensorial distal encontrada freqüentemente na síndrome do túnel do carpo. Porém, apenas um achado positivo de redução da velocidade de condução do nervo é de valor. A condução ininterrupta em todas menos uma porcentagem pequena de fibras dará velocidades normais de condução ao nervo como um todo. Além disso, naquelas síndromes em que a compressão é intermitente (como no túnel radial), os tempos de condução do nervo são freqüentemente normais. Assim, um estudo elétrico normal não exclui uma síndrome de compressão, enquanto um estudo anormal confirma os resultados clínicos. Tais estudos são freqüentemente de maior valor na localização do local da compressão.

Foram feitas várias tentativas para a análise quantitativa da sensibilidade, incluindo a vibrometria digital[14-16], o dispositivo sensorial sensível à pressão descrito por Dellon[17] e o teste de limiar sensorial[18] assim como técnicas para documentar quantitativamente o suor.[19] A RM cada vez mais tem mostrado-se útil na avaliação de lesões com efeito de massa que causam compressão do nervo[20-22].

NERVO MEDIANO (FIG. 3.I)

SÍNDROME DO TÚNEL DO CARPO

O túnel do carpo é um canal ósseo com margens que podem ser palpadas (Fig. 3.3).

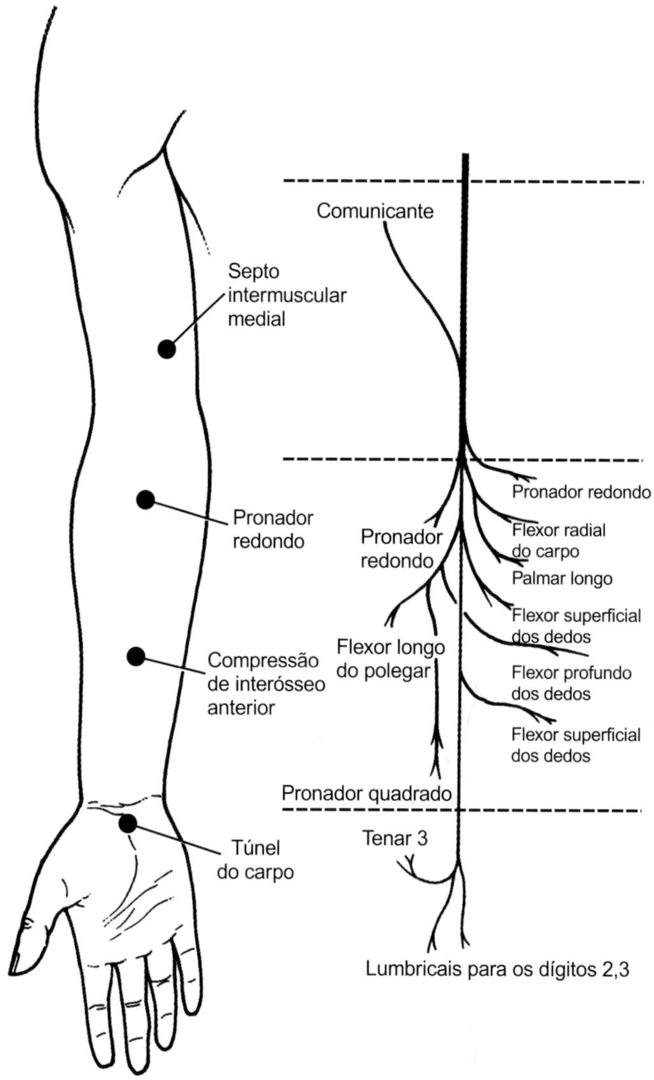

Fig. 3.I. Locais da compressão do nervo mediano no membro superior.

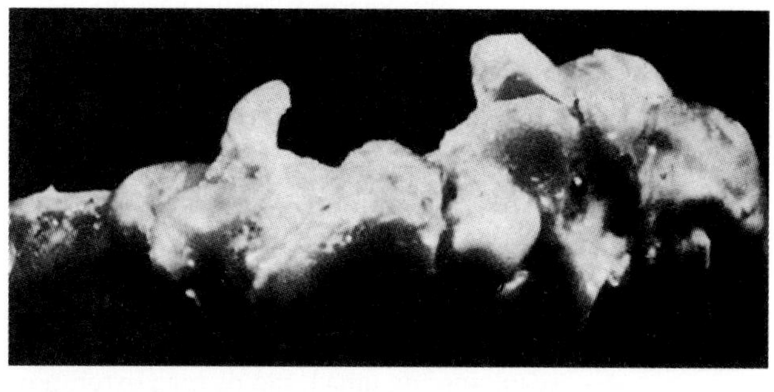

Fig. 3.3. A visão do túnel do carpo liberado em uma dissecação do esqueleto. O pisiforme foi removido à esquerda da fotografia, revelando o gancho do hamato, que forma o limite ulnar, enquanto à direita da fotografia o tubérculo do escafóide e a crista do trapezóide são vistos claramente formando a borda radial. (Reproduzido de Johnson M K, Cohen M J 1975, *The hand atlas*. Charles Thomas, Springfield, com permissão dos autores e do editor.)

O *tubérculo escafóide* é a proeminência óssea na base da eminência tenar, um pouco distal à prega do punho distal.

O tendão flexor radial do carpo parece prender-se a essa proeminência quando fica palpável fletindo o punho contraresistência – na realidade ele passa sobre o tubérculo e em um sulco sob a *crista do trapezóide*, que está localizado imediatamente adjacente e distal. Estes dois ossos formam o limite radial do túnel do carpo.

O *pisiforme* é facilmente palpável na extremidade ulnar da área estreita entre as duas pregas do punho. O flexor ulnar do carpo prende-se ao pisiforme, obtendo ganho adicional pelos ligamentos piso-hamato e pisometacarpianos, que inserem-se respectivamente no gancho do hamato e na base do quinto metacarpiano.

O *gancho do hamato*, com o pisiforme, forma a margem ulnar do túnel. Mais difícil de palpar, o gancho do hamato está localizado 2 cm distal e ligeiramente radial ao pisiforme sob a prega de pele interrompida que demarca a eminência hipotenar. Sobre o gancho, o ramo motor do nervo ulnar pode ser tocado pelo dedo examinador.

O *retináculo flexor* que constitui o teto do túnel é uma folha espessa, rígida, fibrosa que prende-se a seus limites ósseos. Em espessura pode medir 1 cm ou mais. Uma parte menos significativa do retináculo passa superficialmente para misturar-se à fáscia hipotenar. Às vezes chamado *ligamento carpal volar*, este é o teto do *canal de Guyon*, pelo qual a artéria e o nervo ulnar passam, radiais ao pisiforme, mas ulnares ao gancho do hamato.

Dez estruturas atravessam o túnel do carpo – o nervo mediano, o flexor longo do polegar e os oito tendões flexores para os quatro dedos. Muitas variações na anatomia e no curso do nervo mediano, especialmente de seu ramo motor, têm sido relatadas[23-27], embora a incidência relatada de tais variações difira amplamente.[28] Os tendões são envolvidos pela sinóvia das bolsas radial e ulnar. Qualquer aumento volumétrico desta sinóvia comprimirá o nervo mediano[29].

Outras causas menos comuns de compressão do nervo mediano no túnel do carpo incluem:

- Embrionária — Artéria mediana persistente[30,,31](Fig. 3.4)
  Ventres musculares superficiais[37] ou lumbricais incomumente extensos[32-36] (Fig. 3.5)
  Músculos anômalos[38] dos quais o *palmar invertido*[39-42] e o *palmar profundo*[43-45] são os mais comuns
- Trauma[46] — Os efeitos do trauma podem ser diretos, como em fraturas de osso do carpo ou deslocamento carpometacarpiano (Fig. 3.6), ou indiretos devido a edema, que é resultante de uma lesão da mão extensa ou queimadura[47]
- Massas — Gânglio[48], fibroma[49], aneurisma da artéria[50] mediana, ou lipoma
- Inflamatória — Doença Reumatóide, gota, tuberculose[51-53], gonorréia[54], escleroderma[55] e amiloidose[56]
- Metabólica — Deficiência de piridoxina[57] e outros desequilíbrios endócrinos, o mais comum dos quais a gravidez, neuropatia periférica[58], distúrbios de armazenamento de mucopolissacarídeos[59]

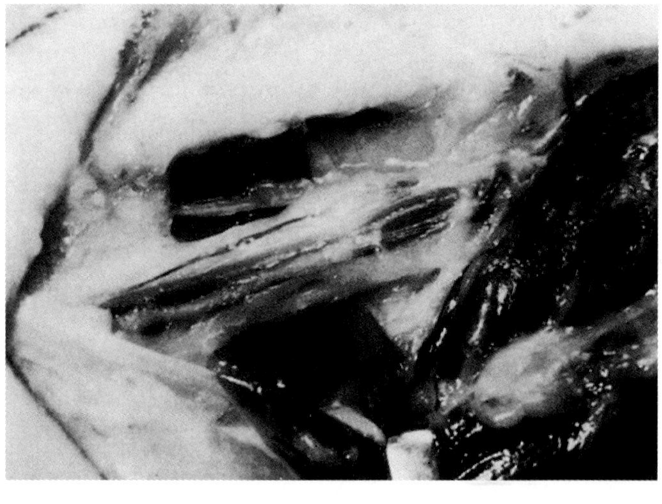

Fig. 3.4. Aqui uma artéria mediana persistente é vista na superfície do nervo mediano. O fluxo foi diminuído pela compressão contra o retináculo.

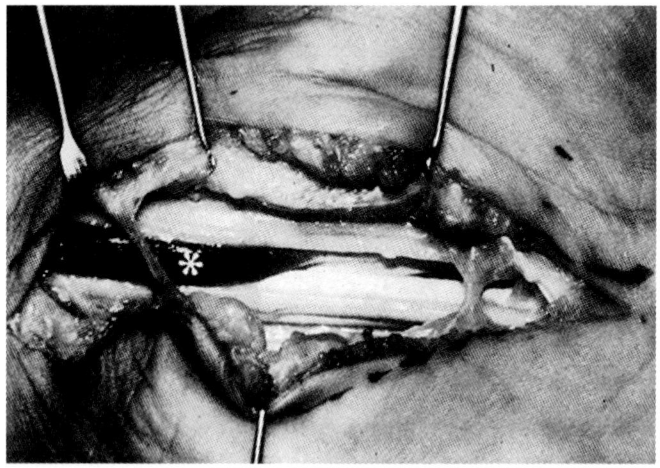

Fig. 3.5. O ventre do superficial para o dedo médio é indevidamente longo e produziu compressão no túnel do carpo.

Sintomas

Entorpecimento é a queixa mais freqüente. Localizado na distribuição do nervo mediano, os dígitos freqüentemente envolvidos são o médio e indicador. Inicialmente, o entorpecimento é intermitente. O momento inicial é caracteristicamente nas primeiras horas da manhã, induzida pela flexão aguda do punho da posição 'fetal' do sono, por distribuição hídrica alterada na posição deitada, e por fluxo de sangue noturno aumentado para o membro. Por razões obscuras, os sintomas são aliviados freqüentemente colocando o membro em posição pendente. A síndrome do túnel do carpo pode ser provocada trabalhando com o punho fletido, dirigindo ou lendo um jornal.

A *dor* no membro superior pode ser devida à compressão do nervo mediano no túnel do carpo. Esta causa pode passar despercebida, particularmente se a dor é no braço sobre o túnel. O desconforto devido à síndrome do túnel do carpo pode estar presente *até em locais mais distantes como o ombro*[60].

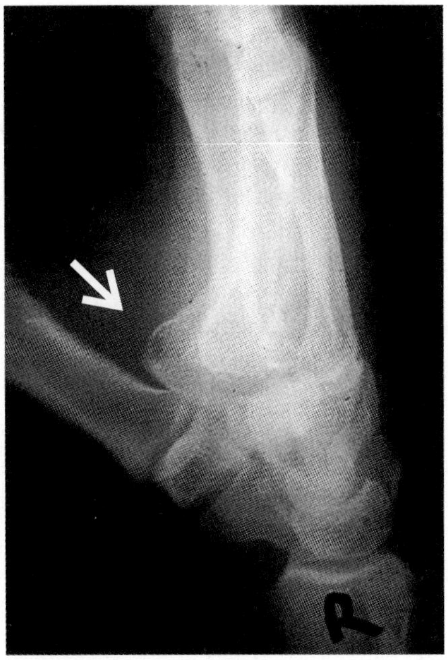

Fig. 3.6. Um deslocamento carpometacarpiano anterior pode produzir pressão no túnel do carpo, que resulta em compressão aguda do nervo mediano.

A *incoordenação* pode ser devida à perda de sensibilidade, perda do senso de posição da articulação, ou à fraqueza na musculatura tenar.

Exame

A *caquexia muscular* é mais bem detectada por comparação com a outra mão, vendo a eminência tenar em perfil (Fig. 3.7). Raramente pode afetar apenas parte do abdutor curto do polegar, em cujo caso pode ser menos pronunciada.

O *distúrbio sensorial* é mapeado usando o toque leve ou, mais diligentemente, usando uma carretilha (Fig. 3.8). A perda de sensibilidade comumente não é tão avançada de modo a causar uma diferença detectável na discriminação de dois pontos[61]. Segue que o suor está freqüentemente presente, em cujo caso aqueles testes sensoriais baseados em sua ausência não são aplicáveis. Ao executar o exame, deve ser feita a comparação repetida com dígitos inervados pelo ulnar e com aqueles da outra mão. A disestesia freqüentemente não envolve toda a distribuição do nervo mediano, mas isto não lança dúvida sobre o diagnóstico. Porém, atenção particular deve ser prestada ao 'triângulo palmar' (pág. 13). Se a sensibilidade é diminuída na área inervada pelo nervo cutâneo palmar, um diagnóstico de compressão do túnel do carpo deve ser feito com reservas e com o conhecimento de que ele só é sustentável se:

- o 'triângulo palmar' não é servido pelo nervo cutâneo palmar, ou
- o nervo cutâneo palmar não surge cerca de 6 cm proximal ao retináculo e passa superficial a ele como normalmente é o caso, mas se origina, como tem sido descrito, profundo a ele, perfurando o retináculo para servir o triângulo palmar (Fig. 3.9).

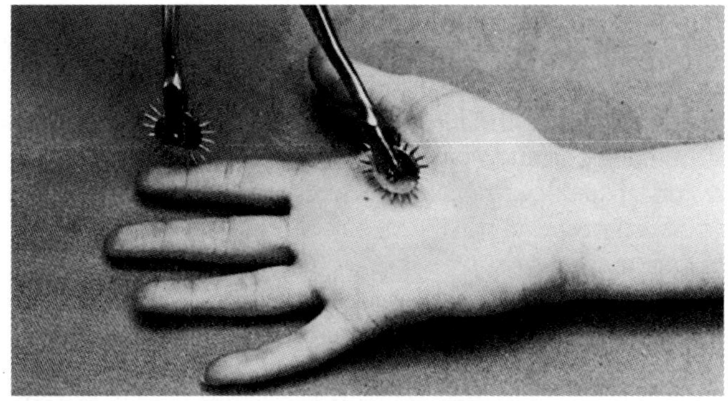

Fig. 3.8. À medida que a carretilha é passada do dedo indicador para a palma, passa da área de inervação absoluta pelo nervo mediano àquela inervada pelo palmar cutâneo. Na síndrome do túnel do carpo, então, uma alteração acontecerá em algum ponto entre estas duas áreas.

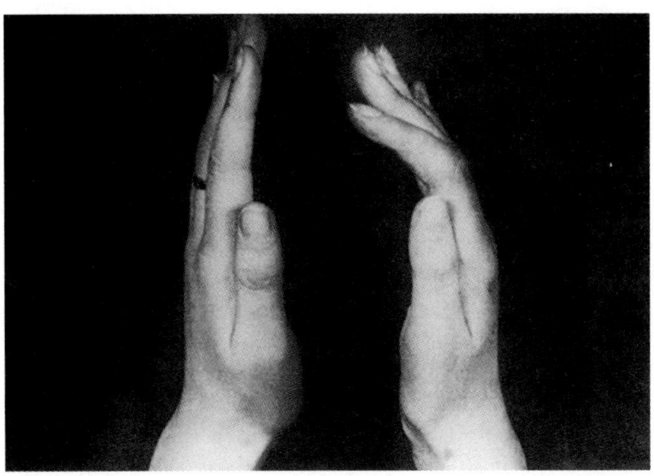

Fig. 3.7. A caquexia tenar pode ser mais bem demonstrada comparando-a com a mão normal.

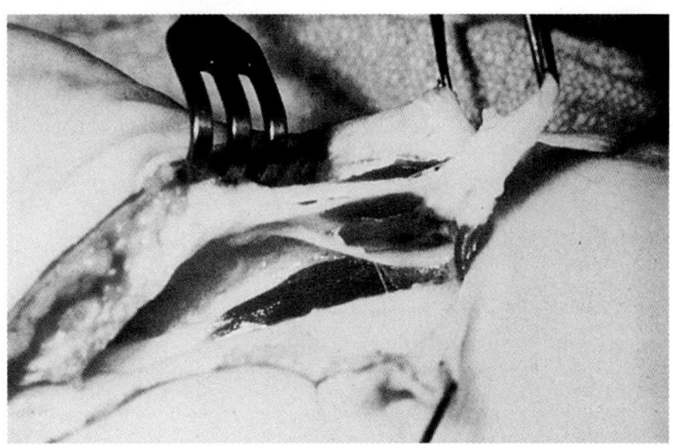

Fig. 3.9. O ramo cutâneo palmar do nervo mediano pode ser visto neste caso surgindo um pouco proximal ao túnel do carpo e atravessando o retináculo. Este paciente em particular mostrou evidência de perda sensorial na distribuição do nervo cutâneo palmar.

A distribuição do nervo cutâneo palmar não está estritamente limitada ao triângulo palmar, como Erik Moberg foi rápido a mostrar para o autor depois da primeira edição deste livro. Usando a carretilha da zona mediana autônoma no dedo indicador e correndo para a palma, pode acontecer alteração tão distal quanto a prega digital mediana. Isto *pode* ser devido à pele mais espessa no dígito, e a alteração deve ser comparada com a mão oposta.

Também podem ser descobertas alterações na distribuição do nervo ulnar em até um terço dos casos de síndrome do túnel do carpo.[62]

O *sinal de Tinel* é detectado na maioria dos pacientes com síndrome do túnel do carpo. Batendo com o dedo fletido ou com um martelo de tendão sobre o curso do nervo no retináculo, ou mais comumente um pouco proximal a ele, há a produção de parestesias que irradiam na distribuição do nervo mediano (Fig. 3.10).

O editor não se convenceu do valor deste teste na síndrome do túnel do carpo. Porém, ele descobriu que a pressão sobre o nervo mediano pode produzir formigamento imediato em tais pacientes.

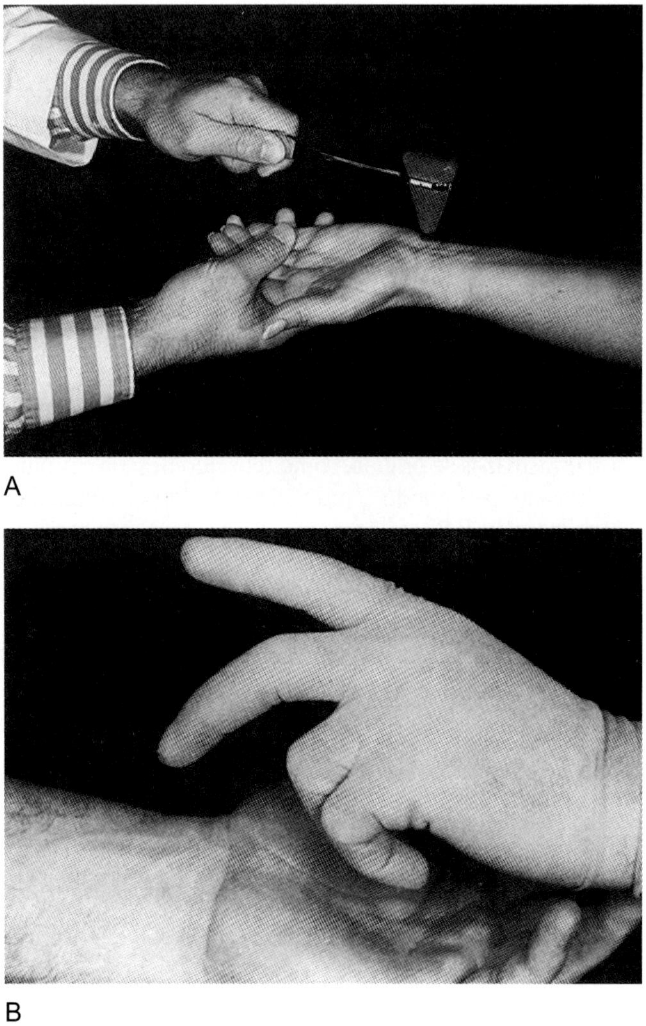

A

B

Fig. 3.10. O sinal de Tinel muito freqüentemente é extraído em síndrome do túnel do carpo apenas proximal ao túnel. A percussão ou pode ser executada com um martelo de tendão ou com o dedo médio fletido como em percutir o tórax.

O *teste de Phalen*[63-65] aumenta a compressão no nervo mediano ao colocar o punho em flexão aguda, especialmente em pacientes com a síndrome do túnel do carpo [66]. Isto é obtido pondo o dorso de uma mão contra o da outra, com os dedos pendentes e baixando os cotovelos até onde possível, enquanto se mantém aquele contato. Ao testar ambas as mãos simultaneamente a normal age de modo a controlar a mão afetada. Porém, ambas as mãos podem estar envolvidas, com o conhecimento do paciente ou subclinicamente. Portanto um teste de Phalen cronometrado é mais útil, e qualquer início de entorpecimento em menos de 1 minuto é considerado diagnóstico da compressão do túnel do carpo (Fig. 3.11). O paciente pode evitar fletir o punho completamente (como visto com a mão esquerda na Fig. 3.11A), sabendo de experiência que é incômodo. Por isto, o teste de Phalen provavelmente pode ser executado mais eficazmente pelo examinador. O punho é fletido completamente, com o antebraço supinado e então mantido naquela posição, segurando o polegar palmar abduzido em direção ao punho. Em pacientes em que não pode ser fletido o punho, pressionar sobre o nervo mediano imediatamente sobre o túnel do carpo provar-se-á igualmente eficaz no diagnóstico.[67]

O *teste de Phalen invertido* é executado colocando as palmas das mãos juntamente e elevando os cotovelos tão alto quanto possível. Ocasionalmente, quando o teste de Phalen for negativo, o teste inverso é positivo, produzindo entorpecimento e formigamento na distribuição do nervo mediano colocando o nervo em extensão (Fig. 3.12).

O *abdutor curto do polegar* deve ser testado. Com a mão plana sobre a mesa, a palma para cima, deve-se pedir ao paciente que toque com o polegar o dedo do examinador mantido sobre a mão. A força é testada, com o paciente tendo que resistir à pressão descendente. Perda motora desproporcionada pode indicar um ramo motor que atravessa o teto do túnel do carpo por uma abertura separada, que requer liberação separada.

O diagnóstico de síndrome carpal na maioria dos casos será feito com confiabilidade com base no exame anterior. Naqueles onde a dúvida permanece, a *eletromiografia* deve ser executada. A prolongação da latência motora distal além de 4 ms confirmará a presença da compressão do nervo mediano. Tal aumento na latência motora distal é encontrado em aproximadamente dois terços dos pacientes com encarceramento do nervo mediano subseqüentemente confirmado[68]. Um resultado normal portanto não exclui o diagnóstico[69,70]. Foi relatado que estudos ortodrômicos de condução nervosa sensorial são um indicador mais sensível da compressão, com 85-95% dos casos cirurgicamente confirmados, mostrando prolongamento da latência sensorial distal além de 3,5 ms, que é o limite superior da normalidade (pág. 229). Estudos de condução nervosa não apenas são de valor para estabelecer o diagnóstico, mas para determinar o grau da compressão que é relevante para o tempo de recuperação projetado.

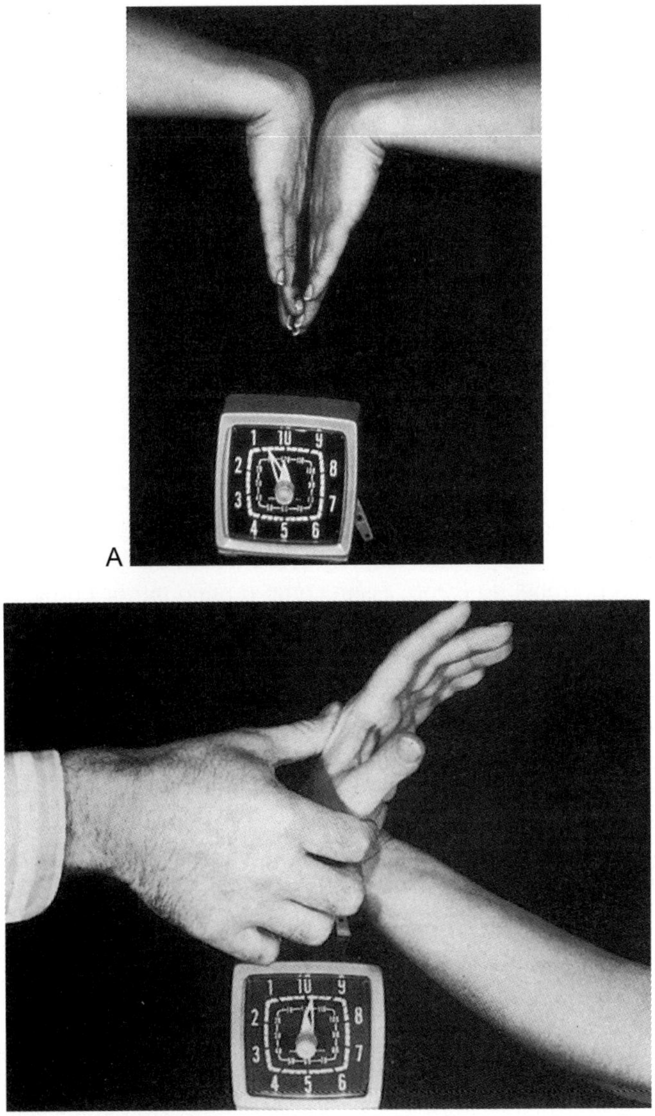

A

B

Fig. 3.11 A. O teste de Phalen é executado com o paciente colocando o dorso das mãos contra o outro e fletindo os punhos completamente. O desenvolvimento de parestesias na distribuição do nervo mediano é evidência da compressão do nervo mediano no túnel do carpo. **B.** O teste também pode ser executado pelo examinador, fletindo o punho do paciente na posição mostrada em **A.** O teste deve ser cronometrado, já que quanto mais rápido o início das parestesias, mais definido o diagnóstico.

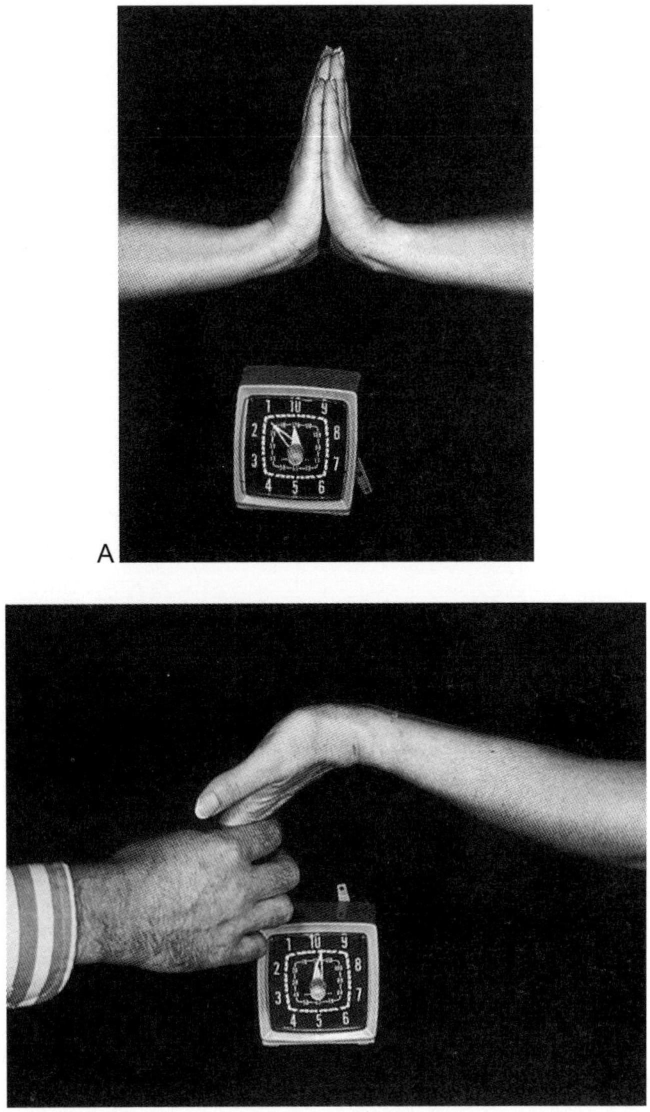

A

B

Fig. 3.12. Ocasionalmente, a posição invertida, com as palmas juntas, e o punho dorsifletido podem produzir parestesias, quando o teste de Phalen ortodoxo falhou em fazer isso.

Todos os pacientes com síndrome do túnel do carpo devem ter as causas sistêmicas prováveis eliminadas por exames de laboratório básicos. Estes incluem:

- taxa de sedimentação – se elevada, esta deve ser seguida com testes mais sofisticados para doença reumatóide e distúrbios do colágeno;
- glicemia;
- ácido úrico sérico;
- estimativas de hormônio estimulante tireóide (TSH).

Exame Radiológico

Devem ser feitas incidências padrão e especiais da mão, porque elas podem revelar uma lesão radiopaca insuspeita produzindo pressão no túnel do carpo. A incidência do túnel do carpo especializada é muito útil neste caso (Fig. 3.13) [71].

Indicações

O *manejo conservador* é indicado em todos os pacientes que têm problemas apenas intermitentes. Embora diuréticos, piridoxina[72] ou os agentes antiinflamatórios possam ser úteis, este normalmente consiste em *infiltração e imobilização*[73]. O túnel é infiltrado com 0,5 ml de anestésico local e 0,5 ml de esteróide solúvel em um ponto médio entre o pisiforme e o tubérculo escafóide e 1 cm distal, usando uma agulha curta

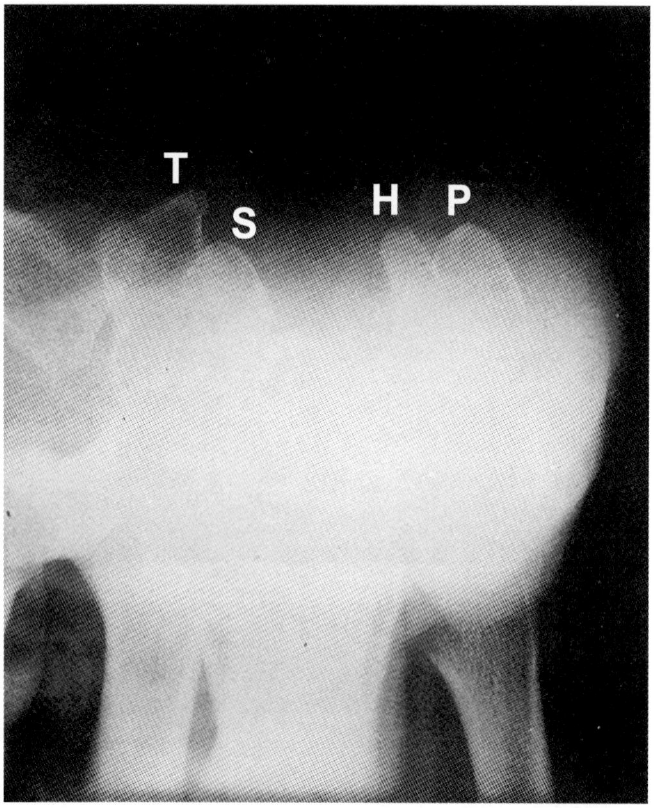

Fig. 3.13. Uma incidência radiológica do túnel do carpo. O escafóide, pisiforme, trapezóide e hamato são marcados com suas letras iniciais. Esta incidência é útil para demonstrar a presença de estruturas radiopacas anormais dentro do túnel do carpo.

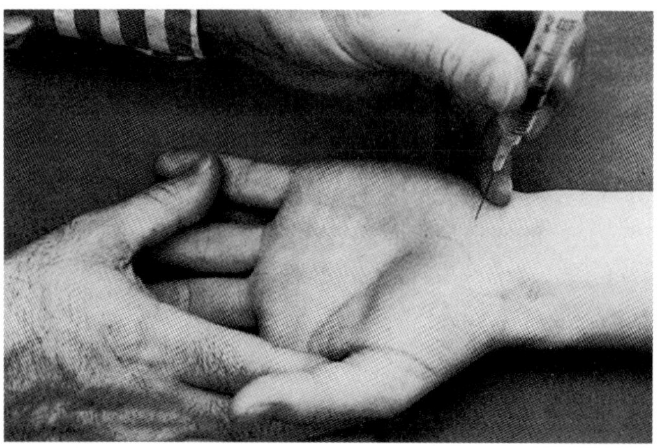

Fig. 3.14. Infiltração do túnel do carpo (veja texto).

número 27 com o bisel paralelo ao nervo (Fig. 3.14). Deve-se tomar cuidado para assegurar que o nervo mediano não foi atingido perguntando para o paciente se ele sentiu parestesias com a introdução da agulha. Em caso afirmativo, a agulha deve ser reinserida. O início das *parestesias durante a infiltração* tende a confirmar o diagnóstico, porque a adição de 1 ml de fluido não deve causar compressão significativa de um nervo normal. A tala é usada para manter o punho em dorsiflexão leve. Infiltração demonstrou curar 22-54%[73-75] de pacientes com sintomas apropriados. É especialmente indicada em pacientes grávidas, em quem pode ser esperado que a compressão diminua com o parto.

A liberação cirúrgica do retináculo flexor[76] é indicada depois que manejo conservador falhou ou como a primeira linha de tratamento naqueles pacientes que mostram *entorpecimento constante*, *fraqueza motora evidente*, ou *latência distal aumentada*. Estes também são os casos em que a epineurotomia é necessária, já que Curtis demonstrou que cicatrizes do epineuro e ao redor dos fascículos podem negar completamente o valor da descompressão simples. Se a sinóvia ao redor dos tendões flexores é espessada e hipertrofiada, alguns cirurgiões fazem sinovectomia. Deve-se tomar muito cuidado para proteger os ramos cutâneos palmares ao fazer a incisão (Fig. 3.15) [77]. O arco palmar superficial também está em risco durante a liberação do túnel do carpo, assim como o ramo motor do nervo mediano[78] (Fig. 3.16). O nervo pode ser constringido clara-

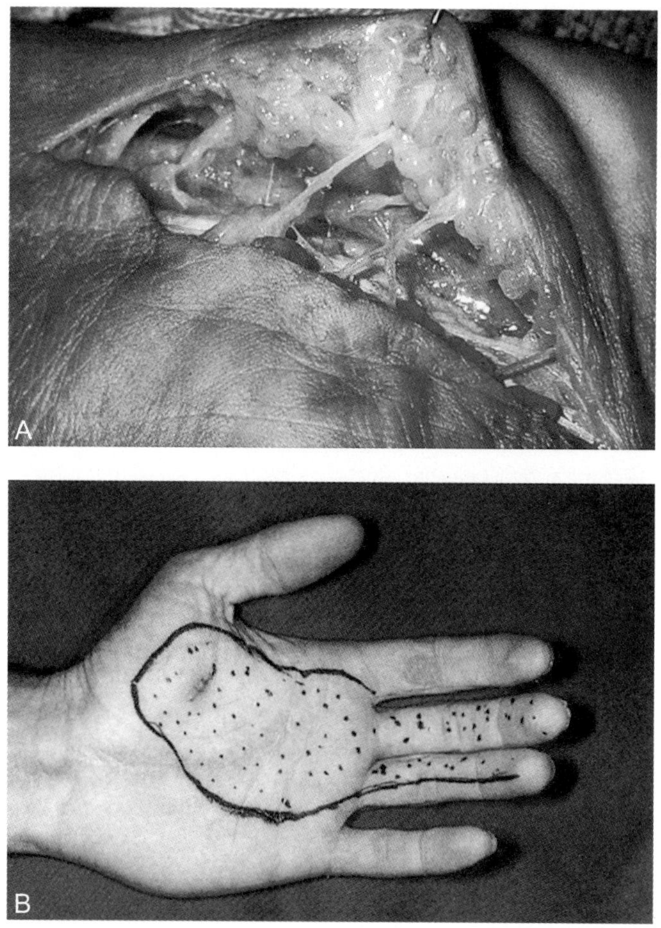

Fig. 3.15 A. Os ramos terminais do nervo cutâneo palmar podem ser encontrados no processo de incisão para liberação do túnel do carpo. **B.** Este paciente apresentou-se após liberação do túnel do carpo com hipoestesia e disestesia na área extensa destacada pela caneta. Ele também tinha um neuroma bastante doloroso na extremidade proximal da incisão.

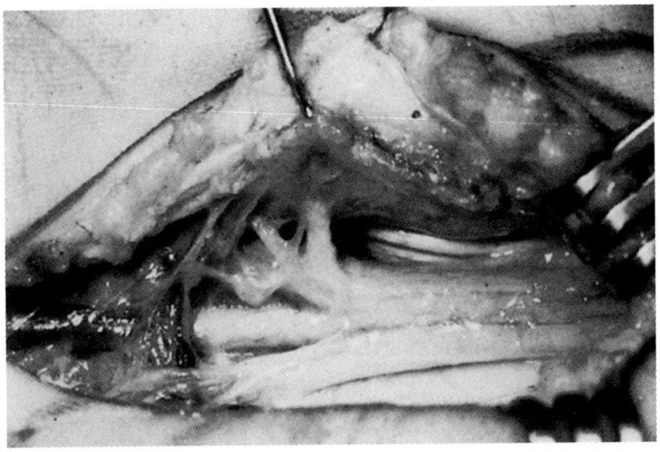

Fig. 3.16. O nervo mediano é visto passando sob o arco palmar superficial, que está localizado na extremidade esquerda da incisão. Um pouco proximal ao ponto em que passa sob o arco, o nervo mediano emite seu ramo motor. Aqui há dois.

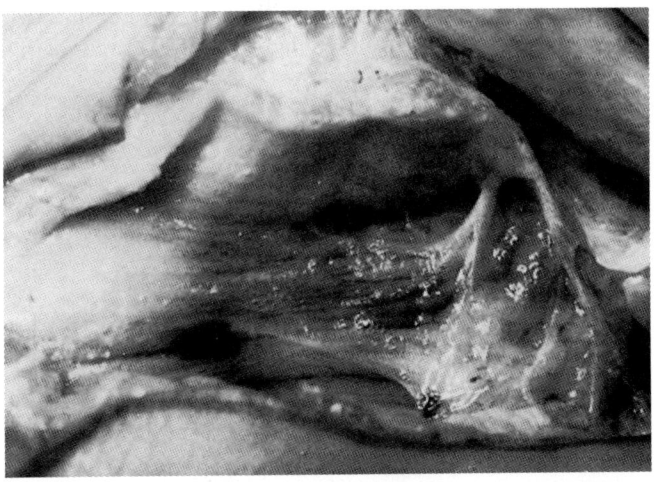

Fig. 3.17. Hiperemia do nervo mediano conseqüente à compressão.

mente como na Fig. 3.1, o sítio da redução do fluxo de sangue local [79] (veja Fig. 3.4), ou notadamente hiperêmico (Fig. 3.17).

Os efeitos colaterais da liberação do túnel do carpo, a causa e a taxa de resolução são fontes de discordância na literatura. Há concordância de que o volume do túnel está comumente aumentado[80]. Que a força de preensão diminui também é consenso, mas sua velocidade de recuperação varia amplamente, de 3[81] a 9 meses.[82] Se o arco alarga ou não é assunto de debate[80,83], assim como a importância desse alargamento[83,84]. Basta dizer que a sensibilidade melhora rapidamente[82] após a liberação simples, mesmo naqueles casos em que a distribuição do nervo ulnar foi envolvida [67].

A liberação do túnel do carpo endoscópica tem uma seqüência, mas ainda parece causar preocupações quanto à lesão de estruturas vitais[85,86].

Veja Green DP 1998 *Operative Hand Surgery*, 4th edn. Churchill Livingstone, New York, pág. 1414.

SÍNDROME DO PRONADOR [87]

Ao entrar no antebraço, o nervo mediano passa sob a extremidade do *lacertus fibrosus* do bíceps, entre as duas cabeças do pronador redondo, e então sob a ponte ou arco formado pela extremidade proximal do flexor superficial dos dedos. O nervo mediano pode ser sujeitado à compressão por quaisquer destas estruturas[88,89] ou por deslocamento anterior da cabeça radial a este nível. Em menos de um décimo dos pacientes, o nervo pode atravessar a cabeça umeral ou sob ambas as cabeças do pronador redondo, o que aumenta a probabilidade de compressão. O significado da síndrome do pronador é que ele pode ser confundido facilmente com a compressão do túnel do carpo, e assim pode ser tratado incorretamente.

Pontos de semelhança com a síndrome do túnel do carpo:

- entorpecimento e parestesia em dígitos inervados pelo mediano;
- fraqueza dos músculos tenares;
- dor no punho e antebraço.

Pontos de contraste com a síndrome do túnel do carpo:

- nenhuma queixa noturna;
- nenhum sinal de Tinel no punho. Sinal de Tinel no terço proximal do antebraço;
- a condução nervosa pode ser demorada, mas não no punho;
- disestesia no 'triângulo palmar'.

Poderia ser esperado que o teste de Phalen fosse negativo. Porém, ele foi positivo em 50% dos pacientes diagnosticados com síndrome do pronador na Clínica Mayo[90].

O paciente com síndrome do pronador queixa-se principalmente de dor[91] no antebraço (normalmente após atividade), com disestesia associada na distribuição do nervo mediano e possível fraqueza tenar.

O *sinal de Tinel* é encontrado sobre o nervo mediano quando passa sob o pronador redondo na junção dos terços superior ou médio do antebraço ou proximal a isso na fossa antecubital (Fig. 3.18).

Dor e parestesias na distribuição do nervo mediano são evocadas colocando tensão nas três estruturas que são as prováveis compressoras:

- *Pronador redondo* — Pronação resistida do antebraço *estendido* (Fig. 3.19)
- *Lacertus fibrosus*[92] — Flexão resistida do cotovelo e supinação do antebraço (Figs. 3.21 e 3.23B)
- *Arco do flexor superficial dos dedos* — Flexão resistida da articulação interfalangiana proximal do dedo médio (Fig. 3.23)

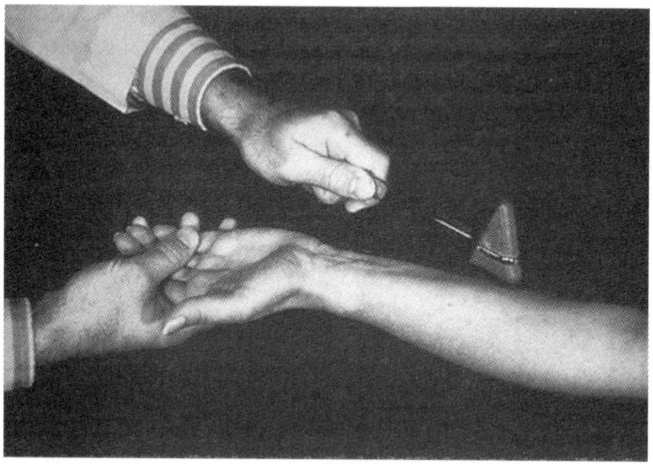

Fig. 3.18. Na síndrome do pronador, a percussão sobre o nervo mediano quando passa entre as cabeças do pronador redondo produz dor e parestesias que passam para a distribuição do nervo mediano.

A pronação resistida com o cotovelo fletido não produz dor (Fig. 3.20), porque apenas a cabeça ulnar do pronador redondo fica tensa nesta posição, e o nervo não é, então, comprimido.

Estudos de condução do nervo[90,93], motores e sensoriais, podem mostrar nenhuma alteração na condução, porque a compressão mostrada pelo pronador redondo ou superficial é intermitente, dependendo de posição e contração muscular. Porém, se há lentificação, ela será localizada no antebraço. Os estudos eletromiográficos dos músculos servidos pelo nervo mediano também devem ser executados.

Indicações

Imobilização em pronação e flexão do punho leve, com ou sem flexão de cotovelo, aliada com uma alteração no uso profissional do braço se possível, pode aliviar os sintomas. Se não, a exploração é indicada com descompressão do nervo mediano, por liberação de uma cabeça do pronador redondo, a ponte superficial e quaisquer estruturas compressoras associadas.

Veja Green DP 1998 *Operative Hand Surgery*, 4th edn. Churchill Livingstone, New York, pág. 1419.

SÍNDROME DO INTERÓSSEO ANTERIOR

O nervo interósseo anterior surge do nervo mediano uns 4-6 cm abaixo do cotovelo. É um nervo totalmente motor, servindo o flexor longo do polegar, o flexor profundo dos dedos para o indicador e dedo médio e o pronador quadrado.

A compressão do nervo interósseo anterior foi descrita primeiro por Tinel em 1918. Spinner[94], em sua monografia

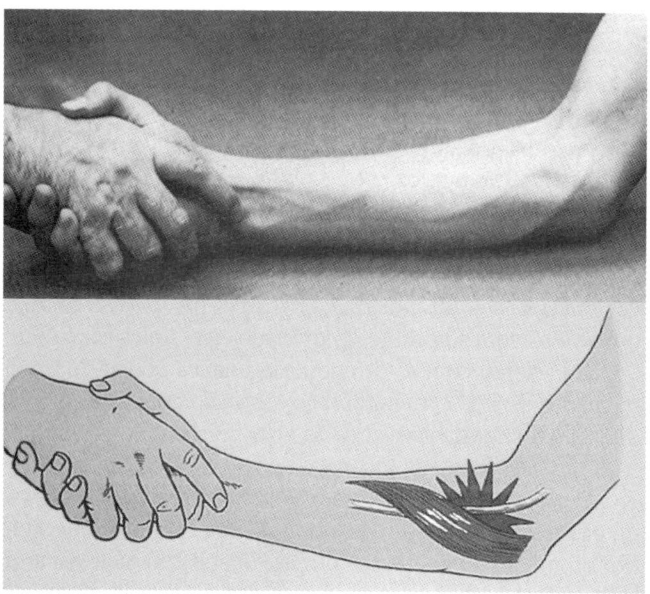

A

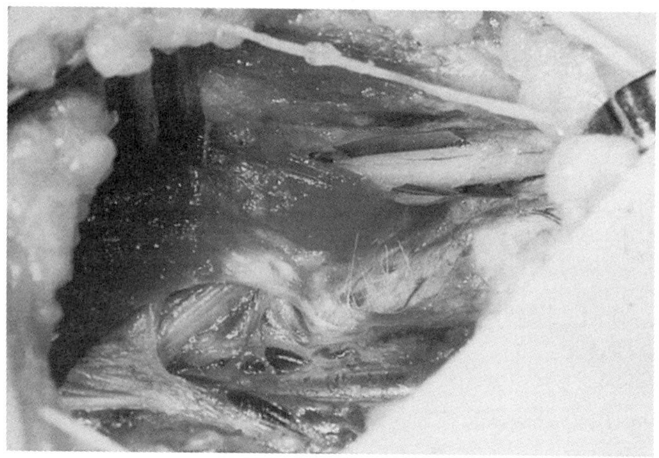

B

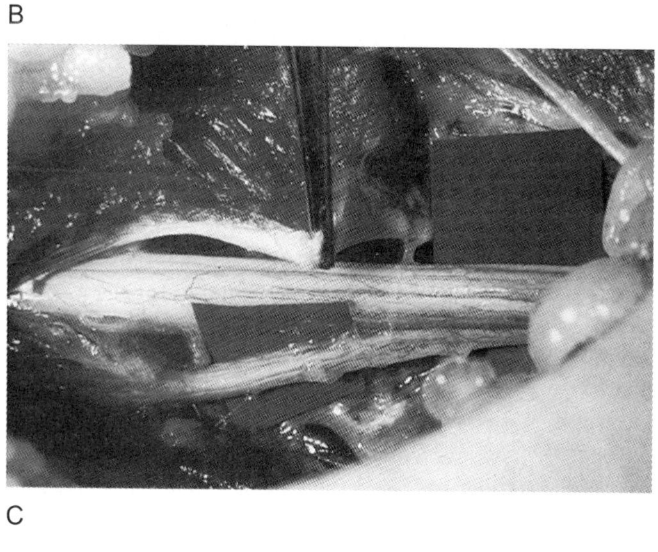

C

Fig. 3.19. Síndrome do pronador. **A.** Testando a compressão do pronador redondo. **B.** Olhando da face ulnar com a mão para o lado esquerdo da fotografia, o nervo mediano pode ser visto passando entre as cabeças superficiais e profundas do pronador. A cabeça profunda foi retratada em uma direção radial para longe do examinador para demonstrar esta relação. **C.** Depois da divisão da cabeça profunda, o nervo mediano, que é hiperêmico, é liberado. O nervo interósseo anterior, na parte inferior da fotografia, aqui tem uma emergência bastante baixa no nervo mediano.

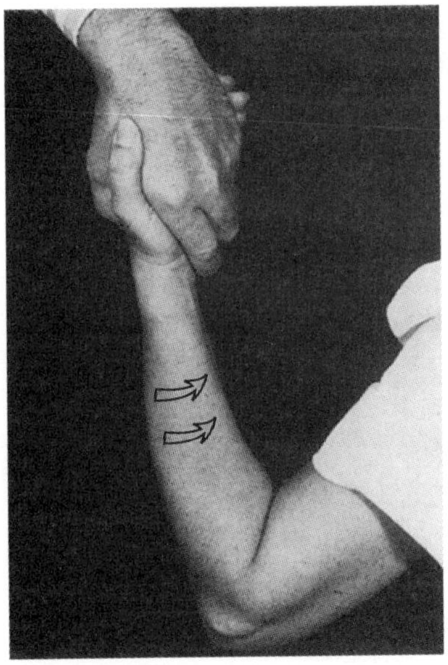

Fig. 3.20. Quando a pronação resistida é tentada com o cotovelo fletido, o paciente tem significativamente menos desconforto. Nesta posição, a cabeça umeral do pronador redondo desempenha um pequeno papel na pronação do antebraço, e então compressão do nervo mediano não é tão intensa.

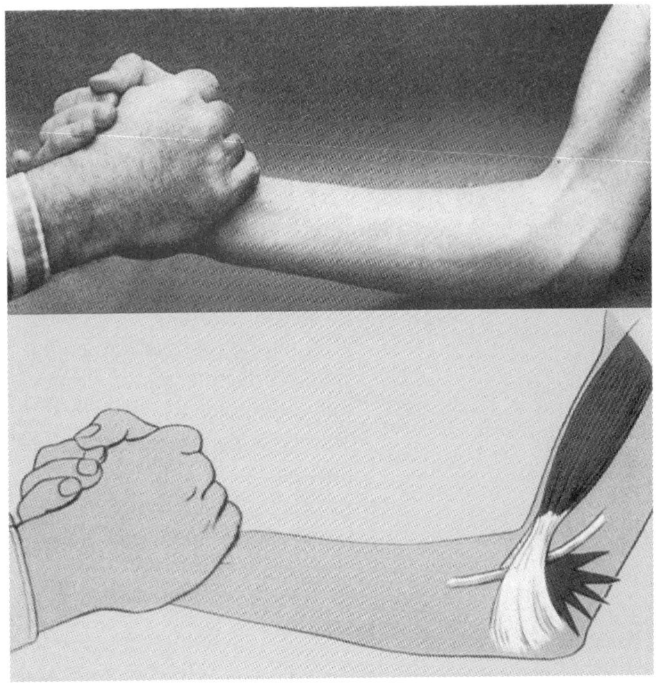

Fig. 3.21. Síndrome do pronador. Testagem para compressão do *lacertus fibrosus.*

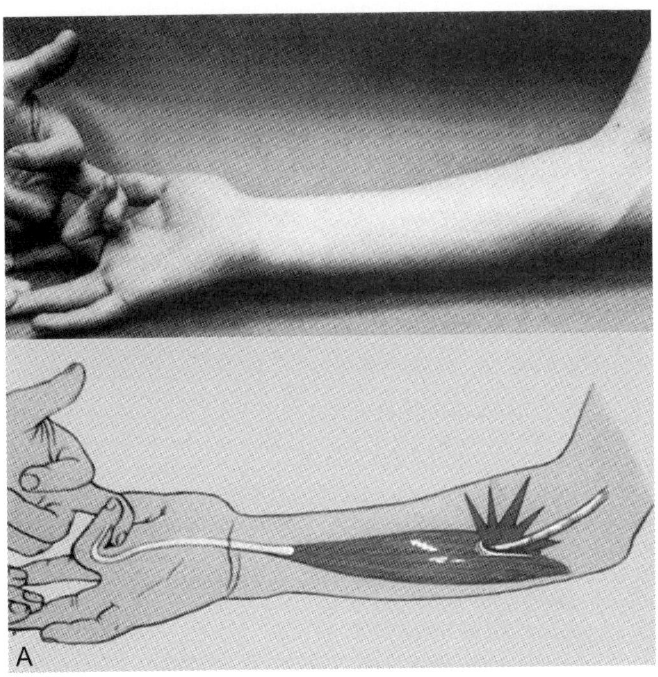

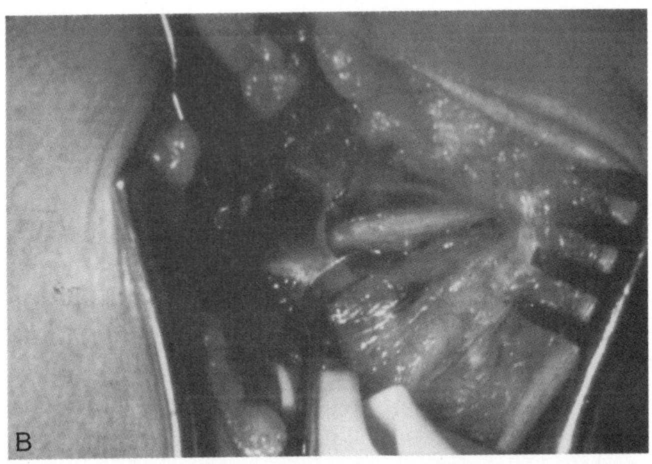

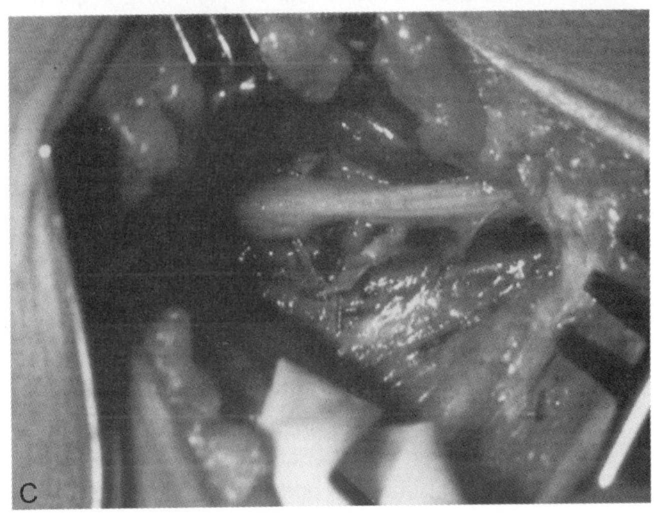

Fig. 3.22. Síndrome do pronador. **A.** Testagem para a compressão do flexor superficial dos dedos. **B.** (A mão está para a esquerda nesta fotografia. A incisão é transversal.) O afastador angulado para a direita está erguendo uma cabeça do flexor superficial dos dedos sob a qual passa o nervo mediano. **C.** Depois da liberação desta cabeça, a hiperemia proximal, a constrição no ponto da compressão e um pseudoneuroma distal são todos evidentes. Estas alterações intraneurais não são comuns nesta compressão dinâmica (veja texto).

sobre distúrbios nervosos no antebraço, lista as estruturas que podem comprimir o nervo:

• *Faixas tendíneas*	Na cabeça profunda do pronador redondo Na origem do flexor superficial dos dedos do dedo médio Na origem do palmar profundo
• *Músculos acessórios*	Dos músculos superficial ao profundo Músculo de Gantzer (uma cabeça adicional para o flexor longo do polegar)
• *Vascular*	Trombose de vasos colaterais ulnares Artéria radial aberrante
• *Outras*	Uma bolsa de bicipital aumentada

Sintomas

Dor no antebraço muito comumente é o sintoma inicial. Há desconforto sobre a massa flexora, particularmente sobre a origem do nervo interósseo anterior quando passa entre as cabeças do pronador redondo. A dor é portanto comum às três neuropatias de compressão do nervo mediano. Acontece neste nervo puramente motor por razões previamente discutidas (pág. 272). Os sintomas são normalmente insidiosos no início, e lentamente progressivos.

A *fraqueza de pinçamento* acontece principalmente pela perda do flexor longo do polegar. A manobra de pinçamento delicada, que requer contato unha a unha como ao erguer um alfinete de uma superfície plana, é perdida, devido à paralisia de flexor longo do polegar e do flexor profundo dos dedos para o dedo indicador.

Exame

A postura de pinçamento delicado é anormal. A polpa do dedo indicador, que está estendida na articulação interfalangiana distal, estabelece contato com a polpa do polegar um pouco distal à sua articulação interfalangiana hiperestendida (Fig. 3.23).

A testagem muscular revela:

- *flexor longo do polegar* – interfalangiana ausente ou flexão do polegar fraca;
- *flexor profundo dos dedos* – flexão interfalangiana distal do indicador ausente ou fraca e, menos comumente, do dedo médio;
- *pronador quadrado* – quando comparada com a pronação do membro normal, o antebraço com o cotovelo fletido (para reduzir a força do pronador redondo) é mais fraco;
- *variações* – a distribuição discrepante do nervo interósseo anterior pode resultar em variações deste quadro clínico: (i) *apenas* o flexor longo do polegar ou o flexor profundo do dedo indicador podem ser afetados[95,96]; ou (ii) *além do*

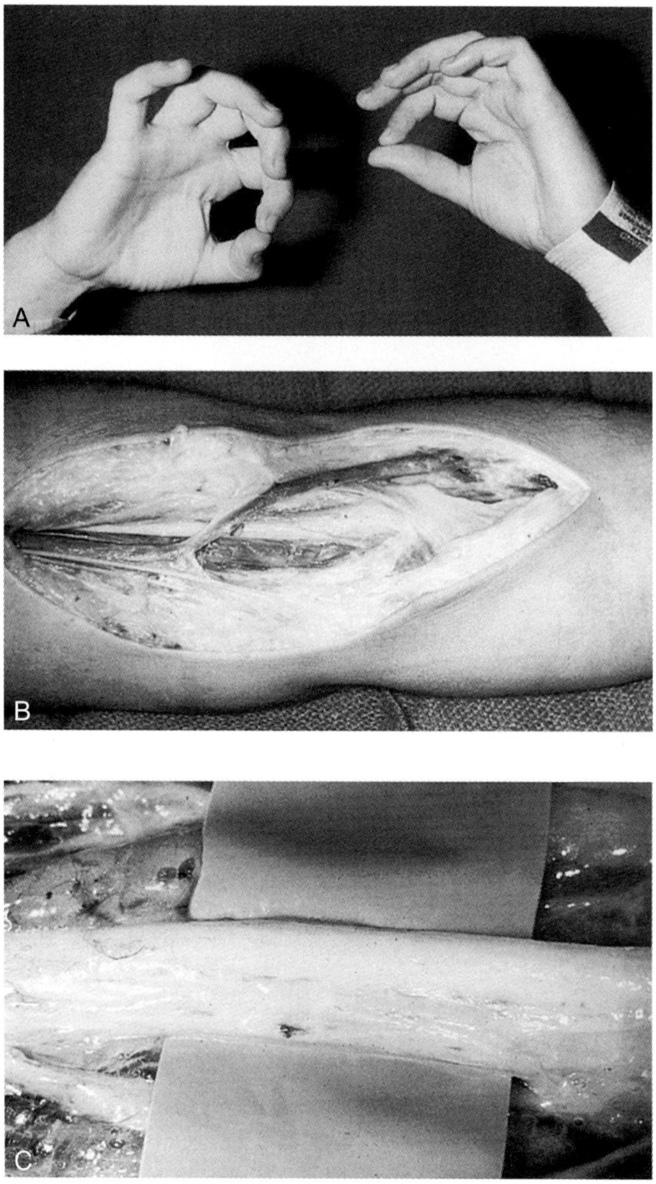

Fig. 3.23. Paralisia do interósseo anterior. **A.** Aqui, imediatamente após a cirurgia, pede-se que o paciente faça um círculo com o polegar e o indicador como ele faz na esquerda desta fotografia. À direita, a falta de flexão interfalangiana no polegar e fraqueza de flexão interfalangiana distal no indicador produz a postura característica de paralisia interóssea anterior. **B.** (A mão está para a direita da fotografia.) Aqui o *lacertus fibrosus* é visto cruzando o nervo mediano ulnar proximal – de radial para distal. **C.** A aparência diferente dos dois componentes do nervo mediano pode ser vista na inspeção de perto. Este paciente apresentou síndrome do interósseo anterior. A parte inferior é o componente do interósseo anterior, a superior, o nervo mediano próprio. Isto aconteceu depois de um esforço intenso por este atleta de 20 anos. Foi postulado que o curso mais longo, sem ramos, do nervo mediano permitiu que ele caísse longe do *lacertus compressor*, de uma maneira que o componente do interósseo anterior mais curto não pôde fazer.

flexor longo do polegar, o pronador quadrado, e profundo para os dedos indicador e médio:

(a) podem ser afetadas partes do superficial;

(b) em certos exemplos da anastomose de Martin-Gruber, um número variado de intrínsecos, normalmente inervados pelo nervo ulnar, pode ser afetado.

Indicações

A observação deve ser feita durante 6-12 semanas, porque a recuperação espontânea pode acontecer[96]. A descompressão deve ser executada então. Se malsucedida, pode ser seguida por transferências de tendão cerca de 3-6 meses depois.

Veja Green DP 1998 *Operative Hand Surgery*, 4th edn. Churchill Livingstone, New York, pág. 1422.

Outras Causas Relatadas da Compressão do Nervo Mediano

As causas relatadas de compressão do nervo mediano formam uma lista impressionante. Abaixo está um guia incompleto da literatura.

Embrionárias

- ligamento de Struther[97];
- lumbricais aberrantes e anômalos[98-100];
- superficiais para o indicador[101] e médio[102] anômalos;
- palmar longo[103];
- fáscia antebraquial [104];
- artéria mediana persistente[105-107];
- vaso perfurando nervo[107];
- processo supracondilar[109].

Traumáticas

- bandagem de Robert Jones[110];
- fratura em 'galho verde'[111-113];
- Colles[114];
- gancho do hamato[115];
- corte do superficial[116];
- fratura-deslocamento carpometacarpiana[117];
- deslocamento do cotovelo [118-120];
- ferrão de inseto[121].

Metabólicas

- amilóide[122];
- mucopolissacaridoses[123].

Tumores – Intraneurais

- aneurisma trombosado de um vaso epineural [124];
- cistos em gânglios [125];
- linfoma não-Hodgkin [126];
- lipofibroma[127,128];
- hemangioma[129].

Degenerativas

- osteófito[130];
- cisto[131];
- bolsa [132];
- gânglio[133].

Iatrogênicas

- oponenteplastia[134];
- diálise [135-140];
- bastão de silicone[141].

NERVO ULNAR

Sintomas devidos à compressão do nervo mediano provavelmente são devidos ao encarceramento no punho ou no antebraço. Por outro lado, problemas semelhantes na distribuição do nervo ulnar são mais freqüentemente devidos a envolvimento do nervo no cotovelo ou de suas raízes no pescoço.

CANAL DE GUYON - SÍNDROME DO TÚNEL ULNAR[142,143] (FIG. 3.II)

O ligamento carpal volar que faz teto sobre o canal de Guyon é uma estrutura menos significativa que o retináculo flexor, que envolve o túnel do carpo (pág. 12). Menos estruturas, apenas o nervo e artéria ulnar, atravessam o canal e não contêm sinóvia. Por estas razões, a compressão do nervo ulnar é muito menos comum que o encarceramento do nervo mediano no punho; quando acontece, é associada mais freqüentemente a trauma ou à presença no canal de uma estrutura anormal. A configuração da origem de músculo hipotenar é provavelmente significativa[144].

Trauma

O envolvimento do nervo ulnar pode ocorrer após um golpe forte à base da eminência hipotenar, mas mais freqüentemente pode ser devido a trauma profissional repetitivo, do tipo que também é responsável por trombose da artéria ulnar nesta situação – síndrome do martelo hipotenar (pág. 252). Também pode ser resultante do edema após lesão[145].

Estruturas Anormais

Massas. Um gânglio[146] é sem dúvida a causa mais comum de paralisia do nervo ulnar no canal de Guyon; na verdade, quatro entre os primeiros cinco explorados por Seddon provaram ser devido a um gânglio (Fig. 3.24)[147,148].

Músculos Anômalos[149-154]

- palmar longo invertido ou acessório atravessando o túnel (Fig. 3.25);
- duplicação dos músculos hipotenares;
- origem anormal dos músculos hipotenares no antebraço;
- de flexor ulnar do carpo aberrante[155,156];

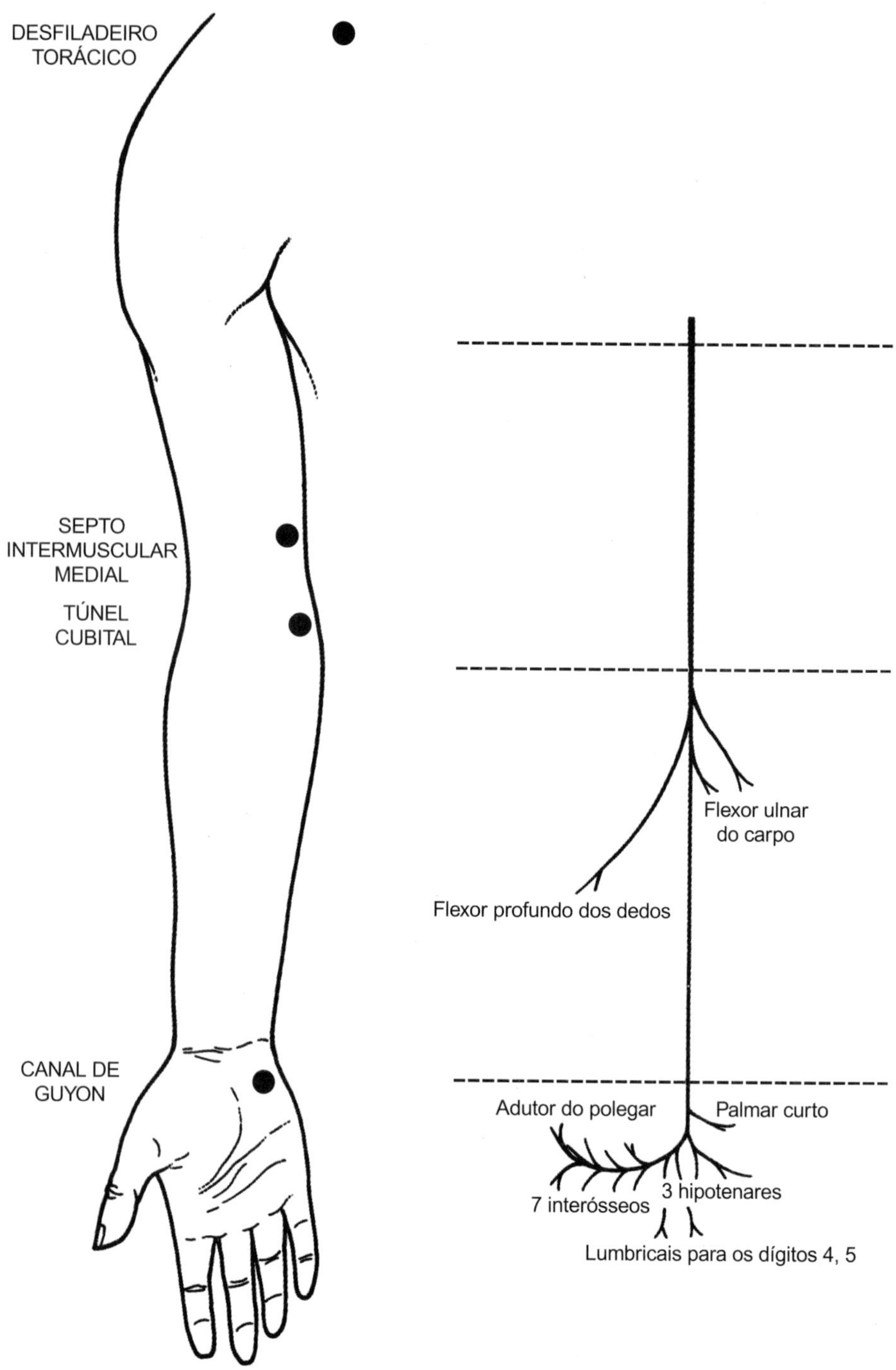

Fig. 3.II. Locais de compressão do nervo ulnar.

Sintomas

Os pacientes apresentarão dor, que pode ser na mão ou antebraço[157], com combinações variadas de *fraqueza*, *parestesia* e *hipoestesia*, seis padrões separados de envolvimento foram descritos [158]:

1. Déficit sensorial puro.
2. Motor déficit puro envolvendo:
   (a) todos os músculos intrínsecos inervados pelo ulnar;
   (b) todos os acima, exceto os músculos hipotenares;
   (c) como em (a), mas com exceção do abdutor do dedo mínimo.
3. Déficit sensorial e motor misto, envolvendo:
   (a) todos os músculos intrínsecos inervados pelo ulnar;
   (b) todos os acima, exceto os músculos hipotenares.

Exame

A *postura* pode ser alterada como para uma lesão nervosa ulnar (pág. 212) (Fig. 3.26).

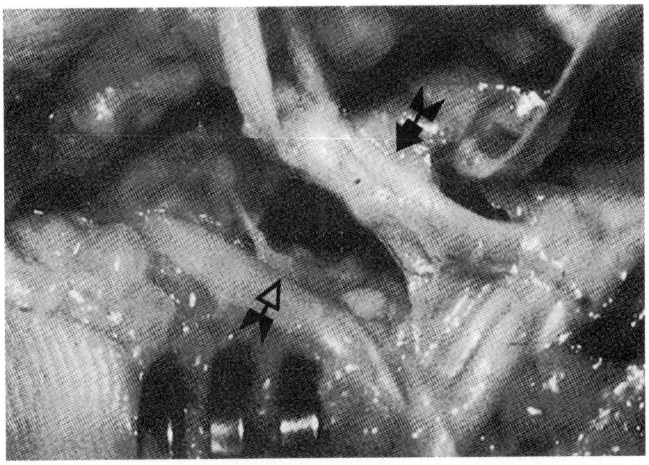

Fig. 3.24. Este paciente apresentou perda de função do nervo ulnar distal ao canal de Guyon. A exploração revelou um gânglio comprimindo o ramo profundo (visto aqui imediatamente depois do gânglio ser aberto).

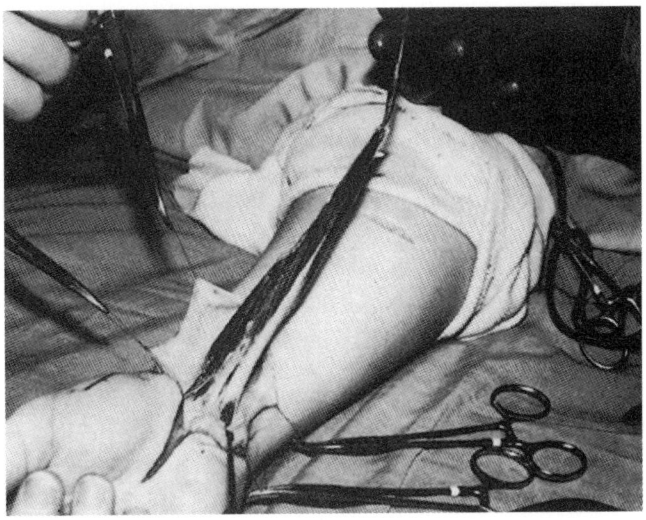

Fig. 3.25. Compressão do canal de Guyon. Um músculo anômalo surgiu de um palmar longo invertido passando para o canal, causando compressão.

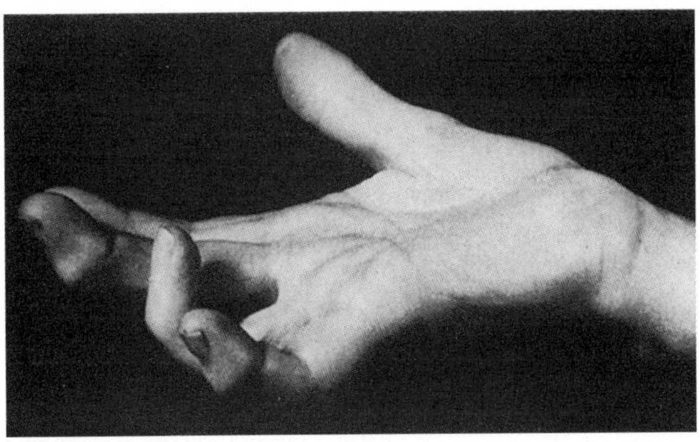

Fig. 3.26. Mão em garra ulnar.

Distúrbio Sensorial

A perda sensorial esperada será, como na compressão do nervo ulnar em qualquer nível, da superfície palmar do dedo mínimo e da metade ulnar do anular. Porém, a parte mais significativa do exame clínico é dirigida à distribuição do *ramo sensorial dorsal*. Se esta mostrar hipoestesia no teste com a carretilha, a *compressão* não pode estar no canal de Guyon. Se o teste for normal, pode ou não estar no canal.

Perda Motora

Motor profundo[159]. Todos os interósseos e adutor do polegar estão fracos ou paralisados, e isto é comprovado por caquexia muscular particularmente notável no primeiro interósseo dorsal.

Ulnar completa. Além do acima, os músculos hipotenares estão fracos ou paralisados. Novamente, isto é demonstrado na caquexia e na testagem ativa.

Eletromiografia

As velocidades de condução do nervo freqüentemente serão lentificadas do punho até o primeiro interósseo dorsal.

Indicações

O encarceramento do nervo ulnar no canal de Guyon resulta mais freqüentemente em perda motora do que compressão do nervo mediano no túnel do carpo. Em todos os casos com tal perda, deve ser executada exploração.

Veja Green DP 1998 *Operative Hand Surgery*, 4th edn. Churchill Livingstone, New York, pág. 1430.

NO COTOVELO – SÍNDROME DO TÚNEL CUBITAL[160]

A neurite ulnar traumática, a paralisia ulnar tardia ou a síndrome do túnel cubital no cotovelo foi o primeiro distúrbio crônico de um nervo periférico a ser descrito. Embora haja um elemento da compressão, a fricção desempenha um papel maior aqui do que em qualquer outra das 'neuropatias da compressão'. Uma ou ambas podem ser devidas a uma de várias causas.

1. *Anatômica*. A aponeurose entre as duas cabeças do flexor ulnar do carpo pode estar extraordinariamente tensa.
2. *Trauma – direta*. Um golpe no cotovelo fletido pode lesar o nervo. A situação exposta do nervo é mostrada pela freqüência com que o 'osso engraçado (ou louco)' é golpeado. Se severo, tal golpe pode conduzir a uma neurite crônica.
3. *Trauma – indireto*. Lesões dos ossos da articulação do cotovelo, especialmente na infância, podem resultar em 'paralisia ulnar tardia' em uma data muito posterior.

- fraturas do côndilo lateral } → cúbito valgo
- deslocamento da cabeça radial } → cúbito valgo
- fraturas do côndilo medial → sulco ulnar irregular

O último tem seu efeito por impactação direta no nervo, o primeiro colocando o nervo em extensão inadequada.

Deslocamento Recorrente do Nervo

Normalmente firmemente posicionado no sulco ulnar, ou túnel cubital como também é chamado, o nervo ulnar em alguns exemplos desloca sobre o epicôndilo medial em flexão. Este movimento em si é suficiente para produzir neurite e também mais adiante expõe o nervo a trauma. É importante lembrar que o deslocamento recorrente do nervo foi encontrado em 16,2% de uma série de voluntários[161] completamente assintomáticos[161].

Artrite

Osteoartrite ou doença reumatóide da articulação úmero-ulnar podem resultar em cistos[162] ou esporões de osso (Fig. 3.27). Estes esporões de osso podem pressionar o nervo ulnar.

Massas

O gânglio onipresente é novamente a massa mais provável a afetar o nervo.

Músculo Anormal

O ancôneo epitroclear[163-165] passa da borda medial do olécrano para o epicôndilo medial e pode comprimir o nervo ulnar.

Postura

A pressão no túnel cubital sobe significativamente com a flexão do cotovelo e com a abdução do ombro. Esta é uma causa importante de sintomas noturnos.

Sintomas

Dor na extremidade superior, freqüentemente de uma natureza mal definida, pode ser a queixa principal.

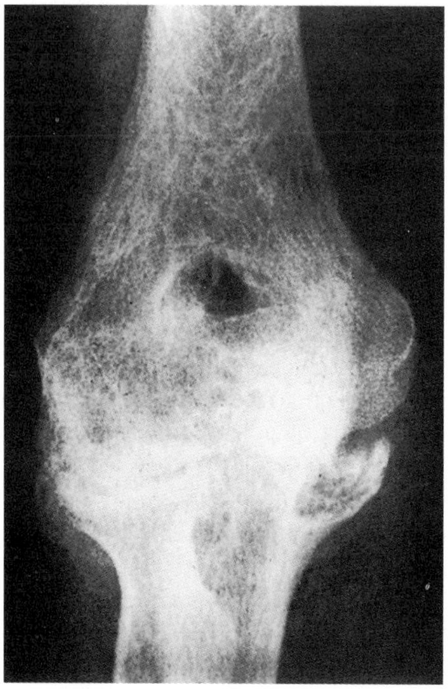

Fig. 3.27. Esporões ao redor da articulação do cotovelo em associação à artrite reumatóide podem produzir compressão do nervo ulnar no túnel cubital.

Parestesias e entorpecimento que envolvem os dígitos inervados pelo ulnar estão normalmente presentes. O entorpecimento e o formigamento podem ser semelhantes aos da compressão do túnel do carpo, inicialmente noturnos e infreqüentes, depois mais constantes. A flexão do cotovelo torna a dor e as parestesias mais problemáticas, e comumente acontece durante o sono. A *fraqueza* na musculatura inervada pelo ulnar da mão é comum. Os músculos nos quais fraqueza é mais notada pelo paciente são o adutor do polegar e o primeiro interósseo dorsal, devido à redução na força de pinçamento e à *caquexia* no primeiro espaço interdigital que a acompanha.

Exame

Distinção entre neurite do túnel cubital e envolvimento do nervo ulnar no canal de Guyon ou compressão mais proximal de raízes cervicais C8 e T1 no pescoço é, é claro, obrigatória se o objetivo é o alívio cirúrgico. Esta distinção não é feita facilmente.

Distúrbio Sensorial

Como na síndrome do túnel do carpo, este nem sempre é suficientemente severo para reduzir a discriminação de dois pontos ou o suor.

A *disestesia* é mais provável, envolvendo os dedos mínimo e anular, a eminência hipotenar e a metade ulnar do dorso da mão. A última, se positiva, é de grande significado diagnóstico para eliminar a compressão do canal de Guyon como a causa das queixas do paciente.

O *sinal de Tinel* é invariavelmente positivo sobre o nervo ulnar no túnel cubital, produzindo formigamento que irradia para os dois dedos ulnares (Fig. 3.28). Porém, o nervo ulnar normal freqüentemente 'dá um sinal de Tinel' nesta situação e portanto apenas uma diferença do lado não afetado é significativa.

A *flexão do cotovelo* produz dor e parestesias na distribuição do nervo ulnar, e é virtualmente diagnóstica de síndrome do túnel cubital (Fig. 3.29). É algo próprio do teste de Phalen para a síndrome do túnel do carpo, e (como o teste de Phalen) pode ser cronometrado para dar alguma medida da severidade.

Perda Motora

Fraqueza ou paralisia e *caquexia* dos músculos inervados pelo ulnar na mão acontecem na neuropatia ulnar estabelecida no cotovelo. Provas ativas devem ser executadas em todos os músculos intrínsecos. O sinal de Froment pode estar presente (pág. 214), assim como a mão em garra, afetando apenas os dedos anular e mínimo.

A inervação do flexor profundo dos dedos anular e mínimo vem do nervo ulnar, 5-6 cm distal ao túnel cubital. A paralisia destes músculos pode ser encontrada então na compressão do nervo ulnar no cotovelo, mas pode ser surpreendentemente rara. Uma paralisia do flexor ulnar do carpo é semelhantemente rara, e pode ocorrer pela mesma razão, isto é, porque os fascículos para estes músculos ficam situados na superfície profunda do nervo no túnel cubital. Provas ativas

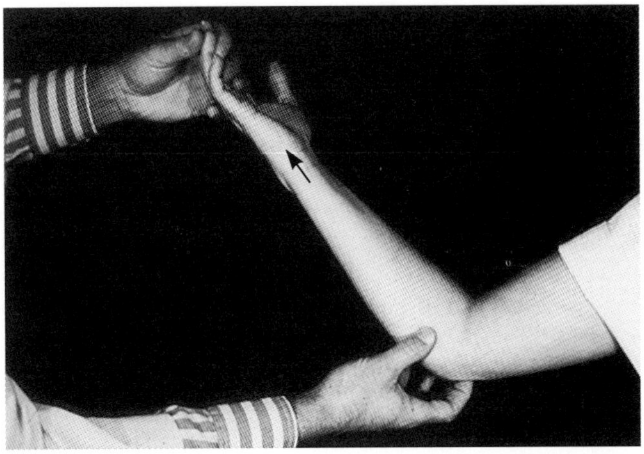

A

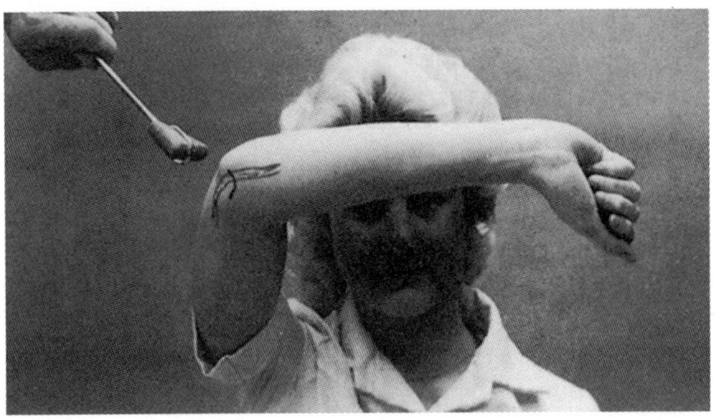

B

Fig. 3.28 A. A palpação do nervo ulnar no túnel cubital produzirá parestesias que irradiam até o dedo mínimo na presença de neuropatia ulnar no cotovelo. É importante freqüentemente comparar esta com o membro não afetado, porque o nervo ulnar mostra o sinal de Tinel positivo nesta posição. **B.** A percussão do nervo ulnar no túnel cubital pode ser executada mais facilmente com o ombro fletido e girado internamente, trazendo o braço em frente à cabeça.

revelarão esta perda. Se o flexor profundo dos dedos é afetado, haverá duas conseqüências:

1. A mão em garra não ocorrerá, porque a tração desequilibrada do flexor sobre as articulações interfalangianas terá sido eliminada.
2. O examinador terá uma confirmação adicional de que a lesão está localizada proximal ao canal de Guyon, na verdade certamente está localizada no cotovelo ou acima dele.

Porém, como enfatizado acima, o flexor profundo dos dedos freqüentemente não é afetado, mesmo na presença de paralisia completa dos intrínsecos inervados pelo ulnar. Com a finalidade de prognóstico e avaliação, os pacientes com síndrome do túnel cubital podem ser classificados assim (McGowan [166]):

I. Disestesia recente, moderada, intermitente.
II. Disestesia persistente, perda motora precoce.
III. Atrofia marcada e fraqueza.

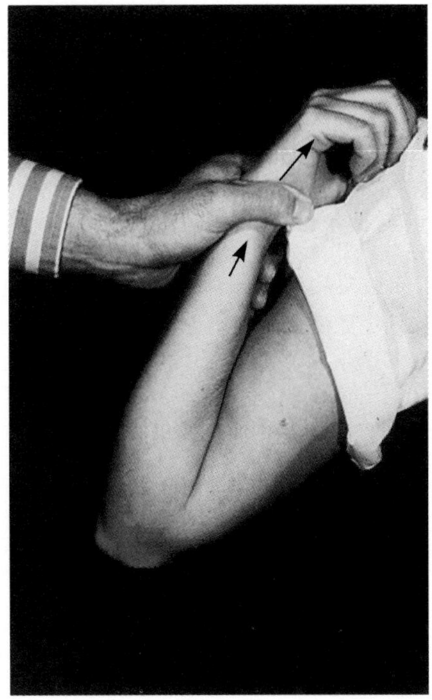

Fig. 3.29. Se parestesias e dor são produzidas por flexão forte do cotovelo, isto é virtualmente diagnóstico de uma neuropatia ulnar no túnel cubital.

Alterações Eletrofisiológicas

Estas estão freqüentemente presentes; na verdade, elas ajudam a determinar a necessidade de cirurgia e o nível em que a exploração é indicada muito mais na neuropatia ulnar que em distúrbios do nervo mediano. A lentificação da velocidade de condução do nervo ao longo do cotovelo sugere a necessidade de exploração do túnel cubital.

Exame Radiológico

O cotovelo deve ser examinado radiologicamente, incidências padrão ântero-posterior e lateral, e também uma incidência do túnel cubital, feita com o cotovelo fletido (Fig. 3.30).

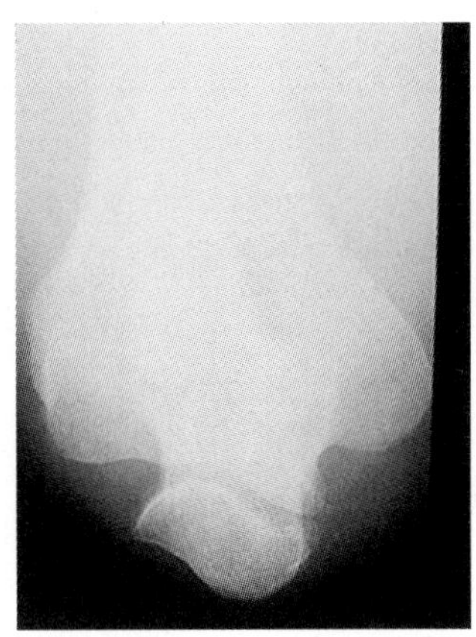

Fig. 3.30. Vista do túnel cubital.

As características da neuropatia ulnar no cotovelo pela qual ela é distinguida da compressão no canal de Guyon e no desfiladeiro torácico são resumidas abaixo:

- disestesia no ramo sensorial dorsal do nervo ulnar;
- um Tinel fortemente positivo no túnel cubital, especialmente se é causado por flexão do cotovelo;
- lentificação de condução do nervo ao longo do cotovelo;
- ausência de caquexia ou fraqueza nos músculos tenares;
- ausência de disestesia em C8, dermátomos de T1, ou seja, na face interna do antebraço e cotovelo.

Indicações[167]

Os resultados de liberação cirúrgica são menos previsíveis do que se desejaria. Por isto, contanto que nenhuma patologia de impactação seja suspeitada no túnel, uma tentativa de imobilização deve ser discutida com o paciente. Uma tala deve ser do comprimento do braço, com o cotovelo fixado a qualquer ângulo menor de 90° que se aduz ao paciente. O punho deve ser apoiado. A tala serve para proteger o nervo do contato direto, da fricção e da compressão de flexão. Deve ser usada a todo momento, com exceção do banho e no trabalho se a tala impede a função necessária ou oferece perigo, até 1 semana após todos os sintomas terem resolvido.

Quando isto falha, então o cirurgião tem o problema de selecionar o procedimento cirúrgico[168] apropriado. Osborne[169,170] mostrou que a neurólise simples com divisão da aponeurose que une as origens umeral e ulnar do flexor ulnar do carpo é um tratamento efetivo em muitos casos (Fig. 3.31). A transposição do nervo com ou sem epicondilectomia medial tem sido amplamente praticada, mas não é isenta de morbidade, especialmente em trabalhadores manuais pesados. Se o nervo parecer estar sujeito à fibrose, também deve ser executada epineurotomia. A neurólise interna não deve ser feita, porque aqui há muitas conexões cruzadas interfasciculares.

A *transposição anterior* é indicada nos seguintes casos: cúbito valgo, artrite com formação de osteófito, deslocamento recorrente do nervo, dor e sintomas recorrentes após neurólise simples, contanto que tenham sido eliminadas outras causas.

Quando executada, a transposição sob toda a massa flexora como descrito por Learmonth[171,172], a translocação subcutânea e intramuscular[173] e a epicondilectomia medial[174-179], todas têm defensores e críticos. Qualquer que seja o procedimento de transporte selecionado, o septo intermuscular medial deve ser dividido acima do cotovelo no ponto onde o nervo ulnar passa posteriormente através do septo, ou a compressão de angulação pode simplesmente ser movida proximalmente[180].

Veja Green DP 1998 *Operative Hand Surgery*, 4th edn. Churchill Livingstone, New York, pág. 1424.

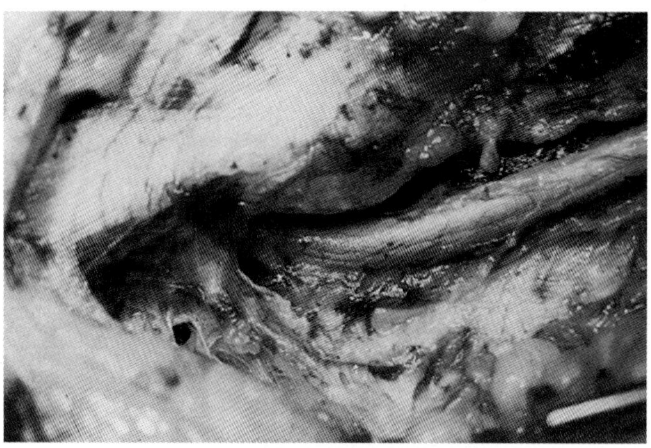

Fig. 3.31. O nervo ulnar é visto aqui no túnel cubital passando sob a aponeurose do flexor ulnar do carpo para entrar no antebraço.

Outras Causas Relatadas de Compressão do Nervo Ulnar

Iatrogênicas

Transferências de tendão para restabelecer a extensão do dígito[181].

Embrionárias e Anatômicas

- tríceps[182-184];
- flexor ulnar do carpo parte média do antebraço[185]; 5 cm distal ao epicôndilo medial[186];
- adutor do polegar[187];
- processo supracondilar[188];
- hipoplasia troclear [189,190];
- faixas vasculares no antebraço [191].

Traumáticas

- fratura do punho[192-194];
- deslocamento carpometacarpiano[195];
- osso heterotópico após queimaduras[196].

Tumores

- células gigantes[197,198];
- lipoma[199,200];
- cisto intraneural[201];
- osteocondromatose sinovial[202].

Artrite Reumatóide

No punho[203,204].

SÍNDROME DO DESFILADEIRO TORÁCICO

O plexo braquial e a artéria subclávia emergem do pescoço e do tórax para a região supraclavicular por um espaço estreito, triangular – o desfiladeiro torácico[205] – limitado:

- *abaixo* da primeira costela;
- *anteriormente* pelo escaleno anterior;
- *atrás* pelo escaleno médio.

Eles passam então sob a clavícula e processo coracóide[206] por sua vez, com a caixa torácica, na forma da primeira e segunda costelas, estando localizadas imediatamente abaixo das estruturas neurovasculares. Para unir-se ao plexo e prosseguir por este curso, a raiz cervical T1 passa para cima através do desfiladeiro torácico, pela primeira costela para virar novamente para baixo em direção ao braço. Um pouco medial à costela ela une-se à raiz C8 para formar o tronco inferior.

Qualquer estrutura que invade este espaço estreito ou qualquer processo que de algum outro modo reduz sua dimensão provavelmente vai comprimir as raízes ou os troncos do plexo braquial e também pode estreitar a artéria subclávia[207]. Qualquer que seja a fonte da compressão, T1 e o tronco inferior abrigam a maior parte dos problemas. Tal compressão tem sido descrita em associação a:

1. *Costela cervical*[208], ou *primeira costela rudimentar*[209]. Embora isto possa na verdade produzir compressão, ela é freqüentemente inocente, mas pode iludir o cirurgião em fazer sua remoção sem utilidade alguma (Fig. 3.32).
2. *Faixas fibromusculares, tendíneas ou ligamentares*. Roos[210], no curso de mais de 1.000 cirurgias, identificou nove tipos de faixa associados à primeira costela, escaleno anterior e escaleno médio. Ele acredita que são a causa principal da síndrome. Nenhuma prova direta da presença está pré-operatoriamente disponível, diferente de um processo transverso de C7 que se estende além de T1 em incidências AP de coluna cervical oblíquas. A RM do pescoço mostrará tais bandas.
3. *Massas*. Seddon descreveu um condroma causando a síndrome do desfiladeiro torácico.
4. *Trauma*. Fraturas severas da clavícula podem causar compressão costoclavicular do plexo e da artéria (Fig. 3.33). Além disso, um trauma relativamente menor do pescoço ou ombro pode induzir a síndrome por espasmo muscular, que faz o desfiladeiro estreitar e faixas comprimirem o plexo.
5. *Alterações posturais*. A posição de descansar militar, na qual os ombros são mantidos para trás em uma postura exagerada, demonstrou produzir a síndrome do desfiladeiro torácico. Acredita-se que o oposto extremo da postura, ou seja, a queda dos ombros, contribui à incidência aumentada de síndrome do desfiladeiro torácico em pacientes na quarta década, com ou sem a presença de uma costela cervical. Qualquer atividade contínua do braço pode agravar os sintomas do paciente. Exemplos de tais ações problemáticas incluem segurar um volante e pentear e arrumar o cabelo.

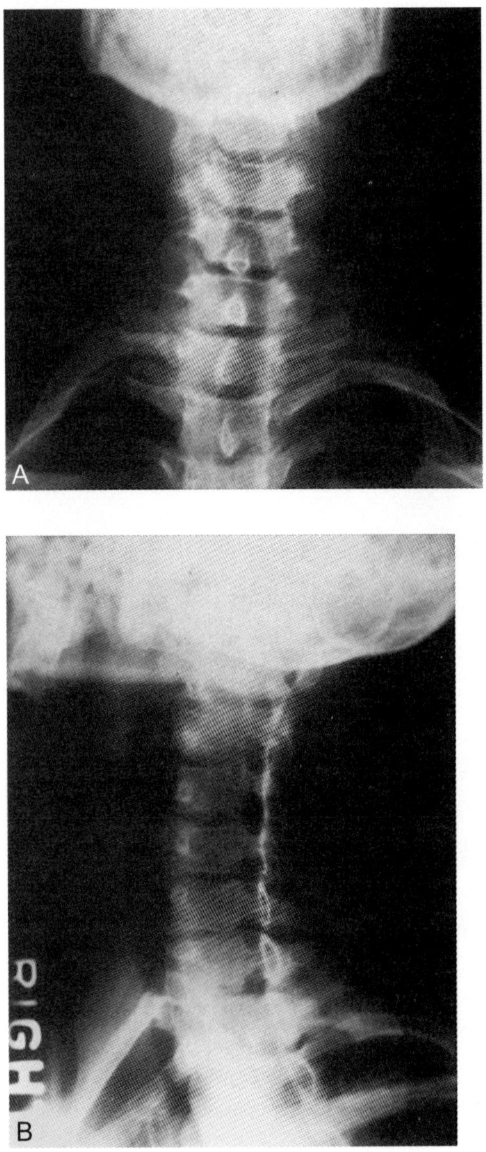

Fig. 3.32 A, B. Este paciente apresenta uma costela cervical, mais evidente na incidência oblíqua. Neste exemplo, a costela era responsável pela síndrome do desfiladeiro torácico, a qual resolveu depois de sua remoção.

Sintomas

Dor

A dor está usualmente presente e é descrita como sendo de uma natureza persistente, 'roendo', ou 'queimando'.

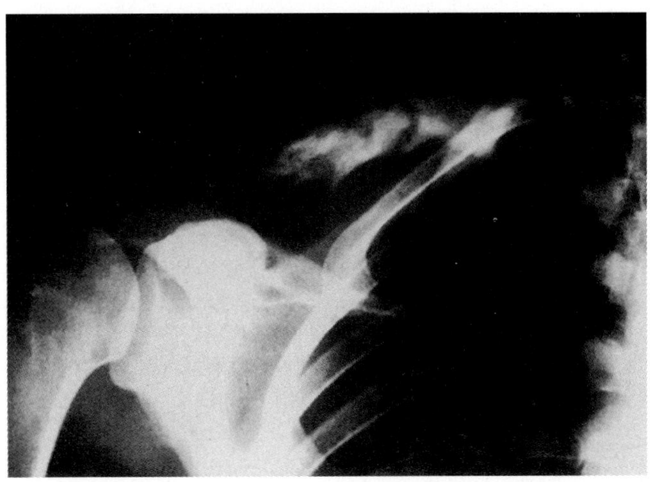

Fig. 3.33. Este paciente tinha sofrido uma fratura severa da clavícula caindo de um cavalo, e esta evoluiu para não-união. A compressão severa dos cordões inferiores do plexo braquial ocorreu, e foi aliviada por remoção do calo da clavícula durante a fixação interna.

De qualidade mais lancinante que aguda, fica usualmente situada no ombro e face interna do braço, irradiando para baixo até a mão. Ao contrário da compressão de raiz no forâmen intervertebral, a dor raramente irradia acima para a cabeça. Fica pior no curso do trabalho de um dia, especialmente se a ocupação do paciente exige movimentos repetitivos das mãos com os ombros em uma posição exagerada, alcançando para a frente ou acima. A dor pode ser aliviada então encolhendo brevemente os ombros e exercitando as mãos, mas a volta à postura prevalente produz desconforto renovado.

A dor pode ser pior à noite, especialmente se o paciente está acostumado a dormir no lado afetado, e pode ser aliviada balançando o braço.

Distúrbio Sensorial

Formigamento e *entorpecimento* são comuns, usualmente na distribuição de C8 e T1, embora eles possam envolver a mão inteira. Os sintomas nos dois dedos ulnar e no dorso ulnar da mão podem ser confundidos com compressão do nervo ulnar. Se o entorpecimento claramente mostrar estender-se para a borda ulnar do antebraço ou braço, então a probabilidade de uma etiologia de desfiladeiro torácico ou raiz é aumentada, porque estes são respectivamente os territórios dos nervos cutâneos medianos do antebraço e braço, não do nervo ulnar.

Perda Motora

Anunciada por uma queixa de *fadiga rápida* no braço, a caquexia e a fraqueza afetam principalmente os músculos inervados pela primeira raiz torácica, isto é, os músculos intrínsecos da mão. O paciente pode queixar-se de incoordenação em todos os movimentos delicados, especialmente manobras de pinçamento.

Alterações Vasculares

Uma minoria dos pacientes pode se consultar por causa dos efeitos vasculares da síndrome do desfiladeiro torácico. Estes podem ser devidos à compressão direta do vaso ou devidos à trombose em ou embolização de um aneurisma pós-estenótico um pouco distal ao ponto da compressão. Na compressão vascular o paciente pode queixar-se de:

- *congestão venosa*[211] na forma de edema, peso e cianose;
- *intolerância ao frio*;
- *alterações de cor nos dígitos*, que comumente acontecem no dedo indicador, mas envolvendo freqüentemente todos. Estas podem tomar a forma de ataques de palidez completa, seguida por hiperemia dolorosa ou cianose, característica do *fenômeno de Raynaud* (pág. 254).

Se ocorre trombose significativa ou embolização, ocorrerá *necrose* dos retalhos dos dígitos.

Exame

Distúrbio Sensorial

A localização de áreas de disestesia, ou seja, onde a sensação 'parece diferente' das regiões adjacentes, deve ser feito usando o toque leve ou uma carretilha. Comumente a distribuição habitual do nervo ulnar estará envolvida. Para diferenciar a síndrome do desfiladeiro torácico de neuropatia ulnar, deve ser prestada atenção particular ao antebraço e braço (Fig. 3.34). A sensibilidade aqui é muito menos aguçada que na mão, e deve-se dar tempo para que o paciente esclareça quais áreas são envolvidas. Isto pode requerer testes repetidos, e deve ser feita a comparação com o outro membro superior, lembrando-se que a síndrome do desfiladeiro torácico pode ser bilateral.

Disestesia do nervo ulnar
+ cutâneo medial do braço
+ cutâneo medial do antebraço
sugere síndrome do desfiladeiro torácico.

Isto ilustra um princípio geral do diagnóstico em compressão do nervo – a eliminação de um possível local da compressão, demonstrando o envolvimento de um nervo sensorial que surge proximal ao local da compressão em questão.

Formigamento e dor podem ocorrer por palpação direta ou *percussão sobre o plexo braquial*, que pode ser sentido no triângulo posterior, onde emerge por detrás do escaleno anterior (Fig. 3.35). Estas parestesias irradiam para a distribuição da qual o paciente queixa-se, e devem ser comparadas com o lado contralateral. Elas também podem ser produzidas por movimentos do pescoço, e devem ser distinguidas portanto de compressão de raiz cervical (em vez de tronco). Como classicamente descrito, a flexão lateral pode distinguir entre as síndromes do desfiladeiro torácico e da compressão de raiz:

- sintomas em flexão lateral para o lado afetado são devidos à compressão de raiz;
- sintomas em flexão lateral para longe do lado afetado são devidos à síndrome do desfiladeiro torácico (Fig. 3.36).

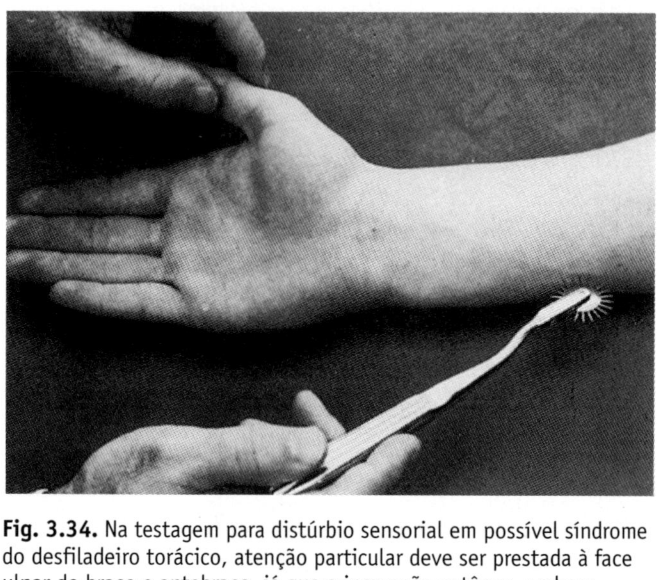

Fig. 3.34. Na testagem para distúrbio sensorial em possível síndrome do desfiladeiro torácico, atenção particular deve ser prestada à face ulnar do braço e antebraço, já que a inervação cutânea, embora derivando de uma raiz cervical inferior, não viaja no nervo ulnar, mas sim nos nervos cutâneos mediais do braço e antebraço. Então, disestesia neste local serve para eliminar a possibilidade de neuropatia ulnar.

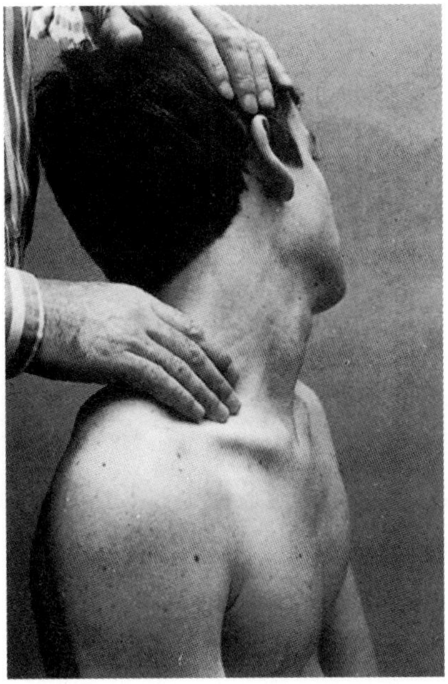

Fig. 3.35. A pressão aplicada ao plexo braquial no triângulo posterior produzirá sintomas na forma de parestesia e desconforto no dermátomo correspondente na síndrome do desfiladeiro torácico.

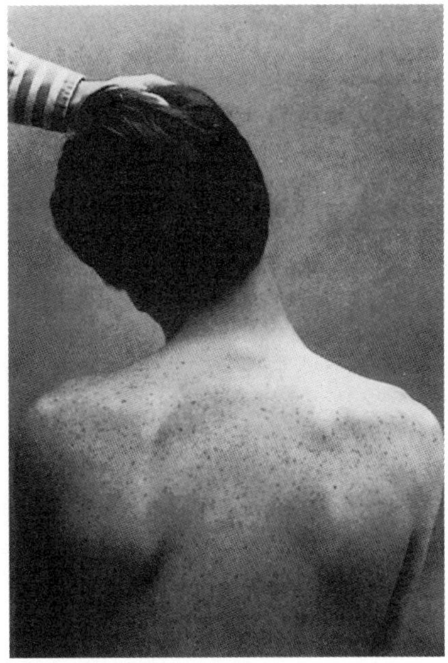

Fig. 3.36. Síndrome do desfiladeiro torácico. A flexão do pescoço para longe do lado afetado produz desconforto por estiramento dos nervos comprimidos.

Perda Motora

- caquexia é detectada pela inspeção;
- fraqueza é detectada através de provas musculares ativas.

Deve ser prestada atenção particular aos músculos tenares, porque nestes está localizada uma característica distintiva importante da neuropatia ulnar em ambos os exemplos: paralisia dos músculos intrínsecos da mão, *inclusive* dos músculos tenares inervados pelo mediano, sugere síndrome do desfiladeiro torácico.

Comumente o tríceps (C7) é fraco, mas os reflexos são normais. Este pode ser um ponto de distinção do paciente com doença de disco cervical, no qual a força pode ser normal, mas os reflexos, não.

Teste de Exercício do Braço Elevado de Três Minutos[210] (Fig. 3.37)

Este teste simples provou ser mais seguro para diagnosticar a síndrome do desfiladeiro torácico. Com o paciente sentado com os braços abduzido a 90° e o cotovelo fletido a 90°, pedem-lhe para abrir e fechar as mãos repetidamente, enquanto mantém os ombros levemente apoiados para trás. O paciente com síndrome do desfiladeiro torácico será incapaz de completar este teste devido ao retorno de todos os sintomas dos quais ele queixa-se. Se ele pode completar 3 min ele não tem compressão do desfiladeiro. (O desconforto do antebraço normal é minorado permitindo alguma flexão do punho.)

Comprometimento Vascular

Naqueles poucos casos com evidência periférica de distúrbio circulatório de alguma magnitude, serão detectados sinais vasculares:

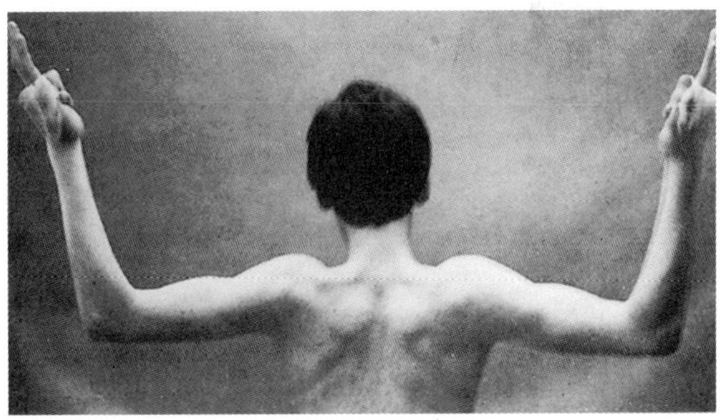

Fig. 3.37. Teste de Roos. Os ombros são suportados, os braços elevados, e as mãos exercitadas. Na síndrome do desfiladeiro torácico, o paciente não pode continuar isto durante 3 minutos.

- *cor e diferença de temperatura* – quando comparada com o membro oposto, a mão afetada pode estar claramente pálida, cianótica, ou fria;
- *pulsos diminuídos* – o pulso radial pode ser mais difícil de palpar, e um teste de Allen (pág. 249) pode mostrar enchimento significativamente mais lento que no membro oposto;
- *pressão sangüínea mais baixa* – a pressão sangüínea deve ser registrada em ambos os membros para comparação. Quando a possibilidade de envolvimento bilateral existir, a pressão também deve ser medida nos membros inferiores, usando um oscilômetro;
- *frêmito e sopro* – a palpação suave sobre a artéria subclávia no triângulo posterior pode revelar um frêmito palpável. Mais freqüentemente um sopro pode ser ouvido no mesmo local pelo estetoscópio.

Comprometimento Vascular por Alteração de Posição

Foram descritos vários outros testes para demonstrar comprometimento neurológico e vascular devido à síndrome do desfiladeiro torácico. *Estes provaram ser incertos e enganosos*[212] e o autor nunca os usa. Eles são incluídos aqui porque eles ainda são amplamente praticados. Deve ser enfatizado que, se executados, o achado mais significativo em qualquer destes testes é a reprodução dos sintomas dos quais o paciente queixa-se.

Sinal de Adson[213,214]. Pede-se que o paciente apóie os ombros para trás, gire a cabeça para o lado afetado, eleve o queixo e prenda a respiração em inspiração total. O pulso radial pode desaparecer nesta posição, ou pode reduzir muito de volume. Isto pode ser evidência de síndrome do desfiladeiro torácico, mas o examinador deve estar atento de que este teste é positivo em um entre cada quatro ou cinco indivíduos normais.

Teste de hiperabdução (Wright)[215] (Fig. 3.38). Com o paciente na mesma postura do teste de Adson, o braço é abduzido a 90° em rotação externa total do ombro. A diminuição ou desaparecimento do pulso radial devem ser novamente buscados. Nesta posição, a ausculta sobre a artéria subclávia pode revelar um sopro devido à oclusão parcial (Fig. 3.39).

Claudicação. Mantendo o paciente na mesma posição, mas lhe permitindo respirar normalmente, pedem-lhe que exercite a mão vigorosamente. Dor do antebraço e formigamento resultarão dentro de alguns segundos na presença da compressão, e o paciente abaixará o braço logo, queixando-se de desconforto considerável. Uma extremidade sem compressão neurovascular, por outro lado, pode ser exercitada por mais de um minuto com pouco ou nenhum desconforto.

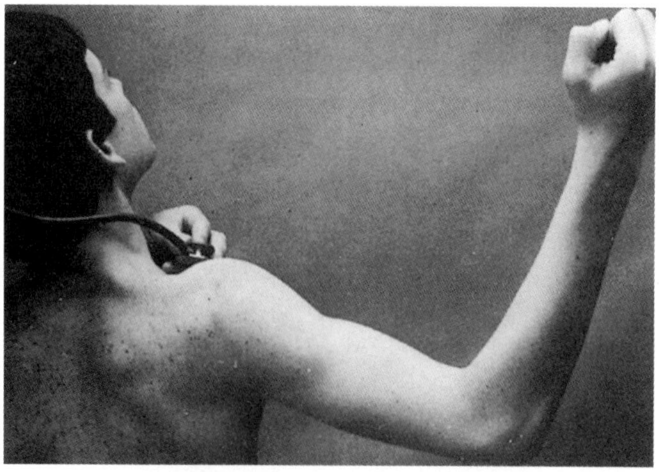

Fig. 3.39. Mantendo o braço na posição hiperabduzida , a ausculta sobre a artéria subclávia pode revelar um sopro distinto.

Compressão costoclavicular (Fig. 3.40). Pede-se que o paciente fique de pé, deixe os ombros caírem e ponha os braços supinados e estendidos para baixo dos lados e um pouco atrás das coxas. Enquanto se palpa ambas as artérias radiais, o cirurgião aplica tração descendente suave nos braços. O pulso pode ser diminuído ou ocluído, e o paciente pode queixar-se de dor e formigamento no membro afetado.

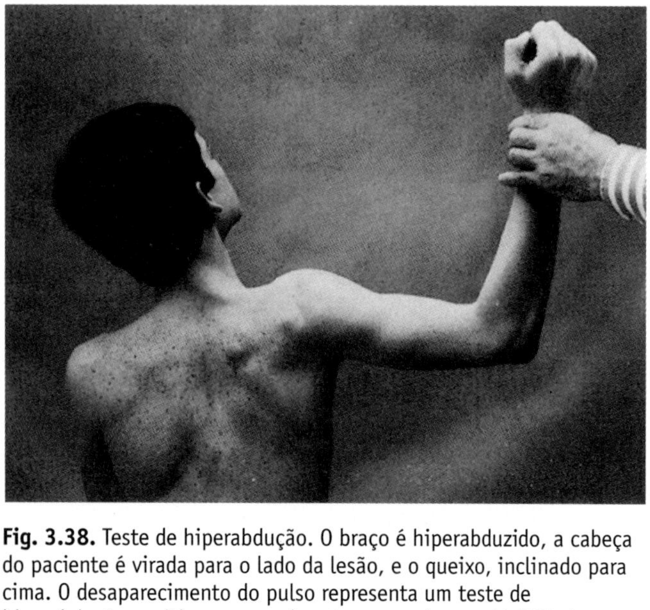

Fig. 3.38. Teste de hiperabdução. O braço é hiperabduzido, a cabeça do paciente é virada para o lado da lesão, e o queixo, inclinado para cima. O desaparecimento do pulso representa um teste de hiperabdução positivo, mas pode estar presente em até 25% da população normal.

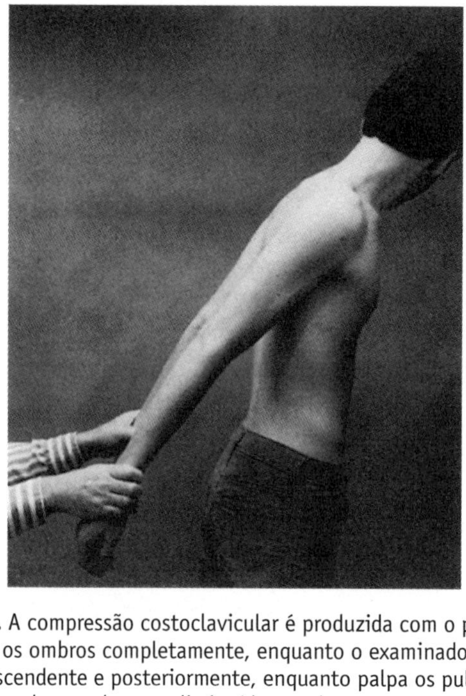

Fig. 3.40. A compressão costoclavicular é produzida com o paciente relaxando os ombros completamente, enquanto o examinador puxa os braços descendente e posteriormente, enquanto palpa os pulsos radiais. Os pulsos podem ser diminuídos ou desaparecerem, e o paciente pode queixar-se de entorpecimento e formigamento.

Estudos Especiais

Todos os pacientes com suspeita de síndrome do desfiladeiro torácico devem ter os estudos seguintes executados.

Exame Radiológico de Coluna Cervical

Este inclui AP e incidências oblíquas e laterais em flexão e extensão. A presença de uma costela cervical, como enfatizado anteriormente, não necessariamente significa que ela seja a causa das queixas do paciente. Sintomas vagos e sinais imprecisos são mais improváveis de serem curados pela ressecção de uma costela cervical simplesmente porque ela está lá. Espondilose cervical e osteoartrite, especialmente com invasão do forâmen de intervertebral por osteófitos, pode levar o cirurgião a revisar o diagnóstico de compressão de tronco para compressão de raiz, e ele deve revisar seus registros com esta possibilidade em mente. O espasmo dos músculos paravertebrais, que podem ser o resultado, ou predispor, a compressão do desfiladeiro – criando conseqüentemente um ciclo vicioso – pode ser comprovado por perda da curva lordótica normal na radiografia lateral no restante normal (Fig. 3.41). A RM do pescoço pode revelar faixas de tecidos moles surgindo do coto de uma costela cervical atrofiada.

Estudos Eletrofisiológicos

Estes podem revelar lentificação das velocidades de condução do nervo pela fossa supraclavicular. Mesmo quando este não for o caso, tais estudos são necessários para excluir neuropatias mais periféricas, que podem permanecer uma possível causa de sintomas. Há alguma evidência de que a lentificação pode ser precipitada na compressão do desfiladeiro, adotando a posição abduzida durante o teste[216]. Isto é verdade de outras compressões intermitentes como a síndrome do pronador e a síndrome do túnel radial. Em todos os pacientes, devem ser executados estudos de condução relaxados e provocativos.

Angiografia Subclávia Transfemoral

Está apenas indicada na pequena minoria de casos que mostram sinais predominantemente vasculares. Pode revelar estreitamento da artéria subclávia, dilatação pós-estenótica, anomalias vasculares (Fig. 3.42), ou oclusão vascular. O estreitamento pode não ser evidente em estudos padrão, e é importante que angiogramas sejam obtidos na postura em que o paciente experimenta sintomas usualmente (Fig. 3.43).

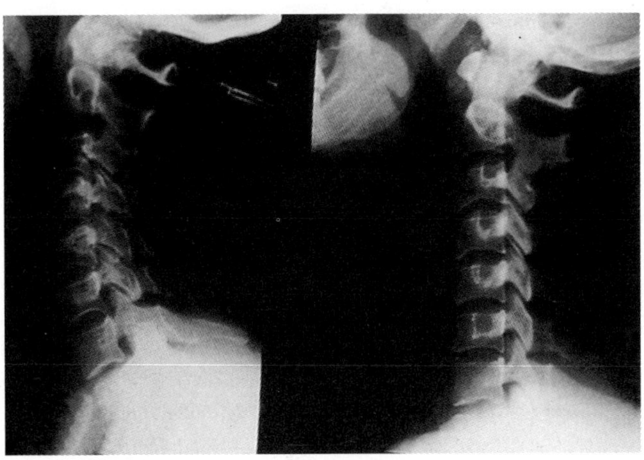

Fig. 3.41. Perda da curva lordótica normal na cervical normal restante na coluna à direita é evidência de espasmo da musculatura paravertebral, que freqüentemente acontece na síndrome do desfiladeiro torácico.

[Nota: foi dada ênfase ao exame para distinguir a neuropatia ulnar da síndrome do desfiladeiro torácico produzindo compressão do tronco *inferior* do plexo – sem dúvida o envolvimento mais freqüente e certamente o problema diagnóstico mais difícil. A 'síndrome do descansar militar'[217,218] pode produzir a paralisia de Erb comprimindo o tronco *superior*. Uma costela cervical, uma faixa de escaleno médio[219], ou edema podem comprimir o tronco *mediano*. As características de tais compressões foram detalhadas no capítulo sobre Reconstrução (pág. 232) e não apresentam confusão diagnóstica com uma lesão mais periférica como a compressão de tronco inferior mais comum.]

Indicações[220]

Medidas conservadoras incluem exercícios posturais e alongamento, perda de peso e um período de repouso da ocupação provocativa[221]. Intensivamente seguido sob supervisão, este regime cura mais de metade dos pacientes com doença de desfiladeiro. Se falha, ou se o comprometimento vascular for um elemento principal do distúrbio, a intervenção cirúrgica é indicada.

A escalenotomia[222] anterior, originalmente defendida por Adson, não provou ser tão bem-sucedida quanto ele relatou pela primeira vez. Porém, o procedimento permite visualização do plexo inteiro e pode revelar causas inesperadas da compressão, inclusive tumores de tecidos moles e, mais comumente, faixas fasciais passando para a primeira costela. A *ressecção de uma costela cervical* que comprime o plexo pode ser executada pela incisão de escalenotomia. A liberação do escaleno anterior é executada facilmente, juntamente com remoção de todas as faixas fibromusculares que possam ser encontradas. É importante que estas sejam buscadas com o braço em uma variedade de posições.

Todos os pacientes para quem este procedimento é recomendado devem ser advertidos da possibilidade de falha no alívio dos sintomas. No caso de falha ou recidiva, a *ressecção da primeira costela*[223], mais bem executada pela rota transaxilar, pode provar eficácia.

Veja Green DP 1998 *Operative Hand Surgery*, 4th edn. Churchill Livingstone, New York, pág. 1457.

COMPRESSÃO DE RAIZ CERVICAL

Nós progredimos além do domínio do cirurgião de mão na perseguição da causa dos sintomas na distribuição do nervo ulnar na extremidade superior. Embora nós estejamos a ponto de abandonar a busca, com algumas palavras de cautela em relação a nossa responsabilidade de passar a tarefa a outros quando apropriado, queixas em relação à mão vêm tão comumente do pescoço que a compressão de raiz cervical deve ser considerada.

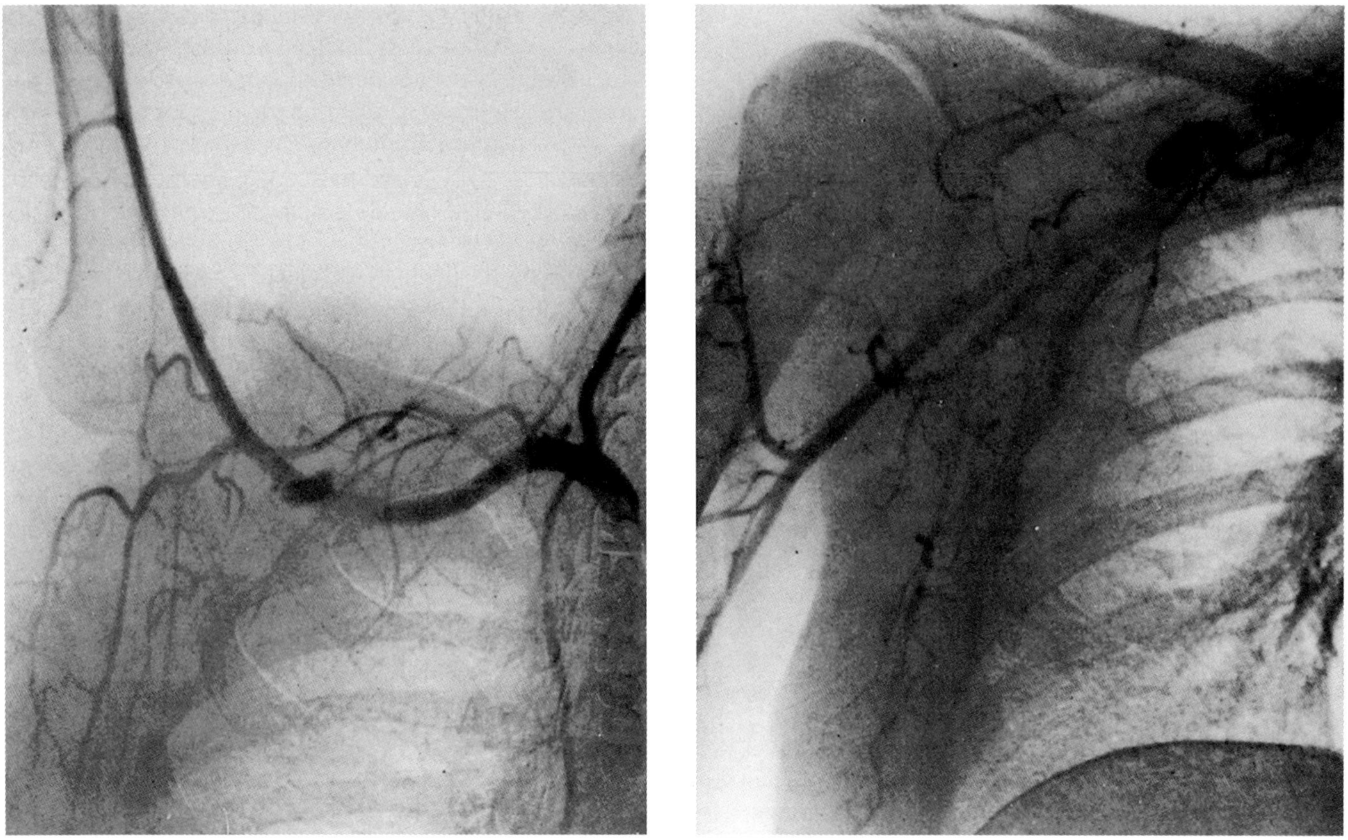

A B

Fig. 3.42 A, B. O paciente apresentou sintomas e sinais severos de compressão do desfiladeiro torácico. O angiograma de hiperabdução foi executado, o qual revelou fluxo normal mas uma estrutura vascular anormal de enchimento demorado **(B)** e permanecia cheio. A exploração revelou um hamartoma na região do plexo, causando compressão severa.

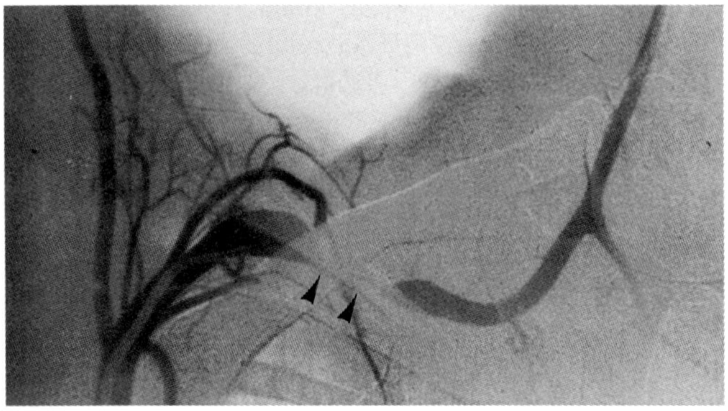

Fig. 3.43. Angiografia subclávia transfemoral revelando oclusão total da artéria subclávia na posição hiperabduzida.

A compressão de raiz pode surgir de um tumor da medula cervical, herniação aguda de um disco, herniação crônica com espondilose associada ou formação de osteófito foraminal intervertebral.

Ao lidar com qualquer distúrbio neurológico que irradia do pescoço ao antebraço, a possibilidade de uma lesão de massa sempre deve ser lembrada e investigada adequadamente.

A herniação aguda de um disco cervical é usualmente associada a uma lesão definida que pode ser uma compressão vertebral ou menos freqüentemente um acidente de trânsito em "chicote". A dor é o sintoma predominante. É muito severa, produzindo limitação marcada no movimento de pescoço e irradiando para o membro superior. Usualmente uma raiz apenas é envolvida e parestesia, fraqueza motora e alteração nos reflexos ajudam a localizar a raiz envolvida. Este paciente raramente chega ao cirurgião de mão.

A compressão de raiz cervical crônica por extrusão de disco lenta ou por invasão óssea no forâmen intervertebral pode produzir sintomas predominantemente no antebraço e mão, e portanto pode requerer consideração mais detalhada.

Sintomas

A *dor* é uma queixa importante. Esta usualmente começa no pescoço, envolvendo ombro, antebraço e mão, tornando-se freqüentemente suficientemente severa distalmente de modo a mascarar completamente os componentes mais proximais. A dor é de caráter intenso, fica pior com movimentos extremos do pescoço, com a má postura para dormir, e ao manter uma posição durante períodos prolongados, como comumente é necessário na indústria. É tipicamente sujeita a exacerbações agudas, quando dor pode ser excruciante. Tais exacerbações podem ser provocadas por movimentos descontrolados como tossir ou espirrar, que também agem elevando a pressão liquórica. A cessação de dor pode ser um sinal da lesão de raiz significativa; se a regressão é acompanhada por sinais contínuos no miótomo e dermátomo apropriados, a mielografia é indicada.

A irradiação para a região occipital é comumente presente, e difere da dor radicular da compressão mais periférica.

Disestesia, caquexia e fraqueza podem surgir e todas mostram uma distribuição de raiz específica. Os pontos de maior tensão na coluna cervical são os discos C5-6,que produzem compressão da raiz C6, e C6-7, que produzem compressão de raiz C7. O conhecimento deste arranjo que difere da coluna torácica e lombar é necessário para correlacionar alterações radiológicas e achados clínicos.

Exame

Distúrbio Sensorial

Em casos mais avançados pode ser encontrada disestesia de dermátomo típica. A evidência clínica de perda sensorial pode, porém, estar completamente ausente, apesar das queixas de entorpecimento do paciente. Nestes casos os sintomas podem ser reproduzidos pelo *teste de Spurling*[224] em que a cabeça é inclinada para o lado envolvido e pressão aplicada ao topo da cabeça (Fig. 3.44).

A *sensibilidade* posteriormente sobre a vértebra envolvida pode estar presente. A percussão sobre o processo espinhoso apropriado pode produzir dor radicular (Fig. 3.45).

Fraqueza motora pode estar presente, e esta mostra uma distribuição de raiz específica assim como qualquer redução em reflexos de tendão:

- disco C5-6 Fraqueza do bíceps, reflexo do bíceps reduzido;
- disco C6-7 Fraqueza do tríceps, reflexo do tríceps reduzido.

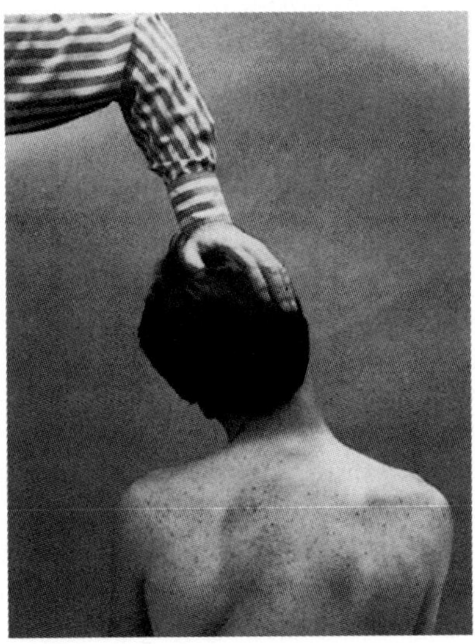

Fig. 3.44. Teste de Spurling. A cabeça é inclinada para o lado afetado, e uma compressão direta é aplicada no vértice. Se ocorre aumento dos sintomas o teste é positivo, indicando compressão de raiz

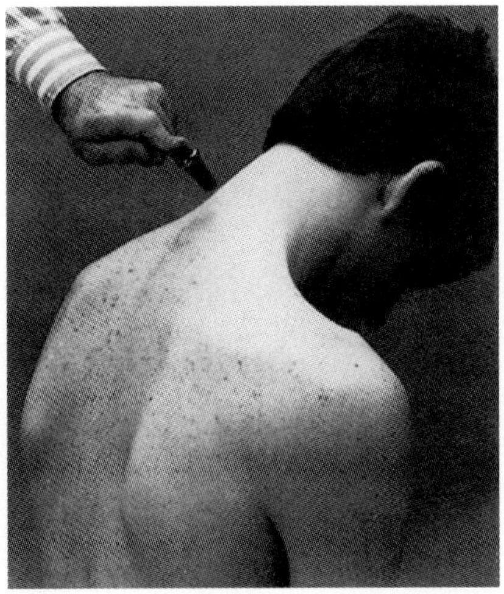

Fig. 3.45. Percussão sobre o processo espinhoso da vértebra afetada pode produzir dor radicular em compressão de raiz cervical.

Estudos Especiais

1. Uma *radiografia* da *coluna cervical*, especialmente as incidências oblíquas, pode mostrar estreitamento significativo dos forâmenes intervertebrais (Fig. 3.46). A incidência lateral pode mostrar perda de espaço do disco intervertebral, mesmo com perda da curva lordótica normal na posição hiperestendida e 'embicamento' dos corpos vertebrais anteriormente.
2. *A Eletromiografia*, além de implicar o músculo do miótomo apropriado, tem proporcionado evidência absoluta de envolvimento de raiz, ao contrário de lesões mais periféricas, por mostrar padrões de denervação nos músculos paraespinhais que apenas podem acontecer se a neuropatia está localizada proximal ao ramo primário posterior. Porém, é difícil de executar e interpretar por causa de interferência significativa.
3. *Mielografia* é essencial em lesões de raiz para excluir tumores de medula cervical. Também comumente confirma a presença de um disco herniado revelando obliteração da manga que usualmente é vista passando para o forâmen intervertebral.
4. *Discografia* e *infiltração de raiz nervosa*[225] ajudam a localizar uma degeneração de disco cervical.
5. *Tomografia computadorizada* pode ser útil para estudar os elementos ósseos da coluna cervical e pode delinear lesões de tecidos moles, quando usada juntamente com meio de contraste hidrossolúvel subaracnóide.
6. *Ressonância magnética*.

NERVO RADIAL (FIG. 3.III)

O nervo radial surge do cordão posterior do plexo braquial e ganha a face posterior do úmero atravessando o espaço triangular criado pelo redondo maior acima, a cabeça longa do tríceps medialmente, e o úmero lateralmente. Vem a estar localizado no sulco espiral radial sob a cabeça lateral de trí-

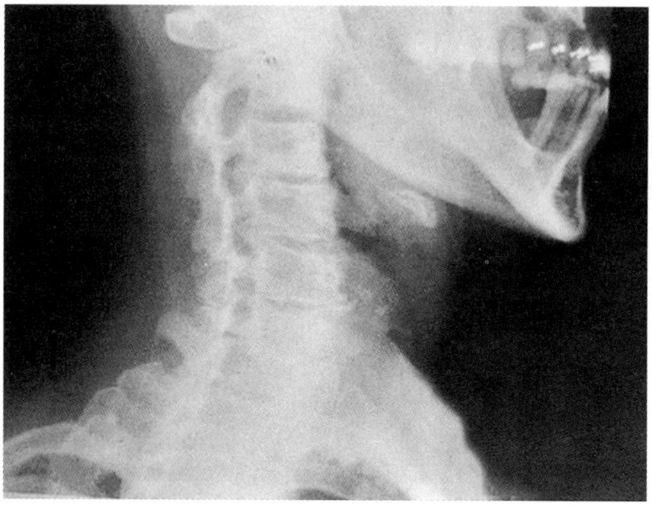

A

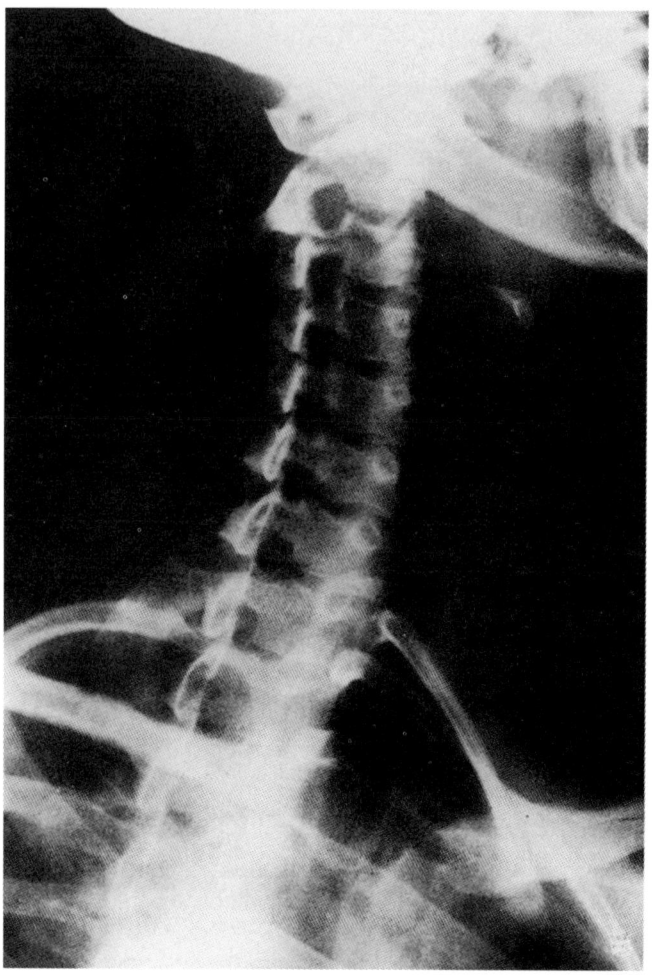

B

Fig. 3.46 A. Incidências oblíquas da coluna cervical neste paciente mostram estreitamento significativo do forâmen intervertebral, juntamente com estreitamento do espaço do disco e bico da face anterior dos corpos vertebrais. Uma incidência oblíqua normal é mostrada para comparação **(B).**

ceps e imediatamente proximal à origem da cabeça medial. Ganha então a face anterior do braço perfurando o septo intermuscular lateral 10-12 cm proximal ao epicôndilo lateral quando pode ser tocado facilmente pelo dedo contra o úmero na maioria dos membros. Está localizado então entre o braquial e o tendão do bíceps medialmente e os músculos que surgem da crista supracondilar lateral lateralmente, braquiorradial, extensores do carpo radial longo e curto. O nervo passa diretamente sobre o ligamento anterior da articulação do cotovelo ou, mais especificamente, a articulação entre o capítulo do úmero e a cabeça do rádio. Em algum ponto entre 3 cm sobre e sob aquela articulação, o nervo divide-se no nervo radial superficial sensorial e o nervo motor interósseo posterior. Os dois divergem gradualmente no princípio, mas em um grau que é ruim para o nervo motor. Enquanto o nervo radial superficial adere com firmeza à superfície profunda do braquiorradial, o nervo interósseo posterior passa profundamente e lateralmente para ganhar a superfície extensora do antebraço, encontrando assim três estruturas potencialmente constritoras.

O extensor radial curto do carpo, surgindo da origem extensora comum, tem freqüentemente uma borda medial tendínea aguda que recobre o nervo interósseo posterior.

Um *'leque 'de vasos* da artéria recorrente radial cruza, ou atravessa, o nervo para irrigar as estruturas laterais a ela (Fig. 3.47).

A *arcada de Frohse*[226] é a margem livre, aponeurótica proximal da porção superficial do supinador, sob a qual o nervo interósseo posterior passa (Fig. 3.48). Spinner[227], cujos estudos desta área são definitivos, afirma que o tamanho do espaço sob a arcada varia muito, e que o arco é espessado e fibroso em 30% dos adultos examinados. Ele também nota que o arco nunca é fibroso em crianças. Na liberação de mais de 150 túneis radiais, este autor *sempre* encontrou o arco bastante fibroso. Se esta é uma característica do desenvolvimento ou uma adaptação profissional é impossível dizer. Certamente pareceria ser uma condição prévia ao início da compressão do nervo.

O nervo radial e sua terminação interóssea posterior correm próximos ao osso ao longo de grande parte do curso, o primeiro no úmero[228,229], o último no rádio. Eles são assim propensos a lesões de todos os graus em fraturas e seu manejo subseqüente[230].

As síndromes da compressão principais do nervo radial sem fratura são relacionadas ao nervo interósseo posterior na região do supinador. Menos comumente, a paralisia do nervo radial tem sido relacionada à compressão do nervo pelo septo[234] intermuscular lateral e por um arco fibroso na cabeça lateral do tríceps[231-233] (o autor operou apenas um caso dessa última situação em 25 anos [Fig. 3.49]).

Embora tenham sido descritas duas síndromes da compressão do nervo radial distintas, Roles e Maudsley[235] enfatizaram que elas simplesmente são dois pontos em um espectro que estende-se do simples 'cotovelo do tenista' (pág. 325) à paralisia irreversível dos músculos inervados pelo nervo interósseo posterior.

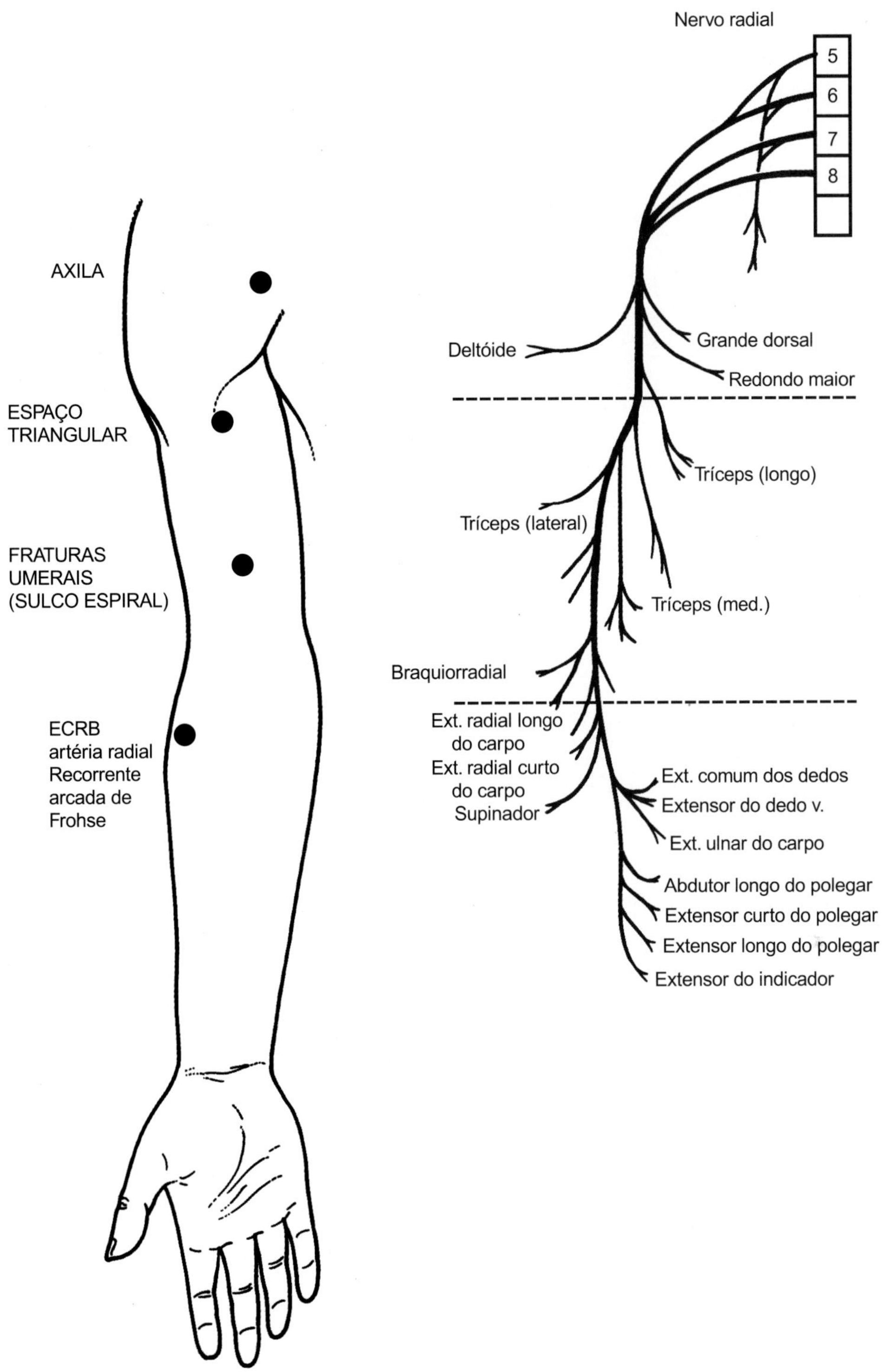

Fig. 3.III. Locais de compressão do nervo radial.

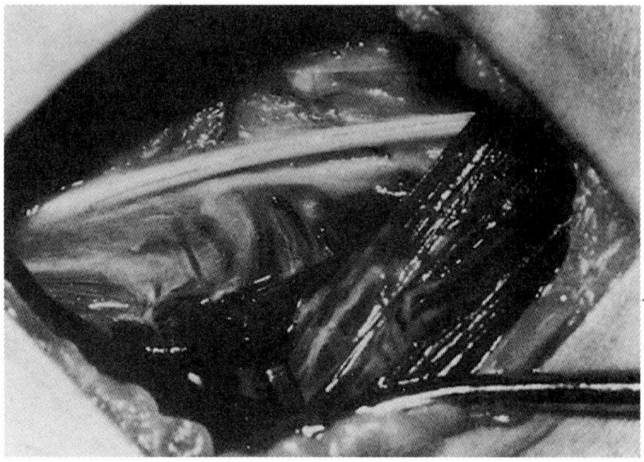

Fig. 3.47. Síndrome do túnel radial. O leque de vasos recorrentes radiais que cruza o nervo interósseo posterior profundo é demonstrado claramente depois de dividir o músculo braquiorradial. Superficialmente, o nervo radial sensorial é visto sobrejacente aos vasos.

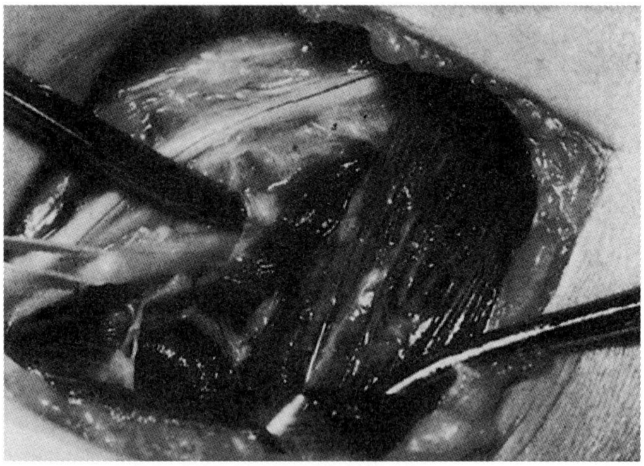

Fig. 3.48. A tesoura nesta fotografia é inserida ao longo do nervo interósseo posterior sob a arcada de Frohse no supinador.

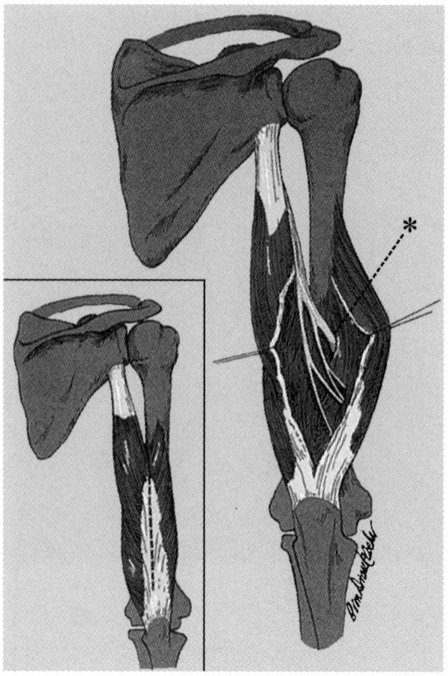

Fig. 3.49. Compressão do nervo radial sob um arco fibroso na cabeça lateral do tríceps.

SÍNDROME (DOR) DO TÚNEL RADIAL [236,237]

Os fatores compressivos na síndrome do túnel radial são todos anatômicos:

- faixas fibrosas que ligam o nervo à articulação radioumeral;
- extensor radial curto do carpo;
- o 'leque' de vasos radial recorrente;
- a arcada de Frohse.

Estas estruturas anatômicas comprimem o nervo apenas quando, com o cotovelo estendido, o punho é fletido e pronado passivamente, ou por outro lado, quando o punho é estendido ou supinado contra resistência. A ocupação então desempenha um papel importante, porque funções que requerem movimentos repetitivos freqüentes do punho e antebraço nesta posição podem causar compressão. Por exemplo, um dos pacientes do autor alcançava repetidamente a parte de trás do carro para erguer uma mala pesada. Quando orientado a manter a mala no banco do passageiro e erguê-la com um braço supinado e com o punho em posição neutra, os sintomas regrediram.

Homens e mulheres parecem ser afetados igualmente, principalmente entre as idades de 30 e 50 anos, e na mão dominante na grande maioria dos casos.

Sintomas

Dor usualmente é o *único* sintoma inicial. Bem localizada na massa extensora logo abaixo do cotovelo, a dor pode se irradiar dorsalmente para o punho. Descrita como de caráter intenso, pode ficar mais severa através de certos movimentos. A análise desses movimentos sempre revela extensão do cotovelo, flexão do punho e pronação do antebraço.

Tipicamente a dor está ausente ao despertar, mas fica progressivamente mais severa à medida que o braço é usado, deixando o paciente com uma dor persistente pela noite.

O paciente muito freqüentemente é diagnosticado como tendo 'cotovelo de tenista' e pode ter sofrido várias infiltrações ou procedimentos cirúrgicos na região epicondilar lateral, com alívio temporário. Werner, em um estudo completo da relação entre dor do cotovelo lateral e encarceramento do nervo, encontrou a última presente em 5% dos 'cotovelos de tenista'[238].

Fraqueza pode ser uma queixa, quando afeta a extensão do punho e dos dedos. A fraqueza de extensão do punho pode resultar em *força de preensão reduzida*, um grande problema especialmente para trabalhadores manuais. Esta fraqueza de extensor pode ser totalmente devida à dor que estes movimentos causam, ou pode ser evidência precoce de uma síndrome do nervo interósseo posterior.

Exame

Na síndrome do túnel radial, *não há distúrbio sensorial ou perda motora*.

A sensibilidade fica situada ao longo da linha do nervo radial sobre a cabeça radial. O nervo faz a volta no colo, de modo que pode ser aplicada pressão anteriormente sobre a cabeça pelos músculos do 'bloco móvel' de Henry[239], ou ao longo do pescoço lateralmente, atrás desses músculos (Fig. 3.50). Esta sensibilidade sempre deve ser comparada com o lado oposto, porque a região do túnel radial é sensível à pressão mesmo em membros normais. Há sensibilidade freqüentemente também sobre o epicôndilo lateral, mas, diferentemente do cotovelo de tenista, é menos severa que ao longo do curso do nervo. Três pontos que estão localizados em linha e eqüidistantes um do outro devem ser palpados: o epicôndilo lateral, a cabeça radial e o túnel radial.

Teste do dedo médio (Fig. 3.51). Se é solicitado que o paciente estenda cada dedo contra-resistência, com o cotovelo completamente estendido, o paciente sente dor sobre o túnel radial, às vezes em todos os dedos, mas sempre e mais severamente ao tensionar o dedo médio. Isto é considerado pelo fato de que o extensor radial curto do carpo insere-se na base do metacarpiano do dedo médio, e a tensão dirige sua extremidade medial tendínea para baixo, para o nervo interósseo posterior.

A flexão de dedo e de punho passiva total e com o cotovelo usualmente estendido produzem dor, mas, diferentemente da epicondilite lateral, é menos severa na síndrome do túnel radial que a causada pelo teste do 'dedo médio' (Fig. 3.52).

A supinação resistida do braço estendido também pode produzir dor sobre o túnel radial (Fig. 3.53). O braço deve ser estendido durante este teste para eliminar o poderoso efeito supinador do bíceps e colocar toda a carga no supinador próprio.

Foram descritas alterações eletrofisiológicas naqueles pacientes em quem Roles e Maudsley executaram estudos de

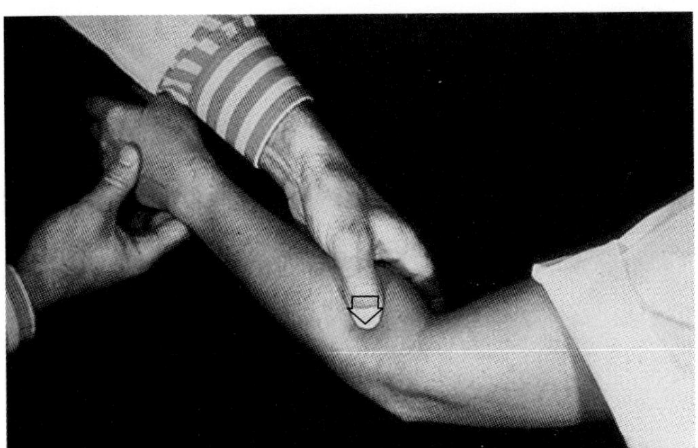

Fig. 3.50. A palpação ao longo do curso do nervo radial na região da face anterior da cabeça radial no 'bloco móvel' pode mostrar sensibilidade sobre o túnel radial.

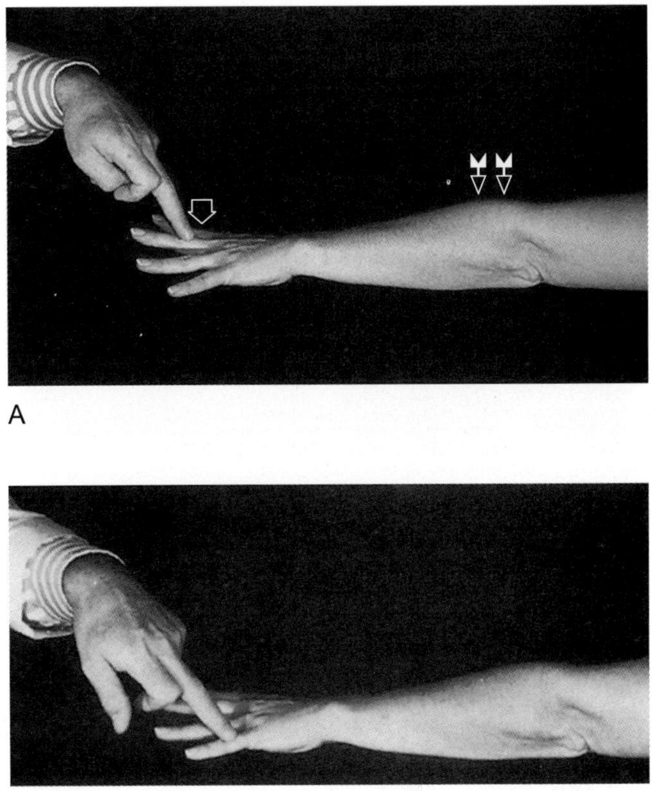

Fig. 3.51 A, B. O teste do dedo médio. Pede-se que o paciente mantenha o cotovelo, punho e todos os dedos em completa extensão contra a contrapressão exercida pelo examinador. Na síndrome do túnel radial, a dor experimentada nesta manobra é significativamente maior quando é exercida pressão no dedo médio que em qualquer outro dígito.

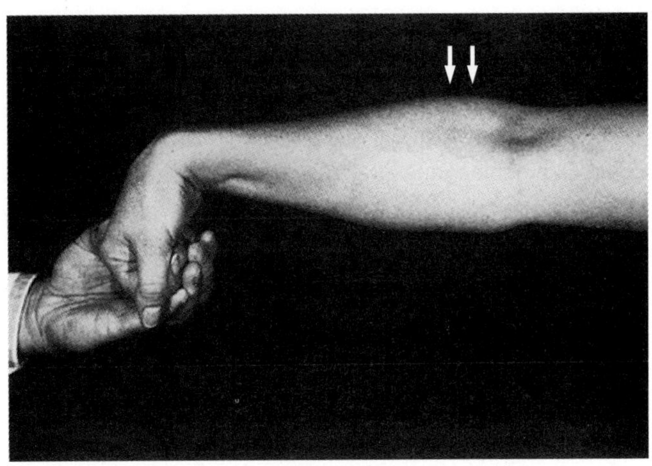

Fig. 3.52. Com o cotovelo estendido, o examinador direciona o punho e os dedos em flexão total. Na síndrome do túnel radial, isto pode produzir dor, mas esta é menor que a experimentada com o teste do dedo médio.

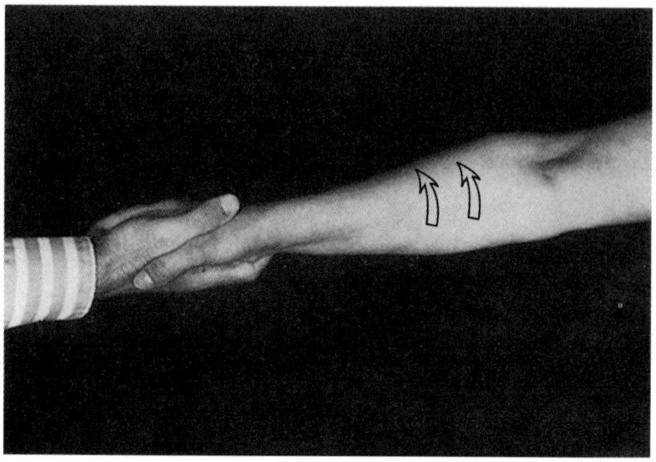

Fig. 3.53. Síndrome do túnel radial. A supinação resistida também pode produzir dor no paciente com compressão do nervo radial em seu túnel.

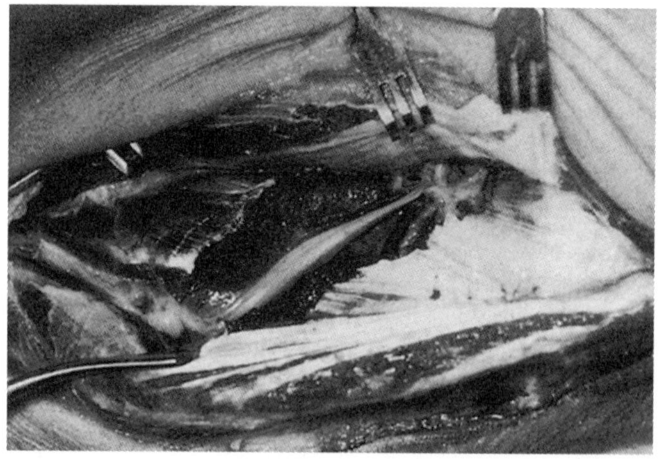

Fig. 3.54. (A mão está à esquerda da fotografia.) Neste paciente com evidência persistente de epicondilite lateral e síndrome do túnel radial, uma abordagem posterior longa foi usada. Todas as forças compressivas são exibidas. O extensor radial curto do carpo é erguido pelo afastador. A cabeça superficial do supinador foi dividida ao longo de seu comprimento para revelar o nervo interósseo posterior. Nas profundidades da ferida, no ponto onde o nervo é visto proximalmente primeiro, são vistos os ramos dos vasos recorrentes radiais em relação íntima com o nervo, que mostra compressão na extremidade proximal do supinador com algum edema distal pós-compressivo.

condução nervosa. Eles tomaram a forma de uma demora significativa na latência motora no nervo radial do sulco espiral para o extensor dos dedos. A proporção de pacientes em que foram executados tais testes não foi declarada. Alterações também podem ser provocadas por contração resistida do supinador durante o estudo[240]. O autor encontrou vários pacientes com sinais clínicos convincentes aliviados por cirurgia que subseqüentemente não mostraram nenhuma alteração eletrofisiológica. Isto seria compatível com a natureza intermitente da tensão.

Indicações

A exploração cirúrgica é indicada em bases totalmente clínicas, e o examinador vem depender pesadamente de localização precisa da sensibilidade e do teste do 'dedo médio'.

Mesmo quando estes estão presentes, devem ser adotadas medidas conservadoras inicialmente. Estas incluem repouso de movimentos repetitivos passíveis de causar *stress* sobre o nervo, o uso de uma munhequeira para impedir a flexão do punho e infiltração judiciosa de quantidades limitadas de esteróide na origem tendínea comum dos músculos extensores para eliminar qualquer elemento de epicondilite lateral. Se o clínico está convencido do diagnóstico e estas medidas falham, exploração do túnel radial com liberação da borda mediana do extensor radial curto do carpo e a arcada de Frohse, juntamente com ligação e divisão do 'leque' de vasos, pode dar alívio dramático. Nenhuma evidência macroscópica da compressão é encontrada na maioria dos casos, embora sempre haja alterações microscópicas [241].

A compressão do nervo interósseo posterior também pode ocorrer na extremidade *distal* do supinador,[242] que o autor então libera atualmente em todos os casos (Fig. 3.54).

Veja Green DP 1998 *Operative Hand Surgery*, 4th edn. Churchill Livingstone, New York, pág. 1435.

SÍNDROME DO NERVO INTERÓSSEO POSTERIOR (PARALISIA)

Esta entidade cada vez mais tem sido reconhecida desde que quatro artigos sobre o tópico apareceram na edição de novembro de 1966 do *Journal of Bone and Joint Surgery* [243-246]. Porém, a possibilidade de paralisia por compressão deste nervo tinha sido registrada mais de 100 anos antes, e os vários casos relatados durante aquele século são bem documentados naqueles quatro artigos. Ao contrário da síndrome do túnel radial há muitas causas de síndrome do nervo interósseo posterior além das puramente anatômicas:

1. *Trauma* – deslocamento do cotovelo ou, mais comumente, fratura ou deslocamento da cabeça radial como no deslocamento encontrado na fratura de Monteggia do antebraço[247,248]. A paralisia pode ser imediata ou tardia [249,250].
2. *Inflamação* – a sinovite associada à doença reumatóide comumente afeta a articulação radioumeral[251-253]. A compressão do nervo interósseo posterior e a paralisia resultante dos extensores pela sinóvia ou por subluxação da cabeça radial (Fig. 3.55) pode ser confundida com ruptura dos tendões no punho (pág. 351). O edema inflamatório da bolsa bicipital, que está localizado entre o tendão e o rádio, foi a primeira causa desta síndrome descrita por Agnew, na Sociedade Patológica da Filadélfia em 1863[254].

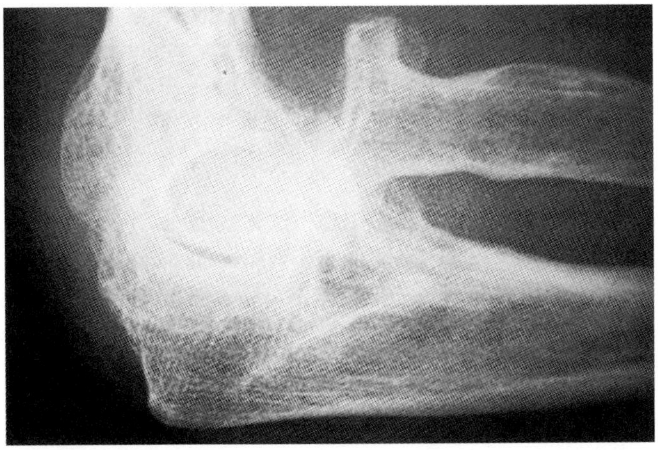

Fig. 3.55. A subluxação da cabeça radial neste paciente reumatóide produziu compressão do nervo interósseo posterior.

3. *Edema* – edema benigno de qualquer tipo pode comprimir o nervo na região do túnel radial. Aqueles informados incluem gânglio[255,256], lipoma[257,258] e fibroma.
4. *Anatômica, postural* e *profissional*, como descrito na síndrome do túnel radial.
5. *Iatrogênica* – infiltrações na região do túnel radial para o cotovelo de tenista causaram paralisia do nervo interósseo posterior temporária e, raramente, permanente. Compressão também pode ser resultante da colocação de placas em fraturas do rádio.

Sintomas

A *dor* freqüentemente é a primeira queixa e é de natureza semelhante à síndrome do túnel radial. Esta é acompanhada depois ou substituída por *fraqueza* e *paralisia* que podem desenvolver-se lentamente ao longo de um período de duas a seis semanas ou dramaticamente durante a noite, usualmente depois de um exercício. A seqüência na qual os músculos são afetados não segue nenhum padrão, sendo os três dedos ulnares, o indicador e o polegar, todos já foram informados como os primeiros dedos afetados. Quando completamente desenvolvida, o paciente queixa-se de incapacidade de estender os dedos e fraqueza na extensão do punho.

Em nenhum exemplo ocorre distúrbio sensorial. Isto serve para distinguir sintomaticamente esta síndrome de lesões mais altas do nervo radial.

Exame

Distúrbio Sensorial

A disestesia deve ser excluída cuidadosamente, sendo prestada atenção particular à área de inervação do nervo radial absoluta, sobre o dorso do primeiro interdígito e o polegar. Sua presença indicaria uma lesão do nervo radial mais proximal.

Perda Motora

A caquexia da massa extensora pode ser evidente, contrastando com o tamanho normal do 'pacote móvel' de Henry, que consiste no braquiorradial e nos extensores radiais do punho inervados pelo nervo radial antes de sua divisão.

A postura da mão é pouco afetada quando comparada com a paralisia radial completa, porque o punho pode estar estendido. Porém, a extensão é fraca e a postura é diagnóstica, o punho sendo radialmente desviado na tentativa de extensão total (Fig. 3.56).

A tentativa de extensão dos dedos produz uma postura característica, na qual as articulações interfalangianas estão completamente estendidas, mas as articulações metacarpofalangianas não podem ser estendidas além de 45° e freqüentemente não àquela distância. Esta postura pode mimetizar tensão intrínseca, e na verdade a postura é produzida por ação

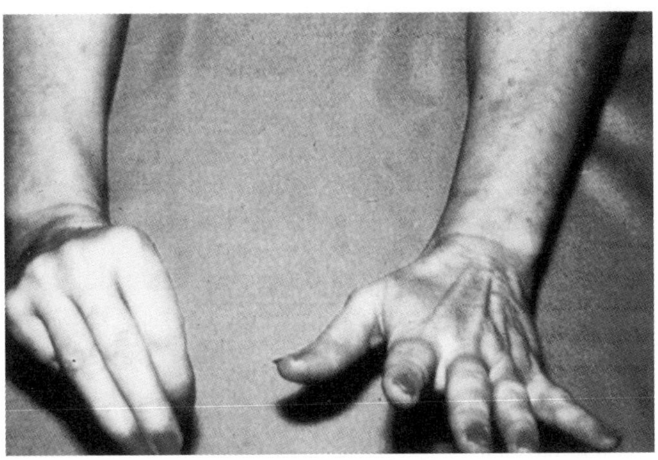

A

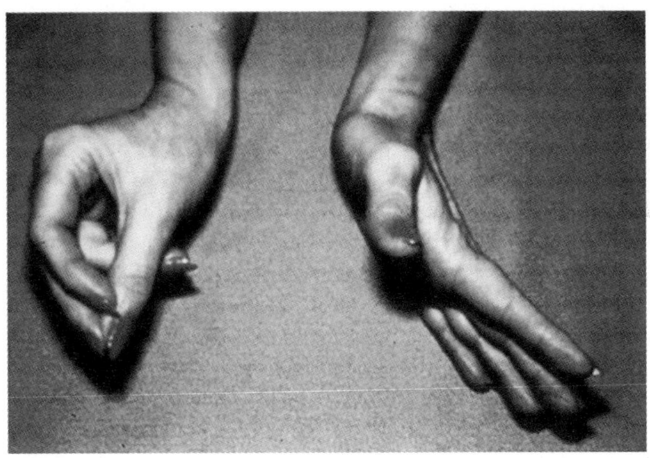

B

Fig. 3.56 A, B. Na manhã após mover alguma mobília pesada, esta paciente acordou com dor sobre a face extensora do antebraço e perda associada de extensão dos dedos e do polegar. A extensão do punho ainda estava presente, mas menos fortemente, com desvio radial bastante evidente quando comparada com a mão normal. Nas fotografias, a paciente está tentando extensão total do punho e dedos com a mão envolvida e a normal.

intrínseca, sem ajuda da tração do extensor longo – uma das mãos 'extrínseca menos' ao invés de uma 'intrínseca plus'. A verdadeira tensão intrínseca pode ser excluída rapidamente pela testagem (pág. 242).

A paralisia parcial dos músculos inervados pelo nervo interósseo posterior pode resultar apenas em falta de extensão das articulações dos dedos anular e mínimo. Isto produz a aparência de uma 'falsa mão em garra ulnar.' As articulações metacarpofalangianas não são hiperestendidas como na garra ulnar verdadeira, e os intrínsecos inervados pelo ulnar usualmente funcionam.

A abdução radial do polegar também é debilitada. Alguma extensão modesta da articulação interfalangiana pode ser retida, em virtude das contribuições feitas pelas faixas laterais para o abdutor curto do polegar e o adutor do polegar.

A testagem ativa mostra fraqueza ou paralisia em alguns ou todos os músculos inervados pelos ramos do nervo interósseo posterior:

• *Curto*		Extensor dos dedos
		Extensor ulnar do carpo
		Extensor do dedo mínimo
• *Longo*	*Lateral*	Abdutor longo do polegar
		Extensor curto do polegar
	Medial	Extensor longo do polegar
		Extensor do indicador

Raramente o ramo longo passa sobre em vez de através do supinador, e se a causa de compressão está localizada nesse local, os músculos relevantes são poupados.

Alterações eletrofisiológicas mostrarão denervação de músculos paralisados e aumento de latência distal no nervo radial em pacientes que mostram fraqueza.

O diagnóstico diferencial de *lesões do nervo radial altas* é feito pela falta de distúrbio sensorial e força normal do braquiorradial, dos extensores do punho radiais e do supinador. *O envenenamento por chumbo* pode produzir paralisia radial sem perda sensorial, mas é uma lesão alta, mostrando paralisia do braquiorradial e dos extensores do punho radiais. O diagnóstico pode ser confirmado buscando a descoloração gengival característica e por estudos hematológicos e urinários. O *punho caído histérico* mostra incapacidade persistente para estender as articulações interfalangianas dos dedos, mesmo com a articulação metacarpofalangiana mantida em flexão.

(Uma *síndrome do nervo interósseo posterior distal* foi descrita,[259] na qual os pacientes apresentam dor no punho dorsal. Eles têm sensibilidade sobre o quarto compartimento dorsal e obtêm alívio por bloqueio do nervo seletivo e ressecção do nervo interósseo posterior fibrótico aumentado no punho.)

Indicações

Imobilização apropriada deve ser proporcionada para apoiar os músculos paralisados e permitir algo próximo à função normal. Muitos mostrarão recuperação com o tempo, e a avaliação repetida deve ser executada. Ocorrerá freqüentemente retorno progressivo de músculos individuais. A exploração cirúrgica é indicada em todos os casos persistentes de síndrome do nervo interósseo posterior.

Veja Green DP 1998 *Operative Hand Surgery*, 4th edn. Churchill Livingstone, New York, pág. 1437.

ENCARCERAMENTO DO NERVO RADIAL SENSORIAL[260] (DOENÇA DE WARTENBERG)[261,262]

Originalmente descrito como quiralgia parestética, este encarceramento acontece no ponto em que o ramo sensorial do nervo radial emerge sob a extremidade do tendão braquiorradial, 6-8 cm proximal ao estilóide radial. Ocasionalmente pode emergir por uma divisão no tendão braquiorradial [263]. A maioria dos pacientes conta uma história de trauma prévio que, em quase metade, é de natureza repetitiva, envolvendo supinação e pronação repetidas [264].

Sintomas

Queixas de dor sobre a face radial do dorso da mão exacerbadas por movimento do punho fazem esta condição mimetizar a doença de Quervain (pág. 323) em um grau que alguns pacientes sofreram liberação do primeiro compartimento dorsal, sem alívio. A dor é acompanhada freqüentemente por disestesia na distribuição do nervo radial.

Exame

A pressão sobre o ramo sensorial do nervo radial reproduz as queixas. O exame sensorial mostra uma discriminação de dois pontos reduzida na distribuição do nervo radial. O teste de Finkelstein (pág. 323) para a doença de Quervain é enganosamente positivo. Os estudos de condução nervosa pela técnica de 'avanço lento' pode localizar o local da compressão com precisão.

Indicações

A *imobilização* pode aliviar os sintomas permanentemente. Quando isto não tem êxito, exploração, neurólise e, quando a compressão é claramente devida ao tendão, alongamento do braquiorradial proporcionarão alívio na maioria dos casos (Fig. 3.57).

Veja Green DP 1998 *Operative Hand Surgery*, 4th edn. Churchill Livingstone, New York, pág. 1440.

Outras Causas Relatadas de Compressão do Nervo Radial

- transferência de tendão (oponenteplastia)[265];
- faixa fibrosa no supinador[266];
- hamartoma[267];
- angioleiomioma[268];
- condromatose[269] sinovial;
- poliarterite[270];
- neuropatia constritiva localizada[271].

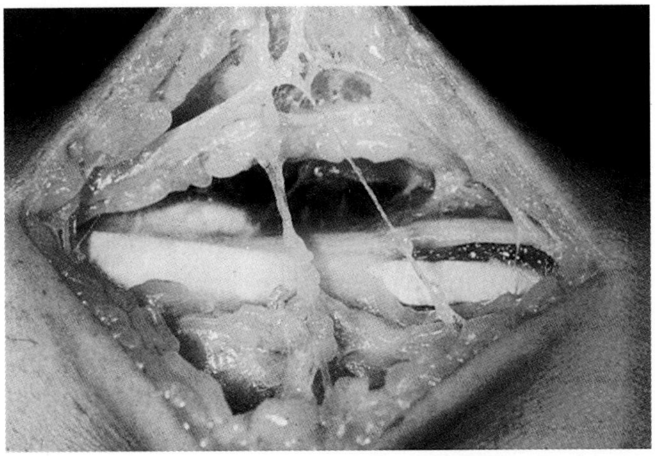

A

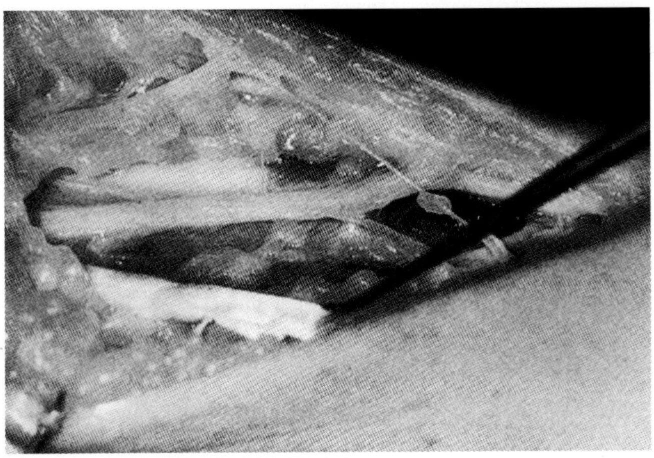

B

Fig. 3.57. Encarceramento do nervo radial sensorial (doença de Wartenberg). **A.** O nervo sensorial radial que emerge do tendão braquiorradial é visto passando distalmente para a direita da fotografia, de onde carrega a sensibilidade da face dorsal do polegar e do primeiro espaço interdigital. Há alguma aderência e fibrose moderada no local onde o nervo emerge neste paciente sintomático. **B.** O alongamento do tendão braquiorradial e neurólise do nervo cutâneo radial foram executados. Os sintomas foram aliviados.

Outros Nervos Comprimidos

Nervos (outros que não o radial, o ulnar e o mediano), que raramente foram informados como comprimidos incluem: o supra-escapular[272-274], o torácico longo[275], o axilar[276], o musculocutâneo[277] e o supraclavicular[278]. Todos eram a causa da dor, e compressão dos dois primeiros estava associada à fraqueza muscular e paralisia.

SÍNDROMES DE COMPRESSÃO MUSCULAR

Algumas das síndromes da compressão de nervo descritas anteriormente podem ser causadas pela presença de um músculo anômalo no túnel do nervo, como um palmar longo invertido, palmar profundo, ou uma origem no antebraço do abdutor do dedo mínimo.

Músculos anômalos podem em si produzir desconforto, principalmente com o uso. Esta dificuldade usualmente surge na quarta e quinta décadas e muito mais comumente em mulheres, o que pode ser devido a *stress* profissional ou retenção hídrica hormonal.

Isto à parte, foram descritas síndromes da compressão em que os nervos não são envolvidos, mas em que um músculo normal ou anômalo se torna hipertrofiado ou inflamado dentro de um túnel apertado, resultando em dor e desconforto.

SÍNDROME DE COMPARTIMENTO CRÔNICA DO EXERCÍCIO

Foram descritas tais síndromes de compartimento crônicas no antebraço[279,280] e nos primeiros músculos[281-283] interósseos dorsais. Associada em ambas as síndromes com dor por exercício repetitivo e no primeiro com formigamento na distribuição do nervo mediano, é confirmada por estudos de pressão e aliviada através de simples fasciotomia. A síndrome do primeiro interósseo dorsal pode ser acompanhada por hipertrofia apreciável no músculo [284].

SÍNDROME DO EXTENSOR DO INDICADOR

Originalmente descrito por Ritter e Inglis em 1969[285], esta síndrome é devida à inflamação, associada a um extensor do indicador normal ou anômalo no ponto em que atravessa o quarto compartimento dorsal, sob o retináculo extensor.

Sintomas

A dor no punho que mostra uma amplitude normal de movimento sem dor é característica do distúrbio. A sensibilidade em ponto sobre o quarto compartimento no punho foi localizada freqüentemente pelo paciente antes da apresentação.

Exame

Teste do extensor do indicador (Fig. 3.58). Spinner e Olshansky[286] relataram em 1973 que se, com o punho completamente fletido, se pede ao paciente para estender a falange proximal do dedo indicador contra resistência, ele reclamará de dor aguda localizada no quarto compartimento do punho. Se a área dolorida é palpada durante esta extensão resistida, a crepitação freqüentemente pode ser sentida.

A liberação cirúrgica do túnel apenas é indicada se imobilização, esteróides locais e os agentes antiinflamatórios não produzem alívio.

EXTENSOR DO DEDO MÍNIMO[287]

Uma síndrome semelhante à síndrome de extensor do indicador, mas relacionada ao extensor do dedo mínimo no quinto compartimento, foi relatada. O músculo era anômalo, porque tinha um deslizamento musculotendinoso para o dedo anular. A dor, provocada por movimento do dedo míni-

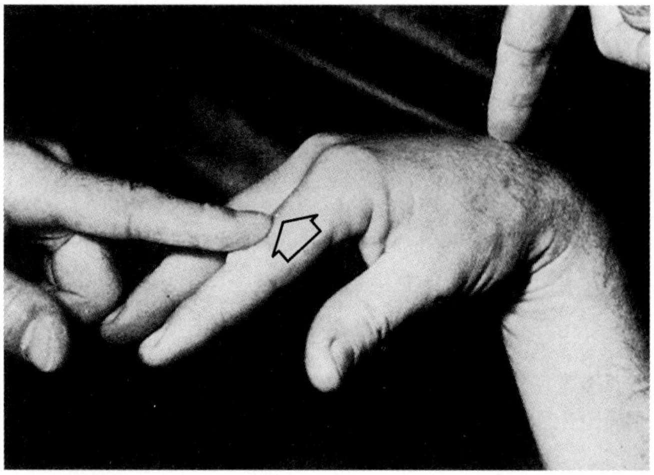

Fig. 3.58. Este paciente apresentou queixa de dor sobre a face dorsal do punho direito. O exame revelou uma amplitude total de movimento no punho sem dor, mas, quando a extensão do dedo indicador foi tentada contra resistência, o paciente sentiu dor no local indicado pelo outro dedo do examinador.
Este desconforto estava associado à crepitação na região do quarto compartimento dorsal.

mo, foi o sintoma inicial, e a excisão do deslizamento anômalo resultou em melhora.

EXTENSOR DOS DEDOS CURTOS DA MÃO[288,289]

Este músculo anômalo foi nomeado por Wood nos Procedimentos da Royal Society de Londres em 1864[290]. Originando-se no rádio distal, carpo e cápsula do punho, pode tornar-se problemático devido à dor ou edema. O músculo acontece em 1,1% dos pacientes examinados[291] e 3,0% dos cadáveres dissecados[292]. Freqüentemente confundido com um gânglio, é reconhecido se o cirurgião está atento para a entidade, porque ele bastante evidentemente contrai à extensão resistida dos dedos. O tratamento correto, se problemático, é a excisão cirúrgica, embora a divisão simples do retináculo também tenha sido defendida[293].

Estas anomalias de músculo são encontradas freqüentemente incidentalmente em cirurgias como a remoção de gânglios. Porém, alguns são associados à dor no punho dorsal. É difícil de estabelecer uma relação causal entre a presença destes músculos e dor no punho dorsal, exceto na presença de testes clinicamente diagnósticos e se o alívio de sintomas acontece após a descompressão cirúrgica. A dor no punho dorsal apenas deve ser atribuída a músculos extensores anômalos se as condições seguintes são satisfeitas:

- os sintomas são intermitentes e apenas acontecem depois de movimentos repetidos que envolvem a massa muscular anômala, atravessando os compartimentos dorsais;
- a dor pode ser documentada à extensão resistida ativa;
- a presença de um músculo anômalo foi comprovada por intervenção cirúrgica ou imagem;
- não há nenhuma condição associada, tal como um gânglio que é tratado ao mesmo tempo;
- aquela descompressão cirúrgica do quarto compartimento (para o extensor do indicador anômalo [próprio]) ou redução cirúrgica do ventre muscular (para extensor dos dedos curtos da mão) conduz a alívio sintomático.

É em tais circunstâncias que se pode atribuir a ocorrência de dor no punho dorsal positivamente à presença de músculos extensores anômalos e deve ser lembrado que a ampla maioria dos músculos anômalos não causa sintomas e se suspeitas surgem, usualmente é o extensor do indicador anômalo próprio (EIP) que provará ser o culpado[294].

CAUSAS NÃO-COMPRESSIVAS DE NEUROPATIA

Como os sintomas são limitados ao membro superior, muitos pacientes com condições além da área do cirurgião de mão apesar disso se dirigirão compreensivelmente a ele para ajuda. Ele tem uma responsabilidade considerável em permanecer atento às outras possibilidades que são inúmeras:

- neuropatia generalizada;
- doença de medula espinhal;
- tumores espinhais;
- distúrbios intracranianos;
- patologia intratorácica – 'síndrome de Pancoast'[295].

O cirurgião de mão deve manter um índice alto de suspeita ao conversar com e examinar qualquer paciente que se queixa de dor, fraqueza, ou paralisia do membro superior. A história deve procurar por evidência de distúrbios familiares, de distúrbios metabólicos, de fraqueza em outro lugar, de distúrbio visual ou de nervos cranianos, ou outros sintomas aparentemente sem conexão no entender do paciente. Ao exame, devem ser buscados os sinais de envolvimento de neurônio motor superior na forma de reflexos aumentados e espasticidade, os músculos devem ser observados para fibrilação, a pressão sangüínea sempre deve ser registrada, e a urina sujeita à análise.

Se o exame cuidadoso sugere que a fonte esteja localizada proximal ao ombro, o paciente deve sofrer exame radiológico do tórax, inclusive incidências apicais lordóticas, radiografias da coluna cervical e consulta neurológica, e talvez estudo apropriado por eletroencefalografia, TC de crânio, mielografia, TC ou RM. Apenas permanecendo constantemente atento ao local onde os nervos estão lesados na mão e braço, o cirurgião de mão pode evitar a tragédia de um diagnóstico errado acompanhado de um tratamento inadequado.

REFERÊNCIAS

PATOGÊNESE DA COMPRESSÃO

Posturais

1. Masear V R, Hayes J M, Hyde A G 1986 An industrial cause of carpal tunnel syndrome. *J Hand Surg (Am)* 11:222-227
2. Szabo R M, Gelberman R H 1987 The pathophysiology of nerve entrapment syndromes. *J Hand Surg (Am)* 12:880-884
3. Feldman R G, Travers P H, Chirico-Post J, Keyserling W M 1987 Risk assessment in electronic assembly workers: carpal tunnel syndrome. *J Hand Surg(Am)* 12:849-855
4. Szabo R M, Chidgey L K 1989 Stress carpal tunnel pressures in patients with carpal tunnel syndrome and normal patients. *J Hand Surg (Am)* 14: 624-627

Metabólicas

5. Frymoyer J W, Bland J 1973 Carpal tunnel syndrome in patients with myxedematous arthropathy. *J Bone Joint Surg* 55A: 78-82
6. Howard F M 1986 Compression neuropathies in the anterior forearm. *Hand Clin* 2: 737-745

Iatrogênicas

7. Ekerot L 1977 Post-anaesthetic ulnar neuropathy at the elbow. *Scand J Plastic Reconstr Surg Hand Surg* 11:225-229
8. Seyfer A E, Grammer N Y, Bogumill G P, Provost J M, Chandry U 1985 Upper extremity neuropathies after cardiac surgery. *J Hand Surg (Am)* 10: 16-19

Efeito de Compressão Constante

9. Mackinnon S E, Dellon A L 1986 Experimental study of chronic nerve compression. Clinical implications. *Hand Clin* 2: 639-650
10. Curtis R M, Eversmann W W 1973 Internal neurolysis as an adjunct to the treatment of the carpal tunnel syndrome. *J Bone Joint Surg* 55A: 733-740
11. Mackinnon S F, Dellon A L 1988 Evaluation of microsurgical internal neurolysis in a primate median nerve model of chronic nerve compression. *J Hand Surg (Am)* 13: 345-351

Síndrome do Duplo Esmagamento

12. Upton A R M, McComas A J 1973 The double crush and nerve entrapment syndromes. *Lancet ii:* 359-362
13. Nemoto K, Matsumoto N, Tazaki K, Horiuchi Y etal 1987 An experimental study on the 'double crush' hypothesis. *J Hand Surg (Am)* 12: 552-559 (An erratum appears in *J Hand Surg (Am)* 1987 12: 1011.)

Sintomas e Sinais

14. Harada N, Matsumoto T 1981 A study of various function tests on the upper extremities for vibration syndrome. *Am Ind Hyg Assoc* 42(12): 887-892
15. Lundborg G, Lie-Stenstrom A K, Sollerman C, Stromberg T, Pyykko I 1986 Digital vibrogram: a new diagnostic tool for sensory testing in compression neuropathy. *J Hand Surg (Am)* 11(5): 693-699
16. Lundborg G, Dahlin L B, Lundstrom R, Necking, L E, Stromberg T 1994 Vibrotactile function of the hand in compression and vibration-induced neuropathy. Sensibility index-a new measure. Am *J Ind Med* 26(3):359-366
17. Jetzer T, Dellon L A, Mitterhauser M D 1995 The use of PSSD testing in comparison to vibrotactile testing of vibration exposed workers. *Cent Eur J Public Health* 3:49-51
18. Smith P J, Mott G 1986 Sensory threshold and conductance testing in nerve injuries. *J Hand Surg (Br)* 11(2):157-162
19. Smith P J, Mott G 1986 A simple device for the objective evaluation of peripheral nerve injuries. (Letter) *J Hand Surg (Br)* 11(3): 485
20. Linker C S, Helms C A, Fritz R C 1993 Quadrilateral space syndrome: findings at MR imaging. *Radiology* 188:675-676
21. Spinner R J, Lins R E, Collins A J, Spinner M 1993 Posterior interosseous nerve compression due to an enlarged bicipital bursa confirmed by MRI. *J Hand Surg (Br)* 18: 753-756
22. Skirving A P, Kozak T K, David S J 1994 Infraspinatus paralysis due to spinoglenoid notch ganglion. *J Bone Joint* Surg 76(4)B: 588-591

NERVO MEDIANO

SÍNDROME DO TÚNEL DO CARPO

Anatomia

23. Lanz U 1977 Anatomical variations of the median nerve in the carpal tunnel. *J Hand Surg (Am)* 2: 44-53
24. Seradge H, Seradge E 1990 Median innervated hypothenar muscle: anomalous branch of median nerve in the carpal tunnel. *J Hand Surg (Am)* 15: 356-359
25. Kornberg M, Aulicino P L, DuPuy T E 1983 Bifid median nerve with three thenar branches - case report. *J Hand Surg (Am)* 8: 583-584
26. Amadio P C 1987 Bifid median nerve with a double compartment within the transverse carpal canal. *J Hand Surg (Am)* 12: 366-368
27. Mumford J, Morecraft R, Blair W F 1987 Anatomy of the thenar branch of the median nerve. *J Hand Surg (Am)* 12: 361-365
28. Tountas C P, Bihrle D M, MacDonald C J, Bergman R A 1987 Variations of the median nerve in the carpal canal. *J Hand* Surg (Am) 12: 708-712

Causas

29. Schuind F, Ventura M, Pasteels J L 1990 Idiopathic carpal tunnel syndrome: histologic study of flexor tendon synovium. *J Hand Surg (Am)* 15: 497-503
30. Lavey E B, Pearl R M 1981 Patent median artery as a cause of carpal tunnel syndrome. *Ann Plastic Surg* 7:3236-3238
31. Barfred T, Hjlund A P, Bertheussen K 1985 Median artery in carpal tunnel syndrome. *J Hand Surg (Am)* 10:864-867
32. Barton N J 1979 Another cause of median nerve compression by a lumbrical muscle in the carpal tunnel. *J Hand Surg (Am) 4:* 189-191
33. Schultz R J, Endler P M, Huddleston H D 1973 Anomalous median nerve and an anomalous muscle belly of the first lumbrical associated with carpal tunnel syndrome. *J Bone Joint Surg 55A:* 1744-1746
34. Butler B, Bigley E C 1971 Aberrant index (first) lumbrical tendinous origin associated with carpal tunnel syndrome. *J Bone Joint Surg 53A*: 160-162
35. Robinson D, Aghasi M, Halperin N 1989 The treatment of carpal tunnel syndrome caused by hypertrophied lumbrical muscles. Case reports. *Scand J Plastic Reconstr Surg Hand Surg* 23: 149-151
36. Asai M, Wong A C, Matsunaga T, Akahoshi Y 1986 Carpal tunnel syndrome caused by aberrant lumbrical muscles associated with cystic degeneration of the tenoynovium: a case report. *J Hand Surg(Am)* 11:218-221
37. Smith R J 1971 Anomalous muscle belly of the flexor digitorum superficialis causing carpal tunnel syndrome. *J Bone Joint Surg 53A*: 1215-1216
38. Ametewee K, Harris A, Samuel M 1985 Acute carpal tunnel syndrome produced by anomalous flexor digitorum superficialis indicis muscle. *J Hand Surg (Br)* 10:83-84
39. Meyer F N, Pflaum B C 1987 Median nerve compression at the wrist caused by a reversed palmaris longus muscle. *J Hand Surg (Am)* 12: 369-371
40. Schlafly B, Lister G 1987 Median nerve compression secondary to bifid reversed palmaris longus. *J Hand Surg (Am)* 12: 371-373
41. Backhouse K M, Church ill-Davidson D 1975 Anomalous palmaris longus muscle producing carpal tunnel-like compression. *Hand* 7: 22-24
42. Brones M, Wilgis E 1978 Anatomical variations of the palmaris longus, causing carpal tunnel syndrome. *Plastic Reconstr Surg* 62: 798-800
43. Carroll M P, Montero C 1980 Rare anomalous muscle cause of carpal tunnel syndrome. *Orthopaedic Rev* 9: 83-85
44. Still J M, Kleinert H E 1973 Anomalous muscles and nerve entrapment in the wrist and hand. *Plastic Reconstr Surg 52*: 394-400
45. Floyd T, Burger R S, Sciaroni C A 1990 Bilateral palmaris profundus causing bilateral carpal tunnel syndrome. *J Hand Surg (Am)* 15: 364-366
46. Adamson J E, Srouji S J, Horton C E, Mladick R A 1971 The acute carpal tunnel syndrome. *Plastic Reconstr Surg* 47: 332-336
47. Fissette J, Onkelirx A, Fandi N 1981 Carpal and Guyon tunnel syndrome in burns at the wrist. *J Hand* Surg 6: 13-15
48. Harvey F J, Bosanquet J S 1981 Carpal tunnel syndrome caused by simple ganglion. *Hand* 13: 164-166
49. Desai S S, Pearlman H S, Patel M R 1986 Clicking at the wrist due to fibroma in an anomalous lumbrical muscle: a case report and review of literature. *J Hand Surg (Am) 11:* 512-514
50. Toronto I R 1989 Aneurysm of the median artery causing recurrent carpal tunnel syndrome and anatomic review. *Plastic Reconstr Surg 84*: 510-512
51. Lee K E 1985 Tuberculosis presenting as carpal tunnel syndrome. *J Hand Surg (Am) 10:* 242-245
52. Prince H, Ispahani P, Baker M 1988 A *Mycobacterium malmoense* infection of the hand presenting as carpal tunnel syndrome. *J Hand Surg (Br)* 13: 328-3330
53. Suso S, Peidro L, Ramon R 1988 Tuberculous synovitis with 'rice bodies' presenting as carpal tunnel syndrome. *J Hand Surg (Am)* 13: 574-576
54. DeHertogh D, Ritland D, Green R 1988 Carpal tunnel syndrome due to gonococcal tenosynovitis. *Ortho* 2:199-200
55. Barr W G, Blair S J 1988 Carpal tunnel syndrome as the initial manifestation of scleroderma. *J Hand Surg (Am)* 13:366-368
56. Short W H, Palmer A K 1981 Amyloidosis and the carpal tunnel syndrome *Ortho Rev* 10: 89-94
57. Fluhr J E, Farrow A, Nelson S 1989 Vitamin B6 levels in patients with carpal tunnel syndrome. *Arch Surg* 124:1329-1330
58. Clayburgh R H, Beckenbaugh R D, Dobyns J H 1987 Carpal tunnel release in patients with

diffuse peripheral neuropathy. *J Hand Surg (Am)* 12: 380-383
59. Van, Hoest A E, House J, Krivit W, Walker K 1998 Surgical treatment of carpal tunnel syndrome and trigger digits in children with mucopolysaccharide storage disorders, *J Hand Surg (Am)* 23(2): 236-243

Sintomas

60. Kummel B M, Zazanis G A 1973 Shoulder pain as the presenting complaint in carpal tunnel syndrome. *Clin Orthopaedics Rel Res* 92: 227-230

Exame

61. Szabo R M, Gelberman R H, Dimick M P 1984 Sensibility testing in patients with carpal tunnel syndrome. *J Bone Joint Surg* 66: 60-64
62. Silver M A, Gelberman R H, Gellman H, Rhoades C E 1985 Carpal tunnel syndrome: associated abnormalities in ulnar nerve function and the effect of carpal tunnel release on these abnormalities. *J Hand Surg (Am)* 10:710-713
63. Phalen G S 1951 Spontaneous compression of the median nerve at the wrist. *J Am Med Assoc 145*: 1128-1133
64. Phalen G S 1966 The carpal tunnel syndrome: 17 years experience *in* diagnosis and treatment of 654 hands. *J Bone Joint Surg* 48A: 211-228
65. Phalen 6 S 1981 The birth of a syndrome, or carpal tunnel revisited. *J Hand Surg (Am)* 6: 109-111
66. Gelberman R H, Hergenroeder P T, Hargens A R, Lundborg G N, Akeson W H 1981 The carpal tunnel syndrome - study of carpal pressures. *J Bone Joint Surg* 63A:380-383
67. Paley D, McMurtry R Y 1985 Median nerve compression test in carpal tunnel syndrome diagnosis. *Ortho Rev* 15:41-45
68. Melvin J L, Schuchmann J A, Lanese R R 1973 Diagnostic specificity of motor and sensory nerve conduction variables in the carpal tunnel syndrome. *Arch Phys Med Rehab 54*: 69-74
69. Grundberg A B 1983 Carpal tunnel decompression in spite of normal electromyography. *J Hand Surg (Am)* 8:348-349
70. Louis D S, Hankin F M 1987 Symptomatic relief following carpal tunnel decompression with normal electroneuromyographic studies. *Ortho* 10: 434-436

Exame Radiológico

71. Hart V L, Gaynor V 1941 Roentgenographic study of the carpal canal. *J Bone Joint Surg* 23: 382-383

Indicações

72. Amadio P C 1985 Pyridoxine as an adjunct in the treatment of carpal tunnel syndrome. *J Hand Surg (Am)* 10:237-241
73. Green D P 1984 Diagnostic and therapeutic value of carpal tunnel injection. *J Hand Surg (Am)* 9: 850-854
74. Wood M R 1980 Hydrocortisone injections for carpal tunnel syndrome. *Hand* 12: 62-64
75. Gelberman R H, Aronson D, Weisman M H 1980 Carpal tunnel syndrome. *J Bone Joint Surg* 62A: 1181-1184
76. Heckler F R, Jabaley M E 1986 Evolving concepts of median nerve decompression in the carpal tunnel. *Hand Clin* 2: 723-736
77. Nalebuff E A, Smith J 1979 Preservation of terminal branches of the median palmar cutaneous nerve in carpal tunnel surgery. *Orthopaedics* 2: 369-372
78. Lilly C J, Magnell T D 1985 Severance of the thenar branch of the median nerve as a complication of carpal tunnel release. *J Hand Surg (Am)* 10: 399-402
79. Seiler J G III, Milek M A, Carpenter G K, Swiontkowski M F 1989 Intraoperative assessment of median nerve blood flow during carpal tunnel release with laser Doppler flowmetry. *J Hand Surg (Am)* 14:986-991
80. Richman J A, Gelberman R H, Rydevik 8 L, Hajek P C *et al* 1989 Carpal tunnel syndrome: morphologic changes after release of the transverse carpal ligament. *J Hand Surg (Am)* 74: 852-857
81. Gellman H, Kan D, Gee V, Kuschner S H, Butte M J 1989 Analysis of pinch and grip strength after carpal tunnel release. *J Hand Surg (Am)* 14:863-864
82. Shurr D G, Blair W F, Bassett G 1986 Electromyographic changes after carpal tunnel release. *J Hand Surg (Am)* 17:876-880
83. Gartsman G M, Kovach J C, Crouch C C, Noble P C, Bennett J B 1986 Carpal arch alteration after carpal tunnel release. *J Hand Surg (Am)* 11:372-374
84. Garcia-Elias M, An K N, Cooney W P III, Linscheid R L, Chao E Y 1989 Stability of the transverse carpal arch: an experimental study. *J Hand Surg(Am) 14*:277-282
85. Einhorn N, Leddy J P 1996 Pitfalls of endoscopic carpal tunnel release. *Orthop Clin North Am* 27(2): 373-380
86. Murphy R X Jr., Jennings J F, Wukich D K 1994 Major neurovascular complications of endoscopic carpal tunnel release. *J Hand Surg (Am)* 19: 114-118

SÍNDROME DO PRONADOR

87. Seyffarth H 1951 Primary myoses in the m. pronator teres as a cause of lesion of the n. medianus (the pronator syndrome). *Acta Psych Scand suppl* 74: 251
88. Vichare N A 1968 Spontaneous paralysis of the anterior interosseous nerve. *J Bone Joint Surg* 508:806-808
89. Johnson R K, Spinner M, Shrewsbury M M 1979 Median nerve entrapment syndrome in the proximal forearm. *J Hand Surg (Am)* 4: 48-52

Pontos de Similaridade com a Compressão do Nervo Mediano

90. Hartz C R, Linscheid R L, Gramse R R, Daube J R 1981 The pronator teres syndrome: compressive neuropathy of the median nerve. *J Bone Joint Surg* 63A: 885-890

Sintomas

91. Farrell H F 1979 Pain and the pronator teres syndrome. *Bull Hosp Joint Dis* 37: 59-62

Sítios de Compressão

92. Swiggett R, Ruby L K 1986 Median nerve compression neuropathy by the lacertus fibrosus: report of three cases. *J Hand Surg (Am)* 17: 700-703

Sinais

93. Buchthal F, Rosenfalck A, Trojaborg W 1974 Electrophysiological findings in entrapment of the median nerve at wrist and elbow. *J Neurol Neurosurg Psych* 37:340-360

SÍNDROME DO INTERÓSSEO ANTERIOR

94. Spinner M 1978 *Injuries to the major branches of peripheral nerves of the forearm*, 2nd edn. W B SAunders, Philadelphia

Exame

95. Maeda K, Miura T, Komada T, Chiba A 1977 Anterior interosseous nerve paralysis. Report of 13 cases and review of Japanese literature. *Hand* 9: 165-171
96. Hill N A, Howard F M, Huffer B R 1985 The incomplete anterior interosseous nerve syndrome. *J Hand Surg (Am)* 10: 4-16

Outras Causas Relatadas sobre a Compressão do Nervo Mediano

Evolutivas

97. al Naib I 1994 Humeral supracondylar spur and Struther's ligament. A rare cause of neurovascular entrapment in the upper limb. *Int Orthop* 18(6):393-394
98. Jabaley M E 1978 Personal observations on the role of the lumbrical muscles in carpal tunnel syndrome. *J Hand Surg (Am)* 3: 82-84
99. Nather A, Pho R W H 1981 Carpal tunnel syndrome produced by an organising haematoma within the anomalous second lumbrical muscle. *Hand 13*: 87-91
100. Wiss D 1979 Aberrant lumbrical muscles causing carpal tunnel syndrome. *Orthopedics 2*: 357-358
101. Hutton P, Kernohan J, Birch R 1981 An anomalous flexor digitorum superficialis indicis muscle presenting as carpal tunnel syndrome. *Hand* 13: 85-86
102. Fernandez-Garcia S, Pi-Folguera J, Estallo-Matino F 1994 Bifid median nerve compression due to a musculotendinous anomaly of FDS to the middle finger. *J Hand Surg (Br)* 19: 616-617
103. Duncan G J, Yospur G, Gomez-Garcia A, Lesavoy M A 1995 Entrapment of the palmar cutaneous branch of the median nerve by a normal palmaris longus tendon. *Ann Plast Surg* 35: 534-536
104. Semer N, Brimmins C, Jones N F 1996 Compression neuropathy of the palmar cutaneous branch of the median nerve by the antebrachial fascia. *J Hand Surg (Br)* 21(5): 666-667
105. Chalmers J 1978 Unusual causes of peripheral nerve compression. *Hand* 10: 168-175
106. Levy M, Pauker M 1978 Carpal tunnel syndrome due to thrombosed persisting median artery. A case report. *Hand* 10: 65-68
107. Jones N F, Ming N L 1988 Persistent median artery as a cause of pronator syndrome. *J Hand Surg (Am)* 13:728-732
108. Spinner M 1976 Cryptogenic infraclavicular brachial plexus neuritis. *Bull Hosp Joint Dis* 37: 98-104
109. Laha R K, Dujovny M, DeCastro S C 1977 Entrapment of median nerve by supracondylar process of the humerus. *J Neurosurg* 46: 252-255

Traumáticas

110. Suso S, Alemany X, Combalia A, Ramon R 1994 Compression of the anterior interosseous nerve after use of a Robert-Jones type bandage for a distal end clavicle fracture: case report. *J Trauma* 36: 737-739

111. Wolfe J S, Eyring E J 1974 Median nerve entrapment within a greenstick fracture. *J Bone Joint Surg* 56A:1270-1272
112. Nunley J A, Urbaniak J R 1980 Partial bony entrapment of the median nerve in a greenstick fracture of the ulna. *J Hand Surg* 5: 557-559
113. Macnicol M 1978 Roentgenographic evidence of median nerve entrapment in a greenstick humeral fracture. *J Bone Joint Surg* 60A:998-1000
114. Lewis M H 1978 Median nerve decompression after Colles' fracture. *J Bone Joint Surg* 60B: 195-196
115. Manske P 1976 Fracture of the hook of the hamate presenting as carpal tunnel syndrome. *Hand* 10: 181-183
116. Sturim H S, Edmond J A 1980 Carpal tunnel compression syndrome secondary to a retracted flexor digitorum sublimis tendon. *Plastic Reconstr Surg 66*: 846-848
117. Weiland A J, Lister G D, Villarreal-Rios A 1976 Volar fracture dislocations of the second and third carpometacarpal joints associated with acute carpal tunnel syndrome. *J Trauma* 16: 672-675
118. Matev I 1976 A radiological sign of entrapment of the median nerve in the elbow joint after posterior dislocation. *J Bone Joint Surg* 5813: 353-355
119. Hallett J 1981 Entrapment of the median nerve after dislocation of the elbow: a case report. *J Bone Joint Surg* 6313: 408-412
120. Floyd W E III, Gebhardt M C, Emans J B 1987 Intraarticular entrapment of the median nerve after elbow dislocation in children. *J Hand Surg (Am)* 12: 704-707
121. Lazam L 1972 Carpal tunnel syndrome from an insect sting. *J Bone Joint Surg 54*A: 1095-1096

Metabólicas

122. Short H, Palmer A K 1981 Amyloidosis and the carpal tunnel syndrome. *Orthopaedic Rev* 10: 89-94
123. MacDougal B, Weeks P M, Wray R C 1977 Median nerve compression and trigger finger in the mucopolysaccharidoses and related disease. *Plastic Reconstr Surg 59*: 260-263

Tumores

124. Fricker R, Fuhr P, Pippert H, Traeger H 1996 Acute median nerve compression at the distal forearm caused by thrombosed aneurysm of an epineural vessel: case report. *Neurosurgery38: 194*-196
125. Jaradeh S, Sanger J R, Maas E F 1995 Isolated sensory impairment of the thumb due to an intraneural ganglion cyst in the median nerve. *J Hand Surg (Br)* 20(4):475-478
126. Desta K, O'Shaughnessy M, Milling M A 1994 Non Hodgkin's lymphoma presenting as median nerve compression in the arm. *J Hand Surg (Br)* 19(3):289-291
127. Johnson R J, Bonfigho M 1969 Lipofibromatous hamartoma of the median nerve. *J Bone Joint Surg* 51A:984-990
128. Louis D S, Dick H M 1973 Ossifying lipofibroma of the median nerve. *J Bone Joint Surg 55*A: 1082-1084
129. Kojima T, *Ire* Y, Marumo E, Ishikawa E, Yamashita H 1976 Haemangioma of median nerve causing carpal tunnel syndrome. *Hand* 8: 62-65

Degenerativas

130. Engel J, Zinneman H, Tsur H, Farin I 1978 Carpal tunnel syndrome due to carpal osteophyte. *Hand* 10: 283-284
131. Pritsch M, Engel J, Horowitz A 1980 Cystic change in the wrist, causing carpal tunnel syndrome. *Plastic Reconstr Surg* 65:494-495
132. Linscheid R L 1979 Carpal tunnel syndrome secondary to ulnar bursa distension from the intercarpal joint: report of a case. *J Hand Surg* 4: 191-193
133. Seddon H J 1952 Carpal ganglion as a cause of paralysis of the deep branch of the ulnar nerve. *J Bone Joint Surg* 3413: 386-390

Iatrogênicas

134. Wood V E 1980 Nerve compression following opponensplasty as a result of wrist anomalies. Report of a case. *J Hand Surg* 5: 279-280
135. Mancusi-Ungaro A, Corres J J, Di Splatro F 1976 Case reports: median carpal tunnel syndrome following a vascular shunt procedure in the forearm. *Plastic Reconstr Surg 57*: 96-97
136. Kenzora J E 1978 Dialysis carpal tunnel syndrome. *Orthopaedics 1*: 195-203
137. Join V K, Cestero R V M, Baum J 1979 Carpal tunnel syndrome in patients undergoing maintenance hemodialysis. *J Am Med Assoc 242*: 2868-2869
138. Semer N B, Goldberg N H, Cuono C B 1989 Upper extremity entrapment neuropathy and tourniquet use in patients undergoing hemodialysis. *J Hand Surg* 14A:897-900
139. Gilbert M S, Robinson A, Baez A, Gupta S *et al* 1988 Carpal tunnel syndrome in patients who are receiving long-term renal hemodialysis. *J Bone Joint Surg(Am)* 70: 1145-1153
140. Minami A, Ogino T 1987 Carpal tunnel syndrome in patients undergoing hemodialysis. *J Hand Surg (Am)* 12:93-97
141. DeLuca F N, Cowen N J 1975 Median nerve compression complicating a tendon graft prosthesis. *J Bone Joint Surg* 57A: 553

NERVO ULNAR

CANAL DE GUYON – TÚNEL ULNAR

142. Hunt J R 1908 Occupation neuritis of the deep palmar branch of the ulnar nerve. *J Neurol Mental Dis* 35:673-689
143. Kleinert H E, Hayes J E 1971 The ulnar tunnel syndrome. *Plastic Reconstr Surg* 47:21-24
144. Hayes J R, Mulholland R C, O'Connor B T 1969 Compression of the deep palmar branch of the ulnar nerve. *J Bone Joint Surg* 51B:469-472

Trauma

145. Leslie I J 1980 Compression of the deep branch of the Recurrent Dislocation of the ulnar nerve due to edema of the hand. *Hand* 12: 271-272

Estruturas Anormais

146. Kuschner S H, Gelberman R H,Jennings C 1988 Ulnar nerve compression at the wrist. *J Hand Surg (Am)* 13:577-580
147. Seddon H J 1952 Carpal ganglion as a cause of paralysis of the deep branch of the ulnar nerve. *J Bone Joint Surg* 34B: 386-390
148. Subin G D, Mallon W J, Urbaniak J R 1989 Diagnosis of ganglion in Guyon's canal by magnetic resonance imaging. *J Hand Surg (Am)* 14: 640-643

Músculos Anômalos

149. Salgeback S 1977 Ulnar tunnel syndrome caused by anomalous muscles. *Scand J Plastic Reconstr Surg Hand Surg* 11: 255-258
150. Turner M S, Caird D M 1977 Anomalous muscles and ulnar nerve compression at the wrist. *Hand* 9: 140-141
151. Weeks P M, Young V L 1982 Ulnar artery thrombosis and ulnar nerve compression associated with an anomalous hypothenar muscle (case report). 69:130-131
152. Jeffery A K 1971 Compression of the deep palmar branch of the ulnar nerve by an anomalous muscle. *J Bone Joint Surg* 53B:718-723
153. Tonkin M A, Lister G D 1988 The palmaris brevis profundus. An anomalous muscle associated with ulnar nerve compression at the wrist. *J Hand Surg (Am)* 10:862-864
154. Dodds G A III, Hale D, Jackson W T 1990 Incidence of anatomic variants in Guyon's canal. *J Hand Surg (Am)* 15:352-355
155. O'Hara J J, Stone J H 1988 Ulnar neuropathy at the wrist associated with aberrant flexor carpi ulnaris insertion. *J Hand Surg (Am)* 13: 370-372
156. Zook E G, Kucan J 0, Guy R J 1988 Palmar wrist pain caused by ulnar nerve entrapment in the flexor carpi ulnaris tendon. *J Hand Surg (Am)* 13: 732-735

Sintomas

157. Fahrer M, Millroy P J 7981 Ulnar compression neuropathy due to an anomalous abductor digiti minimi - clinical and anatomic study. *J Hand Surg* 6:266-268
158. Uriburu I J F, Morchio F J, Marin J C 1976 Compression syndrome of the deep motor branch of the ulnar nerve (piso-hamate hiatus syndrome). *J Bone Joint Surg* 58A:145-147

Exame

Perda Motora

159. Stern P J, Vice M 1983 Compression of the deep branch of the ulnar nerve - a case report. *J Hand Surg (Am)* 8:72-74

NO COTOVELO – SÍNDROME DO TÚNEL CUBITAL

160. Panas J 1878 Sur une case pas connue de paralysie du neuf cubital. *Arch Gen Med* 2: 5-22

Deslocação Recorrente do Nervo

161. Apfelberg D B, Larson S J 1973 Dynamic anatomy of the ulnar nerve at the elbow. *Plastic Reconstr Surg* 51:76-81

Artrite

162. Leffert R D, Dorfman H D 1972 Antecubital cyst in rheumatoid arthritis - surgical findings. *J Bone Joint Surg* 53A: 1555-1557

Músculo Anormal

163. Hirasawa Y, Sawamura H, Sakakida K 1979 Entrapment neuropathy due to bilateral epitrochleoanconeus muscles: a case report. *J Hand Surg (Am)* 4: 181-185
164. Dahners L E, Wood F M 1984 Anconeus epitrochlearis, a rare cause of cubital tunnel syndrome: a case report. *J Hand Surg (Am)* 9: 579-580
165. Masear V R, Hill J J Jr, Cohen S M 1989 Ulnar compression neuropathy secondary to the anconeus epitrochlearis muscle. *J Hand Surg (Am)* 13: 720-724 (Comment in: *J Hand Surg (Am)* 1989 14: 917-919)

Exame

Classificação das Síndromes do Túnel Cubital

166. McGowan A J 1950 The results of transposition of the ulnar nerve for traumatic ulnar neuritis. *J Bone Joint Surg* 328: 293-301

Indicações

167. Dellon A L 1989 Review of treatment results for ulnar nerve entrapment at the elbow. *J Hand Surg (Am)* 14:688-700
168. Adelaar R S, Foster W C, McDowell C 1984 The treatment of the cubital tunnel syndrome. *J Hand Surg (Am)* 9A: 90-95
169. Osborne G 1957 The surgical treatment of tardy ulnar neuritis. *J Bone Joint Surg* 398: 782
170. Osborne G 1970 Decompression of ulnar nerve at elbow. *Hand* 2: 10-13
171. Learmonth J R 1942 A technique for transplanting the ulnar nerve. *Surg Gynecol Obstet* 75: 792-793
172. Dellon A L 1988 Operative technique for sub-muscular transposition of the ulnar nerve. *Cant Ortho* 16: 17-24
173. Kleinman W B, Bishop A T 1989 Anterior intramuscular transposition of the ulnar nerve. *J Hand Surg (Am)* 14:972-979
174. Craven P R, Green D P 1980 Cubital tunnel syndrome. Treatment by medial epicondylectomy. *J Bone Joint Surg* 62A: 986-989
175. Froimson A I; Zahrawi F 1980 Treatment of compression neuropathy of the ulnar nerve at the elbow by epicondylectomy and neurolysis. *J Hand Surg* 5: 391-395
176. Neblett C, Ehni G 1970 Medial epicondylectomy for ulnar palsy. *J Neurosurg* 32: 55-62
177. Heithoff S F, Millender L H, Nalebuff E A, Petruska A J Jr 1990 Medial epicondylectomy for the treatment of ulnar nerve compression at the elbow. *J Hand Surg (Am)* 15: 22-29
178. Goldberg B J, Light T R, Blair S J 1989 Ulnar neuropathy at the elbow: results of medial epicondylectomy. *J Hand Surg (Am)* 14: 182-188
179. Craven P R, Green D P 1980 Cubital tunnel syndrome. Treatment by medial epicondylectomy. *J Bone Joint Surg* 62A:986-989
180. Spinner M, Kaplan E B 1976 The relationship of the ulnar nerve to the medial intermuscular septum in the arm and its clinical significance. *Hand* 8: 239-242

Outras Causas Relatadas de Compressão do Nervo Ulnar Iatrogênica

181. Tomaino M M, Wasko M C 1998 Ulnar nerve compression following flexor digitorum superficialis tendon transfers around the ulnar border of the forearm to restore digital extension: a case report. *J Hand Surg (Am)* 23(2): 296-299

Evolutivas e Anatômicas

182. Reis N D 1980 Anomalous triceps tendon as a cause for 203. Taylor A R 1974 Ulnar nerve compression at the wrist snapping elbow and ulnar neuritis: a case report. *J Hand Surg* 5: 361-362
183. Rolfsen L 1970 Snapping triceps tendon with ulnar neuritis. *Acta Orthopaedics Scand* 41: 74-76
184. Hayashi Y, Kojima T, Kohno T 1984 A case of cubital tunnel syndrome caused by the snapping of the medial head of the triceps brachii muscle. *J Hand Surg (Am)* 9: 96-99
185. Harrelson J M, Newmann M 1975 Hypertrophy of the flexor carpi ulnaris as a cause of ulnar nerve compression in the distal part of the forearm. *J Bone Joint Surg* 57A: 554-555
186. Amadio P C, Beckenbaugh R D 1986 Entrapment of the ulnar nerve by the deep flexor-pronator aponeurosis. *J Hand Surg (Am)* 11: 83-87
187. Comtet J, Quicot L, Moyen B 1978 Compression of the deep palmar branch of the ulnar nerve by the arch of the adductor *pollicis. Hand 10:* 176-180
188. Thomsen B 1977 Processus supracondyloidea humeri with concomitant compression of median nerve and ulnar nerve. *Acta Orthopaedica Scand* 48: 391-393
189. Murakami Y, Komiyama Y 1978 Hypoplasia of the trochlea and the medial epicondyle of the humerus associated with ulnar neuropathy. *J Bone Joint Surg* 608:225-227
190. Hirotani H 1975 An unusual cause of ulnar nerve compression. *Hand* 7: 266-268
191. Holtzman R N, Mark M H, Patel M R, Wiener L M 1984 Ulnar nerve entrapment neuropathy in the forearm. *J Hand Surg (Am)* 9: 576-578

Traumáticas

192. Vance R, Gelberman R 1978 Acute ulnar neuropathy with fractures at the wrist. *J Bone Joint Surg* 60A:962-965
193. Poppi M, Padovani R, Martinelli P, Pozzati E 1978 Fracture of the distal radius with ulnar nerve palsy. *J Trauma* 18: 276-278
194. Howard F M 1961 Ulnar nerve palsy in wrist fractures. *J Bone Joint Surg* 43A: 1197-1201
195. Gore D R 1971 Carpometacarpal dislocation producing compression of the deep branch of the ulnar nerve. *J Bone Joint Surg 53*A: 1387-1390
196. Vorenkamp S E, Nelson T L 1987 Ulnar nerve entrapment due to heterotopic bone formation after a severe burn. *J Hand Surg (Am)* 12: 378-380

Tumores

197. Milberg P, Kleinert H E 1980 Giant cell tumor compression of the deep branch of the ulnar nerve. *Ann Plastic Surg* 4: 426-429
198. Hayes C 1978 Ulnar tunnel syndrome from giant cell tumor of tendon sheath: a case report. *J Hand Surg* 3:187-188
199. McFarland G B, Hoffer M M 1971 Paralysis of the intrinsic muscles of the hand secondary to lipoma in Guyon's canal. *J Bone Joint Surg* 53A: 375-376
200. Zahrawi F 1984 Acute compression ulnar neuropathy at Guyon's canal resulting from lipoma. *J Hand Surg (Am)* 9: 238-239
201. Bowers W, Doppelt S 1979 Compression of the deep branch of the ulnar nerve by an intraneural cyst. Case report. *J Bone Joint Surg* 61 A: 612-613
202. Fahmy N R M, Noble J 1981 Ulnar nerve palsy as a complication of synovial osteochondromatosis of the elbow. *Hand* 13: 308-310

Artrite Reumatóide

203. Taylor A R 1974 Ulnar nerve compression at the wrist in rheumatoid arthritis. *J Bone Joint Surg* 568:142-143
204. Dell P C 1979 Compression of the ulnar nerve at the wrist secondary to a rheumatoid synovial cyst: case report and review of the literature. *J Hand Surg (Am)* 4:468-473

SÍNDROME DO DESFILADEIRO TORÁCICO

Anatomia

205. Sanders R J, Roos D B 1989 The surgical anatomy of the scalene triangle. *Cont Surg* 35: 11-16

Causas

206. McIntyre D I 1975 Subcoracoid neurovascular entrapment. *Clin Orthopaedics 108*: 27-30
207. Poitevin L A 1988 Proximal compressions of the upper limb neurovascular bundle. An anatomic research study. *Hand Clin* 4: 575-584
208. Brannon E W 1963 Cervical rib syndrome. *J Bone Joint Surg* 45A: 977-998
209. Baumgartner F, Nelson R J, Robertson J M 1989 The rudimentary first rib - a cause of thoracic outlet syndrome with arterial compromise. *Arch Surg* 124: 1090-1092
210. Roos D B 1979 New concepts of thoracic outlet syndrome that explain etiology, symptoms, diagnosis, and treatment. *Vasc Surg* 13: 313-321

Sintomas

Alterações Vasculares

211. Siegel R S, Steichten F M 1967 Cervico-thoracic outlet syndrome. *J Bone Joint Surg* 49A: 1187-1192

Exame

Alteração ou Comprometimento Vascular

212. Warrens A N, Heaton J M 1987 Thoracic outlet compression syndrome: the lack of reliability of its clinical assessment. *Ann R Coll Surg Eng* 69: 203-204
213. Adson A W 1947 Surgical treatment for symptoms produced by cervical ribs and the scalenus anticus muscle. *Surg Gynecol Obstet* 85: 687-700
214. Adson A W 1951 Cervical ribs: symptoms, differential diagnosis and indications for section of the insertion of the scalenus anticus muscle. *J Internal Coll Surg* 16:546-559
215. Wright I S 1945 The neurovascular syndrome produced by hyper-abduction of the arms. *Am Heart J* 29: 1-19

Estudos Especiais

Estudos Eletrofisiológicos

216. Rainer W G, Mayer J, Sadler T R, Dirks D 1973 Effect of graded compression on nerve conduction velocity. *Arch Surg* 107: 719-721

Distinguindo Neuropatia Ulnar do Desfiladeiro Torácico

217. Lain T M 1969 The military brace syndrome. *J Bone Joint Surg* 51 A: 557-560
218. Lain T M 1969 The military brace syndrome: a report of sixteen cases of Erb's palsy occurring in military cadets. *J Bone Joint Surg* 51 A: 557-560
219. Bonnet' G 1965 Scalenus medius band. *J Bone Joint Surg* 478: 268-272

Indicações

220. Urschel H C, Razzuk M A 1972 Management intelligence. Management of the thoracic outlet syndrome. *New Engl J Med 286*: 1140-1143
221. Smith K F 1979 The thoracic outlet syndrome: a protocol of treatment. *J Orthopaedic Sport Phys Therapy* 2: 89-99
222. Adson A W, Colley J R 1927 Cervical rib. A method of anterior approach for relief of symptoms by division of the scalenus anticus. *Ann Surg* 85: 839-857
223. Roos D B 1966 Experience with first rib resection for thoracic outlet syndrome. *Ann Surg* 163: 354-358

COMPRESSÃO DE RAIZ CERVICAL

Exame

Distúrbio Sensorial

224. Spurling R G, Scoville W R 1944 Lateral rupture of the cervical intervertebral discs. *Surg Gynecol Obstet* 78:350-357

Estudos Especiais

225. Kikuchi S, Macnab I, Moreau P 1981 Localisation of the level of symptomatic cervical disc degeneration. *J Bone Joint Surg* 638: 272-277

NERVO RADIAL

226. Frohse F, Frankel M 1908 *Die Muskeln des Menschlichen Aunes. Bardelehen's Handbuch der Anatomie des Menschlichen.* Fischer, Jena
227. Spinner M 1968 The arcade of Frohse: its relationship to posterior interosseous nerve paralysis. *J Bone Joint Surg* 5013: 809-812
228. Pollock F H, Drake D, Bovill E G, Day L, Trafton P G 1981 Treatment of radial neuropathy associated with fractures of the humerus. *J Bone Joint Surg* 63A:239-243
229. Kaiser T E, Sim F H, Kelly P J 1981 Radial nerve palsy associated with humeral fractures. *Orthopedics* 4:1245-1251
230. Strachan J C H, Ellis B W 1971 The vulnerability of the posterior interosseous nerve during radial head resection. *J Bone Joint Surg* 538: 320-323
231. Lotem M, Fried A, Levy M, Solzi P, Najenson T, Nathan H 1971 Radial palsy following muscular effort. *J Bone Joint Surg* 5313: 500-506
232. Manske P R 1977 Compression of the radial nerve by the triceps muscle. Case report. *J Bone Joint Surg* 59A:835-836
233. Lubahn J D, Lister G D 1983 Familial radial nerve entrapment syndrome: a case report and literature review. *J Hand Surg (Am)* 8: 297-299
234. Wilhelm A 1976 Radialis kompressions syndrome. *Handchirurgie 8*: 113-116
235. Roles N C, Maudsley R 1972 Radial tunnel syndrome: resistant tennis elbow as a nerve entrapment. *J Bone Joint Surg* 548: 499-508

SÍNDROME DO TÚNEL RADIAL(DOR)

236. Lister G D, Belsole R B, Kleinert H E 1979 The radial tunnel syndrome. *J Hand* Surg 4: 52-60
237. Lister G D 1991 Radial tunnel syndrome. In: Gelberman R H led) *Operative nerve repair and reconstruction.* Lippincott, Philadelphia, pp 1023-1037

Sintomas

238. Werner C 1979 Lateral elbow pain and posterior interosseous nerve entrapment. *Acta Orthopaedica Scand* 50: suppl 174

Exame

239. Henry A K 1973 *Extensile exposure,* 2nd edn. Churchill Livingstone, Edinburgh
240. Rosen I, Werner C 1980 Neurophysiological investigation of posterior interosseous nerve entrapment causing lateral elbow pain. *Electroencephalog Clin Neurophysiol* 50: 125-133

Indicações

241. Hagert C G, Lundborg G, Hansen T 1977 Entrapment ofthe posterior interosseous nerve. *Scand J Plastic Reconstr Surg Hand Surg* 11: 205-212
242. Sponseller P D, Engber W D 1983 Double-entrapment radial tunnel syndrome. *J Hand Surg (Am)* 8: 420-423

SÍNDROME DO NERVO INTERÓSSEO POSTERIOR (PARALISIA)

243. Bowen T L, Stone K H 1966 Posterior interosseous nerve paralysis caused by a ganglion at the elbow. *J Bone Joint Surg* 48B: 774-776
244. Mulholland R C 1966 Non-traumatic progressive paralysis of the posterior interosseous nerve. *J Bone Joint Surg* 48B: 781-785
245. Capener N 1966 The vulnerability of the posterior interosseous nerve of the forearm. *J Bone Joint Surg* 48B:770-783
246. Sharrard W J W 1966 Posterior interosseous neuritis. *J Bone Joint Surg* 48B:777-780

Causas

Trauma

247. Spinner M, Freundlich B D, Teicher J 1968 Posterior interosseous nerve palsy as a complication of Monteggia fractures in children. *Clin Orthopaedics* 58:141-145
248. Hoist-Nielsen F, Jensen V 1984 Tardy posterior interosseous nerve palsy as a result of an unreduced radial head dislocation in Monteggia fractures: a report of two cases. *J Hand Surg (Am)* 9: 572-575
249. Lichter R L, Jacobson T 1975 Tardy palsy of the posterior interosseous nerve with a Monteggia fracture. *J Bone Joint Surg* 57A: 124-125
250. Austin R 1976 Tardy palsy of the radial nerve from a Monteggia fracture. *Injury* 7: 303-304

Inflamação

251. Popelka S, Vainio K 1974 Entrapment of the posterior interosseous branch of the radial nerve in rheumatoid arthritis. *Acta Orthopedics Scand* 45: 370-372
252. Millender L H, Nalebuff M D, Edward A, Holdsworth D E 1973 Posterior interosseous nerve syndrome secondary to rheumatoid synovitis. *J Bone Joint Surg 55*A:753-757
253. White S H, Goodfellow J W, Mowat L A 1988 Posterior interosseous nerve palsy in rheumatoid arthritis. *J Bone Joint Surg* 708: 468-471
254. Agnew D H 1863 Bursal tumour producing loss of power of forearm. *Am J Med Sci* 46: 404-405

Massas

255. Mass D P, Tortosa R, Newmeyer W L, Kilgore E S Jr 1982 Compression of posterior interosseous nerve by a ganglion. Case report. *J Hand Surg* 7: 92-94
256. McCollam S M, Corley F G, Green D P 1988 Posterior interosseous nerve palsy caused by ganglions of the proximal radioulnar joint. *J Hand Surg (Am)* 13: 725-728
257. Blakemore M E 1979 Posterior interosseous nerve paralysis caused by a lipoma. *J Roy Coll Surg Edin* 24: 113-117
258. Bieber E J, Moore J R, Weiland A J 1986 Lipomas compressing the radial nerve at the elbow. *J Hand Surg (Am)* 11: 533-535

Exame

Perda Motora

259. Carr D, Davis P 1985 Distal posterior interosseous nerve syndrome. *J Hand Surg (Am)* 10: 873-878

ENCARCERAMENTO DO NERVO RADIAL SENSORIAL (DOENÇA DE WARTENBERG)

260. Dellon A L, Mackinnon S E 1986 Radial sensory nerve entrapment in the forearm. *J Hand Surg (Am)* 11:199-205
261. Wartenberg R 1932 Cheiralgia paraesthetica (Isolierte Neuritis des Ramus Superficialis Nerve Radialis). *Z Ges Neurol Psychiatr* 141: 145-155
262. Ehrlich W, Dellon A L, Mackinnon S E 1986 Classical article: Cheiralgia paraesthetica (entrapment of the radial nerve). (A translation in condensed form of Robert Wartenberg's original article published in 1932) *J Hand Surg (Am)* 11: 196-199
263. Turkof E, Puig S, Choi S S, Zoch G, Dellon A L 1995 The radial sensory nerve entrapped between the two slips of a split brachioradialis tendon: a rare aspect of Wartenberg's syndrome. *J Hand Surg (Am)* 20: 676-678
264. Saplys R, Mackinnon S E, Dellon A L 1987 The relationship between nerve entrapment versus neuroma complications and the misdiagnosis of de Quervain's disease. *Cant Ortho* 15: 51-56

Outras Causas Relatadas de Compressão Nervosa

265. Spinner R J, Spinner M, 1996 Superficial radial nerve compression following flexor digitorum supeficialis opposition transfer: a case report. *J Hand Surg (Am)* 21(6):1091-1093
266. Derkash R S, Niebauer J J 1981 Entrapment of the posterior interosseous nerve by a fibrous band in the dorsal edge of the supinator muscle and erosion of a groove in the proximal radius. *J Hand Surg (Am)* 6: 524-526
267. Herrick R T, Godsil R D, Widener J H 1980 Lipofibromatous hamartoma of the radial nerve. A case report. *J Hand Surg (Am)* 5: 211-213
268. Sunram F, Hippe P 1979 Radial nerve paralysis by congenital angioleiomyoma. *Hand Chirurgie 11*: 27-29
269. Field J H 1981 Posterior interosseous nerve palsy secondary to synovial chondromatosis of the elbow joint. *J Hand Surg (Am)* 6: 336-338
270. Belsole R, Lister G, Kleinert H 1978 Polyarteritis: a cause of nerve palsy in the extremity. *J Hand Surg (Am)* 3:320-325
271. Burns J, Lister G D 1984 Localized constrictive radial neuropathy in the absence of extrinsic compression: three cases. *J Hand Surg (Am)* 9: 99-103

Outros Nervos Comprimidos

272. Garcia G, McQueen D 1981 Bilateral suprascapular nerve entrapment syndrome. Case report and review of the literature. *J Bone Joint Surg* 63A:491-492
273. Rask M R 1977 Suprascapular nerve entrapment: a report of two cases treated with suprascapular notch resection. *Clin Orthopaedics* 123: 73-75
274. Swafford A R, Lichtman D H 1982 Suprascapular nerve entrapment. Case report. *J Hand Surg* 7: 57-60
275. Gozna F R, Harris W R 1979 Traumatic winging of the scapula. *J Bone Joint Surg* 61A: 1230-1233
276. Cahill B R, Palmer R E 1983 Quadrilateral space syndrome. *J Hand Surg (Am)* 8: 65-69
277. Bassett F H, Nunley J A 1982 Compression of the musculocutaneous nerve at the elbow. *J Bone Joint Surg* 64A: 1050-1052
278. Gelberman R H, Verdeck W N, Brodhead W T 1975 Supraclavicular nerve-entrapment syndrome. *J Bone Joint Surg* 57A: 119

SÍNDROMES DE COMPRESSÃO MUSCULAR

SÍNDROMES DE COMPARTIMENTO CRÔNICAS DO EXERCÍCIO

279. Kutz J E, Singer R, Lindsay M 1985 Chronic exertional compartment syndrome of the forearm: a case report. *J Hand Surg (Am)* 10: 302-304
280. Pedowitz R A, Toutounghi F M 1988 Chronic exertional compartment syndrome of the forearm flexor muscles. *J Hand Surg (Am)* 13: 694-696
281. Phillips J H, Mackinnon S E, Murray J F, McMurtry R Y 1986 Exercise-induced chronic compartment syndrome of the first dorsal interosseous muscle of the hand: a case report. *J Hand Surg (Am)* 11: 124-127
282. Styf J, Forssblad P, Lundborg G 1987 Chronic compartment syndrome in the first dorsal interosseous muscle. *J Hand Surg (Am)* 12: 757-762
283. Abdul-Hamid A K 1987 First dorsal interosseous compartment syndrome. *J Hand Surg (Br)* 12: 269-272
284. Clay N R, Austin S 1988 Idiopathic thenar muscle hypertrophy. *J Hand Surg (Br)* 13: 100-101

SÍNDROME DO EXTENSOR DO INDICADOR

285. Ritter M A, Inglis A E 1969 The extensor indicis proprius syndrome. *J Bone Joint Surg* 51A: 1645-1648

Exame

286. Spinner M, Olshansky K 1973 The extensor indicis proprius syndrome. *Plastic Reconstr Surg* 51: 134-138

EXTENSOR DO DEDO MÍNIMO

287. Ambrose J, Goldstone R 1975 Anomalous extensor digiti minimi proprius causing tunnel syndrome in the dorsal compartment. *J Bone Joint Surg* 57A: 706-707

EXTENSOR DOS DEDOS CURTOS DA MÃO

288. Hart J A L 1972 Extensor digitorum brevis manus. *Hand* 4:265-267
289. Reef T C, Brestin S G 1975 The extensor digitorum brevis manus and its clinical significance. *J Bone Joint Surg* 57A: 704-706
290. Wood J 1864 On some varieties in human myology. *Proc Roy Soc Land* 13: 299-303
291. Gama C 1983 Extensor digitorum brevis manus: a report on 38 cases and a review of the literature. *J Hand Surg (Am)* 8: 578-582
292. Ogura R, Inoue H, Tanabe G 1987 Anatomic and clinical studies of the extensor digitorum brevis manus. *J Hand Surg (Am)* 12: 100-107
293. Patel M R, Desai S S, Bassini-Lipson L, Namba T, Sahoo J 1989 Painful extensor digitorum brevis manus muscle. *J Hand Surg (Am)* 14: 674-678
294. Tan S T, Smith P J 1999 Anomalous extensor muscles of the hand: A review. *J Hand Surg (Am)* 24(3): 449-455

CAUSAS NÃO-COMPRESSIVAS DE NEUROPATIA

295. Pancoast H K 1932 Superior pulmonary sulcus tumor. *J Am Med Assoc* 99: 1391-1396

LEITURA RECOMENDADA

NERVO MEDIANO

1. Olehnik W K, Manske P R, Szerzinski J 1994 Median nerve compression in the proximal forearm. *J Hand Surgery (Am)* 19:121-126
2. Swain R 1995 Musculocutaneous nerve entrapment: a case report. *Clin J Sport Med* 5: 196-198

NERVO ULNAR

1. Rettig A C, Ebben J R 1993 Anterior subcutaneous transfer of the ulnar nerve in the athlete. *Am J Sports Med* 21:836-839
2. Norkus S A, Meyers M C 1994 Ulnar neuropathy of the elbow. *Sports Med* 17: 189-199
3. Posner M A 1998 Compressive ulnar neuropathies at the elbow: I. Etiology and diagnosis. *J Am Acad Orthop Surg* 6: 282-288
4. Bartels R H, Menovsky T, Van Overbeeke J J, Verhagen W I 1998 Surgical management of ulnar nerve compression at the elbow: an analysis of the literature. *J Neurosurg* 89(5):722-727

SÍNDROME DA RAIZ CERVICAL

1. Sabbahi M, Abdulwahab S 1999 Cervical root compression monitoring by flexor carpi radialis H-reflex in healthy subjects. *Spine* 24: 137-141

INTERÓSSEO POSTERIOR

1. Chen D S, Gu Y D, Zhang G M *et al* 1994 Entrapment of posterior interosseous nerve of forearm. Report of 25 cases. *Clin Med J* 107: 196-199
2. Kotani H, Miki T, Senzoku F *et al* 7995 Posterior interosseous nerve paralysis with multiple constrictions. *J Hand Surg (Am)* 20: 15-17
3. Hashizume H, Nishida K, Nanba Y *et al* 1996 Nontraumatic paralysis of the posterior interosseous nerve. *J Bone Joint Surg* 78B:771-776

NERVO SUPRAESCAPULAR

1. Post M 1999 Diagnosis and treatment of suprascapular nerve entrapment. *Clin Orthop* 368: 92-700
2. Lester B, Jeong G K, Weiland A J *et al* 1999 Quadrilateral space syndrome: diagnosis, pathology and treatment. *Am J Orthop* 28: 718-722

TESTAGEM SENSORIAL QUANTITATIVA

1. Lundborg G, Lie-Stentstrom A K, Sollerman C *et al* 1986 Digital vibrogram a new diagnostic tool for sensory testing in compression neuropathy. *J Hand Surg (Am)* 11:693-699
2. Jetzer T C 1991 Use of vibration testing in the early evaluation of workers with carpal tunnel syndrome (published erratum appears in *J Occup Med 1991* Jul, 33(7): 812). *J Occup Med 33*: 117-120
3. Steinberg D R, Gelberman R H, Rydevik B *et al* 1992 The utility of portable nerve conduction testing for patients with carpal tunnel syndrome: a prospective clinical study. *J Hand Surg (Am)* 17: 77-81
4. Grant K A, Congleton J J, Kappa R J *et al* 1992 Use of motor nerve conduction testing and vibration sensitivity testing as screening tools for carpal tunnel syndrome in industry. *J Hand Surg (Am)* 17: 71-76
5. Lundborg G, Dahlin L B, Lundstrom R *et al* 1994 Vibrotactile function of the hand in compression and vibration-induced neuropathy. Sensibility index - a new measure. *Am J Ind Med* 26: 359-366
6. Patel M R, Bassini L 1995 A comparison of five tests for determining hand sensibility. *Cent Eur J Public Health* 3: 62-65
7. Werner R A, Franzblau A, Johnston E 1995 Comparison of multiple frequency vibrometry testing and sensory nerve conduction measures in screening for carpal tunnel syndrome in an industrial setting. *Am J Phys Med Rehabil* 74: 101-106
8. Rosen B, Lundborg G 1998 A new tactile gnosis instrument in sensibility testing. *J Hand Ther* 11: 251-257
9. Stromberg T, Dahlin L B, Lundborg G 1998 Vibrotactile sense in the hand-arm vibration syndrome. *Scand J Work Environ Health 24*: 495-502
10. Stromberg T, Dahlin L B, Rosen I *et al* 1999 Neurophysiological findings in vibration-exposed male workers. *J Hand Surg (Br)* 24: 203-209

Capítulo 4 Inflamação

Este capítulo está principalmente relacionado à inflamação dos tecidos moles, embora alguma menção seja feita à osteíte e osteomielite agudas. Os capítulos subseqüentes tratam de problemas articulares inflamatórios e degenerativos.

A inflamação pode se apresentar como aguda ou crônica, e ambas estas descrições podem ser patológicas ou temporais; patológicas se referindo à natureza da resposta tecidual, temporal à velocidade de início e à duração. A inflamação pode estar associada à infecção ou pode ser estéril, e ambas podem ser agudas ou crônicas. Com a finalidade de organização, todas as *infecções* são consideradas sob o título de condições inflamatórias agudas, embora em alguns exemplos esse arranjo fique estranho, até mesmo inexato.

CONDIÇÕES INFLAMATÓRIAS AGUDAS

Antes de discutir as infecções reais, pode ser relevante mencionar as feridas de cicatrização lenta. Tais feridas indolentes adquirem freqüentemente uma flora de organismos que, embora não chegando certamente a uma infecção aguda, prejudica a cicatrização da ferida. Algumas destas feridas podem ser lentas para responder a trocas de curativos, ao tratamento com antibiótico ou ao debridamento cirúrgico. O princípio de um curativo de pressão negativa para ajudar no manejo destas feridas agudas e crônicas difíceis foi lançado primeiro por Argenta em 1992, e está atualmente disponível comercialmente, como um fechamento vácuo-assistido (sistema VAC™[1,2]). Um curativo de pressão negativa pode ser usado para ajudar no fechamento de quase qualquer tamanho de ferida, desde apenas alguns centímetros a várias dezenas de centímetros de diâmetro. Eles são particularmente efetivos no manejo de ferimentos de cavidade profunda como úlceras de decúbito sacrais[3], que são difíceis de manejar com curativos convencionais, e são efetivos em feridas altamente exsudativas, onde curativos convencionais seriam rapidamente saturados. Eles reduzem o edema tecidual e por isto podem ser benéficos no manejo de lesões da mão. Eles encaixam-se perfeitamente ao leito de ferida e são efetivos como um suporte para a aplicação de enxertos de pele parcial em áreas com um contorno difícil ou quando forças de tração podem ser problema[4]. O mecanismo exato de ação não é ainda claro, mas estudos em animais têm indicado que o fluxo de sangue e as taxas de formação de tecido de granulação aumentam, enquanto as contagens bacterianas na ferida são significativamente diminuídas[2].

CLASSIFICAÇÃO

As infecções da mão[5-7] podem ser bacterianas, viróticas, fúngicas, por protozoários, ou por metazoários. Embora, em uma série de infecções bacterianas, em 63,5% dos pacientes tenham crescido organismos múltiplos[8], os mais comuns foram *Staphylococcus* (60%), *Streptococcus* e *Enterobacter* (16% cada) e *Pseudomonas* (2%). As infecções poderiam ser classificadas de acordo com o organismo causador, mas um olhar para a lista selecionada de patógenos informados dada na página 322 convencerá o leitor de que tal lista pouco contribuiria.

É difícil obter informações precisas sobre a causa mais comum de infecções de mão nos últimos 10 anos. Porém, no Reino Unido, o Serviço de Laboratório de Saúde Pública compilou o Nosocomial Infection National Surveillance Scheme (NINSS) para infecções adquiridas no hospital, e publicou o primeiro relatório em 1999, que tratava dos resultados de uma pesquisa em 70 hospitais no Reino Unido. Houve 607 infecções em 13.776 cirurgias. Não foi possível focalizar especificamente a questão da cirurgia de membro superior, exceto notar que na amputação de membros e na redução aberta de fraturas, o *Staphylococcus aureus* foi o organismo infectante mais comum, com 67% dos casos resistentes à meticilina[9].

Talvez seja mais útil classificar as infecções pela distribuição anatômica na mão, sejam elas generalizadas ou restritas a uma área. A localização em uma área depende do tipo de organismo infectante, e do fato de que a mão tem compartimentos anatômicos distintos que tendem a conter a expansão da sepse.

Nível nos Tecidos

Os abscessos podem se desenvolver em níveis diferentes no tecido:

- *subcuticular* – estando localizados imediatamente sob a epiderme; isto é, reconhecido facilmente, sendo uma bolsa finamente coberta de pus sob muito pouca tensão (veja Fig. 4.11);
- *intracutâneo* – mais comum no dorso dos dedos, na forma de um furúnculo (Fig. 4.1);
- *subcutâneo*;
- *subfascial* – sob a aponeurose palmar.

Um abscesso mais profundo pode comunicar-se com camadas mais superficiais após necrose dos tecidos sobrejacentes – um processo conhecido como 'apontamento'. Um *abscesso em colarinho* é formado deste modo. O termo descreve o modo como dois locais de pus se comunicam por um canal estreito.

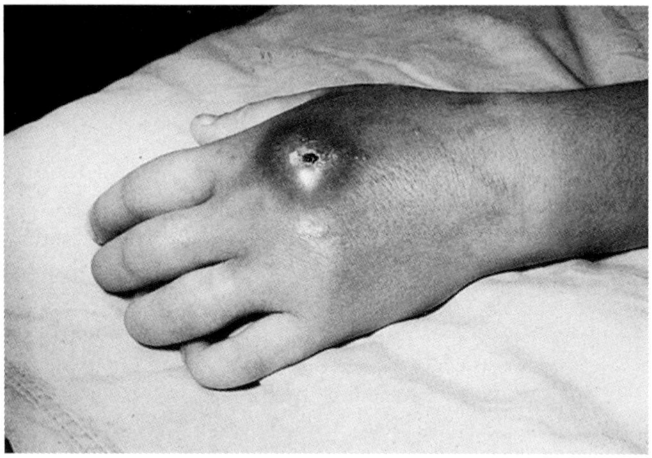

A

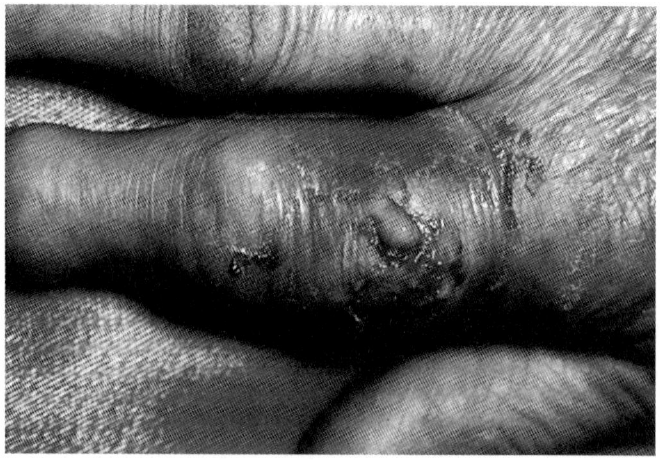

B

Fig. 4.1 A, B. Infecção no dorso da mão formando uma paroníquia. As cavidades cheias de pus são multiloculares, e deve-se tomar cuidado para evacuar todas as bolsas.

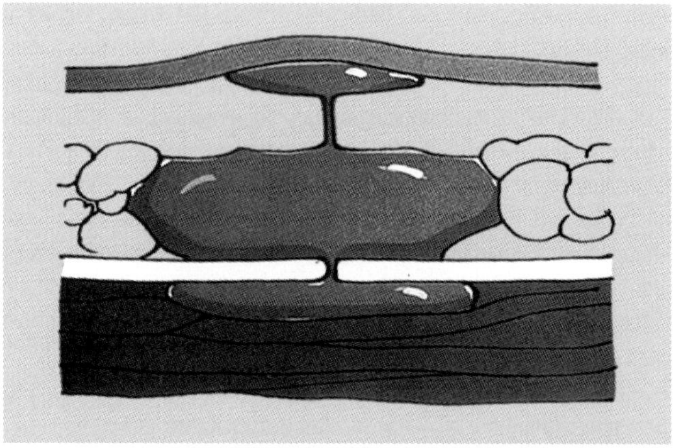

Fig. 4.2. Abscesso em colarinho. Neste, o acúmulo de pus está em dois ou mais locais entre as camadas naturais de tecido (veja texto).

No caso de abscessos subfasciais, um abscesso pode desenvolver-se com três bolsas: uma sob a fáscia, uma subcutânea e uma subcuticular. As implicações cirúrgicas são bastante claras – o abscesso mais superficial pode ser drenado e o mais profundo não ser reconhecido, resultando em infecção continuada (Fig. 4.2).

Compartimentos Anatômicos

A superfície palmar da mão e os tecidos ao redor da falange distal são divididos em compartimentos, que servem para limitar a expansão da infecção.

Prega Ungueal

O eponíquio, que é a prega de pele sobrejacente à raiz da unha, é distalmente definido por sua margem livre, e proximalmente pela inserção fascial da pele na base da falange distal, um pouco distal à inserção do tendão extensor. Lateralmente, a área é definida pela inserção firme da margem da unha no ligamento interósseo lateral da falange distal[10].

A prega ungueal é especialmente suscetível à lesão, freqüentemente no manuseio por manicure ou na forma de um 'sabugo das unhas'. A infecção de tais feridas secundárias é muito comum, provavelmente porque elas passam inicialmente despercebidas, e a área é sujeita a trauma repetido. As infecções da prega ungueal são chamadas de *paroníquia.* Uma infecção severa nesta área pode levar a uma deformidade de dedo em martelo, por destruição da inserção do tendão extensor.

Espaços Apicais

A pele da própria ponta do dedo é presa muito firmemente à falange distal por numerosos septos fibrosos, que dividem os tecidos moles imediatamente sob a unha em um grande número de compartimentos virtualmente fechados.

Polpas Digitais

As pregas digitais média e distal que recobrem as articulações são respectivamente fixas às polias A3 e A5 da bainha do tendão. Isto pode ser confirmado à cirurgia ou, mais simplesmente, observando a imobilidade relativa das pregas durante o movimento tangencial quando comparadas com as polpas adjacentes. As polpas se tornam portanto compartimentos limitados. A infecção nestas polpas permanece localizada, raramente estendendo-se a compartimentos adjacentes. Na verdade, a necrose de tecidos moles e a osteomielite falangiana desenvolver-se-ão mais precocemente.

Bainha de Tendão

A inserção da pele nas polias A3 e A5 e na bainha cruciforme adjacente significa que não há nenhuma gordura interveniente entre a pele e a bainha para absorver ferimentos puntiformes. Além disso, a parte cruciforme da bainha é muito mais frágil que a anular. Lesões das pregas digitais então resultam mais provavelmente em infecções de bainha de tendão.

Em mais de 80% das mãos, a bainha de tendão do dedo mínimo comunica-se com a bolsa ulnar, que é a parte principal da bainha sinovial flexora no punho. A do polegar é quase invariavelmente contínua com a bolsa radial, que é a bainha sinovial do flexor longo do polegar no punho. A infecção que envolve as bainhas destes dígitos pode comunicar-se facilmente com o punho e o antebraço inferior. Elas também podem conectar-se uma com a outra, criando o chamado abscesso em 'ferradura', que envolve as bainhas de tendão do polegar e dedo mínimo. As bainhas de tendão dos outros dedos podem comunicar-se com a bolsa ulnar (2,7% a 3,5% em dedos diferentes, exceto o mínimo) mas mais comumente terminam proximalmente na articulação metacarpofalangiana, ou seja, sob as pregas palmares.

Distalmente, as bainhas de tendão terminam na inserção do flexor profundo dos dedos.

Espaço Interdigital

Anatomicamente menos bem definido que os outros compartimentos, o espaço interdigital apesar disso é claramente circunscrito quando infectado. É limitado pela margem do espaço interdigital que contém o ligamento natatório (ou palmar transversal superficial) distalmente, pelas inserções profundas da fáscia palmar proximalmente e por sua inserção às bainhas de tendão lateralmente. O ligamento metacarpiano transversal profundo forma o assoalho do espaço, que estende-se dorsalmente entre os dedos ao redor da borda distal desse ligamento.

Espaço Palmar Profundo

Este está localizado profundamente à fáscia palmar. A natureza rígida da fáscia, aliada a sua resistência à penetração por pus, resulta em tensão considerável e conseqüente dor, na infecção relativamente rara deste espaço. Kanavel descreveu os espaços 'tenar' e 'médio-palmar'. Embora estes possam ser definidos anatomicamente, a infecção profunda nem sempre é limitada a um ou outro.

HISTÓRIA

FATORES PREDISPONENTES

Depois da inoculação com um patógeno, se uma sepse evidente se desenvolve ou não clinicamente depende do tamanho e conteúdo do inóculo e do nível de resistência do hospedeiro. Uma história cuidadosa pode revelar fatores que predispõem a sepse, por redução da resistência do hospedeiro, ou por exposição do paciente a um organismo ou tipo de infecção específico:

• *ocupação*	dentistas e enfermeiras[11]	herpes simples
	barbeiros	seio pilonidal interdigital[12]
	trabalho na água	*Mycobacterium marinum*
	trabalho em matadouro	*Erysipelothrix rhusiopathiae*

- *doença sistêmica* – diabetes[13-16] e qualquer condição que suprima a imunidade natural, notavelmente a AIDS[17] e transplante de órgãos;
- *lesão prévia* da área, notavelmente uma mordida humana, de animal ou picada de inseto, ou uma picada de agulha, incidental ou auto-infligida, como no abuso de drogas;
- *infecção em outro local*[18].

Lapso de Tempo

O tempo desde a lesão após o qual os sintomas acontecem vai freqüentemente diferir de acordo com a infecção:

• celulite	dentro de 24 horas
• bainha de tendão	dentro de 48 horas
• espaço interdigital • espaço palmar profundo	usualmente acontece em dias
• paroníquia • espaço da polpa	pode levar 4-5 dias
• artrite séptica	pode levar 2 semanas.

Sintomas

Dor e *perda de função* são dois dos cinco sinais cardeais de inflamação, e sempre estão presentes no paciente com infecção da mão. Se o pus estiver presente dentro de um compartimento limitado, a dor será de natureza latejante. A localização precisa da dor já terá sido feita pelo paciente. Isto deve ser determinado pela anamnese. Invariavelmente corresponderá ao ponto de sensibilidade máxima. Embora a função esteja sempre prejudicada onde a infecção está situada, a incapacidade é maior na infecção da bainha de tendão, onde nenhum movimento do dígito envolvido pode ser tolerado.

Uma *sensibilidade* que irradia até o braço, mesmo para a axila, é evidência de linfangite ascendente. Usualmente associada à infecção estreptocócica, a linfangite está freqüentemente presente em casos de celulite, e às vezes em infecções de bainha de tendão e artrite séptica.

O *mal-estar geral,* freqüentemente com *pirexia* associada, acompanha como regra geral apenas aquelas infecções da mão que mostram linfangite ascendente. É particularmente intenso naqueles com celulite.

A *perda de sono* é um sintoma importante a investigar, porque invariavelmente indica pus se acumulando nos tecidos.

EXAME

Os três outros sinais principais de inflamação são encontrados ao exame, com a parte afetada exibindo vermelhidão, edema e calor.

Localizada

Paroníquia[19,20] (Fig. 4.3)

Esta usualmente apresenta-se como uma lesão típica limitada a um ou outro canto da prega ungueal. Quando circunda a unha em direção ao outro canto, é conhecida justamente assim – 'circundante'. Mais tarde, uma paroníquia pode passar sob a unha ao redor do fundo de saco do leito ungueal, e o pus será evidente sob a unha.

Um hematoma subungueal pode produzir inflamação no eponíquio, e portanto pode ser confundido com uma paroníquia em suas fases precoces.

Uma *paroníquia crônica*[21] é caracterizada por um eponíquio edemaciado, vermelho, endurecido, com perda da cutícula, que usualmente adere à área superficial da unha. Do fundo de saco resultante aberto, quantidades pequenas de pus

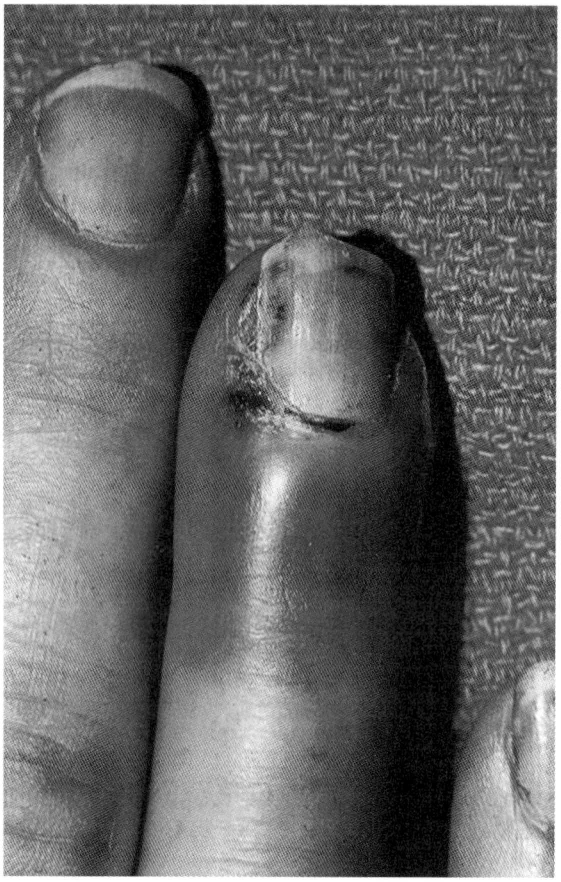

Fig. 4.3. Paroníquia, com inflamação ao redor da extensão total do eponíquio.

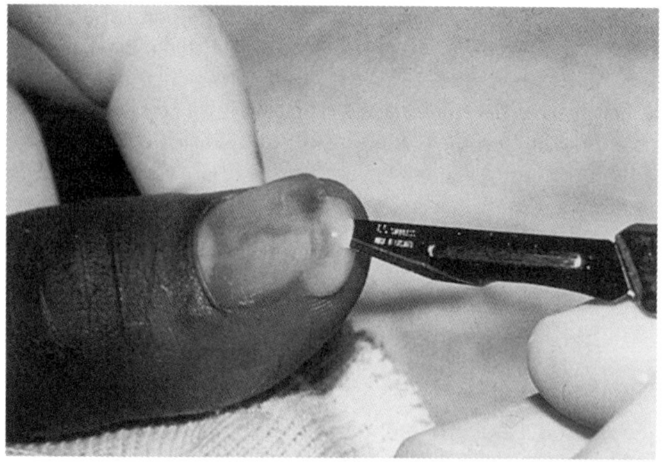

Fig. 4.4. Abscesso apical. Este está localizado apenas na ponta, sob a unha, e, se avançado, disseca sob a unha. Aqui a trilha pode ser vista passando por todo o caminho até a lúnula.

podem ser expressas. Freqüentemente, tal paroníquia crônica é encontrada naqueles cuja ocupação envolve imersão repetida e prolongada em água.

Infecção de Polpa Apical

Esta mostra uma área muito pequena de sensibilidade aguda imediatamente sob a margem livre da unha. Isto pode passar despercebido, e um diagnóstico errôneo de uma infecção de polpa terminal desenvolvida, mas ainda não localizada, pode ser feito, e instituída observação. Mais tarde, a infecção da polpa apical se localiza sob a unha, que pode ser separada completamente por uma bolsa de pus (Fig. 4.4).

Panarício

A *polpa terminal* do dígito normal é flutuante. Quando uma infecção se desenvolve neste compartimento fechado, a flutuação é inicialmente perdida, e não aparece até que a sepse tenha destruído os septos fibrosos que ligam a pele ao periósteo da falange terminal. Se não diagnosticada até essa fase, a infecção de polpa terminal – *panarício* – (Fig. 4.5) é freqüentemente associada à osteomielite e destruição da falange terminal (Fig. 4.6).

Uma lesão de esmagamento da ponta do dedo com fratura da falange distal pode ser confundida com uma infecção de polpa em suas fases precoces.

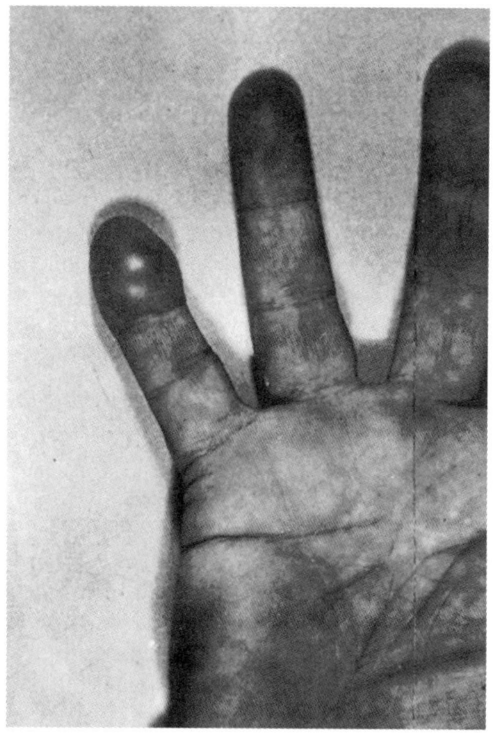

Fig. 4.5. Panarício. Uma infecção de polpa terminal do dedo mínimo direito. É importante notar que, embora a inflamação seja muito intensa na polpa terminal, há pouca evidência de envolvimento do dígito sobre a falange média.

Infecção do Espaço Interdigital (Fig. 4.7)

Como aqueles da palma profunda, estes ficam principalmente situados na superfície palmar, mas são reconhecidos facilmente a partir da face dorsal. O edema é muito evidente no dorso, e a infecção compreensivelmente força os dedos adjacentes a se separarem. Esta separação fixa é absolutamente diagnóstica de uma infecção do espaço interdigital.

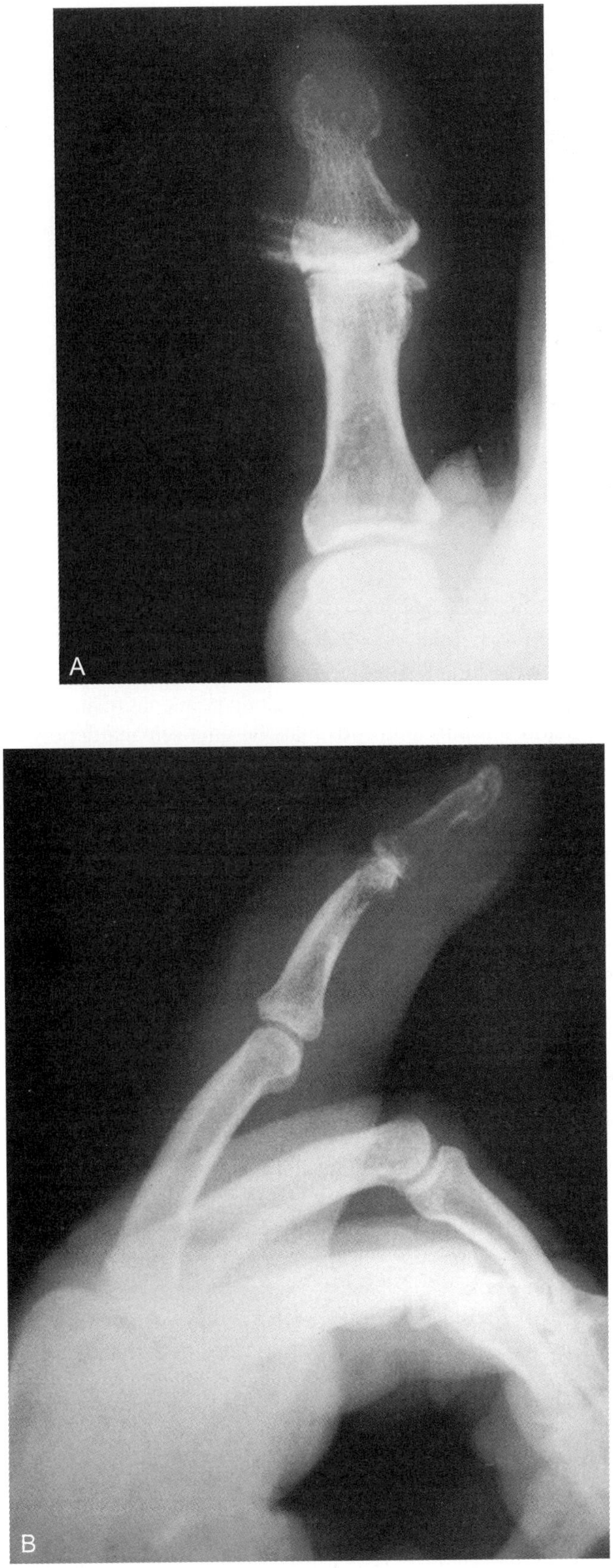

Fig. 4.6 A, B. A osteomielite da falange distal é vista nestes dois casos com destruição **(A)** do tufo distal, e em **(B)** da região justa-articular. (A opacidade ao longo da articulação interfalangiana em **(A)** é sujeira incorporada em uma ferida antiga.)

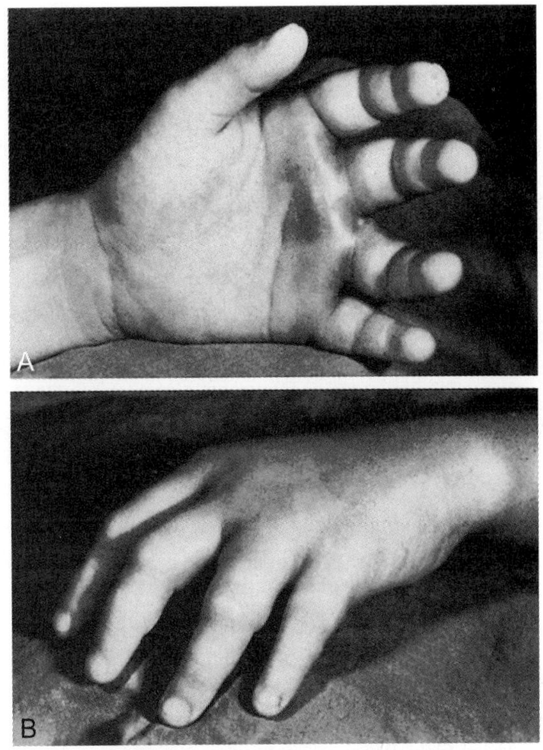

Fig. 4.7 A. infecção do espaço interdigital. **B.** Este diagnóstico é enfatizado pela separação antinatural dos dedos médio e anular quando vistos do dorso.

Infecção do Espaço Palmar Profundo[22] (Fig. 4.8)

Infecções profundas são caracterizadas por dor severa, edema dorsal grosseiro, perda da concavidade palmar normal e postura fixa dos dedos. Isto resulta do edema na estrutura periarticular das articulações metacarpofalangianas e da imobilização que esta postura, em parte voluntária, proporciona à mão extremamente dolorosa. Apesar da postura fixa, os dedos podem ser movidos nas articulações interfalangianas sem dor significativa, distinguindo as infecções palmares profundas das infecções de bainha de tendão, exceto naqueles casos onde a sepse dissemina-se da bainha para o espaço palmar, uma rota comum.

Infecção da Bainha do Tendão[23,24] (Fig. 4.9)

Afetando apenas um dígito, estas invariavelmente mostram os quatro sinais clássicos, como citados por Kanavel[25]:

- o dedo é mantido fixo em flexão leve, sendo a mão bem protegida;
- o dedo está uniformemente edemaciado e vermelho;
- há intensa dor à tentativa de extensão;
- sensibilidade está presente ao longo da linha da bainha.

A sensibilidade é localizada muito precisamente, sendo pouco evidente na polpa digital distal. No envolvimento, isolada ao dígito, usualmente o indicador, médio ou anular (veja pág. 313). A articulação metacarpofalangiana pode ser movida com pouca dor, embora por uma amplitude limitada. Raramente, a tenossinovite extensora pode ser supurativa[26].

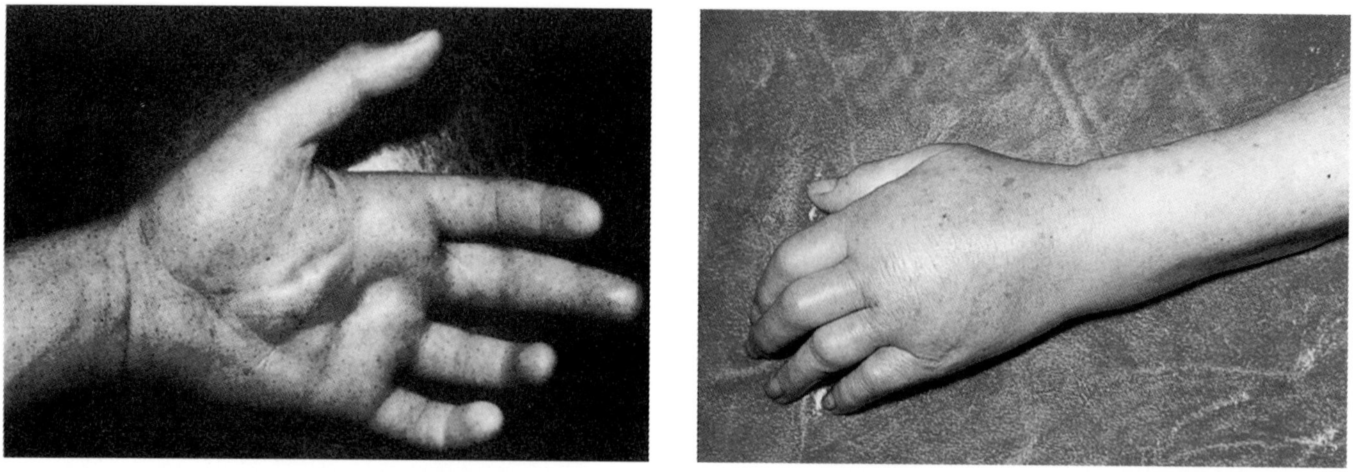

A B

Fig. 4.8 A. Uma infecção do espaço palmar profundo produzindo plenitude da face radial da palma com alteração da postura no dedo médio. **B.** A parte principal do edema em uma infecção do espaço palmar profundo será vista no dorso.

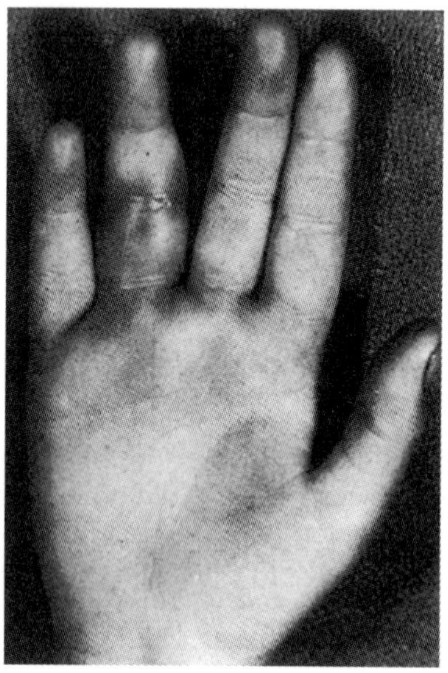

Fig. 4.9. Infecção de bainha de tendão. O dedo anular está uniformemente edemaciado e vermelho. Intensa dor estava presente em qualquer tentativa de estender o dedo.

Infecções Dorsais

Estas são reconhecidas facilmente pela presença de todos os sinais principais e pela localização.

O dorso da mão não tem nenhum compartimento anatômico de significado na contenção da sepse. Em caso de infecção, ele se comporta como a pele em outros lugares do corpo. Assim, a sepse é muito comum nas áreas pilosas, com um ou mais folículos sendo envolvidos, e um furúnculo ou carbúnculo se desenvolvendo. O carbúnculo do dorso de um dedo também é conhecido como *paroníquia* (veja Fig. 4.1).

As infecções dorsais são significativas principalmente quando se desenvolvem sobre uma articulação. Ao contrário de furúnculos e carbúnculos, estas infecções usualmente ocorrem após lesões reconhecidas, freqüentemente ferimentos puntiformes, freqüentemente infligidos por dentes de animais ou humanos. Elas levam ao perigo de *artrite séptica.*

Artrite Séptica[27,28]

Deve-se suspeitar de uma articulação infectada na presença de uma ferida sobrejacente dorsal às articulações dos dedos. Se tal ferida continua drenando pequenas quantidades de fluido seropurulento por mais de uma semana depois da lesão original, pode-se ter quase certeza.

Sem dúvida, a causa mais comum de artrite séptica é a mordida humana (pág. 319). Artrite séptica pode se desenvolver sem tal ferida, ou mesmo sem qualquer lesão recente. Em tal situação, o cirurgião deve estar atento a causas menos comuns de artrite séptica, como gonorréia, e às causas não-infecciosas de artrite aguda, incluindo gota e doença reumatóide. As características clínicas da artrite séptica são:

- *edema* fora de proporção com a inflamação presente na pele ao redor da ferida e, em fases posteriores;
- *movimento restrito* na articulação; este é freqüentemente de desenvolvimento surpreendentemente lento, mas no final a flexão e a extensão produzirão dor;
- *instabilidade* será evidenciada nas fases posteriores, por frouxidão aumentada nos ligamentos colaterais; este movimento pode ser acompanhado por crepitação;
- *coleções purulentas* desenvolver-se-ão se não é realizada drenagem;
- *alterações radiológicas* (Fig. 4.10) sendo que apenas a primeira delas é aparente nas duas semanas iniciais; elas são em seqüência;
  (a) edema de tecidos moles dorsal evidente em incidências laterais;
  (b) descalcificação do osso justa-articular;
  (c) estreitamento do espaço articular;
  (d) fragmentação progressiva das extremidades ósseas.

Deve ser enfatizado que instabilidade, coleções purulentas, alterações radiográficas e mesmo dor severa ao movimento podem não estar presentes na fase onde o paciente com artrite séptica pode ser mais ajudado[29]. O cirurgião tem que ter então um grau alto de suspeição quando um edema des-

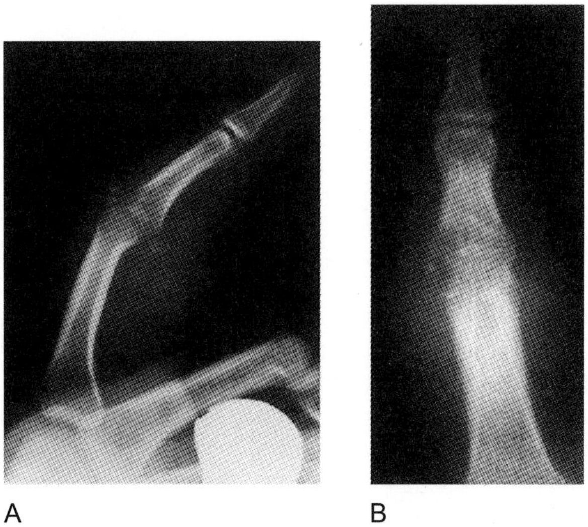

Fig. 4.10 A, B. A radiografia deste paciente com artrite séptica da articulação interfalangiana proximal demonstra edema extenso de tecidos moles, descalcificação do osso adjacente à articulação e estreitamento do espaço articular com fragmentação precoce dos ossos.

proporcionado acompanha uma ferida, e em uma ferida que continua a drenar muito tempo depois da lesão. A cultura da efusão da ferida e também do fluido sinovial, quando a ferida é explorada, é obrigatória.

Nem sempre é fácil distinguir artrite séptica de distúrbios não-infecciosos, particularmente se nenhuma ferida é evidente. O diagnóstico diferencial inclui osteoartrite, gota e artrite reumatóide. Estas apresentam um problema principalmente quando são monoarticulares, porque a inspeção de outras articulações em formas poliartríticas revelará sinais característicos. As radiografias, embora não mostrando evidência de artrite infecciosa por mais de duas semanas após o início, podem identificar qualquer das alternativas não-infecciosas.

Infecção da Ferida[30]

A infecção da ferida, após trauma ou cirurgia, é mais comum naqueles com fatores predisponentes evidentes (veja acima). Deixando à parte este importante, mas pequeno grupo, pode ser dito que toda infecção surge porque algo no paciente é perfundido inadequadamente pelo sangue, que é a fonte da maior parte das defesas do hospedeiro. Tais circunstâncias podem ser enumeradas:

1. Corpos estranhos:
   (a) aqueles inseridos pelo cirurgião – estes incluem pinos, placas, substituições de articulação e espaçados para permitir enxerto de tendão posterior;
   (b) aqueles depositados pela lesão – estes incluem vidro, fragmentos de metal e madeira, sujeira de estrada, óleo e graxa, tinta, na verdade todas as substâncias com que o paciente pode ter entrado em contato antes ou durante a lesão.
2. Tecidos desvitalizados pela lesão ou cirurgia:
   (a) bem definidos – qualquer parte para a qual a irrigação sangüínea exclusiva foi interrompida e restabelecida;
   (b) mal definidos – pele, músculo, osso e outros tecidos moles e duros que foram esmagados, e assim privado da circulação por trombose, vaso, avulsão ou edema local.
3. Tecidos desvitalizados por edema pós-traumático.
4. Hematoma.
5. Tecidos desvitalizados por eventos isquêmicos pós-traumáticos:
   (a) margens da ferida;
   (b) enxertos e retalhos de pele;
   (c) compartimentos de músculo;
   (d) partes, sejam elas dígitos individuais ou o membro inteiro.

Sepse de disseminação rápida. O *Streptococcus* dissemina-se rapidamente por causa de suas enzimas intrínsecas, produzindo celulite e linfangite. *Clostridia,* embora raro, rapidamente estende-se ao longo dos planos musculares, produzindo o gás que pode ser visto em radiografias padrão. Em todos os pacientes com infecção não limitada, os sintomas e sinais sistêmicos serão intensos. Eles mostrarão mal-estar geral, freqüentemente ao ponto de desorientação. Pode haver evidência de distúrbio circulatório semelhante ao choque hipovolêmico, com extremidades frias, sudoréticas e hipotensão. A temperatura pode exceder 39,5°C (103°F), ou pode estar abaixo do normal. Embora deva ser enfatizado que o diagnóstico é clínico e requer tratamento cirúrgico de emergência, devem ser coletadas hemoculturas, otimamente na plenitude de sintomas e sinais sistêmicos, os quais flutuam.

Em lesões extensas, especialmente se intensamente contaminadas ou se o tratamento foi muito tardio, o cirurgião deve estar alerta à possibilidade de *gangrena gasosa.* Em grande parte um diagnóstico clínico e radiológico, qualquer evidência de gás nos tecidos deve ser tratada vigorosamente. Bessman e Wagner[133] chamaram a atenção à alta incidência de *gangrena gasosa não-clostridial,* especialmente em diabéticos. Ela difere da variedade clássica porque, embora o debridamento radical ainda seja necessário como uma medida de emergência, a extensão da amputação necessária é um pouco menor, e cefalosporinas e canamicina são mais efetivas que as doses volumosas de penicilina necessárias para a gangrena gasosa clostridial.

Sepse local. Embora menos perigosa para a sobrevivência do paciente e portanto menos dramática, a infecção de ferida local é mais comum e tem implicações sérias para a função do membro ferido. O paciente queixar-se-á de um aumento da dor que, na presença de pus, pode ser de natureza pulsátil, refletindo a tensão tecidual aumentada. Ele também reclamará de incapacidade de dormir devido à dor, mesmo apesar do uso de analgésicos e hipnóticos. Este é um sinal principal de pus na mão. Pode haver queixas sistêmicas de febre e calafrios, mas estes acontecem em uma minoria das infecções de ferida localizadas. Ao exame, os curativos podem estar manchados e malcheirosos. O observador experiente pode tirar algumas conclusões precisas em relação à natureza da infecção pela cor da mancha e o odor distintivo da drenagem. Por exemplo, *Pseudomonas* pode causar uma mancha verde-azulada com o cheiro de vegetação podre. A parte estará edemaciada. O eritema da ferida, que usualmente terá diminuído continuamente desde a cirurgia, será mais evidente e extenso. A área será sensível, principalmente sobre um acúmulo de pus.

Tratamento de uma infecção de ferida *ameaçadora* começará com a eliminação de qualquer causa identificável das enumeradas anteriormente. A isto serão somados repouso, elevação e antibióticos, selecionados de acordo com o organismo infectante e sua sensibilidade.

Uma infecção *estabelecida* será manejada com drenagem e cultura de todas as bolsas de pus, freqüentemente a inserção de cateteres de irrigação e, novamente, repouso, elevação e antibióticos.

Osteomielite

A osteomielite tem sido distinguida da *osteíte* por alguns, que consideram a primeira como primariamente uma infecção da metáfise carreada pelo sangue em crianças, e a última como uma infecção crônica em qualquer local e em qualquer faixa etária, devida à disseminação bacteriana direta do osso, o qual tornou-se avascular pelo trauma. Porém, o primeiro termo, osteomielite, é usado pela maioria para descrever todas as infecções ósseas.

A osteomielite carreada pelo sangue da infância é muito rara distal ao cotovelo; embora a maioria dos casos seja estafilocócica, muitos organismos, inclusive micobactérias, fungos e vírus foram implicados. Deve ser considerada em qualquer criança que apresenta pirexia, mal-estar, desuso do membro e sensibilidade óssea localizada. Em tais circunstâncias deve ser feito um diagnóstico presuntivo de osteomielite aguda e antibióticos em dose alta iniciados imediatamente. Alterações radiológicas ficarão aparentes durante os dias seguintes.[31] Radiologicamente, a osteomielite aguda pode ser confundida com um tumor ósseo (Capítulo 6), mostrando rarefação em placas e uma reação periosteal. Pode ser distinguido pela presença de uma contagem de leucócitos elevada, por cintilografia óssea com isótopos, e TC ou RM.

A osteomielite do adulto é, da mesma forma, incomum na extremidade superior, a qual é raramente afetada por doença de vasos maiores, estase venosa e/ou linfedema crônico que tanto comprometem o membro inferior. Porém, a osteomielite pode se desenvolver na presença de cicatrizes extensas após a cicatrização de uma ferida maior, o que reduz a vascularidade local, especialmente se há comprometimento sistêmico na forma de diabetes ou deficiência imune. Seu reconhecimento é direto, porque deve ser presumido que todo o osso exposto está infectado, mas sua extensão é impossível determinar com certeza absoluta. Tal certeza é necessária para que o debridamento seja total. O debridamento total de osso morto e infectado é essencial para a cicatrização. Segue que, apesar de nossos melhores esforços, alguns casos tratados mostrarão recaída posterior. É útil classificar o tipo de osteomielite, porque isso ajuda a planejar o manejo, que consiste na maioria dos casos em antibioticoterapia, debridamento radical de tecidos moles e osso com cicatrizes , cobertura com retalho livre e substituição do osso por osso esponjoso ou enxerto vascularizado (veja Fig. 2.40).

- Tipo I — medular
- Tipo II — superficial
- Tipo III — córtex e medula – localizada
- Tipo IV — córtex e medula – difusa

Dactilite Distal Bolhosa

Provavelmente a precursora da celulite estreptocócica desenvolvida, esta apresenta-se como uma bolha subcuticular sobre a falange terminal. É associada a muito pouca reação local ou generalizada. A bolha contém pus esbranquiçado, aquoso, do qual cresce *Streptococcus* na cultura. É tratada facilmente, porque a bolha pode ser removida de forma indolor sem anestesia (Fig. 4.11). Seu significado está na necessidade de um curso total de terapia com penicilina para assegurar que nenhuma celulite, ou pior, febre reumática ou glomerulonefrite aguda sigam este distúrbio, que é de outro modo secundário.

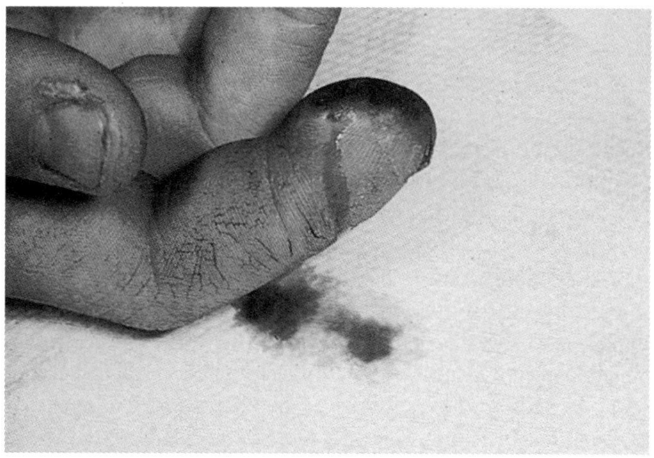

A

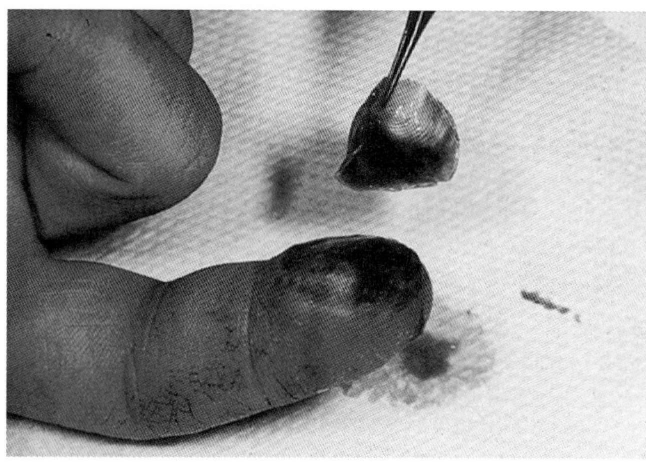

B

Fig. 4.11 A, B. Dactilite distal bolhosa. Esta infecção estreptocócica é subcuticular e pode ser drenada simplesmente, sem anestesia, removendo a pele.

Paroníquia Herpética[32-36] (Fig. 4.12)

Esta é uma infecção aguda autolimitada (14-21 dias) dos dígitos devido ao vírus do herpes simples (HSV-1). A maioria dos pacientes com paroníquia herpética é de equipe médica ou dentista[37], cuja ocupação resulta em contato com a área oral ou respiratória. O contato direto dos dígitos com HSV-1 na cavidade oral de pacientes infectados ou portadores assintomáticos é o mecanismo de transmissão e é prevenido pelo uso de luvas. Apesar de seu nome, acontece principalmente na polpa digital. Começa com dor severa, vermelhidão e edema, e pode ser confundida com uma infecção da polpa distal em suas fases iniciais. Depois de 24-36 horas, surgem as vesículas características, claras no princípio, ficando rapidamente opacas e aparentemente purulentas. A cultura é estéril, embora alguns casos possam ser complicados por infecção bacteriana secundária[38], mas se há dúvida o vírus pode ser demonstrado dentro de 6 horas. A paroníquia herpética em pacientes imunocomprometidos pode apresentar problemas no diagnóstico e tratamento, e a infecção pode ser particularmente destrutiva[39-41].

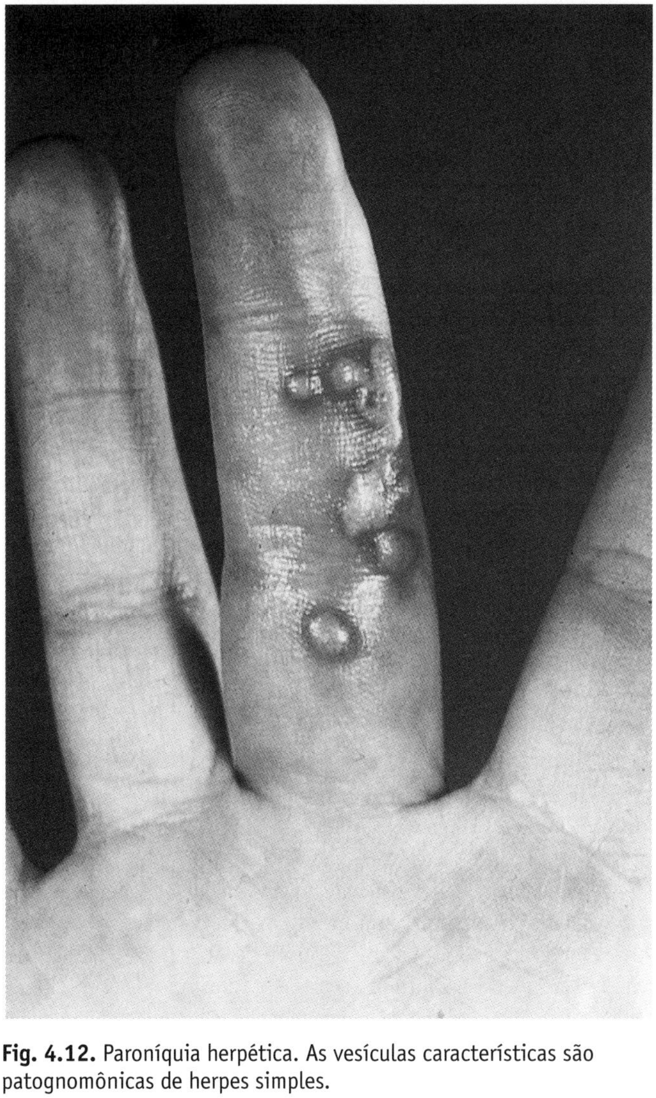

Fig. 4.12. Paroníquia herpética. As vesículas características são patognomônicas de herpes simples.

A importância de reconhecer a natureza da condição é que a incisão e drenagem são contra-indicadas. Com a observação, a lesão regredirá espontaneamente. O tratamento mais efetivo é o aciclovir. Este pode ser aplicado topicamente para pacientes com paroníquia herpética primária e recorrente, para evitar o tratamento sistêmico. Idoxuridine é outro antivirótico efetivo. A dor às vezes pode ser aliviada por descompressão do leito ungueal envolvido para remover o teto das vesículas[43]. A recidiva da paroníquia herpética não é incomum, e pode acontecer vários anos depois do ataque original[44].

Gonorréia[45-47]

Embora não seja seu território habitual, *Neisseria gonorrhoeae* (o 'gonococo') pode causar uma artrite séptica ou infecção aguda da bainha do tendão. De forma mais crônica pode envolver a sinóvia ao redor dos extensores no punho, se assemelhando à doença reumatóide. Em qualquer evento, a importância para o cirurgião de mão é lembrar-se da possibilidade e buscar evidência na forma de culturas – ou do pus liberado por incisão (que pode, porém, não revelar o gonococo) ou de lesões de pele, esfregaços prostáticos, swabs vaginais ou retais. Os testes de fixação do complemento gonocócicos devem proporcionar confirmação, embora estes possam ser também fracamente positivos em pacientes reumatóides, e obviamente deva-se ter cuidado ao fazer um diagnóstico firme antes de discutir o assunto com o paciente.

Doença da Arranhadura do Gato[48,49]

Esta deve ser considerada quando o paciente, usualmente uma criança, desenvolver pápulas ou vesículas no local de uma arranhadura ou mordida de gato. Estas lesões são em si inexpressivas, mas estão associadas à linfadenite epitroclear e axilar significativas, freqüentemente com febre alta.

Mordidas Humanas[50,56] e de Animais[57,58]

Por causa dos organismos encontrados na cavidade oral, estas são lesões sérias, que requerem tratamento vigoroso. A maioria das 'mordidas' humanas na realidade não são 'mordidas', mas sim feridas por dentes, sofridas ao socar o 'mordedor' na boca! Por isto os pacientes podem demorar a buscar tratamento e podem ser evasivos em contar como a lesão foi sofrida. Sempre deve ser presumido que uma ferida sobre a articulação comunica-se com o espaço articular e deve ser explorada com isso em mente. A ferida deve ser excisada a cada nível, lembrando que a postura à exploração é completamente diferente da postura no momento do golpe. Por isto, as feridas sucessivas na pele, aparato extensor, cápsula articular e cabeça metacarpiana não correspondem, e na verdade são muito afastadas uma da outra (Fig. 4.13). A lesão da cabeça metacarpiana não será vista na radiografia, porque esta é uma *fratura condral*. Na experiência do autor, tal lesão condral é encontrada na grande maioria das mordidas humanas no punho (Fig. 4.14). Com excisão adequada precoce e um período de irrigação de ferida, as lesões por mordida acabam não fazendo jus à sua má reputação[59].

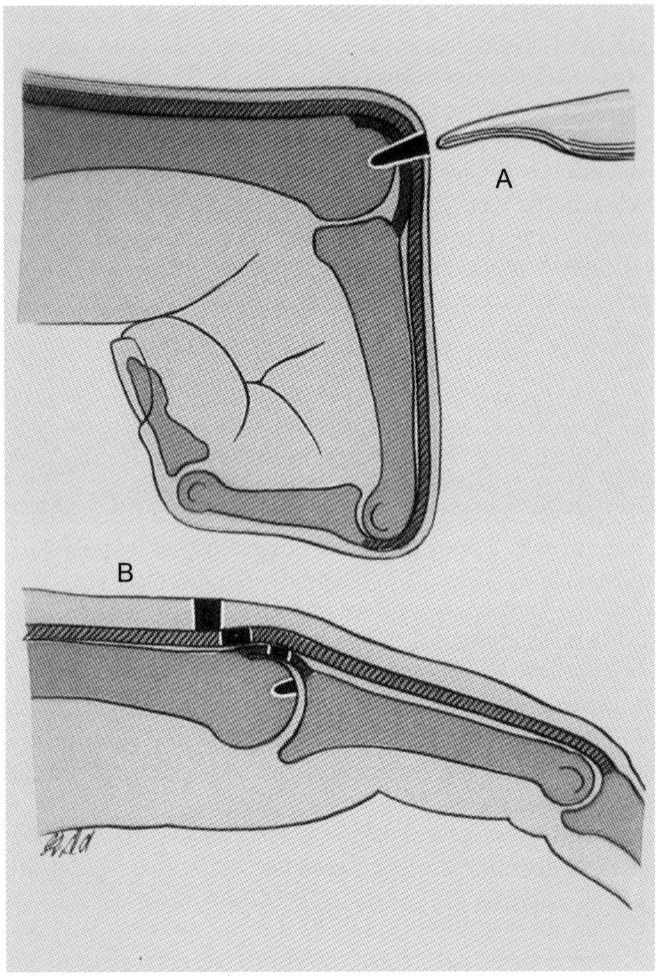

Fig. 4.13. Nesta representação diagramática pode ser visto **(A)** que o dente perfura o punho cerrado do atacante penetrando na pele, tendão, cápsula articular e a cabeça metacarpiana. **B.** Quando o dedo é estendido por edema e cirurgia, os quatro ferimentos puntiformes não correspondem.

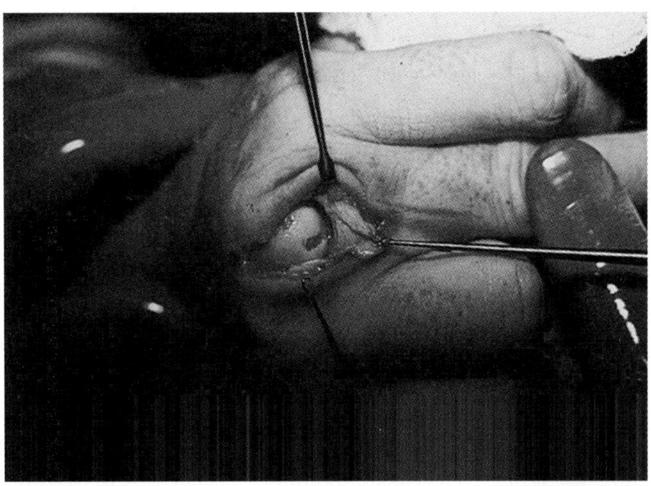

Fig. 4.14. Uma fratura cartilaginosa resultante de uma mordida humana.

Os organismos podem variar, e culturas rotineiras sempre devem ser complementadas por preparações para anaeróbicos[60] e com gás carbônico 10%[61]. Porém, um crescimento comum em mordidas humanas é *Eikenella corrodens*[62-65], e em mordidas de animais, *Pasteurella multocida*[66-69]. Por uma feliz coincidência, ambas são sensíveis à penicilina cristalina, que deve ser dada então em doses apropriadas[70].

Drogadição[71]

Esta se tornou uma fonte crescente de infecção. Por razões de culpa semelhantes àquelas anteriores (aumentadas pelos efeitos do abuso de drogas) o paciente consulta tardiamente, e conta uma história inexata[72]. Abscessos dorsais são mais comuns, mas artrite séptica pode ser o distúrbio inicial, com muitos casos devidos à *Serratia* e *Pseudomonas*[73,74]. É muito improvável que a infecção ocorra após o primeiro uso de drogas intravenosas pelo paciente, e portanto alterações de tecidos moles extensas estarão presentes no membro, devidas a insultos prévios. A mão típica do drogadito estabelecido mostra edema endurecido extenso, tenossinovite crônica ou anquilose inflexível das pequenas articulações.

Generalizada

Celulite

Quando se apresenta na mão, a celulite é dramática no início. O paciente apresenta uma história de início muito agudo de edema, vermelhidão e dor, freqüentemente após uma lesão menor. Ele chega dentro de 12-24 horas do início da infecção.

O exame mostra que o paciente parece doente, pálido e sudorético, freqüentemente com uma elevação intensa de temperatura. A característica mais notável na mão é freqüentemente a vermelhidão edemaciada extensa, com raias de linfangite óbvia no antebraço. Os linfonodos axilares são ocasionalmente aumentados, mas mais freqüentemente são simplesmente sensíveis nas fases iniciais. Pode haver uma *bolha hemorrágica* presente, que pode ser removida sem dor. Se uma ferida estiver presente, ela usualmente é inexpressiva, exsudando apenas algumas gotas de fluido seroso. A cultura do fluido seroso da bolha ou da ferida usualmente tem crescimento de estreptococos hemolíticos.

Incisão e drenagem nunca são indicadas em celulite, e na verdade são inconvenientes.

Fasciíte Necrosante[75]

(Gangrena sinergística, gangrena de Fournier, celulite necrosante, gangrena estreptocócica hemolítica de Meleney)

Esta é uma infecção bacteriana rapidamente progressiva, caracterizada por necrose extensa de gordura subcutânea e fáscia. Originalmente considerada principalmente estreptocócica, é reconhecida atualmente como uma infecção mista na maioria dos pacientes. Comumente associada a álcool e abuso de drogas, apresenta-se inicialmente como uma celulite de baixo grau, mas rapidamente torna-se fulminante, com cianose de pele que progride a áreas extensas de gangrena. O desenvolvimento de gangrena leva à hiperpirexia, choque e a uma alta taxa de mortalidade. O diagnóstico está baseado em achados clínicos e demanda debridamento rápido, radical. O oxigênio hiperbárico pode ser benéfico em pacientes sistemicamente comprometidos[76], ou naqueles com gangrena gasosa ou mionecrose clostridial, mas deve apenas suplementar o tratamento cirúrgico, acompanhado de antibióticos intravenosos em altas doses, conforme apropriado. A falência de múltiplos órgãos é comum e mais bem tratada em uma unidade de tratamento intensivo[76].

Septicemia Meningocócica

Esta pode produzir áreas pontuais de perda de pele. Em casos extremos, as articulações podem ser expostas mas, de forma interessante, estas crianças, se efetivamente tratadas para a infecção bacteriana, mostram resolução espontânea de tais cavidades, e a intervenção cirúrgica é raramente necessária.

Púrpura Fulminante[77,78]

Em suas fases iniciais, a púrpura fulminante pode ser confundida com celulite ou fasciite necrosante incipiente. É uma forma rara de púrpura não-trombocitopênica que acontece principalmente em crianças após um processo infeccioso benigno, localizado em qualquer lugar do corpo. A coagulopatia intravascular disseminada naqueles que sofreram esplenectomia é o evento patológico subjacente. É rápida e freqüentemente fatal. O início é anunciado por febre, taquicardia e uma frequência respiratória aumentada. Equimoses extensas surgem dramaticamente nos membros inferiores, e menos freqüentemente no torso e extremidades superiores, progredindo para necrose hemorrágica, com perda de áreas da pele e dos dígitos. Pressão sangüínea, hemoglobina, plaquetas e coagulação ficam todas grosseiramente anormais em uma questão de horas. O tratamento multidisciplinar é necessário, do qual a heparinização é uma característica central. O debridamento agudo não é necessário, ao contrário da fasciite necrosante, e as áreas locais são tratadas como queimaduras.

Pioderma Gangrenoso[79]

Esta é uma dermatose neutrofílica e portanto não-infecciosa. Porém, apresenta pústulas ou bolhas, e pode ser diagnosticada como paroníquias estafilocócicas múltiplas. Acontece juntamente com a doença inflamatória intestinal e raramente com mielofibrose, hepatite crônica e doença reumatóide. Qualquer paciente com lesões múltiplas e aparentemente infectadas deve ser avaliado pelo internista e pelo dermatologista.

Sarcoidose

Sarcoidose é um distúrbio granulomatoso sistêmico de origem desconhecida[80]. Pode apresentar-se na mão como fraturas patológicas[81], envolvimento de músculo[82], ou tenossinovite[83]. O diagnóstico depende da presença de adenopatia hilar bilateral em radiografias-padrão do pulmão, um nível de enzima conversora da angiotensina (ECA) elevado, uma cutirreação de Kveim positiva e estudo histológico do material biopsiado.

Síndrome do Choque Tóxico (SCT)

Esta síndrome foi descrita após infecção da mão[84,85]. É caracterizada por febre, erupção cutânea, hipotensão e envolvimento de pelo menos três dos seguintes sistemas: gastrintestinal, muscular, renal, hepático, hematológico ou do SNC. O tratamento envolve drenagem da ferida, hidratação, esteróides e antibióticos de amplo espectro.

INDICAÇÕES GERAIS

Com a descoberta dos antibióticos, as infecções da mão, antigamente incapacitantes e mesmo de risco de vida, ficaram menos significativas. O trabalho clássico de Kanavel[25] publicado em 1912 ainda é bom com respeito ao diagnóstico e manejo conservador. As incisões formais, projetadas para descomprimir áreas extensas, foram suplantadas porém por regras mais simples de drenagem:

1. Não espere por um edema flutuante em infecções da mão.
2. O pus está presente, mesmo quando não pode ser visto, se:
   (a) o paciente queixa-se de dor latejante;
   (b) ele perdeu uma noite de sono.
3. Na presença de pus, sempre incise sobre o ponto de sensibilidade máxima. Se não pode ser visto pus através da pele, o ponto de sensibilidade máxima deve ser buscado por pressão a mais suave possível com uma sonda romba.

O estabelecimento de um protocolo[86] para o manejo da infecção envolvendo incisão, drenagem, irrigação e antibioticoterapia intravenosa demonstrou ter resultados benéficos com respeito ao encurtamento da permanência hospitalar e melhorar a taxa de cura com menos complicações. A instituição precoce de reabilitação[87] também melhora o resultado.

Veja Green DP 1998 *Operative Hand Surgery,* 4th edn. Churchill Livingstone, New York, pág. 1033.

Infecção Persistente

À parte os organismos incomuns, há vários fatores que fazem a infecção persistir apesar do tratamento:

1. *Drenagem inadequada* é sem dúvida o mais comum, e provavelmente acontece:
   (a) quando a incisão foi executada muito precocemente, isto é, antes do latejamento e da perda de sono indicarem o acúmulo de pus;
   (b) quando a incisão não foi feita sobre o ponto de sensibilidade máxima;
   (c) quando não foram drenadas todas as bolsas – isto é especialmente comum quando um abscesso em colarinho se desenvolveu (veja Fig. 4.2);
   (d) quando a incisão de drenagem foi permitida cicatrizar muito precocemente, deixando uma cavidade. Isto é prevenido por irrigação copiosa e repetida por um cateter interno introduzido através da pele adjacente saudável[88,89] (Fig. 4.15).
2. *Presença de um corpo estranho,* seqüestro de osso, ou crosta.
3. *Isquemia* do membro.

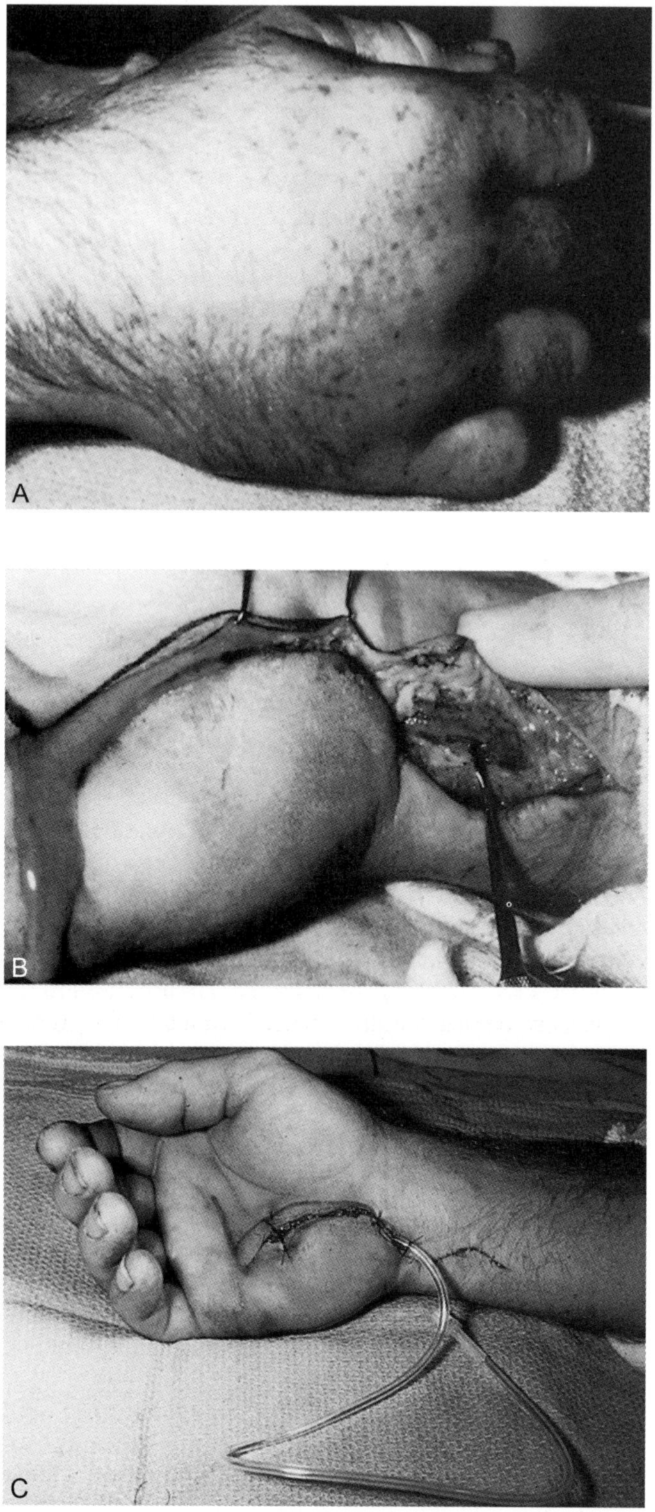

Fig. 4.15 A. Este paciente apresentava os sinais característicos de pus na mão, e o edema dorsal era intenso. **B.** O ponto de sensibilidade máxima estava sobre o canal de Guyon, e por isto a exploração foi iniciada por exposição proximal do nervo e artéria ulnar. Foi liberado pus da região do canal, e (**C**) um cateter para irrigação foi inserido para lavar a cavidade, a intervalos regulares, durante os 3 dias subseqüentes.

4. *Trauma continuado do local* – este pode ser iatrogênico, não intencional ou factício.
5. *Distúrbios sistêmicos generalizados* suficientemente severos de modo a impedir a cicatrização de feridas devem ser imediatamente aparentes. Porém, um exame físico completo, com estudos de laboratório especiais, deve ser realizado em todas as infecções persistentes quando nenhuma causa é situada.

Organismos incomuns[90] foram registrados como causadores de infecções da mão: *Mycobacterium*[91-93] (*chelonei*[94], *fortuitum*[95-97], *kansasii*[98-102], *marinum*[103-109], *terrae*[110,111], *tuberculosis*[112-116]) tem sido relatado em anos recentes envolvendo bainhas de tendão, bolsas, articulações, fáscia e osso nessa ordem de freqüência. As formas mais crônicas podem ser confundidas com gota ou doença reumatóide. Difíceis de cultivar – o *marinum*, por exemplo, cresce a 30-32°C – o diagnóstico pode ser suspeitado se as cutirreações de tuberculina forem fortemente positivas.

Histoplasma capsulatum[117].

Coccidioides immitis[118-120], ambos da bainha do tendão.

Estes são meramente exemplos de uma amplitude muito mais ampla da flora incomum que pode complicar o manejo de uma infecção da mão. Em todos os exemplos de infecção resistente ao tratamento devem ser buscadas a orientação e a participação ativas do bacteriologista no estabelecimento do diagnóstico.

Outros Organismos Incomuns e Doenças Infecciosas Relatadas na Mão

1. *Bactérias*
   - *Aeromonas hydrophila*[121-125]
   - *Antraz* [126]
   - *Bacteroides fragilis* (artrite)[127]
   - *Clostridium botulinum*[128]
   - *Clostridium septicum*[129]
   - *Clostridium perfringens* (artrite)[130]
     (a) gangrena gasosa[131]
     (b) gangrena gasosa não-clostridial[132,133]
   - *Haemophilus influenzae* (celulite)[134]
   - *Mycoplasma*[135]
   - *Nocardia*[136-138]
   - *Serratia perfringens* (artrite)[139]
   - *Vibrio*[140-142]
2. *Fungos*[143]
   - actinomicose[144-149]
   - aspergilose[150-151]
   - blastomicose[152]
   - *candida albicans*[153]
   - cromoifomicose[154]
   - maduromicose[155,156]
   - mucormicose[157]
   - esporotricose[158-160]
3. *Alga* – *Prototheca*[161-163]
4. *Larvas* [164,165]
5. *Parasitas* – oncocercíase[166]

CAUSAS NÃO-INFECCIOSAS DE INFLAMAÇÃO AGUDA

Depósitos de cálcio[167-171] são bem reconhecidos como produtores de inflamação aguda em regiões diferentes da mão, mas o fato de que eles podem fazê-lo na mão não é tão reconhecido. O paciente apresenta uma queixa de dor e uma função conseqüentemente reduzida. O exame revela uma área tensa, vermelha, brilhante, quente e intensamente sensível. O local dos depósitos de cálcio varia, mas apresenta-se freqüentemente como uma tendinite calcificada aguda. A menos que atento à possibilidade, o cirurgião pode recorrer inutilmente à incisão.

Radiografias feitas de modo a posicionar a área inflamada em posição de alívio podem mostrar depósitos de cálcio como manchas de material radiopaco nos tecidos moles. São indicados repouso e suporte.

A *gota aguda* pode mostrar todos os sintomas e sinais de artrite séptica. Suspeitas devem ser despertadas pela grande severidade da dor, que não é aliviada por imobilização. Uma história positiva de gota, evidência de doença crônica em outras articulações, ou um ácido úrico sérico elevado confirmará o diagnóstico na maioria dos casos. No restante, porém, o diagnóstico só é possível pela detecção de cristais birrefringentes de monoidrato de urato monossódico no fluido articular ou sinóvia, usualmente dentro de leucócitos polimorfonucleares.

DISTÚRBIOS INFLAMATÓRIOS CRÔNICOS

O paciente com qualquer dos distúrbios inflamatórios crônicos apresenta queixa de dor, piorada pelo uso e sempre aliviada pelo repouso total da parte afetada. A dor pode não estar presente a todo momento, mostrando períodos de atividade, freqüentemente iniciados por um trauma menor não lembrado pelo paciente. Dependendo da ocupação do paciente e da severidade ou freqüência dos ataques de dor, o distúrbio pode ser simplesmente um incômodo ou pode forçar o paciente a cada vez mais abandonar a função, resultando freqüentemente no rótulo de simulador ou na perda do emprego. Portanto, a inflamação crônica constitui uma causa importante de perda de tempo de trabalho e pode resultar no final em dependência social. Embora possam ser identificadas causas específicas, como gota, doença reumatóide, ou quaisquer das variantes reumatóides (Capítulo 5), a maioria dos casos ocorre como resultado de trauma. A lesão pode ser claramente lembrada, e pode ter sido tratada adequadamente (Capítulo 2). Mais comumente, a parte afetada foi sujeitada repetidamente a estresses menores esquecidos, para os quais não se deu atenção.

As estruturas afetadas por estes 'distúrbios inflamatórios crônicos' são mais comumente as articulações (pág. 383) e as unidades musculotendinosas.

UNIDADES MUSCULOTENDINOSAS[172]

Considerando a significativa distância percorrida diariamente ao redor de polias e por túneis pelos tendões do membro superior, a *tendinite crônica* é surpreendentemente incomum. Porém, cada vez mais é reconhecida como uma forma de *distúrbio de trauma cumulativo*[173] (pág. 142).

O ombro não será considerado, porque pertence mais à área do ortopedista que à do cirurgião de mão. As unidades musculotendinosas ficam dolorosas principalmente em dois locais – quando atravessam túneis apertados e portanto são lubrificadas pela sinóvia, e quando se inserem no osso. Há quatro locais que mais freqüentemente causam problemas: abdutor longo do polegar (doença de Quervain), flexores digitais (dedo em gatilho), flexor radial do carpo (tendinite) e a origem de extensor no epicôndilo lateral (cotovelo de tenista). Há quatro outros locais que raramente o fazem: as bainhas de tendão dos extensores do punho[174-177], o extensor longo do polegar[178], o extensor do dedo mínimo[179] e os flexores anormalmente conjuntos do polegar e do indicador[180].

Tenovaginite Estenosante no Estilóide Radial – Doença de Quervain[181]

O abdutor longo do polegar e o extensor curto do polegar atravessam o primeiro compartimento dorsal sob o retináculo extensor. O primeiro compartimento é de posição mais radial que dorsal e pode estar localizado na própria mão do examinador, acompanhando os dois tendões para trás até o rádio, a partir de sua posição proeminente, como o limite anterior da tabagenia anatômica. Cada compartimento é revestido por sinóvia, e a do primeiro compartimento é particularmente propensa a inflamar.

Sintomas

A dor aguda em qualquer movimento do polegar é o sintoma primário. A dor fica situada sobre o túnel, mas freqüentemente irradia para o antebraço. A fraqueza de qualquer função da mão envolvendo o punho ou polegar acompanha a dor. O polegar em gatilho pode acontecer[182,183].

Exame

A *sensibilidade* sobre o primeiro compartimento dorsal na fase aguda é bem localizada. Em casos menos severos, pode ser difícil distinguir a doença de Quervain de artrose da articulação basal do polegar e de tendinite do flexor radial do carpo.

O *teste de Finkelstein*[184] (Fig. 4.16) é executado pedindo ao paciente que agarre o polegar firmemente na palma da mão. O examinador então desvia a mão abruptamente em direção ulnar. Isto coloca tensão máxima sobre os tendões envolvidos, e produz dor severa na doença de Quervain. O teste deve ser interpretado com alguma cautela. O examinador pode confirmar em sua própria mão que a manobra de Finkelstein não é confortável, e portanto os pacientes ansiosos podem reagir excessivamente ao desconforto normal. A comparação com o membro oposto deve ajudar a confirmar um teste positivo. O teste de Finkelstein também pode ser positivo na artrose da articulação basal. Isto pode ser diferenciado da doença de Quervain pela localização precisa da sensibilidade e pela radiografia (pág. 384). A RM pode ser usada para exibir espessamento da sinóvia peritendinosa dentro dos túneis dorsais em casos de dificuldade diagnóstica. A inflamação na face radial do nervo

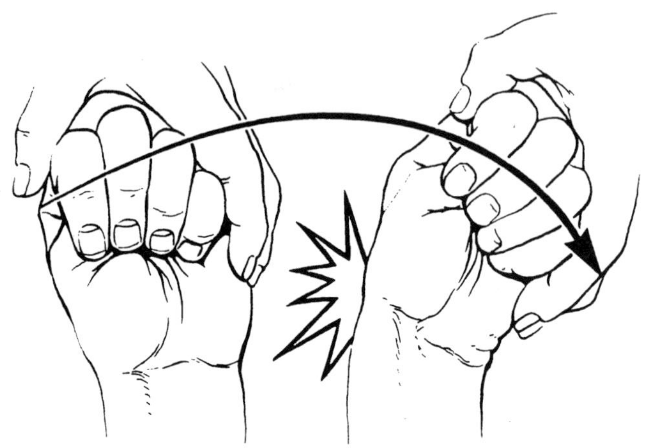

Fig. 4.16. Teste de Finkelstein. O polegar do paciente é envolvido na palma. O punho é desviado então abruptamente em direção ulnar pelo examinador. Em um teste positivo, a dor é produzida na borda radial do punho.

próprio do punho e o encarceramento do radial sensorial (pág. 302) também podem produzir um teste falsamente positivo, mas produzem dor idêntica se o teste for repetido com o polegar *excluído* durante o desvio ulnar.

A *bursite do abdutor longo do polegar*[177,185] (síndrome de interseção) pode mimetizar a doença de Quervain. Apresenta um edema sensível localizado, na região onde o abdutor longo do polegar cruza os extensores radiais do punho, na face radiodorsal do punho. Pode ser sentida *crepitação* distinta no edema. O teste de Finkelstein produz dor, referida à área da bursite. Infiltração e imobilização curam a maioria, mas algumas requerem exploração e podem mostrar tenossinovite estenosante dos extensores radiais do punho[177].

Indicações

Se a infiltração com esteróides e a imobilização[186,187] não proporcionam alívio permanente na doença de Quervain, então a liberação cirúrgica do primeiro compartimento deve ser executada. O abdutor longo do polegar comumente tem tendões múltiplos. Ocasionalmente, um ou mais deles, ou o tendão extensor curto do polegar, podem ter um compartimento separado. A falha em liberá-los pode resultar em persistência dos sintomas. Quando este for o caso, o teste de Finkelstein ainda será positivo. Se o metacarpiano é mantido imóvel e a articulação metacarpofalangiana nitidamente fletida, ocorrerá dor se o extensor curto do polegar estiver dentro de um compartimento separado, não liberado e inflamado[188]. Outros problemas após a liberação são raros, mas ocorrem[189]. Alguns podem ser devidos à subluxação palmar do tendão[190].

Embora detalhes técnicos estejam além do escopo deste texto, alguma cautela ao abordar o nervo radial na liberação da doença de Quervain sempre é apropriada. A divisão dos ramos superficiais do nervo radial ao executar este procedimento provavelmente é o erro mais comum em cirurgia da mão, e provavelmente é o distúrbio iatrogênico mais freqüentemente visto pelo cirurgião de mão. O neuroma do nervo radial no punho pode ser um distúrbio incapacitante e muito difícil de tratar. A solução, é claro, é identificar cuidadosamente todos os ramos do nervo – e três ou mais podem ser encontrados – e preservá-los durante este procedimento, que é de outro modo simples.

Veja Green DP 1998 *Operative Hand Surgery*, 4th edn. Churchill Livingstone, New York, pág. 2036.

Tenossinovite Flexora

A sinovite dos tendões flexores mais freqüentemente acontece em pacientes reumáticos ou naqueles sofrendo de variantes da doença. Também pode acontecer em outros pacientes por nenhuma razão clara, embora uma incidência mais alta seja reconhecida no paciente diabético. O paciente não apresenta sintomas de sinovite crônica, mas sim sua conseqüência – *o dedo em gatilho*.

O dedo em gatilho ocorre pela formação de um nódulo no tendão, que atravessa a polia proximal da bainha do tendão em uma direção proximal, com um pouco de desconforto (Fig. 4.17). Quando os extensores, fracos em relação aos flexores dos dedos, tentam retificar o dígito, o nódulo fica apertado na polia, parando o movimento daquele dedo. Pode liberar-se de repente à medida que uma força muscular extensora adicional seja aplicada – daí o nome.

O *polegar em gatilho* também acontece, mas uma grande minoria é de origem congênita [191] (pág. 481). Nestes casos, o polegar em gatilho deve ser distinguido também do flexor longo do polegar curto congênito.

Sintomas

Inicialmente o paciente tem apenas sintomas vagos, inclusive dor no antebraço na presença de um nódulo de tendão de movimento livre e palpável. Tal dedo em gatilho incipiente pode ser difícil de diagnosticar. O travamento em flexão posterior se torna a queixa principal. Inicialmente este se apresenta como um 'dedo lento', mas com o tempo ele chega à fase onde é necessário que o paciente libere o dedo fechado com um dígito adjacente ou mesmo com a mão oposta. Em qualquer caso, a liberação é dolorosa e pode se provar impossível. O paciente apresenta então um dedo intensamente fletido sobre a palma. Alternativamente, o paciente fica compreensivelmente mais relutante em fletir o dígito, e pode não fazê-lo por um tempo considerável antes da consulta.

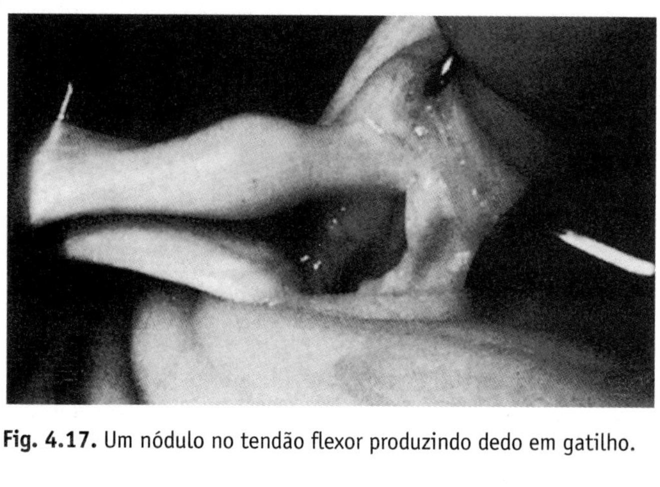

Fig. 4.17. Um nódulo no tendão flexor produzindo dedo em gatilho.

Exame

Sensibilidade quase sempre está presente sobre a região da polia proximal. Se o paciente flete o dedo afetado, com os dedos do examinador pressionando a palma do paciente proximalmente à região da polia, um *nódulo* dentro do tendão pode ser palpável (Fig. 4.18).

Em alguns pacientes a flexão se torna impossível, e o examinador tem que eliminar outras possíveis causas:

1. *Tendão ausente ou rompido.* Isto usualmente pode ser excluído pedindo ao paciente que tente a flexão durante a palpação, quando pode-se sentir que um tendão intacto fica tenso.
2. *Articulações fixas.* Uma história detalhada de início e a ausência de lesão prévia usualmente fecham o diagnóstico. O exame radiológico exclui qualquer causa articular de imobilidade.

Exames de laboratório simples devem ser executados em todos os casos de dedo em gatilho, por causa da incidência mais alta em pacientes reumáticos e diabéticos. Inicialmente, a taxa de sedimentação e a glicemia são suficientes. Qualquer anormalidade detectada deve ser investigada mais adiante.

Cirurgia é indicada se a infiltração de esteróide[192-194] não proporciona alívio duradouro. Uma liberação simples da polia proximal terá êxito em todos os casos – mas *não* deve ser feita em pacientes reumáticos (pág. 376). Uma sinovectomia quando a sinóvia parece excessiva ou inflamada provavelmente reduzirá a sensibilidade subseqüente.

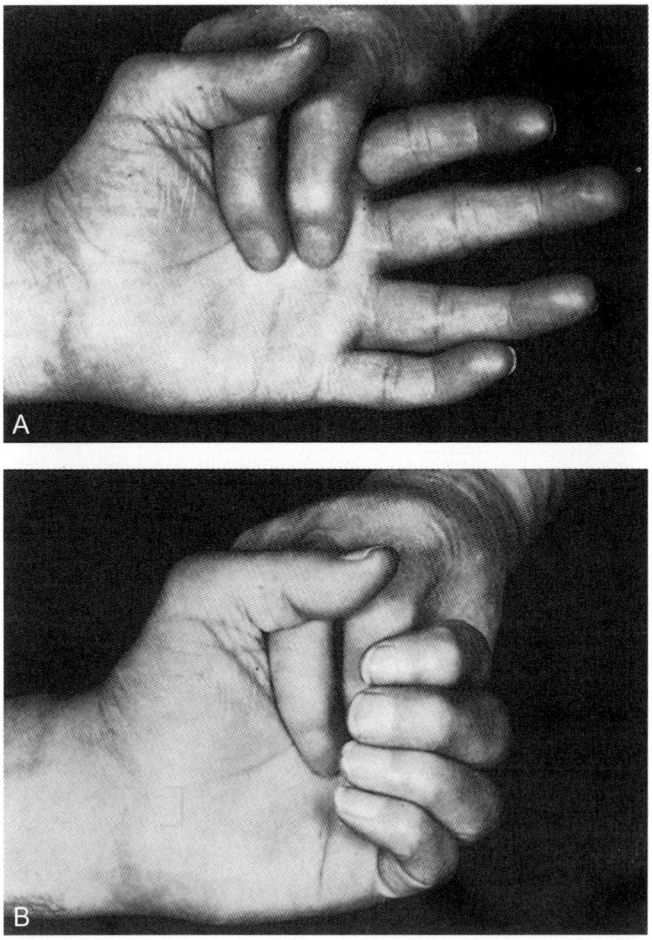

Fig. 4.18 A. Teste de um paciente para a presença de dedo em gatilho. Os dedos do examinador são colocados sobre a região da polia proximal na prega palmar e **(B)** o paciente é solicitado a fletir os dedos sobre os do examinador. Isto pode ser impossível. Se a flexão puder ser alcançada, o examinador pode sentir um nódulo pequeno que passa sob os dedos, e o paciente queixar-se-á de dor concomitante.

Tendinite do Flexor Radial do Carpo[195]

Embora seja uma entidade clínica distinta, esta condição não é amplamente reconhecida, e é difícil de tratar com sucesso permanente. O paciente queixa-se de desconforto no punho, particularmente depois de exercício estrênuo. O diagnóstico é simples, havendo sensibilidade localizada aguda sobre o flexor radial do carpo, um pouco proximal ao tubérculo escafóide (Fig. 4.19). Uma vez mais, deve ser feita comparação com o punho normal para confirmar que a sensibilidade à pressão é maior que o normal. Um *teste de Finkelstein modificado* provou ser útil para fazer este diagnóstico. O punho relaxado é desviado abruptamente como no Finkelstein, mas em uma direção dorsal verdadeira. Dor aguda indica a presença de tendinite. A articulação escafo-trapezial deve ser estudada em radiografias apropriadas, porque está imediatamente profunda ao tendão, e a doença nesse local pode mimetizar ou causar tendinite do flexor radial do carpo[196] ou mesmo romper aquele tendão[197]. Cirurgia raramente é executada para esta condição, a menos que a artrite escafo-trapezial necessite fusão. De outro modo, é tratada de modo conservador com infiltração esteróide e imobilização.

Epicondilite Lateral – Cotovelo de Tenista

A patogênese desta condição comum é múltipla e freqüentemente um assunto de conjecturas. As causas postuladas incluem periostite crônica do côndilo lateral com formação de esporão[198], lacerações parciais da origem do extensor

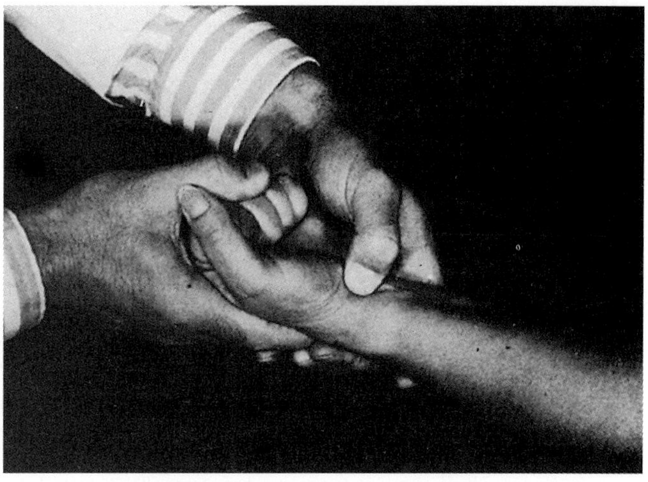

Fig. 4.19. A palpação sobre o flexor radial do carpo um pouco proximal ao tubérculo escafóide pode revelar sensibilidade aguda quando comparado com o lado normal. Isto é diagnóstico de tendinite do flexor radial do carpo.

comum[199,200] ou tecido de granulação[201], capsulite traumática da articulação radioumeral, condromalacia da cabeça radial[202,203], bursite radioulnar, doença da coluna cervical[204] e síndrome do túnel radial, que é discutida em outra parte do texto (pág. 298).

A condição é característica de um distúrbio inflamatório crônico, como usualmente acontece na primeira ocasião como um ataque agudo de intensidade diferente, freqüentemente após um período de atividade extensora vigorosa. O tratamento ou o simples repouso faz com que o ataque agudo enfraqueça, mas um problema menos severo persiste, com ataques cada vez mais freqüentes de natureza aguda, freqüentemente iniciados pela atividade causativa original. O paciente deixa de trabalhar naquela atividade, o que pode eliminar o problema, ou ele consulta o médico.

Sintomas

Apesar do nome que é comumente dado, a maioria dos casos acontece na quarta década, em pacientes que nunca jogam tênis. Em uma série, menos de 5% dos afetados praticam qualquer esporte.

O paciente queixa-se de dor centrada no cotovelo, mas irradiando proximalmente e distalmente, principalmente a última, ao longo dos músculos extensores. Na fase aguda, são evitadas a extensão do braço e a flexão do punho, porque elas exacerbam a dor; um forte pinçamento polpa a polpa incorporando o dedo médio também produz dor no cotovelo.

Exame

É buscada *sensibilidade* em três pontos anatômicos, que estão em linha proximal a distal sobre a face lateral do cotovelo (Fig. 4.20).

- epicôndilo lateral – periostite, lacerações parciais;
- cabeça radial (enquanto girando o antebraço) – sinovite, capsulite;
- colo do rádio – nervo interósseo posterior.

O paciente é perguntado qual dos três produz o maior desconforto, lembrando-se que uma patologia múltipla é possível, e de fato provável, nesta condição. Neste exame, é particularmente importante comparar o lado afetado com o normal, porque a pressão nestes pontos usualmente produz desconforto bastante intenso.

Desconforto postural é produzido fletindo o punho e os dedos passivamente, enquanto os pacientes mantêm o braço em extensão (Fig. 4.21). A dor referida ao epicôndilo freqüentemente fará o paciente pedir ao examinador para desistir antes dos dedos e punho terem sido fletidos completamente.

O *teste do dedo médio* deve ser executado (pág. 299). Se uma epicondilite for o problema primário, a pressão no dedo médio estendido deve causar um pouco mais dor que a pressão em qualquer dos outros. Certamente não deve produzir tanto desconforto quanto o teste postural descrito acima. Se isto não é assim, então deve ser considerada uma compressão do nervo radial, especialmente se o paciente não respondeu à terapia conservadora.

O *exame radiológico* do cotovelo sempre deve ser executado, o qual pode revelar distúrbios do úmero ou da cabeça radial.

Indicações

Cirurgia é indicada quando sintomas severos persistirem apesar de repouso e infiltrações repetidas com esteróide. Alguns autores relatam que eles quase sempre encontram uma laceração-ressecção, e a sutura proporciona então uma cura. Outros projetaram vários procedimentos, incluindo remoção de calcificações, liberação da origem extensora e excisão de uma porção do ligamento anular. A mesma multiplicidade de procedimentos indica que um sucesso universal não foi obtido com nenhum.

Veja Green DP 1998 *Operative Hand Surgery,* 4th edn. Churchill Livingstone, New York, pág. 684.

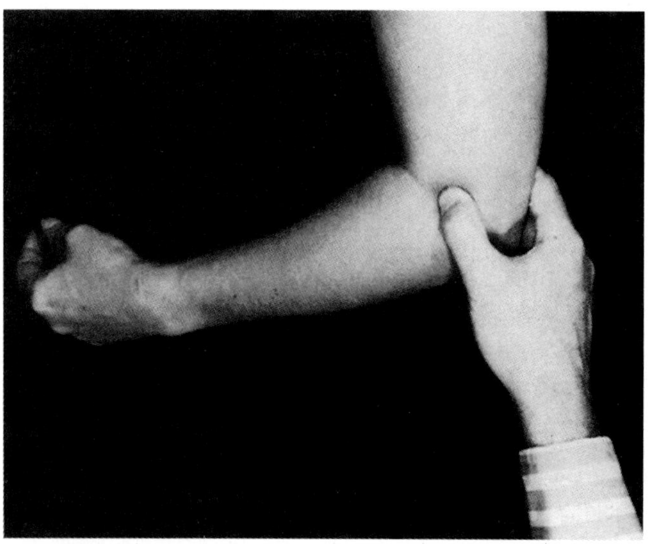

Fig. 4.20. A sensibilidade no cotovelo de tenista é localizada sobre a face anterior do côndilo lateral do úmero.

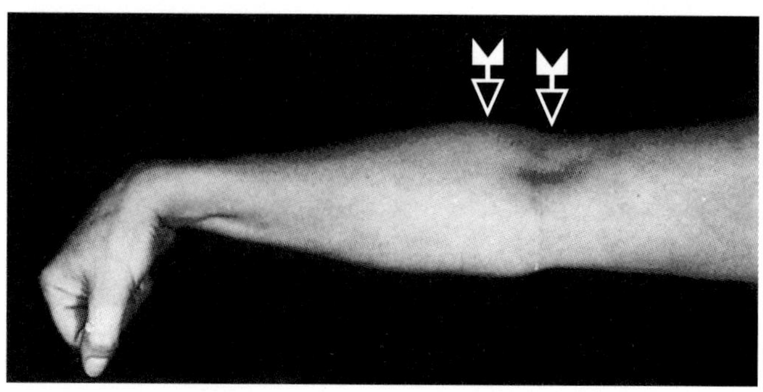

Fig. 4.21. Flexão total de todos os dedos e do punho produz desconforto no paciente com cotovelo de tenista, mais severo que o produzido pelo teste do dedo médio (pág. 299). Isto contrasta com os achados em um paciente com síndrome do túnel radial.

REFERÊNCIAS

CONDIÇÕES INFLAMATÓRIAS AGUDAS

CLASSIFICAÇÃO

1. Argenta L C, Morykwas M J 1997 Vacuum-assisted closure: a new method for wound control and treatment: clinical experience. *Ann Plast Surg* 38:563-576
2. Morykwas M J, Argenta L C, Shelton Brown E I, McGuirt W 1997 Vacuum-assisted closure: a new method for wound control and treatment: animal studies and basic foundation. *Ann Plast Surg* 38:553-562
3. Baynham S A, Kohlman P, Katner I I P 1999 Treating stage IV pressure ulcers with negative pressure therapy: a case report. *Ostomy Wound Manage* 45:28-32
4. Blackburn J H D et al 1998 Negative-pressure dressings as a bolster for skin grafts. *Ann Plast Surg* 40: 453-457
5. Mann R J 1989 Hand infections. *Hand Clin* 5: 515-667
6. Kilgore E S Jr 1983 Hand infections. *J Hand Surg (Am)* 8:723-762
7. Leddy J P 1986 Infections of the upper extremity. *J Hand Surg (Am)* 11: 294-297
8. Stern P J, Staneck J L, McDonough J J, Neale H W, Tyler G 1983 Established hand infections: a controlled, prospective study. *J Hand Surg (Am)* 8: 553-559
9. Surgical Site Infection – Analysis of a Year's Surveillance in English Hospitals 1997-1998. Nosocomial Infection National Surveillance Scheme (NINSS), Central Public Health Laboratory- United Kingdom, First report 1999. www.phls.co.uk

Compartimentos Anatômicos

Prega Ungueal

10. Shrewsbury M, Johnson R K 1975 The fascia of the distal phalanx. *J Bone Joint Surg* 57A: 784-788

HISTÓRIA

Fatores Predisponentes

11. Bleicher J N, Blinn D L, Massop D 1987 Hand Infections in dental personnel. *Plastic Reconstr Surg* 80: 420-422
12. Hueston J T 1952 Pathology of the inter-digital pilonidal sinus. Aust NZ J Surg 21: 226-229
13. Mandel M 1978 Immune competence and diabetes mellitus: pyogenic human hand infections. *J Hand Surg* 3:458-461
14. Mann R J, Peacock J M 1977 Hand infections in patients with diabetes mellitus. *J Trauma* 17: 376-380
15. Sneddon J 1970 The care of hand infections. Williams Et Wilkins, Baltimore
16. Sneddon J 1969-1970 Sepsis in hand injuries. *Hand* 1-2:58-62
17. Glickel S Z 1988 Hand infections in patients with acquired immunodeficiency syndrome. *J Hand Surg (Am)* 13: 770-775
18. Pruzansky M E, Remer S 1986 Abscesses of the hand associated with otopharyngeal infections in children. *J Hand Surg (Am)* 11: 844-846

EXAME

Localizado

19. Keyser J J, Littler J W, Eaton R G 1990 Surgical treatment of infections and lesions of the perionychium. *Hand Clin* 6: 137-153, discussion 155-157
20. Canales F L, Newmeyer W L III, Kilgore F S Jr 1989 The treatment of felons and paronychias. *Hand Clin* 5:515-523
21. Barlow A, Chattaway F, Holgate M, Aldersley T 1970 Chronic paronychia. *Br J Dermatol* 82: 448-453

Infecção do Espaço Palmar Profundo

22. Burkhalter W E 1989 Deep space infections. *Hand Clin* 5:553-559

Infecção da Bainha do Tendão

23. Neviaser R J 1989 Tenosynovitis. *Hand Clin* 5: 525-531
24. Schecter W P, Markison R E, Jeffrey R B, Barton R M, Laing F 1989 Use of sonography in the early detection of suppurative flexor tenosynovitis. *J Hand Surg (Am)* 14:307-310
25. Kanavel A B 1925 Infections of the hand. Lea Et Febiger, Philadelphia
26. Newman E D, Harrington T M, Torretti D, Bush D C 1989 Suppurative extensor tenosynovitis caused by Staphylococcus aureus. *J Hand Surg (Am)* 14: 849-851

Artrite Séptica

27. Freeland A E, Senter B S 1989 Septic arthritis and osteomyelitis. *Hand Clin* 5: 533-552
28. Wittels N P, Donley J M, Burkhalter W E 1984 A functional treatment method for interphalangeal pyogenic arthritis. *J Hand Surg (Am)* 9: 894-898
29. Howard J B, Highgenboten C L, Nelson J D 1976 Residual effects of septic arthritis in infancy and childhood. *J Am Med Assoc* 236: 932-935

Infecção de Ferida

30. Thompson L 1991 Postoperative care. In: Kasdan M L (ed) *Occupational hand and upper extremity injuries and diseases.* Hanley & Belfus, Philadelphia, pp 433-442

Sepse de Disseminação Rápida

31. Blockey N J 1976 Children's orthopaedics-practical problems. Butterworth, London, pp 15-58

Paroníquia Herpética

32. Berkowitz R L, Hentz V R 1977 Herpetic whitlow - a non-surgical infection of the hand. *Plastic Reconstr Surg* 60: 125-127
33. Larossa D, Hamilton R 1971 Herpes simplex infections of the digits. *Arch Surg* 102: 600-603
34. Louis D S, Silva J Jr 1979 Herpetic whitlow: herpetic infections of the digits. *J Hand Surg (Am)* 4: 90-94
35. Walker L G, Simmons B P, Lovallo J L 1990 Pediatric herpetic hand infections. *J Hand Surg (Am)* 15:176-180
36. Widenfalk B, Wallin J 1988 Recurrent herpes simplex virus infections in the adult hand. *Scand Plastic Reconstr Surg Hand Surg* 22:177-180
37. Louis D S, Silva J Jr 1979 Herpetic whitlow: herpetic infections of the digits. *J Hand Surg (Am)* 14: 90-94
38. Hurst L C, Gluck R, Sampson 5 P, Dowd A 1991 Herpetic whitlow with bacterial abscess. *J Hand Surg (Am)* 16:311-314
39. Zuretti A R, Schwartz I S 1990 Gangrenous herpetic whitlow in a human immunodeficiency virus-positive patient. *Am J Clin Pathol* 93: 828-830
40. Robyna M G *et al* 1997 Destructive herpetic whitlow in AIDS: report of three cases. *Br J Dermatol* 137:812-815
41. Garcia Plato M D, Moreno Gimenez J C, Velez G A, Valverde B F, Fernandez R J C 1999 Herpetic whitlow in an AIDS patient. *J Eur Acad Dermatol Venereal* 12:241-242
42. Krusinski P A 1988 Treatment of mucocutaneous herpes simplex infections with acyclovir. *J Am Acad Dermatol* 18: 179-181
43. Polayes I M, Arons M S 1980 The treatment of herpetic whitlow - a new surgical concept. *Plastic Reconstr Surg* 65: 811-817
44. Sehayik R I, Bassett F H D 1982 Herpes simplex infection involving the hand. *Clin Orthop* 166: 138-140

Gonorréia

45. Ogiela D M, Peimer C A 1981 Acute gonococcal flexor tenosynovitis. Case report and literature review. *J Hand Surg* 6: 470-472
46. Rosenfeld N, Kurzer A 1978 Acute flexor tenosynovitis caused by gonococcal infection. A case report. *Hand* 10:213-214
47. Thompson 5 E, Jacobs N F, Zacarias F, Rein M F, Shulman J A 1980 Gonococcal tenosynovitis -dermatitis and septic arthritis. Intravenous penicillin vs oral erythromycin. *J Am Med Assoc* 244: 1101-1102

Doença da Arranhadura do Gato

48. Carithers H A, Carithers C M, Edwards R 0 1969 Cat scratch disease: its natural history. *J American Med Assoc* 207: 312-316
49. Margileth A M 1968 Cat scratch disease. *Pediatrics* 42:803-818

Mordidas Humanas e Animais

50. Chuinard R G, D'Ambrosia R D 1977 Human bite infections of the hand. *J Bone Joint Surg* 59A: 416-418
51. Farmer C, Mann R 1966 Human bite infections of the hand. *Southern Med J* 59: 515-518
52. Hooper G 1978 Tooth fragment in a metacarpophalangeal joint. *Hand* 10: 215-216
53. Malinowski R, Strate R G, Perry J F, Fischer R 1979 The management of human bite injuries of the *Hand. J Trauma* 19: 655-659
54. Peeples E, Boswick J A, Scott F A 1980 Wounds of the hand contaminated by human or animal saliva. *J Trauma* 20: 383-389
55. Faciszewski T, Coleman D A 1989 Human bite wounds. *Hand Clin* 5: 561-569
56. Dreyfuss U Y, Singer M 1985 Human bites of the hand: a study of one hundred six patients. *J Hand Surg (Am)* 10:884-889
57. Snyder C C 1989 Animal bite wounds. *Hand Clin* 5:571-590
58. Rayon G M, Flournoy D J, Cahill S L 1984 Aerobic mouth flora of the rhesus monkey. *J Hand Surg (Am)* 12:299-301
59. Zook E G, Miller M, VanBeek A L, Wavek P 1980 Successful treatment protocol for canine fang injuries. *J Trauma* 20: 243-247
60. Mann R J, Hoffeld T A, Farmer C B 1977 Human bites of the hand: twenty years of experience. *J Hand Surg* 2:97-104

61. Goldstein E, Miller T, Citron D, Finegold S 1978 Infections following clenched-fist injury: a new perspective. *J Hand Surg* 3: 455-457
62. McDonald I 1979 Eikenella corrodens infections of the hand. *Hand* 11: 224-227
63. Rayan G M, Putnam J L, Cahill S L, Flournoy D J 1988 Eikenella corrodens in human mouth flora. *J Hand Surg (Am)* 13: 953-956
64. Schmidt D R, Heckman J D 1983 Eikenella corrodens in human bite infections of the hand. *J Trauma* 23:478-482
65. Goldstein E J, Barones M F, Miller T A 1983 Eikenella corrodens in hand infections. *J Hand Surg (Am)* 8:563-567
66. Arons M S, Fernando L, Polayes I M 1982 Pasteurella multocida - the major cause of hand infections following domestic animal bites. *J Hand Surg* 7: 47-52
67. Lucas G L, Bartlett D H 1981 Pasteurella multocida infection in the hand. *Plastic Reconstr Surg* 67: 49-53
68. Lee B 1960 Dog bites and local infection with Pasteurella septica. *Br Med J* i: 1969-1976
69. Veitch J M, Omer G E 1979 Case report: treatment of catbite injuries of the hand. *J Trauma* 19: 201-203
70. Goldstein E, Miller T Citron D, Wield B, Finegold S 1979 Clenched-fist injuries: infection and empiric antibiotic selection. *Contemp Orthopaedics* 1: 30-33

Drogadição

71. Reyes F A 1989 Infections secondary to intravenous drug abuse. *Hand Clin* 5: 629-633
72. Whitaker LA1973 Management of hand infections in the narcotic addict. *Plastic Reconstr Surg* 52: 384-389
73. Ross G N, Baraff L J, Quismorio F P 1975 Serratia arthritis in heroin users. *J Bone Joint Surg* 57A:1158-1160

74. Gifford D B, Patzakis M, Ivler D, Swezey L 1975 Septic arthritis due to Pseudomonas in heroin addicts. *J Bone Joint Surg* 57A: 631-635

Generalizada

Celulite

75. Schechter W, Meyer A, Schechter G, Giuliano A, Newmeyer W, Kilgore E 1982 Necrotizing fasciitis of the upper extremity. *J Hand Surg* 7: 15-20
76. Gonzalez M H 1998 Necrotizing fasciitis and gangrene of the upper extremity. *Hand Clin* 14: 635-645

Púrpura Fulminante

77. Singer R M, Gorosh J E 1990 Purpura fulminans. *J Hand Surg (Am)* 15: 172-175
78. Canale S T, Ikard S T 1984 The orthopaedic implications of purpura fulminans. *J Bone Joint Surg* 66A:764-769

Pioderma Gangrenoso

79. Ferlic D C 1983 Pyoderma gangrenosum presenting as an acute suppurative hand infection - a case report. *J Hand Surg (Am)* B: 573-575

Sarcoidose

80. Adelaar R S 1983 Sarcoidosis of the upper extremity: case presentation and literature review. *J Hand Surg (Am)* 8: 492-496
81. Terranova W A, Williams G S, Kuhlman T A, Morgan R F 1985 Acute phalangeal fractures due to undiagnosed sarcoidosis. *J Hand Surg (Am)* 10: 902-903
82. Landi A, Brooks D, De Santis G 1983 Sarcoidosis of the hand - report of two cases. *J Hand Surg (Am)* 8:197-200
83. Stambaugh J L, Bora F W Jr, DuShuttle R P 1986 Sarcoid flexor tenosynovitis of the finger: a case report. *J Hand Surg (Am)* 11: 436-438

Síndrome do Choque Tóxico

84. Long W T, Filler B C, Cox E 11th, Stark H H 1988 Toxic shock syndrome after a human bite to the hand. *J Hand Surg (Am)* 13: 957-959 (Comment in *J Hand Surg (Am)* 1989 14: 1036-1037)
85. Grayson M J, Saldana M J 1987 Toxic shock syndrome complicating surgery of the hand. *J Hand Surg (Am)* 12:1082-1084

INDICAÇÕES GERAIS

86. Spiegel J D,Szabo R M 1988 A protocol for the treatment of severe infection of the hand. *J Hand Surg (Am)* 13: 254-259
87. Mancini L H, Fort L K 1989 Rehabilitation of the infected hand. *Hand Clin* 5:635-641

Infecção Persistente

88. Carter S, Mersheimer W 1970 Infections of the hand. *Orthopaedic Clin North Am* 1: 455-466
89. Neviaser R 1978 Closed tendon sheath irrigation for pyogenic flexor tenosynovitis. *J Hand Surg* 3:462-466

Organismos Incomuns

90. Linscheid R, Dobyns J 1975 Common and uncommon infections of the hand. *Orthopaedic Clin North Am* 6:1063-1103
91. Gunther S F, Elliott R C, Brand R L, Adams J P 1977 Experience with atypical mycobacterial infection in the deep structures of the hand. *J Hand Surg* 2: 90-96
92. Gunther S F, Levy C S 1989 Mycobacterial infections. *Hand Clin* 5: 591-598
93. Dixon J H 1981 Non-tuberculous mycobacterial infection of the tendon sheaths in the hand. A report of six cases. *J Bone Joint Surg* 6313: 542-544
94. Stern P J, Gula D C 1986 Mycobacterium chelonei tenosynovitis of the hand: a case report. *J Hand Surg (Am)* 11: 596-599
95. Herndon J H, Lanoue A M 1972 Mycobacterium fortuitum infections involving the extremities. *J Bone Joint Surg* 54A: 1279-1282
96. Ariel I, Haas H, Weinberg H, Rousso M, Rosenmann E 1983 Mycobacterium fortuitum granulomatous synovitis caused by a dog bite., *J Hand Surg (Am)* 8:342-343
97. Crick J C, Vandevelde A G 1986 Mycobacterium fortuitum midpalmar space abscess: a case report. *J Hand Surg (Am)* 11: 438-440
98. Gunther 5 F, Elliott R C 1976 Mycobacterium kansasii infection in the deep structures of the hand. Report of two cases. *J Bone Joint Surg* 58A: 140-142
99. Zvetina J R, Foster J, Reves C V 1979 Mycobacterium kansasii infection of the elbow joint. *J Bone Joint Surg* 61A:1090-1102
100. Parker M D, Irwin R 5 1975 Mycobacterium kansasii tendinitis and fasciitis. *J Bone Joint Surg* 57A: 557-559
101. Minkin 8 I, Mills C L, Bullock D W, Burke F D 1987 Mycobacterium kansasii osteomyelitis of the scaphoid. *J Hand Surg (Am)* 12: 1092-1094
102. Sanger J R, Stampfl D A, Franson T R 1987 Recurrent granulomatous synovitis due to Mycobacterium kansasii in a renal transplant recipient. *J Hand Surg (Am)* 12:436-441
103. Williams C S, Riordan D C 1973 Mycobacterium marinum (atypical acid-fast bacillus) infections of the hand. *J Bone Joint Surg* 55A: 1042-1050
104. Chow S P, Stroebel A B, Lau J H, Collins R J 1983 Mycobacterium marinum infection of the hand involving deep structures. *J Hand Surg (Am)* 8:568-573
105. Wendt J R, Lamm R C, Altman D I, Cruz H G, Achauer B M 1986 An unusually aggressive Mycobacterium marinum hand infection. *J Hand Surg (Am)* 11:753-755
106. Jones M W, Wahid I A 1988 Mycobacterium marinum infections of the hand and wrist. *J Bone Joint Surg* 70A:631-632
107. Chow S P, Ip F K, Lau J H, Collins R J *et al* 1987 Mycobacterium marinum infection of the hand and wrist. Results of conservative treatment in twenty-four cases. *J Bone Joint Surg* 69A: 1161-1168
108. Jones M W, Wahid I A, Matthews J P 1988 Septic arthritis of the hand due to Mycobacterium marinum. *J Hand Surg* (Br) 13: 333-334
109. Hurst L C, Amadio P C, Badalamente M A, Ellstein J L, Dattwyler R J 1987 Mycobacterium marinum infections of the hand. *J Hand Surg (Am)* 12: 428-435
110. Love G L, Melchior E 1985 Mycobacterium terrae tenosynovitis. *J Hand Surg (Am)* 10: 730-732
111. Deenstra W 1988 Synovial hand infection from Mycobacterium terrae. *J Hand Surg (Br)* 13: 335-336
112. Bush D C, Schneider L H 1984 Tuberculosis of the hand and wrist. *J Hand Surg (Am)* 9: 391-398
113. Borgsmiller W K, Whiteside L A 1980 Tuberculous tenosynovitis of the hand ('compound palmar ganglion'): literature review and case report. *Orthopedics* 3: 1093-1096
114. Ekerot L, Eiken O 1981 Tuberculosis of the hand. Scand J *Plastic Reconstr Surg* Hand Surg 15: 77-79
115. Leung P 1978 Tuberculosis of the hand. *Hand* 10:285-291
116. Pinstein M L, Scott R L, Sebes J I 1981 Tuberculous arthritis of the wrist: differential diagnosis and case report. *Orthopaedics* 4: 1016-1018
117. Penman R, Jubelirer A, Schwarz J 1972 Histoplasmosis of the common palmar tendon sheath. *J Bone Joint Surg* 54A: 676-678
118. Winter W G, Larson R K, Honeggar M H, Jacobesen D, Pappagianis D M, Huntington R W 1975 Coccidioidal arthritis and its treatment. *J Bone Joint Surg* 57A:1152-1157
119. Iverson R E, Vistnes L M 1973 Coccidioidomycosis tenosynovitis in the hand. *J Bone Joint Surg* SSA:413-417
120. Cropper P T, Pisesky W A, Bowen V, Clement P B 1983 Flexor tenosynovitis caused by Coccidioides immitis. *J Hand Surg (Am)* 8: 344-347
121. Liseki E J, Curl W W, Markey K L 1980 Hand and forearm infections caused by Aeromonas hydrophila. *J Hand Surg* 5: 605
122. Hanson P G, Standridge J, Jarrett F, Mali D 1977 Freshwater wound infections due to Aeromonos hydrophila. *J Am Med Assoc* 238: 1053-1054
123. Geller H S, Torte R W, Cunningham B L 1983 Aeromonos hydrophila wound infection of the hand initially presenting as clostridial myonecrosis. *J Hand Surg (Am)* 8: 333-335
124. Sanger J R, Yousif N J, Matloub H S 1989 Aeromonas hydrophila upper extremity infection. *J Hand Surg (Am)* 14:719-721

125. Lowen R M, Rodgers C M, Ketch L L, Phelps D B 1989 Aeromonas hydrophila infection complicating digital replantation and revascularisation. *J Hand Surg (Am)* 14:714-718
126. Wylock P, Jaeken R, Deraemaecker R 1983 Anthrax of the hand: case report. *J Hand Surg (Am)* 8: 576-578
127. Childers J C 1980 Pyogenic arthritis due to Bacteroides fragilis infection. *Orthopedics* 3: 319-320
128. Thorne F L, Kroop R J 1983 Wound botulism: a life-threatening complication of hand injuries. *Plastic Reconstr Surg* 71: 548-551
129. Neimkin R J, Jupiter J B 1985 Metastatic nontraumatic Clostridium septicum osteomyelitis. *J Hand Surg (Am)* 10: 281-284
130. Korn J A, Gilbert M S, Siffert R S, Jacobson J H 1975 Clostridium welchii arthritis. *J Bone Joint Surg* 57A:555-557
131. Fee N F, Dobranski A, Bisla R S 1977 Gas gangrene complicating open forearm fractures. Report of five cases. *J Bone Joint Surg* 59A: 135-138
132. VanBeek A, Zook E, Yaw P, Gardner R, Smith R, Glover J 1974 Non-clostridial gas-forming infections. *Arch Surg* 108:552-557
133. Bessman A N, Wagner W 1975 Non-clostridial gas gangrene. *J Am Med Assoc* 233: 958-963
134. Scott F A, German C, Boswick J A 1981 Haemophilus influenzoe cellulitis of the hand. *J Hand Surg* 6:506-509
135. McCabe S J, Murray J F, Ruhnke H L, Rachlis A 1987 Mycoplasma infection of the hand acquired from a cat. *J Hand Surg (Am)* 12: 1085-1088
136. Smith J, Ruby L K 1977 Nocardia asteroides thenar space infection: a case report. *J Hand Surg* 2: 109-110
137. Petersen D P, Wong L B 1981 Nocardia infection of the hand. Case report. *J Hand Surg* 6: 502-505
138. Nahas L F, Bennett J E 1981 Case reports: nocardiosis of the upper limb. *Plastic Reconstr Surg* 68: 593-595
139. Donovan T L, Chapman M W, Harrington K D, Nagel D A 1976 Serratia arthritis. Report of seven cases. *J Bone Joint Surg* 58A: 1009-1011
140. Zielinski C J, Bora F W Jr 1984 Vibrio hand infections: a case report and review of the literature. *J Hand Surg (Am)* 9: 754-757
141. Kaye J J 1990 Vibrio vulnificus infections in the hand. Report of three patients. *J Bone Joint Surg* 72A: 283-285
142. Hung L K, Kinninmonth A W, Woo M L 1988 Vibrio vulnificus necrotizing fasciitis presenting with compartmental syndrome of the hand. *J Hand Surg (Br)* 13:337-339
143. Hitchcock T F, Amadio P C 1989 Fungal infections. *Hand Clin* 5: 599-611
144. Southwick G, Lister G D 1979 Actinomycosis of the hand: a case report. *J Hand Surg* 4: 360-362
145. Robinson R A 1945 Actinomycosis of the subcutaneous tissue of the forearm secondary to a human bite. *J Am Med Assoc* 142: 1049-1051
146. Eastridge C E 1972 Actinomycosis: a 24-year experience. *Southern Med J* 65: 839-843
147. Fayman M, Schein M, Braun S 1985 A foreign body related actinomycosis of a finger. *J Hand Surg (Am)* 10:411-412
148. Bromley G S, Solender M 1986 Hand infection caused by Actinobacillus actinomycetemcomitans. *J Hand Surg (Am)* 11 : 434-436
149. Burgess R C 1987 Chronic tenosynovitis caused by Actinobacillus actinomycetemcomitans. *J Hand Surg (Am)* 12: 294-295
150. Goldberg B, Eversmann W W, Eitzen E M 1982 Invasive aspergillosis of the hand. *J Hand Surg* 7: 38-42
151. Jones N F, Conklin W T, Alba V C 1986 Primary invasive aspergillosis of the hand. *J Hand Surg (Am)* 11:425-428
152. Monsanto E H, Johnston A D, Dick H M 1986 Isolated blastomycotic osteomyelitis: a case simulating a malignant tumor of the distal radius. *J Hand Surg* (Am) 11:896-898
153. Yuan R T, Cohen M J 1985 Candida albicans tenosynovitis of the hand. *J Hand Surg (Am)* 10:719-722
154. Monroe P W, Floyd W E 1981 Chromohyphomycosis of the hand due to Exophiala jeanselmei,(Phialophora jeonselmei, Phiolophora gougerotii) Case report and review. *J Hand Surg* 6: 370-373
155. Lichtman D, Johnson D, Mack G, Lack E 1978 Maduromycosis (Allescherio boydii) infection of the hand: a case report. *J Bone Joint Surg* 60A: 546-548
156. Martinez R E, Couchel S, Swartz W M, Smith M B 1989 Mycetoma of the hand. *J Hand Surg (Am)* 14: 909-912
157. Hennessy M J, Mosher T F 1981 Mucormycosis infection of an upper extremity. *J Hand Surg* 6: 249-252
158. DeHaven K E, Wilde A H, O'Duffy J D 1972 Sporotrichosis arthritis and tenosynovitis. Report of a case cured by synovectomy and amphotericin B. *J Bone Joint Surg* 54A: 874-877
159. Hay E L, Collawn S S, Middleton F G 1986 Sporothrix schenckii tenosynovitis: a case report. *J Hand Surg (Am)* 11:431-434
160. Janes PC, Mann R J 1987 Extracutaneous sporotrichosis. *J Hand Surg (Am)* 12: 441-445
161. Holcomb H S III, Behrens F, Winn W C Jr, Hughes I M, McCue F C III 1981 Prototheca wickerhamii - an alga infecting the hand. *J Hand Surg* 6: 595-599
162. Ahbel D E, Alexander A H, Lichtman D M 1980 Protothecal olecranon bursitis. *J Bone Joint Surg* 62A:835-836
163. Sirikulchayanonta V, Visuthikosol V, Tanphaichitra D, Prajaktham R 1989 Protothecosis following hand injury. A case report. *J Hand Surg (Br)* 14: 88-90
164. Belsole R, Fenske N 1980 Cutaneous larva migrans in the upper extremity. *J Hand Surg* 5: 178-180
165. Raturi U, Burkhalter W 1986 Gnathostomiasis externa: a case report. *J Hand Surg (Am)* 11: 751-753
166. Simmons E H, Peteghem K V, Tramell T R 1980 Onchocerciasis of the flexor compartment of the forearm: a case report. *J Hand Surg* 5: 502-504

CAUSAS NÃO-INFECCIOSAS DE INFLAMAÇÃO AGUDA

167. Carroll R E, Sinton W, Carcis A 1955 Acute calcium deposits in the hand. *J Am Med Assoc* 157: 422-426
168. Resnick C S, Miller B W, Gelberman R H, Resnick D 1983 Hand and wrist involvement in calcium pyrophosphate dihydrate crystal deposition disease. *J Hand Surg (Am)* 8: 856-863
169. Ames E L, Pasch J L 1984 Calcinosis of the flexor and extensor tendons in dermatomyositis - case report. *J Hand Surg (Am)* 9: 876-879
170. Mercer NS, Newman J H, Watt I 1984 Acute calcitic periarthritis in a child. *J Hand Surg (Br)* 9: 351-352
171. Jones F E 1986 Calcification simulating infection in congenital brachydactyly. *J Hand Surg (Am)* 11: 35-37

DISTÚRBIOS INFLAMATÓRIOS CRÔNICOS

UNIDADES MUSCULOTENDINOSAS

172. Rosenthal E A 1987 Tenosynovitis: tendon and nerve entrapment. *Hand Clin* 3: 585-609
173. Armstrong T J, Fine L J, Goldstein 5 A, Lifshitz Y R, Silverstein B A 1987 Ergonomic considerations in hand and wrist tendinitis. *J Hand Surg (Am)* 12: 830-837
174. Williams J G P 1977 Surgical management of traumatic non-effective tenosynovitis of the wrist extensors. *J Bone Joint Surg* 5913: 408-410
175. Lemon R A, Engber W D 1985 Trigger wrist: a case report. *J Hand Surg (Am)* 10: 61-63
176. Hajj A A, Wood M B 1986 Stenosing tenosynovitis of the extensor carpi ulnaris. *J Hand Surg (Am)* 11: 519-520
177. Grundberg A B, Reagan D 5 1985 Pathologic anatomy of the forearm: intersection syndrome. *J Hand Surg (Am)* 10: 299-302
178. Mogensen B A, Mattsson H S 1980 Stenosing tendovaginitis of the third compartment of the hand. Scand *J Plastic Reconstr Surg Hand Surg* 14: 127-128
179. Hooper G, McMaster M J 1979 Stenosing tenovaginitis affecting the tendon of extensor digiti minimi at the wrist. *Hand* 11: 299-301
180. Lombardi R M, Wood M B, Linscheid R L 1988 Symptomatic restrictive thumb-index flexor tenosynovitis: incidence of musculotendinous anomalies and results of treatment. *J Hand Surg (Am)* 13: 325-328

Tenovaginite Estenosante no Estilóide Radial – Doença de Quervain

181. De Quervain F 1895 Leber eine form von chronischer tendovaginitis. *Correspondenz-Blatt F Schweizer Aerzte* 25:389-394
182. Viegas 5 F 1986 Trigger thumb of de Quervain's disease. *J Hand Surg (Am)* 11: 235-237
183. Witczak J W, Masear V R, Meyer R D 1990 Triggering of the thumb with de Quervain's stenosing tendovaginitis. *J Hand Surg (Am)* 15: 265-268
184. Finkelstein H 1930 Stenosing tendovaginitis at the radial styloid process. *J Bone Joint Surg* 12: 509-540
185. Wood M B, Linscheid R L 1973 Abductor pollicis longus bursitis. *Clin Orthopedics Rel* Res 93: 293-296
186. Harvey F J, Harvey P M, Horsley M W 1990 De Quervain's disease: surgical or non-surgical treatment. *J Hand Surg (Am)* 15: 83-87
187. McGrath M H 1984 Local steroid therapy in the hand. *J Hand Surg (Am)* 9: 915-921
188. Louis D S 1987 Incomplete release of the first dorsal compartment - a diagnostic test. *J Hand Surg (Am)* 12:87-88
189. Arons M S 1987 de Quervain's release in working women: a report of failures, complications, and associated diagnoses. *J Hand Surg* (Am) 12: 540-544
190. White G M, Weiland A J 1984 Symptomatic palmar tendon subluxation after surgical release for de Quervain's disease: a case report. *J Hand Surg (Am)* 9:704-706

Tenossinovite Flexora

191. Dinham I M, Meggitis B F 1974 Trigger thumbs in children. *J Bone Joint Surg* 568: 153-155
192. Carlson C S Jr, Curtis R M 1984 Steroid injection for flexor tenosynovitis. *J Hand Surg (Am)* 9: 286-287

193. Marks M R, Gunther S F 1989 Efficacy of cortisone injection in treatment of trigger fingers and thumbs. *J Hand Surg (Am)* 14: 722-727

194. Freiberg A, Mulholland R S, Levine R 1989 Nonoperative treatment of trigger fingers and thumbs. *J Hand Surg (Am)* 14: 553-558

Tendinite do Flexor Radial do Carpo

195. Weeks P 1978 A cause of wrist pain: non-specific tenosynovitis involving the flexor carpi radialis. *Plastic Reconstr Surg* 62: 263-266

196. Fisson J M, Shea F W, Goldin W 1968 Lesions of the flexor carpi radialis tendon and sheath causing pain at the wrist. *J Bone Joint Surg* 508: 359

197. Bowe A, Doyle L, Millender L H 1984 Bilateral partial ruptures of the flexor carpi radialis tendon secondary to trapezial arthritis. *J Hand Surg (Am)* 9: 738-739

Epicondilite Lateral – Cotovelo de Tenista

198. Begg R E 1980 Epicondylitis or tennis elbow. *Orthopaedic Rev* 9: 33-42

199. Coonrad R W, Hooper W R 1973 Tennis elbow: its source, natural history, conservative and surgical management. *J Bone Joint Surg* 55A: 1177-1182

200. Garden R S 1961 Tennis elbow. *J Bone Joint Surg* 438:100-106

201. Nirschl R P, Pettrone F A 1979 Tennis elbow. *J Bone Joint Surg* 61 A: 823-839

202. Bosworth D M 1965 Surgical treatment of tennis elbow. *J Bone Joint Surg* 47A: 1533-1536

203. Newman J H, Goodfellow J W, 1975 Fibrillation of head of radius as one cause of tennis elbow. *Br Med J* 1:328-333

204. Gunn C, Millbrandt W E 1976 Tennis elbow and the cervical spine. *Can Med Assoc J* 114: 803-809

Capítulo 5 Artrite Reumatóide – Suas Variantes e Osteoartrite

I. ARTRITE REUMATÓIDE

Têm havido alterações significativas na prática cirúrgica para as deformidades da artrite reumatóide nos últimos 10 anos. Estas alterações foram iniciadas por uma geração nova de reumatologistas e foram provocadas pelo tratamento agressivo com drogas mais efetivas na fase inicial da doença. Estes médicos consideram as doenças reumáticas agudas atualmente como uma emergência médica, e podem produzir remissões significativas precoces na doença através da intervenção com drogas apropriadas. O espectro de encaminhamento de reumáticos para o cirurgião de mão portanto mudou. Não vemos as indicações precoces para sinovectomia isolada que eram comuns no passado. A sinovectomia da articulação isolada raramente é executada atualmente, porque a doença é efetivamente tratada clinicamente. A sinovectomia de tendão foi afetada até certo ponto, mas em menor grau. O tipo dos encaminhamentos mudou então para a extremidade mais severa do espectro de deformidades da artrite reumatóide. Apesar disso, é importante que o cirurgião reumatóide inexperiente esteja atento à progressão precoce da doença e sua apresentação. É provável que esta alteração no padrão de encaminhamento continue. Relatos iniciais do uso de agentes biológicos, como Etanercept™ e Infliximab™[1] estão mostrando resultados promissores em até 70% dos pacientes reumáticos. Então, a prática cirúrgica de tratar pacientes com artrite reumatóide sofrerá provavelmente uma alteração radical adicional durante os próximos 10 anos.

O diagnóstico de artrite reumatóide é feito atualmente na presença de quatro dos sete critérios estabelecidos pelo American College of Rheumatology em seus critérios diagnósticos[2]:

1. Rigidez matutina durando 1 hora e localizada ao redor das articulações (deve estar presente durante pelo menos 6 semanas).
2. Artrite de três ou mais áreas articulares (sinovite documentada pelo médico em três articulações simultâneas; deve estar presente durante pelo menos 6 semanas).
3. Artrite das articulações da mão (articulações do punho, metacarpofalangiana ou interfalangiana proximais; deve estar presente durante pelo menos 6 semanas).
4. Artrite simétrica (deve estar presente durante 6 semanas).
5. Nódulos reumatóides (observados pelo médico e localizados em superfícies extensoras).
6. Fator reumatóide sérico (por qualquer método, positivo em apenas 5% da população normal).
7. Alterações radiográficas (alterações erosivas ou descalcificação adjacentes às articulações envolvidas).

Problemas da mão são o fator inicial em uma alta porcentagem de pacientes com artrite reumatóide. Tais pacientes podem consultar o reumatologista ou o cirurgião de mão, e a cooperação entre os dois e consciência das capacidades de cada especialidade é uma faceta importante do manejo inicial destes pacientes.

A artrite reumatóide é caracterizada pelo desenvolvimento de uma sinovite destrutiva. A sinóvia normal contém grupos de células, alguns dos quais especializam-se na atividade de macrofagócitos e outros na atividade fibroblástica. A proliferação sinovial reumatóide está associada à angiogênese e um alto conteúdo de linfócitos, que se acumulam em agregados linfóides. Esta sinovite afeta a bainha do tendão e as articulações sinoviais, conduzindo a falha de função de tendão, devida à limitação de movimento ou ruptura. Também produz deformidade da articulação devido à distensão capsular, deslocamento de tendão com tração anormal, frouxidão ligamentar, subluxação e lesão de tendão periarticular. O punho, articulações metacarpofalangianas e articulações interfalangianas proximais são as articulações mais comumente afetadas[3]. A doença é caracterizada mais adiante pela presença de nódulos reumatóides, síndrome do túnel do carpo e vasculite digital. A vasculite pode ser oclusiva, produzindo neuropatia isquêmica e atrofia muscular[4]. A vasculite também pode promover vasoespasmo secundário e o fenômeno de Raynaud com ulceração resultante ou mesmo necrose de pequenas áreas nas pontas dos dedos.

Embora a causa fundamental não seja conhecida, a doença reumatóide é no final das contas um processo auto-imune. Entre 50 e 80% dos pacientes com doença reumatóide demonstram fator reumatóide (uma imunoglobulina – IgM) no soro dependendo da técnica usada para analisá-lo[5,6]. Este é dirigido contra determinantes antigênicos da porção F_c da IgG. Embora a ausência de fator reumatóide do soro (soronegatividade) esteja associada à doença mais moderada, até 15% da população normal é soropositiva. Então, a presença de fator reumatóide não é diagnóstica de artrite reumatóide.[6] Apesar disso, a soropositividade está associada a um resultado mais previsível para os procedimentos cirúrgicos executados em pacientes reumáticos. Em contraste, a soronegatividade está associada a um prognóstico cirúrgico mais reservado e também a várias condições que podem mostrar alterações articulares semelhantes àquelas da doença reumatóide pura. Estas são conhecidas como variantes reumatóides (pág. 377). Os reumatologistas usam freqüentemente a velocidade de sedimentação globular (VSG) como um marcador de inflamação aguda, porque ela é elevada durante a fase ativa da doença. Radiografias simples ocasionalmente mostram edema de tecidos moles ao redor das articulações, alterações osteoporóticas e (infreqüentemente) erosões. Por comparação, o ultrasom de alta resolução revela facilmente edema de tecidos moles das articulações afetadas, e a presença de erosões ósseas em até 80% dos pacientes com artrite reumatóide na primeira consulta, na ausência de alterações óbvias na radiografia simples.[7] O fluido sinovial deve ser analisado, notando a aparência, a contagem de leucócitos e o diferencial, e procurando cristais com o microscópio de luz polarizada para excluir gota e doença de pirofosfato de cálcio. O diagnóstico diferencial inclui: osteoartrite, doenças do tecido conjuntivo como lúpus eritematoso sistêmico e esclerodermia, artropatias inflamatórias (por exemplo, artrite psoriática e sinovite induzida por cristais), hemocromatose e sinovite soronegativa simétrica remitente, com edema depressível.

Nas mãos, a doença reumatóide afeta principalmente a sinóvia, que é encontrada em todas as articulações e ao redor de porções dos tendões flexores e extensores. Os tendões são cobertos com sinóvia sempre que eles passem sob polias. Eles passam sob polias sempre que eles correm pela concavidade de uma articulação ou série de articulações. Assim, a sinóvia está presente ao redor dos tendões flexores e extensores no punho sob os respectivos retináculos, e também ao redor dos tendões flexores, nas bainhas fibrosas ao longo dos dedos. Estas bainhas digitais começam sobre as articulações metacarpofalangianas, ou seja, sob a prega palmar proximal no lado radial da palma da mão e sob a prega palmar distal no lado ulnar. O dedo mínimo é uma exceção, porque a bainha sinovial estende-se proximalmente para unir-se à bolsa sinovial do punho, como faz a do polegar. Distalmente, as bainhas digitais terminam na inserção do tendão.

Há três fases na doença reumatóide:

1. *Proliferativa*, caracterizada por edema sinovial que produz dor em movimento, limitação de movimentos e compressão do nervo.
2. *Destrutiva*, em que a erosão sinovial causa alterações irreversíveis – ruptura de tendão, fraqueza capsular e ruptura, erosão de osso, subluxação e deformidade da articulação.
3. *Reparadora*. Na qual a atividade sinovial amainou, e a fibrose substitui a inflamação crônica, causando adesões de tendão, anquilose fibrosa e finalmente deformidade fixa.

Estas três fases produzem problemas diferentes e característicos para o paciente. O exame é dirigido a identificar cada problema e determinar o manejo apropriado.

HISTÓRIA

Tempo de Início e Padrão de Doença

A duração do processo de doença deve ser averiguada. O paciente deve ser questionado em relação a exacerbações e remissões dos sintomas, a partir dos quais o padrão da doença será avaliado. São reconhecidos três padrões gerais:

- *monocíclico* – apenas um ataque seguido por permanente remissão; 10% dos pacientes reumáticos;
- *policíclico* – ataques de duração variada e de diferente severidade que acontecem a intervalos imprevisíveis; 45%;
- *progressivo* – um curso constante, inexorável; 45% (Fig. 5.1).

Problemas Principais

O paciente deve ser solicitado a identificar aqueles aspectos da doença que lhe proporcionam mais dificuldade. Estes podem não ser aqueles mais aparentes à inspeção do membro superior. Apesar disso, *estes* problemas devem receber atenção particular no plano de tratamento, mesmo à custa da desconsideração temporária de deformidades mais óbvias e desafiadoras. Embora terrivelmente incapacitado, o paciente é freqüentemente muito competente funcionalmente (Fig. 5.2).

Outras Áreas de Problema

Um resumo breve das diferentes regiões da mão e do braço que são problemáticas deve ser feito. O nome do clínico ou cirurgião que trata esses problemas deve ser notado, de forma que precocemente possa ser estabelecida a cooperação no tratamento. Se o paciente não está recebendo nenhuma ajuda médica para outras incapacidades, então deve ser feito o encaminhamento. Uma cirurgia previamente executada deve ser registrada. Devem ser discutidos os planos futuros para as outras regiões e (em uma fase posterior) determinadas as prioridades.

Classificação Funcional

Deve-se pedir ao paciente para explicar as dificuldades no trabalho e na vida doméstica. Isto pode ser mais bem obtido fazendo uma série de perguntas que abordam atos cotidianos que cubram todas as funções da mão. Alternativamente, estes atos podem ser usados como testes executados pelo paciente ao exame ou durante uma avaliação preliminar por um fisioterapeuta ou terapeuta ocupacional.

Uma classificação simples de capacidade de satisfazer necessidades cotidianas de locomoção e manipulação pode ser feita atualmente de acordo com a seguinte escala:

1. Nenhuma incapacidade.
2. Realiza todas menos as tarefas mais pesadas.
3. Realiza apenas as tarefas mais leves.
4. Confinado à cadeira de rodas ou ao leito.

Dor

A dor da doença reumatóide é caracteristicamente muito severa durante as fases proliferativa e destrutiva precoce da doença. Um aumento recente na dor deve fazer o cirurgião suspeitar de que um surto da doença está começando. Exceto durante tais exacerbações, a dor usualmente não está presente em repouso, mas é provocada pelo movimento. Deve-se pedir ao paciente para demonstrar os movimentos que causam dor, para ajudar na localização da sinovite mais ativa.

Rigidez

É necessário distinguir entre rigidez e limitação de movimentos articulares ativos.

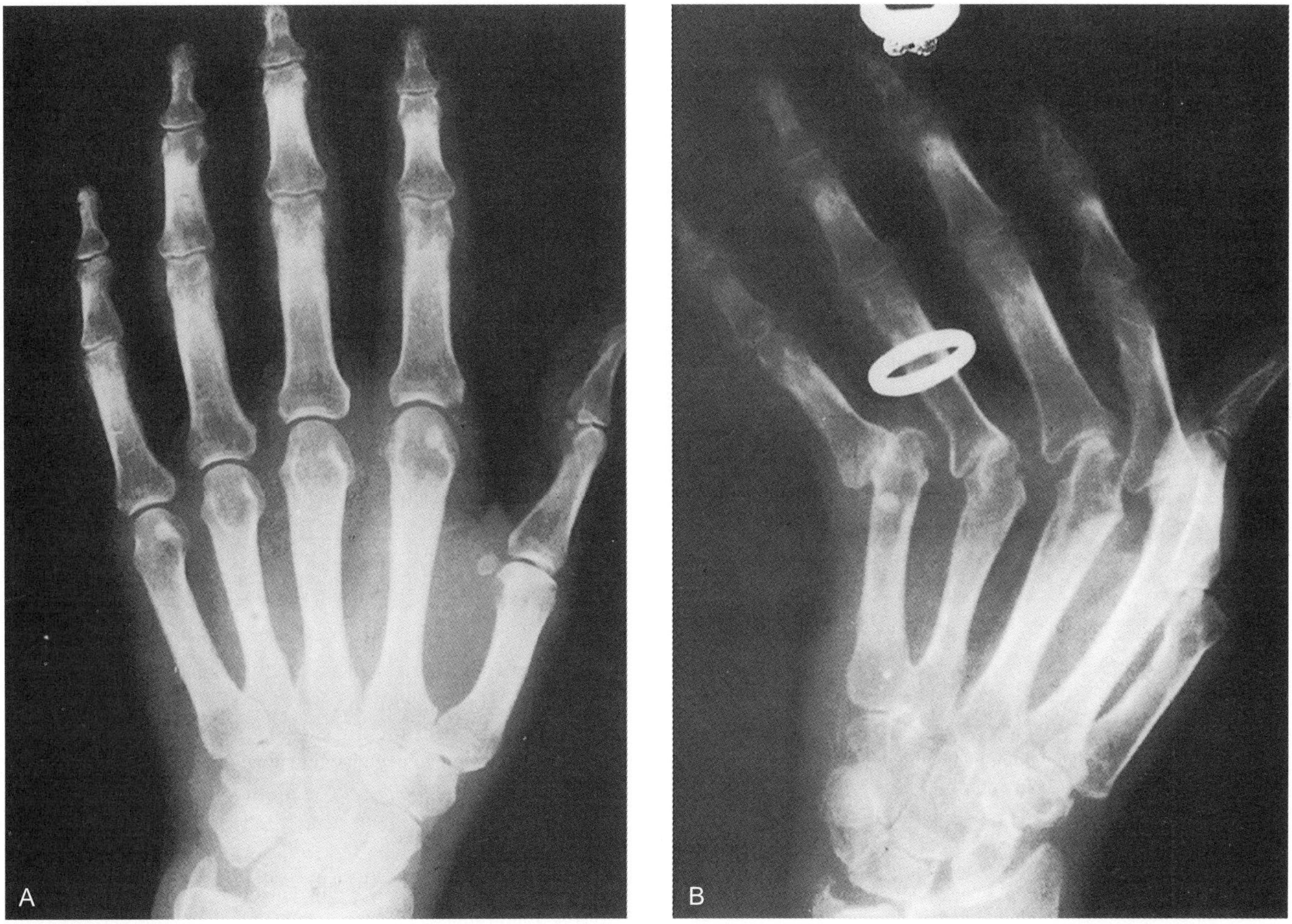

Fig. 5.1 A, B. A progressão da doença reumatóide é ilustrada por estas duas radiografias de uma mulher na 3ª década de vida feitas com um intervalo de 4 anos. No momento da primeira radiografia, ela tinha sido diagnosticada como tendo doença reumatóide soropositiva, mas havia pouca evidência de deformidade. Quatro anos mais tarde, a doença reumatóide é muito evidente na troca radial no punho e no desvio ulnar dos dedos, com destruição da articulação metacarpofalangiana.

A última é uma característica relativamente constante ao longo do dia e pode ser medida. A primeira é a dificuldade no movimento que não pode ser medida, e que varia durante o curso do dia. Foram feitas tentativas de atribuir um valor à rigidez, perguntando para o paciente quanto tempo demora para passar a rigidez depois de sair do leito pela manhã – momento em que a rigidez está caracteristicamente presente. Isto foi nomeado o 'tempo de flexibilidade' (LUT).

Entorpecimento e Parestesia

A *compressão*, especialmente do nervo mediano, é mais comum em pacientes reumáticos que na população geral, devido ao aumento no volume de sinóvia em, ou adjacente a, os limites rígidos dos túneis de nervos. Os sintomas e sinais são iguais àqueles descritos no capítulo sobre compressão. Muito freqüentemente, o paciente reumatóide não falará espontaneamente sobre os sintomas da compressão, sendo sua presença revelada apenas através do interrogatório direto.

Neuropatia generalizada, comum nos membros inferiores de pacientes reumáticos, é incomum no membro superior.

Fraqueza

Acredita-se que a fraqueza generalizada freqüentemente faz parte do distúrbio sistêmico da doença reumatóide. A fraqueza localizada pode ser devida à dor, à perda da vantagem mecânica que é resultante do colapso articular, ao bloqueio do deslizamento do tendão devido à sinovite, ou ao desuso, que é resultante de um ou todos estes problemas. Fraqueza de preensão pode ser devida à compressão do nervo, ou pode indicar um problema no punho. Raramente, a polimiosite mascarada como distrofia muscular pode complicar uma doença reumatóide existente há muito tempo[8].

Aparência

Ocasionalmente a queixa principal do paciente é pela feiúra da deformidade. Para alguns, as mãos deformadas são um embaraço social compreensível, para outros uma incapacidade que os impede de seguir no emprego.

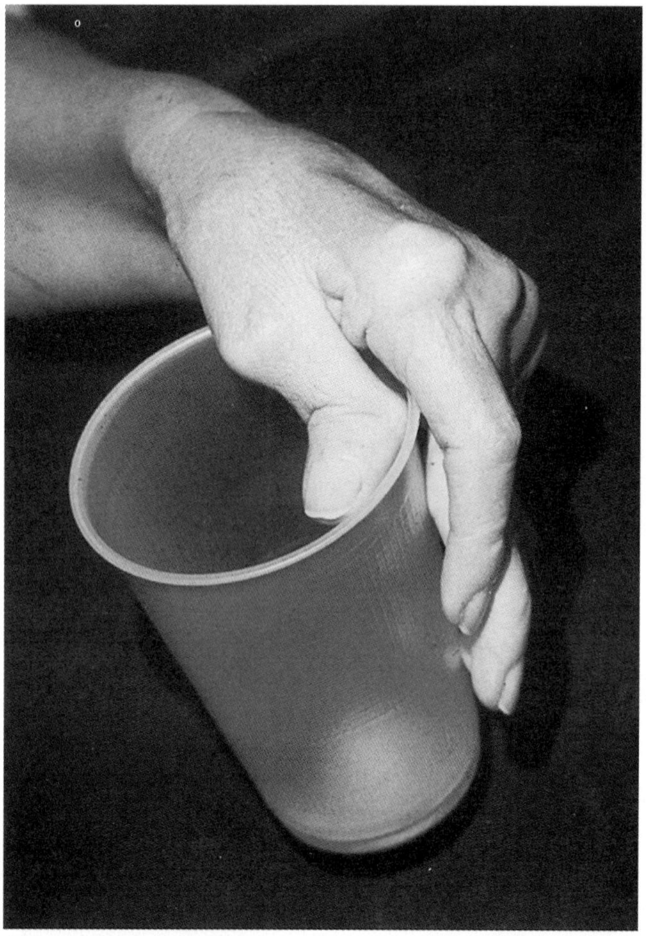

A

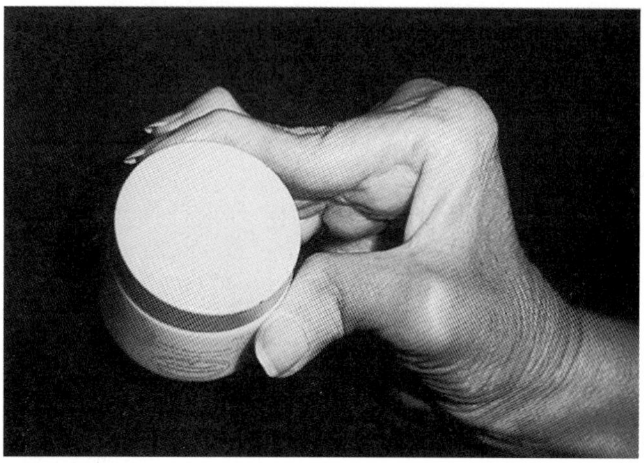

B

Fig. 5.2. Apesar de incapacidade severa, os pacientes reumáticos inventam posições para executar funções cotidianas **(A)**. A compensação não apenas é devida a movimentos de adaptação, mas também ao desenvolvimento de deformidades adicionais como visto em **(B)**. A subluxação palmar das articulações metacarpofalangianas e uma deformidade em botoeira no polegar foram compensadas até certo ponto pelo desenvolvimento de uma deformidade em pescoço de cisne nos dedos e de instabilidade radial na articulação interfalangiana do polegar, obtendo-se uma preensão sobre um jarro pequeno de outra forma não obtenível.

Medicação e Seus Efeitos

É necessário saber qual tratamento o paciente recebeu previamente, e o que ele está tomando atualmente. A duração adequada de tratamento é importante para que o cirurgião escolha o momento de qualquer intervenção. Por exemplo, a sinovectomia durante a fase proliferativa provavelmente deve ser postergada até que uma tentativa de 3-6-meses de medicamento demonstre ser ineficaz em dar alívio. Esta regra geral se aplica, a menos que a lesão ameace uma função que seria difícil de restabelecer, como na sinovite peritendinosa total ou subluxação dorsal intensa da cabeça ulnar, que podem em qualquer fase causar ruptura de tendão.

O uso de esteróides deve ser registrado, especialmente sua duração, porque a terapia por mais de 3 anos demonstrou retardar a cicatrização de feridas[9].

Efeitos Não-Articulares da Doença Reumatóide[10]

- *irite* ou *uveíte* acontece em 3-5% dos pacientes;
- *escleromalacia perforans* é a ruptura do globo devido à necrose em um nódulo reumatóide;
- *anemia* e falta aparente de nutrição freqüentemente estão presentes; 25% mostram uma anemia normocrômica normocítica típica de infecção crônica;
- *polineuropatia*. Como declarado anteriormente, esta é limitada principalmente aos membros inferiores;
- as *alterações pulmonares*[11] podem ser uma das seguintes:
  (a) *'pulmão reumatóide'* tem uma aparência em favo de mel característica em radiografias, devida a múltiplos nódulos reumatóides;
  (b) a *síndrome de Caplan*[12] é encontrada em pacientes com pneumoconiose concomitante e produz fibrose pulmonar volumosa;
  (c) *fibrose pulmonar idiopática*.
- *manifestações cardíacas* incluem pericardite, miocardite e doença valvular;
- *arterite* é incomum mas raramente pode ser de uma variedade fulminante.

Síndromes Reumatóides

Síndrome de Felty[13]

- poliartrite reumatóide clássica;
- linfadenopatia;
- esplenomegalia → granulocitopenia
  → anemia

Soropositivos para o fator reumatóide, os problemas hematológicos destes pacientes podem ser aliviados por esteróides e podem ser curados por esplenectomia. Porém, estes tratamentos não têm nenhum efeito na artrite.

Síndrome de Sjögren[14]

- poliartrite reumatóide clássica
- ceratoconjuntivite sicca
- xerostomia

} quaisquer duas das três citadas fazem o diagnóstico

Soropositivos para o fator reumatóide, estes pacientes também mostram vários outros anticorpos teciduais. A confirmação do diagnóstico é feita calculando a produção de lágrima usando o *teste de Schirmer* ou através de biópsia de glândula salivar labial.

História Social

No momento em que o examinador sente que está começando a estabelecer um elo com o paciente, deve ser obtido um quadro da situação social do paciente. A artrite reumatóide é incapacitante tanto econômica como fisicamente, e o número de dependentes da vítima pode ter uma grande influência no tempo que ele pode dedicar à cirurgia. A atitude dos empregadores varia muito, e isto deve ser sabido pelo cirurgião porque ele pode influenciar essa atitude para o benefício do paciente, simplesmente por uma carta explicativa ou telefonema. Em fases posteriores de doença, a disponibilidade, saúde e atitude dos parentes são de grande importância para ajudar o paciente a levar uma vida diária normal.

Aliado à avaliação funcional já feita, o conhecimento das circunstâncias domiciliares esclarecerá o modo pelo qual o paciente pode ser mais bem ajudado pelos serviços social e de bem-estar, freqüentemente pela provisão de auxílios mecânicos simples ou o manejo de alterações estruturais mais elaboradas para ajudar o paciente a se vestir, usar o banheiro, cozinhar e movimentar-se dentro de casa.

EXAME

Embora seja prestada atenção devida à perda sensorial e à fraqueza motora, à cobertura de pele e às amplitudes articulares, o exame da mão reumatóide é conduzido mais por região que por sistema. Além disso, a mão reumatóide é caracterizada por certas deformidades que seriam complexas de registrar por amplitude de movimento e graus de desvio, e portanto difíceis de compreender mesmo para o leitor bem treinado. Estas deformidades características foram padronizadas pelo uso de termos comumente aceitos, como 'derivação ulnar' (veja Fig. 5.1B), 'pescoço de cisne' (Fig. 5.3) e 'botoeira' (Fig. 5.4).

O autor pessoalmente organiza esta complexidade, e freqüentemente multiplicidade, resumindo toda a informação em uma folha de papel. No lado da mão esquerda são escritas todas as áreas de envolvimento potencial – pescoço, ombros, cotovelos, cabeça radial, cabeça ulnar, punho, extensores, polegar, articulações metacarpofalangianas, articulações interfalangianas proximais, articulações interfalangianas distais, flexores e compressão do nervo – na ordem em que elas são examinadas. O restante da folha é dividido em duas colunas, o da mão esquerda com o título DIREITA, o da mão direita ESQUERDA, porque o cirurgião está em frente ao paciente. Nesta folha, todos os problemas podem ser marcados em taquigrafia, dando uma incidência global a partir da qual pode-se ter uma lembrança rápida do paciente e na qual uma agenda cirúrgica racional pode ser planejada[15]. Uma característica da doença reumatóide é sua *distribuição simétrica*. Como resultado, o examinador freqüentemente encontra as mesmas articulações envolvidas em ambas as mãos e as mesmas aparentemente poupadas.

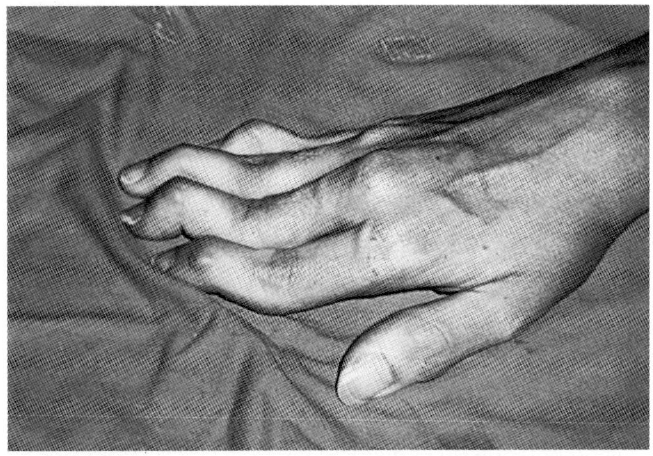

Fig. 5.3. Deformidade em pescoço de cisne dos dedos, com hiperextensão das articulações interfalangianas proximais e flexão das articulações interfalangianas distais de todos os dedos.

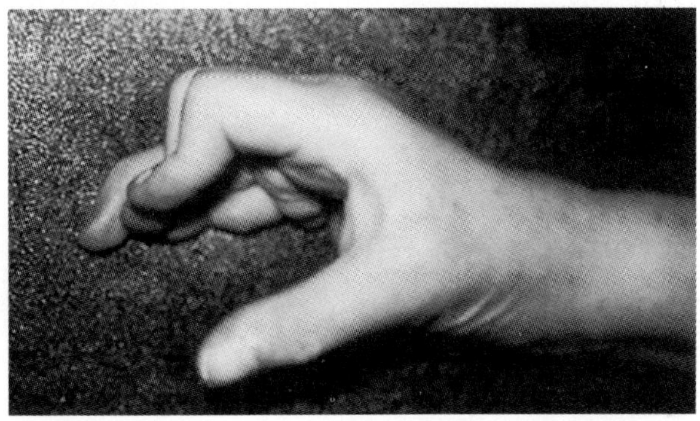

Fig. 5.4. Deformidade em botoeira com deformidade em flexão das articulações interfalangianas proximais e hiperextensão compensatória das articulações interfalangianas distais.

A progressão difere freqüentemente, a mão dominante usualmente tendo doença mais avançada que a outra.

INSPEÇÃO GERAL

Uma indicação precoce dos problemas principais do paciente pode ser obtida por inspeção da extremidade superior.

Deformidade

Várias deformidades podem ser evidentes:

- subluxação posterior do cotovelo;
- subluxação palmar do punho;
- translocação ulnar do carpo;
- desvio radial do punho;
- derivação ulnar dos dedos;
- subluxação palmar das articulações metacarpofalangianas;
- 'pescoço de cisne' } deformidades dos dedos
- 'botoeira' } deformidades dos dedos

- deformidade em 'z' do polegar, ou em 'pescoço de cisne' ou 'botoeira' (Fig. 5.5);
- deslocamento lateral de qualquer das articulações interfalangianas;
- desalinhamento de dígitos sugestivo de ruptura de tendão.

Mecanismo Z

Este fenômeno está por trás do desenvolvimento de muitas das deformidades características da mão reumatóide. Ele pode ser definido: quando uma articulação (por qualquer razão) adota persistentemente uma angulação em uma direção, as articulações de cada lado dela tenderão a ir na direção oposta, contanto que outras condições locais nessas articulações permitam isto. O mecanismo é devido às alterações na vantagem mecânica relativa dos tendões agindo em uma série de articulações. É visto na mão em vários exemplos (Tabela 5.1). A patogênese das deformidades do polegar em botoeira e em pescoço de cisne pode ser mais bem entendida se a articulação metacarpofalangiana do polegar for considerada mais como sendo a articulação interfalangiana proximal (a qual na verdade é, em alguns aspectos, por exemplo a localização das epífises).

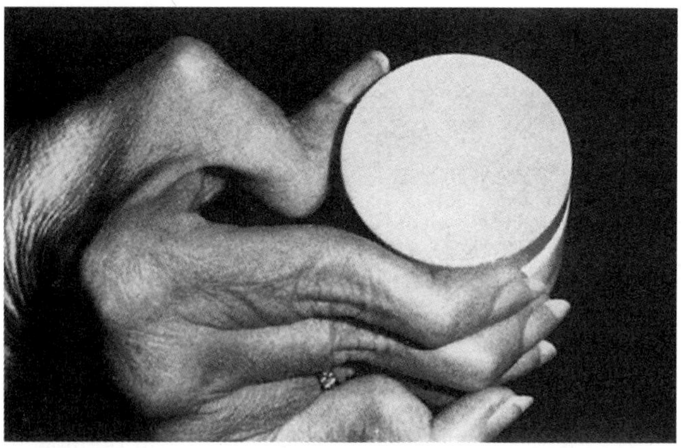

Fig. 5.5. Deformidade em botoeira do polegar com subluxação palmar da articulação metacarpofalangiana e hiperextensão da articulação interfalangiana. Este é o mesmo paciente visto na Fig. 5.1.

Instabilidade total; Artrite Mutilante[16]; 'Mãos em binóculo'[17] (Fig. 5.6)

Este grau de instabilidade ocorre quando as extremidades ósseas estão excessivamente corroídas. Em fases posteriores, as diáfises se tornam afiladas. Isto resulta em articulações totalmente instáveis, com redução digital intensa. A preensão de quase qualquer objeto fica impossível. O excesso de pele cai em dobras que se telescopam à medida que o dígito é restabelecido a seu comprimento original por tração – conseqüentemente o termo 'mãos em binóculo' ou *'la main en lorgnette'*. Ocasionalmente, a anquilose de uma articulação pára o encurtamento, de forma que um dígito pode ser desproporcionalmente longo. Este efeito é o objetivo da cirurgia, que deve ser executada relativamente precoce, e deve consistir em artrodese de todas as articulações interfalangianas afetadas, adicionando enxertos ósseos ao comprimento sempre que apropriado. Apenas a articulação carpometacarpiana do polegar e as articulações metacarpofalangianas dos dedos podem ser mantidas móveis nos casos mais avançados.

Massas

1. *Nódulos reumatóides*. Estas massas subcutâneas podem ser encontradas em qualquer local das mãos e dos braços, mas são localizadas sem dúvida mais comumente sobre a borda ulnar subcutânea (Fig. 5.7) um pouco distais ao cotovelo. Elas podem estar presentes juntamente com uma bolsa de olécrano edemaciada, da qual elas devem ser distinguidas. Os nódulos reumatóides são firmes e elásticos, não flutuantes como uma bolsa de olécrano edemaciada. A presença de nódulos reumatóides demonstrou ser um fator prognóstico ruim na doença reumatóide. Os nódulos são incômodos e podem ulcerar. Eles devem ser excisados, e isto usualmente é executado juntamente com outros procedimentos na mão.
2. *Nódulos pseudo-reumatóides benignos*, idênticos histologicamente, mas sem outros estigmas de doença reumatóide, têm sido relatados[18,19].
3. *A nodulose reumatóide*[20] difere dos nódulos pseudo-reumatóides benignos porque surge em adultos soropositivos. Os nódulos são histologicamente de caráter reuma-

Tabela 5.1

	Efeito da articulação IFP		
Sinovite da IFP → Tensão intrínseca → Sinovite FDS →	frouxidão da placa palmar extensor PLUS flexor MINUS	Hiperextensão da IFP ↓ Flexão da DIP (MP)	Pescoço de cisne (Fig. 5.3)
Sinovite IFP → atrito do deslizamento central* → → faixa lateral subluxação palmar →	 extensor MINUS extensor MINUS flexor plus	Flexão da IFP ↓ Hiperextensão da DIP(P)	Boutonniere (Fig. 5.4)

*Leia *'extensor curto do polegar'* para 'deslizamento central' e 'capuz extensor' para 'faixa lateral' e o mecanismo de boutonniere no *polegar* é explicado (Fig. 5.5). DIP = Interfalangiana distal (articulação), IFP = interfalangiana proximal (articulação), MCP = metacarpofalangiana (articulação), FDS = flexor superficial dos dedos.

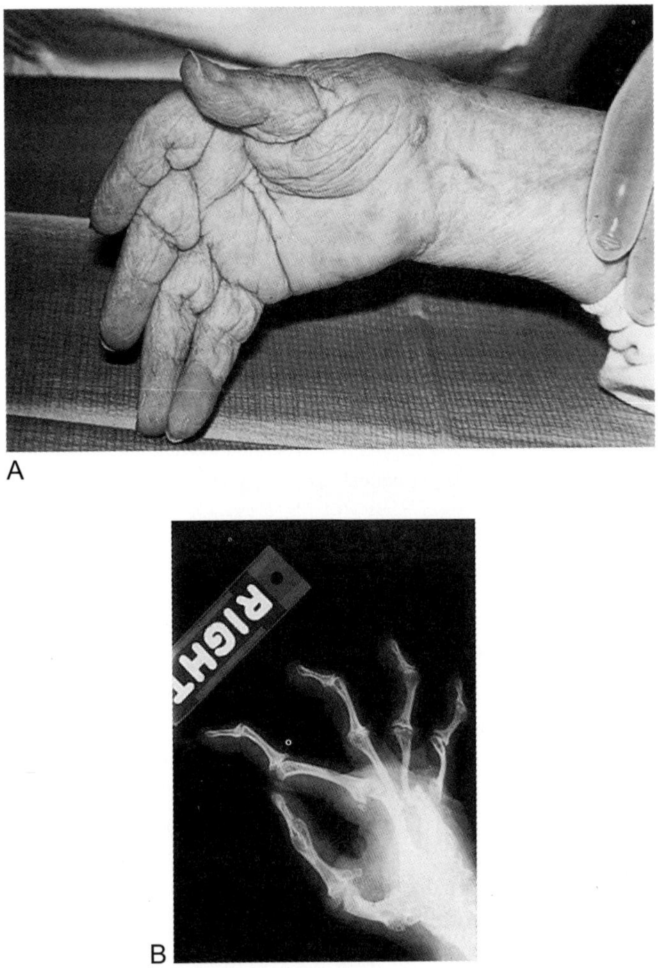

Fig. 5.6 A. Destruição total das articulações metacarpofalangiana e interfalangiana, particularmente na mão direita, neste paciente resultou no colapso do esqueleto, com conseqüente excesso de pele. A tração nos dígitos produz telescopagem intensa, daí o termo 'mãos em binóculo'. **B.** Artrite mutilante (veja texto).

tóide. Embora o paciente possa experimentar artralgia moderada e possa haver pequenos cistos ósseos múltiplos e radiotransparentes ao exame radiológico, destruição reumatóide e deformidade típicas raramente acontecem.

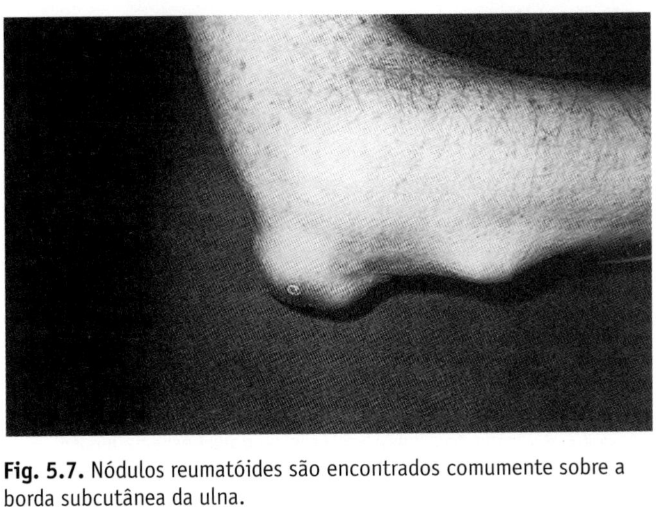

Fig. 5.7. Nódulos reumatóides são encontrados comumente sobre a borda subcutânea da ulna.

4. *Cabeça ulnar proeminente* – veja pág. 346.
5. *Edema sinovial.* Notadamente podem ser descobertas articulações edemaciadas à inspeção, assim como qualquer inflamação associada. Vermelhidão só é vista na presença de sinovite muito severa, ativa. No dorso do punho a extensão do edema sinovial indica se as bainhas sinoviais do tendão extensor estão envolvidas, ou apenas a articulação do punho. No primeiro caso, o edema se estende para o dorso da mão distalmente e para o antebraço proximalmente (Fig. 5.8). Também é um edema muito mais claramente definido que o da articulação do punho própria, onde o edema é difícil de ver e apenas pode ser detectado ao palpar e mover a articulação. O edema incômodo na face palmar sobre a falange proximal, na palma (Fig. 5.9), e sobre o punho (Fig. 5.10) sugere sinovite de flexor. A sinovite precoce pode ser detectada por palpação da área em questão durante o movimento. Uma sensação de ranger ou abalo é detectada.

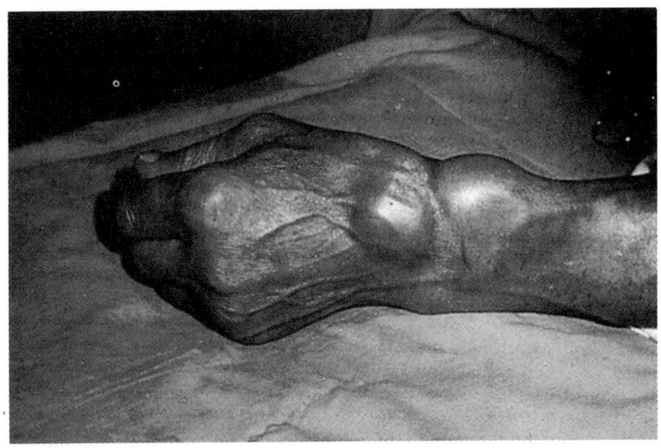

Fig. 5.8. O edema sinovial associado à doença de compartimento extensor é freqüentemente proeminente e estende-se proximalmente sobre o punho e o dorso da mão distalmente.

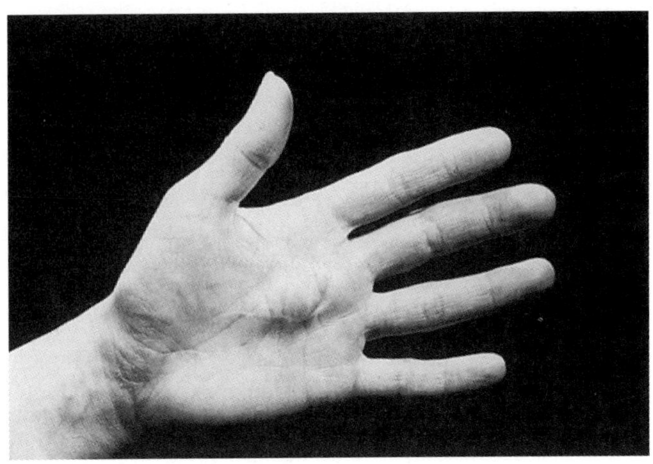

Fig. 5.9. Edema da palma da mão ao longo da linha do dedo médio é muito evidente um pouco proximal à bainha fibrosa do tendão. Isto é indicativo de sinovite do tendão flexor.

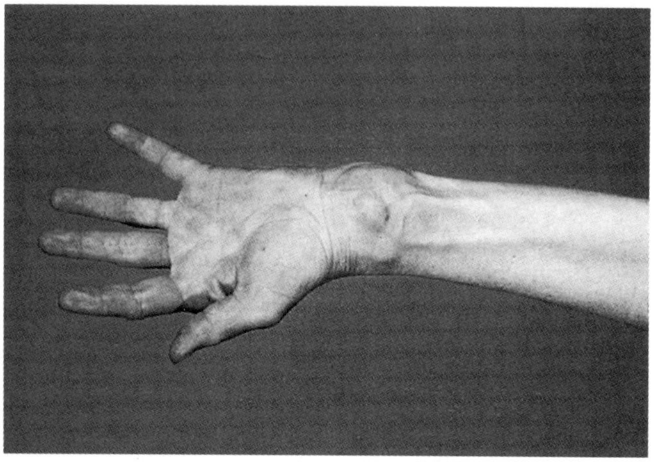

Fig. 5.10. Um acúmulo de tenossinovite de flexor pode ser visto no punho proximal ao túnel do carpo.

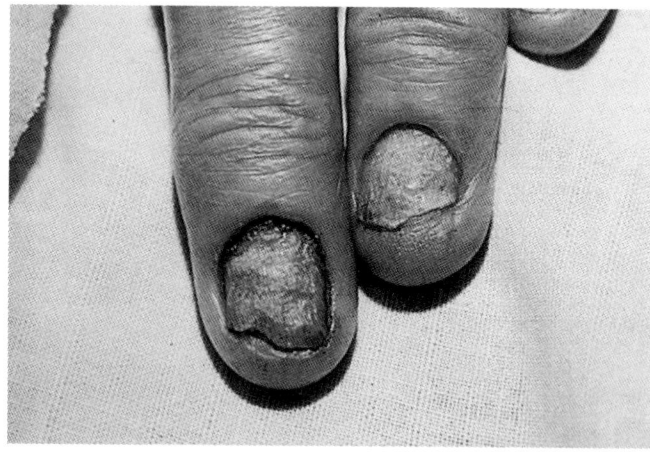

Fig. 5.11. A deformidade ungueal característica da psoríase.

Pele

A pele do paciente reumatóide é tipicamente fina e com consistência de papel – especialmente suscetível a trauma. Isto é particularmente verdade no paciente que foi tratado durante algum tempo com esteróides. Como resultado, a pele freqüentemente mostra *hematoma, petéquias, hemorragias* e *infartos das ponta dos dedos*, especialmente nas pregas ungueais. Devem ser buscadas outras causas; por exemplo, petéquias podem ser evidência da trombocitopenia da esplenomegalia de Felty.

Psoríase

A lesão de pele característica deve ser buscada, e é mais comumente encontrada ao redor do cotovelo. A deformidade das unhas também pode também ajudar a estabelecer o diagnóstico (Fig. 5.11). Se o paciente é soronegativo, então está se tratando artrite psoriática ao invés de reumatóide, e a cirurgia deve ser planejada com maior cautela, porque o resultado é freqüentemente menos satisfatório (pág. 331).

Eritema Palmar

Não associado à disfunção hepática, este é visto em muitos pacientes reumáticos, principalmente sobre as eminências tenar e hipotenar.

Intertrigo

Este é encontrado freqüentemente na mão grosseiramente deformada, e é devido ao acúmulo de umidade, freqüentemente entre os dedos e na palma, na presença de doença severa da articulação metacarpofalangiana. Todo esforço deve ser feito para cicatrizar a pele antes da cirurgia, incluindo imobilização, limpeza e secagem regulares, e a aplicação de medicamento tópico apropriado.

Atrofia Muscular

Uma característica geral comum na doença reumatóide, a atrofia excessiva da eminência tenar deve sugerir possível compressão do nervo mediano. O primeiro interósseo dorsal comumente mostra intensa atrofia, comprovada pela concavidade profunda na face dorsal do primeiro espaço interdigital (Fig. 5.12), apenas mascarada pela deformidade em adução igualmente comum do polegar. Esta atrofia resulta em uma proeminência incomum da segunda cabeça metacarpiana e permite a derivação ulnar (pág. 362).

AVALIAÇÃO REGIONAL SISTEMÁTICA

O cirurgião deve agora avaliar a extremidade superior articulação por articulação, tendão por tendão, nervo por nervo.

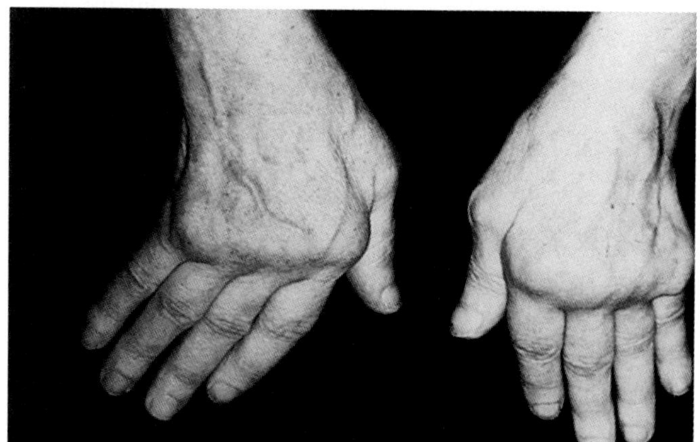

Fig. 5.12. A atrofia do primeiro interósseo dorsal especialmente evidente na mão esquerda foi devida à atrofia reumatóide, estando intacta a função do nervo ulnar.

Ao avaliar as articulações, certos fatos são determinados em quase todos deles. Estes são:

- dor
- edema sinovial
- sensibilidade
- amplitude de movimento – ativo
  – passivo
  – dor associada
- estabilidade
- crepitação
- deformidade – fixa
  – móvel

Embora o paciente comumente seja perguntado quanto à dor enquanto a história está sendo coletada, esta pergunta especificamente deve ser feita ao início do exame de cada articulação e durante a amplitude passiva de movimento. Se a dor é igualmente sentida ao longo da amplitude, e piora pela aplicação de alguma compressão longitudinal durante o movimento, a causa provavelmente é erosão articular. Se a dor ocorre principalmente nos extremos da amplitude, compressão e tensão na sinóvia inflamada são muito mais prováveis (Fig. 5.13). O movimento passivo em todas as articulações deve ser produzido lenta e suavemente. A dor é muito mais severa se produzida por movimentos rápidos, e a amplitude registrada portanto menor.

PESCOÇO

O envolvimento reumatóide das articulações da coluna cervical é comum. Três deformidades acontecem como resultado:

- subluxação atlantoaxial;
- migração superior do processo odontóide para o forâmen magno;
- subluxação subaxial dos corpos vertebrais.

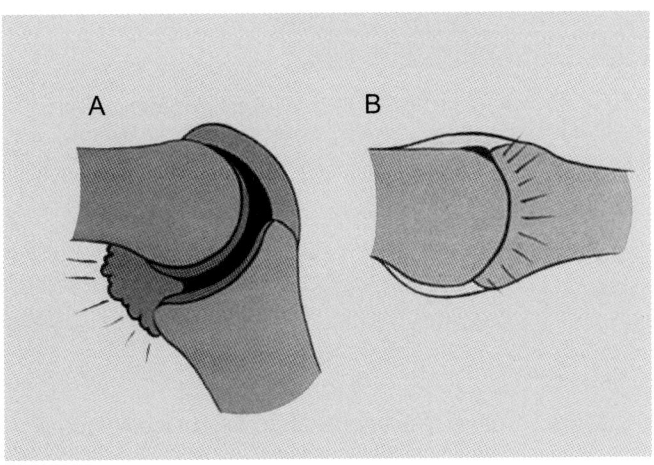

Fig. 5.13. Este diagrama mostra como **(A)** na presença de sinóvia inflamada, a compressão e tensão sobre a sinóvia em faces opostas da articulação produzem dor, enquanto que **(B)** onde a superfície cartilaginosa foi completamente removida, a dor é devida ao atrito de uma extremidade óssea sobre a outra.

Estes podem resultar em *dor* de grau variado, que irradia caracteristicamente para a região occipital, *instabilidade* da coluna cervical e *distúrbio neurológico*, que na pior das hipóteses pode resultar em transecção fatal da medula. Esta pode acontecer durante uma anestesia geral, e uma avaliação completa do pescoço antes da anestesia de qualquer paciente reumatóide é então obrigatória. O exame deve incluir:

1. *Amplitude passiva de movimento*. Esta será limitada na maioria dos pacientes com doença de coluna cervical, e em cerca de três quartos deles caracteristicamente produzirá dor na distribuição do nervo occipital[21] maior. Crepitação audível e palpável pode estar presente. Ao tensionar-se o pescoço a extremos pode-se produzir dor, mas isto pode ser perigoso e *não deve ser tentado*.
2. *Testagem do nervo trigêmeo*. Devido ao envolvimento da área descendente do quinto nervo craniano, aproximadamente 20% dos pacientes com estreitamento do canal mostrarão sensibilidade suprimida na área da divisão oftálmica do nervo trigêmeo, prontamente avaliada no teste.
3. *Reflexos do membro inferior*. Pacientes podem mostrar reflexos reduzidos devido à neuropatia periférica, mas o estreitamento do canal medular, *hiper-reflexia* ocorre em mais de um terço dos pacientes devido a envolvimento das áreas piramidais.

Se um destes testes sugere a presença de subluxação atlantoaxial, uma avaliação neurológica completa deve ser executada, e o paciente deve usar imediatamente um colar cervical rígido até avaliação mais detalhada. No Hospital for Special Surgery em Nova Iorque[22] eles classificam o déficit neural como segue:

I	Nulo
II	Fraqueza subjetiva, hiper-reflexia, disestesia
IIIa	Sinais objetivos de trato longo
IIIb	Quadriparesia

Todos os pacientes com doença reumatóide devem fazer radiografia ântero-posterior e lateral em extensão e flexão (Fig. 5.14).

As seguintes relações devem ser estudadas:

1. O espaço entre o dente e o arco – este não deve exceder 3 mm em qualquer posição[23] – será detectado mais provavelmente na incidência lateral fletida.
2. A linha de McGregor – da superfície superior do palato duro a um ponto mais caudal na curva do occipúcio – a distância pela qual o processo odontóide está acima dessa linha não deve exceder 4,5 mm[24].
3. A relação C2-C3.

As alterações progridem com o tempo[25]. Apenas 1% dos pacientes vão à fusão posterior, que é indicada para dor intratável, instabilidade significativa, e grau II ou IIIa de déficit neural.

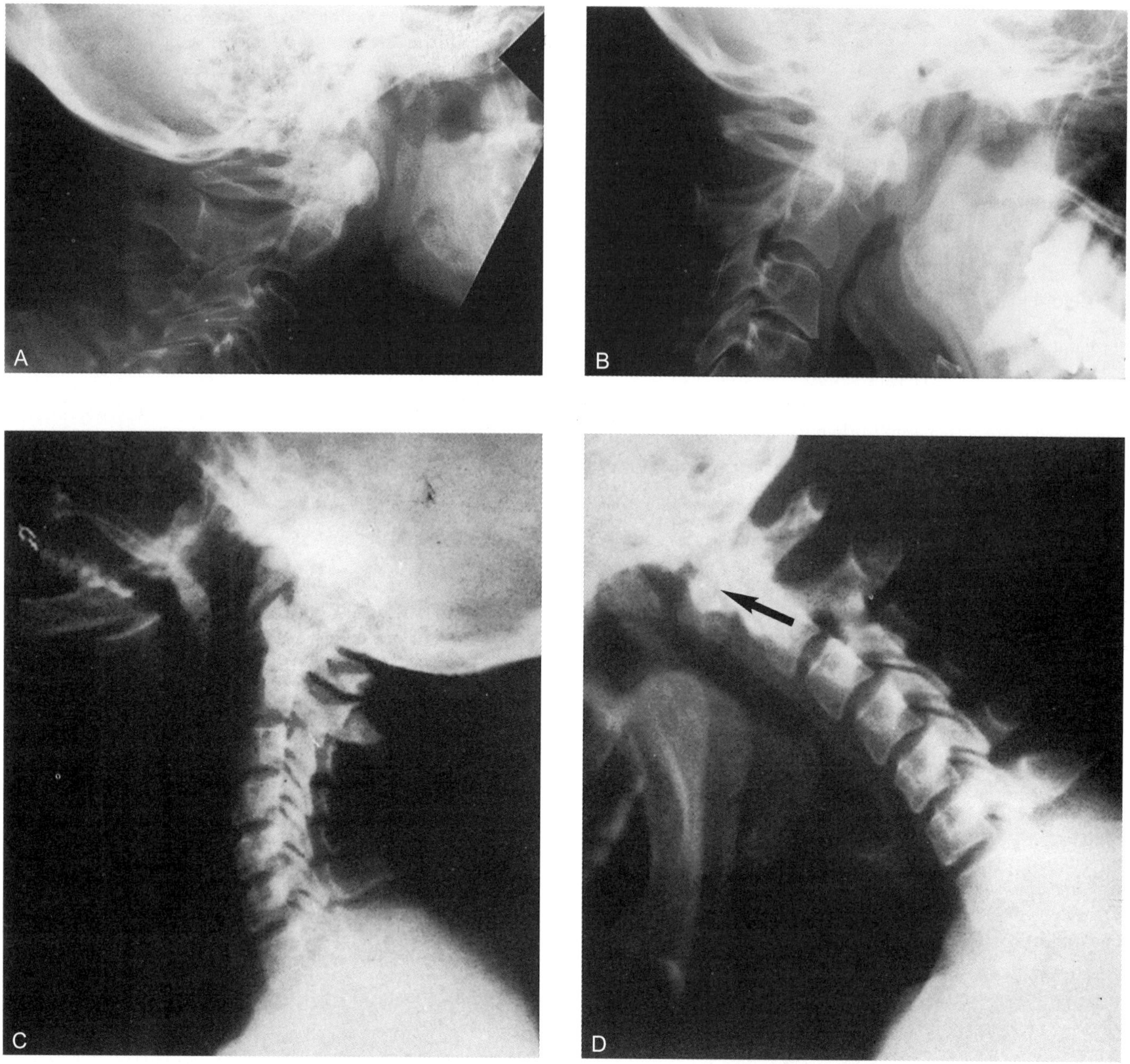

Fig. 5.14. O contraste na distância entre o processo odontóide e o arco do atlas em extensão **(A)** e flexão **(B)** é muito grande neste paciente, sendo de 11 mm quando medido em uma incidência lateral verdadeira. O processo odontóide não era o local da erosão em um filme transoral, e esta subluxação muito perigosa era portanto devida à frouxidão do ligamento transversal do atlas. **(C)** e **(D)** mostram que o espaço em um paciente não-reumatóide não se altera com a flexão.

OMBRO

O ombro é o centro ao redor do qual a mão se move, e a doença vai indireta, mas seriamente limitar a função da mão. A amplitude de movimento no ombro pode ser testada rapidamente pedindo ao paciente para tocar a região interescapular de três modos com a mão sendo examinada:

- sobre o ombro ipsilateral – abdução, rotação externa;
- sobre o ombro contralateral – flexão, adução;
- sob a axila ipsilateral – extensão, rotação interna (veja Fig. 2. 15).

A dificuldade em executar qualquer destes movimentos deve ser seguida por uma avaliação clínica e radiológica mais

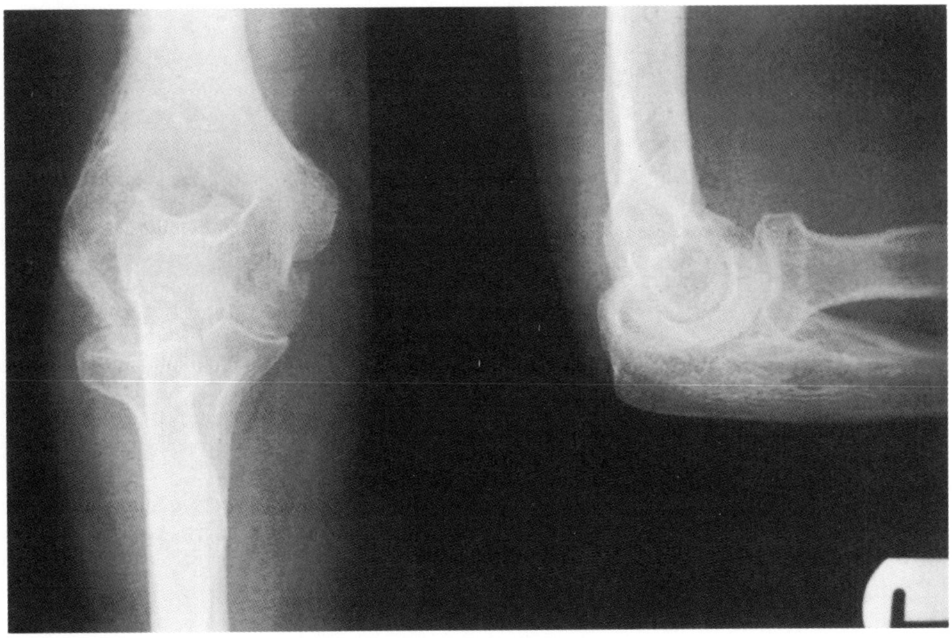

Fig. 5.15. Esta radiografia ântero-posterior e lateral do cotovelo revela perda de espaço articular e estava associada à dor experimentada ao longo da amplitude de flexão e extensão da articulação do cotovelo.

detalhada, que cai dentro da área do ortopedista ao invés do cirurgião de mão.

COTOVELO[26]

Os nódulos reumatóides subcutâneos[19] são mais comumente encontrados sobre a articulação do cotovelo, usualmente situados sobre a borda subcutânea da ulna. São encontrados a aproximadamente 5 cm do olécrano. Porém, eles podem estar na parede de uma bolsa do olécrano e se este é um local de efusão, um edema duplo de patologias diferentes pode estar presente.

Sinóvia

Na extensão do cotovelo normal, há uma depressão um pouco anterior à cabeça radial. Esta depressão está localizada sobre o espaço articular entre a cabeça radial e o capítulo do úmero, e é amplamente obliterada por edema na presença de sinovite ativa da articulação. Com o cotovelo fletido a 90°, é também possível sentir edema sinovial no lado medial do olécrano. Fluido, se presente, pode ser sentido flutuando da face lateral para a medial.

Amplitude de Movimento: Dor

O cotovelo deve ser movido agora por uma amplitude total de movimentos ativos e passivos, registrando os resultados obtidos. A amplitude normal é 0-145° da extensão à flexão.

Uma sinovite ativa é sugerida por dor em direção aos extremos da amplitude, que aumenta à medida que eles são alcançados e sendo freqüentemente o fator limitante. Estes pacientes tendem a ter menor amplitude ativa que movimento passivo. A sinovectomia demonstrou ser efetiva no alívio da dor, mas imprevisível na melhora da amplitude de movimento[27,28] A abordagem parece fazer pequena diferença – incisões bilaterais[29], transolécrano[30], ou excisão da cabeça radial[31] – contanto que toda a sinóvia seja afastada dos compartimentos úmero-radial e úmero-ulnar[32]. Atualmente, pode ser executada artroscopicamente com os mesmos benefícios.

A dor experimentada ao longo da amplitude, especialmente se associada à crepitação e à piora à compressão longitudinal, indica provável erosão da cartilagem articular (Fig. 5.15). Se a articulação estiver relativamente estável, tais pacientes podem ter alívio considerável por sinovectomia e artroplastia de interposição fascial[33]. A redução na amplitude de movimento devida à destruição articular pode ser muito pronunciada, mesmo ao ponto de anquilose espontânea. Quando nenhuma das mãos pode ser usada para comer ou para atividades de toalete, a substituição total da articulação do cotovelo pode restabelecer a função em uma proporção grande de pacientes[34-36], embora o procedimento tenha uma alta taxa de complicações[37, 38] e re-operação[39].

Crepitação

Se a articulação do cotovelo é segurada na palma de uma das mãos e a articulação é movida então lenta e passivamente por um arco curto, um ranger pode ser sentido pela mão que apóia. Este pode ser devido à sinovite intensa ou mais freqüentemente à erosão avançada das superfícies articulares.

Estabilidade

O deslocamento do cotovelo é relativamente raro em doença reumatóide, porque não apenas requer rompimento dos ligamentos da articulação e enfraquecimento dos músculos, mas também erosão considerável do úmero e ulna. Se isso acontece, o quadro clínico é semelhante ao de trauma, porque o deslocamento posterior do olécrano é o deslocamento comum, e pode ser detectado pelo aumento na distância do olécrano para qualquer epicôndilo quando comparado com a distância interepicondilar. Difere do deslocamento traumático porque qualquer destes marcos ósseos pode ser destruído por erosão, e no fato de que o deslocamento no paciente reumatóide é usualmente indolor.

A instabilidade muito menos severa da articulação subluxada pode ser detectada agarrando braços e antebraços com a articulação do cotovelo a 90°, e tentando deslocar o ulnar primeiro para trás e então para a frente em relação à tróclea do úmero. Sendo um gínglimo perfeito, o cotovelo normal não pode ser subluxado por esta manobra (Fig. 5.16).

A instabilidade total de um ou outro ligamento colateral deve ser avaliada segurando o braço em extensão e supinação completas, colocando a palma de uma das mãos sobre o lado oposto da articulação como um fulcro, e então tensiona-se o ligamento colateral com força aplicada lateralmente com a outra mão um pouco acima do punho, usando o antebraço como uma alavanca. Instabilidade é uma contra-indicação à artroplastia interposicional. A única compensação para a instabilidade é que ela é usualmente acompanhada por uma amplitude funcional de movimento.

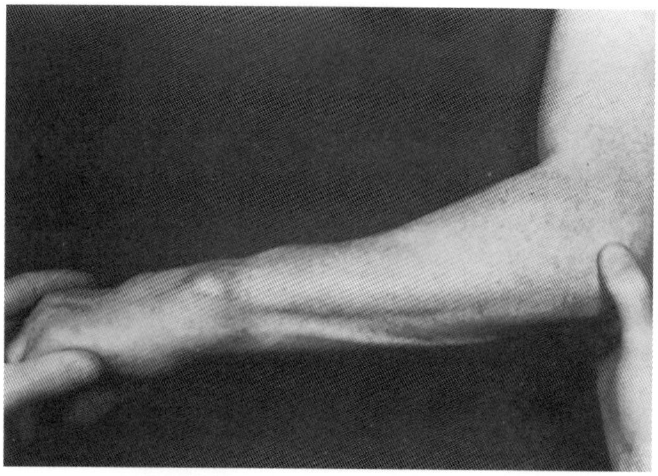

Fig. 5.17. Com o cotovelo fletido cerca de 90°, a cabeça radial é buscada com o polegar do examinador, enquanto o braço é levado à pronação e supinação com a outra mão.

Cabeça Radial

Com o braço do paciente abduzido um pouco e o antebraço fletido a 90°, o braço deve ser apoiado sob o cotovelo com a palma da mão, enquanto a cabeça radial é buscada com o polegar daquela mão (Fig. 5.17). Sua identificação pode ser muito facilitada pela pronação e supinação passivas do antebraço com a outra mão, fazendo a cabeça radial girar.

Crepitação

Durante este movimento pode ser detectada crepitação, e esta pode ser acompanhada por desconforto. Este é devido à perda de cartilagem articular na articulação radioulnar superior. A excisão da cabeça radial está indicada (Fig. 5.18). Este procedimento alivia a dor e aumenta a amplitude de movimento na maioria dos pacientes[40].

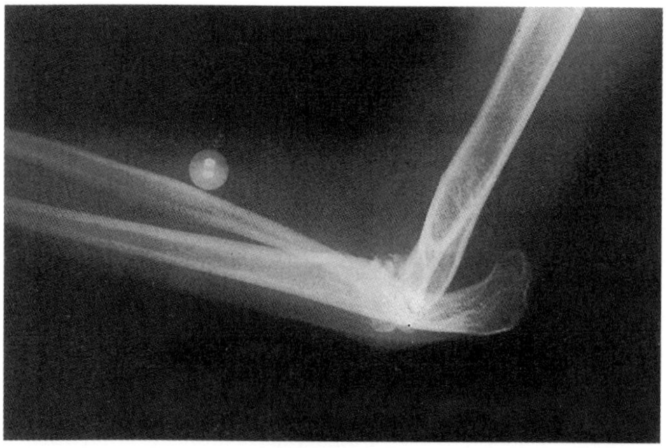

Fig. 5.16. Esta radiografia mostra destruição quase total da articulação do cotovelo, associada à instabilidade total ao exame clínico.

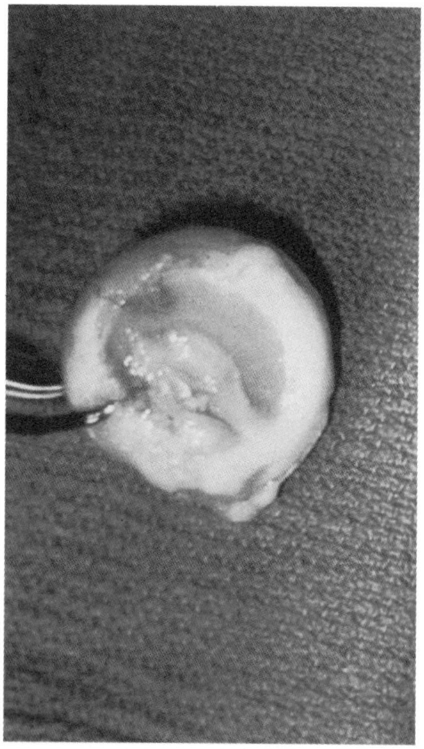

Fig. 5.18. À excisão, é visto que a cabeça radial é o local de artrite erosiva.

A substituição da cabeça com uma prótese de silicone parece dar resultados inferiores e está associada a uma incidência significativa de fratura de prótese[41-43].

Amplitude de Movimento

Apoiando o cotovelo com a palma da mão, a mão do paciente deve ser segurada e o antebraço levado à pronação e supinação totais, e então registradas as amplitudes passiva e ativa. Estas amplitudes são medidas considerando 0° com o plano da mão vertical. A amplitude normal média é pronação 70°, supinação 85°. Deve-se tomar cuidado para imobilizar o cotovelo durante este teste, porque as amplitudes aparentes podem ser muito aumentadas por movimento do ombro e tronco.

Dor

Com o cotovelo estabilizado, a pronação e a supinação passivas do antebraço são muito comumente acompanhadas por dor, especialmente à supinação extrema (Fig. 5.19). Esta deve ser localizada com precisão pelo paciente. A dor pode ser experimentada no cotovelo, o que sugere doença da articulação radioulnar superior, mas muito mais comumente é precisamente referida à cabeça ulnar (veja a seguir).

PUNHO[44]

A sinovite acontece em duas regiões do punho:

O *compartimento extensor*, mais em sua face ulnar. A sinovite neste local é observada facilmente durante o exame, estendendo-se para o antebraço e o dorso da mão. É caracterizada por uma constrição em ampulheta causada pelo retináculo extensor sobrejacente (Fig. 5.8). A sinovite ao redor dos tendões extensores contribui à disfunção e ruptura (veja a seguir).

As *articulações do punho*, onde a sinovite desafoga seus efeitos particularmente ao redor das inserções dos ligamentos principais, resultando em deformidades únicas para a mão reumatóide, deformidades que têm grande impacto nos dedos, tanto em forma como em função. O punho pode ser considerado como três compartimentos isolados, cada um dos quais é revestido por sinóvia, a saber as articulações radiocarpal, médio-carpal e radioulnar. Houve um aumento no conhecimento da função normal do punho e à mecânica alterada causada pelo trauma. Este conduziu a um entendimento maior da fisiopatologia envolvida no punho reumatóide. Os efeitos no punho são uma combinação de degradação de cartilagem, expansão sinovial e frouxidão ligamentar.

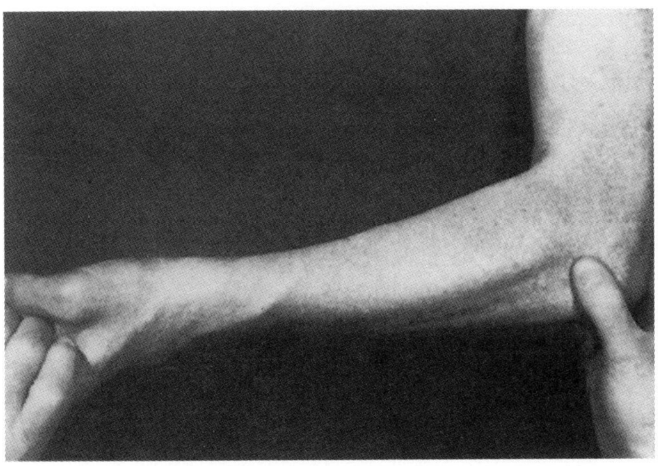

Fig. 5.19. Quando o antebraço é levado à supinação extrema, o paciente muito comumente queixa-se de dor, usualmente na cabeça ulnar.

1. A degradação de cartilagem não é resultante de sinovite erosiva, mas é devida aos efeitos químicos de lisossomas intra-articulares e radicais livres de oxigênio liberados por neutrófilos. Estes inibem a produção de cartilagem.
2. A expansão sinovial é a essência da artrite reumatóide. Produz erosões ósseas, especialmente em áreas de penetração vascular do osso, por exemplo a origem radial do ligamento de Testut e a cintura do escafóide. Estes podem levar a espículas ósseas e rupturas de tendão. A expansão sinovial produz por si mesma distensão dos ligamentos intercarpais, que resulta em uma posição aberta[45] em 80% dos punhos[46] reumatóides. A tentativa de preensão aumenta a pressão nestas articulações e, portanto, aumenta a dor.
3. A frouxidão ligamentar acontece devido ao estiramento pela sinóvia distendida. Isto leva à supinação carpal e translocação ulnar do carpo, e está associado à dissociação escafo-semilunar não-traumática. As unidades de tendão musculares que cruzam o punho se tornam forças deformantes. Há resultante colapso carpal, e em casos severos pode haver uma fileira carpal proximal em direção palmar. A altura carpal, a amplitude de movimento do punho e a força de preensão todas se correlacionam[47]. Artrite degenerativa pode ocorrer devido a áreas de contato ósseas anormais. A supinação carpal e a subluxação palmar do rádio e do carpo distais levam à subluxação dorsal da ulna distal na região da articulação radioulnar distal.

Todos os ligamentos podem ser efetuados, e a incompetência resultante produz alterações específicas na arquitetura do punho. O complexo *ulnar carpal* (CUC) (pág. 208) comumente é o primeiro afetado (Fig. 5.20). A sinovite lesa as estruturas ao redor da cabeça ulnar[51]:

1. *Lateralmente* quando, ao corroer a incisura sigmóide do rádio, com a qual a cabeça ulnar se articula, produz típica 'escavação' (Fig. 5.21), evidente em radiografias simples.
2. *Distalmente* no recesso pré-estilóide, onde causa atrito e ruptura eventual do complexo fibrocartilaginoso triangular (CFCT). Isto permite que o carpo ulnar caia para a frente, ou supine em relação ao antebraço, deixando a cabeça ulnar atrás como uma proeminência marcada – se erosão da cabeça produziu bordas afiadas, a ameaça aos extensores do quarto e quinto dedos é evidente.
3. *Medialmente*, ao redor do *extensor ulnar do carpo*, fazendo o tendão inicialmente se tornar um motor menos eficiente para dorsiflexão e desvio ulnar (A, a seguir), e depois, à medida que este subluxa anteriormente, faz ele funcionar como um flexor do punho.

O *ligamento rádio-escafo-capitato* (REC), ou ligamento em 'funda' (pág. 72) que cruza a cintura do escafóide, é o segundo

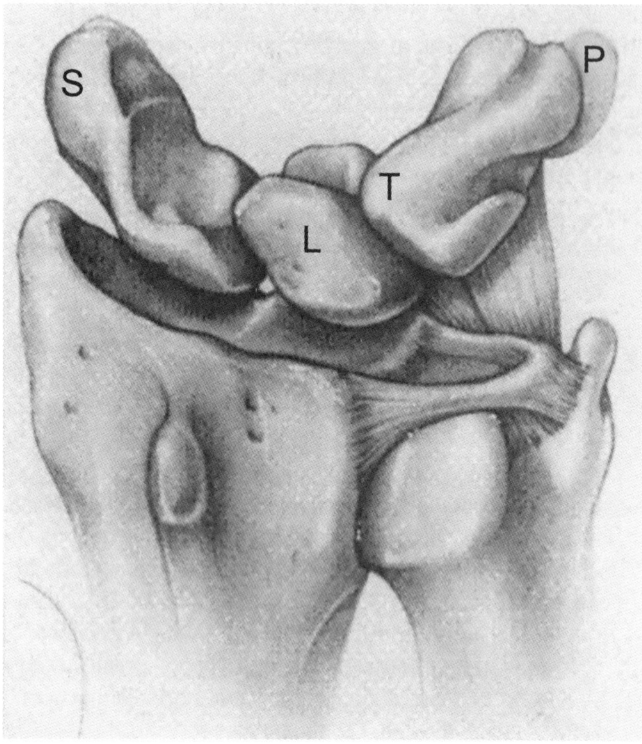

Fig. 5.20. Relação do complexo fibrocartilaginoso triangular aos ossos da fileira carpal proximal.

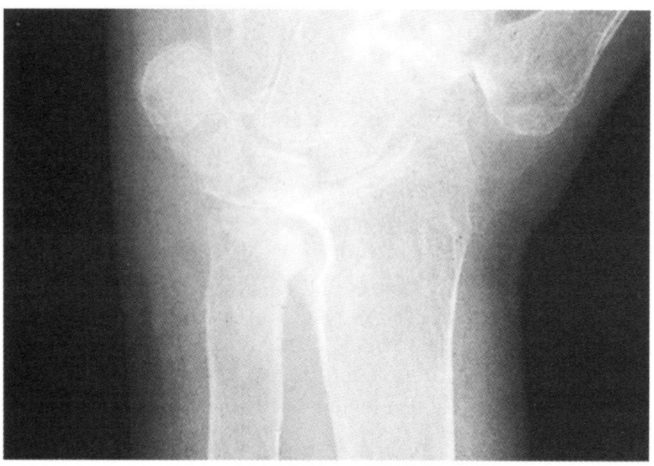

Fig. 5.21. Escavamento do rádio na incisura sigmóide produzido por sinovite na articulação radioulnar distal.

mais freqüentemente envolvido. A sinovite pode produzir sulcos no escafóide, os quais podem ser vistos à radiografia. Uma vez que ele falha, é acompanhado rapidamente por incompetência do ligamento *rádio-escafo-semilunar* (RES) de Testut. Como no trauma, a perda deste suporte ligamentar causa *subluxação rotatória do escafóide* e por conseguinte *perda de altura carpal radial* (B, a seguir).

Se, como freqüentemente acontece, perda de REC e suporte de RES é acompanhada por falha do ligamento *rádio-semilunar-piramidal* (RSP), então todos os suportes principais da face palmar da articulação radiocarpal apresentam disfunção, e o punho subluxa em direção anterior (veja Fig. 5.23).

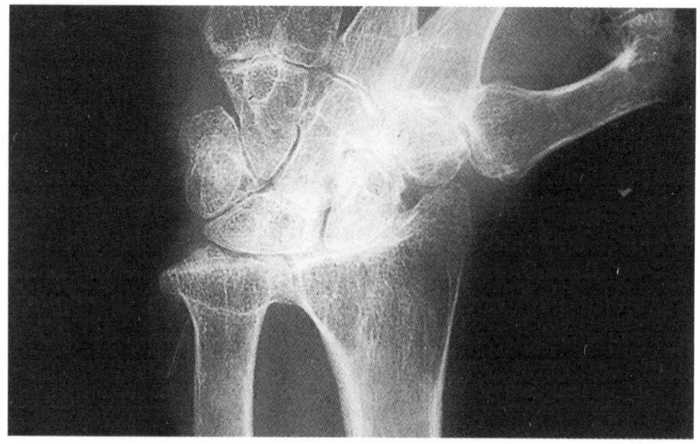

Fig. 5.22. Translocação ulnar (tipo I) com perda de altura radial. O ângulo de Shapiro é 135° (normal 112°) (ângulo de Shapiro é igual ao ângulo entre o córtex radial do metacarpiano do indicador e a linha traçada do estilóide radial à margem ulnar distal do rádio).

O ligamento RSP é um dos dois ligamentos principais que impedem o carpo de deslizar pela inclinação natural do rádio. O outro é o ligamento *radiocarpal dorsal* (RCD) (pág. 71). Quando este também falha, ocorre *translocação ulnar* do carpo (C, adiante). Se o carpo inteiro se move, isto é chamado translocação tipo I (Fig. 5.22). Se o escafóide permanece atrás, possivelmente devido a sua subluxação rotatória, a translocação é do tipo II (Fig. 5.24).

Considerando a lesão na articulação radiocarpal detalhada anteriormente, é notável que a articulação médio-carpal seja amplamente poupada, mas isso é uma característica do punho reumatóide. Nem sempre é assim, porém. Ocasionalmente acontece atrito do ligamento *piramidal-hamato-capitato* (PHC), resultando em um padrão de instabilidade do segmento intercalado volar (VISI) intenso. Se este precede a mais comum, a subluxação anterior na articulação radiocarpal, descrita anteriormente (Fig. 5.23), a frouxidão pode resultar em deslocamento anterior na articulação médio-carpal – mas isto é incomum.

Para resumir esta destruição, pode-se tabular os efeitos clinicamente aparentes da incompetência em cada uma das estruturas ligamentares:

CUC → *cabeça ulnar proeminente*
→ carpo supinado
→ EUC ineficaz (A)
REC
+ RES → perda de altura radial (B)
+ RSP →
+ RCD → translocação ulnar (C)

} carpal radial rotação anterior subluxação do punho

A combinação de A, B e C produz a última das três deformidades clinicamente aparentes, a *rotação carpal radial*. A rotação carpal radial é registrada medindo o ângulo entre uma linha traçada ao longo do córtex radial do metacarpiano do indicador e a linha de inclinação radial (isto é, a linha da ponta do estilóide radial ao canto ulnar do rádio distal)[48]. Este 'ângulo de Shapiro' mede 112° na mão normal, significativamente mais em rotação carpal radial. Cada uma das três manifestações clínicas de colap-

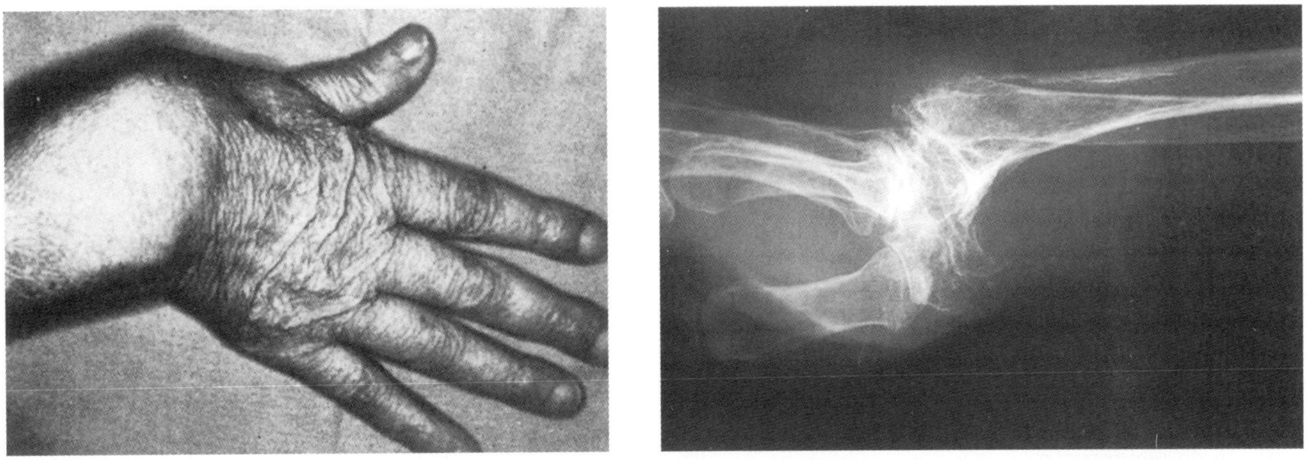

A B

Fig. 5.23 A. Deslocamento anterior total da articulação do punho é evidente mesmo ao exame clínico, o rádio e ulna sendo anormalmente proeminentes no dorso do punho. **B.** Subluxação anterior. A subluxação está aqui na articulação radiocarpal e produziu um aumento considerável na inclinação radial, que aqui mede 40° (normal 10-15°).

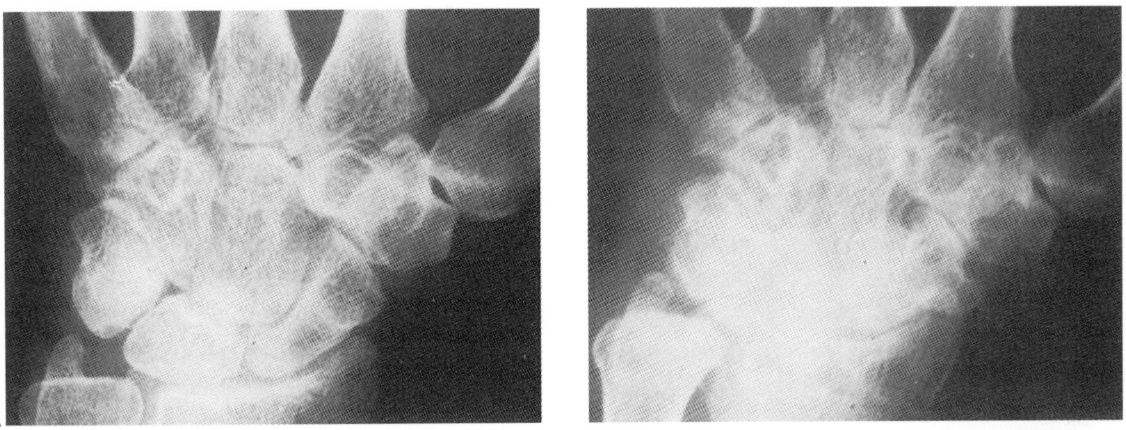

A B

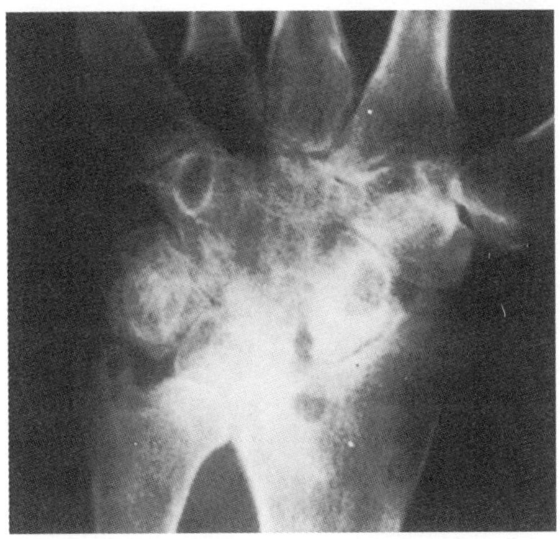

C

Fig. 5.24 A, B, C. A deterioração progressiva no punho de uma paciente na quarta década de vida é vista nestas radiografias feitas com 4 anos de intervalo uma da outra. A última mostra dissociação escafo-semilunar, translocação ulnar (tipo II) e rotação carpal radial (ângulo de Shapiro maior que 120°). Cistos erosivos são notáveis em dois locais significativos: o rádio na inserção do ligamento RES de Testut, e o estilóide ulnar na inserção do CFCT.

so do punho tem um impacto na função digital: a cabeça ulnar proeminente pela ruptura de tendões extensores; a rotação carpal radial pela alteração no alinhamento do metacarpo e (pelo fenômeno de Z) facilitando a derivação ulnar; subluxação do punho anterior por reduzir a eficiência dos tendões extrínsecos, que não apenas debilitam a preensão, mas tornam a mão, relativamente, 'intrínseca plus', o que facilita o desenvolvimento da deformidade em 'pescoço de cisne' [49].

Exame

Sinóvia

A sinóvia no dorso do punho e face ulnar deve ser palpada usando o teste de três dedos para flutuação, para confirmar sua natureza relativamente fluida (Fig. 5.25). Colocando o punho em flexão, os limites do edema sinovial ficam mais aparentes. No caso de edema dorsal, o local exato da sinóvia doente pode ser deduzido freqüentemente pela extensão mais ampla e obviamente superficial da sinóvia ao redor dos tendões extensores comparada com a da articulação radiocarpal.

Amplitude de Movimento

A articulação do punho deve ser levada à flexão máxima, extensão, desvio radial e desvio ulnar, ativamente e passivamente. A amplitude normal comum é: flexão 75°, extensão 70°, desvio ulnar 35°, desvio radial 20°.

Dor

Se a dor é sentida nos arcos mais extremos da amplitude e é acompanhada por edema da articulação, a sinovite da articulação radiocarpal e médio-carpal composta é a causa mais provável (Fig. 5.26). Distinguir entre os dois componentes da articulação é difícil.

Se, por outro lado, a dor é sentida ao longo de um arco limitado, com pouco ou nenhum edema presente, então a perda de cartilagem articular é a causa mais provável. Isto é apoiado pela presença de crepitação.

Crepitação

Como na crepitação do cotovelo, esta pode ser mais bem detectada envolvendo a articulação na palma de uma mão, enquanto se flete e se estende suavemente a articulação.

Instabilidade

Graus secundários de subluxação podem não ser detectáveis à inspeção, sendo mascarados por sinovite dorsal. O antebraço inferior deve ser agarrado firmemente em uma das mãos, e a mão e o carpo na outra. O movimento dorsal e palmar alternado de uma das mãos em relação à outra à maneira de tesoura revelará instabilidade (Fig. 5.27). No punho normal, pouco ou nenhum movimento pode ser obtido por esta manobra.

Articulação Radioulnar Distal (Cabeça Ulnar[50])

A articulação radioulnar distal é inerentemente instável. A incisura sigmóide, mesmo com rotação do antebraço total, nunca entra em contato com mais de 60% da cabeça ulnar, e permite translação no plano ântero-posterior. Assim, quando o punho é supinado, a ulna sofre translação em direção palmar, e quando pronado em direção dorsal fica mais proeminente. Em algumas posições de supinação-rotação do punho, menos de 10% da cabeça ulnar entra em contato com a incisura sigmóide.

Então, a estabilidade desta articulação é amplamente determinada pelas estruturas de tecidos moles circunvizinhos. O estabilizador principal é o CFCT, mas o extensor ulnar do carpo (especialmente sua sub-bainha), pronador quadrado,

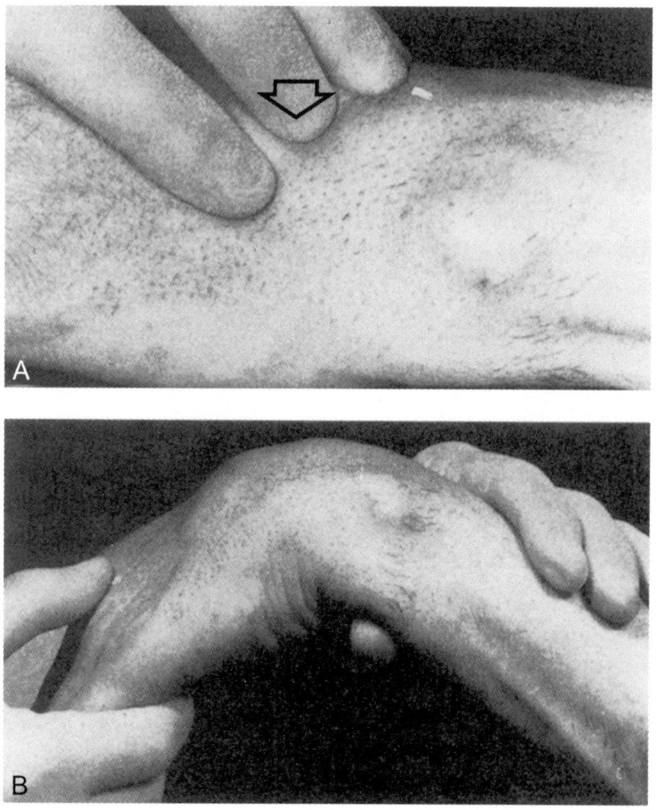

Fig. 5.25 A. A presença de sinóvia na articulação do punho e no compartimento extensor pode ser palpada fixando o edema com dois dedos de uma mão e palpando-o com um dedo da outra mão, produzindo assim flutuação. **B.** Ao levar o punho a flexão palmar, os limites precisos do edema sinovial podem ficar mais aparentes.

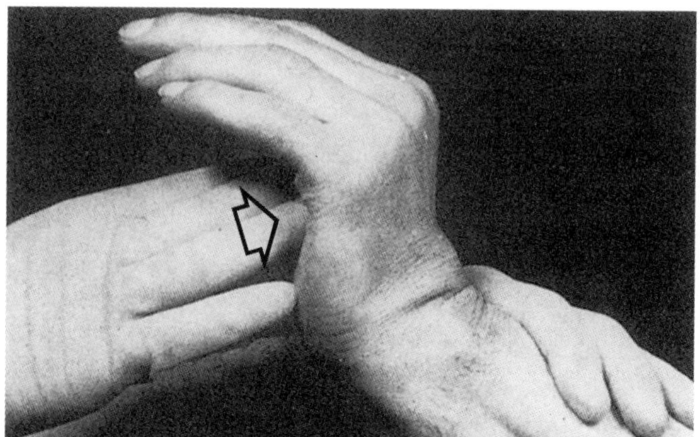

Fig. 5.26. Ao levar a mão a extremos do movimento da articulação do punho, a presença de dor mais intensa nas extremidades do arco é sugestiva de sinovite.

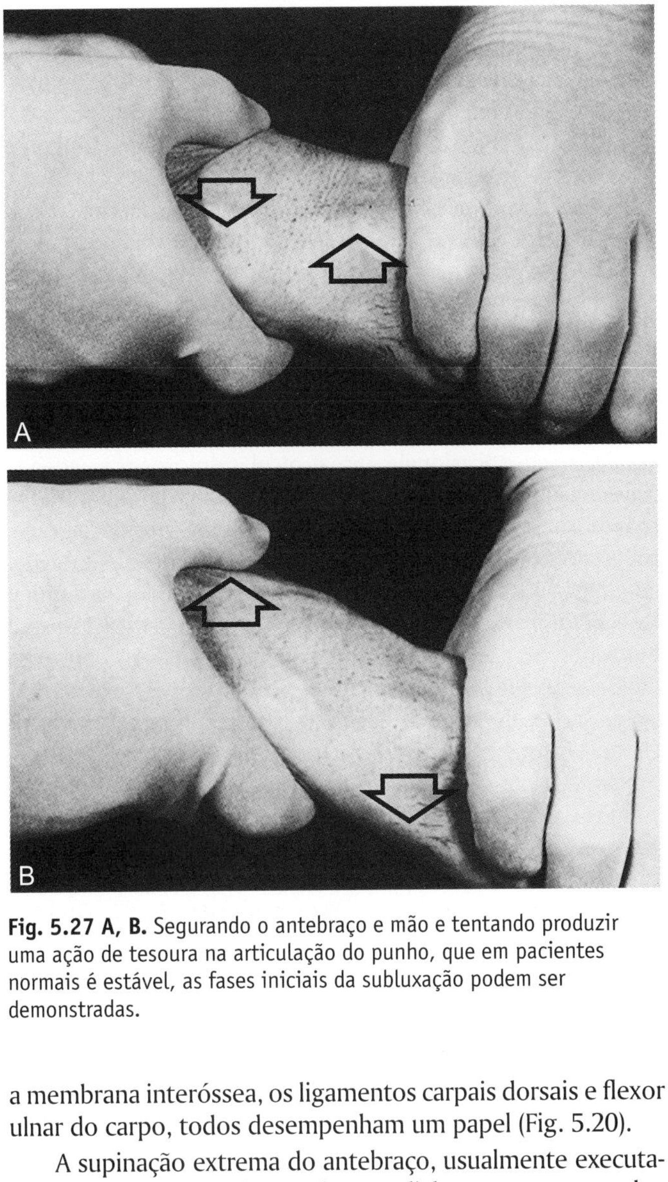

Fig. 5.27 A, B. Segurando o antebraço e mão e tentando produzir uma ação de tesoura na articulação do punho, que em pacientes normais é estável, as fases iniciais da subluxação podem ser demonstradas.

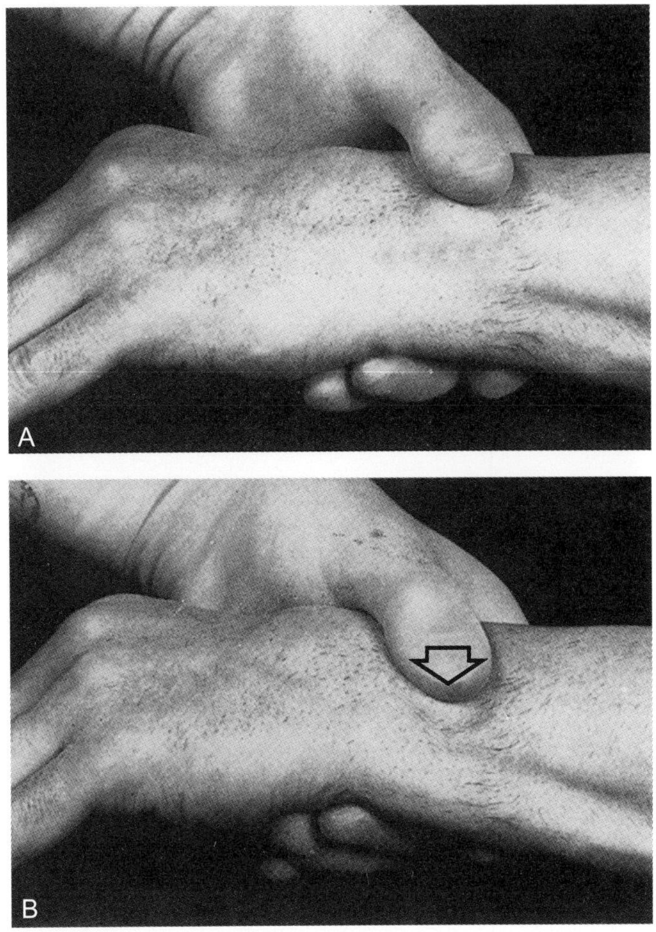

Fig. 5.28 A, B. O sinal da tecla de piano. A pressão exercida sobre a cabeça ulnar causará movimento distinto na presença de deslocamento e sinovite circunvizinha. À liberação, a cabeça ulnar salta de volta à sua posição original.

a membrana interóssea, os ligamentos carpais dorsais e flexor ulnar do carpo, todos desempenham um papel (Fig. 5.20).

A supinação extrema do antebraço, usualmente executada enquanto se examina a cabeça radial, comumente produz dor no punho. É evidência de subluxação da cabeça ulnar. Com o polegar da mão que apóia, ou o indicador da outra, o cirurgião deve deprimir firmemente a cabeça ulnar proeminente. Pode ser estável, em cujo caso o paciente simplesmente tem uma cabeça ulnar naturalmente grande. Em pacientes reumáticos, porém, a proeminência pode ser deprimida freqüentemente em 5 mm ou mais, usualmente com dor concomitante (Fig. 5.28). Este movimento foi descrito como o *sinal da 'tecla de piano'* porque, como uma tecla de piano, quando o osso é liberado ele pula para trás em sua posição original.

A depressão da cabeça ulnar tem freqüentemente dois efeitos além de produzir dor:

1. Recorrência de desvio radial do punho. À medida que a cabeça ulnar é deprimida, o carpo pode freqüentemente ser sentido girando radialmente com uma sensação de moedura.
2. Proeminência aumentada do edema sinovial na borda ulnar do punho.

Rupturas de tendão extensor podem se desenvolver. Estas são conhecidas como lesões de Vaughan-Jackson e são uma indicação para cirurgia precoce, porque elas insinuam ruptura iminente de tendões adjacentes. Devem ser feitas radiografias em rotação neutra, e incidências póstero-anteriores e laterais são necessárias. Isto permite a avaliação da variância ulnar. As erosões mais precoces usualmente são notadas no escafóide distal[52-55] e no estilóide ulnar. Erosões desenvolvem-se então no recesso pré-estilóide, e medialmente em relação à sub-bainha do EUC. Erosões profundas são então notadas na incisura sigmóide, produzindo o sinal de escavação. Este sempre indica ruptura de tendão extensor iminente. Podem ser notadas então erosões ulno-carpais.

Indicações (Fig. 5.29)

O tratamento cirúrgico do punho complexo em artrite reumatóide pode envolver:

- sinovectomia;
- ressecção da cabeça ulnar distal;
- artroplastia de interposição;
- artrodese limitada;

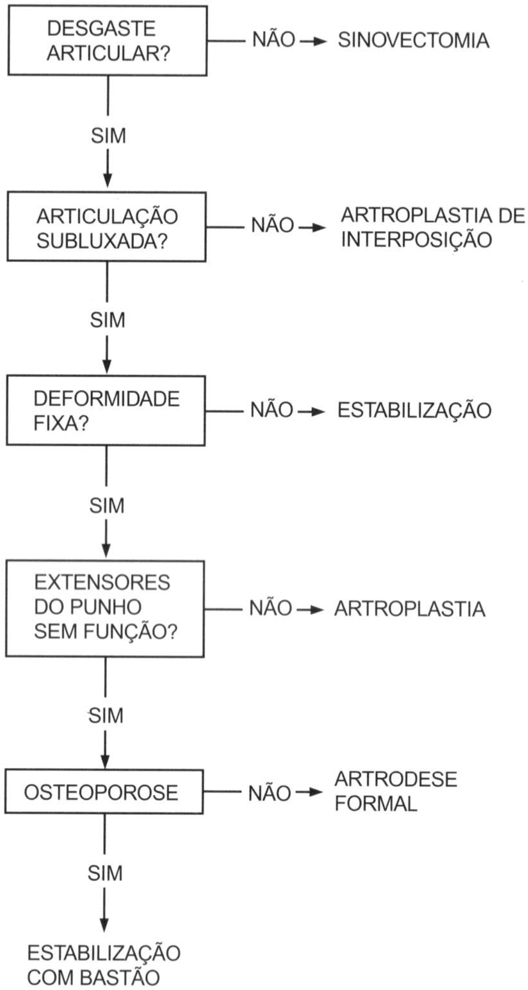

Fig. 5.29. Este fluxograma ilustra o método de selecionar o procedimento apropriado na doença reumatóide do punho (veja texto).

- artrodese total;
- artroplastia.

A *sinovectomia* só é apropriada quando a sinovite persistiu durante 6 meses apesar de medicação adequada, e se não são necessários procedimentos mais complexos para alterações mais avançadas. A sinovectomia demonstrou ser benéfica, reduzindo a dor no punho[56] e melhorando assim o movimento, mas parece não ter nenhuma vantagem em reduzir a progressão da deformidade do punho. A sinovectomia carpal isolada é raramente usada, porque as drogas imunossupressoras mais novas são efetivas para produzir remissão. Os benefícios da sinovectomia clínica e cirúrgica são a manutenção de amplitude de movimento útil nas atividades do dia-a-dia e da força de preensão. Alguns autores também tentaram a sinovectomia artroscópica do punho[57,58]. Porém, a sinovectomia atualmente é usada freqüentemente como uma parte integrante de outros procedimentos.

A *ressecção da cabeça ulnar* (procedimento de Darrach) é indicada para subluxação da cabeça ulnar, causando ruptura do tendão extensor ou pronação e supinação dolorosas. É habitual tentar a redução do carpo supinado no mesmo procedimento, por realinhamento do extensor ulnar do carpo usando uma alça de retináculo extensor de base radial. Este pode ser fortalecido mais adiante, e a tendência para rotação carpal radial reduzida, por transferência do extensor radial longo do carpo para o extensor ulnar do carpo. A ressecção ulnar distal tem causado muita discussão, se deve ser extraperiosteal ou subperiosteal como o comprimento e orientação do segmento cortado. Porém, em geral a ressecção transversal é executada, um pouco proximal à cabeça articular ulnar. É importante que a extremidade distal do coto seja arredondada. Isto é mais bem obtido com uma broca giratória, seguida por uma raspa com cabeça de diamante. Um cuidado particular deve ser tomado com as possíveis áreas de contato na incisura sigmóide, porque ocasionalmente espículas dolorosos são deixadas nesse local e causam sintomas. Podem ser encontrados problemas significativos depois do procedimento de Darrach, incluindo cliques dolorosos entre o rádio e ulna e instabilidade ulnar, a última freqüentemente intratável[59,60]. Para impedir isto foi projetada uma capa de silicone, mas esta apresentou problemas, incluindo fratura do implante (Fig. 5.30), erosão óssea e sinovite por silicone[61,62]. Foram portanto descritas cirurgias alternativas que alcançam resultados semelhantes ao Darrach, inclusive artroplastia[63] de *hemi-ressecção-interposição* e *ressecção ulnar distal 'pareada'*[64]. A artroplastia de hemi-ressecção-interposição retém o estilóide ulnar e o CFCT (que precisa estar intacto para esta cirurgia funcionar). O encurtamento ulnar é executado, seguido por interposição de tendão[63]. A ressecção ulnar distal 'pareada' de Watson[64-65] envolve a remoção de uma porção lateral da ulna de cerca de 4,5-6 cm. Porém, o CFCT não é suficientemente preservado na maioria dos pacientes. Para ambos os procedimentos, a impactação estilocarpal é ainda um problema, mas o sacrifício de um tendão para ser usado puramente para interposição não é

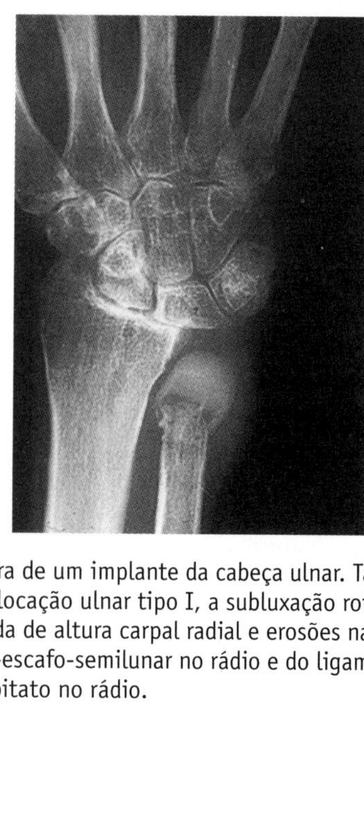

Fig. 5.30. Fratura de um implante da cabeça ulnar. Também está evidente a translocação ulnar tipo I, a subluxação rotatória do escafóide, a perda de altura carpal radial e erosões na inserção do ligamento rádio-escafo-semilunar no rádio e do ligamento rádio-escafo-capitato no rádio.

recomendado em pacientes reumáticos na possibilidade de uma transferência posterior ser necessária.

O autor usa uma ressecção ulnar distal pareada em pacientes com variância ulnar negativa ou neutra e um Darrach naqueles que são ulnares positivos. Estes procedimentos apresentam uma alta taxa de satisfação, removendo a dor e aumentando a amplitude de movimento[66,67].

A reconstrução de tecidos moles é uma parte essencial de qualquer procedimento de Darrach e tem o objetivo de tratar:

- supinação carpal;
- instabilidade da diáfise ulnar distal;
- migração palmar do extensor ulnar do carpo.

1. *Supinação carpal*. Se o CFCT está intacto, então ele deve simplesmente ser suturado ao rádio[68]. Se não, um retalho de base distal da cápsula anterior pode ser suturado à extremidade distal do coto ulnar[69]. Linscheid e Dobyns[70] usam uma tira de extensor ulnar do carpo de base distal para estabilizar o carpo e a ulna.
2. *A estabilização da ulna distal* pode ser executada como descrito por Linscheid e Dobyns[70] ou por uma transferência de pronador quadrado.[71] Esta transferência ativa estabiliza a bainha do *EUC*, empurra a ulna em direção anterior e insere tecidos moles entre a ulna e os tendões sobrejacentes, mas não afeta a supinação carpal.
3. *Subluxação palmar* do EUC. Uma vez subluxado, este tendão se torna um flexor em vez de funcionar como um ligamento ulnar colateral dinâmico. Inicialmente na subluxação, o extensor radial longo do carpo pode ser transferido para extensor ulnar do carpo[72], contanto que haja mínimo envolvimento carpal radial e desvio metacarpiano radial precoce e passivamente corrigível. A experiência do editor é que, para a maioria dos pacientes, uma alça simples basta, usando retináculo extensor que é fendido em dois: metade indo para o extensor ulnar do carpo e metade sendo usada para reconstruir o retináculo[46,144]. A técnica de Sauve-Kapandji (fusão radioulnar distal com pseudo-artrose cirúrgica) deve ser reservada para pacientes mais ativos e mais jovens com dor e disfunção localizadas na articulação radioulnar distal. Esta cirurgia não impedirá a translocação carpal ulnar.

Veja Green DP 1998 *Operative Hand Surgery*, 4th edn. Churchill Livingstone, New York, pág. 1025.

Quando o punho for estável, mas doloroso devido à perda de cartilagem, a *artroplastia de interposição* usando uma folha de 3 mm de silicone[73] provou-se efetivo sem nenhum caso relatado de sinovite por silicone. Aqueles temerosos quanto ao silicone devem empregar tecidos moles como interposição[77-79].

Uma vez que a instabilidade, na forma de translocação ulnar começa, esta pode ser corrigida e estabilizada efetivamente por *artrodese rádio-semilunar*[74], originalmente descrita por Chamay. Se a articulação radioescafóide também mostrar desgaste, ela também pode ser fundida, deixando movimento na articulação médio-carpal, que freqüentemente é relativamente normal[75].

Se a articulação está subluxada anteriormente ou em estado de distúrbio avançado, a cirurgia só é indicada se a articulação é sintomática ou ameaça a integridade do tendão. Uma articulação que parece desastrosa em uma radiografia pode funcionar bem e com desconforto mínimo. Se a cirurgia é necessária, a escolha recai entre artrodese e artroplastia[76]. Em termos gerais, a artroplastia é indicada em pacientes mais velhos que não fazem nenhum trabalho manual pesado e têm os motores do punho intactos, e particularmente quando são exigidas transferências de tendão para substituir os tendões flexor *digital* ou extensor rompidos, porque o movimento do punho ajudará as transferências. A escolha da artroplastia está entre *artroplastia de tecidos moles*[77-79], estabelecendo uma *anquilose fibrosa*[80], *substituição total do punho*[81-83] e *artroplastia de interposição de silicone*[84]. As duas últimas têm problemas. A substituição total do punho foi seguida por deslocamento[85], fratura do rádio[86] e lesão de tendões e nervo[87]. Também requer alinhamento muito preciso para evitar instabilidade. O punho de silicone pode desenvolver sinovite por silicone (Fig. 5.31) e é seguido, em uma proporção alta de pacientes, por fratura ou assentamento do implante (Fig. 5.32), ambos resultando em dor e limitação do movimento[88-90]. Se a reserva óssea for boa, a *artrodese* pode ser feita por técnicas-padrão[91], mas se o osso é osteoporótico, a estabilização com um pino de Rush[92-93] ou de Steinmann[94] pode dar resultados excelentes, com poucas complicações. As placas de Prebent têm a vantagem de permitir fusão em posição fletida ou estendida.

O autor, que tem experiência considerável com o espaçador de silicone e nenhuma com a substituição total do punho, prefere fortemente a estabilização com pino de Steinmann na grande maioria dos pacientes, porque mesmo artrodeses bilaterais têm bom resultado. [95] Os pacientes reumáticos enfrentam muitos sofrimentos. Não há nenhuma necessidade de aumentar os problemas com implantes se eles não oferecem nenhum benefício claro.

Veja Green DP 1998 *Operative Hand Surgery*, 4th edn. Churchill Livingstone, New York, págs. 1687, 1691, 1693.

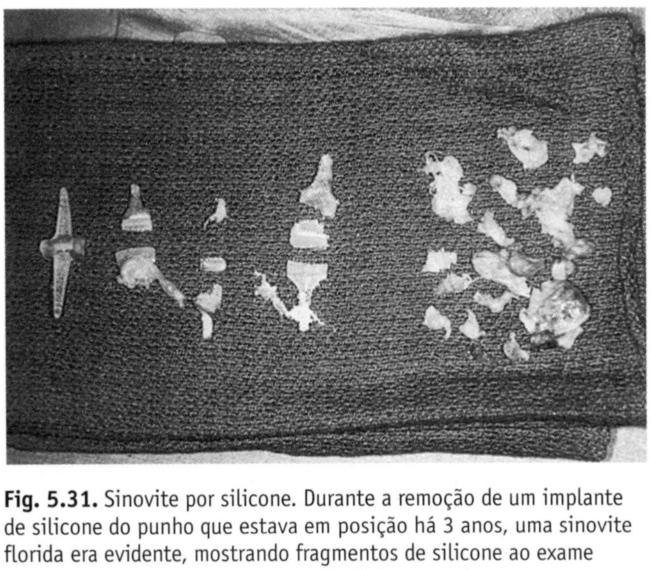

Fig. 5.31. Sinovite por silicone. Durante a remoção de um implante de silicone do punho que estava em posição há 3 anos, uma sinovite florida era evidente, mostrando fragmentos de silicone ao exame histológico. A estabilização do punho foi executada.

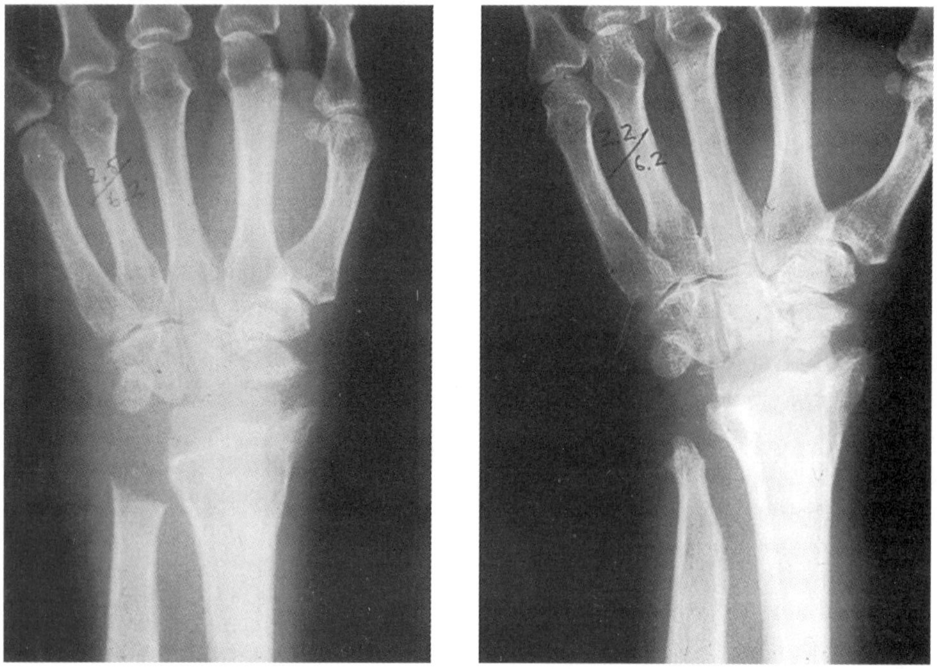

A B

Fig. 5.32 A, B. O assentamento do implante de silicone no punho se desenvolveu ao longo de um período de um ano, reduzindo a altura carpal de 0,40 a 0,35 (0,54 ± 0,03 normal) com perda coincidente de movimento e aumento da dor no punho.

TENDÕES EXTENSORES

Sinóvia

Já foram citadas as características distintivas da sinovite ao redor dos tendões extensores no punho: discreta, bem demarcada, edema muitas vezes proeminente, extensão do edema para o dorso da mão, polegar e antebraço, ausência de dor, mesmo ao movimento passivo do punho, afundamento à palpação, crepitação à palpação durante o movimento do dedo.

A sinovite significativa requer sinovectomia, porque é um fator principal como causa de ruptura de tendão (Fig. 5.33).

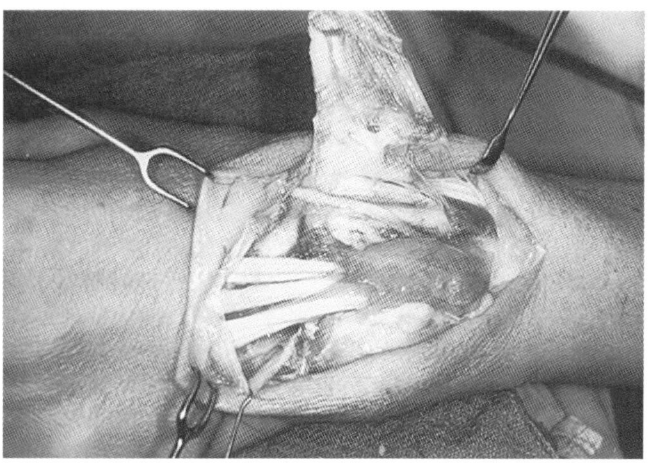

Fig. 5.33. A sinóvia doente é mostrada aqui, dissecada dos tendões extensores durante a exploração de uma ruptura de tendão.

Ruptura de Tendão[96-98]

Há envolvimento de tendão em 50% dos pacientes reumáticos[99]. Freqüentemente este envolvimento é centrado ao redor dos compartimentos dorsais. O compartimento um, que contém o abdutor longo do polegar e o extensor curto do polegar usualmente não é envolvido. O compartimento dois contém o extensor radial longo e curto do carpo e pode ser envolvido. O tubérculo de Lister então apresenta-se entre o compartimento dois e o compartimento três, que contém o extensor longo do polegar. Este é um dos tendões de ruptura mais comum. O compartimento quatro contém o extensor do indicador (próprio) e o extensor dos dedos (comum). Quando estes tendões são rompidos, a possibilidade de reparos término-laterais ou transferências de extensor do indicador (próprio) (EIP) é perdida. Se eles são envolvidos, isso tende a ocorrer tardiamente. O compartimento cinco contém o extensor do dedo mínimo e recobre a articulação radioulnar distal. Este usualmente é, de todos os tendões dorsais, o mais precocemente envolvido. O compartimento seis contém o extensor ulnar do carpo e é um estabilizador dinâmico da articulação ulnar radial distal. A causa mais aparente da ruptura de tendões, o atrito contra osso áspero ou proeminente (Fig. 5.34), tem sido refutada por alguns, que enfatizam a importância da sinovite dentro do tendão e a interferência com sua irrigação sangüínea. A infiltração sinovial direta, produzindo um granuloma dentro do tendão, e a isquemia também foram implicadas na ruptura[100, 101]. Alguns cirurgiões defenderam a divisão simples do retináculo e mostraram resolução sinovial em 80% dos pacientes, com recidiva infreqüente[102]. Certamente, o rompimento de tendão na doença reumatóide apenas acontece quando o tendão está localizado dentro de uma bainha

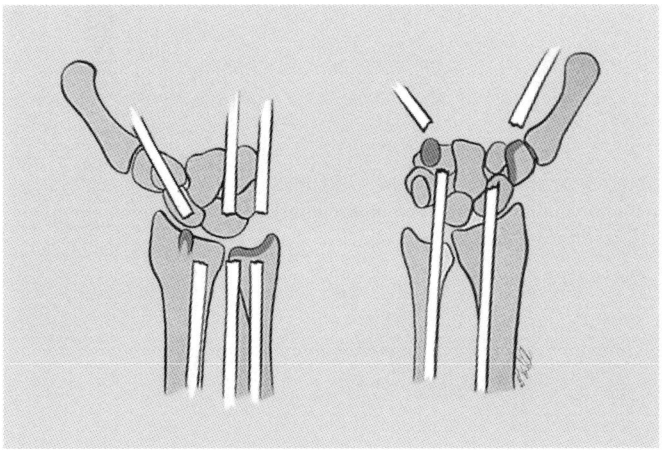

Fig. 5.34. Este diagrama realça os pontos ósseos onde é provável que a ruptura tendínea aconteça: na esquerda, dorsalmente, o tubérculo radial e a cabeça ulnar deslocada, e à direita, anteriormente, a crista no trapézio e o gancho do hamato.

sinovial. No entanto, os locais mais comuns de ruptura são relacionados a proeminências ósseas: o extensor longo do polegar ao tubérculo no rádio; extensor do dedo mínimo e extensor dos dedos mínimo e anular à cabeça ulnar subluxada dorsalmente (Fig. 5.35). Estas rupturas são usualmente evidentes à inspeção. Porém, a dor causada por resistência contra o examinador sugere que o tendão esteja parcialmente desgastado. Estes tendões devem ser testados ativamente.

Além de ruptura dos tendões[103] extensores, a incapacidade súbita de estender os dedos pode ser devida a várias causas no paciente reumatóide:

- subluxação ulnar nos tendões extensores nas articulações metacarpofalangianas;
- deslocamento agudo das articulações metacarpofalangianas;
- compressão do nervo interósseo posterior.

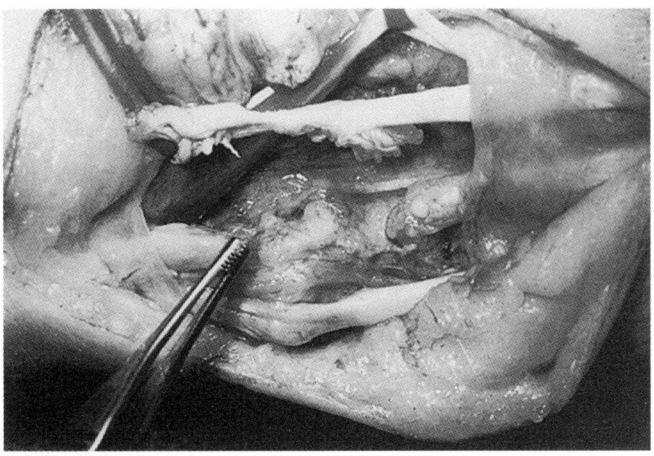

Fig. 5.35. A erosão produzida neste tendão pela cabeça ulnar, que aqui foi removida, pode ser vista claramente conformando-se à forma hemisférica da cabeça.

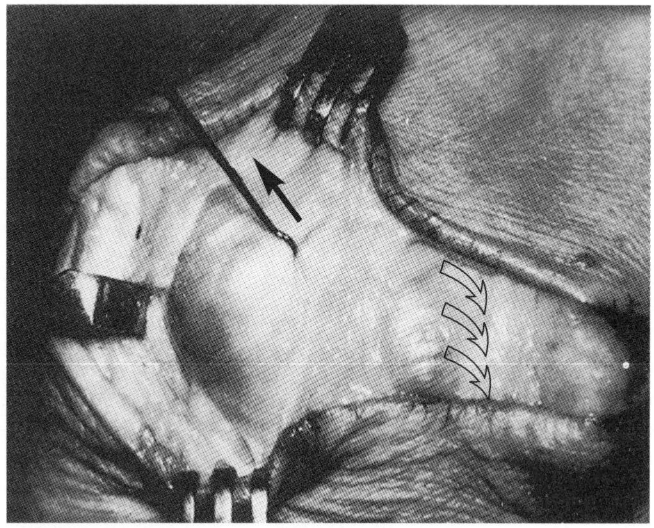

Fig. 5.36. Neste paciente sofrendo substituição de metacarpofalangiana, é mostrado claramente o deslocamento ulnar do tendão extensor para o dedo médio. O tendão entrou no espaço entre as articulações metacarpofalangianas e aqui está sendo tracionado para sua posição normal usando um gancho de pele.

1. *O deslocamento ulnar dos tendões extensores* (veja Fig. 5.36) nas articulações metacarpofalangianas pode ser tão intenso que eles caem abaixo do eixo dessa articulação, perdendo toda a força para estendê-la. Em casos extremos, eles se tornam flexores fracos. Isto é difícil de detectar, mas deve ser suspeitado se os tendões puderem ser sentidos tensionando à tentativa de extensão e se a linha passa para a face ulnar da articulação metacarpofalangiana relevante. Em fases precoces de deslocamento do tendão extensor, o paciente não pode iniciar a extensão do dedo, mas pode mantê-la se os dedos são colocados primeiramente naquela posição.
2. *A subluxação da articulação metacarpofalangiana* com contratura intrínseca e encurtamento da placa palmar pode tornar a articulação incapaz de extensão. Esta possibilidade pode ser eliminada testando a extensão passiva das articulações metacarpofalangianas (veja Fig. 5.37).

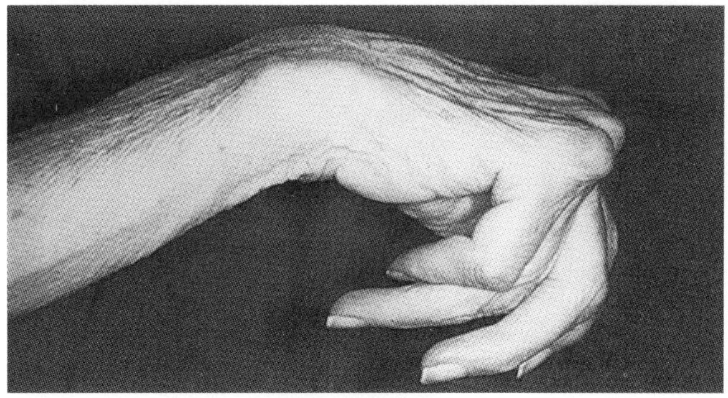

Fig. 5.37. A contratura em flexão fixa destas articulações metacarpofalangianas é devida à subluxação palmar severa das falanges proximais.

3. *Paralisia do nervo interósseo posterior*[105,106], resultante da compressão desse nervo por sinovite da articulação radioumeral, pode mimetizar ruptura de tendão extensor (veja Capítulo 3, pág. 300).

O diagnóstico diferencial destes problemas é garantido executando-se um teste de tenodese para determinar se os tendões extensores estão ou não intactos. O teste de Harrison[104] pode então ser executado para demonstrar a subluxação ulnar do tendão extensor na goteira ulnar. A subluxação aguda ou o deslocamento da articulação metacarpofalangiana são óbvios à inspeção clínica e ao raios X. A compressão do nervo interósseo posterior pode ser presumida quando houver perda súbita de extensão em todas as articulações metacarpofalangianas, associadas à sinovite na articulação radiocapitelar. Com a compressão do nervo interósseo posterior, a tentativa de extensão do punho produz desvio radial do punho, enquanto o teste de tenodese mostra que os tendões estão intactos (ambos os testes podem ficar impossíveis devido a alterações reumatóides avançadas). Ocasionalmente pode haver incapacidade parcial para estender o dedo mínimo, em cujo caso o teste para a ruptura isolada do extensor do dedo mínimo deve ser executado, fletindo os outros dígitos e tentando estender o dedo. Se ele não pode ser estendido completamente, então o extensor do dedo mínimo (EDM) está rompido ou há uma junção de tendão tensionada.

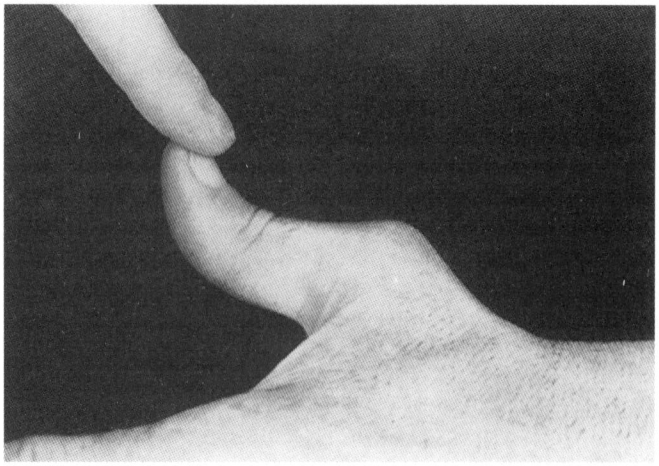

Fig. 5.39. Este paciente com doença reumatóide pode executar extensão contra resistência que indica um extensor longo do polegar normal sobre o qual é palpável o metacarpiano do polegar.

Extensor Longo do Polegar

Postura: flexão das articulações metacarpofalangiana e interfalangiana do polegar (Fig. 5.38).

Teste ativo: extensão contra resistência da articulação interfalangiana do polegar (Fig. 5.39). Uma ruptura parcial pode estar presente, com pequeno efeito na postura normal. Porém, a testagem ativa revela fraqueza e freqüentemente dor sobre o local da ruptura parcial.

Extensor do Dedo Mínimo e Extensor dos Dedos

Postura: queda dos dedos afetados na articulação metacarpofalangiana (Fig. 5.40). Esta se torna cada vez mais apa-

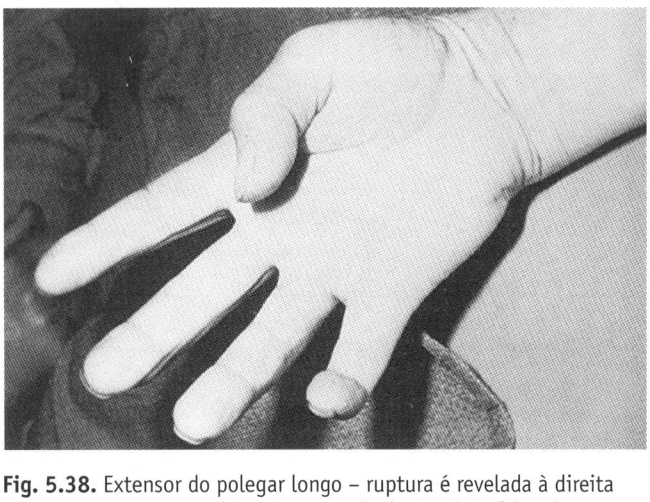

Fig. 5.38. Extensor do polegar longo – ruptura é revelada à direita pela postura metacarpofalangiana e articulações interfalangianas.

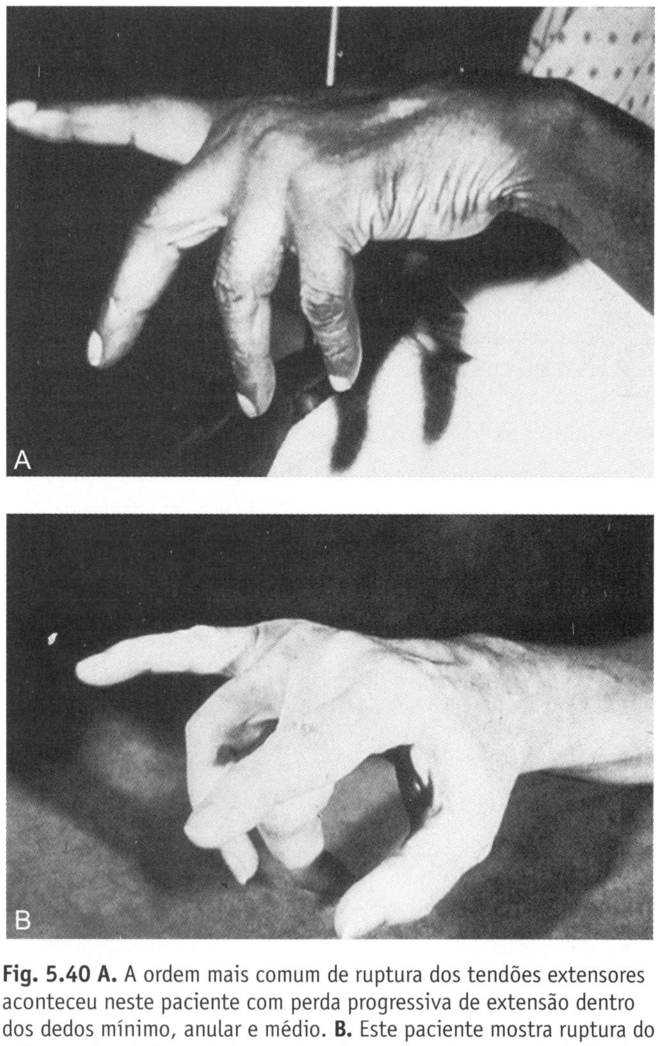

Fig. 5.40 A. A ordem mais comum de ruptura dos tendões extensores aconteceu neste paciente com perda progressiva de extensão dentro dos dedos mínimo, anular e médio. **B.** Este paciente mostra ruptura do extensor dos dedos e do longo do polegar. Os extensores do indicador e do dedo mínimo estão intactos.

rente à medida que o paciente tenta retificar ativamente os dedos, porque isto resulta em ação desequilibrada dos músculos intrínsecos, os quais estendem as articulações interfalangianas, mas fletem a articulação metacarpofalangiana.

Teste ativo: extensão contra resistência da articulação metacarpofalangiana (Fig. 5.41).

Indicações

Antes de qualquer reparo de tendões extensores rompidos, as articulações metacarpofalangianas e as articulações do punho devem ser avaliadas. Ambas devem ser tratadas antes da cirurgia de tendão se for visto que elas causaram incapacidade de se estender os dedos. As articulações metacarpofalangianas podem requerer artroplastia. Nesse caso, esta deve ser executada antes ou simultaneamente aos reparos de tendão extensor. Se o punho requer artrodese, esta também deve ser executada no momento do reparo do tendão extensor. Os tendões podem ser reparados por transferência de tendão ou enxerto de tendão. O reparo término-terminal não é uma opção em artrite reumatóide. Os tendões extensores rompidos requerem reconstrução cirúrgica precoce, para que não ocorram contraturas articulares em flexão. A intervenção precoce pode permitir reconstrução usando um enxerto de tendão[107], enquanto a força permanecer na unidade motora. Transferências de tendão [108,109] usualmente são necessárias, e a integridade de tendões apropriados deve ser determinada durante o exame – extensor do indicador, extensor ulnar do carpo, flexor superficial dos dedos e outros. As transferências comumente empregadas estão listadas na Tabela 5.2.

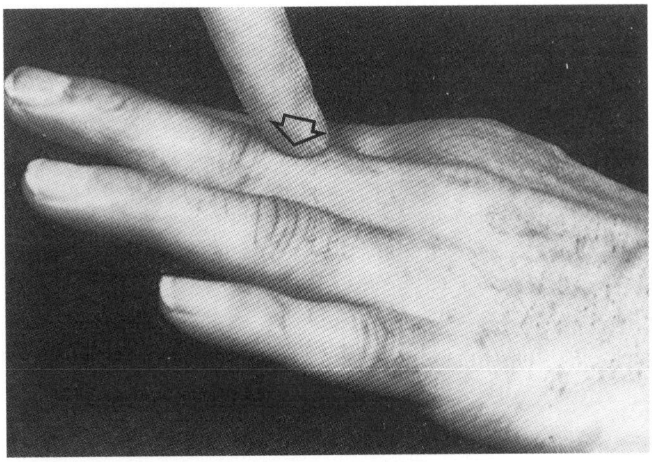

Fig. 5.41. A articulação metacarpofalangiana é estendida pelo extensor extrínseco longo e este deve ser testado em cada dedo.

Veja Green DP 1998 *Operative Hand Surgery*, 4th edn. Churchill Livingstone, New York, páginas 1673, 1678.

POLEGAR

Em cada articulação – trapézio-metacarpiana, metacarpofalangiana e interfalangiana – a presença de dor e dos sinais de doença reumatóide deve ser notada.

Tabela 5.2 Transferências de tendão sugeridas para tendões extensores rompidos em artrite reumatóide

Ruptura de tendão	*Transferência sugerida*
EPL	EIP[110] ou EDM ou ECP (útil se o EIP for necessário para outra transferência)
EDM	EIP
Único dígito	União a um tendão intacto adjacente
Dois dígitos (usualmente anular e mínimo)	EIP + tendão intacto adjacente (O tendão anular distal é suturado látero-lateralmente ao extensor médio dos dedos e uma transferência de EIP é inserida no dedo mínimo ou podem ser usados enxertos em ponte)
Três dígitos ou mais (usualmente médio, anular e mínimo)	FDS[111] (ou EUC ou FCU) O extensor médio dos dedos é inserido no indicador ED. Extensor do indicador é usado para reconstruir anel e dedo mínimo ou enxertos de ponte podem ser usados. Uma transferência de superficial pode ser usada no quarto e quinto dígitos. Nalebuff e Patel[111] usam uma transferência de superficial ao redor da borda radial do punho, com o superficial do dedo médio indo para o extensor dos dedos médio e indicador, e o superficial do dedo anular indo para o extensor dos dedos anular, e mínimo e para o extensor do dedo mínimo. Não devem ser usados motores do punho, a menos que a alternativa exista; eles não têm uma boa excursão. Na ruptura de tendão única ou dupla, 60-70% dos pacientes alcançarão uma amplitude total de movimento[112]. À medida que o número de rupturas aumenta, diminui a amplitude de movimento alcançada
Extensor do punho	Pode ser tratado por transferência de braquiorradial para o extensor radial longo ou curto do carpo, mas é usualmente preferível fazer artrodese

FDS = Flexor superficial dos dedos; EIP = extensor do indicador (próprio); EDM = extensor do dedo mínimo; EUC = extensor ulnar do carpo, FCU = flexor ulnar do carpo; ECP = extensor curto do polegar.

Sinóvia

Em todas as pequenas articulações da mão, a sinovite ativa pode ser sentida como um edema depressível entre o dedo e o polegar da mão examinadora ou, talvez mais precisamente, entre os dois dedos indicadores do examinador (Fig. 5.42). A sinóvia pode ficar mais evidente e obviamente flutuante fletindo a articulação sob exame suavemente. Devido à resistência relativa da placa palmar, toda a sinovite articular na mão é mais evidente dorsalmente.

Sensibilidade

Deve ser registrada a sensibilidade durante a palpação.

Amplitude de Movimento

A amplitude de movimento deve ser registrada ativamente e passivamente. A amplitude normal de movimento nas articulações do polegar varia muito amplamente de uma amplitude combinada nas articulações metacarpofalangiana e interfalangiana normais de 120° a mais de 300°. A média aceita pela Academia Americana de Cirurgiões Ortopédicos é mostrada na Tabela 5.3.

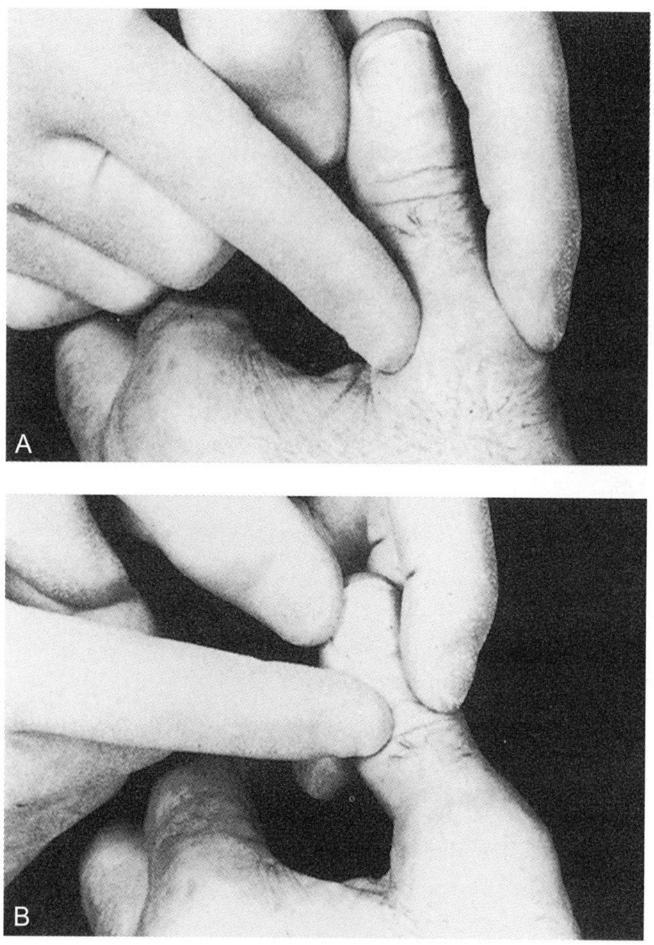

Fig. 5.42 A, B. O edema sinovial nas articulações metacarpofalangiana e interfalangiana do polegar pode ser mais bem palpado usando dois dedos. Sua presença é comprovada por uma flutuação 'depressível' entre os dois dígitos examinadores.

Tabela 5.3 Amplitude média nas articulações do polegar (A.A.O.S)

	Carpo-metacarpiana (CMC)	*Metacarpofalangiana (MCF)*	*Interfalangiana (IF)*
Extensão	20°	10°	−15°
Flexão	15°	55°	80°
Abdução	60°	–	–

De maior significado que o registro das amplitudes ativas e passivas é a observação cuidadosa de pontos específicos:

1. *Dor.* Presente ao longo de toda a amplitude, enfatizada por compressão – perda articular; em extremos de amplitude – sinovite.
2. *Amplitude passiva.* O examinador deve ser capaz de corrigir passivamente qualquer deformidade das articulações do polegar para que a reconstrução de tecidos moles seja efetiva.
3. *Instabilidade.*

Trapézio-metacarpiana. À medida que a subluxação se desenvolve, a base do primeiro metacarpiano move-se radialmente e anterior em relação ao trapézio (estas direções referem-se ao plano da palma da mão). Tal subluxação pode ser detectada pelo examinador colocando o polegar sobre a base metacarpiana e o indicador na face flexora do polegar do paciente. O aperto com ambos os dígitos reduzirá qualquer subluxação usualmente com dor concomitante. Nenhum movimento está presente na articulação normal com esta manobra.

Articulações metacarpofalangiana e interfalangiana. Cada ligamento colateral deve ser tensionado por sua vez com a articulação mantida em extensão máxima (veja Fig. 5.43). Na mão normal, isto produz apenas alguns graus de movimento sem dor. A placa palmar deve ser tensionada por extensão firme. A hiperextensão normal nestas articulações do polegar é muito variável.

Crepitação. Se o polegar inteiro é agarrado em uma das mãos, e o punho na outra com o polegar do examinador sobre a articulação trapézio-metacarpiana e a articulação é girada enquanto se aplica alguma força ao longo do eixo do polegar, pode ser detectada crepitação. Esta é evidência de perda de cartilagem articular, especialmente se o movimento é acompanhado por dor. Deve ser tratada como indicado a seguir (tipo III; 2).

Veja Green DP 1998 *Operative Hand Surgery,* 4th edn. Churchill Livingstone, New York, pág. 1721.

Estabilidade

O colapso do esqueleto do polegar na doença reumatóide é muito comum. A deformidade resultante tende a estar de acordo com um dos quatro padrões que foram classificados e descritos por Nalebuff[113], atualmente atualizados para seis[114].

Tipo I (= 'Botoeira') (Fig. 5.44)

A doença começa na articulação metacarpofalangiana. A expansão sinovial da cápsula dorsal produz atrito do extensor

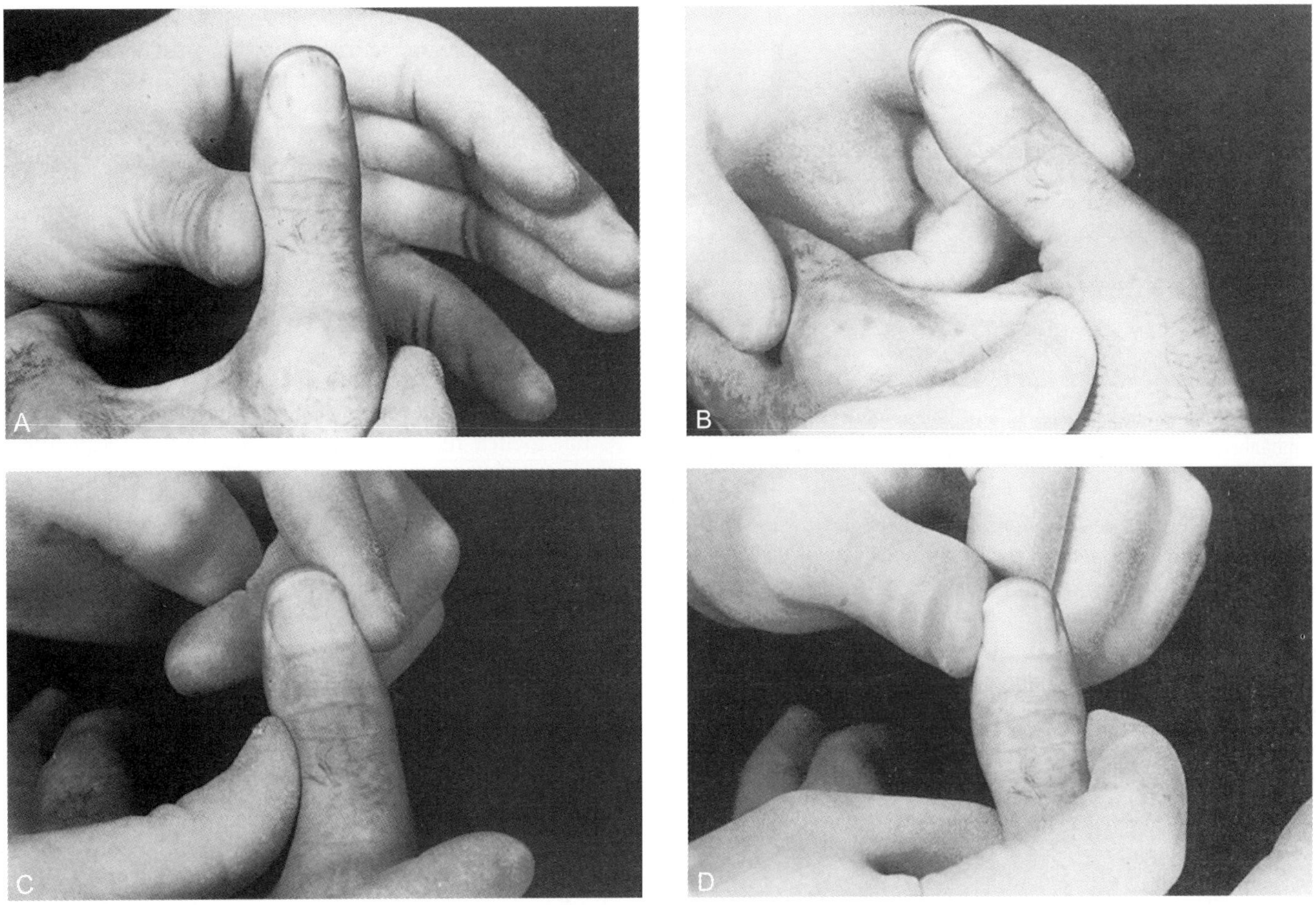

Fig. 5.43 A-D. A integridade dos ligamentos colaterais das articulações metacarpofalangiana e interfalangiana do polegar deve ser testada tensionando estas lateralmente quando contidas em extensão máxima. **(B)** Mostra que há um pouco de frouxidão do ligamento colateral radial da articulação metacarpofalangiana.

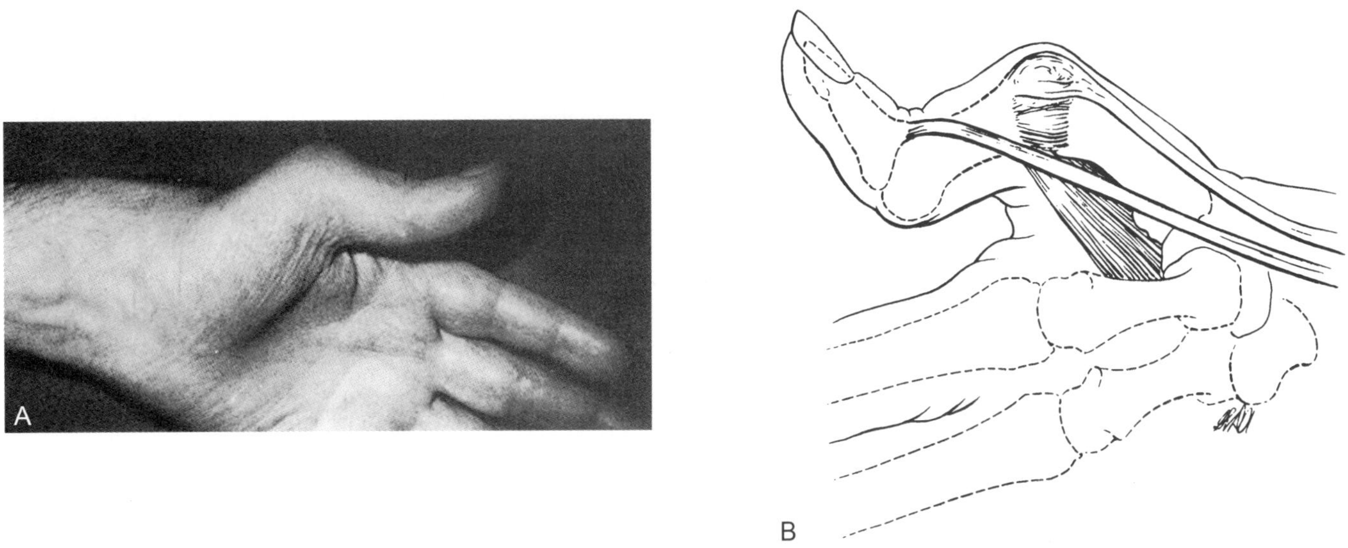

Fig. 5.44 A. Uma deformidade em botoeira precoce do polegar se manifestou com subluxação palmar da articulação metacarpofalangiana e um início de hiperextensão da articulação interfalangiana. **B.** O mecanismo está aqui ilustrado em diagrama. O edema sinovial na articulação metacarpofalangiana resulta em atenuação do extensor curto do polegar, com resultante perda de extensão daquela articulação. Também causa troca distal dos tendões intrínsecos que vão para a expansão do extensor. Contrastando com a função neutra normal, os intrínsecos se tornam flexores da articulação metacarpofalangiana.

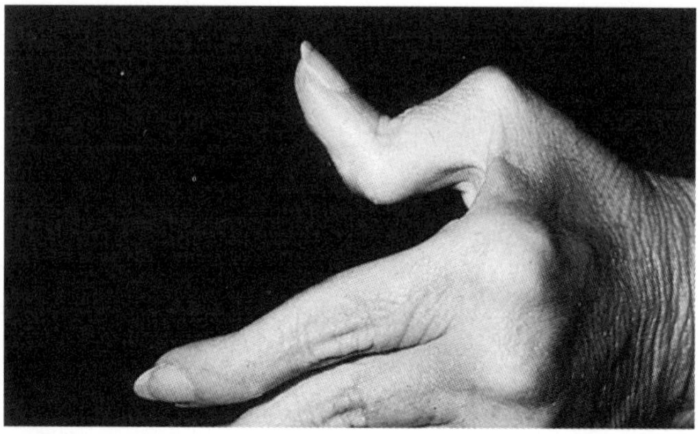

Fig. 5.45. Uma deformidade em *boutonniere* avançada do polegar, também conhecida como uma intrínseca plus ou polegar '90-90'.

curto do polegar e deslocamento ulnar do extensor longo do polegar. Assim, o polegar se torna 'extrínseco-minus' e ocorre flexão progressiva da metacarpofalangiana. A subluxação palmar conseqüente da base da falange proximal, juntamente com a expansão sinovial dorsal, causa deslocamento distal e palmar dos intrínsecos – abdutor curto do polegar e adutor do polegar – o que mais adiante aumenta a flexão da metacarpofalangiana e hiperestende a articulação interfalangiana (Fig. 5.45).

Indicações no Tipo I[115]

Se:

(a) as articulações podem ser reduzidas passivamente;
(b) as articulações são lateralmente estáveis na posição reduzida;
(c) as superfícies articulares são adequadas ao exame radiológico.

Então: sinovectomia + inserção extensor longo do polegar na base da falange proximal.

Se qualquer uma de (a), (b) ou (c) não estiver presente:

Então: estabilização da articulação metacarpofalangiana por artrodese ou pino[116].

Terrono e Millender[117] registraram uma recorrência de 64% depois da reconstrução e recomendaram fusão para a maioria, com artroplastia de substituição[118,119] reservada para o paciente de baixa demanda com doença avançada, que requer fusão da articulação interfalangiana.

Veja Green DP 1998 *Operative Hand Surgery*, 4th edn. Churchill Livingstone, New York, págs. 1721.

Tipo II (- Incomum = Botoeira Aduzida)

O tipo II é idêntico ao tipo I, mas é conseqüente à doença na articulação trapézio-metacarpiana, com adução do primeiro metacarpiano.

Tipo III (= 'Pescoço de Cisne' Aduzido) (Fig. 5.46)

A doença começa na articulação trapézio-metacarpiana, com a sinovite produzindo erosões articulares, com subluxação dorso-radial na base metacarpiana, resultando em adução e flexão do primeiro metacarpiano. Na presença de doença concomitante na articulação metacarpofalangiana, o mecanismo em Z (pág. 336) produz hiperextensão daquela articulação e hiperflexão da articulação interfalangiana.

Indicações no Tipo III

1. Corrija a adução do primeiro metacarpiano[121] por liberação do adutor do polegar, ou primeiro interósseo dorsal, ou a fáscia sobrejacente, ou todos os três.
2. Mantenha a correção prestando atenção à doença trapézio-metacarpiana (veja capítulo 4, pág. 386). É altamente desejável manter o movimento nesta articulação na doença reumatóide, portanto a fusão raramente é executada.

   Se:
   (a) superfícies articulares adequadas ao exame radiológico à inspeção transoperatória;
   (b) nenhuma doença evidente em outras articulações trapeziais;

Então: sinovectomia + reconstrução de ligamento com flexor radial do carpo (FCR) ou extensor radial longo do carpo (ECRL).

Se:
superfícies articulares inadequadas

Então: artroplastia da articulação basal (veja capítulo 4, pág. 386).

3. Uma vez a contratura de adução foi superada, as deformidades das articulações metacarpofalangiana e interfalangiana podem ser corrigidas:

Se:
(a) articulações redutíveis passivamente;
(b) articulações lateralmente estáveis na posição reduzida;
(c) superfícies articulares adequadas ao exame radiológico.

Então: sinovectomia e estabilização de tecidos moles por capsulodese ou tenodese palmar[121-123].

Se qualquer uma de (a), (b) ou (c) não estiver presente:
Então: estabilização.

Veja Green DP 1998 *Operative Hand Surgery*, 4th edn. Churchill Livingstone, New York, págs. 1723.

Tipo IV (Polegar de Couteiro) (Fig. 5.47)

A doença começa na articulação metacarpofalangiana, resultando em frouxidão do ligamento colateral ulnar na articulação metacarpofalangiana e/ou interfalangiana, produzindo desvio radial em uma ou nestas duas articulações (Fig. 5.47). O metacarpiano é aduzido secundariamente, mas não há subluxação da articulação carpometacarpiana.

Indicações no Tipo IV

1. Corrija a adução e libere o adutor e o primeiro interósseo dorsal; possível zetaplastia para a pele.
2. Trate as articulações interfalangiana e/ou metacarpofalangiana como segue:

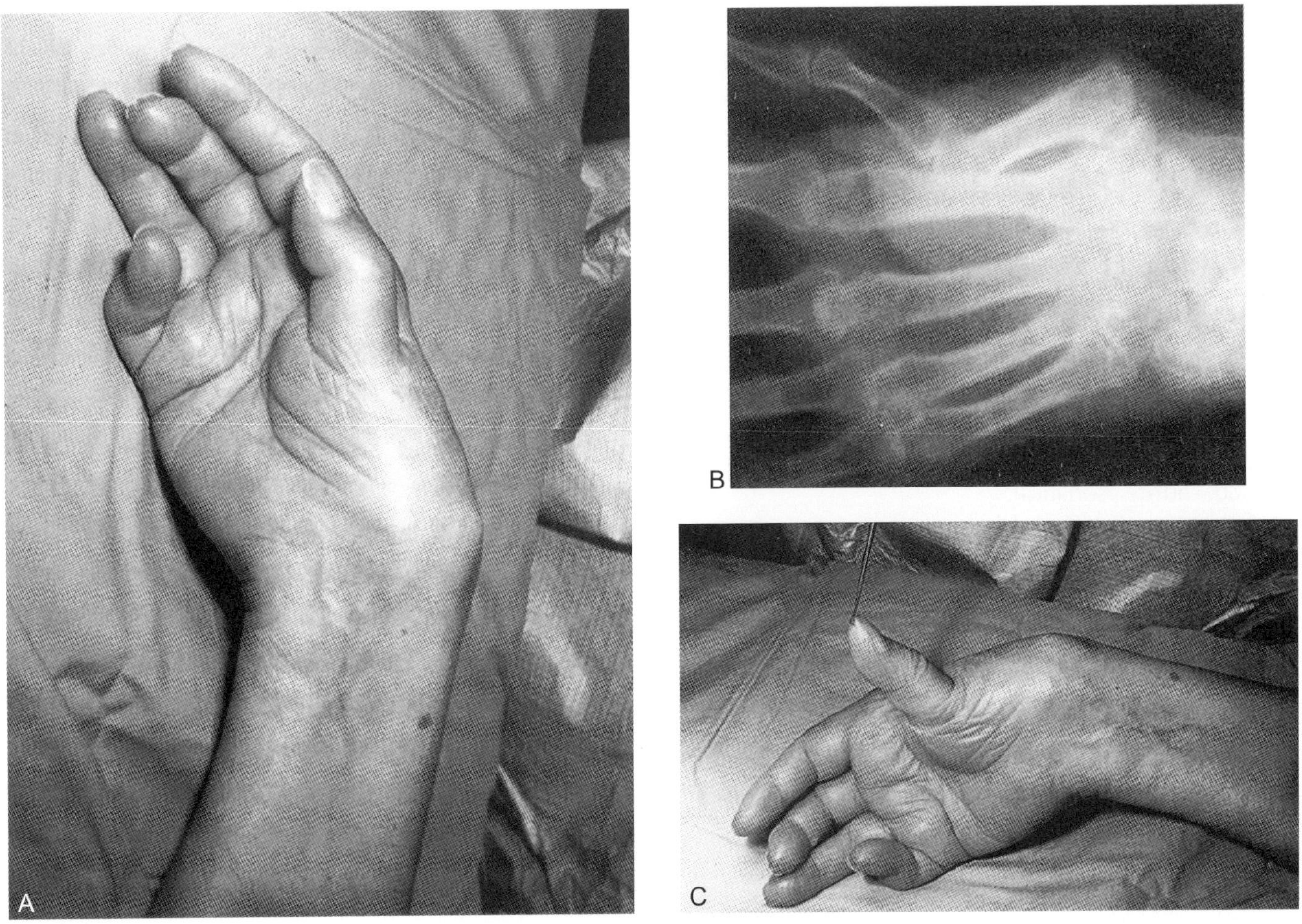

Fig. 5.46 A. Deformidade do polegar em pescoço de cisne vista em radiografias **(B)** devida à doença da articulação basal, seguida por contratura de adução e deformidade de hiperextensão. A deformidade é fixa como mostrado em **(C)**, resultando em perda severa da abertura do primeiro espaço interdigital.

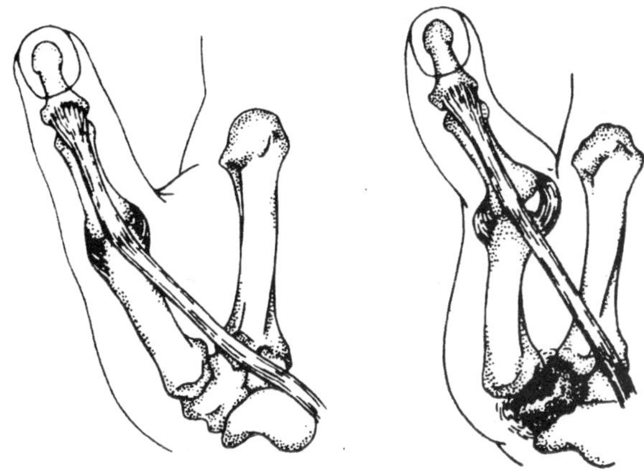

Fig. 5.47. O mecanismo de uma deformidade tipo IV do polegar é ilustrado aqui em diagrama. A deformidade tipo IV – Polegar de Esquiador – sinovite na articulação metacarpofalangiana torna os ligamentos colaterais frouxos. O ligamento ulnar sendo o mais tensionado – distende-se produzindo desvio radial – da falange proximal. Uma contratura de adução secundária do 1° espaço interdigital se desenvolve.

Se superfícies articulares adequado na radiografia (incomum)

$\rightarrow$ *sinovectomia + reconstrução de ligamento colateral.*

Se superfícies articulares ruins (comum)

$\rightarrow$ *estabilização* da articulação metacarpofalangiana

estabilização da articulação interfalangiana.

Tipo V ('Pescoço de Cisne' Isolado)

A sinovite crônica produz instabilidade da placa palmar da articulação metacarpofalangiana, que conduz a hiperextensão da articulação metacarpofalangiana e resultante flexão da articulação interfalangiana. Não há adução metacarpiana ou envolvimento carpometacarpiano como existe no tipo III ('pescoço de cisne' aduzido). O tratamento envolve estabilizar a articulação metacarpofalangiana na posição fletida[124] por:

- capsulodese;
- sesamoidese; ou
- fusão da articulação metacarpofalangiana.

Tipo VI (Artrite Mutilante)

Há intenso colapso do esqueleto devido à perda de substância óssea. Usualmente, todos os dígitos são envolvidos, e

Tabela 5.4 Estruturas Equivalentes no polegar e dedo para pacientes com boutonniere e pescoço de cisne

Polegar	*Dedo*
Articulações metacarpofalangianas	Articulação interfalangiana proximal
Abdutor curto do polegar e adutor do polegar	Faixas laterais intrínsecas
Extensor curto do polegar	Deslizamento central do extensor dos dedos
Articulação interfalangiana	Articulação interfalangiana distal

está associada à artrite psoriática. O tratamento envolve fusões múltiplas e possível enxerto de osso (veja pág. 336 e pág. 380 – artrite psoriática).

Como previamente foi enfatizado, a patogênese dos tipos I e II pode ser entendida em termos da anatomia patológica do dedo reumatóide se a articulação metacarpofalangiana do polegar é comparada à articulação interfalangiana proximal do dedo. As substituições seriam feitas então como na Tabela 5.4.

ARTICULAÇÕES METACARPOFALANGIANAS[125]

Patomecânica nas Articulações Metacarpofalangianas

As articulações metacarpofalangianas na artrite reumatóide progridem para deformidade em uma de duas direções, subluxação palmar ou derivação ulnar. Há forças deformantes primárias dentro da própria articulação metacarpofalangiana, e estas são resultantes da sinovite. A proliferação sinovial tende a seguir a irrigação sangüínea ao redor da cabeça metacarpiana, produzindo adelgaçamento ou afrouxamento dos ligamentos colaterais, assim como da porção membranosa da placa palmar. Também produz erosões nas faces laterais da cabeça metacarpiana. Uma vez que as estruturas de suporte ao redor da articulação metacarpofalangiana ficam frouxas, as forças desviantes externas tornam o desvio ulnar mais intenso. Dentro da articulação acontece lesão progressiva, resultante de erosões com perda de cartilagem articular, conduzindo a destruição da cabeça metacarpiana. Outros tentaram culpar as deformidades da articulação metacarpofalangiana por uma patologia primária em outro local. Zancolli realça a possibilidade de envolvimento carpometacarpiano dos dedos anular e mínimo, que produz expansão metacarpiana aumentada quando em flexão, aumentando a força de desvio ulnar nos tendões extensores[126]. Taleisnik[127] e Shapiro[128] realçam a importância da perda do complexo ulno-carpal no punho na produção de supinação do carpo. O envolvimento simultâneo dos ligamentos anteriores do punho resulta em flexão palmar do escafóide com perda de altura radial. A redução da altura carpal radial produz desvio radial nos metacarpianos e conseqüentemente desvio ulnar compensatório dos dígitos nas articulações metacarpofalangianas. O papel da tensão intrínseca também tem sido realçado, embora claramente não possa haver nenhum envolvimento patológico diferencial do ulnar intrínseco, ao contrário do radial. Qualquer processo patológico envolveria efetivamente ambos os conjuntos de intrínsecos, mas as forças deformantes conduzem a estiramento dos intrínsecos radiais, conseqüentemente a tensão só é detectável nos intrínsecos ulnares.

Harrison classificou o envolvimento das articulações metacarpofalangianas[104]:

- Grau I: Deslocamento do tendão extensor sem desvio medial.
- Grau II: Derivação ulnar mais desvio medial.
- Grau III: Subluxação da articulação. metacarpofalangiana mais derivação ulnar e desvio medial.
- Grau IV: Subluxação mais derivação ulnar mais desvio medial mais extensão passiva limitada (isto é, subluxação irredutível).

Porém, pacientes com artrite reumatóide das articulações metacarpofalangianas entram freqüentemente em dois grupos adicionais: aqueles que têm subluxação palmar das articulações metacarpofalangianas associada à deformidade em 'pescoço de cisne' das articulações interfalangianas proximais e aqueles que têm derivação ulnar associada à boa flexão e uma boa amplitude de movimentos nos dígitos. Estes pacientes podem permanecer funcionais durante um período considerável de tempo e é necessário bom senso no que tange à intervenção cirúrgica.

Indicações

O tratamento cirúrgico das articulações metacarpofalangianas pode ser determinado pelo grau de Harrison.

Sinóvia

Como em todas as outras articulações digitais, a cápsula da articulação metacarpofalangiana é muito significativa em suas faces palmar e lateral, onde é espessada na placa palmar, nos ligamentos colateral acessório e colaterais. Estas estruturas permitem movimento, enquanto proporcionam forte estabilidade. Sinovite é então mais bem detectada na face dorsal, onde o edema pode ser sentido como flutuação entre dois dos dígitos do examinador, com as articulações mantidas em flexão suave de cerca de 40-50° (Fig. 5.49).

A tempo, a sinóvia corrói pela cápsula e vem afetar a expansão do extensor. A expansão é significativamente mais fina na face radial que na ulnar, especialmente no dedo indicador. O estiramento da expansão resulta em deslocamento ulnar dos tendões (Fig. 5.50). Este deslocamento deve ser notado, porque é um dos fatores responsáveis pela produção de derivação ulnar. Na mão normal, os tendões extensores são mantidos sobre as articulações metacarpofalangianas pela capa dorsal. Na verdade, na preensão de força eles podem ser vistos desviando radialmente à medida que a força total é aplicada. Se a capa dorsal é debilitada e estirada, este movimento radial é substituído pelo deslocamento ulnar dos tendões extensores. Em fases tardias, os tendões extensores caem entre as cabeças metacarpianas (Fig. 5.50). Nesta posição eles

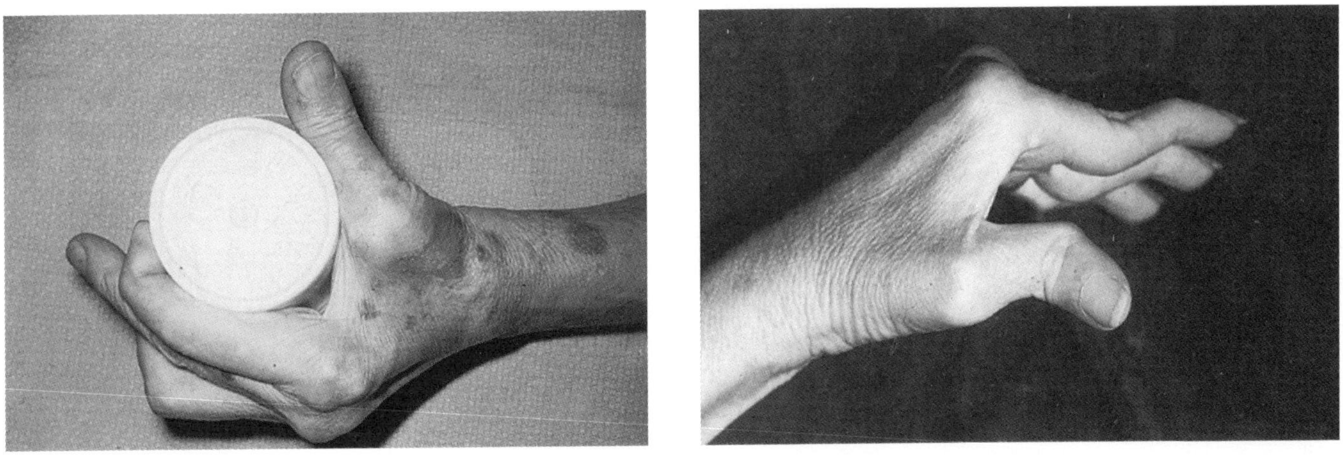

A B

Fig. 5.48 A. Ocorreu desvio radial na articulação metacarpofalangiana após deformidade em adução em um polegar reumatóide tipo IV. **B.** O desvio radial aconteceu aqui na articulação interfalangiana.

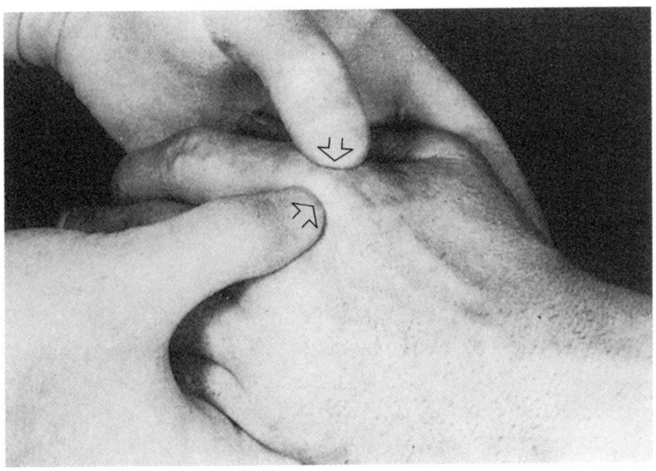

Fig. 5.49. A sinovite nas articulações metacarpofalangiana e interfalangiana dos dígitos pode ser detectada pelos dois dedos polegares do examinador com a articulação contida em flexão suave. Sua presença é revelada por uma flutuação 'depressível' entre os dois dígitos examinadores.

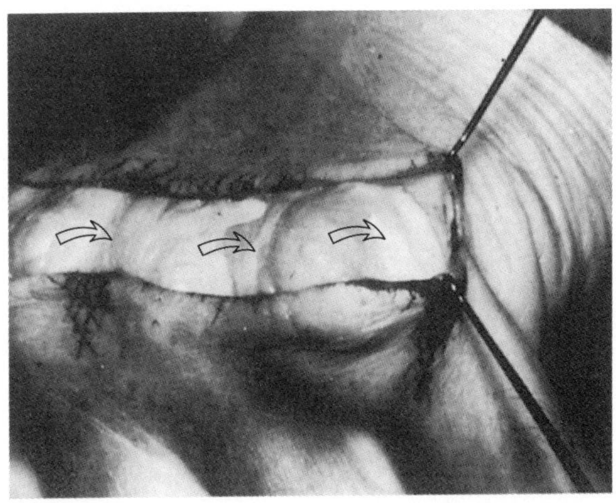

Fig. 5.50. A subluxação ulnar extrema dos tendões extensores é vista aqui antes da substituição da articulação metacarpofalangiana. O extensor do dedo mínimo pode ser visto na face ulnar do colo do metacarpiano.

não podem estender os dedos, e um diagnóstico enganoso de ruptura de tendão pode ser feito.

Em períodos de sinovite ativa, palpação da sinóvia produzirá *sensibilidade* intensa.

Indicações

A sinovectomia das articulações metacarpofalangianas está indicada nas seguintes situações: *Harrison Grau I*

1. Edema doloroso persistente apesar de terapia médica adequada.
2. Erosões precoces evidentes ao exame radiológico; são vistas mais provavelmente em incidências de Brewerton (pág. 377) (Fig. 5.51).
3. Deslocamento dos tendões extensores na presença de sinovite. A capa do extensor radial pode ser excisada após sinovectomia, mas deve-se tomar cuidado para não limitar a flexão. A liberação da capa ulnar e do tendão intrínseco é freqüentemente necessária para alcançar a recentralização[129].

Em uma revisão, sinovectomia foi efetiva no alívio da dor em mais da metade dos pacientes, enquanto quase todos perderam o movimento[130], com uma redução média de 20°.

Todos os pacientes que estão sendo preparados para sinovectomia devem ser advertidos da possível necessidade de substituição da articulação, porque a condição das extremidades ósseas não pode ser completamente avaliada clinicamente ou por uma radiografia (Fig. 5.52). Apenas 18% dos pacientes em uma série[131] tinham erosões ao exame radiológico, considerando que elas estavam presentes à exploração em 81%.

Veja Green DP 1998 *Operative Hand Surgery*, 4th edn. Churchill Livingstone, New York, pág. 1707.

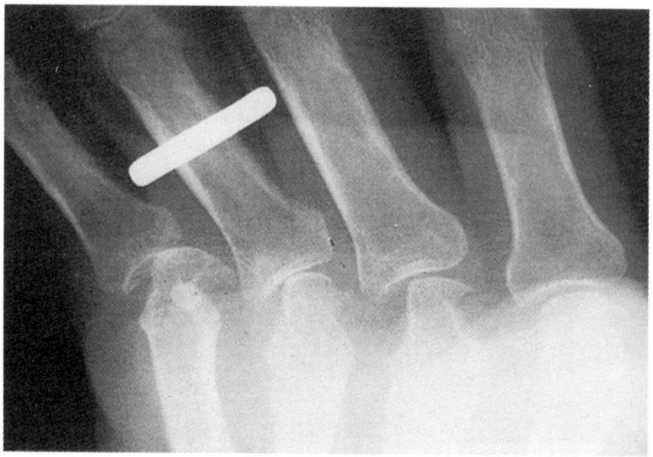

Fig. 5.51. Incidência de Brewerton das articulações metacarpofalangianas demonstra muito claramente as erosões das cabeças metacarpianas, particularmente sob os ligamentos colaterais radiais destas articulações. Isto acontece em uma área de osso nu dentro da cápsula da articulação.

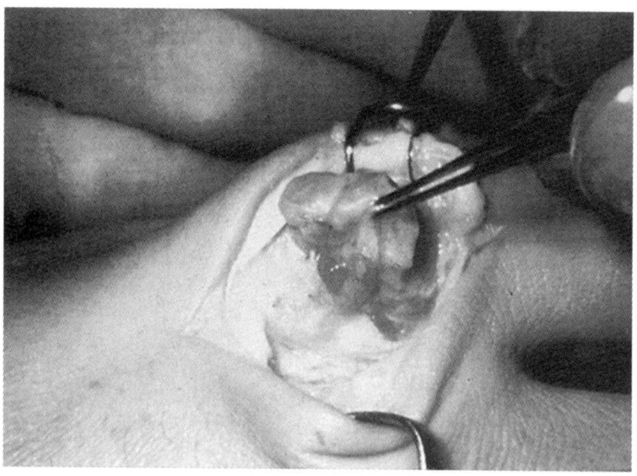

A

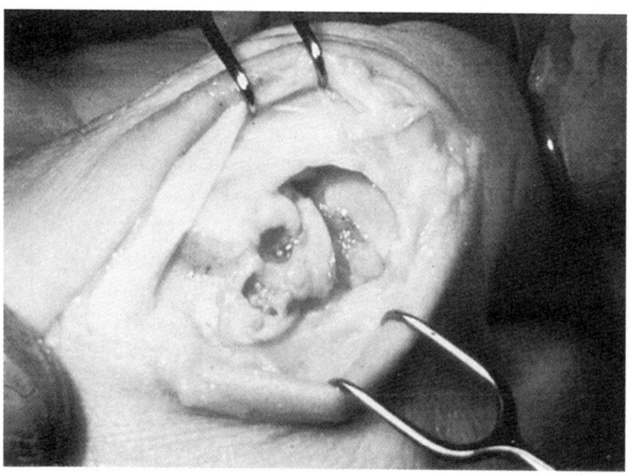

B

Fig. 5.52 A, B. A sinóvia freqüentemente obscurece erosões grandes na cabeça metacarpiana subjacente.

Amplitude de Movimento

A amplitude de movimento ativo e passivo em cada articulação metacarpofalangiana deve ser registrada com o goniômetro, tomando nota se movimento está ou não limitado pela dor.

Estabilidade[132]

Embora a articulação metacarpofalangiana normal mostre uma amplitude extensa de movimento tanto em flexão como em extensão e, quando os dedos estão estendidos, em direção lateral, a estabilidade é essencial para a função da mão normal. Na posição estendida, onde a estabilidade é necessária para o pinçamento lateral forte, a estabilidade é proporcionada principalmente pelos músculos interósseos e principalmente pelo poderoso primeiro interósseo dorsal. Quando as articulações são fletidas, e a estabilidade é necessária para preensão de força, a articulação metacarpofalangiana normal é travada em imobilidade lateral por seus ligamentos colaterais. Esta frouxidão em extensão e imobilidade em flexão ocorre em virtude da inserção excêntrica do ligamento com a cabeça metacarpiana. A cabeça metacarpiana também é mais larga em sua face palmar do que dorsalmente e isto também serve para tensionar os ligamentos colaterais.

A instabilidade na doença reumatóide resulta de:

1. *Fraqueza do primeiro interósseo dorsal*, que deve ser testada portanto em todos os casos (Fig. 5.53).
2. *Rompimento dos ligamentos colaterais*[133]. Este é resultante de erosão sinovial da única área de osso nu dentro da cápsula articular, que é aquela sob a inserção proximal do ligamento colateral. Uma erosão profunda comumente é detectada nesta situação, radiologicamente (Fig. 5.54) e durante a sinovectomia (Fig. 5.55). Isto no final causa separação do ligamento colateral de sua inserção, com perda significativa de estabilidade. Isto pode ser detectado fletindo o dedo indicador na articulação metacarpofalangiana e exercendo pressão lateral. Na mão normal nenhum movimento ocorre. No paciente reumatóide avan-

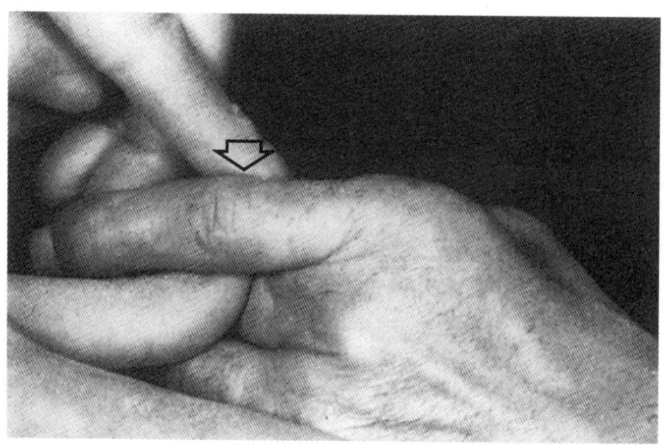

Fig. 5.53. O primeiro interósseo dorsal é testado pedindo ao paciente que abduza o dedo indicador contra pressão exercida pelo examinador.

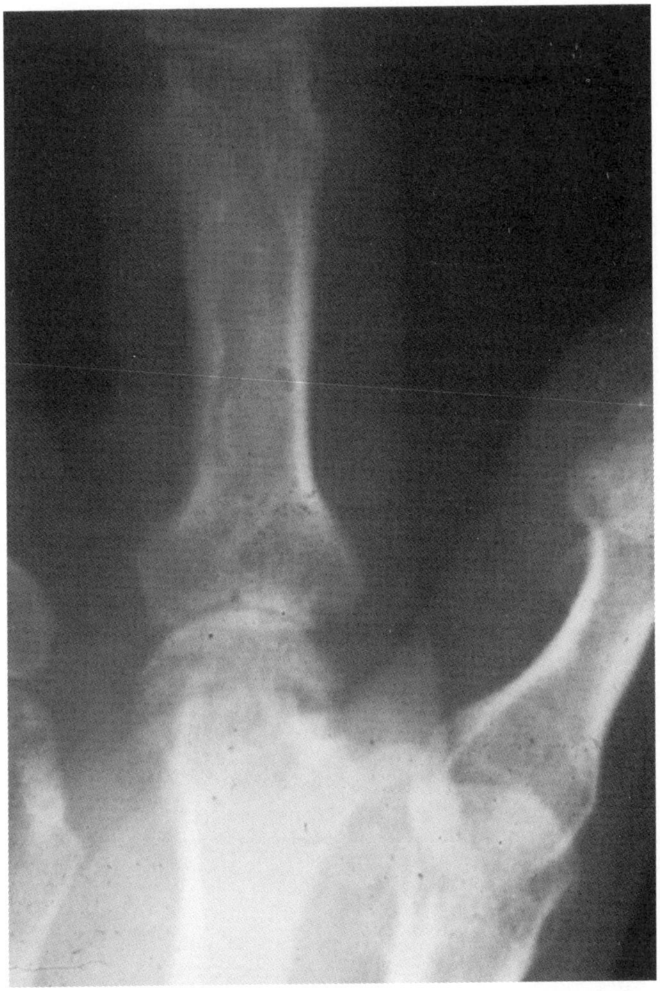

Fig. 5.54. Esta radiografia da articulação metacarpofalangiana ilustra a erosão na face radial da cabeça metacarpiana do dedo indicador. Resulta em rompimento da inserção do ligamento colateral naquele lado, que permite o desenvolvimento de derivação ulnar.

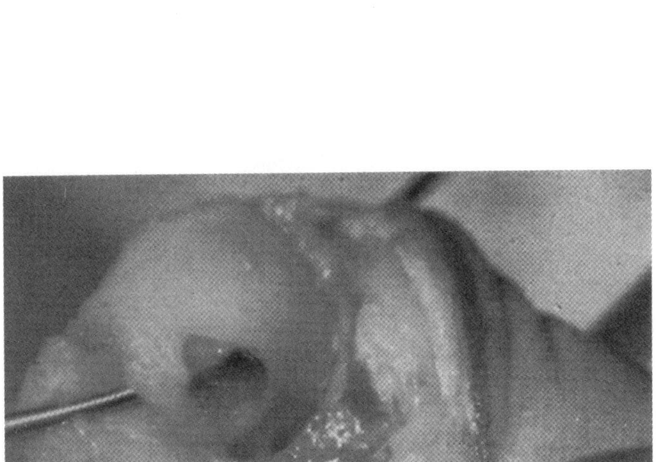

Fig. 5.55. Erosões significativas só podem ser descobertas no momento da sinovectomia.

çado há movimento considerável, enquanto no caso incipiente o paciente queixa-se de dor nesta manobra.

Quando estes dois fatores estabilizadores são eliminados ou estão significativamente debilitados, outras forças, mecânicas e patológicas, produzem as deformidades características das articulações metacarpofalangianas reumatóides, *derivação ulnar* e *subluxação palmar.*

Derivação Ulnar[134]

Flatt descreve a derivação ulnar como tendo dois componentes[135]:

1. O *desvio ulnar*, uma rotação ulnar da falange ao redor da cabeça metacarpiana, está presente na mão normal e apenas é patológico quando incorrigível.
2. A *troca ulnar*, uma translocação ulnar da base da falange na cabeça metacarpiana, é sempre anormal. Esta constitui o *grau II de Harrison*.

O uso normal e a estrutura da mão impõem pressões nas articulações metacarpofalangianas que as deslocam para desvio ulnar:

1. *Pressão do polegar* em todos os pinçamentos.
2. *A inclinação ulnar* da cabeça do osso metacarpiano.
3. *A ação do abdutor do dedo mínimo*, que é um forte desviante ulnar da falange proximal do dedo mínimo. Sua ação é aumentada por um deslizamento de tendão do extensor do dedo mínimo, o qual fica cada vez mais forte à medida que o extensor é deslocado em direção ulnar.

Estas forças produzem o *desvio ulnar* visto na mão normal em extensão e que aumenta na preensão de força.

As forças patológicas que produzem *derivação ulnar* uma vez que a estabilidade foi perdida devem ser buscadas na fase apropriada do exame:

- *desvio radial do punho*, que, pelo mecanismo de Z, induz derivação ulnar das articulações metacarpofalangianas[136];
- *troca ulnar dos tendões extensores*;
- *força ulnar aplicada dos tendões flexores* (Fig. 5.56)[137];
- *tensão intrínseca* (pág. 366).

Todas estas forças desviantes ulnares anormais são autoperpetuantes. Ou seja, em cada caso, uma vez que a derivação ulnar surgiu resultante da remoção dos fatores estabilizadores radiais e da aplicação de forças de desvio ulnar, a vantagem mecânica dessas forças para produzir derivação ulnar adicional é aumentada (Fig. 5.57).

Subluxação Palmar – Grau III-IV de Harrison

Este deslocamento só pode acontecer quando os ligamentos colaterais foram distendidos ou suas inserções rompidas. É facilitado mais adiante pela distensão da expansão dorsal do mecanismo extensor, com deslocamento dos tendões extensores extrínsecos, vindo a localizar-se entre as cabeças metacarpianas. Estas alterações removem as estruturas dorsais que usualmente resistem à subluxação palmar, e freqüentemente criam uma deformidade em flexão das articulações metacarpofalangianas. As forças que então produzem a sublu-

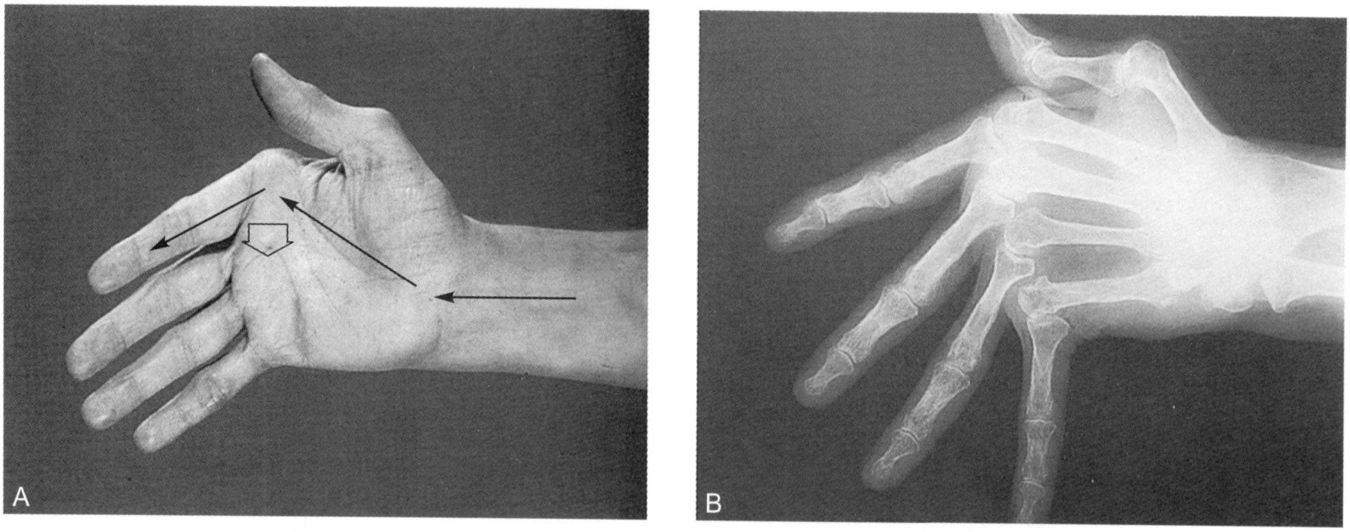

Fig. 5.56 A. Como foi enfatizado na seção sobre anatomia de superfície, os tendões flexores cruzam a articulação do punho no lado ulnar da linha média. Com o desvio radial progressivo do punho, o ângulo de incidência destes tendões com o dedo indicador em particular é cada vez mais de uma direção ulnar. À medida que a frouxidão na bainha do tendão flexor desenvolve-se, assim a força dos tendões flexores sobre a articulação metacarpofalangiana é mais aplicada sobre a falange proximal e fica progressivamente mais poderosa em seu momento ulnar. **B.** A derivação ulnar das articulações metacarpofalangianas, até o ponto de deslocamento completo no caso do dedo mínimo. Note também a translocação ulnar do punho com perda de altura carpal radial e a deformidade em *boutonniere* do polegar.

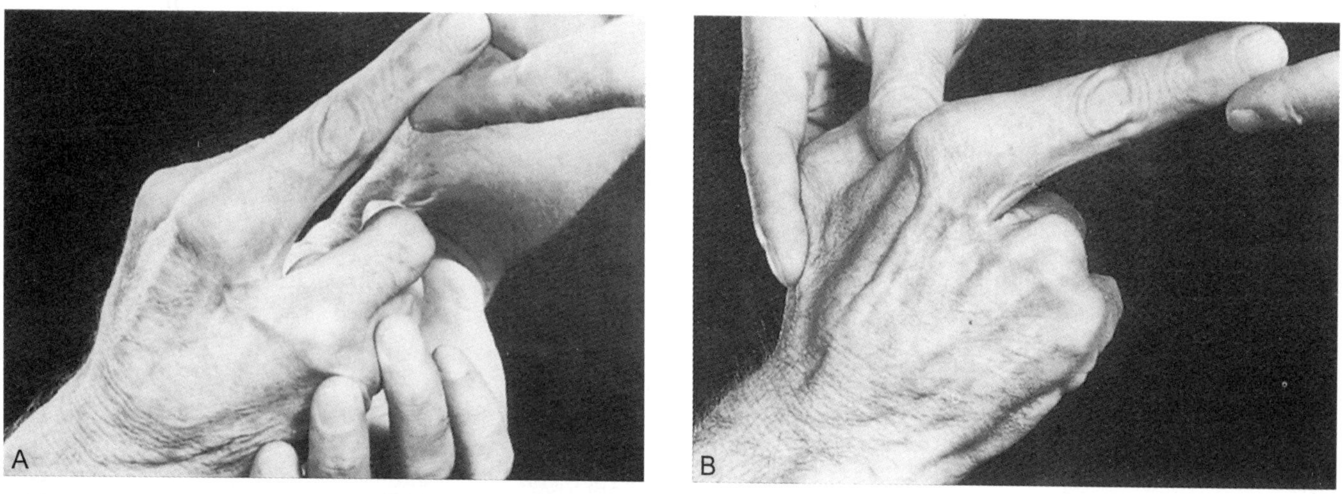

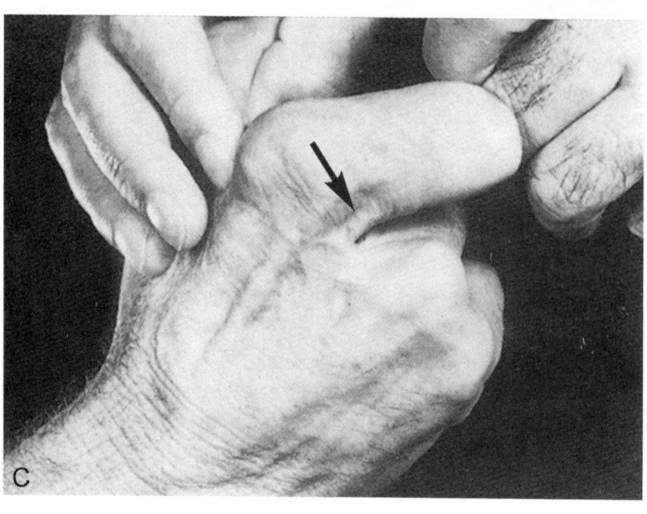

Fig. 5.57. Este paciente que não sofre de doença reumatóide, mas foi sujeitado a uma ressecção em raio do dedo médio, com cicatrizes subseqüentes, ilustra bem dois dos fatores que desempenham um papel na produção de derivação ulnar dos dedos. Em **(A)** o dedo é mantido estendido sem qualquer esforço ativo pelo paciente. Em **(B)** a extensão ativa mostra que o tendão extensor está localizado na face ulnar da articulação metacarpofalangiana, e que a extensão ativa resulta em desvio ulnar do dedo. **C.** Aqui o teste intrínseco está sendo aplicado e pode ser visto como o dedo do paciente balança em derivação ulnar devido à tensão do intrínseco na face ulnar do dedo indicador.

xação são a *tensão intrínseca* e o momento palmar poderoso dos *tendões flexores extrínsecos*.

A subluxação palmar é comumente evidente à inspeção, as cabeças metacarpianas sendo dorsalmente proeminentes (Fig. 5.58). Em casos menos aparentes, usualmente quando uma sinovite florida ainda persiste, a presença de subluxação pode ser demonstrada estabilizando o metacarpiano com uma das mãos, agarrando a falange proximal com a outra e testando o movimento de uma sobre a outra em direção palmar-dorsal (Fig. 5.59). Na mão normal, pouco ou nenhum movimento é possível:

No caso extremo de subluxação palmar, a articulação não pode ser reduzida (Fig. 5.60) – *Grau de Harrison IV.* O movimento proximal-distal da falange proximal em relação ao metacarpiano estabilizado pode estar então presente e, quando extremo, é chamado *telescopagem.*

Indicações

Os vários agentes que produzem derivação ulnar devem ser manejados como detalhado nas seções respectivas.

A *transferência de intrínseco cruzada* demonstrou ser benéfica e duradoura[138], apesar das reservas anteriores expressas pelo mesmo autor[139]. O descontentamento com os resultados de artroplastia de interposição de ressecção e preocupações quanto ao uso de silicone levaram a esforços renovados para reconstruir a articulação metacarpofalangiana. O procedimento descrito por *Wood et al.* [140] tem sido usado pelo autor em um número pequeno de pacientes, e deu resultados surpreendentemente bons (Fig. 5.61), embora a longevidade da satisfação não esteja ainda determinada. Onde a cabeça metacarpiana é destruída, estão sendo feitos esforços renovados para empregar as técnicas de artroplastia interposicional descritas por Vainio[141], Riordan e Fowler[142] e Tupper[143]. *A artroplastia de ressecção e implante* ainda tem um papel, seja qual for o implante usado[144-146]. Ela permanece o esteio do tratamento na artrite reumatóide. Problemas surgem,[147-149] inclusive recidiva da derivação ulnar, acomodação com perda do movimento

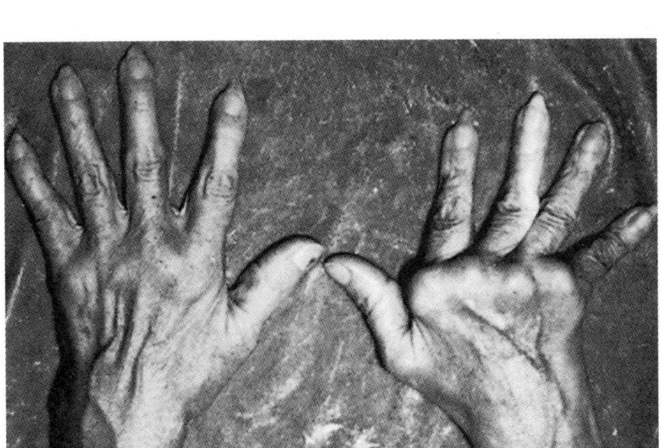

Fig. 5.58. A subluxação palmar das articulações metacarpofalangianas é claramente evidente na mão direita deste paciente, as cabeças metacarpianas sendo evidentes como uma crista ao longo do dorso da mão.

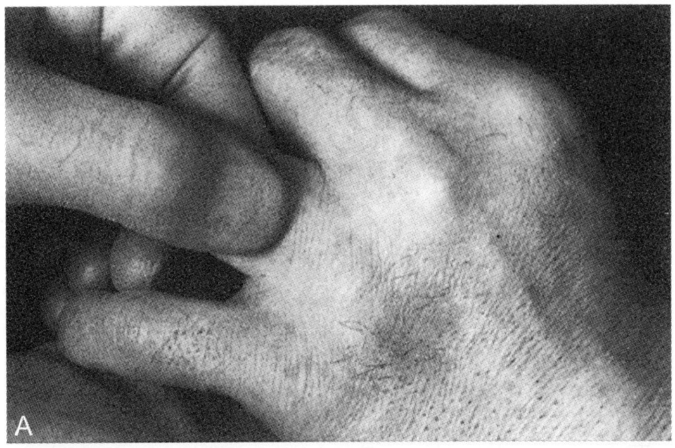

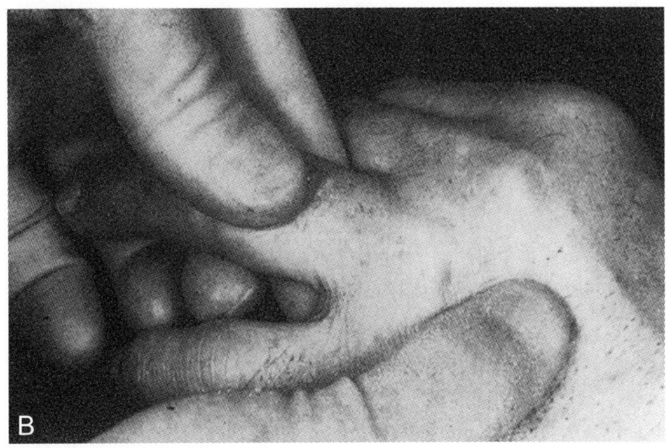

Fig. 5.59 A, B. Agarrando a mão e falange proximal do dígito sob exame, a subluxação da falange na cabeça metacarpiana pode ser detectada movendo a falange proximal alternadamente dorsalmente e em direção palmar na cabeça metacarpiana.

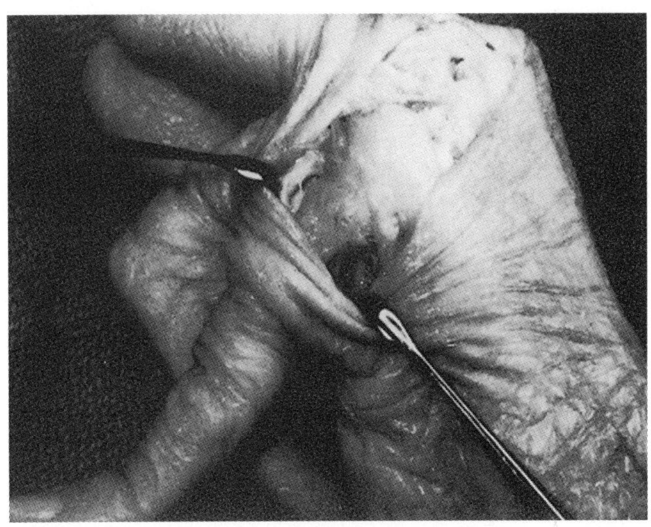

Fig. 5.60. Durante a cirurgia, a relação da cabeça do metacarpiano com a base da falange proximal pode ser vista. A tensão aplicada à ponta do dedo mínimo (embaixo à esquerda) está colocando esta articulação metacarpofalangiana em *extensão* máxima.

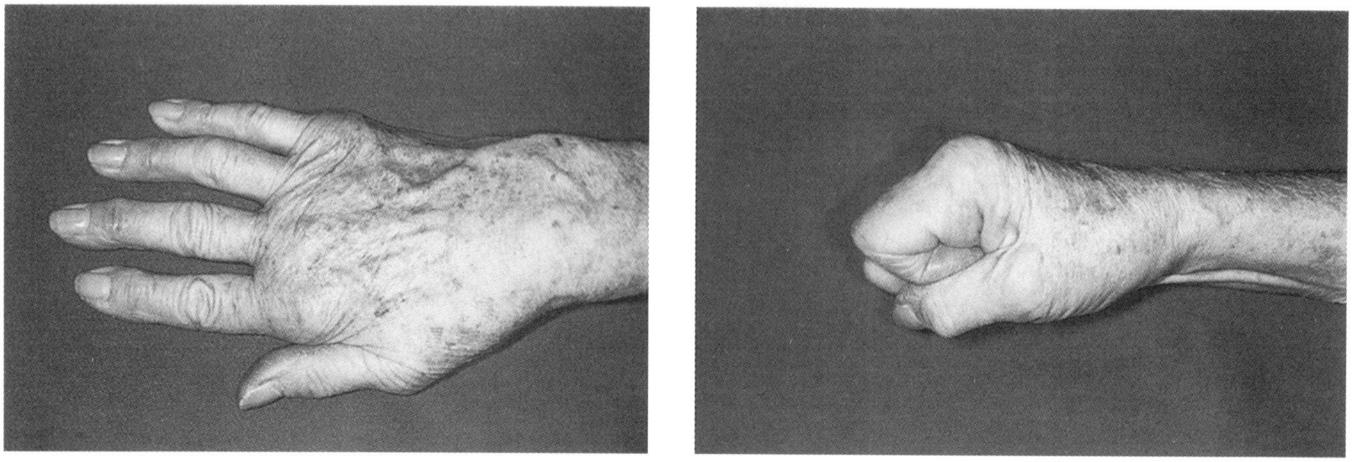

A B

Fig. 5.61. Um ano antes destas fotografias, esta paciente tinha intensa derivação ulnar e subluxação palmar das articulações metacarpofalangianas. Ela sofreu uma artroplastia reconstrutiva de Wood, com o resultado precoce sendo mostrado aqui.

inicial, fratura de implante e desgaste da superfície (Fig. 5.62), a última levando a sinovite por silicone. Porém, tal sinovite é muito menos comum nesta articulação que no carpo, e a satisfação do paciente é alta[148,149] (Fig. 5.63). O autor programa a maioria dos pacientes para uma possível artroplastia de Wood, possível artroplastia de ressecção de implante e toma a decisão durante a cirurgia.

Pode ser visto que o tratamento cirúrgico da articulação metacarpofalangiana pode ser determinado pelo grau de Harrison. Porém, há certos aspectos da cirurgia destas articulações que devem ser mencionados. Os intrínsecos ulnares tensionados não necessariamente requerem liberação com transferência cruzada de intrínsecos. A ressecção óssea pode restabelecer o equilíbrio musculoesquelético. O teste de tensão intrínseca deve ser executado depois que o implante é inserido. Apenas se os intrínsecos estão então tensionados devem-se considerar a liberação e uma transferência intrínseca cruzada. A excisão da cápsula radial é importante, por isso o editor sempre aborda estas substituições articulares usando uma abordagem radial, não apenas essa, mas sua incisão não é transversal, mas uma incisão longitudinal curva, que não cruza em qualquer ponto a excursão do tendão extensor para evitar a possibilidade de interferência com a função do aparato dorsal por adesões. A reinserção do ligamento colateral radial foi demonstrada efetivamente por Madden *et al.*[150] como desnecessária. Uma compreensão da biologia da formação do colágeno ao redor da articulação ressecada leva o cirurgião a avaliar que, se o movimento é facilitado em uma direção ânteroposterior, os ligamentos colaterais formar-se-ão novamente a partir do colágeno depositado, e eles serão estáveis o bastante para serem funcionais. Antes de fazer a artroplastia da articulação metacarpofalangiana, é importante avaliar a fun-

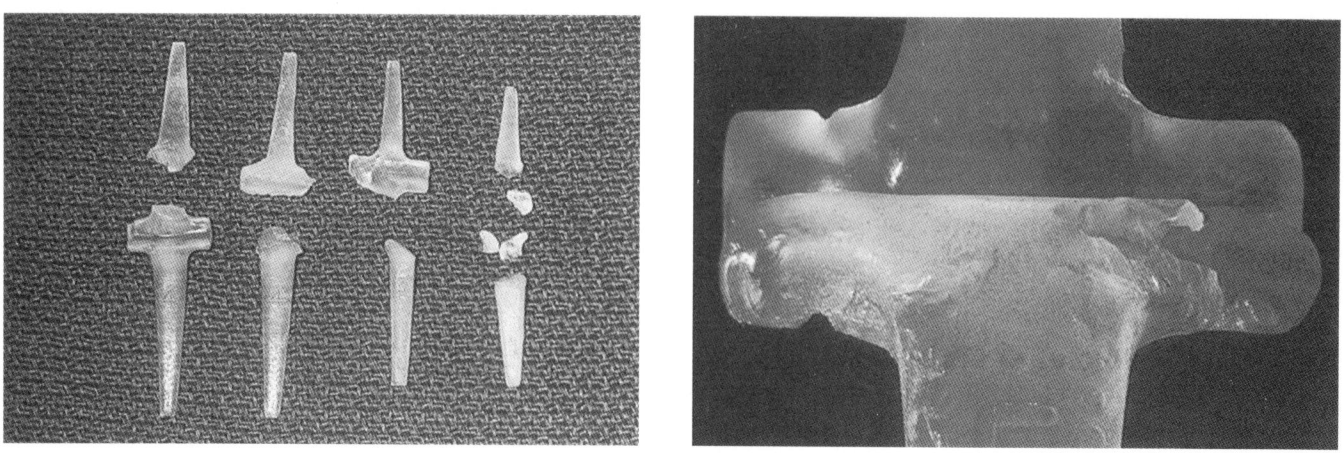

A B

Fig. 5.62 A. Fratura de implantes de silicone. **B.** Padrão de desgaste em um implante de silicone da articulação metacarpofalangiana, que foi removido por sinovite por silicone associada.

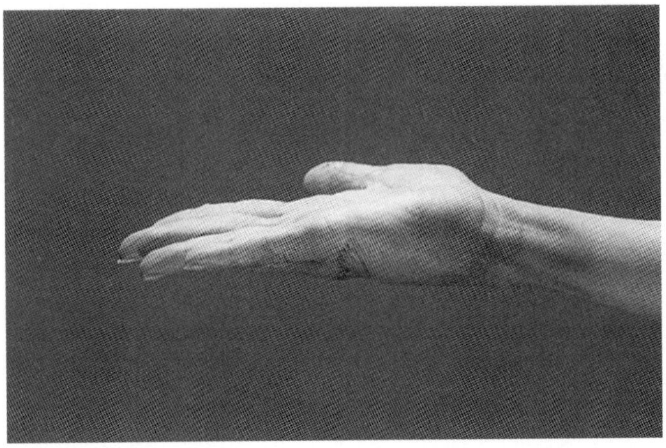

A

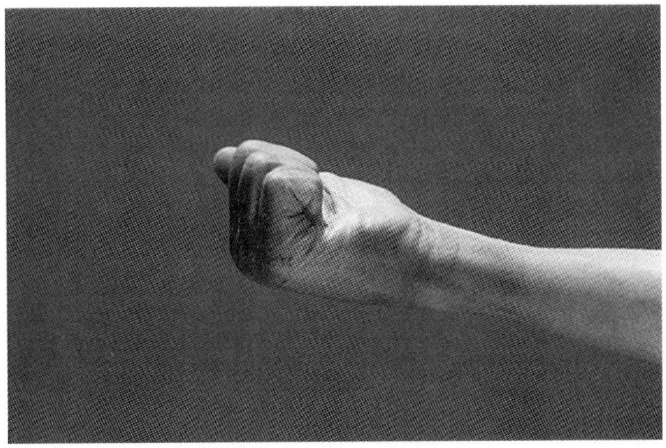

B

Fig. 5.63. Três semanas antes, esta paciente sofreu artroplastia de implante de silicone para subluxação palmar e derivação ulnar das articulações metacarpofalangianas. Os estudos mostram que este será o melhor movimento que ela terá, com perda progressiva durante os anos subseqüentes.

ção do punho e a função da articulação interfalangiana proximal. A função da interfalangiana proximal é importante, porque é impossível colocar uma artroplastia de interposição na articulação interfalangiana proximal e na articulação metacarpofalangiana.

O resultado de artroplastia de interposição usando a prótese de Swanson é a obtenção de um arco de movimento de aproximadamente 70°[151]. O desvio recorrente acontece. Quebra de implante provavelmente não é prevenida por *grommets,* mas pode ser prevenida por uma preparação óssea cuidadosa. Em particular, nenhuma extremidade áspera deve ser deixada, e a borda palmar da epífise metacarpiana distal deve ser inclinada para impedir sua impactação contra a prótese. Um dos problemas encontrados é a forma da base da falange proximal em pacientes em que a subluxação palmar ficou por muito tempo estacionária. Há uma superfície oblíqua à falange proximal, com ausência completa do lábio dorsal da articulação metacarpofalangiana na base da falange proximal. Em tais circunstâncias, a base da falange proximal tem que ser ressecada até que uma abordagem menos agressiva seja adotada para a cabeça metacarpiana. Ao avaliar os resultados das artroplastias de Swanson, é importante perceber que as próteses quebradas não necessariamente precisam de substituição, e a sinovite por silicone não é um problema crítico neste grupo[152]. O editor também teria cautela contra a aderência à idéia de talas extensoras dinâmicas do terapeuta de mão. No caso de se usar talas dinâmicas no pós-operatório, então devem-se usar talas dinâmicas extensoras, flexoras e de desvio radial. Porém, como a inserção correta de uma artroplastia de interposição proporciona uma situação onde não há nenhuma força divergente sobre os dígitos distais às articulações metacarpofalangianas, o editor prefere usar talas estáticas em noites alternadas; uma que produz flexão de metacarpofalangiana e extensão do polegar alternada com outra que produz extensão de metacarpofalangiana e abdução do polegar.

Veja Green DP 1998 *Operative Hand Surgery,* 4th edn. Churchill Livingstone, New York, pág. 157.

Músculos Intrínsecos

A tensão dos músculos intrínsecos da mão contribui para vários dos problemas principais do paciente reumatóide:

- fraqueza da preensão de força (Fig. 5.64);
- derivação ulnar;
- subluxação palmar das articulações metacarpofalangianas;
- deformidade em pescoço de cisne dos dedos.

Os músculos mais envolvidos são os interósseos e os lumbricais. A patogênese da tensão intrínseca não foi claramente estabelecida, mas o espasmo provocado pelas articulações metacarpofalangianas inflamadas é a causa provável. A fibrose secundária resulta em contratura de intrínseco fixa. Na testagem para tensão intrínseca, o examinador deve avaliar a amplitude de movimento articular passivo primeiro e até que ponto esse movimento é lesado por doença da articulação ou adesões de tendão. Os intrínsecos fletem as articulações metacarpofalangianas e estendem as articulações interfalangianas. Então o teste para tensão deve ser executado como segue:

1. Segure a articulação metacarpofalangiana em extensão passiva total (Fig. 5.65).
2. Suavemente flexione a articulação interfalangiana proximal com a outra mão. Na mão normal, a flexão total da articulação interfalangiana proximal será possível.

Por contraste, na presença de tensão intrínseca, será encontrada uma resistência firme e bastante elástica (veja Fig. 2. 59). O ângulo da articulação interfalangiana proximal em que esta resistência é encontrada deve ser registrado (pág. 182).

3. Agora, deve-se permitir que a articulação metacarpofalangiana entre em flexão progressivamente enquanto se

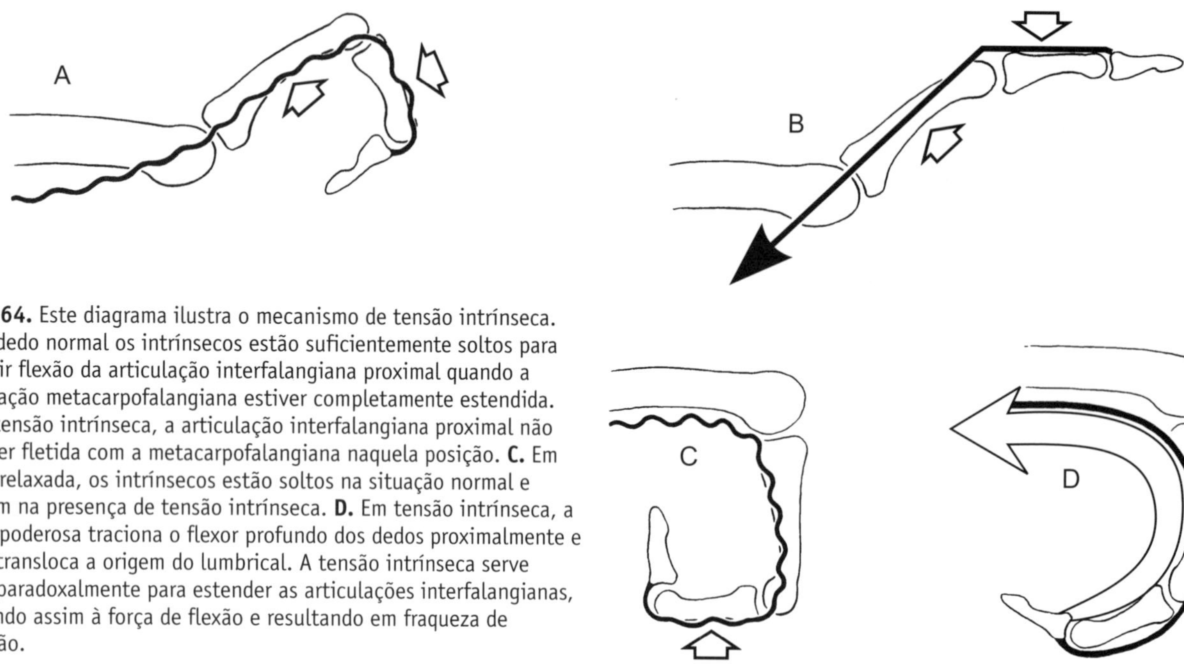

Fig. 5.64. Este diagrama ilustra o mecanismo de tensão intrínseca. **A.** No dedo normal os intrínsecos estão suficientemente soltos para permitir flexão da articulação interfalangiana proximal quando a articulação metacarpofalangiana estiver completamente estendida. **B.** Na tensão intrínseca, a articulação interfalangiana proximal não pode ser fletida com a metacarpofalangiana naquela posição. **C.** Em flexão relaxada, os intrínsecos estão soltos na situação normal e também na presença de tensão intrínseca. **D.** Em tensão intrínseca, a flexão poderosa traciona o flexor profundo dos dedos proximalmente e então transloca a origem do lumbrical. A tensão intrínseca serve então paradoxalmente para estender as articulações interfalangianas, resistindo assim à força de flexão e resultando em fraqueza de preensão.

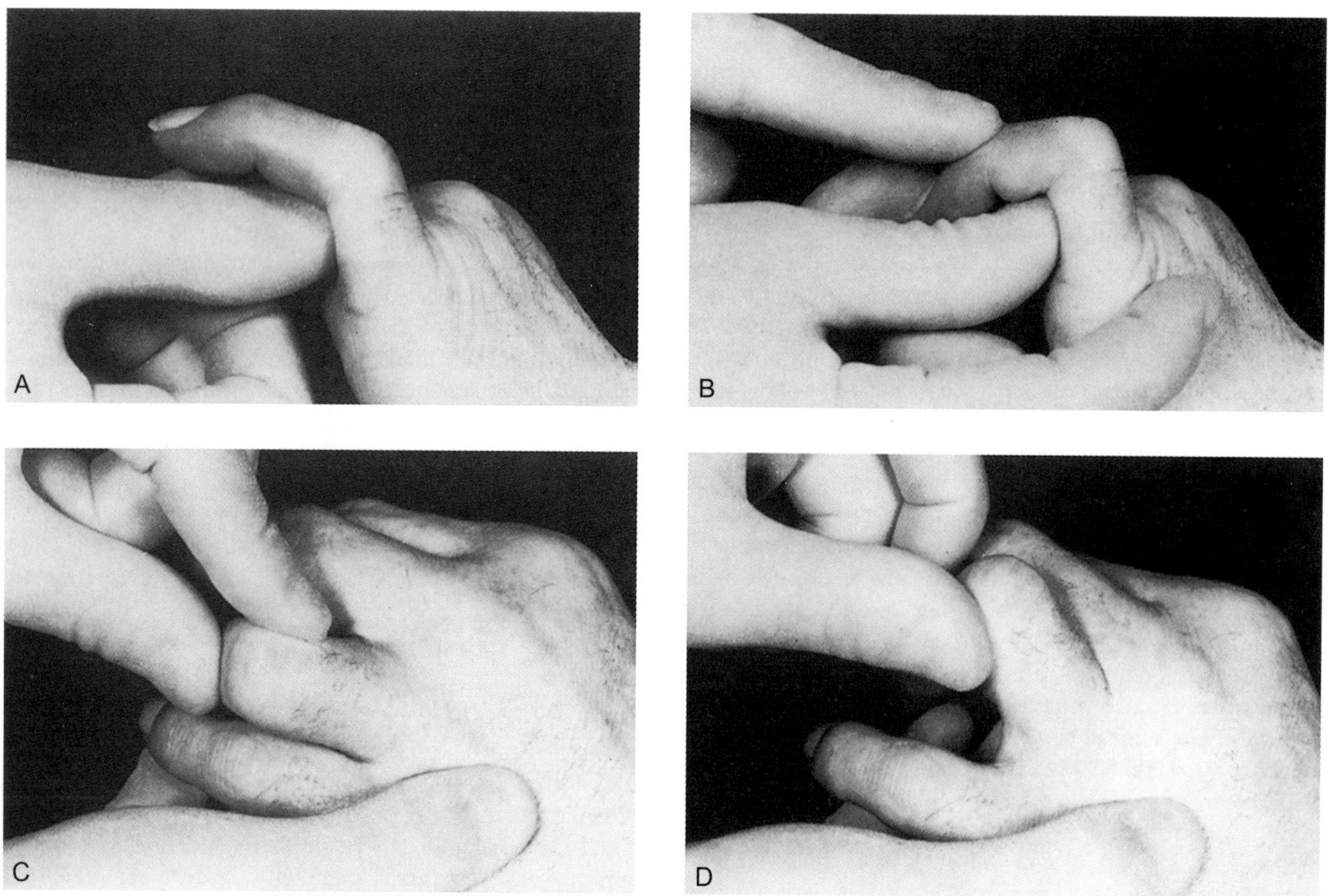

Fig. 5.65. Testagem para tensão intrínseca. **A.** A articulação metacarpofalangiana é segurada em extensão total. **B.** A articulação interfalangiana proximal é então completamente fletida e a resistência a este movimento sugere tensão dos intrínsecos. A diferenciação entre a tensão nos intrínsecos radiais e ulnares pode ser obtida desviando o dígito nas direções radial e ulnar, enquanto nesta posição intrínseca minus **(C, D)**.

mantém a pressão aplicada à falange média. A articulação interfalangiana proximal fletirá posteriormente à medida que a articulação metacarpofalangiana é retirada da extensão.

Na tensão intrínseca pura, a articulação interfalangiana proximal fletirá completamente uma vez que a articulação metacarpofalangiana foi permitida passar para flexão. A extensão em que ela não alcança flexão total é uma medida da doença da articulação interfalangiana proximal ou da adesão de tendão extrínseco.

O teste deve então ser repetido enquanto se desvia o dedo radialmente e em direção ulnar. Isto revelará se a tensão no teste inicial é principalmente dos intrínsecos ulnar ou radial:

- ulnar – quando mais tensão é encontrada com o dedo desviado radialmente;
- radial – quando há maior tensão em desvio ulnar.

Comumente, os intrínsecos ulnares são significativamente mais apertados que os radiais.

Indicações

A liberação intrínseca é possivelmente um dos mais rápido e mais efetivo procedimento na prática cirúrgica. A excisão completa do tendão em asa (Fig. 5.66) como defendido por Littler[168] deve ser empregada, porque sua remoção não apenas elimina a tensão de faixa lateral que causa a fraqueza de preensão e contribui à deformidade em pescoço de cisne, mas também a da expansão digital dorsal, que passa sobre o extensor extrínseco para formar uma capa extensora. A tensão desta expansão, juntamente com o momento palmar dos tendões flexores, são as forças subluxadoras que deslocam a articulação metacarpofalangiana instável.

Veja Green DP 1998 *Operative Hand Surgery*, 4th edn. Churchill Livingstone, New York, pág. 1703.

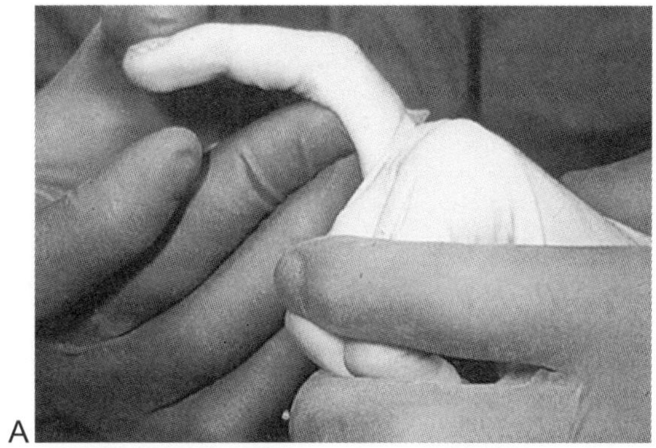

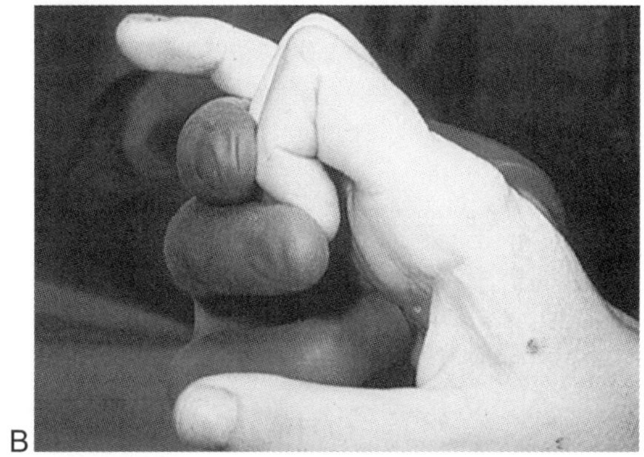

Fig. 5.66. O efeito da liberação intrínseca. Em **(A)** um dedo não liberado está sendo tensionado em flexão na articulação interfalangiana proximal com a metacarpofalangiana estendida. Em **(B)** dois dígitos previamente igualmente tensionados estão sendo colocados na mesma posição. A melhora na amplitude é aparente.

ARTICULAÇÕES INTERFALANGIANAS PROXIMAIS

Sinóvia

A articulação interfalangiana proximal do paciente reumatóide é uma das mais precoces e mais comumente afetadas. A sinóvia é dirigida dorsalmente por pressões intra-articulares durante a flexão onde, como em outras articulações, encontra menos resistência. O deslizamento central e as fibras mais mediais e profundas das faixas laterais do tendão extensor inserem-se na base da falange média. Esta inserção tendínea firme dirige a sinóvia edemaciada proximalmente ao longo do dorso da falange proximal. Isto foi chamado descritivamente 'o caracol sinovial' (Fig. 5.67). A presença de sinóvia pode ser detectada como em outras articulações, por flutuação sob os dedos polegares do examinador com a articulação contida em flexão suave em cerca de 45° (Fig. 5.68).

O efeito destrutivo da sinovite nos tecidos moles ao redor da articulação interfalangiana proximal depende de outras forças que agem na articulação, e pode tomar uma de várias formas:

- deformidade em botoeira; } (Fig. 5.69)
- deformidade em pescoço de cisne; }

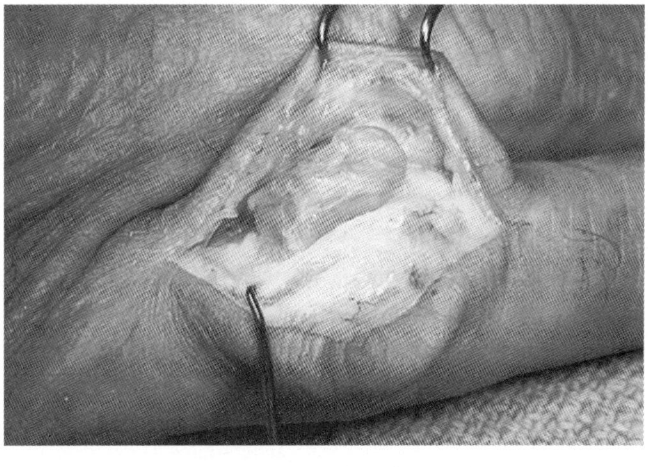

Fig. 5.67. A massa de sinóvia adoecida é vista aqui sendo dissecada por baixo do aparato extensor na articulação interfalangiana proximal. A ponta do dedo está à direita da foto, e as faixas laterais e o deslizamento central estão sendo sustentados por um afastador. A massa sinovial foi dissecada completamente fora e está sendo agarrada pelo fórceps na parte inferior da ilustração.

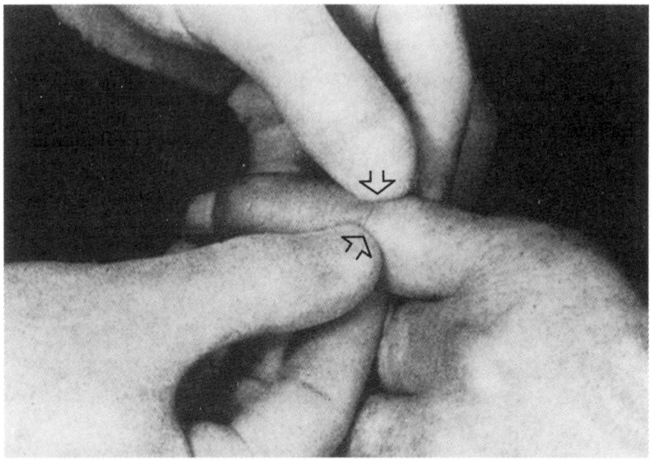

Fig. 5.68. A sinóvia é detectada na articulação interfalangiana como um edema flutuante entre os dedos polegares do examinador.

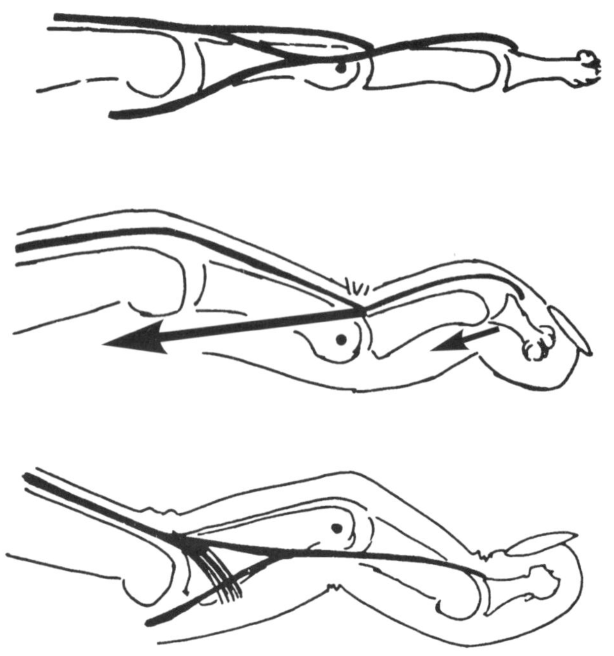

Fig. 5.69. O mecanismo de desenvolvimento das deformidades em pescoço de cisne e em *botoeira* é mostrado aqui em diagrama. Na ilustração superior, os tendões extrínsecos e intrínsecos, o deslizamento central e faixas laterais apresentam sua relação normal com as articulações dos dedos. Na ilustração do centro, a tensão do intrínseco associada à doença na articulação interfalangiana proximal resultou em hiperextensão da articulação interfalangiana proximal, com flexão compensatória na articulação interfalangiana distal. No diagrama inferior, a doença na articulação interfalangiana proximal causou fraqueza no deslizamento central e rompimento da aponeurose entre o deslizamento central e faixas laterais, que por conseguinte caíram abaixo do eixo da articulação e tornaram-se flexores ao invés de extensores. Como resultado, a articulação interfalangiana proximal entrou em flexão, e a articulação interfalangiana distal assumiu hiperextensão compensatória.

- destruição articular;
- instabilidade lateral.

Na articulação interfalangiana proximal reumatóide, a doença articular primária conduz freqüentemente a deformidade em *botoeira*. A deformidade em 'pescoço de cisne' é usualmente secundária à sinovite superficial ou subluxação da articulação metacarpofalangiana. Raramente é devida a uma deformidade em martelo da articulação interfalangiana distal, e ocasionalmente é devida à sinovite da bolsa palmar, ou seja, doença articular primária.

Amplitude de Movimento

A amplitude de movimento deve ser registrada com um goniômetro em cada articulação por sua vez. A hiperextensão é registrada como um valor negativo. Este pode ser enganoso se o sinal negativo for mal-entendido ou passar despercebido. Este problema pode ser superado ilustrando a medida com um pequeno diagrama.

Instabilidade

A articulação interfalangiana proximal é freqüentemente instável na deformidade em pescoço de cisne, como descrito anteriormente. A estabilidade lateral deve ser testada aplicando tensão em três pontos com o dedo em extensão (Fig. 5.70).

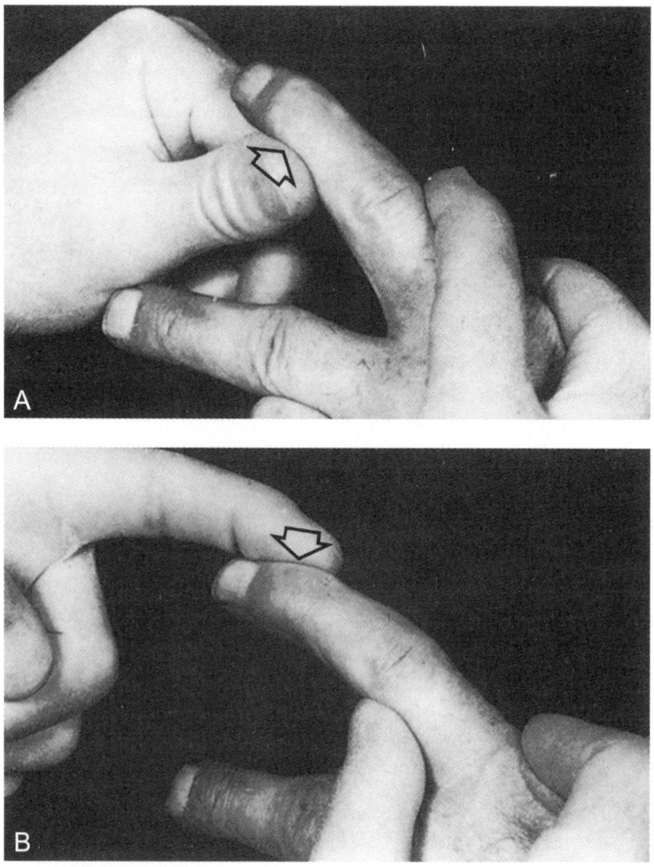

Fig. 5.70 A, B. Deve ser aplicada tensão lateral em três pontos, para testar os ligamentos colaterais nas faces ulnar e radial de todas as articulações interfalangianas em extensão máxima.

Se a articulação não puder ser estendida completamente, não deve ser dada muita importância a graus secundários de instabilidade lateral aparente (pág. 58).

Deformidade em Botoeira[153,154] (Fig. 5.71)

O aparato extensor da articulação interfalangiana proximal é tensionado contra a articulação pelo ligamento retinacular transversal. Esta estrutura fina, mas distinta, recobre os ligamentos colateral e colateral acessório lateralmente. Dorsalmente ela se mistura com a superfície dos componentes extensores e ventralmente com a parte cruzada da bainha fibrosa do tendão flexor. Na flexão de dedo contra resistência, esta parte cruzada move-se para longe do esqueleto, porque pode ser palpada bastante distintamente na mão normal, e isto serve para estabilizar o aparato extensor e, por sua natureza envolvente, toda a estrutura articular. Na doença reumatóide, o 'caracol sinovial' estende-se e freqüentemente hernia pela porção mais fraca da expansão, que é aquela em cada lado do deslizamento central, entre este e as faixas laterais (Fig. 5.72). À medida que aumenta esta fraqueza, as faixas laterais são tracionadas mais anteriormente com cada flexão de dedo, pelo ligamento retinacular transversal. A tenossinovite flexora, pelo estiramento da bainha flexora, permite que o tendão flexor mova-se mais para longe do esqueleto, aumentando a força de subluxação aplicada às faixas laterais. A erosão sinovial continua dorsalmente e (como na articulação metacarpofalangiana do polegar) causa enfraquecimento e no final rompimento completo do deslizamento central. Isto resulta em perda da força muscular extensora.

O desequilíbrio em favor da flexão na articulação interfalangiana proximal resulta em uma deformidade em flexão, e o mecanismo de Z produz hiperextensão compensatória nas articulações metacarpofalangiana e interfalangiana distais. Esta deformidade é inicialmente *móvel*; ou seja, a articulação mostra uma amplitude de movimento passivo normal, mas depois se torna *fixa*[155]. Apenas a primeira é passível de reconstrução de tecidos moles. Nalebuff e Millender descreveram três fases da deformidade em *botoeira*[153]:

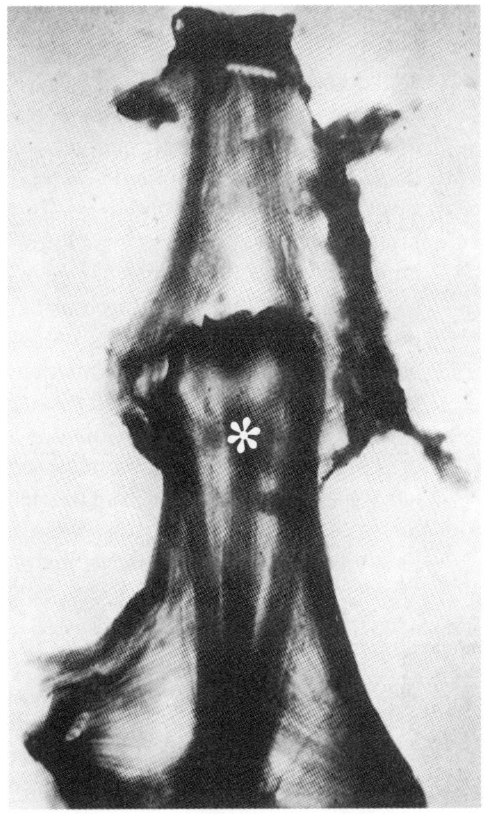

Fig. 5.72. Esta peça transiluminada de todo o aparato extensor inteiro mostra o deslizamento central marcado com um asterisco. Distalmente ao asterisco, em direção à parte superior da fotografia, há um ponto fraco evidente no deslizamento central. De cada lado desse ponto, a conexão entre o deslizamento central e as faixas laterais também podem ser vistas, um pouco mais finas que as outras partes do aparato extensor. Estas áreas finas são aquelas corroídas por sinóvia na articulação interfalangiana proximal, permitindo que as faixas laterais deslizem em direção palmar. Presos às faixas laterais estão os ligamentos retinaculares transversais, que conectam as faixas à parte cruzada da bainha fibrosa do tendão flexor. (Dissecação pelo Dr D. C. Riordan).

- Fase I: Leve intervalo de extensor na articulação interfalangiana proximal, que é passivamente corrigível. Perda da flexão da articulação interfalangiana distal. Eles recomendam o uso de imobilização noturna e possíveis infiltrações de esteróides. A tenotomia de extensor sobre a falange média, um pouco distal à área nua, foi recomendada por Dolphin[165] e Fowler[156]. O ligamento retinacular oblíquo impede uma deformidade em martelo distalmente.

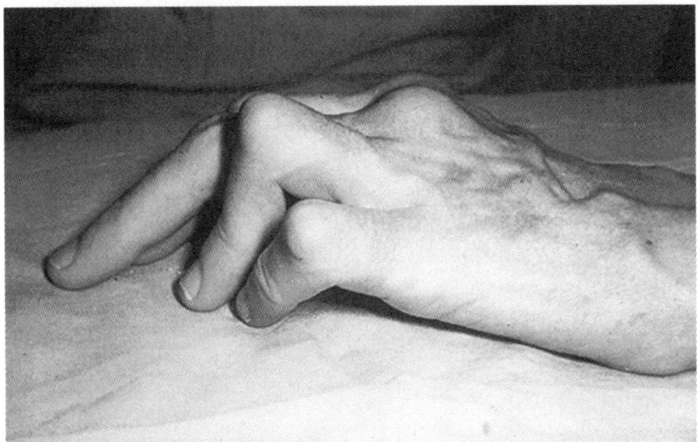

Fig. 5.71. Deformidade em *botoeira*.

- Fase II: Há uma deformidade em flexão de 40°, que é passivamente corrigível. Com o tempo, a fibrose produzirá incapacidade de estender esta articulação passivamente. Littler e Eaton[157] recomendaram liberar as faixas laterais por divisão da porção palmar do ligamento retinacular transversal, mobilizando as faixas laterais dorsalmente e excisão do aparato dorsal e do deslizamento central. Um fio K é usado durante 3 semanas e então são realizados exercícios de amplitude de movimento em uma tala de Capener.

- Fase III: Tem deformidade em flexão fixa. Pode haver lesão intra-articular. Esta fase requer artrodese em uma amplitude de flexão que varia de 30° no dedo indicador a 50° no dedo mínimo[158]. A artrodese é o tratamento mais seguro para esta fase, mas tem a desvantagem da flexão ativa ser limitada às articulações interfalangianas distais, tornando a flexão da metacarpofalangiana mais dominante. A artroplastia requer tecidos moles adequados e exercícios de movimento de amplitude imediata, com talas de extensão noturnas. A amplitude média de movimento após uma artroplastia de Swanson nas articulações interfalangianas proximais é 46°, com um ganho líquido de 14° a 20°. A artroplastia deve ser considerada no dedo mínimo e possivelmente no dedo anular, ou quando as articulações metacarpofalangianas ou as articulações distais mostram perda de movimento[158]. A artroplastia de substituição de superfície usando uma prótese de liga de cobalto-cromo de dois componentes para a falange proximal e polietileno de peso molecular ultra-alto para a base falangiana média ainda não tem seu valor comprovado. Os resultados são desapontadores com 32 bons, 19 regulares e 15 resultados ruins em 66 artroplastias de interfalangiana proximal executadas para uma combinação de doença da articulação degenerativa, artrite traumática e artrite reumatóide. Nos pacientes reumáticos, os resultados foram piores com 5 bons, 3 regulares e 5 resultados ruins de um total de 13[159]. Uma prótese interfalangiana proximal nova com uma camada especial de titânio-nióbio cerâmico sobre uma parte central de liga de cobalto-cromo pode dar resultados melhores no futuro.

Deformidade em Pescoço de Cisne (Fig. 5.73)[160,161]

Esta deformidade freqüentemente é secundária a problemas em outro lugar. Porém, a deformidade em pescoço de cisne também tem sua base no enfraquecimento da estrutura periarticular da articulação interfalangiana proximal por sinovite ativa. A força anormal aplicada à articulação é a tensão dos músculos intrínsecos. Alguns acreditam que o pescoço de cisne apenas desenvolver-se-á com uma força flexora diminuída, sendo o resultado de sinovite ao somar-se inicialmente a uma amplitude normal de movimento. Porém, a doença articular, aliada à incapacidade dos flexores debilitados de tracionar a falange média ao redor da cabeça da falange proximal a partir da posição cada vez mais hiperestendida, resulta em uma amplitude diminuída de movimento. O mecanismo de Z causa flexão nas articulações interfalangiana distal e metacarpofalangiana.

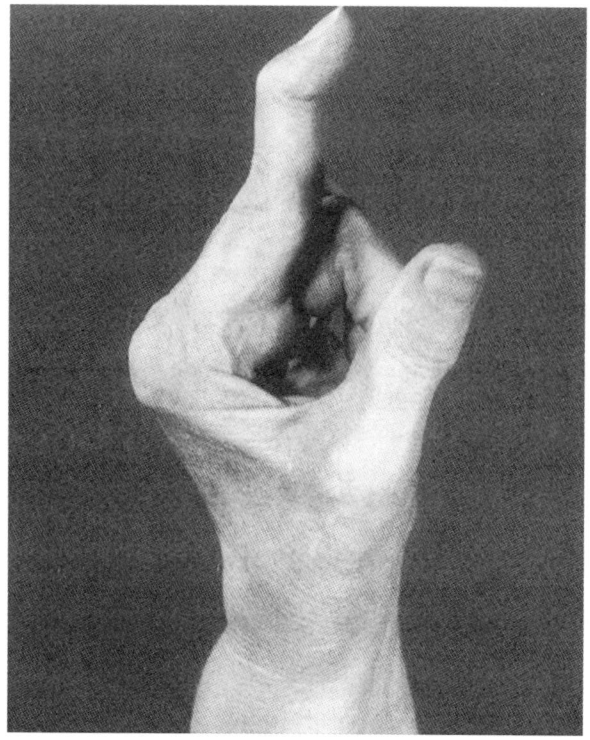

A

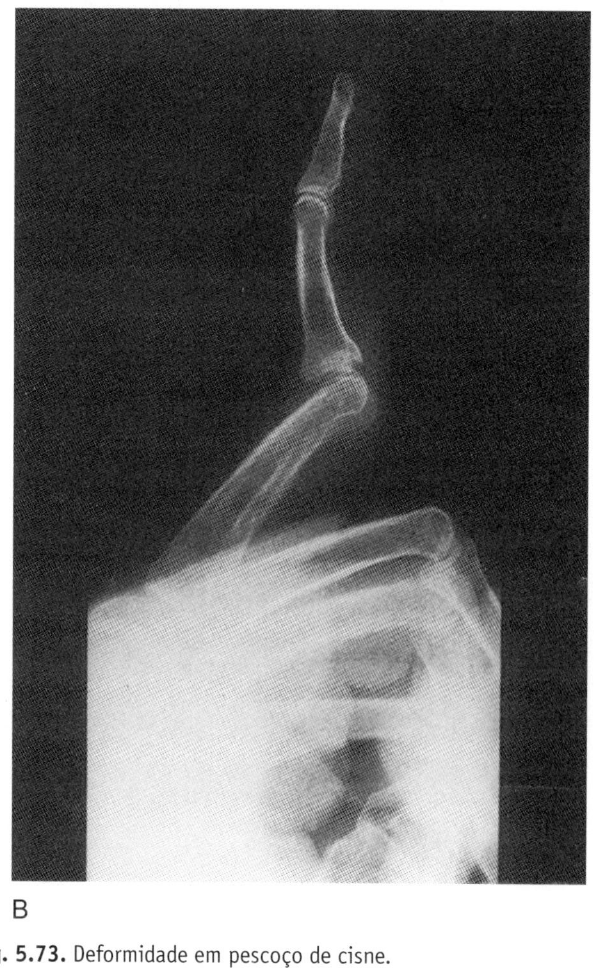

B

Fig. 5.73. Deformidade em pescoço de cisne.

Os problemas da articulação interfalangiana distal que conduzem à deformidade em martelo podem levar a pescoços de cisne secundários. Estas deformidades em martelo podem ser causadas por erosões articulares, atenuação ou ruptura de tendão. Há migração proximal do aparato dorsal, a qual produz atividade aumentada do deslizamento central, que conduz a hiperextensão da articulação interfalangiana proximal. Porém, os problemas da articulação metacarpofalangiana são a causa mais comum de deformidade em pescoço de cisne secundária na articulação interfalangiana proximal, devido à subluxação e flexão na articulação metacarpofalangiana.

Nalebuff descreveu quatro tipos de deformidade em pescoço de cisne:

- Tipo I: Na qual a flexão total da articulação interfalangiana proximal é possível, associada a estalos transitórios da articulação quando as faixas laterais estalam sobre os côndilos da cabeça da falange proximal. Há dificuldade em iniciar a flexão da articulação interfalangiana proximal. Isto pode ser tratado por talas em anel de prata. Centros de tratamento cirúrgicos eliminando a deformidade em flexão na articulação interfalangiana distal ou proximal impedindo a hiperextensão da articulação interfalangiana. A artrodese da articulação interfalangiana distal a 0° usando o parafuso de Herbert ou fios K é efetiva. As tentativas para impedir a hiperextensão da articulação interfalangiana distal usando dermodese[161] se provaram ineficazes. A tenodese flexora[162] usando o tendão superficial ou a tenodese superficial de Nalebuff modificada ao redor da polia A1 é efetiva. Thompson *et al.*[163] recomendaram a reconstrução do ligamento retinacular oblíquo e do ligamento retinacular espiral.
- Tipo II: Mostra tensão intrínseca com um teste de Bunnell positivo, mas ainda são completamente corrigível passivamente. O movimento da articulação interfalangiana proximal é dependente da posição da articulação metacarpofalangiana. Na extensão da articulação metacarpofalangiana proximal, o movimento da articulação interfalangiana é limitado, mas na flexão da metacarpofalangiana ele é total. Isto usualmente ocorre secundariamente à subluxação da articulação metacarpofalangiana. O tratamento envolve liberação intrínseca e artroplastia da articulação metacarpofalangiana.
- Tipo III: Mostra uma deformidade em hiperextensão fixa da articulação interfalangiana proximal, com perda de flexão em qualquer posição em que as articulações metacarpofalangianas forem colocadas. Nalebuff recomenda manipulação articular; se com isto não se obtém uma correção, então pode ser necessária a mobilização da faixa lateral, com liberação do ligamento retinacular transversal dorsal contraído. Os flexores dos dedos devem ser avaliados por uma incisão separada no punho e passados por uma amplitude total de flexão. A sinovectomia flexora pode ser necessária.
- Tipo IV: É idêntico ao tipo III clinicamente, mas há evidência radiológica de destruição articular. Artroplastia é indicada nos dedos anular e mínimo, a menos que a articulação metacarpofalangiana necessite de uma artroplastia. A fusão usualmente é executada nos dedos indicador e médio.

Uma classificação alternativa foi desenvolvida por Welsh e Hastings[164]. Eles classificaram o pescoço de cisne como móvel, com estalos ou fixo. Estes podem ser então subclassificados como relacionados à doença primária da articulação interfalangiana proximal ou secundários à doença da articulação metacarpofalangiana, sinovite flexora, tensão intrínseca, ou deformidade em martelo. Eles descrevem dois tipos:

- Tipo I: Secundário à doença da articulação IFP primária
  - (a) *Móvel*. No qual há *intrínsecos normais*, tratados por sinovectomia e tenodese superficial, ou intrínsecos tensionados, tratados por recessão de intrínseco (liberação do tendão em asa).
  - (b) *Com estalos*. Neste, os intrínsecos iniciam a flexão da articulação metacarpofalangiana porque eles têm uma vantagem mecânica melhor que a do tendão flexor longo. Porém, a atividade aumentada ao iniciar a flexão contribui à hiperextensão da articulação interfalangiana proximal, que é de repente superada pela força combinada dos intrínsecos e dos flexores longos, produzindo um estalo súbito quando as faixas laterais batem de leve sobre os côndilos falangianos proximais. Este é tratado por sinovectomia, tenodese de sublimis ou recessão intrínseca e possível aderência das faixas laterais.
  - (c) *Fixo*. Nalebuff descreveu manipulação da articulação interfalangiana proximal, que envolve uma incisão de pele distal à articulação interfalangiana proximal na área nua. Um Fio K é usado por 4 semanas para manter a flexão da articulação IFP, tempo durante o qual as articulações metacarpofalangianas são postas em um regime de exercícios de uma amplitude total de movimento. Depois da remoção do fio, as articulações interfalangianas proximais são mobilizadas. Se a manipulação não produzir uma correção, então a conversão intrínseca pode ser executada envolvendo um alongamento do tendão extensor longo. Em todas estas liberações o lumbrical é preservado.
- Tipo II: O pescoço de cisne secundário à doença da articulação metacarpofalangiana.

(a) *Móvel*. Este é tratado por sinovectomia com uma alça intrínseca. São feitos esforços para deixar a inserção do aparato dorsal ao lado da falange proximal e da placa palmar. O editor permanece não convencido do valor de tais reconstruções de tecidos moles.
(b) *Com estalos*. Sinovectomia, alça intrínseca, tenodese superficial e aderência das faixas laterais podem todas ser tentadas.
(c) *Fixo*. Secundário à doença da articulação metacarpofalangiana. Requer artroplastia da articulação metacarpofalangiana com conversão intrínseca, que envolve a liberação do extensor comum dos dedos.

Indicações – Pescoço de Cisne e Botoeira

A deformidade em *pescoço de cisne* precoce (isto é, antes de alterações irreversíveis acontecerem na superfície articular) pode ser corrigida por:

- liberação intrínseca para eliminar a força deformante;
- sinovectomia flexora quando a sinovite está presente;
- correção da hiperextensão, que pode ser alcançada por capsulodese ou por tenodese.

A deformidade em *botoeira* precoce, móvel, pode ser melhorada por sinovectomia e reconstrução do aparato extensor. Esta é uma cirurgia na qual é difícil obter melhora, como é atestado pelo número grande de procedimentos descritos[165-174].

As deformidades avançadas da interfalangiana proximal estão entre as mais difíceis de corrigir. Assim, as indicações para sinovectomia e liberação intrínseca são aplicadas em uma conjuntura precoce. As indicações para sinovectomia são:

1. Sinovite dolorosa intratável persistente apesar de um tratamento clínico máximo.
2. Erosões precoces vistas ao exame radiológico. Estas são mais bem vistas em incidências ântero-posteriores e laterais verdadeiras usando um filme dental (Fig. 5.74).
3. Deformidade em *botoeira* incipiente, comprovada por sinovite, associada a algum atraso na extensão da articulação da interfalangiana proximal.

A sinovectomia da articulação interfalangiana proximal demonstrou resultar em alívio significativo da dor e melhora da força de preensão em 60% dos pacientes 5 anos depois da cirurgia[175] e até mesmo resultou na cicatrização de erosões[176] pequenas. A doença do tendão flexor tem grande significado na limitação do movimento da articulação interfalangiana proximal (pág. 179).

O pescoço de cisne avançado ou a *botoeira* com alteração articular, instabilidade lateral, ou destruição articular impede a reconstrução de tecidos moles. A escolha recai entre estabilização (por artrodese formal ou por estabilização com pino[177]) e artroplastia[178] de substituição.

A escolha é feita de acordo com: (i) a extensão de doença em outras partes da mão (especialmente nas articulações metacarpofalangianas e nos tendões que agem na articulação interfalangiana proximal); (ii) a idade e a ocupação do paciente e (iii) o dígito que requer tratamento. O dedo indicador requer mais estabilidade para a manobra de pinçamento, e a estabilização é indicada neste dígito mais freqüentemente que nos dígitos ulnares, onde uma amplitude de movimento é necessária para preensão de força. Nesses dígitos, portanto, quanto pior a amplitude de movimento na articulação metacarpofalangiana, tanto mais a artroplastia de substituição é indicada.

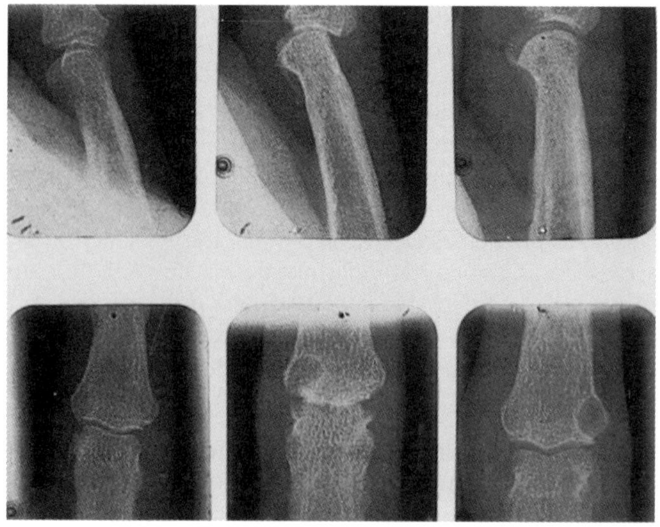

Fig. 5.74. O exame radiológico das articulações interfalangianas no paciente reumatóide é mais bem executado usando melhor filmes dentais que permitem obter filmes ântero-posteriores e laterais verdadeiros.

Veja Green DP 1998 *Operative Hand Surgery*, 4th edn. Churchill Livingstone, New York, págs. 1706, 1717.

ARTICULAÇÃO INTERFALANGIANA DISTAL

A sinovite reumatóide é incomum na articulação interfalangiana distal quando comparada com sua incidência em outras articulações da mão. Na verdade, a presença de sinovite na articulação distal deve despertar a suspeita do examinador de que o paciente não está sofrendo nenhuma doença reumatóide, mas de psoríase, que é uma causa especialmente provável de doença da articulação distal.

A articulação distal é certamente afetada pela artrite reumatóide clássica, mas principalmente de maneira secundária, conseqüente a deformidades da articulação interfalangiana proximal. A deformidade da articulação distal em pescoço de cisne e deformidades em *botoeira* da articulação interfalangiana proximal são inicialmente móveis, mas posteriormente se tornam fixas. Especialmente na *botoeira*, a correção de uma contratura fixa da articulação interfalangiana proximal deve ser acompanhada freqüentemente por atenção à articulação interfalangiana distal. Em quase todos os casos, a artrodese ou a estabilização com pino é o procedimento provável para auxiliar a função. O ângulo em que a fusão é executada aumenta de radial para ulnar ao longo dos quatro dígitos.

TENDÕES FLEXORES

Sinóvia

Um edema de contorno suave proximal às pregas do punho é evidência de aumento no volume da sinóvia sob o reti-

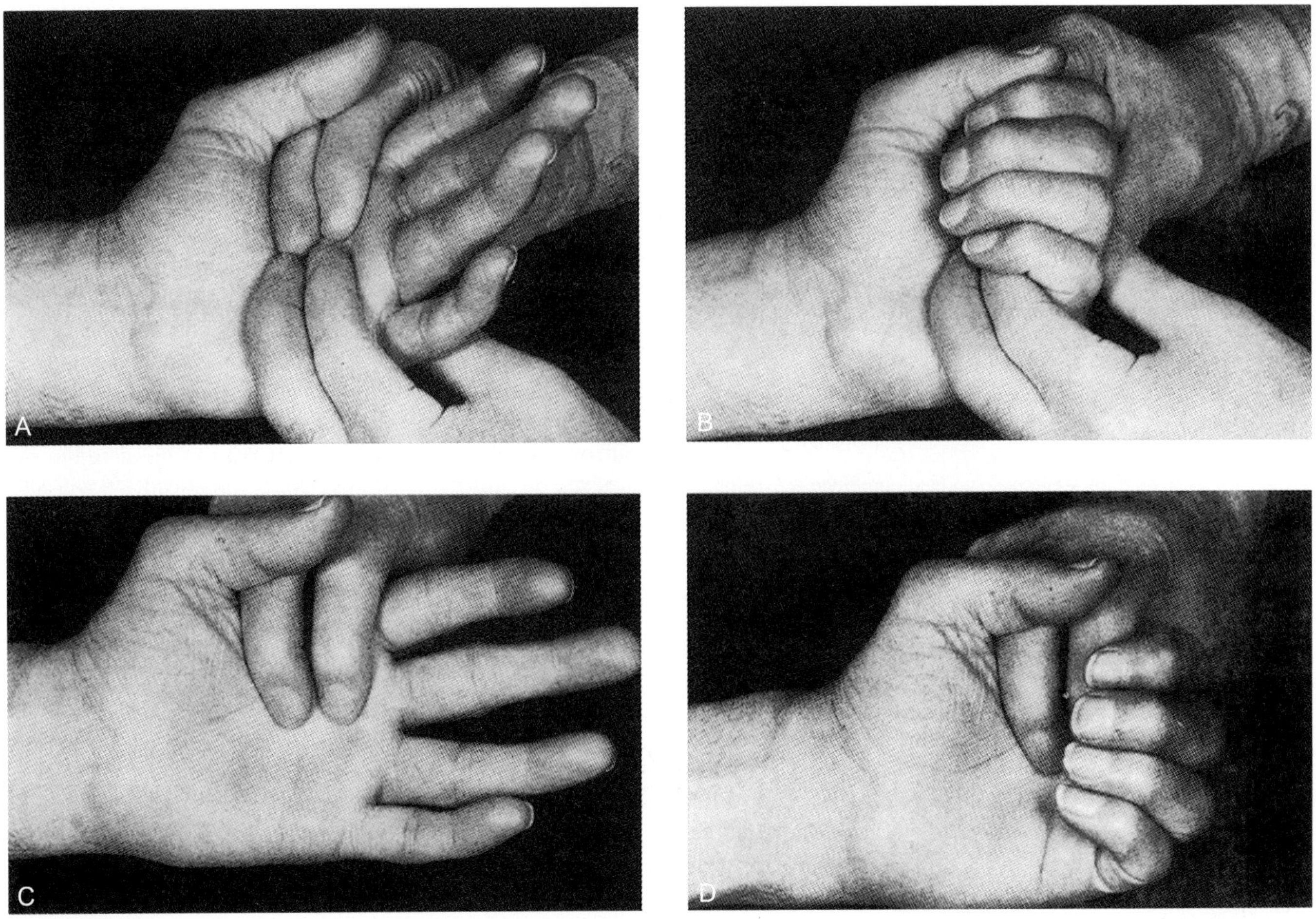

Fig. 5.75 A. Os dedos indicador e médio de ambas as mãos do examinador são colocados através da palma do paciente e pede-se então que o paciente flexione os dedos fortemente. **B.** Crepitação pode ser detectada nessas bainhas sinoviais, nas quais sinovite está presente. Esta pode ser localizada além disso palpando as bainhas individualmente como em **C** e **D**, enquanto o paciente repete a manobra.

náculo flexor. Este edema pode ser visto movendo-se um pouco proximalmente quando os dedos são fletidos. A presença de sinóvia nas bainhas digitais é sugerida se a pele sobre as falanges proximais especialmente é tensa e brilhante.

A sinovite flexora é mais difícil de diagnosticar que no dorso do punho. Rigidez matinal ou dor severa na presença de articulações boas devem levantar a possibilidade de uma sinovite flexora. Apoiando a mão supinada com os dedos polegares e colocando o indicador e os dedos médios de ambas as mãos ao longo da palma, de forma que os dedos médios entrem em contato um com o outro ao nível das pregas palmares, o examinador pode palpar a região dos tendões flexores onde eles emergem das bainhas digitais (Fig. 5.75). Se o paciente então é solicitado a fechar todos os dedos lentamente sobre os do examinador, a crepitação criada pela sinóvia doente aumentada pode ser detectada. Ajustando as pontas dos dedos para localizarem-se sobre cada bainha por vez, o examinador pode localizar quais tendões estão envolvidos. Não incomumente, um ou dois dedos são envolvidos e os outros não. Evidências adicionais sobre este envolvimento seletivo são obtidas pedindo ao paciente para abrir e fechar a mão repetitivamente, tão rápido quanto possível. Isto pode revelar que há um 'dedo lento', que flete fora de fase com os outros, indicando sinovite flexora ativa ao ponto de causar um 'dedo em gatilho'.

O dedo em gatilho no paciente reumatóide pode acontecer devido à sinovite digital ou sinovite na extremidade proximal do retináculo flexor[78]. Na tenossinovite digital ele pode ser devido a travamento na polia A1 proximal (como em pacientes não-reumatóides), ou pode acontecer dentro da bainha digital na extremidade distal da polia A2. No último caso, é causada por sinóvia nodular no tendão, pegando a bifurcação do flexor superficial dos dedos (Fig. 5.76) ou profundamente à polia A4.

Um 'dedo lento' também pode ser causado por uma deformidade em pescoço de cisne, sendo a flexão da articulação interfalangiana proximal retardada até que uma força suficiente tenha sido gerada pelo tendão flexor para tracionar a falange média ao redor da cabeça da falange proximal (Fig. 5.77).

A palpação do punho de maneira semelhante à descrita anteriormente durante a flexão do dedo detectará crepitação devido à sinóvia doente.

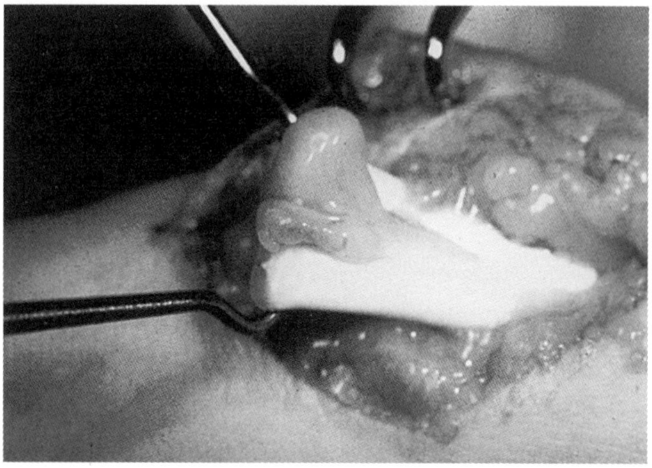

Fig. 5.76. Este nódulo intratendinoso no flexor profundo dos dedos produziu travamento do dedo por bloqueio na bifurcação do flexor superficial dos dedos.

Compressão do Nervo

Um aumento significativo no volume de sinóvia ao redor dos tendões flexores no túnel do carpo pode causar compressão do nervo mediano, com sintomas típicos de síndrome do túnel do carpo (pág. 273) – entorpecimento e parestesia na distribuição do nervo mediano e fraqueza e atrofia dos músculos tenares. Ao se diagnosticar a síndrome do túnel do carpo, deve-se estar atento à possibilidade da compressão do antebraço ou problemas de coluna cervical. Mais raramente, as perdas sensorial e motora estarão na distribuição do nervo ulnar, o que indica compressão no canal de Guyon (pág. 283). Não há sinóvia neste canal, mas pode ocorrer compressão a partir do túnel do carpo proximalmente[179], podendo crescer até o canal[180]. O rompimento do osso do carpo ou a formação de cisto sinovial da articulação radioulnar distal[181] também pode produzir compressão. O nervo ulnar freqüentemente é um local da síndrome de esmagamento duplo, e o examinador tem que se precaver de problemas de cotovelo, desfiladeiro torácico e de raiz cervical.

É importante buscar estes sintomas e sinais patognomônicos no paciente reumatóide, que freqüentemente não os oferecerá, ou porque eles foram mascarados pelos muitos outros problemas do paciente, ou porque ele acredita que eles são de pouca importância por comparação.

Ruptura de Tendão[182,183]

A ruptura dos tendões acontece resultante de três mecanismos patológicos:

- atrito contra o osso áspero[184];
- sinovite invasiva produzindo um granuloma intratendinoso;
- degeneração isquêmica do tendão.

Na cirurgia, são achados nódulos lisos, relativamente firmes de sinóvia visceral penetrando profundamente entre as fibras do tendão. A testagem individual de cada tendão flexor deve ser executada então como descrito em outro lugar. A fraqueza e a dor na resistência à flexão têm menos significado

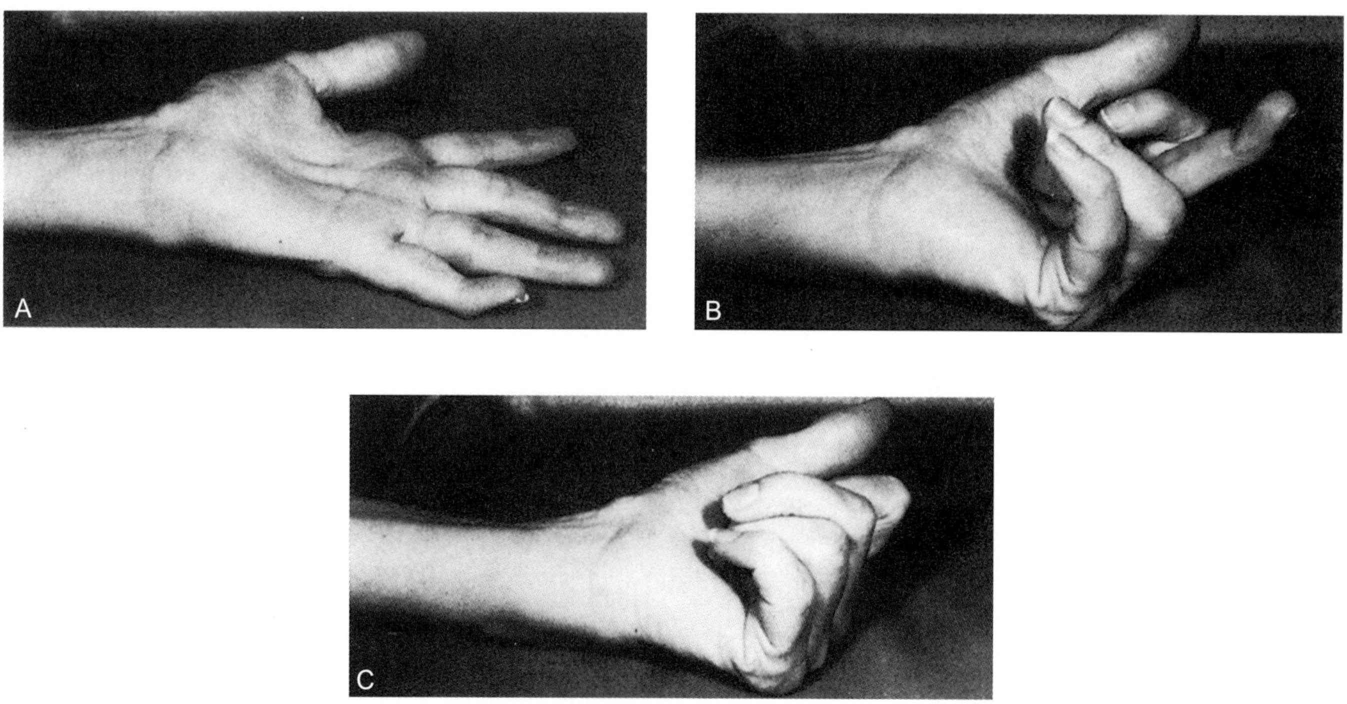

Fig. 5.77. Um dedo 'lento'. Como esta mão está fechada, assim a deformidade em pescoço de cisne do dedo médio o faz demorar **(B)** até que a força crescente dos tendões flexores o traciona de repente e dolorosamente ao redor da cabeça da falange proximal para a flexão **(C)**.

que no tendão ferido, porque não é possível determinar até que ponto elas são devidas à própria sinovite ou à ruptura iminente. Freqüentemente, adesões de tendão coexistem com rupturas e erosões de tendão incompletas. Assim, o cirurgião que executa a sinovectomia de flexor tem que preparar o paciente para um possível enxerto de tendão e fusão da articulação interfalangiana distal, e tem que se preparar para um encontro freqüentemente desconcertante. A freqüência com que o atrito causa ruptura de tendões varia, com a maioria sendo causado por irregularidades do escafóide, seguido pelo trapezóide, ulna distal, hamato, semilunar e rádio distal[183-185]. Assim, o tendão freqüentemente roto é o flexor longo do polegar, seguido pelo profundo para o dedo mínimo, para o indicador e profundo superficial para os dedos anular e médio, e finalmente o superficial para os dedos médio, anular e mínimo.

Indicações

Liberação do túnel do carpo com *sinovectomia de flexor* completa é indicada na presença da compressão do nervo mediano. O tratamento envolve incisão do retináculo flexor e sinovectomia. O assoalho do canal carpal deve ser inspecionado; a sinóvia pode protrair do punho pela cápsula anterior ou espículas ósseas podem estar presentes, requerendo excisão. O osso nu precisa ser coberto com um retalho capsular local ou retináculo extensor ou uma porção livre de um tendão rompido. Dedos em gatilho devem ser tratados por sinovectomia onde indicado, com atenção particular sendo prestada à presença de nódulos intratendinosos de sinóvia, que podem ser a causa primária do gatilhamento. Como enfatizado anteriormente, estes podem estar no dígito entre as polias A2 e A4. A polia A1 sempre deve ser preservada, porque sua excisão aumentará a força do momento ulnar do flexor na articulação metacarpofalangiana. Onde a sinovectomia meticulosa não elimina o gatilho, uma tira do superficial deve ser excisada em vez de incorrer nesse risco[186]. Quando apenas o gatilho está sendo tratado, a cirurgia deve ser feita sob bloqueio do punho, para assegurar função ativa total depois do tratamento (Fig. 5.78). A eficácia da tenossinovectomia flexora[187] é considerável na melhora do movimento na articulação interfalangiana proximal – em uma série[188] a amplitude aumentou de 40° a 84°.

A sinovectomia é indicada sempre que é detectado um tamanho significativo de sinóvia ao redor dos tendões flexores (Fig. 5.79).

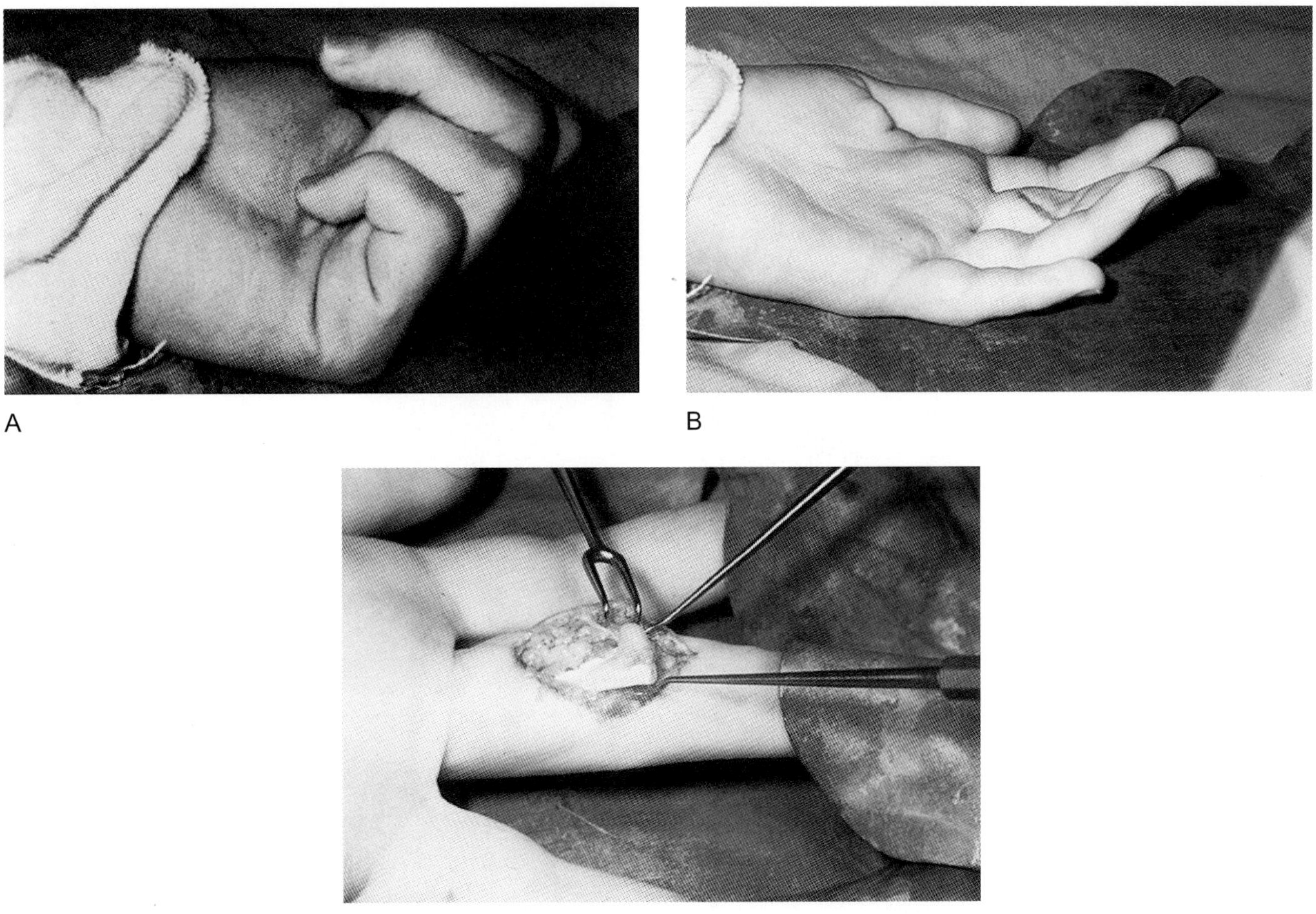

Fig. 5.78. Exploração de um dedo em gatilho sob anestesia local. **A.** O paciente não consegue fechar completamente o punho. **B.** Um nódulo poderia ser palpado sobre a articulação interfalangiana proximal (Fig. 5.76). A excisão resultou em flexão total **(C)**.

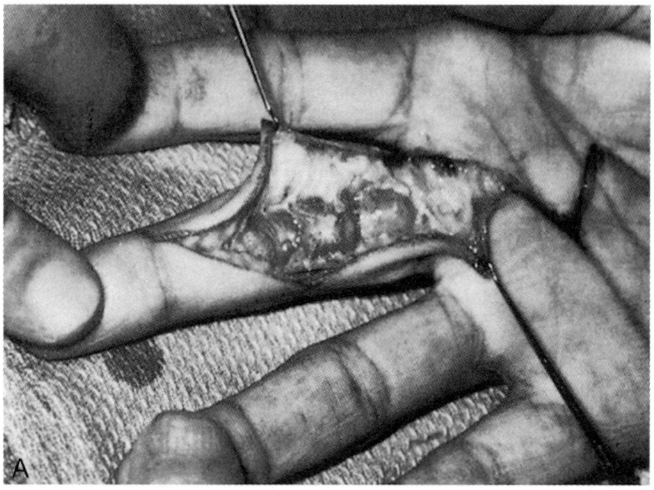

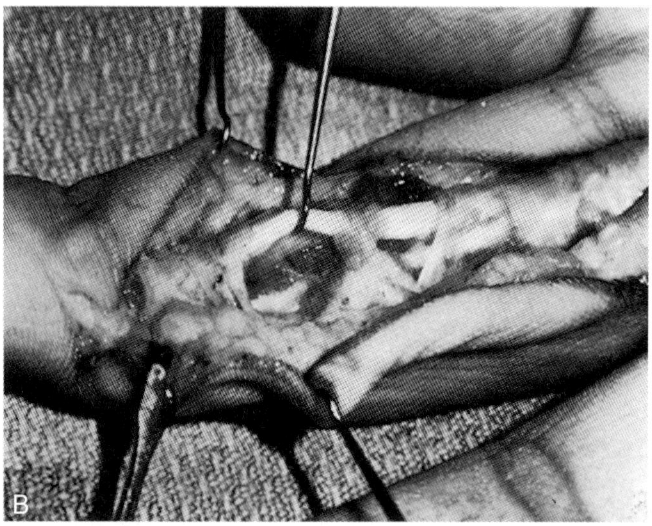

Fig. 5.79. Através de uma incisão de Bruner, a bainha do tendão flexor foi exibida neste paciente com sinovite flexora reumatóide. **A.** O edema, particularmente da parte cruzada da bainha do tendão, é visto claramente. **B.** Quando a bainha do tendão é aberta, a natureza extensa da sinóvia doente pode ser apreciada.

A demora nesta situação não está justificada, em grande parte porque não é possível determinar clinicamente até que ponto a erosão de tendão progrediu, e também porque os resultados de enxerto de tendão no paciente reumatóide são muito pobres para justificar o risco de demora. Quando uma ruptura é encontrada, ela deve ser manejada como segue:

1. Se há uma massa de profundos parcialmente rompidos, estes não devem ser manipulados, porque eles tendem a cicatrizar por fibrose.
2. O flexor longo do polegar pode ser tratado por enxerto ou fusão da articulação interfalangiana se há destruição artrítica ou instabilidade da articulação. Uma transferência de superficial de dedo anular pode ser usada se a articulação interfalangiana for normal.
3. Flexor profundo dos dedos – fusão da articulação interfalangiana distal.

Superficial e profundo – uma transferência superficial do dedo adjacente para o profundo ou enxerto em ponte[182,183,189].

Veja Green DP 1998 *Operative Hand Surgery*, 4th edn. Churchill Livingstone, New York, págs. 1670-1684.

AVALIAÇÃO RADIOLÓGICA

Todos os pacientes que queixam-se de doença reumatóide no membro superior devem sofrer exame radiológico de:

- *pescoço* – especialmente pedindo incidências laterais feitas em extensão e flexão;
- *cotovelo*;
- *punho* e *mãos*, inclusive incidências de Brewerton das articulações metacarpofalangianas.

Como enfatizado anteriormente, todos os pacientes reumáticos estão sob risco de compressão e transecção de medula cervical (pág. 339).

A *incidência de Brewerton*[190] das articulações metacarpofalangianas é feita com os dedos planos sobre a placa, os metacarpianos em 65° de inclinação para eles e o tubo a 15° do lado ulnar da mão (Fig. 5.80). Na doença reumatóide precoce, quando a incidência ântero-posterior padrão da mão mostra pequena alteração, a incidência de Brewerton pode mostrar uma quantidade surpreendente de erosão óssea sob os ligamentos colaterais das articulações metacarpofalangianas.

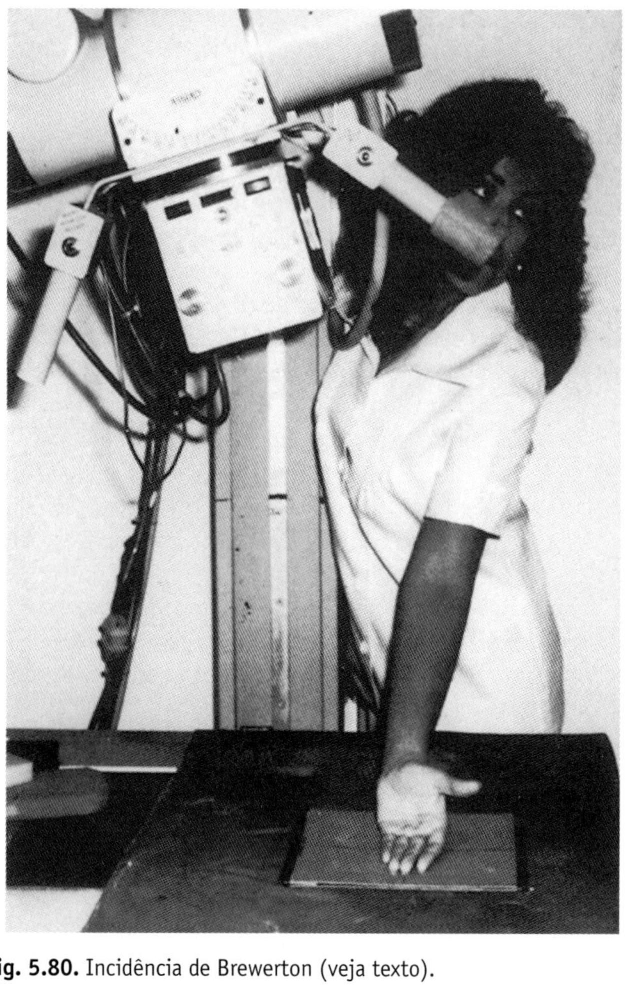

Fig. 5.80. Incidência de Brewerton (veja texto).

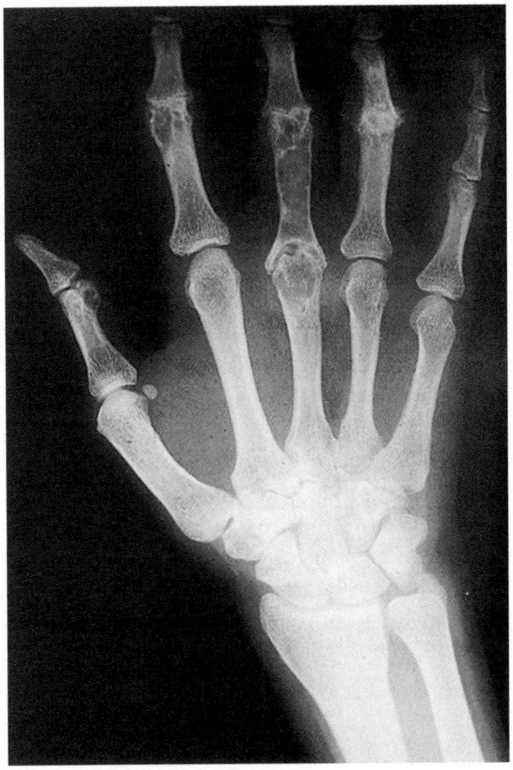

Fig. 5.81. Esta radiografia demonstra uma 'deformidade em xícara de ovo' da articulação metacarpofalangiana do dedo médio. Aqui, nenhuma subluxação ou desvio aconteceu, e a erosão na articulação metacarpofalangiana está na base da falange proximal. Isto comumente resulta em uma articulação sem dor, que tem uma amplitude excelente de movimento. Nenhuma intervenção cirúrgica é indicada.

À parte estas incidências-padrão, devem ser feitas radiografias de qualquer outra articulação da qual o paciente especificamente queixar-se. Na mão severamente infectada, as incidências-padrão nem sempre demonstram claramente as articulações interfalangianas proximais em cujo caso incidências ântero-posteriores e laterais verdadeiras individuais devem ser feitas de cada articulação interfalangiana proximal (Fig. 5.74).

Em todas as articulações envolvidas por doença reumatóide, as alterações são semelhantes ao exame radiológico, em ordem de aparecimento:

1. *Perda de espaço articular.* Devido à perda de superfície articular, este pode ser visto relativamente precocemente no curso clínico do paciente, mas é evidência de doença bastante avançada.
2. *Erosões ósseas.* Erosão óssea sempre é evidência de doença reumatóide avançada.
3. *Subluxação.*
4. *Anquilose.*

A *deformidade em xícara de ovo* é encontrada ocasionalmente na articulação metacarpofalangiana (Fig. 5.81). Esta nomenclatura é usada quando a erosão naquela articulação está na base da falange proximal, sendo a cabeça do metacarpiano abruptamente cônica. Nenhuma subluxação ou derivação ulnar significativa acompanha esta deformidade, e o paciente usualmente tem uma boa amplitude de movimento com pouca dor. Nenhuma intervenção cirúrgica está indicada.

Cistos ósseos gigantescos podem acontecer juntamente com a doença reumatóide, comumente na cabeça ulnar[191].

Como enfatizaram vários autores, a avaliação da doença reumatóide é feita clinicamente, não radiologicamente.

II. VARIANTES REUMATÓIDES

ARTRITE REUMATÓIDE JUVENIL (ARJ)[192-196]

Artrite reumatóide juvenil (ARJ) é o distúrbio de tecido conjuntivo mais comum na infância e é caracterizado por uma sinovite proliferativa já na forma adulta. Porém, o fator reumatóide só é positivo em 20% dos pacientes e tende a ser limitado à faixa etária mais velha, isto é, aqueles cujo começo da doença se inicia depois dos 8 anos de idade. O líquido articular usualmente tem uma aparência amarelo-turva, com uma contagem de leucócitos alta, de 5.000 a 8.000. A coloração de Gram do fluido é negativa, assim como a cultura. O fluido é positivo para o fator antinuclear em 30-40% dos casos, e esta positividade é associada à uveíte. A velocidade de sedimentação globular e proteína C-reativa (PCR) é elevada. O joelho e o punho são as articulações mais afetadas. As radiografias do punho revelam que 50% têm defeitos de crescimento no lado ulnar do punho[194], produzindo uma ulna e um quinto metacarpiano curtos. Isto produz desvio ulnar e subluxação do punho. O diagnóstico de ARJ é feito se os seguintes critérios forem estabelecidos:

- idade de início menor de 16 anos;
- artrite em uma ou mais articulações, na presença de dois ou mais dos seguintes sinais: movimento articular limitado, sensibilidade articular, dor ao movimento e inflamação;
- o episódio inicial da doença deve durar de 6 semanas a 3 meses;
- exclusão de outra doença reumática.

A doença se apresenta em três formas clínicas diferentes:

1. ARJ Poliarticular – afetando 40% – é bem parecida com a forma adulta da doença na distribuição, embora tendo efeitos diferentes como esboçado a seguir. Esta é a forma que mais provavelmente progride para a doença reumatóide do adulto. Afeta articulações múltiplas (mais de cinco), tem uma predominância feminina e não tem manifestações sistêmicas. A maioria é fator reumatóide negativo, mas se o fator reumatóide for positivo, é provável que eles tenham um prognóstico pior e mais provavelmente progridem para a forma adulta.
2. ARJ monoarticular ou pauciarticular – afetando 40% – afeta quatro ou menos articulações dentro dos primeiros 6 meses. Em uma série, 32% progrediram para envolver ou-

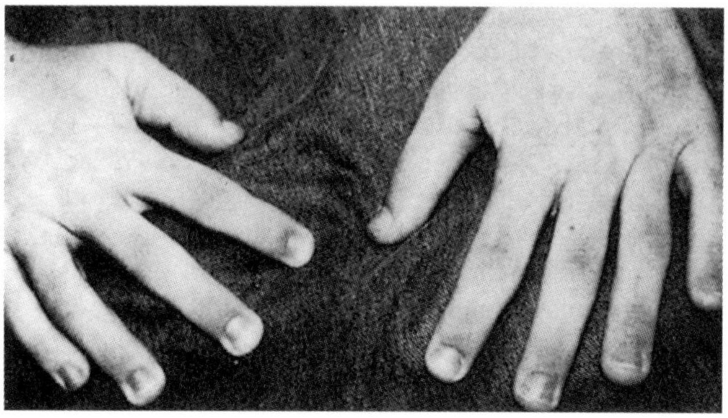

Fig. 5.82. Artrite reumatóide juvenil. O desvio ulnar no punho com afastamento radial dos dedos comumente é encontrado na doença reumatóide juvenil.

tras articulações em uma fase posterior. Problemas oculares foram comuns. Há dois grupos, um grupo mais jovem, menos de 6 anos de idade e principalmente feminino. Este grupo é anticorpo antinuclear fluorescente (ANA) positivo e fator reumatóide negativo, enquanto as extremidades inferiores são predominantemente afetadas. Uveíte é comum. O segundo grupo é um grupo mais velho, usualmente masculino, ANA e fator reumatóide negativo, mas positivo para HLA-B27. As articulações inferiores são principalmente afetadas, em particular as articulações sacroilíacas.

3. ARJ de início sistêmico (doença de Still). Esta é caracterizada por febres altas intermitentes, uma erupção cutânea reumatóide que é uma manifestação cutânea macular eritematosa, linfadenopatia generalizada, hepatosplenomegalia, leucocitose, anemia, uveíte, artralgia, mialgia e artrite transitória. Estes pacientes são fator reumatóide e ANA negativos. Vinte e cinco por cento progridem para artrite severa.

Freqüentemente a mão e punho são envolvidos severamente na ARJ, com extensão do punho diminuída e desvio ulnar do carpo e metacarpianos. Há perda da flexão nas articulações metacarpofalangianas, com desvio radial dos dígitos associado a perda de flexão das articulações interfalangianas. Se a ARJ começa abaixo dos 5 anos de idade, o crescimento da mão é severamente afetado. Cerca de 80% das crianças com ARJ são soronegativas. As deformidades na extremidade superior são freqüentemente bastante diferentes da forma adulta:

1. Encurtamento da ulna (devido a crescimento epifisário diferencial).
2. Flexão e desvio *ulnar* do punho, freqüentemente progredindo a anquilose.
3. Desvio *radial* e perda de flexão das articulações metacarpofalangianas (Fig. 5.82). A deformidade das articulações metacarpofalangianas difere de acordo com a idade da criança. Crianças abaixo de 4 anos tendem a mostrar desvio radial da mão com derivação ulnar. Crianças mais velhas tendem a mostrar derivação radial com desvio ulnar do carpo.
4. Crescimento alterado devido à fusão epifisária prematura.
5. *Botoeira* comum (pescoço de cisne raro).
6. Fusão do punho carpal espontânea (comum).

Indicações

O esteio do tratamento na ARJ é a terapia encorajadora e o manejo conservador para impedir uma deformidade permanente, utilizando as medidas mais simples, mais seguras e menos invasivas. A chave para o manejo é a imobilização do punho em posição boa em virtualmente todas as vezes. A terapia regular para manter o movimento do dedo durante o dia, aliada a talas de repouso noturno, ajudará a impedir a deformidade.

A sinovectomia pode dar alívio da dor e demonstrou não causar nenhuma lesão[197]. Há uma incidência decrescente de cirurgias como esta, devido ao aumento da efetividade da terapia clínica[198]. Uma vez que a deformidade esteja estabilizada, a cirurgia corretiva pode melhorar a função, embora, como na criança artrogripótica (pág. 484), deve-se ter cautela, porque estas pessoas inteligentes ajustam-se às limitações com grande engenhosidade. A osteotomia do rádio alinhará o punho, assim como a carpectomia da fileira proximal. A fusão do punho carpal espontânea é mais comum na ARJ que em adultos. Freqüentemente há uma necessidade mais de osteotomias corretivas que de fusões formais. As *physes* abertas impedem a ressecção ulnar distal. A translocação ulnar do carpo pode ser tratada da maneira padrão usando artrodese rádio-semilunar ou rádio-escafo-semilunar, mas a falha em alcançar uma fusão aceitável pode produzir a necessidade de uma osteotomia corretiva. A liberação capsular nas articulações metacarpofalangianas pode melhorar a flexão. Uma vez que a maturidade do esqueleto foi obtida, a artrodese das articulações digitais pode melhorar a posição. A artroplastia de implante desempenha um pequeno papel – no jovem transgrediria epífises, naqueles esqueleticamente maduros raramente os implantes se ajustam aos ossos muito estreitos. Procedimentos cirúrgicos reconstrutivos que poderiam ser usados em adultos com deformidades semelhantes podem produzir parada do crescimento epifisário em crianças e desempenham um pequeno papel. A tenossinovectomia pode ser necessária para o dedo em gatilho ou se a amplitude ativa de movimento for menor que a amplitude passiva. No polegar, alterações erosivas severas podem conduzir a um polegar instável, que requer fusão. As articulações interfalangianas apresentam deformidade em *botoeira,* mas pescoço de cisne é raro. Estas articulações parecem freqüentemente ser em fuso. A tenossinovite é comum, erosões são raras e adesões são comuns. Diferentemente da doença do adulto, a ruptura do tendão e a compressão do nervo raramente acontecem.

Então, a ARJ forma um grupo de doenças caracterizado por uma sinovite crônica na infância. O subgrupo clínico pode ser aumentado por um subgrupo sorológico adicional, que pode ter alguma importância terapêutica e prognóstica.

ESPONDILITE ANQUILOSANTE

Esta condição usualmente começa nas articulações sacroilíacas e envolve a coluna. Clinicamente, o diagnóstico pode ser feito com base em cinco características específicas da anamnese[199]:

- dor lombar de início insidioso;
- paciente com menos de 40 anos (M/F = 10/1);
- presente por mais de 3 meses;
- rigidez matutina;
- a rigidez melhora com o exercício.

Cerca de 20% mostram artrite periférica indistinguível da doença reumatóide, embora haja uma tendência muito maior para a anquilose de articulações do que para suas destruições. Menos de 10% mostram testes positivos para fator reumatóide. O HLA tipo B27[200] está presente no soro de mais de 90% dos pacientes com espondilite anquilosante comparado com 4% da população geral.

LÚPUS ERITEMATOSO SISTÊMICO[201,202] (LES)

O LES é caracterizado por *uma artrite não-erosiva na qual a frouxidão ligamentar é a característica mais proeminente*. LES, escleroderma e artrite psoriática se assemelham superficialmente à artrite reumatóide. A mão e o punho são freqüentemente envolvidos em mulheres de 15 a 25 anos, freqüentemente negras, que apresentam deformidades articulares sem alterações erosivas. Doenças sistêmicas que envolvem o coração (pericardite), pulmões (pleurite) e os rins (glomerulonefrite) são acompanhadas por uma erupção cutânea em borboleta sobre o nariz e bochechas. Nestas condições pseudo-reumatóides parece haver uma sobreposição, porque muitos pacientes apresentam características de mais de uma doença reumatóide. O diagnóstico é então ocasionalmente difícil, e um conjunto de critérios foi estabelecido pela Associação Reumatológica Americana. O diagnóstico de LES é estabelecido com 4 de 14 destes critérios. As deformidades da mão são todas corrigíveis passivamente e estão associadas a boas superfícies articulares radiologicamente. Quase todos os pacientes têm um teste ANA fluorescente positivo. O LES causa articulações dolorosas, edemaciadas, mas raramente causa destruição. Se acontece deformidade devida à frouxidão ligamentar, esta toma a forma de subluxação, com *pouca evidência de alterações radiológicas*. Deformidades em pescoço de cisne e hiperextensão da articulação interfalangiana do polegar são comuns, mas a primeira não é acompanhada por tensão intrínseca nem a última por uma contratura em flexão da articulação metacarpofalangiana. Nos casos raros em que acontecem destruição e alterações radiológicas, então alguma 'sobreposição' de lúpus eritematoso sistêmico e artrite reumatóide é provável.

O fenômeno de Raynaud (pág. 254) é encontrado em cerca de 50% destes pacientes e pode ser responsável pelos sintomas principais na mão.

Onde a frouxidão ligamentar fica extrema a ponto de lesar a função da mão, ressecção de uma cabeça ulnar subluxada e a estabilização da articulação basal do polegar é útil. No polegar, uma posição fletida pode ser adotada, associada à instabilidade lateral. Esta pode ser tratada se passivamente corrigível, por reencaminhação do extensor longo do polegar (EPL). Se o polegar é hiperestendido, então deve ser usada artrodese. A hiperextensão da articulação metacarpofalangiana pode ser tratada pela técnica de laço de Zancolli. Outros procedimentos de tecidos moles comumente não são bem-sucedidos, e em deformidades severas a artroplastia do punho ou das articulações metacarpofalangianas pode ser necessária[203]. *O esteio do tratamento em LES são fusões selecionadas* do punho, polegar e dígitos. As articulações nesta condição não se tornam rígidas após uma imobilização prolongada de 6 semanas, e isto é necessário para proteger ligamentos frouxos antes de exercícios para melhora da amplitude de movimento.

ESCLEROSE SISTÊMICA[204]

A esclerodermia mostra poliartrite, mas as deformidades articulares são resultantes de contraturas fibrosas de pele e músculo, em vez de resultarem de sinovite erosiva. Porém, quando se apresenta como uma poliartrite sem qualquer de suas outras características, pode não ser possível distingui-la da artrite reumatóide, especialmente porque 20-40% serão soropositivos. Portanto devem ser buscadas outras manifestações em pacientes que apresentam deformidade articular, atrofia muscular, mas pequena alteração óssea. *Calcinose circunscrita* pode acontecer independentemente, mas na maioria dos casos é associada à esclerodermia[205] (Fig. 5.83).

Na esclerodermia, o cirurgião de mão pode ser útil:

- prescrevendo imobilização cuidadosa e exercício ativo e passivo para impedir contratura;
- tratando urgentemente de infecções precoces, que progrediriam de outro modo à ulceração extensa;
- executando simpatectomia digital e reconstrução vascular em tentativas de salvar dígitos;
- fundindo articulações digitais quando as contraturas ficam muito extremas (úlceras que expõem osso podem cicatrizar notavelmente se colocadas completamente em repouso).

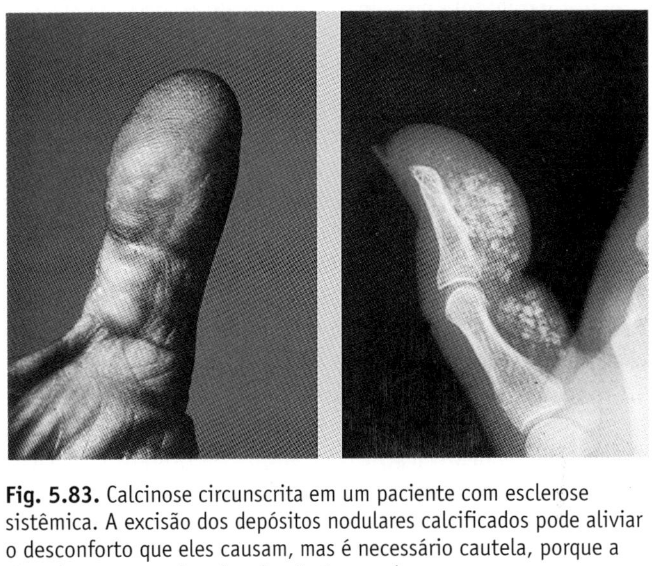

Fig. 5.83. Calcinose circunscrita em um paciente com esclerose sistêmica. A excisão dos depósitos nodulares calcificados pode aliviar o desconforto que eles causam, mas é necessário cautela, porque a cicatrização na esclerodermia não é normal.

DOENÇA MISTA DO TECIDO CONJUNTIVO (DMTC)[206]

Este distúrbio tem características comuns ao lúpus e à esclerodermia; a maioria dos pacientes apresenta o fenômeno de Raynaud e também motilidade esofágica diminuída.

A sorologia pode distinguir entre os três distúrbios, dos quais a DMTC parece ser mais responsiva à terapia esteróide.

A característica notável nas mãos de pacientes com DMTC é a *tensão dos flexores longos*, resultando em uma significativa diminuição na extensão do dedo, que progressivamente piora com a extensão do punho. Manifestações menos comuns são tensão intrínseca e deformidade em *botoeira* do polegar.

ARTRITE PSORIÁTICA

A artrite psoriática[207,208] pode se assemelhar muito à artrite reumatóide. A sinovite reumatóide é idêntica à da artrite psoriática, mas *fibrose é a característica fundamental da artropatia psoriática, associada à destruição osteolítica.* Além disso, há uma incidência diminuída de tenossinovite e ruptura de tendão, e a distribuição da condição é usualmente assimétrica. As deformidades articulares características incluem deformidade em flexão das articulações interfalangianas proximais, que não está associada à hiperextensão e rigidez distal e da articulação metacarpofalangiana. Deformidades em pescoço de cisne são raras. É além disso distinta da artrite reumatóide por várias características:

- fator reumatóide negativo;
- ausência de nódulos reumatóides;
- presença de uma erupção cutânea de pele típica;
- envolvimento das articulações interfalangianas distais.

Há uma história familiar positiva de psoríase em um terço dos pacientes, mas de forma interessante apenas 5% dos pacientes com psoríase produzirão artrite. As lesões de pele surgem primeiramente em aproximadamente 80-85% dos pacientes. São lesões escamosas e eritematosas que afetam o couro cabeludo, face e extremidades. Há um conteúdo alto de *Staphylococcus aureus* nestas lesões, com risco conseqüente de infecção; porém, as manifestações cutâneas melhoram pelo verão e é melhor programar a cirurgia para essa época.

O envolvimento ungueal está presente em apenas 15% dos pacientes com artrite psoriática, mas 80% dos pacientes com psoríase têm envolvimento ungueal. A característica mais marcante do envolvimento ungueal são as depressões (Fig. 5.11) e são necessárias 20 depressões para fazer o diagnóstico se não há nenhuma reação de pele psoriática associada.

As unhas também são esbranquiçadas e esmigalhadas.

Radiologicamente, as características fundamentais são osteólise com destruição óssea, o que dá origem a espaços articulares largos. Especificamente, há:

- osteólise das falanges distais;
- erosão cortical das diáfises falangianas;
- formação de neo-osso periosteal perto das articulações – usualmente na extremidade distal da metáfise.

A destruição óssea leva às típicas artroplastias 'lápis em xícara', que acontecem espontaneamente. Alguns pacientes com envolvimento múltiplo da articulação digital progridem a artrite mutilante, também chamada 'mão em binóculo.' A fusão espontânea das articulações interfalangianas distais ocasionalmente acontece. A dactilite psoriática acontece ocasionalmente, na qual o dedo assume uma forma de lingüiça. Foram desenvolvidos numerosos sistemas de classificação. Wright e Moll[209] classificaram artropatia psoriática de acordo com o quadro clínico como segue:

- envolvimento da articulação interfalangiana distal;
- anquilose difusa;
- indistinguível de artrite reumatóide mas fator reumatóide negativo;
- monoarticular;
- espondilite anquilosante.

Kapasi *et al.* [210] tentaram relacionar a condição e se acontecem primeiro manifestações articulares ou de pele, como segue:

1. Articulação precoce /pele tardia. Esta é associada à artrite moderada.
2. Pele precoce / articulação tardia. Esta é associada à artrite severa.
3. Início simultâneo. Prognóstico imprevisível.

Nalebuft[211] classificou a artropatia psoriática de acordo com as características articulares predominantes, como segue:

- Tipo I: Anquilose espontânea. Esta afeta principalmente as articulações interfalangianas distal e proximal e ocasionalmente a articulação metacarpofalangiana do polegar, e não há urgência em relação ao tratamento cirúrgico.
- Tipo II: Osteolítica. Esta pode envolver qualquer articulação na mão ou no punho, e pode levar à artrite mutilante. Tratamento urgente é necessário se este for progressivo, e pode ser difícil fundir sem enxerto de osso.
- Tipo III: Artrite tipo reumatóide, associada à rigidez pronunciada. Estes pacientes não têm a tenossinovite e a ruptura de tendão associada vista na artrite reumatóide, e são soronegativos. As articulações são em geral muito mais rígidas que na artrite reumatóide. Suas articulações interfalangianas proximais tendem a ser contidas em flexão, mas não há hiperextensão correspondente, e assim nenhuma deformidade em *botoeira*. A deformidade em pescoço de cisne também é rara.

Indicações

A cirurgia é essencialmente de salvamento se executada precocemente nesta condição, e envolve osteotomias, artrodese e enxerto de osso, artroplastias ou manipulação da articulação e liberações.

- Punho: Este é comumente afetado. Em uma série de 50 pacientes, 34 tinham envolvimento severo, 17 progrediram a fusão espontânea e 26 mostraram rigidez significativa.[212] O punho pode ser fundido ou a cabeça ulnar pode ser ressecada.
- Polegar: Este é caracterizado por flexão metacarpofalangiana e hiperextensão da articulação interfalangiana, associados a uma articulação carpometacarpiana rígida. A artroplastia de ressecção na articulação basal é executada.
- Dígitos: A maioria dos procedimentos cirúrgicos para psoríase é executada a nível digital, como segue.

Nalebuff Tipo I. A anquilose é uma característica predominante. Estes pacientes não têm dor, e se a posição é satisfatória eles não requerem tratamento, embora os dedos anular e mínimo possam beneficiar-se de artroplastias de interfalangiana proximal, mas não se as articulações metacarpofalangianas também requerem substituição.

Nalebuff Tipo II. Perda óssea. A fusão é necessária, mas é tecnicamente difícil e usualmente requer enxertos de osso. O uso de fios sob tensão com compressão é útil, e o alongamento de distração antes do enxerto de osso tem sido tentado[17,213].

Nalebuff Tipo III. Paciente com artroplastia espontânea em 'lápis em xícara' com uma boa amplitude de movimento – nenhum tratamento é necessário. Se as articulações metacarpofalangianas estão rígidas, porém, a artroplastia é indicada, mas o ganho em movimento é pequeno. Porém, a cabeça metacarpiana é um enxerto de osso útil se necessário na estabilização dos dígitos.

COLITE ULCERATIVA; ENTERITE REGIONAL (CROHN)

Pacientes com colite ou enterite freqüentemente mostram artrite transitória das articulações periféricas. Apenas 10% destes progridem para alterações clássicas tipo reumatóide. Soronegativos, se estes pacientes forem curados de seu distúrbio visceral, a artrite invariavelmente mostra melhora intensa. Dietas elementares recentemente mostraram sucesso precoce na melhora da artrite na colite ulcerativa[215].

SÍNDROME DE BEHÇET (=SÍNDROME OCULAR MUCOCUTÂNEA)

Esta condição provavelmente é uma doença auto-imune mediada por células, com muitas manifestações variadas. As características principais são ulceração oral e genital recorrente e irite recidivante.

Artrite é comum, acontecendo usualmente muito tempo depois do início, e se assemelhando à artropatia da colite ulcerativa. Usualmente afeta o cotovelo e o punho, e não é associada a alterações permanentes. A taxa de sedimentação é aumentada, e os pacientes são soronegativos para o fator reumatóide.

SÍNDROME DE REITER

- poliartrite;
- uretrite não-gonocócica;
- conjuntivite.

São encontradas freqüentemente pápulas mucocutâneas, vesículas, ou pústulas na glande, nas plantas dos pés e nas palmas das mãos e na boca. Em soronegativos, as alterações articulares são usualmente transitórias, mas podem mostrar exacerbações periódicas. O diagnóstico então está nas outras manifestações. Como na espondilite anquilosante, a incidência de casos B27-positivos é muito alta.

Foram descritas outras formas das assim chamadas *artrites reativas*, em associação a infecções por *Salmonela, Yersinia, Brucella* e *Neisseria gonorrhoeae.*

PLANEJAMENTO CIRÚRGICO

Cirurgia é uma questão de estratégia em vez de táticas. A avaliação do paciente tem que ter prioridade, mas quando intervenção tática é indicada ela é importante para começar vencendo. O paciente deve desempenhar um papel ativo na determinação de qual problema causa a maior dificuldade, e daí a ordem das cirurgias. Uma face global da estratégia que deve ser considerada é fazer ou não cirurgias individuais em seqüência ou procedimentos múltiplos simultâneos. A vantagem do último é o tempo total diminuído para cirurgia, recuperação e reabilitação, assim como para a anestesia. Algumas regras gerais se aplicam; o cirurgião deve progredir de proximal a distal, a artrodese deve preceder a artroplastia, que deve preceder a reconstrução de tendão. O objetivo do tratamento cirúrgico é restabelecer uma melhor função: melhor mobilidade, proporcionar estabilidade adequada, corrigir deformidades, aumentar a força, aliviar a dor e facilitar o retorno do paciente à atividade normal[216]. Os pacientes ficam freqüentemente mais satisfeitos pela melhora na estética[217].

Escolher o momento em que operar o paciente reumatóide depende da fase da doença, o grau da incapacidade, a prioridade com respeito a outras partes do corpo e a conveniência no trabalho normal e esquema social. Esta consideração é de maior importância no paciente reumatóide que em outros, porque várias agressões cirúrgicas são previstas durante os anos. A urgência existe com respeito à compressão do nervo e ruptura de tendão ou a ameaça disto, comumente por sinovite de extensor e uma cabeça ulnar deslocada. A sinovectomia é profilática, protegendo tendões no punho dorsal e na articulação interfalangiana proximal. Parece melhorar a função e pode ter algum valor protetor na articulação do cotovelo e nos tendões flexores. Suas vantagens em outras áreas não estão comprovadas. A reconstrução de tecidos moles é benéfica na presença de cartilagem articular boa, em deformidades do polegar e em deformidades em *botoeira* móvel ou em pescoço de cisne.

Uma vez que as articulações estejam irrevogavelmente deformadas ou destruídas, o cirurgião deve estar atento às necessidades funcionais de cada articulação. *Estabilidade* é necessária no punho, nas articulações metacarpofalangiana e interfalangiana do polegar e nas articulações interfalangianas distais dos dedos. *Mobilidade* é necessária em *um* cotovelo, na articulação basal do polegar e na articulação metacarpofalangiana dos dedos. Deste modo, a anquilose no primeiro grupo e a instabilidade no segundo não é tão incapacitante como se a situação fosse revertida. Segue, além disso, que a artrodese do primeiro grupo e a artroplastia do segundo são os procedimentos exigidos, apenas modificados por considerações como a necessidade de um punho alcançar o períneo. Apenas as articulações interfalangianas proximais permanecem no limbo. Elas funcionam bem com a artrodese no dedo indicador e nos outros se as articulações metacarpofalangianas mostram uma boa amplitude. As articulações interfalangianas proximais necessitam de artroplastia quando as articulações metacarpofalangianas não apresentam movimento, não havendo uma possibilidade terapêutica para a recuperação deste movimento. Os objetivos mínimos no tratamento do dedo reumatóide são alcançar o movimento coordenado de todos os dedos em pelo menos uma das articulações, com as articulações não-móveis em uma posição funcional e o dedo inteiro mostrando estabilidade lateral complcxa boa.

Consultando a folha de sumário cirúrgico (pág. 335) e lembrando-se da necessidade de compatibilidade das cirurgias simultâneas durante o tratamento pós-operatório, o cirurgião deve construir um programa cirúrgico com o paciente. O programa deve progredir de proximal a distal, a menos que isto comprometa as prioridades impostas por problemas específicos do paciente. Deve combinar procedimentos complementares e servir para remover, na mesma cirurgia, distúrbios mutuamente deformantes. Por exemplo, a correção de desvio radial do punho com a substituição da articulação metacarpofalangiana é lógica[218]. Finalmente, o trabalho necessário sob controle de torniquete deve ser limitado a um tempo de inflação, ou seja, um máximo de duas horas. Uma segunda inflação aumenta muito o edema, com dificuldade resultante no fechamento da pele e na mobilização pós-operatória precoce. Também é provável que o paciente reumatóide, diligente e que não se queixa, sofre desconforto em outras partes por períodos prolongados na mesa de cirurgia. Além disso, a recuperação, a reabilitação e, portanto, o retorno para outra cirurgia necessária são todos acelerados pela limitação de nossos esforços.

Como o desfecho de nosso trabalho, Souter[219] colocou um 'escore' realístico no armamentário cirúrgico disponível ao cirurgião que trata doença reumatóide. Este é expressado abaixo como uma 'porcentagem de satisfação'. Ele também estimulou o cirurgião a começar como um VENCEDOR ao tratar o paciente no início.

Fusão da articulação metacarpofalangiana do polegar	85
Sinovectomia de extensor e excisão de cabeça ulnar	83
Estabilização do punho	73
Sinovectomia de Flexor	68
Fusão de interfalangiana proximal	68
Fusão de interfalangiana no polegar	68
Artroplastia de metacarpofalangiana	65
Correção de pescoço de cisne	65
Sinovectomia de metacarpofalangiana interfalangiana proximal	53
Artroplastia de interfalangiana proximal	43
Correção de botoeira	35

É importante que o cirurgião se relacione cuidadosamente com o reumatologista, porque há algumas drogas que precisam ser interrompidas antes da cirurgia. Drogas antiinflamatórias não-esteróides devem ser descontinuadas até 10 dias antes da cirurgia. Se o paciente usou esteróides durante mais de 3 meses, doses de ataque de hidrocortisona devem ser administradas[75], e o metotrexato é em geral interrompido durante 2 semanas antes e depois da cirurgia, devido a preocupações quanto à má cicatrização da ferida[10].

III. OSTEOARTRITE[220-222]

É calculado que 40% da população adulta é afetada por osteoartrite de uma forma ou de outra. Destes, apenas 10% buscam conselho médico e apenas 1% são severamente inválidos.

É provável que fatores genéticos múltiplos predisponham certos pacientes ao desenvolvimento de osteoartrite, fatores que influenciam a estrutura e a manutenção da cartilagem articular. Porém, o desenvolvimento de osteoartrite é principalmente devido a envelhecimento, lesões maiores, e microtrauma do *stress* diário.

Qualquer articulação na mão pode progredir para a osteoartrite plena, mas a maioria não o faz. Aquelas articulações que o fazem pareceriam ser sujeitadas à tensão diária inevitável, enquanto as outras ou são muito bem suportadas ou é possível que o paciente as proteja durante o uso.

Articulações cronicamente inflamadas causam *dor ao stress*. Caracteristicamente, o paciente afirma que ele não tem nenhum problema pela manhã ao levantar, em contraste com o paciente reumatóide, mas à medida que o dia passa o desconforto aumenta. À noite, a articulação afetada é o local de uma dor surda, que pode interferir com o sono.

Exame

O exame de tais pacientes deve ser dirigido a localizar o ponto de sensibilidade máxima e detectar alguma frouxidão no suporte a estruturas ligamentares. Também devem ser buscadas dor ou crepitação aos movimentos de atrito da articulação e evidência precoce de osteoartrite resultante.

O distúrbio primário na osteoartrite é a perda de superfície articular. Esta é vista em radiografias como estreitamento do espaço articular. Cada vez mais, os ossos nus sem cartilagem estabelecem contato um com o outro, causando dor. O osso fica mais denso ou ebúrneo e isto é visto como esclerose nas radiografias. Erosões císticas acontecem nas extremidades ósseas e esporões ósseos, osteófitos, ou exostoses surgem ao redor das margens ósseas da articulação.

Devem ser executados estudos de laboratório em todos os tais pacientes para excluir doença reumatóide ou suas variantes (veja anteriormente). As radiografias mostrarão qualquer alteração osteoartrítica precoce. Filmes de *stress* devem ser feitos para detectar alguma instabilidade ligamentar.

Indicações Gerais

Mesmo em pacientes que não têm evidência clara de osteoartrite franca, a cirurgia é indicada quando uma frouxidão intensa de ligamentos estiver presente ou quando a dor:

- impede o trabalho;
- localizada claramente em uma articulação;
- não responde à terapia conservadora.

Um exemplo comum de tal inflamação crônica devida à instabilidade que depois progride para osteoartrite estabelecida é encontrado na articulação basal do polegar. Onde a superfície articular ainda é boa, mas um ligamento é incompetente, freqüentemente ele pode ser substituído por um enxerto ou transferência de tendão. Onde a superfície é irreparavelmente lesada, a escolha recai entre artrodese e artroplastia. Embora a osteoartrite possa se desenvolver em qualquer das articulações na mão, as mais comumente afetadas (e que vão freqüentemente a tratamento cirúrgico) são as articulações interfalangianas distais e certas articulações carpais. Nestas últimas, a deterioração está relacionada claramente a uma lesão prévia (por exemplo, fratura do escafóide ou dissociação escafo-semilunar) na maioria das articulações. Esses problemas são considerados no Capítulo 2 (páginas 204 e 207), deixando a artrite ao redor do trapezóide e na articulação piso-piramidal para serem comentadas aqui. Zancolli[223] acredita que a osteoartrite primária da articulação trapézio-metacarpiana é produzida por uma combinação de dois fatores:

1. A presença constante de tendões acessórios do abdutor longo do polegar (ALP) distalmente inserido ao nível da articulação, aumentando a magnitude da força compressiva transarticular ao longo da coluna do polegar.
2. O uso repetido do polegar em uma posição de estabilidade desfavorável; ou seja, quando o polegar é aduzido, pinçamento lateral e o pinçamento aposicional produzem uma redução no contato articular de mais de 50%. Em 104 mãos operadas por osteoartrite da articulação basal do polegar, os tendões acessórios do ALP inseridos distalmente ao nível da articulação de trapézio-metacarpiana estavam presentes em 100% dos casos. Estas observações cirúrgicas diferem daquelas obtidas por investigações anatômicas, nas quais descobriu-se que uma variação de 41% a 74% estava inserida nos músculos tenares[224,225] e 3% a 38% na base metacarpiana[226, 227]. Zancolli descobriu que a excisão precoce dos tendões acessórios nas mãos em fase I e em fase II produziu redução em dor e sinovite em toda as mãos em fase I.

Veja Green DP 1998 *Operative Hand Surgery*, 4th edn. Churchill Livingstone, New York, págs. 99, 167.

Trapézio

As estruturas fundamentais na articulação trapézio-metacarpiana são o ligamento palmar ou ulnar, que mantém o bico do polegar metacarpiano até a crista sobre o trapézio, e o ligamento intermetacarpal dorsal, que segura o primeiro ao segundo metacarpiano[228]. Os nomes alternativos para o primeiro ligamento enfatizam as relações diferentes do ligamento com os planos do polegar e da mão, respectivamente. O ligamento está na face palmar do polegar, ou seja, diretamente oposto à unha do polegar, mas porque o plano do polegar relaxado está localizado em ângulos retos com o plano da mão, o ligamento é ulnar quando o plano da mão é tomado como referência. Na flexão e extensão do polegar normal, a articulação e os dois ligamentos são pouco tensionados. Porém, em oposição e em pinçamento de força, as superfícies articulares se torcem uma sobre a outra[229], ameaçando se desprender, com apenas os ligamentos impedindo-as[230]. Nesta posição, as tensões são desigualmente distribuídas sobre as superfícies articulares. Com o tempo, ocorre desgaste. Se ocorre lesão da superfície articular tornando-a incongruente ou (pior ainda) rompe os ligamentos, a artrose (como a fase inicial do distúrbio é chamada) e a osteoartrite se tornam inevitáveis.

O uso do polegar é inevitável na mão humana e portanto a artrose e a osteoartrite da articulação trapézio-metacarpiana desenvolvem-se relativamente precoces na vida, usualmente na quinta década. A doença nesta articulação é muito mais comum na mulher que no homem. Pode ocorrer após um trauma reconhecido, desenvolver-se como conseqüência de artrite reumatóide, ou (na maioria dos exemplos) surgir sem nenhuma razão aparente. Para citar Eaton e Littler, 'qualquer que seja a causa subjacente, uma vez que a hipermobilidade está presente, uma sinovite dolorosa é comum, e a possibilidade de atrito articular acelerado é aumentada[23]. Esta hipermobilidade está presente ao nascimento em pacientes com síndrome de Ehlers-Danlos[232,233], nos quais as alterações acontecem precocemente.

Sintomas

A dor com o uso é uma queixa do paciente nas fases iniciais. A dor é localizada na base do polegar, com o paciente usualmente apontando para a face radial da eminência tenar um pouco anterior e distal à tabaqueira anatômica. Mais tarde, uma instabilidade intensa com fraqueza resultante da preensão de pinçamento reduz ainda mais a capacidade de uso da mão afetada pelo paciente.

Exame

A *sensibilidade* é bem localizada com aplicação de pressão do polegar ou da ponta de um dedo exatamente sobre a articulação em sua face anterior. A articulação fica situada na margem proximal da eminência tenar 1-2 cm radial e ligeiramente distal ao tubérculo escafóide (pág. 191). Pode ser mais bem localizada aduzindo o polegar, quando a base do primeiro metacarpiano fica proeminente.

O *teste de torque* (atrito rotativo) serve para distinguir a artrose da articulação basal de outros distúrbios. É aplicada rotação axial ao polegar, com a articulação basal alternadamente distraída e comprimida, e a articulação metacarpofalangiana fletida suavemente. A dor nesta manobra é patognomônica. Depois, a instabilidade da articulação é comprovada pela proeminência da base metacarpiana quando comparada com um polegar normal. Pode ser confirmado aplicando pressão intermitente na base, enquanto se pede ao paciente que faça o movimento de pinça fortemente. Movimento considerável e freqüentemente crepitação serão detectados. Finalmente, a tensão aplicada ao ligamento intermetacarpal dorsal às vezes revelará frouxidão intensa e sempre será dolorosa. Isto é obtido fixando o primeiro metacarpiano com um dígito no lado radial de sua cabeça e então aplicando força radialmente dirigida à borda ulnar da diáfise, como mostrado na Fig. 5.84.

O colapso do polegar pode acontecer no final, com adução do primeiro metacarpiano e hiperextensão da articulação metacarpofalangiana. Este produz uma deformidade em 'pescoço de cisne', semelhante a um polegar reumatóide tipo III de Nalebuff (pág. 356) (Fig. 5.85).

A força de pinçamento diminuirá progressivamente e deve ser registrada com um dinamômetro.

Exame Radiológico

Embora a articulação basal possa ser vista em incidências ântero-posteriores padrão, esta e as outras articulações do trapézio são mais bem estudadas em uma incidência de Robert (pág. 68) e nem mesmo estas incidências são completamente representantes do processo de doença existente[234]. Alterações radiológicas foram divididas em quatro fases[235]:

- Fase I: Alargamento do espaço articular (evidência de efusão); menos de um terço de subluxação em qualquer projeção.
- Fase II: Mais de um terço de subluxação demonstrado especialmente em filmes de tensão; osso pequeno ou depósitos de cálcio de 2 mm de diâmetro serão vistos (Fig. 5.86).
- Fase III: Fragmentos maiores presentes; estreitamento do espaço articular evidente (Fig. 5.87).
- Fase IV: Alterações avançadas: subluxação importante, alterações ósseas císticas e escleróticas, labiação e formação de osteófito (Fig. 5.88).

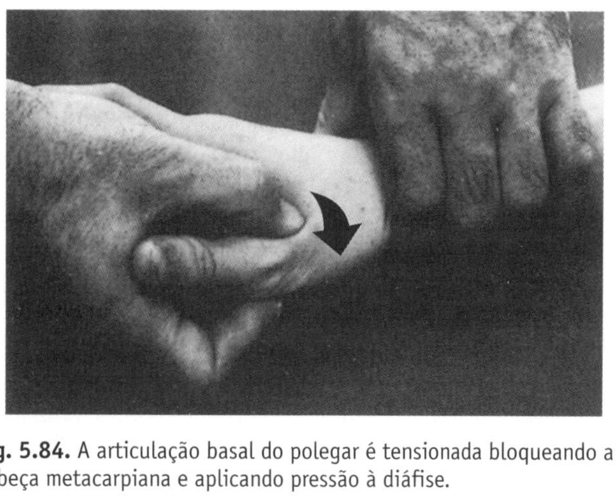

Fig. 5.84. A articulação basal do polegar é tensionada bloqueando a cabeça metacarpiana e aplicando pressão à diáfise.

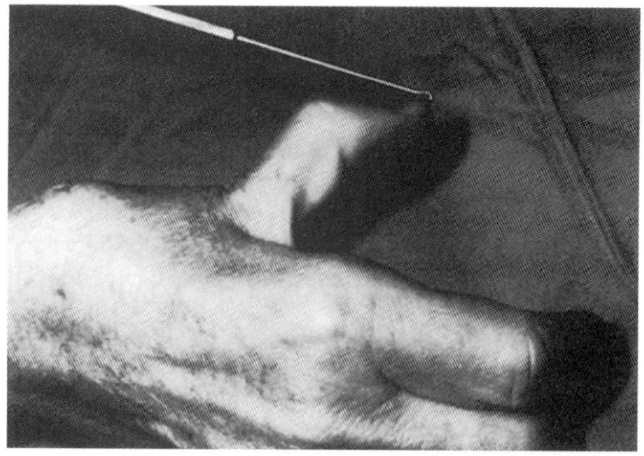

Fig. 5.85. Uma deformidade em hiperextensão da articulação metacarpofalangiana é demonstrada. A subluxação da articulação basal pode ser vista à esquerda do primeiro metacarpiano.

Envolvimento de Outras Articulações Trapeziais

Embora a descrição tenha sido limitada à articulação trapézio-metacarpiana, a osteoartrite é limitada àquela articulação em apenas uma minoria dos casos. Em uma série[236], as outras articulações do trapézio foram envolvidas como segue:

- com o segundo metacarpiano 86,2%
- com o escafóide 48,3%
- com o trapézio 34,6%

Tal envolvimento não pode ser diagnosticado clinicamente, mas pode ser visto em radiografias. O estudo cuidadoso é então necessário para que o tratamento correto seja prescrito para aliviar os sintomas do paciente (Fig. 5.89).

Infreqüentemente, serão vistos pacientes em que as alterações são totalmente limitadas a uma articulação trapezial diferente da articulação com o primeiro metacarpiano, mais comumente a articulação com o escafóide[237] (Fig. 5.90).

Indicações

A qualquer ponto na deterioração da articulação, algum alívio temporário pode ser proporcionado adaptando ao paciente uma tala de suporte do polegar com base na mão, ou melhor, com base no antebraço. Também pode ser obtido alívio infiltrando a articulação com esteróide e utilizando drogas antiinflamatórias não-esteróides[238,239]. A maioria dos pacientes vai no final a cirurgia.

Nas fases iniciais, antes de qualquer evidência de perda de cartilagem articular estar presente, o desconforto pode ser

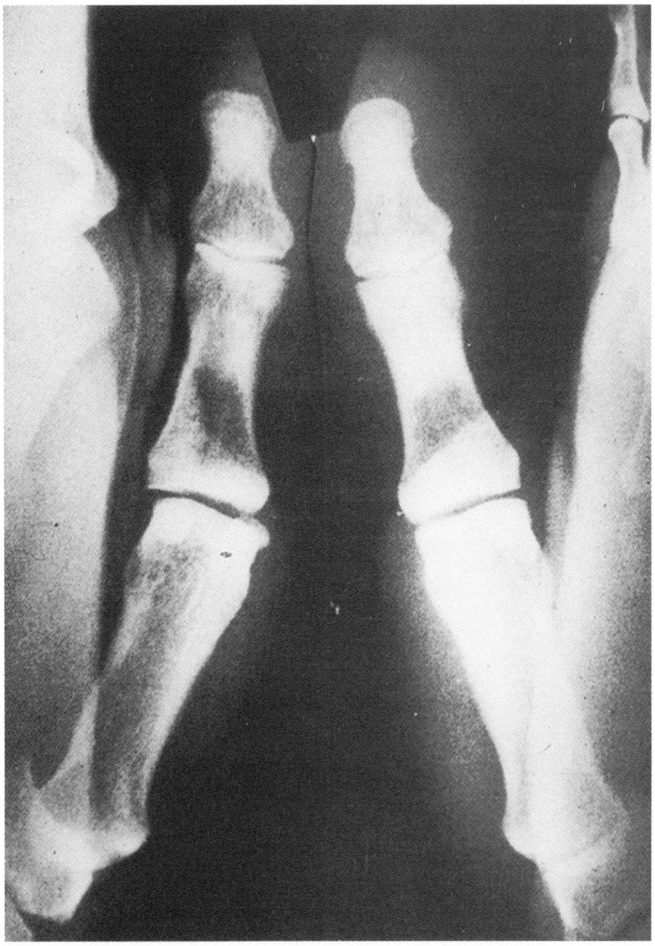

Fig. 5.86. Empregando a incidência de *stress* de Eaton, na qual os dois dedos polegares são dirigidos firmemente um contra o outro, pode ser vista subluxação da articulação basal na esquerda (fase II).

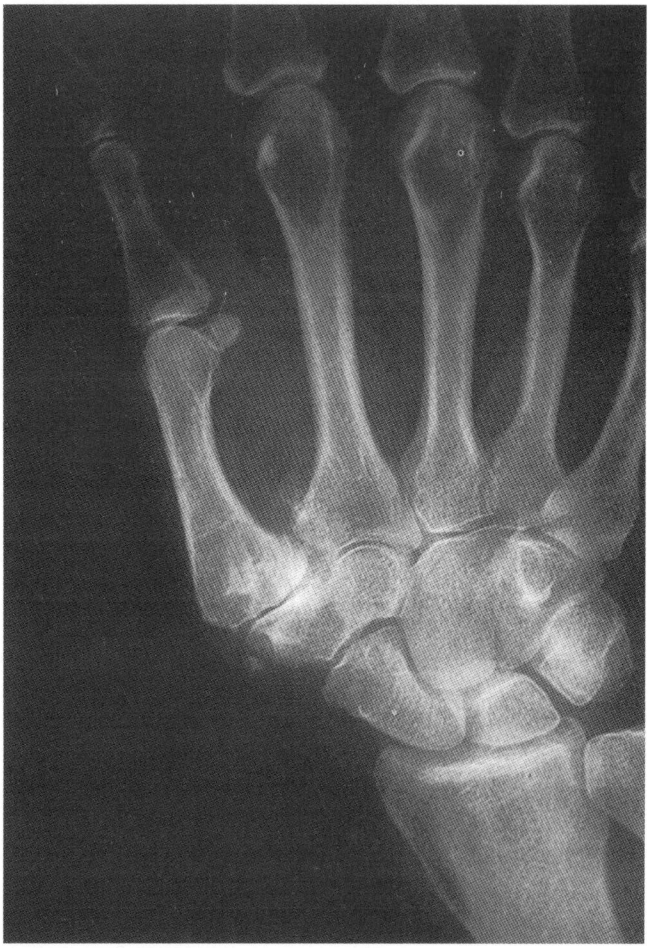

Fig. 5.87. Fase III artrite carpometacarpiana (veja texto).

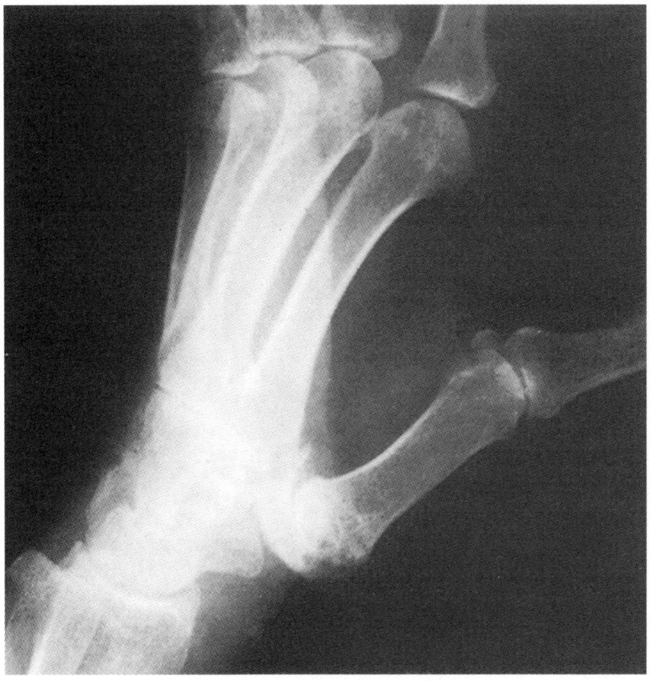

Fig. 5.88. Fase IV artrite carpometacarpiana (veja texto).

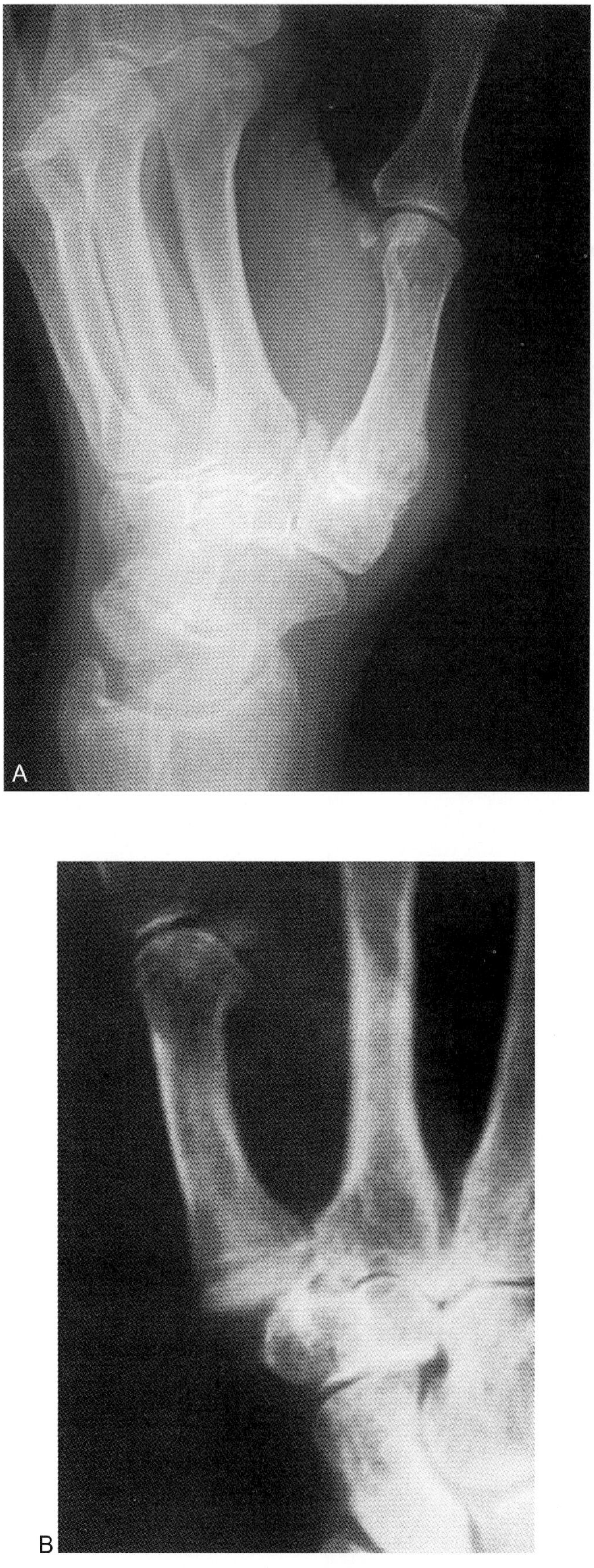

Fig. 5.89. Estes pacientes foram tratados **(A)** por fusão e **(B)** artroplastia interposicional da articulação basal. A dor persiste por causa da osteoartrite evidente entre o trapézio e o primeiro metacarpiano, o trapézio e o escafóide.

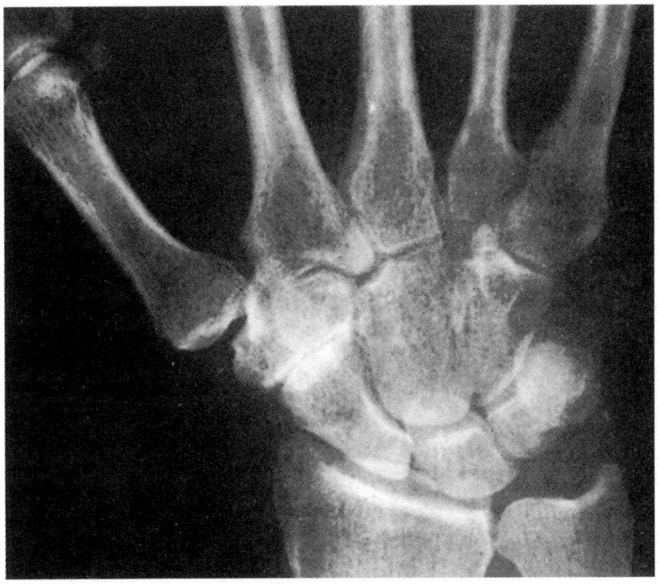

Fig. 5.90. Artrite escafo-trapezial. Esta paciente apresentava sintomas semelhantes àqueles da doença trapézio-metacarpiana. Porém, as radiografias revelaram que a artrite existia apenas entre o escafóide e o trapézio. A fusão intercarpal curou os sintomas dela.

eliminado e deterioração adicional prevenida ou pelo menos adiada pela estabilização da articulação[240]. O procedimento mais usado tem sido o de Eaton e Littler[231], no qual a metade do flexor radial do carpo, inserido distalmente à esquerda, é passada através da base do metacarpiano para substituir o ligamento ulnar colateral atenuado (Fig. 5.91). O autor ultimamente fortaleceu o ligamento intermetacarpal dorsal se atenuado com uma tira de extensor radial longo do carpo[241] – um procedimento simples e efetivo.

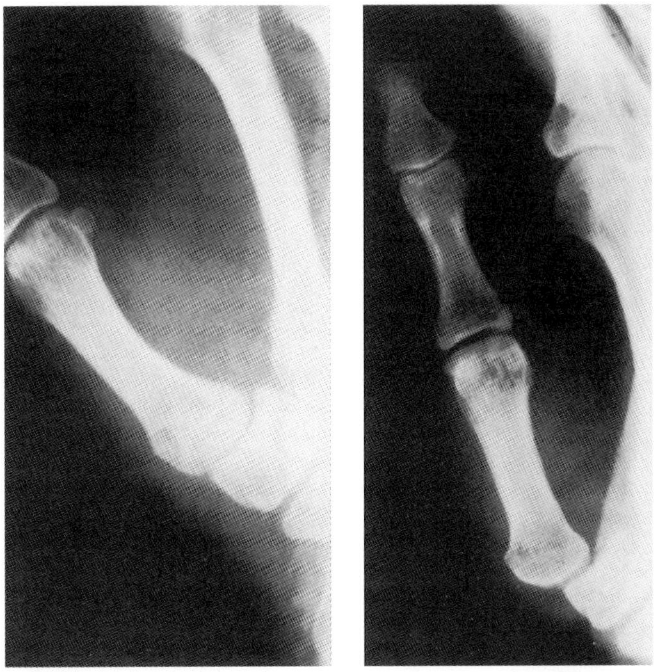

Fig. 5.91. Este paciente sofreu uma reconstrução Eaton, pequena mostrada na esquerda para a fase II de subluxação mostrada à direita.

Em fases tardias, com a osteoartrite estabelecida, a escolha recai, como em outras articulações assim afetadas, entre artrodese[242, 243] e artroplastia. Se a artrite envolver claramente outras articulações trapeziais, a artrodese da articulação trapézio-metacarpiana apenas dará um limitado, se algum, alívio dos sintomas, assim como qualquer artroplastia interposicional daquela articulação apenas. A excisão do trapézio se torna necessária, e foram relatados bons resultados e com ela apenas[244,245]. Porém, outros acharam que a excisão simples alivia a dor, mas resulta em um polegar instável (e portanto fraco). A substituição do trapézio excisado por tendão [246,247] ou fáscia [248] tem sido defendida. Outros informam bons resultados a longo prazo com interposição de tendão, completada por uma reconstrução de ligamento usando parte do flexor radial do carpo, que 'suspende' a base do primeiro metacarpiano do segundo[249,250]. Estas técnicas que evitam o uso de implantes[251-259] são preferidas atualmente por muitos cirurgiões. Os implantes de silicone, que alguns ainda recomendam para uso em pacientes reumatóides[260,261] mais velhos e de baixa demanda, provaram ser instáveis ou sujeitos à fratura e/ou desgaste, com sinovite de silicone[262-270] resultante (Fig. 5.92). O editor usa uma prótese de silicone Helal que estende-se proximal e distalmente. Os resultados em 50 pacientes têm sido bons a excelentes, com exceção de três casos. A sinovite por silicone não tem sido um problema, mas é inevitável se qualquer prótese é colocada adjacente a estruturas ósseas irregulares. Qualquer que seja o procedimento excisional selecionado, é importante corrigir qualquer deformidade de hiperextensão em Z da articulação metacarpofalangiana por tenodese simultânea, capsulodese ou artrodese. De outro modo, acontecerá subluxação na articulação basal com retorno de dor e fraqueza (Fig. 5.93). A doença escafo-trapezial isolada[237,271] é tratada por fusão intercarpal ou artroplastia[272] interposicional.

Veja Green DP 1998 *Operative Hand Surgery*, 4th edn. Churchill Livingstone, New York, pág. 166.

Articulação Piso-Piramidal

A *artrite piso-piramidal*[273] causa dor no punho que pode ser amplamente referida ao dorso da mão. A neuropatia ulnar foi uma característica associada em um terço dos pacientes. Instabilidade, devida à perda de integridade nas estruturas de suporte do pisiforme, parece ser a causa da doença piso-piramidal [274]. O diagnóstico é feito por *sensibilidade* produzida tensionando-se a articulação. Este pode ser feito de dois modos:

- pressão radial direta sobre a face ulnar do pisiforme;
- flexão combinada e desvio ulnar contraresistência do punho.

Uma radiografia da articulação é feita com a mão supinada a 30°-40° da lateral verdadeira (Fig. 5.94). Problemas moderados podem ser aliviados por infiltração com anestesia local e esteróide solúvel; aqueles mais severos são curados por excisão do pisiforme.

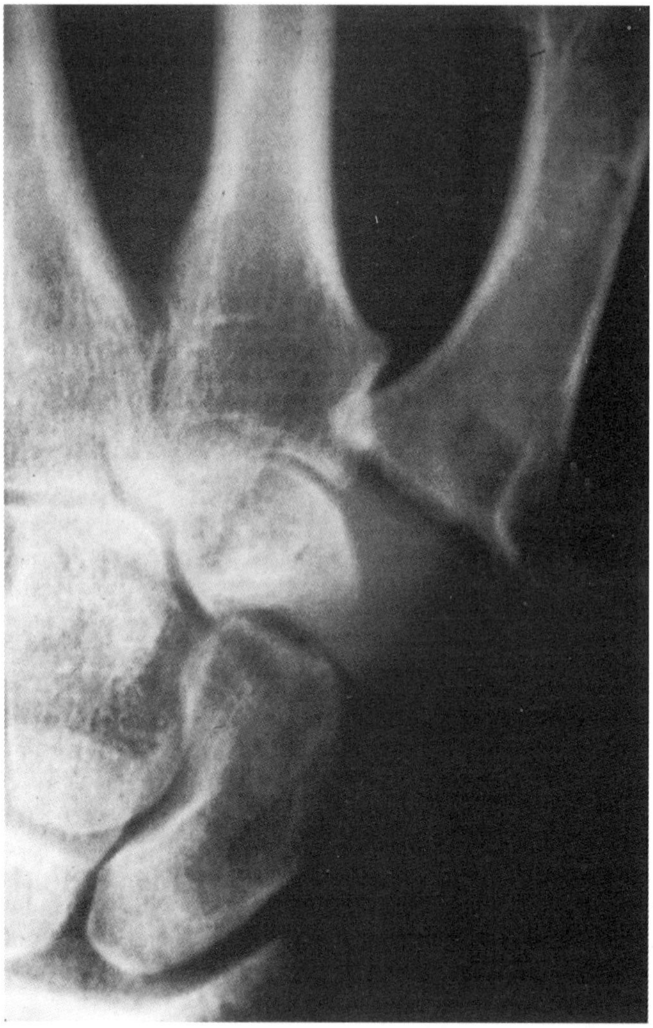

A

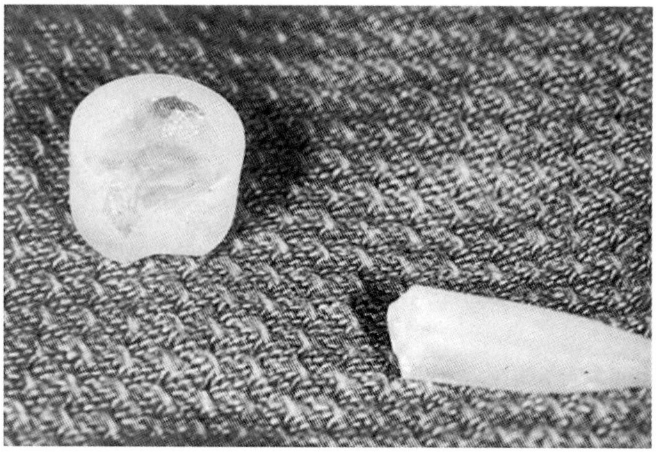

B

Fig. 5.92. Fratura de implante e sinovite por silicone. Dezoito meses após resseção trapezial e artroplastia de implante, este paciente apresentou dor crescente. **A.** O exame radiológico mostrou provável fratura do implante e sinovite por silicone no escafóide e capitato. **B.** O implante na verdade estava fraturado, e o padrão de desgaste da cabeça é evidente.

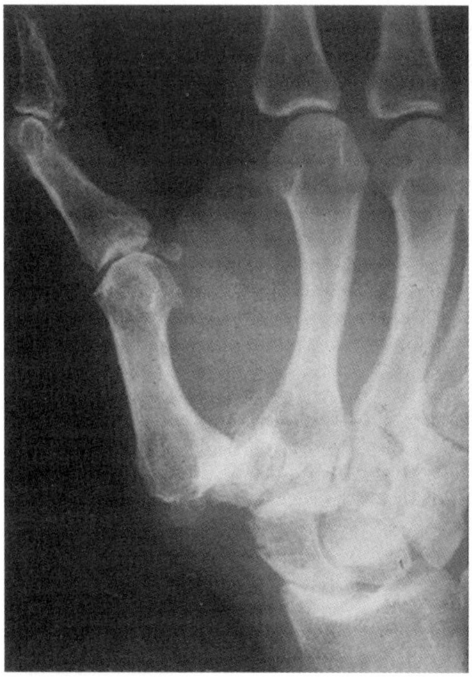

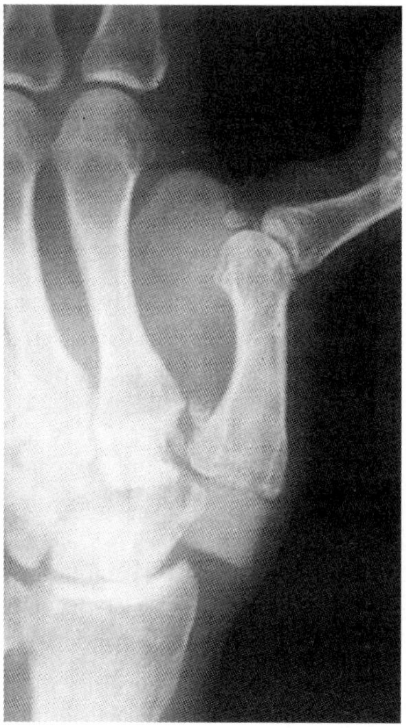

Fig. 5.93. Este paciente teve osteoartrite da articulação basal bilateral, com hiperextensão severa das articulações metacarpofalangianas. O significado de corrigir a deformidade posterior não foi apreciado quando o implante trapezial foi colocado no direito. A deformidade resultante foi pior que o problema original, e a dor e a fraqueza persistiram.

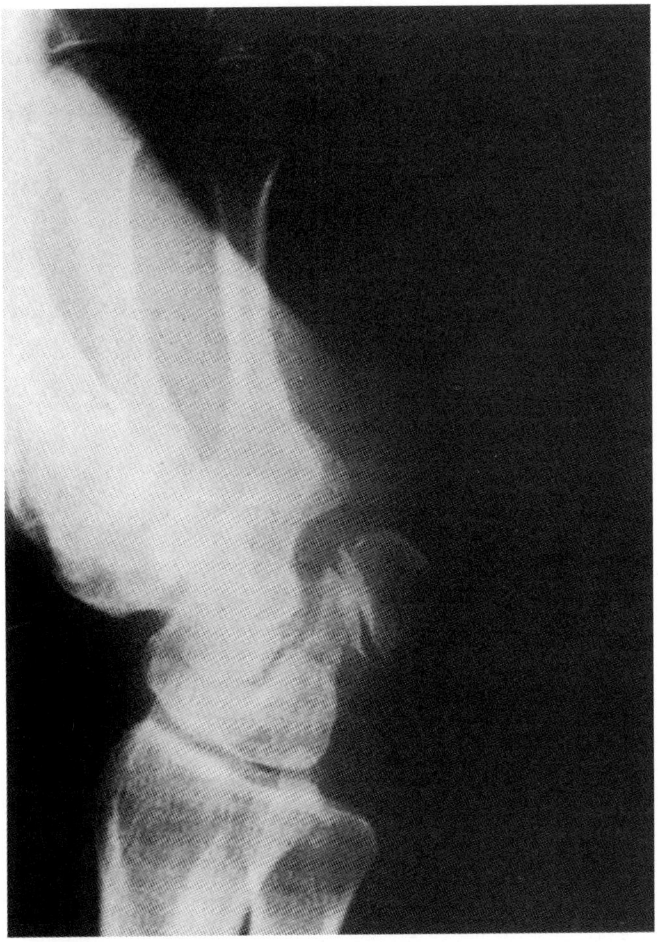

Fig. 5.94. Osteoartrite piso-piramidal (veja texto).

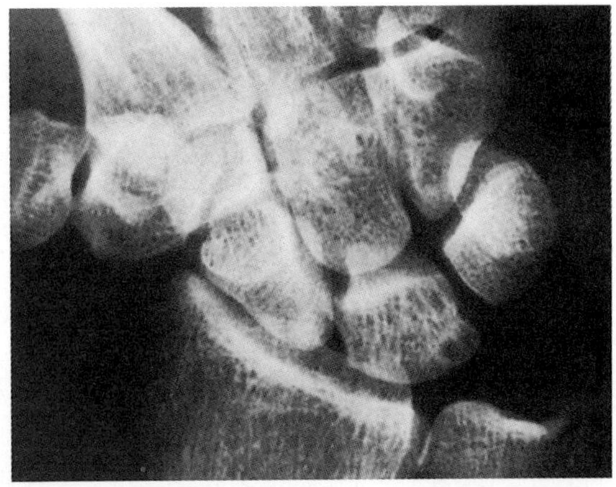

A

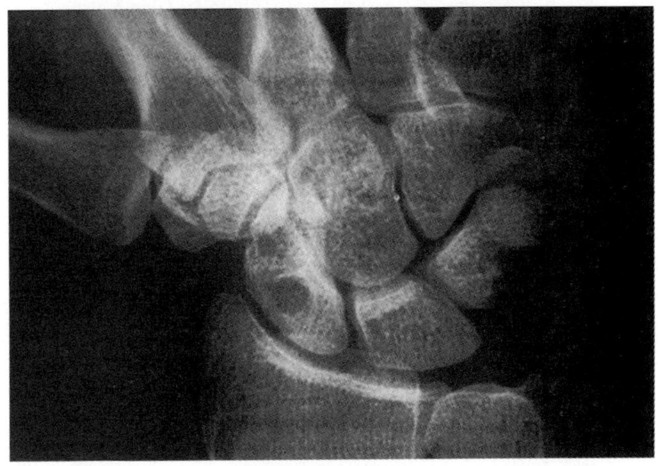

B

Fig. 5.95. Cistos carpais isolados **(A)** no semilunar e **(B)** no escafóide (veja texto).

Cistos Carpais Isolados

Ocasionalmente, pode ser visto um paciente que queixa-se de dor no punho mal localizada, no qual o único achado positivo é um cisto em um osso do carpo (Fig. 5.95). Em uma revisão caracteristicamente completa[275], Eiken e Jonsson determinaram que tais cistos ósseos só são a causa de dor se eles tiverem *margens escleróticas* ou se eles *se comunicam com o espaço articular*. Tais cistos são muito comuns no escafóide e semilunar, e são tratados por curetagem e enxerto de osso, contanto que as superfícies articulares estejam de outro modo em boas condições.

Articulação Interfalangiana Distal

O paciente com doença da articulação interfalangiana distal pode apresentar-se nas fases iniciais, mas mais comumente, tem osteoartrite desenvolvida quando consulta o cirurgião.

Os sintomas são aqueles de dor ao uso, piorando à medida que o dia passa, e instabilidade da articulação.

O exame no caso completamente desenvolvido é conclusivo. O desenvolvimento de *exostoses* é especialmente florido ao redor da articulação interfalangiana distal, e estas são imediatamente aparentes, dando uma aparência nodular à articulação. Heberden (1710-1801)[276] descreveu estes osteófitos pela primeira vez, 'pequenos nódulos rígidos, do tamanho de uma ervilha pequena, freqüentemente vistos nos dedos, particularmente um pouco abaixo do topo, próximos à articulação' e eles têm seu nome em referência a ele – *nódulos de Heberden* (Fig. 5.96). Na muito menos freqüente osteoartrite da articulação interfalangiana proximal, os osteófitos são conhecidos como *nódulos de Bouchard*[277].

As exostoses se desenvolvem em uma fase precoce nas articulações interfalangianas distais, e alguma cartilagem articular ainda pode permanecer apesar da sua presença. Sua perda deve ser confirmada tentando causar crepitação, movendo a articulação, enquanto se aplica compressão longitudinal. A articulação mostra freqüentemente deformidade adicional, com instabilidade lateral ou o desenvolvimento de uma deformidade de dedo em martelo devida à erosão do tendão extensor. A estabilidade da articulação deve ser conferida tensionando-se a articulação lateralmente usando alavancamento de três pontos.

O exame radiológico confirma o diagnóstico (Fig. 5.97).

Gânglio – o 'denominado' Cisto Mucoso[278]

Até recentemente, a patogênese destas lesões tem sido discutida. Porém, é atualmente evidente que o 'cisto mucoso' sempre é um gânglio que surge da articulação interfalangiana

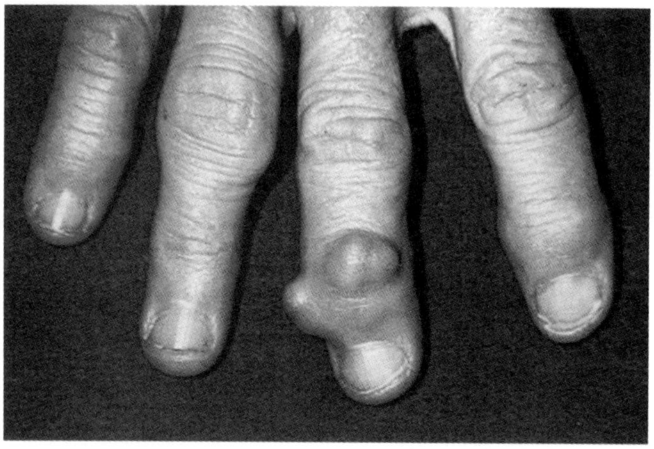

Fig. 5.96. Nódulos de Heberden. Osteoartrite da articulação interfalangiana distal com formação de osteófito grosseira.

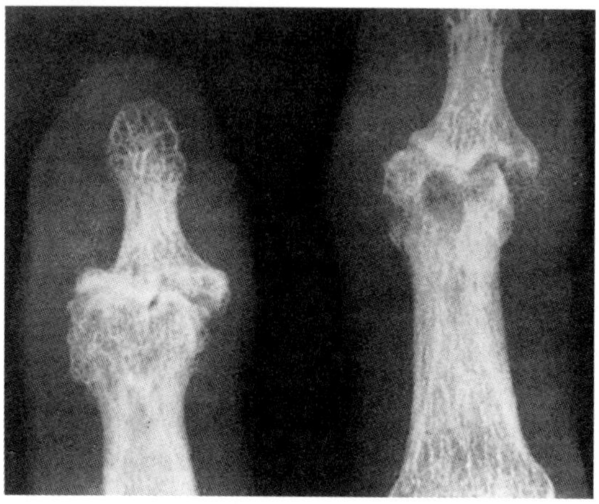

Fig. 5.97. Aparência radiológica característica em osteoartrite das articulações interfalangianas distais, com perda de espaço articular, formação de exostoses e edema de tecidos moles associado.

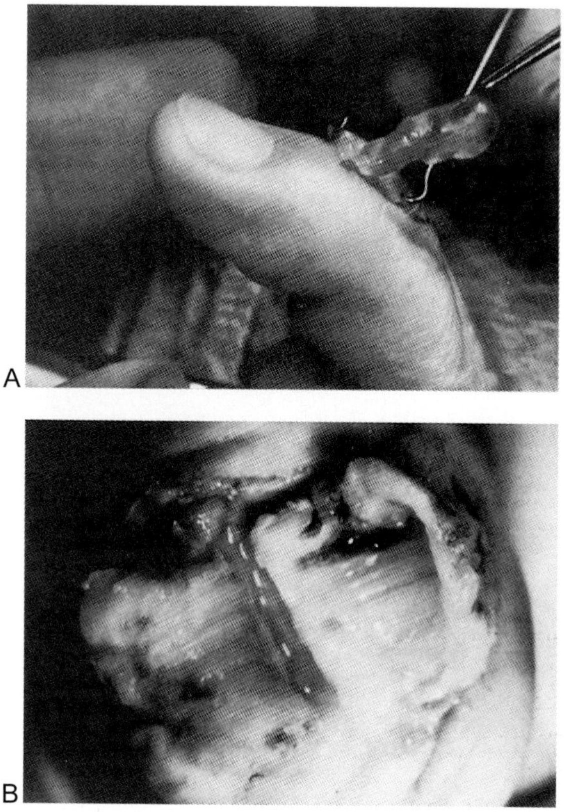

Fig. 5.98 A. Um gânglio da articulação interfalangiana distal que tinha desenvolvido em associação à osteoartrite, este se apresentou como um 'cisto mucoso' com sulcamento da unha. Toma-se cuidado na cirurgia para localizar o gânglio até sua origem na articulação. **B.** Esta articulação mostra marcado sulcamento osteoartrítico, em associação a um cisto de gânglio da articulação interfalangiana distal.

distal, usualmente em associação à osteoartrite daquela articulação (Fig. 5.98). Gânglios pequenos podem ser confundidos com osteófitos.

Indicações

No momento em que a maioria dos pacientes se apresenta para tratamento da osteoartrite interfalangiana, a cirurgia é necessária [279]. A maioria dos cirurgiões recomenda artrodese, e este é certamente o único tratamento na presença de instabilidade total ou destruição óssea significativa (Fig. 5.97) especialmente agora que o silicone[280,281] apresenta um desprestígio. Porém, em casos onde a articulação é estável e as extremidades ósseas têm um bom contorno, alguns adotaram uma abordagem mais conservadora, executando osteofitectomia e sinovectomia, que dão uma amplitude aceitável de movimento, sem dor[282]. Quando um cisto de gânglio for a razão para cirurgia, deve-se tomar grande cuidado para localizar o colo do cisto até a articulação e executar uma ressecção adequada. Apenas assim a recidiva pode ser minimizada.

As *articulações metacarpofalangianas* (especialmente do polegar) e as *articulações interfalangianas proximais* são locais menos freqüentes de osteoartrite se comparados com as articulações interfalangianas distais. A articulação metacarpofalangiana do polegar é mais bem tratada por artrodese[283], que dá resultados excelentes. O manejo da articulação interfalangiana proximal é muito mais problemático[284-286]. Embora freqüentemente sejam feitas tentativas de preservar o movimento por artroplastia de silicone, tais implantes levam, no devido tempo, a desvio e falha, requerendo uma artrodese posterior (tecnicamente mais difícil). A artrodese primária é a única resposta segura, que muitos pacientes rejeitarão compreensivelmente, até que a dor fique intolerável e o movimento cada vez mais limitado.

Artrite sesamóide (sesamoidite)[287,288] na articulação metacarpofalangiana do polegar é uma fonte obscura mas muito real de dor naquela articulação. É diagnosticada causando dor com pressão sobre a placa palmar do polegar, enquanto se mantém a articulação principal imóvel. Se o espaço articular da articulação metacarpofalangiana é bom, e a dor é aliviada pelo enchimento dessa articulação com anestésico local, o diagnóstico está assegurado. A excisão do sesamóide – não tão fácil quanto parece – dá alívio à maioria.

Veja Green DP 1998 *Operative Hand Surgery*, 4th edn. Churchill Livingstone, New York, págs. 99, 105.

GOTA CRÔNICA

A gota é principalmente um distúrbio de homens de meia-idade e mais velhos e de mulheres pós-menopausa. Há freqüentemente uma história familiar. Desenvolve-se resultante de períodos prolongados de hiperuricemia. O ácido úrico é apenas moderadamente solúvel em fluidos teciduais, e é precipitado portanto como cristais de monoidrato urato monossódico.

A artrite gotosa aguda acontece quando estes cristais se formam no fluido sinovial. À medida que a doença progride, depósitos grosseiros de urato de sódio, conhecidos como *tofos*, aparecem nas articulações, nos tecidos periarticulares, nos rins e em depósitos ectópicos sob a pele. Um local clássico para tais tofos ectópicos é ao redor da margem helicoidal da orelha.

Embora a gota monoarticular aguda precoce possa ser difícil de distinguir da artrite séptica (pág. 316), o caso estabelecido não tem similar. A história usualmente é de um início de artrite monoarticular na extremidade inferior, seguida por ataques cada vez mais severos e freqüentes de dor articular que afeta regiões cada vez mais. No membro superior estas incluem o cotovelo, punho e dedos. Embora parecendo voltar ao normal depois de cada ataque no princípio, o edema e a incapacidade persistem durante períodos mais longos, se tornando no final permanentes. A tenossinovite gotosa afeta os extensores do punho e os flexores do dedo[289].

O *exame* dos membros superiores do paciente com gota crônica revela tofos, inicialmente ao redor do olécrano e na superfície extensora dos antebraços e depois como massas tipo tumor ao redor da articulação (Fig. 5.99). Estas podem causar ulceração da pele e drenagem de material branco com a consistência de cimento molhado. Depósitos tofáceos também podem se formar nas bainhas de tendão.

Limitação considerável de resultados de movimento e isto, ou ulceração, pode ser uma indicação para intervenção cirúrgica, porque grande parte do urato de sódio é removida como possível[290]. Esta é uma cirurgia suja, que provoca alguma ansiedade quando executada nas articulações interfalangianas, porque o material branco está freqüentemente ao redor do dedo, envolvendo e camuflando todas as estruturas, incluindo ambos os feixes neurovasculares. A artrodese é freqüentemente necessária para estabilizar a articulação.

Alterações radiológicas são típicas, as extremidades ósseas adjacentes às articulações mostrando defeitos translúcidos que são depósitos de urato de sódio, com o desenvolvimento posterior de uma aparência semelhante à osteoartrite.

O ácido úrico sérico é constantemente elevado na maioria dos pacientes, mas não em todos.

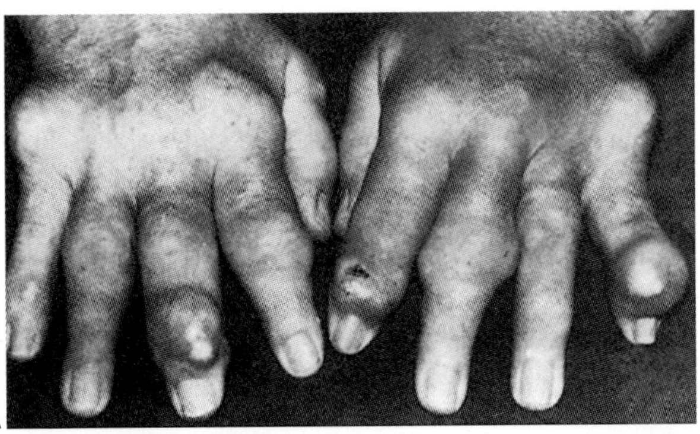
A

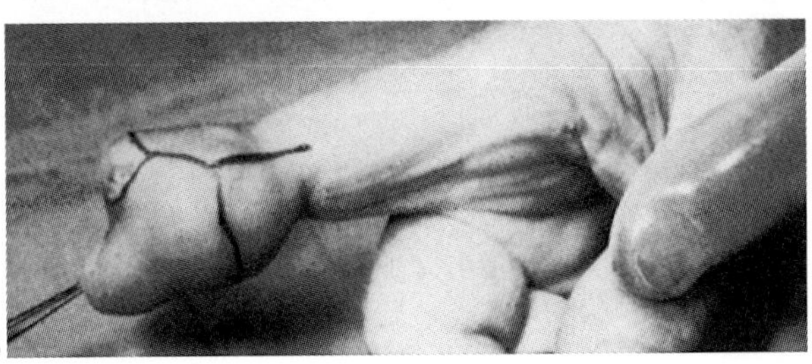
B

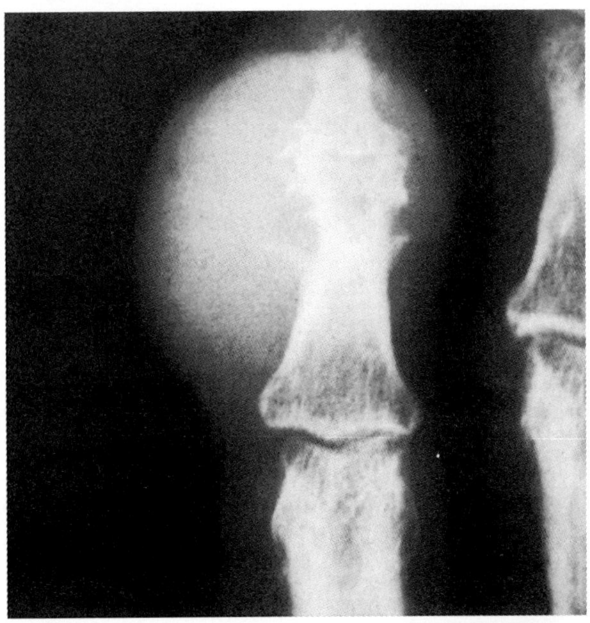
C

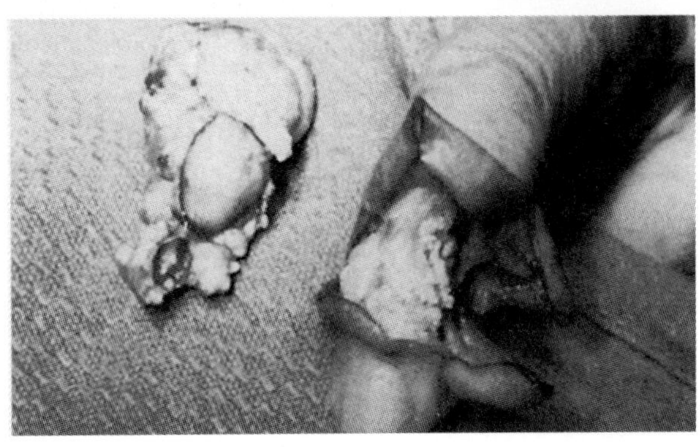
D

Fig. 5.99 A. Depósitos gotosos extensos que envolvem muitas das articulações na mão. **B.** Em outro paciente, a natureza circunferencial do depósito gotoso pode ser vista. **C.** Os depósitos são completamente radiotransparentes. **D.** A excisão envolveu a dissecação ao redor da circunferência da articulação. Nem todo o material pôde ser removido, e uma artrodese foi necessária.

REFERÊNCIAS

I. ARTRITE REUMATÓIDE

1. Keystone E C 1999 The role of tumor necrosis factor antagonism in clinical practice. *J Rheumatol* 26 (Suppl 57): 22-28
2. Arnett F C, Edworthy S M, Bloch D A, McShane D J, Fries J F, Cooper N S, Healey L A, Kaplan S R, Liang M H, Luthra H S et al 1988 The American Rheumatism Association 1987 revised criteria for the classification of rheumatoid arthritis. *Arthritis Rheum* 31(3):315-324
3. Fleming A, Crown J M, Corbett M 1976 Early rheumatoid disease. 1. Onset. *Ann Rheum Dis* 35(4): 357-360
4. Bywaters E G L, Scott J T 1963 The natural history of vascular lesions in rheumatoid arthritis. *J Chronic Dis* 16:905
5. Nicol le F V, Dickson R A 1979 *Surgery of the rheumatoid hand.* Heinemann Medical Books, London
6. Massarotti E M 1996 Medical aspects of rheumatoid arthritis: diagnosis and treatment. *Hand Clin* 12(3):463-475
7. McGonagle D, Wakefield R, Emery P 1999 New approaches to imaging of early rheumatoid arthritis. *Clin Exp Rheumatol* 17 (6 Suppl 18): S37-S42

História

Fraqueza

8. Labbate V A, Ehrlich E E 1976 Rheumatoid arthritis with unusual myositis resembling muscular dystrophy. *J Bone Joint Surg* 58A: 571-572

Medicação e Seus Efeitos

9. Garner R W, Mowat A G, Hazleman B L 1973 Wound healing after operations on patients with rheumatoid arthritis. *J Bone Joint Surg* 558: 134-144

Efeitos Não-Articulares da Doença Reumatóide

10. Schneller S 1989 Medical considerations and perioperative care for rheumatoid surgery. *Hand Clin* 5:115-126
11. Cervantes-Perez Col P, Toro-Perez Col A H, Rodriguez Jurado P 1980 Pulmonary involvement in rheumatoid arthritis. *J Am Med Assoc* 243: 1715-1719
12. Caplan A 1953 Certain unusual appearances in the chest of coal miners suffering from rheumatoid arthritis. *Thorax* 8: 29-37

Síndromes Reumatóides

13. Felty A R 1924 Chronic arthritis in the adult associated with splenomegaly and leukopenia. *Bull Johns Hopkins Hosp* 35: 16-20
14. Sjogren H 1933 A new conception of keratoconjunctivitis sicca. *Acto Ophthol Kbh* (Suppl 2): 1

EXAME

15. Miller-Breslow A, Millender L H, Feldon P G 1989 Treatment considerations in the complicated rheumatoid hand. *Hand Clin* 5: 279-289

INSPEÇÃO GERAL

Instabilidade Grosseira, Artrite Mutilante, Mãos em Binóculo

16. Froimson A I 1971 Hand reconstruction in arthritis mutilans. *J Bone Joint Surg* 53A: 1377-1382
17. Nalebuff E A, Garrett J 1976 Opera glass hand in rheumatoid arthritis. *J Hand Surg (Am)* 1: 210-220

Massas

18. Williams H J, Biddulph E C, Coleman S S, Ward I R 1977 Isolated subcutaneous nodules (pseudo rheumatoid). *J Bone Joint Surg* 59A: 73-76
19. McGrath M H, Fleischer A 1989 The subcutaneous rheumatoid nodule. *Hand Clin* 5: 127-135
20. Fleischer A, McGrath M H 1984 Rheumatoid nodulosis of the hand. *J Hand Surg (Am)* 9: 404-411

AVALIAÇÃO REGIONAL SISTEMÁTICA

PESCOÇO

21. Sadegbpour E, Noer H R, Mahinpour 5 1981 Skull-C2 fusion in rheumatoid patients with atlantoaxial subluxation. *Orthopedics* 4: 1369-7374
22. Ranawat C S, O'Leary P, Pellicci P, Tsairis P, Marchisello P, Dorr L 1979 Cervical spine fusion in rheumatoid arthritis. *J Bone Joint Surg* 61 A: 1003-1010
23. Rana N A, Hancock D 0, Taylor A R, Hill A G S 1973 Atlanto-axial subluxation in rheumatoid arthritis. *J Bone Joint Surg* 888:458-470
24. Rana N A, Hancock D O, Taylor A R, Hill A G S 1973 Upward translocation of the dens in rheumatoid arthritis. *J Bone Joint Surg* 55B: 471-477

OMBRO

25. Pellicci P M, Ranawat C S, Tsairis P, Bryan W I 1981 A prospective study of the progression of rheumatoid arthritis of the cervical spine. *J Bone Joint Surg* 63A:342-350
26. Boyd A D Jr, Thornhill T S 1989 Surgical treatment of the Ulnar Head elbow in rheumatoid arthritis. *Hand Clin* 4: 645-655
27. Brumfield R H, Resnick C T 1985 Synovectomy of the elbow in rheumatoid arthritis. *J Bone Joint Surg* 67(1): 16-20
28. Eichenblat M, Wass A, Kessler I 1982 Synovectomy of the elbow in rheumatoid arthritis. *J Bone Joint Surg* 64(7): 1074-1078
29. Copeland S A, Taylor I G 1979 Synovectomy of the elbow in rheumatoid arthritis. *J Bone Joint Surg* 61(1): 69-73
30. Inglis A E, Ranawat C S, Straub L R 1971 Synovectomy and debridement of the elbow in rheumatoid arthritis. *J Bone Joint Surg* 53(4): 652-662
31. Marmor L 1972 Surgery of the rheumatoid elbow. Follow-up study on synovectomy combined with radial head excision. *J Bone Joint Surg* 54(3): 573-578
32. Wilson D W 1973 Synovectomy of the elbow in rheumatoid arthritis. *J Bone Joint Surg* 558: 106-111
33. Wright P E, Stewart M J 1985 Fascial arthroplasty of the elbow. In: Morrey B F led) *The elbow and its disorders.* W B Saunders, Philadelphia, p 530
34. Pritchard R W 1983 Anatomic surface elbow arthroplasty. A preliminary report. *Clin Orthop* 179: 223-230
35. Kudo H, Iwano K, Watanabe S 1980 Total replacement of the rheumatoid elbow with a hingeless prosthesis. *J Bone Joint Surg (Am)* 62: 277-285
36. Pritchard R W 1991 Total elbow joint arthroplasty in patients with rheumatoid arthritis. Semin *Arthritis Rheum* 21(1):24-29
37. Ewald F C, Scheinberg R D, Pass R, Thomas W H, Scott R D, Sledge C B 1980 Capitellocondylar total elbow arthroplasty. *J Bone Joint Surg (Am)* 62(8): 1259-1263
38. Morrey B F, Bryan R S, Dobyns I H, Linscheid R L 1981 Total elbow arthroplasty. A five year experience at the Mayo Clinic. *J Bone Joint Surg (Am)* 63(7): 1050-1063
39. Inglis A E, Pellicci P A M 1980 Total elbow replacement. *J Bone Joint Surg (Am)* 62(8): 1252-1258
40. Taylor A R, Mukerjea S K, Rana N A 1976 Excision of the head of the radius in rheumatoid arthritis. *J Bone Joint Surg* 588: 485-487
41. Mayhall W S T, Tiley F T, Paluska D I 1981 Fracture of silastic radial-head prosthesis. Case report. *J Bone Joint Surg* 63A: 459-460
42. Morrey B F, Askew L, Chao E T 1981 Silastic prosthetic replacement for the radial head. *J Bone Joint Surg* 63A:454-458
43. Bahl W R, Brightman E 1981 Fracture of a silastic radial-head prosthesis: diagnosis and localization of fragments by xerography. *J Bone Joint Surg* 63A: 1482-1483

PUNHO

44. Taleisnik J 1989 Rheumatoid arthritis of the wrist. *Hand Clin* 5: 257-278
45. MacConaill M A 1941 The mechanical anatomy of the corpus and its bearing on some surgical problems. *J Anat* 75:166
46. Flatt A E 1983 *Care of the arthritic hand,* 4th edn. C V Mosby, Saint Louis, MO
47. Rodts T L, Payne T, Shapiro J S 1982 The effects of wrist synovectomy on parameters of hand function in rheumatoid arthritis. *Orthop Trans* 6: 171
48. Shapiro J 5 1970 A new factor in the etiology of ulnar drift. *Clin Orthop* 68: 32-43
49. Shapiro J S 1982 Wrist involvement in rheumatoid swan neck deformity. *J Hand Surg (Am)* 7(5): 484-491

Cabeça Ulnar

50. O'Donovan T M, Ruby L K 1989 The distal radioulnar joint in rheumatoid arthritis. *Hand Clin* 5: 249-256
51. Resnick D, Niwayama H 1981 Diagnosis of bone and joint disorders. W B Saunders, Philadelphia, pp 906-1007
52. Bywaters E G L 1960 The early radiological signs of rheumatoid arthritis. *Bull Rheum Dis* 11: 231
53. Feldon P 1996 Rheumatoid arthritis. In American Society for Surgery of the Hand-Hand Surgery Update, Chapter 17, pp 173-181
54. Martel W, Hayes J T, Duff I F 1965 The pattern of bone erosion in the hand and wrist in rheumatoid arthritis. *Radiology* 84: 204-214
55. Ranawat C S, Freiberg R H, Jordan L R et at 1969 Arthrography in the rheumatoid wrist joint. *J Bone Joint Surg (Am)* 51(7): 1269-1281

Indicações

56. Thirupathi R G, Ferlic D C, Clayton M L 1983 Dorsal wrist synovectomy in rheumatoid arthritis – a long-term study. *J Hand Surg (Am)* 8: 848-856

57. Adolfsoson L, Nylander G 1993 Arthroscopic synovectomy of the rheumatoid wrist. *J Hand Surg (Br)* 18(1): 92-96
58. Lussiez B, Verdier J M, Mourou J Y 1995 Synovectomie chirurgicale par arthroscopie dans le traitement du poignet rheumatoide [abstract D270]. In Program and Abstracts of the XIII European Congress of Rheumatology and Eighth European Rheumatoid Arthritis Surgical Society, Amsterdam, The Netherlands, p 297

Ressecção da Cabeça Ulnar

59. Bieber E J, Linscheid R L, Dobyns J H, Beckenbaugh R D 1988 Failed distal ulna resections. *J Hand Surg (Am)* 13:193-200
60. Breen T F, Jupiter J B 1989 Extensor carpi ulnaris and flexor carpi ulnaris tenodesis of the unstable distal ulna. *J Hand Surg (Am)* 14: 612-617
61. White R E Jr 1986 Resection of the distal ulna with and without implant arthroplasty in rheumatoid arthritis. *J Hand Surg (Am)* 11: 514-518
62. McMurtry R Y, Paley D, Marks P, Axelrod T 1990 A critical analysis of Swanson ulnar head replacement arthroplasty: rheumatoid versus non-rheumatoid. *J Hand Surg (Am)* 15: 224-231

Artroplastia de Hemi-Ressecção-Interposição

63. Bowers W H 1985 Distal radioulnarjoint arthroplasty: the hemiresection-interposition technique. *J Hand Surg (Am)* 10: 169-178

Ressecção Ulnar Distal 'Pareada'

64. Watson H K, Ryu J Y, Burgess R C 1986 Matched distal ulnar resection. *J Hand Surg (Am)* 11: 812-817
65. Watson H K, Gabuzda G M 1992 Matched distal ulnar resection for post-traumatic disorders of the distal radioulnar joint. *J Hand Surg (Am)* 17A: 724-730
66. Rana N A, Taylor A R 1973 Excision of the distal end of the ulna in rheumatoid arthritis. *J Bone Joint Surg* 558:96-105
67. Ansell B M, Harrison S H 1974 The results of ulna styloidectomy in rheumatoid arthritis. *Scand Rheumatol* 3(2): 67
68. Feldon P 1994 Rheumatoid arthritis. *In:* American Society for Surgery of the Hand-Hand Surgery Update 17-1-17-10
69. Blatt G, Ashworth C R 1979 Volar capsule transfer for stabilization following resection of the distal end of the ulna. *Orthop Trans* 3: 13
70. Linscheid R L, Dobyns J H 1971 Rheumatoid arthritis of the wrist. *Orthop Clin North Am* 2: 649-665
71. Ruby L K, Ferenz C C, Dell P C 1996 The pronator quadratus interposition transfer: An adjunct to resection arthoplasty of the distal radioulnar joint. *J Hand Surg (Am)* 21: 60-65
72. Clayton M L, Ferlic D C 1974 Tendon transfer for radial rotation of the wrist in rheumatoid arthritis. *Clin Orthop* 100(0):176-185

Outras Formas de Artroplastia ou Artrodese do Punho

73. Jackson I T, Simpson R G 1979 Interpositional arthroplasty of the wrist in rheumatoid arthritis. *Hand* 11:169-175
74. Linscheid R L, Dobyns J H 1985 Radiolunate arthrodesis. *J Hand Surg (Am)* 10: 821-829
75. Taleisnik J 1987 Combined radiocarpal arthrodesis and midcarpal (lunocapitate) arthroplasty for treatment of rheumatoid arthritis of the wrist. *J Hand Surg (Am)* 12: 1-B
76. Vicar A J, Burton R 1 1986 Surgical management of the rheumatoid wrist – fusion or arthroplasty. *J Hand (Am)* 11:790-797
77. Straub L R, Ranawat C S 1969 The wrist in rheumatoid arthritis. *J Bone Joint Surg* 51A: 1-20
78. Clayton M L 1965 Surgical treatment at the wrist in rheumatoid arthritis. *J Bone Joint Surg* 47A:741-750
79. Kulick R G, DeFiore I C, Straub L R, Ranawat C S 1981 Long-term results of dorsal stabilization in the rheumatoid wrist. *J Hand Surg* 6: 272-280
80. Ryu J, Watson H K, Burgess R C 1985 Rheumatoid wrist reconstruction utilizing a fibrous non-union and radiocarpal arthrodesis. *J Hand Surg (Am)* 10: 830-836
81. Lamberta F I, Ferlic D C, Clayton M L 1980 Volz total wrist arthroplasty in rheumatoid arthritis: a preliminary report. *J Hand Surg (Am)* 5(3): 245-252
82. Figgie M P, Ranawat C S, Inglis A E, Sobel M, Figgie H E 3rd 1990 Trispherical total wrist arthroplasty in rheumatoid arthritis. *J Hand Surg (Am)* 15: 217-223
83. Dennis D A, Ferlic D C, Clayton M L 1986 Volz total wrist arthroplasty in rheumatoid arthritis: a long-term review. *J Hand Surg (Am)* 11(4): 483-490
84. Goodman M I, Millender L H, Nalebuff E A, Philips C A 1980 Arthroplasty of the rheumatoid wrist with silicone rubber: and early evaluation. *J Bone Joint Surg* 5A: 114-121
85. Dennis D A, Clayton M L, Ferlic D C, Patchett C E 1985 Joint Surg 70B: 468-471 Bilateral traumatic dislocations of Volz total wrist arthroplasties: a case report. *J Hand Surg (Am)* 10:503-504
86. Dawson W J 1989 Radius fracture after total wrist arthroplasty. *J Hand Surg (Am)* 14: 630-634
87. Siemionow M, Lister G D 1987 Tendon ruptures and median nerve damage after Hamas total wrist arthroplasty. *J Hand Surg (Am)* 12: 374-377
88. Comstock C P, Louis D S, Eckenrode J F 1988 Silicone wrist implant: long-term follow-up study. *J Hand Surg (Am)* 13: 201-205
89. Fatti J F, Palmer A K, Mosher J F 1986 The long-term results of Swanson silicone rubber interpositional wrist arthroplasty. *J Hand Surg (Am)* 11: 166-175
90. Brase D W, Millender L H 1986 Failure of silicone rubber wrist arthroplasty in rheumatoid arthritis. *J Hand Surg (Am)* 11:175-183
91. Haddad R I, Riordan D C 1967 Arthrodesis of the wrist. *J Bone Joint Surg* 49A: 950-954
92. Mikkelsen 0 T 1980 Arthrodesis of the wrist joint in rheumatoid arthritis. *Hand* 12:149-153
93. Vahvanen V, Tallroth K 1984 Arthrodesis of the wrist by internal fixation in rheumatoid arthritis: a follow-up study of forty-five consecutive cases. *J Hand Surg (Am)* 9:531-536
94. Millender L H, Nalebuff E A 1973 Arthrodesis of the rheumatoid wrist. *J Bone Joint Surg* 55A: 1026-1234
95. Rayon G M, Brentlinger A, Purnell D, Garcia-Moral C A 1987 Functional assessment of bilateral wrist arthrodeses. *J Hand Surg (Am)* 12:1020-1024

TENDÕES EXTENSORES

Ruptura de Tendão

96. Rana N A, Taylor A R 1973 Excision of the distal end of the ulna in rheumatoid arthritis. *J Bone Joint Surg* 55B:96-105
97. Straub L R, Wilson E H 1956 Spontaneous rupture of extensor tendons in the hand associated with rheumatoid arthritis. *J Bone Joint Surg* 38A:1208-1217
98. Leslie B M 1989 Rheumatoid extensor tendon ruptures. *Hand Clin* 5: 191-202
99. Backhouse K M, Kay A, Kates A, Coomes E N 1969 Tendon involvement in rheumatoid arthritis. *Ann Rheum Dis* 28(3): 325
100. Ehrlich G R, Peterson L T, Sokoloff L et al 1959 Pathogenesis of rupture of extensor tendons at the wrist in rheumatoid arthritis. *Arthritis Rheum* 2: 332-346
101. Potter T A, Kuhns J G 1958 Rheumatoid tenosynovitis. Diagnosis and treatment. *J Bone Joint Surg* 40A:1230-1235
102. Abernethy P J, Dennyson W G 1969 Decompression of the extensor tendons at the wrist in rheumatoid arthritis. *J Bone Joint Surg* 61 B: 64-68
103. Clawson M C, Stern PJ 1991 The distal radioulnar joint complex in rheumatoid arthritis: An overview. *Hand Clin* 7: 373-381
104. Harrison D H, Harrison S H, Smith P 1979 Re-alignment procedure for ulnar drift of the metacarpophalangeal joint in rheumatoid arthritis. *Hand* 11(2): 163-168

Paralisia de Nervo Interósseo Posterior

105. Millender L H, Nalebuff E A, Holdsworth D E 1973 Posterior interosseous nerve syndrome secondary to rheumatoid synovitis. *J Bone Joint Surg* 55A: 753-757
106. White S H, Goodfellow J W, Mowat A 1988 Posterior interosseous nerve palsy in rheumatoid arthritis. *J Bone Joint Surg* 70B:468-471

Indicações

107. Bora F W Jr, Osterman A L, Thomas V J, Maitin E C, Polineni S 1987 The treatment of ruptures of multiple extensor tendons at wrist level by a free tendon graft in the rheumatoid patient. *J Hand Surg (Am)* 12:1038-1040
108. Mannerfelt L G 1988 Tendon transfers in surgery of the rheumatoid hand. *Hand Clin* 4: 309-316
109. Moore J R, Weiland A J, Valdata L 1987 Tendon ruptures in the rheumatoid hand: analysis of treatment and functional results in 60 patients. *J Hand Surg (Am)* 12:9-14
110. Moore J R, Weiland A J, Valdata L 1987 Independent index extension after extensor indicis proprius transfer. *J Hand Surg (Am)* 12: 232-236
111. Nalebuff E A, Patel M R 1973 Flexor digitorum sublimis transfer for multiple extensor tendon ruptures in rheumatoid arthritis. *Plastic Reconstr Surg* 52: 530-533
112. Nalebuff E A 1969 Surgical treatment of tendon rupture in the rheumatoid hand. *Surg Clinic of North Am* 49: 811-822

POLEGAR

Estabilidade

113. Nalebuff E A 1968 Diagnosis classification and management of rheumatoid thumb deformities. *Bull Hosp Joint Dis* 29: 119-137
114. Terraria A, Nalebuff E A, Phillips C 1995 The rheumatoid thumb. In: Hunter J M, Mackin E 5, Callahan A D (eds) *Rehabilitation of the hand: Surgery and therapy.* C V Mosby, St Louis, M0, pp 1329-1343

Indicações no Tipo I (= 'Botoeira')

115. Inglis A E, Hamlin C, Sengelmann R P 1972 Reconstruction of the metacarpophalangeal joint of the thumb in rheumatoid arthritis. *J Bone Joint Surg* 54A:704-712
116. Harrison S, Smith P, Maxwell D 1977 Stabilization of the first metacarpophalangeal

and terminal joints of the thumb. *Hand* 9: 242-249
117. Terrono A, Millender L 1989 Surgical treatment of the boutonniere rheumatoid thumb deformity. *Hand Clin* 5:239-248
118. Swanson A B, Herndon J H 1977 Flexible (silicone) implant arthroplasty of the metacarpophalangeal joint of the thumb. *J Bone Joint Surg* 59A: 362-368
119. Figgie M P, Inglis A E, Sobel M, Bohn W W, Fisher D A 1990 Metacarpophalangeal joint arthroplasty of the rheumatoid thumb. *J Hand Surg (Am)* 15: 210-216

Indicações no Tipo III (= 'Pescoço de Cisne')

120. Kessler R 1973 Aetiology and management of adduction contracture of the thumb in rheumatoid arthritis. *Hand* 5: 170-174
121. Kessler I 1979 A simplified technique to correct hyperextension deformity of the metacarpophalangeal joint of the thumb. *J Bone Joint Surg* 61A: 903-905
122. Eaton R G, Floyd W E III 1988 Thumb metacarpophalangeal capsulodesis: an adjunct procedure to basal joint arthroplasty for collapse deformity of the first ray. *J Hand Surg (Am)* 13: 449-453
123. Posner M A, Langa V, Ambrose L 1988 Intrinsic muscle advancement to treat chronic palmar instability of the metacarpophalangeal joint of the thumb. *J Hand Surg (Am)* 13: 110-115
124. Tonkin M A, Beard A J, Kemp S J, Eakins D F 1995 Sesamoid arthrodesis for hyperextension of thumb metacarpophalangeal joint. *J Hand Surg (Am)* 20(2): 334-338

ARTICULAÇÕES METACARPOFALANGIANAS

125. Wilson R L, Carlblom E R 1989 The rheumatoid metacarpophalangeal joint. *Hand Clin* 5: 223-237
126. Zancolli E 1979 *Structural and dynamic basis of hand surgery*, 2nd edn. J B Lippincott, Philadelphia, pp 325-360
127. Taleisnik J 1979 Rheumatoid synovitis of the volar compartment of the wrist joint: its radiological signs and its contribution to wrist and hand deformity. *J Hand Surg (Am)* 4(6): 526-535
128. Shapiro J S 1996 The wrist in rheumatoid arthritis. *Hand Clin* 12(3): 477-498

Indicações

129. Zancolli E 1970 Arthritic ulnar drift. An operation for metacarpophalangeal dislocation before cartilage destruction. *J Bone Joint Surg* 52A: 1067
130. Ellison M R, Kelly K I, Flatt A E 1971 The results of surgical synovectomy of the digital joints in rheumatoid disease. *J Bone Joint Surg* 53A: 1041-1060
131. McMaster M 1972 The natural history of the rheumatoid metacarpophalangeal joint. *J Bone Joint Surg* 54B: 687-697

Estabilidade

132. Smith R I, Kaplan E B 1967 Rheumatoid deformities at the metacarpophalangeal joints of the fingers. *J Bane Joint Surg* 49A: 31-47
133. Hakstian R W, Tubiana R 1968 Ulnar deviation of the fingers. *J Bone Joint Surg* 49A: 299-316

Deriva Ulnar

134. Backhouse K M 1968 Mechanics of normal digital control in the hand and an analysis of ulnar drift of the rheumatoid hand. *Ann Roy Coll Surg Engl* 43: 154-173
135. Flan A E 1983 *Care of the arthritic hand*, 4th edn. C V Mosby, St Louis, MO.
136. Pahle J A, Raunio P 1969 Influence of wrist position on finger deviation in rheumatoid arthritis. *J Bone Joint Surg* 51 B: 664-676
137. Wise K S 1975 The anatomy of the metacarpophalangeal joints, with observations of the aetiology of ulnar drift. *J Bone Joint Surg* 57:485-490

Indicações

138. Oster L H, Blair W F, Steyers C M, Flatt A E 1989 Crossed intrinsic transfer. *J Hand Surg (Am)* 14:963-971
139. Ellison M R, Flatt A E, Kelly K I 1974 Ulnar drift of the finger in rheumatoid disease. *J Bone Joint Surg* 53A:1061-1082
140. Wood V E, Ichtertz D R, yahiku H 1989 Soft tissue metacarpophalangeal reconstruction for treatment of rheumatoid hand deformity. *J Hand Surg (Am)* 14:163-174
141. Vainio K 1989 Vainio arthroplasty of the metacarpophalangeal joints in rheumatoid arthritis. *J Hand Surg (Am)* 14: 367-368
142. Riordan D C, Fowler S B 1989 Arthroplasty of the metacarpophalangeal joints: review of resection-type arthroplasty. *J Hand Surg (Am)* 14:368-371
143. Tupper J W 1989 The metacarpophalangeal volar plate arthroplasty. *J Hand Surg (Am)* 14:371-375
144. Swanson A B 1973 *Flexible implant arthroplasty in the hand and extremities.* C V Mosby, St Louis, MO
145. Swanson A F, Leonard J B, de Groot Swanson G 1986 Implant resection arthroplasty of the finger joints. *Hand Clin* 2: 107-117
146. Derkash R S, Niebauer J J Jr, Lane C S 1986 Long-term follow-up of metacarpal phalangeal arthroplasty with silicone Dacron prostheses. *J Hand Surg (Am)* 11:553-558
147. Beckenbaugh R D, Dobyns J H, Linscheid R L, Bryan R S 1976 Review and analysis of silicone-rubber metacarpophalangeal implants. *J Bone Joint Surg* 58A:483-487
148. Blair W F, Shun, D G, Buckwalter J A 1984 Metacarpophalangeal joint implant arthroplasty with a silastic spacer. *J Bone Joint Surg* 66A: 365-370
149. Vahvanen V, Viljakka T 1986 Silicone rubber implant arthroplasty of the metacarpophalangeal joint in rheumatoid arthritis: a follow-up study of 32 patients. *J Hand Surg (Am)* 11: 333-339
150. Madden J W, De Vore G, Arem A J 1977 A rational postoperative management program for metacarpophalangeal joint implant arthroplasty. *J Hand Surg (Am)* 2(5): 358-366
151. Swanson A B, Poitevin L A, de Groot Swanson G, Kearney J 1986 Bone remodeling phenomena in flexible implant arthroplasty in the metacarpophalangeal joints. Long-term study. *Clin Orthop* (205): 254-267
152. Foliart D E 1995 Swanson silicone finger joint implants: A review of the literature regarding long term complications. *J Hand Surg (Am)* 20(3): 445-449

ARTICULAÇÕES INTERFALANGIANAS PROXIMAIS

Deformidade em Botoeira

153. Nalebuff E A, Millender L H 1975 Surgical treatment of the boutonniere deformity in rheumatoid arthritis. *Orthopedic Clin North Am* 6: 753-763
154. Ferlic D C 1989 Boutonniere deformities in rheumatoid arthritis. *Hand Clin* 5: 215-222
155. Heywood A E B 1969 Correction of the rheumatoid boutonniere deformity. *J Bone Joint Surg* 51A:1309-1314
156. Fowler S B 1949 Extensor apparatus of the digits. *J Bone Joint Surg* 31 B: 477
157. Littler J W, Eaton R G 1967 Redistribution of forces in the correction of Boutonniere deformity. *J Bone Joint Surg (Am)* 49: 1267-1274
158. Ferlic D C 1989 Boutonniere deformities in rheumatoid arthritis. *Hand Clin* 5: 215-222
159. Linscheid R 1997 *Current practice in hand surgery.* Saffar, Amadio, Toucher 35, 219-225, Martin Dunitz

Deformidade em Pescoço de Cisne

160. Nalebuff E A, Millender L H 1975 Surgical treatment of the swan neck deformity in rheumatoid arthritis. *Orthopedic Clin North Am* 6: 733-752
161. Nalebuff E A 1989 The rheumatoid swan neck deformity. *Hand Clin* 5: 203-214
162. Milford L 1980 The hand. In: Edmondson A S, Crenshaw A H (eds) *Campbell's operative orthopaedics.* C V Mosby, St Louis, MO, pp 110-477
163. Thompson J S, Littler J W, Upton J 1978 The spiral oblique retinacular ligament (SORL). *J Hand Surg (Am)* 3(5):482-487
164. Welsh R P, Hastings D E 1977 Swan neck deformity in rheumatoid arthritis. *Hand* 9: 109-116

Indicações

165. Dolphin J A 1965 Extensor tenotomy for chronic boutonniere deformity of the finger. *J Bone Joint Surg* 47A:161-164
166. Harris C, Rutledge G L 1972 The functional anatomy of the extensor mechanism of the finger. *J Bone Joint Surg* 54A:713-726
167. Kilgore E S, Graham W P 1968 Operative treatment of boutonniere deformity. *Surgery* 64: 999-1000
168. Littler J W, Eaton R G 1967 Redistribution of forces in the correction of the boutonniere deformity. *J Bone Joint Surg* 49A: 1267-1274
169. Matev I 1964 Transposition of the lateral slips of the aponeurosis of long-standing boutonniere deformity of the fingers. *Br J Plastic Surg* 17: 281-286
170. Salvi V 1969 Technique for the buttonhole deformity. *Hand* 1:96-97
171. Snow J W 1976 A method for reconstruction of the central slip of the extensor tendon of a finger. *Plastic Reconstr Surg* 57: 455-459
172. Souter W A 1974 The problem of boutonniere deformity. *Clin Orthopaedics* 104: 116-133
173. Urbaniak J R, Hayes M G 1981 Chronic boutonniere deformity: an anatomic reconstruction. *J Hand Surg (Am)* 6: 379-383
174. Weeks P M 1967 The chronic boutonniere deformity: a method of repair. *Plastic Reconstr Surg* 40: 248-251
175. Ansell 8, Harrison S 1975 A five year follow-up of synovectomy of the proximal interphalangeal joint in rheumatoid arthritis. *Hand* 7: 34-36
176. Ansell B M, Harrison S H, Little H, Thouas B 1970 Synovectomy of proximal interphalangeal joints. *Br J Plastic Surg* 23: 380-385
177. Harrison S H 1974 The Harrison-Nicolle intramedullary peg. Follow-up study of 100 cases. *Hand* 6:304-307
178. Swanson A B, Maupin B K, Gajjar N V, Swanson G D 1985 Flexible implant arthroplasty in the proximal interphalangeal joint of the hand. *J Hand Surg (Am)* 10:796-805

TENDÕES FLEXORES

Compressão de Nervo

179. Nakaro K K 1975 The entrapment neuropathy of rheumatoid arthritis. *Orthop Clin North Am* 6:837-860
180. Taylor A R 1974 Ulnar nerve compression at the wrist in rheumatoid arthritis. *J Bone Joint Surg* (Br) 56:142-143
181. Dell P C 1979 Compression of the ulnar nerve at the wrist secondary to a rheumatoid synovial cyst. Case report and review of the literature. *J Hand Surg (Am)* 4:468-473

Ruptura de Tendão

182. Ertel A N 1989 Flexor tendon ruptures in rheumatoid arthritis. *Hand Clin* 5: 177-190
183. Ertel A N, Millender L H, Nalebuff E, McKay D, Leslie B 1988 Flexor tendon ruptures in patients with rheumatoid arthritis. *J Hand Surg (Am)* 13: 860-866
184. Mannerfelt N, Norman O 1969 Attrition ruptures of flexor tendons in rheumatoid arthritis caused by bony spurs in the carpal tunnel. *J Bone Joint Surg* 51:270-277
185. Craig E V, House J H , 984 Dorsal carpal dislocation and flexor tendon rupture in rheumatoid arthritis: A case report. *J Hand Surg (Am)* 9: 261-264

Indicações

186. Ferlic D, Clayton M 1978 Flexor tenosynovectomy in the rheumatoid finger. *J Hand Surg* 3: 364-367
187. Stirrat C R 1989 Treatment of tenosynovitis in rheumatoid arthritis. *Hand Clin* 5: 169-175
188. Mills M B, Millender L H, Nalebuff E A 1976 Stiffness of the proximal interphalangeal joints in rheumatoid arthritis. The role of flexor tenosynovitis. *J Bone Joint Surg* 58A: 801-805
189. Ferlic D C 1996 Rheumatoid flexor tenosynovitis and rupture. *Hand Clin* 12(3): 561-572

AVALIAÇÃO RADIOLÓGICA

190. Brewerton D A 1967 A tangential radiographic projection for demonstrating involvement of metacarpal heads in rheumatoid arthritis. *Br J Radiol* 40:233-234
191. Magyar E, Talerman A, Feher M, Wouters H W 1974 Giant bone cyst in rheumatoid arthritis. *J Bone Joint Surg* 56B: 121-129

II. VARIANTES REUMATÓIDES

ARTRITE REUMATÓIDE JUVENIL

192. Granberry W M, Mangum G L 1980 The hand in the child with juvenile rheumatoid arthritis. *J Hand Surg* 5:105-113
193. Simmons B P, Nutting J T 1989 Juvenile rheumatoid arthritis. *Hand Clin* 5: 157-168
194. Ansell B M, Bywaters E G L 1956 Growth in Still's disease. *Ann Rheum Dis* 15: 295
195. Still G F 1897 On a form of chronic joint disease in children. *Med Chir Trans* 80: 47-59
196. Blockey N J, Gibson A A M, Goel K M 1980 Monarticular juvenile rheumatoid arthritis. *J Bone Joint Surg* 6213: 368-371

Indicações

197. Eyring E J, Longert A, Bass J C 1971 Synovectomy in juvenile rheumatoid arthritis. *J Bone Joint Surg* 53A:638-65,
198. Hamalainen M 1994 Surgical treatment of juvenile rheumatoid arthritis. *Clin Exp Rheumatol* 12 (Suppl 10) : S107-S112

ESPONDILITE ANQUILOSANTE

199. Calin A, Ports J, Fries J F, Schurman D J , 977 Clinical history as a screening test for ankylosing spondylitis. *J Am Med Assoc* 237: 2613-2614
200. Constantz R, Bluestone R 1980 Diagnosis of the seronegative spondyloarthropathies: HLA-B27 testing as an aid to diagnosis. *Contemp Orthopaedics* 2:141-147

LÚPUS ERITEMATOSO SISTÊMICO

201. Bleifeld C J, Inglis A E 1974 The hand in systemic lupus erythematosus. *J Bone Joint Surg* 56A:1207-1215
202. Dray G J , 989 The hand in systemic lupus erythematosus. *Hand Clin* 5: 145-155
203. Dray G J, Millender L H, Nalebuff E A, Philips C 1981 The surgical treatment of hand deformities in systemic lupus erythematosus. *J Hand Surg (Am)* 6:339-345

ESCLEROSE SISTÊMICA

204. Jones N F, Imbriglia J E, Steen V D, Medsger T A 1987 Surgery for scleroderma of the hand. *J Hand Surg (Am)* 12:391-400
205. Schlenker J D, Clark D D, Weckesser E C 1973 Calcinosis circumscripta of the hand in scleroderma. *J Bone Joint Surg* 55A: 1051-1056

DOENÇA MISTA DO TECIDO CONJUNTIVO

206. Lewis R A, Adams J P, Gerber N L, Decker I L, Parsons D B 1978 The hand in mixed connective tissue disease. *J Hand Surg (Am)* 3: 217-222

ARTRITE PSORIÁTICA

207. Loebl D, Kirby S, Stephenson R, Cook E, Mealing H, Bailey J 1979 Psoriatic arthritis. *J Am Med Assoc* 242:2447-2451
208. Rose J H, Belsky M R 1989 Psoriatic arthritis in the hand. *Hand Clin* 5: 137-144
209. Wright V 198, Psoriatic arthritis. In: Kelly W N et al: *Textbook of rheumatology,* vol II. W B Saunders, Philadelphia
210. Kapasi O A, Ruby L K, Calney K 1982 The psoriatic hand. *J Hand Surg (Am)* 7: 492-497
211. Nalebuff E A 1996 Surgery of psoriatic arthritis of the hand. *Hand Clin* 12: 603-614

Cirurgia

Indicações

212. Belsky M, Feldon P, Millender L H, Nalebuff E A, Phillips C 1982 Hand involvement in psoriatic arthritis. *J Hand Surg (Am)* 7: 203-207
213. Froimson A 1 1971 Hand reconstruction in arthritis mutilans. *J Bone Joint Surg* 53(7): 1377-1382
214. Stern H S, Lloyd G J 1978 Metacarpal shortening. *Hand* 10:202-204

COLITE ULCERATIVA; ENTERITE REGIONAL (CROHN)

215. Husain A, Korzenik J R 1998 Nutritional issues and therapy in inflammatory bowel disease. *Semin Gastrointest Dis* 9: 21-30

PLANEJAMENTO CIRÚRGICO

216. Nicolle F V 1973 Recent advances in the management of joint disease in the rheumatoid hand. *Hand* 5:91-95
217. Feldon P, Terrono A L, Nalebuff E A, Millender L H , 999 Rheumatoid arthritis and other connective tissue diseases. In: Green D P, Hotchkiss R N, Pederson W C (eds) *Operative handsurgery,* 4th edn. Churchill Livingstone, New York, pp 1651-1739
218. Millender L H, Philips C 1978 Combined wrist arthrodesis and metacarpophalangeal joint arthroplasty in rheumatoid arthritis. *Orthopedics* 1: 43-48
219. Sauter W A 1989 Planning treatment of the rheumatoid hand. *Hand* 11: 3-16

III. OSTEOARTRITE

220. Swanson A B, Swanson G D , 983 Osteoarthritis in the hand. *J Hand Surg (Am)* B: 669-675
221. Dray G J, Jablon M 1987 Clinical and radiologic features of primary osteoarthritis of the hand. *Hand Clin* 3: 351-369
222. Bora F W Jr, Miller G 1987 Joint physiology, cartilage metabolism, and the etiology of osteoarthritis. *Hand Clin* 3: 325-336

Indicações Gerais

223. Zancolli E A 1990 Aetiology of osteoarthritis of the basal joint of the thumb: treatment. XXVI Meeting of GEN – Société Français de chirurgie de la main, Paris December 12th-15th
224. Stein A 1951 Variations of the tendon of insertion of the adductor pollicis longus and the extensor pollicis brevis. *Anat Rec* 110: 49
225. Lumis K L 1951 Variations of stenosing tenosynovitis of the radial styloid process. *J Bone Joint Surg* 33A:340
226. Biankie H F 1978 Adductor largo, extensor corto, enfirmedad de Quervain. *Semaina S Med* 153 (23): 790
227. Zancolli E A 1992 *Atlas of surgical anatomy of the hand.* Churchill Livingstone, New York

Trapézio

228. Pagalidis T, Kuczynski K, Lamb D W 1981 Ligamentous stability of the base of the thumb. *Hand* 13: 29-36
229. Cooney W P III, Lucca M J, Chao E Y, Linscheid R L , 981 The kinesiology of the thumb trapeziometacarpal joint. *J Bone Joint Surg* 63A: , 371-1381
230. Kuczynski K 1975 The thumb and the saddle. *Hand* 7:120-122
231. Eaton R G, Littler J W , 973 Ligament reconstruction for the painful thumb carpometacarpal joint. *J Bone Joint Surg* 55A: 1655-1666

232. Gamble J G, Mochizuki C, Rinsky L A 1989 Trapeziometacarpal abnormalities in Ehlers-Danlos syndrome. *J Hand Surg (Am) 14: 89-94*
233. Moore J R, Tolo V T, Weiland A J 1985 Painful subluxation of the carpometacarpal joint of the thumb in Ehlers-Danlos syndrome. *J Hand Surg (Am)* 10:661-663

Exame Radiológico

234. North E R, Eaton R G 1983 Degenerative joint disease of the trapezium: a comparative radiographic and anatomic study. *J Hand Surg (Am)* 8: 160-166
235. Eaton R G, Glickel S Z 1987 Trapeziometacarpal osteoarthritis. Staging as a rationale for treatment. *Hand Clin* 3: 455-471

Envolvimento de Outras Articulações Trapeziais

236. Swanson A B 1972 Disabling arthritis at the base of the thumb. *J Bone Joint Surg* 54A: 456-471
237. Rogers W D, Watson H K 1990 Degenerative arthritis at the triscaphe joint. *J Hand Surg (Am)* 15: 232-235

Indicações

238. Palmieri T J, Grand F M, Hay E L, Burke C 1987 Treatment of osteoarthritis in the hand and wrist. Non operative treatment. *Hand Clin* 3: 371-383
239. Docken W P 1987 Clinical features and medical management of osteoarthritis at the hand and wrist. *Hand Clin* 3: 337-349
240. Eaton R G, Lane L B, Littler J W, Keyser J J 1984 Ligament reconstruction for the painful thumb carpometacarpal joint: a long-term assessment. *J Hand Surg (Am)* 9: 692-699
241. Biddulph S L 1985 The extensor sling procedure for an unstable carpometacarpal joint. *J Hand Surg (Am)* 10:641-645
242. Carroll R E, Hill N A 1973 Arthrodesis of the carpometacarpal joint of the thumb. *J Bone Joint Surg* 55B:292-294
243. Stark H H, Moore J F, Ashworth C R, Boyes J H 1977 Fusion of the first metacarpotrapezial joint for degenerative arthritis. *J Bone Joint Surg* 59A: 22-26
244. Dell P C, Brushart T M, Smith R J 1978 Treatment of trapeziometacarpal arthritis: results of resection arthroplasty. *J Hand Surg* 3: 243-249
245. Gervis W H, Wells T 1973 A review of excision of the trapezium for osteoarthritis of the trapezio-metacarpal joint after 25 years. *J Bone Joint Surg* (Br) 55: 56-57
246. Menon J, Schoene H, Hohl J 1981 Trapeziometacarpal arthritis – results of tendon interpositional arthroplasty. *J Hand Surg* 6: 442-446
247. Froimson A I 1987 Tendon interposition arthroplasty of carpometacarpal joint of the thumb. *Hand Clin* 3:489-505
248. Wilson J H 1972 Arthroplasty of the trapeziometacarpal joint. *Plastic Reconstr Surg* 49:143-148
249. Eaton R G, Glickel S Z, Littler J W 1985 Tendon interposition arthroplasty for degenerative arthritis of the trapeziometacarpal joint of the thumb. *J Hand Surg (Am)* 10: 645-654
250. Burton R I, Pellegrini V D Jr 1986 Surgical management of basal joint arthritis of the thumb. Part II. Ligament reconstruction with tendon interposition arthroplasty. *J Hand Surg (Am)* 11: 324-332
251. Ferlic D C, Busbee G A, Clayton M L 1977 Degenerative arthritis of the carpometacarpal joint of the thumb: a clinical follow-up of eleven Niebauer prostheses. *J Hand Surg* 2: 212-215
252. Lister G D, Kleinert H E, Kutz J E, Atasoy E 1977 Arthritis of the trapezial articulations treated by prosthetic replacement. *Hand* 9: 117-129
253. Poppen N, NiebauerJ 1978 'Tie-in' trapezium prosthesis: long-term results. *J Hand Surg* 3: 445-450
254. Swanson A B, Swanson G, Watermeier J I 1981 Trapezium implant arthroplasty - long-term evaluation of 150 cases. *J Hand Surg* 6: 125-141
255. Kessler F B, Epstein M J, Culver J E Jr, Prewitt J, Homsy C A 1984 Proplast stabilized stemless trapezium implant. *J Hand Surg (Am)* 9: 227-231
256. Adams B D, Unsell R S, McLaughlin P 1990 Niebauer trapeziometacarpal arthroplasty. *J Hand Surg (Am)* 15:487-492
257. Ho P K, Jacobs J L, Clark G L 1985 Trapezium implant arthroplasty: evaluation of a semi-constrained implant. *J Hand Surg (Am)* 10: 654-660
258. Boeckstyns M E, Sinding A, Elholm K T, Rechnagel K 1989 Replacement of the trapeziometacarpal joint with a cemented (Caffiniere) prosthesis. *J Hand Surg (Am) 14: 83-89*
259. Ferrari B, Steffee A D 1986 Trapeziometacarpal total joint replacement using the Steffee prosthesis. *J Bone Joint Surg* 68A: 1177-1184
260. Hofammann D Y, Ferlic D C, Clayton M L 1987 Arthroplasty of the basal joint of the thumb using a silicone prosthesis. Long-term follow-up. *J Bone Joint Surg* 69A:993-997
261. Burton R I 1987 Basal joint implant arthroplasty in osteoarthritis. Indications, techniques, pitfalls, and problems. *Hand Clin* 3: 473-487
262. Pellegrini V D Jr, Burton R I 1986 Surgical management of basal joint arthritis of the thumb. Part I. Long-term results of silicone implant arthroplasty. *J Hand Surg (Am)* 11: 309-324
263. Burton R I 1986 Complications following surgery on the basal joint of the thumb. *Hand Clin* 2: 265-269
264. Carter P R, Benton L J, Dysert P A 1986 Silicone rubber carpal implants: a study of the incidence of late osseous complications. *J Hand Surg (Am)* 11: 639-644
265. Peimer C A, Medige J, Eckert B S, Wright J R, Howard C S 1986 Reactive synovitis after silicone arthroplasty. *J Hand Surg (Am)* 11: 624-638
266. Smith R J, Atkinson R E, Jupiter J B 1985 Silicone synovitis of the wrist. *J Hand Surg (Am) 10: 47-60*
267. Atkinson R E, Smith R J 1986 Silicone synovitis following silicone implant arthroplasty. *Hand Clin* 2: 291-299
268. Kleinert J M, Lister G D 1986 Silicone implants. *Hand Clin* 2: 271-290
269. Swanson A B, Swanson G G, Maupin B K, Hynes D E, Jindal P 1989 Failed carpal bone arthroplasty: causes and treatment. *J Hand Surg (Am)* 14:417-424
270. Paplanus S H, Payne C M 1988 Axillary lymphadenopathy 17 years after digital silicone implants: study with X-ray microanalysis. *J Hand Surg (Am)* 13: 399-400
271. Crosby E B, Linscheid R L, Dobyns J H 1978 Scaphotrapezial trapezoidal arthrosis. *J Hand Surg* 3: 223-234
272. Eiken O 1979 Implant arthroplasty of the scaphotrapezial joint. *Scand J Plastic Reconstr Surg Hand Surg* 13:461-468

Articulação Piso-Piramidal

273. Carroll R E, Coyle M P Jr 1985 Dysfunction of the pisotriquetral joint: treatment by excision of the pisiform. *J Hand Surg (Am)* 10: 703-707
274. Paley D, McMurtry R Y, Cruickshank 8 1987 Pathologic conditions of the pisiform and pisotriquetral joint. *J Hand Surg (Am)* 12: 110-119

Cistos Carpais Isolados

275. Eiken O, Jonsson K 1980 Carpal bone cysts. A clinical and radiographic study. *Scand J Plastic Reconstr Surg Hand Surg* 14: 285-290

Articulação Interfalangiana Distal

276. Heberden W 1802 *Commentaries on history and cure of disease.* T Payne, London
277. Bouchard C 1891 Semaine Med (Paris) 11: 387
278. Kleinert H E, Kutz J E, Fishman I H, McCraw L H 1972 Etiology and treatment of the so-called mucous cysts of the finger. *J Bone Joint Surg* 54A: 1455-1458

Indicações

279. Culver J E, Fleegler E J 1987 Osteoarthritis of the distal interphalangeal joint. *Hand Clin* 3: 385-403
280. Brown L G 1989 Distal interphalangeal joint flexible implant arthroplasty. *J Hand Surg (Am)* 14: 653-656
281. Zimmerman N B, Suhey P V, Clark G L, Wilgis E F 1989 Silicone interpositional arthroplasty of the distal interphalangeal joint. *J Hand Surg (Am)* 14: 882-887
282. Eaton R G, Dobranski A I, Littler J W 1973 Marginal osteophyte excision in treatment of mucous cysts. *J Bone Joint Surg* 55A: 570-574
283. Hagan H J, Hastings H II 1988 Fusion of the thumb metacarpophalangeal joint to treat post-traumatic arthritis. *J Hand Surg (Am)* 13: 750-753
284. Peimer C A, Putnam M D 1987 Proximal interphalangeal joint following traumatic arthritis. *Hand Clin* 3: 415-427
285. Stern P J, Ho S 1987 Osteoarthritis of the proximal interphalangeal joint. *Hand Clin* 3: 405-413
286. Pellegrini V D, Jr, Burton R I 1990 Osteoarthritis of the proximal interphalangeal joint: arthroplasty or fusion? *J Hand Surg (Am)* 15: 194-209
287. Trumble T E, Watson H K 1985 Post-traumatic sesamoid arthritis of the metacarpophalangeal joint of the thumb. *J Hand Surg (Am)* 10: 94-100
288. Parks B J, Hamlin C 1986 Chronic sesamoiditis of the thumb: pathomechanics and treatment. *J Hand Surg (Am)* 11: 237-240

GOTA CRÔNICA

289. Moore J R, Weiland A J 1985 Gouty tenosynovitis in the hand. *J Hand Surg (Am)* 10: 291-295
290. Straub L R, Smith I W, Carpenter G K, Dietz G H 1961 The surgery of gout in the upper extremity. *J Bone Joint Surg* 43A: 731

LEITURA ADICIONAL

1. Voche P, Merle M, Membre H eta11995 Bioabsorbable rods and pins for fixation of metacarpophalangeal arthrodesis of the thumb. *J Hand Surg (Am)* 20: 1032-1036
2. Connor J, Nalebuff E A 1995 Current recommendations for surgery of the rheumatoid hand and wrist. *Curr Opin Rheumatol* 7: 120-124
3. Kleinman W B, Greenberg J A 1995 Salvage of the failed Darrach procedure. *J Hand Surg (Am)* 20: 951-958

4. Gellman H, Stetson W, Brumfield R H Jr et al 1997 Silastic metacarpophalangeal joint arthroplasty in patients with rheumatoid arthritis. *Clin Orthop* 342: 16-21

5. McArthur P A, Milner R H 1998 A prospective randomised comparison of Sutter and Swanson silastic spacers. *J Hand Surg (Br)* 23: 574-577

6. Mountney J, Blundell C M, McArthur P eta11998 Free tendon interposition grafting for the repair of ruptured extensor tendons in the rheumatoid hand. A clinical and biomechanical assessment. *J Hand Surg (Br)* 23:662-665

7. Ring D, Simmons B P, Hayes M 1998 Continuous passive motion following metacarpophalangeal joint arthroplasty. *J Hand Surg (Am)* 23:505-511

8. Ryu J. , Saito S, Honda T et al 1998 Risk factors and prophylactic tenosynovectomy for extensor tendon ruptures in the rheumatoid hand. *J Hand Surg (Br)* 23:658-661

9. Doets H C, Raven E E 1999 A procedure for stabilising and preserving mobility in the arthritic wrist. *J Bone Joint Surg* 818:1013-1016

10. Rittmeister M, Porsch M, Starker M et of 1999 Metacarpophalangeal joint arthroplasty in rheumatoid arthritis: results of Swanson implants and digital joint operative arthroplasty. *Arch Orthop Trauma Surg* 119:190-194

11. Boyer M I, Gelberman R H 1999 Operative correction of swan neck and boutonniere deformities in the rheumatoid hand. *J Am Acad Orthop Surg* 7: 92-100

12. Courtman N H, Sochart D H, Trail I A et al 1999 Biaxial wrist replacement. Initial results in the rheumatoid patient. *J Hand Surg (Br)* 24: 32-34

13. Barbier 0, Saels P, Rombouts J J etal 1999 Long-term functional results of wrist arthrodesis in rheumatoid arthritis. *J Hand Surg (Br)* 24: 27-31

14. Moller K, Sollerman C, Geijer M et al 11999 Early results with osseointegrated proximal interphalangeal joint prostheses. *J Hand Surg (Am)* 24: 267-274

15. Schmidt K, Willburger R E, Miehlke R K eta/ 1999 Ten-year follow-up of silicone arthroplasty of the metacarpophalangeal joints in rheumatoid hands. *Scand J Plast Reconstr Surg Hand Surg* 33: 433-438

16. Stanley J K 1999 Soft tissue surgery in rheumatoid arthritis of the hand. *Clin Orthop* 366: 78-90

Capítulo 6 Tumores, Massas Benignas e Ulceração

Massas podem surgir de qualquer tecido da mão:[1,2,4-11]

- osso e cartilagem;
- músculo;
- nervo;
- pele e sua inserção;
- tecido subcutâneo;
- sinóvia e tendão;
- vaso.

(Esta ordem é usada no texto e nas referências deste capítulo).

Alguns são comuns – gânglio, tumor de células gigantes da bainha do tendão, cistos de inclusão epidermóide, hemangiomas e lipomas – e constitui 95% das massas encontradas na mão. Eles são prontamente reconhecidos. Os restantes 5% derivam de uma variedade ampla de lesões incomuns, que surgem de qualquer dos tecidos listados acima. Sua multiplicidade e raridade significam que cada um não é freqüentemente familiar ao cirurgião para o qual este é apresentado. Este desconhecimento, aliado ao fato que a massa pode ser de qualquer grau de malignidade, demanda que o examinador procure uma abordagem disciplinada para o diagnóstico, a fim de evitar erros de omissão ou de prática. Esta disciplina é chamada *estadiamento*. O sistema de estadiamento comumente empregado para tumores musculoesqueléticos é o de Enneking.[3] O estadiamento é derivado dos três critérios: *grau cirúrgico*, *local anatômico* e presença ou ausência de *metástase* (Tabela 6.1).

A avaliação é resumida aqui e é explicada em detalhes depois. O grau cirúrgico depende de três determinantes:

• *Apresentação clínica*	Dor e crescimento rápido	G2
• *Imagem*		
Radiografia	Destruição intensa	G2
Cintilografia óssea com isótopos	Captação extensa	G2
TC	Ruptura cortical	G2
RM	Lesões satélites	G2
Angiografia	Considerável resposta neurovascular	G2
• *Biópsia*	Mitoses freqüentes, atipia celular, diferenciação pobre e necrose →	G2

A biópsia é feita de acordo com regras rígidas:

- incisão longitudinal;
- nenhuma violação, se possível, de planos fasciais ou de osso;
- hemostasia, nenhum dreno;
- corte de congelação, principalmente assegurar um espécime de tecido representativo;
- histologia mais microscopia eletrônica, colorações e estudos especiais;
- cultura para infecção.

Tabela 6.1 Estadiamento de Enneking para tumores musculoesqueléticos

Grau cirúrgico (G)	*Localização anatômica (T)*	*Metástases (M)*
G0 (lesões benignas)	T1 (intracompartimental)	M0 (Sem metástases)
G1 (baixo grau)	T2 (extracompartimental)	M1 (presença de metástases)
G2 (alto grau)		

O local anatômico é *intracompartimental (T1)* ou *extracompartimental (T2)*. Um compartimento é limitado por barreiras anatômicas naturais à expansão do tumor local. Nas extremidades, os compartimentos são intra-ósseos, para-ósseos, intra-articulares e intramusculares. A extensão através das barreiras converte uma lesão de T1 a T2. Esta é mais bem avaliada por TC ou RM. Alguns locais não estão dentro de compartimentos, e tumores dentro deles são T2 do início – esses locais são os planos vasculares, a parte média da mão, a fossa antecubital e a axila.

Metástases são buscadas pelo exame físico dos *linfonodos regionais*, completado por *TC de tórax*.

A sequência destes passos em casos individuais é determinada pela avaliação do cirurgião, do oncologista e do radiologista, que devem buscar informação máxima para um custo mínimo.

Uma vez determinados o grau, local e a presença ou ausência de metástase, a lesão pode ser estadiada:

Estadiamento de tumores musculoesqueléticos
Todas as lesões benignas são G0, Estágio 0
Todos os tumores com metástase são M1, Estágio III

Grau	**Local anatômico**	
	Intracompartimental (T1)	Extracompartimental (T2)
Baixo (G1)	IA	IB
Alto (G2)	IIA	IIB

Este sistema de estadiamento não faz menção a tamanho de tumor, mas de outro modo conduz a uma escolha lógica de indicação cirúrgica (veja pág. 407).

A *alteração sarcomatosa* em lesões benignas preexistentes acontece nos quatro exemplos listados abaixo, cada uma em 10% dos casos e em cada apenas quando elas são múltiplas[3]:

- displasia fibrosa → fibrossarcoma
- osteocondroma → condrossarcoma
- doença de Paget → osteossarcoma
- neurofibromatose → neurossarcoma

HISTÓRIA

Idade

A idade do paciente pode ser significativa. A alteração maligna na neurofibromatose comumente acontece entre 30 e 40 anos. O sarcoma osteogênico primário é muito prevalente na segunda década. Outros tumores ósseos são mais comuns antes da idade de 30 anos (por exemplo, cisto ósseo aneurismático, condroblastoma, sarcoma de Ewing, osteoblastoma, osteoma osteóide), assim como algumas massas ósseas que são difíceis de distinguir de tumores (por exemplo, granuloma eosinofílico, displasia fibrosa, granuloma reparador de células gigantes e cisto ósseo simples). Por outro lado, apenas alguns tumores ósseos são mais prevalentes em faixas etárias mais velhas – condrossarcoma, histiocitoma fibroso maligno e osteossarcoma secundário. Ao contrário dos tumores de pele e vísceras, que são a conseqüência do avanço dos anos, e que tendem a impressionar-nos no início de nosso treinamento médico, os tumores musculoesqueléticos são mais comuns no jovem. Tragicamente, eles muito freqüentemente são todos malignos.

Duração

- *presença desde o nascimento*, aumentando de tamanho com o paciente, sugere um *hamartoma*;
- *crescimento rápido* indica inflamação ou malignidade de alto grau;
- *explosões de crescimento* durante a puberdade e a gravidez são características de *hemangioma cavernoso*.

O crescimento em lesões previamente inativas deve ser visto com suspeita. Por exemplo, um neurofibroma plexiforme pode desenvolver um neurossarcoma, comprovado por aumento súbito de uma área, e freqüentemente acompanhado por alterações motoras e sensoriais distais. Estas alterações são idênticas às da compressão do nervo e podem tragicamente ser confundidas com elas.

Dor

O início súbito de dor, de natureza pulsátil, coincidente com o aparecimento de uma massa indica infecção (Capítulo 4). Dor sem edema, severa e episódica, sugere *tumor glômico* ou *osteoma osteóide*. Se temperaturas frias precipitam a dor paroxística, um tumor glômico é a causa provável. Se a dor é inicialmente noturna, é acompanhada por sintomas vasomotores e é aliviada por aspirina, um osteoma osteóide é provável.

Dor intensa, constante e com um edema ósseo tem implicações sinistras.

Efeitos Neurológicos

Alteração sensorial e motora, como disestesia, entorpecimento e fraqueza, sugere compressão do nervo (Capítulo 3). Um tumor localizado em um túnel estreito, como o canal de Guyon, pode precipitar a compressão e deve fazer parte do diagnóstico diferencial até que excluído por exame, imagem e/ou cirurgia.

Natureza do Início

1. Se súbita e relacionada à lesão, mas persistente depois de muito do edema associado ter desaparecido, o envolvimento vascular é provável, na forma de um aneurisma traumático.
2. Cistos *epidermóides* ocorrem após pequenos traumas da pele (Fig. 6.1).
3. *Granulomas de corpo estranho* igualmente ocorrem após lesão menor.
4. Pacientes que apresentam *tumores ósseos*, especialmente os malignos, contam freqüentemente uma história de trauma (usualmente menor) que pela primeira vez chamou a atenção à massa.
5. Uma *fratura patológica* pode ser o primeiro evento a chamar atenção à lesão osteolítica que a precipitou (Fig. 6.2). Um trauma menor que resulta em uma fratura instável deve levantar suspeitas do examinador mesmo antes do exame radiológico.

Variação no Tamanho

Esta é caracteristicamente uma apresentação de *cistos de gânglio* que se desenvolvem até um tamanho significativo, então disperse, freqüentemente resultante de um golpe esquecido, apenas para recidivar em uma data posterior.

Embora possa se pensar em malignidade como um crescimento incessante, alguns podem aparentemente regredir apenas para aumentar novamente. Isto é particularmente verdade com o sarcoma epitelióide.

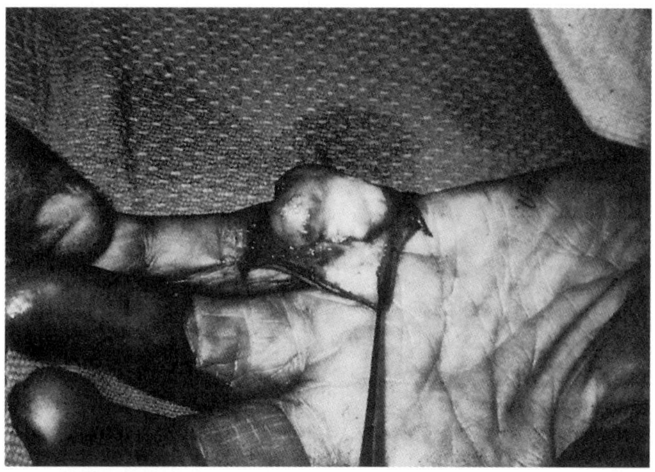

Fig. 6.1. A lesão que tinha se desenvolvido ao longo de 2-3 anos na prega digital proximal estava aderida à pele e era um *cisto epidermóide* ou *de implantação*.

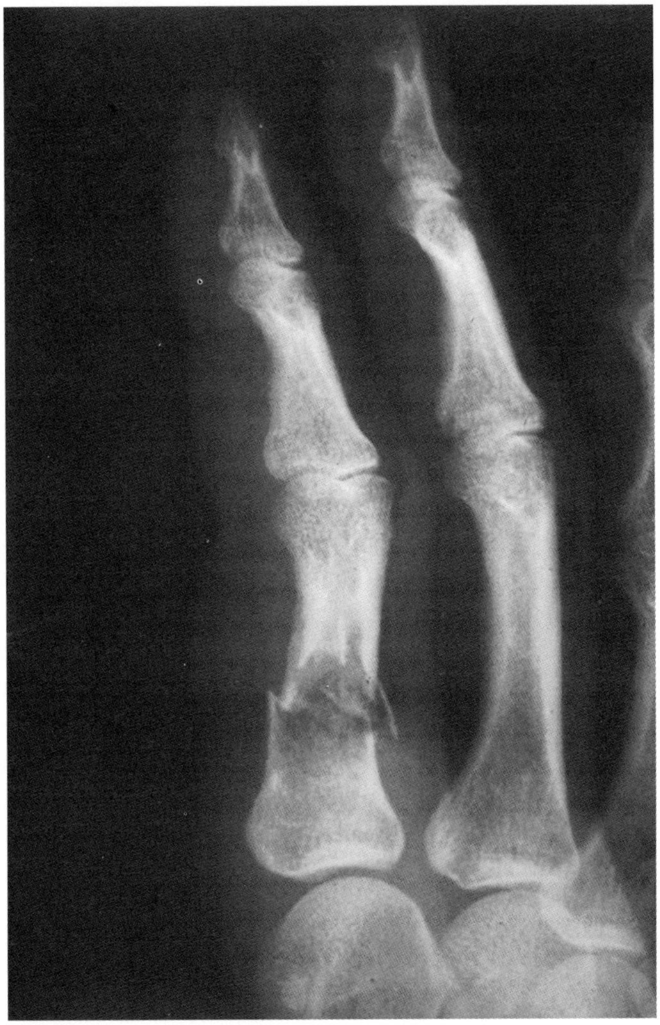

Fig. 6.2. Esta paciente sofreu uma fratura enquanto fazia a cama. Como ela previamente tinha estado assintomática, e devido à aparência radiológica, deixou-se a fratura consolidar. Foram executados então curetagem e enxerto de osso deste encondroma.

Massas Semelhantes Prévias

A recorrência após excisão prévia aparentemente adequada sempre deve despertar preocupação, com a exceção do cisto de gânglio. Os cortes histológicos originais devem ser revisados antes de uma cirurgia adicional.

Massas Semelhantes em Outro Lugar

Neurofibromatose, linfangioma e *osteocondroma* produzem massas múltiplas.

Lesões associadas a *distúrbios sistêmicos* podem ser múltiplas, como *xantoma* em pacientes com hiperlipidemia.

Sintomas Relacionados a Outros Sistemas

Tumores metastáticos na mão são raros[397-415] mas acontecem, e o examinador deve buscar evidência do foco primário (Fig. 6.3).

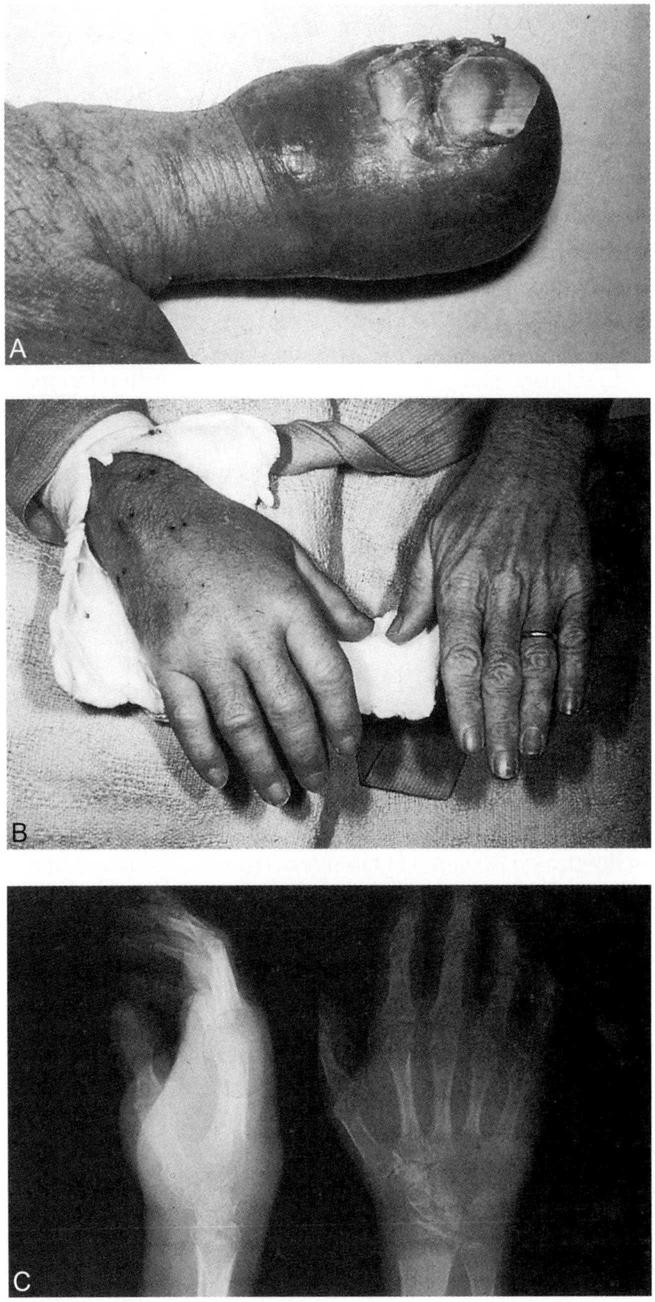

Fig. 6.3. Tumores metastáticos. **A.** Conseqüência de carcinoma renal. **B, C.** Conseqüência de carcinoma broncogênico.

EXAME

MASSAS

Um sistema para exame de massas deve ser adotado, do qual o examinador nunca deve se afastar. A regra mnemônica atribuída a Learmonth é útil:

$S^3 C^2 M$	Local (*site*)	cor	mobilidade
	Tamanho (*size*)	consistência	
	Forma (*shape*)		

A estes poderiam ser adicionados NI, para *linfonodos* (*nodes*) e *imagem*.

Local

O local de uma massa pode ser virtualmente diagnóstico. Por exemplo, uma massa localizada sobre a falange distal na região do leito ungueal, especialmente se o sulcamento da unha é aparente, pode ser apenas um gânglio da articulação interfalangiana distal, o denominado 'cisto mucoso' (págs. 390, 340). Uma massa firme na face palmar da falange proximal do polegar da mão dominante, que é móvel transversamente, mas não longitudinalmente, é um neuroma no nervo digital – um 'polegar de jogador de boliche' (pág. 223). Uma massa firme, pequena, imóvel, sob a prega digital proximal do dedo é quase sempre um gânglio da bainha do tendão (pág. 430).

Uma lesão de pele no dorso da mão ou antebraço, especialmente naqueles que trabalharam ao sol toda vida, provavelmente é ceratose actínica, carcinoma de células basais ou escamosas. Estes podem coexistir e podem ser usualmente múltiplos.

Determinar o local também exige que o examinador tente localizar a massa em um tecido particular. Isto é comentado mais adiante na seção sobre mobilidade.

Tamanho

O tamanho de uma lesão deve ser registrado e a massa fotografada. No caso insólito onde se toma a decisão de não remover a lesão – como por exemplo em um hemangioma ou na doença de Bowen – então o registro será útil para monitorar o crescimento ou a regressão entre as consultas (veja Figs. 6.74 e 6.75).

Forma

Ao determinar a forma de uma massa, o cirurgião deve ser capaz de definir suas margens. Lesões esféricas comumente são gânglios ou cistos epidermóides de inclusão. Algumas massas podem parecer multiloculares, e algumas na verdade o são. Porém, as muitas estruturas rígidas da mão, especialmente tendões e fáscia, podem modelar de forma irregular uma lesão benigna que cresce sob elas (Fig. 6.4).

Cor

Qualquer lesão pigmentada, especialmente sob a unha ou na palma da mão deve ser considerada como perigosa.

A atividade mitótica em um melanoma maligno é classicamente indicada por qualquer um dos seguintes: alteração na cor, aumento de tamanho, elevação de uma lesão previamente plana, sangramento e prurido. Em resumo, qualquer alteração em uma lesão pigmentada deve ser tratada como prova convincente de malignidade. O *melanoma* subungueal pode ser um tumor de crescimento relativamente lento, com o paciente freqüentemente contando apenas uma história prolongada de uma mancha escura crescente sob a unha.

Todos os *nevos* da palma da mão são de localização *juncional*, e portanto deve ser recomendada a excisão em todos os casos.

A aparência típica de um *'nevo de morango'* no recém-nascido é bem conhecida – elevado e róseo-avermelhado.

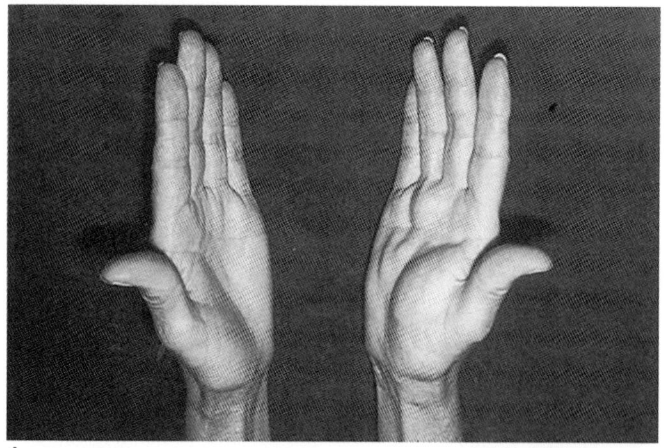

A

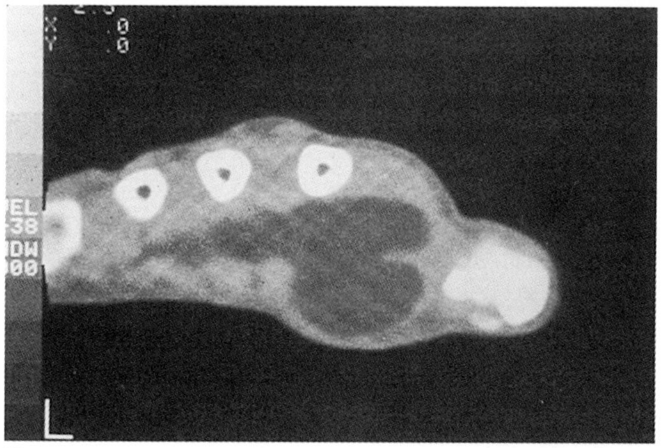

B

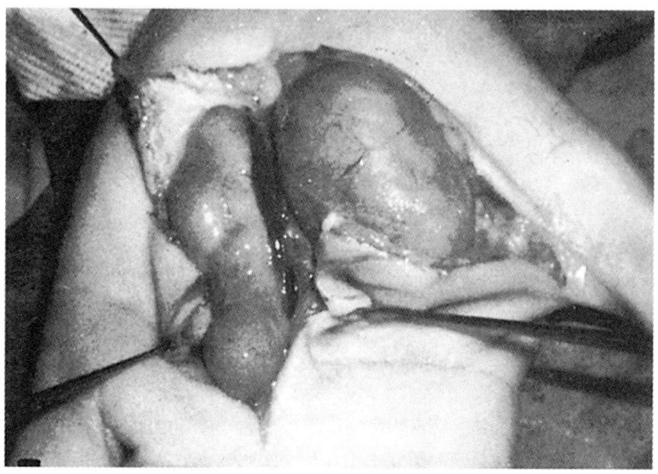

C

Fig. 6.4 A. Este paciente apresentava uma história de lesão multilocular de desenvolvimento gradual na palma da mão esquerda. Embora parecesse clinicamente que ela era composta de várias lesões, foi avaliada com TC **(B)** e à cirurgia **(C)**, isto pelo fato deste *lipoma* ter surgido sob os tendões e nervos da palma da mão, ele teve sua forma unilocular básica distorcida por eles.

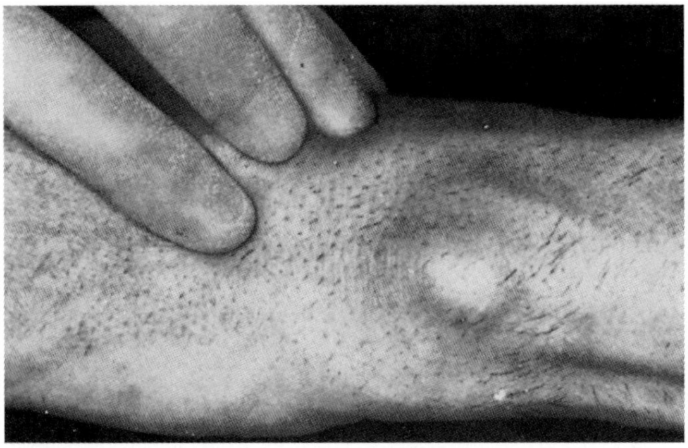

Fig. 6.5. A flutuação em uma massa é mostrada fixando-a com dois dedos de uma uma das mãos e exercendo pressão com um terceiro dígito. Embora usualmente haja evidência de fluido livre, a flutuação é encontrada em lipomas à temperatura corporal.

Consistência

Para determinar se a massa é *flutuante*, deve ser avaliada a consistência, com dois dedos fixando a lesão e um terceiro exercendo pressão intermitente (Fig. 6.5). À temperatura corporal, nos ambientes relativamente inflexíveis da mão, um *lipoma*[256-264] é uma massa flutuante.

O gânglio é flutuante, mas a resistência oferecida varia com o local. O gânglio anterior do punho claramente contém fluido, enquanto o gânglio da bainha do tendão flexor é firme, a ponto de ser não-flutuante. Quando encontrado, freqüentemente acredita-se inicialmente que é ósseo, mas o local é patognomônico.

Quando a consistência é aparentemente flexível e líquida, deve ser aplicada pressão a ela. Se isto esvaziar a massa, a qual então *reenche*, ela é claramente uma *lesão vascular* (Fig. 6.6). Se rígida e inflexível, uma massa provavelmente está surgindo do osso, embora *tofos gotosos* e os depósitos de cálcio da *calcinose* sejam de consistência semelhante. Porém, eles são escarpados, irregulares e usualmente mostram alguma mobilidade.

Mobilidade

Os tecidos aos quais a massa é fixa podem ser determinados freqüentemente conferindo sua mobilidade com respeito à pele, osso e tendão. A pele sobrejacente à lesão deve ser erguida e os dedos rolados para detectar se a massa move-se ou não juntamente com a pele. Certas lesões que não envolvem a superfície da pele são apesar disso sempre presas a ela – *cisto epidermóide, doença de Dupuytren* (pág. 523) e *dermatofibroma juvenil* são as mais comuns.

Se completamente desenvolvida, com uma contratura óbvia, a Dupuytren não apresenta dificuldade diagnóstica. Porém, um paciente pode queixar-se de um nódulo palmar sensível, sem evidência de contratura. O exame revelará uma massa arredondada lisa firmemente presa à pele, na maioria dos casos na linha do dedo anular, entre as pregas palmar proximal e distal. Contanto que a possibilidade ocorra para o examinador, nenhuma dúvida existirá em relação ao diagnóstico.

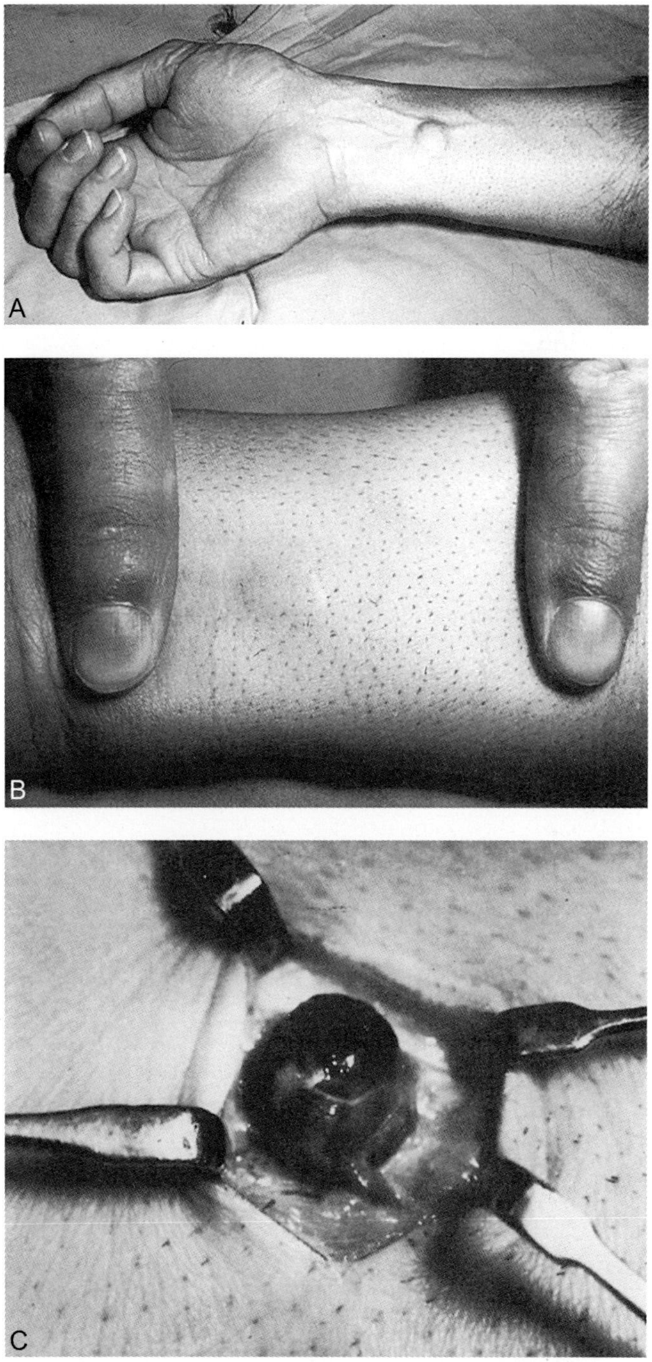

Fig. 6.6. Esta massa no antebraço **(A)** pôde ser completamente evacuada por pressão **(B)**. O diagnóstico de uma *varicocele* foi confirmado na cirurgia **(C)**.

Os *coxins articulares de Garrod*, um espessamento fibroso sobre o dorso das articulações interfalangianas proximais, parecem ser relacionados à doença de Dupuytren e ter a mesma tendência familiar.

Se a massa não é presa à pele, pode parecer ser presa ao osso, estando firmemente imóvel em todas as direções. Se tal lesão é bem definida, é improvável que surja do próprio osso, mas sim da bainha do tendão, sendo mais provável um *gânglio* ou *tumor de células gigantes*.

Algumas massas podem ser móveis em uma direção e não em outra, implicando que elas surgem de, ou são presas, a uma estrutura que corre longitudinalmente. Este é o caso, por exemplo, com um *neurilenoma* de um nervo digital, uma massa fusiforme que move-se livremente de lado a lado, mas muito pouco ao longo do eixo do dedo. Outras lesões podem mover-se à medida que o paciente movimenta a mão, uma característica que é patognomônica de um *gânglio no tendão extensor,* comumente vista em crianças (Fig. 6.7).

ÚLCERAS

Se a massa ulcerou, devem ser examinadas certas características da úlcera.

Extremidade

As margens caracteristicamente elevadas de um *carcinoma de células escamosas* (veja Figs. 6.35B, 6.36, 6.41) contrastam com a pele plana normal que cerca um *granuloma piogênico* (Fig. 6.8). *O carcinoma de células basais* raramente é encontrado na mão, e a 'borda perolada' com que é creditado nem sempre é aparente. Se o cirurgião coloca a pele em extensão, porém, e inspeciona a extremidade da úlcera, preferivelmente com ampliação, a aparência perolada típica fica mais evidente, a brancura sendo interrompida pela passagem de finos vasos telangiectásicos do outro lado da margem.

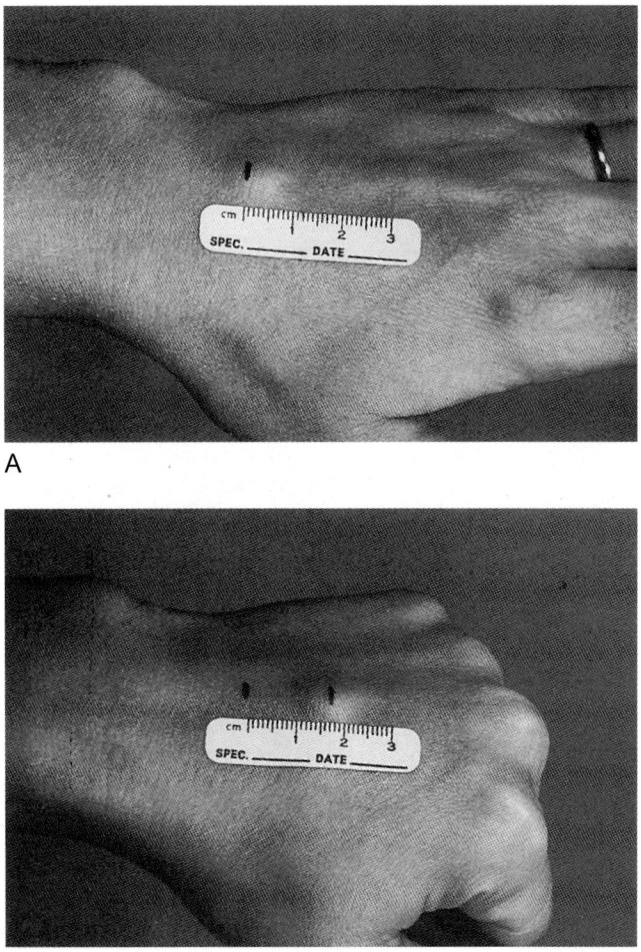

A

B

Fig. 6.7 A, B. O movimento desta massa pequena e dura por uma distância de 1,5 cm é característico de um gânglio do tendão extensor.

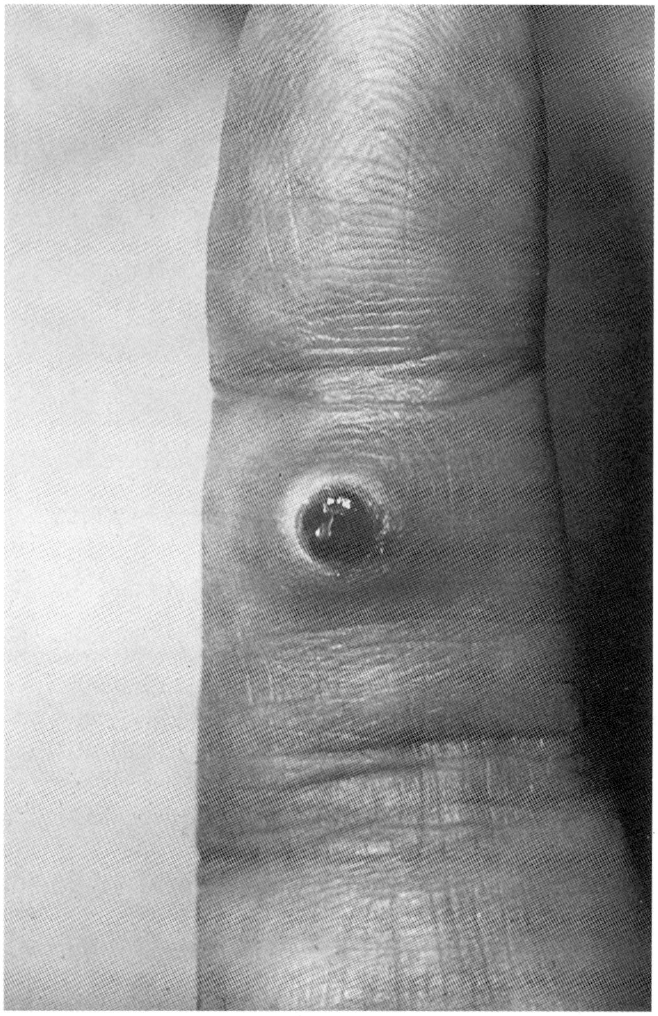

Fig. 6.8. Este granuloma piogênico mostra a pele circundante plana não envolvida e granulação exuberante que é característica.

Uma borda 'invertida' é característica de uma *úlcera factícia* (Fig. 6.9) (veja pág. 152). Se hemorragia ativa ou sangue gelado estiver presente, isso confirma o diagnóstico, havendo cicatrização quando tratada com oclusão prolongada.

Quando houver dúvida, a borda é o local onde as lesões devem ser biopsiadas.

Assoalho

O assoalho de uma úlcera é aquela porção que o examinador pode inspecionar. Um assoalho em granulação vermelha, extensa, que exsuda a borda da úlcera é encontrado mais freqüentemente em um *granuloma piogênico*. Porém, o cirurgião deve estar atento para o relativamente raro totalmente *melanoma amelanótico* (veja Fig. 6.44) que pode ter uma aparência bastante semelhante. Ele deve explicar a possibilidade remota ao paciente, realizando cirurgia precoce depois disso.

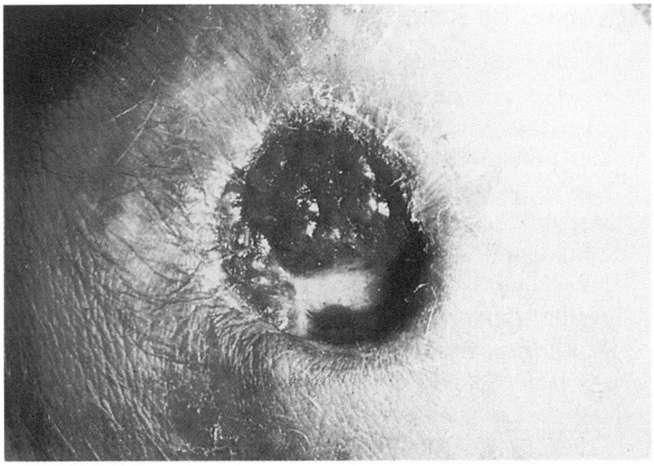

A

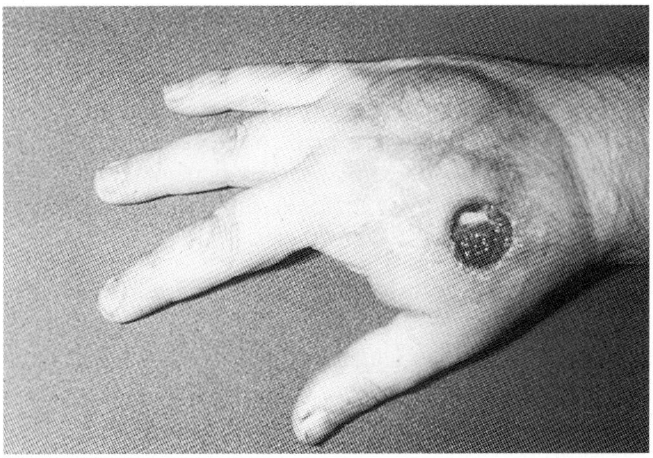

B

Fig. 6.9. Úlcera factícia. **A.** Esta ferida tem a característica margem 'invertida' de uma úlcera factícia. Não há nenhuma reação diferente de eritema na pele circunvizinha. O leito mostra tecido de granulação normal e osso exposto. **B.** A úlcera já tinha sido tratada por ressecção em raio e aplicação de uma transferência de tecido livre. Quando tratada com um gesso totalmente oclusivo, a lesão cicatrizou-se sem intercorrências. O paciente não retornou mais.

O assoalho de uma úlcera é freqüentemente crostoso. Se puder ser feito sem dor, esta crosta deve ser removida. Se isto produzir hemorragia viva e não houver evidência de re-epitelização marginal, um *carcinoma escamoso* é provável.

O *ceratoacantoma* com um tampão circular característico de queratina deve ser excisado, porque este raramente pode ser um carcinoma de crescimento rápido (pág. 424 e Fig. 6.41).

Base

A base de uma úlcera é aquela parte subjacente a ela que o examinador consegue palpar. Se a base é espessada e endurecida, e especialmente se é fixa a tecidos subjacentes, a possibilidade de malignidade é considerável.

Uma úlcera que surge no leito ungueal só se manifestará pela presença de drenagem sob a unha. Se tal drenagem persistir por mais de três semanas, deve ser executada biópsia, e esta pode revelar um *carcinoma de células escamosas* insuspeitado (veja pág. 423 e Fig. 6.38).

LINFONODOS REGIONAIS

Estes sempre devem ser examinados, tomando cuidado para não omitir o linfonodo supratroclear.

Os linfonodos axilares podem ser mais bem palpados com o examinador ficando em pé atrás do paciente sentado. O braço do paciente deve ser elevado, e a mão examinadora colocada com as pontas dos dedos altas na abóbada axilar. O braço do paciente é então abaixado. A mão contralateral do examinador passada pela frente do tórax do paciente é usada para palpar a parede medial da axila. A mão ipsilateral, passada ao redor do braço envolvido, sente a parede lateral. Desta posição, o examinador deve prosseguir examinando os conteúdos do triângulo posterior do pescoço e os linfonodos da cabeça e do pescoço. Estes ficam situados em um círculo, suboccipital – pré-auricular – submandibular – submentoniano e abaixo da linha da veia jugular interna. Quando houver dúvida sobre a natureza de uma massa, o exame físico completo obrigatório incluirá os linfonodos da extremidade inferior e da virilha.

IMAGEM

Exame radiológico pode revelar:

- a presença de lesões que surgem principalmente de osso;
- qualquer efeito produzido no osso por massas de tecidos moles;
- a presença de calcificação nos tecidos moles.

Calcificação nos tecidos moles é vista na tendinite calcificada aguda (pág. 323), calcinose circunscrita, e bastante freqüentemente em vasos ateroscleróticos, hemangioma subcutâneo, fibroma aponeurótico juvenil, condromatose sinovial, sarcoma sinovial, lipoma e liposarcoma.

A *calcinose circunscrita*[24,25] apresenta depósitos calcificados sensíveis, que bastante comumente afetam o coxim do dedo (Fig. 6.10) em cuja posição eles são problemáticos ao paciente. Eles não oferecem dificuldade diagnóstica, mas são mencionados aqui devido à alta incidência de *esclerodermia* em pacientes com esta condição (pág. 380).

Apesar do desenvolvimento de técnicas de imagem sofisticadas, a análise das radiografias simples de tumores ósseos permanece de importância suprema em diagnóstico, estadiamento e planejamento do tratamento[14]. As características fundamentais a ser observadas são:

- local anatômico;
- alterações na arquitetura óssea produzidas pela lesão;
- resposta do osso hospedeiro (por exemplo, reação periosteal);
- os conteúdos internos da lesão.

Estes são detalhados a seguir, com alguns casos ilustrando a importância de cada observação. (Embora aqui não haja

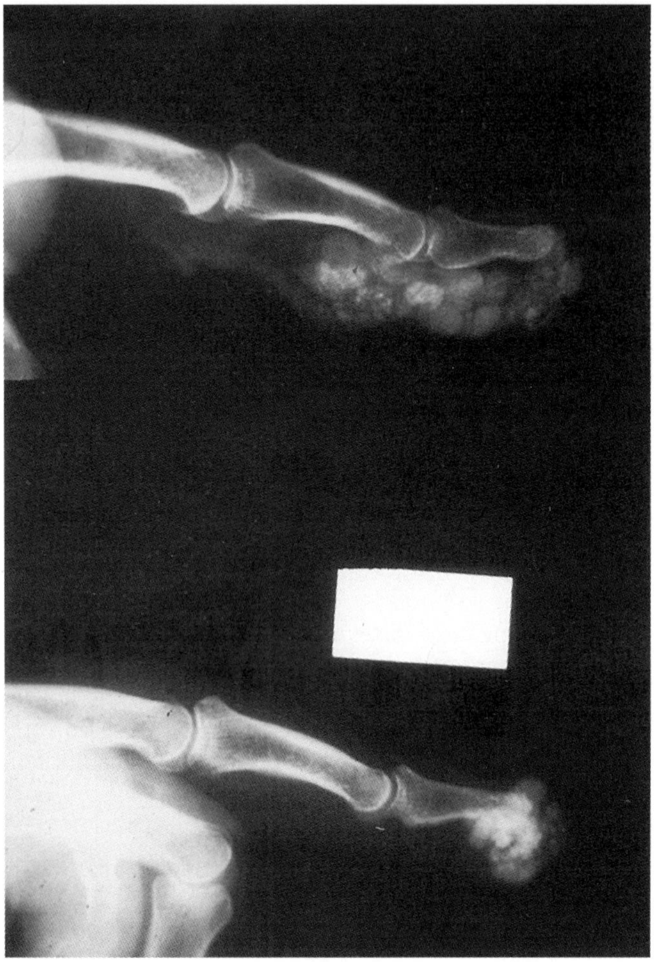

Fig. 6.10. Calcinose circunscrita. Estes depósitos calcificados sensíveis na polpa estavam presentes em um paciente com esclerodermia.

nenhuma ilustração, olhando mais à frente, na seção sobre lesões ósseas específicas [pág. 408] o leitor pode estudar várias das características listadas.)

Local Anatômico

1. *Ossos tubulares ou carpo?* Embora outros tumores possam envolver o carpo, o *encondroma* invariavelmente é limitado aos ossos tubulares.
2. *Epífise, metáfise, ou diáfise?* O *condroblastoma* é *epifisário*. O *condrossarcoma* e o *tumor de células gigantes* estão no equivalente da epífise no adulto. O *osteocondroma*, o *cisto ósseo simples* e a maioria dos *osteossarcomas* surgem da metáfise. O *granuloma reparador de células gigantes* é uma lesão diafisária.
3. *Central ou excêntrico?* (com respeito ao plano transversal do osso). O *encondroma* é uma lesão central, enquanto o *cisto ósseo aneurismático* (COA), o *tumor de células gigantes* (TCG), e o *osteossarcoma* são de origem excêntrica. Na prática, este é freqüentemente difícil de determinar nos pequenos ossos da mão.

Alterações na Arquitetura

1. *Osteolítico ou produtor de osso? Osteoblastoma, osteoma osteóide* e o *osteossarcoma* são os tumores que produzem osso. Isto pode não ser aparente nos dois últimos, porque eles podem produzir osso não mineralizado e portanto não visualizado em radiografias de rotina. O osteossarcoma, produzindo osso novo, simultaneamente destrói a arquitetura óssea preexistente, tendo portanto uma aparência que varia muito. Todas as lesões primárias diferentes das três nomeadas anteriormente são osteolíticas.
2. *Expansiva ou não?* O *encondroma*, o *cisto ósseo aneurismático* e o *tumor de células gigantes* são expansivos, porque elas parecem 'inflar' o osso. Lesões metastáticas não o fazem. O *osteossarcoma,* produzindo osso novo, não o faz. A presença de alteração expansiva indica a passagem de tempo, e portanto implica em uma lesão mais benigna do que sua ausência.
3. *Margens bem definidas ou não?* De importância semelhante à 'expansiva ou não?'. O *condroma* tem uma margem bem definida, o *histiocitoma fibroso maligno* não.
4. *Córtex intacto ou fraturado?* Fraturas patológicas podem acontecer por lesões osteolíticas benignas expansivas, mas onde o córtex é rompido sem fratura, isso implica expansão para os tecidos moles.

Reação do Hospedeiro

Alguns tumores são caracterizados, notavelmente os tumores de células gigantes, por reação periosteal mínima. Em outros, a ininterrupta deposição de osso novo implica uma lesão benigna, ou uma malignidade de baixo grau, enquanto a deposição de osso causando ruptura sugere uma neoplasia mais agressiva – esta toma uma ou mais de três formas:

1. *Espiculação.* Freqüentemente em ângulos retos com o osso, isto produz a aparência de 'queimadura solar' do *osteossarcoma*.
2. *Depósitos lineares, em múltiplas camadas*, dando a aparência de uma pele de cebola, são característicos do *sarcoma de Ewing*.
3. *Triângulo de Codman*: depósitos triangulares de osso reativo não-lesional que se misturam com o córtex em cada extremidade da lesão. Isto é visto no *osteossarcoma*, mas também em alguns casos de *cisto ósseo aneurismático* e outras lesões benignas.

Conteúdos Internos

Transparência

Tipicamente, *o cisto ósseo aneurismático* não mostra trabeculação ou calcificação.

Depósitos Calcificados

Estes tomam várias formas e são característicos de *encondroma*, mas estão ausentes no *cisto ósseo aneurismático* e *no tumor de células gigantes*.

Trabeculação

Esta é vista no *granuloma reparador de células gigantes*.

Nicho Central

Um nicho central de osso é típico de *osteoma osteóide*.

Podem ser requeridos estudos mais sofisticados das massas, ou porque a lesão é vista pobremente em raios X simples padrão, para ajudar o estadiamento, ou para delinear um tumor mais precisamente:

1. *Xerografia* pode ser útil para demonstrar detalhes da topografia interna e delinear a extensão do tumor por 'realce de borda'.
2. *Cintilografias ósseas* são úteis para esclarecer lesões saltadas no osso envolvido, e focos em outras partes do esqueleto em tumores multicêntricos ou quando ocorreu metástase. Como a TC e a RM podem dar mais informações em relação ao local, uma cintilografia óssea deve ser usada para aqueles pacientes cujo envolvimento em outro lugar parece provavelmente devido à natureza do tumor (uma vez que isso tenha sido estabelecido).
3. A *TC* ajudará a distinguir entre osteomielite e tumor, determinará a extensão do tumor no osso e nos tecidos moles, e demonstrará nódulos satélites e lesões saltadas.
4. A *ressonância magnética* é indicada quando um tumor não é visualizado claramente em radiografias de rotina, quando há um componente de tecidos moles, ou quando uma melhor delineação de local e conteúdo é necessária. Proporciona até maior precisão se comparada à TC na determinação da extensão do tumor. Isto é claramente importante para assegurar a ressecção total, mas também essencial se são planejados procedimentos salvadores de membro para lesões malignas.
5. A *angiografia*[3] pode ser usada para estudar lesões potencialmente malignas que surgem de, ou têm disseminação aos tecidos moles. A *fase arterial precoce* demonstrará a relação com feixes neurovasculares maiores da zona periférica reativa ao redor de um tumor. Podem ser necessárias várias incidências e várias injeções de contraste para alcançar precisão máxima (idealmente o cirurgião deve estar presente). A *fase venosa tardia* produz o 'rubor de tumor' que persiste depois que outro contraste desapareceu, dando um contorno do tumor que pode ser 'encaixado dentro' da zona reativa demonstrada pela fase arterial precoce. A fase venosa tardia também mostra trombos de tumor intravenosos e lesões saltadas maiores de 1 cm de diâmetro. O valor da angiografia (ainda defendida por alguns) tem sido desafiado pela introdução da TC e da angiografia de RM, que podem proporcionar a mesma informação de maneira não-invasiva.
6. A *radiografia do tórax* é obtida facilmente, e deve ser obtida no caso de suspeita de lesão maligna. Uma TC do tórax é ainda melhor.

Se é mostrado pela biópsia tratar-se de uma lesão maligna primária, um linfoma, ou um tumor de células gigantes de osso, então exames de imagem adicionais (por exemplo *linfangiografia, TC abdominal* e uma *ultra-sonografia de fígado e baço*) podem ser úteis para o estadiamento.

Se há suspeita de que uma massa da mão é um depósito metastático, deve ser buscada a avaliação apropriada. Estudos especialmente dirigidos ao pulmão, tórax, rim, tireóide, e próstata serão necessários.

Estudos de Laboratório

Uma contagem de glóbulos totais e análise de urina são testes rotineiros e eles devem ser completados conforme necessário, com alguns ou todos os seguintes: taxa de sedimentação, uréia sérica, glicemia, cálcio, fosfatase alcalina, fósforo , função da tireóide e testes de função hepática.

INDICAÇÕES[11]

A excisão completa de qualquer massa benigna da mão prova usualmente ser curativa, embora algumas lesões tenham uma tendência a recidivar localmente, como detalhado a seguir.

Neoplasia Maligna da Pele

O *carcinoma de células escamosas* na mão é considerado pela maioria como relativamente benigno, por alguns não[176]. A excisão da lesão com um margem de 1 cm é indicada: a margem profunda está no plano no qual a dissecação é livre – este pode ser mais bem determinado por infiltração preliminar de fluido sob o tumor. Quando tal plano não pode ser demonstrado, indicando envolvimento de osso ou tendão, amputação é necessária. Isto provavelmente acontece na 'área de perigo' das fendas interdigitais[163].

Os carcinomas da mão são freqüentemente infectados, e isto pode resultar em linfadenopatia reativa (veja Fig. 6.35C). Por isto, a presença de linfonodos aumentados não deve conduzir para dissecação de linfonodo às escuras ou mesmo imediata. Ao invés disso, os linfonodos devem ser deixados durante 6 semanas após a excisão do primário, em cuja fase a dissecação deve ser executada nos casos nos quais eles ainda são aumentados.

O carcinoma de células escamosas do *leito ungueal* requer separação da falange distal.

Muitos fatores foram citados como influenciadores do prognóstico, e portanto do tratamento cirúrgico apropriado, do *melanoma maligno*. Estes incluem: idade, sexo, tamanho, ulceração, presença de satélites, ausência de melanina e nodularidade. Certamente, se uma lesão suspeitada é ulcerada ou nodular, o prognóstico é pior, e a excisão deve ser mais ampla. Porém, uma orientação mais precisa pode ser obtida pelo exame histológico: Breslow[193,194] mostrou que a incidência de metástases está relacionada diretamente à espessura máxima do tumor; por exemplo, aqueles com menos de 0,76 mm de espessura raramente metastatizam. Quando necessário, biópsia incisional para estadiamento, seguida por ressecção ampla posterior, demonstrou não oferecer nenhum risco adicional, ao contrário do que era previamente ensinado. Quando os linfonodos são envolvidos, a dissecação é indicada. O efeito da dissecação na sobrevida é relacionado ao número de linfonodos que se pensa estar envolvido. Quanto maior o envolvimento de linfonodos, pior é o índice de sobrevida.

Tumores Musculoesqueléticos

São reconhecidos quatro tipos de excisão cirúrgica, e eles podem ser relacionados às fases de tumores musculoesqueléticos determinados pela investigação detalhada anteriormente:

1. *Intralesional*, na qual o tumor está exposto (fase 0).
2. *Marginal*, em que a lesão é 'descascada' (fase 0 ou IA) – em lesões mais malignas que IA, a excisão marginal deixará extensões microscópicas de tumor imediatamente adjacente, chamadas *'satélites' (nódulos-filha)* e lesões mais tarde removidas, mas dentro do mesmo compartimento, conhecidas como *'lesões saltadas'*.
3. A ressecção *ampla* leva com ela uma porção de tecido normal que provavelmente incluirá 'satélites', mas não 'saltos' (fase IB).
4. A *excisão radical* retira o compartimento inteiro (fase IIA).

As lesões na fase IIB, que por definição são agressivas e infiltradas fora do compartimento, ainda necessitam excisão mais ampla. Uma das decisões mais importantes que o cirurgião tem a fazer é se esta excisão pode ser feita com segurança por um procedimento salvador de membro ou se a amputação deve ser recomendada.

Estas indicações são ajustadas para acomodar o valor da quimioterapia e da radioterapia, considerações sobre a idade e a condição do paciente e seus desejos uma vez que tudo tenha sido explicado. Nesta cirurgia, a preocupação deve ser principalmente com a sobrevida daquele paciente, que é obtida por uma boa cirurgia oncológica ablativa. Apenas após isso ter sido assegurado, pode-se prestar atenção à função e à aparência.

Muito do que foi falado acima foi destilado dos escritos de Mankin[8] que também oferece os seguintes axiomas em relação a massas da mão:

- tumores ósseos primários são usualmente benignos;
- os tumores ósseos mais comuns são encondroma e exostoses osteocartilaginosas, menos na falange terminal, onde o mais prevalente é o cisto de inclusão epidermóide;
- o rádio distal é o terceiro local mais comum no corpo para o tumor de células gigantes de osso, que é raro na própria mão, mas quando encontrado nesse local é freqüentemente agressivo localmente e dando metástases;
- o condrossarcoma é muito raro nos metacarpianos ou falanges;
- tumores de tecidos moles profundos – se não gânglios, lipomas ou tumores de células gigantes da bainha do tendão – são freqüentemente malignos;
- sarcoma epitelióide, sarcoma sinovial e sarcoma de células claras são comuns na mão e antebraço, e são altamente malignos, mesmo quando a histologia sugere o contrário – todos os três podem metastatizar para linfonodos;
- condromatose sinovial, sarcoma sinovial, lipossarcoma (fibroma aponeurótico juvenil e hemangioma subcutâneo) podem mostrar calcificação à radiografia;
- carcinoma metastático (exceto o do pulmão), linfoma[265,266] e mieloma raramente são vistos na mão.

Ao contrário de outros capítulos, as indicações cirúrgicas são incluídas com cada lesão específica abaixo.

Veja Green DP 1998 *Operative Hand Surgery*, 4th edn. Churchill Livingstone, New York, págs. 2173, 2184, 2210, 2223.

LESÕES ESPECÍFICAS

Pela aplicação seletiva das técnicas diagnósticas esboçadas anteriormente, deve ser possível identificar virtualmente todas as lesões e selecionar o tratamento cirúrgico seguro.

É apropriado obter mais detalhes nas massas comuns, que compõem 95% daquelas encontradas.

Resumos breves, em estilo de taquigrafia, de dados relevantes sobre tumores menos comuns podem ser úteis.

Ambos são oferecidos nesta seção, que é alfabeticamente organizada com títulos principais para tecidos e, abaixo deles, títulos secundários para tumores. As referências são organizadas de maneira semelhante (onde a sequência alfabética é transgredida com a finalidade de justapor lesões freqüentemente confundidas, isto também é feito nas referências). Com a finalidade de comparação, os dados nos resumos breves dos tumores ósseos podem, com benefício, ser organizados em formato de planilha eletrônica, que é como esta seção foi preparada. Por sua mesma natureza, a planilha eletrônica não se presta à publicação, mas o leitor pode achar divertido e instrutivo preparar tal projeto.

OSSO E CARTILAGEM[12-16]

Ao apresentar os seguintes resumos um pouco secretos de informação, a brevidade necessariamente dita a simplificação. Deve ser entendido que tumores ósseos podem não apresentar todos, ou, na verdade, nenhuma das suas características marcantes. Eles podem então requerer a confirmação retrospectiva que apenas o exame histológico do espécime total pode proporcionar. Em alguns diagnósticos diferenciais que freqüentemente são mais necessários que em outros, por exemplo, com as lesões ósseas que contêm 'células gigantes' – o tumor de células gigantes, o granuloma reparador de células gigantes e cisto ósseo aneurismático[12].

Cisto Ósseo Aneurismático[17-23] (Fig. 6.11)

Pico de incidência – segunda década; dor e crescimento rápido, especialmente na gravidez; metafisário; excêntrico; aparência lítica, em 'bolha de sabão' sem calcificação; uniformemente expansiva; uma interface aguda, mas freqüentemente nenhuma esclerose marginal; córtex intacto (freqüentemente a hemorragia causará um 'blow-out' (Fig. 6.11) que pode ser alarmante); a RM pode mostrar níveis líquidos. A curetagem intralesional pode conduzir à recidiva; quando possíveis, a excisão marginal e o enxerto de osso são recomendados[20].

Tumor Marrom do Hiperparatireoidismo (Fig. 6.12)

Lesões osteolíticas, freqüentemente múltiplas em osso geralmente osteopênico, podem ser confundidas com displasia fibrosa, granuloma reparador de células gigantes ou tumores de células gigantes. Elas são diagnosticadas prontamente por alterações no cálcio, fosfato, fosfatase alcalina e paratormônio séricos.

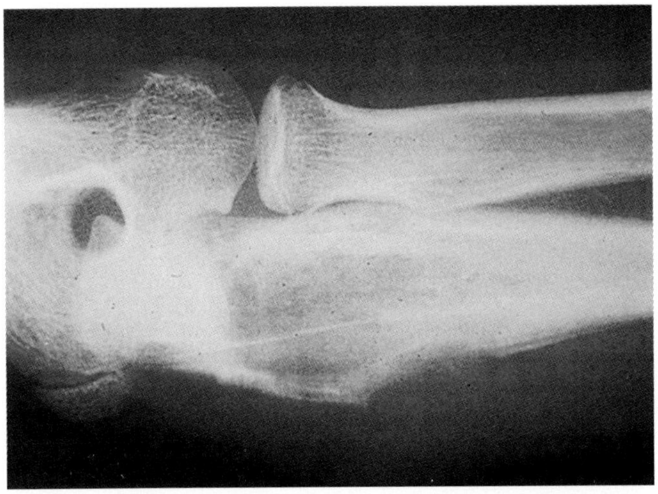

Fig. 6.11. Cisto ósseo aneurismático (veja texto para características). (Caso de Dr. Sherman Coleman.)

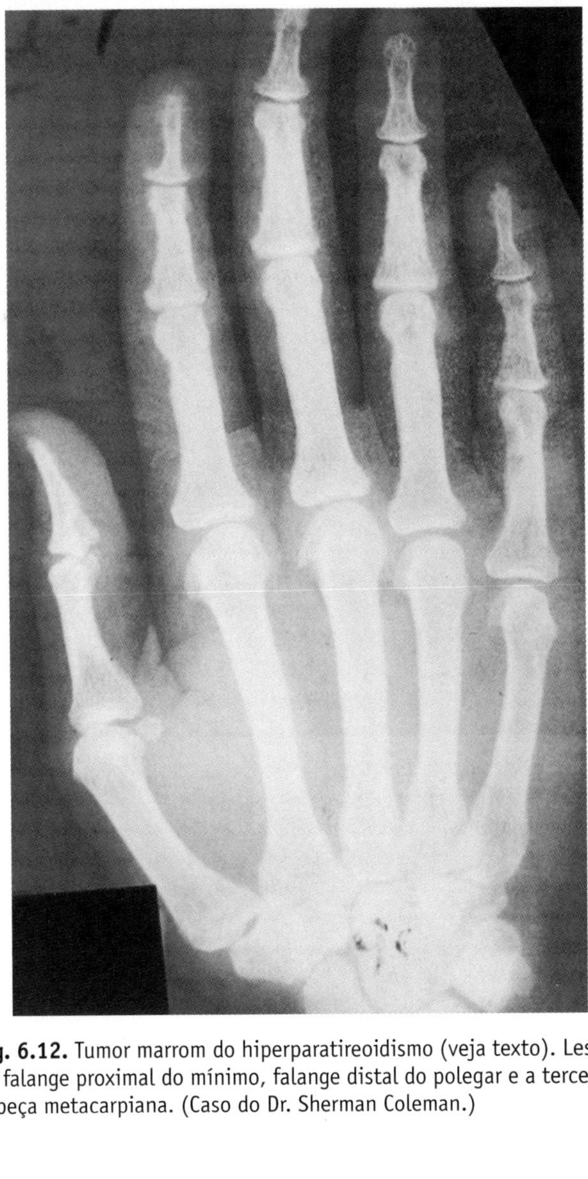

Fig. 6.12. Tumor marrom do hiperparatireoidismo (veja texto). Lesões na falange proximal do mínimo, falange distal do polegar e a terceira cabeça metacarpiana. (Caso do Dr. Sherman Coleman.)

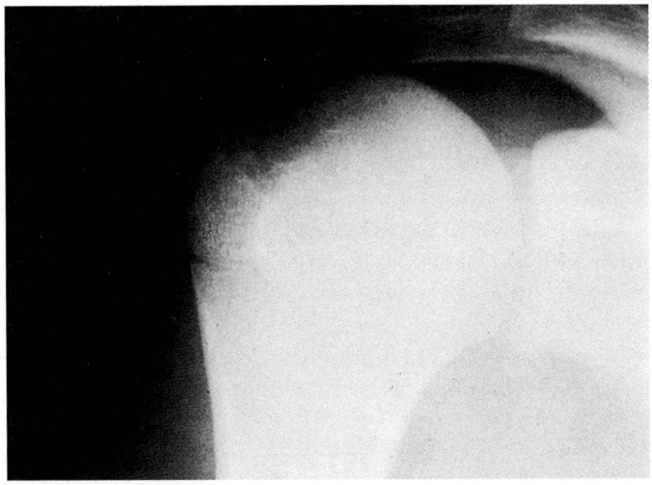

Fig. 6.13. Condroblastoma de epífise umeral (veja texto). (Caso do Dr. Sherman Coleman.)

Condroblastoma[28] (Fig. 6.13)

O úmero é o terceiro local mais comum, mas esta lesão é muito rara na mão; a incidência tem um pico na segunda década; dor com pequena massa local, mas queixas relacionadas à articulação adjacente; epifisária, mas pode cruzar a placa de crescimento; excêntrica; lítica, com calcificação sem nitidez; expansiva; esclerose marginal; córtex intacto; a TC define a extensão deste tumor benigno, mas localmente agressivo. Curetagem intralesional e enxerto de osso usualmente iniciam a resolução.

Condroma[29,30]

Encondroma[31-33] (Fig. 6.14)

Crescimento de cartilagem hialina benigna dentro da cavidade medular de um osso; tumor ósseo mais comum na mão; pico de apresentação na terceira e quarta décadas; massa indolor, freqüentemente detectada fortuitamente ao exame radiológico, menos freqüentemente por fratura patológica; localização central, usualmente em ossos tubulares; lítica, com calcificação; expansiva; margens bem definidas; córtex intacto, mas freqüentemente muito fino e de difícil visualização em radiografias-padrão. Raramente um encondroma sofre degeneração maligna, anunciada por dor constante, crescimento rápido e rompimento cortical. A maioria benigna é tratada por curetagem intralesional e enxerto de osso.

Condroma Justacortical

Um crescimento cartilaginoso benigno sob o periósteo e fora do córtex; raro; pico de incidência na terceira década; massa dolorosa, dura, bem localizada; fora do córtex, localizada sobre uma depressão esclerótica; lítica; expansiva; nenhuma margem vista em tecidos moles; nenhum córtex. Curas de excisão marginais.

Condroma de Tecidos Moles (= Condromatose Sinovial)[34-41]

Massas cartilaginosas hialinas benignas encontradas nos tecidos moles, usualmente associadas às bainhas flexoras; rígi-

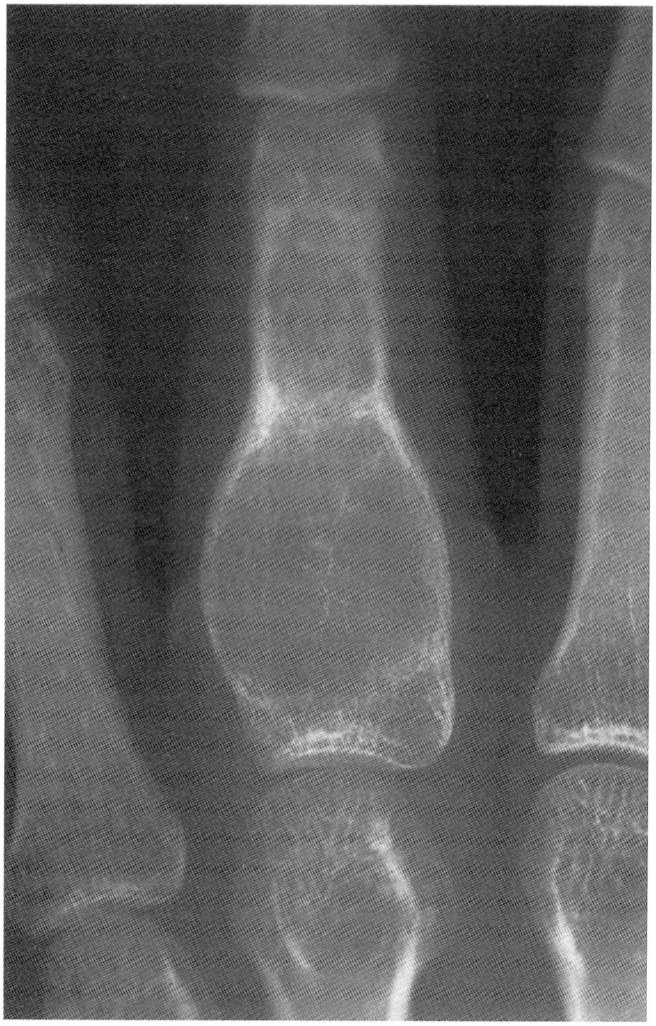

A

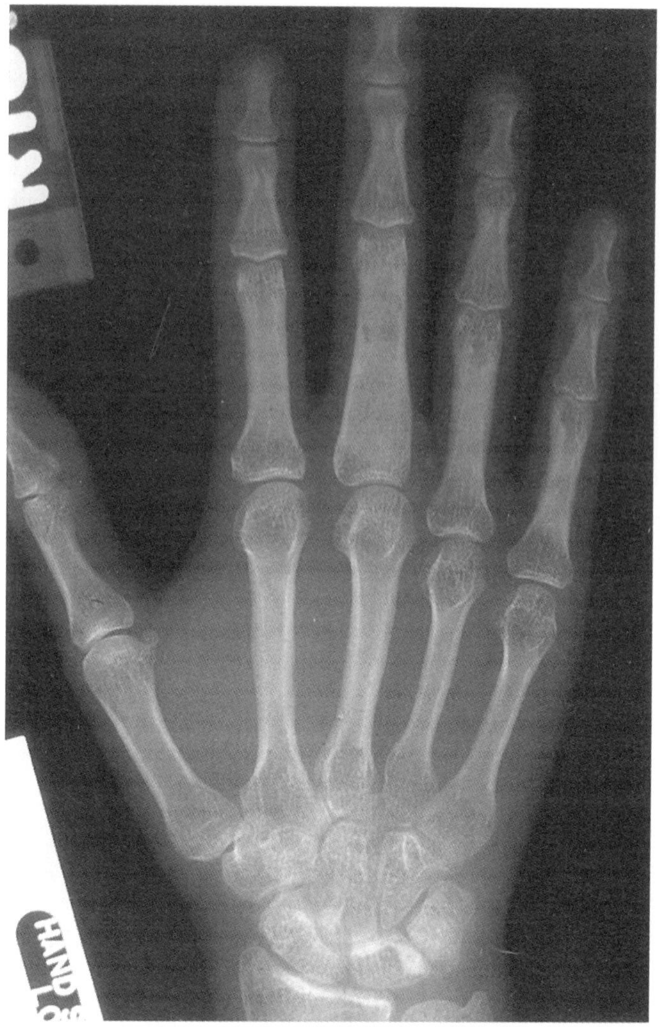

B

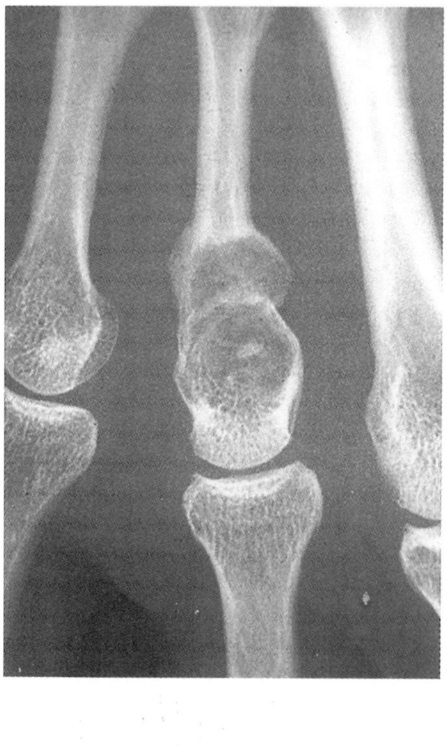

C

Fig. 6.14 A. Encondroma. As margens da massa lisa e dura da falange proximal eram difíceis de definir, parecendo fundir-se ao osso adjacente. As características são típicas: metafisário, central, lítico com calcificação, esclerose marginal expansiva, córtex intacto. Após curetagem e tamponamento com osso esponjoso, aconteceu o remodelamento, como visto dois anos depois **(B)**. **C.** Uma segunda lesão mostrando características semelhantes.

das, de mobilidade limitada; alguma calcificação à radiografia. A excisão marginal apresenta uma taxa de 10% de recidiva, que pode ser novamente excisada marginalmente[39].

Condrossarcoma[42-53]

Embora 10% ocorram no úmero (Fig. 6.15), este tumor é raro na mão (Fig. 6.16), não obstante, ainda é o tumor ósseo maligno primário mais comum encontrado nesse local[15]; um quarto deles surge secundário ao encondroma *múltiplo*. O pico de incidência na mão ocorre na sétima e oitava décadas[47]; dor; está localizada no equivalente epifisário no adulto, isto é, o osso subcondral; central; lise espalhada com calcificação em pontos; não-expansiva; nenhuma esclerose marginal; destruição cortical, porém tardia; sombra de tecidos moles associada a espículas irradiadas, que são achatadas na extremidade ao contrário do osteossarcoma; o triângulo de Codman. A excisão radical é necessária.

Granuloma Eosinofílico[57]

Distúrbio benigno semelhante a tumor, muito raramente visto nas mãos, mas acontece no úmero; pico de incidência nas primeiras duas décadas; dor; crescimento rápido e regressão; diafisário; lesões líticas múltiplas, *punched-out*; não-expansivo; nenhuma esclerose, mas 'biselamento' da margem, dando a ilusão de profundidade; adelgaçamento cortical; neoformação óssea periosteal em 'pele de cebola'. As lesões solitárias são tratadas por curetagem múltipla com observação vigilante, porque acredita-se que elas são autolimitadas.

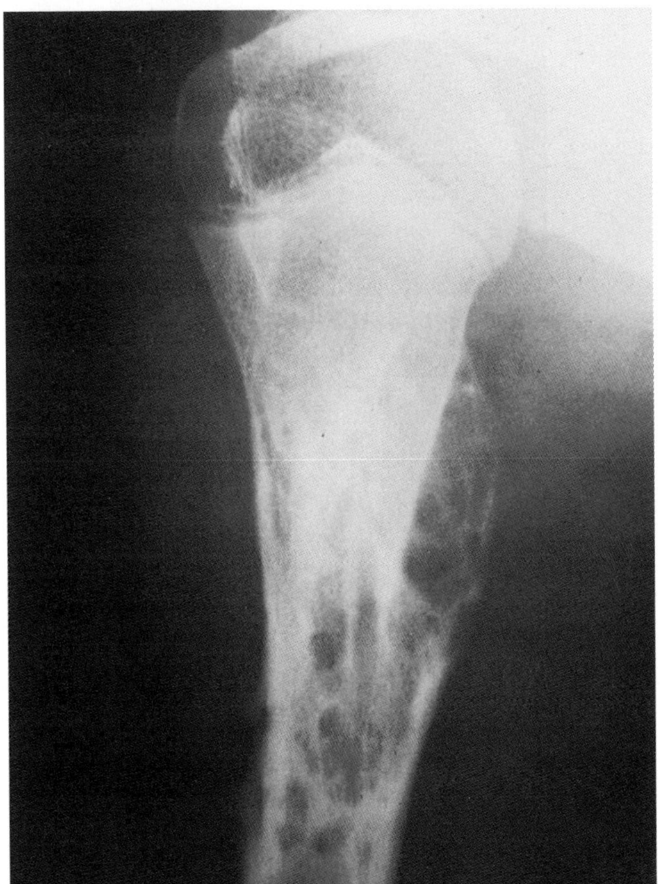

Fig. 6.15. Condrossarcoma de baixo grau (veja texto). Note as lesões satélites. (Caso do Dr. Sherman Coleman.)

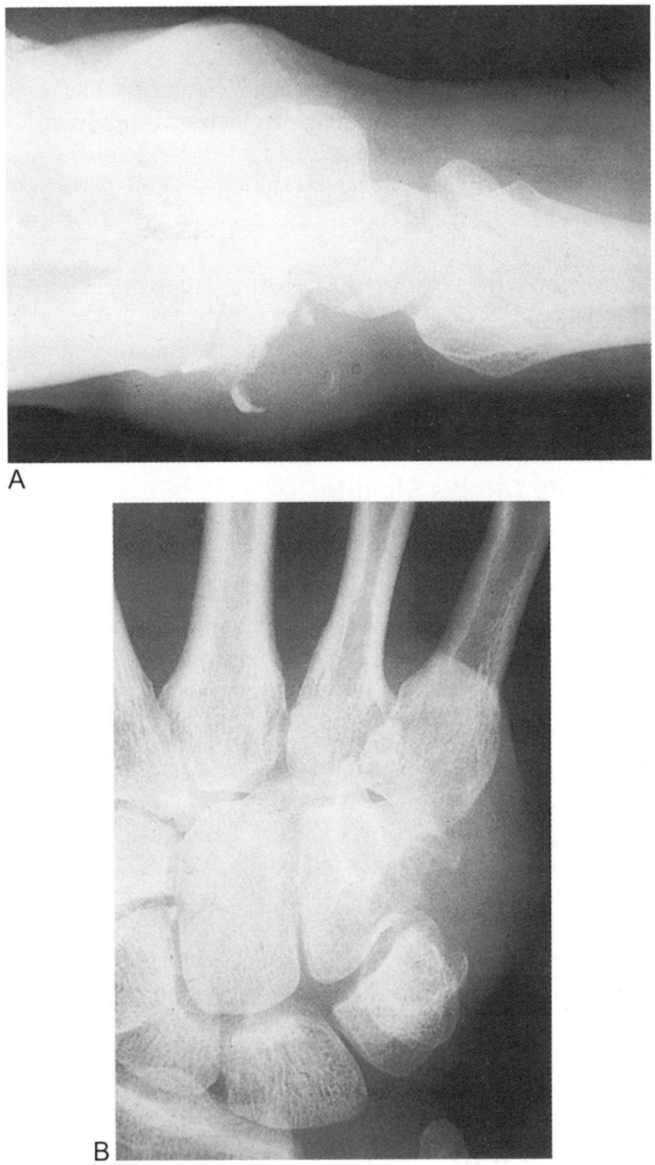

A

B

Fig. 6.16 A, B. Condrossarcoma mais agressivo do hamato. (Caso do Dr. Sherman Coleman.)

Sarcoma de Ewing[58,59]

Raramente afeta o membro superior, e nesse caso quase exclusivamente o úmero; dor e massa; febre, anemia, leucocitose, taxa de hemossedimentação elevada; pico de incidência na segunda década; diafisário ou metafisário; aparência de 'roído pelas traças', comparado com 'gelo rachado'; expansão modesta simétrica, fusiforme; margens pobremente definidas; inovação cortical; disseminação para tecidos moles; reação periosteal em 'pele de cebola'; metástase para linfonodos e pulmão; angiografia e TC ajudam a determinar a extensão. O tratamento é feito por quimioterapia de altas doses, radioterapia e excisão cirúrgica.

Displasia Fibrosa[60]

Interrupção monostótica (70%) ou poliostótica da maturação óssea, com deformidade resultante, como curvamento da diáfise; freqüentemente fratura patológica à apresentação; pico de incidência abaixo dos 20 anos; diafisária; excêntrica; lesões líticas em 'vidro amassado'; modestamente expansiva; margens bem definidas, escleróticas; adelgaçamento cortical.

Granuloma Reparador de Células Gigantes[61-63] (Fig. 6.17)

Lesão rara, benigna mais comum na mandíbula; diafisária; lítica; trabeculada; expansiva; adelgaçamento cortical. O tratamento requer curetagem ou resseção marginal.

Tumor de Células Gigantes (TCG)[64-78]

Acontece no esqueleto maduro, o pico de incidência está na terceira e quarta décadas; dor intermitente e massa local; equivalente epifisário; excêntrico; radiotransparência central com boa trabeculação; expansivo; nenhuma esclerose marginal; erosão cortical e extensão para tecidos moles em lesões tardias ou agressivas; foi classificada:

- Fase I: contorno ósseo normal.
- Fase II: contorno expandido, córtex intacto (Figs. 6.18 e 6.19).
- Fase III: ruptura cortical; triângulo de Codman; neovascularidade; potencial metastático (Figs. 6.20 e 6.21).

A TC mostra melhor a integridade cortical, a RM a extensão para tecidos moles, e penetração de artrotomografia da cartilagem articular. O TCG múltiplo é especialmente comum na mão[73], e uma cintilografia óssea é necessária para localizar todas as lesões. Cistos ósseos aneurismáticos secundários podem se desenvolver no TCG. O tratamento é problemático, pelo sucesso, e da mesma forma recidiva e metástases foram relatadas após curetagem e ressecção ampla[71]. Apenas um terço dos TCGs ao longo do corpo é curado após uma terapia, um terço após duas, enquanto um terço requer três a cinco

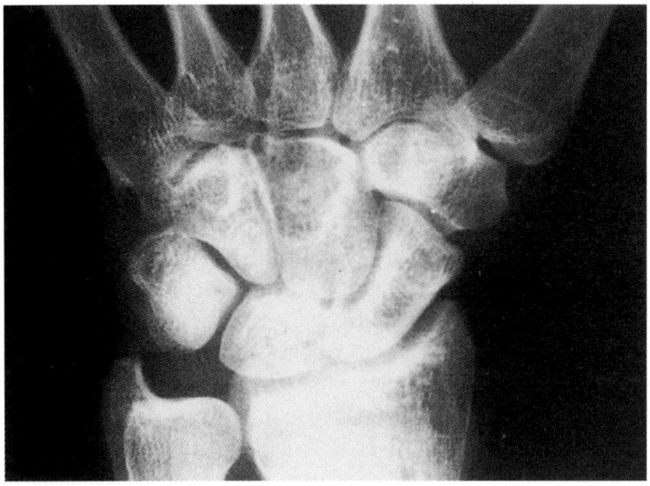

Fig. 6.17. Granuloma reparador de células gigantes do capitato. (Caso de Dr. Sherman Coleman.)

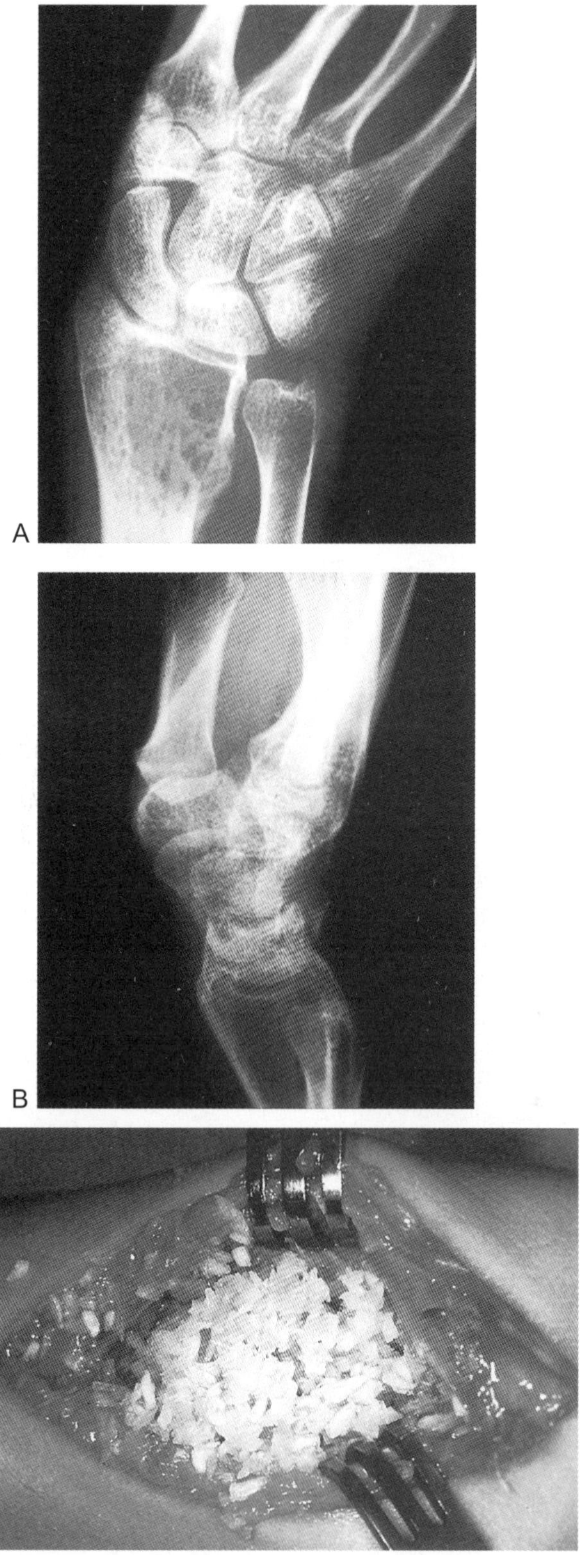

Fig. 6.18. Tumor de células gigantes fase II. **A, B.** Este paciente apresentava uma fratura do rádio distal por um tumor de células gigantes. Uma biópsia foi realizada por uma incisão longitudinal; a inspeção, enquanto o torniquete ainda estava inflado, mostrou ser uma lesão histologicamente de baixo grau. **C.** A lesão foi curetada e tamponada com aloenxerto. **D, E.** Uma resolução satisfatória foi obtida, embora com alguma perda da inclinação radial.

Fig. 6.18 D & E veja a próxima página

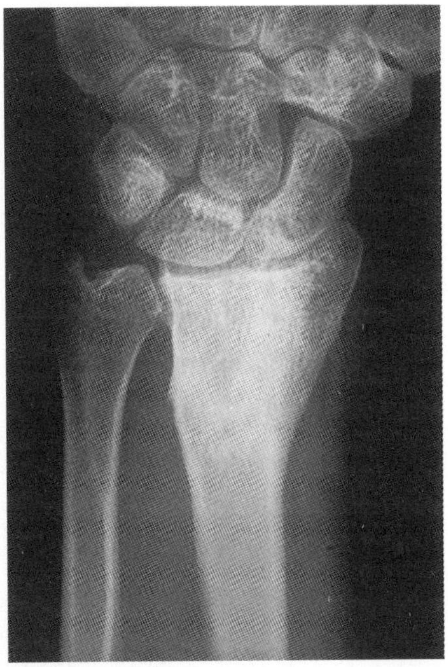

D

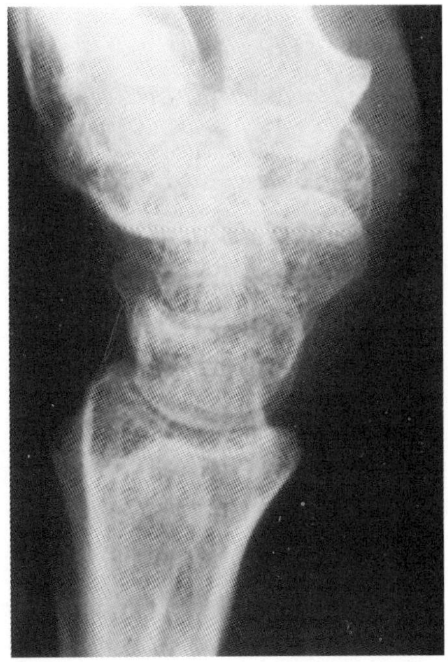

E

Fig. 6.18 (*Continuação*)

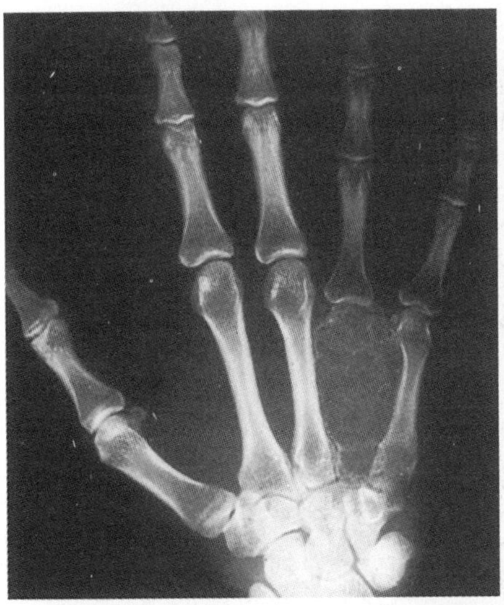

A

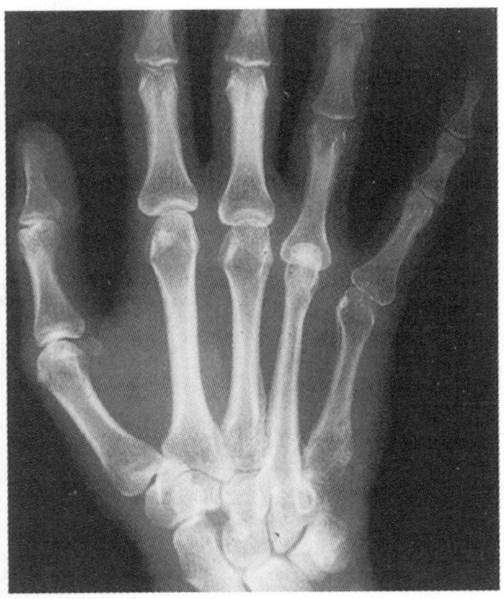

B

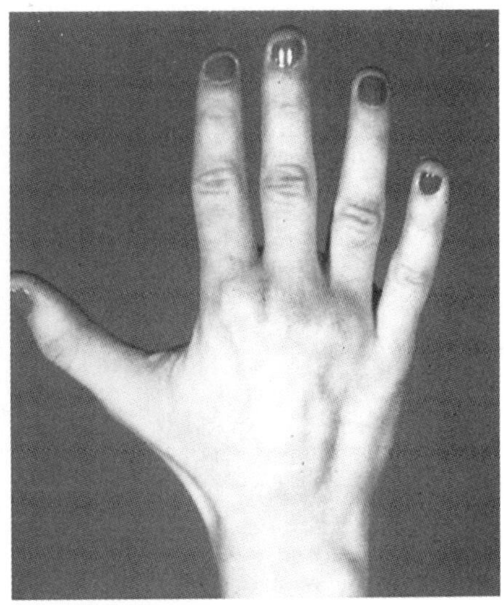

C

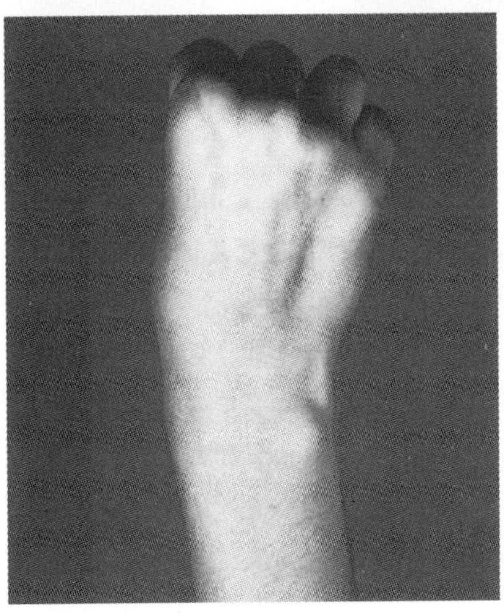

D

Fig. 6.19. Tumor de células gigantes fase II. **A.** Embora este tumor tivesse substituído completamente o quarto metacarpiano, o córtex estava intacto. A excisão com os conteúdos dos espaços interósseos mostrou que esta era uma lesão de baixo grau. **B.** O metacarpiano foi substituído com o quarto metatarsiano não-vascularizado, que foi fundido ao hamato. **C, D.** A função foi mantida satisfatoriamente três anos depois, com apenas alguma limitação da extensão e da flexão.

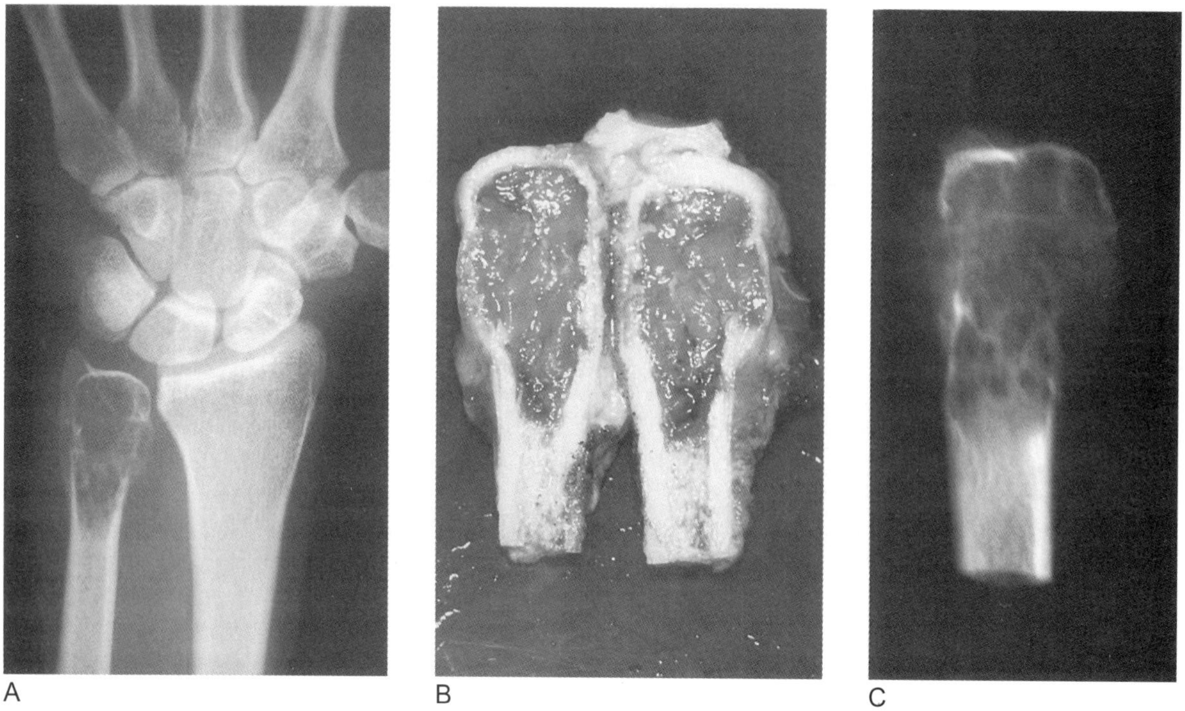

Fig. 6.20. Tumor de células gigantes fase III. **A.** Esta lesão parecia romper o córtex. **B.** Isto foi confirmado com ressecção ampla. **C.** O espécime cirúrgico mostrou a ruptura cortical.

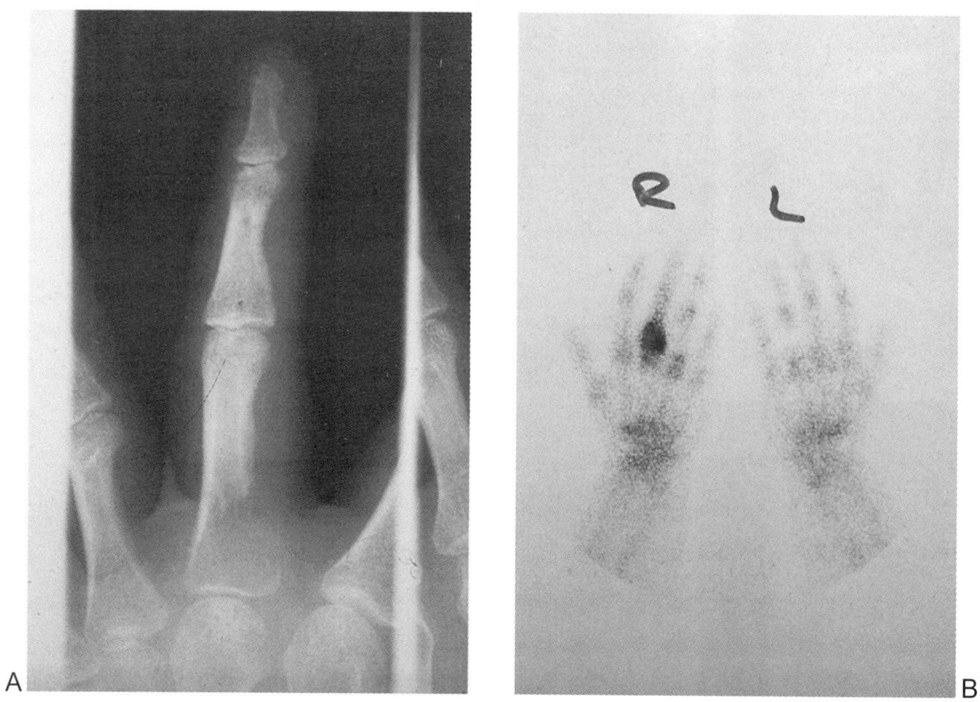

Fig. 6.21. Tumor de células gigantes fase III. **A.** Esta lesão apresentou resultados radiológicos perturbadores, porque havia pouca evidência de córtex e nenhuma esclerose marginal. Esta aparência era sugestiva de um histiocitoma fibroso maligno. **B.** A cintilografia óssea mostrou que esta era uma lesão isolada. **C.** A RM sugeriu que era limitada à área falangiana imediata. **D.** O corte de congelação sob torniquete foi considerado pelo patologista muito difícil de classificar histologicamente. **E, F, G.** A amputação em raio com transposição imediata resultou em boa função. Em cortes permanentes, a lesão foi considerada um tumor de células gigantes de fase III.

Fig. 6.21 C-G veja na próxima página

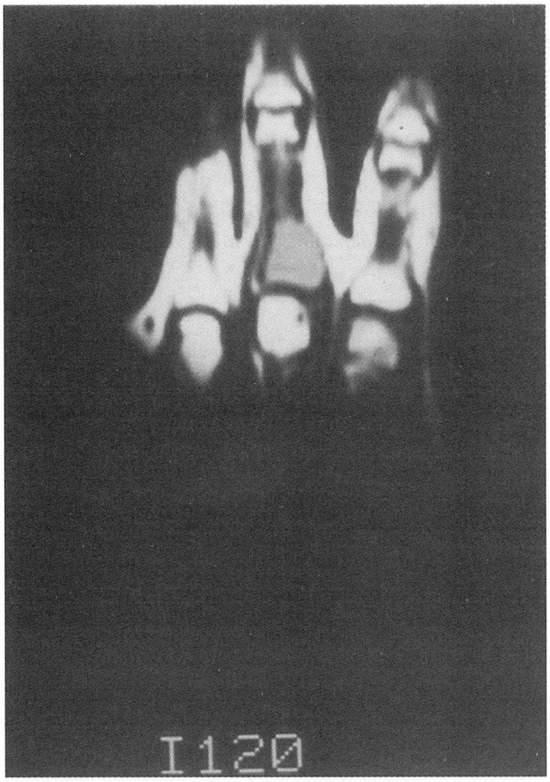

C

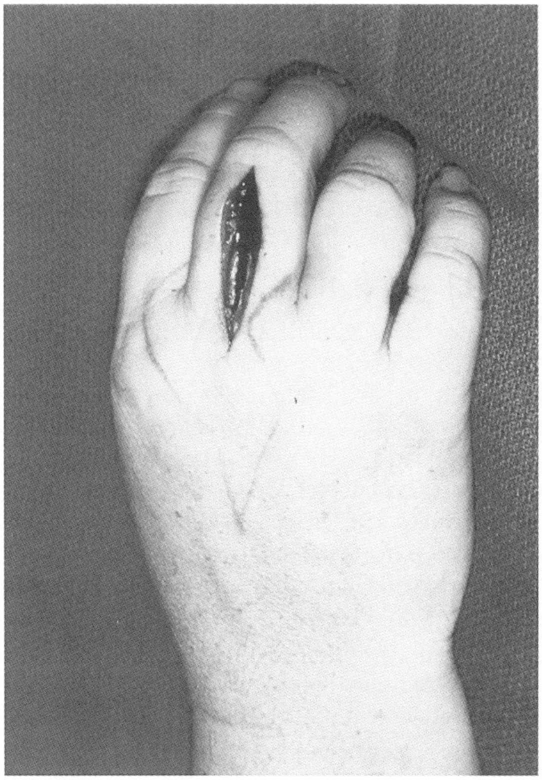

D

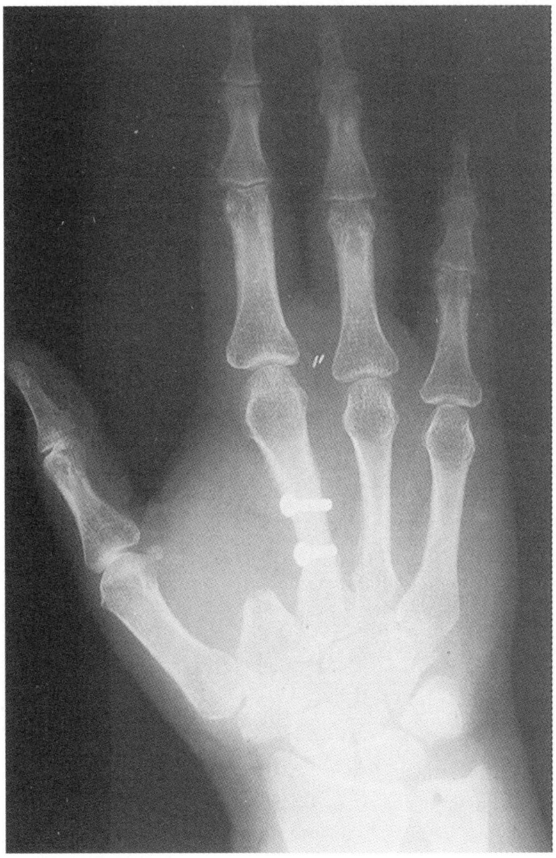

E

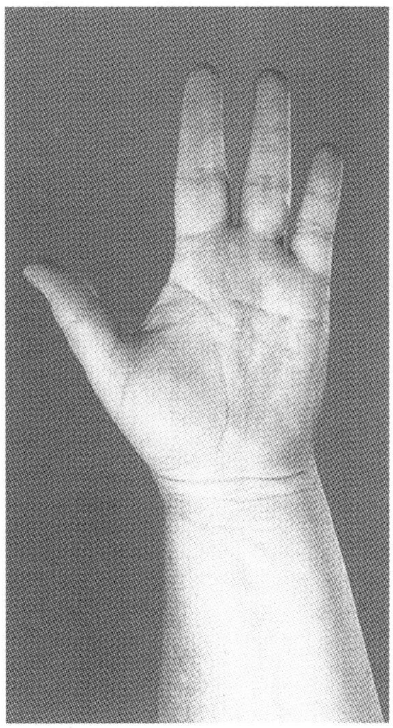

F

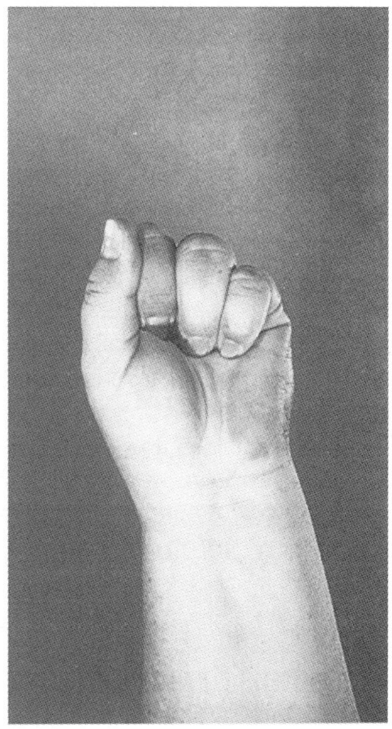

G

Fig. 6.21. (*Continuação*)

tentativas.[16] A taxa de recidiva é até mais alta em ossos pequenos, tendo uma incidência na Clínica Mayo de dois terços.[12] A recorrência usualmente é precoce, mas pode levar 5 anos, e é mais comum em mulheres. Como resultado destas estatísticas, alguns defenderam crioterapia rotineira se a curetagem for empregada[70]. Outros[72] defendem um manejo bastante radical desde o início para o TCG falangiano, variando de ressecção ampla na fase I à amputação em raio na fase III.

Histiocitoma Fibroso Maligno (HFM)[79]

Uma lesão agressiva, metastatizante, idêntica àquela encontrada em tecidos moles, onde é o sarcoma mais comum em adultos; 30% surgem no osso comprometido por infartos ou radiação. Ocorre em qualquer faixa etária, embora o HFM secundário a infartos seja mais comum em pacientes mais velhos; início insidioso por massa sensível ou fratura patológica; metafisário; osteólise intensa, sem estrutura interna; nenhuma expansão; margens muito mal definidas, com significativa disseminação intramedular; nenhuma reação periosteal; envolvimento de tecidos moles precoce (veja Fig. 6.16). A TC e a RM delineiam a extensão. A minoria é relativamente, e apenas relativamente, de baixo grau, e pode ser tratada por excisão radical apenas, enquanto a maioria requer quimioterapia adjuvante.

Melorreostose[80,81a,b]

Anomalia do desenvolvimento não-genética rara, de etiologia desconhecida. Ocorre em qualquer idade, com ambos os sexos afetados igualmente. Início insidioso; deformidade da extremidade, dor, rigidez de membro e limitação de movimento nas articulações. Começa no final da infância ou início da adolescência e progride para a idade adulta. Aparência radiográfica: alterações do córtex hiperostóticas irregulares, comumente em um lado do osso, se assemelhando à cera derretida gotejando de um lado de uma vela. Demarcação entre osso afetado e normal com áreas lineares densas, escleróticas (principalmente no córtex) estendendo-se para o osso esponjoso. Afeta principalmente ossos longos nos membros superior/inferior, mas pode afetar ossos curtos da mão e pé e (raramente) o esqueleto axial. Pode coexistir com tumores ou malformações de vasos sangüíneos ou linfáticos. Ossificação de tecidos moles nas articulações comuns. Cintilografia óssea positiva, com captação moderada. TC e RM raramente contribuem para o diagnóstico. Pode mimetizar outras condições como miosite ossificante, osteoma e osteossarcoma paraosteal. O tratamento consiste em procedimentos cirúrgicos de tecidos moles e (em casos muito severos) amputação.

Osteoblastoma[82,83]

Semelhante ao osteoma osteóide, mas maior; metafisário ou diafisário; central ou excêntrico; opacidades granulares e osteolíticas bem definidas; esclerose marginal variável. A curetagem pode ser seguida por recorrência; alguns portanto recomendam excisão ampla se possível[82].

Osteocondroma[84-93]

Uma protrusão óssea na superfície externa do osso coberta por cartilagem; solitário ou múltiplo; assintomático, usualmente detectado como uma massa rígida na adolescência, ou pode causar deformidade progressiva devido à impactação na articulação;[87,89,92,93] justaepifisário, gira para longe da epífise com o crescimento; protuberância óssea que funde-se com o córtex normal adjacente (Fig. 6.22). A excisão é desnecessária a menos que esteja causando problemas, a menos que um crescimento rápido súbito sugira o desenvolvimento de condrossarcoma, que acontece muito raramente.

Osteoma Osteóide[94-112] (Fig. 6.23)

Lesão osteoblástica benigna; dor, especialmente à noite e preferencialmente aliviada por aspirina, é a característica fundamental do diagnóstico, mas nem sempre ocorre[112]; alterações vasomotoras locais, com temperatura aumentada e suor; maioria dos casos abaixo dos 25 anos de idade; ocasionalmente múltiplos; cortical ou medular; o nicho central, altamente vascular, é inicialmente lítico, mas ossifica com a maturação; esclerose circunvizinha ou espessamento cortical intenso (Fig. 6.24), e pode obscurecer nicho.

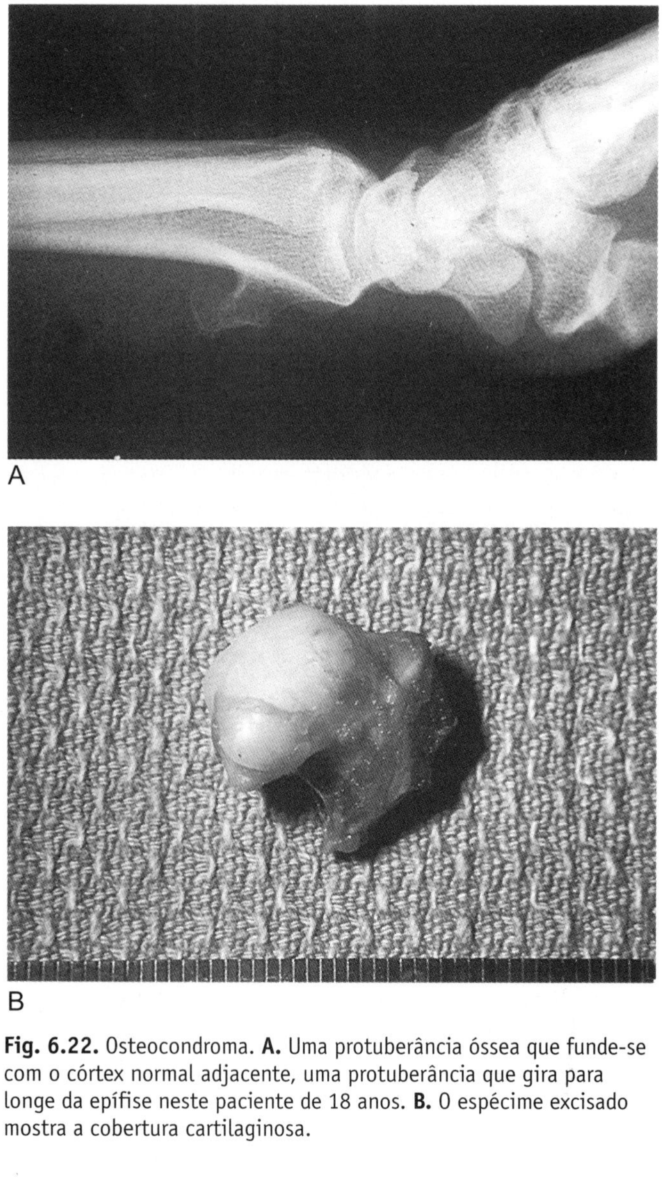

A

B

Fig. 6.22. Osteocondroma. **A.** Uma protuberância óssea que funde-se com o córtex normal adjacente, uma protuberância que gira para longe da epífise neste paciente de 18 anos. **B.** O espécime excisado mostra a cobertura cartilaginosa.

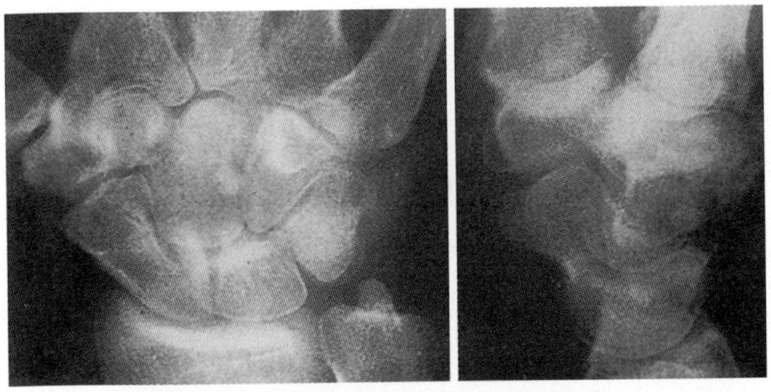

Fig. 6.23. Osteoma osteóide. Em radiografias-padrão este foi visto como uma área radiopaca na face ulnar, cortical do capitato.

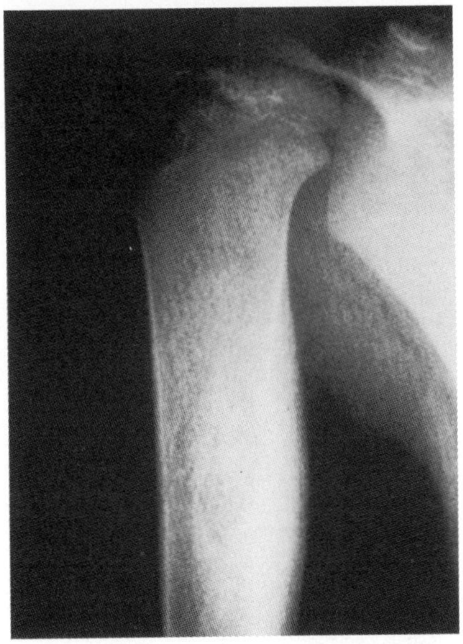

Fig. 6.24. Osteoma osteóide. O espessamento cortical significativo é liso e de aparência benigna. (Caso do Dr. Sherman Coleman.)

A angiografia mostra uma lesão altamente vascular, distinguindo-o de um abscesso; a cintilografia óssea realça a localização de qualquer lesão; a tomografia mostra um nicho, confirmando o diagnóstico. O tratamento demanda curetagem, mas em ossos maiores pode ser uma tarefa difícil encontrar a lesão![111] O controle radiológico transoperatório é essencial. Mesmo se o nicho não é encontrado, remover o córtex esclerosado sobrejacente pode dar alívio da dor.

Osteossarcoma[113-119]

Um grupo heterogêneo de neoplasias malignas; o osteossarcoma primário tem seu pico de incidência entre 10 e 25 anos de idade, enquanto o osteossarcoma secundário a Paget, radiação, ou lesões ósseas benignas acontece na quinta e sexta décadas; dor intensa, constante, pior à noite; metafisário; lesão lítica destrutiva, associada a uma quantidade extensamente variável de neoformação óssea; destruição cortical; formação de espículas; triângulo de Codman; lesões saltadas; metástase. Cintilografia óssea e TC ou RM são necessárias para delinear o tumor e definir as lesões saltadas; a TC de tórax determina se há metástase. A biópsia é aconselhável para estadiamento. Quimioterapia e ressecção radical são obrigatórias. O prognóstico, que é pobre, depende da duração dos sintomas, da localização do tumor (lesões distais na extremidade têm melhor prognóstico que as da extremidade proximal), do tamanho da lesão, de seu grau histológico e, é claro, da presença de metástase.

Cisto Ósseo Simples (Com uma câmara)[120]

Assintomático, este se apresenta por casualidade ou por fratura patológica; pico de incidência na infância; metafisário; central; lítico, trabeculado, contém fluido; expansivo à medida que progride até a diáfise, mas apenas até a largura da placa epifisária; interface aguda com esclerose marginal; córtex fino mas sempre intacto. O tratamento é problemático, variando de infiltração de acetato de metilprednisolona a ressecção segmentar e enxerto de osso.

MÚSCULO

Quando a pessoa considera que quanto da extremidade superior é músculo, tumores naquele tecido são surpreendentemente raros. Aqueles que surgem no músculo liso de paredes de vaso – *leiomioma* e *leiomiossarcoma*[387-391] – na verdade são raros e são discutidos na seção sobre vaso (pág. 446). Embora outras possam acontecer raramente, apenas três massas que surgem do músculo necessitam ser recordadas no diagnóstico de massas de tecidos moles e massas ósseas.

Mioblastoma de Células Granulares[121,122]

Origem histológica em discussão; 15% mulfifocais; pico de incidência na quarta a sexta décadas; lesão firme, de crescimento lento no tecido subcutâneo; raramente recorrente; muito raramente maligna. Cura com a excisão marginal.

Miosite Ossificante Pseudomaligna[123-125] (Ossificação Heterotópica[54-56])

Formação óssea extra-óssea, que pode ser confundida facilmente com osteossarcoma; comumente ocorre após trauma mecânico, mas pode ocorrer sem trauma; associação a queimaduras de terceiro grau extensas (Fig. 6.25); pico de incidência na segunda e terceira décadas; aumento rápido e dor severa; radiograficamente nenhum sinal durante as primeiras 2 semanas, então ossificação, começando na periferia da lesão, que é inquietantemente indiferenciada em seu centro – 'arquitetura zonal.' Distinção de sarcoma osteogênico: a miosite ossificante progride muito mais rapidamente e sua arquitetura zonal é centrípeta ao invés de centrífuga.

Rabdomiossarcoma[126-128]

As formas 'embrionária' e adulta, com picos de incidência diferentes, a primeira na infância (Fig. 6.26), a segunda em adultos jovens; massas de tecidos moles sensíveis, ativamente crescentes; radiografias de rotina mostram disseminação para o osso, que pode ser determinada mais precisamente por cintilografia óssea; os angiogramas mostram rubor de tumor; a RM determina extensão e define os nódulos-filhas e lesões sal-

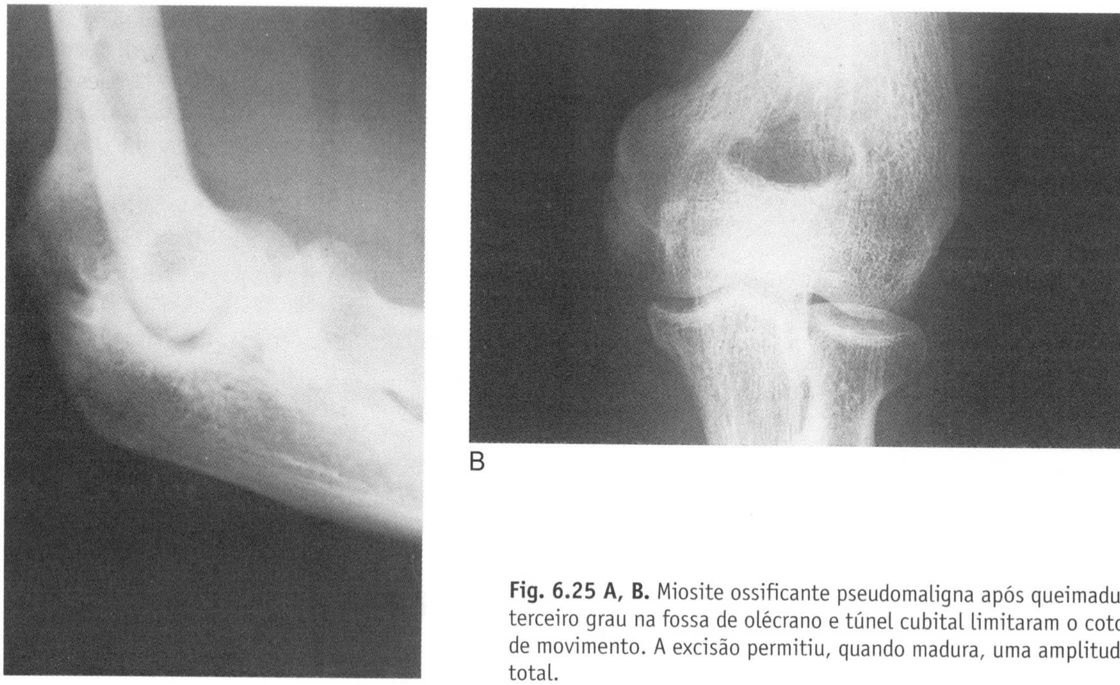

A B

Fig. 6.25 A, B. Miosite ossificante pseudomaligna após queimaduras de terceiro grau na fossa de olécrano e túnel cubital limitaram o cotovelo a 30° de movimento. A excisão permitiu, quando madura, uma amplitude quase total.

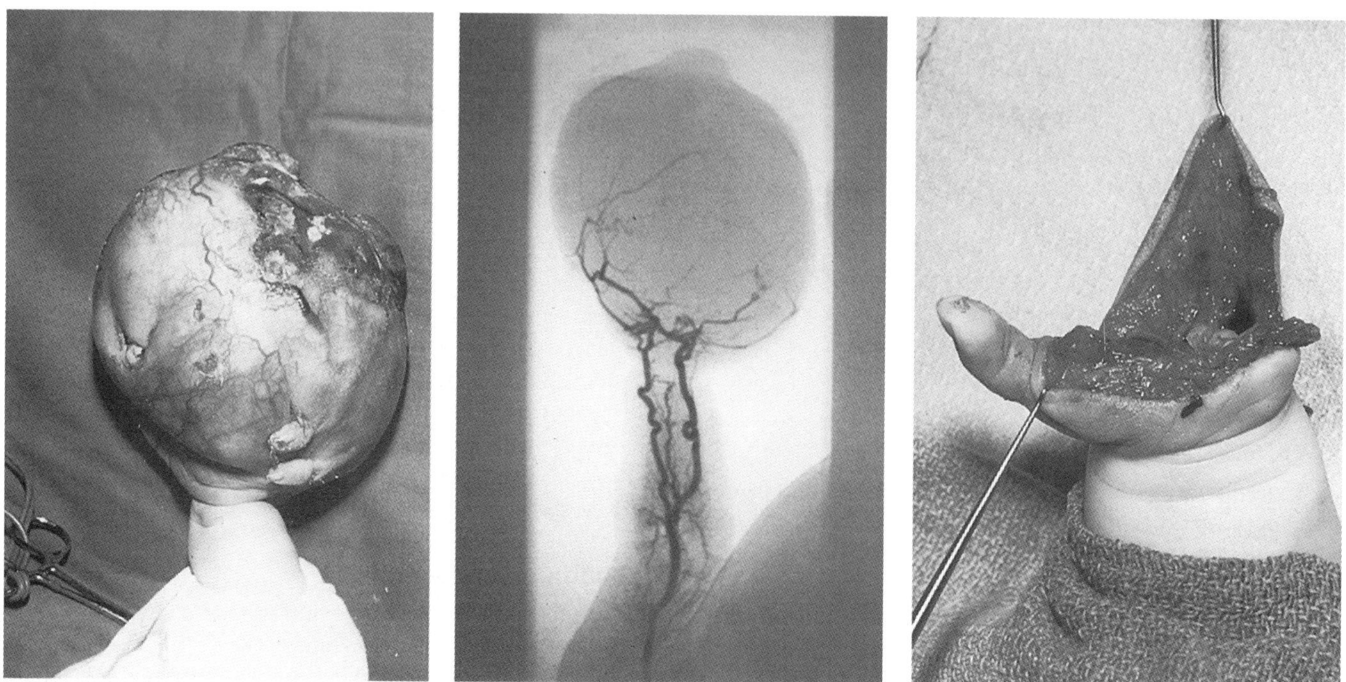

A B C

Fig. 6.26. Rabdomiossarcoma embrionário. **A.** Presente ao nascimento, esta lesão foi sentida inicialmente como um hemangioma ou malformação vascular. **B.** A angiografia demonstrou uma lesão relativamente avascular. **C.** Depois do estadiamento e avaliação, uma ressecção ampla poupando o membro foi executada, juntamente com radioterapia e quimioterapia.

tadas, que são comuns no rabdomiossarcoma. Ambos requerem excisão extracompartimental radical, embora a quimioterapia obrigatória possa permitir um procedimento mais poupador de membro na lesão embrionária. A radioterapia é um suplemento necessário no tratamento de ambas as formas. Nenhum tecido é poupado quando há expansão metastática. O prognóstico antigamente sombrio foi melhorado pelo moderno manejo em equipe. Mais de 50% apresentam sobrevida em 5 anos na forma embrionária, e mais de 30% no rabdomiossarcoma do adulto, mas esses resultados requerem que ninguém da equipe médica pise em falso na corda bamba do diagnóstico, estadiamento e tratamento.

NERVO[136,140,150,158]

Os tumores encontrados em nervos periféricos entram em dois grupos distintos: aqueles de origem não-neural, e aqueles que surgem da célula de Schwann. Há três em cada grupo, lipoma, hamartoma lipofibromatoso e hemangioma no primeiro; neurilenoma, neurofibroma e neurossarcoma no último.

Tumores solitários em nervos periféricos usualmente apresentam-se como massas que têm a característica de poderem ser movidas livremente em ângulos retos em relação ao eixo do nervo, mas não ao longo desse eixo. A menos que eles se localizem em canais comumente associados à compressão nervosa (Capítulo 3), dor e alterações sensoriais distais e fraqueza motora têm um significado sombrio.

Todas as lesões assim requerem exploração com a finalidade de identificação, e duplamente se elas são sintomáticas. Os primeiros em cada um dos grupos acima, *lipoma*[143,145,154,159] e *neurilenoma*[131,132,135,139,151,152] são reconhecidos prontamente, porque eles podem ser removidos intactos facilmente por epineurotomia e dissecação interfascicular auxiliadas por ampliação, sem interferir com os fascículos funcionais do nervo (Fig. 6.27). Os estudos do estadiamento não são úteis. A excisão marginal por enucleação é curativa.

Os segundos em cada um dos grupos, *hamartoma lipofibromatoso*[129,130,137,138,141,146,148,153] e *neurofibroma solitário* não podem, porque eles estão intimamente envolvidos na maioria ou em todos os fascículos (Fig. 6.28). Os estudos de estadiamento não são úteis, embora se um neurofibroma estiver próximo ao periósteo ele possa produzir esclerose cortical (Fig. 6.29). Uma vez que foi retirado tecido para assegurar o diagnóstico, pode-se deixá-los intocados, contanto que sejam assintomáticos, porque alteração maligna em qualquer um deles é extremamente rara. Se sintomáticos, e se eles estiverem localizados em um local compressivo, a descompressão

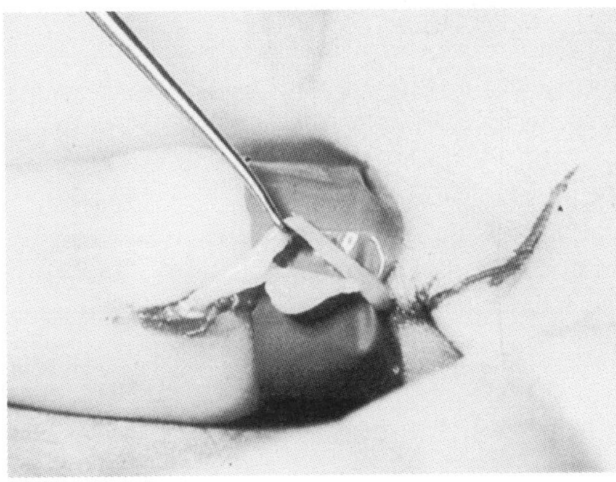

Fig. 6.27. Esta paciente veio à consulta com uma pequena massa nodular, um tanto sensível, sobre a falange proximal do dedo médio. Esta era livremente móvel na direção transversal, mas não na longitudinal e, portanto, poderia se pensar que estivesse presa a um nervo ou artéria. À cirurgia, ela parecia estar envolvida intimamente na estrutura do nervo digital, mas a dissecação cuidadosa com o microscópio mostrou que ela podia ser separada completamente dos fascículos do nervo. Era um *neurilenoma*.

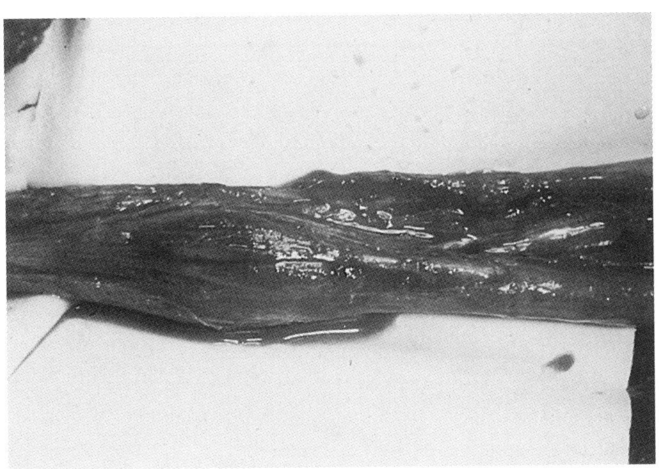

A

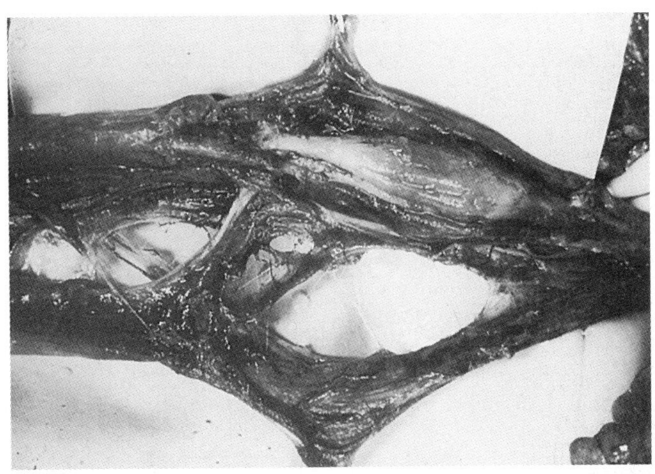

B

Fig. 6.28 A, B. Neurofibroma solitário. Este paciente apresentou um crescimento indolor que ele tinha notado na linha do nervo radial . A exploração, incluindo dissecação intraneural, mostrou uma lesão que estava em continuidade com os fascículos. A biópsia mostrou que esta era um neurofibroma benigno.

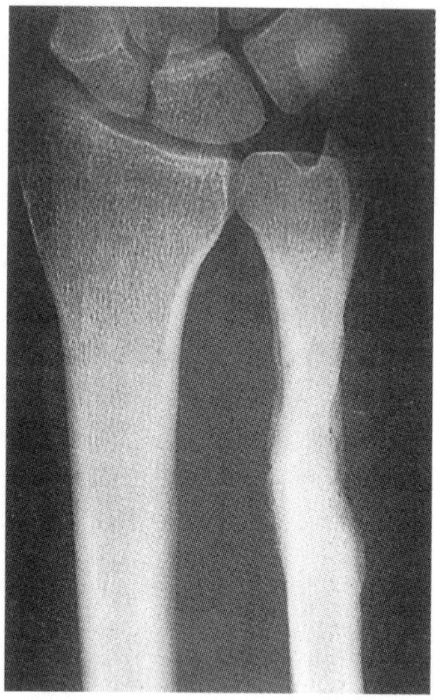

Fig. 6.29. Neurofibroma solitário. Alterações radiográficas observadas na ulna, adjacentes a um neurofibroma solitário.

do canal bastará. Se sintomático e nenhuma causa de compressão pode ser demonstrada, a ressecção está justificada, porque apenas a inspeção histológica da lesão inteira excluirá uma neoplasia maligna precoce (Fig. 6.30).

Hemangioma Intraneural[147-149]

Como o último par, o hemangioma pode se apresentar com alterações neurológicas periféricas. Ao contrário deles, a descompressão simples de um canal não dá alívio duradouro. Como em todas as lesões vasculares (veja a seguir), a excisão parcial, neste caso para poupar o nervo envolvido, não funciona, e a recorrência é inevitável. A excisão total do hemangioma com enxerto do nervo é mais provavelmente curativa e, em parte, porque estas lesões surgem em crianças, em parte porque o enxerto é feito imediatamente após a divisão cirúrgica do nervo, em parte porque identificação de fascículos motores-sensoriais pode ser feita, a recuperação de função é notavelmente boa (Fig. 6.31).

Neurofibromatose (NF)[133,134,142,144,151,157]

Autossômica dominante, esta condição toma duas formas – NF acústico bilateral e doença de von Recklinghausen (DVR). A última é uma síndrome neurocutânea que afeta a pele, o olho e os nervos periféricos em um grau altamente variável. A National Neurofibromatosis Foundation Inc, 95 Pine Street, 16th Andar, New York 10005 (Telefone 1-800-323-7938, www.nf.org) estabeleceu critérios para o diagnóstico e (mais importantemente) organiza grupos de suporte para pacientes com esta condição que pode ser incapacitante tanto física como psicologicamente. As manchas 'café-com-leite', máculas marrons na pele, são um critério distintivo, mas não essencial.

O cirurgião de mão entra em contato com pacientes com NF por causa da macrodactilia (pág. 502) ou por causa do envolvimento de um nervo periférico na extremidade superior. Devido à multiplicidade das lesões, a excisão profilática de neurofibromas não é prática. Ao contrário do neurofibroma solitário, a NF tem uma incidência de alteração maligna[155,160] de 10%, ditando a necessidade de pronta intervenção com o início de dor, aumento de tumor, ou sintomas de nervos periféricos.

Neurossarcoma (= Fibrossarcoma da Bainha do Nervo = Schwannoma = Sarcoma Neurogênico)

Cerca de 40% surgem *de novo*, o restante sobre uma neurofibromatose preexistente; o neurossarcoma secundário comumente surge na quarta década; dor, aumento de volume, disestesia, fraqueza na presença de uma lesão preexistente; a angiografia mostra a extensão na fase arterial precoce definindo a zona reativa, mas o 'rubor de tumor' não é intenso; a RM pode definir o neurossarcoma primário mas não pode distinguir um tumor benigno de um maligno na neurofibromatose. Na verdade, a definição pré-operatória e transoperatória da lesão neurossarcomatosa entre os vários

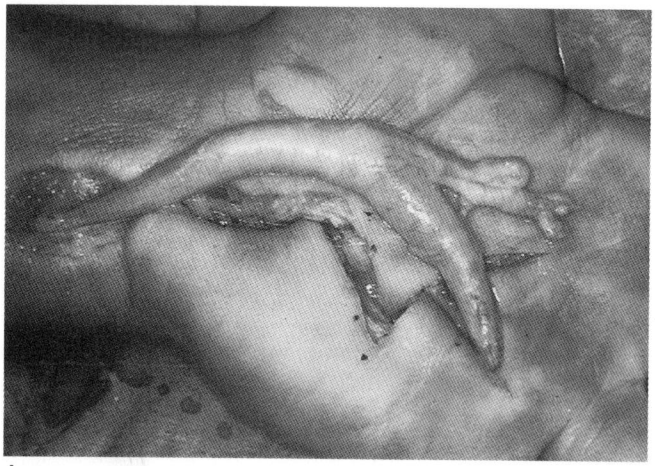

A

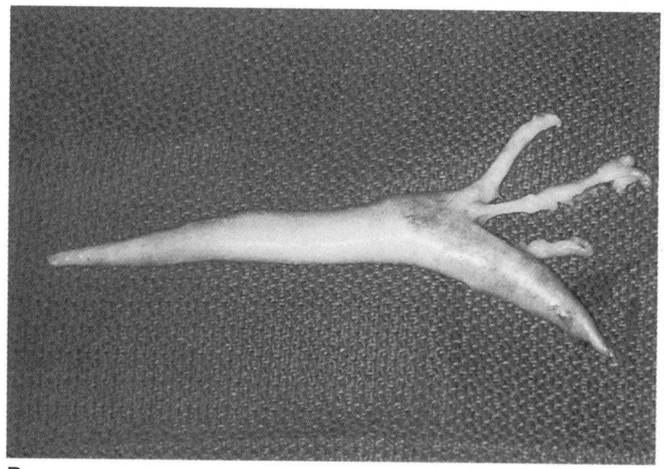

B

Fig. 6.30. Neurofibroma solitário. Este paciente apresentava dor, crescimento bastante rápido da massa na mão e diminuição na discriminação de dois pontos na distribuição do nervo ulnar. A excisão foi julgada apropriada, mas a lesão era benigna. Um enxerto imediato foi executado.

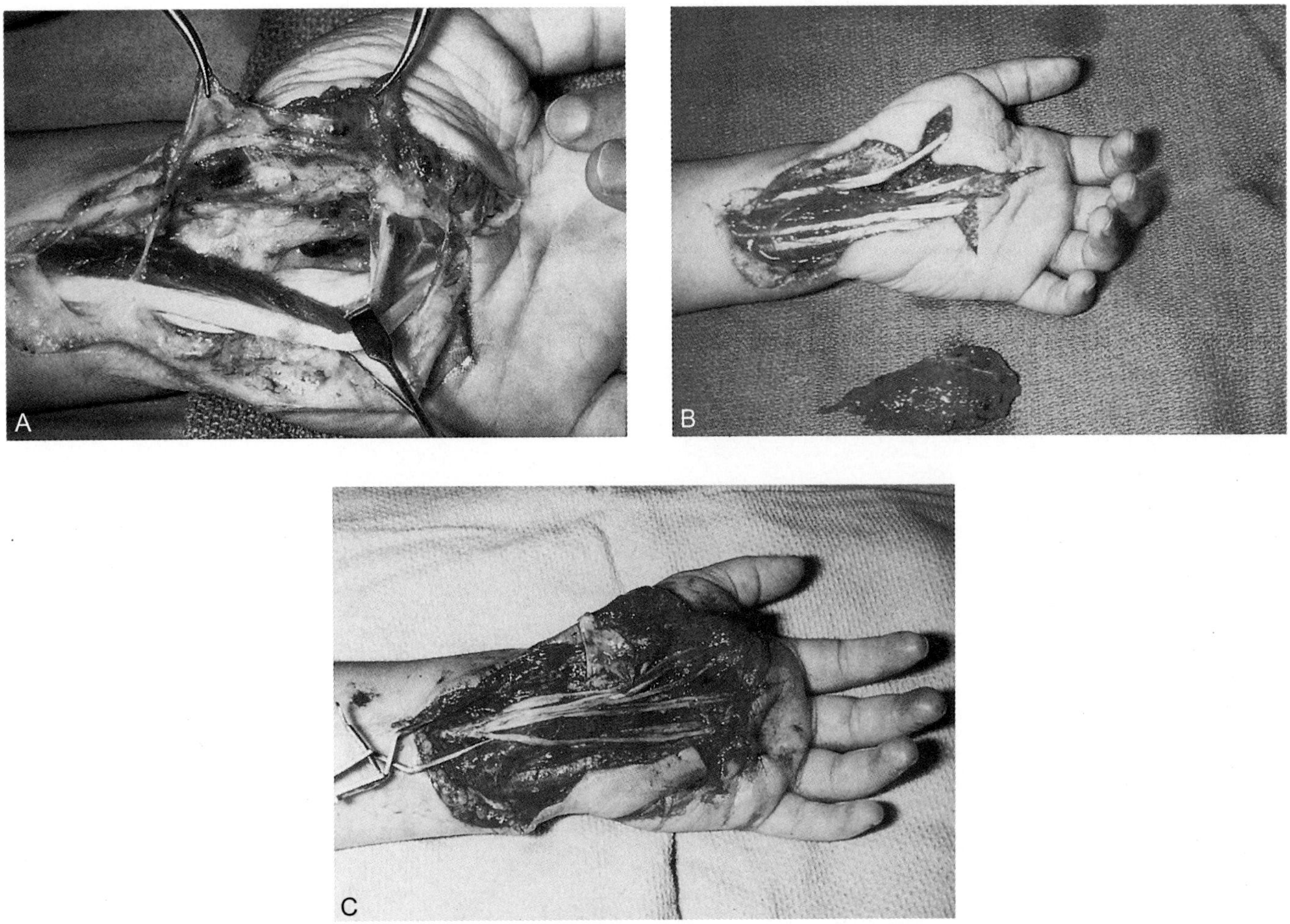

Fig. 6.31. Hemangioma intraneural. **A.** O nervo mediano foi infiltrado ao longo de todo seu curso no túnel do carpo por um hemangioma. As tentativas de dissecação interfascicular falharam. **B.** O hemangioma foi excisado intacto e foi substituído **(C)** com enxertos do nervo interfasciculares imediatos. A recuperação do nervo mediano foi excelente.

neurofibromas que podem estar presentes é difícil. O prognóstico após excisão extracompartimental radical é pior no secundário, comparado com o primário, em parte talvez porque o paciente que teve uma massa por muitos anos pode consultar menos precocemente que um que descobriu uma massa nova, em parte por causa da histologia diferente, o primário sendo celular, e o secundário fibroso.

PELE E ANEXOS

Fatores que aumentam a incidência de tumores de pele na mão são radiação, feridas abertas crônicas, cicatrizes, exposição crônica à luz solar ou combinações arsenicais, e um sistema imune deficiente, como acontece na AIDS e após transplante de órgãos. Sem dúvida o mais comum destes fatores é a luz solar, ou exposição actínica.

Estadiamento clínico de tumores malignos da pele:

- Fase I: nenhum linfonodo ou metástase.
- Fase II: envolvimento de linfonodos regionais, nenhuma metástase em outro lugar.
- Fase III: metástase extralocalmente ou para linfonodos regionais.

Lesões Actínicas[161-163]

Quando a exposição ao sol das pessoas de pele clara é ocupacional e prolongada, conduz à hiperceratose e portanto ao carcinoma de células basais ou, mais freqüentemente, carcinoma de células escamosas. Como a maioria das pessoas que trabalham ao sol usa roupas, estas alterações mais freqüentemente acontecem na cabeça e pescoço, mãos e antebraços. O *xeroderma pigmentoso* acelera a resposta, de forma que os tumores se desenvolvem na infância (Fig. 6.32). Quando há alteração de campo, com lesões em vários estágios presentes, a excisão de toda a área e a reepitelização com enxerto de pele é aconselhável (Fig. 6.33). Também há evidência de que quando a exposição de sol é recreativa, e portanto

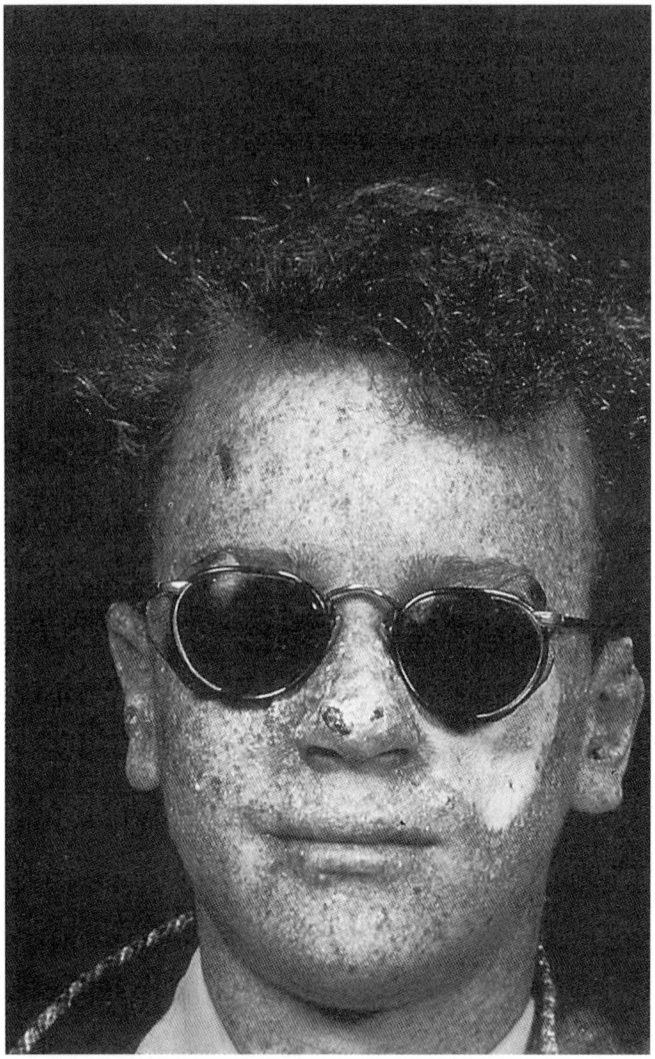

Fig. 6.32. Xeroderma pigmentoso. Este menino adolescente apresentava múltiplos carcinomas basais e de células escamosas.

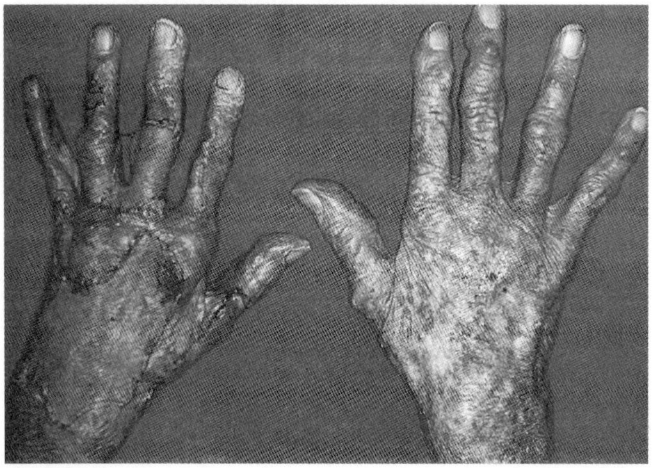

Fig. 6.33. Alteração de campo actínica afetando ambas as mãos. A pele do campo à esquerda da fotografia tinha sido excisada e enxertada três semanas antes.

intermitente, mas intensa, a incidência de melanoma maligno é aumentada.

Hiperceratose

Lesões superficiais, secas, crostosas no dorso da mão; embora surgindo de pele, essa pele é livremente móvel sobre o tecido subjacente; freqüentemente presente com as duas próximas lesões. Excisão não necessária, mas observação de alteração requerida. Como uma medida profilática para reduzir o futuro risco neoplásico, estas lesões superficiais podem ser removidas usando um *laser* de gás carbônico.

Carcinoma de Células Basais (CCB)[164]

Este pode ter a aparência característica, uma lesão amontoada com bordas peroladas, mas pode ser menos evidente com uma morfologia em 'campo de fogo' ou 'autocurativa' (Fig. 6.34): quase sempre é móvel sobre os tecidos subjacentes e muito raramente metastatiza. A excisão com margem de 5 mm, confirmada por corte de congelação, é adequada.

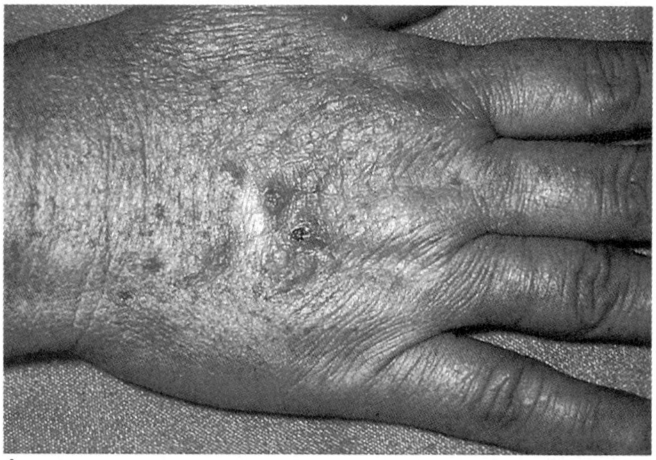

A

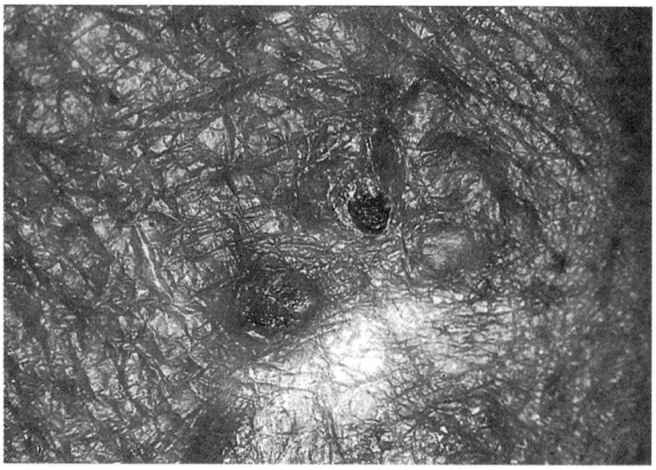

B

Fig. 6.34 A, B. Carcinoma de células basais da variedade 'autocurativa, cicatrizante, ou campo de fogo'.

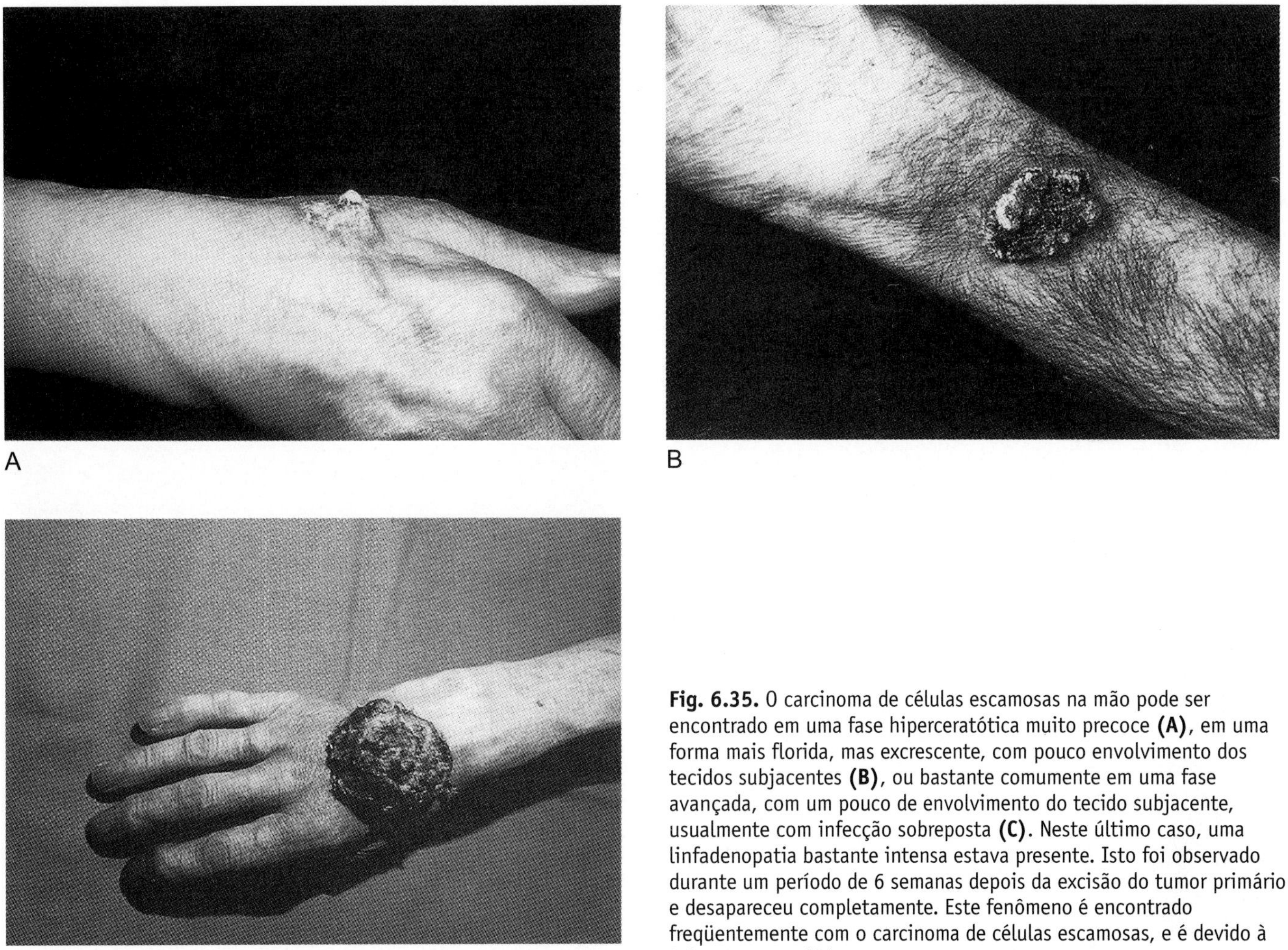

A B C

Fig. 6.35. O carcinoma de células escamosas na mão pode ser encontrado em uma fase hiperceratótica muito precoce **(A)**, em uma forma mais florida, mas excrescente, com pouco envolvimento dos tecidos subjacentes **(B)**, ou bastante comumente em uma fase avançada, com um pouco de envolvimento do tecido subjacente, usualmente com infecção sobreposta **(C)**. Neste último caso, uma linfadenopatia bastante intensa estava presente. Isto foi observado durante um período de 6 semanas depois da excisão do tumor primário e desapareceu completamente. Este fenômeno é encontrado freqüentemente com o carcinoma de células escamosas, e é devido à infecção secundária.

Carcinoma de Células Escamosas (CCE)[165-177]

Sem dúvida o tumor maligno mais comum encontrado na mão, este pode ser:

- seco e crostoso, quase indistinguível de hiperceratose (Fig. 6.35A);
- uma lesão granulomatosa florida, a qual é infectada com eritema circunvizinho (Fig. 6.35C); ou
- uma úlcera aberta, com extremidades amontoadas, um assoalho vermelho que facilmente sangra, e uma base endurecida que raramente é presa a estruturas profundas.

As metástases para linfonodos são mais comuns na mão que no CCE em qualquer outro lugar da pele, especialmente quando o tumor ocorre após dermatose arsenical, queimaduras ou feridas crônicas (a *úlcera de Marjolin* é um tumor que surge em uma ferida crônica preexistente [Fig. 6.36], acontecendo em 5-15%). Este é explicado pela observação de que genes que controlam o potencial metastático para carcinoma de células escamosas (por exemplo, *nm23*) promovem maior comportamento invasivo em lesões primárias da mão do que em outros locais. A estimativa de tal atividade pode ser útil em predizer o resultado clínico no futuro.

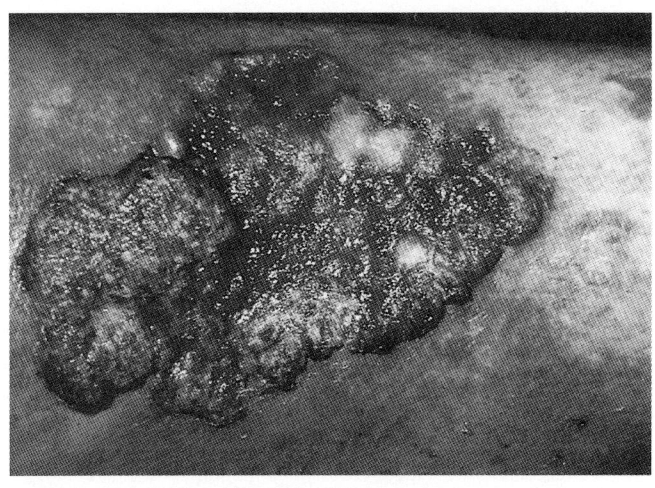

Fig. 6.36. Úlcera de Marjolin. Esta úlcera tinha estado presente durante cerca de 16 anos, e mostrou alteração porque as extremidades começaram a se tornar elevadas. Uma crosta formou-se sobre a úlcera que, à remoção, produziu hemorragia viva. O exame histológico subseqüente mostrou que este era um *carcinoma de células escamosas*.

Excisão com um 1 cm de margem é curativa. Se a lesão é fixada a estruturas profundas, tal liberação pode requerer amputação (Fig. 6.37). A linfadenectomia está indicada na presença de linfadenopatia, exceto quando o primário é claramente infectado, quando os linfonodos aumentados podem retornar dentro de 6 semanas. A recorrência provavelmente deve ser acompanhada por linfadenectomia profilática[176].

O CCE da *unha* comumente apresenta uma infecção intratável. Se a supuração subungueal persistir por mais de duas semanas, a unha deve ser removida e o leito ungueal biopsiado (Fig. 6.38). Como o leito ungueal é fixado à falange distal, a desarticulação na articulação interfalangiana é a ressecção correta.

Doença de Bowen[178-181] (Fig. 6.39)

Esta lesão seca, séssil, freqüentemente escamosa, é um carcinoma *in-situ*. Embora previamente relatada como associada a uma incidência aumentada de carcinoma visceral, isto não ocorre. Excisão ou observação são apropriadas.

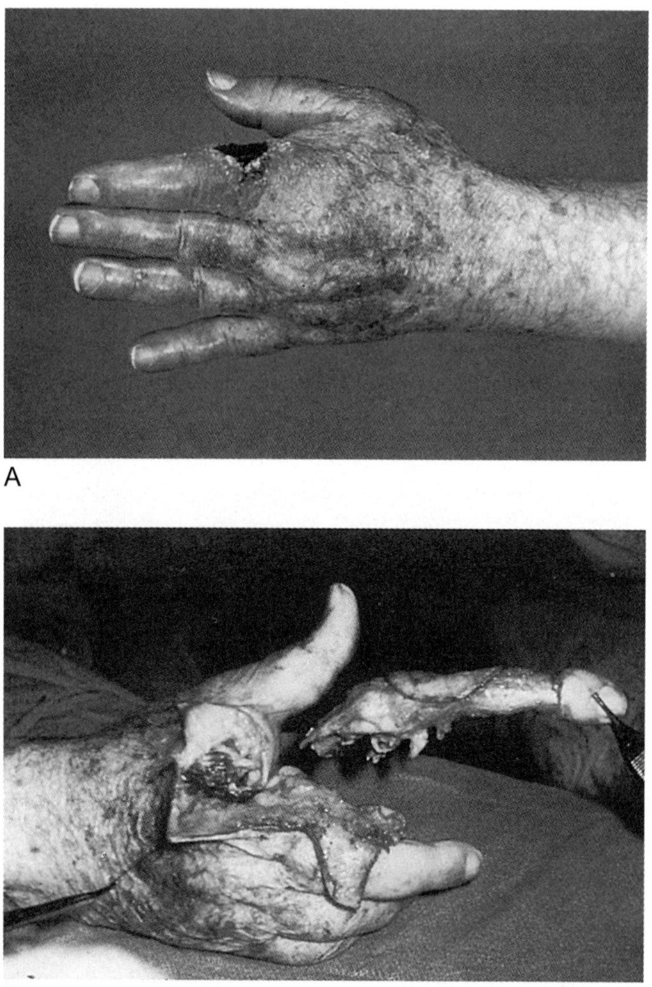

A

B

Fig. 6.37. Carcinoma de células escamosas infiltrante. A. A lesão estava firmemente fixada a estruturas profundas. B. A amputação em raio foi executada.

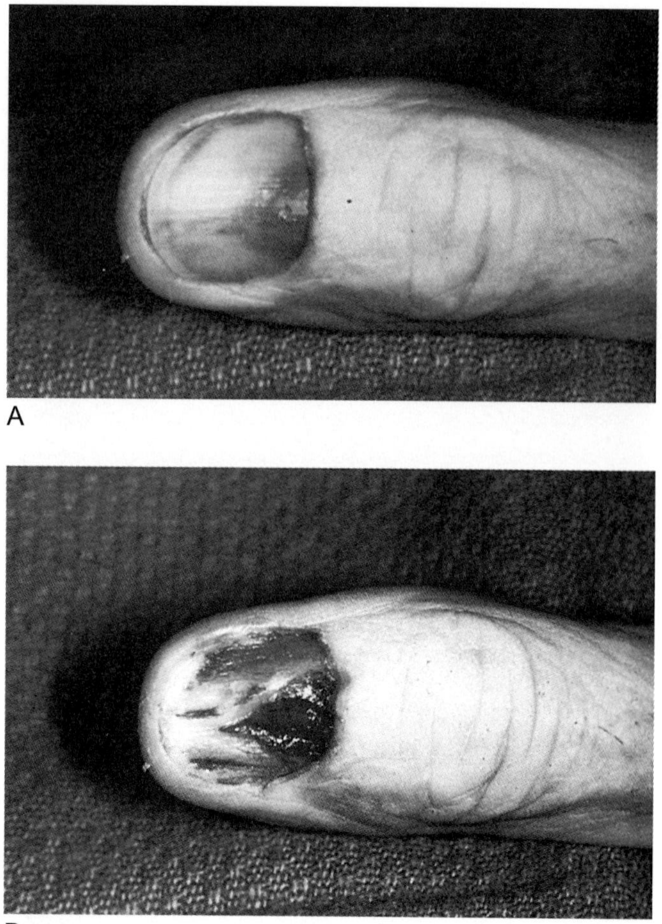

A

B

Fig. 6.38. Carcinoma do leito ungueal. A. A descoloração subungueal e inflamação circunvizinha que persistiram apesar de tratamento antibiótico durante algumas semanas. B. Remoção da unha e biópsia revelaram um carcinoma de células escamosas que foi tratado por desarticulação pela articulação interfalangiana.

Cisto Epidermóide de Inclusão[182-186]

Devido a uma ferida secundária que leva células de pele para sob a superfície da pele, há a formação de um tumor liso, esférico, que é preso à pele, mas móvel sobre os tecidos subjacentes. Encontrado quase exclusivamente na superfície palmar, é muito comum ao redor das pontas dos dedos, especialmente depois de amputação digital. Nesta última situação ele comumente corrói a falange terminal, produzindo uma lesão levemente lítica; nenhuma deposição mineral; muito levemente expansiva; esclerose marginal; córtex intacto; nenhuma reação periosteal (Fig. 6.40). A enucleação é curativa.

Ceratoacantoma[187-189]

Uma lesão semelhante a um vulcão, com sua cratera preenchida por um plugue de queratina, esta lesão é encontrada no dorso da mão, onde se desenvolve com velocidade alarmante, apenas para regredir e desaparecer se permanecer intocada. Porém, isto raramente acontece antes do paciente buscar atendimento médico. O patologista pode ter dificulda-

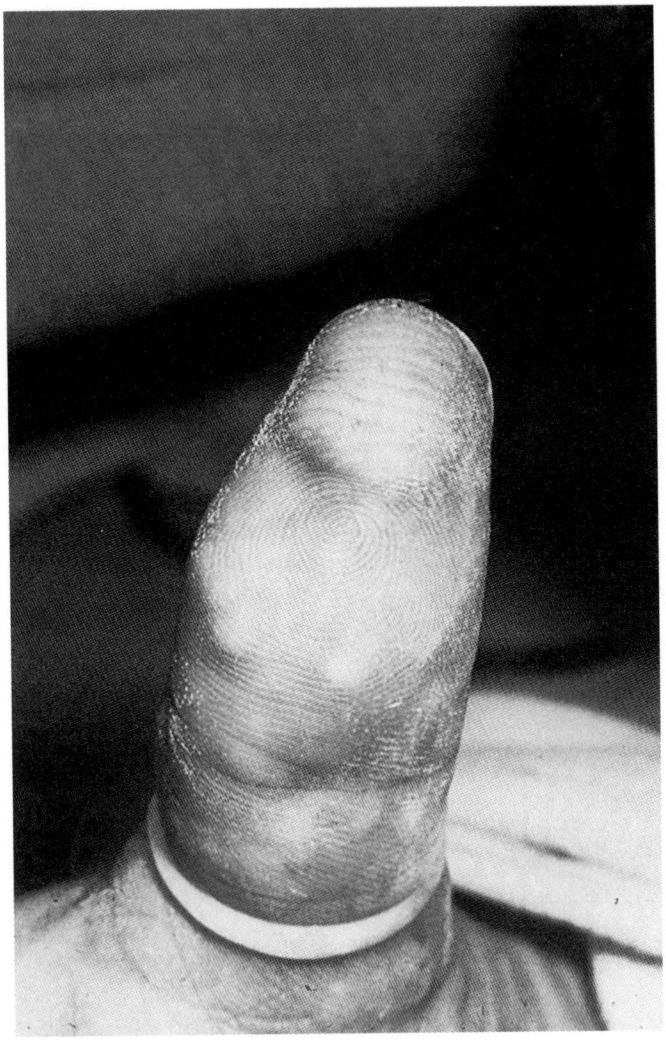

Fig. 6.39. Este paciente apresentava uma lesão nodular sob a polpa do polegar, com múltiplos nódulos mais proximais. A biópsia mostrou que esta era uma *doença de Bowen* que foi observada depois disso, e que não mostrou nenhuma progressão.

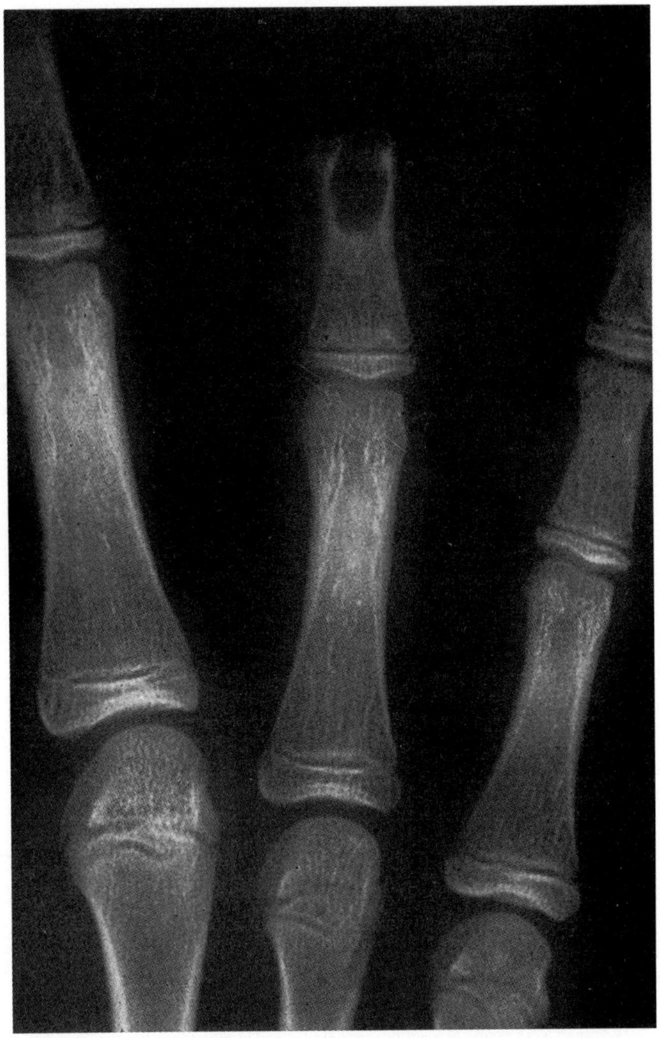

Fig. 6.40. Cisto epidermóide de inclusão do osso. Alguns anos após amputação traumática este paciente apresentou uma lesão que mostra características marcantes: suavemente lítica; nenhuma deposição mineral; suavemente expansiva; esclerose marginal; córtex intacto; nenhuma reação periosteal.

de em distinguir sua borda da borda de um CCE, o que na verdade este pode ser (Fig. 6.41). Se for um CCE, então é extraordinariamente agressivo. Por isto, a maioria dos ceratoacantomas é excisada com uma margem de 5 mm.

Melanoma Maligno[190-210]

Alteração em uma lesão pigmentada previamente existente sempre deve ser vista com grande suspeita. A alteração pode tomar a forma de um aumento no tamanho, alteração na cor, desenvolvimento de nódulos, sangramento ou o início de prurido. O melanoma tem sido classificado morfologicamente como:

1. *Melanoma de propagação superficial*.
2. *Melanoma lentigo maligno*. Este se desenvolve dentro de uma efélide de Hutchinson prévia (uma placa de pigmentação na pele exposta em pacientes mais velhos [Fig. 6.42]). O melanoma de propagação superficial e o melanoma lentigo maligno têm um prognóstico semelhante.
3. *Melanoma nodular*. Ao contrário dos dois primeiros, este cresce verticalmente desde o início e portanto tem um prognóstico pior.
4. *Melanoma lentiginoso acral*. Este surge nas palmas e sob as unhas[191,207-209] (Fig. 6.43). É o tipo mais comum visto em pacientes negros e apresenta o pior prognóstico.
5. *Melanoma amelanótico*. Este é completamente não-pigmentado. Uma lesão bastante granulomatosa, que pode ser confundida com um granuloma piogênico (Fig. 6.44).

O melanoma de Fase I pode ser acompanhado por lesões 'satélites' na pele que cercam o tumor primário, muito semelhantes às 'lesões saltadas' de tumores musculoesqueléticos; tais lesões são ominosas[206].

Espessura de Breslow[193-194] – a espessura máxima de um melanoma quando visto histologicamente – foi considerada segura para estabelecer um prognóstico e guiar o tratamento. A maioria das recomendações para margens de excisão é baseada na espessura de Breslow. As mais recentes recomen-

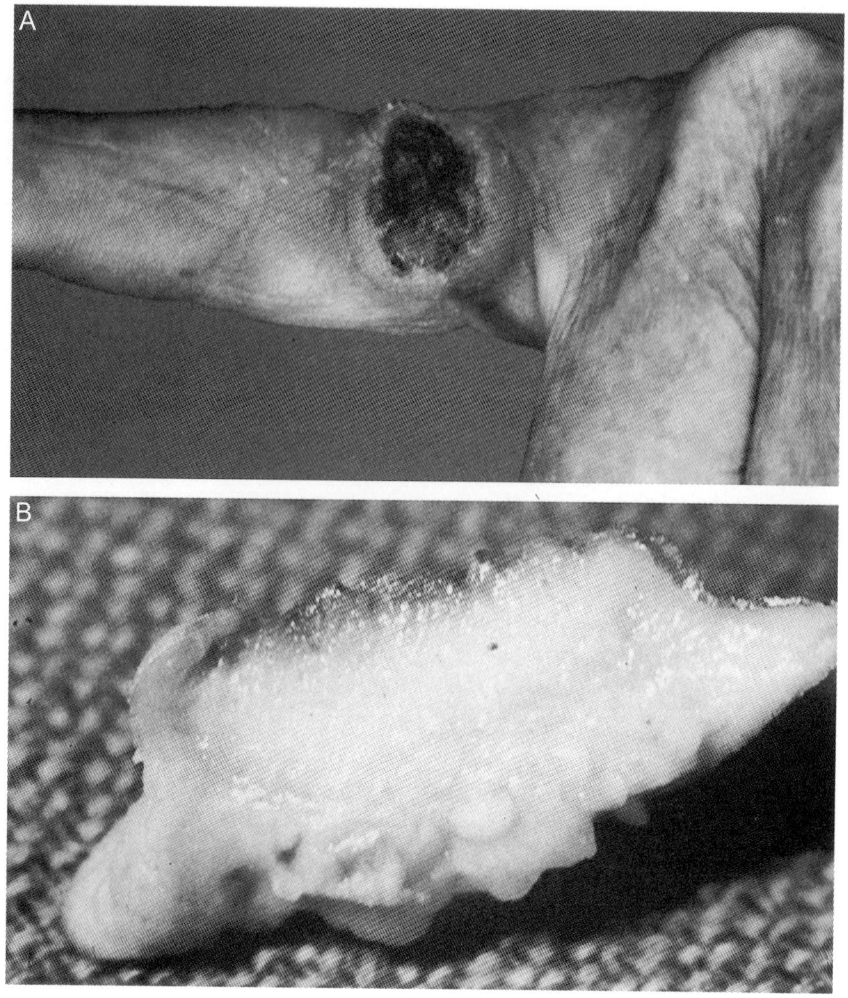

Fig. 6.41 A, B. Ceratoacantoma ou carcinoma de células escamosas? Esta lesão mostrou ser à biópsia excisional um carcinoma de células escamosas do dedo indicador.

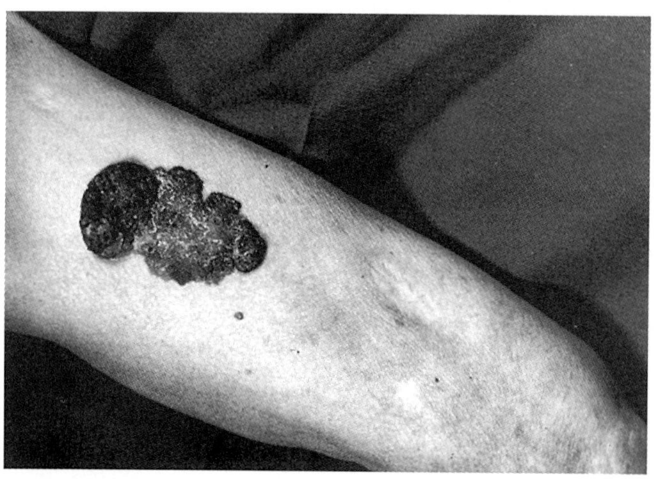

Fig. 6.42. Este paciente apresentava história de uma lesão pigmentada plana anterior na face interna do braço. Esta subseqüentemente sofreu um aumento no tamanho, o desenvolvimento de uma área excrescente na parte superior da lesão, alterações na cor, irritação persistente e hemorragia recente no contato com as roupas. Como previsto, provou ser um *melanoma lentigo maligno*.

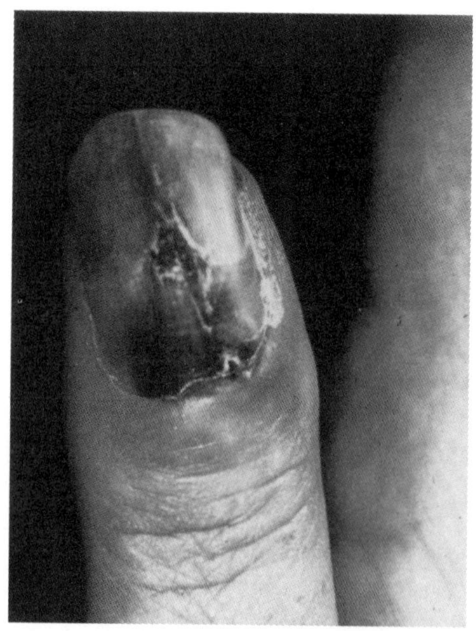

Fig. 6.43. Melanoma lentiginoso acral. Este paciente apresentou-se com a história de uma lesão escura profunda à unha do polegar presente durante cerca de 12 meses.

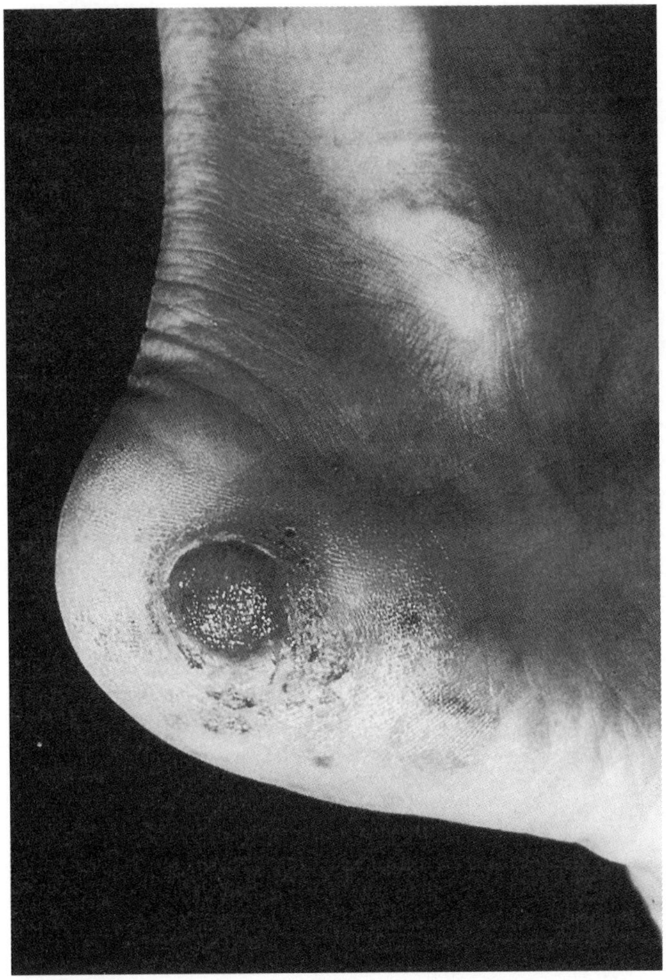

Fig. 6.44. Esta lesão no calcanhar era totalmente sem pigmento mesmo após exame cuidadoso sob ampliação. Foram consideradas suspeitas em relação a sua natureza, e uma excisão ampla foi executada. Na verdade era um *melanoma amelanótico*.

dações para margens de excisão do melanoma primário são baseadas nos consensos formulados pelo Dutch Melanoma Working Party (Grupo de trabalho de Melanoma holandês) (DMWP)[195]. As recomendações diferem daquelas da Organização Mundial de Saúde, e permitem uma margem menor de excisão. Para o diagnóstico, o DMWP recomenda uma margem de 2 mm de pele macroscopicamente normal ao redor da lesão. Para excisão terapêutica, o DMWP recomenda uma excisão com margem de 1 cm para uma espessura de Breslow ≤ 2 mm e uma margem de 2 cm para uma espessura de Breslow >2 mm. Esta evolução nas margens da excisão segue o reconhecimento crescente de que margens mais estreitas de excisão produzem controle local aceitável, não tendo nenhum efeito no risco de metástases a distância[196]. Tais ressecções nos dígitos podem, é claro, necessitar amputação.

Mais recentemente, o maior conhecimento da biologia tumoral revelou que a medida da oncoproteína nuclear *c-myc* não apenas proporciona um meio preciso de predizer o resultado clínico[197], mas explica a relação entre a morfologia e o comportamento clínicos. Esta oncoproteína quando expressada promove proliferação celular e metástase. Níveis mais altos da oncoproteína *c-myc* foram encontrados em tumores nodulares e especialmente melanomas subungueais[198] e acrais[199].

Se a linfadenectomia profilática é benéfica em lesões mais espessas é ainda controverso[205]. Não obstante, a resseção de linfonodos é obrigatória na presença de linfonodos palpáveis e deve ser radical, não simplesmente a remoção de linfonodos aumentados. O prognóstico na fase clínica II fica pior à medida que o número de linfonodos envolvidos aumenta. As lesões de fase III são usualmente fatais, mas a ressecção de metástases isoladas resultou em sobrevida prolongada em alguns casos. A perfusão do membro isolada pode ser benéfica para eliminar metástases em trânsito[191]. A ausência de complexos imunes antígeno-específicos no soro do paciente após a excisão é preditiva de um estado livre de doença[210]. É provável que a tomada de decisão com respeito a linfadenectomia profilática possa ser mais esclarecida no futuro com ajuda de marcadores biológicos tumorais como a oncoproteína *c-myc*.

Um paciente ocasional apresentar-se-á com melanoma secundário, para o qual nenhum primário pode ser encontrado apesar de uma procura exaustiva (Fig. 6.45).

Um período de seguimento de 5 anos é suficiente para pacientes com um melanoma ≤ 1,5 mm de espessura de Breslow (contanto que não haja sinais histológicos de regressão) e de 10 anos quando a espessura de Breslow é > 1,5 mm[195]. Porém, a recorrência depois de 15 anos ou mais sem doença foi relatada, assim o paciente deve estar envolvido ativamente no *follow-up* com a auto-inspeção e a palpação.

O potencial aumentado para o desenvolvimento de melanoma maligno no *nevo piloso gigante* ainda é debatido. Parece ser verdade, e é mais provável em lesões espessas, escuras, pigmentadas, e tem uma superfície semelhante a uma verruga (Fig. 6.46). Como a alteração maligna parece ser máxima durante os primeiros 5 anos de vida, a excisão precoce (com uma margem generosa para evitar pigmentação adicional) com enxerto de pele é apropriada. A dermoabrasão é uma

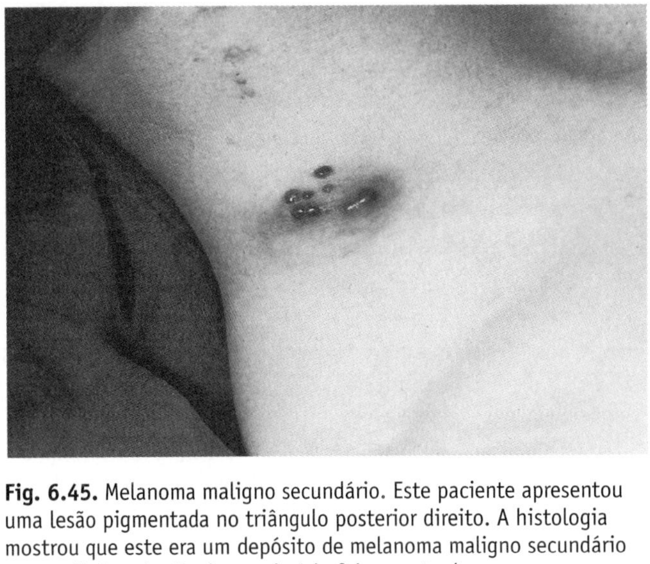

Fig. 6.45. Melanoma maligno secundário. Este paciente apresentou uma lesão pigmentada no triângulo posterior direito. A histologia mostrou que este era um depósito de melanoma maligno secundário em um linfonodo. Nenhum primário foi encontrado.

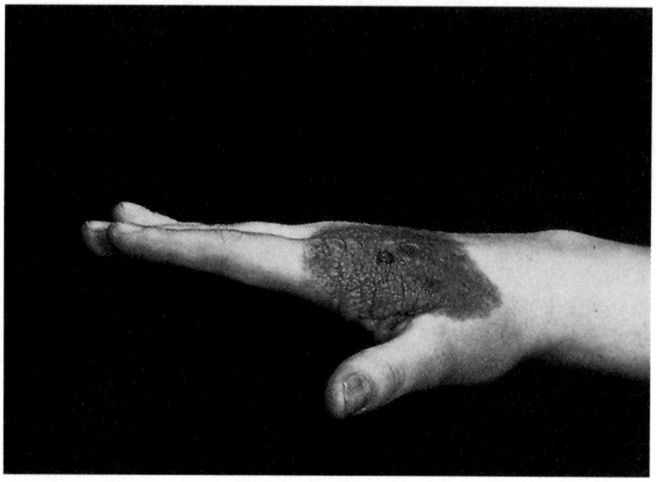

Fig. 6.46. Nevo piloso gigantesco. Esta lesão, embora não visivelmente pilosa, era espessa, mostrava pigmentação escura variável e tinha uma superfície semelhante a uma verruga. A excisão com uma margem de 5 mm e um enxerto de pele de espessura total foram executados.

alternativa útil para a ablação de nevos pilosos gigantes[200-202]. Porém, a remoção de células do nevo é incompleta, a menos que todas as células de nevo residam nas camadas superficiais da epiderme. Se a remoção for incompleta, então a repigmentação em placas pode acontecer depois de vários anos, à medida que as células de nevo na derme repovoam as áreas tratadas. As células de nevo parecem ser superficiais logo no início, e o tratamento realizado no neonato tem melhor resultado[202-204].

Granuloma Piogênico

O granuloma piogênico é um crescimento excessivo florido, hemorrágico de tecido de granulação, presumivelmente no local de uma laceração secundária esquecida, usualmente no dedo (veja Fig. 6.8). Seu único significado é sua semelhança com o melanoma amelanótico. Deve ser excisado prontamente, para parar a hemorragia e tranquilizar todos de que ele na verdade é benigno. Raramente uma contraparte pode acontecer intravenosamente[211].

Tumores de Glândulas Sudoríparas[212-215] (Acrospiroma, Cilindroma, Tumor Écrino, Hidradenoma, Espiradenoma, Siringoma, Qualquer dos Anteriores Seguido pela Palavra 'Maligno', Carcinoma de Glândula Sudorípara)

Como as glândulas apócrinas na extremidade superior são limitadas à axila, todos os tumores de glândula sudorípara encontrados pelo cirurgião de mão surgem de glândulas écrinas. Cerca de 90% são benignos e apresentam-se como massas nodulares firmes, presas à pele, mas móveis sobre o tecido subjacente. Alteração maligna é vista tão raramente nestas lesões raras que nenhuma 'bandeira vermelha' foi identificada. Todas as massas que o cirurgião não pode identificar com confiabilidade devem ser sujeitadas à biópsia excisional, obedecendo às regras enunciadas no princípio deste capítulo. Se uma neoplasia maligna é detectada em um tumor de glândula sudorípara, requer classificação. Se grau 1, uma reexcisão ampla é necessária; se grau 2, excisão radical está indicada, demandando amputação em raio se um dígito for envolvido.

TECIDO SUBCUTÂNEO

Sarcoma Epitelióide[216-223]

Uma massa de tecidos moles que lentamente aumenta, freqüentemente encontrada nas extremidades e usualmente na segunda e terceira décadas, o sarcoma epitelióide é diferenciado pela reação inflamatória. Esta causa dor e sensibilidade, mas nenhuma manifestação sistêmica, e freqüentemente resulta em seu tratamento como uma infecção, com antibióticos e incisão, freqüentemente repetida (Fig. 6.47). Fica cada vez mais agressivo, mas metastatiza tardiamente. Quando o faz, é mais propenso a disseminar para linfonodos regionais que outros sarcomas. Os estudos de estadiamento são pouco úteis, com a cintilografia óssea mostrando notavelmente pequeno aumento na captação, angiogramas que mostram um rubor de tumor, mas a TC e RM não mostram uma margem clara com tecido normal, em parte devido às incisões prévias comuns. A excisão ampla de lesões intactas é curativa; esta pode requerer amputação em raio. Radioterapia e quimioterapia não têm nenhum papel.

Fibroma[224-244]

Há um amplo e confuso espectro de fibromatoses, 30 variantes, que incluem quelóide, torcicolo e Dupuytren[7].

Dermatofibroma

Dermatofibroma é um nódulo pequeno, esférico, firme, encontrado no dorso, na palma, ou no punho em crianças, ou presas à pele ou ao tecido subjacente (Fig. 6.48). A excisão simples é efetiva.

Fibromatose Digital Infantil

Esta é uma condição rara, se manifestando entre o nascimento e três anos de idade. Há menos de 150 casos na literatura[247]. Tumores de tecidos moles indolores, benignos, desenvolvem-se nas mãos e pés, mas se o envolvimento ósseo acontece, uma neoplasia maligna deve ser excluída por exame histológico do tecido excisado. A histologia é muito característica[248-250]. Uma condição semelhante foi descrita em adultos[251]. A excisão cirúrgica invariavelmente é seguida por recorrência do tumor[247,252,253], e uma vez que o diagnóstico foi estabelecido deve-se deixar as lesões regredirem espontaneamente, a menos que o tumor resulte em problemas funcionais[247-255].

Fibroma Aponeurótico Juvenil[224-226,234,241,242,244]

Este, novamente, é encontrado em crianças, mas mais comumente na superfície palmar. De consistência semelhante ao dermatofibroma, é multinodular e mais provavelmente fixo aos tecidos mais profundos. O exame radiológico pode mostrar alguma calcificação, e contém freqüentemente cartilagem[241]. É muito provável que a excisão marginal resulte em

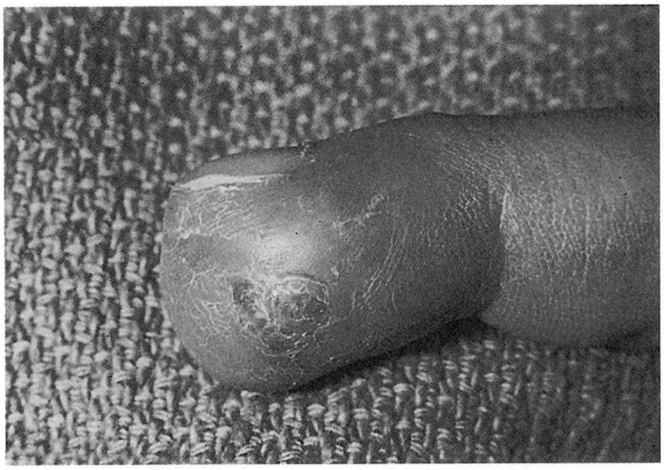

A

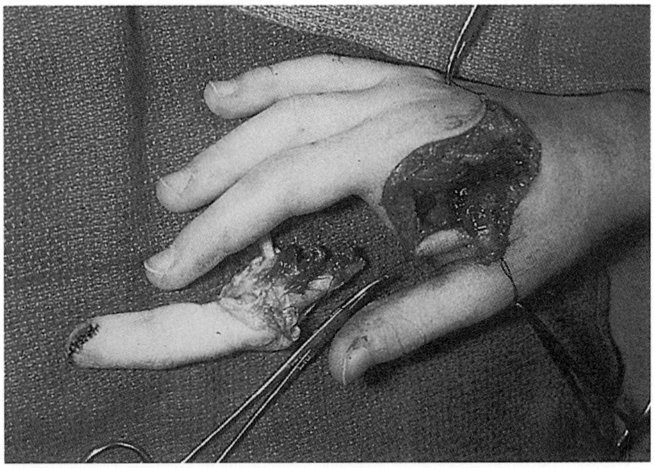

B

Fig. 6.47. Sarcoma epitelióide. **A.** Esta menina adolescente tinha sofrido numerosas incisões da lesão na ponta do dedo. **B.** A biópsia incisional executada sob torniquete (a ferida de biópsia é mostrada na ponta do dedo) mostrou que esta foi um sarcoma epitelióide. A amputação em raio resultou em sobrevida prolongada.

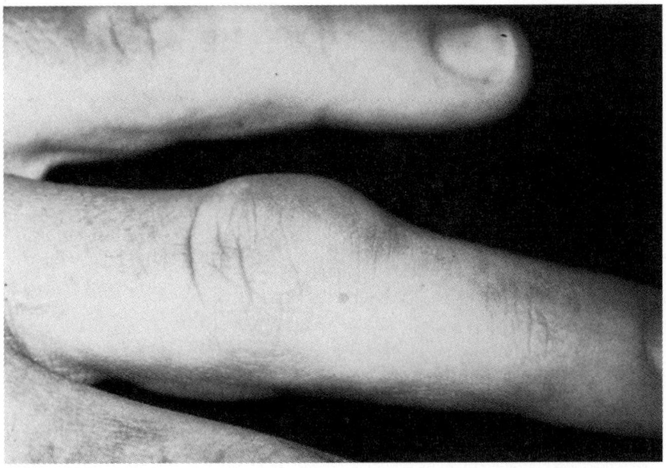

Fig. 6.48. Este paciente era um adolescente que apresentou-se com história de uma massa que tinha se desenvolvido sobre a articulação interfalangiana proximal do dedo anular esquerdo. Esta estava presa firmemente à pele, e era um *dermatofibroma*.

recorrência, do modo que é recomendada a excisão ampla, com preservação das estruturas normais.

Esta agressão gradualmente crescente é uma característica de lesões fibromatosas de crianças, até que ocorrem tumores tão localmente agressivos e tão implacáveis na recorrência local que a amputação mais radical repetida se torna o curso infeliz (Fig. 6.49). Raramente, fibrossarcoma metastático pode ser o desfecho[234].

Fibrossarcoma[245,246]

Acreditado por alguns ser precipitado por lesão ou cicatrizes, o fibrossarcoma se desenvolve como uma massa de tecidos moles profunda, mais prevalente na quinta e sexta décadas. As metástases ocorrem principalmente no pulmão, com pouca tendência a disseminar a linfonodos regionais. O estadiamento é auxiliado por angiograma, TC e RM, porque a lesão mostra limites distintos. Foi sugerido que o grau histológico varia com o grau de captação na cintilografia com isótopos, e que o prognóstico depende do grau histológico. A excisão é determinada pelo estadiamento.

Histiocitoma Fibroso Maligno (HFM)[267-277]

O *dermatofibrossarcoma protuberante*[268,275,277] representa a forma superficial do HFM, fase IA; apresenta-se como uma lesão multinodular, firme, avermelhada, imediatamente sob a pele, à qual é fixa e que ulcera prontamente, exibindo um

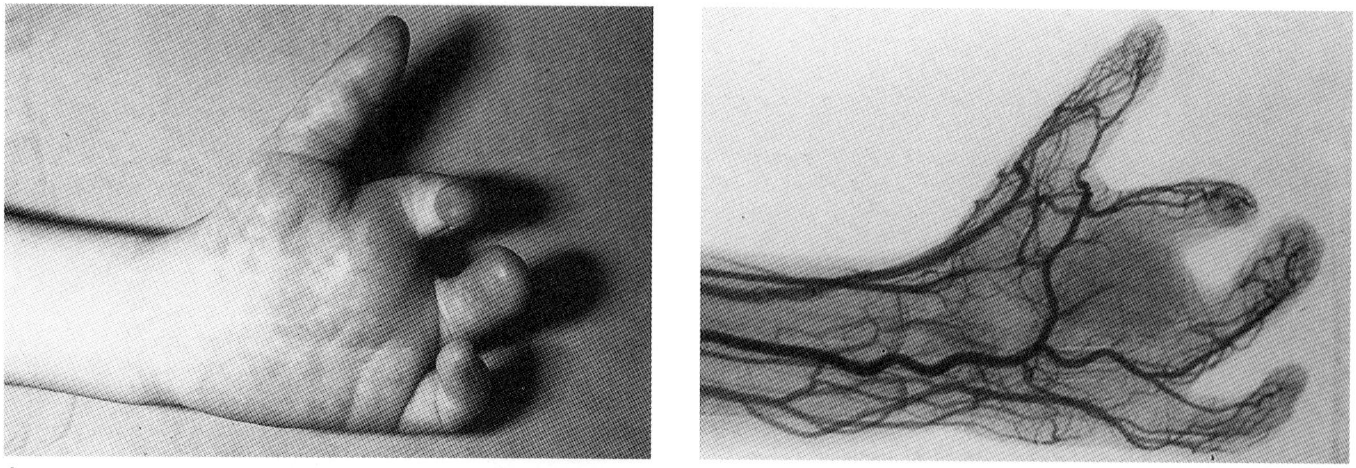

A B

Fig. 6.49. Fibromatose juvenil agressiva. **A.** Uma lesão fibromatosa se desenvolveu na mão desta criança após liberação de sindactilia. Esta foi seguida por amputação em raio, mas a recorrência mostrada aqui ocorreu cerca de 12 meses depois. **B.** A fase arterial tardia e venosa precoce já mostra um rubor de tumor presente na região metacarpofalangiana. Menos notável é o rubor ao nível do carpo. A desarticulação do punho, embora tristemente radical, não eliminou esta lesão. A recorrência no antebraço aconteceu cerca de 2 anos depois.

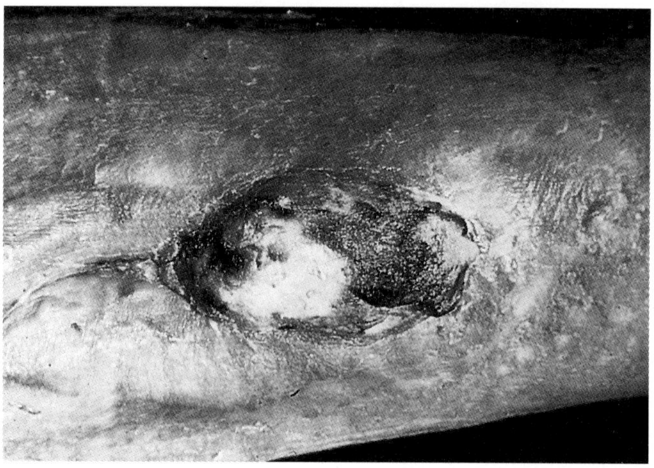

Fig. 6.50. Dermatofibrossarcoma protuberante. Isto representa o histiocitoma fibroso maligno da fase I. A excisão marginal repetida não curou este paciente. A lesão solucionou depois de remoção radical do tumor e do tecido subjacente.

tumor branco-acinzentado, relativamente avascular (Fig. 6.50). Freqüentemente fixo ao tecido subjacente, é caracterizado por surtos de crescimento rápido e alta taxa de recorrência após a excisão. Metastatiza raramente e nunca envolve os linfonodos regionais. A excisão muito ampla é necessária para impedir a recorrência.

A forma profunda do HFM representa freqüentemente a fase IIB e apresenta-se como uma massa grande com uma taxa de crescimento rápida, com envolvimento dos linfonodos regionais. O HFM invade o osso adjacente, e fraturas patológicas podem acontecer. Cintilografias com isótopos mostram captação aumentada, *especialmente no osso adjacente não envolvido radiologicamente*; os angiogramas mostram uma zona reativa intensa e rubor de tumor na lesão, e também mostram envolvimento de linfonodos. O HFM profundo é tão agressivo que foi recomendado que seja tratado da maneira apropriada para uma fase pior da revelada pelos estudos de estadiamento. A ressecção radical, precedida por radioterapia e completada com quimioterapia, pode ser necessária.

SINÓVIA E TENDÃO

Gânglio[278-305]

Gânglio é a massa mais comum encontrada na mão. Pode surgir virtualmente em qualquer lugar no membro e pode ser significativa mais por seus efeitos que por sua mera presença, como no canal de Guyon onde produz compressão do nervo (veja Capítulo 3). A origem dos gânglios permanece controversa. Originalmente pensava-se que representasse um prolapso de tecido sinovial, e o exame histopatológico sugere que possa se desenvolver do tecido conjuntivo por degeneração mixóide e desintegração de fibras de colágeno. Comumente é encontrado em um de quatro locais:

1. *Falange distal* (Fig. 6.51). Sobrejacente ao leito ungueal, este gânglio da articulação interfalangiana distal, considerado antigamente um cisto mucoso, invariavelmente produz um sulco ou mesmo uma divisão na unha. Não infreqüentemente este gânglio corrói a pele sobrejacente ou é excisado. É então freqüentemente o local de infecção crônica ou recorrente[301]. Um retalho local pode ser necessário para cobrir o defeito criado pela excisão.
2. *Prega digital proximal*. O gânglio aqui emerge da bainha do tendão, um pouco distal à polia proximal. Este se apresenta como uma massa pequena, muito firme, imó-

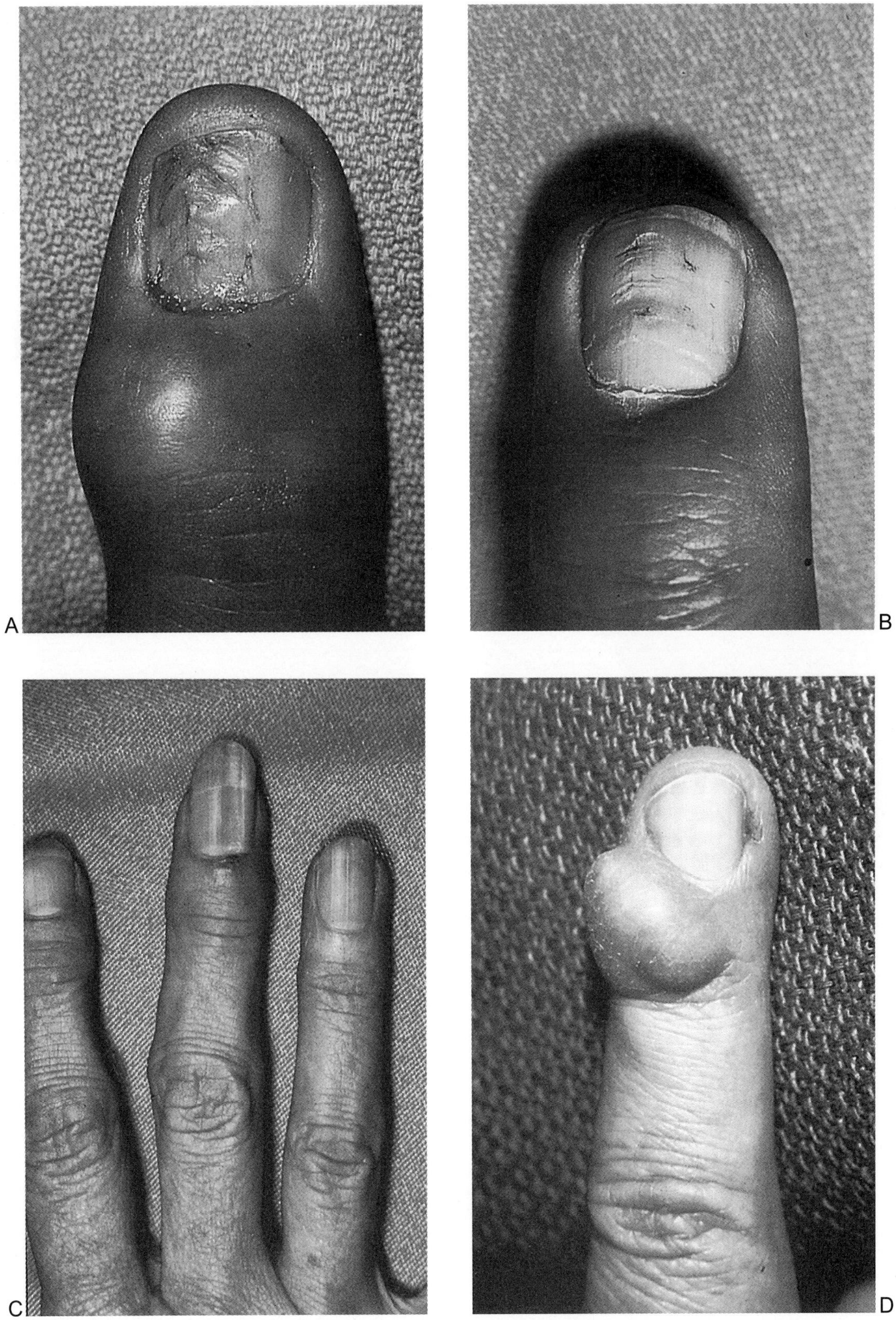

Fig. 6.51 A. Um gânglio sobre a falange distal que surge da articulação interfalangiana distal na presença de osteoartrite comumente produz distorções da unha, que crescem depois da excisão **(B)**. Este é o denominado cisto 'mucoso'. **C, D.** Duas outras apresentações de um *gânglio* da articulação interfalangiana distal.

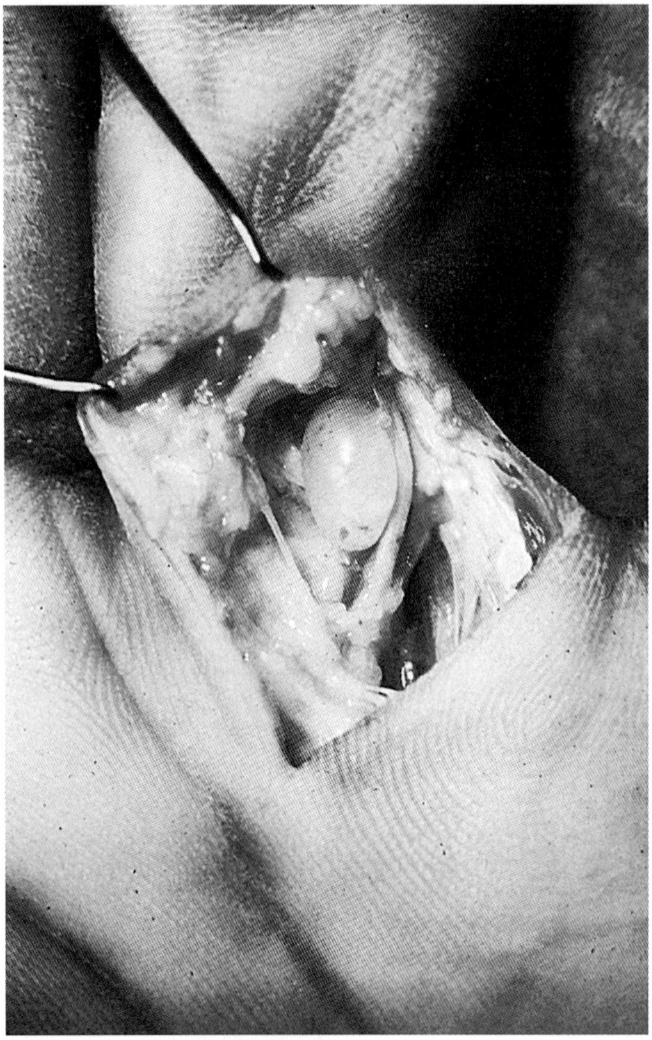

Fig. 6.52. Gânglio da bainha do tendão flexor.

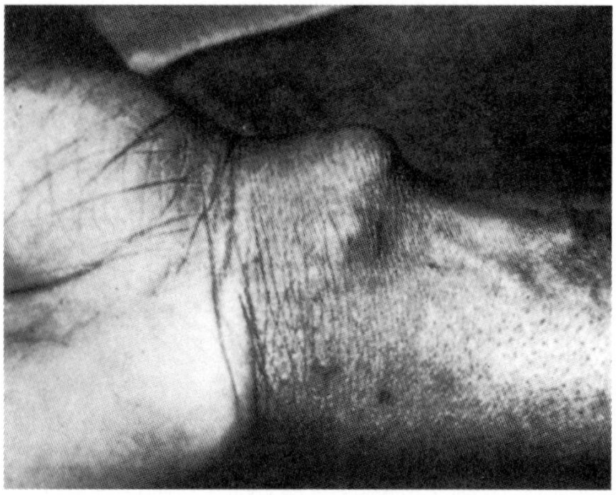

Fig. 6.53. Um local comum para um *gânglio* do punho é o lado radial da face anterior. A maioria destes gânglios surge das articulações intercarpais e passa ao longo do tendão do flexor radial do carpo em seu túnel abaixo da crista do trapézio antes de emergir no punho. Este deve ser procurado cuidadosamente no momento da cirurgia para evitar recorrência.

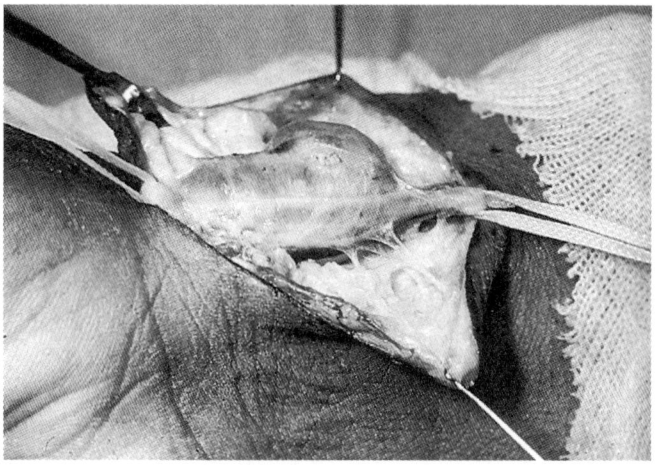

Fig. 6.54. O gânglio do punho anterior é muito comumente aderente à artéria radial. Nestes casos, a integridade do gânglio deve ser sacrificada se existe qualquer perigo de entrar na parede da artéria radial.

vel e freqüentemente sensível, palpável de um ou de outro lado da linha média (Fig. 6.52). Comumente é encontrada no dedo médio e, em uma série, mais de 25% dos pacientes eram datilógrafos em tempo integral.

3. *Face anterior do punho* (Fig. 6.53). Os gânglios neste local quase sempre são encontrados um pouco laterais ao tendão flexor radial do carpo, em grande proximidade com a artéria radial, a qual eles podem ocluir[290,292] (Fig. 6.54). Embora em alguns casos eles surjam da articulação radiocarpal ou articulação radioulnar inferior, eles usualmente têm origem na articulação escafo-semilunar e passam ao longo do túnel do flexor radial do carpo. O cirurgião deve estar atento a este fato, de forma que ele pode procurá-lo e assim reduzir as chances de recorrência.
4. *Face dorsal do punho* (Fig. 6.55). Todos os gânglios considerados até agora são massas císticas, bem definidas. O gânglio dorsal também pode ser assim, mas não incomumente é uma massa mais séssil, mal definida. Comumen-

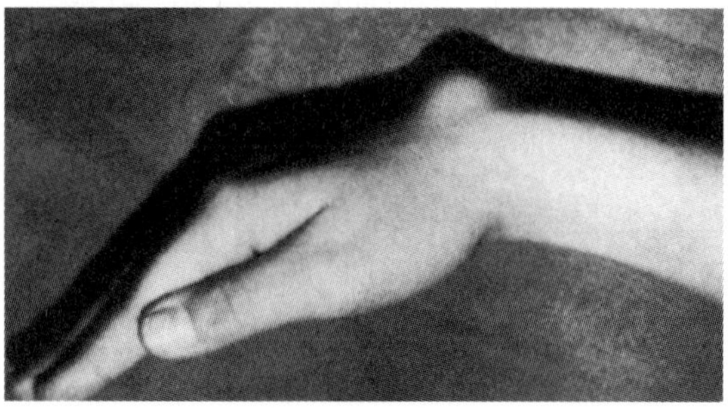

Fig. 6.55. Uma massa dorsal não presa à pele, característica de um *gânglio* cístico.

te surgindo da articulação escafo-semilunar, este gânglio está intimamente envolvido na cápsula dorsal e é freqüentemente associado a queixas de dor e fraqueza do punho[283] (Fig. 6.56). Alguns autores estão tratando tais gânglios por artroscopia[284,285].

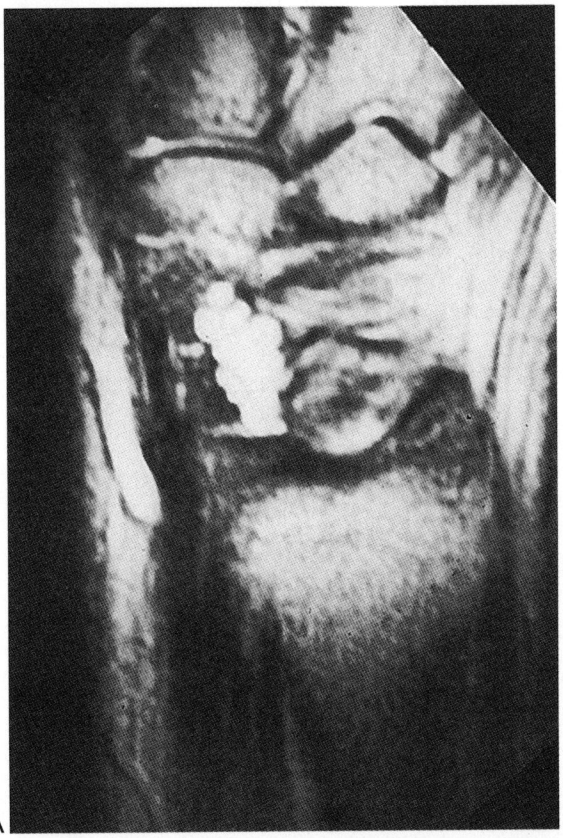

A

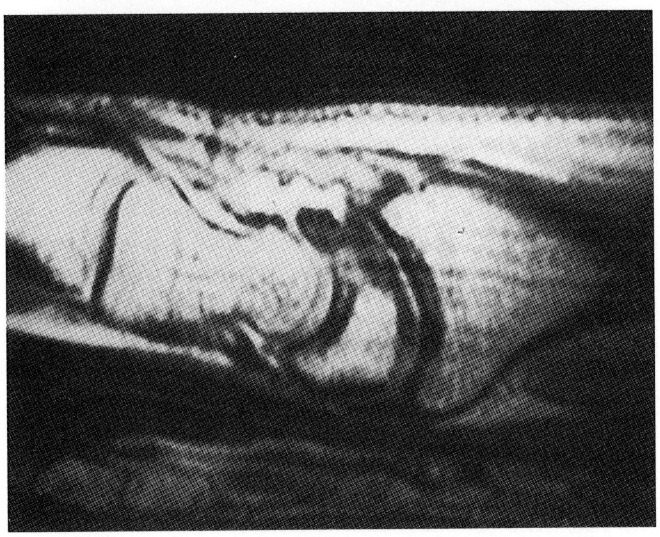

B

Fig. 6.56 A, B. Gânglio oculto. Dor persistente e fraqueza de força de preensão levaram à cintilografia óssea, que foi quente. A RM revelou a lesão.

Por causa de dor semelhante, sua posição e seu caráter de séssil, um *extensor dos dedos curto da mão* anômalo é freqüentemente erroneamente diagnosticado como um gânglio dorsal. Uma *bossa carpometacarpiana*[26,27] também se apresenta em um local semelhante, sendo um excesso de osso na base do segundo ou, menos comumente, do terceiro metacarpiano. Porém, sua consistência e aparência radiográfica (Fig. 6.57) a distinguem de um gânglio.

Sempre devem ser feitos filmes da área apropriada. A articulação interfalangiana distal é freqüentemente local de osteoartrite. Qualquer patologia do carpo deve ser excluída antes de cirurgia, porque a excisão envolve dissecação entre os ligamentos do punho, e problemas pós-operatórios serão atribuídos à cirurgia se não descobertos antes da cirurgia. Os gânglios podem ser *intra-ósseos*[280,281,287,289,291,297,299], especialmente no carpo (Fig. 6.58). Como no caso do osteoma osteóide, localizar a lesão à cirurgia pode ser difícil.

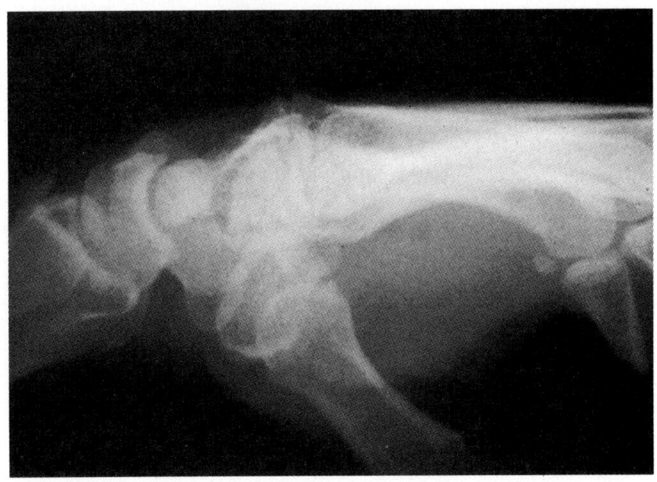

Fig. 6.57. Bossa carpometacarpiana.

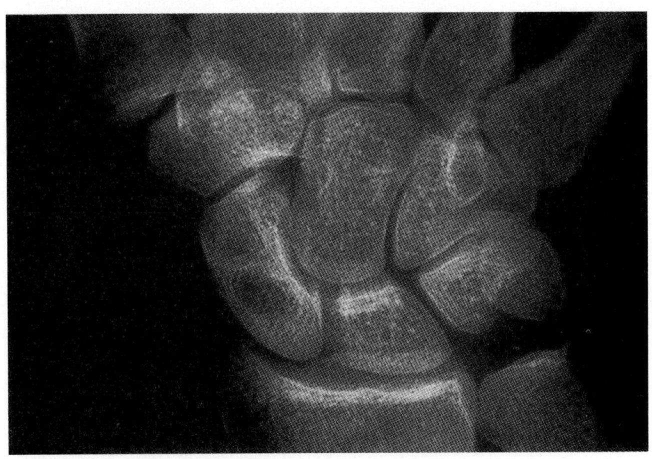

Fig. 6.58. Gânglio intra-ósseo. A aparência radiológica é provavelmente confundida apenas com um cisto ósseo simples. Porém, o local desta lesão lítica no carpo torna um gânglio intra-ósseo mais provável.

A recorrência de um gânglio após excisão não é incomum. A melhor proteção é procurar o colo do gânglio em sua própria fonte, freqüentemente uma perseguição prolongada (Fig. 6.59). É possível que a recorrência possa ser uma segunda lesão.

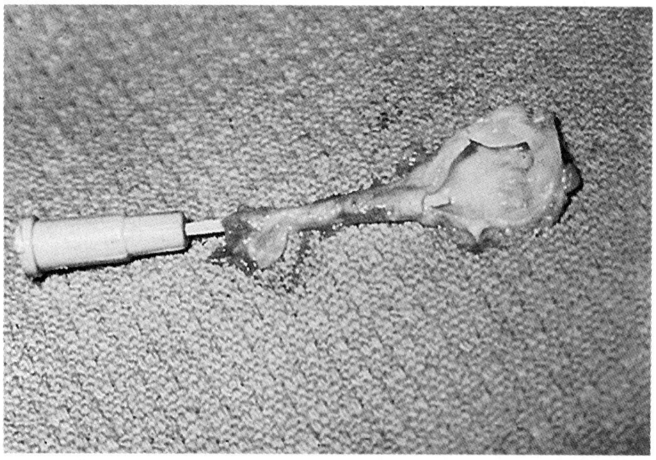

Fig. 6.59. O colo de um gânglio é freqüentemente mais longo que a largura do próprio gânglio.

Tumor de Células Gigantes (= Sinovite Vilonodular Pigmentada)[306-316]

Esta é a segunda massa mais comum encontrada na mão após cisto de gânglio. A etiologia não está clara, mas sempre é encontrada na presença de tecido sinovial, comumente surgindo da bainha do tendão flexor ou articulações interfalangianas. Apresenta-se portanto no dedo, um pouco mais freqüentemente na superfície palmar que na dorsal. Como usualmente é assintomático, o paciente pode apresentar-se tardiamente, momento no qual pode haver uma massa visível, irregular. À palpação, tem a consistência de borracha macia e pode ser difícil de definir seus limites.

Ocasionalmente produz alterações radiológicas por pressão (Fig. 6.60), corroendo a junção osteocondral como o *pannus* reumatóide, ou migrando ao longo dos forâmenes dos vasos ósseos. A exploração revela um tumor marrom mosqueado e amarelo muito característico, que cerca as estruturas normais em vez de as deslocar (Fig. 6.61).

A excisão cura a condição apenas se a lesão é procurada ao longo de seu caminho freqüentemente tortuoso, que pode ser circunferencial e também pode envolver toda a bainha do tendão flexor. De outro modo, a recorrência é comum [306] (Fig. 6.62). Fatores que predizem uma taxa mais alta de recorrência incluem: múltiplas lesões primárias, tumores que envolvem o

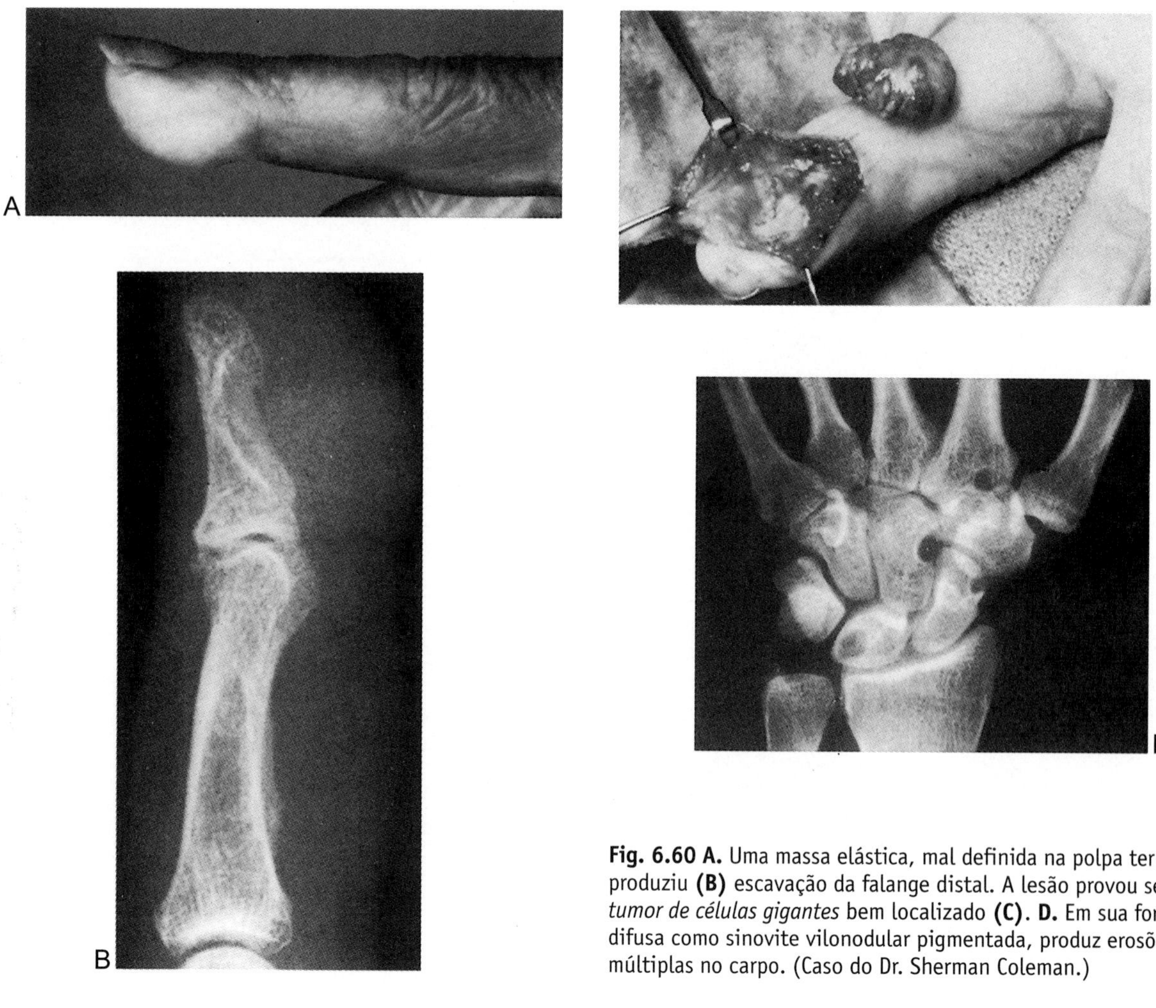

Fig. 6.60 A. Uma massa elástica, mal definida na polpa terminal produziu **(B)** escavação da falange distal. A lesão provou ser um *tumor de células gigantes* bem localizado **(C)**. **D.** Em sua forma mais difusa como sinovite vilonodular pigmentada, produz erosões ósseas múltiplas no carpo. (Caso do Dr. Sherman Coleman.)

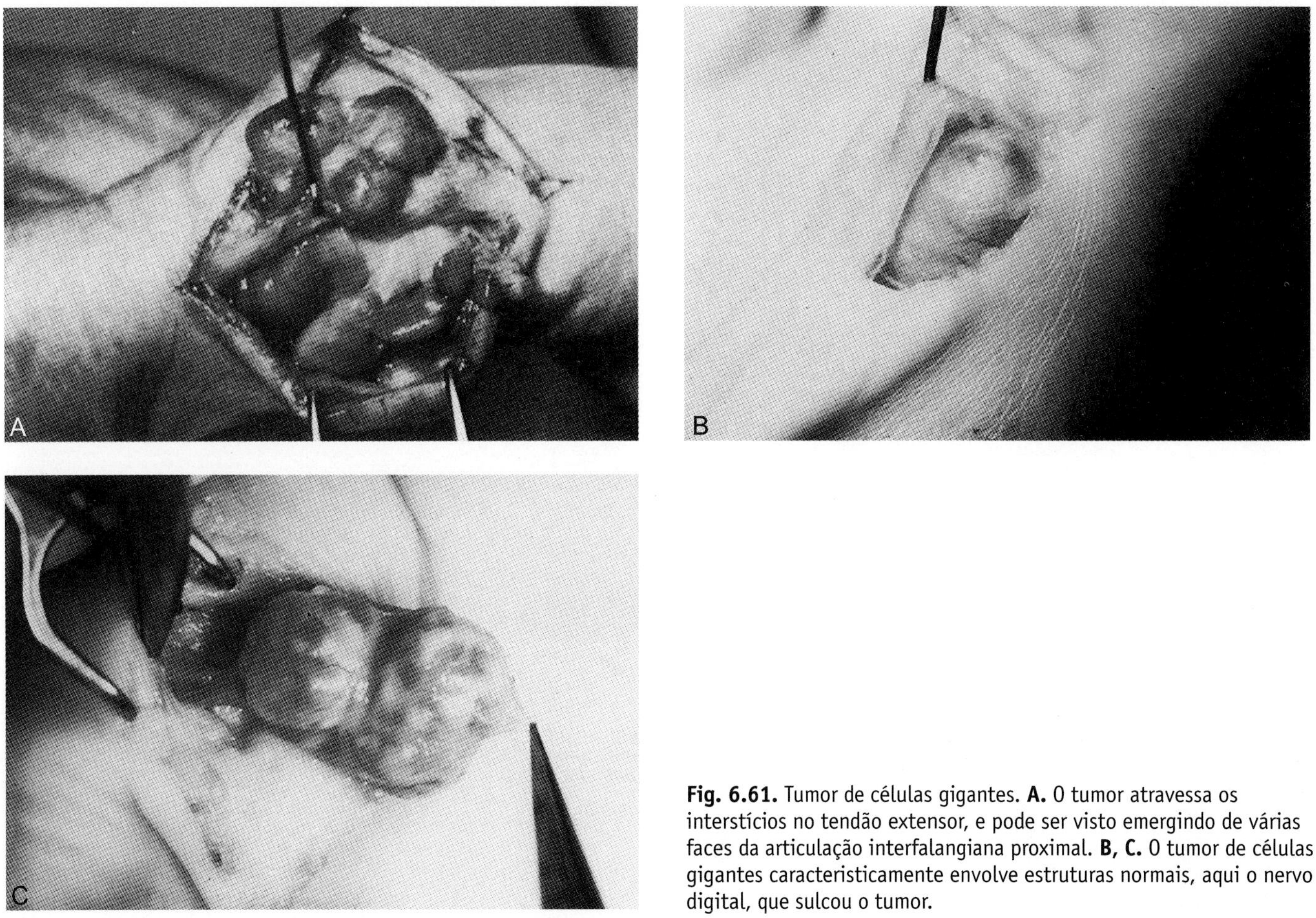

Fig. 6.61. Tumor de células gigantes. **A.** O tumor atravessa os interstícios no tendão extensor, e pode ser visto emergindo de várias faces da articulação interfalangiana proximal. **B, C.** O tumor de células gigantes caracteristicamente envolve estruturas normais, aqui o nervo digital, que sulcou o tumor.

polegar e a presença de erosão óssea[307]. Um recente trabalho sugeriu que o gene *nm23* é responsável por determinar o comportamento invasivo de tumores de células gigantes da bainha do tendão. Quando ativo, este gene impede o invasivo comportamento celular. Vários tumores de células gigantes exibem uma redução significativa na atividade de nm23, que pode ser detectada e usada como um marcador prognóstico de alto risco de recorrência[307].

Sarcoma Sinovial[317-320]

Mais comum nas extremidades, este tumor não necessariamente surge da membrana sinovial. Uma minoria presente como massas relativamente indolentes sob a pele da mão, em total contraste com a maioria, que surge da massa muscular, é maior, tem uma taxa de crescimento mais rápida, e é dolorosa. Mais de um terço dos sarcomas sinoviais tem uma fina calcificação granular, que é patognomônica quando tomada em conjunção com os fatores previamente mencionados. A disseminação precoce para linfonodos regionais é uma característica compartilhada com o HFM (fase IIb). Nas lesões maiores, as cintilografias com isótopos mostram uma zona reativa extraordinariamente vigorosa; angiogramas e TC delineiam mais a lesão e o envolvimento de linfonodos. Por outro lado, as lesões menores parecem relativamente benignas e são diagnosticadas freqüentemente apenas por biópsia excisional. A excisão ampla curará as lesões periféricas pequenas, mas a recorrência após excisão inadequada requer freqüentemente amputação (Fig. 6.63). A radioterapia pré-operatória desempenha um papel importante, seguida por excisão radical, completada por quimioterapia.

Xantoma[321-324]

Esta lesão representa uma coleção de material lipídico, usualmente em tendões extensores, encontrada em pacientes com hipercolesterolemia[321]. Não é um tumor, e é mencionado aqui primeiro para distingui-lo do tumor de células gigantes da bainha do tendão, que tem sido chamado de xantoma ocasionalmente, e segundo porque o achado destas lesões pode prever as conseqüências mais sérias da aterosclerose, o que pode ser compensado por um manejo apropriado.

VASO[325]

Fístula Arteriovenosa Adquirida (Fig. 6.64)

Esta foi descrita primeiro por William Hunter em 1757. Quase todas ocorreram após lesões penetrantes que produzem uma comunicação entre uma artéria e uma veia. A dilatação venosa começa, seguida por dilatação arterial e fluxo de sangue aumentado, que foi registrado como até 40 vezes o

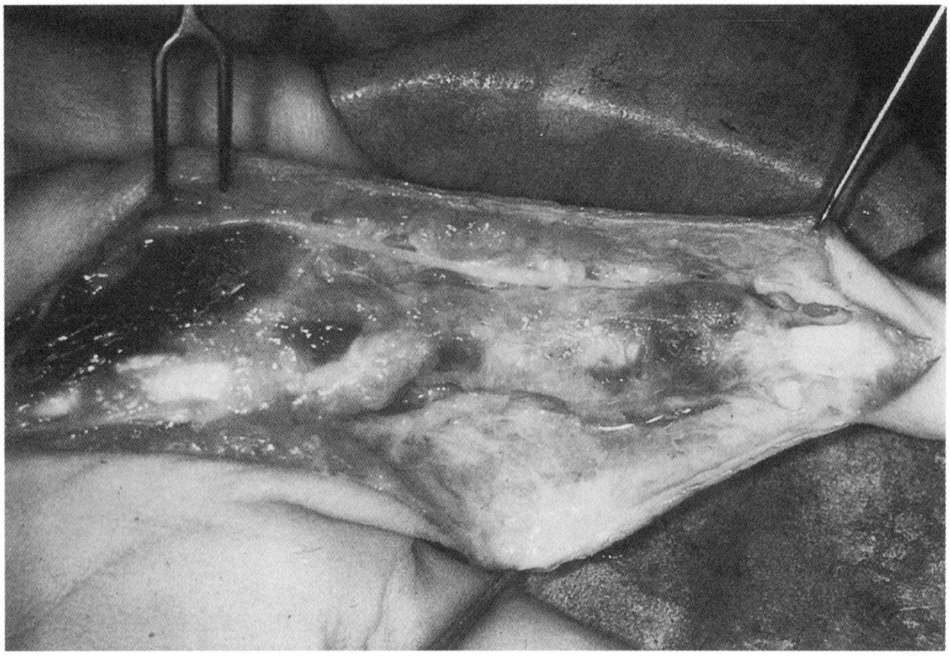

A

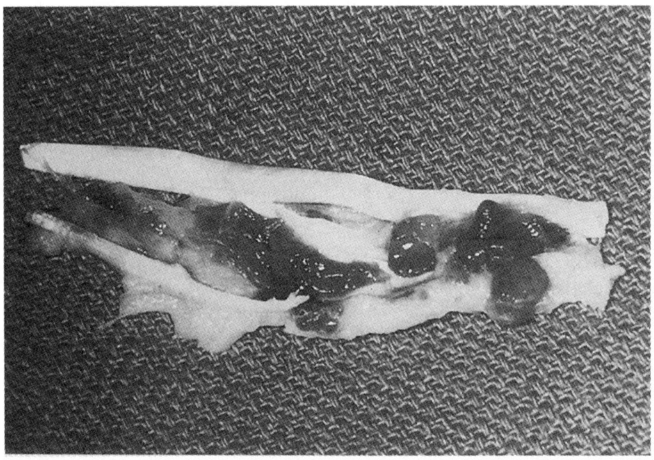

B

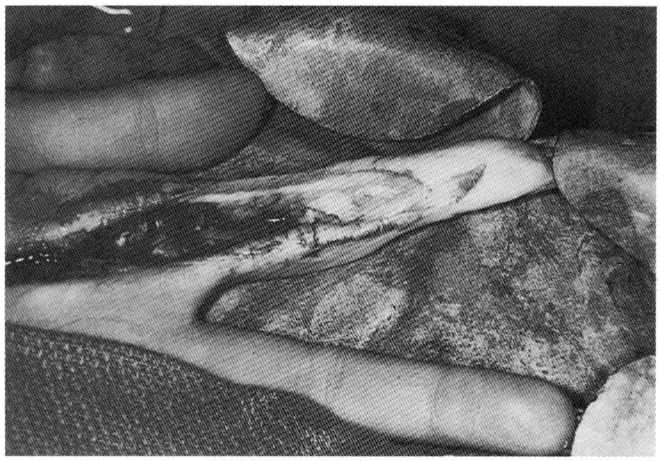

C

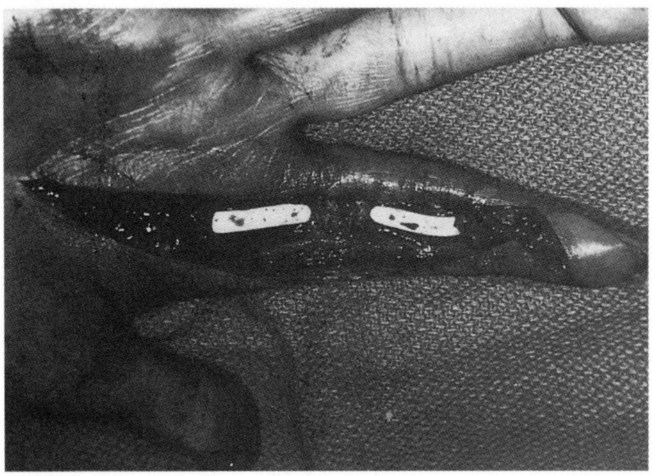

D

Fig. 6.62. Tumor de células gigantes recorrente da bainha do tendão. **A.** Este paciente tinha sofrido 13 tentativas prévias de remover o tumor de células gigantes da bainha do tendão. A amputação foi discutida e recusada. **B.** Foram excisadas todas as estruturas na superfície anterior do dedo. **C.** A liberação do torniquete revelou circulação ausente. **D.** Enxerto arterial, reconstrução da polia e enxerto de tendão de duas fases restabeleceram a função, sem evidência de recorrência depois de 2 anos.

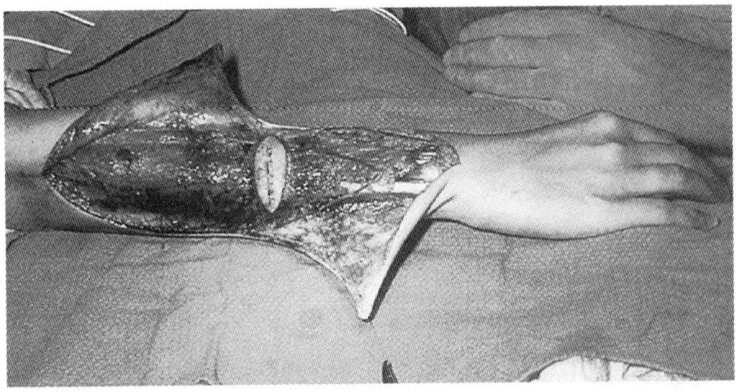

A

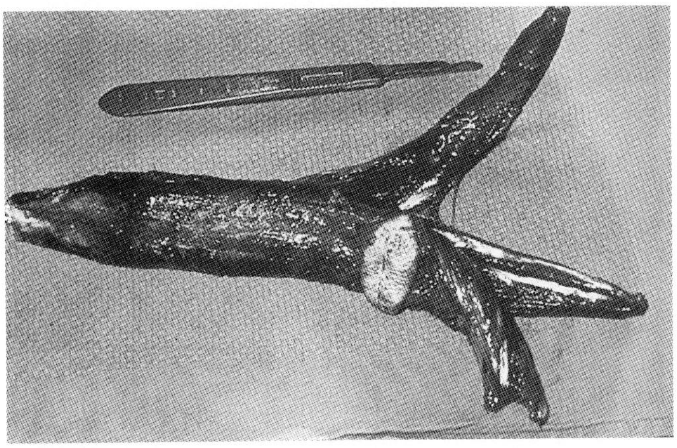

B

Fig. 6.63. Sarcoma sinovial. **A.** Este paciente tinha sofrido uma enucleação de massa dolorosa no músculo do compartimento extensor. A histologia mostrou sarcoma sinovial. **B.** Na avaliação, e após recusa de amputação pelo paciente (ela era pianista), a excisão de compartimento radical foi executada juntamente com radioterapia e quimioterapia. A paciente morreu de sarcomatose miliar pulmonar nove meses depois.

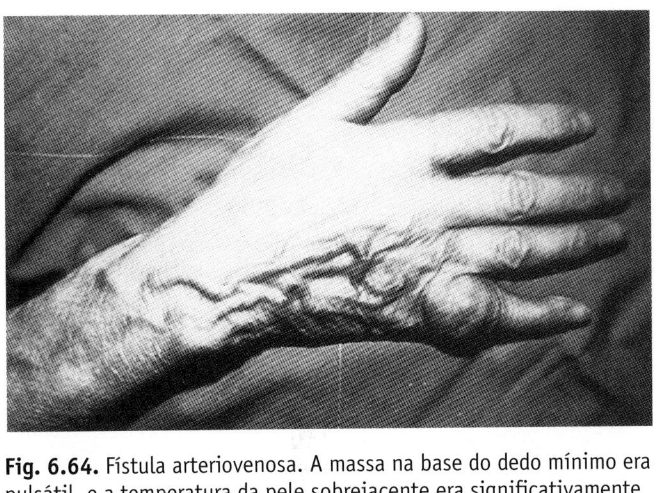

Fig. 6.64. Fístula arteriovenosa. A massa na base do dedo mínimo era pulsátil, e a temperatura da pele sobrejacente era significativamente mais alta que a do dedo normal adjacente. As veias grosseiramente varicosas (e pulsáteis) na face ulnar do dorso da mão tornaram o diagnóstico virtualmente certo.

normal. Um sopro pode estar presente ou um frêmito palpável, associado a um murmúrio de maquinaria. Eles também podem surgir iatrogenicamente ou com a finalidade de diálise ou como uma complicação de cateterização cardíaca (pág. 46). O paciente pode consultar o médico por causa da massa pulsátil ou por causa de uma ferida recente em outra parte da mão que não cicatrizou. Este é o resultado das conseqüências hemodinâmicas da arterialização da circulação venosa, tal que um fenômeno de 'roubo' resulta, resultando em isquemia distal severa, envolvendo ocasionalmente até perda de tecido. O exame revela varicosidades óbvias em um membro, que pode ou não ser hipertrofiado. A temperatura da pele sobre a lesão é elevada e, nos dígitos sujeitos ao 'roubo', diminuída. As varicosidades podem ser esvaziadas por pressão firme, mas rapidamente reenchem. Um frêmito deve ser buscado com a mão que palpa, e a ausculta deve ser executada para detectar um sopro. Quando o *shunt* arteriovenoso for severo, a pressão de pulso é muito aumentada, e o paciente está em risco de desenvolver insuficiência cardíaca de alto débito. A oclusão da artéria principal para o membro em tais circunstâncias resultará em lentificação apreciável do pulso (*reação de Nicoladoni-Branham*). Devem ser executados estudos da saturação de oxigênio do sangue venoso. Na presença de uma fístula arteriovenosa, a saturação excederá a de amostras venosas centrais.

Os sinais angiográficos (Fig. 6.65) na fístula arteriovenosa são :

- dilatação de artérias que conduzem à fístula;
- ausência distal de enchimento normal para a fístula;
- acúmulo de contraste na fístula, chamados 'flocos de neve';
- a presença de meio de contraste nas veias no primeiro filme na série angiográfica.

O paciente em diálise com problemas de 'roubo do *shunt*' tem uma mão edemaciada, azul, fria com ulceração em uma ou mais pontas dos dedos. Surpreendentemente ao exame, pulsos saltados podem ser sentidos ao longo da mão, especialmente intensos nas veias dilatadas e tortuosas. Disfunção de nervo pode acontecer. Isto é particularmente notável em fístulas arteriovenosas cirurgicamente induzidas, e a reversão da fístula restabelecerá a função do nervo perdida.

Indicações

Revisão do *shunt* no paciente em diálise resolve a situação. Na fístula arteriovenosa traumática, ao contrário da maioria das malformações arteriovenosas (MAV) congênitas, é usualmente possível localizar a comunicação anormal e ligá-la ou reconstruí-la.

Veja Green DP 1998 *Operative Hand Surgery*, 4th edn. Churchill Livingstone, New York, pág. 2287.

Aneurisma[326-335]

São encontrados três tipos de aneurisma:

- *traumático* – mais comum, invariavelmente palmar;
- *aterosclerótico* – incomum, usualmente dorsal[335];
- *micótico* – que é raro[327].

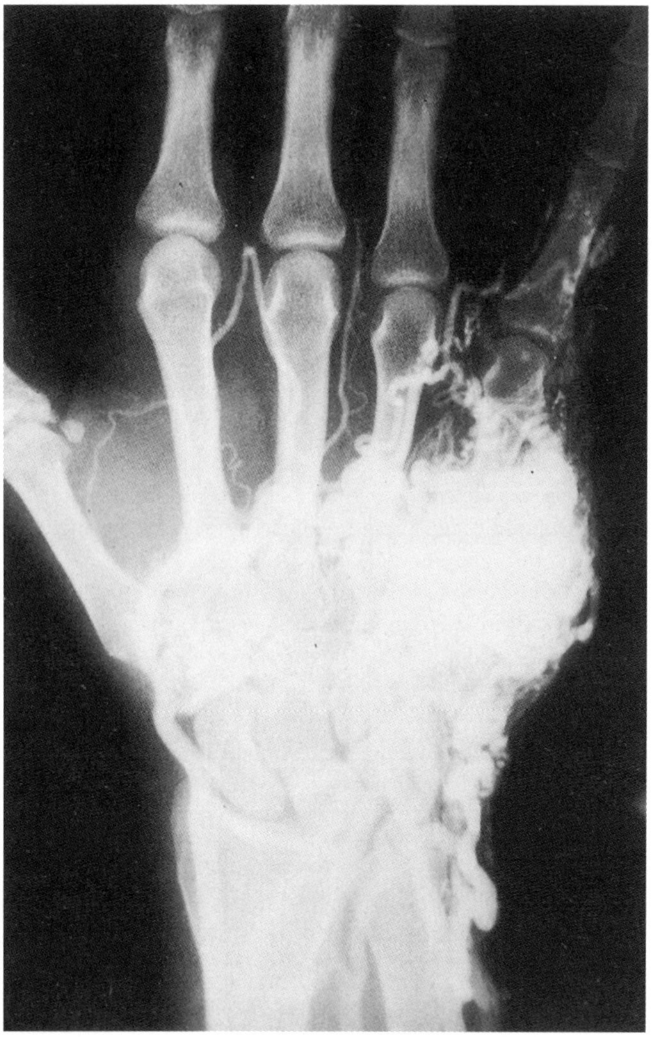

Fig. 6.65. Todas as características angiográficas da fístula arteriovenosa são mostradas neste exame, com dilatação das artérias, ausência distal de enchimento normal para a fístula, acúmulo em 'floco de neve' do contraste na fístula e a presença de contraste nas veias neste filme inicial na série angiográfica.

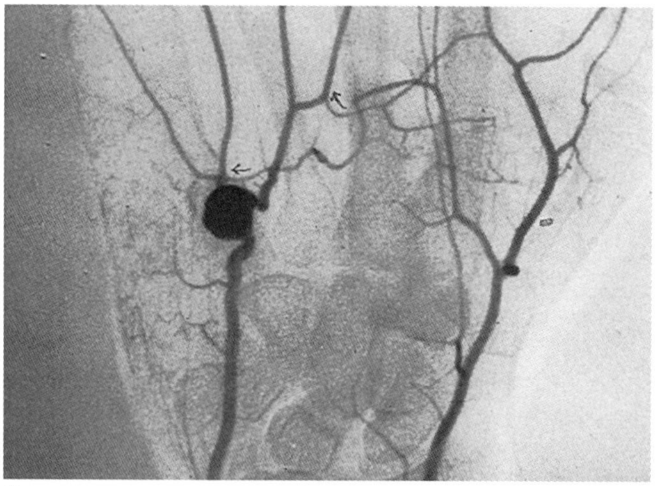

A

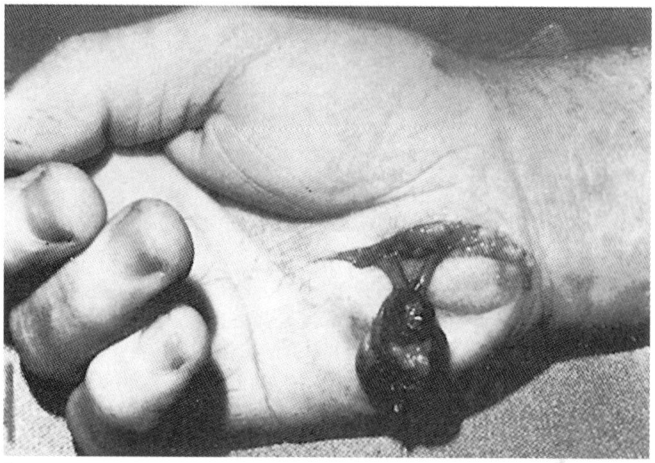

B

Fig. 6.66 A. Aneurisma traumático. **B.** Este paciente apresentou uma história de ter golpeado a mão muito violentamente sobre a face ulnar cerca de duas semanas antes, e apresentou-se com uma massa dolorosa, pulsátil. A angiografia mostrou um aneurisma evidente, que foi excisado e enxertado.

O *aneurisma traumático* (Fig. 6.66) que não é resultante de uma lesão penetrante (pág. 44) ocorre resultante de golpes repetidos para a mão, e tem uma etiologia semelhante à trombose de artéria ulnar encontrada na 'síndrome do martelo hipotenar' (pág. 252). No último a lesão é na íntima, enquanto a formação de aneurisma ocorre após a ruptura da média. Lesões penetrantes tendem a resultar em *falsos* aneurismas, nos quais a 'parede' da massa é um coágulo sangüíneo, enquanto que o trauma cego causa *verdadeiros* aneurismas, nos quais a parede do vaso é debilitada. Os locais mais comuns para tais formações aneurismáticas são:

1. *A artéria ulnar*, onde esta é exposta entre o canal de Guyon e a fáscia palmar e recobre o gancho do hamato. Lesão cega aqui produzirá um aneurisma verdadeiro ou a síndrome do martelo hipotenar (trombose).
2. *O ramo superficial da artéria radial* quando entra na eminência tenar sobre o tubérculo do escafóide.

O diagnóstico é sugerido quando o paciente queixa-se do desenvolvimento de uma massa dolorosa depois de sofrer um golpe na mão. Ele também pode queixar-se de frieza nos dedos , comumente o anular, e intolerância ao frio, que pode progredir até ulceração da polpa digital. Raramente ele pode dar sintomas indicativos de compressão do nervo ulnar (pág. 283).

A presença de uma massa pulsátil é patognomônica. Quando nenhuma pulsação é detectável, um teste de Allen positivo (pág. 249) confirmará o diagnóstico. A angiografia proverá evidência adicional, mas não será necessária na

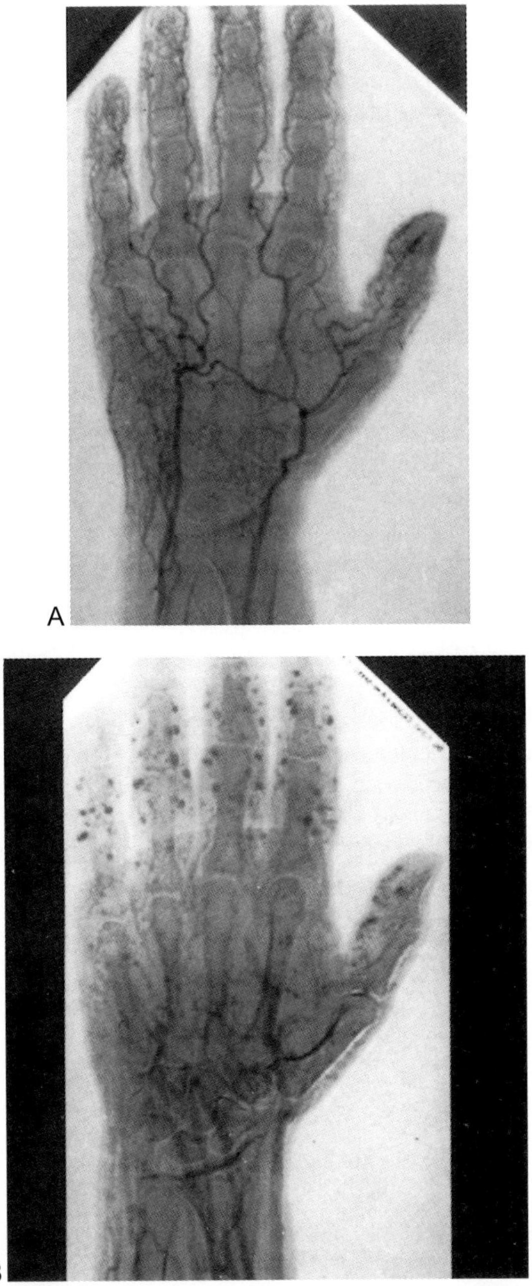

Fig. 6.67. Aneurismas venosos. Durante a fase arterial (A), estas lesões não são evidentes, mas uma vez que o angiograma entra na fase venosa, podem ser vistos múltiplos aneurismas venosos pequenos.

presença dos sintomas e sinais citados acima. O ultra-som dúplex pode ser feito inicialmente.

A excisão é indicada e, se as circunstâncias permitirem, um enxerto de veia invertido deve ser inserido.

Raramente, múltiplos aneurismas venosos pequenos podem ocorrer, usualmente em mulheres de meia-idade (Fig. 6.67). Não há nenhum tratamento possível ou necessário. Aneurismas de artéria digitais são bastante raros. Aneurismas da artéria subclávia podem acontecer em associação à síndrome do desfiladeiro torácico e podem produzir vasospasmo unilateral.

Êmbolos sépticos podem causar aneurismas hematógenos nos pontos de ramificação ou estreitamento da árvore vascular. Aneurismas micóticos são encontrados comumente em usuários de drogas intravenosas. A fraqueza dos vasos localizada, resultante das anormalidades do colágeno, acontece na osteogênese imperfeita tardia. Outras doenças como a síndrome de Kawasaki, a doença de Berger e a arterite granulomatosa, podem produzir uma dilatação aneurismática.

MASSAS VASCULARES CONGÊNITAS

Tais lesões apresentam-se com aumento de volume, ou alterações na cor da pele, ou perturbações evidentes no fluxo de sangue pelo membro envolvido ou qualquer combinação dos três. As decisões freqüentemente difíceis de serem feitas no manejo destas lesões são mais adiante complicadas pela nomenclatura confusa. A organização foi levada à confusão pelo conceito de *dinâmica celular*[343]. Aquelas massas vasculares que crescem por proliferação celular são reconhecidas pelo sufixo 'oma', e são consideradas a seguir na seção sobre hemangioma. Como discutido lá, tais massas mostram crescimento maior que o experimentado pela criança, seguido depois por regressão. Outras lesões vasculares que não mostram nenhuma tendência de tal crescimento são chamadas malformações. Hemangiomas e malformações podem ser dinâmicas, tornando difícil ou impossível a distinção clínica entre os dois. Se há ou não distúrbio de fluxo é a base para a classificação de malformações vasculares congênitas.

Malformação Vascular Congênita[337-343]

'Baixo fluxo' (Capilar). Estas são caracterizadas por descoloração cor-de-rosa à roxa da pele e incluem manchas de vinho do porto e nevo *flammeus*; pequenas ou muito extensas; freqüentemente presentes em associação a outras malformações, de baixo ou alto fluxo, que são responsáveis por qualquer sintoma. Nenhum tratamento é necessário, mas a excisão pode ser solicitada por motivos estéticos.

'Baixo fluxo' (malformações venosas). Estes são os tipos mais comuns no grupo de baixo fluxo, que inclui aproximadamente 40%, e pode ser localizado ou difuso. Eles incluem o hemangioma cavernoso da terminologia antiga. São caracterizados por crescimento lento, comensurável, compressibilidade (especialmente quando o membro é elevado) e flebólitos. Clinicamente, eles podem ser de qualquer tamanho. Se grandes e difusos, eles podem ser associados a crescimento excessivo do esqueleto. Os pacientes podem queixar-se de dor. Isto pode ser devido à distensão com dependência, trombos subcutâneos localizados, ou o volume de uma lesão grande. A RM é o melhor teste diagnóstico inicial e cada vez mais é usada. A excisão de lesões pequenas apresenta poucos problemas (Fig. 6.68). A recorrência após a excisão de tais lesões localizadas é de apenas 2%, mas a escleroterapia com etanol é atualmente cada vez mais usada como alternativa. Ressecções em fases podem ser necessárias para lesões maiores, mas malformações venosas difusas improvavelmente serão curadas por res-

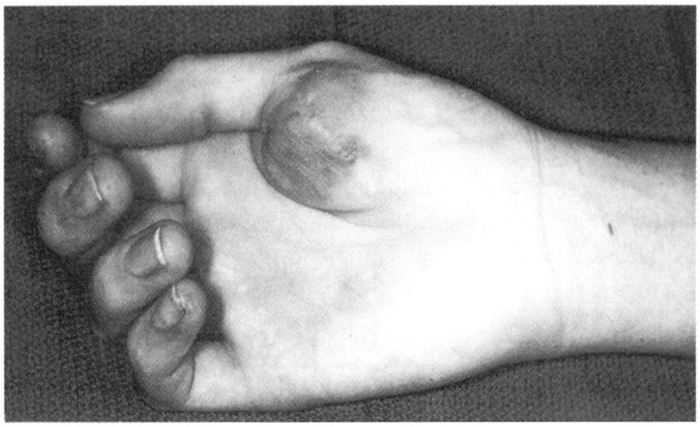

A

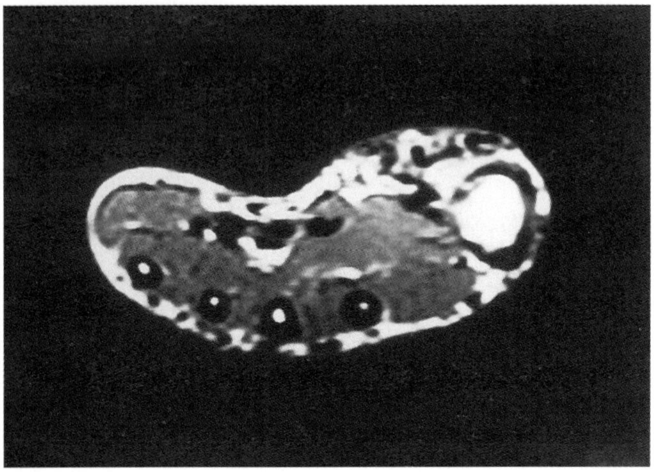

B

Fig. 6.68. Malformação venosa de 'baixo-fluxo'. **A.** Este paciente apresentou aumento súbito dos sintomas na puberdade. **B.** A RM mostrou que a lesão era relativamente superficial e portanto ressecável.

secção[344,345]. Os procedimentos de esclerografia não levam a complicações hemodinâmicas, mas podem causar problemas com estruturas vitais e com a cicatrização de feridas. A cobertura com retalho pode ser necessária se houver envolvimento de pele extenso. A dissecação interna dos nervos não é recomendada, devido à possibilidade de precipitar distrofia simpática reflexa. O *laser* ítrio-alumínio-granada (YAG) tem sido usado para excisão. Se forem necessárias cirurgias múltiplas, o cirurgião deve evitar reoperar pelo local prévio. Os pacientes precisam ser cuidadosamente triados pré-operatoriamente para assegurar que as lesões ainda são lesões de baixo fluxo e não há nenhum problema de coagulação. A ligadura apenas é inútil. Artigos de vestuário compressivos são efetivos no alívio da dor devida à dependência do membro (Fig. 6.69).

Baixo fluxo (linfáticos e linfático-venosos). Erroneamente chamados linfangiomas,[392] estes podem (como as malformações venosas) ser pequenos ou grandes, envolvendo um dígito, a mão ou o braço inteiro e a parede torácica. O crescimento excessivo do esqueleto pode estar presente. Os problemas são principalmente os de função e aparência (Fig. 6.70), mas celulite problemática, recorrente, necessitando hospitalização pode apresentar-se, devido a estreptococos beta-hemolíticos. A definição de lesões grandes é impossível (Fig. 6.71); a linfangiografia não é aconselhável, porque ajuda pouco e precipita celulite. A excisão de lesões pequenas é simples. A compressão não dá o alívio proporcionado àqueles com lesões puramente venosas. A esclerografia em estágios ou mesmo amputação podem ser necessários.

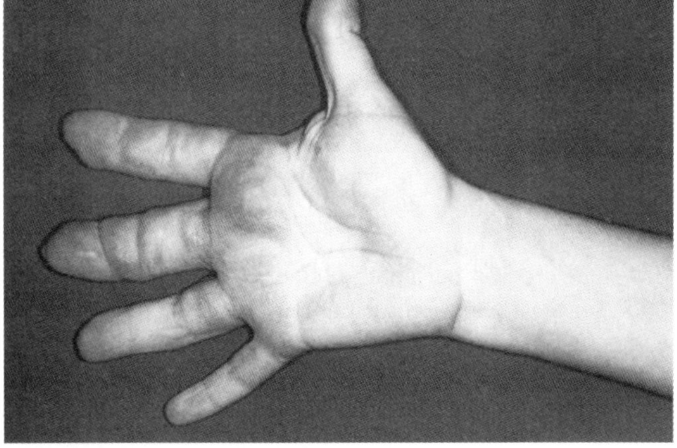

A

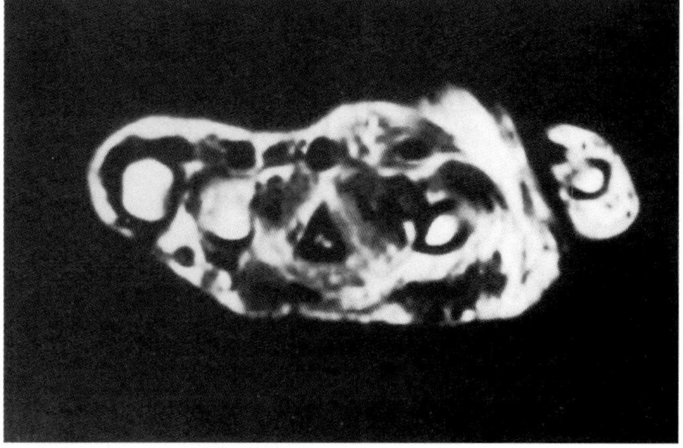

B

Fig. 6.69. Malformação venosa de 'baixo-fluxo'. **A.** Este paciente apresentou aumento dos sintomas à puberdade. **B.** A RM mostrou que a lesão estava ao redor do terceiro metacarpiano e envolvia os espaços dorsal e palmar. A lesão *não* era ressecável. Uma vestimenta de compressão foi recomendada e usada.

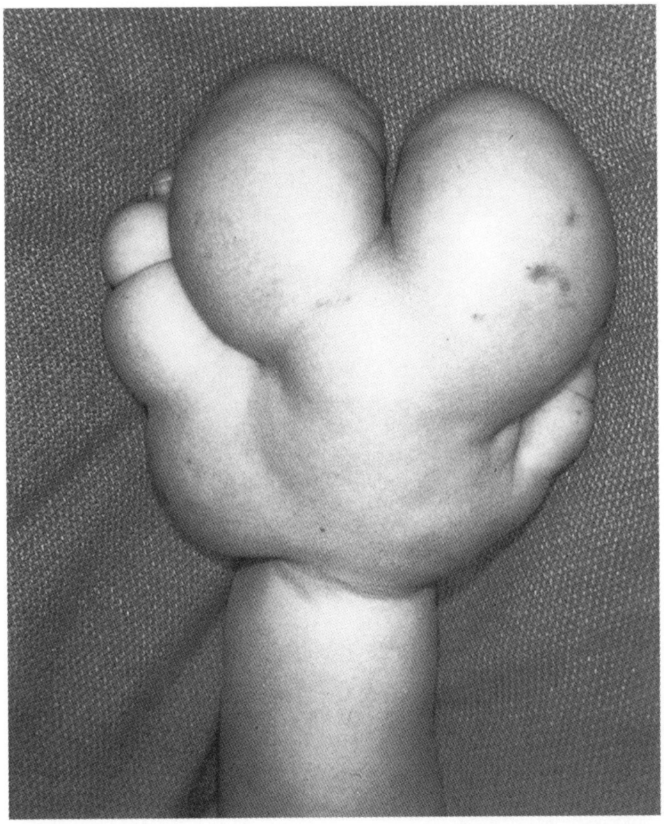

A

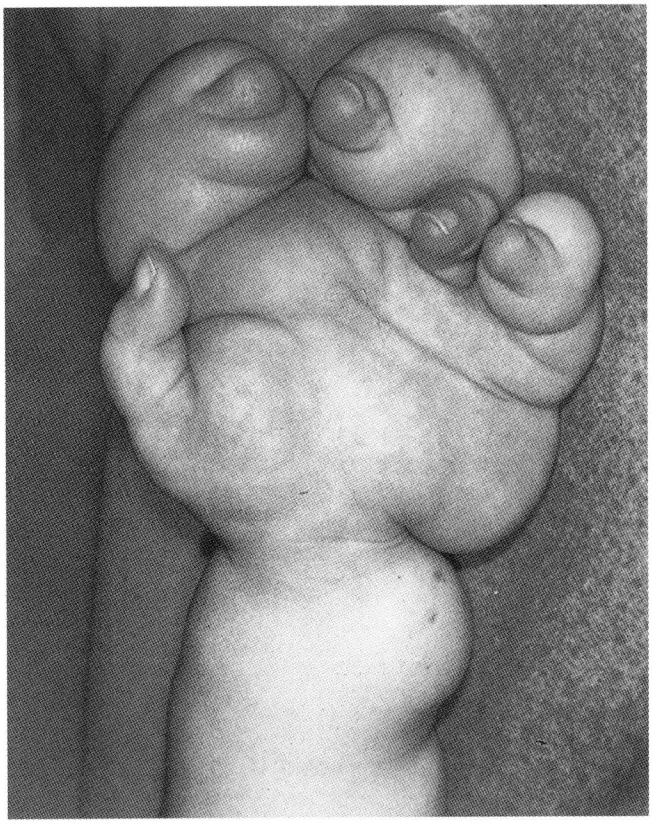

B

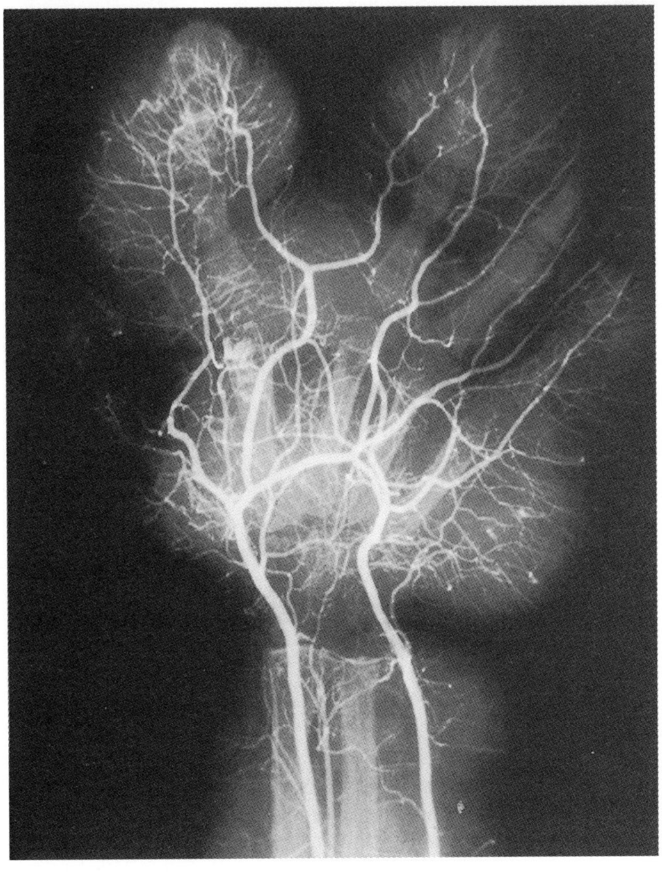

C

Fig. 6.70. Malformação linfático-venosa de 'baixo-fluxo'. **A, B.** Esta lesão resultou em perturbação da função e preocupação com a aparência, com crescimento excessivo do esqueleto subjacente dos dedos indicador e médio. **C.** A angiografia mostrou um rubor relativamente precoce significativo, que sugere uma lesão linfático-venosa.

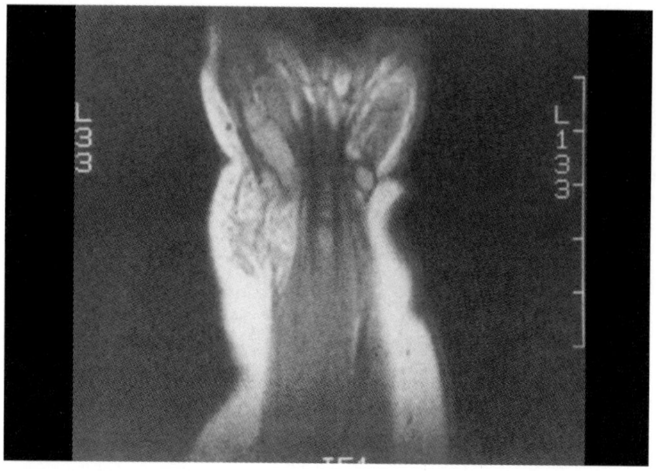

Fig. 6.71. Malformação linfática de 'baixo-fluxo'. Inicialmente considerada uma lesão bem localizada e assim demonstrada na RM após a excisão, esta lesão mostrou mais adiante recorrência proximal no membro. Uma vestimenta de compressão foi recomendada.

Malformações Arteriovenosas

Há três categorias:

- fístula de tronco[345];
- malformações arteriovenosas difusas – afetando todo o membro[343-347];
- malformações arteriovenosas localizadas – afetando uma parte isolada do membro superior ou um único dígito[343,345,346,348].

Fístulas de tronco e malformações arteriovenosas difusas tendem a ser de alto fluxo. Malformações arteriovenosas localizadas tendem a ser de baixo fluxo.

'Alto fluxo' (arterial) (= malformação arteriovenosa, MAV). Semelhante na maioria dos aspectos à fístula arteriovenosa adquirida (veja acima), estas malformações podem apresentar-se ao nascimento, puberdade (Fig. 6.72), gravidez, ou após trauma. As últimas três também podem precipitar alterações sintomáticas em malformações previamente assintomáticas (Fig. 6.73). O fluxo é dirigido pelas fístulas de baixa resistência ao invés do leito capilar de alta resistência, o que leva à dilatação, espessamento, e tortuosidade das veias inicialmente, seguido pelas artérias. O fluxo potencial pela fístula pode ser maior do que a irrigação arterial pode proporcionar, e o fluxo retrógrado na árvore arterial distal pode acontecer, conduzindo à isquemia distal e descompensação cardiovascular. As lesões são quentes, pulsáteis, e têm um 'frêmito' ao toque e um 'sopro' à ausculta. Os dígitos não envolvidos são frios, resultante de má perfusão devido ao *fenômeno de 'roubo'*, e podem mostrar *ulceração* ou feridas que não cicatrizam. A *dor*, devida tanto à massa como à isquemia, é constante. Coagulopatia de *consumo* pode acontecer, e esta contribui à hemorragia descontrolada que pode ser resultante de uma lesão à malformação. *Insuficiência cardíaca congestiva* pode ser resultante do débito cardíaco alto induzido pelo *shunt* (Fig. 6.74).

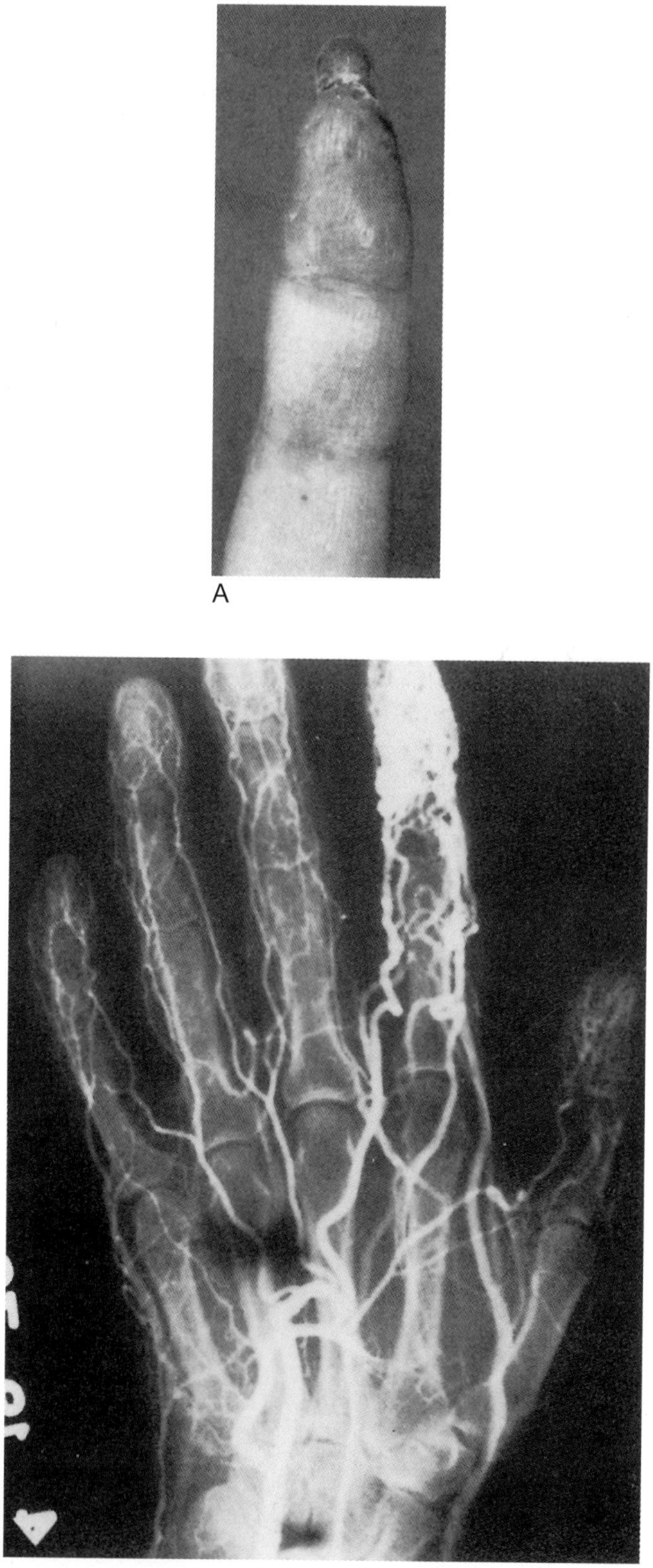

A

B

Fig. 6.72. Este paciente apresentou intolerância ao frio e necrose incipiente da ponta do dedo logo após a puberdade **A.** O exame revelou que o dedo era pulsátil, e a arteriografia **(B)** mostrou uma fístula arteriovenosa traumática. A amputação em raio foi curativa.

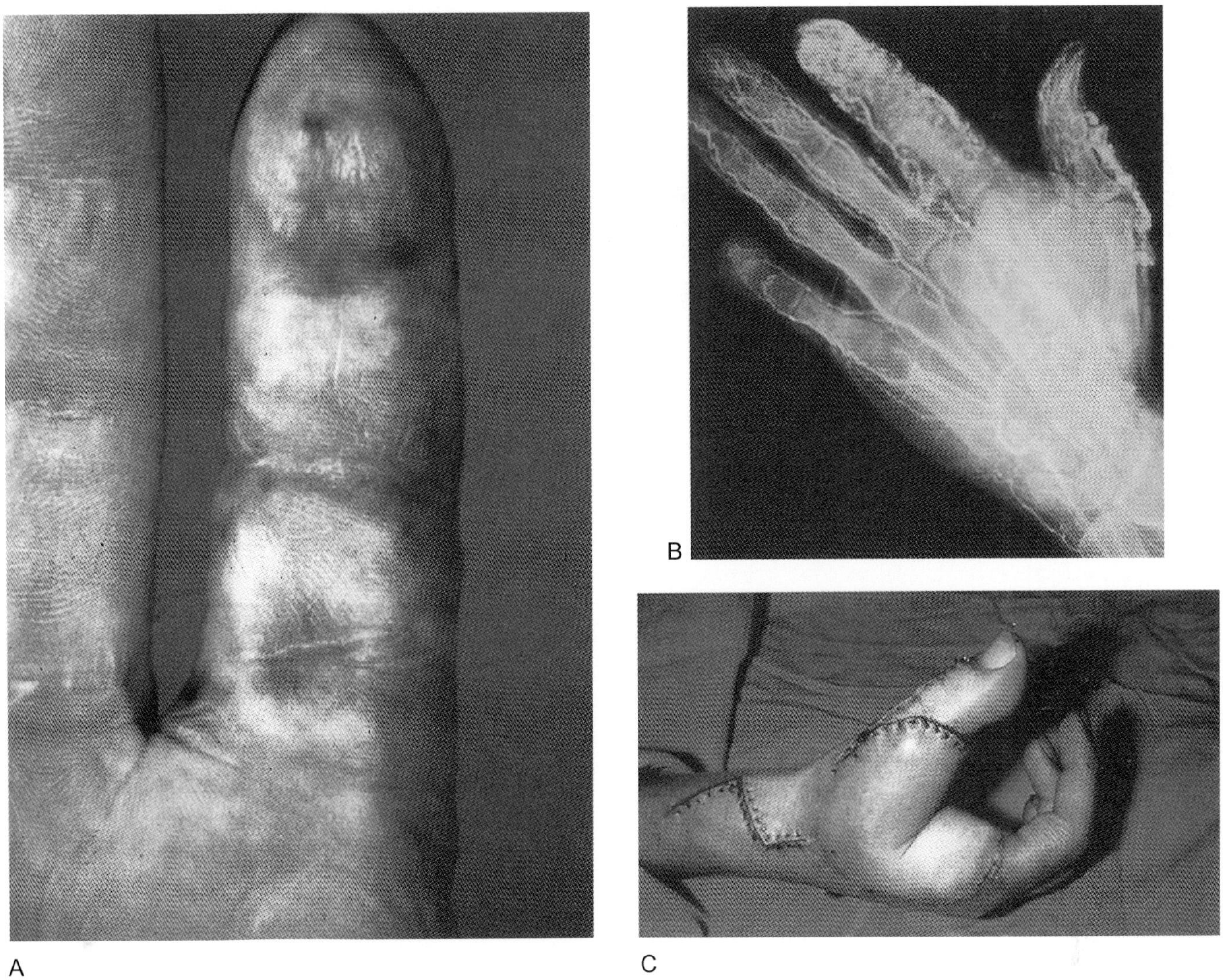

Fig. 6.73. Malformação arteriovenosa de 'alto fluxo'. **A.** Este paciente apresentou na meia-idade um aumento súbito em uma malformação preexistente após lesão menor, com dor contínua intratável na mão dominante, impedindo o trabalho e o sono. **B.** Angiogramas revelaram envolvimento do polegar e do dedo indicador. **C.** A dor foi aliviada por amputação do indicador e do polegar, e a função restabelecida por reconstrução usando um retalho inguinal pediculado e uma grande transferência do dedo do pé.

Em tais casos, a reação de Nicoladoni-Branham será positiva – uma lentificação do pulso com oclusão por torniquete do fluxo para o membro afetado. Quaisquer dos quatro – roubo, coagulopatia, hemorragia, ou insuficiência – podem necessitar tratamento. Vestimentas compressivas são inicialmente usadas. Investigações envolvem ultra-som dúplex, radiografia, RM e arteriografia. A embolização seletiva tem (até agora) um pequeno papel a desempenhar na extremidade, por medo de isquemia digital. A embolização inicial, seguida por excisão cirúrgica em 24-48 horas, pode ajudar. A ligadura dos vasos de alimentação não tem nenhum valor. Falha em excisar o vaso que une as artérias e as veias e leva à recorrência. A excisão parcial resulta freqüentemente em 100% de recorrência, com extensão proximal da lesão e piora dos sintomas. Excisão que se acredita ser total também apresenta uma taxa de recorrência perturbadoramente alta[340], pode requerer reconstrução complexa, e é complicada por desarranjo da ferida e função do membro reduzida. A amputação pode ser a única alternativa – e pode falhar.

Hemangioma[349-355]

Mulliken e Glowacki[349] estudaram a histologia de 49 espécimes cirúrgicos removidos dos pacientes e reclassificaram os termos descritivos originais aplicados a tumores vasculares para hemangiomas e malformações, como ilustrado nas Tabelas 6.2 e 6.3[350].

Trinta por cento dos hemangiomas são visíveis ao nascimento. Entre 70 e 90% aparecem antes de 1 mês de idade. Os hemangiomas são caracterizados por três fases de crescimento:

- *Fase I* – na fase de crescimento rápida inicial, na qual o hemangioma alcança seu tamanho máximo antes de 10-12 meses. Ao término desta fase proliferativa o tumor é firme.

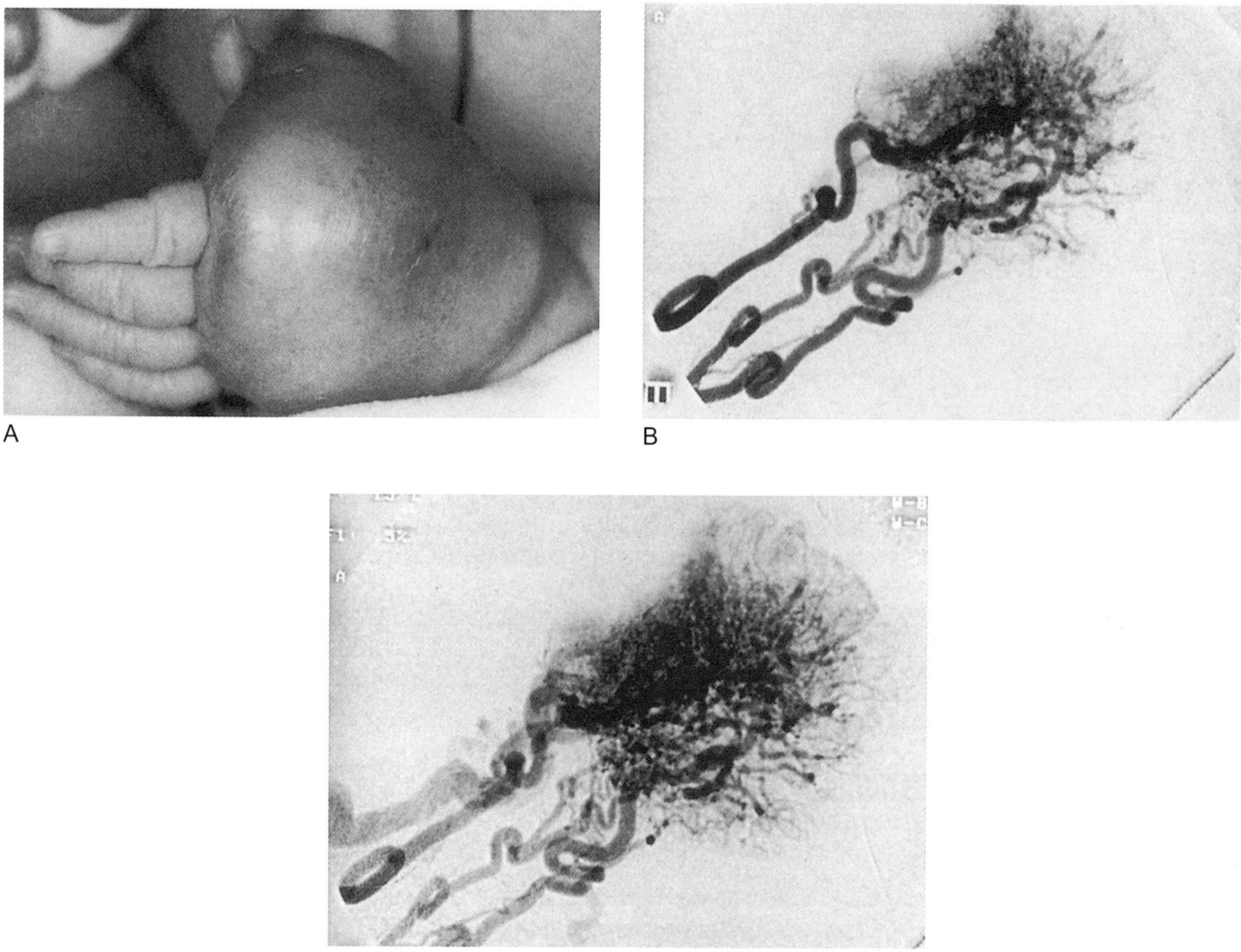

Fig. 6.74. Malformação arterial de 'alto fluxo', ou hemangioma? **A.** Esta criança apresentou ao nascimento uma massa pulsátil sobre o dorso da mão esquerda. Ela teve insuficiência cardíaca congestiva moderada, que foi controlada com medicamento. **B, C.** A angiografia mostra tortuosidade considerável nas artérias radial, ulnar e intra-óssea com enchimento rápido e fluxo de saída venoso rápido, desta lesão. A lesão mais tarde se resolveu após o tratamento conservador, provando ser um hemangioma.

Tabela 6.2 Tradução da terminologia antiga para anomalias vasculares em hemangioma ou malformação

Hemangioma	*Terminologia antiga*	*Malformação*
←	Capilar	
←	• Morango	
	• Vinho do porto →	CAPILAR
←	Capilar-cavernoso	
	Cavernoso →	VENOSO
	Venoso → (VENOSO)	
	Hemangiolinfangioma → (VENOSO, LINFÁTICO)	LINFÁTICO
	Linfangioma → (LINFÁTICO)	
	Arteriovenoso →	ARTERIOVENOSO

De: Mulliken J B 1988 Classification of vascular birthmarks. In: Mulliken J B, Young A E (eds) *Vascular birthmarks: haemangiomas and malformations*. W B Saunders, Filadélfia, pág. 32, com permissão.

Tabela 6.3 Características das anomalias vasculares

Hemangioma	*Malformações*
Clínicas	
Usualmente nada visto ao nascimento,30% como uma mácula vermelha Rápida proliferação pós-natal e lenta involução Proporção feminino:masculino 1:1	Todas presentes ao nascimento, podem não ser evidentes Crescimento comensurável; pode crescer resultante de trauma, sepse, modulação hormonal Proporção feminino: masculino 3:1
Celular	
Endotélio intumescido, crescimento aumentado, Mastócitos aumentados Membrana basal multilaminada Formação de túbulo capilar *in vitro*	Endotélio plano; crescimento lento Membrana basal fina normal Contagem de mastócitos normal Crescimento endotelial pobre *in vitro*
Hematológicas	
Encarceramento de plaquetas primário: trombocitopenia (Síndrome de Kasabach-Merritt)	Estase primária (venosa); coagulopatia consumptiva localizada
Radiológicas	
Achados angiográficos: coloração parenquimatosa lobular intensa, bem circunscrita, com vasos equatoriais	Achados angiográficos: difusa, sem parênquima Baixo fluxo: flebólitos, ectásicos Alto fluxo: artérias aumentadas e tortuosas com *shunt* arteriovenoso
Esqueléticas	
Infrequente 'efeito de massa' no osso adjacente, hipertrofia rara	Baixo fluxo: distorção, hipertrofia ou hiperplasia Alto fluxo: destruição, distorção ou hipertrofia

De: Mulliken J B 1988 Classification of vascular birthmarks. In: Mulliken J B, Young A E (eds) Vascular birthmarks: haemangiomas and malformations. W B Saunders, Filadélfia, pág. 35, com permissão.

- *Fase II* – o início da involução, o crescimento reduz a velocidade e fica proporcional ao crescimento da criança. 'Manchas precursoras' cinzentas começam a aparecer com aproximadamente 12 meses.
- *Fase III* – involução, na qual há uma regressão da lesão. Cinqüenta por cento regridem antes de 5 anos de idade e 70% antes dos 7 anos, deixando freqüentemente uma área com pele enrugada, telangiectasia e uma massa de tecidos moles residual.

As células endoteliais em hemangiomas são espessas e têm uma taxa alta de crescimento, que parece ser regulado por fatores angiogênicos. Alguns propuseram uma base hormonal para estes crescimentos. Certamente há níveis elevados de 17-beta-estradiol, que respondem à terapia esteróide. Na fase proliferativa a lesão cresce claramente mais rapidamente que a criança, mostra captação aumentada de ^{3}H-timidina e atividade de mastócito. Se a lesão está na derme superficial, um 'hemangioma em morango' ocorre. Se elas envolvem vasos mais profundos, maiores, são chamadas 'hemangiomas cavernosos' e podem ter todas as complicações de uma malformação arterial de alto fluxo – roubo, coagulopatia, hemorragia, insuficiência cardíaca congestiva – e na verdade pode ser clinicamente indistinguível (veja Fig. 6.74). Embora a involução possa acontecer no futuro, estas complicações da lesão maior proliferante podem ser fatais. A ulceração e a infecção secundária são comuns em hemangiomas mais superficiais (Fig. 6.75A). Com aproximadamente 12 meses de idade, áreas cinzentas chamadas 'manchas precursoras' aparecem, a cor fica freqüentemente mais clara, com uma linha vermelha marginal (Fig. 6.75B) e ocorre involução. O manejo é conservador, com tranqüilização repetida dos pais, que assistem ao crescimento do hemangioma com compreensível alarme e desconfiança. Mesmo a ulceração, que é vista em 30% dos pacientes, ou sangramento, não necessariamente são indicações para excisão. A compressão pode ser útil. Se lesões cavernosas causam insuficiência cardíaca ou trombocitopenia (síndrome de Kasabach-Merritt) então os esteróides sistêmicos podem acelerar a involução. Em tumores raros, extensos, complicados, uma excisão radical (incluindo amputação) pode ser forçada ao cirurgião relutante, em uma tentativa de salvar a vida – e isso pode falhar (Fig. 6.76).

Tumor Glômico[356-372] (Fig. 6.77)

Apresenta um crescimento benigno que contém todas as células do aparato glômico normal, a qual é uma anastomose arteriovenosa localizada na derme e utilizada para controlar a circulação da pele. É em essência um hamartoma, e as células glômicas são semelhantes às células de músculo liso ao redor da face externa de grandes canais vasculares dentro do corpo do glômus. Há uma tríade de sintomas de dor paroxística, sensibilidade em pontos e sensibilidade ao frio. O tumor glômico

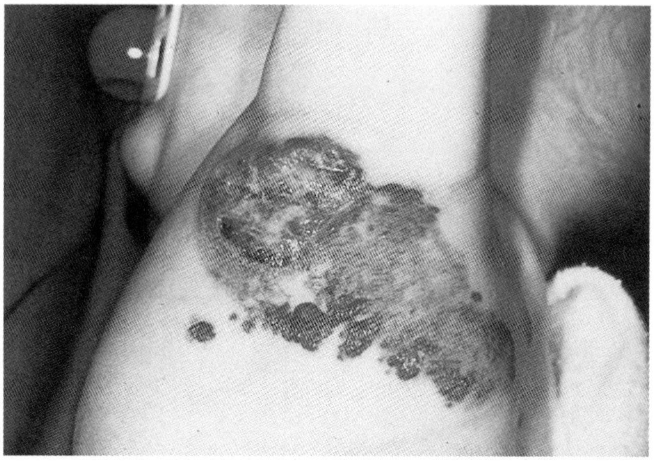

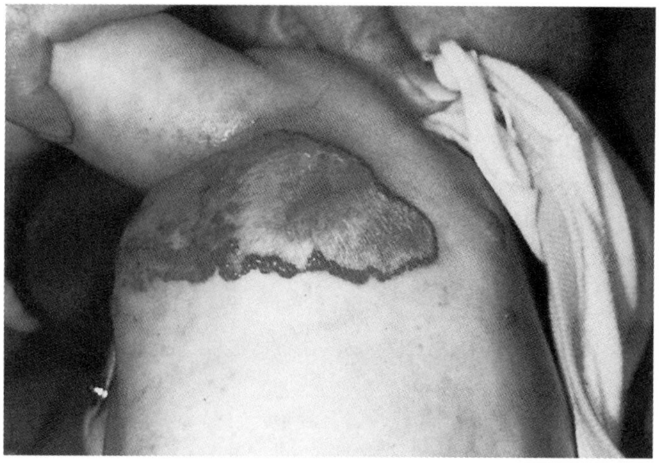

A B

Fig. 6.75. Hemangioma. **A.** Ulceração e sangramento causaram preocupação quanto a esta grande lesão na axila de uma criança de três meses. O manejo conservador foi seguido. **B.** Seis meses depois, a lesão que tinha ficado um pouco menor, mostrava algumas áreas cinzentas e uma linha vermelha marginal. Nenhuma cirurgia foi necessária, e a criança tem atualmente dois anos, sem problemas.

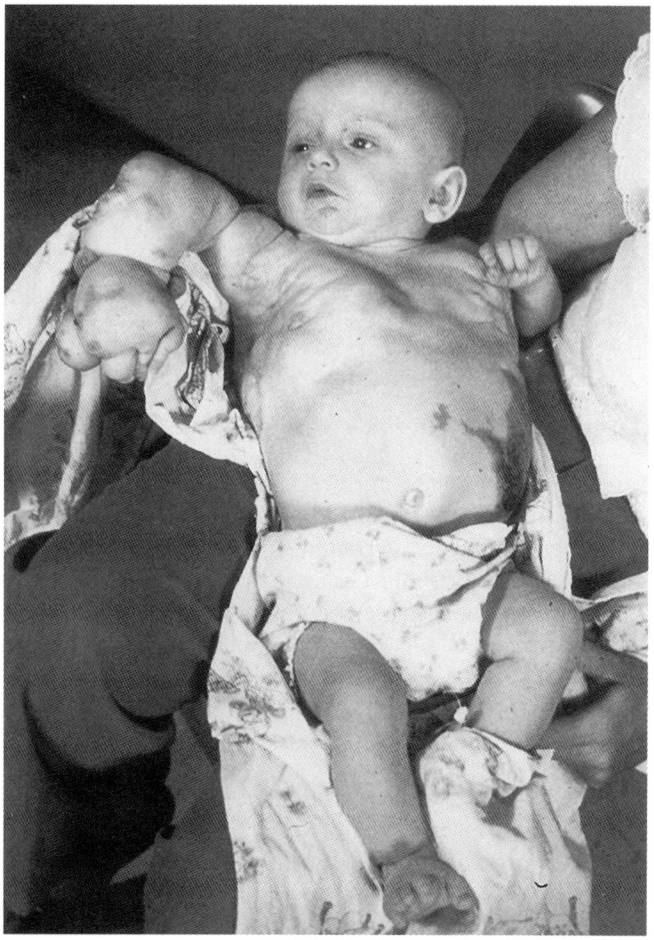

Fig. 6.76. Um enorme hemangioma cavernoso envolvia a extremidade superior e o tórax inteiro. A criança morreu antes que qualquer cirurgia pudesse ser planejada. A confecção de um procedimento bem-sucedido teria sido impossível.

é usualmente solitário, mas pode ser múltiplo. Pode apresentar-se como uma massa, Riddell e Martin[368] relataram um de tamanho incomum. Porém, mais comumente o paciente não apresenta massa, mas apenas *dor*, de natureza espasmódica e excruciante. Às vezes ativada por trauma ou mero contato, mais freqüentemente ela é completamente espontânea, irradiando do local do tumor de maneira lancinante. É precipitada caracteristicamente por exposição ao frio e aliviada pelo calor, embora possa ser sensível a qualquer alteração de temperatura.

O *exame*, se o tumor pode ser localizado – porque sua situação mais comum é sob a unha –, revela uma placa inexpressiva, pequena e purpurácea na pele (Fig. 6.78). A dor característica pode ser provocada pelo uso de *spray* de cloreto de etila.

A *sensibilidade* é extrema e muito bem localizada. Esta é mais bem demonstrada pelo *'teste do alfinete de Love'*[363], no qual a cabeça de um alfinete é pressionada ao redor da área, chegando ao tumor finalmente. Só então a dor é sentida.

Cinqüenta por cento dos casos não têm nenhum sinal objetivo. Pode ser detectado por imagem. A RM pode detectar tumores de aproximadamente 5 mm, mas ultra-som descobrirá tumores de 2 mm.

NEOPLASIAS VASCULARES BENIGNAS

Neoplasias benignas incluem o angioleiomioma[336] que surge do músculo liso na média da parede venosa. Há um tumor de grau intermediário, o hemangioendotelioma[373-378], às vezes difícil de distinguir de um angiossarcoma. Um diagnóstico histológico de hemangioendotelioma não deve ser aceito se o comportamento clínico incluir uma massa vascular de crescimento rápido, com hemorragia descontrolada, infecção e destruição óssea. Devem ser empreendidas biópsias repetidas, e a pessoa em geral não deve confiar no tratamento com esteróides, interferon, ou terapia clínica sem assegurar-se da natureza benigna da lesão.

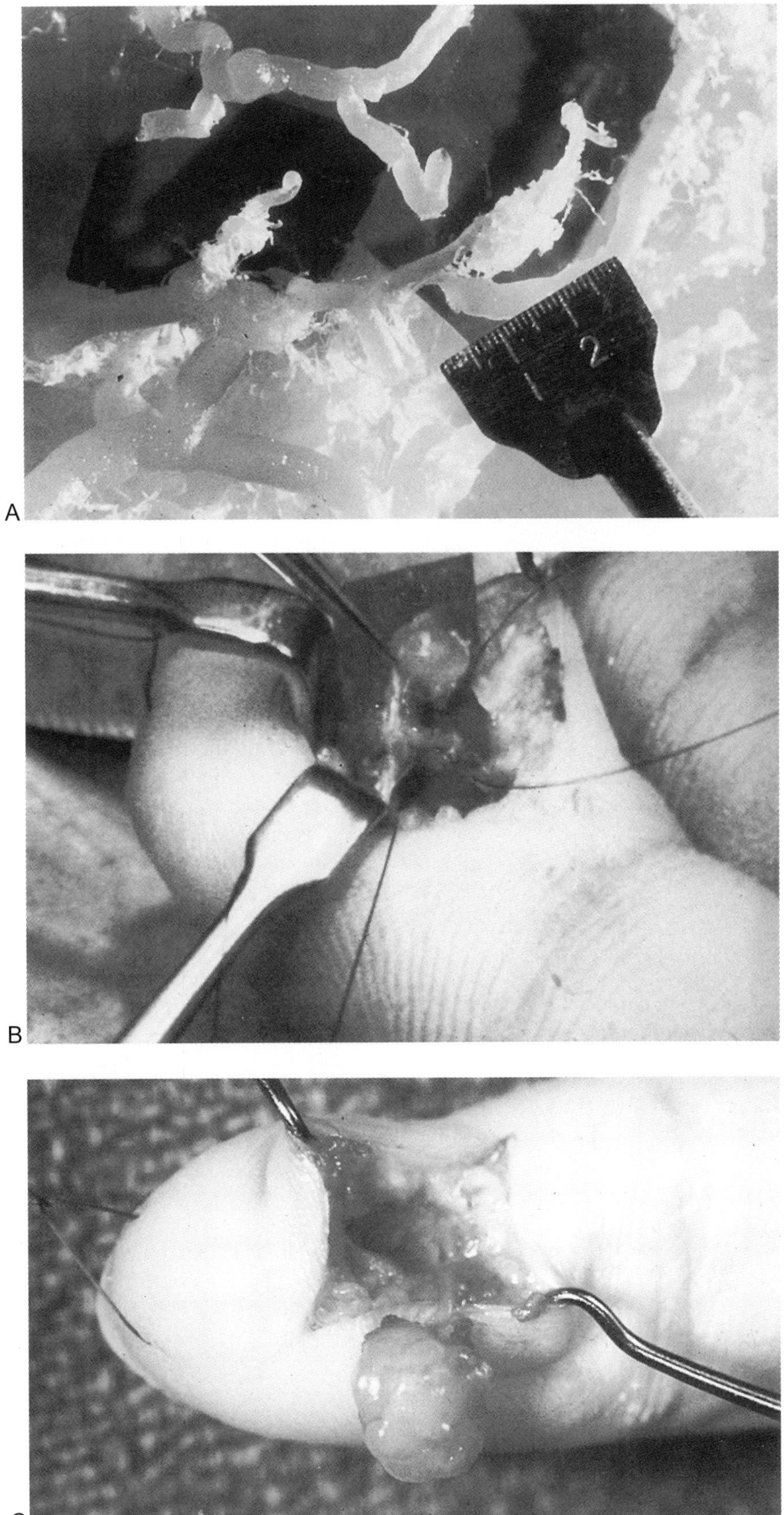

Fig. 6.77. Tumor glômico. **A.** Um corpo de glômus em um espécime da polpa humana. A régua mostrada ao lado está em décimos de milímetro. **B, C.** Tumores glômicos no momento da excisão.

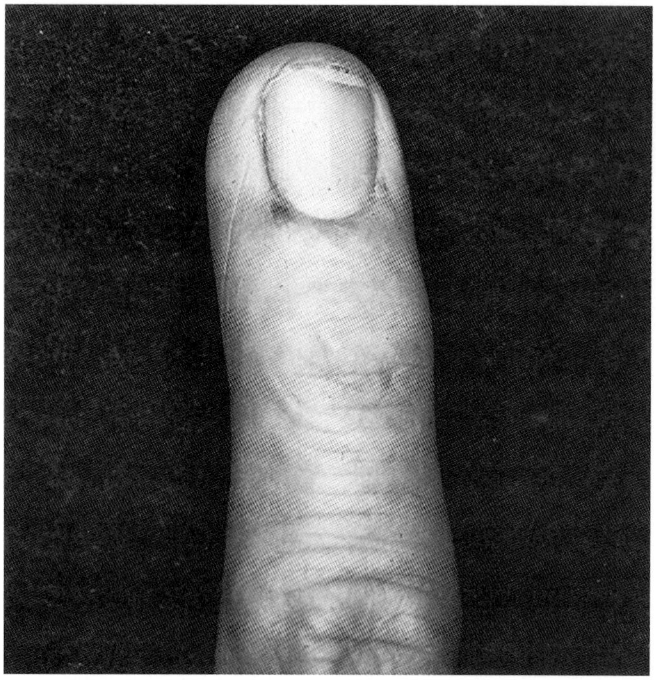

Fig. 6.78. Tumor glômico. Este paciente queixava-se de dor excruciante no dedo mínimo direito. O exame revelou uma placa roxa pequena e insignificante na prega eponiquial, que era porém extremamente sensível.

TUMORES VASCULARES MALIGNOS

Há três tipos:

- angiossarcoma[379,394-396];
- sarcoma de Kaposi[379,385,386];
- hemangiopericitoma[156,380-384].

Angiossarcoma

O angiossarcoma pode ser confundido com hemangioendoteliomas benignos ou hemangiomas agressivos. Eles são caracterizados por crescimento rápido, descontrolado, destruição de tecidos incluindo osso, infecção descontrolada e sangramento. O diagnóstico é feito ao exame histológico, mas uma biópsia negativa deve ser repetida se o comportamento da lesão for suspeito. A amputação proximal é o tratamento, mas o prognóstico é pobre.

Linfangiossarcoma[393-396] é uma variante do angiossarcoma, que usualmente acontece no caso de linfedema pós-mastectomia de longa duração. O progresso rápido com metástase acontece. Amputação radical é aconselhada.

Sarcoma de Kaposi

O sarcoma de Kaposi foi descrito originalmente em homens de descendência judia e mediterrânea, nos quais as lesões apareciam como pequenas máculas roxas, que fundiam-se em placas maiores. É associado a uma resposta imune deficiente. Esta lesão é atualmente mais comum como resultado do aumento das cirurgias de transplante e da infecção por HIV. As lesões comumente são encontradas na cabeça e pescoço e são invariavelmente fatais neste grupo. A excisão de lesões isoladas em outro lugar pode ser curativa. Nódulos múltiplos são tratados por irradiação.

Hemangiopericitoma

Esta entidade distinta, às vezes confundida com tumor glômico, apresenta uma faixa de malignidade; alguns são descritos como benignos. O diagnóstico é feito histologicamente, trata-se de um tumor raro com uma tendência a seguir um curso maligno, com cerca de 50% mostrando metástases. O pico de incidência é na quarta e quinta décadas. Pode acontecer no osso, sendo lítica, expansiva e não-reativa. A excisão ampla é curativa. Com quimioterapia mais agressiva e radiação combinadas com cirurgia, pode ser possível salvar membros que antigamente eram amputados. É sensato dialogar com os oncologistas e radioterapeutas antes de formular um plano de tratamento.

REFERÊNCIAS

PESQUISA

1. Butler E D, Hamill J P, Seipel R S, DeLorimier A A 1960 Tumors of the hand. A ten-year survey and report of 437 cases. *Am J Surg* 100: 293-302.
2. Clifford R H, Kelly A P 1959 Diagnosis and treatment of tumors of the hand. *Clin Orthopaedics* 13: 204-212
3. Enneking W F 1983 Musculoskeletal surgery. Churchill-Livingstone, Edinburgh
4. Froimson A I 1987 Benign solid tumors. *Hand Clin* 3:213-217
5. Gaisford J C 1960 Tumors of the hand. *Surg Clin North Am 40: 549*
6. Haber M H, Alter A H, Whellock M C 1965 Tumors of the hand. *Surg Gynecol Obstet* 121: 1073-1080
7. Hajdu S J 1979 *Pathology of soft tissue tumors.* Lea Et Febiger, Philadelphia
8. Mankin H J 1987 Principles of diagnosis and management of tumors of the hand. *Hand Clin* 3:185-195
9. Mason M L 1937 Tumors of the hand. *Surg Gynecol Obstet* 64: 129
10. Posch J L 1956 Tumors of the hand. *J Bone Joint Surg* 38A:517-540
11. Smith R J 1977 Tumors of the hand. Who is best qualified to treat tumors of the hand? *J Hand Surg* 2:251-255

OSSO E CARTILAGEM

12. Dahlin D C 1987 Giant-cell-bearing lesions of bone of the hands. *Hand Clin* 3: 291-297
13. Dick H M, Angelides A C 1989 Malignant *Bone Tumors* of the hand. *Hand Clin* 5: 373-381
14. Feldman F 1987 Primary *Bone Tumors* of the hand and carpus. *Hand Clin* 3: 269-289
15. Frassica F J, Amadio P C, Wald L E, Dobyns J H, Linscheid R L 1989 Primary malignant *Bone Tumors* of the hand. *J Hand Surg (Am) 14: 1022-1028*
16. Huvos A G 1991 *Bone Tumors,* 2nd edn. W B Saunders, Philadelphia

Cisto Ósseo Aneurismático

17. Barbieri C H 1984 Aneurysmal bone cyst of the hand. An unusual situation. *J Hand Surg (Br)* 9: 89-92
18. Burkhalter W, Schroeder F, Eversmann W 1978 Aneurysmal bone cysts occurring in the metacarpals. *J Hand Surg* 3: 579-584
19. Chalmers J 1981 Aneurysmal bone cysts of the phalanges. *Hand* 13: 296-300
20. Frassica F J, Amadio P C, Wold L E, Beabout J W 1988 Aneurysmal bone cyst: clinicopathologic features and treatment of ten cases involving the hand. *J Hand Surg (Am)* 13: 676-683
21. Fuhs S E, Herndon J H 1979 Aneurysmal bone cysts involving the hand: a review and report of two cases. J Hand Surg 4: 160-164
22. Johnston A D 1987 Aneurysmal bone cyst of the hand. *Hand Clin* 3: 299-310
23. Lin E, Engel J, Bubis J J, Herman 0 1984 Aneurysmal bone cyst of the hamate bone. *J Hand Surg* (Am) 9:847-850

Calcinose

24. Haher T R, Devlin V J, Haher J N, Freeman B, Smith A G 1984 A case report of calcinosis universalis. *J Hand Surg* (Am) 9: 243-245
25. Viegas S F, Evans E B, Calhoun J, Goodwiller S E 1985 Tumoral calcinosis: a case report and review of the literature. *J Hand Surg* (Am) 10:744-748

Bossa Carpometacarpiana

26. Artz D, Posch J L 1973 The carpometacarpal boss. *J Bone Joint Surg* 55A: 747-752
27. Cuono C B, Watson H K 1979 The carpal boss: surgical treatment and etiological considerations. *Plastic Reconstr Surg* 63: 88-94

Condroblastoma

28. Neviaser R J, Wilson J N 1972 Benign chondroblastoma in the finger. *J Bone Joint Surg* 54A1: 389-392

Condroma

29. Takigawa K 1971 Chondroma of the bones of the hand. *J Bone Joint Surg* 53A: 1591-1600
30. Takigawa K 1971 Carpal chondroma. *J Bone Joint Surg* 53A:1601-1604

Encondroma

31. Jewusiak E M, Spence K, Sell K 1971 Solitary benign enchondroma of the long bones of the hand. *J Bone Joint Surg* 53A: 1587-1590
32. Mosher J F 1976 Multiple enchondromatosis of the hand. A case report. *J Bone Joint Surg* 58A: 717-719
33. Zimmy M L, Redler I 1984 Ultrastructure of solitary enchondromas. *J Hand Surg (Br)* 9: 95-97

Condroma de Tecidos Moles

34. Armin A, Blair SJ, Demons TC 1985 Benign soft tissue chondromatous lesion of the hand. *J Hand Surg (Am)* 10:895-899
35. Ballet F L, Watson H K, Ryu J 1984 Synovial chondromatosis of the distal radioulnar joint. *J Hand Surg (Am)* 9: 590-592
36. Dellon A L, Weiss S W, Mitch W E 1978 Bilateral extraosseous chondromas of the hand in a patient with chronic renal failure. *J Hand Surg* 3: 139-141
37. Harvey F J, Negrine J 1990 Synovial chondromatosis in the distal interphalangeal joint. *J Hand Surg (Am)* 15:102-105
38. Lucas G L, Sponsellar P D 1984 Synovial chondrometaplasia of the hand: case report and review of the literature. *J Hand Surg (Am)* 9: 269-272
39. Mahoney J L 1987 Soft tissue chondromas in the hand. *J Hand Surg (Am)* 12: 317-320
40. Sim F H, Dahlin D C, Ivins J C 1977 Extra-articular synovial chondromatosis. *J Bone Joint Surg* 59A:492-495
41. Strong M L 1975 Chondromas of the tendon sheath of the hand. Report of a case and review of the literature. *J Bone Joint Surg* 57A: 1164-1165

Condrossarcoma

42. Block R S, Burton R I 1977 Multiple chondrosarcomas in a hand. A case report. *J Hand Surg* 2: 310-313
43. Gottschalk R G, Smith R T 1963 Chondrosarcoma of the hand. *J Bone Joint Surg* 45A: 141-150
44. Cranberry W M, Bryan W 1978 Chondrosarcoma of the trapezium: a case report. *J Hand Surg* 3: 277-279
45. Jokl P, Albright J A, Goodman A H 1971 Juxtacortical chondrosarcoma of the hand. *J Bone Joint Surg* 53A:1370-1376
46. Justis E J Jr, Dart R C 1983 Chondrosarcoma of the hand with metastasis: a review of the literature and case report. *J Hand Surg (Am)* 8: 320-324
47. Palmieri T J 1984 Chondrosarcoma of the hand. *J Hand Surg (Am)* 9: 332-338
48. Patel M R, Pearlman H S, Engler J, Wollowick B S 1977 Chondrosarcoma of the proximal phalanx of the finger. Review of the literature and report of a case. *J Bone Joint Surg* 59A: 401-403
49. Roberts P H, Price C H G 1977 Chondrosarcoma of the bones of the hand. *J Bone Joint Surg* 5913: 213-221
50. Stackhouse T G, Weiland A J 1984 Extraosseous chondrossarcoma of the wrist: a case report. *J Hand Surg* (Am) 9: 338-342
51. Wu K K, Callon D J, Guise E R 1980 Extraosseous chondrosarcoma. Report of five cases and review of the literature. *J Bone Joint Surg* 62A: 189-194
52. Wu K K, Frost H M, Guise E E 1983 A chondrosarcoma of the hand arising from an asymptomatic benign solitary enchondroma of 40 years' duration. *J Hand Surg (Am)* 8: 317-319
53. Wu K K, Kelly A P 1977 Periosteal (juxta-cortical) chondrosarcoma. Report of a case occurring in the hand. *J Hand Surg* 2: 314-315

Ossificação Ectópica

54. Altner P C, Singh S K 1981 An unusual case of ectopic ossification in a finger. *J Hand Surg* 6: 142-145
55. Johnson M K, Lawrence J F 1975 Metaplastic bone formation (myositis ossificans) in the soft tissue of the hand. Case report. *J Bone Joint Surg* 57A: 999-1000
56. Wissiner H A, McClain E J, Boyes J H 1966 Turret exostosis. Ossifying haematoma of the phalanges. *J Bone Joint Surg* 48A: 105

Granuloma Eosinofílico

57. Palmer R E 1984 Eosinophilic granuloma of the hand: case report. *J Hand Surg (Am)* 9: 283-285

Sarcoma de Ewing

58. Dreyfuss U Y, Auslander L, Bialik V, Fishman J 1980 Ewing's sarcoma of the hand following recurrent trauma. A case report. *Hand* 12: 300-303
59. Dryer R, Buckwalter J, Flatt A, Bonfiglio M 1979 Ewing's sarcoma of the hand. *J Hand Surg* 4: 372-374

Displasia Fibrosa

60. Hayter R G,Becton J L 1984 Fibrous dysplasia of a metacarpal; a case report. *J Hand Surg(Am)* 9: 587-589

Granuloma Reparador de Células Gigantes

61. Bertheussen K J, Holck S, Schidt T 1983 Giant cell lesion of bone of the hand with particular emphasis on giant cell reparative granuloma. *J Hand Surg (Am)* 8:46-49
62. Merkow R L, Bansal M, Inglis A E 1985 Giant cell reparative granuloma in the hand: report of three cases and review of the literature. *J Hand Surg (Am)* 10:733-739
63. Wenner S M, Johnson K 1987 Giant cell reparative granuloma of the hand. *J Hand Surg (Am)* 12: 1097-1101

Tumor de Células Gigantes

64. Averill R M, Smith R J, Campbell C J 1980 Giant cell tumors of the bones of the hand. *J Hand Surg* 5: 39-50
65. Fitzpatrick D J, Bullough P G 1977 Giant cell tumor of the lunate bone: a case report. *J Hand Surg* 2: 269-270
66. Gupta S, Kumar A, Gupta I 1980 Giant cell tumor of the first metacarpal bone. *Hand* 12: 288-292
67. Henard D C 1984 Giant cell tumor of the thumb metacarpal in an elderly patient: a case report. *J Hand Surg (Am)* 9: 343-345
68. Howard F M, Lassen K 1984 Giant cell tumor of the capitate. *J Hand Surg (Am)* 9: 272-274
69. Larsson S E, Lorentzon R, Boquist L 1975 Giant cell tumor of bone. *J Bone Joint Surg* 57A: 167-173
70. Meals R A, Mirra J M, Bernstein A J 1989 Giant cell tumor of metacarpal treated by cryosurgery. *J Hand Surg (Am)* 14: 130-134
71. Murray J A, Schlafly B 1986 Giant-cell tumors in the distal end of the radius. Treatment by resection and fibular autograft interpositional arthrodesis. *J Bone Joint Surg (Am)* 68: 687-694
72. Patel M R, Desai S S, Gordon S L, Nimberg G A et al 1987 Management of skeletal giant cell tumors of the phalanges of the hand. *J Hand Surg (Am)* 12: 70-77
73. Peimer C A, Schiller A L, Mankin H J, Smith R J 1980 Multi-centric giant cell tumors of bone. *J Bone Joint Surg* 62: 652-656
74. Peimer C A, Schiller A L, Mankin H J, Smith R J 1980 Multi-centric giant cell tumor of bone. *J Bone Joint Surg* 62A: 652-656
75. Serra J M, Muirragui A, Tadjalli H 1985 Extensive distal subcutaneous metastases of a 'benign' giant cell tumor of the radius. *Plastic Reconstr Surg* 75: 263-267
76. Shaw J A, Mosher J F 1983 A giant-cell tumor in the hand presenting as an expansile diaphyseal lesion. Case report. *J Bone Joint Surg* 65A: 692-695
77. Smith J A, Millender L H 1979 Treatment of recurrent giant cell tumor of the digit by phalangeal excision and toe phalanx transplant. A case report. *J Hand Surg* 4:164-168
78. Smith R J, Mankin H J 1977 Allograft replacement of distal radius for giant cell tumor. *J Hand Surg* 2:299-309

Histiocitoma Fibroso Maligno

79. Kerr R 1986 Malignant fibrous histiocytoma of bone. *Ortho* 9: 910-913

Melorreostose

80. Caudle R J, Stern P J 1987 Melorheostosis of the hand. A case report with long-term follow-up. *J Bone Joint Surg* 69A: 1229-1231

81a. Kawabata H, Tsuyuguchi Y, Kawai H, Yasui N 1984 Melorheostosis of the upper limb: a report of two cases. *J Hand Surg (Am)* 9: 871-876

81b. Rozencwaig R, Wilson M R, McFarland G B Jr 1997 Melorheostosis. *Am J Orthop* 26(2): 83-89

Osteoblastoma

82. Menon J, Rankin D, Jacobson C 1988 Recurrent osteoblastoma of the carpal hamate. *Ortho* 11: 609-611
83. Mosher J, Peckham A 1978 Osteoblastoma of the metacarpal: a case report. *J Hand Surg* 3: 358-360

Osteocondroma

84. Callan J E, Wood V E 1975 Spontaneous resolution of an osteochondroma. *J Bone Joint Surg* 57A: 723
85. Ganzhorn R W, Baliri G, Horowitz M 1981 Osteochondroma of the distal phalanx. *J Hand Surg* 6:625-626
86. Ishizuki M, Isobe Y, Arai T, Nagatsuka Y, Tanabe K, Okumura S 1977 Osteochondromatosis of the finger joints. *Hand* 9: 198-200
87. Karr M A, Aulicino P L, DuPuy T E, Gwathmey F W 1984 Osteochondromas of the hand in hereditary multiple exostosis: report of a case presenting as a blocked proximal interphalangeal joint. *J Hand Surg (Am)* 9: 264-268
88. Medlar R C, Sprague H H 1979 Osteochondroma of the carpal scaphoid. *J Hand Surg* 4: 150-152
89. Moore J R, Curtis R M, Wilgis E F 1983 Osteocartilaginous lesions of the digits in children: an experience with 10 cases. *J Hand Surg (Am)* 8: 309-315
90. Murphy A F, Wilson J N 1958 Tenosynovial osteochondroma in the hand. *J Bone Joint Surg* 40A: 1236
91. Sowa D T, Moore J R, Weiland A J 1987 Extraskeletal osteochondromas of the wrist. *J Hand Surg (Am)* 12:212-217
92. Stern P J, Phillips D 1986 Phalangeal osteochondroma: an unusual cause of swan-neck deformity. *J Hand Surg (Am)* 11: 70-73
93. Wood V E, Sause D, Mudge D 1985 The treatment of hereditary multiple exostosis of the upper extremity. *J Hand Surg (Am)* 10: 505-513

Osteoma Osteóide

94. Allieu Y, Lussiez B, Benichou M, Cenac P 1979 A double nidus osteoid osteoma in a finger. *J Hand Surg (Am)* 14:538-541
95. Ambrosia J M, Wold L E, Amadio P C 1987 Osteoid osteoma of the hand and wrist. *J Hand Surg (Am)* 12:794-800
96. Aulicino P L, Dupuy T E, Moriarity R P 1981 Osteoid osteoma of the terminal phalanx of finger. *Orthopaedic Rev* 10: 59-63
97. Carroll R E 1953 Osteoid osteoma in the hand. *J Bone Joint Surg* 35A: 888-893
98. Crosby L A, Murphy R P 1988 Subperiosteal osteoid osteoma of the distal phalanx of the thumb. *J Hand Surg (Am)* 13: 923-925
99. Doyle L K, Ruby L K, Nalebuff E G, Belsky M R 1985 Osteoid osteoma of the hand. *J Hand Surg (Am)* 10:408-410
100. Gartsman G M, Ranawat C S 1984 Treatment of osteoid osteoma of the proximal phalanx by use of cryosurgery. *J Hand Surg (Am)* 9: 275-277
101. Ghiam G F, Bora F W 1978 Osteoid osteoma of the carpal bones. *J Hand Surg* 3: 280-283
102. Giannakis A, Papachristou G, Tiniakos G, Chrysafidis G, Hartofilakidis-Garofalidis G 1977 Osteoid osteoma of the terminal phalanges. *Hand* 9: 295-300
103. Grundberg A B 1977 Osteoid osteoma of the thumb. Report of a case. *J Hand Surg* 2: 266
104. Jensen E G 1979 Osteoid osteoma of the capitate bone. *Hand* 11:102-105
105. Lamb D W, Castillo F D 1981 Phalangeal osteoid osteoma in the hand. *Hand* 13: 291-295
106. Murray J A, Thaggard A, Wallace S, Benmenachem G 1979 Arteriography of osteoid osteoma: an aid in differentiation and management. *Orthopedics* 2:359-365
107. O'Hara J P, Tegtmeyer C, Sweet D E, McCue F C 1975 Angiography in the diagnosis of osteoid osteoma of the hand. *J Bone Joint Surg* 57A: 163-166
108. Riester J, Mosher J F 1984 Osteoid osteoma of the capitate: a case report. *J Hand Surg (Am)* 9: 278-280
109. Rosenfeld K, Bora F W, Lane J M 1973 Osteoid osteoma of the hamate. *J Bone Joint Surg* 55A: 1085-1087
110. Shaw J A 1987 Osteoid osteoma of the lunate. *J Hand Surg (Am)* 12: 128-130
111. Sim F H, Dahlin D C, Beabout J W 1975 Osteoid osteoma: diagnostic problems. I Bone Joint Surg 57A: 154-159
112. Wiss D A, Reid B S 1983 Painless osteoid osteoma of the fingers - report of three cases. *J Hand Surg (Am)* 8: 914-917

Osteossarcoma

113. Bickerstaff D R, Harris S C, Kay N R 1988 Osteosarcoma of the carpus. *J Hand Surg (Br)* 13: 303-305
114. Brostrom L, Harris M, Simon M, Cooperman D, Nilsonne U 1979 The effect of biopsy on survival of patients with osteosarcoma. *J Bone Joint Surg* 61 B: 209-212
115. Campanacci M, Bacci G, Pagani P, Giunti A 1980 Multiple drug chemotherapy for the primary treatment of osteosarcoma of the extremities. *J Bone Joint Surg* 628:93-101
116. Fleegler E J, Marks K E, Sebek B A, Groppe C W, Belhobek G 1980 Osteosarcoma of the hand. *Hand* 12: 316-322
117. Gebhardt M C, Mankin H J 1988 Osteosarcomas: a review and update - Part I. *Surg Rounds Ortho* 21-30
118. Gebhardt M C, Mankin H J 1988 Osteosarcomas: the treatment controversy - Part I I. *Surg Rounds Ortho* 25-42
119. Stark H H, Jones F E, Jernstrom P 1971 Parosteal osteogenic sarcoma of a metacarpal bone. *J Bone Joint Surg* 53A: 147-153

Cisto Ósseo Simples

120. Baruch A, Haas A, Lifschitz-Mercer B, Zeligowsky A 1987 Simple bone cyst of the metacarpal. *J Hand Surg* (Am) 12: 1103-1106

MÚSCULO

Mioblastoma de Células Granulares

121. Bielejeski T R 1973 Granular cell tumor (myoblastoma) of the hand. *J Bone Joint Surg* 55A: 841-843
122. Maher D P 1987 Granular cell tumor in the hand. *J Hand Surg (Am)* 12: 800-803

Miosite Ossificante Pseudomaligna

123. Kay Y, Masuda S, Ushijima M, Kojima T, Sugioka Y 1987 Pseudo-malignant myositis ossificans occurring in the hand. *J Hand Surg (Am)* 12: 634-638
124. Ogilvie-Harris D J, Fornasier V L 1980 Pseudomalignant myositis ossificans: heterotopic new bone formation without a history of trauma. *J Bone Joint Surg* 62A: 1274-1283
125. Schecter W P, Wong D, Kilgore E S, Newmeyer W L, Howes E L, Clark G 1982 Peripartum pseudo-malignant myositis ossificans of the finger. *J Hand Surg* 7: 44-46

Rabdomiossarcoma

126. Cohen M, Ghosh L, Schafer M E 1987 Congenital embryonal rhabdomyosarcoma of the hand and Apert's syndrome. *J Hand Surg (Am)* 12: 614-617
127. Mutz S B, Curl W 1977 Alveolar cell rhabdomyosarcoma of the hand. Case report

with four-year survival and no evidence of recurrence. *J Hand Surg* 2: 283-284
128. Potenza A D, Winslow D J 1961 Rhabdomyosarcoma of the hand. *J Bone Joint Surg* 43A: 700-708

NERVO

129. Abu Jamra F N, Rebeiz J J 1979 Lipofibroma of the median nerve. *J Hand Surg (Am)* 4: 160-164
130. Amadio P C, Reiman H M, Dobyns J H 1988 Lipofibromatous hamartoma of nerve. *J Hand Surg (Am)* 13:67-75
131. Barre P S, Shaffer J W, Carter J R, Lacey S H 1987 Multiplicity of neurilemmomas in the upper extremity. *J Hand Surg (Am)* 12: 307-311
132. Blair W F 1980 Granular cell schwannoma of the hand. *J Hand Surg* 5: 51-52
133. Bloem J J A M, Van Der Meulen J C 1978 Neurofibromatosis in *Plastic Surgery*. *Br J Plastic Surg* 31:50-53
134. Claman H N 1877 New hope for neurofibromastosis - the mast cell connection. *JAMA* 258-283
135. Davidson S F, Das S K, Smith E E 1989 Cellular schwannoma of the hand. *J Hand Surg (Am)* 14:907-909
136. Holdsworth B J 1985 Nerve tumours in the upper limb. A clinical review. *J Hand Surg (Br)* 10: 236-238
137. Houpt P, Storm van Leeuwen J B, van den Bergen H A 1989 Intraneural lipofibroma of the median nerve. *J Hand Surg (Am)* 14:706-709
138. Langa V, Posner M A, Steiner G E 1987 Lipofibroma of the median nerve: a report of two cases. *J Hand Surg (Br)* 12: 221-223
139. Lewis R C, Nannini L H, Cocke W M 1981 Multi-focal neurilemmomas of median and ulnar nerves of the same extremity -case report. *J Hand Surg* 6:406-408
140. Louis D S 1987 Peripheral nerve tumours in the upper extremity. *Hand Clin* 3: 311-318
141. Louis D S, Hankin F M, Greene T L, Dick H M 1985 Lipofibromas of the median nerve:long-term follow-up of four cases. *J Hand Surg (Am)* 10: 403-408
142. Match R M, Leffert R D 1987 Massive neurofibromatosis of the upper extremity with paralysis. *J Hand Surg (Am)* 12: 718-722
143. Mikhail I K 1964 Median nerve lipoma in the hand. *J Bone Joint Surg* 468: 726
144. Monballiu G 1981 Plexiform neurofibroma of the median nerve. *Chirurgia Plastica* 6: 141-145
145. Morely G H 19641ntraneural lipoma of the median nerve in the carpal tunnel. Report of a case. *J Bone Joint Surg* 46B: 734-735
146. Paletta F X, Senay L C 1981 Lipofibromatous hamartoma of median nerve and ulnar nerve: surgical treatment. *Plastic Reconstr Surg* 68: 915-926
147. Patel C B, Tsai T M, Kleinert H E 1986 Hemangioma of the median nerve: a report of two cases. *J Hand Surg (Am)* 11: 76-79
148. Patel M, Silver J, Lipton D, Pearlman H 1979 Lipofibroma of the median nerve in the palm and digits of the hand. *J Bone Joint Surg* 61A: 393-397
149. Peled I, losipovich Z, Rousso M, Wexler M R 1980 Hemangioma of the median nerve. *J Hand Surg* 5:363-365
150. Pulvertaft R G 1964 Unusual tumours of the median nerve. Report of two cases. *J Bone Joint Surg* 468:731-733
151. Rinaldi E 1983 Neurilemmomas and neurofibromas of the upper limb. *J Hand Surg (Am)* 8: 590-593
152. Rowland 5 A 1978 Trigger finger due to neurilemmoma in the carpal tunnel. *Hand* 10: 229-301
153. Rowland S A 1977 Case report: ten-year follow-up of lipofibroma of the median nerve in the palm. *J Hand Surg* 2: 316-317
154. Rusko R A, Larsen R D 1981 Intraneural lipoma of the median nerve - case report and literature review. *J Hand Surg* 6: 388-391
155. Sands M J, McDonough M T, Cohen A M, Rutenberg H L, Elsner J W 1975 Fatal malignant degeneration in multiple neurofibromatosis. *J Am Med Assoc* 233:1381-1382
156. Schiffman K L, Harris D C, Hooper G 1988 Haemangiopericytoma of the median nerve. *J Hand Surg (Am)* 13: 75-78
157. Shereff M J, Posner M A, Gordo M H 1980 Upper extremity hypertrophy secondary to neurofibromatosis: a case report. *J Hand Surg* S: 355-357
158. Strickland J W, Steichen J B 1977 Nerve tumors of the hand and forearm. *J Hand Surg* 2: 285-291
159. Terzis J K, Daniel R K, Williams H B, Spencer P S 1978 Benign fatty tumors of the peripheral nerves. *Ann Plastic Surg* 1: 193-216
160. Williams G D, Hoffman S, Schwartz I S 1984 Malignant transformation in a plexiform neurofibroma of the median nerve. *J Hand Surg (Am)* 9: 583-587

PELE

Lesões Actínicas

161. Fleegler E J 1987 Tumors involving the skin of the upper extremity. *Hand Clin* 3: 197-212
162. Glass A G, Hoover R N 1989 The emerging epidemic of melanoma and squamous cell cancer. *JAMA* 262:2097-2100
163. Rayner C R W 1981 The results of treatment of two hundred and seventy-three carcinomas of the hand. *Hand* 13:183-186

Carcinoma de Células Basais

164. Enna C 1978 Adenoid basal cell epithelioma involving a finger. *Hand* 10: 309-311

Carcinoma de Células Escamosas

165. Attiyeh F F, Shah J, Bobber R J, Knapper W H 1979 Subungual squamous cell carcinoma. *J Am Med Assoc* 241:262-263
166. Belinkie S A, Swats W M, Zitelli J A 1986 Invasive squamous cell carcinoma of the corpus: malignant transformation of epidermis dysplasia verruciformis. *J Hand Surg (Am)* 11: 273-275
167. Bunkis J, Mehrohof A I, Stayman J W 1981 Radiation induced carcinoma of the hand. *J Hand Surg* 6:384-387
168. Canipe T L, Howell J A, Howell C M 1964 Subungual carcinoma. *Plastic Reconstr Surg* 33: 263-265
169. Carroll R E 1976 Squamous cell carcinoma of the nail bed. *J Hand Surg* 1: 92-97
170. Eichenholtz S N, Deangelis C 1965 Squamous cell carcinoma of nail bed. *J Am Med Assoc* 191: 102-104
171. Fitzgerald R H, Brewer N S, Dahlin D C 1976 Squamous cell carcinoma complicating chronic osteomyelitis.*J Bone Joint Surg* 58A:1146-1148
172. Forsythe R L, Bajaj P, Engeron 0, Shadid E A 1978 The treatment of squamous cell carcinoma of the hand. *Hand* 10: 104-108
173. Long P I, Espiniella J L 1978 Squamous cell carcinoma of the nail bed. *J Am Med Assoc* 239: 2154-2155
174. Neilson D, Dundas S, Page RE 1988 Carcinoma cuniculatum of the hand. *J Hand Surg (Br)* 13: 218-220
175. Onukak E E 1980 Squamous cell carcinoma of the nail bed: a diagnostic and therapeutic problem. *Br J Surg* 67:893-894
176. Schiavon M, Mazzoleni F, Chiarelli A, Matano P 1988 Squamous cell carcinoma of the hand: fifty-five case reports. *J Hand Surg* (Am) 13: 401-404
177. Silverman I 1935 Epithelioma following chronic paronychia. *Am J Surg* 19: 141-142, 151

Doença de Bowen

178. Bowen J T 1912 Pre-cancerous dermatoses: study of two cases of chronic atypical epithelial proliferation. *J Cancer Dis* 30: 241-255
179. Defiebre B K 1978 Bowen's disease of the nail bed: a case representation and review of the literature. *J Hand Surg* 3: 184-186
180. Stilwell J H, Maisels D 0 1981 Subungual Bowen's disease. *Hand* 13: 287-290
181. Strong M L 1983 Bowen's disease in multiple nail beds - case report. *J Hand Surg (Am)* 8: 329-330

Cisto de Inclusão Epidermóide

182. Carroll R E 1955 Epidermoid (epithelial) cyst of the hand. *Am J Surg* 85: 327-334
183. O'Hara J J, Stone J H 1990 An intratendinous epidermoid cyst after trauma. *J Hand Surg (Am)* 15: 477-479
184. St Onge R A, Jackson I T 1977 An uncommon sequel to thumb trauma: epidermoid cyst. *Hand* 9: 52-56
185. Sieracki J C, Kelly A P 1959 Traumatic epidermoid cysts involving digital bones: epidermoid cysts of the distal phalanx. *Arch Surg* 78: 597-703
186. Zadek I, Cohen H G 1953 Epidermoid cyst of the terminal phalanx of a finger with a review of literature. *Am J Surg* 85: 771

Ceratoacantoma

187. Lamp J C, Graham J H, Urbach F, Burgoon C F 1964 Keratoacanthoma of the subungual region. A clinicopathological and therapeutic study. *J Bone Joint Surg* 46A: 1721-1731, 1752
188. Patel M R, Desai S 1989 Subungual keratoacanthoma in the hand. *J Hand Surg (Am)* 14: 139-142
189. Pellegrini V D Jr, Tompkins A 1986 Management of subungual keratoacanthoma. *J Hand Surg (Am)*11: 718-724

Melanoma Maligno

190. Annamaria C, Singletary S E, Balch C M 1989 Patterns of relapse in 1001 consecutive patients with melanoma nodal metastases. *Arch Surg* 124: 1051-1055
191. Boas P C, Hoekstra H J, Keeps H S 1989 Isolated regional perfusion in the treatment of subungual melanoma. *Arch Surg* 124: 373-376
192. Banzet P, Glicenstein J, Dufourmentel C 1975 Melanotic tumors of the hand. *Hand* 7: 183-184
193. Breslow A 1975 Tumor thickness, level of invasion and node dissection in stage I cutaneous melanoma. *Ann Surg* 182: 572-575
194. Breslow A, Macht S D 1978 Evaluation of prognosis in Stage I cutaneous melanoma. *Plastic Reconstr Surg* 61:342-346
195. Kroon B B, Bergman W, Coebergh J W, Ruiter D J 1999 Consensus on the management of malignant melanoma of the skin in The Netherlands. Dutch Melanoma Working Party. *Melanoma Res* 9: 207-212

196. Veronesi U, Cascinelli N, 1991 Narrow excision (1-cm margin) A safe procedure for thin cutaneous melanoma. *Mt Sinai J Med* 58: 341-346
197. Grover R, Ross D A, Wilson G D, Sanders R 1997 Measurement of c-myc oncoprotein provides an independent prognostic marker for regional metastatic melanoma. *Br J Plast Surg* 50(7): 478-482
198. Grover R, Grobbelaar A 0, Hudson, D A, Forder M, Wilson G D, Sanders R 1997 The clinical significance of oncogene expression in subungual melanoma. *Br J Plast Surg* 50(1): 15-19
199. Grover R, Chana J, Grobbelaar A 0, Hudson D A, Forder M, Wilson G D, Sanders R 1999 Measurement of c-myc oncogene expression provides an accurate prognostic marker for acral lentiginous melanoma. *Br J Plast Surg* 52(2):122-126
200. Johnson H 1977 Permanent removal of pigmentation from giant hairy naevi by dermabrasion in early life. *Br J Plast Surg* 30: 321-323
201. Chat L A, White B, Skudowitz R B 1981 The treatment of giant hairy naevi by dermabrasion in the first few weeks of life. Case reports. *S Afr Med J* 60: 593-594
202. Rompel R, Moser M, Petres J 1997 Dermabrasion of congenital nevocellular nevi: experience in 215 patients. *Dermatology* 194: 261-267
203. Moss A L 1987 Congenital 'giant' naevus: a preliminary report of a new surgical approach. *Br J Plast Surg* 40: 409-410
204. Casanova D, Bardot J, Andrac Meyer L, Magalon G 1998 Early curettage of giant congenital naevi in children. *Br J Dermatol* 138: 341-345
205. Heller R, Becker J, Wasselle J et al 1991 Detection of sub-microscopic lymph node metastases in patients with melanoma. *Arch Surg* 126: 1455-1460
206. Leon P, Daly J M, Synnestvedt M et al. 1991 The prognostic implications of microscopic satellites in patients with clinical stage I melanoma. *Arch Surg* 126:1461-1468
207. Patterson R H, Helwing E L 1980 Subungual melanoma: a clinical pathological study. *Cancer* 46: 2074-2087
208. Rushfort G F 1971 Two cases of subungual malignant melanoma. *Br J Surg* 58: 451
209. Ware J W 1977 Subungual malignant melanoma presenting as sub-acute paronychia following trauma. *Hand* 9: 49-51
210. Wong J H, Xu 5 H, Skinner K A eta11991 Prospective evaluation of the use of antigen-specific immune complexes in predicting the development of recurrent melanoma. *Arch Surg* 126: 1450-1454

Granuloma Piogênico

211. DiFazio F, Mogan J 1989 Intravenous pyogenic granuloma of the hand. *J Hand Surg* (Am) 14A: 310-312

Tumores de Glândulas Salivares

212. Lopez-Burbano L F, Cimorra G A, Gonzalez-Peirona E, Alfora J 1987 Malignant clear-cell hidradenoma. *Plastic Reconstr Surg* 80: 300-303
213. Terrill R Q, Graves R J, Cohen M B 1987 Two cases of chondroid syringoma of the hand. *J Hand Surg* (Am) 12:1094-1097
214. Wilson K M, Jubert A V, Joseph J I 1989 Sweat gland carcinoma of the hand (malignant acrospiroma). *J Hand Surg (Am)* 14: 531-535
215. Yaremchuk M J, Elias L S, Graham R R, Wilgis E F 1984 Sweat gland carcinoma of the hand: two cases of malignant eccrine spiradenoma. *J Hand Surg (Am)* 9:910-914

TECIDO SUBCUTÂNEO

Sarcoma Epitelióide

216. Archer I A, Brown R B, Fitton J M 1984 Epithelioid sarcoma in the hand. *J Hand Surg* (Br) 9: 207-209
217. Boyes J, Marroum M 1978 Epithelioid sarcoma of hand and forearm. *Hand* 10: 302-305
218. Bryan R S, Soule E H, Dobyns J H, Pritchard D J, Linscheid R L 1974 Primary epithelioid sarcoma of the hand. *J Bone Joint Surg* 56(3): 458-465
219. Button M 1979 Epithelioid sarcoma: a case report. *J Hand Surg* 4: 368-371
220. Enzinger F M 1970 Epithelioid sarcoma. *Cancer* 26:1029-1040
221. Hoopes J E, Graham W P III, Shack R B 1985 Epithelioid sarcoma of the upper extremity. *Plastic Reconstr Surg* 75:810-813
222. Patel M R, Desai S S, Gordon S L 1986 Functional limb salvage with multi-modality treatment in epithelioid sarcoma of the hand: a report of two cases. *J Hand Surg (Am)* 11: 265-269
223. Peimer C A, Smith R J, Sirota R L, Cohen B E 1977 Epithelioid sarcoma of the hand and wrist: patterns of extension. *J Hand Surg* 2: 275-282

Fibroma

224. Adeyemi-Doro H 0, Olude 0 1985 Juvenile aponeurotic fibroma. *J Hand Surg (Br)* 10: 127-128
225. Carroll R E 1987 Juvenile aponeurotic fibroma. *Hand Clin* 3: 219-224
226. Eisenbaum S L, Eversmann W W Jr 1985 Juvenile aponeurotic fibroma of the hand. *J Hand Surg (Am)* 10:622-625
227. Goldstein S A, Imbriglia J E 1986 Fibrous hamartoma of the wrist in infancy. *J Hand Surg (Am)* 11: 847-849
228. Greene T L, Strickland J W 1984 Fibroma of tendon sheath. *J Hand Surg (Am)* 9: 758-760
229. Grenga T E 1990 Intratendinous fibroma of flexor tendon. *J Hand Surg* (Am) 15: 92-93
230. Kapff P D, Hocken D 8, Simpson R H 1987 Elastofibroma of the hand. *J Bone Joint Surg* 698: 468-469
231. Kawabata H, Masada K, Aoki Y, Ono K 1986 Infantile digital fibromatosis after web construction in syndactyly. *J Hand Surg (Am)* 11: 741-743
232. Kernohan J, Dakin P K, Quoin J 5, Helal B 1984 An anomalous flexor digitorum supefiicialis indicis muscle in association with a fibroma presenting as a stiff painful finger. *J Hand Surg (Br)* 9: 335-336
233. Kojima T, Nagano T, Uchida M 1987 Periungual fibroma. *J Hand Surg (Am)* 12: 465-470
234. Lafferty K A, Nelson E L, Demuth R J, Miller S H, Harrison M W 1986 Juvenile aponeurotic fibroma with disseminated fibrosarcoma. *J Hand Surg (Am)* 11:737-740
235. Lauri G, Santucci M, Ceruso M, Innocenti M 1990 Recurrent digital fibromatosis of childhood. *J Hand Surg (Am)* 15: 106-109
236. Lee B S 1983 Desmoid tumor of the hand - case report and literature review. *J Hand Surg (Am)* 8: 95-97
237. Moloney S R, Cabbabe E B, Shively R E, deMello D E 1986 Recurring digital fibroma of childhood. *J Hand Surg (Am)* 11 : 584-587
238. Moskovich R, Posner M A 1988 Intratendinous aponeurotic fibroma. *J Hand Surg (Am)* 13: 563-566
239. Poppen N K, NiebauerJ J 1977 Recurring digital fibrous tumor of childhood. *J Hand Surg* 2: 256-257
240. Schenkar D L, Kleinert H E 1977 Desmoplastic fibroma of the hand. *Plastic Reconstr Surg* 59: 128-133
241. Specht E E, Konkin L A 1976 Juvenile aponeurotic fibroma. The cartilage analogue of fibromatosis. *J Am Med Assoc* 236: 626-628
242. Specht E E, Staheli L T 1877 Juvenile aponeurotic fibroma. I Hand Surg 2: 258-260
243. Sugiura I 1976 Desmoplastic fibroma. Case report and review of the literature. *J Bone Joint Surg* 58A:126-130
244. Zeide M S, Wiessel S, Terry R 1978 Juvenile aponeurotic fibroma. *Plastic Reconstr Surg* 61:922-923

Fibrossarcoma

245. Akbarnia B A, Wirth C R, Colman N 1976 Fibrosarcoma arising from chronic osteomyelitis. Case report and review of the literature. *J Bone Joint Surg* 58A:123-125
246. Rasi H B, Mascardo T, Jinkdrak K 1980 Congenital fibrosarcoma of hand. *Orthopaedic Rev* 9: 49-54

Fibromatose Digital Infantil

247. Azam S H, Nicholas J L 1995 Recurring infantile digital fibromatosis: report of two cases. *J Pediatr Surg* 30:89-90
248. Iwasaki H, Kikuchi, M, Mori R, Miyazono J, Enjoji M, Shinohara N, Matsuzaki A 1980 Infantile digital fibromatosis. Ultrastructural, histochemical, and tissue culture observations. *Cancer* 46: 2238-2247
249. Choi K C, Hashimoto K, Setoyama M, Kagetsu N, Tronnier M, Sturman S 1990 Infantile digital fibromatosis. Immunohistochemical and immunoelectron microscopic studies. *J Cutan Pathol* 17:225-232
250. Coffin C M, Dehner L P 1991 Fibroblastic-myofibroblastic tumors in children and adolescents: a clinicopathologic study of 108 examples in 103 patients. *Pediatr Pathol*: 569-588
251. Yanguas I, Goday J J, Soloeta R 1994 Pachydermodactyly: report of two cases. *Acto Derm Venereol* 74: 217-218
252. Tizian C, Berger A, Schneider W, Vykoupil K F 1985 The differential diagnosis of juvenile digital fibromatosis. *J Hand Surg (Br)* 10: 418-422
253. Lauri G,Santucci M, Ceruso M,Innocenti M 1990 Recurrent digital fibromatosis of childhood. *J Hand Surg (Am)* 15: 106-109
254. Ishii N, Matsui K, Ichiyama S, Takahashi Y, Nakajima H 1989 A case of infantile digital fibromatosis showing spontaneous regression. *Br J Dermotol* 121: 129-133
255. Kawaguchi M, Mitsuhashi Y, Hozumi Y, Kondo S 1998 A case of infantile digital fibromatosis with spontaneous regression. *J Dermatol* 25: 523-526

Lipoma

256. Booher R J 1965 Lipoblastic tumors of the hands and feet. Review of the literature and report of thirty-three cases. *J Bone Joint Surg* 47A: 727-740
257. Brand M G, Gelberman R H 1988 Lipoma of the flexor digitorum superficialis causing triggering at the carpal canal and median nerve compression. *J Hand Surg (Am)* 13:342-344
258. Hart J A L 1973 Intraosseous lipoma. *J Bone Joint Surg* 55B:624-632
259. Kernohan J, Dakin R P, Quoin J S, Helal B 1984 An unusual 'giant' lipofibroma in the palm. *J Hand Surg (Br)* 9: 347-348
260. Leffert R D 1972 Lipomas of the upper extremity. *J Bone Joint Surg* 54A: 1262-1266

261. Oster L H, Blair W F, Steyers C M 1989 Large lipomas in the deep palmar space. *J Hand Surg (Am)* 14: 700-704
262. Schmitz R L, Keeley J L 1957 Lipomas of the hand. *Surgery* 42: 696-700
263. Strauss A 1922 Lipoma of the tendon sheaths: with report of case and review of the literature. *Surg Gynecol Obstet* 35: 161
264. Sullivan C R, Dahlin D C, Bryan R S 1956 Lipoma of the tendon sheath. *J Bone Joint Surg* 38A: 1275-1280

Linfoma

265. Ellstein J, Xeller C, Fromowitz F, Elias J M et al 1984 Soft tissue T cell lymphoma of the forearm: a case report. *J Hand Surg (Am)* 9: 346-350
266. Hung L K, Cheng J C, McGuire L J, Tsao S Y 1988 Primary malignant lymphoma of the deep tissues of the hand. *J Hand Surg (Am)* 13: 683-686

Histiocitoma Fibroso Maligno

267. Bullon A, Nistal M, Razquin S, Novo A et al 1986 Malignant fibrous histiocytoma in a child's hand. *J Hand Surg (Am)* 11: 744-748
268. Coles M, Smith M, Rankin E A 1989 An unusual case of dermatofibrosarcoma protuberans. *J Hand Surg (Am)* 14:135-138
269. Dick H M 1987 Malignant fibrous histiocytoma of the hand. *Hand Clin* 3: 263-268
270. Hankin F M, Hankin R C, Louis D S 1987 Malignant fibrous histiocytoma involving a digit. *J Hand Surg (Am)* 12:83-86
271. Hubbard L F, Burton R I 1977 Malignant fibrous histiocytoma of the forearm. Report of a case and review of the literature. *J Hand Surg* 2: 292-296
272. Karev A 1979 Malignant histiocytoma of the arm in a four-year-old boy. Hand 11: 106-108
273. Karev A, Stahl S 1990 Spontaneous rupture of the biceps muscle due to a concealed malignant fibrous histiocytoma. *J Hand Surg* (Am) 15: 94-97
274. McDowell C L, Hencreoth D 1977 Malignant fibrous histiocytoma of the hand. A case report. *J Hand Surg (Am)* 2: 297-298, 345
275. Schvarcz L W 1977 Congenital dermatofibrosarcoma protuberans of the hand. *Hand* 9: 182-185
276. Spector D, Miller J, Viloria J 1979 Malignant fibrous histiocytoma. *J Bone Joint Surg* 61 B: 190-193
277. Wirman J A, Sherman S, Sullivan M R 1981 Dermatofibrosarcoma protuberans arising on the hand. *Hand* 13: 187-190

SINÓVIA E TENDÃO

Gânglio

278. Andren L, Eiken 0 1971 Arthrographic studies of wrist ganglions. *J Bone Joint Surg* 53A: 299-302
279. Angelides A C, Wallace P F 1976 The dorsal ganglion of the wrist: its pathogenesis, gross and microscopic anatomy, and surgical treatment. *J Hand Surg* 1:228-235
280. Bowers H, Hurst L 1979 An intra-articular intraosseous carpal ganglion. *J Hand Surg* 4: 375-377
281. Brown I, Huffstadt A J C 1981 Intraosseous ganglia. *Hand* 13: 51-54
282. Dodge L D, Brown R L, Niebauer J J, McCarroll H R Jr 1984 The treatment of mucous cysts: long-term followup in sixty-two cases. *J Hand Surg (Am)* 9:901-904
283. Gunther S F 1985 Dorsal wrist pain and the occult scapholunate ganglion. *J Hand Surg (Am)* 10:697-703
284. Fontes D 1997 Ganglia treated by arthroscopy. In: Saffar P, Amadio P C, Faucher G (eds) *Current practice in hand surgery.* Martin Dunetz, London, pp 283-291
285. Bienz T, Raphael J S 1999 Arthroscopic resection of the dorsal ganglia of the wrist. *Hand Clin* 15(3): 429-434
286. Grange W J 1978 Subperiosteal ganglion: a case report. *J Bone Joint Surg* 608: 124-125
287. Helal B, Vernon-Roberts B 1976 Intraosseous ganglion of the pisiform bone. *Hand* 8: 150-154
288. Janzon L, Niechajev I A 1981 Wrist ganglia. *Scand J Plastic Reconstr Surg Hand Surg* 15: 53-56
289. Kambolis C, Bullough P G, Jaffe H I 1973 Ganglionic cystic defects of bone. *J Bone Joint Surg* SSA: 496-505
290. Kelly G L 1973 Radial artery occlusion by a carpal ganglion. *Plastic Reconstr Surg* 52: 191-193
291. Kenan S, Graham S, Lewis M, Yabut S M Jr 1987 Intraosseous ganglion in the first metacarpal bane. *J Hand Surg (Am)* 12: 471-473
292. Lister G D, Smith R R 1976 Ideas and innovations. Protection of the radial artery in the resection of adherent ganglions of the wrist. *Plastic Reconstr Surg* 61:127-129
293. Loder R T, Robinson J H, Jackson W T, Allen D J 1988 A surface ultra-structure study of ganglia and digital mucous cysts. *J Hand Surg (Am)* 13: 758-762
294. MacCollum M S 1977 Dorsal wrist ganglions in children. *J Hand Surg* 2: 325
295. McEvedy B V 1962 Simple ganglion. *Br J Surg* 49:585-594
296. Matthews P 1973 Ganglia of the flexor tendon sheaths in the hand. *J Bone Joint Surg* 5513: 612-617
297. Mogan J V, Newberg A H, Davis P H 1981 Intraosseous ganglion of the lunate. *J Hand Surg* 6: 61-63
298. Nelson C L, Sawmiller S, Phalen G S 1984 Ganglions of the wrist and hamartoma of the hand. *J Hand Surg (Br)* 9:349-350
299. Posner M A, Green S M 1984 Intraosseous ganglion of a phalanx. *J Hand Surg (Am)* 9: 280-282
300. Richman J A, Gelberman R H, Engber W D, Salamon P B, Bean D J 1987 Ganglions of the wrist and digits: results of treatment by aspiration and cyst wall puncture. *J Hand Surg (Am)* 12: 1041-1043
301. Rangarathnam C S, Linscheid R L 1984 Infected mucous cyst of the finger. *J Hand Surg (Am)* 9: 245-247
302. Rosson J W, Walker G 1989 The natural history of ganglia in children. *J Bone Joint Surg* 71 B: 707-708
303. Watson H K, Rogers W D, Ashmead D IV 1989 Reevaluation of the cause of the wrist ganglion. *J Hand Surg (Am)* 14: 812-817
304. Young S C, Freiberg A 1985 A case of an intratendinous ganglion. *J Hand Surg (Am)* 10: 723-724
305. Zubowicz V N, Ishii C H 1987 Management of ganglion cysts of the hand by simple aspiration. *J Hand Surg (Am)* 12: 618-620

Tumor de Células Gigantes (= Sinovite Vilonodular Pigmentada)

306. Adamson B E, Lucas G L 1985 Multiple recurrence of digital pigmented villonodular tenosynovitis: a case report. *J Hand Surg (Am)* 10: 278-280
307. Graver R, Grobbelaar A 0, Richman P 1, Smith P J 1998 Measurement of invasive potential provides na accurate prognostic marker for giant cell tumour of tendon sheath. *J Hand Surg (Br)* 23(6): 728-731
308. Crawford G P, Offerman R J 1980 Pigmented villonodular synovitis in the hand. *Hand* 12: 282-287
309. Fletcher A G, Horn R C 1951 Giant cell tumors of tendon sheath origin. A consideration of bone involvement and report of two cases with extensive bone destruction. *Ann Surg* 133: 374-385
310. Fyfe I S, MacFarlane A 1980 Pigmented villonodular synovitis of the hand. *Hand* 12: 179-188
311. Hansen P, Nielsen P T, Wahlin A B 1988 Pigmented villonodular synovitis of the extensor tendon sheaths in a child. *J Hand* Surg *(Br)* 13: 313-314
312. Matthews R E, Gould J S, Kashlan M B 1981 Diffuse pigmented villonodular tenosynovitis of the ulnar bursa - a case report. *J Bone Joint Surg* 6: 64-69
313. Moore J R, Weiland A J, Curtis R M 1984 Localized nodular tenosynovitis: experience with 115 cases. *J Hand Surg* (Am) 9: 412-417
314. Patel M R, Zinberg E M 1984 Pigmented villonodular synovitis of the wrist invading bone - report of a case. *J Hand Surg (Am)* 9: 854-858
315. Phalen G S, McCormack L J, Gazale W J 1959 Giant cell tumor of tendon sheath (benign synovioma) in the hand. Evaluation of 56 cases. *Clin Orthopedics* 15: 140-151
316. Zook E G 1977 Extensive giant cell tumor of the finger. A case history. *Orthopedics* 2: 267-268

Sarcoma Sinovial

317. Dick H M 1987 Synovial sarcoma of the hand. *Hand Clin* 3: 241-245
318. Dreyfuss U Y, Boome R S, Kranold D H 1986 Synovial sarcoma of the hand - literature study. *J Hand Surg (Br)* 11: 471-474
319. Kazayeri M, Gallo G 1979 Synovial sarcoma: a case report. *Orthopedics* 2: 496-498
320. Louis D 5, Hankin F M, Hankin R C, Brennan M, Greene T L 1986 Synovial cell sarcoma: a case report with a comment on 27 years of treatment. *J Hand Surg (Am)* 11: 578-581

Xantoma

321. Doyle J R 1988 Tendon xanthoma: a physical manifestation of hyperlipidemia. *J Hand Surg (Am)* 13:238-241
322. Gunther S F, Gunther A G, Hoeg J M, Kruth H S 1986 Multiple flexor tendon xanthomas and contractures in the hands of a child with familial hypercholesterolemia. *J Hand Surg (Am)* 11: 588-593
323. Hamilton W C, Ramsey P L, Hanson S M, Schiff D C 1975 Osseous xanthoma and multiple hand tumors as a complication of hyperlipidemia. *J Bone Joint Surg* 57A:551-553
324. Hoehn J 1978 Multiple fibrous xanthomas of tendon sheath. *Hand* 10: 306-308

VASO

325. Booher R J 1961 Tumors arising from blood vessels in the hands and feet. *Clin Orthopedics* 19: 71-98

Aneurisma

326. Baxt S, Mori K, Hoffman 5 1975 Aneurysm of the hand secondary to Kaposi's sarcoma. Case report. *J Bone Joint Surg* 57A: 995-997
327. Berrettoni B A, Seitz W H Jr 1990 Mycotic aneurysm in a digital artery: case report and literature review. *J Hand Surg (Am)* 15A: 305-308
328. Carneiro R D 5 1974 Aneurysm of the wrist. *Plastic Reconstr Surg* 54: 483-489
329. Dangles C J 1984 True aneurysm of a thumb digital artery. *J Hand Surg (Am)* 9: 444-445

330. Dormancy J A, Barkley H 1979 Bilateral axillary artery aneurysms in a child. *Br J Surg* 66(9): 650
331. Ho P K, Weiland A J, McClinton M A, Wilgis E F 1987 Aneurysms of the upper extremity. *J Hand Surg (Am)* 12:39-46
332. Jenkins A McL, Macpherson A I S, Nolan B, Housely E 1976 Peripheral aneurysms in Behçet's disease. *Br J Surg* 63: 199-202
333. Kleinert H E, Burget G C, Morgan J A, Kutz J E, Atasoy E 1973 Aneurysms of the hand. *Arch Surg* 106: 554-557
334. Swanson E, Freiberg A, Salter D R 1990 Radial artery infections and aneurysms after catheterization. *J Hand Surg (Am)* 15: 166-171
335. Thorrens S, Tripple O H, Bergan J J 1966 Arteriosclerotic aneurysms of the hand. *Arch Surg* 92:937-939

Angiomioma

336. Neviaser R J, Newman W 1977 Dermal angiomyoma of the upper extremity. *J Hand Surg* 2: 271-274

Malformação Vascular Congênita

337. Bogumill G P 1977 Clinico-pathological correlation in a case of congenital arterio-venous fistula. *Hand* 9: 60-64
338. Cabbabe E B 1985 Xeroradiography as an aid in planning resection of arteriovenous malformation of the upper extremities. *J Hand Surg (Am)* 10: 670-674
339. Curtis R M 1953 Congenital arteriovenous fistulae of the hand. *J Bone Joint Surg* 35A:917-928
340. Gelberman R, Goldner J L 1978 Congenital arteriovenous fistulas of the hand. *J Hand Surg* 3: 451-454
341. Griffin J M, Vasconez L 0, Schatten W E 1978 Congenital arteriovenous malformations of the upper extremity. *Plastic Reconstr Surg* 62: 49-58
342. Moore J R, Weiland A J 1985 Embolotherapy in the treatment of congenital arteriovenous malformations of the hand: a case report. *J Hand Surg (Am)* 10:135-139
343. Upton J, Mulliken J B, Murray J E 1985 Classification and rationale for management of vascular anomalies in the upper extremity. *J Hand Surg (Am)* 10: 970-975
343. Veal J R, McCord W M 1936 Congenital abnormal arteriovenous anastomoses of the extremities with special reference to diagnosis by arteriography and by the oxygen saturation test. *Arch Surg* 33: 848-866
344. Upton J, Coombs C J, Mulliken J B, Burrows P E, Pap S 1999 Vascular malformations of the upper limb: a review of 270 patients. *J Hand Surg (Am)* 24:1019-1035
345. Upton J 1988 Vascular malformations of the upper limb. In: Mulliken J B, Young A E (eds) Vascular birthmarks: haemangiomas and malformations. W B Saunders, Philadelphia, pp 343-380
346. Young A E, 1988 Arteriovenous malformations. In: Mulliken J B, Young A E (eds): Vascular birthmarks: *haemangiomas and malformations.* W B Saunders, Philadelphia, pp 228-245
347. Mendel T, Louis D S 1997 Major vascular malformations of the upper extremity: long-term observation. *J Hand Surg (Am)* 22(2): 302-306
348. Kadono T, Kishi A, Onishi Y, Ohara K 2000 Acquired digital arteriovenous malformation: a report of six cases. *Br J Dermatol* 142(2): 362-365

Hemangioma

349. Mulliken J B, Glowacki J 1982 Hemangiomas and vascular malformations in infants and children: a classification based on endothelial characteristics. *Plastic Reconstr Surg* 69(3): 412-422
350. McClinton M A 1993 Tumours and aneurysms of the upper extremity. *Hand Clin* 9(1): 151-169
351. Geister J H, Eversmann W W 1978 Closed system venography in the evaluation of upper extremity hemangiomas. *J Hand Surg* 3: 173-178
352. Palmieri T J 1983 Subcutaneous hemangiomas of the hand. *J Hand Surg (Am)* 8: 201-204
353. Milner R H, Sykes P J 1987 Diffuse cavernous haemangiomas of the upper limb. *J Hand Surg (Br)* 12:199-200
354. Pezehski C, Daneshbod K, Faghihi E 1980 Multiple hemangiomas of bone of upper extremity. *Orthopaedic Rev* 9: 67-69
355. Tunon J B, Gonzalez F P 1977 Angiomatosis of the metacarpal skeleton. *Hand* 9: 88-91

Tumor Glômico

356. Carroll R E, Berman A T 1972 Glomus tumors of the hand. Review of the literature and report of 28 cases. *J Bone Joint Surg* 54A: 691-703
357. Chan C W 1981 Intraosseous glomus tumor – case report. *J Hand Surg* 6: 368-369
358. Cornell S J 1981 Multiple glomus tumors in one digit. *Hand* 13:301-302
359. Davis T 5, Graham W P, Blomain E W 1981 A ten-year experience with glomus tumors. *Ann Plastic Surg* 6:297-299
360. Jablon M, Horowitz A, Bernstein D A 1990 Magnetic resonance imaging of a glomus tumor of the fingertip. *J Hand Surg (Am)* 15: 507-509
361. Joseph F R, Posner M A 1983 Glomus tumors of the wrist. *J Hand Surg (Am)* 8: 918-920
362. Kline 5 C, Moore J R, deMente S H 1990 Glomus tumor originating within a digital nerve. *J Hand Surg (Am)* 15:98-101
363. Love J G 1944 Glomus tumors: diagnosis and treatment. *Mayo Clin Proc* 19: 113-116
364. Matey E D, McDonald C J 1975 Bilateral subungual glomus tumors. *Plastic Reconstr Surg* 55: 488-489
365. Maxwell G P, Curtis R, Wilgis F 1979 Multiple digital glomus tumors. *J Hand Surg* 4: 363-367
366. Mullis W F, Rosato E F, Butler C J, Mayer L J 1972 The glomus tumors. *Surg Gynecal Obstet* 135: 705-707
367. Retting A C, Strickland J W 1977 Glomus tumor of the digits. *J Hand Surg* 2: 261-265
368. Riddell D H, Martin R S 1951 Glomus tumor to unusual size. *Ann Surg* 133: 401-403
369. Riveros M, Pack T 1951 The glomus tumor. Report of 20 cases. *Ann Surg* 133: 394-400
370. Serra J M, Muirragui A, Tadjalli H 1985 Glomus tumor of the metacarpophalangeal joint: a case report. *J Hand Surg (Am)* 10: 142-143
371. Sugiura I 1976 Intro-osseous glomus tumor. *J Bone Joint Surg* 58B: 245-247
372. Varian J P, Cleak D K 1980 Glomus tumors in the hand. *Hand* 12:293-299

Hemangioendotelioma

373. Acharya G, Merritt W H, Theogaraj S D 1980 Hemangioendotheliomas of the hand. Case reports. *J Hand Surg* 5: 181-182
374. Ekerot L, Eiken 0, Janssen K, Lindstrom C 1981 Malignant haemangioendothelioma of metacarpal bones. *Scand J Plastic Reconstr Surg Hand Surg* 15: 73-76
375. Finsterbush A, Husseini N, Rousso M 1981 Multifocal haemangioendothelioma of bones in the hand - a case report. *J Hand Surg* 6: 353-356
376. Larsson 5 E, Lorentzon R, Boquist L 1975 Malignant haemangioendothelioma of bone. *J Bone Joint Surg* 57A:84-89
377. Moss L D, Stueber K, Hafiz M A 1982 Congenital haemangioendothelioma of the hand - case report. *J Hand Surg* 7: 53-56
378. Patel M, Srinivasion K, Pearlman H 1978 Malignant haemangioendothelioma in the hand. *J Hand Surg* 3: 585

TUMORES VASCULARES MALIGNOS

Angiossarcoma

379. Vandevender D K, Daley R A 1995 Benign and malignant vascular tumours of the upper extremity. *Hand Clin* 11(2): 161-181

Hemangiopericitoma

380. Ratna S 1976 Case reports: hemangiopericytoma of the hand. *Plastic Reconstr Surg* 57: 746-748
381. Vathana P 1984 Primary hemangiopericytoma of bone in the hand: a case report. *J Hand Surg (Am)* 9: 761-764
382. Lim J K, Teston L, Pennington D G, May J 1992 Hemangiopericytoma of the hand: a literature review and case study. *J Hand Surg (Am)* 17(6): 1051-1055
383. Kasdan M L, Stallings S P 1993 Malignant hemangiopericytoma of the forearm. *Plastic Reconstr Surg* 91(3): 533-536
384. Templeton P A, Gordon D J, O'Hara M D 1996 Infantile haemangiopericytoma of the hand. *J Hand Surg (Br)* 21(1):121-123

SARCOMA DE KAPOSI

385. Baxt S, Mori K, Hoffman S 1975 Aneurysm of the hand secondary to Kaposi's sarcoma. Case report. *J Bone Joint Surg* 57A: 995-997
386. Keith J E Jr, Wilgis E F 1986 Kaposi's sarcoma in the hand of an AIDS patient. *J Hand Surg (Am)* 11: 410-413

LEIOMIOMA

387. Brenton G E, Johnson D E, Eady J L 1986 Leiomyosarcoma of the hand and wrist. Report of two cases. *J Bone Joint Surg* 68A: 139-142
388. Duinslaeger L, Vierendeels T, Wylock P 1987 Vascular leiomyoma in the hand. *J Hand Surg (Am)* 12: 624-627
389. Freeman A M, Meland N 8 1989 Angioleiomyomas of the extremities: report of a case and review of the Mayo clinic experience. *Plastic Reconstr Surg* 83:328-331
390. Hauswald K R, Kasdan M L, Weis D L 1975 Vascular leiomyoma of the hand. *Plastic Reconstr Surg* 55:89-91
391. Sanders J O, Weiland A J, Moore J R 1986 Leiomyosarcoma of the forearm: treatment with wide local excision and a lateral arm flap. *J Hand Surg (Am)* 11:906-910

LINFANGIOMA

392. Blair W F, Buckwalter J A, Mickelson M R, Omer G E 1983 Lymphangioma of the forearm and hand. *J Hand Surg (Am)* 8: 399-405

393. Moss A L, Ibrahim N B 1985 Lymphangiosarcoma of the hand arising in a pre-existing non-irradiated lymphangioma. *J Hand Surg (Br)* 10: 239-242

LINFANGIOSSARCOMA

394. Stewart N J, Pritchard D J, Nascimento A G, Kang Y K 1995 Lymphangiosarcoma following mastectomy. *Clin Orthop* 320: 135-141

395. Aygit A C, Yildirim A M, Dervisoglu S 1999 Lymphangiosarcoma in chronic lymphoedema. Stewart-Treves syndrome. *J Hand Surg (Br)* 24(1): 135-137

396. Heitmann C, Ingianni G 2000 Stewart-Treves syndrome: lymphangiosarcoma following mastectomy. *Ann Plast Surg* 44(1): 72-75

METASTÁTICO

397. Aggarwal N D, Mittal R L, Bhalla B 1972 Delayed solitary metastasis to the radius of renal-cell carcinoma. *J Bone Joint Surg* 54A: 1314-1316

398. Amadio P C, Lombardi R M 1987 Metastatic tumors of the hand. *J Hand Surg (Am)* 12: 311-316

399. Bevan D A, Ehrlich G E, Gupta V P 1977 Metastatic carcinoma simulating gout. *J Am Med Assoc* 237:2746-2747

400. Craigen M A, Chesney R B 1988 Metastatic adenocarcinoma of the corpus: a case report. *J Hand Surg (Br)* 13: 306-307

401. Creighton J J Jr, Peimer C A, Mindell E R, Boone D C et al 1985 Primary malignant tumors of the upper extremity: retrospective analysis of one hundred twenty-six cases. *J Hand Surg (Am)* 10: 805-814

402. Healey J H, Turnbull A D, Miedema B, Lane J M 1986 Acrometastases. A study of twenty-nine patients with osseous involvement of the hand and feet. *J Bone loint Surg* 68A: 743-746

403. Heymans M, Jar don-Jeghers C, Vanwijck R 1990 Hand metastases from urothelial tumor. *J Hand Surg (Am)* 15:509-511

404. Hindley C J, Metcalfe J W 1987 A colonic metastatic tumor in the hand. *J Hand Surg (Am)* 12: 803-805

405. Huber D F, Weis L D 1985 Metastatic carcinoma of the distal ulna from an occult pancreatic carcinoma. *J Hand Surg (Am)* 10: 725-727

406. Kent K W, Guise E R 1978 Metastatic tumors of the hand: a report of six cases. *J Hand Surg* 3: 271-276

407. Kerin R 1958 Metastatic tumors of the hand. *J Bone Joint Surg* 40A: 263

408. Kerin R 1983 Metastatic tumors of the hand. A review of the literature. *J Bone Joint Surg* 65A: 1331-1335

409. Kerin R 1987 The hand in metastatic disease. *J Hand Surg (Am)* 12: 77-83

410. McGraw J M, Stern P J 1989 Flexion contracture of the thumb: a malignant etiology. *J Hand Surg (Am)* 14:736-738

411. Marmor L, Horner R L 1959 Metastasis to a phalanx simulating infection in a finger. *Am J Surg* 97: 236

412. Prystowsky S D, Herndon J H, Freeman R G 1975 Bronchogenic carcinoma metastatic to the hand. *Cutis* 16:678-681

413. Rose B A, Wood F M 1983 Metastatic bronchogenic carcinoma masquerading as a felon. *J Hand Surg (Am)* 8:325-328

414. Uriburu I J F, Morchio F J, Mario J C 1976 Metastases of carcinoma of the larynx and thyroid gland to the phalanges of the hand. Report of two cases. *J Bone Joint Surg* 58A: 134-136

415. Wu K K, Winkelman N Z, Guise E R 1980 Metastatic bronchogenic carcinoma to the finger simulating acute osteomyelitis. *Orthopedics* 3: 25-28

Capítulo 7 Distúrbios Congênitos

CLASSIFICAÇÃO

I. Falha de formação de partes

transversal – *terço superior do antebraço*
carpal
metacarpiano
falangiano

longitudinal – *facomelia*
mão em clava radial
mão em fenda
mão em clava ulnar

II. Falha de diferenciação de partes

sinostose radioulnar *deformidade de Kirner*
deslocamento radioulnar *polegar tensionado*
sinfalangismo *artrogripose*
camptodactilia *clinodactilia*
sindactilia

III. Duplicação

polidactilia
polegar trifalangiano

IV. Crescimento excessivo

macrodactilia

V. Crescimento insuficiente

hipoplasia do polegar
deformidade de Madelung

VI. *Síndrome de constrição em anel*

VII. Anormalidades esqueléticas generalizadas

A classificação indicada acima por numerais romanos é a adotada pela International Federation of Hand Societies e pela International Society for Prosthetics and Orthotics[1]. Aquelas condições apresentadas em itálico são consideradas neste capítulo. Esta não é uma lista completa de desvios congênitos. Porém, representa 98,1% de uma grande série de mãos afetadas[77]. Grego e latim 'impronunciáveis' são evitados quando possível, porque parece injusto copiá-los de outro livro para este. Se o leitor encontrá-los ou for convidado por um geneticista instruído a avaliar um paciente com uma síndrome de multiepônimos, então ele recorre ao Glossário e o Indicador de Síndromes no excelente livro de Adrian Flatt *The Care of Congenital Hand Anomalies*[77].

Há numerosas falhas no sistema de classificação acima. Ogino[2] sugeriu que a classificação modificada levasse em conta estas falhas, particularmente em referência ao seguinte:

1. Síndrome da faixa de constrição, que é classificada juntamente com a acrossindactilia e amputação no sistema da Federação.
2. Polidactilia, sindactilia e deficiência central (mão em fenda típica) podem surgir de um mecanismo teratogênico comum 'falha de indução dos raios digitais'.
3. Braquissindactilia severa, mão em fenda atípica e a parada de crescimento transversal se assemelham uma a outra. Blauth e Gekeler dizem que elas são variantes da simbraquidactilia[3].
4. O polegar trifalangiano não oponente não é mencionado.

Os sistemas de classificação baseados na morfologia estão sendo desafiados por aqueles baseados na embriologia experimental e na genética. A localização dos genes pode nos proporcionar um sistema completamente novo[4,5].

E da mesma forma na mão. É diferente, desafiador e recompensador. Primeiramente, antes de se preocupar com a deformidade da mão, o examinador deve indagar sobre outras anomalias[6,7] associadas e assegurar-se que elas estejam sendo controladas corretamente. Se um exame completo não foi executado por um pediatra experiente, ele deve ser executado ou agendado. Avaliação e planejamento podem ser necessários com outros médicos.

Secundariamente, o diagnóstico fica mais difícil pela falta total de participação ativa do paciente. A história deve ser colhida com os pais, que podem parecer surpreendentemente incertos sobre as capacidades manuais e limitações da criança. Isto é porque eles são claramente destreinados na observação clínica. Quando a informação é necessária, eles devem ser treinados para procurar características particulares, como o uso de uma parte ou seu movimento ativo. Nenhum fato pode ser obtido quando a cooperação do paciente é necessária, por exemplo, discriminação de dois pontos, movimento ativo e o teste de Allen. Assim, assumem muito maior importância a *inspeção*, a *palpação* e o *movimento passivo* (normal e anormal [Fig. 7.1]) e a *avaliação radiológica*. O exame clínico deve ser prolongado para permitir uma adequada *observação*, suplementada e estimulada pela provisão de brinquedos bimanuais se a criança tem a idade suficiente. Um terapeuta ocupacional pode auxiliar muito nesta avaliação. Alguns truques podem ajudar – *movimento ativo* é indicado pela presença de pregas de pele normais; sua ausência pela ausência das pregas de pele (Fig. 7.2). O movimento ativo às vezes pode ser revelado segurando o dígito ou membro nos extremos da amplitude por alguns momentos e então liberando-o. Assim, segurar os dedos em completa flexão pode fazer a criança mantê-los nessa posição momentaneamente depois da liberação, ou, segurando-os em extensão completa pode-se induzir flexão reflexa quando liberados. Claramente apenas as observações positivas são válidas. Nas poucas si-

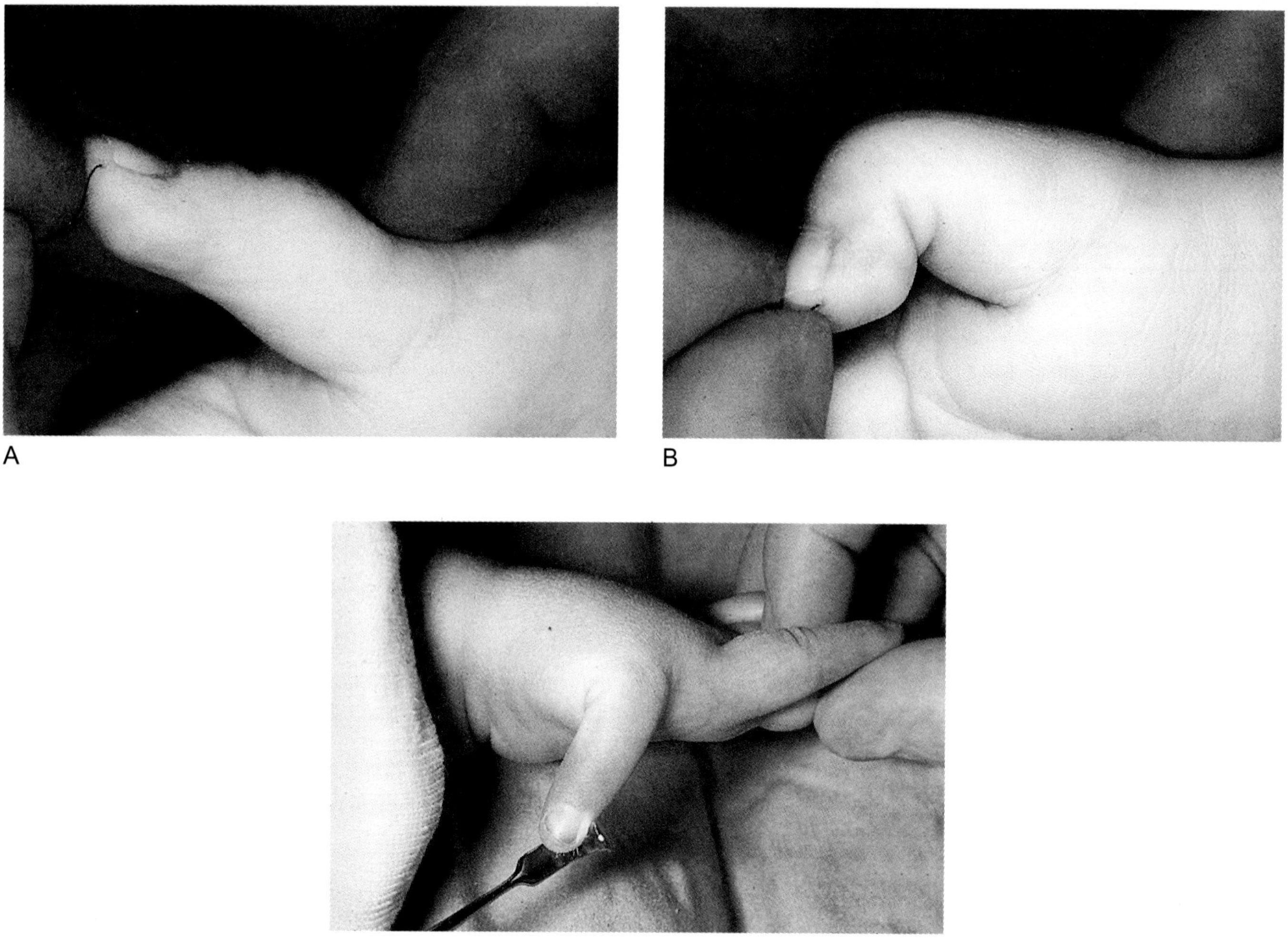

Fig. 7.1 A, B. Uma amplitude normal de movimento passivo é demonstrada neste polegar, que não tem função ativa. Isto mostra claramente que os tendões são anômalos; *pollex abductus* (pág. 505). **C.** O movimento anormal é demonstrado passivamente aqui, demonstrando frouxidão do ligamento ulnar colateral neste polegar tipo II de Blauth (De Lister G 1991 pollex abductus in hypoplasia and duplication of the thumb. *J Hand Surg* **16A**: 626-633).

Tabela 7.1 Idade de aparecimento dos centros de ossificação. (Os números são para o percentil 50 em meninas; os centros surgem depois em meninos, por um fator de multiplicação de 1,55 ± 0,14 DP.)

Carpo	
Capitato e hamato	2 meses
Piramidal	1,7 anos
Semilunar	2,6 anos
Escafóide, trapézio, trapezóide	4,1 anos
Metacarpo e falanges (centros epifisários)	
Articulações metacarpofalangianas dos dedos (ambos os centros) todos por	1,5 anos
Metacarpiano do polegar	1,6 anos
Falange proximal do polegar	1,7 anos
Falanges médias	todos por 2,0 anos
Falanges distais	todos por 2,5 anos

tuações onde a sensibilidade está em dúvida (por exemplo, na síndrome de constrição em anel), o teste de adesão tátil e o teste de enrugamento (págs. 219, 222) podem ser usados. A avaliação radiológica fica mais difícil, às vezes inútil, pelo fato de que grande parte da mão infantil apresenta apenas cartilagem. Os centros de ossificação surgem em idades diferentes (Tabela 7.1)[8]. Estas idades variam consideravelmente no indivíduo normal, mas o conhecimento delas (como com outras variáveis radiológicas[9]) é útil tanto na leitura de rotina de radiografias e também porque há causas específicas de *maturação avançada*, *retardada* e *desarmônica*, que estão além da extensão deste texto.

Por estas e outras razões (alterações do crescimento, estabelecimento da relação médico-paciente) é freqüentemente desejável ver a criança em duas ou mais ocasiões antes de fazer planos cirúrgicos. O exame repetido pode demonstrar capacidades não notadas a exames mais precoces. Às vezes isto é relacionado à obtenção de marcos do desenvolvi-

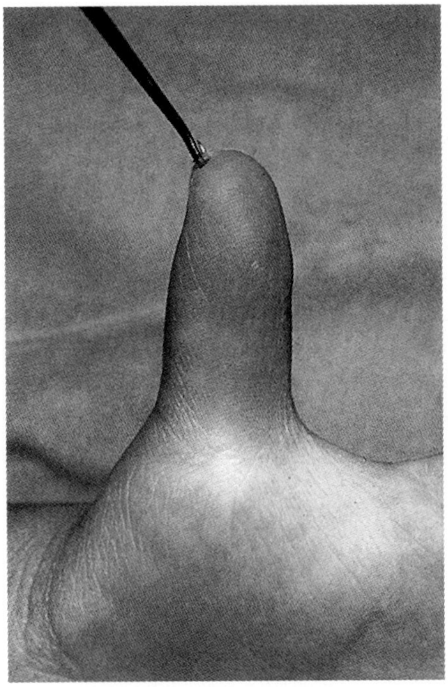

Fig. 7.2. A ausência completa de pregas digitais normais na superfície palmar deste polegar, que estava aliada a um bom movimento passivo, como manifestado na Fig. 7.1 (A e B), indica anomalias de tendão (De Lister G 1991 Pollex abductus in hypoplasia and duplication of the thumb. *J Hand Surg* 16A: 626-633).

mento, por exemplo, a alteração das funções individuais de tendão sem coordenação para atividades voluntárias como o pinçamento de três dedos. A outros tempos, parecem se desenvolver atividades que estavam previamente ausentes, como extensão digital em dedos artrogripóticos.

Finalmente, o cirurgião deve se lembrar que enquanto ele examina e opera o bebê, ele também está tratando os pais. A criança não tem consciência de que tem qualquer problema, e certamente não apresenta uma queixa. Os pais, por outro lado, estão perturbados em um grau que pode parecer fora de proporção – embora não seja. Sua preocupação é aumentada pelo potencial de culpa pessoal, pelo desapontamento de ter uma criança imperfeita, pelo medo da anestesia e pela cirurgia em uma idade que eles acreditam ser tão delicada e pela possibilidade de gerarem mais crianças anormais. Eles devem portanto ser informados com clareza e precisão, e tranquilizadas com honestidade e compaixão. Desde uma fase inicial da relação, deve-lhes ser falado (com tato e solidariedade) das limitações da cirurgia. Eles devem ser ensinados até onde será possível a ver função como beleza, embora haja desvios incorrigíveis da normalidade. Não devem ser dadas falsas esperanças, nem se exagerar ao emitir um bom prognóstico. A restauração de uma das mãos normal é possível apenas nos defeitos mais simples. Em casos raros e complexos há muito a ser dito por uma segunda opinião agendada pelo cirurgião. Isso dá suporte e freqüentemente informações ao clínico, e confiabilidade para os pais, invariavelmente com um aumento perceptível na confiabilidade no primeiro médico escolhido. O cirurgião deve aceitar o fato de que alguns pais acham difícil tomar decisões sobre cirurgia. É um desserviço pressioná-los. Com o tempo eles tomarão a decisão. Se não, isso também é uma escolha deles. O cirurgião também tem que entender que a amplitude de emoções complexas que os pais experimentam pode ser manifesta como raiva dirigida ao cirurgião. Isto deve ser enfrentado e manejado solidariamente.

O cirurgião pode fazer uma cirurgia muito menor na criança com mais consentimento informado do que ele poderia fazer aos próprios pais. Isto é correto, porque tal proteção é uma expressão de sua função biológica. Tendo executado a cirurgia, o cirurgião tem que manter a ligação de informação. Ele tem que falar com os pais imediatamente ao final da cirurgia da criança. Ele deve-lhes falar os horários das visitas hospitalares, de forma que eles possam estar lá, convidando-os a comparecer, se necessário, ao consultório ou clínica a qualquer momento no período pós-operatório e compartilhando planos para o manejo futuro. Só dessa maneira o cirurgião ganhará o que ele precisa para lidar com deformidade congênita além do conhecimento e da capacidade técnica – a confiança da família.

As consultas *pré-natais* mais recentes estão aumentando em número como resultado da evolução da ultra-sonografia. O diagnóstico ultra-sonográfico pré-natal de deformidades da mão congênita já foi feito com 18 semanas de gestação[10]. Em geral, porém, a imagem do ultra-som é difícil de o cirurgião interpretar, e ele é colocado na situação impossível de tentar fazer um comentário sobre uma deformidade congênita da mão que ele não pode visualizar completamente. Tais consultas são urgentes, mas sempre difíceis, à medida que o cirurgião é forçado a fazer um comentário sobre a interpretação de imagens de outro, gerando uma sensação de incerteza sobre o conselho que ele está dando. Os pais previdentes também são forçados a tomar decisões sobre o futuro da criança com base neste conselho. Uma situação difícil para todos.

DESVIOS CONGÊNITOS EM ADULTOS

O adulto que apresenta um desvio congênito não corrigido requer uma avaliação de um tipo completamente diferente. Evidentemente, eles funcionaram eficazmente até aquela fase. Por que então eles vêm agora, buscando correção cirúrgica ? Freqüentemente tais pacientes tiveram pais que ou eram contra a cirurgia (particularmente um pai não tratado com uma deformidade semelhante) ou pais que não puderam tomar uma decisão sobre a cirurgia da criança. O evidente simbolismo da sindactilia completa não corrigida dos dedos médio e anular esquerdos em uma mulher solteira de 28 anos é muito claro (Fig. 7.3). A confiabilidade subconsciente que outro paciente pode estar tendo na correção cirúrgica pode ser menos evidente (mas apesar disso devastadora) quando ela não rende o resultado social desejado. A possibilidade de um distúrbio psiquiátrico subjacente nunca deve ser negligenciada. A avaliação psiquiátrica sempre deve ser sugerida – o paciente que prontamente consente a cirurgia é bem equilibrado e não precisa da avaliação (veja Fig. 7.42)!

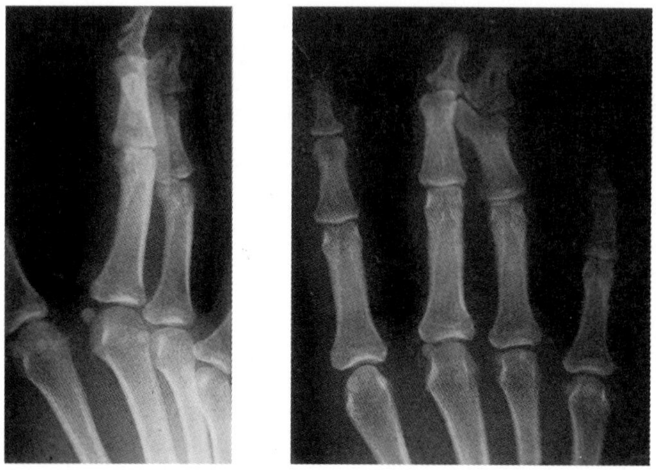

A

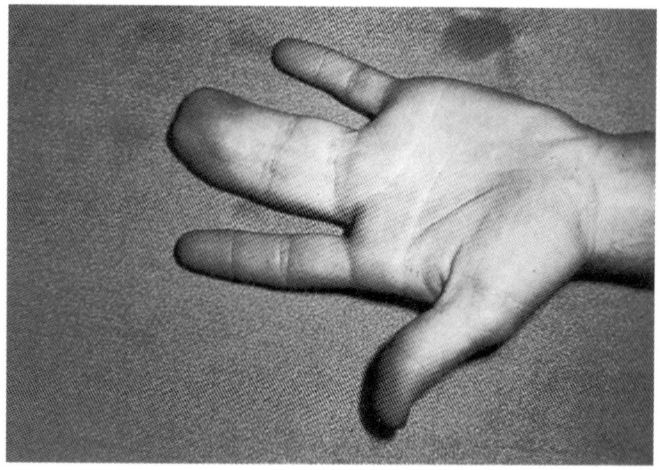

B

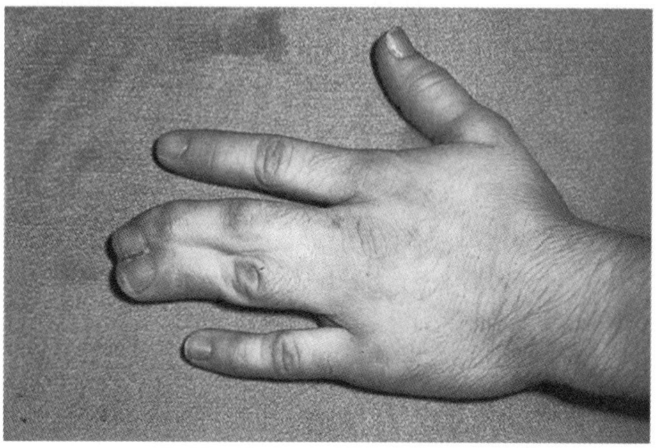

C

Fig. 7.3 A-C. Apresentação adulta de desvio congênito. Esta paciente tinha uma sindactilia simples completa e uma polidactilia central distal oculta dos dedos médio e anular esquerdos que se apresentou com a idade de 28 anos. Alguns meses após a correção, a paciente se tornou psiquiatricamente transtornada, o suficiente para necessitar internação hospitalar prolongada. O psiquiatra na ocasião comentou que a paciente subconscientemente associou seu estado de solteira à sindactilia (veja também Fig. 7.42).

GRUPO I – FALHA DE FORMAÇÃO DE PARTES

A falha de formação foi dividida em transversal e longitudinal. As deficiências transversais foram restringidas para incluir todas as amputações congênitas, da ausência dos dedos – afalangia – à ausência de toda a extremidade superior – amelia. Todas as outras falhas de formação são deficiências longitudinais. Deste modo, os defeitos intercalados – focomelia – são classificados como longitudinais, já que o membro periférico que é presente invariavelmente mostra anomalias.

AUSÊNCIA TRANSVERSAL – TERÇO SUPERIOR DO ANTEBRAÇO

Esta é a ausência transversal mais comum no membro superior, e é um grande problema para o protético. O comprimento do antebraço sob a articulação do cotovelo normal usualmente é de 5-7 cm ao nascimento, mas o crescimento é relativamente diminuído e o comprimento de adulto raramente excede 10 cm[11]. (Teoricamente, porém uma criança com esta condição, especialmente bilateral, é o candidato principal para o transplante da mão, provavelmente enquanto imunologicamente imaturo.)

Indicações

A criança deve usar por 6 meses uma prótese simples, que ajuda consideravelmente no engatinhar[12]. Dispositivos mais sofisticados são colocados com 12-18 meses, e até mesmo próteses mioelétricas estão sendo atualmente colocadas em alguns centros com a idade de 3 anos. O lactente e a criança funcionam bem com próteses[13] (mesmo bilaterais) mas na adolescência é necessário aconselhamento renovado, porque as pressões sociais podem fazê-los rejeitar a prótese. A cirurgia raramente pode ser indicada para alongar um antebraço indevidamente curto[14]. Em países onde próteses não estão disponíveis, e especialmente naqueles que são cegos e bilateralmente envolvidos, o procedimento de Krukenberg é benéfico[15-17], tanto mais quanto mais longo o antebraço.

Veja Green DP 1998 *Operative hand surgery,* 4th edn. Churchill Livingstone, New York, pág. 76.

AUSÊNCIA TRANSVERSAL - CARPO, METACARPO, FALANGES

A ausência de dígitos pode apresentar-se resultante de várias anomalias congênitas, sendo as mais comuns:

- ausência transversal verdadeira;
- mão em fenda (pág. 467);

- amputações por síndrome de constrição em anel (pág. 513);
- simbraquidactilia.

Embora o carpo seja raramente completo, a maioria destas crianças tem uma articulação do punho normal e também pode ter dígitos vestigiais (Fig. 7.4). Se não manipulados, elas ficarão notavelmente hábeis para a preensão e liberação grosseiras com a idade de 2-3 anos, usando o punho fletido contra o torso. A parte de trás do carpo também é usada e quando elas se apresentam com uma idade mais avançada, a discriminação de dois pontos, palmar e dorsal, é mais aguda que o normal.

Metacarpianos curtos isolado ou múltiplo (braquimetacarpia) e falanges[18-20] podem resultar em encurtamento de um ou mais dígitos (Fig. 7.5).

Exame

Devem ser palpadas partes do esqueleto, prestando atenção particular ao *movimento do punho* e ao *metacarpo vestigial*. O primeiro é importante para confecção da prótese e para possíveis transferências de tendão, porque elas provavelmente serão motoras do punho e porque uma amplitude ativa total de movimento do punho acrescentará excursão a tais transferências, pelo efeito de tenodese. Metacarpianos vestigiais bons na posição do polegar e no quinto ou quarto raios são especialmente valiosos. Se um dos metacarpianos do polegar estiver presente, a área tenar deve ser examinada para amplitude passiva da articulação basal e deve ser observada para função muscular intrínseca, revelada tanto pelo contorno como pelo movimento ativo voluntário.

Quando dígitos vestigiais estiverem presentes na simbraquidactilia, eles simplesmente são botões de tecido, freqüentemente abrigando uma unha minúscula (Fig. 7.6). Estes dígitos vestigiais são retraídos para o coxim da ausência transversal pela ação restritiva de faixas fibrosas presas ao flexor extrínseco longo e aos tendões extensores, os quais estão em continuidade sobre a cabeça do metacarpiano. Estes botões devem ser agarrados suavemente e distraídos para avaliar o tamanho do envelope de pele do remanescente distal (embora isto possa ser avaliado verdadeiramente apenas quando as faixas fibrosas restritivas são divididas à cirurgia antes de inserção de transferências falangianas livres não-vascularizadas). As radiografias são de valor limitado na idade provável da primeira apresentação.

Indicações

Inicialmente, a criança deve receber uma prótese de placa palmar que, pelo movimento do punho, permite a preensão de objetos menores do que de outro modo[11]. O tratamento pode continuar com próteses, por conversão para um gancho parcial com controle de dobradiça simples pela articulação do punho.

Porém, há algumas possibilidades limitadas na cirurgia, particularmente quando alguns remanescentes metacarpianos estão presentes. Estes incluem um ou todos os seguintes:

- manoplastia de distração;
- transferência falangiana livre;

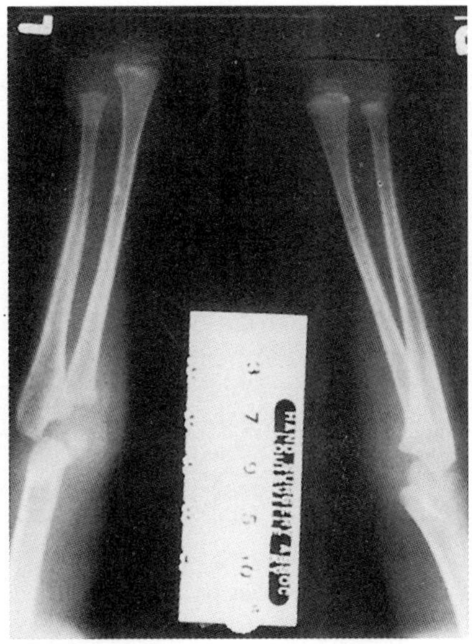

A

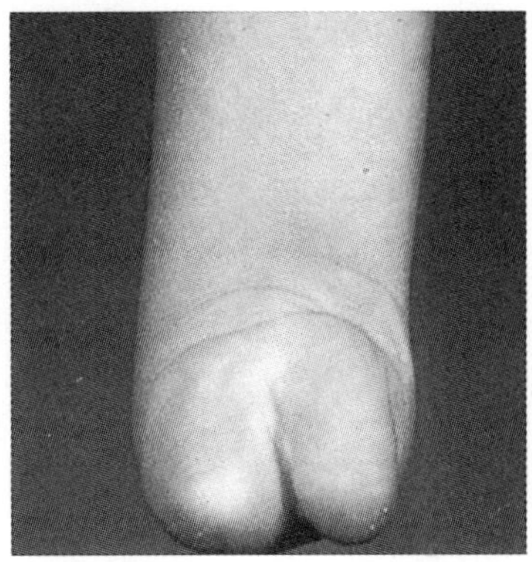

B

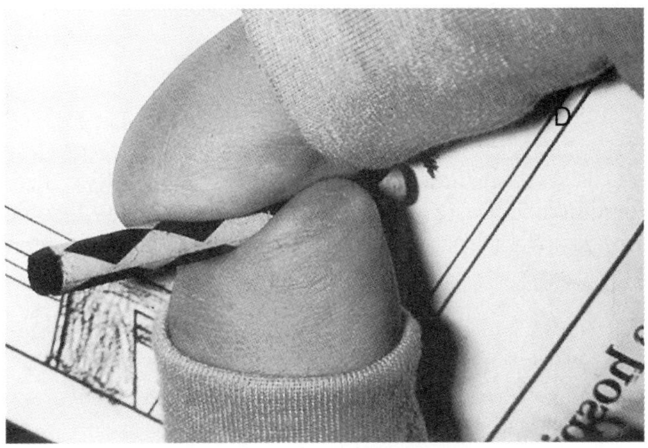

C

Fig. 7.4 A. Esta criança apresentava-se com ausência transversal bilateral, em radiografia aparentemente ao nível do punho. **B.** Foi evidente ao exame clínico, porém, que havia metacarpianos vestigiais móveis no polegar e nas posições dos dedos anular ou mínimo. Por isto, a criança deve ser observada para o desenvolvimento de osso nessas posições e então deve ser programado para transferência de um dedo do pé para a mão. **C.** Se ele não receber nenhum tratamento, toda preensão será bimanual ou contra o torso.

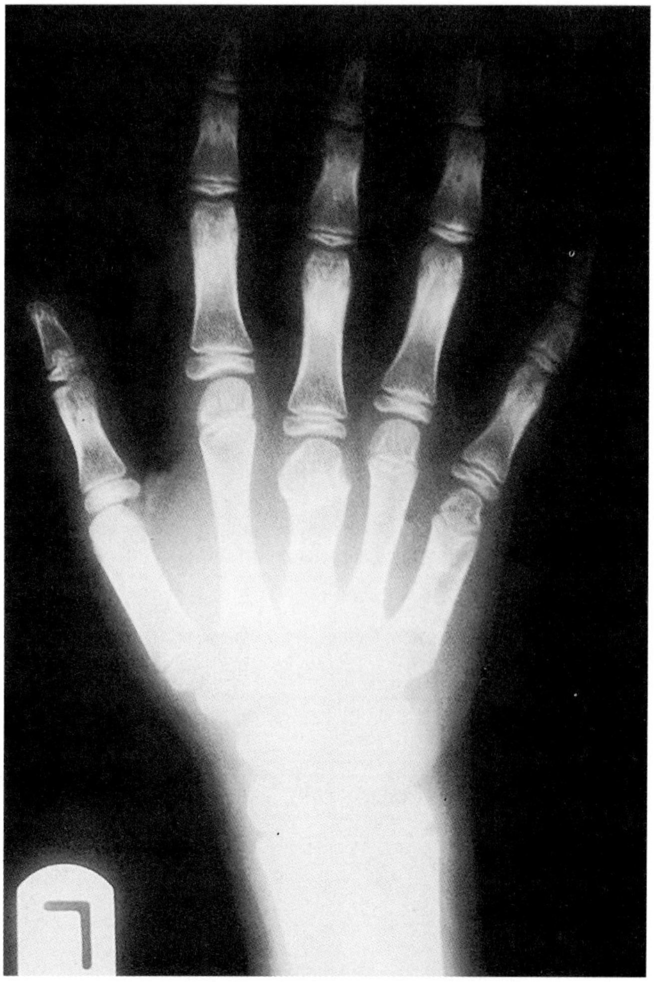

Fig. 7.5. Braquimetacarpia. O metacarpiano curto não resultou em nenhum déficit funcional, mas a ausência de uma articulação pode fazer com que o paciente ou os pais peçam o alongamento ósseo do metacarpiano.

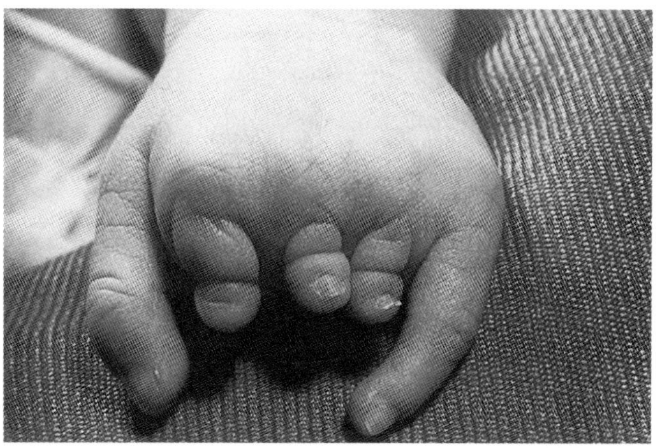

Fig. 7.6. Simbraquidactilia ou ausência transversal com dígitos vestigiais. Esta criança mostrava um esqueleto estável no polegar rudimentar, mas apenas fragmentos cartilaginosos rudimentares nos dígitos vestigiais. Havia tendões extrínsecos, comprovados pela retração de botões quando eles foram tracionados distalmente.

- pós-construção ulnar;
- transferência microvascular do dedo do pé para a mão.

Armado com as informações em relação a esqueleto, pele, movimento passivo e ativo obtidas pelo exame, as possibilidades cirúrgicas podem ser discutidas com os pais.

[Ausência transversal do *polegar* ao nível metacarpiano é considerada como *síndrome de constrição em anel* (pág. 513).]

Manoplastia de Aumento e Distração (MAD)[21,22]

Esta é executada em três fases. Na fase 0, uma transferência falangiana livre não-vascularizada é executada para proporcionar uma base óssea para distração posterior. Três meses depois, a MAD fase I é executada pela aplicação de um distrator, usando bastões inseridos pelos ossos proximais e distais ao local de osteotomia proposto. O osso é dividido então incluindo o periósteo, a abertura será distraída 1 mm por dia, até que um enxerto de osso fibular é inserido na MAD fase 2. O espaço interdigital então precisa ser dessindactilizado. O procedimento inteiro é iniciado com 2,5-3 anos de idade.

Os relatos de sucesso com a transferência falangiana variam muito amplamente com autores altamente respeitáveis e experientes. Carroll e Green não relataram nenhum crescimento em 159 falanges transferidas em 79 casos,[23] Goldberg e Watson 90% do crescimento esperado em 20 de 27 casos.[24] Outra experiência sugere que enxertos de osso livre sobrevivem mais certamente e são bem integrados quando empregados como uma interposição em vez de um enxerto e quando eles forem fixos, osso esponjoso com osso esponjoso.[25,26] A experiência da Great Ormond Street de 81 falanges transplantadas mostra que apenas duas tiveram falha parcial (ambas colocadas em envelopes de tecidos moles que estavam muito apertados). Esta série inclui transferências até a idade de 7 anos. Muito poucos mostraram evidência clara de atividade da placa de crescimento. O periósteo sempre foi retirado, mas parece insensato usar uma placa palmar e ligamentos colaterais quando a simples inserção à capa do tendão flexor extensor combinado e contínuo sobre a cabeça metacarpiana proporciona movimento e estabilidade bons. Com base nestes dados, é atualmente consenso que as transferências falangianas ofereçam uma excelente perspectiva de sobrevida e crescimento futuro, contanto que sejam observadas duas regras (Fig. 7.7):

- a transferência deve ser feita antes da idade de 15 meses;
- deve ser retirado o periósteo.

Se o quarto (ou o quinto) remanescente metacarpiano está presente ao exame, este pode ser usado. O remanescente ulnar pode ser alongado por distração óssea[25-30] com ou sem interposição subseqüiente de enxerto de osso esponjoso[31], o envelope de pele sendo aumentado por distração transoperatória ou (raramente necessário[26]) avançando o cone de pele e aplicando um enxerto de espessura total na base. Este é algo semelhante a um procedimento em sanduíche de Gillies[32]. Uma alternativa para o enxerto ósseo é a transferência microcirúrgica de um ou mais dedos do pé[33-35]. Embora seja tecnicamente possível alcançar sobrevida, a aquisição de função é

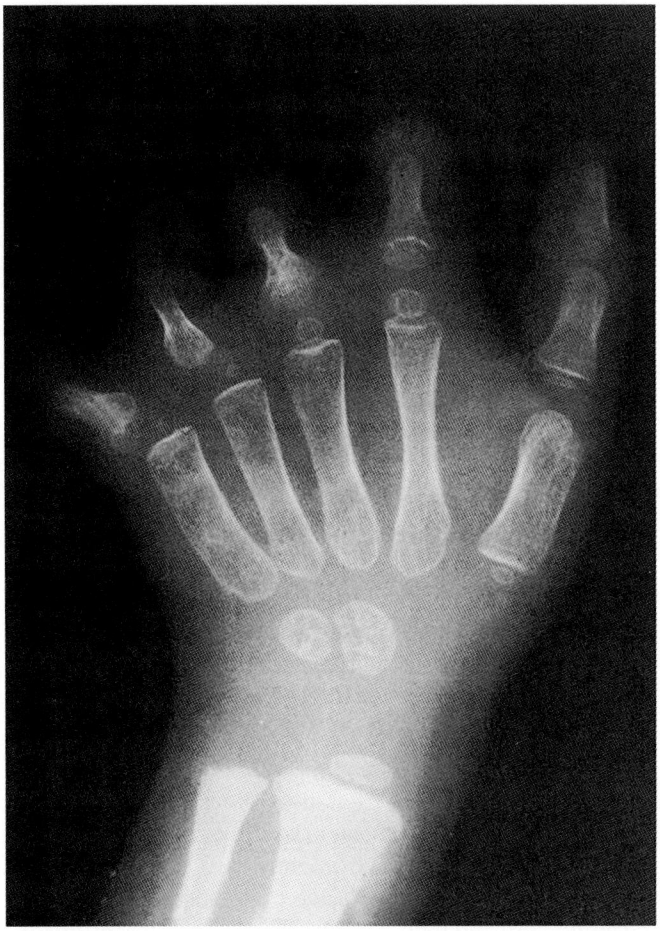

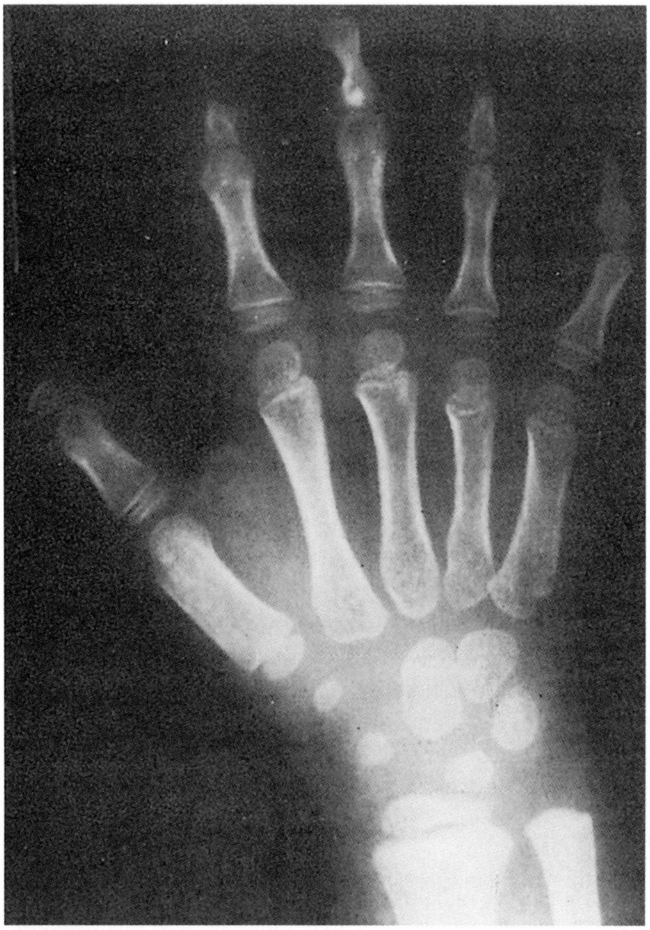

A B

Fig. 7.7 A. Esta mão demonstra ausência transversal uniforme dos dedos. Depois de um período de distração, foram realizadas transferências falangianas para todos os quatro dedos, a partir do segundo e terceiro dedos de ambos os pés. Podem ser vistos 4 anos depois **(B)** que as falanges do médio, anular e mínimo sobreviveram, mas sem evidência clara de um centro de crescimento, enquanto que a transferência do dedo indicador apresentou.

ainda mais difícil na ausência congênita do que após a perda traumática dos dedos[36], devido à natureza vestigial de todas as estruturas da mão:

1. Os tendões são rudimentares (freqüentemente representado por uma folha de fáscia), e a transferência de motores do punho é freqüentemente necessária.
2. Os nervos mediano e ulnar, não tendo para onde ir, são subdesenvolvidos. Os nervos digitais têm que ser unidos a ramos cutâneos como o radial terminal, o ramo sensorial dorsal do nervo ulnar e o ramo palmar cutâneo do nervo mediano.

Todas estas alternativas cirúrgicas podem ser tentadas e podem não ser incompatíveis. A transferência falangiana com 12 meses, usando as falanges proximais do terceiro e quarto dedos do pé, pode ser seguida por um período de observação de 2 anos, durante o qual podem ser avaliados a sobrevida falangiana, o desenvolvimento epifisário e o crescimento global. Se nenhuma preensão pode ser restabelecida, podem ser executadas a pós-construção ulnar e a transferência de um dedo do pé para a mão, sabendo que todos os caminhos menos complexos foram explorados.

Este plano expõe a criança potencialmente a vários procedimentos cirúrgicos em uma idade precoce. Isto deve ser esclarecido aos pais ao discutir a escolha entre prótese e cirurgia.

Veja Green DP 1998 *Operative hand surgery*, 4th edn. Churchill Livingstone, New York, págs. 373, 395.

AUSÊNCIA LONGITUDINAL – FOCOMELIA

Uma deficiência intercalar de severidade variada resulta freqüentemente em um membro extremamente curto, caracterizado pela presença de elementos esqueléticos digitais, usualmente em número e função reduzidos. A focomelia foi classificada em três tipos[37].

Na focomelia *completa* a mão prende-se ao tronco, na focomelia *proximal* o antebraço ao tronco, e na focomelia *distal* a mão ao úmero.

Indicações

O ajuste protético[38] é necessário para a maioria das crianças focomélicas, que podem ativar o dispositivo com os dígitos terminais. Cirurgia raramente é necessária, e quando necessária é apenas para estabilizar o membro, torná-lo de um comprimento apropriado para o ajuste ou melhorar a função nos dígitos terminais.

AUSÊNCIA LONGITUDINAL - DISTAL RADIAL – MÃO EM CLAVA RADIAL[39]

Como um diagnóstico, o termo 'mão em clava radial' enfatiza a característica principal do distúrbio, isto é, a hipoplasia ou ausência do rádio, com resultante desvio radial da mão no antebraço (Fig. 7.8). A condição é comumente associada a outras anomalias, e estas não devem passar despercebidas durante o exame (veja abaixo). Não há nenhuma etiologia claramente compreendida, genética ou ambiental[40]. Ambas as extremidades são afetadas em 50-72% dos casos, dependendo do estudo. Em casos unilaterais, o polegar oposto é freqüentemente hipoplásico[41].

Exame

O *'punho'* é radialmente desviado em um grau variável. Não há nenhuma articulação do punho em casos mais severos. O carpo 'articula-se' com o lado da ulna (tipos III e IV) assim pode não haver amplitude ativa de movimento do punho pré-operatória. O movimento passivo também revela uma redução significativa na amplitude de movimento disponível, quando comparado com o normal, em palmar e dorsiflexão do punho e em desvio ulnar. O grau até onde o desvio radial pode ser corrigido é importante, porque pode indicar a potência das forças divergentes que trabalharão contra qualquer correção cirúrgica, e certamente determinarão a necessidade de manipulação com ou sem imobilização antes da cirurgia. Quando completamente desviado em direção ulnar, será notado contratura da pele na face radial e redundância na face ulnar. A primeira pode conter uma faixa apertada que pode ser o assim chamado 'primórdio' fibroso do rádio (este pode precisar ser excisado). Mais importantemente, a faixa pode ser o nervo mediano – esta freqüentemente é a estrutura mais radial, e em um quarto dos casos é duplicada, um ramo servindo o território radial e o outro o mediano. O termo 'primórdio' é enganoso na mão em clava radial, onde as estruturas apertadas são a massa muscular dorso-radial combinada e a fáscia profunda do antebraço. Não há nenhum remanescente radial fibrocartilaginoso (uma situação diferente para a mão em clava ulnar).

O *polegar* pode ser normal, rudimentar, hipoplásico ou ausente, a incidência variando amplamente em séries diferentes. O polegar *rudimentar* está presente, mas não tem nenhuma função, sendo localizado distalmente e não tendo nem uma articulação normal nem motores – um 'polegar flutuante'. O polegar *hipoplásico* tem função, que é lesada em um grau variado (pág. 505).

O *cotovelo* da criança com mão em clava radial é mantido na postura estendida, e tentativas em movimento passivo revelarão que esta é uma extensão fixa em muitos dos casos vistos precocemente. O movimento passivo melhora com a idade, e este deve ser encorajado por manipulação e imobilização do cotovelo e do punho. O movimento nas *articulações dos dedos* é mais prejudicado nos dígitos radiais. Assim, a amplitude passiva de movimento é mais significativamente reduzida no indicador que no dedo mínimo. As articulações metacarpofalangianas (embora sem flexão) usualmente mostram hiperextensão normal ou aumentada (Fig. 7.9). Ocasionalmente há contraturas em flexão nas articulações interfalangianas proximais dos dedos médio e anular, e em uma série[39]

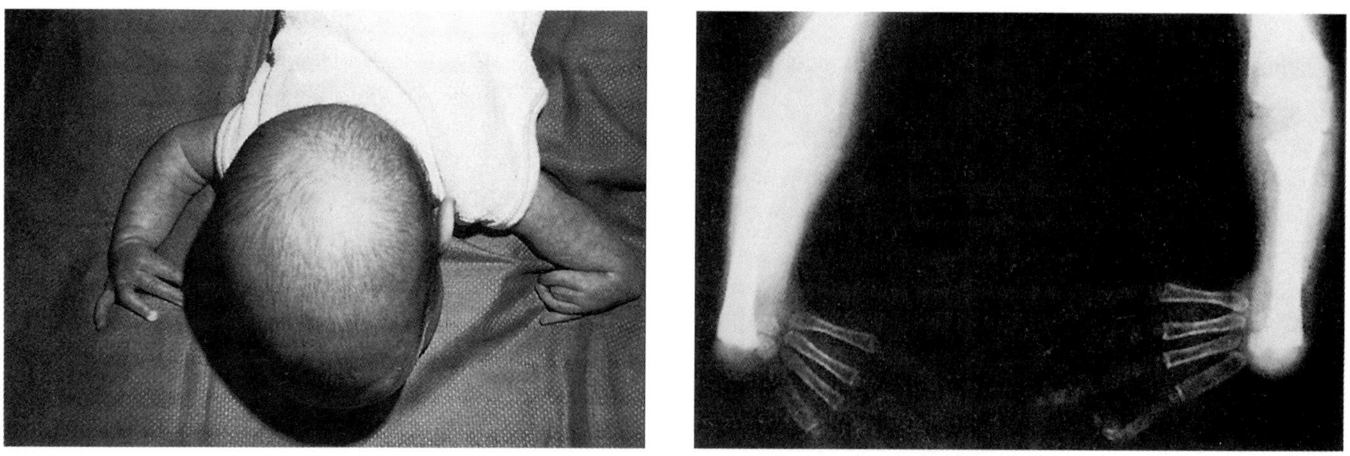

A B

Fig. 7.8. Mão em clava radial bilateral. **A.** Note que a mão esquerda é mais severamente afetada, e a ausência de rugas no extensor das superfícies dos dedos indica a falta de movimento digital. O cotovelo como visto aqui é em completa extensão, e flexão passiva foi notadamente limitada ao nascimento. Com manipulação melhorou a um ponto onde a centralização poderia ser executada. **B.** O rádio totalmente ausente. A ulna é curta e ampla, entretanto, neste caso não encurvado.

elas mostraram as seguintes amplitudes ativas de movimento médias:

- indicador 24°;
- médio 35°;
- anular 57°;
- mínimo 78°.

Apesar deste movimento reduzido, o sinfalangismo verdadeiro (pág. 475) raramente acontece. Não se sabe até que ponto o movimento reduzido é devido a alterações primárias na articulação ou devido a anomalias dos motores, mas deficiências musculares certamente acontecem. Na face extensora, o extensor dos dedos pode ser fundido aos extensores do punho. Os flexores longos, especialmente o superficial, podem estar incompletos, atróficos ou fundidos. Aqui novamente o grau de envolvimento é maior no dedo indicador.

A *ausência de músculos* ou suas anomalias podem ser detectadas em uma pequena parcela por perda de *contorno*, perda de *pregas de flexão*, ou perda de *amplitude passiva* e falta evidente de *movimento voluntário* quando a criança é observada durante algum tempo. Porém, a deficiência só pode ser confirmada na cirurgia ou em uma idade muito posterior, quando a criança pode cooperar na testagem ativa. Embora quase todos os músculos da extremidade superior possam ser afetados (Tabela 7.2),[42] os mais comumente afetados são:

- peitoral maior;
- bíceps[43];
- braquiorradial;
- supinador;
- extensor radial do carpo;
- flexor radial do carpo;
- músculos do polegar.

Os nervos e as artérias da mão em clava radial também são usualmente anormais, mas isto não pode ser determinado no exame do lactente, nem isto precisa afetar a correção cirúrgica, contanto que o cirurgião tenha cautela.

O *exame radiológico*, dependendo da idade da criança, revelará as seguintes anomalias em um grau variado:

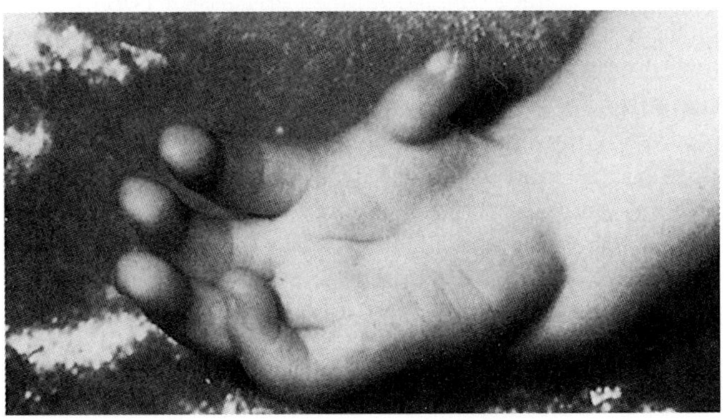

Fig. 7.9. Mão em clava radial. Após a centralização e antes da policização, a falta relativa de flexão no dedo indicador quando comparado com o mínimo pode ser detectada pela ausência relativa de pregas de flexão da pele.

• *Rádio*	I epífise radial distal deficiente II completo, mas curto = hipoplasia III proximalmente presente = aplasia parcial IV completamente ausente = aplasia total
• *Ulna*	Curva, mais grossa e, em média, apenas 60% do comprimento normal (Fig. 7.10)
• *Úmero*	Também mais curto que o normal
• *Osso do carpo*	Fusões e ausência, a última especialmente do trapézio e do escafóide – outros ossos do corpo podem estar ausentes, mas mais provavelmente mostram fusão ou ossificação tardia
• *Polegar*	Ausência ou hipoplasia (pág. 505)

Anomalias Associadas

Estas devem ser buscadas pelo próprio cirurgião ou por encaminhamento a um pediatra. Estes podem afetar a decisão sobre a realização e o momento da cirurgia. *Defeitos cardíacos* acontecem em 10-13% dos pacientes com mão em clava radial[77], mais comumente a síndrome de Holt-Oram[45]. *Discrasias sangüíneas* também são comuns. A anemia de Fanconi[45] é a mais séria, sendo associada à pancitopenia progressiva e uma predisposição aumentada para neoplasia maligna. Não é freqüentemente aparente na infância, e casos menos pronunciados podem nunca ser diagnosticados. A identificação na fase pré-anêmica pode ser alcançada por testes no sangue periférico[46] e por amniocentese[47]. Todos os lactentes displásicos radialmente devem ser avaliados deste modo, porque o diagnóstico precoce não apenas conduzirá a um aconselhamento genético apropriado (há uma chance em quatro dos filhos subseqüentes desenvolverem a síndrome de Fanconi), mas também para a testagem intra-uterina durante gravidezes posteriores. Tal testagem adverte de crianças afetadas adicionais e oferece a possibilidade de transfusão de cordão umbilical (daqueles *recém-nascidos* não afetados) para o irmão mais velho com anemia de Fanconi. Se a mão em clava radial é bilateral, com dedos polegares hipoplásicos, a síndrome 'Tar' deve ser considerada[48].

Indicações

A manipulação deve ser ensinada aos pais e ser executada duas vezes por dia, enfatizando o desvio ulnar do punho e a flexão do cotovelo. A imobilização é difícil de aplicar e de utilidade duvidosa, contanto que a manipulação esteja sendo executada corretamente.

Se a flexão do cotovelo foi obtida, a centralização, ou radialização[49], do carpo na ulna deve ser executada com 6-12 meses de idade[50]. Diz-se comumente que a mão não deve ser centralizada quando a falta de flexão do cotovelo impediria a mão corrigida de alcançar a cabeça. Porém, a centralização do pu-

Tabela 7.2 Anomalias musculares na mão em clava radial (de Skerik e Flatt[42])

Músculo	*Ausente > 50%*	*Aberrante*		
***MM**		*Origem*	*Inserção*	*Fusão com*
PM	Cabeça esternocostal		✓	
D				
BB	Cabeça longa	✓	✓	Coracobraquial, PT
T				
BR	✓		✓	ECRL
PT				BB, PL, FCR
PQ	✓			
S	✓		✓	
FCR	✓	✓	✓	PT
FCU			✓	ECU
PL	✓		✓	FDS, PT
FDS	Indicador	Cabeça radial		FDP, PL
FDP	Indicador		✓	FDS
FPL	✓		✓	
FPB	✓	✓	✓	
APB	✓	✓	✓	
AP	✓	✓	✓	
ADM				FDM
FDM				ADM
IO	Primeiro dorsal			
EPL	✓		✓	
EPB	✓		✓	
APL	✓		✓	
EI	✓		✓	
EDM				ED ou ECU
ED				ECRL ou EDM ou ECU
ECU		✓	✓	ED ou FCU ou EDM
ECRL	✓			ECRB, ED, BR
ERCB	✓			ECRL

*As abreviaturas dos músculos são aquelas dadas no Apêndice.

nho produz flexão do cotovelo dentro de semanas na experiência do editor, e ele não considera um cotovelo rígido uma contra-indicação para a cirurgia.

A centralização do punho é obtida por excisão carpal, acompanhada por transferência dos motores radiais do punho para os motores ulnares e (quando necessário) por angulação fechando a osteotomia em cunha da ulna curva[26]. A centralização deve objetivar a preservação da epífise ulnar distal, embora a fusão prematura seja uma complicação reconhecida[77]. O antebraço resultante é sempre mais curto que o normal (Fig. 7.10). Heikel mostrou que a centralização do antebraço produz um membro que tem apenas 40% do comprimento dos antebraços normais[51]. Porém, a perda de comprimento é mais que equilibrada pela melhora na aparência e (em um grau menor) na função[52-54]. O alongamento de distração de tecidos moles pré-operatório também pode ser benéfico[55-57]. Ele pode permitir posicionar o carpo na extremidade da ulna sem ressecção carpal. O carpo é equilibrado nesse local por transferência da massa muscular dorso-radial combinada para o extensor ulnar do carpo. Esta técnica preserva o comprimento máximo do antebraço, preserva o potencial para crescimento ulnar, cria movimento do punho e é vantajosa quando comparada com a centralização clássica. Porém, falhará se os tendões a serem transferidos não forem suficientemente poderosos, caso em que o cirurgião pode recorrer à centralização do punho usando uma abertura carpal – esta também é facilitada pelo alongamento de distração pré-operatório. Outra vantagem da distração de tecidos moles pré-operatória é a retificação ulnar. Esta acontece devido ao remodelamento ósseo ao longo das linhas de tensão longitudinal sem a necessidade de osteotomia, contanto que a tensão longitudinal seja mantida por tempo suficiente.

Na Great Ormond Street, 34 pacientes sofreram alongamento de distração, estabilização do punho e transferências de tendão. O comprimento do antebraço (olécrano proximal à base do terceiro metacarpiano) aumentou em 28% em 28 meses com 5% disto devido ao crescimento da ulna. A angulação (ulna distal até a terceira diáfise metacarpiana) sempre

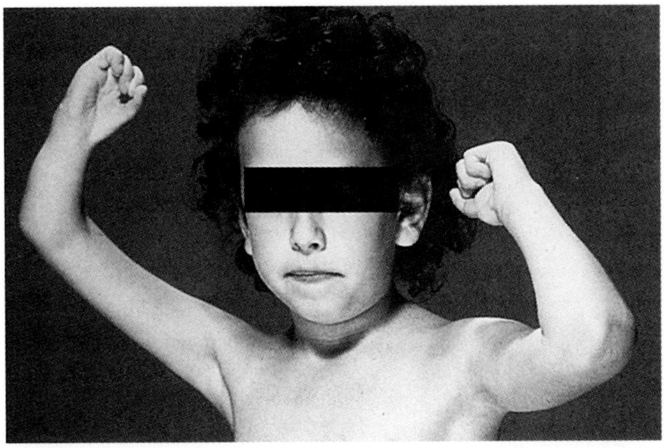

A

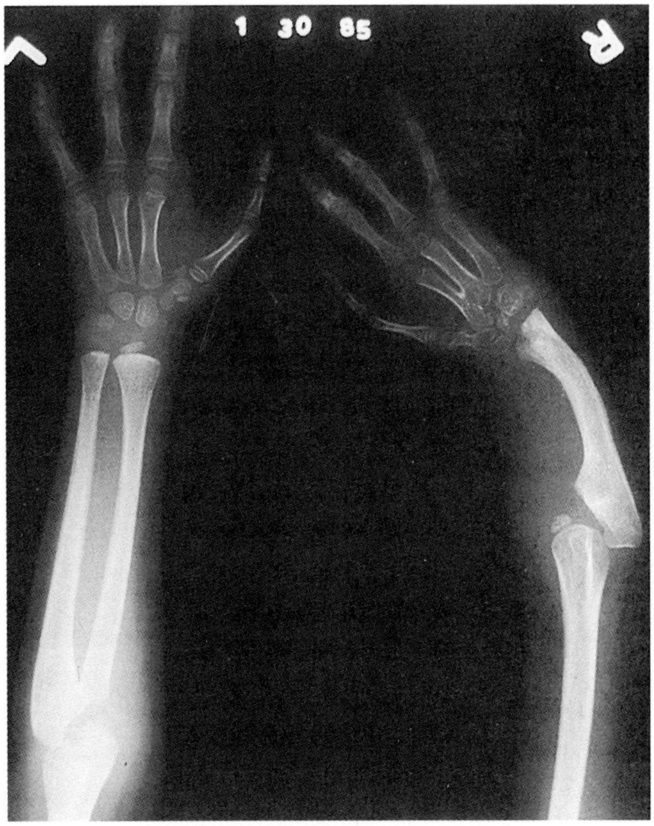

B

Fig. 7.10. Mão em clava radial. **A.** Alguns anos depois da centralização, a ulna está significativamente mais curta que no lado contralateral, no qual tinha havido apenas um tipo de hipoplasia do polegar Blauth IV. **B.** O exame radiológico mais adiante enfatiza a diferença e também a persistência da curvatura na ulna. Ambos os dedos polegares foram criados a partir dos dedos indicadores.

retornou para neutra, mas 46% dos pacientes subseqüentemente regrediram, devido a transferências de tendão ineficazes. O editor atualmente decide, no momento da estabilização do punho, proceder a uma centralização convencional se a massa muscular dorso-radial é inadequada para a tarefa de reequilibrar o 'punho'. Em tal caso, a centralização tem sido facilitada pela distração pré-operatória. Nos 54% dos pacientes restantes, o bom alinhamento, os 23% de aumento no comprimento do antebraço, a manutenção da altura carpal, a preservação do movimento do 'punho' e a proteção do crescimento ulnar combinaram-se para produzir um resultado satisfatório de uma técnica que é bem tolerada pelos pais e pela criança.

Onde exigida, a policização é executada 6 meses depois da centralização. Sempre é necessária em dedos polegares ausentes ou rudimentares, enquanto as indicações em hipoplasia são discutidas adiante (pág. 505).

Embora alguns centralizem e policizam apenas em casos bilaterais (e nesse caso em apenas um lado) a prática atual cada vez mais dá preferência ao tratamento cirúrgico de todos os casos com bom movimento do cotovelo e nenhuma outra anomalia complicadora.

Os adultos com mão em clava radial não corrigida têm distúrbio psicológico significativo relacionado à deformidade, e quase sempre pedem correção de alinhamento do punho, apesar da possibilidade de lesão funcional.

Veja Green DP 1998 *Operative hand surgery,* 4th edn. Churchill Livingstone, New York, pág. 353.

AUSÊNCIA LONGITUDINAL - CENTRAL DISTAL – MÃO EM FENDA[58-60]

- *Típica*[59] — Bilateral; familiar; metacarpo ausente; usualmente com ausência de raio médio; às vezes indicador, raramente o anular; defeito em forma de V; pé freqüentemente envolvido.
- *Simbraquidactilia (antigamente atípica)* — Unilateral; não-genético; metacarpo presente; vários *raios ausentes; defeito em forma de U; nenhum envolvimento do pé (Fig. 7.11).*

A mão em fenda atípica e a simbraquidactilia são idênticas, tais que o primeiro termo foi descartado[18,61] (por decisão do quinto congresso da International Federation of Societies for Surgery of the Hand, Paris, 1992). O editor pensa em termos de supressão ulnar radial, central e prefere a classificação de Ogino destas deformidades. A etiologia embriológica de simbraquidactilia difere daquela da mão em fenda típica[62], assim como a genética[63]. A simbraquidactilia é caracterizada pela presença de unhas rudimentares em dígitos muito hipoplásicos com metacarpianos encurtados, enquanto que na mão em fenda típica, os ossos podem estar ausentes ou mal posicionados, mas nunca rudimentares. Em casos mais severos da mão em fenda típica, o lado radial é mais afetado, enquanto na simbraquidactilia é o ulnar. Assim, um polegar

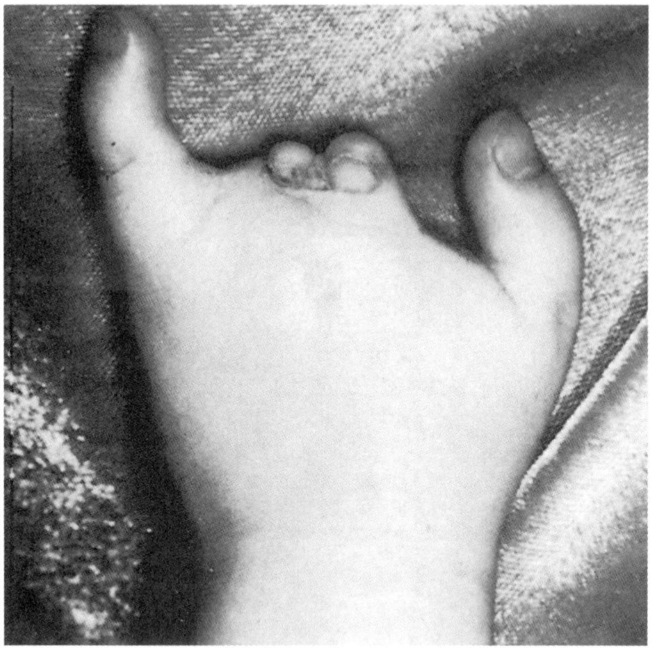

Fig. 7.11. Simbraquidactilia. A presença normal de metacarpianos na fenda é característica.

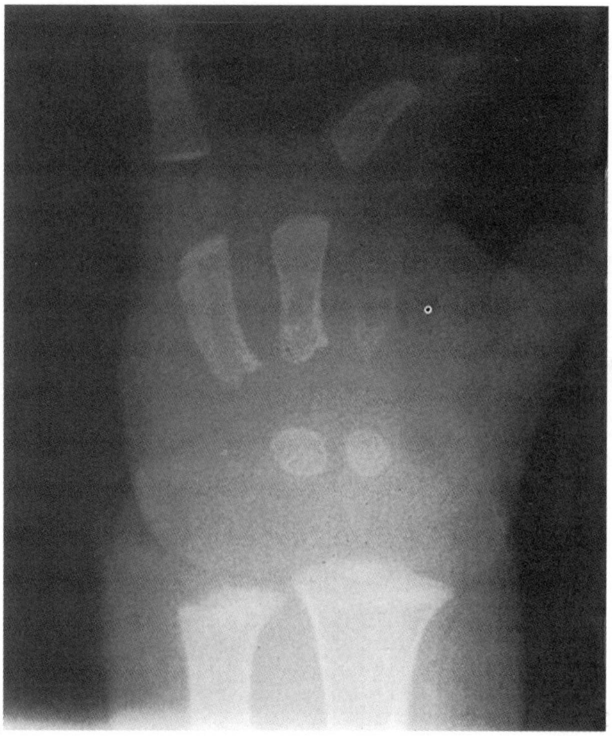

A

monodáctilo é uma forma avançada de mão em fenda, enquanto um quinto dedo monodáctilo indica simbraquidactilia (Fig. 7.12).

A mão em fenda típica pode variar em severidade:

fenda simples entre dedos médio e anular (raramente anular e mínimo[64,65])

→ nenhuma ausência

→ médio ausente (Fig. 7.13)

→ hipoplasia progressiva dos dígitos radiais (Fig. 7.14A)

→ sindactilia dos dígitos restantes (Fig. 7.14A)

Formas precoces de hipoplasia radial mostram um grau de contratura em adução do polegar, com hipoplasia variada dos músculos intrínsecos do polegar. Uma amplitude reduzida de movimento, com ou sem contratura em flexão, pode limitar a função de qualquer das articulações interfalangianas proximais. Ossos transversais podem estar presentes, usualmente no metacarpo (Fig. 7.15) o qual mostra outras anormalidades, como um metacarpiano dividindo-se para apoiar dois dígitos, e vice-versa.

Nas formas extremas da mão em fenda típica ou da simbraquidactilia, pode haver apenas dois dígitos de borda, um dos quais pode ter surgido de uma fusão – a mão em 'garra de lagosta' [66].

Exame

A *observação* deve ser dirigida a avaliar a função nos dígitos de borda e no punho. Para os dígitos de borda:

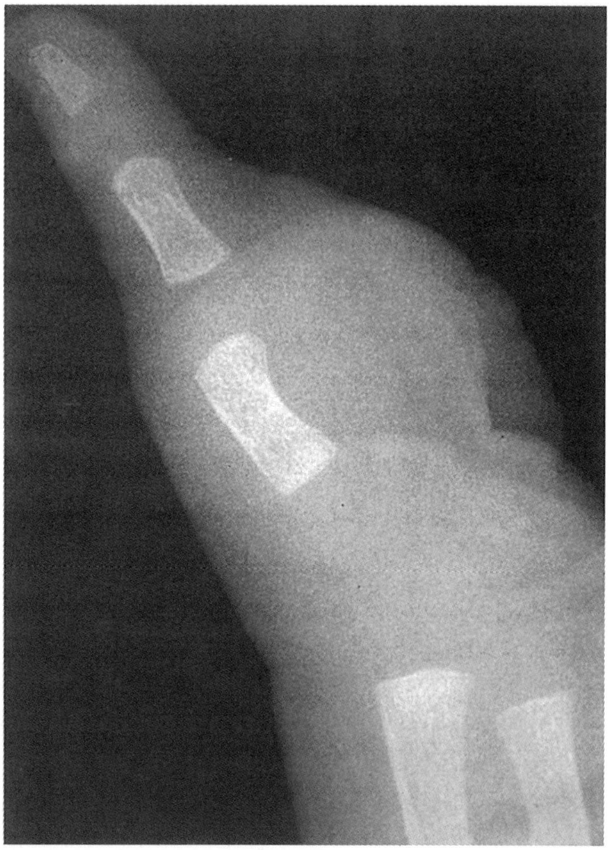

B

Fig. 7.12. Oligodactilia. **A.** Como os dígitos que estão presentes estão no lado ulnar, esta é uma variante da *mão em fenda*. **B.** Como o único dígito relativamente normal está na face radial da mão, esta seria classificada como *simbraquidactilia*.

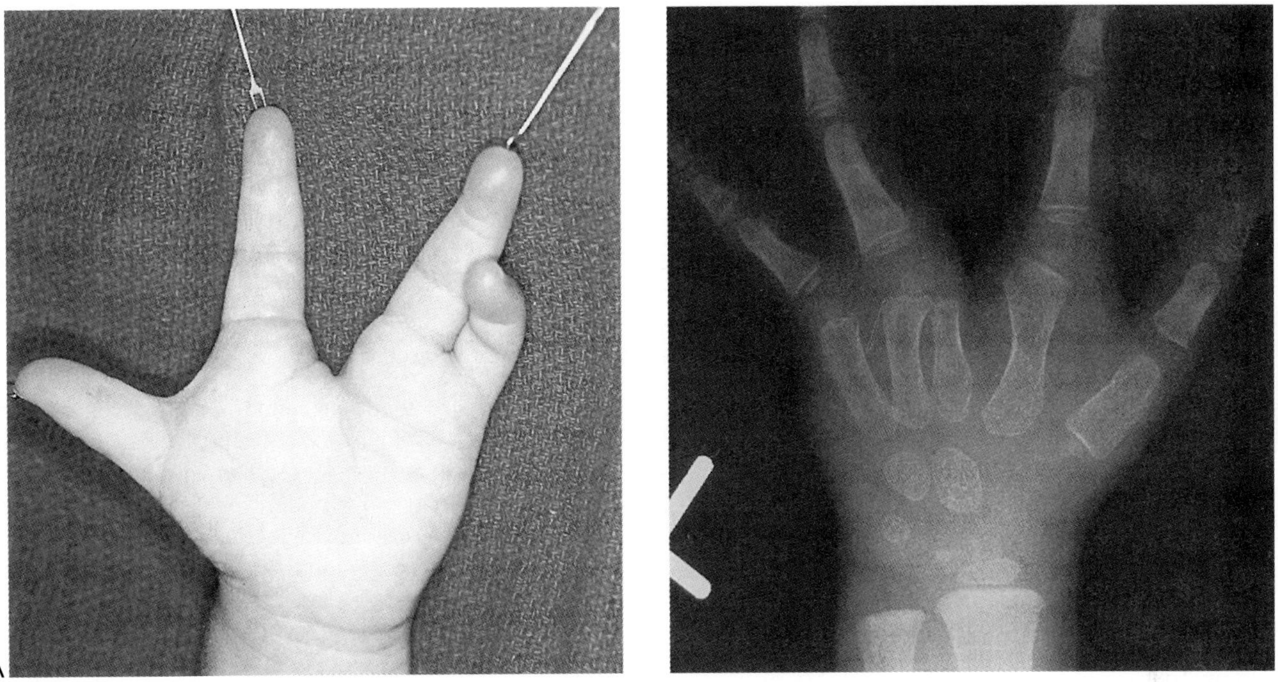

A B

Fig. 7.13. Mão em fenda. **A, B.** Este exemplo relativamente moderado mostra ausência do dedo médio e estreitamento do primeiro espaço interdigital. Por transposição simples, pode ser criada uma das mãos satisfatória, fechando a fenda e alargando o primeiro espaço interdigital.

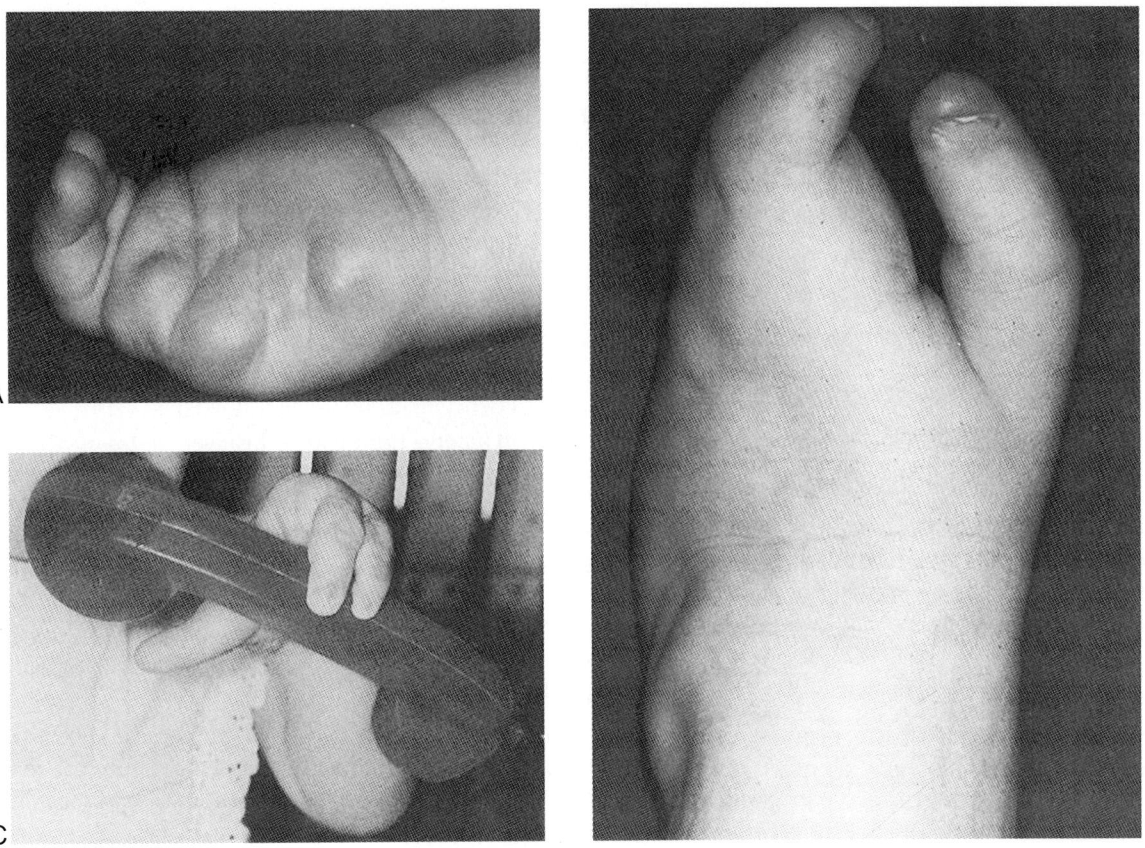

A B C

Fig. 7.14. Mão em fenda. Esta criança e o irmão dela ambos apresentavam mãos e pés em fenda bilaterais avançados. **A.** A mão demonstra aplasia dos dígitos radiais, com sindactilia do anular e mínimo. **B.** O pé tem um elemento tibial que é instável e não-funcional. **C.** A transferência microcirúrgica do elemento instável para a mão, com separação da sindactilia, estabelece a preensão, que é usada e que foi melhorada depois por enxerto de tendão em duas fases.

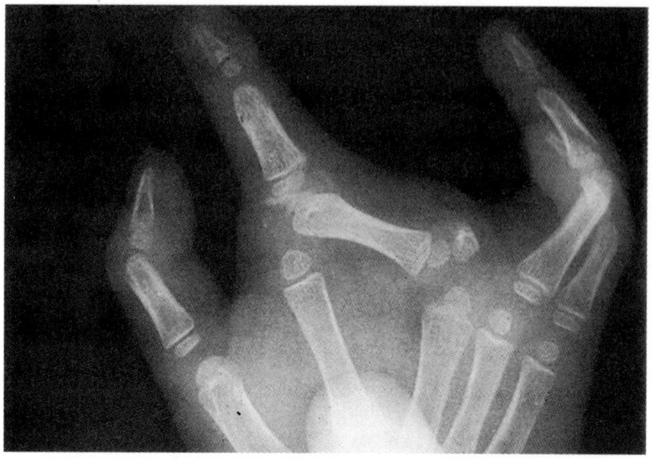

Fig. 7.15. Mão em fenda. O osso transversal, por crescimento, dirige o segundo raio progressivamente para longe do terceiro, quarto e quinto. A remoção é complicada pela articulação complexa ao nível da metacarpofalangiana do segundo raio, que fica melhor se não manipulado durante a ostectomia, o fechamento da fenda e o alargamento do primeiro espaço interdigital.

1. *Preensão*: isto pode ser obtido pela fenda central ou pelo mecanismo habitual do espaço interdigital polegar-indicador
2. *Pinçamento*: este pode ser executado facilmente por dois dígitos de borda residuais, por exemplo na mão simbraquidáctila em forma de U ou a mão em fenda 'garra de lagosta', ou pode ser impedido por vários fatores diferentes, a saber:
   (a) *rotação inadequada*. O dígito ulnar pode estar muito pronado ou o dígito radial muito supinado ou ambos. A articulação carpometacarpiana é usualmente anormal.
   (b) *bloqueio*, pelo metacarpo remanescente, dos dígitos que faltam na simbraquidactilia.
   (c) *movimento digital prejudicado*. Isto pode ser devido a uma amplitude da articulação ruim (quase simulando sinfalangismo) ou a motores anômalos ou ausentes – o dígito pode ser instável.

O movimento do punho é usualmente normal, e seus motores podem ser requeridos para transferências de tendão.

A *palpação* avaliará a *amplitude passiva de movimento*, normal e anormal, nas articulações, *contratura*, especialmente do primeiro espaço interdigital, e a presença de *esqueletos* normal e anormal. O último é confirmado pela *avaliação radiológica*.

Indicações

Como a sindactilia, quando existe, ocorre entre dígitos de comprimento desigual no primeiro e no quarto espaço interdigital, a correção precoce é necessária para impedir deformidade adicional do dígito mais longo. Esta deve ser executada tão logo a criança esteja apta ao procedimento, quando os componentes ulnar e radial podem ser separados simultaneamente. Os tendões e articulações em um dedo assim são freqüentemente anormais, e os pais devem ser advertidos que a separação pode levar a um desvio intratável, rotação e camptodactilia.

A reconstrução do polegar pode requerer um simples aprofundamento do primeiro espaço interdigital, transferências de tendão, osteotomia rotacional, policização total ou mesmo transferência de dedo do pé. A pele da fenda pode ser transferida como um retalho de base palmar para o primeiro espaço interdigital como descrito por Snow e Littler[67,68], combinando assim os dois procedimentos, o *fechamento da fenda* e o *alargamento do primeiro espaço*. A *osteotomia rotacional* de dígitos de borda, o radial em pronação e o ulnar em supinação, é executada ao nível metacarpiano e é projetada para trazer as pontas dos dedos em contato de pinçamento. É importante que as osteotomias sejam tão posicionadas que a flexão ativa dos dígitos as leve além, e não apenas em contato um com o outro, senão não se poderá exercer força em atividades de pinçamento. A osteotomia de rotação do polegar raramente dá os benefícios esperados. A capsulotomia carpometacarpiana também pode ser necessária. Os *ossos transversais* devem ser removidos precocemente, porque eles levam os dígitos de borda a se separarem ainda mais. Como estes ossos freqüentemente se conectam em articulações complexas, deve ser feita uma análise cuidadosa do efeito de remoção total antes de escolher executar uma excisão total ou subtotal. A *policização* total é necessária quando o dígito mais radial é trifalangiano e supinado no plano dos dedos. Isto invariavelmente acontece em associação à sindactilia. Deve-se ter cautela nesta circunstância, porque freqüentemente a irrigação sangüínea vem de apenas duas artérias digitais comuns, uma para o radial e uma para o componente ulnar da fenda. A prudência ordena que a correção seja feita em duas fases: primeiro a separação da sindactilia, segundo o fechamento da fenda e a policização. Os pais devem ser advertidos do potencial para comprometimento vascular.

Quando a mão em fenda for oligodáctila, a *transferência de um dedo do pé* pode ser o único meio de criar um polegar. Isto requer avaliação cuidadosa, devido à associação freqüente ao pé em fenda e à necessidade de reconstrução subseqüente das deficiências do polegar novo (Fig. 7.14).

Quando um dígito é instável, as *transferências de tendão* empregando motores do punho estendidos por um enxerto de tendão podem restabelecer a função ativa. Porém, isto não restabelecerá mais que o movimento passivo preexistente, e esse movimento passivo raramente pode ser aumentado por procedimentos de liberação da articulação. Mais adiante, quando tendões normais estão ausentes, também estão ausentes o mecanismo da polia na superfície flexora e o complexo aparato extensor.

Por comparação com as anomalias que podem acontecer nos dígitos de borda, o *fechamento* da própria fenda típica é relativamente simples. É importante empregar incisões em zigue-zague, projetar um retalho de base distal para restabelecer o interdígito, e reconstituir o ligamento metacarpiano transversal profundo.

Em vez do fechamento necessário na fenda típica, a mão simbraquidáctila pode requerer *aprofundamento* para facilitar a preensão pelos dígitos de borda. Isto é obtido por excisão do metacarpo interveniente.

Freqüentemente, a função das mãos em fenda é notavelmente boa (Fig. 7.16) sendo o paciente capaz de todas as atividades manipulativas, contanto, é claro, que todos os cinco dígitos não sejam necessários. Porém, a aparência da mão é socialmente inaceitável e pode causar grande desconforto aos pais e depois para a criança. O cirurgião deve apesar disso estar atento às limitações severas, na verdade a natureza às vezes intrínseca, da correção cirúrgica. Aqui como em qualquer outra anomalia congênita, devem ser enfatizados o suporte e o aconselhamento, destacando que a mão sem cicatrizes, funcionante e flexível (embora deformada), é esteticamente muito mais aceitável que uma extremidade com cicatrizes, desajeitada e rígida – e que ainda está deformada.

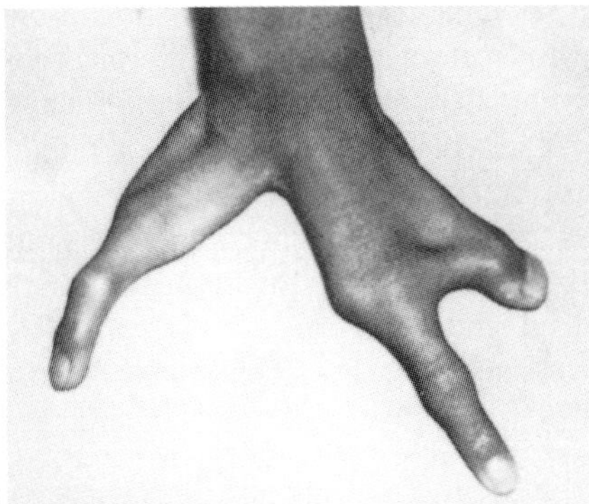
A

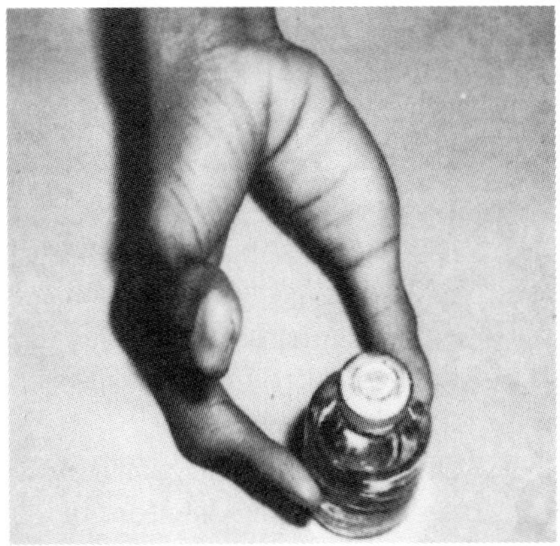
B

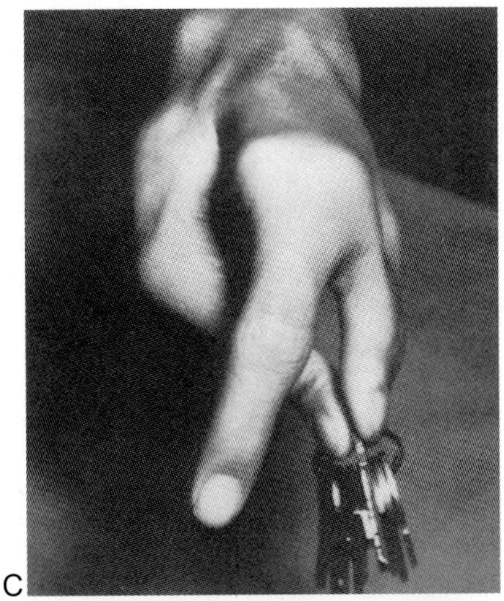
C

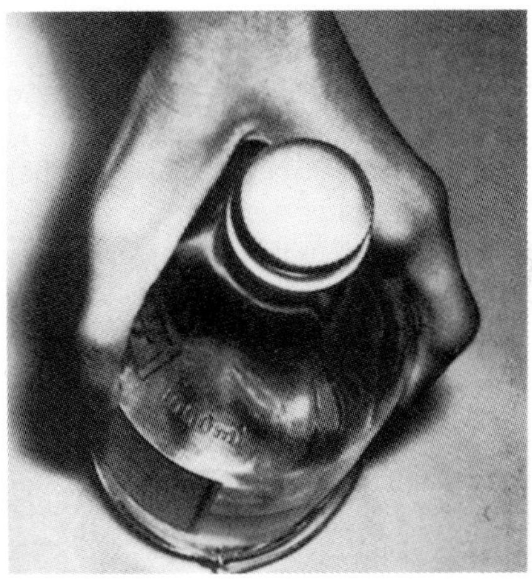
D

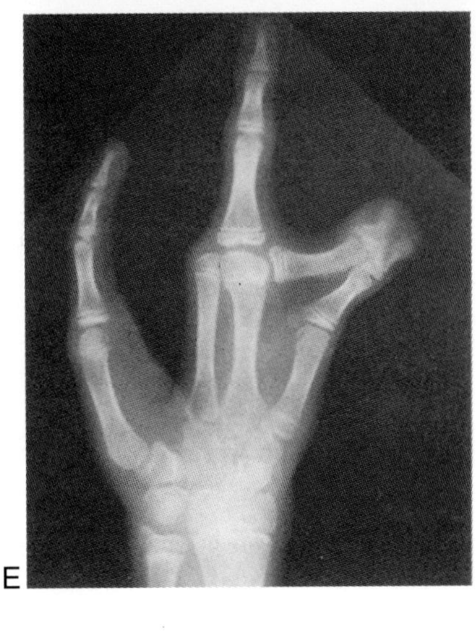
E

Fig. 7.16. Mão em fenda. **A.** Este menino apresentou-se para avaliação à idade de 18 anos. **B-D.** Pode ser visto que ele tem função preênsil total usando dígitos diferentes de maneira única. Nesta idade tardia, a intervenção cirúrgica prejudicaria a função da mão existente. **E.** A radiografia revela uma fenda típica, com sinfalangismo e sindactilia complexa do indicador e polegar, com resultante desvio.

Veja Green DP 1998 *Operative hand surgery*, 4th edn. Churchill Livingstone, New York, pág. 407.

AUSÊNCIA LONGITUDINAL – ULNAR DISTAL – MÃO EM CLAVA ULNAR

A mão em clava ulnar freqüentemente acontece menos que a mão em clava radial, por um fator que varia de 1/3,6 a 1/10, dependendo da fonte[69,77]. De acordo com Birch Jensen a incidência é 1:100.000 nascidos vivos. É bilateral entre 22 e 60% dos casos[70]. A relação masculino para feminino é 3:2. É comumente esporádica, mas quando sindrômica usualmente é de herança autossômica dominante, como visto na síndrome de Cornelia de Lange, a síndrome fêmur-fibular-ulnar, ou a síndrome de Schinzel:

• Síndrome de Cornelia de Lange	Hipoplasia do polegar, metacarpianos curtos, aplasia total ou parcial dos dígitos, defeitos em raio radiais e ulnares, micrognatia, hirsutismo e retardo mental.
• Síndrome fêmur-fibular-ulnar	Deficiência femoral proximal, agenesia fibular, defeitos em raio ulnares.
• Síndrome de Schinzel	Defeitos em raio ulnares, hipogenitalismo e atresia anal.

A mão em clava ulnar é caracterizada por deficiências no lado ulnar da mão e antebraço e por um grau variado de disfunção no cotovelo. Difere da mão em clava radial porque na mão em clava ulnar o punho é estável, o cotovelo não. As anomalias associadas à mão em clava ulnar tendem a ser do sistema musculoesquelético em vez dos problemas viscerais e hematopoiéticos que podem acompanhar a deficiência radial. Foram propostas várias classificações da mão em clava ulnar [69-73] e Bayne as racionalizou:

I. Hipoplasia da ulna (ambas as epífises ulnares presentes).
II. Aplasia parcial da ulna (ausência do terço distal ou médio) (Fig. 7.17).
III. Aplasia total da ulna.
IV. Sinostose radioumeral (Fig. 7.18).

Os dígitos estão ausentes do lado ulnar da mão e, em casos mais avançados, aqueles que estão presentes são sindactilizados. Em 11% dos casos há um complemento total de dígitos[70]. O polegar está freqüentemente ausente ou hipoplásico. Os dígitos restantes podem ser hipoplásicos, mostrando contraturas em flexão da articulação interfalangiana proximal, ou podem ter articulações instáveis. Há numerosas anormalidades de tendão e ossos inclusive falange em delta e falanges médias trapezoidais, assim como encurtamento e alargamento dos metacarpianos. Há freqüentemente uma sindactilia, que inclui sindactilia óssea complexa. Se os dígitos estão ausentes, os ossos do carpo também estão ausentes, na seguinte ordem de freqüência: pisiforme, hamato, piramidal, capitato. A mão monodáctila está combinada freqüentemente com uma contratura em flexão severa do cotovelo, que produz um pterigo cubital e ausência completa da ulna como freqüentemente visto na síndrome de Cornelia de Lange. O antebraço pode exibir hipoplasia ou aplasia parcial ou completa da ulna. A extensão da deformidade ulnar não se correlaciona com as deformidades na mão. Buck-Gramcko documentou uma incidência de 61% de hipoplasia, 20% de aplasia parcial e 19% de aplasia completa. Um cotovelo normal estava presente em todos os casos hipoplásicos com aplasia parcial. O deslocamento da cabeça radial só estava presente em menos da metade dos pacientes, e na sinostose radioumeral a aplasia completa estava presente em 46%. As deformidades são simétricas na metade dos casos e assimétricas na outra metade. O antebraço e punho são desviados para o lado ulnar. Isto é devido à curvatura no rádio e à

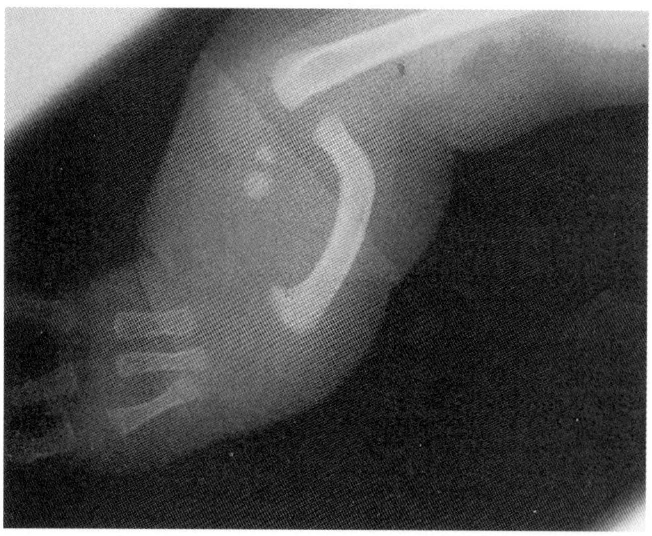

A

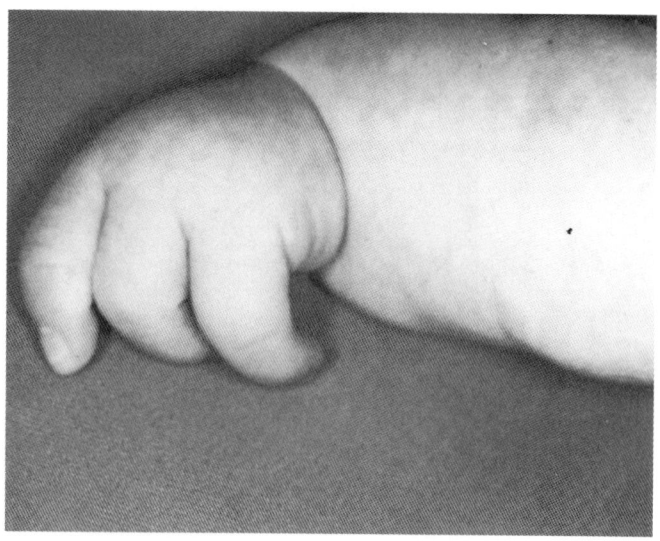

B

Fig. 7.17. Mão em clava ulnar. **A, B.** A aplasia parcial da ulna deixa a porção proximal representada por duas pequenas opacidades. A cabeça radial é deslocada. A curvatura do rádio e a oligodactilia são evidentes.

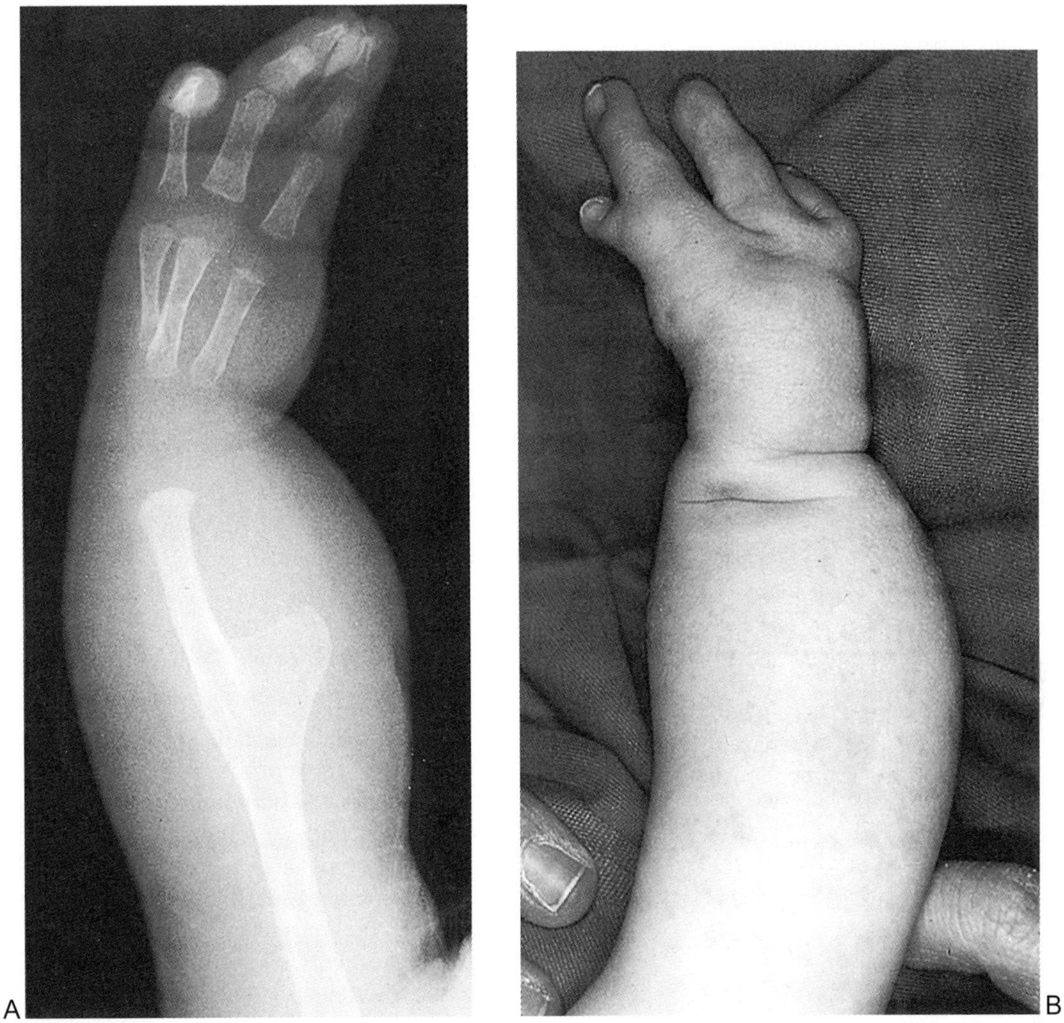

Fig. 7.18. Mão em clava ulnar; sinostose radioumeral. **A.** A ulna está completamente ausente e apesar da articulação vestigial, o rádio está unido ao úmero. **B.** A anatomia digital complexa apresenta problemas significativos no planejamento cirúrgico.

força restritiva do primórdio ulnar, uma faixa fibrocartilaginosa que prende-se ao carpo distalmente e à ulna, ou (se a ulna está ausente) ao úmero, proximalmente.

O primórdio está presente nos tipos II e IV, não no I e III. Como o primórdio não cresce e o rádio sim, acredita-se que o primórdio produz problemas que aumentam à medida que a criança cresce, embora alguns discordem[74,75,80]. Problemas típicos incluem:

- desvio da mão;
- arqueamento ulnar do rádio;
- inclinação ulnar do rádio distal;
- subluxação da cabeça radial (menos no tipo IV).

Exame

Além de determinar o número e condição dos dedos presentes, o exame é dirigido a classificar o tipo de dismelia ulnar, porque isso determinará se o primórdio está presente e se o cotovelo é estável. Isto, por sua vez, ditará o tratamento cirúrgico. A inspeção dará a primeira pista, exceto no muito jovem, porque o desvio ulnar mostrará a presença de um primórdio. A palpação revelará se o cotovelo é ou não estável, e se a ulna está presente na cartilagem e em que extensão. O movimento confirmará a estabilidade do punho e ajudará na avaliação do cotovelo. O exame radiológico mostrará pouco além do que é demonstrado ao exame. Na verdade pode mostrar até menos, porque muito do que é significativo é cartilaginoso.

Indicações

Em uma série, 91% de todas as cirurgias em mão na clava ulnar foram dirigidas à mão[70]. Elas incluíram separação de sindactilia, aprofundamento do primeiro espaço interdigital, osteotomia de rotação do primeiro metacarpiano, osteotomia de rotação dos metacarpianos ulnares e remoção de dígitos rudimentares adicionais[76-79].

Nos tipos II e IV, aproximadamente a metade das autoridades nesta condição afirma que o primórdio ulnar deve ser excisado antes de 6 meses de idade[80], os outros discordam. Em casos posteriores do tipo IV, uma osteotomia do rádio retificará o braço, e uma osteotomia pode ser exigida para corrigir a rotação interna do úmero que pode acompanhar a sinostose radioumeral. A liberação da sindactilia e a osteotomia de rotação dos dedos devem ser executadas durante o primeiro ano de vida[81]. Em casos posteriores de tipo II, a subluxação da cabeça radial pode requerer ressecção da cabeça radial, com criação de um antebraço com um osso se há ulna proximal insuficiente para estabilizar o antebraço. O desenvolvimento de técnicas para alongamento de distração pré-operatório do rádio pode produzir maior alongamento antes da transferência para a ulna parcialmente ausente.

Veja Green DP 1998 *Operative hand surgery,* 4th edn. Churchill Livingstone, New York, pág. 366.

GRUPO II – FALHA DE DIFERENCIAÇÃO DE PARTES

SINOSTOSE RADIOULNAR

Esta condição acontece no antebraço proximal na grande maioria, e é bilateral em 60% dos casos. Há dois tipos descritos – *primário*, na qual a cabeça radial está ausente e a sinostose é mais extensa do que na forma *secundária,* na qual a cabeça radial é normal, embora freqüentemente deslocada.

Exame

Este revela uma deformidade de pronação fixa maior que 50° em aproximadamente 50%. Alguma compensação para esta limitação é provida por hipermobilidade do punho, que permite até 50° de rotação.

Avaliação radiológica confirma o diagnóstico e mostra o rádio pesado e arqueado, a ulna reta e estreita (Fig. 7.19).

Indicações

As tentativas para restabelecer a rotação ativa por uma variedade de métodos têm sido malsucedidas. Então, quando o caso é unilateral ou secundário, nenhum tratamento é indicado[82,83]. Em casos severos, deve ser feita uma osteotomia rotacional pela sinostose[84-85] com a idade de 5 anos. Em casos unilaterais, o membro é colocado a 10-20° de pronação. Em casos bilaterais, o membro dominante é fixo a 30-45° de pronação, e o membro não-dominante a 20-35° de supinação[86].

A *sinostose* pode acontecer em outro lugar no membro, notavelmente ao metacarpiano (Fig. 7.20).

Veja Green DP 1998 *Operative hand surgery,* 4th edn. Churchill Livingstone, New York, págs. 324, 491.

DESLOCAMENTO CONGÊNITO DA CABEÇA RADIAL (GRUPO 2B)

Este é o problema congênito de cotovelo mais comum. Pode ser associado a problemas de membro inferior, escoliose, retardo mental, síndrome unha-rótula, ou síndrome de Klippel-Feil, e pode ser herdado como uma característica autossômica dominante. É causado por falha de desenvolvimento do capítulo normal. A ulna é severamente arqueada e curta. O ligamento anular parece ser normal, mas a cabeça radial simplesmente não está dentro dele[87]. O deslocamento pode ser anterior ou lateral, mas mais comumente pode ser posterior e associado a sinostose radioulnar[88-90]. A ossificação nesta região não está completa até aproximadamente 5 anos de idade, e o capítulo e a cabeça radial não são portanto claramente visíveis ainda. Então, um diagnóstico radiológico só pode ser confirmado traçando uma linha ao longo da diáfise

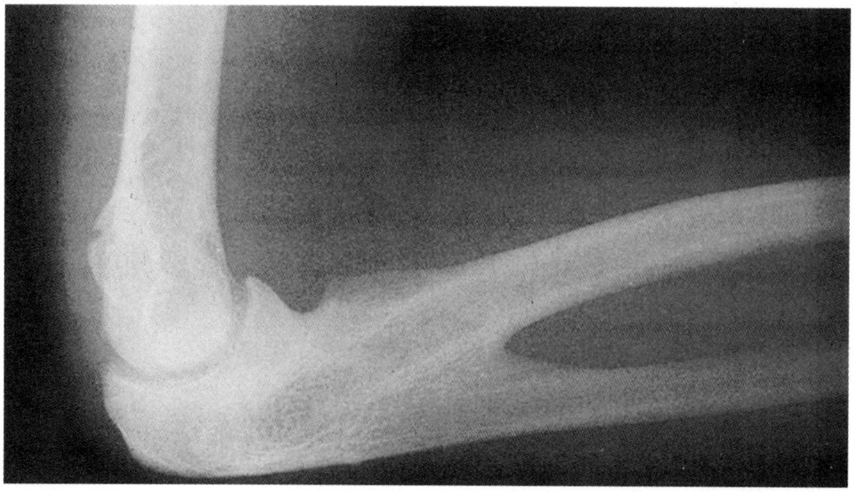

Fig. 7.19. Sinostose de radioulnar primário. A cabeça radial está ausente. A sinostose é extensa. O rádio é pesado e curvado, e a ulna é direta e estreita.

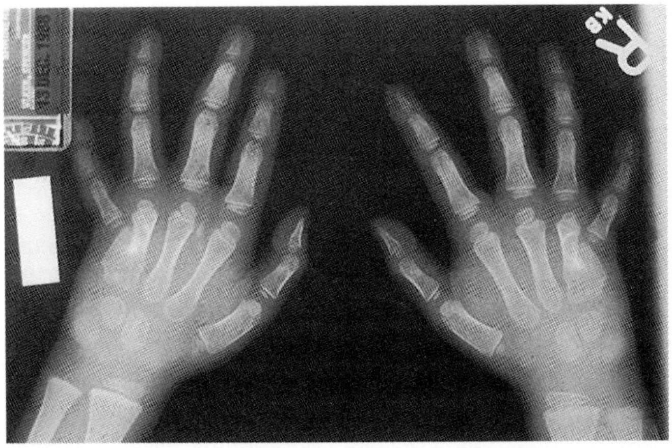

A

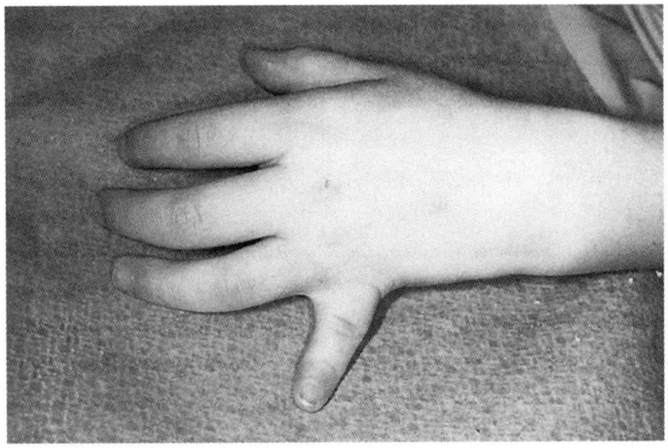

B

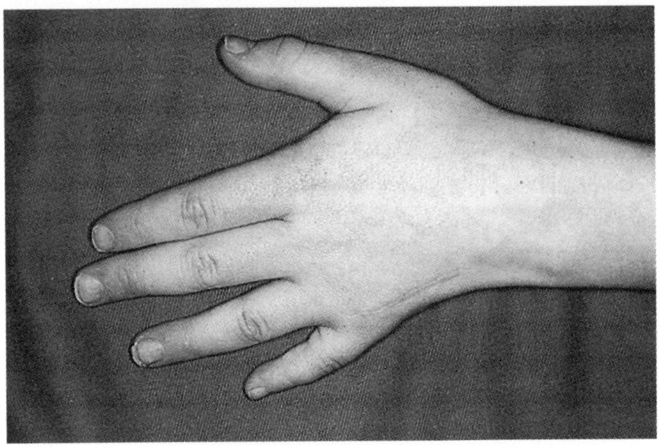

C

Fig. 7.20. Sinostose metacarpiana. **A, B.** A sinostose metacarpiana cria um problema, tanto na aparência como na função. **C.** A distração, a osteotomia de ângulo duplo e enxerto ósseo para o quinto metacarpiano vestigial podem produzir uma melhora em ambos.

do rádio para ver se ela bissecciona ou não o capítulo. As crianças apresentam uma massa no lado lateral do cotovelo. Elas raramente queixam-se de dor, embora esta possa surgir durante a adolescência.

Indicações

Se assintomático, é indicada apenas observação. Se dor é um problema, então a redução aberta ou excisão da cabeça radial na adolescência sintomática é indicada. Há pouca evidência na literatura sobre o valor da redução aberta precoce[88,91-93].

SINFALANGISMO[94]

Embora estritamente definido por Cushing[95] como rigidez hereditária das articulações interfalangianas proximais, sinfalangismo veio a significar rigidez congênita de um dedo em qualquer articulação, geneticamente transmitida ou não. Apesar disso, a condição afeta principalmente a articulação interfalangiana proximal e é geralmente associada a graus variados de brevidade da falange média.

Sinfalangismo hereditário é transmitido como uma característica dominante. Pode afetar um dígito, mas normalmente mais de um. É mais comum nos dígitos ulnares que nos radiais. Onde o dígito é de comprimento normal, a articulação interfalangiana distal geralmente mostra uma amplitude de movimento aumentada, compensatória. Mais freqüentemente, a falange média é curta – *simbraquidactilia* – e então a articulação distal também pode mostrar um pouco de rigidez. Em qualquer caso, o paciente não pode fechar o punho. O sinfalangismo hereditário pode estar associado à perda auditiva[96], que é tratável.

O *sinfalangismo não-hereditário* acontece em associação à sindactilia, à síndrome de Apert (veja Fig. 7.35), à síndrome de Poland e a anomalias dos pés – nessa ordem de incidência.

Exame

Os dedos são geralmente curtos e sempre atróficos, a pele brilhante e sem marcas de pregas nas superfícies dorsal ou palmar. As tentativas de *movimento passivo* confirmarão a ausência de movimento, normalmente na articulação interfalangiana proximal e também a natureza relativamente delicada dos ossos. A *avaliação radiológica* pode ser confusa, porque a epífise da falange média pode parecer ser um espaço articular.

Indicações

A cirurgia na infância não deve ser feita. Os esforços para restabelecer o movimento por liberação ou artroplastia falharão, em parte devido à falta de motores normais, tanto flexores como extensores. A cirurgia também tem o risco de danificar a epífise, encurtando ainda mais um dedo já curto. Função e aparência podem ser melhoradas, mas só por uma osteotomia de angulação no final da adolescência, uma vez que a epífise fundiu. Os ângulos escolhidos devem ser os recomendados para a artrodese da articulação interfalangiana proximal – indicador 20°, médio 30°, anular 40°, mínimo 50°.

Veja Green DP 1998 *Operative hand surgery,* 4th edn. Churchill Livingstone, New York, pág. 472.

CAMPTODACTILIA[97,98]

Esta é uma deformidade em flexão congênita do dígito, normalmente na articulação interfalangiana proximal e geralmente encontrada no dedo mínimo (Fig. 7.21). Pode acontecer, com freqüência rapidamente decrescente, no anular, médio e muito raramente no indicador, normalmente em associação à camptodactilia do mínimo. É geralmente bilateral e pode ser transmitida por uma característica autossômica dominante ou pode acontecer esporadicamente.

Existe discussão sobre esta condição simples, com respeito à causa anatômica e também sobre se há ou não dois tipos distintos de camptodactilia. O equilíbrio parece favorecer a existência de dois tipos, um que surge na infância e afeta os sexos igualmente, e um que usualmente se apresenta primeiro em meninas no início da adolescência. Ambos os tipos de deformidade podem se tornar muito mais intensos durante o estirão de crescimento adolescente. A função é raramente afetada, e então usualmente é a aparência que leva o paciente a consultar. Esta, se aliada com o declínio do estirão de crescimento, provavelmente contribui para o fato de que a maioria dos casos é vista durante a segunda década de vida.

Sobre a causa anatômica, a maioria das estruturas ao redor da falange proximal foi implicada uma vez ou outra[97]. Todas as estruturas são envolvidas em maior ou menor extensão. O encurtamento da pele, a tensão do *retinaculum cutis* (o nome genérico para todas as estruturas fibrosas que conectam a pele às estruturas mais profundas, por exemplo, cobertura digital lateral), superficial curto (origem ou inserção anormal), inserção lumbrical anormal[99,100] (Fig. 7.21), adesão das faixas laterais à falange proximal, alterações ósseas primárias ou secundárias e erosão do deslizamento central do tendão extensor podem estar presentes[101]. O tratamento cirúrgico dirigido a apenas uma ou duas destas anormalidades falhará. Todas as anormalidades devem ser corrigidas. Onde estes casos estão estabelecidos há alguns anos, alterações secundárias acontecem na articulação interfalangiana proximal.

Exame

Este deve ser dirigido primeiro a determinar o número de dedos envolvidos e então medindo o *déficit de extensão,* ativo e passivo:

- com a articulação metacarpofalangiana estendida;
- com a articulação metacarpofalangiana contida em flexão[97] (Fig. 7.21).

A articulação interfalangiana distal nunca é envolvida. Se mostrar hiperextensão fixa, uma botoeira traumática é a causa provável da contratura em flexão da articulação interfalangiana proximal.

A *avaliação radiológica* deve ser feita em uma *lateral verdadeira* da articulação interfalangiana proximal envolvida. Podem ser vistas alterações radiológicas características, particularmente naqueles casos nos quais a extensão passiva total não pode ser atingida (Fig. 7.22):

1. O colo da falange proximal pode mostrar um entalhe, que corresponde ao lábio anterior da base da falange média quando em flexão total.
2. A base da falange média, que é mais larga que o normal na direção ântero-posterior, também pode mostrar um entalhe de sua superfície articular, prejudicando o arco liso normal dessa característica.
3. A cabeça da falange proximal, em vez de ser um arco completo, liso, de um círculo, encaixando-se com outras cabeças e congruente com a base da falange média, não apresenta a porção anterior de ambos os côndilos. O terço dorsal da superfície articular se altera (achata), porque já não participa do movimento articular.

Indicações

A imobilização[102] deve ser tentada, porque alguns informaram resultados melhores que os alcançados pela correção cirúrgica.[103]

As indicações para correção cirúrgica dependem em grande parte da presença ou ausência dos achados radiológicos acima[97]. Quando eles são estabelecidos, é improvável que os procedimentos de tecidos moles restabeleçam a extensão total. Onde a deformidade é pronunciada e problemática, pode ser proposta uma osteotomia de angulação dorsal do colo da falange proximal. Deve ser esclarecido ao paciente, porém, que o procedimento só muda o arco de movimento da articulação, e que para cada grau de extensão ganho, um de flexão e portanto de preensão deve ser sacrificado. Na experiência do editor, os procedimentos ósseos são raramente efetivos.

Quando a radiografia revela uma articulação normal, a face palmar do dígito deve ser explorada, buscando anomalias particulares do superficial e/ou lumbrical. Onde a flexão da articulação metacarpofalangiana produziu extensão total ativa da articulação interfalangiana proximal, somente a liberação do tendão anormal é necessária. Onde apenas a extensão passiva foi alcançada, uma transferência de tendão para faixa radial lateral também é necessária. Esta pode ser de:

- um lumbrical anômalo, se o superficial é normal;
- um superficial anômalo, contanto que seja normal proximalmente, como demonstrado pela excursão normal à tração;
- o superficial normal do dedo adjacente, se o superficial do dígito afetado é proximalmente anormal, assim como distalmente;
- um tendão alternativo[104].

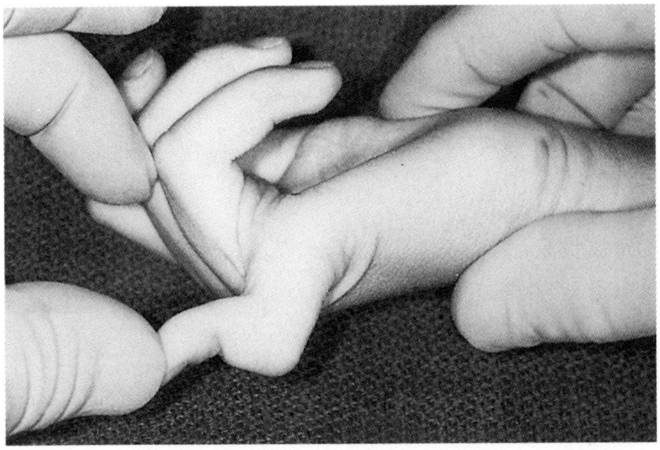

A

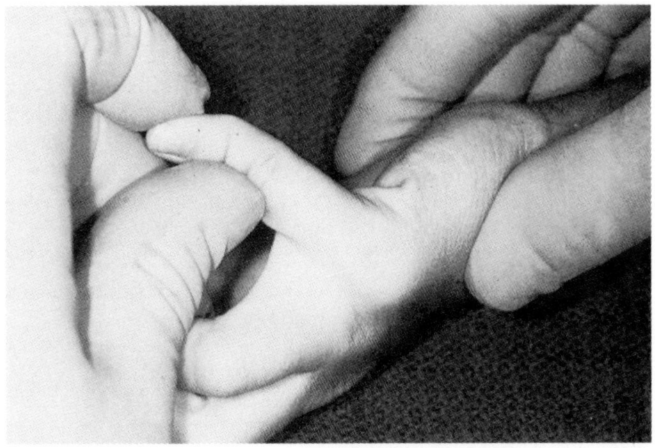

B

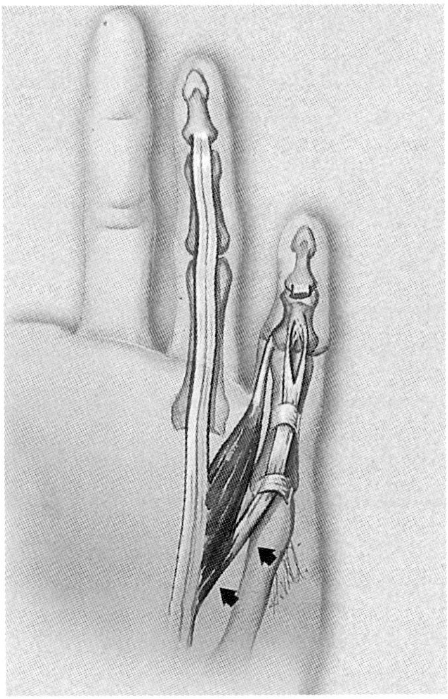

C

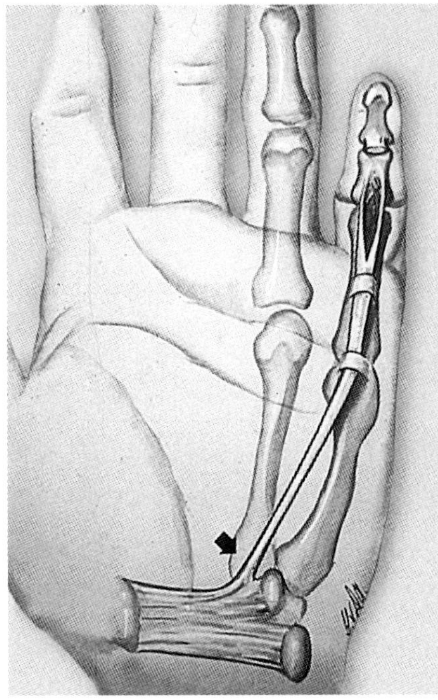

D

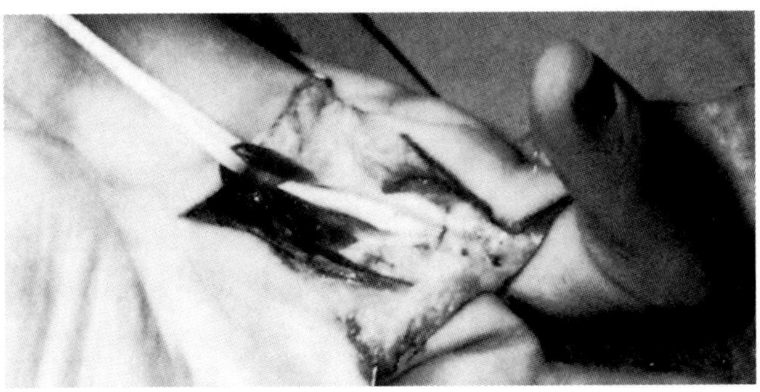

E

Fig. 7.21. Camptodactilia. **A.** A contratura da articulação interfalangiana proximal é de 90° com a articulação metacarpofalangiana estendida. **B.** Com a flexão da articulação metacarpofalangiana, a articulação interfalangiana proximal pode ser trazida para extensão total. Claramente, a estrutura em contração cruza as articulações e provou ser um lumbrical anômalo como mostrado em E. Duas causas mais comuns de camptodactilia: **C.** O quarto lumbrical se inserindo com o superficial. **D.** O superficial surgindo do retináculo ou fáscia palmar. **E.** A exploração desta camptodactilia revelou que o tendão lumbrical inseria-se no superficial, produzindo flexão da articulação interfalangiana proximal como demonstrado aqui, em vez de sua função habitual de estender a articulação interfalangiana proximal.

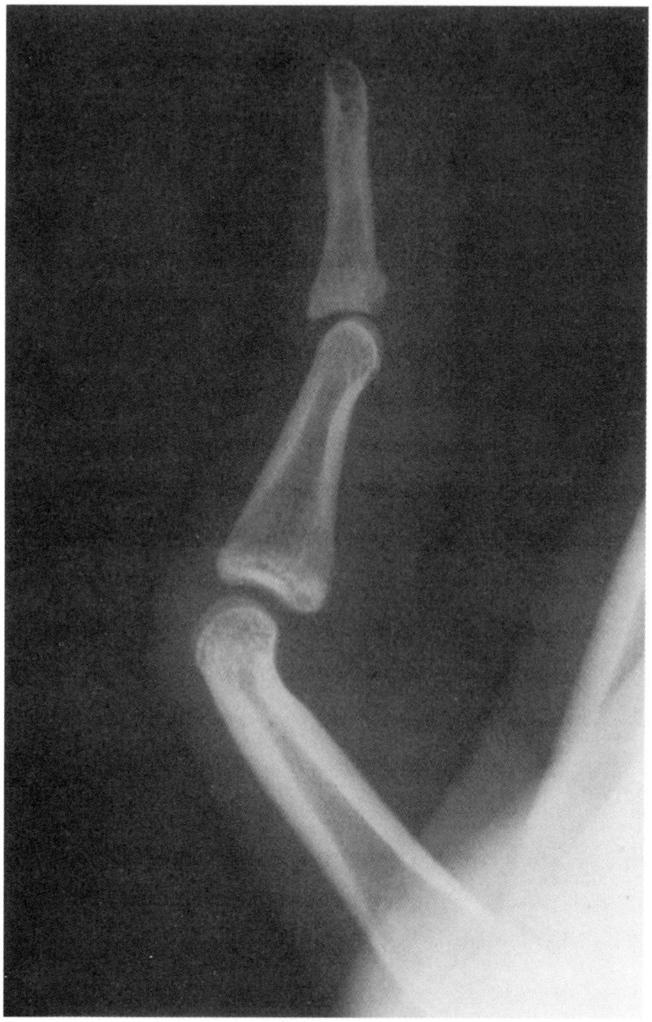

A

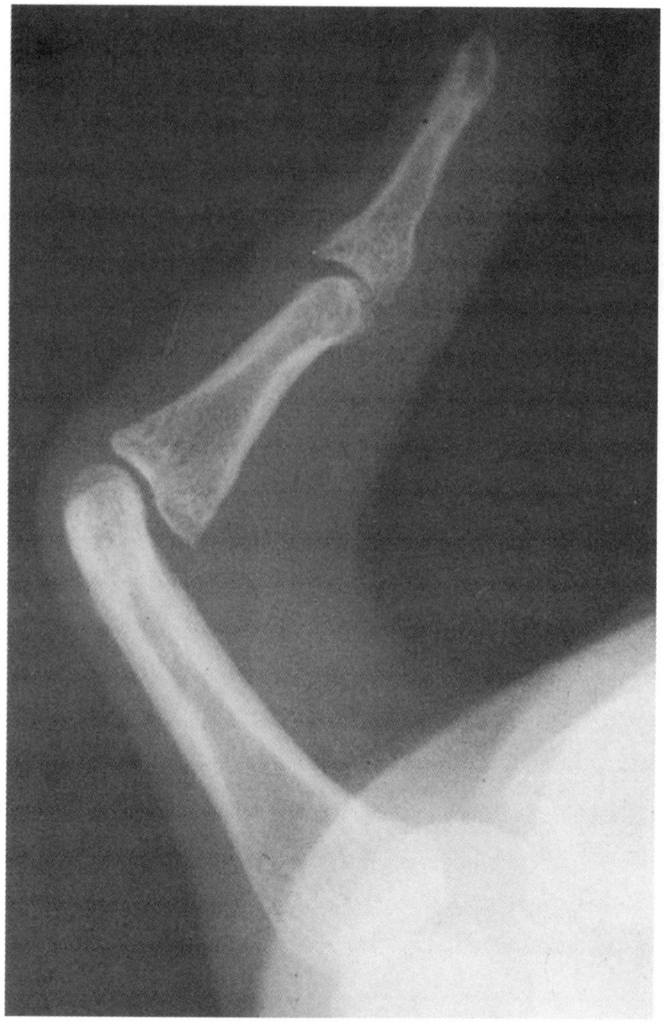

B

Fig. 7.22. Camptodactilia. **A.** O colo da falange proximal mostra um entalhe que corresponde ao lábio anterior da base da falange média. **B.** A base da falange média é mais larga que o normal e também mostra um entalhe. A cabeça da falange proximal não apresenta as porções anteriores de ambos os côndilos. Estas alterações radiológicas indicam que uma liberação de tecidos moles sozinha será malsucedida.

O cirurgião também precisará lidar com o encurtamento da pele, tensão do *retinaculum cutis*, adesões de faixas laterais e atenuação do deslizamento central para assegurar um bom resultado.

A camptodactilia de vários dígitos (Fig. 7.23) é mais complexa e intratável. Faz freqüentemente parte da artrogripose.

Veja Green DP 1998 *Operative hand surgery*, 4th edn. Churchill Livingstone, New York, pág. 515. Também note a referência 107.

CLINODACTILIA[105]

Esta é curvatura de um dígito em um plano radioulnar. A condição acontece juntamente com muitas síndromes que devem ser identificadas. É vista mais freqüentemente no dedo mínimo, e o segundo mais frequente é o polegar trifalangiano (pág. 498). Na maioria dos casos, a curvatura resultante gira a ponta do dígito em direção à linha média da mão, e é devida a uma deformidade da falange média. Como enfatizado na avaliação de fraturas mal unidas, as duas superfícies articulares da falange devem ser paralelas. Na clinodactilia, elas não são. Há três formas diferentes de clinodactilia encontradas no dedo mínimo:

- angulação menor: comprimento normal, muito comum;
- angulação menor: falange curta, presente em 25% das crianças com síndrome de Down, mas só 3% das crianças normais;
- angulação intensa: falange delta.

A *falange delta*[106,107] ocorre como resultado de uma epífise anormal que se estende de uma extremidade normal da epífise proximal ao redor e ao longo do lado curto – uma 'epífise em forma de J'. Esta às vezes continua para formar uma epífise distal anormal para o osso, criando assim uma 'epífise

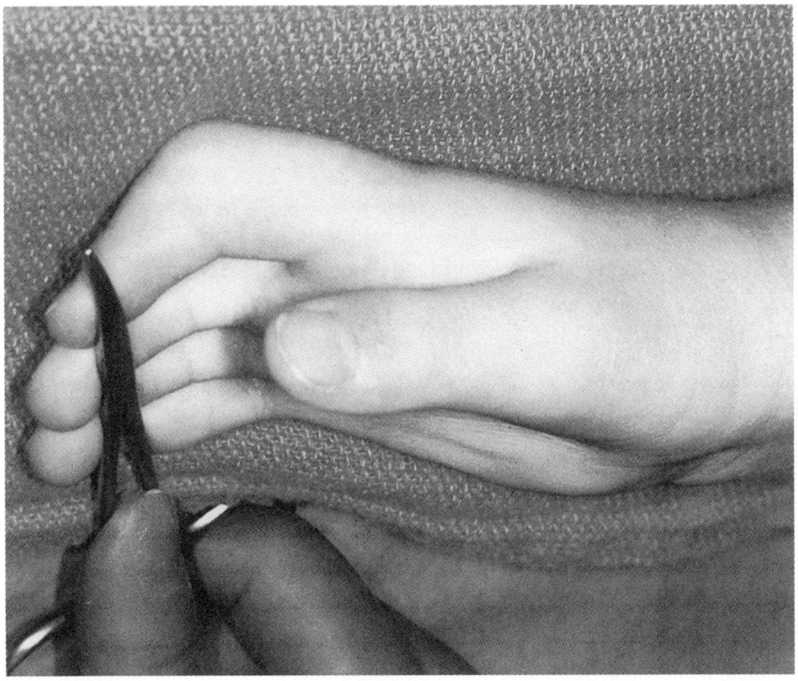

Fig. 7.23. Camptodactilia. Todos os quatro dedos em ambas as mãos foram afetados nesta criança, o que provavelmente representava uma forma de artrogripose. A exploração mostrou tendões flexores anômalos e escassez de pele significativa.

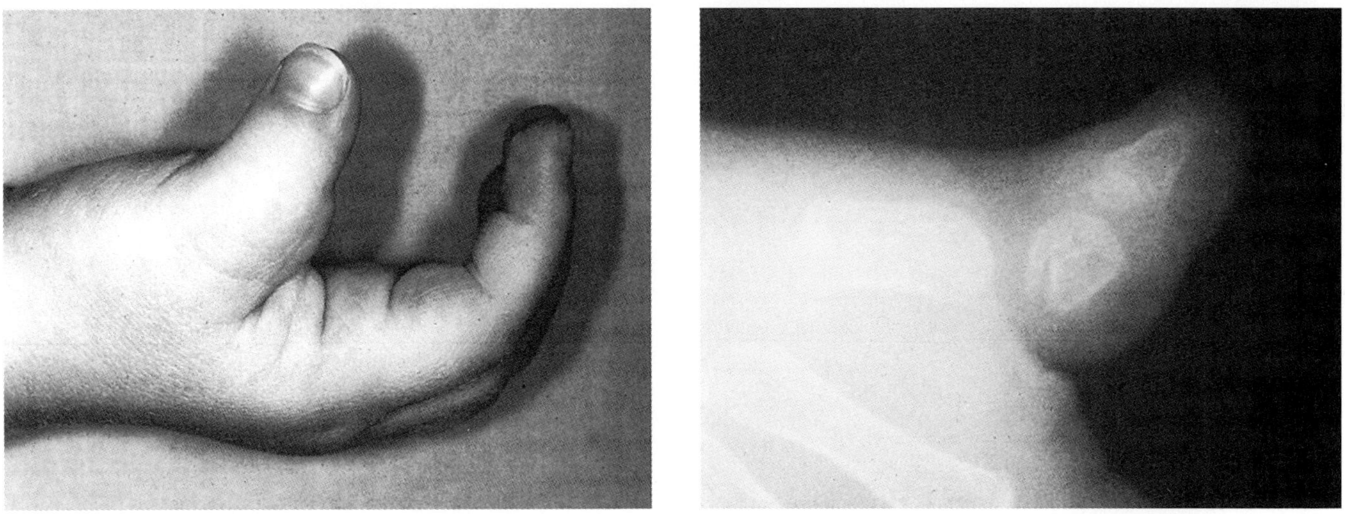

A B

Fig. 7.24. Falange delta. **A.** O desvio intenso neste polegar é devido a **(B)** uma falange delta, demonstrando uma epífise 'em forma de C', ou diáfise longitudinalmente agrupada.

em forma de C' ou uma *'diáfise longitudinalmente agrupada'*[108] (Fig. 7.24). As epífises distais podem ser fundidas incompletamente com a metáfise.

Exame

Meça o grau de angulação e confirme que todas as outras funções do dígito são normais.

A *avaliação radiológica* deve determinar se a falange é curta, como também angulada e se é ou não uma falange delta. Durante os primeiros 18 meses a 2 anos de vida uma falange delta é sugerida pela localização da porção diafisária da falange em direção ao lado convexo da curva. A epífise anormal ossifica depois disso.

Indicações[109-111]

A clinodactilia menor só é de importância estética, e a cirurgia deve ser desencorajada. Onde o paciente, usualmente um adolescente, é claramente perturbado pela deformidade, deve ser executada *osteotomia em cunha de fechamento*, onde a falange é de comprimento normal, e *osteotomia em cunha de abertura*, onde a falange é curta. O enxerto de osso corticoesponjoso necessário pode ser retirado do rádio distal (Fig. 7.25). A falange delta usualmente cria uma clinodactilia muito mais severa e portanto se apresenta na infância. Quando o dígito é muito longo, especialmente onde a falange é uma adicional, como no polegar trifalangiano, então deve ser executada a excisão precoce (Fig. 7.26). Os ligamentos devem ser preservados e reparados e, onde for possível, o tendão extensor deve ser encurtado adequadamente. Quando a falange delta substitui um componente normal de um dedo conseqüentemente curto, a osteotomia em cunha de abertura deve ser executada. Esta não só retifica e alonga o dígito – ela também quebra a continuidade da epífise anormal. Melhoras similares no alinhamento, no comprimento e na orientação das superfícies articulares foram obtidas por ressecção da ponte óssea entre as epífises proximal e distal, e a prevenção do recorrência por interposição de gordura[109]. Esta deve ser feita com 4 anos de idade e é chamada fisiólise. Ela pode evitar a necessidade de osteotomia posterior. Porém, quando o polegar é envolvido, a deformidade é usualmente mais severa, e a osteotomia usualmente é necessária.

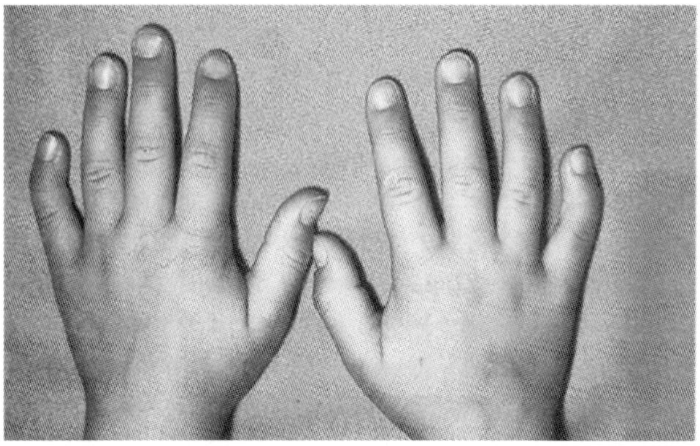
A

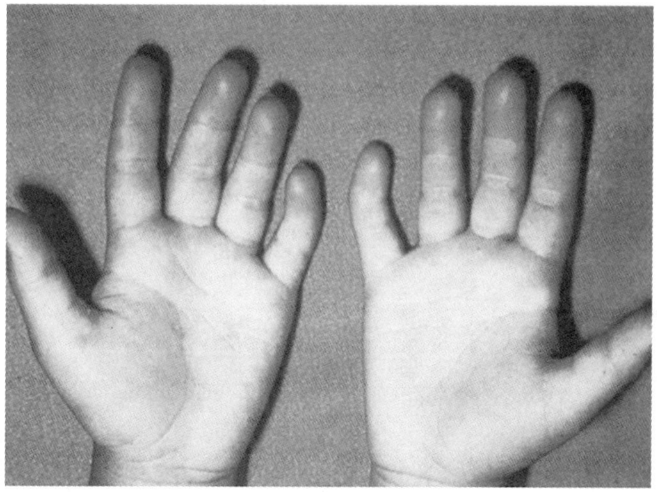
C

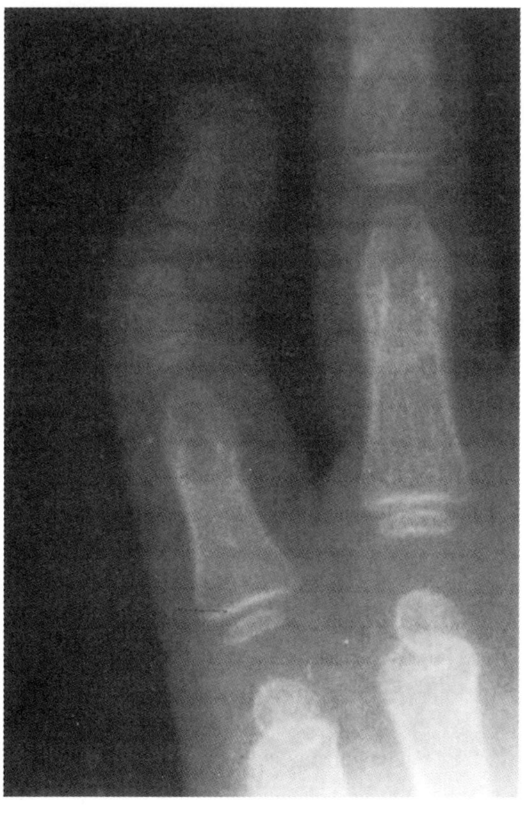
B

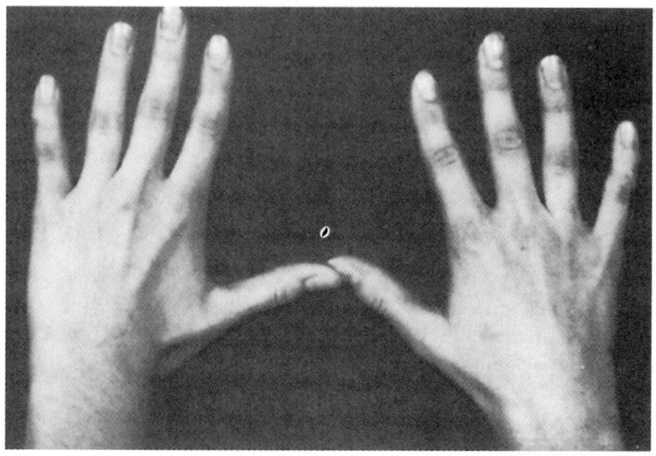
D

Fig. 7.25. Clinodactilia. **A-C.** A clinodactilia de cada dedo mínimo é devida a uma falange média curta angulada. **D.** Uma osteotomia em cunha de abertura da falange média, com interposição de um enxerto ósseo pequeno retirado do rádio distal, resultou em crescimento normal e correção razoável da clinodactilia.

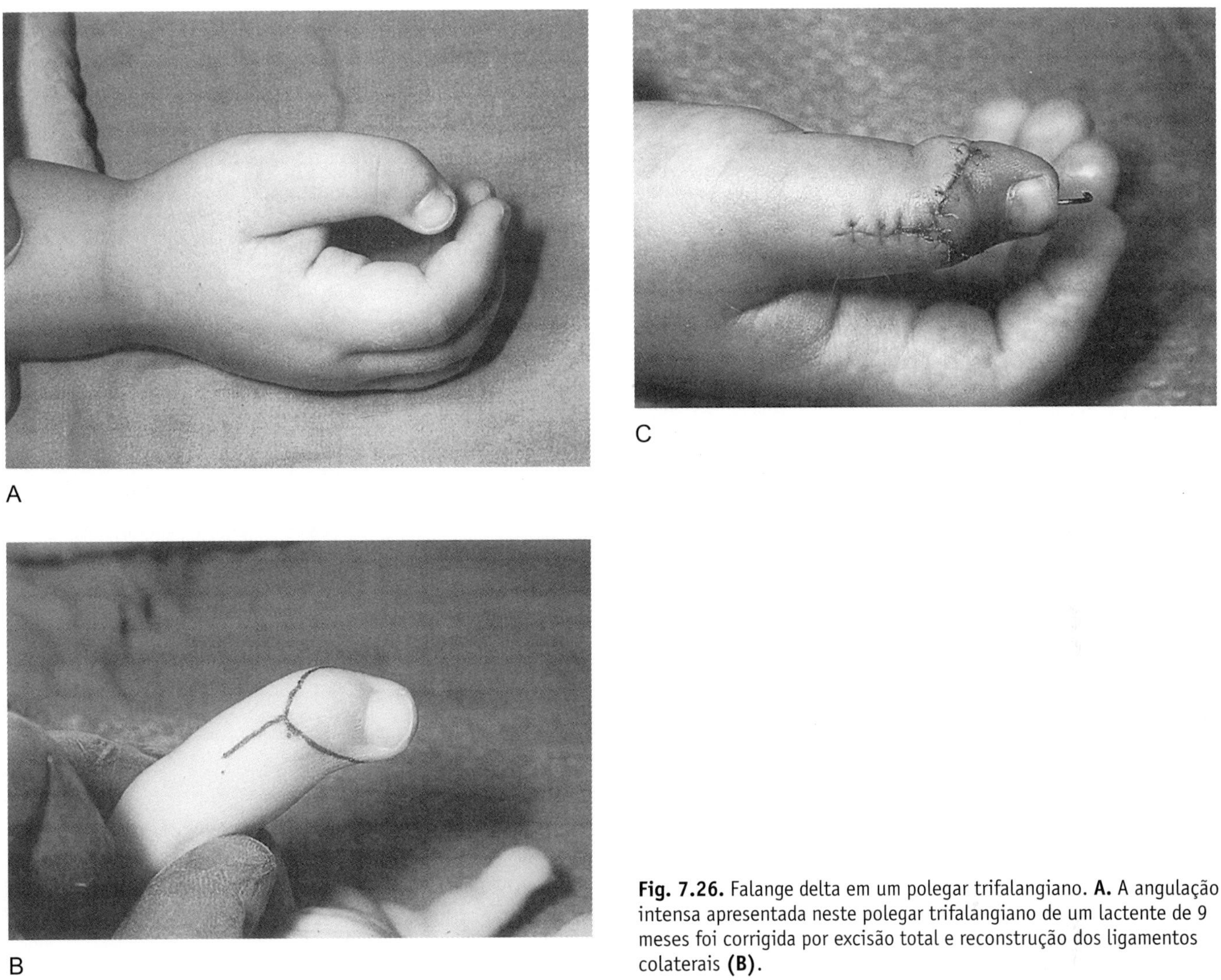

Fig. 7.26. Falange delta em um polegar trifalangiano. **A.** A angulação intensa apresentada neste polegar trifalangiano de um lactente de 9 meses foi corrigida por excisão total e reconstrução dos ligamentos colaterais **(B)**.

Em todos os casos a possibilidade de deformidade residual, não-união e adesões de tendão devem ser esclarecidas ao paciente e aos pais.

A *deformidade de Kirner*[112] é a curvatura palmar e radial da falange distal do quinto dedo, que pode ser confundida com clinodactilia[113]. Não verdadeiramente congênita, porque é notada pela primeira vez entre 7 e 14 anos de idade, a doença é muito mais comum em meninas. Começa com uma massa indolor e, uma vez estabelecida, mostra que características radiológicas típicas de curvatura, retardo no fechamento epifisário, esclerose da diáfise e um nicho radiotransparente no corpo. O tratamento pode ser feito por imobilização, epifiseodese seletiva ou osteotomia em cunha.

Veja Green DP 1998 *Operative hand surgery,* 4th edn. Churchill Livingstone, New York, págs. 519, 523.

POLEGAR FLETIDO

O polegar da criança usualmente é fletido, e por isto a flexão fixa anormal pode não ser notada até alguns meses depois do nascimento. As duas causas principais são *polegar em gatilho* e *polegar tensionado*, distinguidas pelo fato de que a flexão fixa no primeiro é da articulação interfalangiana apenas, enquanto no último a articulação metacarpofalangiana também é afetada.

Polegar em Gatilho

Dígitos em gatilho raramente podem envolver os dedos e o polegar, podem não ser devidos somente a problemas na polia A1, e podem ser relativamente intratáveis. Porém, sem dúvida a maioria dos casos congênitos envolve apenas o polegar e (se eles não resolvem espontaneamente) eles responderão imediatamente à liberação da polia A1.

O exame na maioria dos casos mostra que, ao contrário dos cliques associados ao dedo em gatilho do adulto, o polegar é fixo, geralmente em flexão, mas às vezes em extensão. À palpação um nódulo (o linfonodo de Notta[114]) pode ser sentido sobre a articulação metacarpofalangiana, uma articulação que mostra movimento passivo livre em hiperextensão, em contraste com o do polegar tensionado (veja a seguir).

Indicações

Os *polegares em gatilho* presentes ao nascimento podem ser deixados durante 1 ano, porque 30% resolverão espontaneamente nesse período, e contratura articular não foi informada em qualquer criança operada antes da idade de 3 anos[115]. A liberação cirúrgica da polia na articulação metacarpofalangiana curará todos os casos residuais (Fig. 7.27).

Veja Green DP 1998 *Operative hand surgery,* 4th edn. Churchill Livingstone, New York, pág. 2033.

Weckesser et al.[116] classificaram o polegar tensionado como segue:

• Grupo I	Extensão deficiente apenas	70%
• Grupo II	+ Contratura em flexão	24%
• Grupo III	+ Hipoplasia do polegar	} 5%
• Grupo IV	Miscelânea	

McCarroll[117] criticou este sistema como sendo de pouco valor, tanto em explicar a causa como no planejamento do tratamento. Ele sugere um agrupamento mais simples, que em efeito separa o grupo I de Weckesser dos restantes:

Flexível
- extensores do polegar fracos ou ausentes;

Complexo
- tendões extensores hipoplásicos;
- contratura em flexão da articulação; metacarpofalangiana;
- frouxidão do ligamento colateral ulnar;
- ausência de músculo tenar ou hipoplasia;
- contratura em adução da articulação carpometacarpiana;
- pele inadequada no primeiro espaço interdigital (Fig. 7.28).

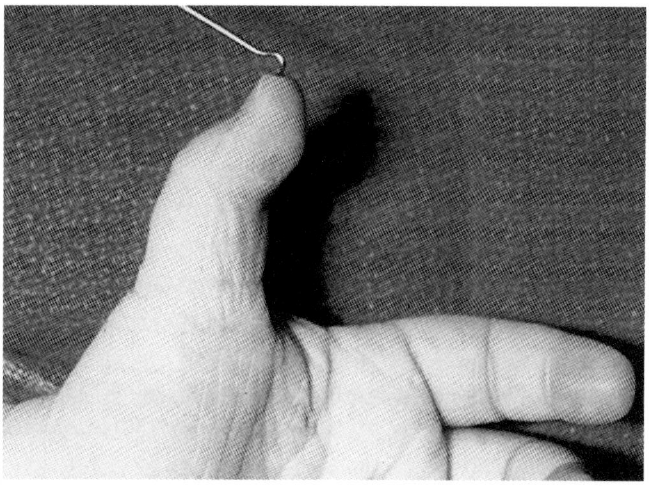

A

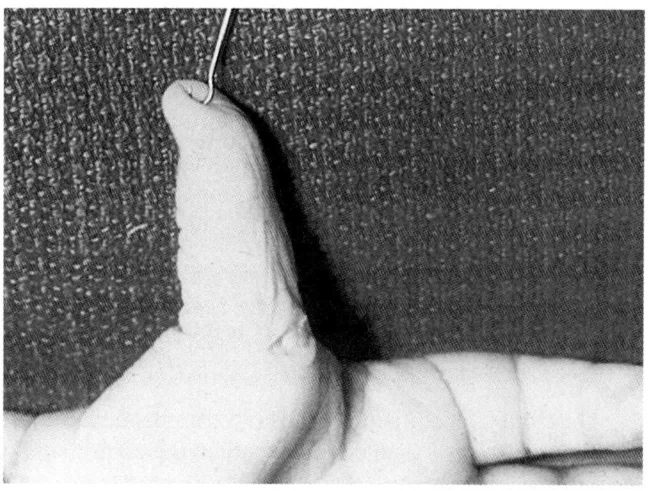

B

Fig. 7.27. Polegar em gatilho congênito. Este polegar em gatilho persistente **(A)** foi corrigido por liberação da polia A1 com a idade de 18 meses **(B)**.

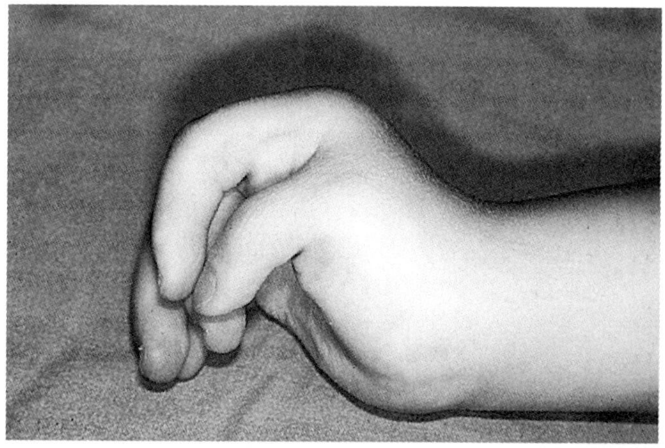

A

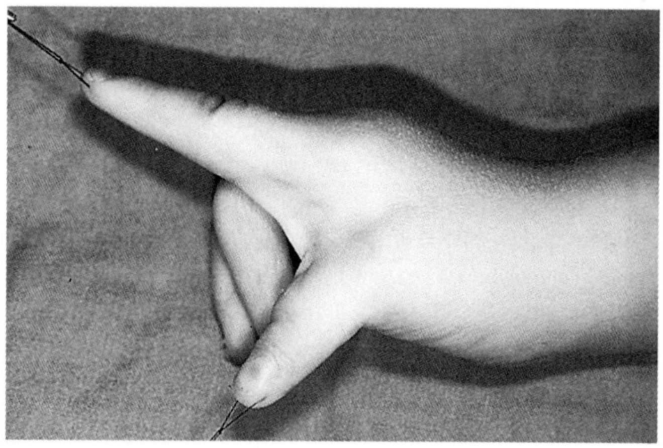

B

Fig. 7.28. Polegar tensionado complexo. **A, B.** Todas as características são vistas: tendões extensores hipoplásicos; contratura em flexão da articulação metacarpofalangiana; frouxidão do ligamento colateral ulnar; hipoplasia de músculo tenar; contratura em adução da articulação carpometacarpiana; pele inadequada no primeiro espaço interdigital; desvio ulnar e contratura em flexão nas articulações metacarpofalangianas dos dedos; dorsiflexão do punho; falta das pregas normais da pele.

Polegar Tensionado Complexo

O polegar tensionado complexo é freqüentemente associado a desvio ulnar e contratura em flexão nas articulações metacarpofalangianas e dorsiflexão de punho característica de uma 'mão soprada pelo vento'[118], ou derivação ulnar congênita dos dedos[119]. Se, por sua vez, este complexo existe em conjunto com deformidades faciais típicas, a condição é conhecida como 'síndrome da face assobiadora'[120] ou síndrome de Freeman-Sheldon[121]. O polegar tensionado complexo tem uma grande associação à artrogripose[122].

Exame

O polegar está na posição tensionada e não apresenta as pregas de pele normais nas faces palmar e dorsal. As pregas também podem ser menos pronunciadas nos dedos se eles mostram derivação ulnar significativa e contratura da articulação metacarpofalangiana. A *facies* pode ser anômala, tendo uma aparência semelhante a uma máscara e comissura oral estreitada. As tentativas de movimento passivo do polegar darão hiperextensão fácil em casos flexíveis, e no complexo mostrarão uma flexão e contratura do primeiro interdígito.

Indicações

O *polegar tensionado flexível* diagnosticado na infância deve ser imobilizado durante três meses em extensão e então deve ser reavaliado. Se a extensão estiver presente, mas fraca, a imobilização deve continuar. Se não estiver presente, então uma transferência de tendão será necessária. A escolha comum para transferência, o extensor do indicador, pode estar ausente, e uma alternativa deve ser buscada durante o exame.

O *polegar tensionado complexo* requer liberação extensa na face palmar. A extensão total e livre só pode ser alcançada quando são liberados o primeiro interósseo dorsal, o adutor do polegar e ambas as cabeças do flexor curto do polegar. O flexor longo do polegar pode ser curto e requerer alongamento escalonado. Um retalho de transposição é freqüentemente exigido para manter a liberação alcançada com um enxerto de espessura total no defeito menor. O ligamento colateral ulnar da articulação metacarpofalangiana do polegar pode precisar de força adicional. Finalmente, podem ser requeridas transferências tanto para extensão como para (em casos com atrofia tenar) oposição.

Uma vez que o polegar foi liberado, qualquer desvio ulnar e contratura em flexão dos dedos podem melhorar espontaneamente, em um grau surpreendente (Fig. 7.29). Se isso não

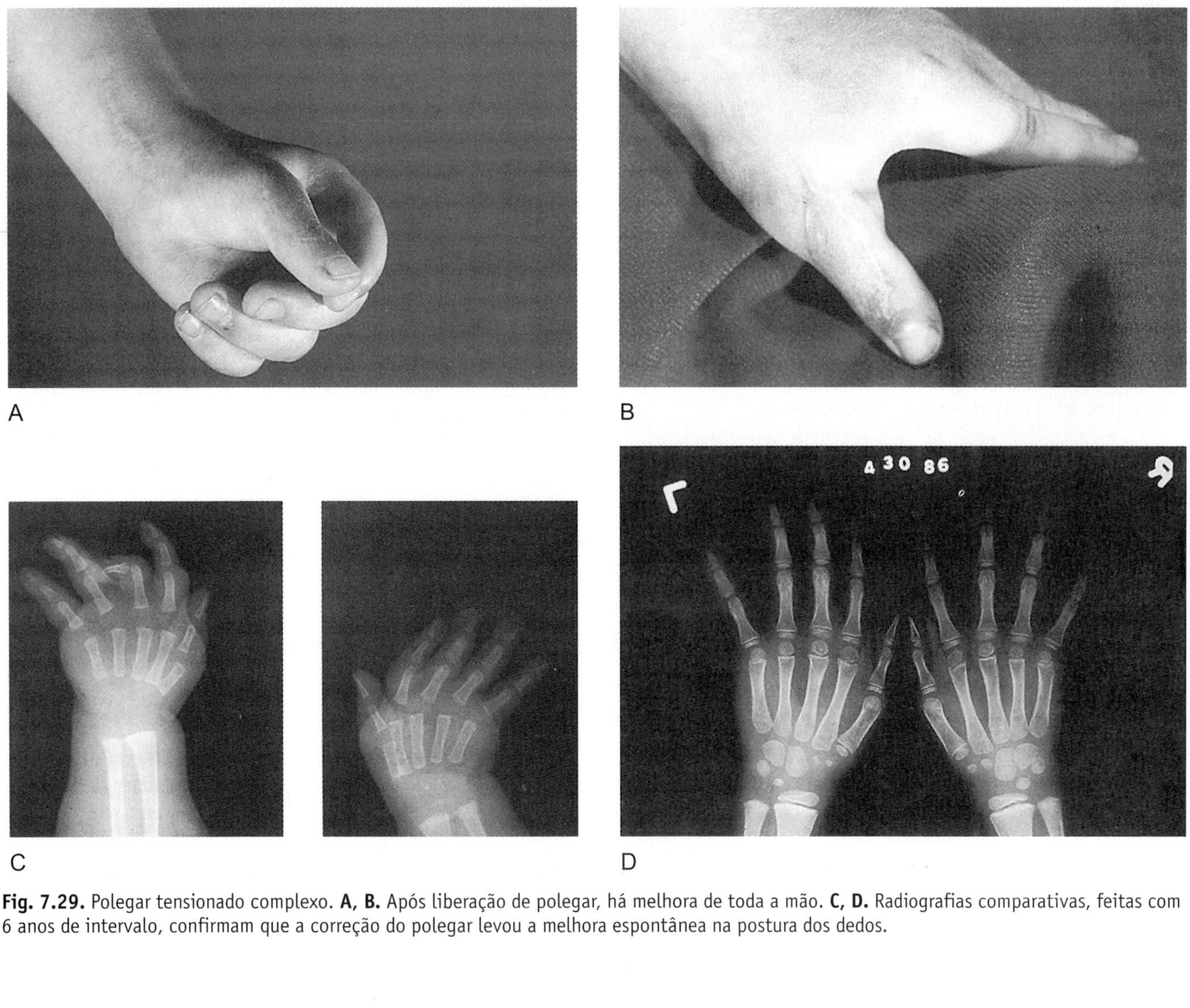

Fig. 7.29. Polegar tensionado complexo. **A, B.** Após liberação de polegar, há melhora de toda a mão. **C, D.** Radiografias comparativas, feitas com 6 anos de intervalo, confirmam que a correção do polegar levou a melhora espontânea na postura dos dedos.

ocorre, então a liberação da pele palmar e de todas as estruturas de retenção[119], com alongamento do flexor e centralização dos tendões extensores, pode ser necessária[123].

ARTROGRIPOSE

A artrogripose múltipla congênita é uma condição congênita[124] bem definida, que afeta os músculos principalmente. Os músculos são mais curtos, não tão definidos, reduzidos em número, e substituídos por tecido fibroso. Deformidades articulares secundárias são produzidas bilateralmente e simetricamente, com hiperextensão de cotovelo, flexão do punho, adução e flexão do polegar e rigidez digital. Os membros inferiores mostram hiperextensão dos joelhos e pés em clava. A etiologia é incerta. A hereditariedade foi excluída por Mennen e Williams[125], embora a infecção virótica tenha sido implicada. Patologicamente, há um defeito como um todo na unidade motora, em algum ponto entre as celas dos cornos anteriores e no próprio músculo. Ela foi dividida assim em *neurogênica* e *miopática*, a primeira constituindo mais de 90% dos casos[126]. A resultante fraqueza muscular severa acontece cedo na vida fetal, produzindo imobilidade de articulações que evoluem a contraturas. As contraturas estão presentes ao nascimento e não progridem depois disso. O envolvimento pode ser mínimo, moderado ou severo. Weeks[127] desenvolveu uma classificação que é útil no planejamento do tratamento:

I. Deformidades localizadas únicas:
   - contratura em pronação do antebraço;
   - polegar tensionado complexo;
   - perda de extensores do punho e/ou do dedo (Fig. 7.30);
   - contratura intrínseca.

II. Expressão total da artrogripose:
   - ausência de musculatura do ombro;
   - membros tubulares finos;
   - cotovelos fixos, usualmente em extensão, às vezes flexão;
   - punho fixo em flexão e desvio ulnar;
   - dedos usualmente fixos em postura intrínseca plus;
   - polegar aduzido;
   - pele grossa e brilhante, sem pregas.

III. Igual ao II +:
   - polidactilia;
   - envolvimento de sistemas diferentes do neuro-músculo-esquelético.

Mennen classificou as crianças com artrogripose em variedades 'frouxa' e 'rígida', com a primeira produzindo uma boa amplitude de movimento e alcançando bons resultados após a cirurgia[124,128]. As mãos vistas na síndrome de Freeman-Sheldon, mão congênita soprada pelo vento e camptodactilia múltipla exibem características semelhantes, e poderiam representar uma forma localizada de artrogripose. Até mesmo a camptodactilia de um único dígito poderia representar uma versão extrema.

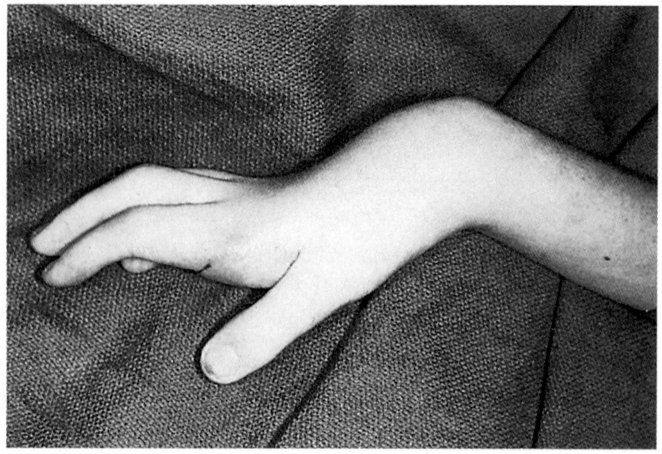

Fig. 7.30. Artrogripose. Artrogripose tipo I de Weeks, que demonstra flexão fixa do punho e hiperextensão da articulação metacarpofalangiana.

A etiologia incerta da artrogripose pode levar os pais a buscar aconselhamento com geneticistas, pediatras gerais, neurologistas, cirurgiões ortopédicos e cirurgiões de mão. Só os últimos dois vêem todo o espectro destas condições, e podem captar as opiniões múltiplas em uma abordagem sensata para a terapia do membro superior.

Exame

Este rapidamente dá o diagnóstico nos grupos I e II. A palpação e as tentativas de movimento passivo revelam o local e extensão das contraturas articulares. Mais sutil é a avaliação dos motores ativos, porque pode ser difícil descobrir se a articulação na qual o músculo age é fixa em excursão máxima, devido à falta de função dos antagonistas. Também requer alguma participação voluntária ou incidental do paciente, e pode ter que esperar até que a criança fique mais velha. As crianças artrogripóticas são incrivelmente adaptáveis, e o cirurgião não deve sugerir cirurgia até se convencer de seus benefícios por avaliação repetida das habilidades e limitações da criança.

Indicações

Em casos do grupo I, a correção da deformidade isolada usualmente é alcançada cirurgicamente. Nos mais complexos grupos II e III, os esforços são dirigidos a superar contraturas e substituir os motores essenciais que não estão funcionando. A meta mínima é a de alcançar a função de extensão do cotovelo em pelo menos um lado, para ajudar a iniciar o movimento e a usar muletas, e a flexão do cotovelo em pelo menos um lado, para comer e usar o banheiro. Inicialmente, as contraturas são manejadas por gesso progressivo, talas e exercícios de alongamento. Se estes forem mal-sucedidos, então a correção cirúrgica pode ser alcançada por capsulectomia ou, em casos mais severos, ajuste do esqueleto. Para rotação interna do ombro, seria necessária uma osteotomia rotacional, e para contratura em flexão do punho, carpectomia da fileira proximal[129,130]. A transferência ativa mais significativa é a realizada para recobrar a flexão do cotovelo. Esta pode ser alcançada com uma flexorplastia de Steindler, ou transferência de peitoral maior[131]. grande dorsal, ou tríceps[132]. Naqueles casos onde estas transferências não estão disponíveis e na minoria que é de origem miopática, a transferência de músculo livre é uma possibilidade teórica, se um músculo satisfatório for encontrado. A extensão do punho, uma vez obtida, é mantida por transferência se uma estiver disponível. A postura do dedo será melhorada pelo manejo bem-sucedido do punho e imobilização adicional, mas ocasionalmente a artrodese das articulações interfalangianas proximais será útil.

Devido ao início precoce da contratura, as cicatrizes que inevitavelmente seguem a liberação articular e a fraqueza relativa das transferências, mesmo nos poucos casos bem sucedidos, será necessário usar talas noturnas por muitos anos.

Mennen defende tratamento cirúrgico ativo precoce para estas deformidades ao longo das linhas do manejo de talipes equinovaro. Uma correção precoce em uma fase para o cotovelo e punho é feita com 3-6 meses de idade, envolvendo carpectomia da fileira proximal, transferências de tendão equilibradoras do punho e uma transferência do tríceps para o rádio, para flexão do cotovelo. O escafóide, semilunar e piramidal é removido até que o punho possa ser estendido a 40°. São transferidos o flexor ulnar do carpo, palmar longo, ou o flexor radial do carpo para a cápsula dorsal do punho, na base do metacarpiano, ou o extensor radial longo do carpo e extensor ulnar do carpo. O tríceps é coletado com uma porca periosteal e é inserido no tendão extensor comum distal ao epicôndilo lateral, porque não alcançará a inserção bicipital no rádio.

Veja Green DP 1998 *Operative hand surgery,* 4th edn. Churchill Livingstone, New York, pág. 476.

SINDACTILIA[133]

- Completa: Os dígitos envolvidos estão unidos até a falange distal.
- Incompleta: Unidos além do ponto médio da falange proximal mas aquém da falange distal.
- Complexa: Existe união óssea entre os dígitos envolvidos.
- Simples: Nenhuma união óssea existe.
- Acrossindactilia[134]: Fusão entre a parte mais distal dos dígitos; sempre alguma fenestração proximal das superfícies dorsal a palmar (Fig. 7.31).

Na sindactilia simples, incompleta, a união dos dígitos envolvidos é um interdígito que pode proporcionar pele local suficiente para correção. Porém, é preferível ver os dígitos sindactilizados como dígitos que não se separaram em vez de dígitos aderidos, porque um verdadeiro interdígito é raramente presente. Fazendo isto, a necessidade de pele adicional na forma de enxertos de espessura total na separação cirúrgica da grande maioria dos casos é apreciada prontamente por todos.

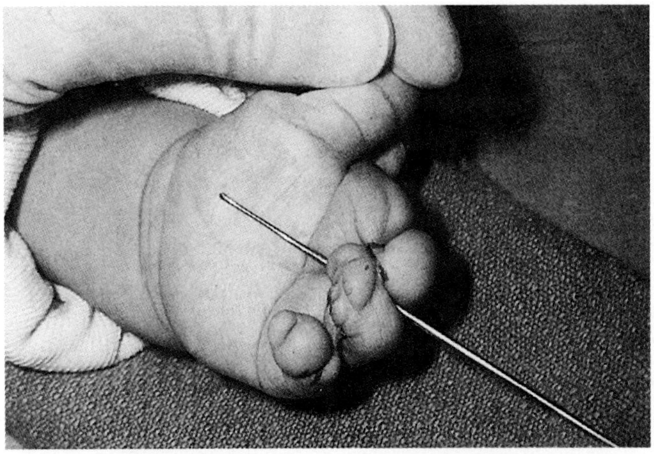

Fig. 7.31. Acrossindactilia. Os dedos indicador, médio e anular são fundidos aqui nas pontas, produzindo a denominada mão em 'botão de rosa'. A fenestração proximal que sempre está presente da dorsal para superfícies palmar é demonstrada aqui com uma sonda.

A sindactilia é a deformidade congênita mais comum, em sua forma pura e mais ainda quando se inclui sua apresentação como uma característica de síndromes como Poland e Apert (veja abaixo). Quando a sindactilia se apresenta sozinha – endógena – ela é transmitida por um gene dominante, mas com penetrância reduzida e expressão variável. Em tal caso, uma história familiar está presente em 10-40 % dos pacientes, dependendo do estudo. Cinqüenta por cento de tais casos são bilateralmente simétricos.

A incidência de envolvimento em raio também varia de acordo com a fonte, e pode ser recordada pelo mnemônico 5.15.50.30:

Polegar – indicador	5%
Indicador – médio	15%
Médio – anular	50%
Anular – mínimo	30%

Falanges adicionais podem estar presentes entre os esqueletos de dígitos sindactilizados de uma forma organizada – polidactilia central oculta – ou em uma aparente confusão de ossos, disposta transversal e obliquamente, assim como longitudinalmente (Fig. 7.32, veja também Fig. 7.3).

Anomalias de tendões, nervos e vasos acontecem com freqüência crescente quanto mais completa a sindactilia. Mesmo na sindactilia completa mais simples, as bifurcações de nervo e artéria estão localizadas distais ao local normal. À medida que a condição fica mais complexa, a bifurcação do vaso comum se torna progressivamente mais distal e, como mostrado em estudos de angiogramas em crianças[135,136], as artérias na face externa ficam progressivamente mais rudimentares. As implicações do comprometimento vascular no momento da divisão são evidentes.

A *acrossindactilia* é geralmente associada à síndrome de constrição anular (pág. 513) e foi classificada por Walsh[137]:

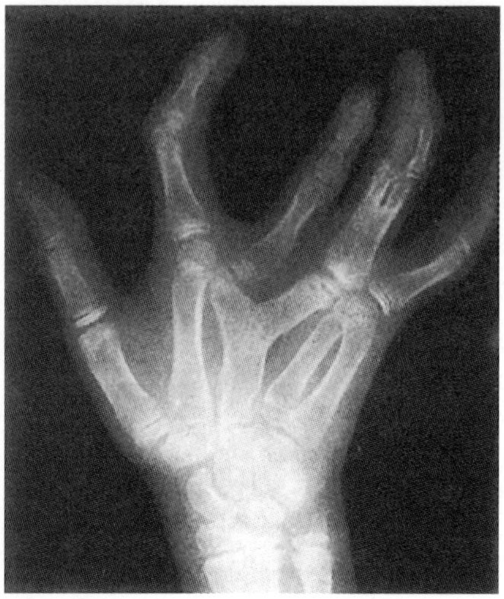

Fig. 7.32. Polidactilia central oculta sindactilizada. Esta mão apresenta um terceiro metacarpiano bífido, um quarto metacarpiano anômalo, e um dígito adicional, que forma parte de uma duplicação sindactilizada do dedo anular.

- Moderada: Duas falanges e uma articulação interfalangiana em cada dígito.
- Severa: Uma falange (Fig. 7.33).

O desvio, a distorção, e a 'confusão' dos dígitos envolvidos aumentam com a severidade.

A *síndrome de Poland*[138] é um distúrbio raro, não-genético, caracterizada por quatro características[139]:

- redução unilateral dos dígitos, principalmente o indicador, o médio e o anular, devido em grande parte à brevidade ou ausência da falange média;
- sindactilia dos dígitos encurtados, usualmente do tipo completo simples;

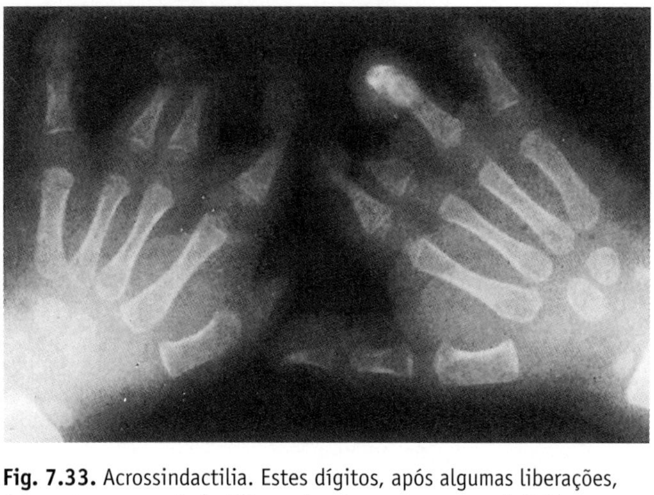

Fig. 7.33. Acrossindactilia. Estes dígitos, após algumas liberações, demonstram acrossindactilia moderada e severa como definido por Walsh, havendo dígitos com duas falanges e outros dígitos com apenas uma.

- hipoplasia da mão e, em um grau menor, do antebraço (Fig. 7.34);
- ausência da cabeça esternocostal do músculo peitoral ipsilateral maior.

associadas em um grau decrescente[140] a:

(a) ausência do peitoral menor
(b) hipoplasia da mama e do mamilo (33% das mulheres afetadas[141]);
(c) contração da prega axilar anterior;
(d) ausência do serrátil anterior, do grande dorsal e do deltóide;
(e) deficiências de costelas, escoliose torácica e dextrocardia.

Os tecidos moles da mão são anormais, de modo a sugerir uma parada do desenvolvimento nas fases embriológicas XX a XXII[142]. Outras anomalias podem estar associadas à síndrome de Poland[143], inclusive a síndrome de Pierre Robin[144].

A *síndrome de Apert*[145,146] acontece inicialmente por mutação, mas é depois disso um gene fortemente dominante, um fato de significado crescente, porque a cirurgia craniofacial melhora o estado mental e estético destes pacientes. As características são:

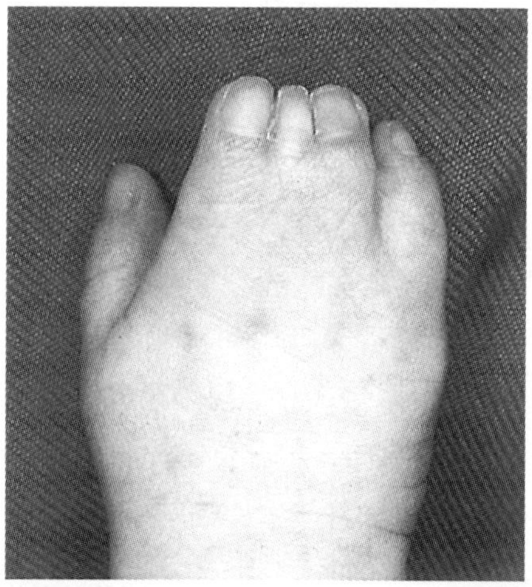

A

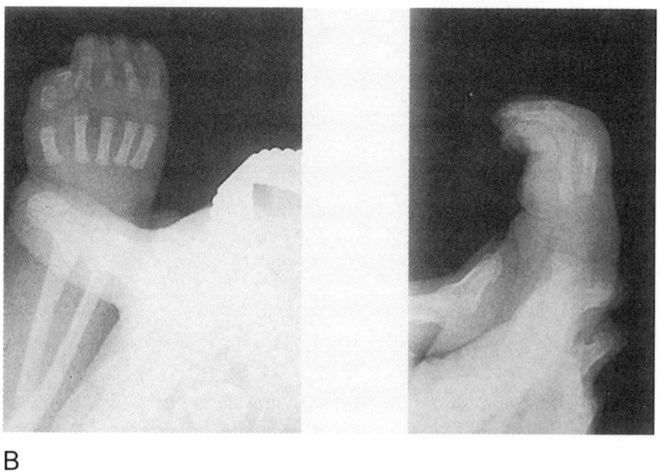

B

Fig. 7.34. Síndrome de Poland. **A, B.** As características típicas são vistas: encurtamento dos dígitos devido à ausência da falange média; sindactilia simples completa; hipoplasia da mão.

- acrocefalia com hipertelorismo;
- sindactilia complexa bilateral com sinfalangismo (Fig. 7.35).

Os dígitos são fundidos distalmente, a partir da falange média. Há coalescência de esqueleto e confusão, produzindo ossos triangulares e sindactilia complexa. A deformidade de Apert nem sempre é simétrica, mas é freqüente.

O polegar é envolvido na sindactilia em um terço dos casos. Sempre demonstra uma falange delta proximal com desvio radial resultante, e sempre é mais largo que o normal. Os dígitos são rígidos. Nenhum movimento da articulação interfalangiana acontece, exceto no dedo mínimo. O pinçamento acontece entre o polegar e o mínimo; este é freqüentemente reduzido devido à fusão entre o quarto e quinto metacarpianos, que diminui a mobilidade do quinto metacarpiano. A polidactilia foi descrita em associação a Apert, mas é extremamente rara[147]. Anomalias vasculares e tendinosas são a regra.

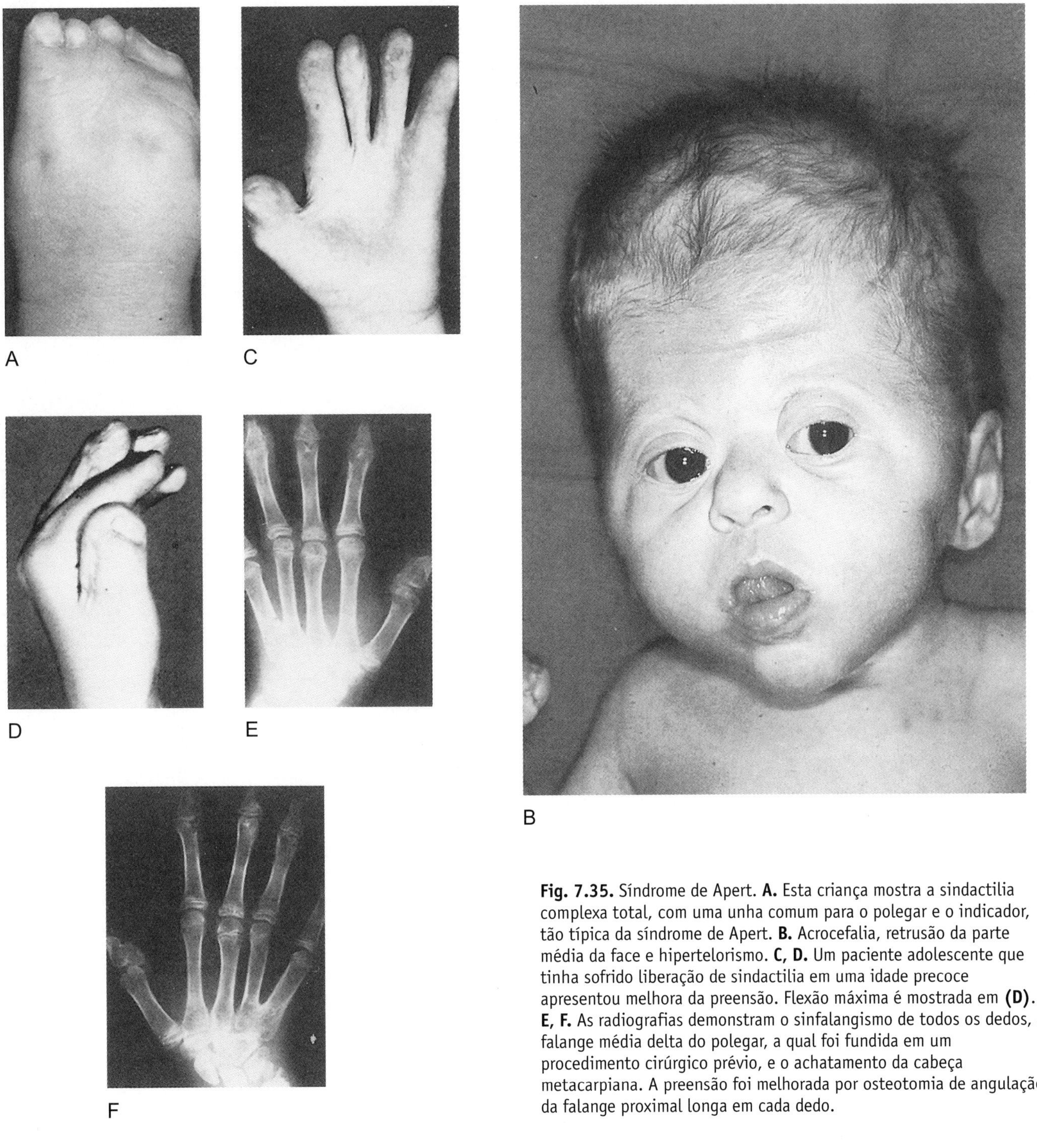

Fig. 7.35. Síndrome de Apert. **A.** Esta criança mostra a sindactilia complexa total, com uma unha comum para o polegar e o indicador, tão típica da síndrome de Apert. **B.** Acrocefalia, retrusão da parte média da face e hipertelorismo. **C, D.** Um paciente adolescente que tinha sofrido liberação de sindactilia em uma idade precoce apresentou melhora da preensão. Flexão máxima é mostrada em **(D)**. **E, F.** As radiografias demonstram o sinfalangismo de todos os dedos, a falange média delta do polegar, a qual foi fundida em um procedimento cirúrgico prévio, e o achatamento da cabeça metacarpiana. A preensão foi melhorada por osteotomia de angulação da falange proximal longa em cada dedo.

Há três tipos:

- Tipo 1: O polegar e o mínimo são livres e há uma massa digital central que consiste no indicador, médio e anular.
- Tipo 2: O polegar permanece livre. Há uma massa digital completa, que consiste na massa digital central previamente descrita mais uma sindactilia simples, que envolve o quarto espaço interdigital. Os dedos indicador, médio e anular freqüentemente compartilham uma unha comum.
- Tipo 3: O polegar e a massa digital compartilham uma unha comum.

Exame

O exame na sindactilia deve determinar os raios envolvidos e o grau desse envolvimento. As *unhas* devem ser examinadas, porque elas estão comumente unidas, especialmente em casos complexos, completos. Qualquer deformidade nos dígitos envolvidos deve ser notada. O *comprimento* dos dígitos comparados com o normal pode revelar *braquissindactilia*. O *movimento passivo* deve ser feito em todas as articulações, porque o *sinfalangismo* pode coexistir. A presença destas últimas duas condições – braquidactilia ou sinfalangismo – em conjunção com sindactilia sugere que mais do que a mão pode estar envolvida, e um exame físico completo é necessário.

A *avaliação radiológica* deve revelar o número de dígitos, o número de metacarpianos, o número de falanges, a presença e situação de uma união cruzada complexa, falanges delta e, em casos posteriores, a configuração das superfícies articulares.

Indicações

A separação precoce, logo que a criança for considerada pronta, é indicada em certas situações:

1. *Acrossindactilia* (Fig. 7.36). É especialmente importante liberar faixas restritivas distais muito precocemente. Isto permite a melhora do crescimento. A separação proximal mais formal pode esperar.
2. *Sindactilia entre raios de comprimento desigual*. Se isto não é feito, o raio mais longo desenvolverá deformidades de rotação e flexão que podem não ser corrigidas, nem mesmo com cirurgia posterior adicional. A urgência é aumentada quanto maior a discrepância entre os dígitos, portanto a rara sindactilia de polegar-indicador deve ser separada quando vista pela primeira vez (Fig. 7.37). Segue que os dígitos de borda envolvidos na síndrome de Poland e Apert necessitam liberação precoce[145,148].

Outros casos devem ser liberados como conveniente, e certamente com 18 meses[77].

Embora a técnica esteja além do escopo deste texto, certos pontos são merecedores de ênfase, porque eles envolvem o planejamento baseado no exame:

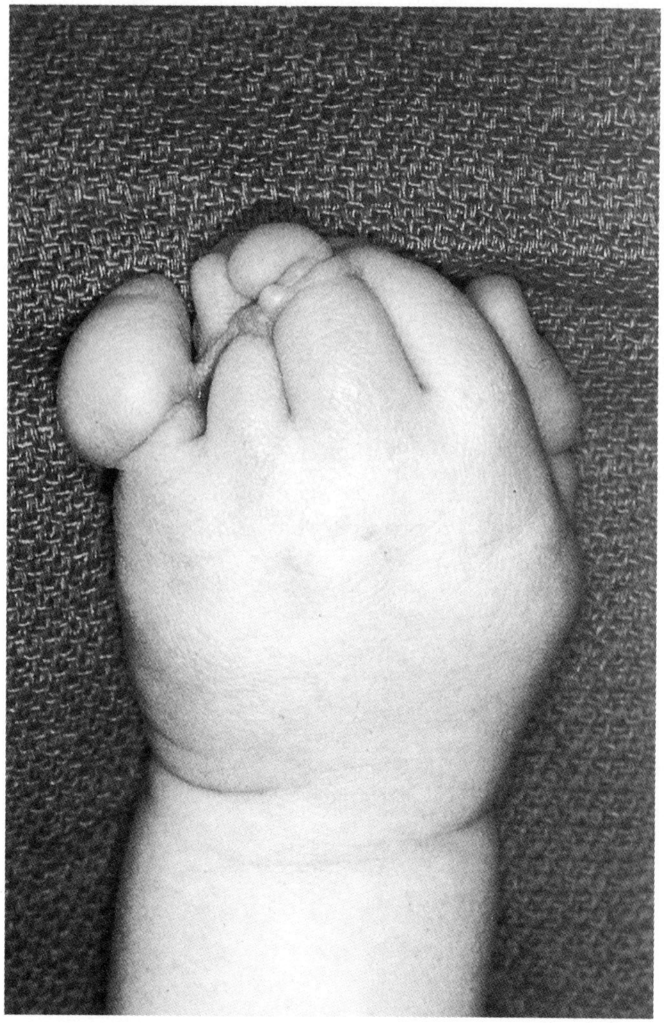

Fig. 7.36. Acrossindactilia. A liberação inicial executada na acrossindactilia simplesmente é a da aderência entre os dedos mostrada aqui. Quanto mais precocemente isto for feito melhor, porque permite o crescimento ósseo irrestrito. A liberação da sindactilia posterior, formal, é executada na idade habitual.

1. Onde dois dígitos têm uma unha comum, a separação da sindactilia deve ser precedida por divisão da unha, com introdução de pele adicional usando um retalho tenar[149] (Fig. 7.38). O editor prefere a divisão simples, com um enxerto de pele parcial temporário. O encolhimento do enxerto avança a polpa lateralmente, o que permite a separação posterior sem o risco de infecção. Isto pode ser importante em mãos de Apert tipo III.
2. A fenestração de seio presente na acrossindactilia sempre é muito distal para formar o novo espaço interdigital, e sempre deve ser excisada durante a divisão.
3. A liberação da sindactilia não deve ser executada simultaneamente em interdígitos adjacentes, ou seja, em ambos os lados de um dígito.
4. Quanto mais curto o dígito, tanto mais proximal deve ser o novo interdígito, sendo o limite o nível da articulação metacarpofalangiana.

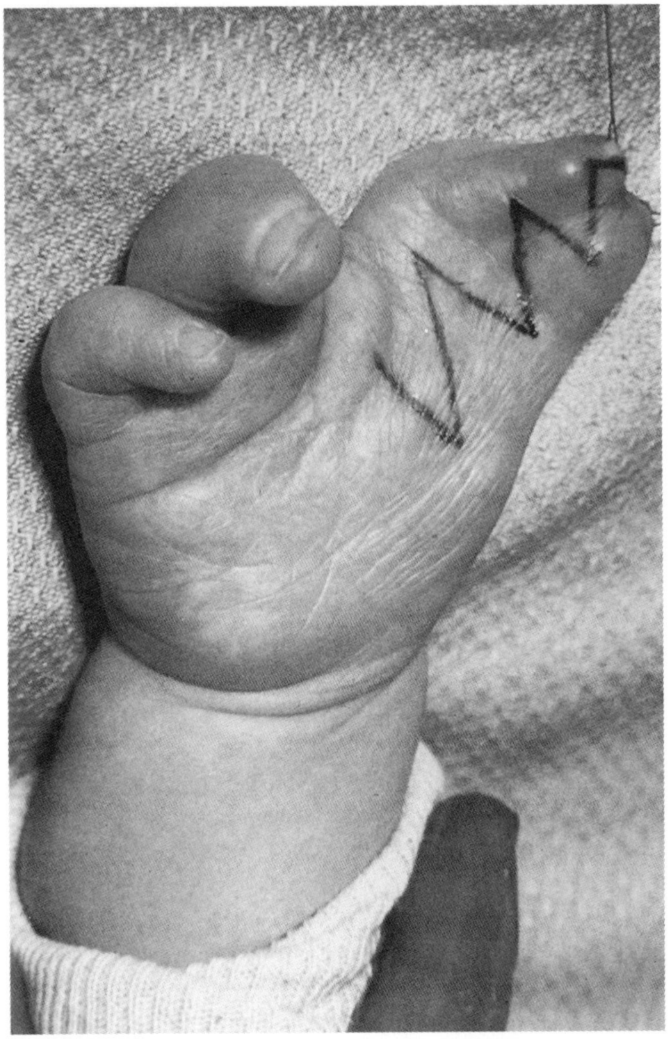

A

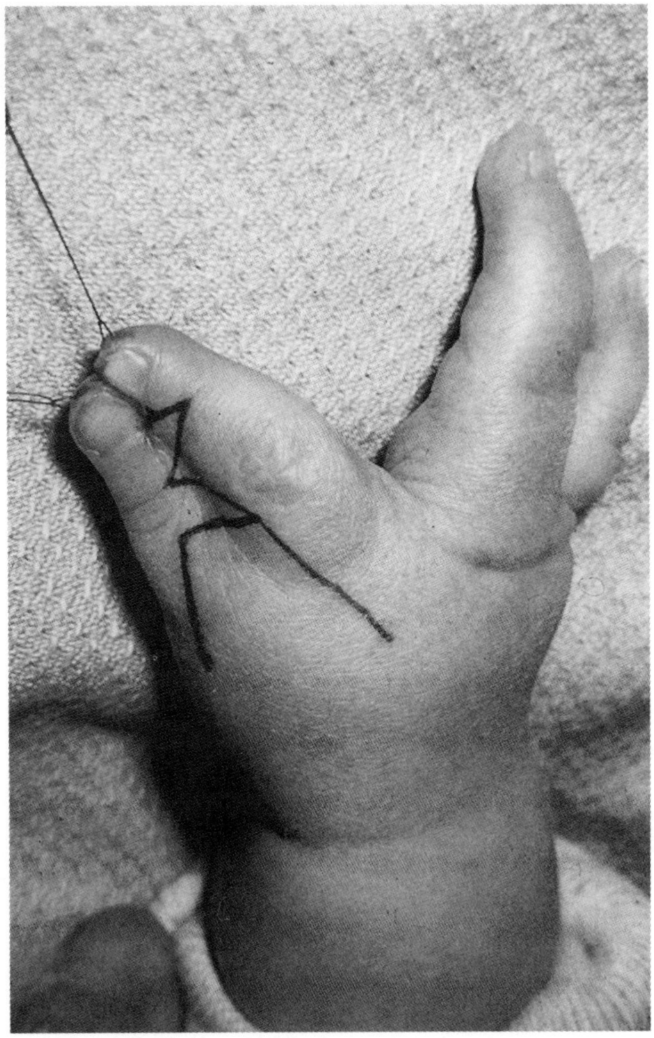

B

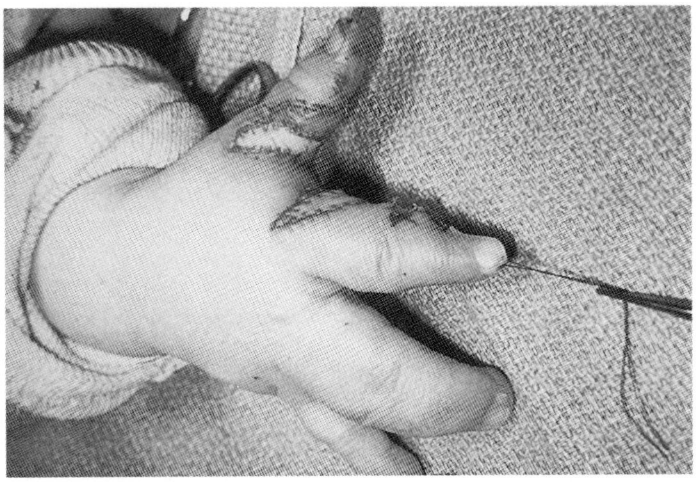

C

Fig. 7.37. Sindactilia completa simples. **A, B.** A sindactilia completa simples entre o polegar e o dedo indicador nesta criança está aqui sendo separada com a idade de 7 meses. Apesar disso, a rotação e a angulação do dedo indicador podem ser detectadas em **(C)** (veja o mesmo paciente na Fig. 7.38).

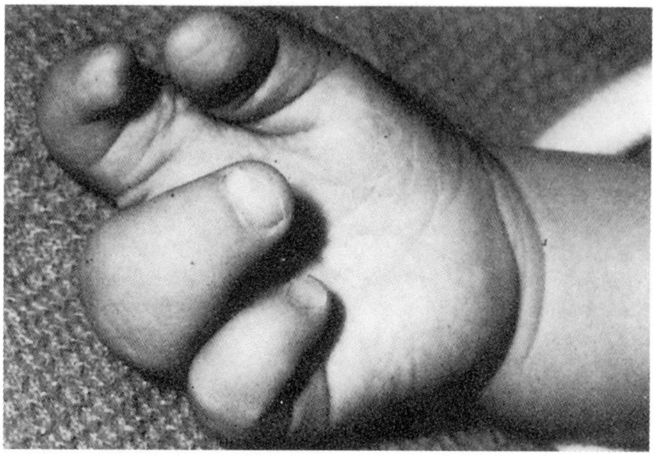

A

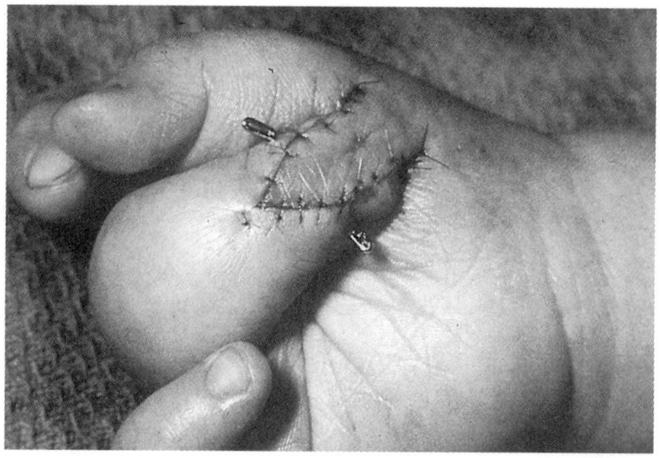

B

Fig. 7.38. Sindactilia completa complexa - união de unha. **A.** A união das unhas dos dedos anular e médio sindactilizados é separada em um procedimento preliminar com aplicação de um retalho tenar **(B)**, proporcionando tecido extra para reepitelizar novamente as superfícies contíguas das falanges distais na divisão posterior. Os fios de Kirschner mantêm a separação falangiana distal, a fim de evitar embaraço circulatório do retalho tenar. A pronação do dedo indicador referida na Fig. 7.37 é vista mais claramente aqui.

5. O interdígito novo sempre deve ser construído da pele local (Fig. 7.39). O desenho da comissura tem que levar em conta as cicatrizes marginais. Retalhos quadrangulares dorsais[150] podem levar a deficiência de cromossoma devido a uma falha de desenho. Retalhos triangulares palmares e dorsais não têm este problema[151].
6. Enxertos de pele sempre serão necessários, exceto no menor dos casos incompletos.
7. Quando o polegar é envolvido (como na síndrome de Apert), rotação simultânea e osteotomia de angulação são necessárias, onde todos os metacarpianos estão no mesmo plano e há ausência da musculatura tenar[26]. O objetivo na mão de Apert é alcançar uma mão funcional em um estágio. Isto é possível nos tipos I e II onde a osteotomia do polegar para corrigir a angulação, para liberação do primeiro espaço interdigital e para liberação do segundo e quarto interdígitos, é feita como o estágio um. No estágio dois, a massa digital central é dividida para produzir quatro dígitos e um polegar. Isto é feito com aproximadamente 5-6 anos de idade. No tipo III, uma separação da unha preliminar é freqüentemente necessária.
8. A sindactilia bilateral pode ser operada por duas equipes na mesma cirurgia para reduzir o número de procedimentos.

Os pacientes e os pais devem ser advertidos que os membros na síndrome de Poland e Apert sempre serão menores que o normal e os dedos rígidos. Onde existe sinfalangismo, a osteotomia de angulação na adolescência é indicada. Falanges delta devem ser tratadas por excisão ou osteotomia em cunha, como discutido em polegar trifalangiano (abaixo) e clinodactilia (acima).

Veja Green DP 1998 *Operative hand surgery*, 4th edn. Churchill Livingstone, New York, pág. 419.

GRUPO III - DUPLICAÇÃO

A polidactilia[152,153] é um distúrbio congênito comum, competindo com a sindactilia em primeiro lugar[154]. A duplicação do dedo mínimo, em forte contraste com a do polegar, usualmente é o resultado de um traço autossômico recessivo[155] e faz freqüentemente parte de uma síndrome. Sua presença portanto dita a necessidade de um exame físico completo. A face radial da mão é envolvida um pouco mais que a ulnar, e ambas são muito mais comuns que a polidactilia central. A última quase sempre é associada à sindactilia e freqüentemente mostra desorganização do esqueleto. A 'mão em espelho' ou dimelia ulnar[156-158] apresenta dígitos múltiplos, duplicação da ulna e ausência do raio radial (veja Fig. 7.45F).

As manifestações variadas de duplicação foram classificadas por Stelling[159]:

- Tipo I: Massa de tecidos moles que não contém nenhuma estrutura esquelética[160]; raro no polegar.
- Tipo II: Um dígito ou parte dele, contendo todos os componentes normais e articulando-se com um metacarpiano ou falange normal ou bífido (Fig. 7.40).
- Tipo III: Um dígito completo, com metacarpiano; raro (veja Wassel VI, a seguir).

MÃO EM ESPELHO

Esta é extremamente rara. A incidência informada é de 60 casos em 300 anos, e é caracterizada pela presença de duplicação da ulna. Não há nenhum rádio e há duplicação quase simétrica dos dígitos ulnares ao redor de um eixo digital central, produzindo sete ou mais dígitos. Proximalmente há duplicação do olécrano e ausência da cabeça radial. Deve ser

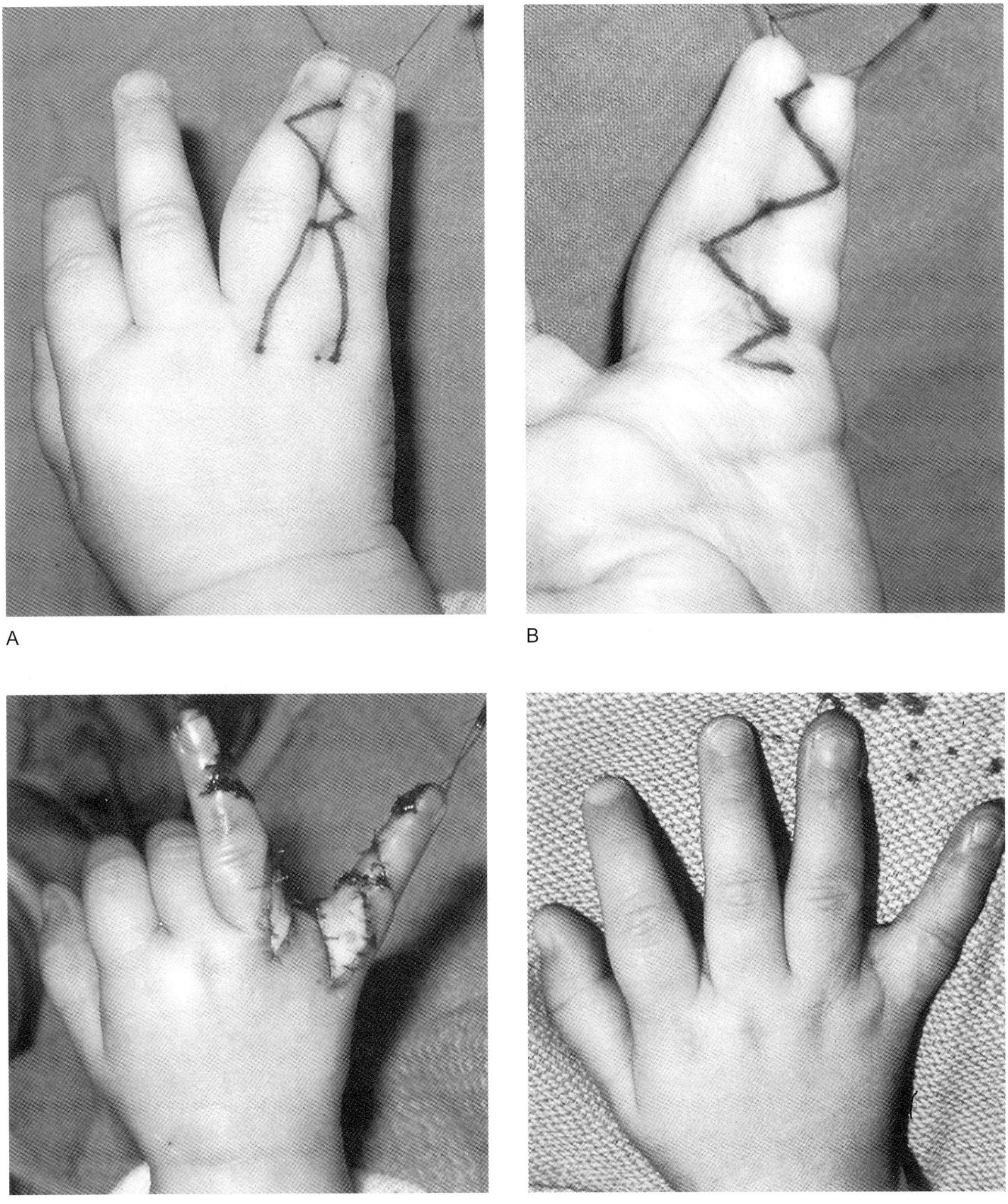

Fig. 7.39. Sindactilia simples completa. **A-C.** Aqui são ilustrados os princípios gerais de liberação. O interdígito novo é construído completamente de pele local. Vários enxertos de espessura total retirados da virilha são necessários. A separação resultante mostrada em **(D)** é agradável – e permanente.

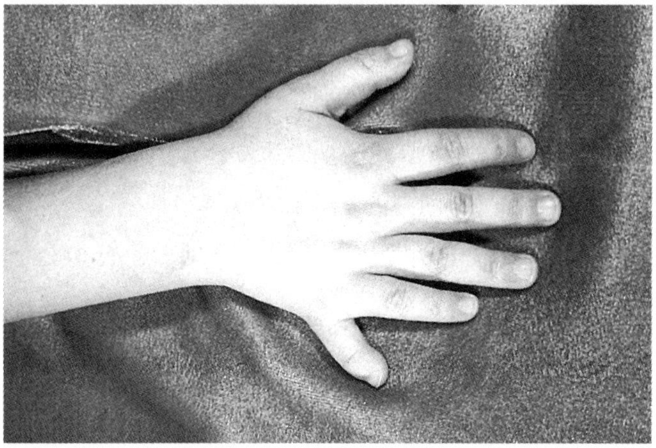

A

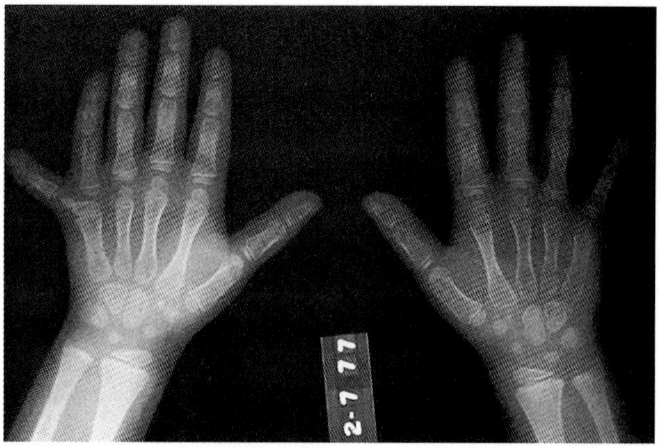

B

Fig. 7.40 A, B. Duplicação ulnar - Stelling tipo II. O dígito adicional mostrado aqui articula-se com um metacarpiano relativamente normal, embora a epífise e a metáfise sejam um pouco alargadas. A reconstrução do ligamento ulnar colateral foi necessária no momento da excisão.

notado que, embora as descrições da mão em espelho sempre descrevam reprodução simétrica dos dígitos, na realidade há alguma assimetria. Os dígitos 'radiais' sempre são mais proximais, mais curtos e pronados, e o punho tende a ser desviado em direção radial e palmar. Barton, em uma descrição da mão em espelho de Boston, notou que 'os três dedos superiores eram eficazmente usados como um polegar para opor-se aos outros'. Este sempre parece ser o caso.

Anatomicamente, o carpo surge simétrico, com um grande semilunar cercado por piramidais de cada lado. Há dois capitatos. Há dois tendões extensores indo para o dígito central e fundindo-se ao nível da articulação metacarpofalangiana. Há duplicação dos nervos ulnares, embora o lateral origine-se do nervo radial proximalmente. Há um nervo mediano que vai para ambos os lados do dedo médio e para um lado do dedo anular. A provisão arterial é feita por um vaso lateral que irriga dois dígitos e meio e um vaso medial que irriga quatro e meio. Isto pode ser importante ao considerar a policização.

A policização é o tratamento correto, mas deve ser dirigida atenção primeiro para o punho. Em um dos casos do editor de mão em espelho, o alongamento de distração foi utilizado para reposicionar o carpo adequadamente. Este foi seguido por transferências de tendão para completar a extensão do punho. A policização subseqüente envolve cuidado na escolha do dígito, retenção de tecidos acessórios (especialmente pele e tendões, que podem ser úteis), consideração da assimetria vascular, ressecção menor que o normal (porque os dígitos são curtos), e uso de tendões extras para oposição e extensão do punho.

O cotovelo não deve ser esquecido; a ressecção do olécrano lateral foi discutida na literatura, mas a maioria das ressecções foi subperiosteal e, portanto, condenada à falha. Um dos cinco pacientes com mão em espelho da Great Ormond Street tinha mobilização vigorosa do cotovelo, porque o nascimento converteu o que era um cotovelo rígido em um cotovelo flexível, com 90° de movimento.

O tratamento da mão em espelho é complicado, e discussões com cirurgiões que estiveram envolvidos no manejo de tais casos são inestimáveis.

DUPLICAÇÃO RADIAL

A duplicação do polegar pode acontecer em qualquer nível, e a introdução da seguinte classificação por Wassel[161] esclareceu muitas coisas:

• Tipo I	Falange distal *bífida*	2%
• Tipo II	Falange distal *duplicada*	15%
• Tipo III	Falange proximal *bífida*	6%
• Tipo IV	Falange proximal *duplicada*	43%
• Tipo V	Metacarpiano *bífido*	10%
• Tipo VI	Metacarpiano *duplicado*	4%
• Tipo VII	Trifalangismo, em um ou ambos os polegares e em qualquer nível II-VI	20%

Tentando classificar a duplicação do polegar trifalangiano, muitas combinações de falanges médias anormais, desvios articulares e contraturas em flexão devem ser considerados formando grupos que são quase impossíveis de subclassificar. Em uma série não houve dois polegares idênticos. Um autor usa a classificação de Wassel como uma base sobreposta aos tipos IV, V, e VI se o elemento trifalangiano é radial ou ulnar, ou envolve ambos os dígitos. Pode haver alargamento da diáfise metacarpiana, com uma origem simétrica do polegar trifalangiano, que pode surgir de qualquer lugar na diáfise metacarpiana até uma articulação carpo-metacarpofalangiana comum. Falanges delta podem ser proeminentes e múltiplas. Metacarpianos triangulares também podem ocorrer. O tratamento neste grupo tem que seguir os princípios básicos de correção de angulação e duplicação[162].

Pode haver confusão devido às diferenças entre as classificações de Stelling e Wassel. Na prática, isto não acontece, porque a classificação de Wassel é exclusivamente usada para descrever duplicações do polegar. Ao contrário da polidactilia ulnar, a duplicação de polegar é usualmente unilateral e esporádica (com exceção da trifalangia tipo VII que é o resultado de um gene dominante). A grande maioria dos polegares duplicados tem apenas um vaso para cada componente [163].

Exame

O exame deve inicialmente classificar a duplicação na categoria de Wassel apropriada e, então, com a exceção da maioria dos tipos I e II (veja a seguir), deve ser dirigido a determinar qual dos dois polegares deve ser mantido com base nos seguintes critérios:

1. *Tamanho* (Fig. 7.41). A maioria das duplicações são de tamanho semelhante e usualmente um pouco menores que o polegar normal, não afetado. Ocasionalmente, um dos dois pode ser rudimentar – isto é muito comum no tipo VI, em que o radial é pequeno e sem função.

2. *Desvio* pode estar presente no ponto de duplicação e nas articulações distais a esse ponto[164]. Onde um dígito está notadamente desviado em sua base, ele freqüentemente desvia na direção oposta em articulações mais distais, sob a influência de inserções de tendão anômalas e do fenômeno Z semelhante ao visto em mãos reumatóides (Fig. 7.42C e D). O tipo IV pode ser puramente divergente na articulação metacarpofalangiana ou divergente na

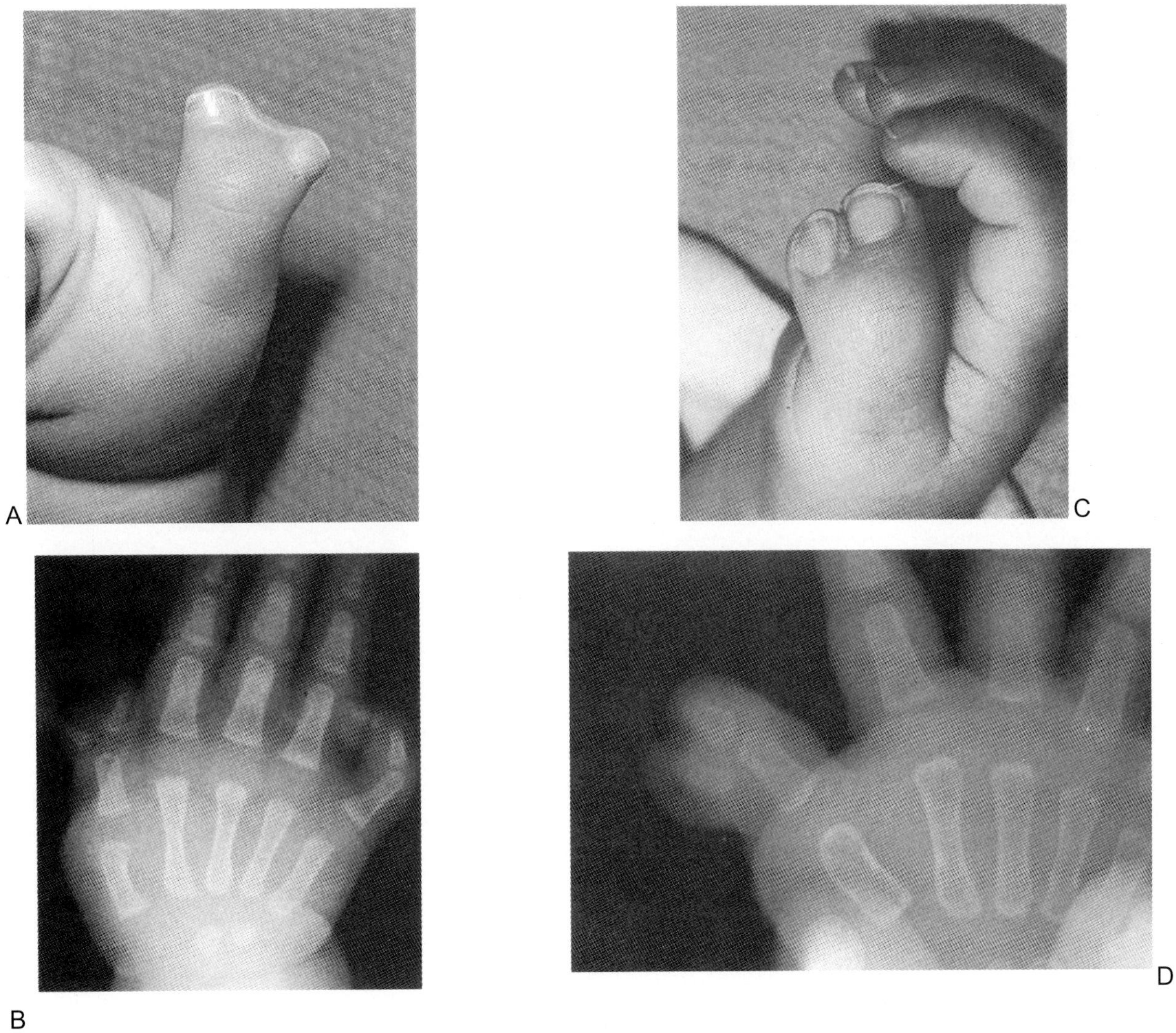

Fig. 7.41. Polidactilia radial – polegar duplicado. A seleção do procedimento cirúrgico apropriado é ilustrada por estes casos. **A, B.** Caso 1. Wassel tipo II: os dígitos são relativamente iguais em tamanho e um pouco menores que o habitual. **C, D.** Caso 2. Wassel tipo II: o dígito mais radial é claramente o menor e menos funcional. **E, F.** Caso 3. Wassel tipo III: ambos os polegares são relativamente pequenos. No caso 1, um procedimento de Bilhaut-Cloquet foi executado. No caso 2, o mais radial dos dois dígitos foi excisado. No caso 3, o mais radial dos dois dígitos foi excisado, produzindo um polegar distal muito pequeno.

Fig. 7.41 E & F, veja a página seguinte.

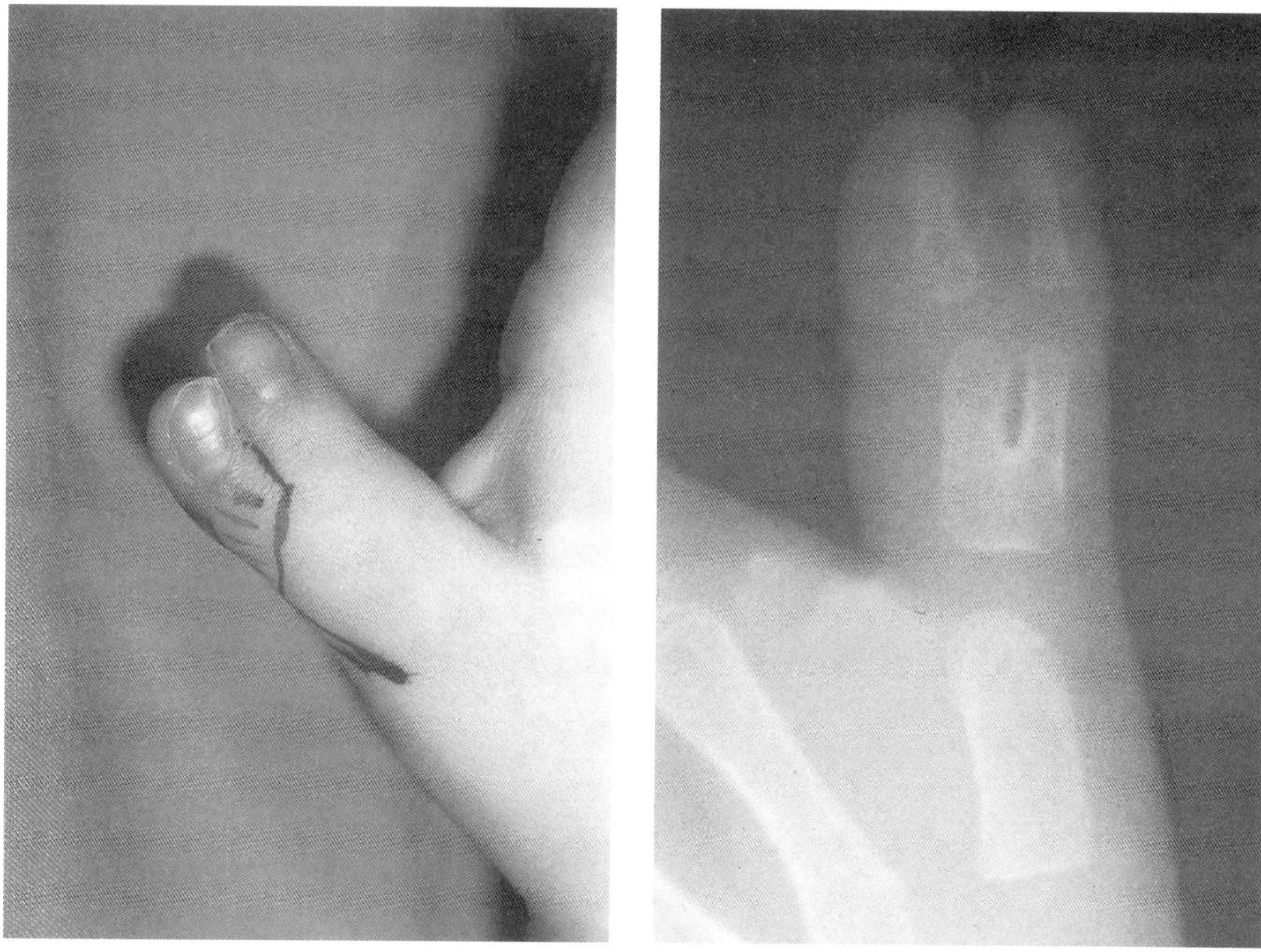

E F

Fig. 7.41. *(Continuação)*

articulação metafalangiana e então convergente na articulação interfalangiana.

3. A *Função* pode diferir notadamente em dois polegares de tamanho semelhante, e isto só pode ser revelado pela observação repetida e bastante prolongada. Freqüentemente, as funções podem ser compartilhadas, a extensão sendo boa em um, a flexão no outro. Mesmo na criança mais jovem a perda completa de movimento será revelada por ausência das pregas de pele pareadas. As inserções de tendão são freqüentemente anômalas, com o flexor e o extensor prendendo-se nas faces das falanges de um modo que estimula o desvio das falanges distais dos dois polegares um em direção ao outro. Ocasionalmente o flexor pode se inserir no extensor como no *policis abductus* (veja a seguir) servindo então somente como uma força divergente.
4. Deve ser avaliada a *mobilidade passiva*, normal e anormal, em todas as articulações. O *primeiro espaço interdigital* é contraído em certos casos de duplicação de polegar, e este não deve ser negligenciado.
5. *Avaliação radiológica* confirmará a classificação da duplicação, e no polegar trifalangiano ela deve determinar a natureza da falange extra (veja adiante).

Indicações

Nos tipos I e II, onde os polegares usualmente são de tamanho igual, o procedimento de compartilhamento de Bilhaut[165]. Cloquet deve ser executado[166]. Como os polegares são usualmente pequenos, um pouco mais da metade deve ser retirado de cada. As dificuldades associadas a este procedimento são deformidade ungueal residual e epifiseodese não intencional. Se os polegares forem de tamanho quase normal, o primeiro problema pode ser evitado retirando a unha inteira

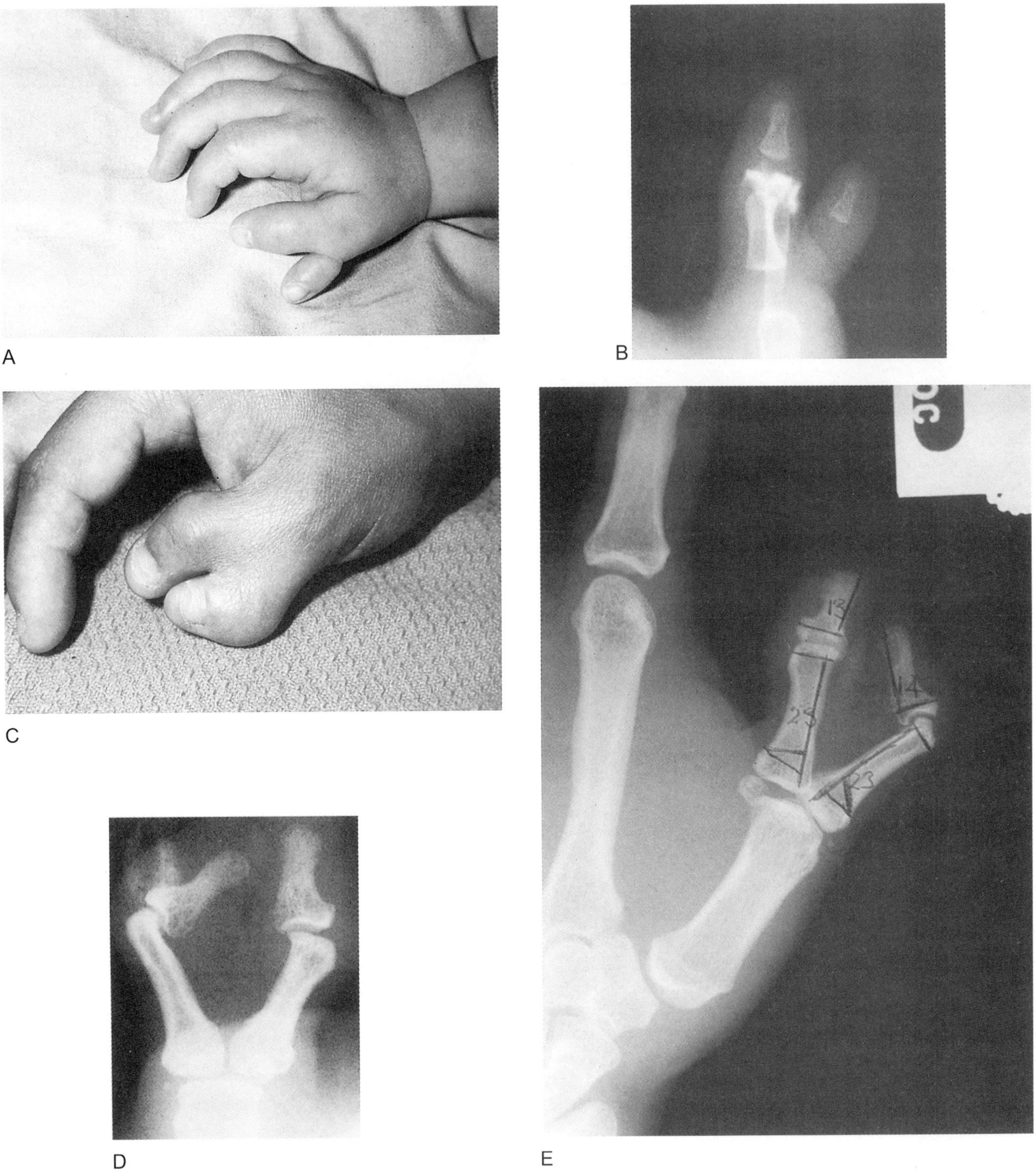

Fig. 7.42. Polegar duplicado Wassel tipo IV. **A.** Este Wassel tipo IV aparentemente simples tinha um bem disfarçado desvio no polegar dominante. **B.** Este desvio era, em parte, devido à inserção anômala e excêntrica do tendão flexor, como demonstrado pelo tenograma durante a cirurgia. **C, D.** Este polegar mostra desvio na articulação metacarpofalangiana e também nas articulações interfalangianas distalmente. Algo semelhante ao fenômeno Z visto em pacientes reumatóides. **E.** Um procedimento de Bilhaut-Cloquet com osteotomias múltiplas foi feito, com um resultado aceitável. **F, G.** Esta paciente apresentou-se à idade de 28 anos. Quando a avaliação psiquiátrica foi sugerida, ela consentiu prontamente. A avaliação não foi portanto executada. Ela não teve nenhuma conseqüência psiquiátrica após a cirurgia (para comparação, veja também a Fig. 7.3).

Fig. 7.42 F & G, veja a página seguinte.

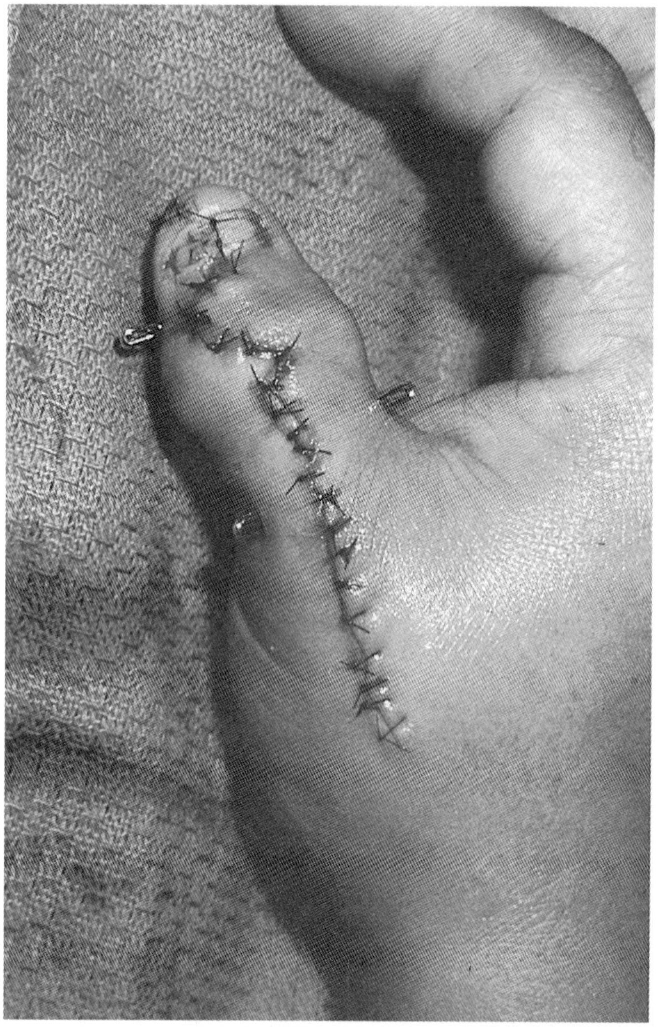

F

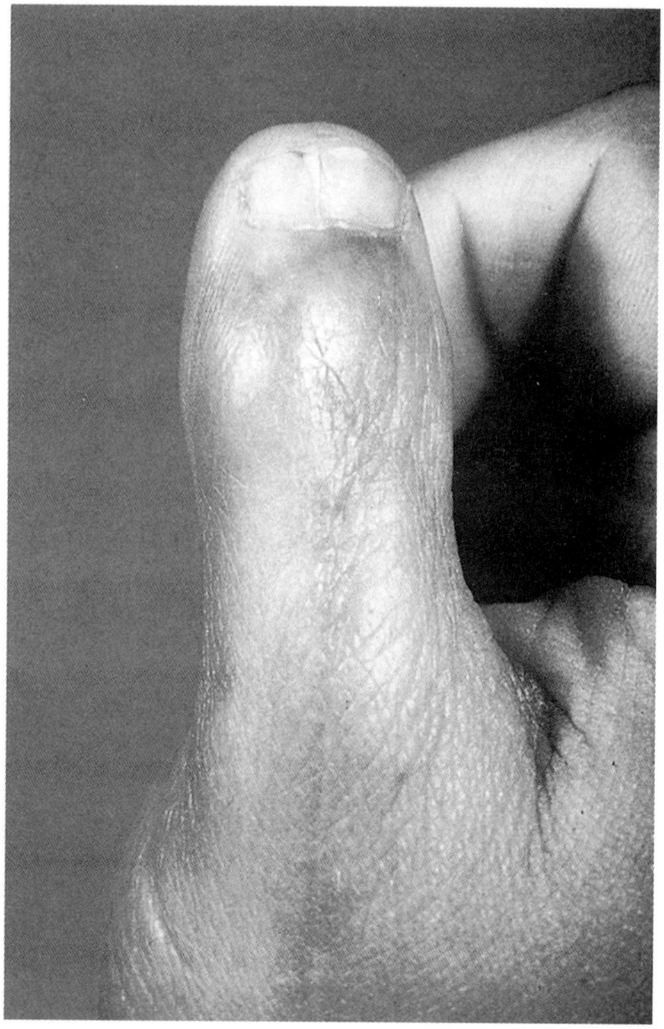

G

Fig. 7.42. *(Continuação)*

de apenas um deles, descartando a do outro. O segundo problema é evitado pelo pareamento preciso da placa epifisária, desconsiderando alguma incongruência na superfície articular, que pode ser raspada depois no procedimento – as duas epífises raramente são de densidades iguais. Nos tipos mais proximais, *tamanho, desvio, função*, ou *mobilidade passiva* podem tornar a escolha fácil. Porém, quando os polegares são iguais em todos os aspectos, a escolha pode esperar a exploração antes de uma decisão final ser feita com base na anatomia do tendão e do nervo. Nos tipos bífidos III e V, o cirurgião pode ser completamente imparcial. Nos tipos duplicados IV e VI (especialmente o primeiro, que também é o mais comum) ele deve ter preferência pela retenção do polegar ulnar, evitando a assim reconstrução do ligamento colateral ulnar, tão importante para a estabilidade do polegar. Em qualquer caso, certos passos são indicados no tipo IV para assegurar o melhor resultado[167,168] (Fig. 7.43):

- exploração e realinhamento apropriado das inserções dos tendões flexores e extensores, particularmente na polidactilia tipo IV divergente-convergente;
- divisão de conexões anômalas entre tendões flexores e extensores;
- raspagem da diáfise e da cabeça metacarpiana, ao lado da excisão da duplicata, a fim de eliminar uma proeminência pouco apresentável, ainda assegurando;
- a preservação de ambos os ligamentos – aquele entre as duas falanges proximais duplicadas e aquele entre o metacarpiano e a falange descartada – para reconstrução do colateral[169];
- na polidactilia tipo IV, a cabeça do metacarpiano tem uma crista como um telhado de casa, porque articula-se com duas falanges – em crianças abaixo de 2 anos de idade esta crista pode ser raspada, mas em crianças mais velhas uma osteotomia proximal em cunha até o colo é necessária para produzir realinhamento distal;
- reinserção dos músculos intrínsecos.

Onde o primeiro espaço interdigital for contraído, a pele do polegar duplicado a ser descartado deve ser preservada, como um retalho de base dorsal a ser transposto para o defeito criado pela liberação (Fig. 7.44).

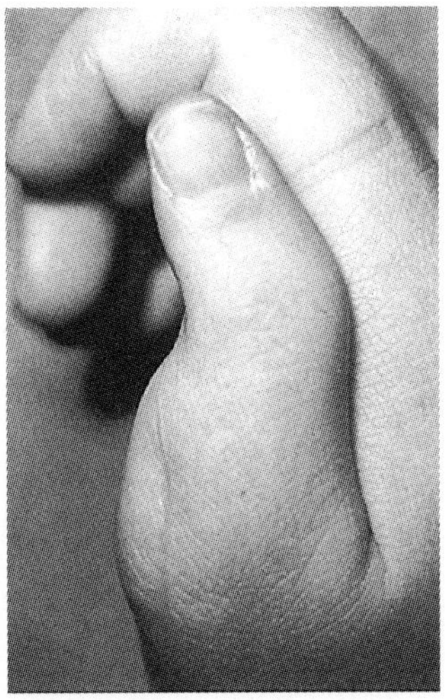

A

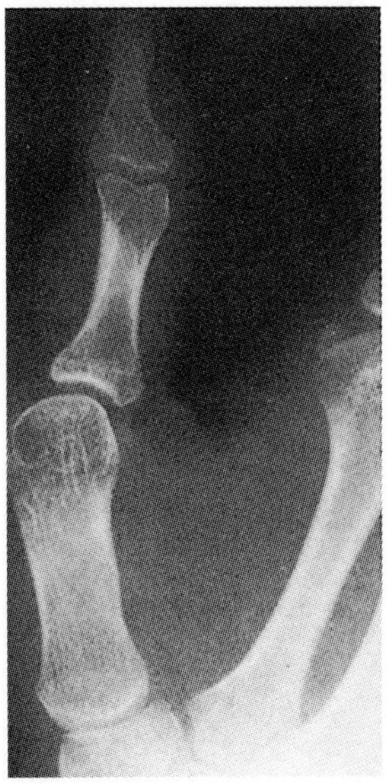

B

Fig. 7.43 A, B. Este paciente previamente teve um dígito mais radial excisado por um Wassel tipo IV. Isto foi executado claramente sem raspagem da cabeça metacarpiana ou reconstrução do ligamento colateral radial. Isto resultou na deformidade em 'Z', mostrada aqui afetando as articulações metacarpofalangiana e interfalangiana. Foi encontrada à exploração uma comunicação entre os tendões flexores e extensores na face radial da falange proximal (veja Fig. 7.55).

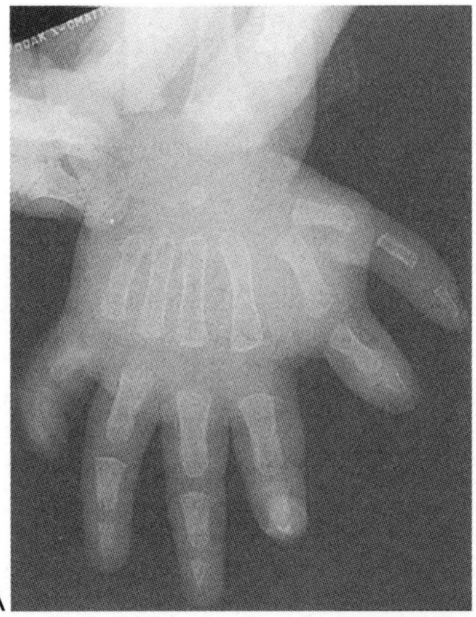

A

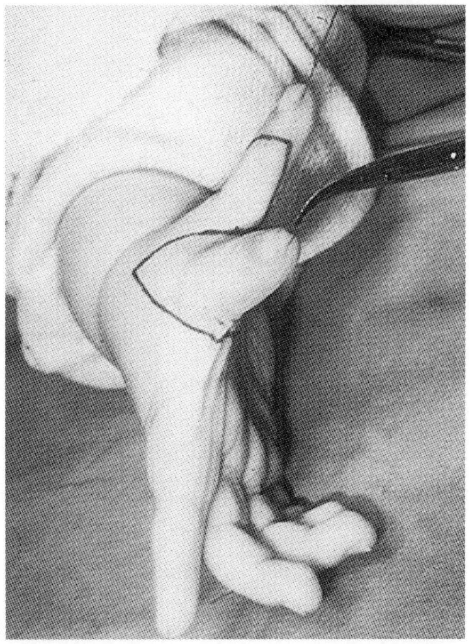

B

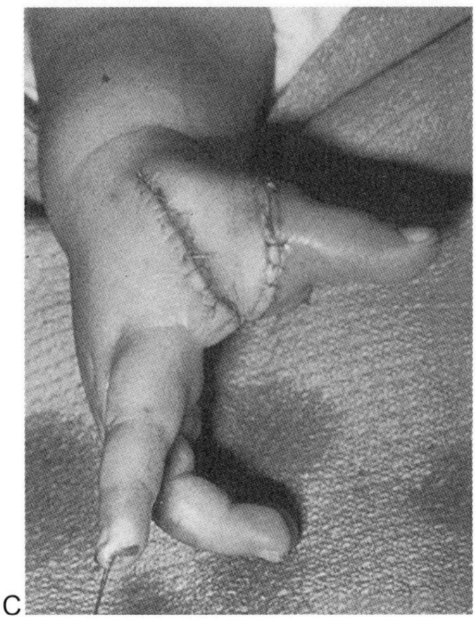

C

Fig. 7.44 A. Polegar duplicado - Wassel tipo VI. O dígito mais radial aqui foi excisado. O primeiro espaço interdigital era contraído e também mostrava escassez de pele. Esta foi corrigida **(B, C)** transpondo a pele do dígito a ser descartado para o primeiro espaço interdigital e pela translocação do metacarpiano, que foi retido à superfície articular do trapézio, previamente ocupada pelo metacarpiano excisado.

Veja Green DP 1998 *Operative hand surgery*, 4th edn. Churchill Livingstone, New York, pág. 434.

Polegar Trifalangiano

O polegar trifalangiano[170] pode se apresentar como parte de uma duplicação tipo VII (Fig. 7.45) ou como uma entidade isolada. Pode ser herdado como uma característica dominante[171]. A falange adicional está localizada entre as falanges proximal e distal, e pode ser de três tipos:

- falange delta, produzindo desvio crescente (veja também pág. 479);
- falange retangular curta;
- falange retangular de comprimento normal.

Nos dois últimos tipos o metacarpiano é mais longo que o normal, acrescentando mais comprimento mesmo ao polegar já alongado. Se além disso, o dígito for supinado, o primeiro espaço interdigital é contraído e os músculos tenares pequenos, então há pouca diferença de uma das mãos de quatro dedos[172]. Este é um diagnóstico que seria confirmado achando um ligamento de metacarpiano transversal.

Buck-Gramcko classificou estes polegares trifalangianos como:

- Tipo I: Rudimentar. O polegar é de comprimento normal, e a falange rudimentar pode estar associada à angulação secundária em direção ulnar.
- Tipo II: Falange média triangular curta. Isto usualmente causa desvio ulnar, mas ocasionalmente radial.
- Tipo III: Trifalangismo trapezoidal da falange média. O osso não é triangular nem retangular, mas trapezoidal. O metacarpiano pode conter uma epífise proximal e uma epífise distal. O polegar é freqüentemente supinado e aduzido.
- Tipo IV: Trifalangismo da falange média retangular longa. Este é também conhecido como mão de cinco dedos.

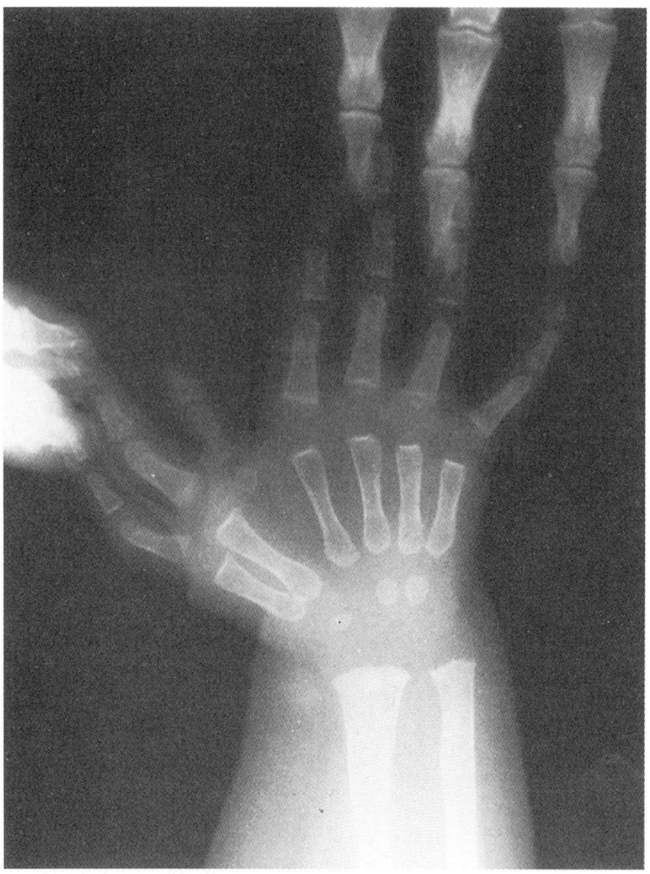

A

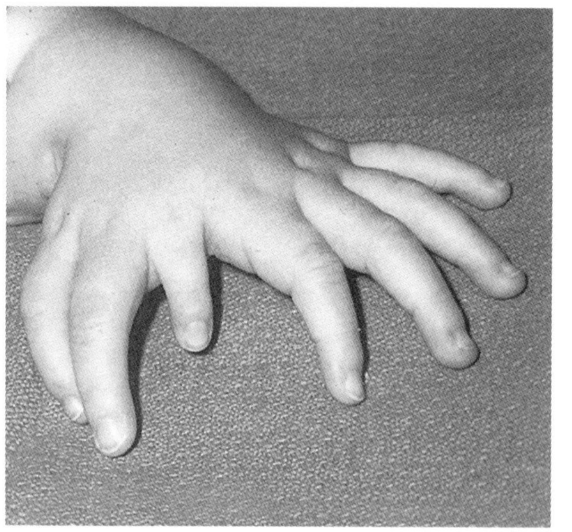

B

Fig. 7.45. Polidactilia radial com polegar trifalangiano. **A, B.** A polidactilia radial mostrada aqui consiste em dois polegares trifalangianos e uma duplicação radial tipo II de Stelling adicional. Esta não é uma das mãos em espelho, porque os dois ossos de antebraço são de natureza relativamente normal. Em outra duplicação de Wassel tipo VII **(C e D)** o comprimento excessivo e a articulação adicional do polegar trifalangiano restante são claramente evidentes após excisão do mais radial destes dígitos duplicados **(E)**. **F.** Em uma verdadeira mão em espelho, o antebraço é composto de duas 'imagens de espelho', ossos ulnares e rádio ausente.

Fig. 7.42 C-E, veja a página seguinte.

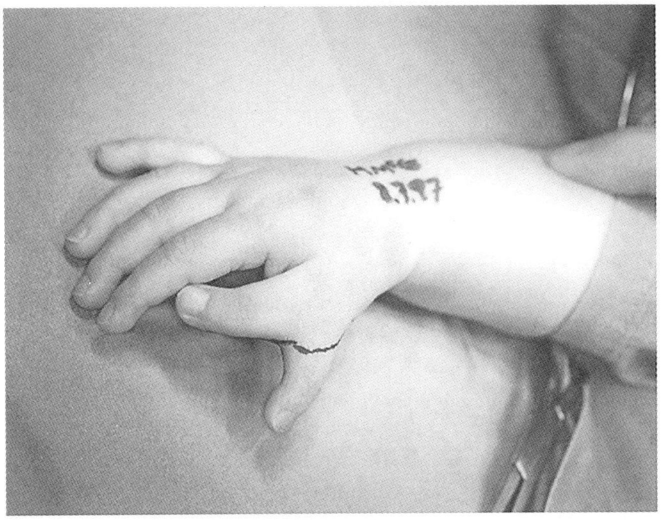

C

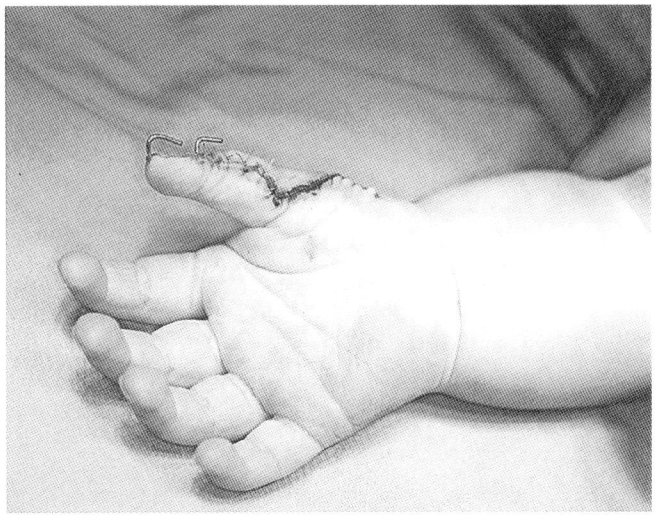

E

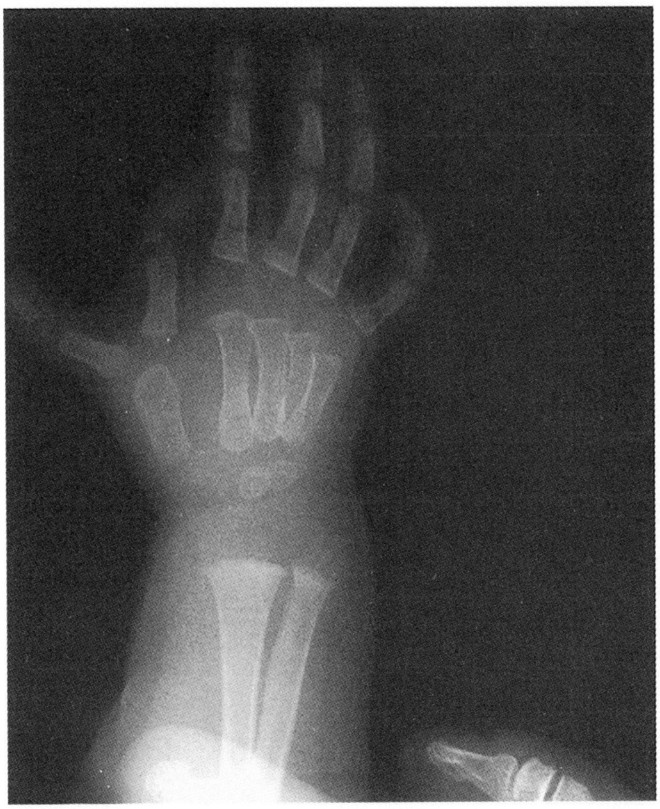

D

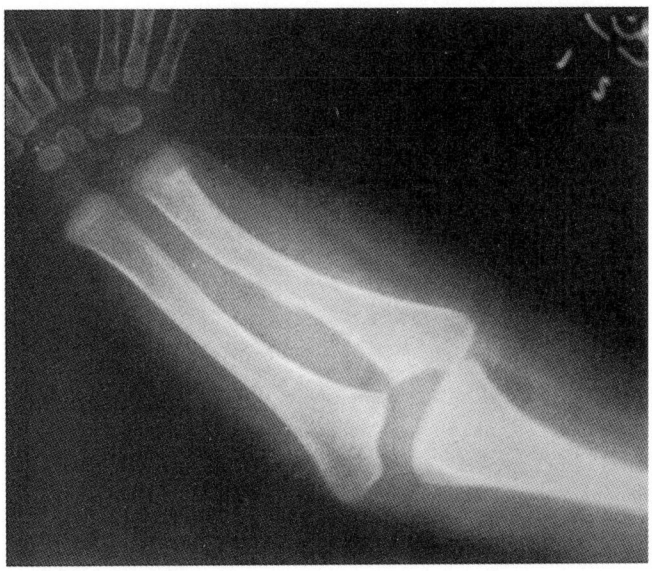

F

Fig. 7.45. *(Continuação)*

- Tipos V e VI: Polegar trifalangiano hipoplásico. O polegar trifalangiano é muito pequeno e subdesenvolvido, rígido, sem movimento e com intrínsecos ausentes, freqüentemente sindactilizados ao dígito adjacente. Este tipo freqüentemente é visto na síndrome de Holt-Oram e na mão em clava radial.
- Tipo VI: Trifalangismo associada à polidactilia do polegar[173].

Indicações[174]

Uma *falange delta* deve ser assim que possível totalmente excisada, e os tecidos moles reconstruídos. Se vista tardiamente, é necessário artrodese de uma articulação com osteotomia em cunha[175]. Uma *falange retangular* é tratada por ressecção e artrodese da articulação distal, onde é necessário ser acompanhada por uma oponenteplastia, alargamento do primeiro espaço interdigital e encurtamento do metacarpiano. Quanto mais próximo o polegar trifalangiano estiver de ser uma das mãos de seis dedos, tanto mais deve ser considerada a policização formal (veja a seguir).

Usando a classificação de Buck-Gramcko:

- Tipo II: O tratamento envolve excisão ou osteotomia em cunha de fechamento.
- Tipo III: O tratamento envolve osteotomia em cunha de fechamento ou ressecção parcial, transferências de tendão e liberação do primeiro espaço interdigital, possivelmente associada à osteotomia do metacarpiano.
- Tipo IV: O tratamento requer policização do dígito radial.
- Tipo V e VI: O tratamento requer ressecção do dígito hipoplásico e policização do dedo indicador.

Veja Green DP 1998 *Operative hand surgery*, 4th edn. Churchill Livingstone, New York, págs. 441, 465.

DUPLICAÇÃO CENTRAL

Esta, a menos comum das duplicações, afeta o dedo anular em mais de metade dos casos e os dedos médio e indicador em cerca de um número igual de casos. Os tipos I e III de Stelling apresentam poucos problemas, necessitando excisão simples do dígito extra. O tipo II é muito comum e é quase invariavelmente associado à sindactilia, produzindo assim *uma 'polidactilia central oculta'*, é muito difícil de tratar. Isto ocorre porque ele é intimamente envolvido anatomicamente com ambos os dígitos entre os quais está localizado, e porque eles também são prejudicados em um grau diferente (Fig. 7.46).

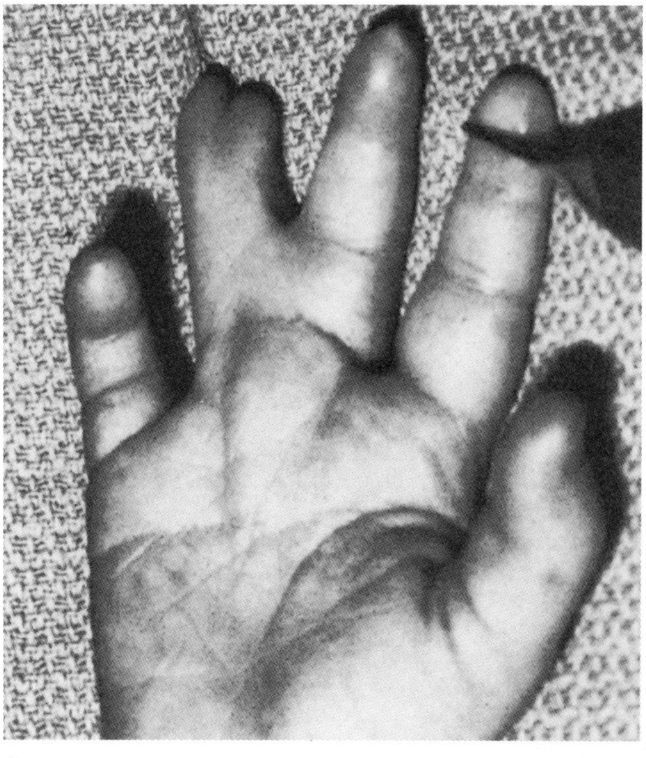

A

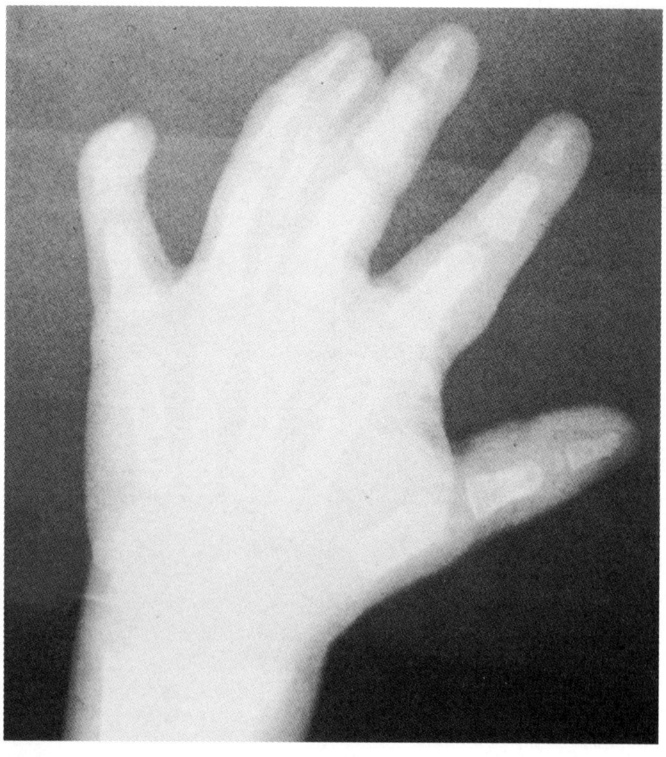

B

Fig. 7.46 A, B. Polidactilia central oculta. Aqui o dedo anular adicional de Stelling tipo II não é completamente oculto. Porém, há sindactilia entre os dedos médio e anular. A radiografia **(B)** revela que o dedo anular principal é de estrutura um pouco hipoplásica. Realmente, os ligamentos colaterais tiveram que ser reconstruídos neste dedo que, apesar dessa reconstrução, continuaram mostrando alguma rotação e leve desvio. **C-E.** Exemplos de polidactilia central oculta crescentemente complexa.

Fig. 7.42 C-E, veja adiante.

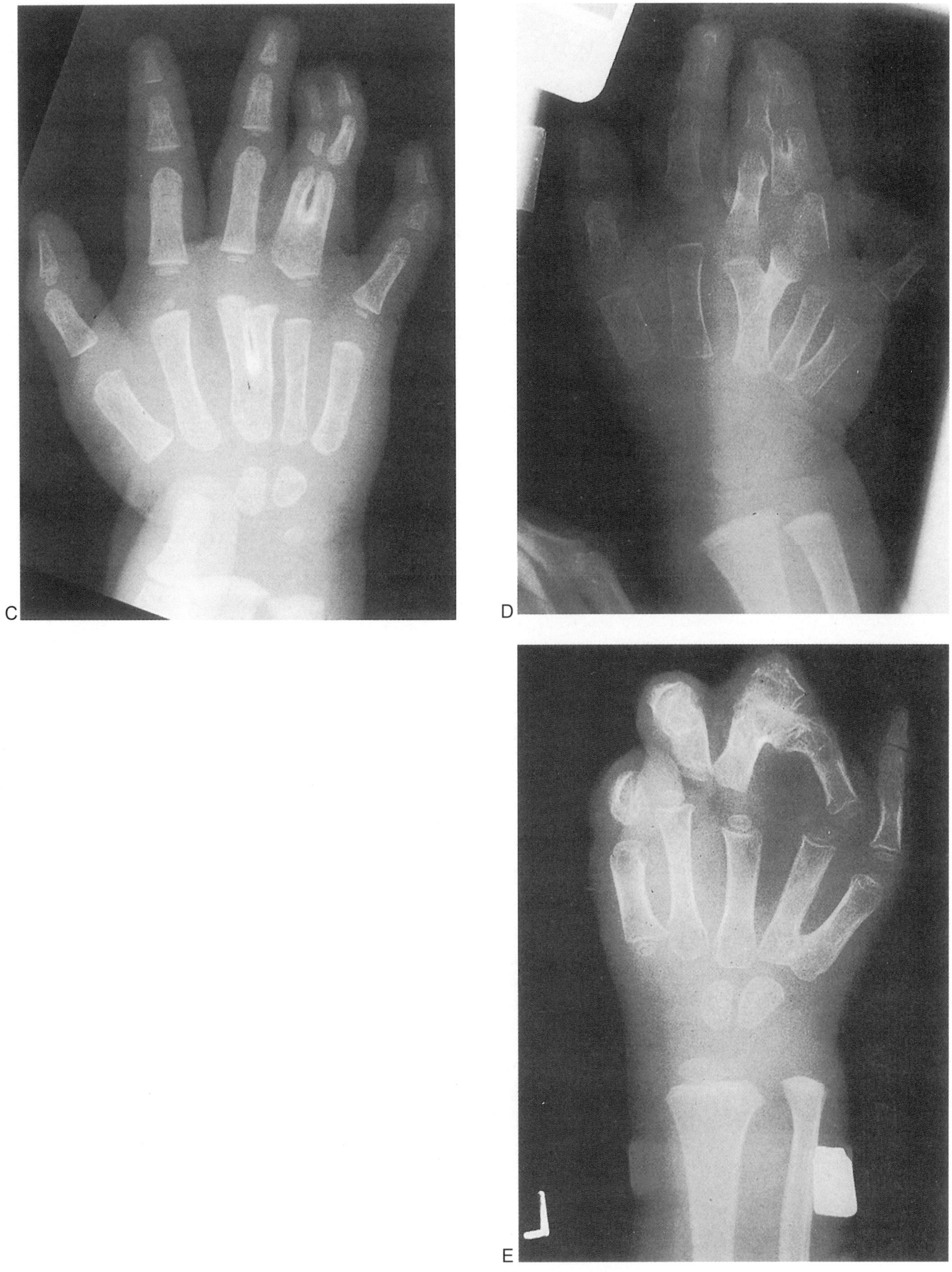

Fig. 7.46. *(Continuação)*

Exame

A inspeção pode mostrar o que parece ser uma sindactilia completa simples. A presença de um dígito adicional pode ser descoberta clinicamente apenas com a *palpação*. O *movimento ativo* e *passivo* pode ser prejudicado e deve ser avaliado cuidadosamente. A *avaliação radiológica* deve determinar o tipo de polidactilia de Stelling, o ponto de duplicação, com atenção especial a epífises compartilhadas, e a condição dos dígitos 'normais', com referência particular para a sindactilia complexa, sinfalangismo, desvio e falanges anormais.

Indicações[176]

A cirurgia precoce é indicada, porque o desvio dos dígitos a serem retidos só piora com o tempo, e a correção fica mais difícil. É importante enfatizar aos pais vários pontos:

1. O prejuízo de movimento pode ser devido ao dígito extra interposto ou a um grau indeterminável de limitação nos dígitos aparentemente normais, mesmo ao ponto de *sinfalangismo*, cujas implicações devem ser explicadas.
2. *Tendões* e *nervos* podem ser compartilhados entre dois, ou mesmo três, dígitos na polidactilia central. O tendão flexor, e ainda mais o extensor, pode ser uma folha conjunta de tecido difícil de separar, e ainda mais difícil para obter função.
3. O *desvio* dos dígitos 'normais', que pode ser evidente ou oculto, pode requerer reconstrução de ligamento com osteotomia de angulação simultânea ou subseqüente.
4. Flatt[77] mostrou que as anomalias que existem dentro de uma sindactilia completa aparentemente simples podem ser tão grandes que apenas um dedo funcional pode ser obtido dos três esqueletos digitais disponíveis, produzindo uma mão de quatro dígitos dos seis disponíveis. Isto requer discussão com os pais.
5. A polidactilia complexa pode requerer redistribuição de partes esqueléticas e tendinosas de um dígito para outro. O cirurgião tem que escolher os melhores elementos esqueléticos e tendinosos para criar o melhor dígito.

DUPLICAÇÃO ULNAR

A *duplicação ulnar* é freqüentemente herdada, e é associada a várias síndromes, exigindo exame físico completo. Os princípios esboçados acima para diagnóstico e indicações se aplicam.

O *hiperfalangismo*[177] significa que um dígito tem uma falange extra. Uma ocorrência rara usualmente produz deformidade que requer correção cirúrgica[178].

Veja Green DP 1998 *Operative hand surgery*, 4th edn. Churchill Livingstone, New York, págs. 461, 464.

GRUPO IV – CRESCIMENTO EXCESSIVO

MACRODACTILIA

Macrodactilia[179] é um aumento congênito não-hereditário de um dígito. É unilateral em 90% dos casos. Em 70% dos afetados, a condição afeta mais de um dígito, esses sendo sempre adjacentes e correspondentes ao território de um ou mais nervos periféricos[180], mais comumente o mediano (Fig. 7.47). O aumento é mais pronunciado distalmente que proximalmente; assim, as falanges freqüentemente são mais afetadas que os metacarpianos (Fig. 7.48). Todos os tecidos que respondem tardiamente no desenvolvimento à influência neurogênica são aumentados – nervos, gordura, apêndices de pele e osso. Dois fatos seguem a isto:

- a causa de macrodactilia é neurogênica[181] (provavelmente uma forma de neurofibromatose[182]), com os nervos aumentados sendo infiltrados semelhantemente com gordura e tecido fibroso (Fig. 7.49);
- tendões e vasos sangüíneos são de tamanho normal; isto resulta em provisão de sangue relativamente pobre a todos os tecidos, com uma incidência conseqüentemente mais alta de necrose avascular dos retalhos de pele.

A macrodactilia foi descrita como um aumento patológico congênito das partes dos tecidos moles associadas a aumento do esqueleto. Os termos macrodactilia e gigantismo são freqüentemente usados intercambiavelmente. Porém, a macrodactilia deve ser limitada à descrição de envolvimento digital mais isolado. Onde há envolvimento mais proximal, o termo *gigantismo localizado* pode ser mais apropriado, limitando o termo *gigantismo* àqueles pacientes com hemi-hipertrofia verdadeira.

Foram tentadas numerosas classificações da macrodactilia baseadas na taxa de crescimento, associações sindrômicas e/ou patologia subjacente. Baseado na taxa de crescimento, existem dois tipos de macrodactilia: estática e progressiva[183].

1. *Estática* (macrodactilia congênita simples) está presente ao nascimento, envolvendo freqüentemente só um dígito. Permanece em proporção durante o crescimento da criança e acompanha o crescimento dos dígitos normais.
2. *Progressiva* (macrodactilia distrofia lipomatosa progressiva) é muito mais comum. Esta forma às vezes não é aparente até os 2 anos de idade. É mais agressiva e mostra crescimento desproporcionado e rápido dos 2 anos em diante, crescendo mais depressa que os dígitos adjacentes e envolvendo a palma adjacente. Pode afetar só um lado do dígito, produzindo curvatura. O envolvimento palmar está presente antes dos 4 anos de idade, por causa do aumento de volume do nervo mediano. Sua fase de crescimento cessa na puberdade.

Finalmente, a macrodactilia também pode ser isolada ou sindrômica. Pode estar associada às seguintes síndromes: neurofibromatose, doença de Ollier, síndrome de superfície de Maffuci, síndrome de Klippel-Trenaunay-Weber e linfedema congênito.

Patologicamente, é dividida em quatro subtipos:

- Tipo I *Lipofibromatose* (Fig. 7.49). Neste tipo há fibrose epineural e perineural, associada à infiltração gordurosa do nervo. A causa é desconhecida; não há nenhuma anormalidade cro-

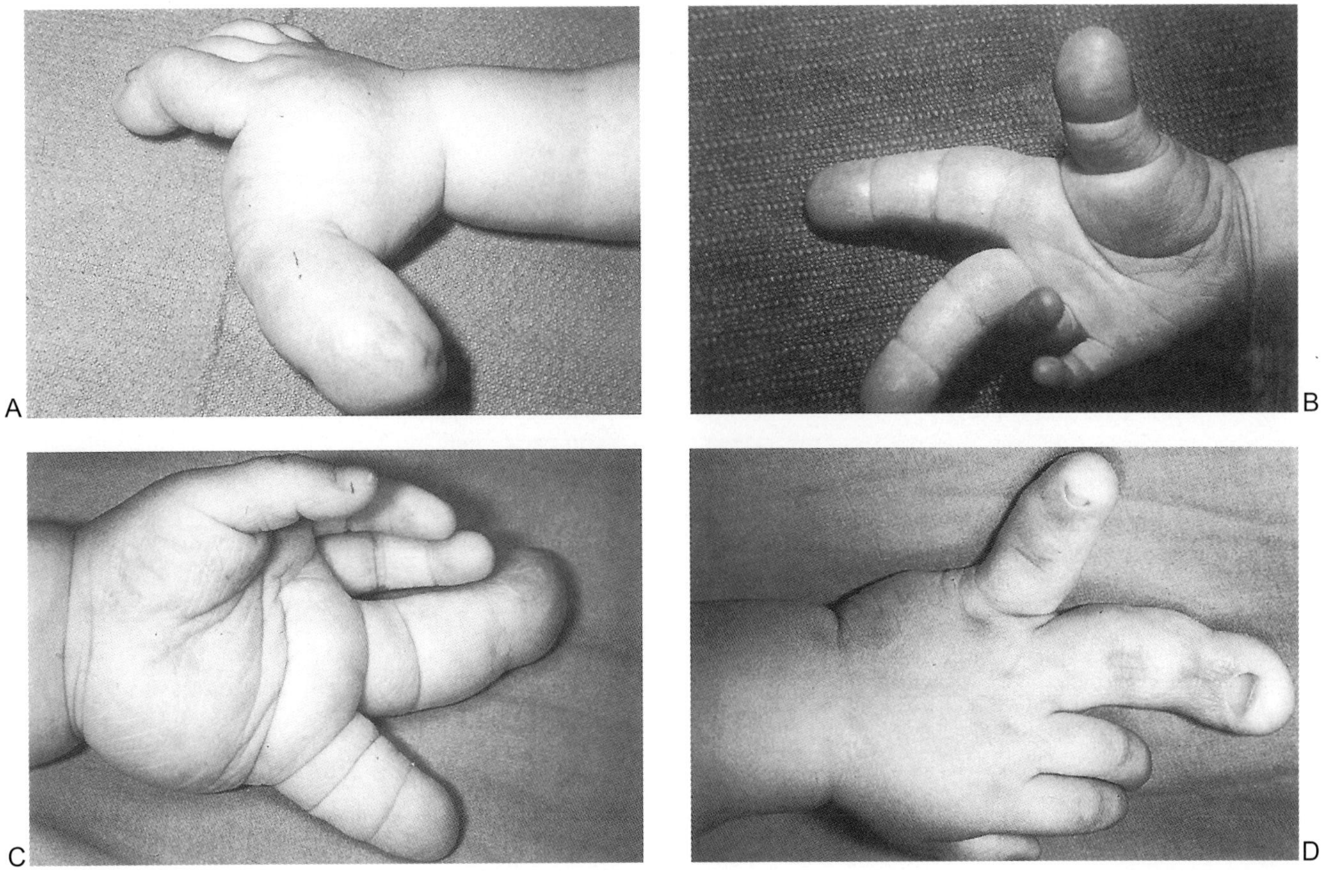

Fig. 7.47. Macrodactilia. Pode ser visto aqui que as distribuições dos nervos mediano **(A, B)** e ulnar **(C, D)** são principalmente afetados nestes três casos. O Caso **B** é uma contribuição do Sr. Gwyn Morgan, FRCS.

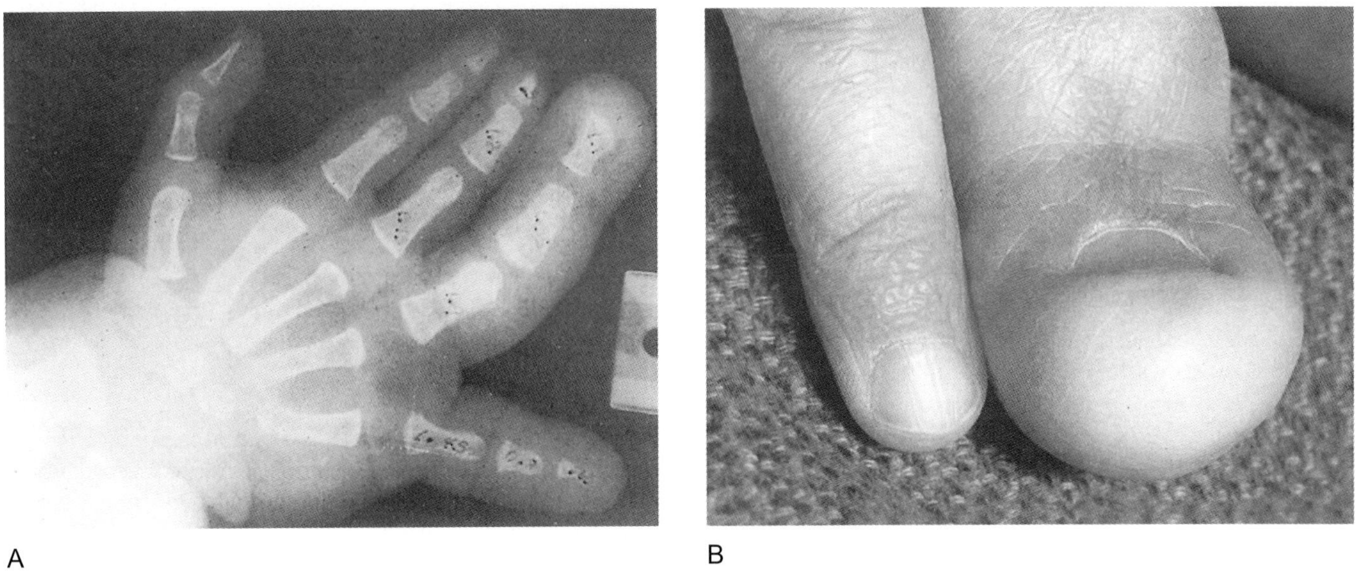

Fig. 7.48. Pode ser visto pela radiografia **(A)** que as falanges são aumentadas notadamente enquanto os metacarpianos são de tamanho normal. **B.** Esta foto ilustra a diferença entre o dedo anular da mão normal e o da mão macrodáctila do mesmo paciente.

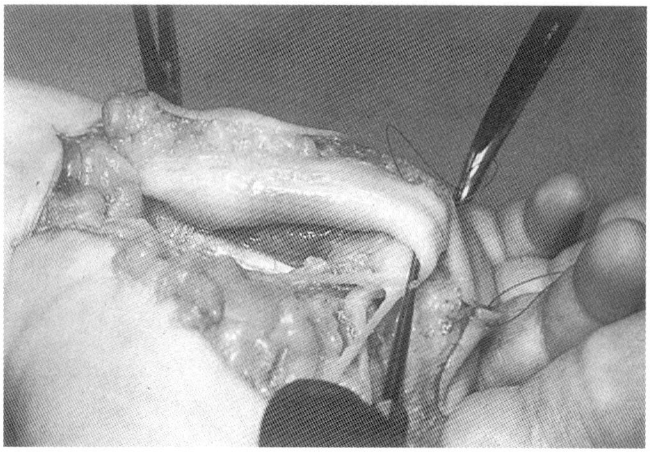

Fig. 7.49. O aumento intenso do nervo mediano do paciente mostrado na Fig. 7.47 **A**.

mossômica subjacente. É orientada pelo território do nervo.

- Tipo II — *Neurofibromatose*. Neste tipo há lesões de pele que consistem em células de Schwann e fibroblastos. Também há fibrose epineural e perineural, mas nenhuma infiltração gordurosa do nervo[187]. Há uma possibilidade de alteração sarcomatosa no schwannoma, e a herança é do tipo autossômica dominante.
- Tipo III — *Hiperostose digital*[184]. Esta apresenta-se ao nascimento ou próxima a ele. É freqüentemente bilateral e não-hereditária. Ao contrário dos tipos I e II, que são orientados pelo território do nervo, esta não é. Além disso, o crescimento esquelético nos tipos I e II acontece nas direções transversal e longitudinal, considerando que no tipo III é nodular. Numerosos nódulos osteocondrais se desenvolvem, produzindo perda rápida de movimento.
- Tipo IV — *Hemi-hipertrofia*. O envolvimento digital é menos extremo que nos tipos I e II. Esta é comumente chamada síndrome de Proteus.

SÍNDROME DE PROTEUS

Esta é uma síndrome hamartomatosa rara e altamente variável, que pode afetar sistemas de órgãos múltiplos. É caracterizada por lesões hiperplásicas de tecido conjuntivo, malformações vasculares, nevos epidérmicos verrucosos lineares e hiperostoses[185-187]. Na descrição original havia gigantismo parcial dos pés e/ou das mãos, nevos pigmentados, hemi-hipertrofia e tumores hamartomatosos subcutâneos, macrocefalia e outras anormalidades cranianas. Tem que ser distinguido da neurofibromatose tipo I e da síndrome de Klippel-Trenaunay-Weber. Isto é importante porque a macrodactilia associada à síndrome de Proteus tem um prognóstico pobre e uma alta taxa de recorrência[188]. As anormalidades de membro superior associadas à síndrome incluem hemi-hipertrofia, macrodactilia, polissindactilia e compressão do nervo mediano[185,188-192].

Exame

A inspeção elucida o diagnóstico rapidamente. O dígito envolvido deve ser observado durante a manipulação, pois ele pode ser excluído por ser desajeitado ou devido à *rigidez articular* que fica progressivamente mais severa com a idade e o crescimento excessivo. O *desvio* é um acompanhamento comum, devido ao crescimento excessivo e desigual das duas bordas do dígito. A *palpação* descobrirá qualquer diferença de temperatura sugestiva de má circulação local, e também pode revelar aumento significativo na tensão, o que em parte explica a rigidez e a irrigação de sangue diminuída. O *movimento passivo* deve ser registrado. Embora a sensibilidade seja usualmente normal no jovem, em pacientes adultos com compressão do nervo mediano aumentado pode levar à síndrome do túnel do carpo[193]. A *ulceração* das pontas dos dedos pode ser evidência de um estado neurovascular prejudicado. O provável diagnóstico diferencial – hemangioma cavernoso – é excluído pela consistência completamente diferente do dígito e observações vasculares apropriadas (pág. 462).

A *avaliação radiológica* desempenha um papel significativo. Devem ser feitas comparações entre os dedos envolvidos usando técnicas de radiografia idênticas para cada avaliação e observando:

- os mesmos dígitos em consultas sucessivas;
- o dígito correspondente na mão não envolvida;
- o dígito correspondente no progenitor do mesmo sexo (Fig. 7.50).

Medidas cuidadosas devem ser feitas e registradas. Embora seja claro que deve ser prestada atenção particular aos dedos envolvidos, os dígitos adjacentes também devem ser avaliados com cuidado para qualquer evidência de macrodactilia incipiente.

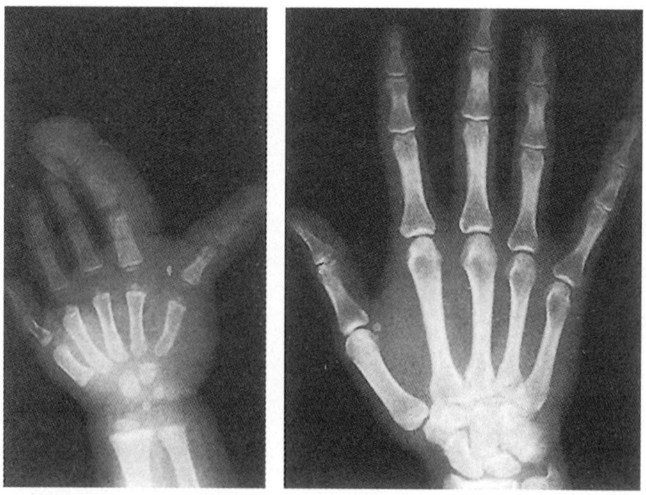

Fig. 7.50. Aqui, nas mesmas radiografias são mostradas as mãos da paciente mostrada nas Figs. 7.47C e 7.48 e da mãe daquela paciente. O dedo anular totalmente macrodáctilo da criança ainda é 1,3 cm mais curto que o da mãe. Isto demonstra a falta de praticidade, em alguns casos progressivos de macrodactilia, da recomendação de que se deve fazer a parada do crescimento epifisário quando o dígito for igual ao do mesmo dedo do progenitor.

Indicações

A macrodactilia reduz até mesmo os gigantes da cirurgia de mão. O dígito único severamente afetado que tem pouco movimento, curvatura total, e má circulação apresenta apenas o problema de informar aos pais o que eles temiam – que a amputação é o tratamento correto. Mas e quanto ao polegar[194]? E quanto aos dígitos múltiplos? A redução é a única resposta, e é demorada e inadequada, usando ablação epifisária e osteotomias (de encurtamento para reduzir o comprimento e angulatória para corrigir o desvio). Mesmo este é insuficiente – a redução mais adiante com preservação de unha como descrito por Barsky[183,195] ou Tsuge[196] e osteotomias de estreitamento longitudinal são necessárias. A redução do nervo (Tsuge)[196] e o desengorduramento extenso ao ponto de criar 'enxertos de retalho' (Edgerton)[182] alcançam alguma escassa redução de tecidos moles. São requeridas muitas cirurgias, e cada uma reduz a irrigação sangüínea e a inervação, e contribui para formação de cicatrizes e rigidez. O todo é uma experiência frustrante para o cirurgião, dolorosa para a criança, angustiante para os pais – um verdadeiro teste da relação médico-paciente-pais.

Veja Green DP 1998 Operative hand surgery, 4th edn. Churchill Livingstone, New York, pág. 536.

GRUPO V – SUBCRESCIMENTO

HIPOPLASIA E APLASIA DO POLEGAR

A hipoplasia do polegar foi classificada por Blauth com base na aparência do esqueleto197:

- Grau I — Esqueleto normal
  Hipoplasia menor, na qual todos os elementos estão presentes, sendo o polegar algo menor se comparado com o normal
- Grau II (Fig. 7.51) — Esqueleto normal, com respeito às articulações, embora ocasionalmente possa haver uma diáfise metacarpiana estreita[200]
  Contratura em adução do primeiro espaço interdigital
  Frouxidão do ligamento ulnar colateral da articulação metacarpofalangiana
  Hipoplasia dos músculos tenares[198,199]
- Grau III (Fig. 7.52) — Hipoplasia do esqueleto, especialmente da articulação carpometacarpiana, que é vestigial
  Hipoplasia significativa, com aplasia de intrínsecos e tendões extrínsecos rudimentares, se presentes (na opinião do editor, as deformidades extrínsecas nem sempre coincidem com as do esqueleto) – deformidades extrínsecas também podem ser vistas nos graus I e II)
- Grau IV (Fig. 7.53) — Polegar flutuante (= pouce flottant) um dígito vestigial, totalmente descontrolado preso apenas na parte proximal à articulação metacarpofalangiana do dedo indicador
- Grau V (Fig. 7.54) — Ausência total

O grau I de Blauth é raramente visto. Na opinião do editor, o grau II de Blauth contém dois subgrupos:

- IIA, no qual o esqueleto está presente e de largura relativamente normal, mas a articulação metacarpofalangiana é instável em direção uniaxial (ligamento colateral ulnar frouxo);
- IIB, no qual o esqueleto é fino e a articulação metacarpofalangiana mostra instabilidade multiaxial.

Ao longo do grau II, o espaço interdigital está tensionado devido ao espessamento da fáscia, que cobre o adutor e o primeiro interósseo dorsal.

A hipoplasia, especialmente de grau II, pode estar associada a[204,205]:

- duplicação do polegar;
- trifalangia, com ou sem falange delta;
- anomalias de tendões e músculos:
  (a) flexor longo do polegar que pode estar ausente[206-209], ser rudimentar ou fixo ao tendão extensor - o *policis abductus*[210-213] (Fig. 7.55);
  (b) inserção excêntrica de motores extrínsecos na falange distal, com resultante desvio da falange distal, inicial ou tardio;
  (c) extensores anômalos[199,214];
  (d) aplasia dos músculos tenares[215,216];
  (e) m. lumbrical do polegar[217].
- um único feixe neurovascular de linha média[218].

Manske tentou subclassificar o grau III em grau IIIA e IIIB[201-203]. No grau IIIA, ele afirma que o metacarpiano é de comprimento normal e tem uma articulação carpometacarpiana normal. No grau IIIB, há ausência da porção proximal do metacarpiano. Claramente, esta não representa uma modificação da classificação esquelética de Blauth, mas uma reformulação completa dela. O editor adere à classificação de Blauth, mas aceita que dentro *dessa* classificação há dois subgrupos do grau III (como descrito por Blauth) que diferem dos descritos por Manske: IIIA, no qual não há articulação carpometacarpiana, e o terço proximal do metacarpiano está faltando; IIIB, onde não há articulação carpometacarpiano e os dois terços proximais do metacarpiano estão faltando[200]. Porém, Manske faz uma observação importante – uma articulação carpometacarpiana pode ser radiologicamente normal, mas funcionalmente incompetente – talvez mais bem considerada como IIc.

Exame

Uma vez que o grau foi determinado, o exame é amplamente dirigido às anomalias de tendão que podem estar associadas à hipoplasia de grau II. Devem ser buscadas *pregas de pele*, indicativas de movimento articular ativo, o qual também deve ser observado. Onde as pregas de flexão estão ausentes ou são rudimentares, a abdução na articulação metacarpofalangiana pode ser vista, e o tendão do flexor longo do polegar anômalo de um *policis abductus* pode ser palpado onde cruza a área tenar hipoplásica. O *movimento passivo* de todas as articulações deve ser registrado.

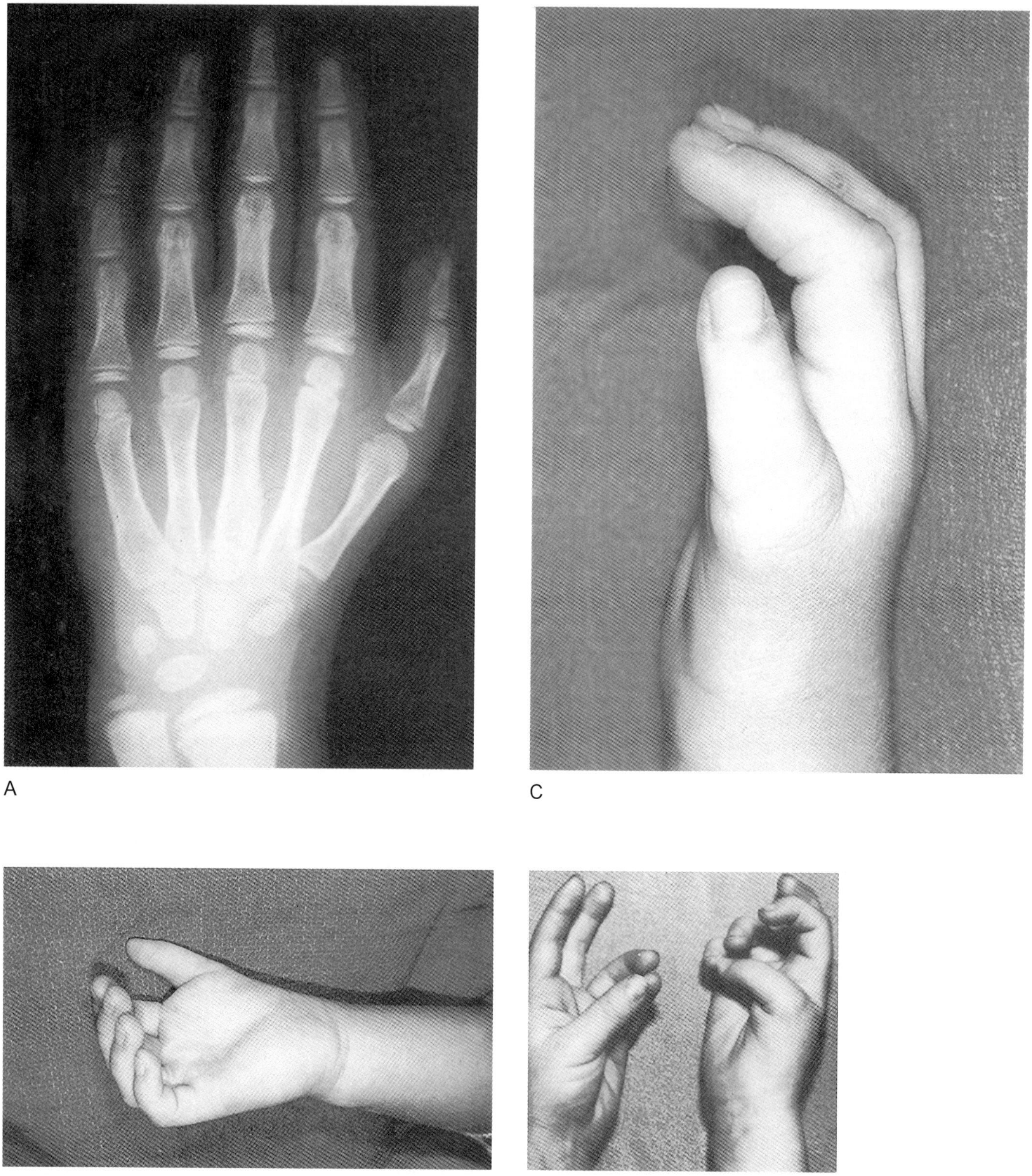

A C B D

Fig. 7.51. Hipoplasia do polegar - grau II de Blauth. **A.** A radiografia revela hipoplasia do esqueleto do polegar, mas um comprimento aceitável para o metacarpiano. O mesmo paciente é mostrado em **(B)** e **(C)** e mostra contratura do espaço interdigital, hipoplasia dos músculos tenares e frouxidão do ligamento ulnar colateral. **D.** Um paciente mais velho mostra hipoplasia dos músculos tenares e resultante prejuízo da oposição do polegar hipoplásico.

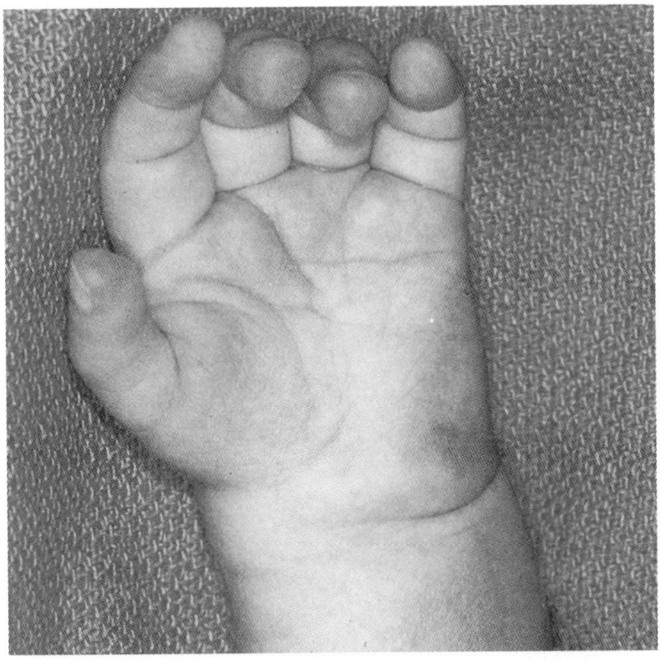

A

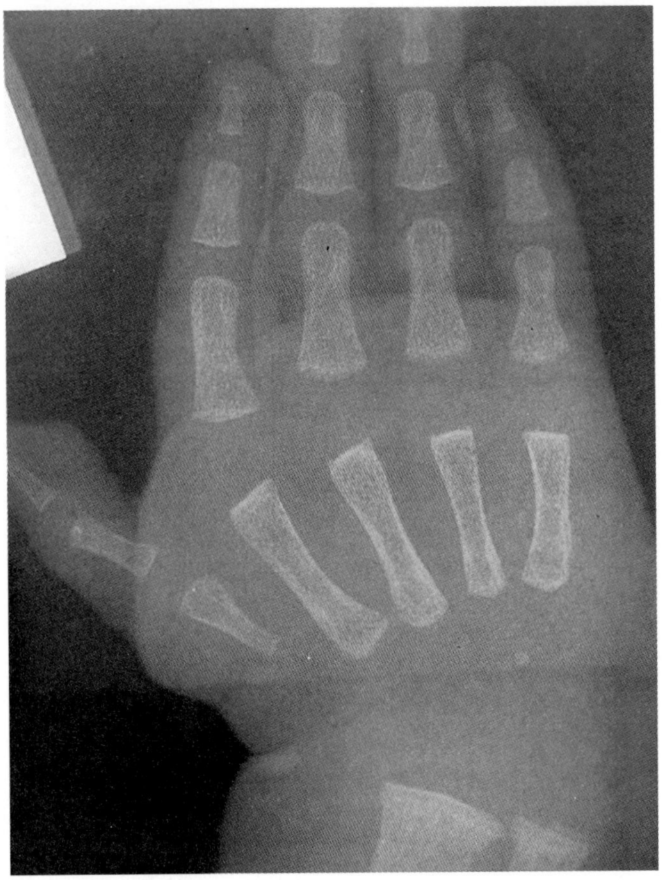

B

Fig. 7.52. Hipoplasia grau III de Blauth. **A, B.** A radiografia mostra a hipoplasia particularmente do metacarpiano. Esta é associada a anormalidades significativas de tecidos moles. A aparência relativamente normal em **(A)**, porém, torna compreensível a relutância dos pais em sacrificar este polegar.

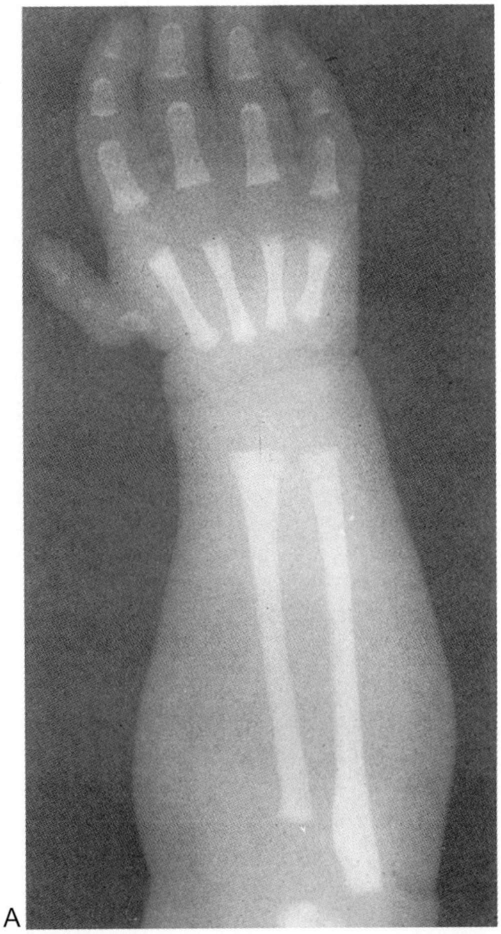

A

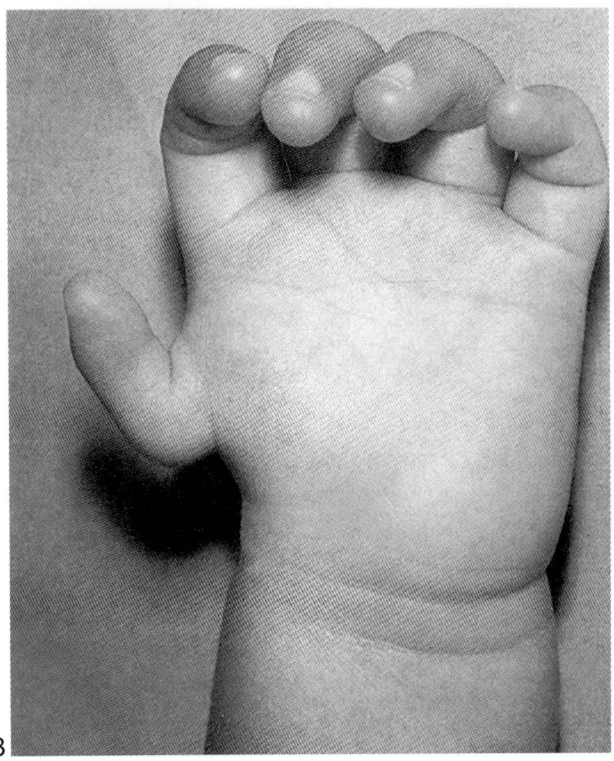

B

Fig. 7.53 A, B. Hipoplasia do polegar - Blauth grau IV *pouce flottant*.

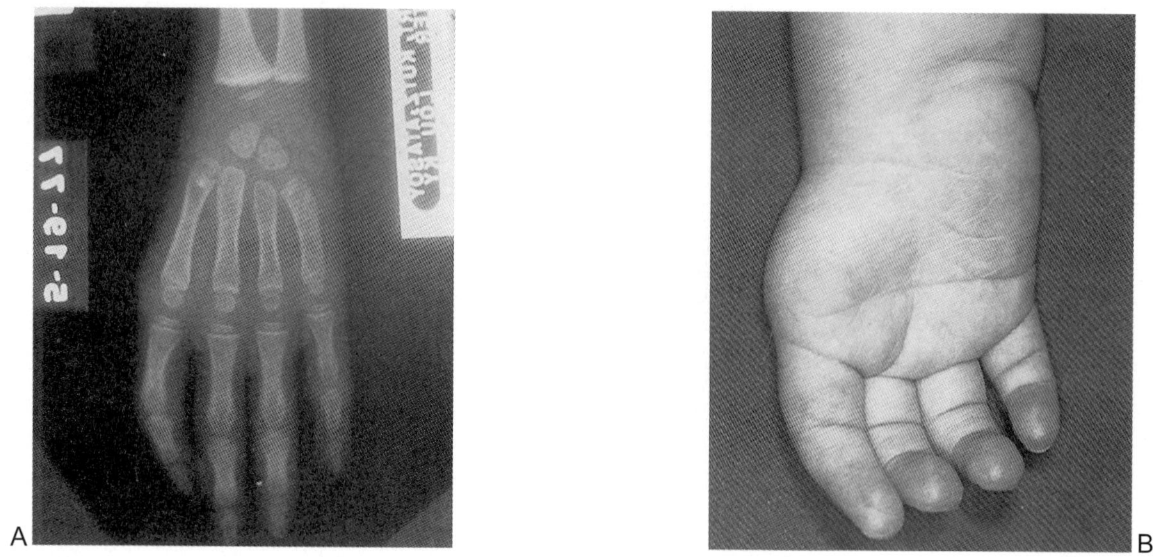

Fig. 7.54 A, B. Aplasia do polegar - Blauth grau V.

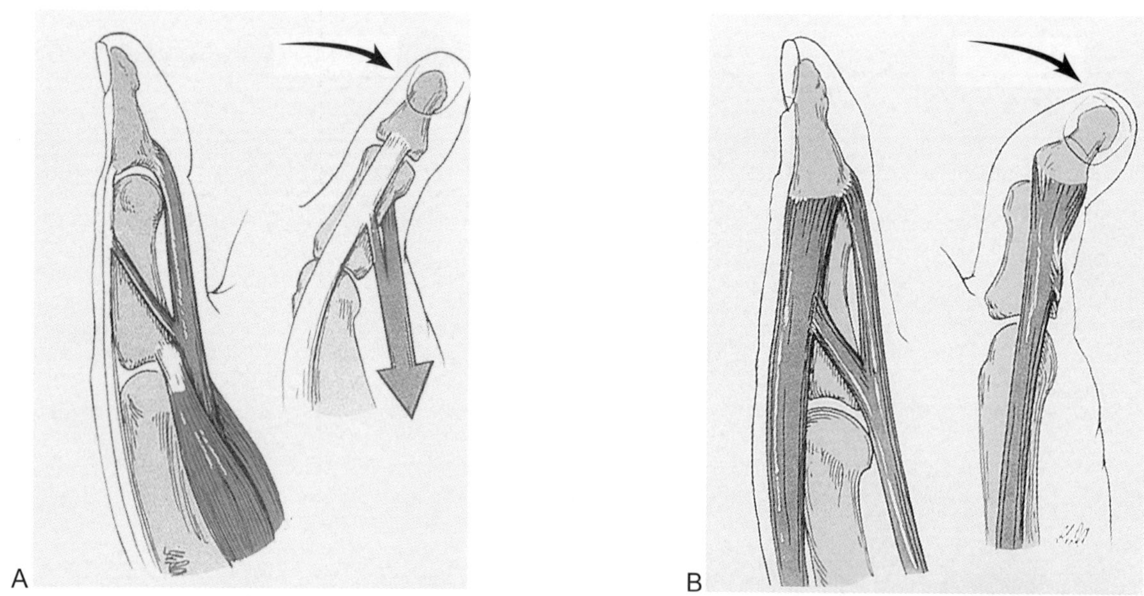

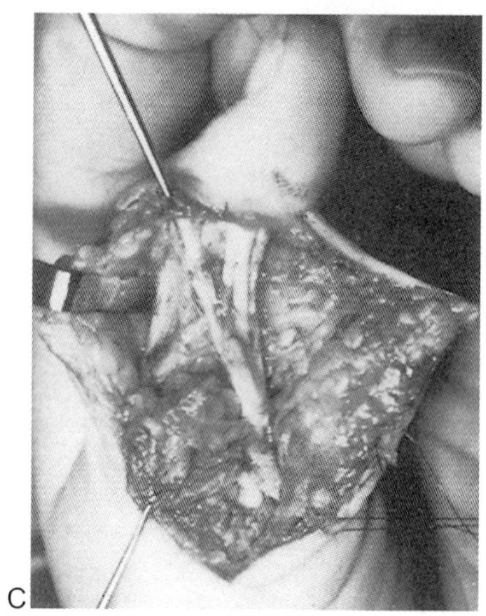

Fig. 7.55. *Policis abductus*. Nesta condição os tendões extensor e flexor são unidos por uma faixa que corre do tendão flexor proximalmente ao tendão extensor distalmente. Assim, a ação do flexor do polegar resulta em desvio radial do polegar. Isto pode acontecer ao nível do metacarpiano **(A)** ou ao nível da falange proximal **(B, C)**. O paciente mostrado em **(C)** é igual ao da Fig. 7.43.

A frouxidão dos ligamentos colaterais da articulação interfalangiana e, mais provavelmente, das articulações metacarpofalangianas deve ser avaliada. A *avaliação radiológica* deve confirmar o grau, buscar falanges anormais no polegar e excluir outras anomalias.

Indicações

- Grau I — Nenhum tratamento necessário.
- Grau II — Complexo e requer:
  exploração de tendões flexores e extensores, e correção de qualquer anomalia[223]
  liberação do primeiro espaço interdigital[224]
  - oponenteplastia[225];
  - estabilização da articulação metacarpofalangiana.

  Este grupo pode ser subdividido:
- Grau IIA — Liberação do primeiro espaço interdigital mais uma oponenteplastia superficial dividida e inserida através da diáfise metacarpiana e base da falange proximal para reconstruir o ligamento ulnar colateral. O reparo deve ser executado no lado radial, de forma que tensão seja diminuída no local de reparo em pinçamento poderoso
- Grau IIB — Liberação do primeiro espaço interdigital associado à condrodese ou fusão da articulação metacarpofalangiana mais a oponenteplastia de Huber usando o abdutor do dedo mínimo

Anomalias de tendão são muito significativas na superfície flexora. Infreqüentemente, uma inserção anômala do flexor para o extensor deve ser dividida. O flexor longo do polegar, se ausente ou grosseiramente anômalo, pode precisar ser substituído usando enxerto de tendão[226] imediato ou em duas fases, empregando o tendão proximal ou um superficial como motor. Em tais circunstâncias, e mesmo em alguns casos onde o flexor é adequado, a reconstrução da polia será necessária ao nível da falange proximal, empregando o retináculo extensor ou fáscia. O m. lumbrical do polegar[217], se presente, corre de um flexor longo do polegar anômalo para unir-se ao aparato extensor dos dedos indicadores (Fig. 7.56A, B). Como ele estreita o primeiro espaço interdigital, o ventre anômalo deve ser excisado.

A *liberação do espaço interdigital* pode ser alcançada com uma z-plastia de quatro retalhos, mas freqüentemente é necessária pele adicional[227]. Na hipoplasia associada à duplicação, há pele disponível, retirada do dígito descartado. Em outros casos, a pele é obtida deslizando ou transpondo retalhos do dedo indicador ou do dorso do polegar[228] ou por retalhos de rotação do dorso da mão[229] (Fig. 7.57). Retalhos a distância *nunca* são necessários[26]. O primeiro espaço interdigital está tensionado devido a condensações de fáscia e espessamento sobre o primeiro interósseo dorsal e o adutor do polegar. Uma vez que este é liberado, o interdígito não está mais contraído. A liberação de pele pode ser confeccionada para ajudar na exposição da articulação metacarpofalangiana durante sua estabilização (por exemplo, uma grande z-plastia com um membro prolongado para expor a área metacarpofalangiana).

A *oponenteplastia* pode ser alcançada pelo uso do flexor superficial dos dedos[225] ou do abdutor do dedo mínimo[230-233]. O primeiro é mais poderoso e, passando-o através do metacarpiano, a extremidade do tendão pode servir a um segundo propósito de reconstruir o ligamento ulnar colateral (ideal para o grau IIA). Onde a instabilidade metafalangiana multiaxial está presente, a fusão ou condrodese é mais bem acompanhada pela oponenteplastia de Huber. O editor concorda com Manske em que um comprimento adicional é necessário ao transferir o abdutor do dedo mínimo, e inclui uma porção da capa extensora. Há alguma discussão na literatura sobre se a base do músculo deve ser liberada do pisiforme. A fibrose

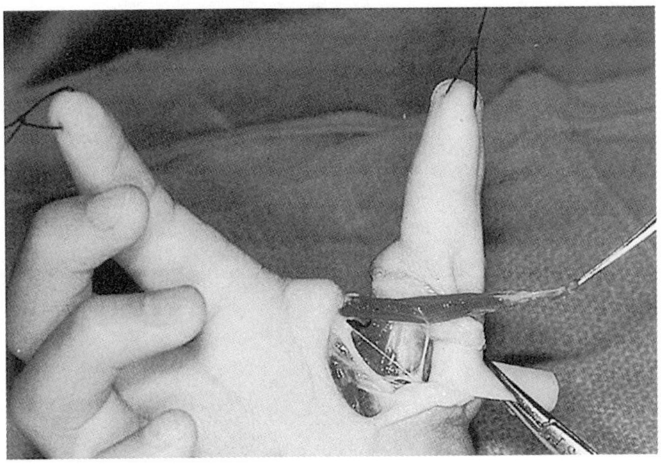

A

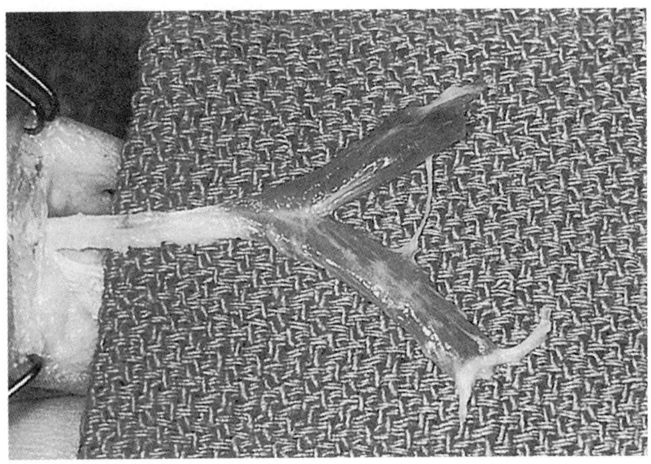

B

Fig. 7.56. M. lumbrical do polegar. **A.** No *pollex abductus* associado à hipoplasia de Blauth grau II, o lumbrical anômalo que passa do flexor longo do polegar para o extensor do indicador é mostrado. **B.** Em um Blauth grau III, durante a policização, o lumbrical inteiro foi excisado – o normal do profundo do indicador e o anormal do flexor longo do polegar (De Lister G 1991 Musculus lumbricalis pollicis. *J Hand Surg (Am)* **16:** 622-625).

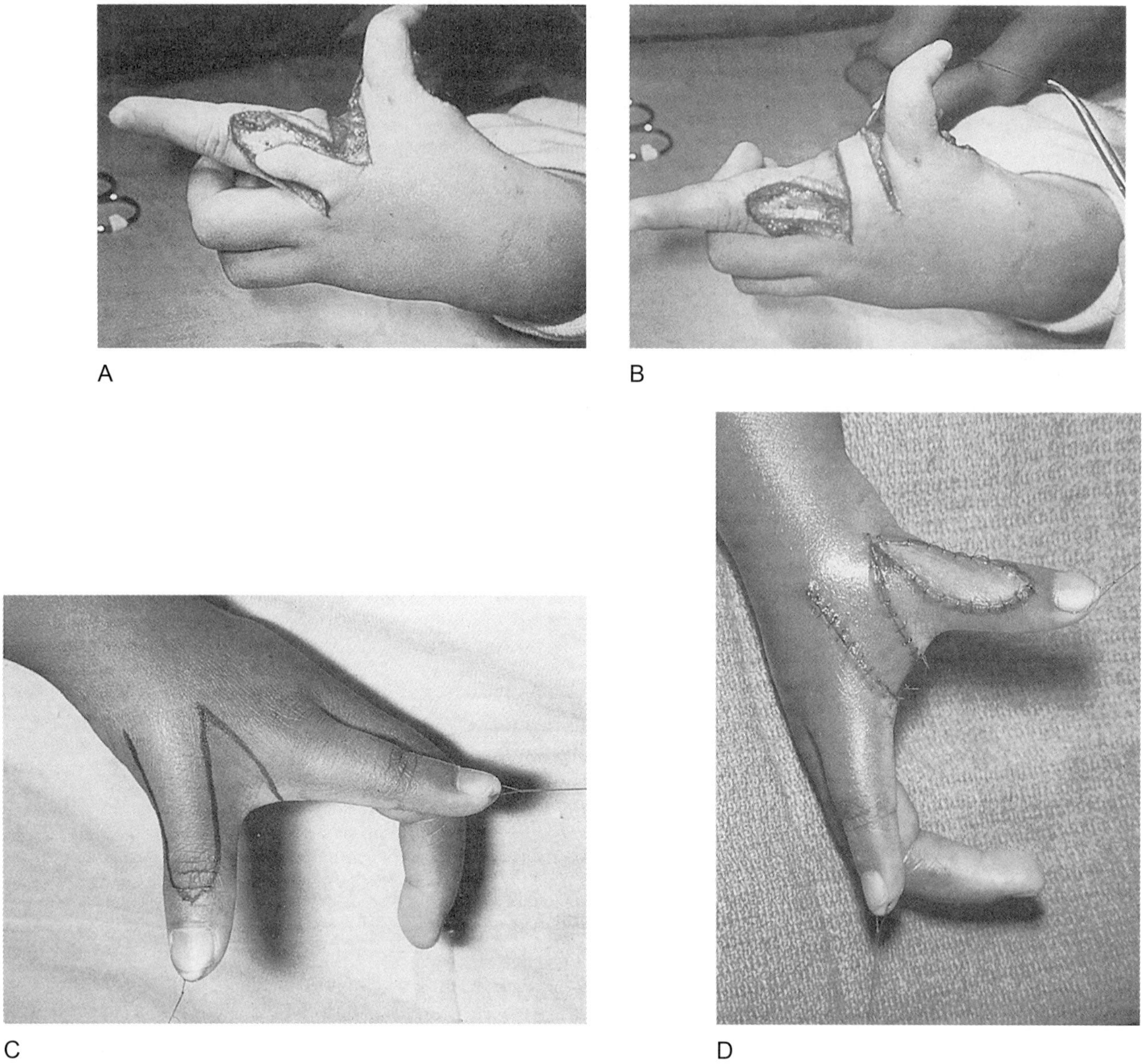

Fig. 7.57. Retalhos de transposição para o primeiro espaço interdigital. **A, B.** Do dorso do dedo indicador (conforme Brand). **C, D.** Do dorso do polegar (conforme Strauch).

muscular pode ser resultante de interferência vascular e pode acontecer denervação se ela é mobilizada muito agressivamente[202,231-233].

A *estabilização da articulação metacarpofalangiana* é feita por três técnicas (Fig. 7.58):

1. Fusão[234], tomando cuidado para deixar a placa epifisária intocada.
2. Reconstrução usando a extremidade de uma oponenteplastia superficial, como indicado acima.
3. Enxerto de tendão preso ao ligamento vestigial ou através do osso.

Embora a preservação do movimento articular seja claramente desejável, a estabilidade desta articulação em particular é ainda mais importante. Onde esta não puder ser alcançada por (2) ou (3), é apropriado recorrer a (1).

- Grau IIIA — Possível reconstrução usando uma transferência articular livre e transferência de metatarsiano ou policização.
- Grau IIIB — Policização.
- Grau IV e V — Policização[219-222].

O tratamento do polegar hipoplásico pode ser resumido por referência à tabela.

Os pais, e de fato alguns cirurgiões, podem expressar relutância em sacrificar um polegar hipoplásico, especialmen-

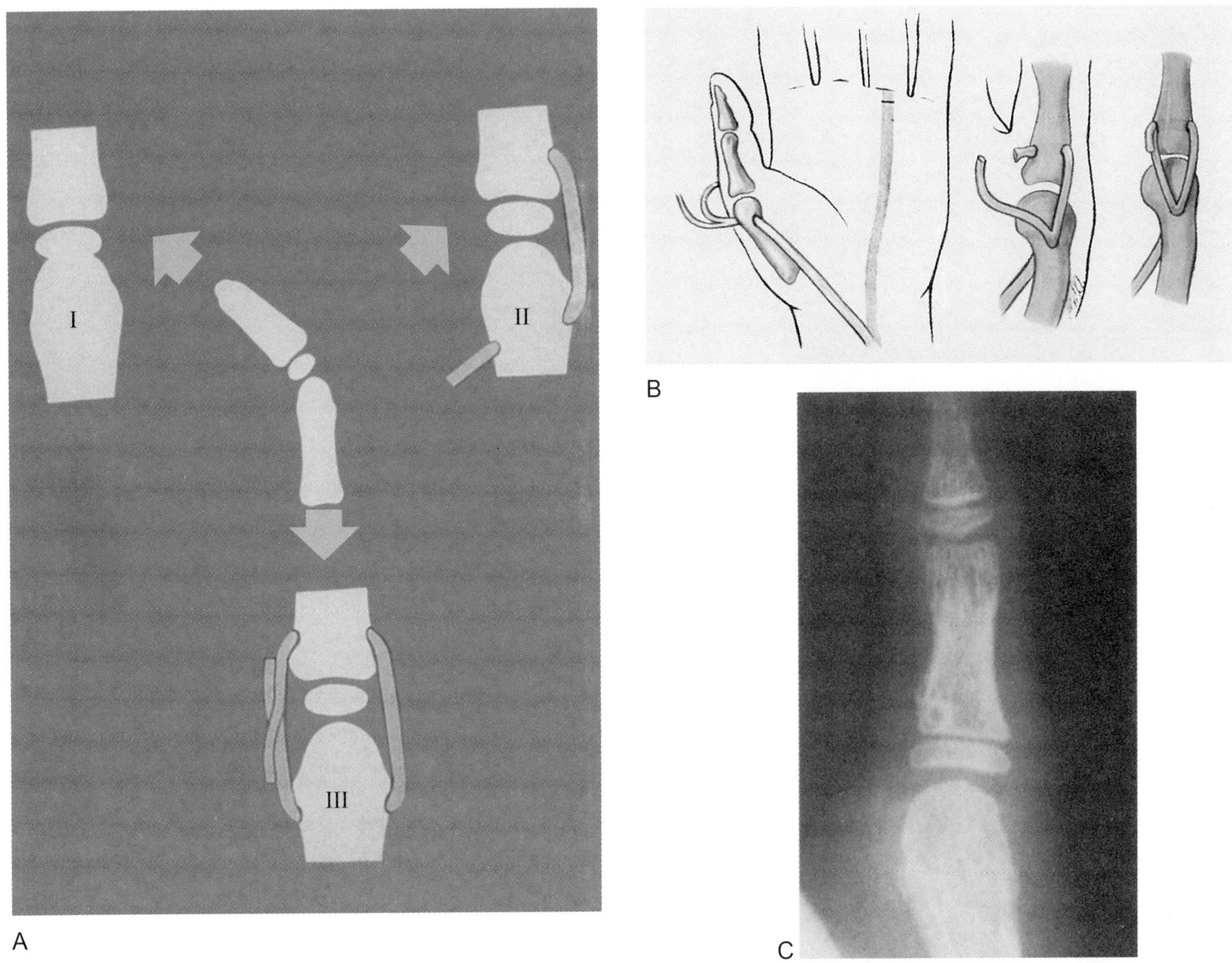

Fig. 7.58. Estabilização da articulação metacarpofalangiana em polegar hipoplásico. **A.** A escolha recai entre (1) fusão, (2) reconstrução empregando a extremidade de uma oponenteplastia superficial ou (3) enxerto de tendão. **B.** A oponenteplastia superficial é passada pelo metacarpiano, a face ulnar quando é usada para reconstruir o ligamento colateral em uma forma em V relativamente anatômica. **C.** O buraco necessário pela cabeça de metacarpiano e a metáfise da falange proximal podem ser vistos nestas radiografias.

te de grau III. Porém, as deficiências de articulação basal, de motores e de tamanho nunca podem ser restabelecidas. Se os pais forem inflexíveis, pode-se esperar até que movimentos de preensão da criança comecem, quando ela demonstrará claramente que o potencial manipulativo está nos dedos indicador e médio, pelo uso da chamada 'preensão de cigarro' para todas as manobras de pega de objetos (Fig. 7.59). Porém, onde há um consenso, deve ser feita a policização do indicador no primeiro ano de vida[220] (Fig. 7.57).

POLICIZAÇÃO

A policização (Fig. 7.59) está indicada claramente na hipoplasia do polegar graus IV e V de Blauth. Existe alguma discussão quanto a seu papel no grau III de Blauth, embora a maioria dos autores a prefira neste grupo. Na aplasia do polegar completa, com uma das mãos de quatro dedos móvel, podem ser esperados bons resultados, embora os melhores resultados serão de um polegar com apenas 30% da força normal. A sensibilidade deve ser normal, e a mobilidade deve permitir boa oposição. Alguns autores afirmam que os dígitos policizados não opõem corretamente. Claramente, não haveria nenhuma vantagem para a policização se oposição não fosse alcançada. A forma da articulação metacarpofalangiana é tal que permite o movimento látero-lateral como na adução e abdução e flexão/extensão. Há frouxidão suficiente no arranjo ligamentar, de modo que cerca de 30-40° de pronação são possíveis na articulação. Assim, com posicionamento apropriado e transfe-

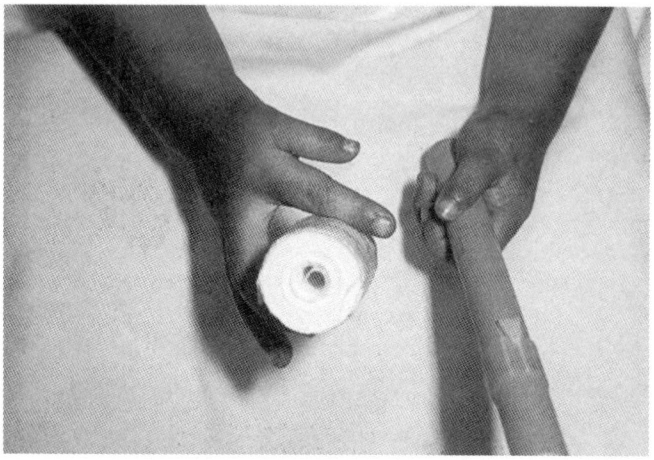

Fig. 7.59. Este paciente com hipoplasia grau III sofreu policização à direita (pelo Professor Dieter Buck-Gramcko). À esquerda, o paciente mostra o uso da 'preensão de cigarro' entre os dedos indicador e médio.

rências de tendão, a oposição a qual produz pinçamento polpa a polpa é possível. No planejamento da policização há várias fases a serem seguidas:

1. Planejamento das incisões de pele. O editor prefere as incisões de Buck-Gramcko, mas ocasionalmente usará sua própria variante[77].
2. Dissecação neurovascular. Esta pode envolver a liberação de um anel neural, divisão do nervo digital comum e divisão da artéria digital radial para o dedo mediano.
3. Separação do primeiro interósseo dorsal e primeiras inserções do interósseo palmar.
4. Ressecção do segundo metacarpiano. Este deve ser ressecado da fise distal à articulação carpometacarpiana. Na há necessidade de deixar um resto basal do segundo metacarpiano. A ablação da fise é necessária para prevenir o crescimento futuro, produzindo um polegar muito longo. O periósteo metafisário deve ser removido para evitar a neoformação óssea subseqüiente, que produz espículas ósseas dolorosas.
5. Encurtamento e rotação, com colocação do segundo metacarpiano na cavidade da segunda articulação carpometacarpiana.
6. Hiperextensão da articulação metacarpofalangiana para tensionar a placa palmar e evitar a deformidade em 'Z', que aconteceria caso contrário.
7. Reinserção e equilíbrio das unidades musculotendinosas.
8. Hemostasia e fechamento da pele.

A reinserção das unidades musculotendinosas é feita de forma que o primeiro interósseo dorsal serve como o polegar abdutor, o primeiro interósseo palmar se torna o adutor (deve ser notado que, em um número significativo de pacientes com aplasia de polegar, haja um adutor do polegar que corre transversalmente da diáfise do terceiro metacarpiano para a diáfise do segundo metacarpiano. Este ainda pode ser utilizado na policização). Os extensores longos requerem redução antes da reinserção. O extensor comum dos dedos é reinserido ao mecanismo extensor sobre a falange proximal, para agir como o abdutor longo do polegar. O extensor próprio do indicador é usado para reconstruir o extensor longo do polegar. Os flexores longos não são encurtados em uma criança abaixo de 7 anos, mas acima dessa idade o encurtamento pode reduzir o tempo de reabilitação.

Até 25% dos 90 pacientes nas séries do Great Ormond Street Hospital necessitaram de revisão (reequilíbrio ou transferência de intrínseco) devido a problemas associados à policização. Adesões de tendão extensor, falta de extensão, contratura em adução, espículas ósseas, comprimento excessivo, todos podem necessitar correção. Quase todos os problemas vistos no pós-operatório da policização são técnicos, embora seja inevitável que um certo número de intrínsecos quando transferidos fique denervado. A policização é mais difícil no paciente com um dedo indicador rígido ou quando há anormalidades da articulação interfalangiana proximal do dedo indicador, como desvio radial ou contraturas em flexão. Estas precisam ser tratadas antes de considerar a policização. Em tais circunstâncias, uma fusão preliminar da articulação interfalangiana proximal é satisfatória, porque esta vai se tornar a articulação metacarpofalangiana no dígito policizado – especialmente porque a amplitude de movimento nas articulações metacarpofalangianas do polegar em 50% da população normal é muito limitada.

A *aplasia parcial* do polegar, na qual as estruturas basais são normais, mas a parte distal ausente não surge do subcrescimento, mas da ausência transversal ou amputação em anel por constrição. É considerado com o posterior.

Veja Green DP 1998 *Operative hand surgery*, 4th edn. Churchill Livingstone, New York, pág. 456.

DEFORMIDADE DE MADELUNG[235]

Este distúrbio congênito, herdado como um traço autossômico dominante, é devido ao desenvolvimento inadequado da fise radial distal em seu segmento ulnar anterior. Não é portanto evidente ao nascimento, usualmente apresentando-se entre as idades de 8 e 12 anos. A falha de crescimento resulta em alterações no rádio, ulna e carpo[236]:

• Rádio	Comprimento diminuído. Inclinação aumentada da superfície articular, freqüentemente muito acima do limite superior dos 20° normais.
• Ulna	Deformidade de subluxação dorsal e aumento da cabeça ulnar.
• Carpo	Deformidade em forma de cunha para conter o rádio deformado.

O resultado é que a cabeça ulnar é mais proeminente e os seguintes movimentos são reduzidos:

- dorsiflexão e desvio radial do punho;
- supinação do antebraço.

Além de deformidade e limitação de movimento, o paciente pode queixar-se de desconforto.

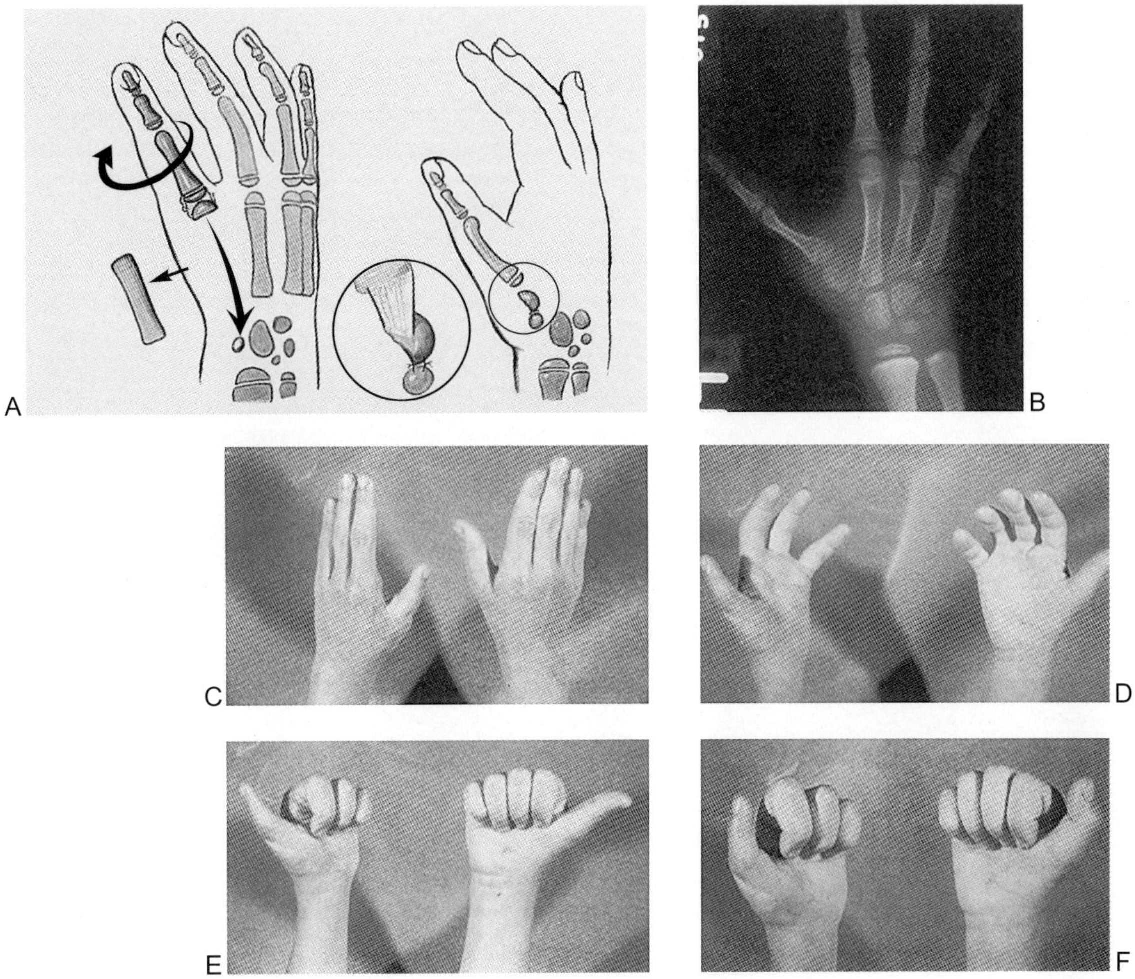

Fig. 7.60 A. Os elementos de ajuste de esqueleto envolvidos na policização são mostrados em diagrama. **B.** A aparência do esqueleto três anos depois da policização do dedo indicador. **C-F.** A aparência e função da mão mostrada em (**B**).

Indicações[237]

Como a cirurgia não parece melhorar a amplitude de movimento, e o desconforto se instala na maioria dos pacientes, a única e duvidosa indicação para cirurgia é a deformidade. Esta pode ser melhorada por encurtamento da ulna, excisão da cabeça ulnar, epifiseodese radial, ou osteotomias em cunha do rádio[238].

Veja Green DP 1998 *Operative hand surgery*, 4th edn. Churchill Livingstone, New York, pág. 531.

GRUPO VI – SÍNDROME DA BANDA DE CONSTRIÇÃO CONGÊNITA (SBCC)

Esta condição acontece esporadicamente, sem evidência de hereditariedade. O debate sobre sua causa, que começou com Hipócrates, continua[239,240]. A etiologia tem sido atribuída à pressão por bandas amnióticas[241] ou defeitos intrínsecos da camada de células germinativas subcutânea[242,243a]. Esta última causa é apoiada pela evidência aumentada de talipes equinovaro nestas crianças. Oligoidrâmnio também é associado à síndrome da banda de constrição congênita. O papel das bandas externas tem sido apoiado pela obliqüidade de algumas das constrições em anel e amputações envolvendo múltiplos dígitos. Afeta 1:15.000 nascidos vivos e é associado a talipes equinovaro, lábio leporino e fenda palatina, hemangioma, meningocele e defeitos cranianos ou cardíacos em cerca de 20-50% dos casos. Raramente há qualquer sindactilia óssea.

Patterson classificou os casos como segue[242] (Fig. 7.61):

1. Anéis de constrição simples.
2. Anéis acompanhados por deformidade distal, com ou sem linfedema.
3. Anéis acompanhados por fusão distal – acrossindactilia.
   (a) Tipo I Pontas unidas
   (b) Tipo II Pontas unidas
   Há deficiência comissural
   (c) Tipo III Pontas unidas
   Sem interdígito
   Sindactilia completa associada a um trato fistuloso proximal
4. Amputações.

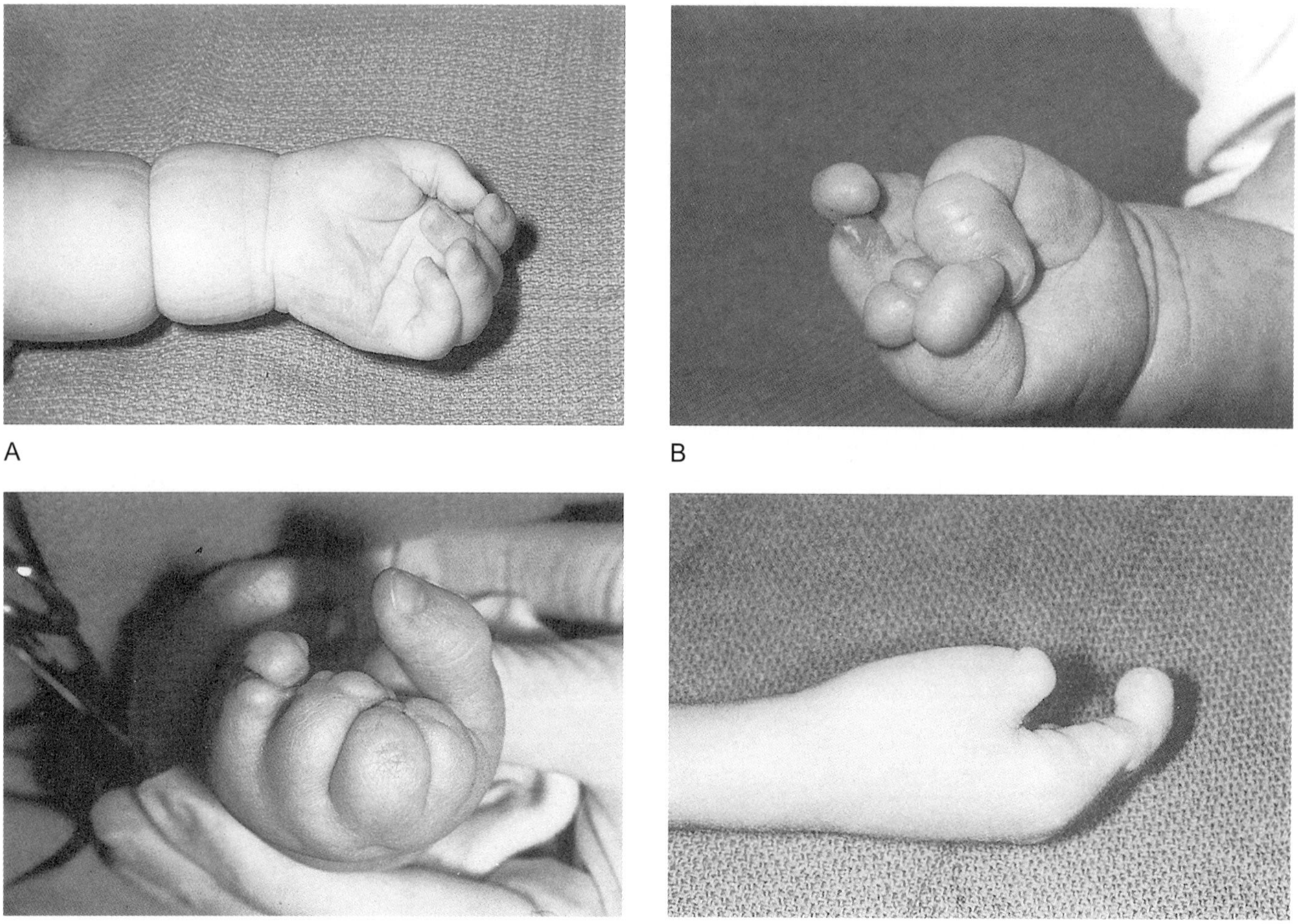

A B C D

Fig. 7.61. Síndrome de constrição anular. **A.** Anel de constrição simples. **B.** Anéis nos dedos indicador, anular e mínimo, com deformidade distal e linfedema. **C.** Acrossindactilia. **D.** Amputações. (Veja reconstrução na Fig. 7.63.)

Exame

Este deve avaliar primeiro a urgência da situação. Este usualmente é indicado por linfedema distal severo. Ocasionalmente, uma forma progressiva do anel de constrição é vista, na qual um ciclo vicioso de maceração, infecção, produção de tecido de granulação e fibrose resultante conduzem novamente à maceração. Nos casos mais severos, mesmo onde não há emergência, a circulação e a função neurológicas serão prejudicadas[244], e estas devem ser avaliadas até quando possível medindo os gradientes térmicos, observando o movimento espontâneo e avaliando a sensibilidade pelo teste de aderência tátil (pág. 219). O nível das amputações deve ser determinado com precisão, juntamente com os movimentos passivo e ativo presentes nas articulações restantes. Devem ser notadas – pelo contorno, palpação e observação – a presença ou ausência de músculos intrínsecos, especialmente no polegar. A *avaliação radiológica* ajudará nesta determinação, dando-se atenção particular no polegar ao comprimento de metacarpiano remanescente e à função normal da articulação basal.

Indicações

A liberação precoce dos anéis de constrição só é necessária no período neonatal imediato quando o edema for intenso. Ao contrário do ensinamento tradicional, não há nenhum perigo em zetaplastias circunferenciais múltiplas[26] (Fig. 7.62). Porém, é importante excisar a banda e os tecidos fibróticos e eles não devem ser usados como parte dos retalhos de zetaplastia. Tratos fistulosos também são inadequados para produzir uma comissura. Upton[243b] usa retalhos de gordura para melhorar a aparência estética. Às vezes, a aparência dos dígitos pode confundir. Neste aspecto, é útil saber que o dedo longo é quase sempre o mais palmar. Se não há urgência, a cirurgia deve ser feita com aproximadamente 6 meses a 1 ano[241]. Felizmente, a amputação usualmente acontece em apenas um ou dois dedos, e uma boa função pode ser obtida com os dígitos restantes, que podem ser aumentados por ressecção em raio dos cotos residuais. A amputação do polegar é outra questão, e é a causa principal da *aplasia parcial do polegar*, sendo a outra a ausência transversal.

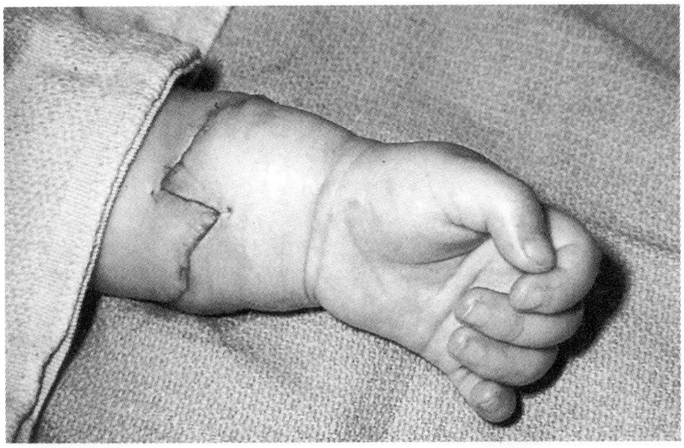

Fig. 7.62. A constrição em anel mostrada na Fig. 7.61A foi liberada com segurança por zetaplastias circunferenciais múltiplas.

A *aplasia parcial do polegar* é tratada por um dos seguintes procedimentos:

- falangização (aprofundamento do primeiro espaço interdigital);
- transferência digital (plastia 'on-top')[245-247];
- alongamento metacarpiano[248]:
  (a) alongamento de Matev-tipo;
  (b) alongamento de distração seguido por enxerto ósseo.
- transferência do dedo do pé para a mão[249] (Fig. 7.63).

As considerações envolvidas na escolha do procedimento correto são o *comprimento existente*, *função intrínseca*, *presença de uma articulação basal* e a *condição dos outros dígitos*, algumas das quais foram discutidas na seção sobre reconstrução do polegar pós-traumática (pág. 166). Na aplasia parcial, ao contrário da hipoplasia congênita, a articulação basal e o metacarpiano proximal são sadios. A transferência digital para a mão afetada é indicada portanto só naqueles pacientes em quem o polegar pode ser alongado congenitamente por transferência de outro dígito amputado – plastia 'on-top'. O alongamento metacarpiano pode ser estabilizado após distração sem um enxerto ósseo, ou com um enxerto ósseo secundário imediato[250]. Uma segunda transferência de dedo do pé para a mão é freqüentemente benéfica, e relativamente simples quando comparada com a transferência para outros desvios congênitos já que (na síndrome de constrição anular) a anatomia proximal à amputação é completamente normal.

Veja Green DP 1998 *Operative hand surgery*, 4th edn. Churchill Livingstone, New York, pág. 430.

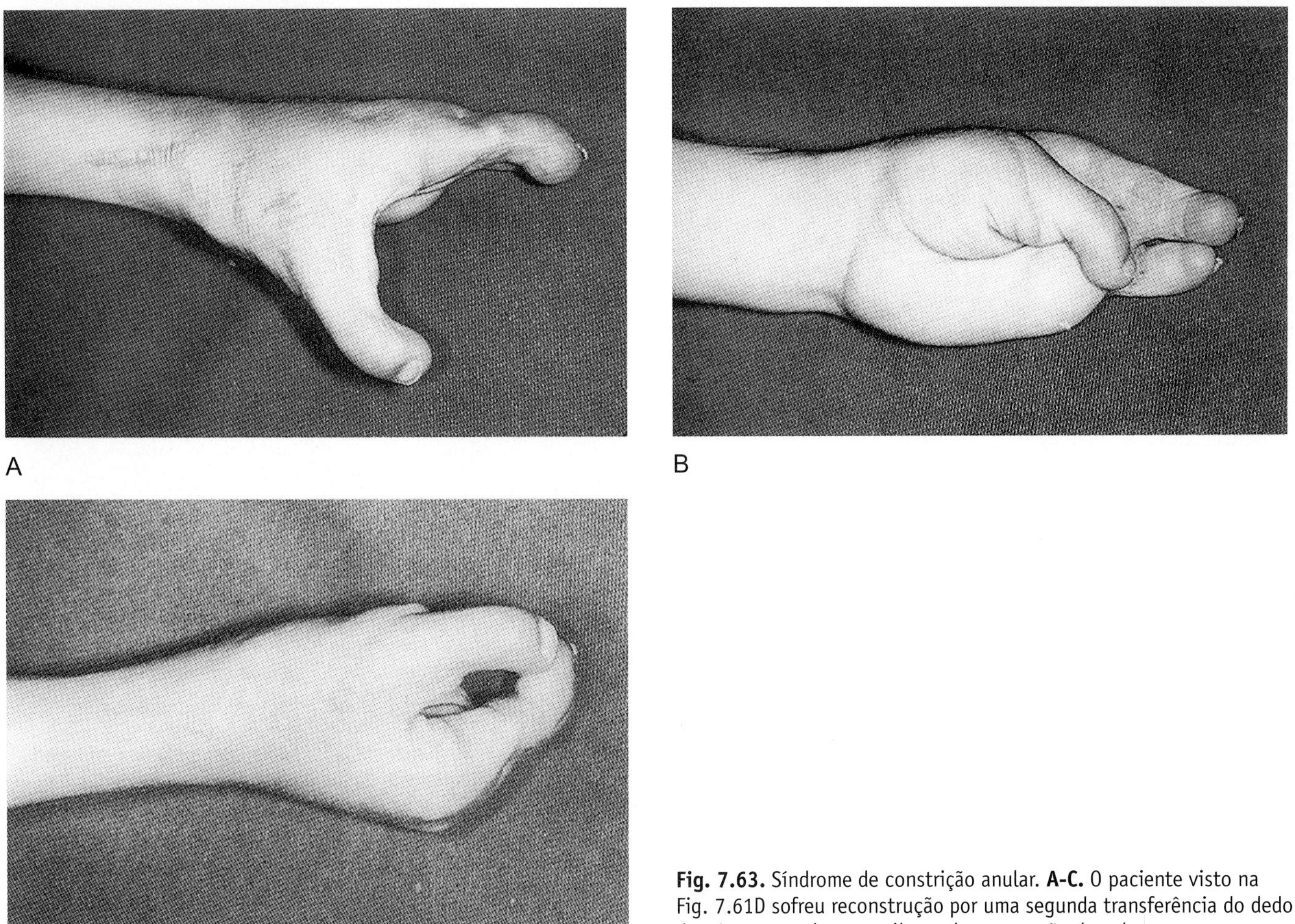

A B C

Fig. 7.63. Síndrome de constrição anular. **A-C.** O paciente visto na Fig. 7.61D sofreu reconstrução por uma segunda transferência do dedo do pé para o polegar, melhorando a preensão de palmo e proporcionando contato ponta a ponta satisfatório e rudimentar.

MICROCIRURGIA EM MÃOS CONGÊNITAS

A reconstrução microcirúrgica tem um papel estabelecido após trauma, mas seu papel na reconstrução da mão de criança anormal congênita não é tão bem definido, e tende a ser limitado em centros com um interesse especial em reconstrução microcirúrgica. Em tais centros há uma tendência positiva para a reconstrução microcirúrgica, contudo esta é equilibrada por uma tendência negativa de outros centros onde a competência técnica e estrutura organizacional não estão disponíveis para apoiar a reconstrução microcirúrgica. Há um equilíbrio entre os dois.

Não há nenhuma dúvida de que o papel da microcirurgia está estabelecido na reepitelização da pele e na reconstrução digital, assim como na transferência articular livre e na transferência de músculo livre. A transferência fibular vascularizada pode ser usada na reconstrução de defeitos de membro superior e em casos congênitos para obter aumento do comprimento. Pode ser combinada com alongamento de distração do calo. Na reepitelização da pele, as transferências de tecido livre têm certas vantagens:

- elas reduzem a quantidade de cicatrizes do local doador comparadas aos retalhos pediculados;
- elas evitam a dificuldade de amamentar uma criança com um atalho pediculado;
- elas encurtam a internação hospitalar e alcançam em uma fase o que pode levar várias fases para ser alcançado;
- elas evitam freqüentemente a necessidade de um enxerto de pele do local doador;
- elas evitam a necrose parcial do retalho.

Alguns autores usaram transferências de tecido livre para o primeiro espaço interdigital na síndrome de Apert e sindactilia complexa[251]. Outros defendem apenas os retalhos locais[252,253]. Para o primeiro espaço interdigital, o retalho lateral do braço[254,255], o retalho inguinal[251], o retalho dorsal do pé[256] e o retalho interósseo posterior[257,258] podem ser úteis. Para defeitos mais extensos, o retalho inguinal livre e os retalhos de grande dorsal podem ser necessários, embora raramente sejam requeridas grandes áreas de pele em defeitos congênitos.

Para Reconstrução do Polegar[251,259]

É na reconstrução digital que a microcirurgia encontra seu maior uso na mão congênita. A técnica usada para reconstruir um polegar varia de acordo com o número de outros dígitos presentes. Na aplasia do polegar com quatro dedos, a policização é claramente o procedimento apropriado (veja também pág. 166 e Fig. 2.35). Mesmo com três dedos, a policização pode dar um resultado muito aceitável, embora alguns considerem a transferência de um dedo do pé para a mão pela reconstrução de polegar em tais circunstâncias. Onde dois dígitos estão presentes na ausência de um polegar, a reconstrução microcirúrgica com um dedo do pé para a mão para o polegar definitivamente é preferível. Porém, a presença de uma articulação carpometacarpiana também pode influenciar a escolha da reconstrução. Na presença de uma articulação basal boa e ausência de dígitos, pode ser preferível reconstruir o polegar por transferência falangiana não-vascularizada livre ou alongamento de distração[260].

Para Reconstrução de Dedo

As indicações na reconstrução digital na presença de um polegar podem variar. Se há assimetria entre os vários dígitos, então as transferências de dedo do pé podem ser uma opção sensata. Se todos os dígitos são de comprimento semelhante, a transferência falangiana não-vascularizada livre, seguida por alongamento digital, pode ser preferível. Alguns autores preferem usar transferências de dedo do pé apenas em deficiências transversais, devido à presença de estruturas longitudinais relativamente normais[251,261]. O editor sempre usou transferências de dedo do pé em deficiências longitudinais como as síndromes de fenda, onde um hálux redundante pode ser usado para reconstruir o polegar na reconstrução de uma das mãos em fenda monodáctila.

O hálux não é usado comumente hoje em dia, e a preferência é dada à ressecção em raio do segundo dedo do pé, que deixa pouca incapacidade funcional no pé[251,259]. Alguns autores defendem o uso do transplante combinado do terceiro e quarto dedos do pé para reconstruir dois dígitos, concomitantemente ao transplante do segundo dedo do pé do outro pé, para reconstruir um polegar. Eles afirmam que isto dá uma preensão de encaixe de broca que é superior ao pinçamento polpa a polpa ou polpa-lateral visto em uma reconstrução de dois dígitos[268].

O editor se limita a um segundo dedo do pé de ambos os pés (como fez o autor) e não usará transferências de dedo do pé a mais que isto.

Outros procedimentos podem ser combinados com a transferência de dedo do pé; por exemplo, o alongamento de um polegar curto usando uma transferência falangiana não vascularizada livre, concomitante à reconstrução de dois dígitos por transferência microcirúrgica de um dedo do pé em uma mão adáctila com um polegar parcial.

Os resultados de transferência de dedo do pé podem ser frustrantes em certos aspectos. Embora seja obtida uma melhora no pinçamento, um comprimento adequado pode não ser alcançado, e o dedo do pé transferido perde a mobilidade[251,259]. A sensibilidade é usualmente satisfatória, por causa da idade em que estas transferências são realizadas[262,263].

Foucher relatou a ausência de deterioração radiológica e a persistência de placas de crescimento de cartilagem em crianças[269,270]. Ele concluiu que os resultados da reconstrução articular em crianças eram então mais recompensadores que em adultos. Foucher teve os locais doadores dos pés de seus pacientes revisados por um cirurgião de pé, e concluiu que a transferência livre do segundo dedo do pé produziu problemas desprezíveis, embora outro estudo[271] tenha demonstrado sobrecarga da primeira e da quarta cabeça metatarsianas, com hiperceratose plantar e uma deformidade em garra do terceiro e quarto dedos do pé.

Transferências Articulares Livres

A transferência articular livre é mais freqüentemente usada na situação pós-traumática, mas pode ser usada em polegares hipoplásicos grau IIIB de Blauth para reconstruir uma porção significativa da diáfise metacarpiana e a articulação carpometacarpiana ausente[264,265]. Outros a têm usado no sinfalangismo[266,267].

Outras Transferências Microvasculares

A transferência de músculo vascularizado livre tem um papel estabelecido no tratamento da contratura isquêmica de Volkmann, mas mais recentemente tem sido combinado com transferências de nervo no tratamento de paralisia braquial.[272-274]

Em crianças com deformidades congênitas múltiplas, particularmente quando há partes redundantes extra, algumas podem ser transferidas microcirurgicamente, como ilustrado no caso mostrado na Fig. 7.64. Neste caso, o editor transferiu dois dígitos de cada membro redundante para reconstruir quatro dígitos em uma das mãos com aplasia digital.

MOMENTO DA CIRURGIA[26]

Alguns desvios congênitos requerem atenção urgente, porque o anel de constrição está causando linfedema severo. Alguns devem ser tratados precocemente, embora não urgentemente:

- sindactilia complexa;
- sindactilia entre dígitos de comprimento diferente;
- acrossindactilia;
- falanges delta;
- mão em clava radial.

Outros, como polegar em gatilho e a clinodactilia menor, devem permanecer intocados, porque podem nunca requerer correção cirúrgica. Mas e quanto aos outros desvios congênitos maiores da mão? Os imunologistas nos aconselham a fazer cirurgia urgente nas primeiras 5 semanas, enquanto a criança possui quantidades decrescentes de imunidade passiva derivadas da mãe, e postergar outros procedimentos até depois de 5 meses, de forma que mecanismos imunes ativos estejam suficientemente maduros. Os psicólogos infantis nos dizem que não separemos a mãe e a criança entre o segundo e quintos aniversários, porque a criança tem plena consciência do trauma da separação, mas não pode entender sua razão ou sua duração finita.

Quais são as desvantagens da cirurgia precoce? Primeiramente, a criança nessa idade não pode cooperar em qualquer programa de reabilitação. Porém, esperar por essa cooperação significaria não fazer a cirurgia até a idade de 10 ou 12 anos e, em todo caso, a falta de cooperação é excedida de longe pela capacidade de cicatrização invejável da infância. Em segundo lugar, a anatomia da mão é muito pequena e delicada na criança muito jovem, e o risco de dano deve ser maior do que na criança mais madura. Aqui está um desafio para o cirurgião – não o desafio óbvio da técnica delicada, mas o oculto, não reconhecido e, portanto, mais potente desafio da auto-avaliação. As lesões devem ser manejadas com o melhor de nossa habilidade, porque elas são emergências. A reconstrução após lesão é tão influenciada pelo dano tecidual que desafia a avaliação. A doença reumatóide impõe suas próprias influências em nossos resultados, embora a liberação de síndromes de compressão demande mais conhecimento diagnóstico e anatômico do que habilidade cirúrgica. É apenas na correção de desvios congênitos que os cirurgiões de mão vêem a clara distinção entre o experiente e o novato. E assim cada um tem que examinar seu treinamento, sua experiência e suas inclinações. Há honra, não vergonha, em postergar a cirurgia ou encaminhar os lactentes depois de tal auto-avaliação honesta. Porém, se o cirurgião for competente, as vantagens da cirurgia cedo auxiliada por ampliação excedem em muito qualquer desvantagem. Os resultados na função da criança e na satisfação dos pais atestam este fato.

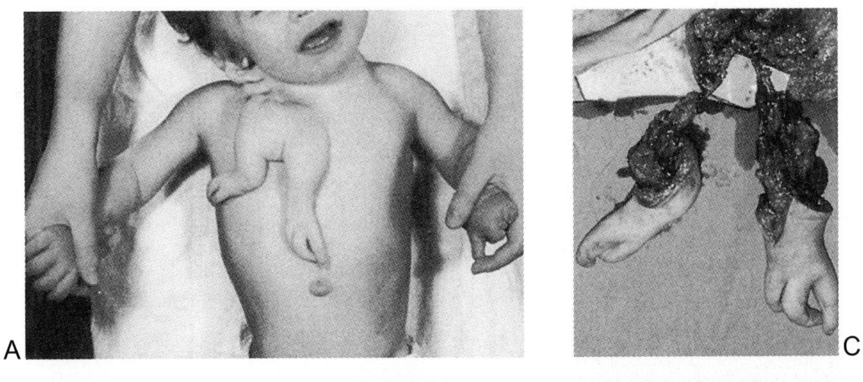

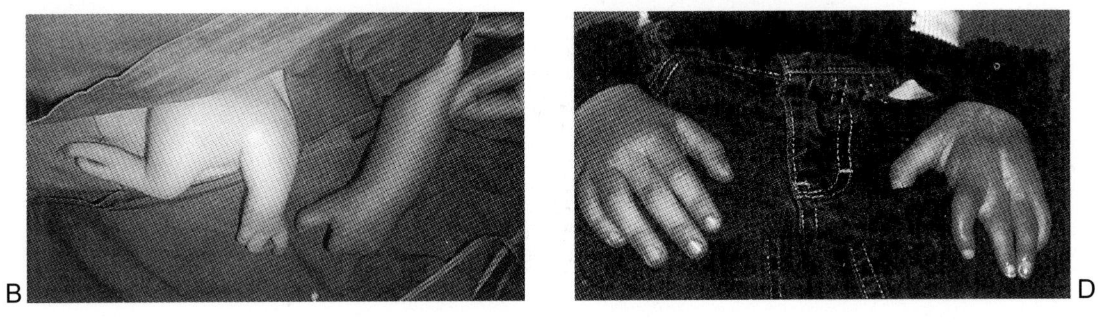

Fig. 7.64. Uma criança que nasceu com dígitos extras que se projetam do tórax, associados a uma ausência de dígitos na mão esquerda. Os dois dígitos centrais foram esqueletizados e então microcirurgicamente transferidos para obterem-se dígitos para a mão esquerda.

REFERÊNCIAS

CLASSIFICAÇÃO

1. Swanson A B 1976 A classification for congenital limb malformation. *J Hand Surg* 1: 8-22
2. Ogino T 1997 Current classification of congenital hand deformities based on experimental research. In: Saffar P, Amadio P C, Faucher G (eds) *Current practice in hand surgery.* Martin Dunitz, London, pp 337-341
3. Blauth W, Gekeler J 1986 Zur Morphologie and Klassifikation der Symbrachydaktylie. *Handchir Mikrochir Plast Chir* 18: 161-195
4. Zguricas J, Heutnik P, Heredero L, Deurloo J, Oostra B A, Snijders PJ, Lindhout D, Hovius S E 1996 Genetic aspects of polydactyly. *Handchir Mikrochir Plast Chir* 28: 171-175
5. Zguricas J, Bakker W F, Heus H, Lindhout D, Heutink P, Hovius, S E 1998 Genetics of limb development and congenital hand malformations. *Plastic Reconstr Surg* 101: 1126-1135
6. Goldberg M J, Bartoshesky L E 1985 Congenital hand anomaly: etiology and associated malformations. *Hand Clin* 1: 405-415
7. Miura T 1981 Congenital hand anomalies, and their association with other congenital abnormalities. *Hand* 13:267-270
8. Garn S M, Rohmann C G, Silverman F N 1967 Radiographic standards for postnatal ossification and tooth calcification. *Med Radiogr Photogr* 43: 45-66
9. Poznanski A K 1974 The hand in *radiologic diagnosis.* WB Saunders, Philadelphia
10. Haratz-Rubinstein N, Yeh M N, Timor-Tritsch I E, Monteagudo A 1996 Prenatal diagnosis of the split hand anomaly: how early is early? *Ultrasound Obstet Gyneco* 18:57-61

GRUPO I – FALHA DE FORMAÇÃO DE PARTES

AUSÊNCIA TRANSVERSAL – TERÇO SUPERIOR DO ANTEBRAÇO

11. Lamb D W, Kuczynski K 1981 *The practice of hand surgery.* Blackwell, Edinburgh

Indicações

12. MacDonell J A 1968 Age of fitting upper extremity prostheses in children. *J Bone Joint Surg* 40A:655-662
13. Swanson A B 1968 Restoration of hand function by the use of partial or total prosthetic replacement. *J Bone Joint Surg* 45A: 276-283
14. Seitz W H Jr 1989 Distraction osteogenesis of a congenital amputation at the elbow. *J Hand Surg (Am)* 14:945-948
15. Nathan P A,Trung N B 1977 The Krukenberg operation: A modified technique avoiding skin grafts. *J Hand Surg (Am)* 2(2): 127-130
16. Swanson A B, Swanson G D, Tada K 1983 A classification for congenital limb malformation. *J Hand Surg (Am)* 8: 693-702
17. Chan K M, Ma G F, Cheng J C, Leung P C 1984 The Krukenberg procedure: a method of treatment for unilateral anomalies of the upper limb in Chinese children. *J Hand Surg (Am)* 9: 548-551

AUSÊNCIA TRANSVERSAL – CARPO, METACARPO, FALANGES

18. Miura T, Torii S, Nakamura R 1986 Brachymetacarpia and brachyphalangia. *J Hand Surg (Am)* 11: 829-836
19. Miura T 1988 Congenital absence of the fourth metacarpal bone (congenital dysplasia of the ring finger). *J Hand Surg (Am)* 13: 93-96
20. Cohn B T, Shall L 1986 Idiopathic bilaterally symmetrical brachymetacarpia of the fourth and fifth metacarpals. *J Hand Surg (Am)* 11: 735-737

Indicações

21. Cowen N J, Loftus J M 1978 Distraction augmentation manoplasty technique for lengthening digits of hands. *Orthopaedic Rev* 7: 45-53
22. Seitz W H Jr, Dobyns J H, 1993 Digital lengthening. With emphasis on distraction osteogenesis in the upper limb. *Hand Clin* 9(4): 699-706
23. Carroll R E, Green D P 1975 Reconstruction of the hypoplastic digits. *J Bone Joint Surg* 57A: 727
24. Goldberg N H, Watson H K 1982 Composite toe (phalanx and epiphysis) transfers in the reconstruction of the aphalangic hand. *J Hand Surg* 7: 454-459
25. Rank B K 1978 Long-term results in epiphyseal transplants in congenital deformities of the hand. *Plastic Reconstr Surg* 61: 321-329
26. Buck-Gramcko D 1988 Congenital malformations. In: Nigst H, Buck-Gramcko D, Millesi H, Lister G (eds) *Hand Surgery.* Georg Thieme, Stuttgart
27. Manktelow R T, Wainwright D J 1984 A technique of distraction osteosynthesis in the hand. *J Hand Surg (Am)* 9: 858-862
28. Baruch A D, Hecht 0 A 1983 Treatment of monodactyly by the distraction-lengthening principle: a case report. *J Hand Surg (Am)* 8: 604-606
29. Dobyns J H 1985 Segmental digital transposition in congenital hand deformities. *Hand Clin* 1: 475-482
30. Smith R J, Gumley G J 1985 Metacarpal distraction lengthening. *Hand Clin* 1: 417-429
31. Fultz C W, Lester D K, Hunter J M 1986 Single stage lengthening by intercalary bone graft in patients with congenital hand deformities. *J Hand Surg (Br)* 11: 40-46
32. Reid D A C 1980 The Gillies thumb lengthening operation. *Hand* 12: 123-129
33. Gilbert A 1985 Reconstruction of congenital hand defects with microvascular toe transfers. *Hand Clin* 1:351-360
34. Lister G 1988 Microsurgical transfer of the second toe for congenital deficiency of the thumb. *Plastic Reconstr Surg* 82: 658-665
35. Gilbert A 1989 Congenital absence of the thumb and digits. *J Hand Surg (Br)* 14: 6-17
36. Gilbert A 1982 Toe transfers for congenital hand defects. *J Hand Surg* 7: 118-124

AUSÊNCIA LONGITUDINAL – FACOMELIA

37. Frantz C H, O'Rahilly R 1961 Congenital skeletal limb deficiencies. *J Bone Joint Surg* 43: 1202
38. Lamb D W 1983 Upper limb dysplasia, form and function. *J Roy Coll Surg Edin* 28: 203-213

AUSÊNCIA LONGITUDINAL – RADIAL DISTAL – MÃO EM CLAVA RADIAL

39. Lamb D W 1977 Radial club hand. A continuing study of sixty-eight patients with one hundred and seventeen club hands. *J Bone Joint Surg* 59A: 1-13
40. Kelikian H, Doumanian A 1957 Congenital anomalies of the hand. Part I. *J Bone Joint Surg* 39A: 1002-1019
41. Bayne L G, Lovell W W, Marks T W 1970 The radial club hand (abstract). *J Bone Joint Surg* 52A: 1065

Exame

42. Skerik S K, Flatt A E 1969 The anatomy of congenital radial dysplasia. *Clin Orthopaedics* 66: 125-143
43. Menelaus M B 1976 Radial club hand with absence of the biceps muscle treated by centralisation of the ulna and triceps transfer. *J Bone Joint Surg* 588:488-491

Anomalias Associadas

44. Silverman M E, Copeland A J Jr, Hurst J W 1970 The Halt-Oram syndrome: the long and the short of it. *Am J Cordial* 25: 11-17
45. Fanconi G 1967 Familial constitutional panmyelocytopathy, Fanconi's anemia (FA). I. Clinical aspects. *Semin Hematol* 4(3): 233-240
46. Auerbach A D, Rogatko A, Schroeder-Kurth T M 1989 International Fanconi Anemia Registry: relation of clinical symptoms to diepoxybutane sensitivity. *Blood* 73:391-396
47. Auerbach A D, Liu O, Ghosh M S, Pollack G W, Douglas G W, Broxmeyer H E 1990 Prenatal identification of potential donors for umbilical cord blood transplantation for Fanconi anemia. *Transfusion* 30:682-687
48. Cox H, Viljoen D, Versfeld G, Beighton P 1989 Radial ray defects and associated anomalies. *Clin Genet* 35(5):322-330

Indicações

49. Buck-Gramcko D 1985 Radialization as a new treatment far radial club hand. *Surg (Am)* 10:964-968
50. Riordan D C 1955, 1963 Congenital absence of the radius. *J Bone Joint Surg* 37A: 1129-1140, 45A: 1783
51. Heikel H V A 1959 Aplasia and hypoplasia of the radius. *Acto Orthop Scan (Supply* (39: 1-55
52. Bora F W, Nicholson J T, Cheema H M 1970 Radial meromelia. *J Bone Joint Surg* 52A: 966-979
53. Bora F W, Osterman A L, Kaneda R R, Esterhal J 1981 Radial club-hand deformity. *J Bone Joint Surg* 63A:741-745
54. Bayne L G, Klug M S 1987 Long-term review of the surgical treatment of radial deficiencies. *J Hand Surg (Am)*12: 169-179
55. Tonkin M A, Nanchahal J 1995 An approach to the management of radial longitudinal deficiency. *Ann Acad Med Singapore* 24(4 Suppl): 101-107
56. Nanchahal J, Tonkin M A 1996 Pre-operative distraction lengthening for radial longitudinal deficiency. *J Hand Surg (Br)* 21: 103-107
57. Tonkin M A 1997 Longitudinal radial deficiency. In: Saffar P, Amadio P C, Faucher G (eds) Current practice in hand surgery. *Martin Dunitz, London,* pp 347-353

AUSÊNCIA LONGITUDINAL – CENTRAL DISTAL –MÃO EM FENDA

58. Nuts J N, Flatt A E 1981 Congenital central hand deficit. J Hand Surg 6: 48-60
59. Barsky A J 1964 Cleft hand: classification, incidence and treatment. *J Bone Joint Surg* 46A:, 701-1720
60. Sandzen S C Jr 1985 Classification and functional management of congenital central defect of the hand. Hand Clin 1:483-498
61. Buck-Gramcko D 1985 Cleft hands: classification and treatment. *Hand Clin* 1: 467-473
62. Muller W 1937 Die angeborenen Fehlbildugender menschlichen Hand. Thieme, Leipzig
63. Jaworska M, Popiolek 1968 Genetic counselling in lobster-claw anomaly: discussion of variability of genetic influence in different families. *Clin Pediatr* 7:396-399
64. Kato S, Ishii S, Ogino T, Shiono H 1983 Anomalous hands with cleft formation between the fourth and fifth digits. *J Hand Surg (Am)* 8: 909-913
65. Miura T 1988 Cleft hand involving only the ring and small fingers. *J Hand Surg (Am)* 13: 530-535
66. Maisels D O 1970 Lobster-claw deformities of the hands and feet. *Br J Plastic Surg* 23: 269-282

Indicações

67. Snow J W, Littler J W 1969 Surgical treatment of cleft hand. Transactions of the Fourth International Congress of Plastic and Reconstructive Surgery 888-893. Excerpta Medica Foundation, Amsterdam
68. Miura T, Komada T 1979 Simple method for reconstruction of the cleft hand with an adducted thumb. *Plastic Reconstr Surg* 64: 65-67

Ausência Longitudinal – Ulnar Distal – Mão em Clava Ulnar

69. Ogden J A, Watson H K, Bohne W 1976 Ulnar dysmelia. *J Bone Joint Surg* 58A: 467-475
70. Buck-Gramcko D 1997 Ulnar deficiency. In: Saffar P, Amadio P C, Faucher G (eds) Current practice in hand surgery. Martin Dunitz, London, pp 371-390
71. Kummel W 1895 Die Missbildungen der Extremitaten durch defeckt. Verwachsung and Uberzahl. Hefte 3. Bibliotheca Medica, Kassel
72. Riordan D C 1978 Congenital absence of the ulna. In: Lovell W W, Winter R B (eds) Pediatric orthopedics. J B Lippincott, Philadelphia, pp 714-719
73. Swanson A B, Tada K, Yonenobu K 1984 Ulnar ray deficiency: its various manifestations. *J Hand Surg (Am)* 9:658-664
74. Johnson J, Omer G E Jr 1985 Congenital ulnar deficiency. Natural history and therapeutic implications. *Hand Clin* 1: 499-510
75. Miller J K, Wenner S M, Kruger L M 1986 Ulnar deficiency. *J Hand Surg (Am)* 11: 822-829

Indicações

76. Birch-Jensen A 1949 Congenital deformities of the upper extremities. (Andelsbogtrykkeriet i Odense and Det Danske Forlag: Odense)
77. Flatt A E 1994 *The care of congenital hand anomalies,* 2nd edn. Quality Medical Publications, St Louis
78. Peterson CA, Maki S, Wood M B 1995 Clinical results of the one-bone forearm. *J Hand Surg (Am)* 20A:609-618
79. Smith A A, Greene T L 1995 Preliminary soft tissue distraction in congenital forearm deficiency. *J Hand Surg (Am)* 20A: 420-424
80. Khuri S M, Ger E 1979 The ulnar clubhand – congenital ulnar deficiency. *Ortho Rev* 8:149-153
81. Broudy A S, Smith R J 1979 Deformities of the hand and wrist with ulnar deficiency. *J Hand Surg* 4: 304-315

GRUPO II – FALHA DE DIFERENCICAÇÃO DE PARTES

SINOSTOSE RADIOULNAR

Indicações

82. Bauer M, Jonsson K 1988 Congenital radioulnar synostosis. Radiological characteristics and hand function: case reports. *Scand J Plastic Reconstr Hand Surg* 22:251-255
83. Cleary J E, Omer G E Jr 1985 Congenital proximal radio-ulnar synostosis. Natural history and functional assessment. *J Bone Joint Surg* 67A: 539-545
84. Simmons B P, Southmayd W W, Riseborough E J 1983 Congenital radioulnar synostosis. *J Hand Surg (Am)* 8:829-838
85. Miura T, Nakamura R, Suzuki M, KanieJ 1984 Congenital radio-ulnar synostosis. *J Hand Surg (Br)* 9: 153-155
86. Green W T, Mital M 1979 Congenital radio-ulnar synostosis: surgical treatment. *J Bone Joint Surg* 61A:738-748

DESLOCAMENTO CONGÊNITO DA CABEÇA RADIAL (GRUPO 2B)

87. Agnew D K, Davis R J 1993 Congenital unilateral dislocation of the radial head. J Pediatr Orthop 13:526-532
88. Almquist E E, Gordon L H, Blue A L 1969 Congenital dislocation of the head of the radius. *J Bone Joint Surg* 51A: 1118-1127
89. Mardam-Bey T, Ger E 1979 Congenital radial head dislocation. *J Hand Surg (Am)* 4: 316-320
90. Reichenbach H, Hormann D, Theile H 1995 Hereditary congenital posterior dislocation of radial heads. *Am J Med Gener* 66: 101-104
91. Brennan J, Krause J, Manfred E H etol 1963 Annular ligament reconstruction for congenital anterior dislocation of both radial heads. *Clin Orthop* 29:205-209
92. Mital M A 1976 Congenital radioulnar synostosis and congenital dislocation of the radial head. *Orthop Clin North Am* 7: 375-383
93. Sachar K, Mih A D 1998 Congenital radial head dislocations. *Hand Clin* 14(1):39-47

SINFALANGISMO

94. Flatt A E, Wood V E 1975 Rigid digits or symphalangism. *Hand* 7: 197-214
95. Gushing H 1916 Hereditary anchylosis of proximal phalangeal joints (symphalangism). *Genetics* 1: 90-106
96. Goal A S, Doyle J R, Larsen I J 1988 Symphalangism in Hawaii: a study of three distinct ethnic pedigrees. *J Hand Surg (Am)* 13: 783-787

CAMPTODACTILIA

97. Smith R J, Kaplan E B 1968 Camptodactyly and similar atraumatic flexion deformities of the PIP joints of the fingers. A study of 31 cases. *J Bone Joint Surg* 50A: 1187-1203
98. Engber W D, Hatt A E 1977 Camptodactyly: an analysis of sixty-six patients and twenty-four operations. *J Hand Surg* 2: 216-224
99. McFarlane R M, Curry G I, Evans H B 1983 Anomalies of the intrinsic muscles in camptodactyly. *J Hand Surg (Am)* 8: 531-544
100. Maeda M, Matsue T 1985 Camptodactyly caused by an abnormal lumbrical muscle. *J Hand Surg (Br)* 10: 95-96
101. Smith P J, Grobbelaar A 0 1998 Camptodactyly: a unifying theory and approach to surgical treatment. *J Hand Surg (Am)* 23(1): 14-19

Indicações

102. Hori M, Nakamura R, Inoue G, Imamura T et al 1987 Non-operative treatment of camptodactyly. *J Hand Surg (Am)* 12: 1061-1065
103. Siegert J J, Cooney W P, Dobyns J H 1990 Management of simple camptodactyly. *J Hand Surg (Br)* 15: 181-189
104. Gupta A, Burke F D 1990 Correction of camptodactyly. Preliminary results of extensor indicis transfer. *J Hand Surg (Br)* 15: 168-170

CLINODACTILIA

105. Burke F, Flatt A 1979 Clinodactyly – a review of a series of cases. *Hand* 11: 269-280
106. Watson H K, Boyes J H 1967 Congenital angular deformity of the digits – delta phalanx. *J Bone Joint Surg* 49A: 333-338
107. Wood V E, Flatt A E 1977 Congenital triangular bones in the hand. *J Hand Surg* 2: 179-193
108. Theander G, Carstam N 1974 Longitudinally bracketed diafisis. *Ann Radiologie* 17: 355-360

Indicações

109. Vickers D W, 1997 Delta phalanx. In: Saffar P, Amadio P C, Faucher G (eds) Current practice in hand surgery. Martin Dunitz, London, pp 355-367
110. Wood V E 1999 The triphalangeal thumb. In: Green D, Hotchkiss R N, Pederson W C (eds) *Operative hand surgery.* Churchill Livingstone, New York, pp 445-457
111. Blevens A, Light T 1994 Crooked fingers-delta bones. In: Flatt A E (ed) *The care of congenital hand anomalies,* 2nd edn. Quality Medical Publishing, St Louis, pp 212-213
112. Kirner J 1927 Doppelseitige Verkrummung des Kleinfingergrundgliedes als selbstandiges Krankheitsbild. Fortschr Rontgenstr 36:804-806
113. Poznanski A K, Pratt G B, Manson G, Weiss L 1969 Clinodactyly, camptodactyly, Kirneis deformity, and other crooked fingers. Radiology 93: 573-582

Polegar em Gatilho

114. Notta A 1850 Recherches sur une affection particulière des gaines tendineuses de la main, caracterisée par le dévelopement d'une nodosité sur le trajet des tendons flechisseurs des doigts et par l'empechement de leurs movements. *Arch Gen Med* 24: 142-161

Indicações

115. Dinham J M, Meggitt D F 1974 Trigger thumbs in children. *J Bone Joint Surg* (Br) 56(1): 153-155 56B: 153

116. Weckesser E C, Reed J R, Heiple K G 1968 Congenital clasped thumb (congenital flexion-adduction deformity of the thumb). *J Bone Joint Surg* 37A:1417-1428

117. McCarroll H R Jr 1985 Congenital flexion deformities of the thumb. *Hand Clin* 1: 567-575

Polegar Tensionado Complexo

118. Boix E 1984 Deviation des doigts en coup de vent et insuffisance de l'opone'vrose paliciaire d'origine congenitale. *Nouv Inconogr Salpet* 10: 180-194

119. Zancolli E, Zancolli E Jr 1985 Congenital ulnar drift of the fingers. Pathogenesis, classification, and surgical management. *Hand Clin* 1 : 443-456

120. Burian F 1963 The whistling face characteristic in a compound cranio-facio-corporal syndrome. *Br J Plast Surg* 16: 140

121. Freeman E A, Sheldon J H 1938 Craniocarpotarsal dystrophy. Undescribed congenital malformations. *Arch Dis Child* 13: 277

122. Tsuyuguchi Y, Masada K, Kawabata H, Kawai H, Ono K 1985 Congenital clasped thumb: a review of forty-three cases. *J Hand Surg (Am)* 10: 613-618

Indicações

123. Wood V E, Boindi J 1990 Treatment of the windblown hand. *J Hand Surg (Am)* 15: 431-438

ARTROGRIPOSE

124. Mennen U 1997 Arthrogryposis multiplex congenita: Techniques and indications for early corrective surgery of the wrist and elbow. In: Saffar P, Amadio P C, Faucher G (eds) Current practice in hand surgery, Martin Dunitz, London, pp 399-403

125. Mennen U, Williams E 1996 Arthrogryposis multiplex congenita in only one of a monozygotic twin. *J Hand Surg (Br)* 21: 647-648

126. Banker B Q 1985 Neuropathologic aspects of arthrogryposis multiplex congenita. *Clin Orthop Rel Res* 194:30-43

127. Weeks P M 1965 Surgical correction of upper extremity deformities in arthrogrypotics. *Plastic Reconstr Surg* 36:459-465

128. Mennen U 1993 Early corrective surgery of the wrist and elbow in arthrogryposis multiplex congenita. *J Hand Surg (Br)* 18(3): 304-307

Indicações

129. Smith R J, Upke R W 1979 Treatment of congenital deformities of the hand and forearm. *N Engl J Med* 300:402-407

130. Wenner S M, Saperia B S 1987 Proximal row carpectomy in arthrogrypotic wrist deformity. *J Hand Surg (Am)* 12: 523-525

131. Lloyd-Roberts G C, Lettin A W F 1970 Arthrogryposis multiplex congenita. *J Bone Joint Surg* 52B: 494-508

132. Carroll R E, Hill N A 1970 Triceps transfer to restore elbow flexion. The study of fifteen patients with paralytic lesions and arthrogryposis. *J Bone Joint Surg* 52A:239-244

SINDACTILIA

133. Entin M A 1976 Syndactyly of upper limb. *Clin Plastic Surg* 3: 129-140

134. Maisels D 0 1962 Acrosyndactyly. Br J Plastic Surg 15:166-172

135. Mantero R, Rossello M I, Grandis C 1989 *Digital Hand Surg (Br)* 11: 320-336 subtraction angiography in preoperative examination of congenital hand malformation. *J Hand Surg (Am)* 2:351-352

136. Hadidi A T, Kaddah N T, Zaki M S, Sami A, Aal N A 1990 Congenital malformations of the hand. A study of the vascular pattern. *J Hand Surg (Br)* 15: 171-180

Acrossindactilia

137. Walsh R J 1970 Acrosyndactyly: a study of 27 patients. *Clin Orthopaedics* 71: 99-111

Síndrome de Poland

138. Ravitch M M 1977 'Poland's syndrome' – a study of an eponym. *Plastic Reconstr Surg* 59: 508-512

139. Sugiura Y 1976 Poland's syndrome: Clinic roentgenographic study on 45 cases. *Cong Anom* 16: 17-28

141. Ireland D C R, Takayama N, Flatt A E 1976 Poland's syndrome. A review of forty-three cases. *J Bone Joint Surg* 58A: 52-58

141. Epstein L I, Bennett J E 1970 Syndactyly with ipsilateral chest deformity. *Plastic Reconstr Surg* 46: 236-240

142. Senrui H, Egawa T, Horiki A 1982 Anatomical findings in the hands of patients with Poland's syndrome. *J Bone Joint Surg* 64A: 1079-1082

143. Wilson M R, Louis D S, Stevenson T R 1988 Poland's syndrome: variable expression and associated anomalies. *J Hand Surg (Am)* 13: 880-882

144. Wood V E, Sandlin C 1983 The hand in the Pierre Robin syndrome. *J Hand Surg (Am)* 8: 273-276

Síndrome de Apert

145. Hoover G H, Flatt A E, Weiss M W 1970 The hand in Apert's syndrome. *J Bone Joint Surg* 52A: 878-895

146. Upton J, Zuker R M 1991 Apert syndrome. *Clin Plastic Surg* 18: 217-235

147. Anderson P J, Hall R, Smith P J 1996 Finger duplication in Apert's syndrome. *J Hand Surg (Br)* 21(5): 649-651

148. Barot L R, Caplan H S 1986 Early surgical intervention in Apert's syndactyly. *Plastic Reconstr Surg* 77: 282-287

149. Johannson S H 1982 Nagelwallhildung durch Thenarlappen bei Kompletter Syndaktylie. *Handchirurgie* 14: 199-203

150. Moss A L, Faucher G 1990 Syndactyly: can web creep be avoided? *J Hand Surg (Br)* 15(2): 193-200

151. Savaci N, Hosnuter M, Tosun Z 1999 Use of reverse triangular V-Y flaps to create a web space in syndactyly. *Ann Plast Surg* 42(5): 540-544

GRUPO III - DUPLICAÇÃO

Classificação

152. Simmons B P 1985 Polydactyly. *Hand Clin* 1: 545-565

153. Nicolai J P, Schoch S L 1986 Polydactyly in the bible. *J Hand Surg* 11: 293

154. Cheng J C, Chan K M, Ma G F, Leung P C 1984 Polydactyly of the thumb: a surgical plan based on ninety-five cases. *J Hand Surg (Am)* 9: 155-164

155. Miura T, Nakamura R, Imamura T 1987 Polydactyly of the hands and feet. *J Hand Surg (Am)* 12: 474-476

156. Cropper P T 1983 Ulnar dimelia. *J Hand Surg (Am)* 8:487-491

157. Barton N J, Buck-Gramcko D, Evans D M, Kleinert H et of 1986 Mirror hand treated by true pollicization. *J Hand Surg* 11:320-336

158. Barton N J, Buck-Gramcko D, Evans D M 1986 Soft-tissue anatomy of mirror hand. *J Hand Surg (Br)* 11:307-319

159. Stelling F 1963 The upper extremity. In: Ferguson A B led) Orthopaedic surgery in infancy and childhood, vol 2. Williams Ft Wilkins, Baltimore, pp 304-308

160. Kitayama Y, Tsukada S, Ishikura N, Ide Y, Kojima M 1985 Rudimentary polydactyly: report of five cases. *J Hand Surg (Am)* 10: 382-385

DUPLICAÇÃO RADIAL

161. Wassel H D 1969 The results of surgery for polydactyly of the thumb. *Clin Orthopaedics* 64: 175-193

162. Peimer C A 1997 Triphalangeal thumb. In: Saffar P, Amadio P C, Faucher G (eds) Current practice in hand surgery. Martin Dunitz, London, pp 392-397

163. Kitayama Y, Tsukada S 1983 Patterns of arterial distribution in the duplicated thumb. *Plastic Reconstr Surg* 72: 535-542

Exame

164. Marks T W, Bayne L G 1978 Polydactyly of the thumb: abnormal anatomy and treatment. *J Hand Surg* 3: 107-116

Indicações

165. Bilhaut M 1890 Guerison d'un pouce bifide par un nouveau procede operatoire. *Congr Fr Chir* 4: 576

166. Hartrampf C R, Vasconez L O, Mathes S 1975 Construction of one good thumb from both parts of a congenitally bifid thumb. *Plastic Reconstr Surg* 54:148-152

167. Miura T 1977 An appropriate treatment for postoperative Z-formed deformity of the duplicated thumb. *J Hand Surg* 2: 380-386

168. Tada K, Yonenobu K, Tsuyuguchi Y, Kawai H, Egawa T 1983 Duplication of the thumb. A retrospective review of two hundred and thirty-seven cases. *J Bone Joint Surg* 65A: 584-598

169. Manske P R 1989 Treatment of duplicated thumb using a ligamentous/periosteal flap. *J Hand Surg (Am)* 14:728-733

Polegar Trifalangiano

170. Miura T 1976 Triphalangeal thumb. *Plastic Reconstr Surg* 58: 587-594

171. Wood V 1978 Polydactyly and the triphalangeal thumb. *J Hand Surg* 3: 436-444

172. Lamb D W, Wynne-Davies R, Whitmore J M 1983 Fivefingered hand associated with partial or complete tibial absence and pre-axial polydactyly. A kindred of 15 affected individuals in five generations. *J Bone Joint Surg* 65B: 60-63

173. Buck-Gramcko D 1998 Triphalangeal thumb. In: Buck-Gramcko D (ed) Congenital malformations of the hand and forearm. Churchill Livingstone, New York

Indicações

174. Wood V E 1976 Treatment of the triphalangeal thumb. *Clin Orthop* 120: 188-200
175. Peimer C A 1985 Combined reduction osteotomy for triphalangeal thumb. *J Hand Surg (Am)* 10: 376-381

DUPLICAÇÃO CENTRAL

176. Wood V E 1971 Treatment of central polydactyly. *Clin Orthopaedics* 74: 196-205
177. Wood V E 1988 Different manifestations of hyperphalangism. *J Hand Surg (Am)* 13: 883-887
178. Klug M S, Ketchum L D, Lipsey J H 1983 Symmetric hyperphalangism of the index finger in the palatodigital syndrome: a case report. *J Hand Surg (Am)* 8:599-603

GRUPO IV – CRESCIMENTO EXCESSIVO

MACRODACTILIA

179. Dell P C 1985 Macrodactyly. *Hand Clin* 1: 511-524
180. Frykman G, Wood V 1978 Peripheral nerve hamartoma with macrodactyly in the hand: report of three cases and review of the literature. *J Hand Surg* 3: 307-312
181. Pho R W, Patterson M, Lee Y S 1988 Reconstruction and pathology in macrodactyly. *J Hand Surg (Am)* 13:78-83
182. Edgerton M T, Tuerk D B I 1974 Macrodactyly (digital gigantism): its nature and treatment. In: Littler J W, Cramer L M, Smith J W (eds) *Symposium on reconstructive hand surgery.* C V Mosby, St Louis, pp 157-172
183. Barsky A 1967 Macrodactyly. *J Bone Joint Surg* 49A:1255-1266
184. Schuind F, Merle M, Dap F, Bour C, Michon J 1988 Hyperostotic macrodactyly. *J Hand Surg (Am)* 13:544-548

Síndrome de Proteus

185. Wiedemann H R, Burgio G R, Aldenhoff P, Kunze J, Kaufmann H J, Schirg E 1983 The proteus syndrome. Partial gigantism of the hands and/or feet, nevi, hemihypertrophy, subcutaneous tumors, macrocephaly or other skull anomalies and possible accelerated growth and visceral affections. *Eur J Pediatr* 140(1): 5-12
186. Biesecker L G, Peters K F, Darling T N, Choyke P, Hill S, Schimke N, Cunningham M, Meltzer P, Cohen M M Jr 1998 Clinical differentiation between Proteus syndrome and hemihyperplasia: description of a distinct form of hemihyperplasia. *Am J Med Genet* 79(4):311-318
187. Biesecker L G, Happle R, Mulliken J B, Weksberg R, Graham J M Jr, Viljoen D L, Cohen M M Jr 1999 Proteus syndrome: diagnostic criteria, differential diagnosis, and patient evaluation. *Am J Med Genet* 84(5): 389-395
188. Miura H, Uchida Y, Ihara K, Sugioka Y 1993 Macrodactyly in Proteus syndrome. *J Hand Surg (Br)* 18:308-309
189. Choi M L, Wey P D, Borah G L 1998 Pediatric peripheral neuropathy in proteus syndrome. *Ann Plast Surg* 40:528-532
190. McCullagh M, Harper J, Pitt M C, Jones D, Spitz L 1998 Median nerve compression in Proteus syndrome. *Pediatr Surg Int* 13: 449-450
191. Reardon W, Harding B, Winter R M, Baraitser M 1996 Hemihypertrophy, hemimegalencephaly, and polydactyly. *Am J Med Genet* 66: 144-149
192. Vaughn R Y, Selinger A D, Howell C G, Parrish R A, Edgerton M T 1993 Proteus syndrome: diagnosis and surgical management. *J Pediatr Surg* 28: 5-10

Exame

193. Allende B T 1967 Macrodactyly with enlarged median nerve associated with carpal tunnel syndrome. *Plastic Reconstr Surg* 39: 578-582

Indicações

194. Rousso M, Katz S, Khodadadi D 1976 Treatment of a case of macrodactyly of the thumb. *Hand* 8: 131-133
195. Tsuge K 1967 Treatment of macrodactyly. *Plastic Reconstr Surg* 39: 590-599
196. Tsuge K 1985 Treatment of macrodactyly. *J Hand Surg (Am)* 10: 968-969

GRUPO V – SUBCRESCIMENTO

HIPOPLASIA E APLASIA DO POLEGAR

197. Blauth W 1967 Der hypoplastische Daumen. *Arch Orthop Unfall Chir* 62: 225-246
198. Fromont M J 1895 Anomalies musculaires multiples de la main. Absence du flechisseur propre du pouce. Absence des muscles de ('eminence thenar; lombricaux supplementaires. *Bull Soc Anat Paris* 70:395-401
199. Neviaser R 1979 Congenital hypoplasia of the thumb with absence of the extrinsic extensors, abductor pollicis longus and thenar muscles. *J Hand Surg* 4:301-304
200. Blauth W, Schneider-Sickert F 1981 Numerical variations. In: Blauth W, Schneider-Sickert F (eds) *Congenital deformities of the hand. An atlas on their surgical treatment*. Springer, Berlin, p 120
201. Manske P R, McCarroll H R Jr, James M 1995 Type IIIA hypoplastic thumb. *J Hand Surg (Am)* 20A: 246-253
202. Manske P R 1997 Classification and techniques in thumb hypoplasia. In: Saffar P, Amadio P C, Faucher G (eds) *Current practice in hand surgery.* Martin Dunitz, London, pp 367-370
203. Plancher K D, Kahlon R S 1998 Diagnosis and treatment of congenital thumb hypoplasia. *Hand Clin* 14(1): 101-118

Associações com Hipoplasia

204. Edgerton M T, Snyder C B, Webb W L 1965 Surgical treatment of congenital thumb deformities. *J Bone Joint Surg* 47A: 1453-1474
205. Tajima T 1985 Classification of thumb hypoplasia. *Hand Clin* 1: 577-594
206. Miura T 1977 Congenital absence of the flexor pollicis longus. *Hand* 9: 272-274
207. Tsuchida Y, Kasai S, Kojima T 1976 Congenital absence of flexor pollicis longus and flexor pollicis brevis: a case report. *Hand* 8: 294-297
208. Usami F 1987 Bilateral congenital absence of the flexor pollicis longus with craniofacial abnormalities. *J Hand Surg (Am)* 12: 603-604
209. DeHaan M R, Wong L B, Petersen D P 1987 Congenital anomaly of the thumb: aplasia of the flexor pollicis longus. *J Hand Surg (Am)* 12: 108-109
210. Tupper J W 1969 Pollex abductus due to congenital malposition of the flexor pollicis longus. *J Bone Joint Surg* 51 A: 1285-1290
211. Blair W F, Buckwalter J A 1983 Congenital malposition of flexor pollicis longus - an anatomy note. *J Hand Surg (Am)* 8: 93-94
212. Fitch R D, Urbaniak J R, Ruderman R 1984 Conjoined flexor and extensor pollicis longus tendons in the hypoplastic thumb. *J Hand Surg (Am)* 9: 417-419
213. Lister G 1991 Pollex abductus in the hypoplastic and duplicated thumb. *J Hand Surg (Am)* 16: 626-633
214. Kobayashi A, Ohmiya K, Iwakuma T, Mitsuyasu M 1976 Unusual congenital anomalies of the thumb extensors. *Hand* 8: 17-21
215. Dellon A L, Rayan G 1981 Congenital absence of the thenar muscles. Report of two cases. *J Bone Joint Surg* 63A:1014-1015
216. McCarrol H R Jr, Manske P R 1982 Congenital absence of the thenar muscles (letter). *J Bone Joint Surg (Am)* 64(1): 153
217. Lister G 1991 Musculus lumbricalis pollicis. *J Hand Surg (Am)* 16: 622-625
218. Rayan G M 1984 Congenital hypoplastic thumb with absent thenar muscles: anomalous digital neurovascular bundle. *J Hand Surg (Am)* 9: 665-668

Indicações

219. Buck-Gramcko D 1971 Pollicization of the index finger. *J Bone Joint Surg* 53A: 1605-1617
220. Buck-Gramcko D 1977 Thumb reconstruction by digital transposition. *Orthopaedic Clin North Am* 8: 329-342
221. Egleff D V, Verdan C 1983 Pollicization of the index finger for reconstruction of the congenitally hypoplastic or absent thumb. *J Hand Surg (Am)* 8:839-848
222. Manske P R, McCarroll H R Jr 1985 Index finger pollicization for a congenitally absent or nonfunctioning thumb. *J Hand Surg (Am)* 10: 606-613
223. Blair W F, Omer G E 1981 Anomalous insertion of the flexor pollicis longus. *J Hand Surg* 6: 241-244
224. Strauch B, Spinner M 1976 Congenital anomaly of the thumb: absent intrinsics and flexor pollicis longus. *J Bone Joint Surg* 58A: 115-118
225. Su C T, Hoopes J E, Daniel R 1972 Congenital absence of the thenar muscles innervated by the median nerve. *J Bone Joint Surg* 54A: 1087-1090

Anomalias de Tendão Associadas

226. Arminio J A 1979 Congenital anomaly of the thumb: absent flexor pollicis longus tendon. *J Hand Surg* 4:487-488

Contratura do Espaço Interdigital

227. Lister G D, Milward T M 1976 Skin contracture of the first web space. *Transactions Sixth International Congress of Plastic and Reconstructive Surgery,* Masson, Paris, pp 594-604
228. Strauch B 1975 Dorsal thumb flap for release of adduction contracture of the first web space. *Bull Hos Joint Dis* 36: 34-39
229. Flatt A E, Wood V 1970 Multiple dorsal rotation flaps from the hand for thumb web contractures. *Plastic Reconstr Surg* 45: 258-262

Oponenteplastia

230. Huber E 1921 Hilsoperation bei medianuslahmung. *Deutsche Zeitschrift fur Chirurgie* 162: 271-275
231. Littler J W, Cooley S G E 1963 Opposition of the thumb and its restoration by abductor digiti quinti transfer. *J Bone Joint Surg* 45A: 1389-1396
232. Manske P, McCarroll H 1978 Abductor digiti minimi opponensplasty in congenital radial dysplasia. *J Hand Surg* 3: 552-559
233. Dunlap J, Manske P R, McCarthy J A 1989 Perfusion of the abductor digiti quinti after transfer on a neurovascular pedicle. *J Hand Surg (Am)* 14: 992-995

Estabilização da Articulação Metacarpofalangiana

234. Kowalski M F, Manske P R 1988 Arthrodesis of digital joints in children. *J Hand Surg (Am)* 13: 874-879

DEFORMIDADE DE MADELUNG

235. Madelung V 1975 Die spontane subluxation der hand nach norne *Verh Dtsch Ges Chir* 7: 259, 1878. *Arch Klin Chir* 23: 395
236. Ranawat C S, DeFiore J, Straub L R 1975 Madelung's deformity: an end-result study of surgical treatment. *J Bone Joint Surg* 57A: 772

Indicações

237. Nielsen J B 1977 Madelung's deformity: a follow-up study of 26 cases and a review of the literature. *Acta Orthopaedica Scand* 48: 379-384
238. White G M, Weiland A J 1987 Madelung's deformity: treatment by osteotomy of the radius and Lauenstein procedure. *J Hand Surg (Am)* 12: 202-204

GRUPO VI – SÍNDROME DA CONSTRIÇÃO POR BANDA CONGÊNITA

239. Field J H, Krag D 0 1973 Congenital constricting bands and congenital amputation of the fingers: placental studies. *J Bone Joint Surg* 55A: 1035-1041
240. Yoshitake K 1975 Clinical and experimental studies of the congenital constriction band syndrome, with an emphasis on its etiology. *J Bone Joint Surg* 57A:636-642
241. Wiedrich T A 1998 Congenital constriction band syndrome. *Hand Clin* 14(1):29-38
242. Patterson T J S 1961 Congenital ring-constrictions. *Br J Plastic Surg* 14: 1-31

243a. Streeter G L 1930 Focal deficiencies in foetal tissues and their relationship to intrauterine amputation. *Contributions to Embryology of the Carnegie Institute* 22: 1

243b. Upton J, Tan C 1991 Correction of constriction rings. *J Hand Surg (Am)* 16(5): 947-953

244. Moses J M, Flatt A E, Cooper R R 1979 Annular constricting bands. *J Bone Joint Surg* 61A: 562-565

Indicações

245. Lister G 1985 Reconstruction of the hypoplastic thumb. *Clin Orthop* 195: 52-65
246. Buck-Gramcko D, Pereira J A 1990 Proximal toe phalanx transplantation for bony stabilization and lengthening of partially aplastic digits. *Ann Chir Moin Memb Super* 9(2): 107-118
247. Ogino T, Kato H, Ishii S, Usui M 1994 Digital lengthening in congenital hand deformities. *J Hand Surg (Br)* 19(1): 120-129
248. Matey J 1979 Thumb reconstruction in children through metacarpal lengthening. *Plastic Reconstr Surg* 64:665-669
249. Yoshimura M 1980 Toe-to-hand transfer. *Plastic Reconstr Surg* 66: 74-83
250. Kessler I, Baruch A, Hecht 0 1977 Experience with distraction lengthening of digital rays in congenital anomalies. *J Hand Surg* 2: 394-401

MICROCIRURGIA EM MÃOS CONGÊNITAS

251. Kay S, McGuiness C 1999 Microsurgical reconstruction in abnormalities of children's hands. *Hand Clin* 15(4): 563-583
252. Fereshietian S, Upton J 1991 The anatomy and management of the thumb in Apert Syndrome. *Clin Plast Surg* 18: 365-380
253. Zuker R M, Cleland H J 1991 Syndactyly correction of the hand in Apert syndrome. *Clin Plast Surg* 18: 357-364
254. Foo I T, Malata C M, Kay S P 1993 Free tissue transfers to the upper limb. *J Hand Surg (Br)* 18: 279-284
255. Chen H C, El-Gammal T A 1997 The lateral arm fascial free flap for resurfacing of the hand and fingers. *Plastic Reconstr Surg* 99: 454
256. Smith P J, Jones B M 1985 Free vascularised transfer of a metatarsophalangeal joint to the hand. A technical modification. *J Hand Surg (Br)* 10(1): 109-112
257. Chen H C, Chang M H, Schneeberger A G, Cheng T J, Wei F C, Tang Y B 1998 Posterior interosseus flap and its variations for coverage of hand wounds. *J Trauma* 45(3):570-574
258. Chen H C, Tang Y B, Chuang D, Wei F C, Noordhoff M S 1996 Microvascular free posterior interosseus flap and a comparison with the pedicled posterior interosseus flap. *Ann Plast Surg* 36(5): 542-550

Para Reconstrução do Polegar

259. Boyer M I, Mih A D 1998 Microvascular surgery in the reconstruction of congenital hand anomalies. *Hand Clin* 14(1): 135-142
260. Radocha R F, Netscher D, Kleinert H E 1993 Toe phalangeal grafts in congenital hand anomalies. *J Hand Surg (Am)* 18: 833-841

Para Reconstrução Digital

261. Gilbert A 1982 Toe transfers for congenital hand defects. *J Hand Surg (Am)*2: 118-124
262. Kay S P, Wiberg M 1996 Toe to hand transfer in children, Part 1: Technical aspects. *J Hand Surg (Br)* 21:723-734
263. Kay S P, Wiberg M, Bellew M, Webb F 1996 Toe to hand transfer in children, Part 2: Functional and psychological aspects. *J Hand Surg (Br)* 21: 735-745

Transferências Articulares Livres

264. Chen S H T, Wei F C, Chen H C 1999 Vascularised toe joint transplantation. *Hand Clin* 15(4): 613-627
265. Shibata M, Yoshizu T, Seki T, Goto M, Saito H, Tajima T 1998 Reconstruction of a congenital hypoplastic thumb with use of a free vascularized metatarsophalangeal joint. *J Bone Joint Surg (Am)* 80(10):1469-1476
266. Ishida O, Tsai T M 1991 Free vascularized whole joint transfer in children. *Microsurgery* 12(3): 196-206
267. Tsai T M, Wang W Z 1992 Vascularised joint transfers. Indications and results. *Hand Clin* 8(3): 525-536

Outras Transferências Microvasculares

268. Tan B K, Wei F C, Chang K J, Lutz B S, Chen S H T 1999 Combined third and fourth toe transplantation. *Hand Clin* 1(4): 589-596
269. Faucher G, Sammut D, Citron N 1990 Free vascularized toe-joint transfer in hand reconstruction: a series of 25 patients. *J Reconstr Microsurg* 6(3): 201-207
270. Faucher G, Lenoble E, Smith D 1994 Free and island vascularized joint transfer for proximal interphalangeal reconstruction: a series of 27 cases. *J Hand Surg (Am)* 19(1):8-16
271. Barca F, Santi A, Tartoni P L Landi A 1995 Gait analysis of the donor foot in microsurgical reconstruction of the thumb. *Foot Ankle Int* 16: 201-206

Paralisia Obstétrica do Plexo Braquial

272. Taylor G I 1999 Free vascularised nerve transfer in the upper extremity. 15: 673-695
273. Kay S P 1998 Obstetrical brachial palsy. *Br J Plast Surg* 51:43-50
274. Terzis J K, Papakonstantinou K C 1999 Management of obstetric brachial plexus palsy. *Hand Clin* 15(4): 717-736

Capítulo 8 Doença de Dupuytren

A doença de Dupuytren é uma fibromatose que ocorre na palma ou dígitos da mão. O diagnóstico é puramente clínico. Classicamente, é caracterizada pelo desenvolvimento de um nódulo na fáscia palmar que pode progredir à formação de cordões espessados de tecido fibrótico e pode culminar no desenvolvimento de contraturas digitais. Inicialmente estas contraturas são somente deformidades em flexão, com as articulações permanecendo plenamente corrigíveis. Depois, elas progridem para anormalidades estruturais, com contraturas em flexão das próprias articulações devido a adesões periarticulares. Os tecidos envolvidos são as estruturas fasciais da palma e dígitos, e é necessário um conhecimento e entendimento completo destas estruturas ao tentar corrigir estas deformidades.

No manejo de contraturas complexas como a de Dupuytren, a cirurgia deve consistir em um diagnóstico e terapia lógicos. Como na camptodactilia, o diagnóstico é um processo que continua transoperatoriamente. O efeito de cada passo operatório precisa ser observado, e se a correção não é alcançada então o próximo passo lógico deve ser instituído. Por esta razão, este capítulo menciona a técnica cirúrgica mais freqüentemente que a maioria dos outros capítulos deste livro.

DIAGNÓSTICO

Um nódulo palmar isolado está freqüentemente presente, e depressões palmares se desenvolvem à medida que progride o envolvimento da pele sobrejacente. O nódulo freqüentemente pode ser doloroso. Este pode ou não evoluir à próxima fase da contratura de Dupuytren, que é o desenvolvimento de cordões[1]. Na opinião do editor, os cordões freqüentemente precedem os nódulos ou podem surgir isoladamente. Esta corresponde à opinião de Gosset[2], que sugeriu que os cordões e nódulos representavam formas diferentes ao invés de fases diferentes da doença. Os cordões se desenvolvem em relação específica com a organização da fáscia palmar e digital como descrito por McFarlane, que discutiu a relação com a bainha do tendão flexor e o feixe neurovascular do dedo[3].

A doença é bilateral em 50% dos pacientes[3-5] e, em pacientes com doença unilateral, a mão direita é mais freqüentemente envolvida[5]. O lado ulnar da mão é freqüentemente afetado e freqüentemente os dígitos envolvidos são o anular, o mínimo e o médio, com o polegar e o indicador raramente[6] afetados. O tendão do abdutor do dedo mínimo é freqüentemente envolvido[7,8].

'Sítios ectópicos' podem ser afetados, em particular a fáscia plantar[9] e o pênis[10]. A fibromatose plantar (doença de Ledderhosen) acontece em 5-20% e a doença de Peyronie em 2-4%[11,12].

Os coxins articulares de Garrod[13,14] estão freqüentemente presentes no dorso da articulação interfalangiana proximal (IFP) e (histologicamente) consiste no tecido de Dupuytren.[15] Os coxins de Garrod têm uma incidência que varia de 1-2%[12] a 44%[16].

O desenvolvimento inexorável de contratura progressiva pode requerer cirurgias múltiplas. Uma indicação da severidade da doença é determinada por:

- início em idade jovem;
- história familiar fortemente positiva;
- envolvimento do lado radial da mão;
- envolvimento de locais ectópicos (por exemplo pênis, fáscia plantar);
- taxa rápida de progressão.

Embora o quadro típico da doença e contratura de Dupuytren seja fácil de reconhecer, há dificuldades ocasionais para fazer o diagnóstico:

1. *Dedo em gatilho isolado.* O envolvimento das fibras profundas da fáscia longitudinal como ao redor da polia A1 pode levar ao dedo em gatilho. Esta pode ser a característica inicial primária da doença de Dupuytren. O desenvolvimento progressivo de uma contratura pode ocorrer após a liberação cirúrgica, para desânimo de todos os envolvidos. Por fim, fica aparente que o paciente tem a contratura de Dupuytren. Lamentavelmente, até que isto aconteça, processos legais podem ter sido iniciados, e pode existir muita desconfiança entre o paciente e o médico. Então, é aconselhável que qualquer paciente com dedo de gatilho que não faz progressos seja examinado cuidadosamente para sinais indicativos da doença de Dupuytren como coxins articulares. Se o paciente está fazendo progresso lento, a possibilidade da doença de Dupuytren deve ser explicada e deve-se perguntar sobre a história familiar.
2. *Induração palmar.* Seguindo qualquer condição em que a mão está edemaciada, os pacientes ficam com uma induração na fáscia palmar semelhante à doença de Dupuytren. Esta pode ocorrer após trauma maior na mão, distrofia simpática reflexa ou fratura de Colles. Só raramente tal condição progride a uma contratura.
3. *Dupuytren digital isolada.* Na ausência de evidência de doença palmar, um espessamento difuso do dígito levando à contratura pode ser difícil de diagnosticar inicialmente como a doença de Dupuytren. Pode estar presente por muitos anos, sem qualquer mudança ou pode acontecer até mesmo no local de uma lesão prévia. Com o tempo, a progressão acontece e o envolvimento palmar se torna óbvio.

EPIDEMIOLOGIA

A prevalência da doença de Dupuytren varia de acordo com a idade, sexo, raça e local geográfico. Em geral, a prevalência aumenta com a idade. Os homens tipicamente buscam tratamento na quinta década e mulheres uma década depois,[5] embora também haja relatos de Dupuytren em crianças abaixo de 13 anos[17]. Os homens freqüentemente são mais afetados que as mulheres em todos os estudos, embora antes da nona década esta diferença seja diminuída[5]. A prevalência varia de 2 a 42%, dependendo da população estudada. Assim, tem havido poucos casos relatados de Dupuytren na Índia, na Tailândia[19], em Taiwan[20], na população negra do Zimbábue[21], África do Sul[22], e entre afro-americanos[23]. A prevalência mais alta está entre brancos caucasianos de descendência do norte europeu[24]. Em um estudo com 16.000 noruegueses, a prevalência global da doença de Dupuytren foi de 9,4% para os homens e 2,8% de mulheres[5]. No mesmo estudo, a prevalência máxima foi de 37% para homens com mais de 70 anos e 25% para mulheres com mais de 80 anos. Estudos inclusivos semelhantes estão faltando para outras partes do planeta (exceto o Japão). Aqueles que estão disponíveis indicam que (à parte a prevalência) a doença tem as mesmas características vistas em populações européias do norte (isto é, associação com gênero masculino, doença ulnar, doença bilateral, epilepsia e trabalho manual)[24]. No Japão, a prevalência foi informada como sendo semelhante à populações do norte europeu, com 19,7% de homens e 9% de mulheres de mais de 60 anos tendo a doença[25]. Porém, o padrão de doença é diferente, com 90% de 1.154 pacientes tendo apenas nódulos e nenhuma contratura. Esta diferença pode explicar a prevalência mais baixa em pacientes japoneses que buscam intervenção cirúrgica, comparada com populações do norte europeu.

ETIOLOGIA

Tem ficado cada vez mais claro que não há uma causa única para a doença de Dupuytren. Além disso, as manifestações clínicas da doença de Dupuytren representam provavelmente o caminho comum final para uma condição com múltiplos eventos desencadeantes em um paciente com uma predisposição genética para a doença. Essa predisposição pode ser herdada ou esporádica, mas determina se de fato o paciente contrairá a doença. Quando ela começa, ela é provavelmente determinada pelos efeitos cumulativos de doenças associadas (por exemplo alcoolismo, diabetes) ou fatores ambientais (por exemplo tabagismo). A parte da mão onde ela se desenvolve é provavelmente determinada pela anatomia fascial, pela biomecânica e talvez pelo uso profissional.

GENÉTICAS

Embora a doença de Dupuytren seja comumente vista em caucasianos louros, há poucos dados para substanciar o mito de que surgiu em um único grupo racial como os vikings antes de disseminar-se ao resto da humanidade[24,26]. Não obstante, estudos em gêmeos e diferenças na prevalência e no padrão de doença entre populações distintas sugerem que a genética tenha um papel importante a desempenhar na etiologia da doença de Dupuytren[24,27]. O papel exato da genética permanece obscuro, porque há exemplos claros de casos herdados e não-herdados (esporádicos) da doença de Dupuytren.

ASSOCIAÇÕES

Diz-se que várias condições associadas aumentam a prevalência da doença de Dupuytren, embora os dados em alguns casos sejam conflitantes. Não obstante, algumas destas associações esclareceram o mecanismo subjacente da doença de Dupuytren. Eles incluem:

- alcoolismo;
- tabagismo;
- trabalho manual;
- diabetes;
- epilepsia.

Álcool

A doença de Dupuytren parece freqüentemente acontecer mais entre etilistas.[28] Porém, o(s) fator(es) causal(is) é obscuro, e o álcool parece influenciar a doença de Dupuytren por seus efeitos no fígado em vez de um efeito direto na fáscia da mão.

Tabagismo

O tabagismo desempenha um papel significativo na patogenia da doença de Dupuytren ou na progressão da doença[29]. Comparado com álcool, o papel do tabagismo na etiologia da doença de Dupuytren é intenso, e pode explicar a freqüência mais alta da condição entre etilistas, desde que o tabagismo também seja comum entre eles[29]. O tabagismo diminui intensamente o fluxo de sangue da mão[30], e a oclusão microvascular foi demonstrada no tecido de Dupuytren coletado de fumantes[31], o que sugere que a isquemia é um componente importante na etiologia da doença de Dupuytren.

Trabalho Manual

O microtrauma da fáscia (resultante de trabalho manual) seguido pela contratura de miofibroblastos tem sido culpado pelo desenvolvimento da doença de Dupuytren[4,32]. Porém, os dados são conflitantes e comumente não apóiam uma associação causal entre trabalho manual e a doença de Dupuytren[24,33].

Diabetes

A prevalência de Dupuytren é mais alta entre diabéticos e em um estudo de 122 pacientes, a doença de Dupuytren estava presente em 43% comparados com 18% no grupo controle. A associação é particularmente forte em diabéticos com retinopatia, o que sugere que a microangiopatia de diabetes pode ter um papel na etiologia da doença de Dupuytren[33,34].

Epilepsia

A prevalência da doença de Dupuytren é aumentada entre epiléticos[16,24,35]. Em um estudo, até 38% de 373 pacientes com epilepsia também tinham Dupuytren, comparados com 16% de 555 pacientes não-epilépticos[35]. A razão para a associação é obscura e pode ser devida à medicação antiepiléptica.

BIOLOGIA CELULAR E MOLECULAR

O caminho comum final para o desenvolvimento da doença de Dupuytren está nos níveis celular e molecular. A célula fundamental neste aspecto é o *miofibroblasto*, que tem características morfológicas que são intermediárias entre uma célula muscular lisa e um fibroblasto e provavelmente surge da população de fibroblastos existente na fáscia da mão[33,36]. Como ou por que os fibroblastos sofrem transformação em miofibroblastos permanece um mistério. Porém, evidências crescentes sugerem que a isquemia seja o evento chave em um indivíduo suscetível[31,33]. Isto conduz a um ciclo vicioso que envolve a liberação de radicais livres, proliferação de miofibroblastos, deposição de colágeno (especialmente tipo III), contração de miofibroblastos (com a formação dos cordões de Dupuytren) e mais isquemia. O processo está sob o controle de fatores de crescimento (por exemplo, fator de crescimento derivado de plaquetas), mas erros na expressão e na resposta celular a estes fatores de crescimento foram demonstrados em muitos estudos[33,37]. As razões para estes erros podem ficar claras no futuro, proporcionando uma explicação de consenso para o desenvolvimento da doença de Dupuytren.

ANATOMIA[38]

NÓDULOS

De acordo com muitos, o nódulo é a evidência mais precoce de doença, embora possam ser vistos cordões na palma na ausência de nódulos. Os nódulos parecem originar-se nos componentes superficiais da fáscia palmar ou digital, talvez dentro das delicadas extensões verticais para a derme. Eles podem ser bem definidos ou relativamente difusos. Nódulos palmares são encontrados em relação íntima com a prega palmar distal. Nódulos digitais usualmente acontecem na área falangiana proximal. A contração dos nódulos pode produzir depressões com enrugamento da pele.

FÁSCIA PALMAR

A fáscia palmar consiste de:

- aponeurose palmar;
- aponeurose hipotenar;
- aponeurose tenar;
- fáscia digital.

Aponeurose Palmar

A aponeurose palmar é uma camada fascial triangular espessa que cobre os túneis lumbrical e do tendão flexor entre as eminências tenar e hipotenar. Proximalmente, é contínua com o tendão palmar longo. Distalmente, usualmente divide-se em quatro faixas fasciais longitudinais chamadas faixas pré-tendinosas. Uma quinta faixa pré-tendinosa (menos desenvolvida) estende-se ao polegar. Cada faixa pré-tendinosa bifurca-se distalmente para passar de cada lado dos tendões flexores. As faixas pré-tendinosas foram descritas por McGrouther[39] como tendo três inserções diferentes. A *primeira (camada superficial)* termina na derme distal à articulação metacarpofalangiana (MCF) e a meio caminho entre as pregas digitais palmares distal e proximal. A *segunda (camada intermediária)* passa profundamente ao ligamento natatório e ao feixe neurovascular, e funde-se com a bainha digital lateral. Estas fibras foram chamadas faixas espirais de Gosset e podem prender-se à faixa retrovascular. A *terceira (camada profunda)* passa ao lado da bainha de tendão flexor verticalmente, na região da polia A1 e termina próxima ao tendão extensor (Figs. 8.1, 8.2, 8.3).

Existem fibras verticais ao longo da aponeurose palmar. Superficialmente, elas formam faixas fortes, abundantes, que conectam a aponeurose palmar à derme. As fibras verticais profundas são de três tipos:

- os septos bem definidos de Legueu e Juvara;
- as fibras de McGrouther da camada profunda da faixa pré-tendinosa;
- faixas verticais pequenas que ocupam o plano profundo sob a fáscia palmar, que corre verticalmente para baixo para separar as bainhas do tendão flexor dos túneis lumbricais.

Os septos verticais de Legueu e Juvara são estruturas fibrosas bem desenvolvidas que surgem da superfície profunda da aponeurose palmar, ao nível da cabeça e colo metacarpianos. Eles passam para baixo da placa palmar e da fáscia sobre os interósseos e são mais desenvolvidos distalmente, onde misturam-se com o ligamento intermetacarpiano transversal profundo. Eles têm uma borda proximal aguda, localizada 1 cm distal ao arco palmar superficial e têm aproximadamente 1 cm de comprimento. Há oito septos – um em cada lado da bainha do tendão flexor, que forma quatro túneis fibrósseos. O espaço entre cada túnel fibrósseo também forma três compartimentos que contêm os feixes neurovasculares digitais comum dos três espaços interdigitais, inclusive os lumbricais. Os únicos feixes neurovasculares não contidos dentro destes compartimentos são o feixe neurovascular radial do dedo indicador e o feixe neurovascular ulnar do dedo mínimo.

As fibras transversais da aponeurose palmar consistem em duas estruturas:

- ligamento natatório (LN);
- ligamento transversal da aponeurose palmar (LTAP).

O LTAP difere do ligamento intermetacarpal transversal profundo, que é chamado agora freqüentemente ligamento da placa interpalmar (Fig. 8.3). O LTAP é uma parte distinta da aponeurose palmar, cuja função principal parece ser proporcionar um local de origem para as fibras verticais de Legueu e Juvara. O LN usualmente é referido em textos anatômicos-padrão como ligamento metacarpiano transversal superficial. Ele continua no primeiro espaço interdigital, onde é chamado ligamento comissural distal do primeiro espaço interdigital. Estes

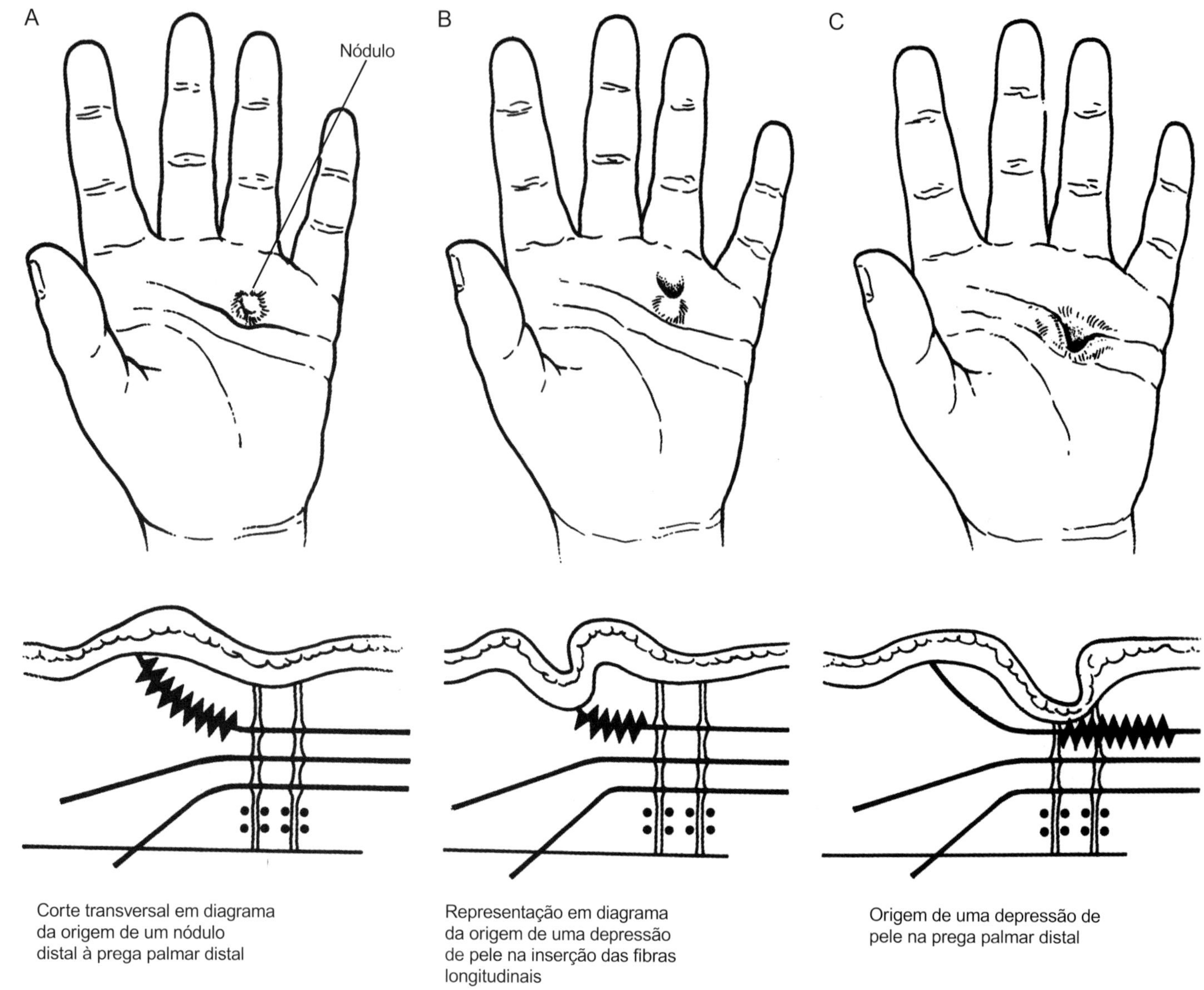

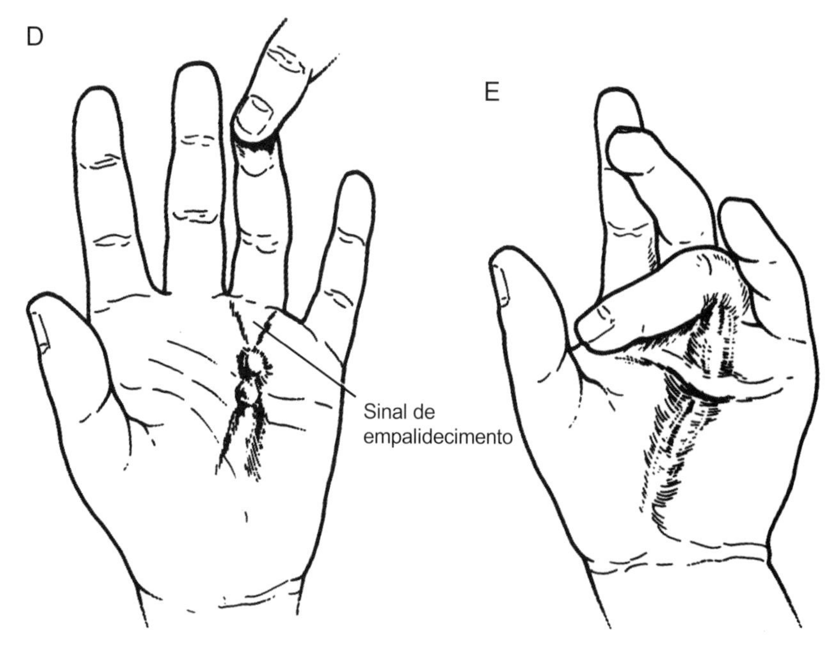

Fig. 8.1. Características da doença. **A, B.** Na fase inicial, um nódulo se forma distal à prega palmar distal. Uma seção longitudinal pela fáscia palmar neste momento mostra aderência da pele com a formação de um nódulo. **C.** Alternativamente, uma contratura que se desenvolve mais proximalmente pode produzir uma depressão ao nível da prega palmar distal. **D.** Uma vez aderidas as faixas longitudinais da fáscia palmar, a extensão forçada do dígito empalidecerá a pele distal à área, produzindo um sinal de aderência característico. **E.** À medida que a doença progride, o dedo será fletido nas articulações metacarpofalangianas ou interfalangianas.

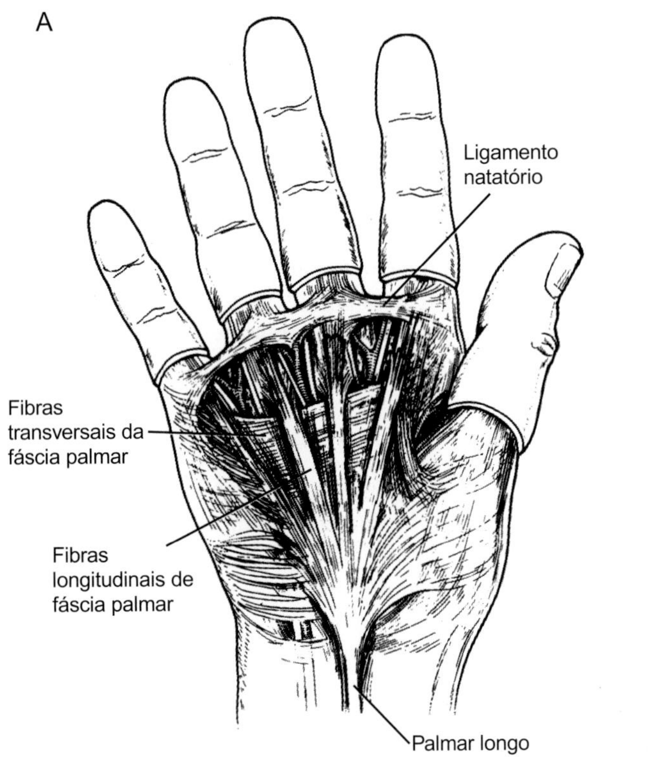

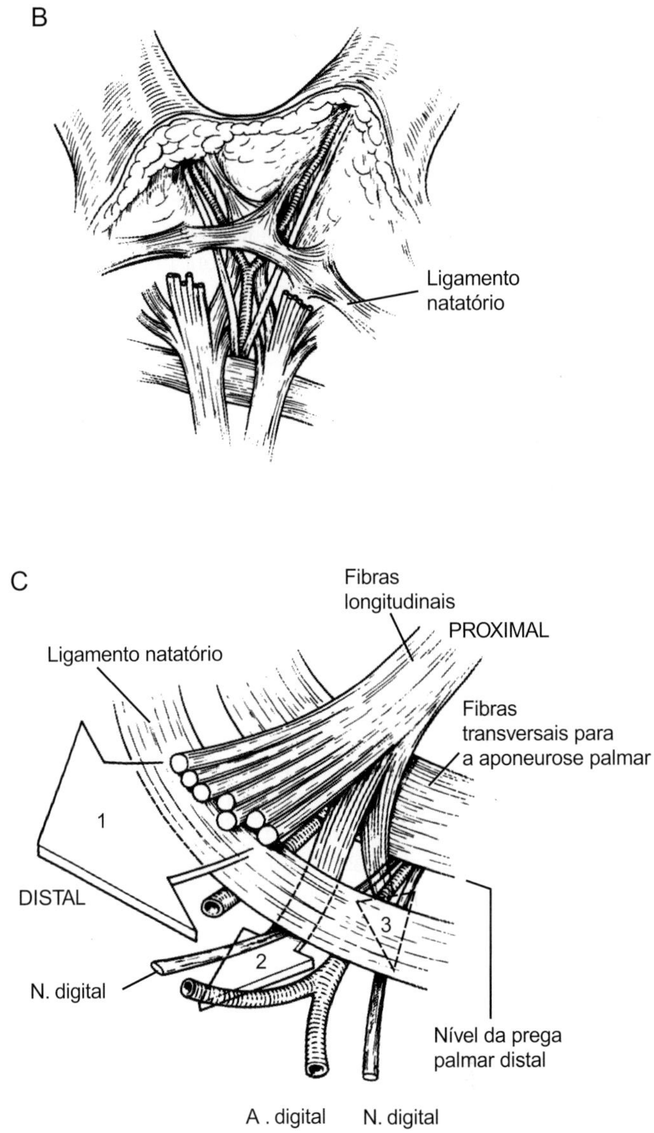

Fig. 8.2 A. A anatomia da fáscia palmar. As fibras longitudinais para cada raio digital individual são notadas. Há dois sistemas transversais de fibras, os ligamentos natatórios na base dos interdígitos digitais e um sistema transversal mais profundo (as fibras de Skoog) ou fibras transversais da aponeurose palmar. **B.** Um espaço interdigital individual é mostrado em detalhe. As fibras longitudinais passam superficialmente às fibras transversais de Skoog. As mais superficiais inserem-se na pele. As fibras médias espiralam ao redor do feixe neurovascular para alcançar os lados dos dígitos. As fibras mais profundas passam profundamente na mão, ao redor do lado da bainha do tendão flexor. **C.** Detalhe expandido da fáscia no interdígito. A orientação é diferente de **A** e **B**. Fibras longitudinais são vistas transcorrendo superficiais às fibras transversais de Skoog e profundamente às fibras natatórias transversais. A camada 1 insere-se na pele, a 2 espirala ao redor dos feixes neurovasculares e a 3 passa profundamente, lateral à articulação metacarpofalangiana (Fig. 8.3).

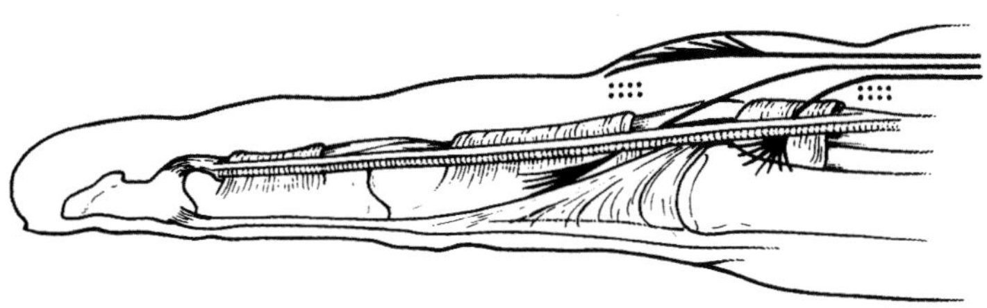

Fig. 8.3. Um corte transversal do dígito mostra as três camadas de fibras longitudinais da fáscia palmar sob a prega palmar distal. As mais superficiais inserem-se na pele da palma distal. A camada média espirala ao redor dos feixes neurovasculares para alcançar a fáscia no lado do dedo (folha digital lateral). A camada mais profunda passa próxima aos lados da bainha flexora lateral para a articulação metacarpofalangiana.

podem ser envolvidos independentemente na doença de Dupuytren.

Aponeurose Hipotenar

A borda radial desta área é a faixa pré-tendinosa do mínimo. É uma camada fascial, que é contínua com a borda ulnar da aponeurose palmar e forma uma fascial para cobrir os músculos da eminência hipotenar. A fáscia sobre o músculo funde com o tendão do abdutor *digiti minimi* e continua distalmente, perto da bainha digital lateral. O tendão também é fixo por fibras fasciais à placa palmar da articulação MCF do dedo mínimo, ao ligamento transversal da aponeurose palmar e à faixa ulnar sagital, enquanto as fibras verticais conectam o tendão à derme. Todos estes tecidos podem ser envolvidos na doença de Dupuytren e é necessária atenção para a inserção do abdutor do dedo mínimo na ressecção de tecido envolvido, para evitar a recorrência precoce de uma deformidade em flexão do dedo mínimo.

Aponeurose Tenar

A borda ulnar desta área é a extensão pré-tendinosa da aponeurose palmar para o polegar. É a continuação radial da aponeurose palmar, mas é muito mais fina formando uma cobertura fascial para os músculos da eminência tenar. A pele sobre a aponeurose tenar é mais móvel porque há poucas fibras verticais que conectam esta à derme. O ligamento comissural transversal distal é uma continuação do LN, enquanto o ligamento comissural transversal proximal é uma continuação do LTAP no primeiro espaço interdigital. Todas estas estruturas podem ser envolvidas na doença de Dupuytren, particularmente em pacientes com uma diátese forte.

Fáscia Digital

A fáscia digital segura a pele em posição quando os dedos ou o polegar são movidos. Várias estruturas distintas que podem estar envolvidas na doença de Dupuytren foram descritas:

1. O *ligamento de Grayson* é uma folha fina que surge do lado da bainha flexora, que passa para a pele médio-axial e está localizada palmar ao feixe neurovascular.
2. O *ligamento de Cleland* está localizado profundamente ao feixe neurovascular. É mais espesso, surgindo do lado das falanges e correndo obliquamente para a pele médio-axial.
3. *A folha digital lateral* consiste em fáscia superficial lateral aos feixes neurovasculares. Recebe contribuições do ligamento natatório e posteriormente da faixa espiral.
4. *A faixa retrovascular.* Profundamente ao feixe neurovascular, é um grupo de fibras longitudinais, chamada fáscia retrovascular.

ANATOMIA PATOLÓGICA[38]

As estruturas fasciais normais na mão e nos dígitos são chamadas faixas ou folhas (por exemplo, faixa pré-tendinosa, faixa espiral, folha digital lateral). As mesmas estruturas são chamadas cordões quando as alterações patológicas da doença de Dupuytren ficam evidentes. Por exemplo, na palma pode haver cordões pré-tendinosos, cordões verticais (que podem causar dedo em gatilho) e o cordão do abdutor do dedo mínimo. Semelhantemente, nos dígitos pode haver cordões espirais, cordões natatórios, cordões centrais, cordões laterais, o cordão digital isolado e o cordão retrovascular.

NA PALMA

A contração de um cordão pré-tendinoso resulta em flexão da articulação MCF, mas não afeta a posição do feixe neurovascular. Cordões verticais são encontrados freqüentemente durante a fasciectomia em vez de na avaliação pré-operatória. Eles podem causar dor ou dedo em gatilho. A contração do cordão do abdutor do dedo mínimo contribui para a flexão da articulação MCF do mínimo e é uma causa freqüente de deformidade em flexão recorrente.

NO DÍGITO

O cordão natatório desenvolve-se de fibras do LN e suas extensões digitais, que podem limitar a abdução dos dedos. O cordão central está localizado na linha média e desenvolve-se como uma extensão do cordão pré-tendinoso. Usualmente é preso à bainha flexora ou ao periósteo da falange média e pode causar contração da articulação IFP, mas sem deslocamento do feixe neurovascular. O cordão lateral desenvolve-se das fibras da folha digital lateral. Pode ser preso à pele e à bainha do tendão pelo ligamento de Grayson, e a contração do cordão resultará em flexão da articulação IFP e às vezes da articulação interfalangiana distal (IFD). Ocasionalmente, pode resultar em deslocamento do feixe neurovascular para a linha média. O cordão retrovascular desenvolve-se da fáscia retrovascular. A contratura deste cordão não causa flexão da articulação IFP, mas pode contribuir para ela.

Quando uma faixa pré-tendinosa, sua continuação distal (a faixa espiral de Gosset), a folha digital lateral e o ligamento de Grayson estão envolvidos pela doença de Dupuytren, isso conduz à formação de um cordão espiral (Fig. 8.4). A contração gradual do cordão espiral traciona o feixe neurovascular para a linha média. Eventualmente, o feixe neurovascular pode vir a localizar-se transversal ao eixo longo do dedo, profundamente à derme da prega de flexão proximal do dedo. Incisões nesta parte do dedo *não* devem ser feitas até a profundidade do cordão, mas só através da derme. Uma vez isto feito, é feita uma busca cuidadosa pelo feixe neurovascular.

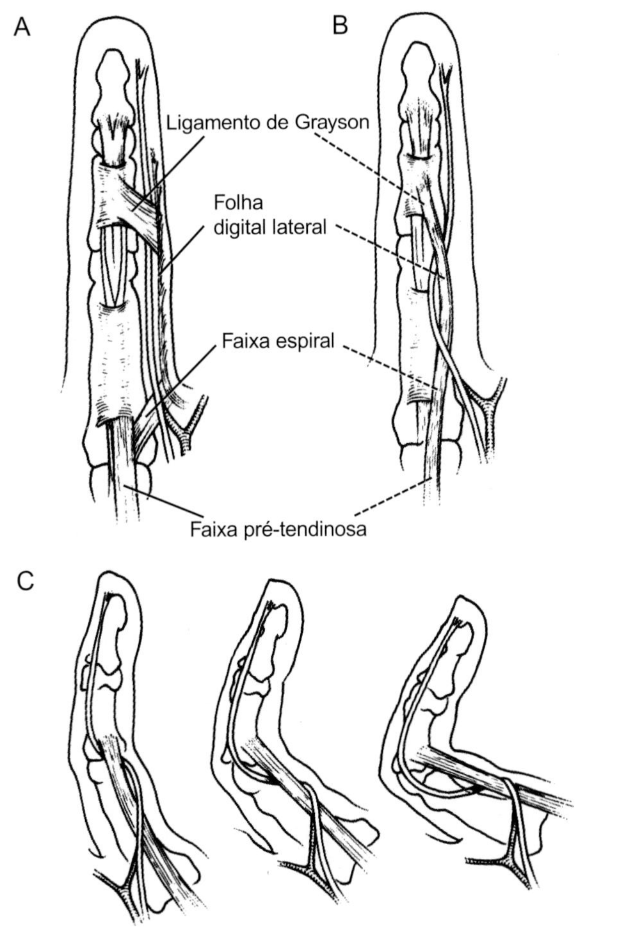

Fig. 8.4. Anatomia dos ligamentos digitais. **A.** A estrutura fascial principal no dígito é a folha digital lateral. **B.** A formação de um cordão espiral é mostrada quando a doença de Dupuytren segue a faixa pré-tendinosa pela faixa espiral à folha digital lateral e depois disso para a falange média pelo ligamento de Grayson e bainha flexora. Quando a contratura acontece ao longo destas estruturas, um cordão espiral é formado, o qual desloca o feixe neurovascular. **C.** À medida que o dígito se torna mais fletido, o feixe neurovascular deslocado vem localizar-se cada vez mais proximalmente sobre a faixa espiral em contração.

EXAME

Ao avaliar o paciente, devem ser feitos uma análise do *envolvimento da pele*, do tecido doente (isto é, *os cordões*), envolvimento articular (particularmente *a articulação IFP), envolvimento do deslizamento central* e o *estado vascular*. Devem ser documentadas a extensão e a distribuição anatômica da doença (preferivelmente em um diagrama) porque a apresentação é variada em cada mão. Por exemplo, a doença regularmente acontece no lado ulnar da mão mas pode envolver mais de um dígito, e pode estender-se ao lado radial da mão. Semelhantemente, podem ser envolvidas partes diferentes da mão e dos dígitos em fases diferentes. Assim, a doença pode ser proliferativa em uma parte, enquanto em outra é involutiva.

A presença de qualquer nódulo, cordões e depressões devem ser registrados. Qualquer encurtamento da pele pode ser descoberto medindo a distância entre as pregas digitais transversais. Tal redução pode ser real (devido ao envolvimento da própria derme) ou aparente (causado por enrugamento da pele por contração dos cordões verticais presos à derme).

Os pacientes têm freqüentemente uma deformidade em flexão na ausência de uma contratura articular. Cada articulação deve ser testada por sua vez com as articulações adjacentes completamente fletidas, para ver se a extensão total é possível na articulação em questão – freqüentemente é. A deformidade em flexão é causada por encurtamento dos cordões, assim o único método reprodutível de documentar a presença de tal deformidade é medindo o déficit de extensão em centímetros, porque não há nenhuma contratura articular real. Porém, adesões periarticulares formar-se-ão se a postura fletida for mantida por tempo suficiente, fazendo com que *uma contratura articular se estabeleça*. Quando isto acontece, o ângulo da contratura deve ser notado. A distinção entre uma deformidade em flexão e uma contratura articular estabelecida é uma observação crucial na avaliação pré-operatória da doença de Dupuytren porque uma contratura pode ser registrada como sendo mais severa do que realmente é. Em particular, as comparações entre estudos diferentes podem ser inválidas se esta distinção não é observada. *A presença de uma contratura da articulação IFP* $> 60°$ significa uma chance de 80% de atenuação do deslizamento central e assim um curso pós-operatório mais difícil, que requer um regime de imobilização diferente. As *deformidades em botoeira* em que há hiperextensão e incapacidade de fletir completamente a articulação IFD sugere envolvimento do ligamento retinacular oblíquo e tensão das faixas laterais conjuntas.

O *teste digital de Allen* sempre deve ser executado. Se este também mostra fluxo prejudicado em uma das artérias digitais, o que implica que o nervo está sendo comprimido e que provavelmente há um cordão espiral[40]. O paciente pode ser advertido com antecedência do risco aumentado de lesão nervosa e vascular ao dígito.

A maturidade do tecido do Dupuytren deve ser avaliada. É de aparência vermelha, vascular, e suculento ou é maduro, fibroso, e branco? Está presente como um cordão isolado bem localizado ou como uma folha difusa?

A condição geral do paciente também é crítica ao avaliar as indicações para cirurgia.

INDICAÇÕES

TRATAMENTO NÃO-CIRÚRGICO

Ao avaliar o paciente para a cirurgia de Dupuytren também deve-se estar atento de que o tratamento conservador pode ter um papel a desempenhar. O desenvolvimento de métodos de se fixar externamente o dígito afetado e distraindo-o progressivamente com dispositivos como o dispositivo TEC de Messina[41], o fixador externo de 'Pipster'[42], o S-Quattro[43], ou outros dispositivos de fixação externos foram publicados desde a última edição deste livro. Embora uma correção excelente da contratura seja alcançada com estes dispositivos, as contraturas recidivam depressa, sem fasciectomia, ao se interromper a distração. Os defensores sugerem que as outras vantagens destes dispositivos sejam:

- alongamento progressivo do feixe neurovascular digital;
- acesso mais fácil aos cordões doentes depois da distração em dedos muito contraídos.

Nenhuma destas são vantagens na visão do editor. Primeiramente, o alongamento progressivo do feixe neurovascular só é aplicável na fase final da doença de Dupuytren, onde há fibrose junto ao feixe neurovascular, aumentando o risco de isquemia em extensão. É improvável que esta fibrose seja afetada significativamente pelo uso de tais dispositivos. Secundariamente, pode ser obtido um acesso mais fácil aos cordões doentes com a fasciotomia palmar simples, enquanto que o alongamento da contratura com um destes dispositivos pode levar duas semanas. Tal uso prolongado é particularmente difícil de justificar quando se considera a lista significativa de complicações associada a estes dispositivos, como infecção, rigidez em extensão, dor e a síndrome de dor regional crônica tipo I (SDRC-tipo I).

A colagenase também tem sido usada no tratamento da doença de Dupuytren. Só um estudo em humanos foi relatado[44], mas os resultados iniciais têm sido promissores, com 90% de 29 pacientes alcançando extensão total da articulação MCF e seis entre nove pacientes alcançando extensão total da articulação IFP depois de uma única injeção da enzima. Estes resultados foram mantidos 9 meses depois da injeção. O resultado a longo prazo desta forma de tratamento é ansiosamente esperado.

Outros tratamentos não-cirúrgicos que foram relatados incluem radioterapia[45], dimetil sulfóxido (DMSO)[46], ultra-som[47], imobilização pré-operatória[48], esteróides tópicos e injetáveis[49,50], colchicina[51] e gama-interferon[52]. Nenhum destes tratamentos produziu qualquer benefício significativo na maioria dos pacientes, com exceção dos esteróides.

TRATAMENTO CIRÚRGICO

Geral

A idade, motivação e saúde geral do paciente são fatores importantes. Em geral, são realizados procedimentos mais limitados em:

- pacientes com idade avançada;
- pacientes com problemas de saúde geral severos;
- pacientes pouco motivados.

O tipo de mão pode influenciar a cirurgia. A mão estética com dedos longos e finos tende a mobilizar mais depressa. Em contraste, a mão gorda, edemaciada, ou espessada de um trabalhador pode ter problemas no pós-operatório. Semelhantemente, o paciente que tem uma história prévia de síndrome de Dor Regional Crônica tipo I (SDRC) pode endurecer no pós-operatório. Em geral, a maioria de pacientes mobiliza rapidamente após a cirurgia, mas um número pequeno experimentará uma recuperação muito lenta. Em alguns, isto é devido ao desenvolvimento de SDRC tipo I, que pode estar associada por sua vez a uma síndrome do túnel do carpo subaguda devida a edema de tecidos moles.

O tipo de envolvimento é significativo. Cordões lineares, isolados, podem ser manejados de uma maneira mais agressiva se comparados com a doença difusa. Na doença difusa, o princípio deve existir para interromper as forças longitudinais por técnicas de 'faixa de terra limpa' usando fasciotomia e enxerto ou fasciectomias seletivas múltiplas.

Uma vez que uma deformidade em flexão se desenvolveu, ela usualmente progride, embora a taxa de progressão varie consideravelmente entre pacientes e entre cada mão. Não obstante, *a taxa de progressão é o fator mais importante que determina quando executar a cirurgia*. É freqüentemente mais rápida em pacientes mais jovens, que tendem a ter uma contratura mais severa. A incapacidade de formar uma mão plana sugere a possível necessidade de cirurgia. Quando as deformidades articulares estão ficando fixas e não são mais corrigíveis passivamente, a cirurgia também pode ser indicada, mas (em geral) uma contratura $< 30°$ provavelmente não deve ser tratada cirurgicamente. Por outro lado, certamente não se deve esperar até que a articulação IFP alcance uma contratura de 60°. As contraturas da articulação MCF são de muito menor significado que as contraturas da articulação IFP, e a cirurgia raramente é indicada para a doença palmar isolada, a menos que se desenvolva um dedo em gatilho.

Procedimentos Específicos

O cirurgião tem que formular um plano para a pele, a fáscia envolvida, articulações e o aparato extensor. Algumas das opções cirúrgicas disponíveis são listadas na Tabela 8.1.

Manejo da Pele

Incisões

A princípio, a melhor incisão sobre um cordão contraído é longitudinal. Isto garante que a pele fina sobre o cordão esteja na ponta de qualquer retalho, que é elevada, ao invés de no meio do retalho, onde pode conduzir a isquemia. Por esta razão, o editor não recomenda o uso de múltiplos avanços em 'V-Y' ou abordagens de Bruner, e prefere a abordagem de Skoog[53], que usa incisões lineares convertidas a zetaplastias múltiplas, com o membro transversal do z localizado na prega de flexão, quando os retalhos são transpostos. Zetaplastias grandes também são mais efetivas que as pequenas (Fig. 8.5).

É importante considerar a possibilidade de um cordão espiral ao fazer estas incisões longitudinais lineares. Entre a prega palmar distal e a articulação IFP, o nervo digital pode ter sido tracionado em uma posição mais palmar pelo cordão espiral, e pode estar localizado sob a derme, transversal à incisão. A derme deve ser separada do cordão e os tecidos subjacentes inspecionados cuidadosamente, caso contrário pode acontecer lesão do nervo digital. A redução da pele digital pode ser corrigida por:

Tabela 8.1 Cirurgias para a contratura de Dupuytren

Manejo da pele
- Incisões
  - Ziguezague para exposição
  - linear seguida por zetaplastia (para exposição e alongamento)
- Substituição de pele
  - para substituir deficiência resultante de contratura
  - profilaticamente necessária para interromper a continuidade da contratura
  - se a excisão da pele envolvida é necessária
- Palma aberta

Manejo da fáscia contraída
- Fasciotomia
  - aberta
  - fechada
  - fasciotomia e zetaplastia
  - fasciotomia e enxerto
- Fasciectomia limitada
  - regional
  - seletiva
- Fasciectomia radical ou extensa (dermofasciectomia)

Manejo da articulação interfalangiana proximal contraída
- Liberação
  - liberação da bainha do tendão
  - liberação de ligamento tipo rédea curta
  - capsulectomia palmar
- Artrodese
- Artroplastia
- Osteotomia
- Aceitar a deformidade
- Amputacão

1. Liberação de rugas na pele por divisão das fibras verticais que correm até a derme.
2. Alongamento de incisões longitudinais com zetaplastias múltiplas.
3. A técnica de palma aberta, na qual uma ferida de palma de até 1,5 cm de largura é deixada aberta, obtendo-se um ganho na pele digital à custa da pele palmar. A cicatrização da ferida palmar conduz a um processo de expansão de tecido invertido, no qual a pele se alonga. A ferida cicatriza bem em aproximadamente 3-4 semanas.

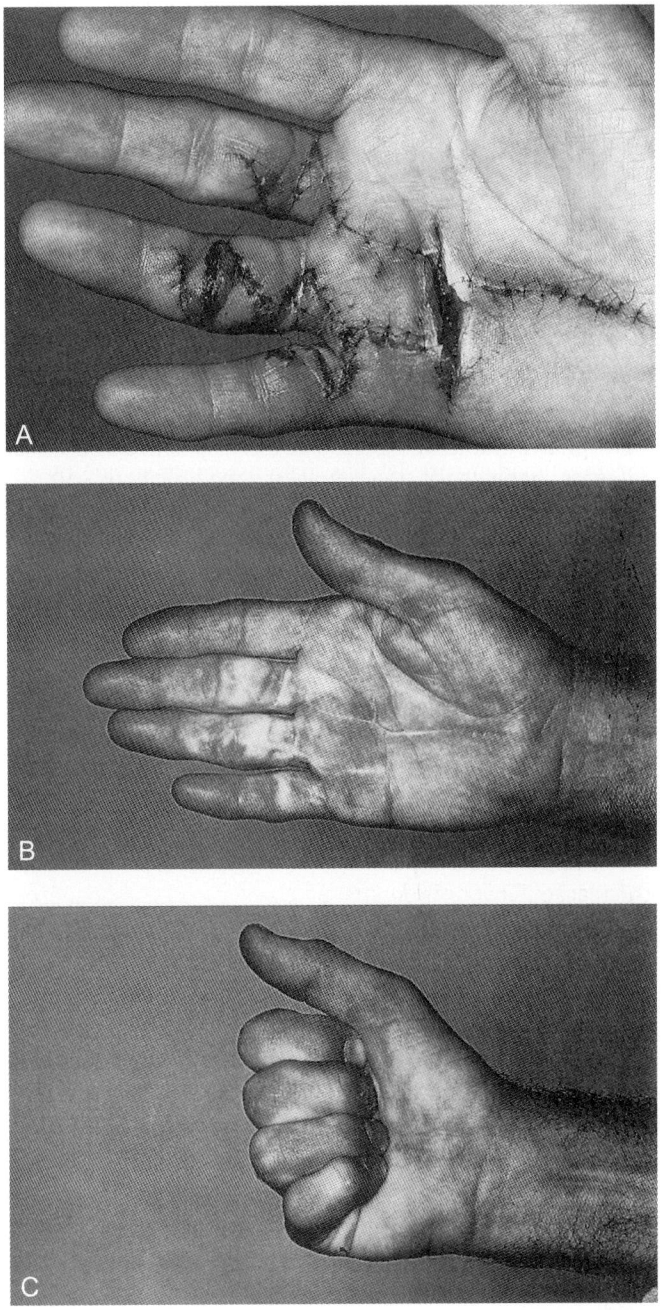

Fig. 8.5. A operação de Skoog. **A.** Incisões lineares nos dígitos foram convertidas a zetaplastias múltiplas. A palma foi deixada aberta. **B.** A ferida palmar transversal cicatrizou bem e pode ser vista extensão total dos dígitos. **C.** Flexão total.

Palma Aberta[54-57]

A técnica de palma aberta tem várias vantagens:

- ausência quase completa de dor pós-operatória;
- a mobilização parece ser mais rápida com uma amplitude total de movimento presente dentro de 48 horas da cirurgia em alguns pacientes;
- proporciona pele extra no dígito sem a necessidade de um enxerto de espessura total ou retalho local;
- nenhuma possibilidade de um hematoma palmar.

As desvantagens principais são:

- o tempo que leva para cicatrizar (3-4 semanas);
- a necessidade de curativos freqüentes.

Substituição da Pele

A substituição da pele é indicada em três situações:

1. Quando há uma escassez da pele devida à contratura real da derme.

2. Como uma 'faixa de terra limpa' profilática para separar as extremidades de fáscia contraída. Esta é indicada particularmente quando as extremidades de fáscia contraídas são deixadas *in situ* como descrito por González[58].

3. Quando a pele, a qual é envolvida pelo tecido de Dupuytren ou contratura periódica, é eletivamente excisada como parte da dermofasciectomia de Hueston[59].

A escassez de pele digital ou da palma significativas que não podem ser manejadas por zetaplastias ou pela técnica de palma aberta requererão um enxerto da pele de espessura total ou um retalho local. Porém, o editor não é entusiástico quanto a enxertos da pele de espessura total na palma ou na superfície do dígito, porque deve haver imobilidade perfeita por aproximadamente 10 dias, para assegurar-se que os enxertos pegarão. Mesmo se o enxerto pegar, a mobilização depois de 10 dias conduz freqüentemente a encurtamento e perda do enxerto, e de um ponto de vista prático podem se passar 3 semanas antes dos enxertos de espessura total poderem ser mobilizados seguramente na superfície palmar do dígito. Além disso, as áreas enxertadas são relativamente insensíveis, produzem uma depressão de contorno, e têm uma má correspondência de cores com a pele palmar circunvizinha. Se possível (na visão do editor), é melhor usar um retalho local como:

- retalho de dedo cruzado (Fig. 8.6)[60-62];
- retalhos de 'gaivota'[63];
- retalhos de transposição dorsal[64];
- retalhos de rotação dorsal (Fig. 8.7);
- retalhos em bandeira[65].

Enxertos de espessura total são então usados para os locais doadores dorsais destes retalhos, onde eles parecem pegar mais satisfatoriamente.

Manejo da Fáscia Contraída

A terminologia que cobre o tratamento da fáscia envolvida e contraída na doença de Dupuytren é confusa. Porém, a *fasciotomia* é facilmente diferenciada da *fasciectomia*.

Fasciotomia[66-69]

A fasciotomia era a operação executada por Barão Dupuytren, e é a simples divisão das estruturas longitudinais envolvidas. Pode ser feita como um procedimento fechado ou aberto. Usando a técnica fechada, a ponta de um bisturi ou uma agulha calibrosa é introduzida pela pele, e a fáscia envolvida é

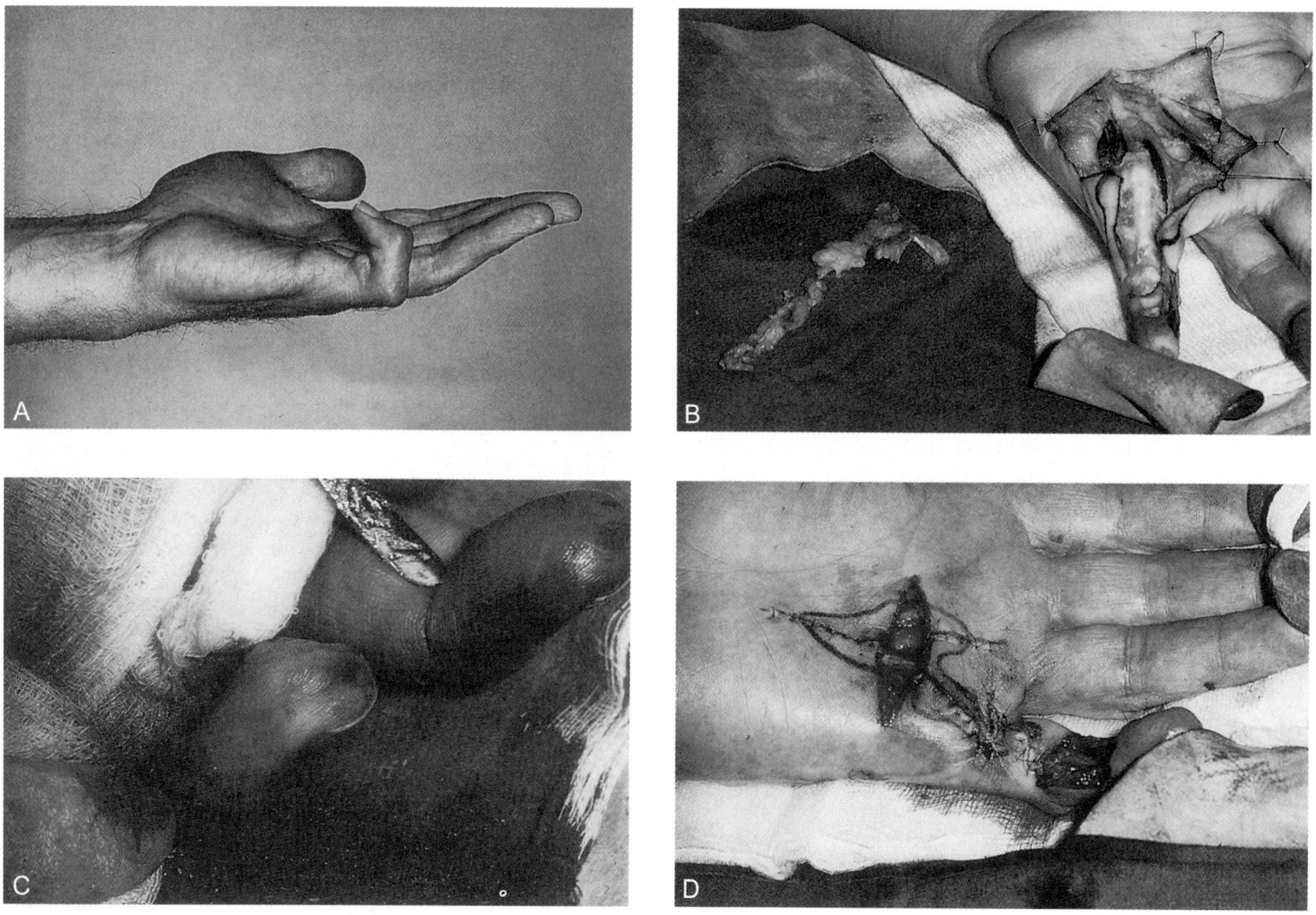

Fig. 8.6. Para legendas veja a página seguinte.

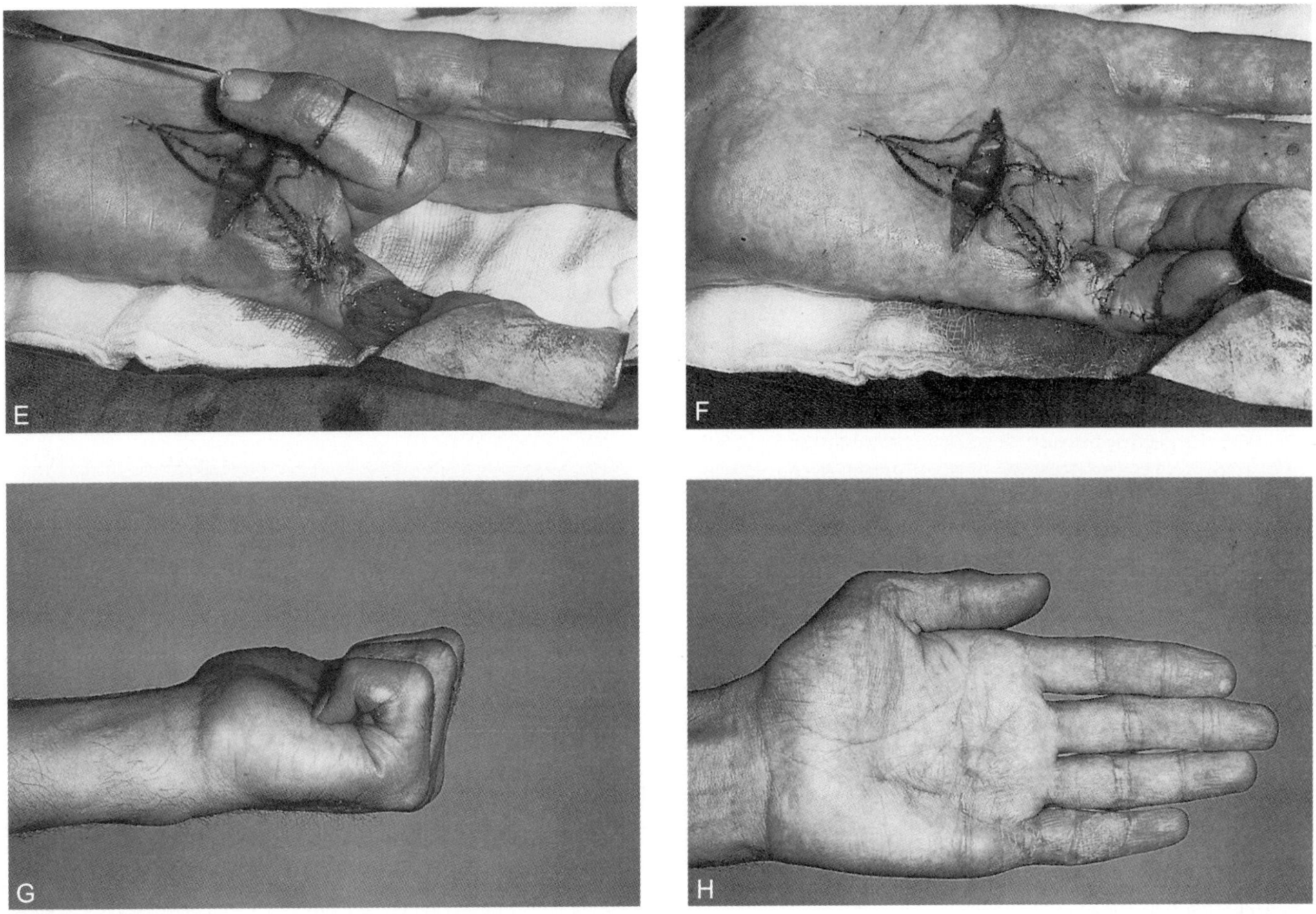

Fig. 8.6 A. Paciente o qual apresentava uma história de cinco anos de uma contratura em flexão que tinha sofrido três tentativas prévias de cirurgia. **B.** A ressecção do tecido de Dupuytren e o tecido cicatricial residual permitiram extensão total. **C.** À liberação do torniquete o dígito era avascular. A única artéria digital restante foi vista ao microscópio com uma ruptura na parede anterior. Esta foi reparada. **D.** Após o fechamento da pele havia claramente uma brevidade significativa da pele. **E.** Um retalho de dedo cruzado foi planejado. **F.** O retalho de dedo cruzado está em posição (nota: ele cobre uma unidade funcional completa do dedo). **G.** Seguimento de dez anos mostrando flexão total. **H.** Flexão total.

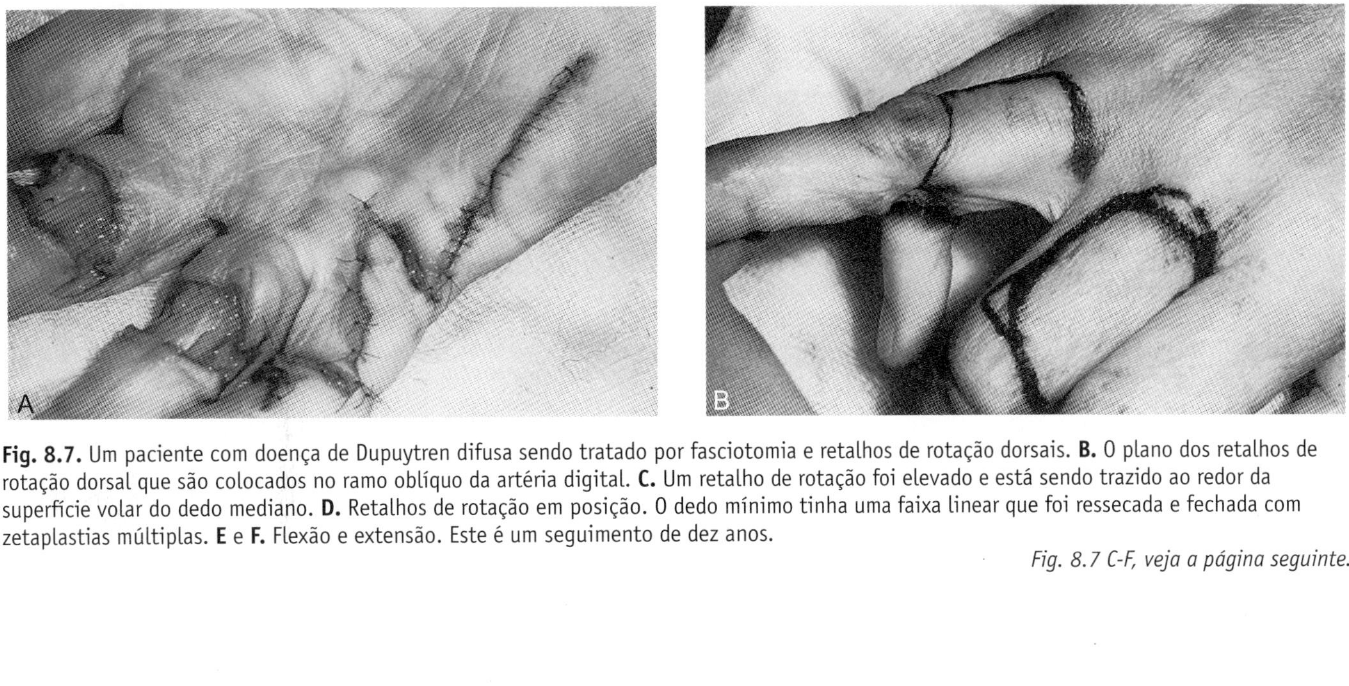

Fig. 8.7. Um paciente com doença de Dupuytren difusa sendo tratado por fasciotomia e retalhos de rotação dorsais. **B.** O plano dos retalhos de rotação dorsal que são colocados no ramo oblíquo da artéria digital. **C.** Um retalho de rotação foi elevado e está sendo trazido ao redor da superfície volar do dedo mediano. **D.** Retalhos de rotação em posição. O dedo mínimo tinha uma faixa linear que foi ressecada e fechada com zetaplastias múltiplas. **E** e **F.** Flexão e extensão. Este é um seguimento de dez anos.

Fig. 8.7 C-F, veja a página seguinte.

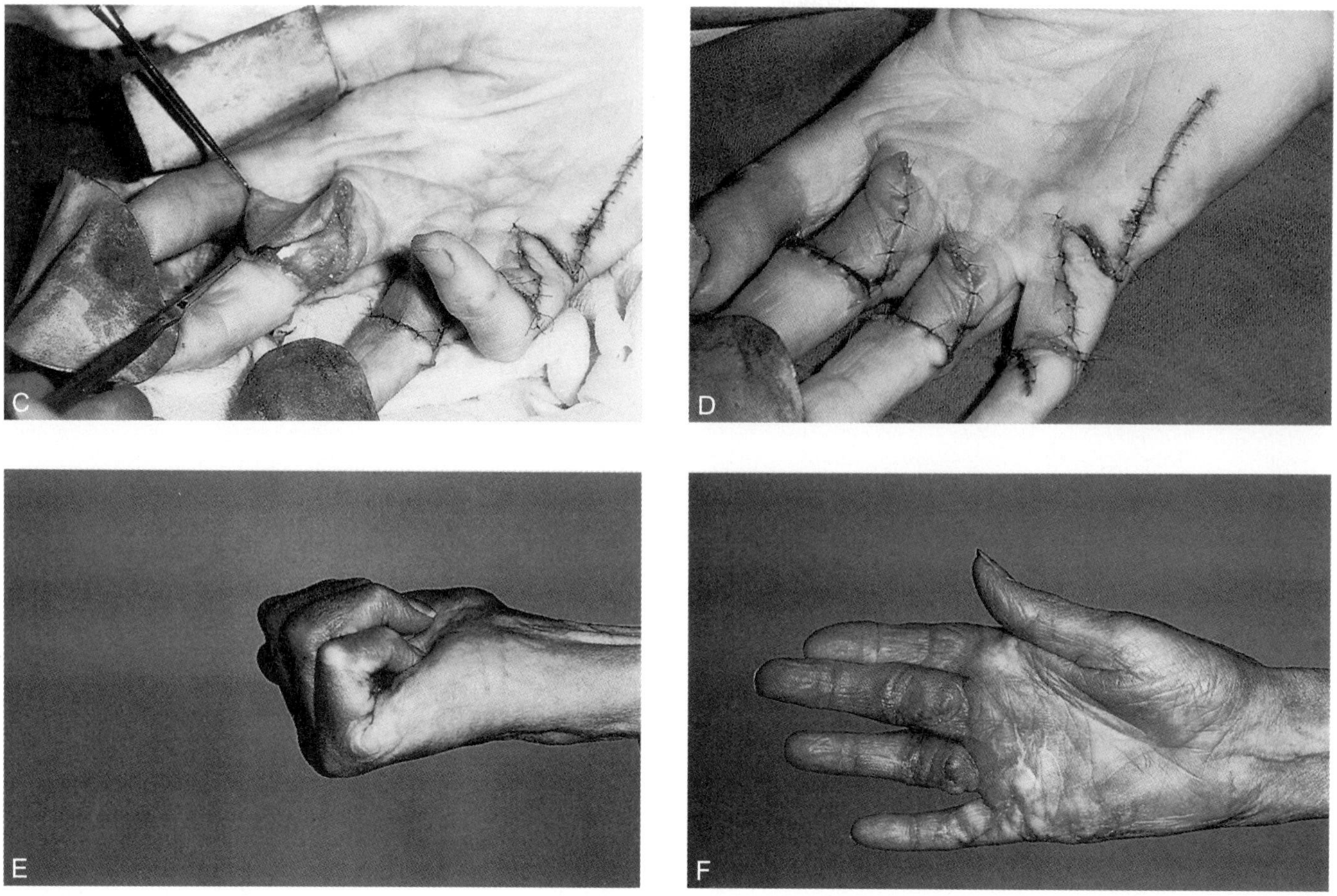

Fig. 8.7. *(Continuação).*

dividida cegamente. Há um risco definido de lesão do nervo digital ou artéria com esta técnica. Para minimizar o risco, o cordão deve ser facilmente palpável, deve projetar-se no plano anterior, e deve ser fácil de separar da pele sobrejacente. Só deve ser usado para contraturas da articulação MCF e para cordões existentes há muito tempo em um paciente muito velho ou impróprio para o procedimento. A fasciotomia aberta torna mais fácil ver as estruturas importantes adjacentes aos cordões (como o feixe neurovascular) mas ainda leva algum risco de lesão a estas estruturas.

A fasciotomia é feita freqüentemente no começo da operação de um Dupuytren extenso, para permitir extensão parcial do dígito contraído e simplificar o planejamento de cirurgias adicionais. Em alguns pacientes, uma fasciotomia preliminar pode ser indicada para tratar uma palma macerada. A *fasciotomia também pode ser combinada com uma zetaplastia*, a fim de colocar as fibras longitudinais doentes em uma posição transversal e prevenir o restabelecimento da continuidade.

Fasciotomia e Enxerto

Esta é uma técnica útil, que pode ser usada em um paciente que tem doença de Dupuytren extensa e/ou de uma história de múltiplos procedimentos prévios. A técnica funciona para o dígito e para a palma. São usadas incisões médio-axiais a médio-axiais, a fáscia é dividida e um enxerto de espessura total é aplicado. Estes enxertos agem como uma 'faixa de terra limpa' na doença de Dupuytren extensa e evita a necessidade de dissecação mais extensa.

Fasciectomia[66,68,70,72]

Como com fasciotomia, pode estar confundindo a terminologia de fasciectomia. Em essência, a fasciectomia pode ser definida como uma tentativa de remover a fáscia envolvida de maneira segmentar (como descrito por Moermans[71]) ou uma tentativa de remover a extensão longitudinal completa dos tecidos envolvidos na palma e no dígito.

1. *Fasciectomia segmentar* como descrito por Moermans remove áreas de 1 cm de fáscia envolvida em intervalos de 1,5-2 cm ou conforme indicado pela extensão de envolvimento dos tecidos. Estes segmentos são removidos através de pequenas incisões em forma de 'C'. Moermans notou que a fáscia envolvida entre as incisões amolece com a passagem do tempo. A técnica foi introduzida como um procedimento menos extenso, na esperança de que seriam reduzidas as complicações. Porém, na visão

do editor, esta é uma operação mais complicada porque os feixes neurovasculares são difíceis de se localizar devido ao acesso limitado. Nas mãos do editor, a fasciectomia segmentar tem uma alta incidência de lesão de nervo e no passado ele foi forçado, por esta razão, a abandonar um estudo controlado que comparava a técnica de Moermans com a operação de Skoog.

2. A *fasciectomia longitudinal completa* pode ser aplicada aos dígitos ou à palma. Nos dígitos pode ser *limitada* ou *radical*. Em uma fasciectomia digital limitada, o cirurgião aceita uma contratura da articulação IFP residual de 30°. Em uma abordagem radical, é feita uma tentativa de remover todos os tecidos envolvidos, incluindo a perseguição do cordão retrovascular. Na opinião do editor, a abordagem digital mais radical está associada a um intervalo livre de doença mais prolongado.
3. A *fasciectomia palmar* pode ser *segmentar* ou *longitudinal completa*. Se é longitudinal completa ela pode ser *limitada*, o que significa que só os tecidos longitudinais envolvidos mais as fibras transversais subjacentes são removidos. Alternativamente, pode ser *seletivo*, como descrito por Skoog[53] que enfatizou que os tecidos transversais não estão envolvidos e podem ser deixados. Também pode ser *regional* – quando há dois dígitos envolvidos adjacentes, a fáscia palmar longitudinal é removida junto com os tecidos fasciais transversais intervenientes.
4. A *fasciectomia palmar radical* envolve a remoção de toda a estrutura fascial palmar e pode ser feita onde dois ou três dígitos são envolvidos. O procedimento é profilático, porque todas as estruturas fasciais são removidas, não importa qual seja a severidade da doença nos outros raios. Este procedimento adquiriu uma má reputação no passado, mas isto pode ter sido devido ao fato de que os cirurgiões não tinham bons instrumentos ou hemostasia meticulosa com coagulação bipolar para ajudá-los. Mesmo com estas ferramentas, fasciectomia palmar radical causa edema palmar significativo no pós-operatório. Permanece popular na Europa, embora uma abordagem palmar radical seja menos atraente que uma digital radical.
5. *Dermofasciectomia*[59,72,73,74] é uma operação com muitos seguidores, e alguns cirurgiões a usam como a forma primária de tratamento para a doença de Dupuytren, embora o editor possa ver pouca justificação para isto. Foi Hueston quem primeiro sugeriu que a recorrência era inevitável sem remover a derme sobrejacente[59]. O procedimento está baseado nesta premissa. É feita uma excisão ampla da pele sobre a área falangiana proximal e a palma distal, estendendo-se à linha médio-lateral nos lados radial e ulnar do dígito. São usados enxertos de espessura total para cobrir o defeito (enxertos de pele parcial não devem ser usados, porque eles contraem). Isto requer imobilização da mão com os dígitos em extensão durante cerca de 2-3 semanas, para permitir que o enxerto de espessura total pegue e se torne estável. A recuperação é então lenta. Apesar disso, há boas evidências de que a recorrência depois desta técnica é mais baixa comparada com outras formas de fasciectomia[73,74]. A dermofasciectomia pode ser *indicada então em pacientes com doença recorrente e/ou envolvimento da pele significativo*, embora na opinião do editor seja raramente necessária.

Manejo da Articulação Interfalangiana Proximal (IFP) Contraída[68,70,75]

Após a liberação dos cordões do Dupuytren envolvidos, o cirurgião deve notar se a extensão total da articulação IFP é possível. Em uma série de 201 pacientes que sofreram fasciectomia usando a técnica de Skoog, o editor encontrou que 188 articulações IFP (95%) estavam afetadas pela doença de Dupuytren[75]. Em 75 articulações IFP (40%), alguma forma de liberação foi necessária após a excisão do tecido de Dupuytren. Vinte e dois destes foram sujeitos à manipulação passiva suave, com correção imediata da deformidade em flexão da articulação IFP de 87,5° a 13,9° (médias).

A *manipulação passiva suave* é uma técnica na qual a articulação MCF é fletida e a articulação IFP é estendida por pressão suave na superfície palmar da área da falange média por até 2 minutos. O objetivo é romper adesões periarticulares secundárias sem prejudicar a placa palmar ou ligamentos colaterais acessórios. A visão do editor em relação à articulação IFP é que as estruturas articulares não são envolvidas primariamente na contratura de Dupuytren, mas são secundariamente envolvidas por adesões periarticulares. Então, a maioria dos casos deve responder à manipulação passiva suave, o que realmente fazem. Uma abordagem menos agressiva da articulação IFP, como a manipulação passiva suave, deve render resultados melhores, mesmo em casos mais severos.

A manipulação passiva suave nem sempre resolverá a deformidade em flexão. Se não o fizer, então a atenção deve ser dirigida à placa palmar. *A placa palmar* usualmente não é contraída, mas seus anexos laterais ao lado da falange proximal, conhecidos como *ligamentos de rédea curta*, podem estar espessados. Na visão do editor, este espessamento muito raramente é uma causa de contratura da articulação IFP. Porém, a divisão dos ligamentos de rédea curta e a divisão transversal da extremidade proximal da placa palmar pode ajudar a liberação de qualquer contratura residual (Fig. 8.6). Freqüentemente, após a liberação de uma contratura na articulação IFP, uma extensão total é obtida, mas o dedo tende a estalar em flexão. O fato de que a extensão total pode ser obtida indica que não há nenhuma estrutura palmar contraída, mas os estalos acontecem porque os *ligamentos colaterais acessórios* são encurtados. À medida que eles estalam sobre o côndilo na extremidade distal da falange proximal, o dedo 'estala' de volta em uma posição fletida. A liberação dos ligamentos colaterais acessórios parará com tais estalos. Depois da liberação da articulação IFP, e/ou da placa palmar, e/ou dos ligamentos colaterais acessórios, a extensão total deve ser possível. Porém, ocasionalmente não é, e a liberação da *bainha do tendão flexor* pode ser necessária, porque ela pode ter encurtado devido à deformidade em flexão prolongada.

Após a liberação de todas as estruturas palmares, *o dígito deve ser capaz de extensão total*. Porém, a extensão total pode conduzir a *avascularidade* se há *fibrose do feixe neurovascular*. Em tais circunstâncias, o dígito não pode ser mantido em extensão, e deve ser permitido fletir até que a perfusão melhore. Durante os dias seguintes, o dedo pode ser estendido usando imobilização seriada gradualmente até que a extensão total seja alcançada. Deve ser dito que, em tais circunstâncias, a extensão total é alcançada raramente, e *o paciente que tem comprometimento vascular do dígito não é um candidato para cirurgia adicional além de amputação ou artrodese com encurtamento do dígito.*

Aparato Extensor[70,76]

O paciente agora teve os cordões contraídos removidos e a articulação IFP deve ser capaz de extensão total. Um teste de tenodese do deslizamento central deve ser executado transoperatoriamente[76]. Este é executado fletindo completamente o punho e as articulações MCF (para tensionar os tendões extensores longos) e deve produzir extensão total das articulações IFP. Se a extensão total não acontecer, então o deslizamento central se atenua devido a uma deformidade em flexão prolongada (Fig. 8.8). Em pacientes com uma contratura em flexão pré-operatória de 60°, 80% apresentarão atenuação do deslizamento central[76] (Fig. 8.9). A atenuação do deslizamento central é um achado bem reconhecido em pacientes com lesões do nervo ulnar de longa duração, nos quais o teste de Bouvier é executado habitualmente (pág. 213). Porém, parece ter sido esquecida em casos da contratura de Dupuytren ou outras causas de contratura em flexão da articulação IFP. Não obstante, é necessário saber se o aparato de extensor é capaz de produzir extensão total da articulação, porque se a *atenuação do deslizamento central* está presente, então a filosofia atual do editor é que *somente a imobilização curará a situação*. Inicialmente, o editor usou imobilização dinâmica de extensor durante 6-8 semanas, permitindo ao dedo mobilizar contra a tala dinâmica. Porém, a aplicação de tais talas dinâmicas é difícil, particularmente se uma técnica de palma aberta é usada. Atualmente, o editor usa à noite uma tala estática, mas mantém esta durante o dia, durante as primeiras 2 semanas após a cirurgia. Depois de 2 semanas, esta tala estática é removida durante 10 minutos por hora e se incentiva a mobilização da articulação IFP. Depois de cerca de 2 semanas adicionais, ela pode ser removida durante o dia, mas precisa ser mantida à noite. Qualquer tendência de recorrência da atenuação do

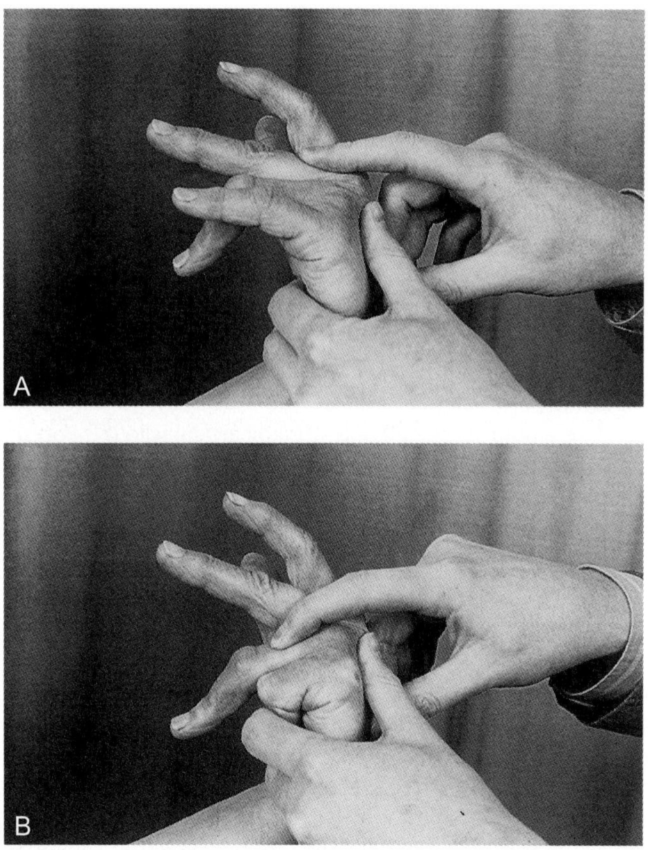

Fig. 8.8. O teste de tenodese do deslizamento central. **A.** O punho é mantido em flexão. As articulações MF são fletidas completamente. A articulação MF do dedo em teste é fletida completamente. Se o deslizamento central está intacto, a extensão total da articulação IFP acontece automaticamente como mostrado. **B.** O mesmo teste está sendo executado, mas pode-se ver que a extensão da articulação IFP não acontece. Há atenuação então do deslizamento central.

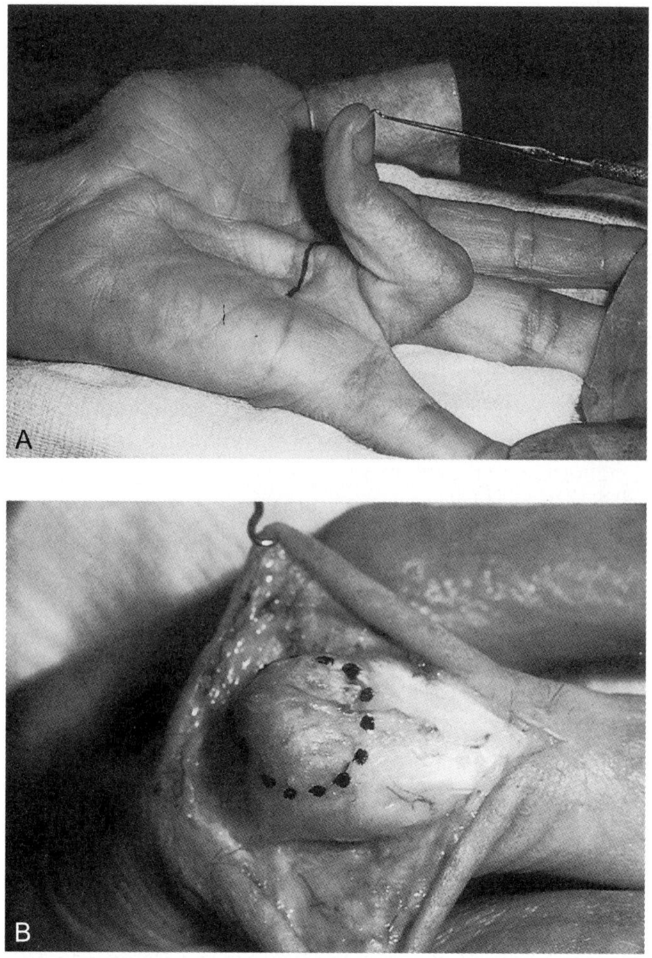

Fig. 8.9. Um paciente típico, que provavelmente tem atenuação do deslizamento central. Uma história prolongada de uma contratura em flexão significativa. **B.** Exposição do dorso de um dedo com atenuação de deslizamento central sobre a articulação IFP.

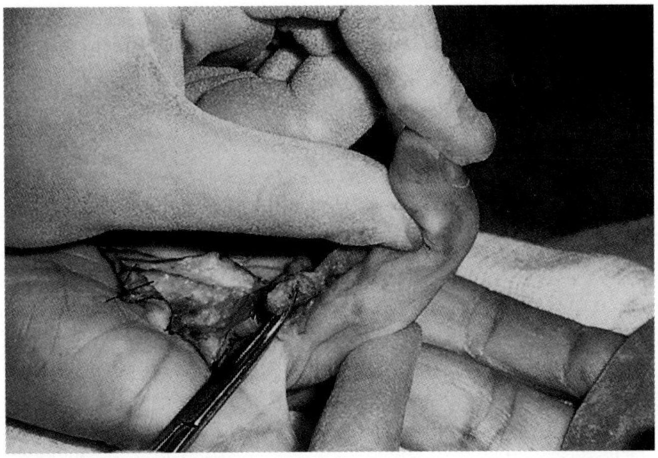

Fig. 8.10. A tensão das faixas laterais conjuntas deve ser testada estendendo a articulação IFP e fletindo completamente a articulação IFD. Se é impossível fletir completamente a articulação IFD então há obviamente tensão das faixas laterais conjuntas. Se há hiperextensão da articulação IFD, então elas estão muito tensas, e um procedimento de Fowler pode ser considerada.

deslizamento central é tratada com uma tala de Capener. Usando esta técnica modificada, o editor obteve menos rigidez e reaquisição mais rápida de flexão. Tendo reconhecido a presença de atenuação de deslizamento central, o cirurgião tem que conferir agora se as faixas laterais conjuntas não tensionaram, tentando fletir passiva e completamente a articulação interfalangiana distal, enquanto a articulação proximal é mantida em extensão (Fig. 8.10).

Onde às vezes há uma deformidade em flexão prolongada, o dedo assume uma posição semelhante a *botoeira*, na qual há hiperextensão da articulação IFD[77]. É difícil corrigir tal deformidade, porque ela consiste em dois elementos essenciais:

- atenuação do deslizamento central e aparato dorsal sobre o dorso da articulação IFP e;
- tensão das faixas laterais conjuntas e sua inserção na falange terminal, possivelmente associada a envolvimento do ligamento retinacular oblíquo.

Depois de lidar com a atenuação de deslizamento central e a subluxação das faixas laterais conjuntas, a atenção deve ser dirigida para a articulação IFD. A abordagem do editor é fazer a tenotomia de Fowler modificada, dividindo ambas as faixas laterais conjuntas, uma distalmente, uma proximalmente, manipulando passivamente a articulação IFD em flexão e permitindo então a mobilização. Qualquer tendência para uma deformidade pode ser tratada pelo uso intermitente de uma tala em martelo, embora o problema mais comum seja a falha simples para alcançar flexão total. A flexão parcial usualmente é a normal.

PROCEDIMENTOS DE SALVAMENTO EM DUPUYTREN[70]

Os procedimentos de salvamento centram-se em problemas com a articulação IFP, aparato do tendão extensor e insuficiência vascular.

A articulação IFP pode ser tratada por artrodese ou artroplastia. Novas artroplastias estão atualmente disponíveis, as quais podem ser úteis no futuro[78]. A osteotomia da falange proximal também foi usada[70,79]. Estes procedimentos podem ter que ser combinados com a provisão de cobertura da pele adicional.

A amputação é indicada uma vez que a insuficiência vascular é estabelecida. *A fase terminal da reconstrução na contratura de Dupuytren é alcançada quando houver fibrose da estrutura neurovascular associada a encurtamento.* A extensão total é portanto impossível sem isquemia, e as cirurgias subseqüentes falharão, com exceção de amputação. Também pode ter um papel no idoso ou no paciente cronicamente doente, ou em um paciente jovem que foi ignorado cirurgicamente e que tem doença agressiva. Em tais circunstâncias, um dedo mínimo que apresenta *uma flexão sem solução pode ser usado como uma fonte da pele como um retalho dorsal.* O retalho dorsal é usado para proporcionar então uma 'faixa de terra limpa' na palma.

RECORRÊNCIA E EXTENSÃO

A recorrência de acordo com Hueston é o reaparecimento da doença de Dupuytren em uma área de cirurgia prévia. *Extensão* é o aparecimento de doença nova em uma área que previamente não foi submetida à cirurgia. Porém, sabe-se que fibroblastos anormais são encontrados ao longo de toda a fáscia palmar, nos tecidos envolvidos e não-envolvidos. Então, o conceito de 'recorrência' é ligeiramente difícil. Por exemplo, a cirurgia pode produzir cicatrizes que produzem aderências de faixas longitudinais adjacentes, levando à subseqüente contratura, mas isto não é nem 'recorrência' nem 'extensão.' Na realidade, recorrência e extensão podem representar simplesmente a progressão da doença.

As causas mais comuns de falha na contratura de Dupuytren são:

1. Falha em remover todos os tecidos envolvidos, de forma que qualquer tecido envolvido residual simplesmente progride.
2. Falha em corrigir contraturas da articulação IFP no procedimento inicial.
3. Falha em reconhecer a atenuação do deslizamento central no procedimento inicial.
4. Falha em reconhecer a presença de fibrose ao redor do feixe neurovascular, conduzindo a isquemia na extensão total do dedo.
5. Pouca cooperação com a terapia da mão. Os pacientes podem não avaliar a natureza extensa da fasciectomia, freqüentemente porque não lhes é falado. McGrouther[15] mostrou que o procedimento cria um túnel que é preenchido por um hematoma tubular. O hematoma é substituído com tecido cicatricial longitudinal, o que torna uma contratura subseqüente mais (em vez de menos) provável. A terapia vigorosa da mão ajuda a limitar os efeitos das cicatrizes, e é provável que 50% dos resultados na cirurgia para a contratura de Dupuytren venham de um bom cuidado pós-operatório. Os pacientes devem ser

informados disto no pré-operatório, e sua cooperação assegurada antes da cirurgia.

RESUMO

A doença de Dupuytren intrigou os cirurgiões por muitos anos. Elliott revisou a história do diagnóstico e tratamento da doença de Dupuytren em detalhes[26]. A referência conhecida mais antiga para Dupuytren na literatura é a de Felix Platter de Basle, Suíça, em 1614. A fasciotomia foi primeiro proposta por Sir Henry Klein em 1777, o mesmo ano no qual Dupuytren nasceu. Sir Astley Cooper, em 1822, sugeriu a adição de imobilização como uma potente ferramenta pós-operatória. Dupuytren, em 1832, descreveu o tratamento por fasciotomia, palma aberta e imobilização. Incrivelmente, em uma época em que a morte por sepse era comum, era interessante notar que sua técnica de palma aberta cicatrizava por segunda intenção em 20 dias. Guerin, em 1833, descreveu o envolvimento do polegar. Embora Guerin discutisse a contratura das articulações IFP e tenha se concentrado na doença digital, ele considerou que divisão das faixas fibrosas foi o único meio de corrigir a deformidade, dando ênfase à importância das incisões longitudinais e mostrando que a pele pregueada teria as pregas desfeitas com a liberação da contratura. Velpeau descreveu o envolvimento digital isolado. A doença de Dupuytren já era bem descrita, e os princípios de seu tratamento cirúrgico já eram conhecidos bem antes de 1842, quando Long deu éter como anestésico pela primeira vez. Morton repetiu o uso do éter depois de 4 anos no Hospital Geral de Massachusetts, e em 5 anos o uso de anestésicos gerais tinha ficado difundido por toda a América do Norte e Europa. Como resultado deste avanço, William Ferguson de Londres pôde explorar toda a extensão de um dígito pela primeira vez e executou uma fasciectomia digital completa. Assim, todo o armamentário para o tratamento da doença de Dupuytren já existia por volta de 1850, inclusive a dermofasciectomia – introduzida por Lexer em 1831 e popularizada por Hueston e Eisener nos anos sessenta.

Que progresso foi feito desde 1850? Há certamente um conhecimento mais detalhado das estruturas anatômicas envolvidas. Temos a vantagem de uma melhor anestesia e cirurgia asséptica. Também temos a vantagem de hemostasia meticulosa e instrumentos melhores. Temos alguma idéia do tempo mais apropriado para operar e uma compreensão da importância da articulação IFP como também do aparato extensor. Mas, é humilhante pensar que de uma perspectiva terapêutica prática nós fizemos pouco progresso desde 1850.

Nosso conhecimento da bioquímica também aumentou, mas ainda sem benefício prático significativo. É nesta última esfera que nós podemos fazer um progresso surpreendente durante os próximos 20 anos, porque aqui a estrada está aberta à possibilidade do tratamento não-cirúrgico precoce da doença de Dupuytren, embora seja opinião do editor que a doença de Dupuytren avançada sempre necessitará exploração cirúrgica.

REFERÊNCIAS

DIAGNÓSTICO

1. Luck J U 1959 Dupuytren's contracture. *J Bone Joint Surg* 41A:635-664
2. Gosset J 1972 Anatomie des aponeurosis palmodigitales. In: Tubiana R (ed) *La maladie de Dupuytren*, 2nd edn. Expansion Scientific Français, Paris
3. McFarlane R M 1974 Patterns of diseased fascia in the fingers in Dupuytren's contracture. *Plastic Reconstr Surg* 54:31-44
4. Skoog T 1963 The pathogenesis and etiology of Dupuytren's contracture. *Plastic Reconstr Surg* 31: 258-267
5. Mikkelsen O A 1972 The prevalence of Dupuytren's disease in Norway. *Acta Chir Scand* 138: 695-700
6. Mikkelsen O A 1976 Dupuytren's disease - a study of the pattern of distribution and stage of contracture in the hand. *Hand* 8: 265-271
7. White S 1984 Anatomy of the palmar fascia on the ulnar border of the hand. *J Hand Surg (Br)* 9: 50-56
8. Barton N J 1984 Dupuytren's disease arising from the abductor digiti minimi. *J Hand Surg (Br)* 9: 265-270
9. Gordon S 1964 Dupuytren's contracture, plantar involvement. *Br J Plastic Surg* 17: 421-423
10. Williams J L, Thomas C G 1968 Natural history of Peyronie's disease. *Proc Roy Soc Med* 61: 876-877
11. Caroli A, Zanasi S, Marcuzzi A et al 1991 Epidemiological and structural findings supporting the fibromatous origin of dorsal knuckle pads. *J Hand Surg (Br)* 16: 258-262
12. Enzinger F M, Weiss S W (eds) 1995 *Soft tissue tumors*. 3rd edn. C V Mosby, St Louis, MO
13. Garrod A E 1875 Concerning pads upon the finger joints and their clinical relationships. *Br Med J* 1: 665
14. Mikkelsen O A 1977 Knuckle pads in Dupuytren's disease. *Hand* 9: 301-305
15. McGrouther D A 1990 Dupuytren's disease. In: Burke F D, McGrouther D A, Smith P J (eds) Principles of hand surgery. Churchill Livingstone, Edinburgh
16. Skoog T 1948 Dupuytren's contraction with special reference to etiology and improved surgical treatment, its occurrence in epileptics. Note on knuckle pads. *Acta Chir Scand* 96(suppl 1**39): **109-134

EPIDEMIOLOGIA

17. Urban M, Feldberg L, Janssen A et Al. 1996 Dupuytren's disease in children. *J Hand Surg (Br)* 21: 112-116
18. Srivastava S, Nancarrow J D, Cort D F 1989 Dupuytren's disease in patients from the Indian sub-continent: report of 10 cases. *J Hand Surg (Br)* 14: 32-34
19. Vathana P, Setpakdi A, Srimongkol T 1990 Dupuytren's contracture in Thailand. *Bull Hosp Jt Dis* 50: 41-47
20. Liu Y, Chen W Y-K 1991 Dupuytren's disease among the Chinese in Taiwan. *J Hand Surg (Am)* 16: 779-786
21. Muguti G I, Appelt B 1993 Dupuytren's contracture in black Zimbabweans. *Cent Afr J Med* 39: 129-132
22. Mennen U 1986 Dupuytren's contracture in the Negro. *J Hand Surg (Br)* 11: 61-64
23. Mitra A, Goldstein R Y 1994 Dupuytren's contracture in the black population: a review. *Ann Plast Surg* 32: 619-622
24. Ross D C 1999 Epidemiology of Dupuytren's disease. *Hand Clin* 15(1):53-62
25. Egawa r, Senrui H, Horiki A *et al* 1990 Epidemiology of the Oriental patient. In: McFarlane R, McGrouther D A, Flint M H (eds) *Dupuytren's disease*. Churchill Livingstone, Edinburgh, pp 239-245

ETIOLOGIA

GENÉTICA

26. Elliot D 1999 The early history of Dupuytren's disease. *Hand Clin* 15(1): 1-19
27. Burge P 1999 Genetics of Dupuytren's disease. *Hand Clin* 15(1): 63-71

ASSOCIAÇÕES

28. Noble J, Arafa M, Royle S G *et al* 1992 The association between alcohol, hepatic pathology and Dupuytren's disease. *J Hand Surg (Br)* 17: 71-74
29. Burge P, Hoy G, Regan P *et al* 11997 Smoking, alcohol and the risk of Dupuytren's contracture. *J Bone Joint Surg* 79B:206
30. van Adrichem L M, Hovias S E, van Strik R, van der Meulen 1992 Acute effects of cigarette smoking on microcirculation of the thumb. *Br J Plast Surg* 45(1): 9-11
31. Kischer C W, Speer D P 1984 Microvascular changes in Dupuytren's contracture. *J Hand Surg (Am)* 9: 58
32. Larsen R D, Takagishi N, Pasch J L. 1960 The pathogenesis of Dupuytren's contracture. *J Bone Joint Surg* 42A:993-1007
33. Yi S, Johnson G, Moneim M S 1999 Etiology of Dupuytren's disease. *Hand Clin* 15(1): 43-51
34. Pal B, Griffiths I D, Anderson J, Dick W C 1987 Association of limited joint mobility with Dupuytren's contracture in diabetes mellitus. *J Rheumatol* 14(3): 582-585
35. Arafa M, Noble J, Royle S G et at 1992 Dupuytren's and epilepsy. *J Hand Surg (Br)* 17(2): 221-224

BIOLOGIA CELULAR E MOLECULAR

36. Tomasek J J, Vaughan M B, Haaksa CJ 1999 Cellular structure and biology of Dupuytren's disease. *Hand Clin* 15(1): 21-34
37. Badalamente M A, Hurst L C 1999 The biochemistry of Dupuytren's disease. *Hand Clin* 15(1): 35-42

ANATOMIA

FÁSCIA PALMAR

38. Rayon G M 1999 Palmar fascial complex anatomy and pathology in Dupuytren's disease. *Hand Clin* 15(1): 73-86
39. McGrouther D A 1982 The microanatomy of Dupuytren's contractures. *Hand* 14(3):215-236

EXAME

40. Short W H, Watson H K 1982 Prediction of the spiral nerve in Dupuytren's contracture. *J Hand Surg* 7: 84-86

INDICAÇÕES

TRATAMENTO NÃO-CIRÚRGICO

41. Messing A, Jessiwa J 1993 The continuous elongation treatment by the TEC device for sever Dupuytren's contracture of the fingers. *Plastic Reconstr Surg* 92:84-90
42. Hodgkinson P D 1994 The use of skeletal traction to correct the flexed PIP joint in Dupuytren's disease. A pilot study to assess the use of the 'Pipster'. *J Hand Surg (Br)* 19: 534-537
43. Beard A J, Trail ! A 1996 The 'S' Quattro in severe Dupuytren's contracture. *J Hand Surg (Br)* 21: 795-796
44. Badalamente M A, Hurst L C 2000 Enzyme injection as nonsurgical treatment of Dupuytren's disease. *J Hand Surg (Am) 25(4): 629-636*
45. Weinzierl G, Flugel M, Geldmacher J 1993 Lack of effectiveness of alternative non-surgical treatment precedures of Dupuytren's contracture. *Chirurg* 64:492-494
46. Vuopala U, Kaipainen W 1971 DMSO in the treatment of Dupuytren's contracture. A therapeutic experiment. *Acta Rheum Scand* 17:61-62
47. Stiles P 1966 Ultrasonic therapy in Dupuytren's contracture. *J Bone Joint Surg* 48B: 452-454
48. Abbott K, Denney J, Burke F eta/ 1987 A review of attitudes to splintage in Dupuytren's contracture. *J Hand Surg (Br)* 12: 326-328
49. Ketchum L 1983 Dupuytren's contracture - triamcinolone injection. *Am Soc Surg Hand Newsletter* 2
50. Shelly W, Shelley E 1993 Response of Dupuytren's contracture to high-potency topical steroid. *Lancet* 342:366
51. Dominguez-Malagon H R. Alfeiran-Ruiz A. Chavarria-Xicotencatl P, Duran-Hernandez M S 1992 Clinical and cellular effects of colchicine in fibromatosis. *Cancer* 69(10):2478-2483
52. Pittet B et al 1994 Effect of γ-interferon on the clinical and biologic evolution of hypertrophic scars and Dupuytren's disease: An open pilot study. *Plastic Reconstr Surg* 93: 122-123

TRATAMENTO CIRÚRGICO

Manejo da Pele

Incisões

53. Skoog T 1967 Dupuytren's contracture: pathogenesis and surgical treatment. *Surg Clin North Am* 47(2): 433-444

Palma Aberta

54. Lubahn J D, Lister G D, Wolfe T 1984 Fasciectomy and Dupuytren's disease: a comparison between the open-palm technique and wound closure. *J Hand Surg (Am) 9A: 53-58*
55. Schneider L H, Hankin F M, Eisenberg T 1986 Surgery of Dupuytren's disease: a review of the open palm method. *J Hand Surg (Am) 11: 23-27*
56. McCash C R 1964 The open palm technique in Dupuytren's contracture. *Br J Plast Surg* 17: 271
57. Lubahn J D 1999 Open-palm technique and soft-tissue coverage in Dupuytren's disease. *Hand Clin* 15(1): 127-136

Substituição da Pele

58. Gonzalez R I 1985 The use of skin grafts in the treatment of Dupuytren's contracture. *Hand Clin* 1: 641-647
59. Hueston J T 1984 Dermofasciectomy for Dupuytren's disease. *Bull Hosp Jt Dis Orthop Inst* 44(2): 224-232
60. Cronin T D 1951 The cross-finger flap - a new method of repair. *Ann Surg* 17: 419-425
61. Curtis R M 1957 Cross-finger pedicle flap in hand surgery. *Ann Surg* 145: 650

62. Hoshin H D 1960 The versatile cross-finger flap. *J Bone Joint Surg* 42A: 261-277
63. Smith P J, Harrison S H 1982 The 'seagull' flap for syndactyly. *Br J Plast Surg* 35(3): 390-393
64. Harrison S H, Morris A 1975 Dupuytren's Contracture: the dorsal transposition flap. *Hand* 7(2): 145-149
65. Lister G D 1981 The theory of the transposition flap and its practical application in the *Hand. Clin Plastic Surg* 8:115-128

Manejo da Fáscia Contraída

Fasciotomia

66. McFarlane R M 1990 Dupuytren's disease. In: McCarthy J G, May J W, Littler JW (eds) *Plastic surgery.* Vol. 8. The Hand Part 2. W B Saunders, Philadelphia, pp 5065-6067
67. Badois F J, Lermusiaux J L, Masse C, Kuntz D 1993 Non-surgical treatment of Dupuytren disease using needle fasciotomy. *Rev Rhum Ed Fr* 60(11): 808-813
68. Jabaley M E 1999 Surgical treatment of Dupuytren's disease. *Hand Clin* 15(1): 109-126
69. Hurst L C, Badalamente M A 1999 Non-operative treatment of Dupuytren's disease. *Hand Clin* 15(1): 97-107

Fasciectomia

70. Crowley B, Tonkin M A 1999 The proximal interphalangeal joint in Dupuytren's disease. *Hand Clin* 15(1):137-147
71. Moermans J P 1996 Long-term results after segmental aponeurectomy for Dupuytren's disease. *J Hand Surg (Br)* 21(6):797-800
72. Ketehum L D, Hixson F P 1987 Dermofasciectomy and full-thickness grafts in the treatment of Dupuytren's contracture. *J Hand Surg (Am) 12: 659-664*
73. Brotherston I M, Balakrishnan C, Milner R H, Brown H G 1994 Long term follow-up of dermofasciectomy for Dupuytren's contracture. *Br J Plast Surg* 47(6): 440-443
74. Hall P N, Fitzgerald A, Sterne G D, Logan A M 1997 Skin replacement in Dupuytren's disease. *J Hand Surg (Br)* 22(2):193-197

Manejo da Articulação Interfalangiana Proximal (IFP) Contraída

75. Breed C M, Smith P J 1996 A comparison of methods of treatment of PIP joint contractures in Dupuytren's disease. *J Hand Surg (Br)* 21(2): 246-251

Aparato Extensor

76. Smith P J, Ross D A 1994 The central slip tenodesis test for early diagnosis of potential boutonniere deformities. *J Hand Surg (Br)* 19(1): 88-90
77. Kuhlmann J N, Boabighi A, Guero S, Mimoun M, Baux S 1988 Boutonniere deformity in Dupuytren's disease. *J Hand Surg (Br)* 13: 379-382

PROCEDIMENTOS DE SALVAMENTO NA DOENÇA DE DUPUYTREN

78. L P M titanium-niobium implant for small joint replacement, personal communication. Dr Van-Leeuyen Et Dr Poeschman
79. Tonkin M A, Burke F D, Varian J P W 1985 The proximal interphalangeal joint in Dupuytren's disease. *J Hand Surg (Br)* 10: 358

Apêndice: Testagem Muscular

Fig. Nº	*Músculo*	*Abreviatura*	*Ação*	*Nervo*	*Cordão*	*Raiz*
A.1 (a)	Supra-espinhoso	SS	A rotação externa do braço fixa o ombro ao carregar	Supra-escapular (do tronco superior)	–	C5 (6)
A.1 (b)	Infra-espinhoso	IS	Rotação externa de braço	Supra-escapular	–	CD (6)
A.1 (c)	Redondo maior	TMA	Rotação interna de braço extensão em adução	Subescapular inferior	Posterior	CD (7)

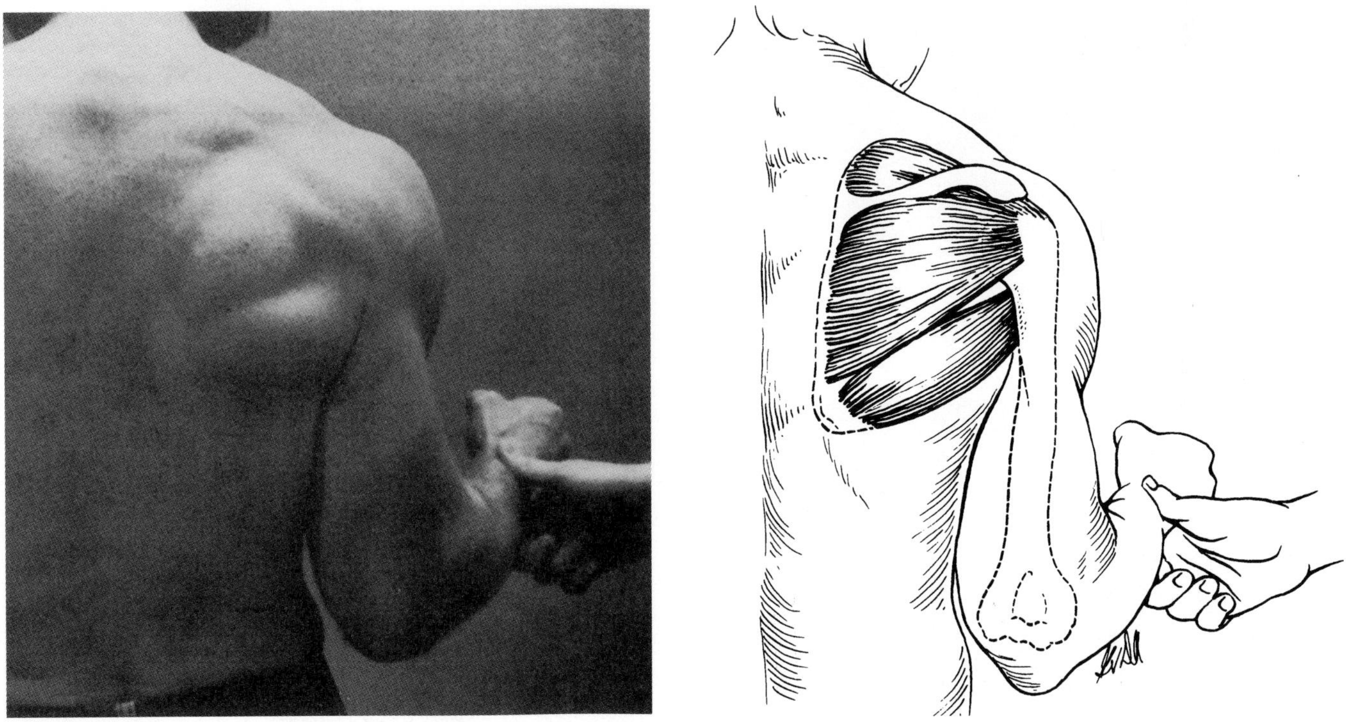

Fig. A.1 a-c

Fig. Nº	*Músculo*	*Abreviatura*	*Ação*	*Nervo*	*Cordão*	*Raiz*
A.2	Peitoral maior	PM	Rotação interna do braço	Peitoral lateral	Lateral	C5 6
				Peitoral médio	Medial	C7 8
A.3	Grande dorsal	LD	Adução do braço	Toracodorsal	Posterior	C6 7 8
A.4	Deltóide	D	Abdução do braço	Axilar	Posterior	C5 (6)
A.5	Serrátil anterior (veja em LD)	SA	Rotação para diante da escápula (a ausência produz 'escápula alada')	Surge diretamente das raízes	–	C5 6 7

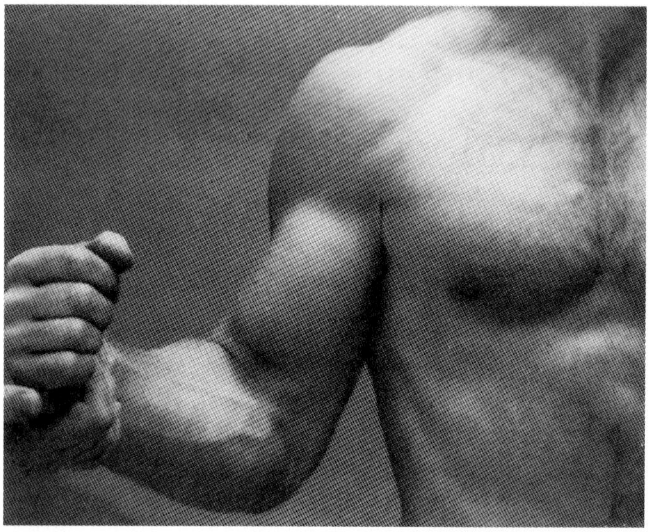
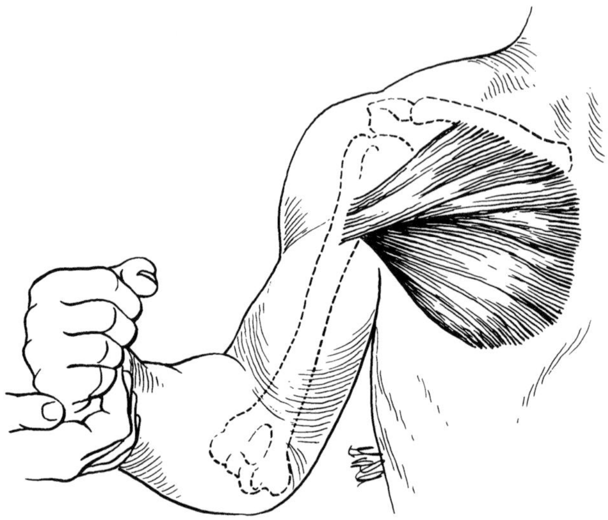

Fig. A.2

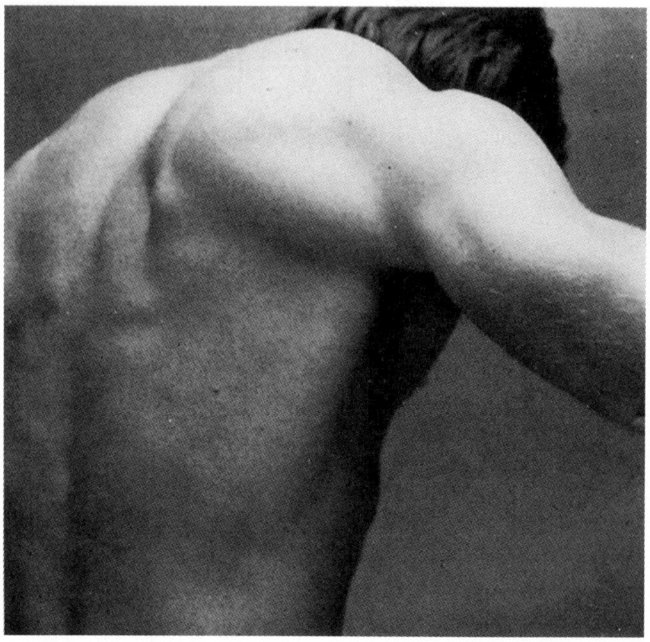
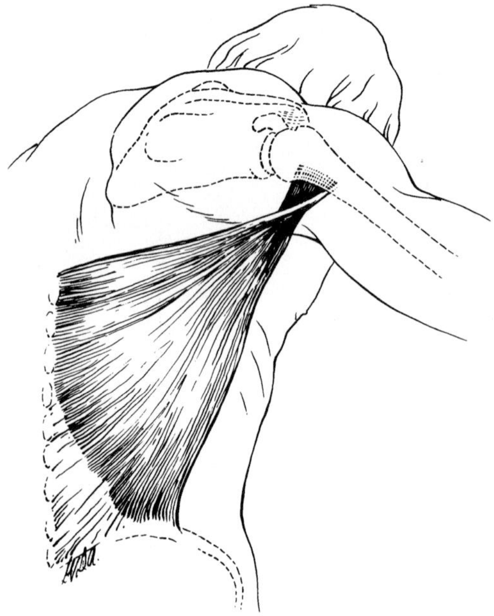

Fig. A.3

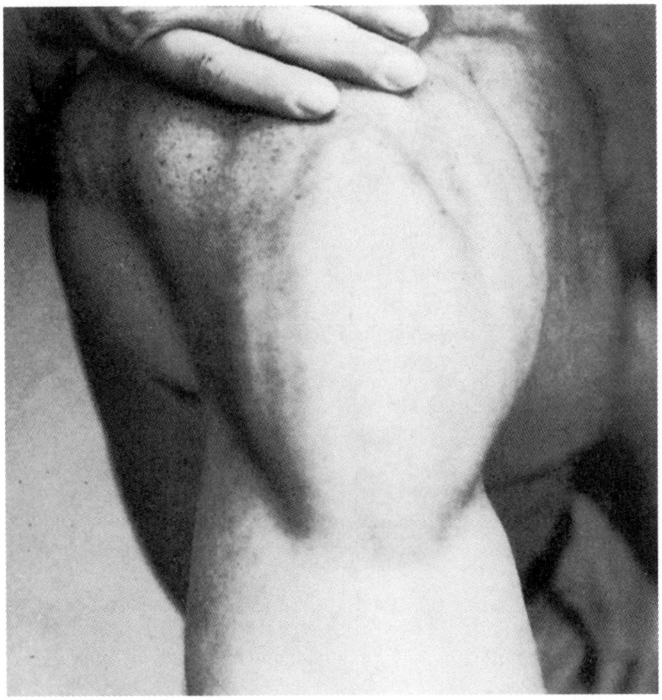

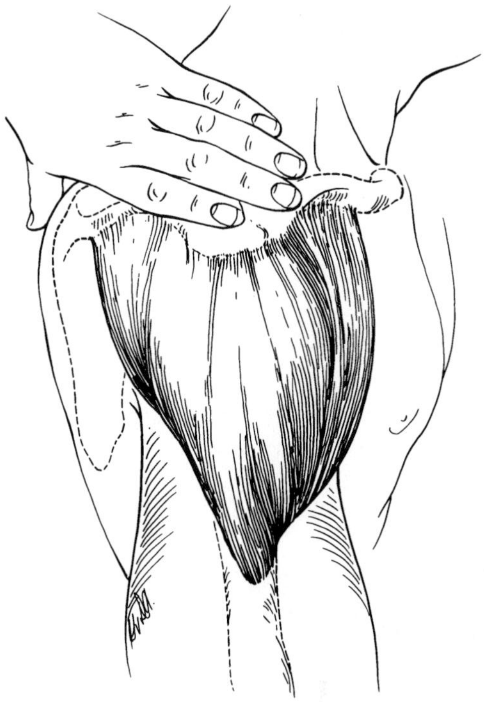

Fig. A.4

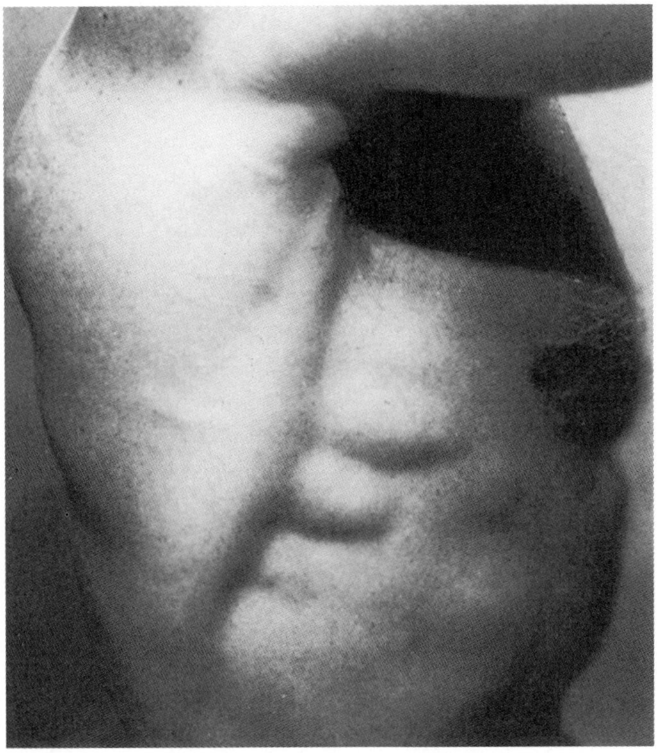

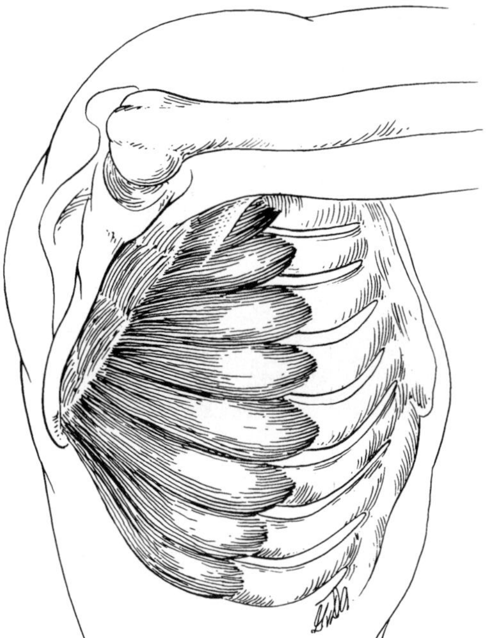

Fig. A.5

Fig. Nº	*Músculo*	*Abreviatura*	*Ação*	*Nervo*	*Cordão*	*Raiz*
A.6	Bíceps	BB	Flexão do cotovelo supinação do antebraço (fletido)	Musculocutâneo	Lateral	C5 (6)
A.7	Tríceps	T	Extensão do cotovelo	Radial	Posterior	C(6) 7
A.8	Braquiorradial	BR	Flexão do cotovelo	Radial	Posterior	C6
A.9	Pronador redondo	PT	Pronação do antebraço (estendido)	Mediano	Lateral	C6 7
A.10	Pronador quadrado	PQ	Pronação do antebraço (fletido)	Interósseo anterior (mediano)	Lateral	C7
A.11	Supinador	S	Supinação do antebraço (estendido)	Interósseo posterior (radial)	Posterior	C6
A.12	Flexor radial do carpo	FRC	Flexão do punho	Mediano	Lateral	C6 7

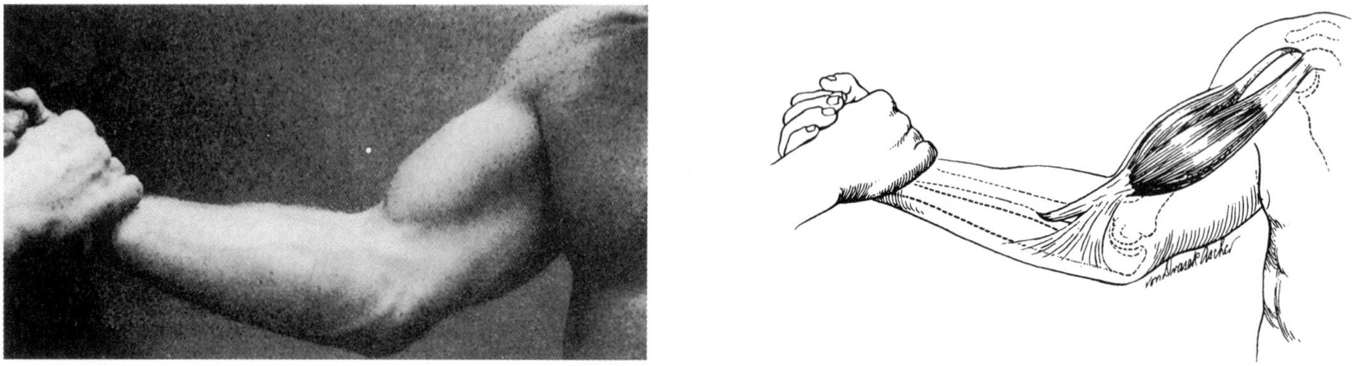

Fig. A.6

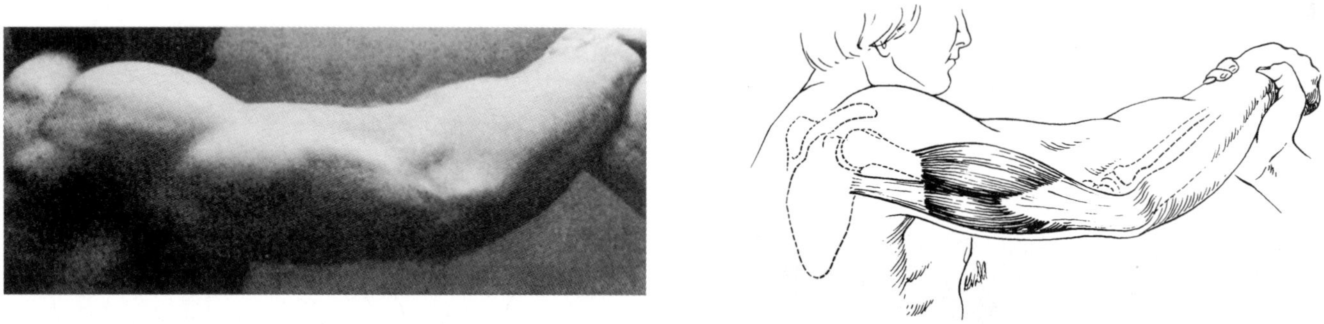

Fig. A.7

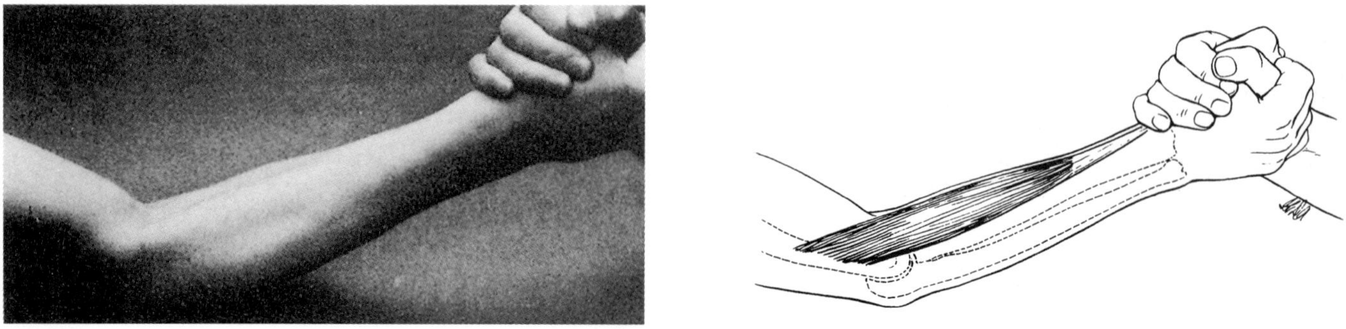

Fig. A.8

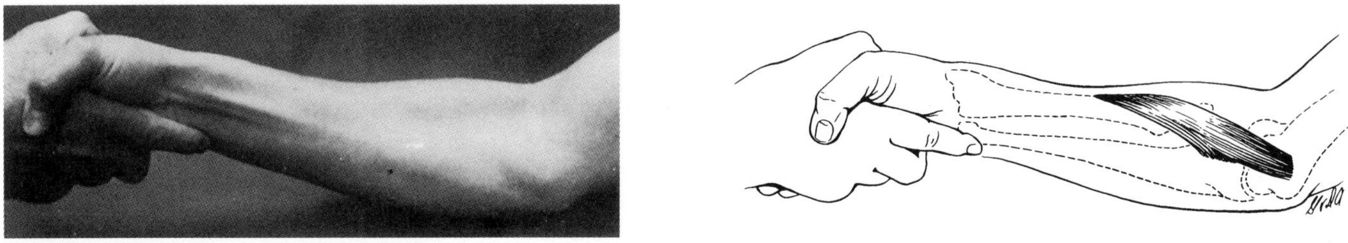

Fig. A.9

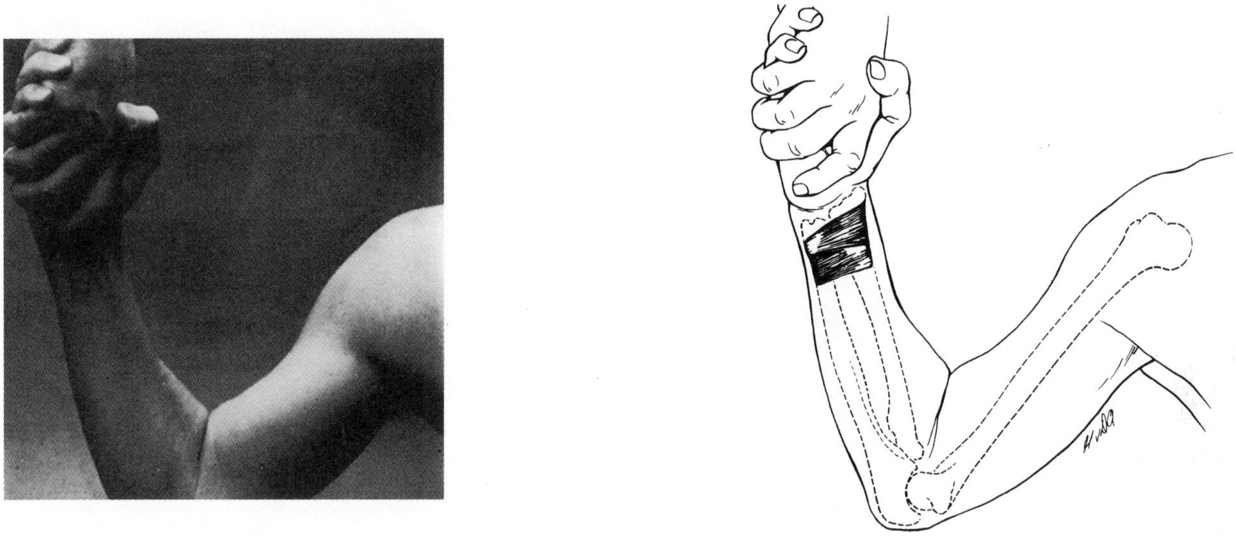

Fig. A.10

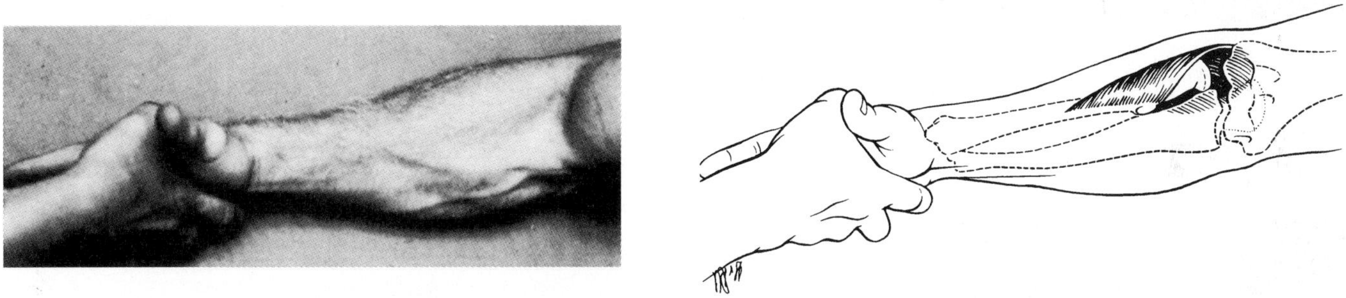

Fig. A.11

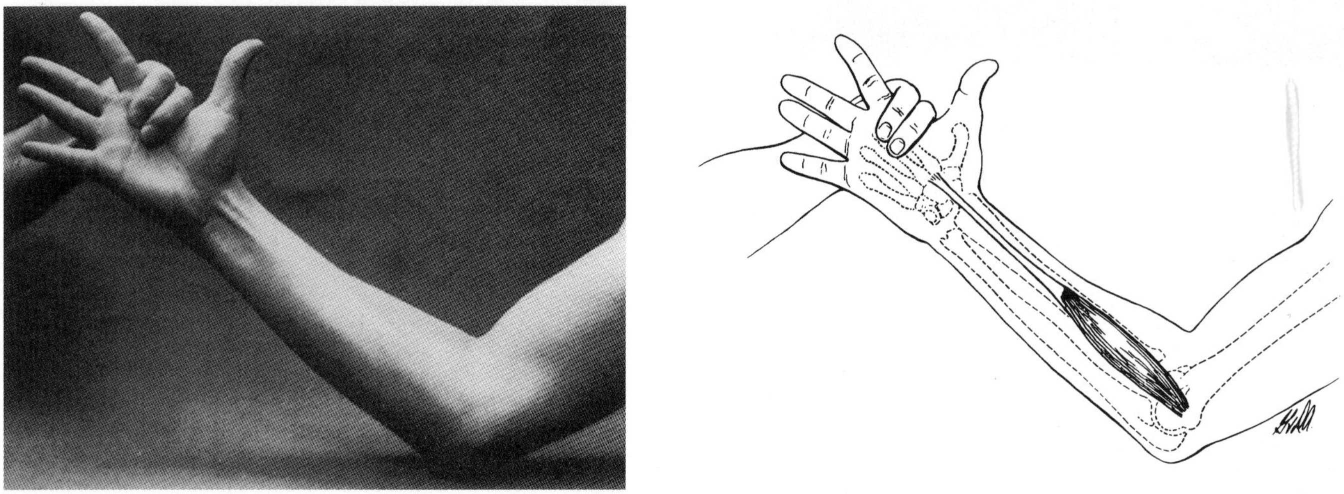

Fig. A.12

Fig. Nº	*Músculo*	*Abreviatura*	*Ação*	*Nervo*	*Cordão*	*Raiz*
A.13	Flexor ulnar do carpo	FUC	Flexão do punho Desvio ulnar do punho	Ulnar	Medial	C8
A.14	Palmar longo	PL	–	Mediano	Medial	C8
A. 15(a)	Flexor superficial dos dedos	FSD	Flexão das articulações IFP	Mediano	Medial	C7 8
A. 15(b)	Flexor superficial dos dedos (indicador)					
A.16	Flexor profundo dos dedos	FDP	Flexão das articulações IFD	Interósseo anterior (indicador e médio)	Medial	C8
				Ulnar (anel e pequeno)	Medial	C8
A.17	Flexor longo do polegar	FPL	Flexão da articulação IF do polegar	Interósseo anterior	Medial	C8

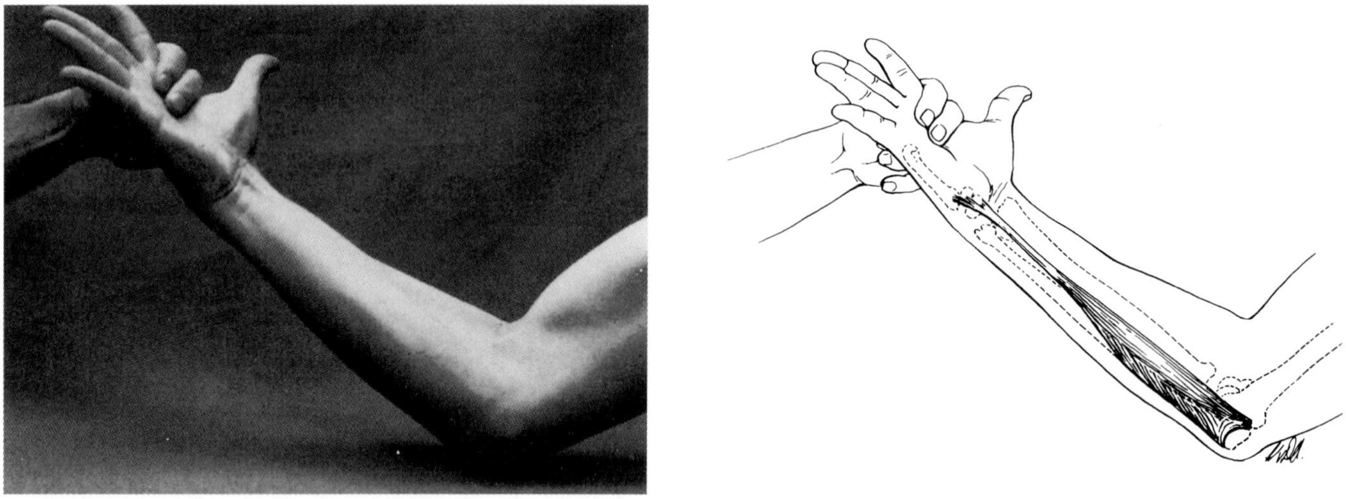

Fig. A.13

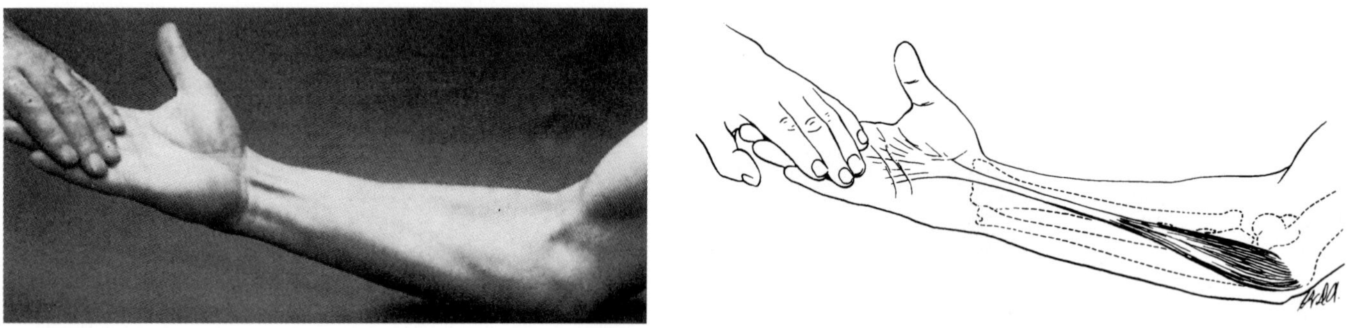

Fig. A.14

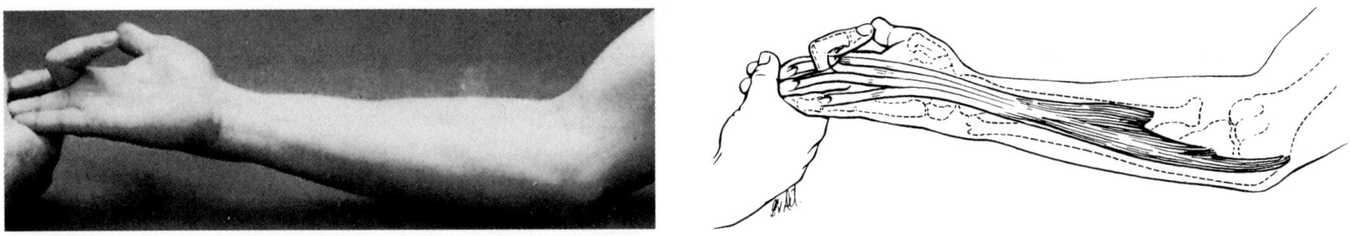

Fig. A.15a

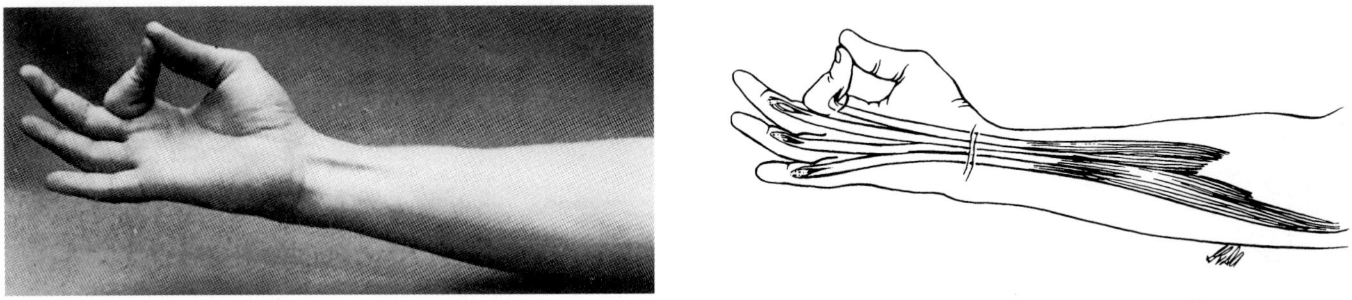

Fig. A.15b

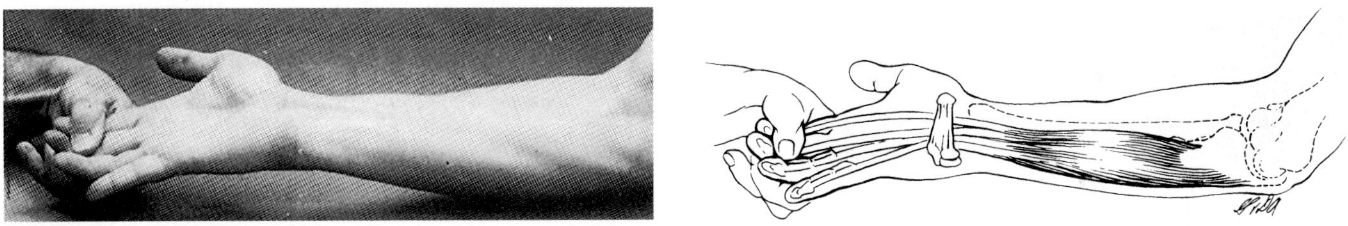

Fig. A.16

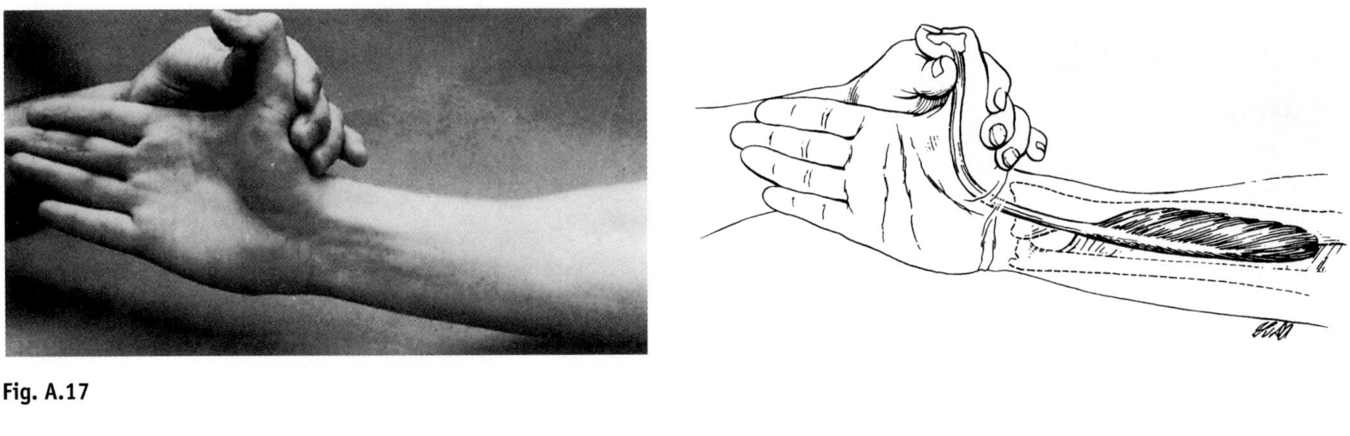

Fig. A.17

Fig. Nº	*Músculo*	*Abreviatura*	*Ação*	*Nervo*	*Cordão*	*Raiz*
A.18	Flexor curto do polegar	FCP	Flexão da articulação MF do polegar	Mediano (cabeça superficial) Ulnar (cabeça profunda)	Medial	T1
A.19	Abdutor curto do polegar	ACP	Abdução do polegar (extensão da articulação IF)	Mediano	Medial	T1
A.20	Adutor do polegar	AP	Adução do polegar(extensão da articulação IF)	Ulnar	Medial	T1
A.21	Abdutor do dedo mínimo	ADM	Abdução do dedo mínimo	Ulnar	Medial	T1
A.22	Flexor do dedo mínimo	FDM	Flexão da articulação MF do dedo mínimo	Ulnar	Medial	T1

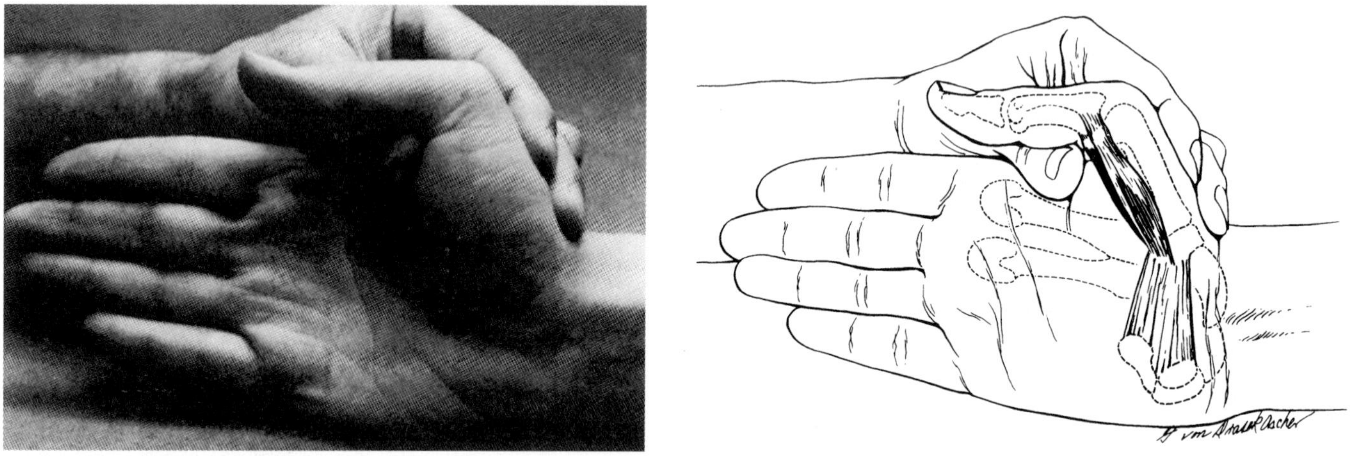

Fig. A.18

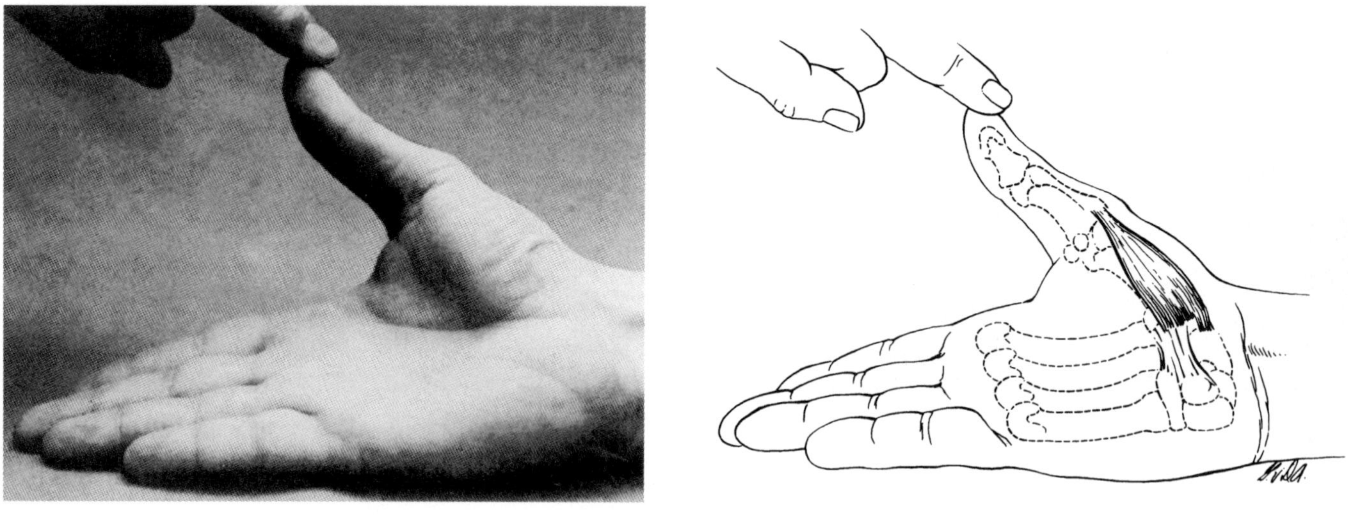

Fig. A.19

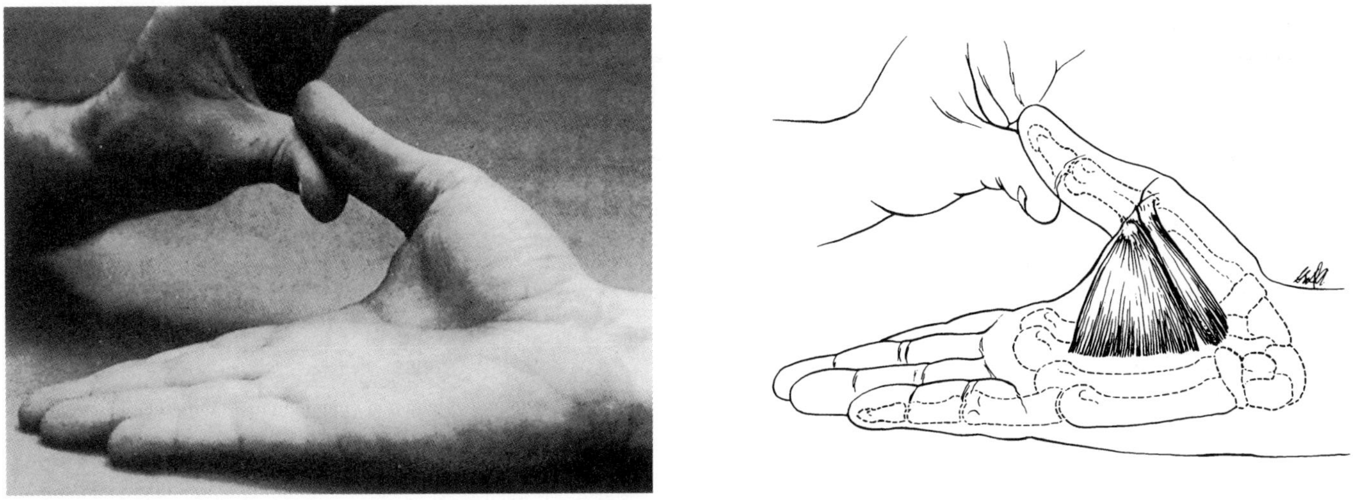

Fig. A.20

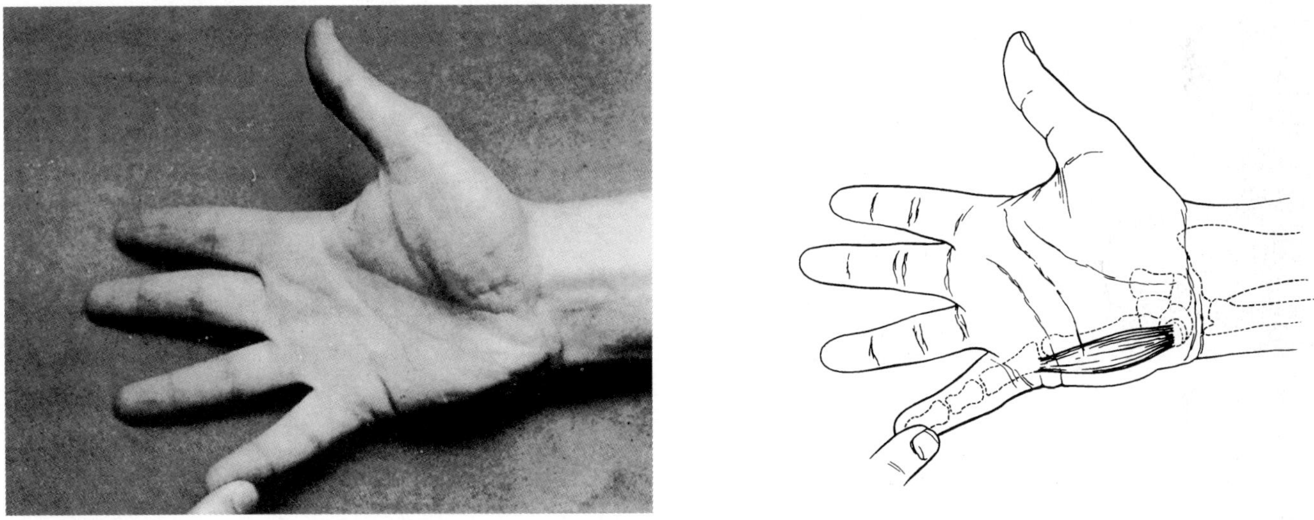

Fig. A.21

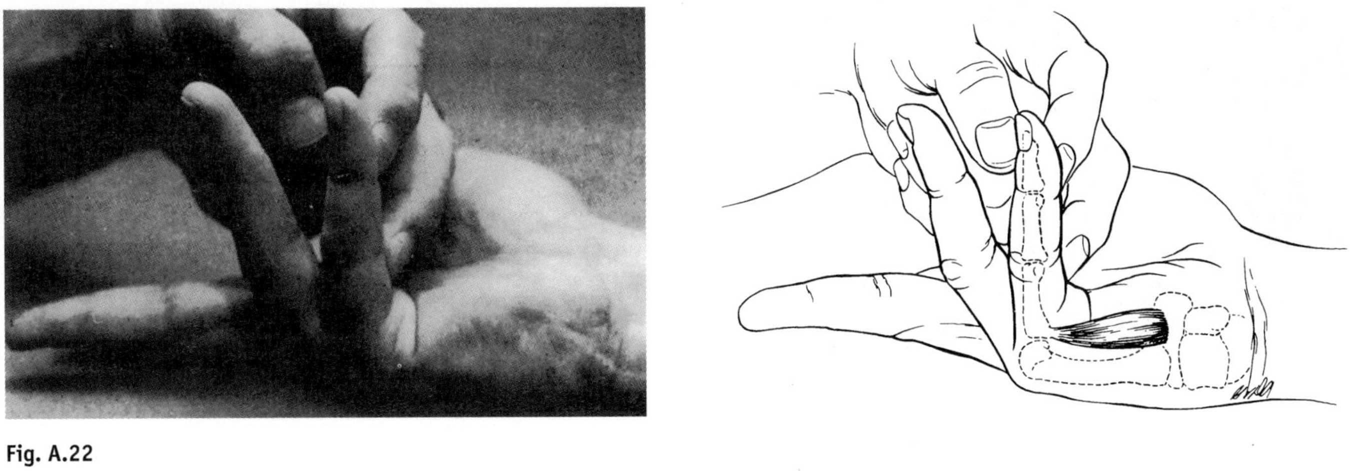

Fig. A.22

Fig. Nº	*Músculo*	*Abreviatura*	*Ação*	*Nervo*	*Cordão*	*Raiz*
	Interósseo		*A linha de referência é eixo do dedo médio*			
	Dorsal		*Dorsal ABduz 'DAB'*			
A.23	Iº	1º IOD	Abduz o dedo indicador	Ulnar	Medial	T1
A.24	2º	2º IOD	Abduz radialmente o dedo médio	Ulnar	Medial	T1
A.25	3º	3º IOD	Abduz o dedo médio em direção ulnar	Ulnar	Medial	T1
A.26	4º	4º IOD	Abduz o dedo anular	Ulnar	Medial	T1
	Palmar		*Palmar Aduz 'PAD'*			
A.27	1º	1º IOP	Abduz o dedo indicador	Ulnar	Medial	T1
A.28	2º	2º IOP	Abduz o dedo anular	Ulnar	Medial	T1
A.29	3º	3º IOP	Abduz o dedo mínimo	Ulnar	Medial	T1

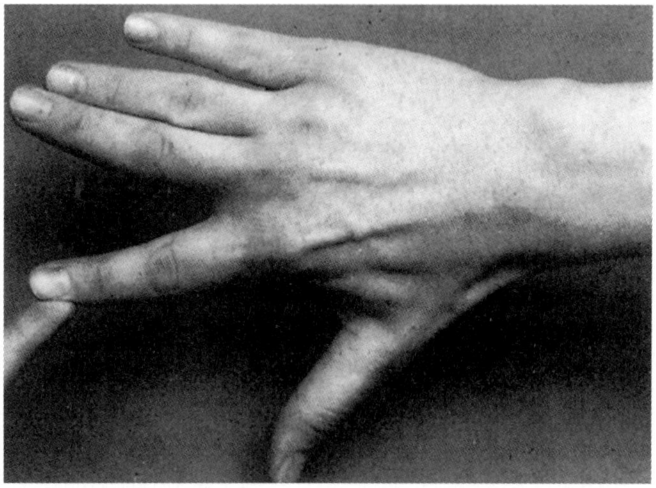

Fig. A.23

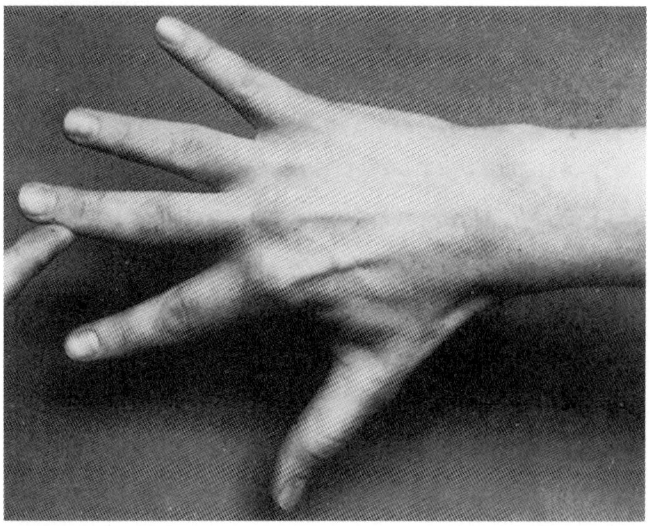

Fig. A.24

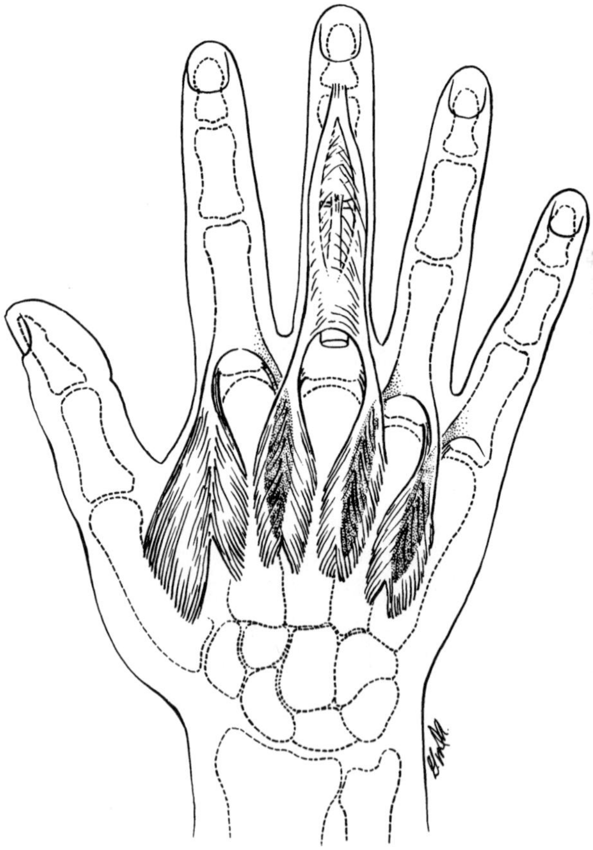

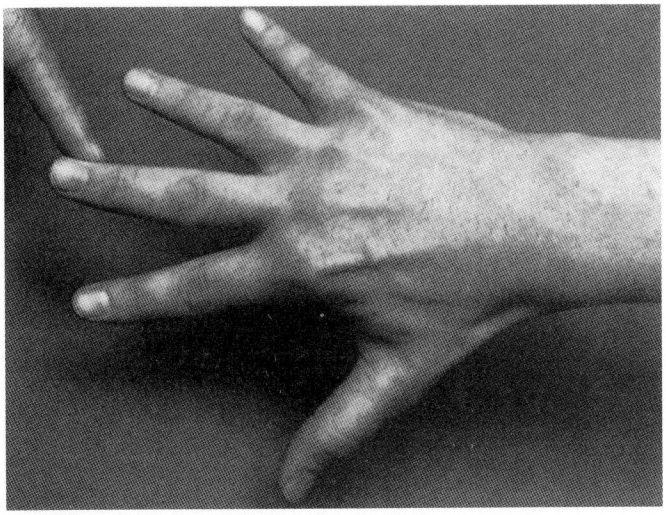

Fig. A.25

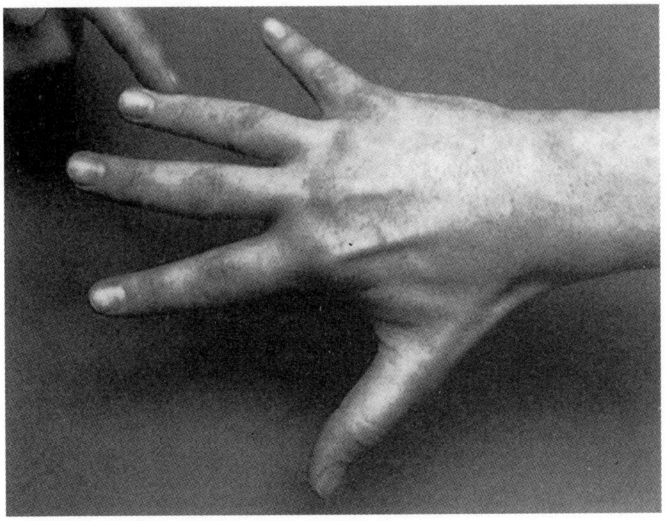

Fig. A.26

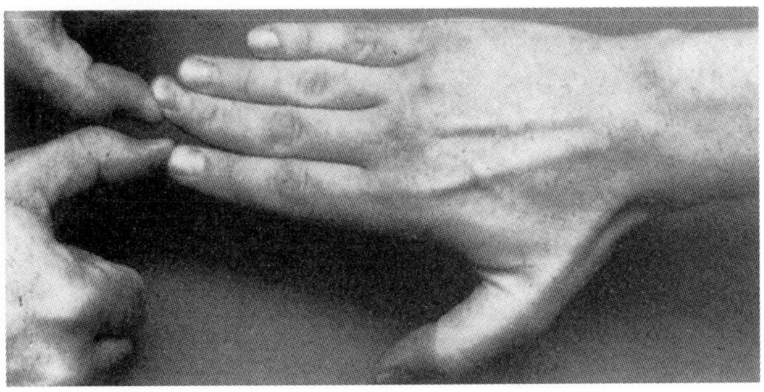

Fig. A.27

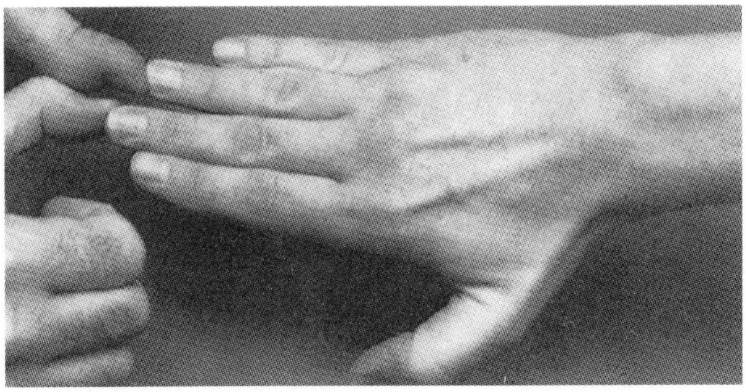

Fig. A.28

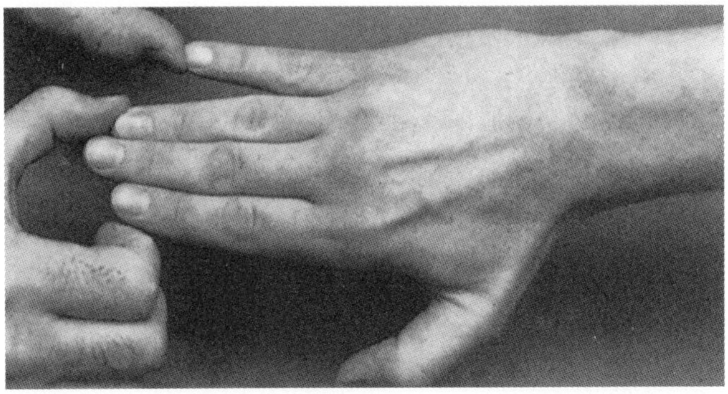

Fig. A.29

Fig. Nº	*Músculo*	*Abreviatura*	*Ação*	*Nervo*	*Cordão*	*Raiz*
A.30	Extensor longo do polegar	ELP	Extensão da articulação IF do polegar(com AP e ACP)	Interósseo posterior(radial)	Posterior	C7 8
A.31	Extensor curto do polegar	ECP	Extensão da articulação MF do polegar	Interósseo posterior	Posterior	C7 8
A.32	Abdutor longo do polegar	ALP	Extensão da articulação CM do polegar Desvio radial do punho	Interósseo posterior	Posterior	C7 8
A.33	Extensor dos dedos	ED	Extensão de articulações MF	Interósseo posterior	Posterior	C7 (8)
A.34	Extensor do indicador	EI	Extensão do indicador	Interósseo posterior	Posterior	C7 8
A.35	Extensor do dedo mínimo	EDM	Extensão do dedo mínimo	Interósseo posterior	Posterior	C7 8

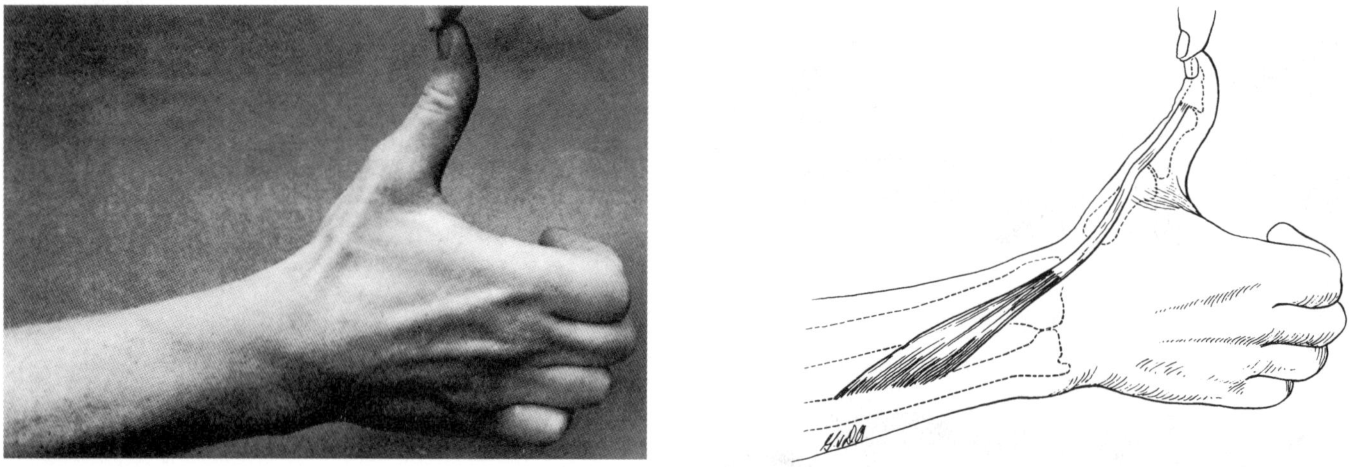

Fig. A.30

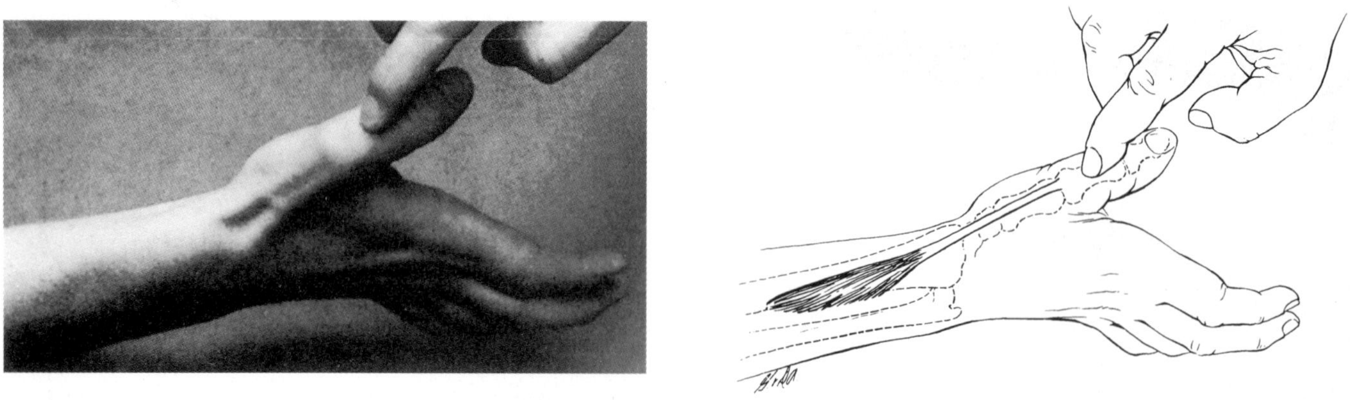

Fig. A.31

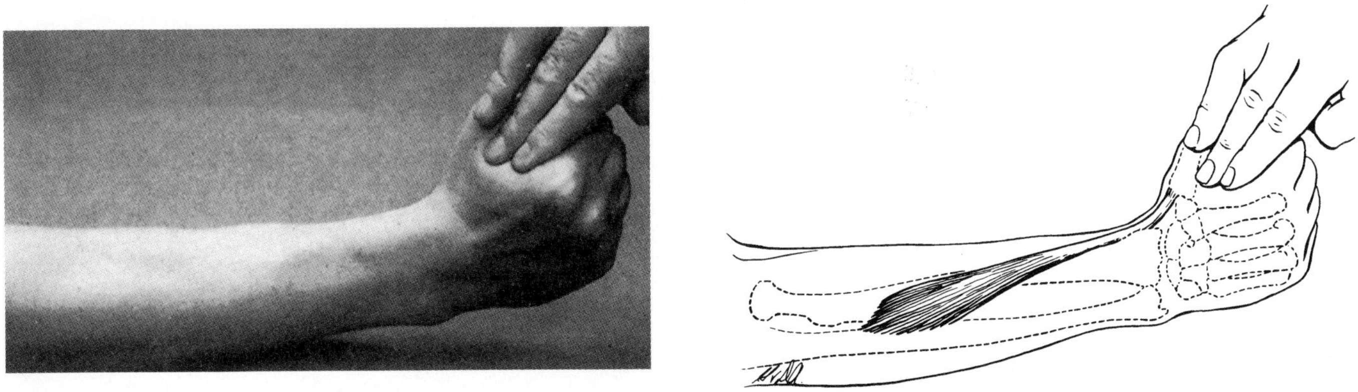

Fig. A.32

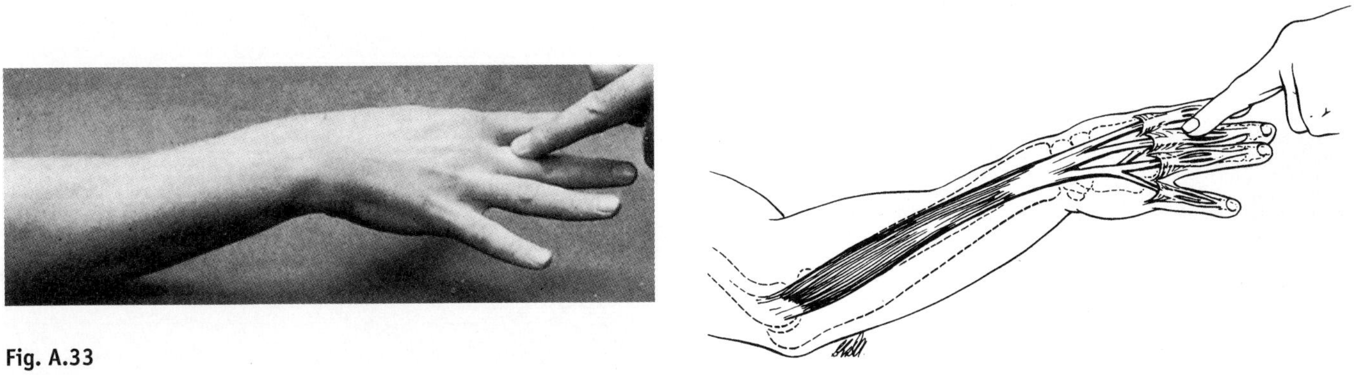

Fig. A.33

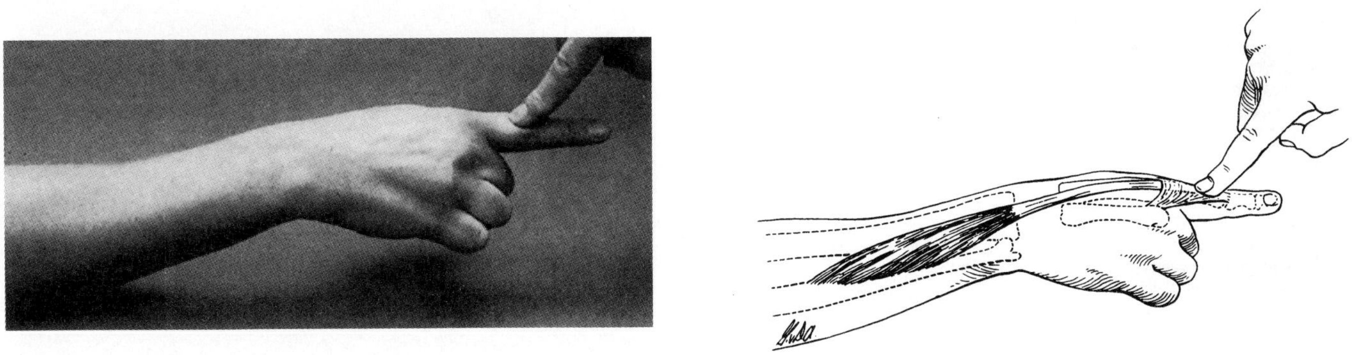

Fig. A.34

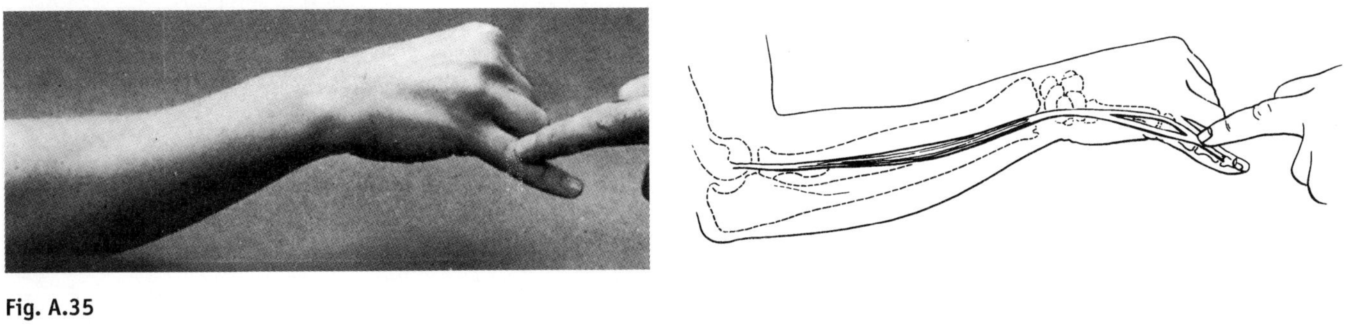

Fig. A.35

Fig. Nº	*Músculo*	*Abreviatura*	*Ação*	*Nervo*	*Cordão*	*Raiz*
A.36	Extensor ulnar do carpo	EUC	Extensão do punho Desvio ulnar do punho	Interósseo posterior	Posterior	C7 (8)
A.37	Extensor radial longo e curto do carpo	ERLC ERCC	Extensão do punho Desvio radial do punho	Radial	Posterior	C6 7

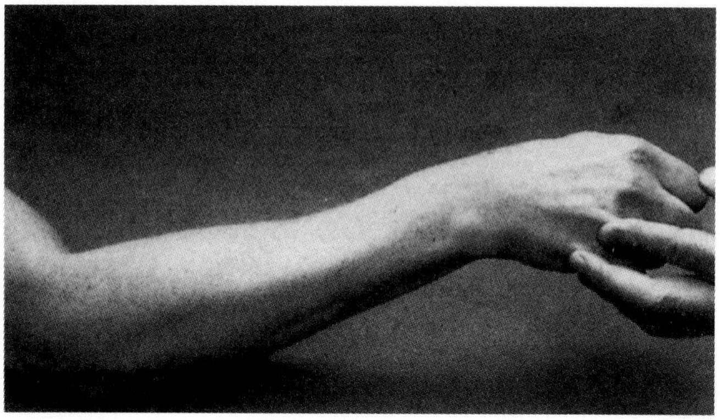

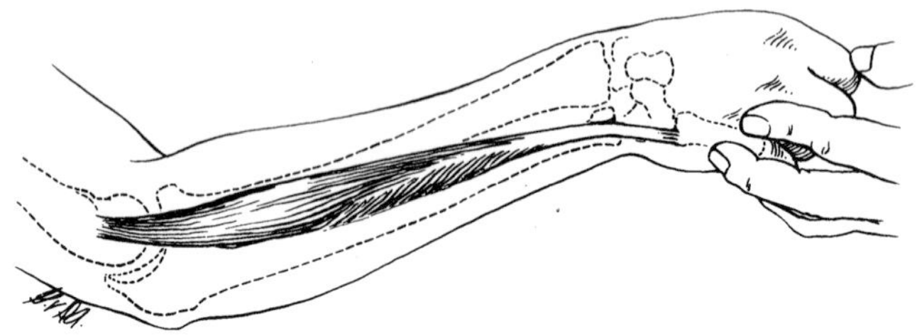

Fig. A.36

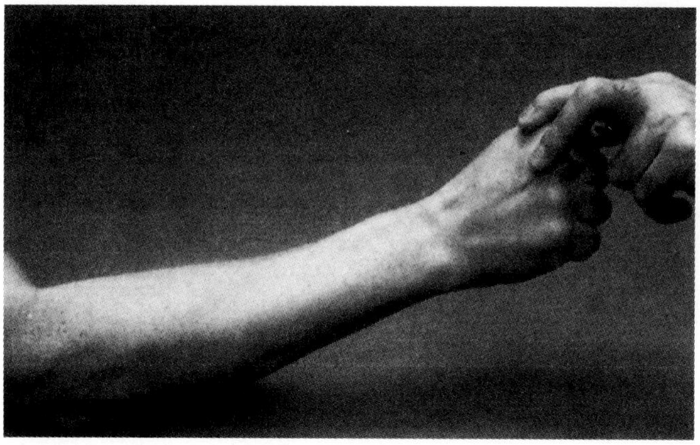

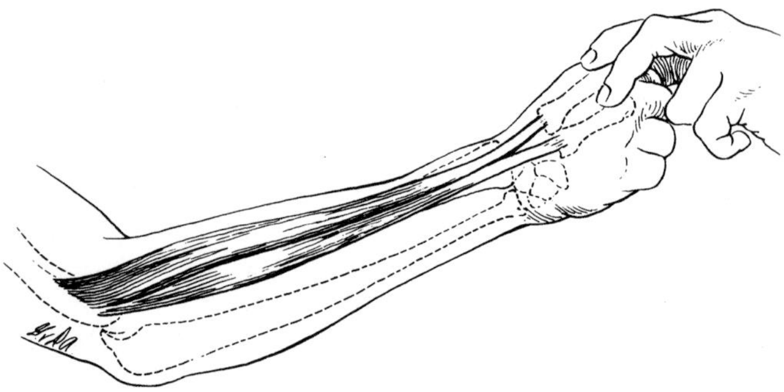

Fig. A.37

Índice Remissivo